"十四五"国家重点出版物出版规划项目

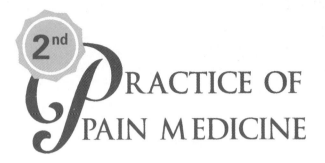

实用疼痛学

第 2 版

主　审　刘先国　吕　岩

主　编　刘延青

副主编　马　柯　程志祥　刘堂华　黄　东

人民卫生出版社
·北京·

图书在版编目（CIP）数据

实用疼痛学/刘延青主编. -- 2 版. --北京：人
民卫生出版社，2024. 12
　　ISBN 978-7-117-36266-5

　　Ⅰ．①实…　Ⅱ．①刘…　Ⅲ．①疼痛-诊疗　Ⅳ.
①R441. 1

　　中国国家版本馆 CIP 数据核字（2024）第 088909 号

| 人卫智网 | www.ipmph.com | 医学教育、学术、考试、健康，购书智慧智能综合服务平台 |
| 人卫官网 | www.pmph.com | 人卫官方资讯发布平台 |

实用疼痛学

Shiyong Tengtongxue

第 2 版

主　　编：刘延青
出版发行：人民卫生出版社（中继线 010-59780011）
地　　址：北京市朝阳区潘家园南里 19 号
邮　　编：100021
E - mail：pmph @ pmph. com
购书热线：010-59787592　010-59787584　010-65264830
印　　刷：人卫印务（北京）有限公司
经　　销：新华书店
开　　本：889×1194　1/16　印张：81
字　　数：2566 千字
版　　次：2013 年 8 月第 1 版　2024 年 12 月第 2 版
印　　次：2025 年 1 月第 1 次印刷
标准书号：ISBN 978-7-117-36266-5
定　　价：399. 00 元

打击盗版举报电话：010-59787491　E-mail：WQ @ pmph. com
质量问题联系电话：010-59787234　E-mail：zhiliang @ pmph. com
数字融合服务电话：4001118166　　E-mail：zengzhi @ pmph. com

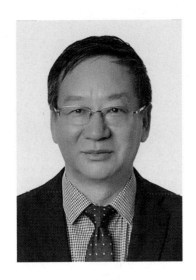

刘延青

教授,二级主任医师,全国疼痛病学继续教育培训学院院长。中华医学会疼痛学分会第七届委员会主任委员、中国老年保健协会疼痛病学分会会长、《中华疼痛学杂志》副总编辑、《中国疼痛医学杂志》副主编、国家卫生健康委能力建设和继续教育中心疼痛病诊疗专项能力提升项目专家组组长、全国继续医学教育委员会专家组成员。

主编由人民卫生出版社出版发行的《实用疼痛学》及《疼痛病学诊疗手册》系列丛书,参编专著 11 部,牵头制定专家共识和指南 20 多个,发表论文 90 余篇,获省部级科学技术进步奖 2 项,局级科学技术进步奖 7 项;1999 年被评为北京市卫生系统先进个人,2002 年荣获首都劳动奖章,2017 年荣获"国之名医·卓越建树"奖;从事慢性疼痛病诊疗工作 30 余年。

序

　　《实用疼痛学》自 2013 年 8 月第 1 版出版至今,已经陪伴读者整整 10 年。在这 10 年里,无数从事慢性疼痛病诊疗的医学工作者从该书中汲取知识,解开疼痛诊疗中的谜团。在"健康中国"战略背景下,党和政府对人民群众健康的关注前所未有。面对占人群三分之一的慢性疼痛病患者的诊治之需,疼痛科理应为防治慢性疼痛病担当重任。同时,随着疼痛科的不断壮大发展、疼痛科医师队伍的不断扩充、疼痛病学理论的不断创新、疼痛科诊疗技术的不断改进,第 1 版内容已经跟不上疼痛病学的发展步伐,尽快出版符合当前疼痛科临床需要和学科发展水平的疼痛病学专著势在必行。

　　为此,本书主编刘延青教授带领中国老年保健协会疼痛病学分会组织国内疼痛病和相关学科专家,对第一版中大部分内容进行了更新,增加了近年来疼痛病学的最新理论和诊疗技术。经过严格的三审和终审统稿,历时 3 年完成了《实用疼痛学》第 2 版的撰写。为从事疼痛科、骨科、麻醉科、神经内科、神经外科、肿瘤科、风湿免疫科、康复科和相关学科的医师们,提供了一本可供临床参考、并作为日常工作的实用型工具书。对于有志从事慢性疼痛病诊疗的疼痛科专业工作者来说,本书是不可多得的实用型专著。

　　最后,向刘延青主编及各位参编专家的辛勤付出表示衷心的感谢,对本书的再版发行表示热烈的祝贺! 谨以此为序。

原卫生部常务副部长
中国老年保健协会会长
2024 年 9 月 8 日于北京

前　言

　　《实用疼痛学》第2版即将出版发行,这是疼痛科全体同道期盼已久的一件大事,是全面推进我国疼痛学科发展最有力的引擎。在当前健康中国战略实施的关键时期,党和政府及人民群众对健康的关注是前所未有的。疼痛科医护人员作为保障人民群众健康的生力军,理应为防治慢性疼痛病担当重任,肩负使命。在新形势下,面对占人群三分之一的慢性疼痛病患者的诊治之需,担当如此之大的社会责任,必须要与时俱进,努力学习,不断地更新理论,更新知识,掌握新技术,充实和完善自我实属必需。但是,只有疼痛科医师的自我完善和学习,若没有规范、科学、实用的疼痛病学专著予以参考和指导,疼痛科医师也难以适应目前临床需要和学科飞速发展的要求。为了完成新时代赋予疼痛学科的历史使命,现有的《实用疼痛学》专著亟待更新,尽快出版符合当前疼痛科临床需要和学科发展水平的《实用疼痛学》专著势在必行。随着疼痛科的不断壮大发展、疼痛科医师队伍的不断扩充、疼痛病学理论的不断创新、疼痛科诊疗技术的不断改进,正是在这样的背景下,《实用疼痛学》第2版呼之欲出。为此,我们组织了疼痛科和相关学科一线工作的临床和基础的专家、学者们,撰写了各自颇有专长的章节,并经过严格的三审和终审统稿,完成了《实用疼痛学》再版,旨在为从事疼痛科以及骨科、麻醉科、神经内科、神经外科、肿瘤科、风湿免疫科、康复科等相关学科临床和科研工作的医师们,提供一本可供临床参考、并作为日常工作的实用型工具书。

　　自从我国疼痛科建立以来,疼痛学科发展取得了巨大的进步,开设疼痛科的医院越来越多,规模不断扩大,水平不断提高,技术不断进步,创新和服务能力也明显提升。特别是近年来,在健康中国战略指引下,中国疼痛病诊疗规范和疼痛科专业团体标准及各种单病种和关键技术的专家共识、诊疗指南不断推出,在全国疼痛病诊疗专项能力培训项目和县域疼痛专科建设等方面取得了显著进步,中国疼痛病学事业进入日益繁荣发展的新时代。目前,国家医疗改革正在深入进行,"健康中国"战略正在深度实施,人民群众对于美好生活的追求、健康保障的要求日益提升,疼痛科医护人员作为防治慢性疼痛病的主力军,站在了祛病除痛、保障人民群众健康的第一线,肩负着义不容辞、责无旁贷的重要使命。衷心期待我们中国疼痛科同道要勇于担当,努力创新,抓住时代机遇,产出更多科技成果,不断开拓疼痛学科未来,在助力"健康中国"战略实施,为科技进步和人类健康作出新的更大的贡献。

　　本版图书沿用第1版知识结构框架,图书分为上下两篇,上篇为总论,介绍了疼痛病学相关的理论和基本治疗方法,特别完善了近几年创新推广的新技术。下篇为各论,详述了各种慢性疼痛病的病因、发病机制、临床表现及诊疗规范。重点阐述了解决临床问题的科学性和实用性原则,并详尽、细致地介绍了常见、多发的慢性疼痛病临床特点、诊疗康复及预防措施。新版的另一特色是重视疼痛病的基础研究和转化医学研究,增加了慢性疼痛与情感和认知障碍、疼痛常见动物实验模型建立等新内容。

　　本书编者在繁忙的医疗、科研、教学工作中挤出时间,完成各自的写作任务。虽然历经多次校审工作,但由于经验有限,书中难免出现不尽如人意之处,希望读者谅解并提出宝贵意见和建议,以便再版时修改,我们力求使该书成为疼痛学科的经典专著,为中国疼痛病学事业作出应有的贡献。本书从酝酿到编写、从汇总到校正、从编审到付印,历经 3 年余,这期间的百味经历已成过去。在本书面世的时候,谨向各位参编作者、向一直给本书以悉心指导的人民卫生出版社的编辑们及所有关心本书的同道们道一声辛苦,说一声谢谢!在"健康中国"战略实施的伟大进程中,谨以本书作为一份献礼,并愿和全国同道一起为完成祛病除痛的神圣职责而继续努力奋斗!

2024 年 9 月 3 日于北京

目　　录

第一篇　总　　论

第二篇 各 论

第一篇

总　论

第一章 绪 论

2020年,国际疼痛研究协会(International Association for the Study of Pain,IASP)将疼痛定义为"组织损伤或潜在组织损伤相关或类似相关的一种不愉快的主观感觉和情感体验"。疼痛是一种复杂的生理心理活动,由伤害性刺激所引起机体的痛感觉和机体对伤害性刺激产生的痛反应两部分组成。可同时伴呼吸、循环、代谢、内分泌以及心理和情绪的改变。痛觉是痛觉感受器受刺激后,通过痛觉传导通路兴奋大脑皮质而产生的一种主观感受。疼痛是身体的报警系统,有助于及时躲避伤害,并可引起机体一系列防御性保护反应,也可提醒人们去积极治疗躯体疾病。疼痛虽然是人体正常的保护性反应,但是慢性疼痛,即当疼痛病因去除后,且受伤组织已经痊愈,疼痛仍持续存在,不仅无益于机体保护,还可能进一步加重机体损害。为此,在2004年世界疼痛大会上,IASP确定:慢性疼痛是一种疾病,这就明确了对慢性疼痛患者进行诊断和治疗是疼痛专业工作者的一项重要任务。我国疼痛界长期以来倡导的理念是"免除疼痛是患者的基本权利,也是医师的神圣职责"。随着近十几年我国疼痛学科的迅猛发展,这种理念在疼痛学界已经得到了广泛的认同,也促进疼痛学科建设取得了很大的进展。从全球范围来讲,我国疼痛学科的发展已达到了一个前所未有的高度,疼痛学科也成为当今医学热点学科之一。

第一节 疼痛病学概述

疼痛病学是一门新兴的学科,是现代医学中重要的组成部分,是探讨各种疼痛性疾病的发生、发展和病理生理机制,研究其诊断与治疗的一门学科。疼痛病学涉及的相关学科包括麻醉科、骨外科、神经外科、神经内科、康复科、肿瘤科和风湿免疫科等多个临床学科,其治疗方法包括药物疗法、物理疗法、神经阻滞疗法、微创介入疗法等多种方法。因而疼痛病学是具有多学科互相交叉融合、又具有其自身特点的新兴学科。

一、疼痛病学的历史沿革

疼痛病学的主要工作范围是诊断和治疗慢性疼痛病。据流行病学调查,全球慢性疼痛在人群中的患病率约30%左右,有十分庞大的患者群体,受到了医学界以及全社会的普遍关注。由于慢性疼痛的复杂性和临床上的需求,早在20世纪30年代国际上就建立了疼痛专科门诊,解决了大量的临床疼痛问题,为日后疼痛学科的发展奠定了良好的基础。为了更好地推动疼痛学科的发展,国际上从事疼痛学科工作的先驱们联合多学科专业人员于1973年创立了IASP,力求在全球共同攻克慢性疼痛这一顽症。1989年,我国正式建立了全国性疼痛专业学术团体——中华疼痛研究会(Chinese Association for the Study of Pain,CASP)。1992年正式成立了中华医学会疼痛学分会,由此开创了中国疼痛学科的新纪元。20世纪80年代后期,有很多相关学科的医师逐渐投身于疼痛病学专业,成为开创我国疼痛病学的先驱,使疼痛病诊疗工作不断普及和发展。20世纪90年代,随着国内外疼痛学科的广泛学术交流及疼痛学专著、专业杂志的出版发行,标志着我国的疼痛病学专业已取得快速发展。进入21世纪以来,以疼痛微创介入治疗为标志的大量国际先进技术的引进,使我国疼痛病学得到了空前的发展,中华医学会疼痛学分会在规范疼痛病诊疗技术、培养疼痛病学专业人才及学科建设和发展方面,作出了极为重要的贡献。

二、我国疼痛科建立的重大意义

2007年7月16日,铭刻了我国疼痛学科发展史上具有里程碑的一页。卫生部发布了关于《医疗机构诊疗科目名录》中增加"疼痛科"一级诊疗科目通知的227号文件,正式确定在《医疗机构诊疗科目名录》

中增加一级诊疗科目"疼痛科",代码"027"。规定在我国二级以上医院开展"疼痛科"诊疗业务,疼痛科的主要工作范围是慢性疼痛的诊断与治疗。这一决策,不仅对我国广大慢性疼痛患者是很大的福音,对世界疼痛学科的发展也起到了良好的促进作用。IASP 当值主席获悉此讯后表示,中国卫生部做出此决定,必将促进西方国家卫生部加快步伐,迅速跟进。无论从疼痛学科发展速度还是规模上,中国已经明显走在世界前列。

疼痛科是运用临床、影像、神经电生理和神经生化学等方法诊断,并运用药物、物理、微创介入及其他具有创伤性或者侵入性的医学技术方法对疼痛性疾病进行诊断治疗的临床科室。微创介入治疗是疼痛科的核心技术,在疼痛病诊疗中发挥着十分重要的作用。以药物、物理因子、传统医学等多种综合方法用于治疗慢性疼痛病,则是疼痛科基本业务的扩展。正处于快速发展时期的我国疼痛科,必将会在"一级诊疗科目"的新起点上取得更加辉煌的成就。

三、建立临床医学二级学科——疼痛病学的重要性和必要性

(一) 疼痛病学定义

疼痛病学是研究慢性疼痛病诊断、治疗、康复、预防及流行病学的学科。

(二) 建立疼痛病学的必要性

临床医学专科通常称为"××病学",如神经病学、精神病学、风湿病学、感染病学等。2007 年,我国疼痛科建科后还没有一个专有的"专科名称"来命名,如果继续沿用疼痛医学(Pain Medicine)来命名临床疼痛专科已不太合适,因为疼痛医学的外延很大,包含了与疼痛研究和治疗相关的所有学科,这不符合临床专科设立的要求。另外,疼痛科也一直没有进入教育部临床医学专科目录。医学发展的历史告诉我们,临床专科的建立一定伴随着相应的临床医学专科教育,如果疼痛科建立后缺乏疼痛病学的临床医学专科教育,这必然会大大限制疼痛病学专科的发展。

(三) 建立疼痛病学为临床医学二级学科的重要性

1. 可以在医学院校本科教育中开设疼痛病学这一临床专科课程,为疼痛病学专科未来人才队伍的建设打下坚实的基础。

2. 可将疼痛科医师培训正式纳入我国住院医师规范化培训体系中,进一步加快我国疼痛病学专科人才队伍建设,更好地促进疼痛病学专科的发展。

3. 从临床医学专科发展的要求出发,诊疗专病必须有专科。21 世纪初,国际疼痛学会将慢性疼痛确定为是一种疾病,明显与"急性疼痛是症状"区分开来。自此,各个国家逐渐开始建立疼痛专科。我国是世界上最早建立疼痛科的国家,我们有理由,也必须成为国际上最早将疼痛病学建设为临床医学二级学科的国家,使我国疼痛病学专科的发展继续走在世界前列。

(四) 疼痛科与其他相关科室的区别

疼痛科是诊疗慢性疼痛病的专科,与其他相关学科如麻醉科、骨科、神经内科等专科有一定的交叉,但还是有本质的区别。麻醉科的业务范围是临床麻醉和急性疼痛的处理,后者的工作近年主要是开展无痛检查与治疗的舒适化医疗。骨科业务范围主要是骨病的矫形治疗,多采取外科手术治疗。神经内科属内科系列的学科,主要治疗范围是神经系统疾病。疼痛科主要工作范围是慢性疼痛病的诊疗,关键技术是应用微创介入治疗手段治疗慢性疼痛病,与上述科室诊疗范围和关键技术完全不同。

(五) 大力推广疼痛专科规范、全面推进疼痛学科建设

慢性疼痛病有了专门的疾病分类,需要进一步规范慢性疼痛病的诊断标准和诊疗指南,使疼痛科医师有章可循,真正实现专科治专病的规范医疗模式。虽然疼痛科在 2007 年建科前曾出版过相应的操作规范和诊疗指南,但随着疼痛科建科后专业理论和技术的迅速发展,原有的操作规范和诊疗指南已不能适应当前疼痛病学专科发展的需求,亟待更新慢性疼痛病诊疗规范,《中国疼痛病诊疗规范》正是在这种形势下应运而生。由中华医学会疼痛学分会组织全国疼痛科及相关学科专家,认真细致、集思广益、耗时 2 年完成了全书的编写,并于 2020 年由人民卫生出版社正式出版发行。本书的问世对推动全国疼痛病学专科的发展起到积极的促进作用,最终使我国疼痛病学专科真正跻身于临床医学二级学科之林。这是新时代赋

予疼痛病学专科的奋斗目标,是新时代赋予疼痛病学专业人员的历史使命。所以在新时代,我们疼痛病学界同道必须要有使命感、责任感,要敢担当,要敢为天下先,为实现建设我国疼痛病学为临床医学二级学科的宏伟目标不懈奋斗!

第二节 疼痛的生理学基础

疼痛既是一种感觉,又是对这种感觉的一种情感反应。疼痛的产生不仅涉及感觉神经和运动神经,同时还与自主神经有关。我们首先讨论疼痛从外周感受器到大脑皮质的传导过程。

一、痛觉传导系统

痛觉传导系统是一个复杂的神经结构,包括特定的伤害感受器、不同水平的感觉中继结构、中枢神经调节网络以及丘脑皮质环路和边缘系统环路等。另外,在痛觉传导系统中,除了上行传导通路外,还有下行抑制和下行易化通路参与调节疼痛。伤害感受(nociception)是在组织损伤后产生疼痛过程中的一系列电-化学反应。通常认为伤害感受的过程包括以下五个方面:①转导(transduction):伤害性感受器把不同类型的伤害刺激转变成传入神经上的动作电位,这是一个换能过程;②传导(conduction):动作电位沿感觉神经从外周传入中枢;③传递(transmission):在脊髓及脊髓以上水平,电信号经多次突触传递到达体感皮质;④调节(modulation):下行抑制和易化系统在各级水平调节伤害性信息的传递;⑤感知(perception):伤害性刺激经转导、传导、传递以及调节后,最终形成主观的疼痛感觉和情感体验。本节主要阐述疼痛产生的生理机制,并介绍中枢及周围神经系统中与疼痛产生相关的主要解剖结构。

(一) 转导

1. 伤害感受器(nociceptor) 在转导过程中,最主要的感觉结构是伤害感受器。通常把接受躯体和内脏伤害性刺激的第一级感觉神经元的神经末梢称为伤害感受器。它们的细胞体位于背根神经节(dorsal root ganglion, DRG)和一些脑神经的神经节中,如三叉神经半月神经节。由 DRG 胞体发出的轴突周围分支,分布到皮肤、肌肉、关节、内脏和血管等组织,起到感觉神经末梢的作用,有的有附属结构,但大多数只是游离的神经末梢。

位于皮肤的伤害感受器包括机械伤害感受器、不同类型的热伤害感受器和多觉型伤害感受器,后者对多种刺激敏感。常见的伤害感受器有以下三类:C 类纤维机械-热伤害感受器、A-δ 纤维机械伤害感受器以及非机械伤害感受器。近来发现,约有一半的 A-δ 纤维机械伤害感受器以及 30% 以上的 C 类纤维多觉型伤害感受器,对机械刺激的阈值非常高或完全不起反应。它们有些是化学刺激敏感伤害感受器,有些是对强的冷、热刺激有反应的感受器。这些感受器多位于关节部位,它们虽然在正常状态下对机械刺激不敏感,但在炎症时可对机械刺激发生反应。

伤害感受器可以引起不同的疼痛感觉。皮肤的疼痛可以表述为刺痛或者钝痛,而肌肉和骨骼的疼痛可以表述为酸痛。皮肤疼痛的性质与特定的伤害感受器激活密切相关。例如,A-δ 纤维神经末梢激活产生刺痛,而 C 类纤维神经末梢激活则引起钝痛或灼痛。

2. 痛觉转导的机制

(1) 致痛物质:痛觉神经元对化学物质的敏感性在炎性疼痛过程中起重要作用。化学介质对痛觉神经元的兴奋主要依赖其对膜离子通道的作用。其作用可以是直接的,即通过特定物质与膜受体结合(配体门控通道);也可以是间接的,即通过细胞内第二信使的作用(三磷酸腺苷、乙酰甘油、环磷酸腺苷)。化学介质通过这两种机制使神经末梢去极化,最终在传入神经上产生动作电位。主要的致痛物质包括前列腺素、组胺、5-羟色胺(5-hydroxytryptamine, 5-HT)和缓激肽等。它们通过电压门控通道的第二信使系统起作用。辣椒素门控通道的内源性配体还未确定,但在炎症或缺血时,质子(H^+)浓度增加可激活或调节辣椒素门控通道。

(2) 痛觉过敏(hyperalgesia):表现为轻度的伤害性刺激引起强烈的痛反应,可分为原发性和继发性痛觉过敏。原发性痛觉过敏发生在损伤部位,是由损伤引起的内源性致痛物质释放,作用于一级传入痛觉神经元引起的。内源性致痛物质可增加神经元对机械和温度刺激的敏感性,它们包括前列腺素类、缓激肽、T 激酶、5-HT 和 H⁺等。继发性痛觉过敏发生在损伤部位的周围,其机制尚不完全清楚,强烈的痛觉刺激可能引起中枢突触传递产生适应性改变,脊髓后角的痛觉神经元对于来自低阈值感受器的原先不敏感的信息传入出现的反应。

（3）神经源性炎症:指由痛觉传入神经兴奋引起的局部血管通透性升高,血浆外渗。痛觉传入纤维,尤其是 C 类纤维,通过释放 P 物质生长抑素引起神经源性炎症。P 物质的释放和关节炎的严重程度有关。脑膜的神经源性炎症是通过 P 物质和降钙素基因相关多肽的释放引起头痛的。麦角胺等抗偏头痛的药物主要是通过抑制神经肽的释放而起作用的。

（二）传导、传递和调节

神经系统可分为中枢神经系统和周围神经系统。中枢神经系统包括位于颅腔中的脑和位于椎管内的脊髓;而周围神经系统主要是与脑相连的脑神经和与脊髓相连的脊神经,以及与脑神经和脊神经相连的内脏神经系统的周围支。

如前所述,不同类型的伤害性刺激作用于痛觉感受器,使其去极化,最终在传入神经上产生神经冲动,即动作电位。在四肢和躯干,感觉神经元的胞体位于背根神经节（dorsal root ganglion,DRG）,其外周轴突构成外周神经中枢突构成后根进入脊髓后角,与后角神经元形成突触。而后,脊髓后角投射神经元将感觉信息通过脊髓上行传导通路,诸如前外侧束（脊髓丘脑束）和后柱传递至网状系统和丘脑,最终经丘脑投射至大脑皮质。而头面部感觉神经元的胞体位于三叉神经节,其外周突构成三叉神经,中枢突与三叉神经脊束核尾侧亚核神经元形成突触,换神经元后通过三叉神经丘系投射到丘脑。在痛觉传递的各级水平上均受到下行调制系统的调节。

1. 周围神经 周围神经由躯体神经和内脏神经系统的轴突组成,其包含有感觉纤维和运动纤维。脊神经（spinal nerves）由脊髓发出,支配躯干和四肢,共有 31 对,其中颈神经 8 对,胸神经 12 对,腰神经 5 对,骶神经 5 对和尾神经 1 对。每对脊神经由与脊髓相连的前根（anterior root）和后根（posterior root）在椎管内行至相应的椎间孔,并在该孔附近汇合而成。

脊神经的阶段性分布是指一对脊神经分布于其相应体节所衍发的结构。胚胎早期,除头部以外,在胚体背侧有排列成对的体节,由此体节衍发出肌节和皮节等;每对体节则有相应的一对脊神经分布。但在胚胎发生中,发出肢体的节段,由于肌节发生迁移和重新组合,致使成人在肢体神经分布中脊神经节段性分布表现不明显。但根据发生过程,仍有规律可循。头枕部和后颈部由 C_{2-3},上肢由 $C_4 \sim T_1$,胸、腹由 $T_2 \sim L_1$,下肢由 $L_2 \sim S_3$,臀周由 S_{4-5} 神经分布。在胸部,每个皮节形成一个基本上与肋间隙相一致的环带,在腹部这些环带逐渐向下内斜行,在四肢则环带不明显。

所有的神经纤维根据它们的粗细和传导速度分为 A、B、C 三类纤维（表 1-2-1）。A 类纤维和 B 类纤维都有髓鞘包裹神经纤维,称有髓纤维,而 C 类纤维为无髓纤维。A 类纤维直径最大,传导速度最快;B 类纤维是中等大小的纤维,传导速度稍慢;C 类纤维直径最小,传导速度最慢。传导疼痛的神经纤维主要是 A-δ 纤维和 C 类纤维。A-δ 纤维传导的疼痛是一种快速、明确的疼痛,经常被描述为锐痛、刺痛或者剧痛;而 C 类纤维传导的疼痛则是一种缓慢而持续的钝痛。A-δ 纤维传导伤害性刺激的速率较快,并能精确定位损伤部位,使机体躲避,防止进一步的损伤;而 C 类纤维传导速率较慢,定位差,能持续传导疼痛,在受伤后可使疼痛持续一段时间,可促使患者寻求治疗,以发挥报警作用。

2. 后根和背外侧束（Lissauer束） 大多数 DRG 的神经元中枢突通过脊神经后根进入脊髓后角。后根纤维进入脊髓时分为内、外侧两部分。传导伤害性刺激的纤维集中走行于后根的外侧部,而传导非伤害性刺激的纤维集中走行于后根的内侧部。DRG 的神经元发出的中枢突不仅直接进入脊髓后角,而且还发出分支进入背外侧束（dorsolateral fasciculus）,又称 Lissauer 束,该束发出侧支或者终支进入脊髓后角。还有少数的 DRG 的神经元中枢突通过脊神经前根进入脊髓。通过脊神经后根进入脊髓的传入纤维的分支似乎可调节经前根传入纤维的生理特性。

表 1-2-1　周围神经纤维的分类

纤维类型	分布和功能	直径/μm	传导速度/(m·s⁻¹)
A-α	支配脊髓后角神经元	12~20	70~120
A-β	触觉	5~15	30~70
A-γ	调节肌肉张力	6~8	15~30
A-δ	机械和热刺激伤害感受器	1~4	12~30
B	自主神经节前神经元	1~3	3~15
C	机械-热刺激伤害感受器,自主神经节后神经元	0.5~1.5	0.5~2

Lissauer 束位于后角Ⅱ板层(胶状质)背外方,其形状和大小在不同的节段中有所不同。它的纤维大约 80% 来自 DRG 神经元发出的中枢突,约 20% 来自胶状质发出的本体感受系统的神经纤维。细的有髓神经纤维进入 Lissauer 束后即上升或下降几个脊髓节段后发出侧支或者终支进入脊髓后角,而无髓纤维在进入 Lissauer 束后通常只上升或下降一个脊髓节段即发出侧支或者终支进入脊髓后角。

3. 脊髓后角及脊髓水平对疼痛的调节　Rexed 对猫的脊髓灰质作了较为详细的研究,也对其他哺乳动物的脊髓灰质作了观察,他发现脊髓灰质也有类似于大脑皮质那样的分层现象。在 Nissl 染色切片中,根据神经元的细胞学特征和排列的形式、密度,把脊髓灰质划分为 10 层。目前已发现人的脊髓灰质也可分为 10 层(表 1-2-2)。

表 1-2-2　脊髓灰质的分层与核团的对应关系

层次	对应核团或部位
Ⅰ	后角尖,后角边缘核
Ⅱ	后角头,胶状质
Ⅲ、Ⅳ	后角头,后角固有核
Ⅴ	后角颈,网状核
Ⅵ	后角底
Ⅶ	中间带,胸核
Ⅷ	前角底部
Ⅸ	前角
Ⅹ	中央灰质

在新鲜脊髓的横切面上,可见细小中央管的周围,有呈"H"形的灰红色区域,是为灰质。"H"形两侧边的后半部称为背角(dorsal horn),包括脊髓的Ⅰ~Ⅵ板层,它是感觉传入信息的处理中心。

板层Ⅰ,又称边缘层,薄而边界不清,内含大、中、小神经元,层内含有后角边缘核。它接受后根的传入纤维,大多数细胞只接受伤害感受刺激的传入纤维;除此之外,它还接受 Lissauer 束的传入纤维。板层Ⅰ的部分细胞接受外周温度感受器和脊髓后角广动力型神经元(dynamic range neurons,WDRNs)的传入纤维。这些细胞对伤害性刺激和非伤害性刺激均起反应。其对于伤害性刺激和非伤害性刺激反应的差别在于 WDRNs 对于伤害性刺激呈高频放电。板层Ⅰ的投射神经元发出纤维参与组成脊髓丘脑束。

板层Ⅱ,占据后角头的大部分,此层不含有髓纤维,以髓鞘染色不着色,呈胶状质样故称胶状质(substantia gelatinosa)。板层Ⅱ分为内侧部和外侧部,外侧部细胞对伤害性刺激起反应,而内侧部细胞对非伤害性刺激起反应。板层Ⅱ的外侧部接受后根外侧部传入纤维侧支及脑干下行的抑制纤维,发出纤维主要参与组成 Lissauer 束,在周围白质中上、下行若干节段,与相邻节段的Ⅰ~Ⅳ板层神经元构成突触。此层对分析、加工脊髓的感觉信息特别是痛觉信息起重要作用。部分板层Ⅱ的细胞被非伤害刺激所抑制,部分被伤害性刺激所抑制;一些细胞被伤害性刺激所激活,一些被非伤害性刺激所激活。板层Ⅱ的其他一些细胞起着升高和降低刺激阈值的作用。

板层Ⅲ、Ⅳ内有较大的细胞群称为后角固有核。其传入纤维主要是低阈值机械-伤害感受器,部分来自 WDRNs;其传出纤维参与组成上行传导束。

板层Ⅴ为后角颈,其传入纤维除了来自脑干下行传导纤维和其他板层发出的神经元间的联系纤维,还接受来自内脏、肌肉和皮肤的伤害性刺激的传入纤维。

板层Ⅵ为后角基底部,颈髓和腰骶髓节段的板层Ⅵ较为明显。板层Ⅵ的细胞接受肢体肌肉组织和皮肤组织的传入信息。

　　板层Ⅰ、Ⅱ、Ⅴ被认为是伤害感受信息处理的重要结构。伤害感受信息处理,尤其是内脏伤害感受信息处理的另一重要区域是板层Ⅹ,即中央管周围灰质。该层围绕脊髓中央管,其中很多神经元接受来自内脏的神经传入,该层内也发现有脊髓丘脑投射的神经元。

　　根据接受伤害性刺激传入纤维和非伤害性刺激传入纤维数量的不同,脊髓伤害感受刺激神经元可分为"特异性伤害感受神经元"和"WDRNs"。前者仅对伤害性刺激起反应,而后者对非伤害性刺激和伤害性刺激均起反应。特异性伤害感受神经元多见于板层Ⅰ,而WDRNs更多见于板层Ⅴ。

　　伤害感受信息传递的调节发生于整个中枢神经系统,但始于脊髓水平的调节。背角内广泛的神经元间的联系是Melzack和Wall(1984)的门控理论(Gate Control Theory)的基础。下行系统的内啡肽能纤维抑制后角传递伤害性刺激的传入信息;下行系统的其他一些纤维可能促进伤害性刺激的传递。WDRNs间的联系亦能调节其接受伤害性刺激的传入信息。另外,板层Ⅱ的内侧部能抑制其他神经元接受伤害性刺激。

　　脊髓水平的突触联系并不是固定不变的。伤害性刺激可以促进非伤害感受神经元的突触传递。WDRNs则具有容易出现敏化,表现为对于伤害性刺激和非伤害性刺激均表现为过度的放电。神经病理性疼痛患者出现触诱发痛(allodynia)和痛觉过敏(hyperalgesia)的原因可以归因于WDRNs的兴奋性异常升高,即中枢敏化、中枢神经元突触的可塑性改变以及伤害感受性神经元向丘脑发放冲动增加。初级传入神经元合成大量的化学物质,这些化学物质作为伤害感受性刺激突触传递的调节剂,亦称神经递质(neurotransmitter),包括兴奋性氨基酸(谷氨酸和天冬氨酸),核苷酸(ATP)以及一系列的神经肽,如P物质、生长抑素、胆囊收缩素、降钙素基因相关肽、蛙皮素、血管活性肠多肽、促生长激素神经肽、血管升压素、催产素、强啡肽、脑啡肽、促肾上腺皮质激素释放因子、神经激肽A、神经肽Y。谷氨酸和ATP主要是介导突触的快速兴奋,而神经肽(如P物质)则介导突触活动缓慢,持续增强。

　　4. 脊髓上行传导通路　伤害感受刺激的传入信息经过背角的传递和调节后,由投射神经元发出纤维经脊髓丘脑束(spinothalamic tract,STT)传递至丘脑,经脊髓中脑束(spinomesencephalic tract,SMT)、脊髓网状束(spinoreticular tract,SRT)传递至脑干,经脊髓下丘脑束(spinohypothalamic tract,SHT)传递至下丘脑。它们还通过间接上行传导通路向大脑传递信息,如经后柱突触后系统(dorsal column postsynaptic system,DCPS),脊髓颈丘脑束(spinocervicothalamic tract,SCT)以及脊髓臂旁通路(spinoparabrachial pathway,SPB)。

　　(1) 脊髓丘脑束:又称浅感觉传导路,脊髓丘脑束可分为新脊髓丘脑束(neospinothalamic tract,NST)和旧脊髓丘脑束(paleospinothalamic tract,PST)。二者的差别在于向中枢的投射和起源的细胞不同。新脊髓丘脑束位于前外侧索的外侧部,纤维终止于丘脑腹后外侧核(ventral posterior lateral nucleus,VPL)和腹后下核(ventral posterior inferior nucleus,VPI)。而旧脊髓丘脑束的纤维终止于腹内侧核的后半部(posterior part of the ventral medial nucleus,VMpo),内侧背核的腹后部(ventralcaudal part of the ventral medial nucleus),束旁核(parafascicular nucleus,Pf)和中央外侧核(centrolateral nucleus,CL)(图1-2-1)。NST的起源神经元位于对侧后角的板层Ⅰ和板层Ⅴ,而PST的神经元位于板层Ⅴ和后角更深的板层。

　　临床意义:在脊髓内,脊髓丘脑束纤维的排列有一定的顺序,自外侧向内侧、由浅入深,依次排列着来自骶、腰、胸、颈节的纤维。因此,当脊髓内肿瘤压迫一侧脊髓丘脑束时,痛温觉障碍首先出现在身体对侧上半部(来自颈、胸部的纤维)逐渐波及下半部(来自腰骶部的纤维)。若受到脊髓外肿瘤的压迫时,则发生感觉障碍的顺序相反。另外,当一侧的脊髓丘脑束损伤时,损伤平面对侧1~2节以下的区域出现躯体痛、温觉的减退或者消失,由于后索传递精细触觉的存在,故脊髓丘脑束损伤后,对触觉影响不大。

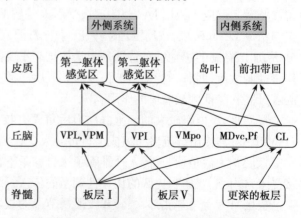

图1-2-1　脊髓丘脑束的起源和中枢投射

（2）脊髓中脑束：脊髓中脑束纤维终止于脑干网状结构的亚核，包括导水管周围灰质的外侧亚核、丘间核、楔束核、上丘、Darkschewitsch 核和 Edinger-Westphal 核。部分纤维投射至丘脑腹侧基底部、内侧丘脑和边缘系统。3/4 的脊髓中脑束纤维经对侧前外侧束走行，1/4 的纤维经同侧前外侧束走行。脊髓中脑束纤维的神经元胞体主要位于板层Ⅰ、板层Ⅴ以及脊髓灰质更深的板层。

（3）脊髓网状束：在脊髓内，脊髓网状束伴随着脊髓丘脑束和脊髓中脑束走行，而在脑干内，脊髓网状束走行于脊髓丘脑束和脊髓中脑束的内侧。脊髓网状束纤维的神经元胞体主要位于板层Ⅶ、板层Ⅷ，少数位于板层Ⅰ、板层Ⅴ和板层Ⅵ。在腰髓内，脊髓网状束主要来自对侧的后角发出的纤维，而在颈髓，脊髓网状束来自于双侧的后角发出的纤维。

（4）后柱突触后系统（DCPS）：又称深感觉传导路，在灵长类动物，后柱突触后系统主要起源于脊髓后角的板层Ⅳ到板层Ⅵ的细胞，由 WDRNs、特异性伤害感受神经元和低阈值机械感觉性神经元组成。以拓扑分布的形式经后柱投射至延髓的薄束核和楔束核。传导下肢信息的纤维终止于薄束核，而传导上肢信息的纤维终止于楔束核。躯体感觉信息经薄束核和楔束核中继后继续向中枢投射，部分纤维仍以拓扑分布形式投射至丘脑腹后外侧核，部分纤维以非拓扑分布形式投射至丘脑腹内核后部（VMpo）和未定带。因为第二级神经元分布于后角，走行于背柱的第二级神经元纤维是突触后的成分。为了与背柱中的初级粗的有髓纤维相鉴别，故将这部分上行纤维叫做后柱突触后上行纤维。一般认为经 VPL 中继的 DCPS 纤维主要参与痛感觉识别功能，而经 VMpo 中继的 DCPS 纤维主要参与介导痛情感-动机功能，并且是一条重要的内脏痛上行传导通路。

总之，根据大脑皮质投射靶区的不同，可上升为有意识的痛上行传导通路可分为两条：①外侧疼痛系统：NST-丘脑 VPL/VPI-大脑皮质 SⅠ 通路，与痛感觉-识别功能有关；②内侧疼痛系统：PST-丘脑 VMpo/CL-大脑皮质 SⅡ（包括顶下小叶、扣带前回、额前叶和岛叶皮质）通路，与痛情感-动机功能有关。NST 通路在产生生理性痛觉方面发挥重要功能，而 PST 通路在产生病理性痛感觉和情感反应方面起重要作用，其他上行通路，如 SRT、SMT 等在产生非意识的痛反应，如心率、呼吸、血压和内分泌等反射方面发挥重要功能。伤害性刺激激活大脑 SⅠ 皮质，先实现对痛强度和部位的识别，之后大脑皮质 SⅡ 区相继激活，从而实现对痛的情感认知，产生厌恶感，情绪低落和忍受。

5. 三叉神经系统　三叉神经以一般躯体感觉纤维为主要成分，这些纤维的感觉神经元胞体分布在三叉神经节（trigeminal ganglion）内。三叉神经节又称半月神经节（semilunar ganglion），形似半月，为脑神经节中最大者，位于颞骨岩部近尖端处的前面，骨面上有三叉神经压迹。三叉神经节包于两层硬脑膜的裂隙内，由假单极神经元组成。假单极神经元的周围突组成三叉神经的眼神经、上颌神经和下颌神经。其中枢突聚集成三叉神经感觉根，在脑桥基底部和小脑中脚交界处入脑，终于三叉神经脑桥核和三叉神经脊束核，其中传递痛温觉的纤维主要终止于三叉神经脊束核，传导触觉的纤维主要终止于三叉神经脑桥核。三叉神经脊束核和三叉神经脑桥核统称为脑干三叉神经核复合体（trigeminal brainstem nuclear complex）。三叉神经脊束核包括三个亚核：嘴核、极间核和尾核。三叉神经节的内侧邻接海绵窦和颈内动脉；节外侧有卵圆孔（下颌神经通过）、棘孔（脑膜中动脉通过）；节下方有三叉神经运动根和岩大神经，节上方为大脑半球颞叶。

在三叉神经脊束核内，下颌神经纤维位于最背侧，其次是上颌神经纤维，眼神经纤维投射位于最腹侧。在尾核中，靠近唇和下鼻的神经纤维终止于尾核的最上方，而近周围的纤维终止于尾核的下方，这就是面部的洋葱样感觉分布（图 1-2-2）。这种现象可以从上颈段脊髓病变和尾段三叉神经束切断术后表现上得以验证。

三叉神经节与 DRG 类似，而脑干三叉神经核复合体与脊髓后角相似，在其尾段与上颈段脊髓后角相移行。三叉神经中传导机械刺激和热敏感受器的粗的有髓神经纤维直接通过脑桥内的感觉主核、尾核、嘴核以及极间核传递。直接伤害神经传入严格限于极间核和尾核内，但行为学研究提示更为头端的嘴核和感觉主核在处理伤害刺激信息上也起重要作用。

三叉神经脊束核同时接受来自第Ⅷ、Ⅸ、Ⅹ 对脑神经的神经传入，与来自感觉主核和尾核的第二级神经元相互交叉，构成腹侧三叉丘脑束，终止于丘脑腹后内侧核（ventral posterior medial nucleus，VPM）。该

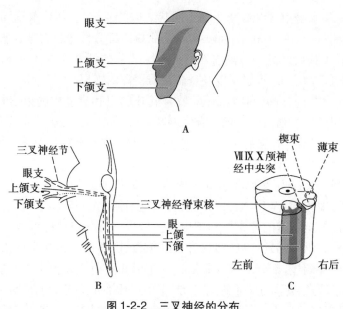

图 1-2-2 三叉神经的分布

束司伤害性和非伤害性感觉,可起到辨别作用。调节伤害信息的尾核神经元越过中线形成旧三叉丘脑束,最终到达网状结构、丘脑后部(posterior thalamus)和丘脑板内核(intralaminar nuclei)。和 PST 一样,旧的三叉丘脑束的功能可能是激发性和情感功能,而不是痛觉辨别性质的。

6. 丘脑 一系列的丘脑核团参与伤害感受信息的传递,包括丘脑腹后外侧核(VPL)、腹后内侧核(VPM)、腹后下核(VPI)、丘脑后部、腹内侧核的后半部(VMpo)和板内核等。

(1) VPL、VPM 和 VPM:VPL 在灵长类动物,包括在人类中,它主要接受脊髓丘脑束伤害感受信息的传入,因此,在 VPL 内可记录到伤害感受刺激神经元。另外,内脏伤害感受信息传递也经过 VPL。同样,在 VPM、VPI 和丘脑后部内也可发现伤害感受刺激神经元。尽管在 VPL 和 VPM 内存在高阈值伤害感受刺激神经元(特异性伤害感受神经元),但 VPL 和 VPM 内大多数的伤害感受刺激神经元还为 WDRNs。而在 VPI 内二者占大致相等的比例。

(2) 人类的腹后核:最近,Lenz 及其同事通过微电极刺激发现在人类的丘脑 VPL、VPM 和 VPI 内有伤害感受刺激神经元。在心绞痛的患者中,刺激 VPL 核可诱发心绞痛。

(3) 板内核:有研究发现伤害感受刺激可导致中央外侧核(central lateral nuclei)和束旁核(parafascicular nuclei)内 c-fos 基因表达减少。Bushnell 则在猴子的板内核中发现伤害感受刺激神经元,并认为这些神经元有助于编码疼痛刺激的强度,而非编码疼痛的位置。他们进一步研究发现这些神经元参与疼痛的情感-动机功能。

7. 痛觉调控的下行抑制系统 精神因素对个体疼痛程度有很大的影响,神经系统自身也有能力限制伤害感受信息的传递。有关丘脑和皮质神经元对疼痛的调控作用目前知之甚少。但有关调整脊髓和三叉神经后角的抑制性神经网络研究已较多。这种神经调控环路最终在脊髓水平调控疼痛信息的传递,其下行通路可以由皮质发出电活动或由传入的伤害感受信息激活脑干相关核团后开始运行。

研究发现,中枢神经系统存在四个层次的痛觉下行抑制系统:①皮质和间脑系统;②中脑导水管周围灰质(paraaqueductal gray matter,PAG)和脑室旁周围灰质(paraventrical gray matter,PVG),富含脑啡肽和阿片受体,电刺激这个系统或微量注射阿片可产生镇痛效应。其中 PAG 主要接受额叶、岛叶、下丘脑、边缘系统以及网状系统的投射,传出纤维至延髓前腹侧部,来自延髓前腹侧部的纤维经背外侧束投射至脊髓后角,调节其电活动;③延髓头端腹侧(rostral ventrical medulla,RVM)结构,特别是接受 PAG 兴奋性传入的中缝大核(nucleus raphe magenus,NRM)及其临近的网状结构,它们又发出 5-羟色胺能和去甲肾上腺素能纤维经由腹侧索下行;④延髓和脊髓后角,接受从 NRM 等核团下行的 5-羟色胺能纤维,这些纤维末梢止于板层Ⅰ、Ⅱ、Ⅴ层内的伤害感受神经元。蓝斑亚蓝斑复合体(locus coeruleus-subceruleus complex)和脑干其他部位的去甲肾上腺素能神经元也发出下行纤维作用于背角内的伤害感受神经元。内源性痛觉调制系统（endogenous pain modulating system）就是以 PAG 和 NRM 为核心，连接延髓头端腹内侧网状结构，通过下行抑制通路对脊髓后角的痛觉初级传入活动进行调节。

（1）皮质和间脑下行系统：大脑皮质第一躯体感觉区（SⅠ）、第二躯体感觉区（SⅡ）和间脑多个结构抑制脊髓后角和延髓内伤害性信息的传递。动物实验发现，刺激 SⅠ 区可抑制脊髓丘脑束神经元对伤害性热刺激和机械性刺激的反应。刺激 SⅠ 和 SⅡ 区可抑制三叉神经脊束核内神经元对刺激的放电。SⅠ 和 SⅡ 发出的皮质脊髓纤维与多数的皮质脊髓束纤维共同走行。感觉皮质的锥体束纤维终止于脊髓灰质的板层 Ⅰ～Ⅶ，运动皮质的传出轴突则终止于板层 Ⅶ～Ⅸ。传出至板层 Ⅰ、Ⅱ 的皮质脊髓纤维对后角神经元具有直接的突触后作用。SⅠ 和 SⅡ 的神经元还投射至纹状体、丘脑的腹后核、网状核、板内核、中脑和网状结构等。它们可能加强中脑和延髓结构对痛觉的抑制作用，可能与应激状态下的痛觉缺失有关。

PVG、内侧和外侧下丘脑、丘脑的躯体感觉核、视前区等间脑结构参与对脊髓和延髓内后角伤害性感受信息传递的下行控制。刺激丘脑 VPL 和 VPM 核抑制后角内神经元的放电。刺激 PVG 和下丘脑提高后角神经元对伤害性刺激的兴奋阈，延长反应的潜伏期。下丘脑的室旁核发出的纤维主要经背侧索下行，刺激下丘脑内侧的作用很可能是直接激活了该通路。此下行系统的加压素神经元和催产素神经元发出轴突，主要终止于脊髓后角和延髓后角板层 Ⅰ 和 Ⅹ，有少量传出至板层 Ⅱ、Ⅲ 和 Ⅴ。内侧和外侧下丘脑都有投射至 PVG 和网状结构（包括 MRN），它们可能通过这些结构，间接地作用于后角，调节伤害性感觉信息的传递。

（2）中脑下行系统：刺激产生镇痛最恒定的部位为 PAG，NRM 和中脑网状结构也参与了下行抑制系统的组成。PAG 是内源性痛觉调制系统中一个上行与下行通路中的主要结构。由激活更高级中枢所产生的镇痛效应是通过它起作用的。PAG 主要接受额叶、岛叶、下丘脑、边缘系统以及网状系统的投射，传出纤维至延髓前腹侧部，来自延髓前腹侧部的纤维经背外侧束投射至后角调节后角的电活动。认知皮质的传入可能参与激活 PAG。

从延髓头端发出的中缝脊髓束和网状脊髓束等在后侧索内下行，终止于延髓和脊髓的后角，特别是板层 Ⅰ、Ⅱ 和 Ⅴ；从 PAG 和 MRN 还有不经过延髓头端转接的直接投射，经背侧索下行至延髓和脊髓的后角；中脑网状结构有直接投射经前索和前侧索下行，主要终止于板层 Ⅰ、Ⅱ、Ⅴ 和 Ⅹ。这些直接通路多数为 5-羟色胺能和去甲肾上腺素能神经通路。PAG 还有上行传出，与旧脊髓丘脑束相似地终止于丘脑板内核。

PAG 内含有脑啡肽细胞、脑啡肽末梢、强啡肽细胞、β 内啡肽末梢、P 物质和血管活性肠肽等神经肽。大量实验结果表明，吗啡镇痛、针刺镇痛、脑深部刺激与镇痛有关的核团（尾核、下丘脑、隔区、伏隔核等）产生的镇痛效应，都可被注入微量阿片受体拮抗剂纳洛酮于 PAG 而部分阻断。刺激人和动物的 PAG，第三脑室的脑脊液中 β 内啡肽含量和阿片样物质的含量明显升高，针刺镇痛时兔脑 PAG 的灌流中阿片样物质的含量也明显升高。PAG 的腹外侧部是主要镇痛区，电刺激 PAG 或注射吗啡于 PAG 之所以镇痛，是由于激活了下行抑制系统的结果。

（3）延髓头端腹内侧区（rostral ventromedial medulla，RVM）和脑桥：延髓上部的被盖内有很多神经元发出轴突经侧索背部投射至延髓和脊髓的后角。其中最重要的是 NRM，多数为 5-羟色胺能神经元，还有位于网状巨细胞核腹面的网状大细胞核和网状巨细胞旁外侧核等，总称为延髓头端腹内侧区。这些核团都接受 PAG 的传出投射，下行投射至脊髓后角。要完全阻断刺激中脑产生的镇痛作用，必须同时破坏 NRM、网状大细胞核和网状巨细胞旁外侧核。

NRM 中的 5-羟色胺能神经元的轴突在后外侧索内下行，终止于延髓和脊髓后角的板层 Ⅰ、Ⅱ 内和近中央管处。应用对氯苯丙氨酸抑制 5-HT 合成，可阻断全身应用阿片的镇痛作用。微量注射吗啡至 NRM 可产生的镇痛效应，而鞘内注射 5-HT 也能起类似作用。从脑桥的蓝斑发出的去甲肾上腺素能神经元轴突于后侧索、前侧索、前索内下行，终止于脊髓灰质的板层 Ⅰ、Ⅱ、Ⅳ、Ⅴ、Ⅵ 和 Ⅹ。下行的去甲肾上腺素能系统能抑制后角细胞而起到镇痛作用，很可能也是阿片镇痛效应的重要解剖结构。

（4）脊髓后角：后角内存在四大类与痛觉信息传递有关的功能成分：感觉神经元初级传入纤维的中枢末梢、发出上行投射的神经元、局部回路中间神经元和下行（抑制）系统的轴突末梢。它们各有自己的神经递质,目前又发现1个神经元可以释放1种以上的神经递质。这四类功能结构各异的神经元的活动相互影响,而每一类的不同成分间又相互作用。因此,从刺激到产生痛觉并不是一个简单的、直通的过程。板层Ⅰ、Ⅱ内含脑啡肽的局部回路中间神经元可协同而有力地抑制板层Ⅰ内脊髓丘脑束的放电。对周围神经的强烈刺激和经皮电刺激可产生的节段性镇痛作用的机制可能与此有关。

(三) 感知

感知是指伤害性刺激经转导、传导、传递以及调节后,最终形成主观的疼痛感觉和情感体验。伤害感受刺激信息的传递不仅是将信号从外周传入中枢,更是一个涉及患者的经历、情感、动机、文化背景、家庭和社会等多维度的体验。我们知道,下丘脑、内侧丘脑和边缘系统都参与了痛觉的情感-动机功能,它们亦影响前脑等脑区结构,激活自主神经反射,从而影响呼吸、循环等生命体征。同时,机体的情感-动机体验也通过下丘脑、边缘系统、额区皮质等部位影响下行抑制系统,对疼痛的感知发挥更高级的调控作用。应用现代功能影像学技术,如正电子断层扫描(positron emission tomography,PET)、功能磁共振(functional magnetic resonance imaging,fMRI),可以发现涉及伤害感受刺激信息处理的皮质结构包括:第一躯体感觉区(SⅠ)、第二躯体感觉区(SⅡ)、前扣带回(anterior cingulated cortex,ACC)和岛叶(insular cortex,IC)等。

1. **第一躯体感觉区** 第一躯体感觉区位于中央后回和旁中央小叶的后部(3、1、2区),自纵裂延伸至外侧裂的区域(图1-2-3)。第一躯体感觉区直接接受同侧丘脑腹后外侧核(VPL)和腹后内侧核(VPM)的伤害感受性刺激信息的传入,而VPL和VPM是疼痛外侧上行系统的一部分。除此之外,伤害感受性刺激信息还可通过属于疼痛内侧上行系统的丘脑中央外侧核(central lateral nucleus,CL)投射至第一躯体感觉区。研究表明,在猴子中,第一躯体感觉区伤害感受刺激神经元集中位于3b和1区的板层Ⅲ至板层Ⅴ。第一躯体感觉神经元可编码伤害性刺激的强度。身体各部在此区的投射特点是:①上下颠倒,但头部是正的;②左右交叉;③身体各部在该区投射范围的大小也取决于该部感觉敏感程度,例如手指和唇的感受器最密,在感觉区的投射范围就最大(图1-2-4)。

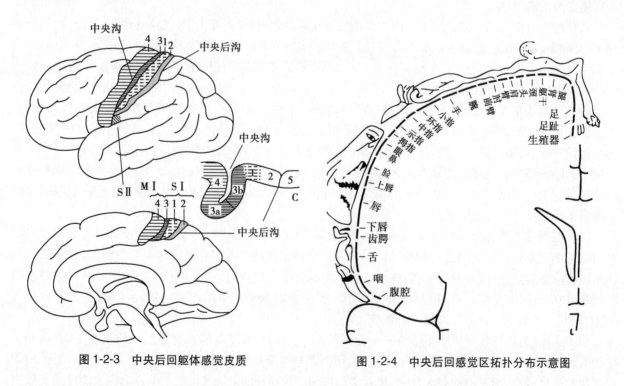

图1-2-3 中央后回躯体感觉皮质　　　　　图1-2-4 中央后回感觉区拓扑分布示意图

2. **第二躯体感觉区** 第二躯体感觉区位于外侧裂上方中央后回下面的岛盖皮质。与第一躯体感觉区类似,它既接受属于外侧上行系统的VPL和VPM,也接受属于内侧上行系统的CL的信息传入。相比于第一躯体感觉区,第二躯体感觉区似乎在感受伤害性刺激的空间立体定位上发挥重要作用,而不是感受刺激的强度。

3. 前扣带回 ACC 系边缘系统的一部分,它接受内侧丘脑核团(丘脑背内侧核的腹尾部、束旁核和中央外侧核)的投射。ACC 的伤害感受性神经元具有接受经内侧丘脑核团上行的神经投射的特性。虽然,ACC 的神经元有部分编码刺激强度的功能,但它似乎与痛情感-动机功能密切相关,而不是痛识别功能。

4. 岛叶 IC 是另一个与边缘系统联系的感觉皮质,它接受经内侧脊髓丘脑束上行的信息传入。IC 被认为是一个具有感受多种感觉的区域,可感受伤害性刺激、触觉、前庭信息、味觉,以及内脏感觉。有实验研究发现丘脑感觉中继核团 VMpo 向 IC 的投射纤维,而 VMpo 内含有大量的感受伤害刺激和温度刺激的神经元。

在过去的几十年里,疼痛感知过程中躯体感觉皮质的作用备受争议,主要缘于早期临床的研究报道。它们发现在施行局部麻醉手术的患者中,电刺激第一躯体感觉区皮质几乎不引起疼痛。然而,现代功能影像学研究表明,某些皮质区域,包括第一躯体感觉区可被外周的伤害感受性刺激所激活。与此同时,被激活的区域还包括第二躯体感觉区、ACC 以及 IC。在灵长类动物的神经生理研究表明,第二躯体感觉区似乎在感受伤害性刺激的空间立体定位上发挥重要作用;ACC 和 IC 通过传出纤维与杏仁核联系,被认为参与了疼痛的情感-动机功能。

二、痛觉传递装置——痛觉神经通路

疼痛是由伤害性刺激作用于外周伤害性感受器换能后转变成神经冲动(伤害性信息),循相应的感觉传入通路(伤害性传入通路)进入体感皮质。

(一) 痛觉信息处理的重要部位

1. 初级门户——脊髓后角 脊髓后角是伤害性信息向中枢传递的第一个中继站,它由初级感觉传入末梢、脊髓中间神经元、脊髓投射神经元和脊髓上结构的下行纤维组成,构成复杂的神经网络,是痛觉信息传入和整合的初级门户。伤害性刺激的信号由细纤维传入脊髓后角,在那里加工后,一部分作用于前角运动神经元,引起局部的防御性反射如屈肌反射等,而另一部分则继续向上传递。

2. 脊髓上痛觉整合中枢 痛觉信息经过脊髓的初级整合后,还要继续向上位中枢传递,经过继续传递与整合,最终到达大脑皮质而被感知。这些中枢统称为脊髓上痛觉整合中枢,包括丘脑、脑干网状结构和大脑皮质。

(1) 痛觉信息处理的最后中继站——丘脑:值得注意的是,除嗅觉冲动之外,任何感觉信息在到达大脑皮质之前,都必须通过丘脑,它是各种感觉信息传递和整合的最后中继站。疼痛是一种有意识的感觉,传递痛觉的信号也要到达丘脑,经丘脑整合并上行到达大脑皮质的不同区域以产生痛的感觉。

丘脑,也称为背侧丘脑,是间脑五个分部中的最大的核团。它内侧为第三脑室,外侧为内囊和豆状核,上方为侧脑室和尾状核体,前下方为下丘脑,后下方借底丘脑与中脑相延续。丘脑可分为以下主要核群:前核群、内侧核群、外侧核群、板内核群、中线核群和丘脑网状核。这些核群又可根据其细胞构筑、纤维联系和功能不同,再分为多个亚核。

根据丘脑各部分向大脑皮质投射特征的不同,可把丘脑分成两大系统,一是特异投射系统,另一是非特异投射系统(或称弥散性投射系统)。特异投射系统投向大脑皮质的特定区域,具有点对点的投射关系。非特异投射系统弥散地投射到大脑皮质的广泛区域,不具有点对点的投射关系。对于痛觉而言,它包含两种成分,即感觉分辨成分和情绪反应成分。丘脑的外侧核群主要司痛觉分辨。因为该区神经元的反应具有躯体定位投射关系(特异性投射),而且神经元的放电频率和时程与刺激程度成正比,能够将外周刺激的范围、强度和时间等属性向皮质传递。丘脑髓板内核群神经元对外周刺激缺乏明确的躯体投射关系(非特异性投射),感受越大,反应阈值也高。这些神经元的轴突广泛投射到大脑皮质,因此可能主要行使痛觉的情绪反应功能。

(2) 痛觉逃避行为的发动者——脑干网状结构:脑干网状结构是指在脑干内除界限清楚、机能明确的神经细胞核团和神经纤维束外,尚有纵横交错的神经纤维交织成网,网眼内散布着大小不等的神经细胞胞体。其结构占据脑干的广泛范围,嘴侧端起自丘脑板内核,尾侧端移行于颈髓的中间质外侧部网状结构。横断面占据脑干被盖部内侧2/3和外侧1/3。在脑干网状结构内散在分布着40余个细胞核团,其纤维与大脑、小脑、脊髓等均有密切联系。其主要纤维束包括:脊髓网状束、网状脊髓束、小脑网状束、网状小脑束、网状丘脑纤维、网状丘脑下部纤维、皮质网状纤维、网状皮质纤维等。脑干网状结构借助上述各联系纤维束执行其复杂的神经功能。

当传递感觉信息的脊髓上行纤维通过脑干时,可发出侧支与脑干网状结构内神经元发生突触联系,然后在网状结构内反复换元上行,抵达丘脑,通过丘脑的非特异投射系统作用于大脑皮质。这一投射系统是不同感觉的共同上传途径,也就是说当不同感觉传入脑干部分由侧支进入网状结构后,就不再是专一特异的传导系统,而是由同一上行系统向上传导。网状结构内神经元有多种感觉会聚特性,其中有不少神经元单位对伤害性刺激有反应。延髓内侧网状结构向上可联系觉醒系统,向下则连接脊髓,故它和疼痛时的警觉状态和防御反应有关。

中脑网状结构神经元也有感觉会聚和体表空间会聚的特征,其中约有60%可被皮肤和内脏的伤害刺激所激活。在网状结构中尚有与镇痛机制密切相关的结构,如中央灰质和中缝核群及邻近核团等。

（3）痛觉传入感知的最高级中枢——大脑皮质:作为人类感觉整合的最高级中枢,大脑皮质接受各种感觉信息的传入,并进行加工,最终上升到意识。虽然长期以来人们对大脑皮质在痛觉感知中的作用研究方兴未艾,但结果不能令人满意。临床观察表明,刺激患者皮质感觉Ⅰ区很少报告有痛感,切除感觉Ⅰ和Ⅱ区,也未发现疼痛有明显改变,只有个别患者报告有短时间的疼痛减轻,因此一般认为皮质感觉区在疼痛知觉中作用不大。然而,实验性损伤刺激引起受试者产生疼痛时,在皮质感觉区可记录到长潜伏期的诱发慢波反应,并可被镇痛药抑制。动物体感皮质也可记录到类似的对镇痛药敏感的慢波反应。由于知觉研究技术上的局限,很难在人体上进行更深入的实验性研究,又没有理想的动物模型,因此,皮质哪些部位接受痛觉传入?如何进行信息整合达到知觉?尚知之甚少,且无明确的结论。

近来,随着正电子发射断层扫描（PET）、单光子发射断层扫描（SPET）和功能磁共振技术（fMRI）的发展及应用,以区域脑血流图（rCBF）变化作为脑区激活的指标来显示脑活动的人体脑成像图的出现,可以帮助我们直观地观察疼痛发展过程中不同脑区活动的变化,从而使人们对皮质在痛觉知觉中的作用的了解也日益增多。对实验性瞬时痛、持续性痛和临床病理性痛条件下脑高级中枢的脑成像研究,加深了人们对痛觉感知的认识。实验性急性痛可以激活痛刺激对侧前扣带回（ACC）、岛叶（IC）、大脑体感区（S_1、S_2）、前额皮质、丘脑和小脑,提示这些脑区参与急性痛的中枢信息加工。与急性痛不同的是,神经病理性疼痛不仅激活以上脑区,且常常双侧影响。如,下肢神经损伤患者的持续性神经病理性疼痛引起双侧的前额叶外侧下部、脑岛、后顶叶、后扣带皮质的rCBF增强。由此提示,不同脑区可能分别参与生理性痛和神经病理性疼痛的整合加工,因此,有希望通过上位脑结构水平发挥镇痛效应。

（二）痛觉传导通路

传统的解剖学课本中将痛觉的传导通路描述为:外周伤害性感受器将不同性质的伤害性刺激转化为神经冲动传递至脊髓后角（躯干四肢）和延髓三叉核簇（头面部）,这两处的神经元再通过脊丘系和三叉丘系将伤害性信息分别传递至丘脑的腹后外侧核和腹后内侧核,伤害性信息在此中继后再上传至大脑皮质的体感区。这是最为简单而直接的痛觉传导通路。然而痛觉本身具有多重生物学意义,它不仅具有预警功能,从而保护人体远离危害,维持健康;同时它也可能构成对人体的长期伤害,各种慢性疼痛患者所遭受的身心折磨如焦虑、孤独、抑郁等甚至比疼痛本身更让患者痛不欲生。因此,这些特征决定了有关痛觉的上行传导通路将会更为复杂。近年,随着研究的不断深入,越来越多的痛觉传导相关通路被发现,但这些通路多集中在脊髓水平,而对于脊髓以上相关核团之间的联系还知之甚少。

脊髓后角的投射神经元分布于不同板层,既往的研究表明,它们通过以下通路将信息传递到脑的高级中枢（图1-2-5）。

1. 躯干四肢的痛觉通路

（1）脊髓丘脑束（spinothalamic tract,STT）:对伤害性刺激做出反应的脊髓投射神经元所发出的轴突,在脊髓同一节段交叉至对侧,终止在丘脑,这些轴突构成脊髓丘脑束（STT）。STT由背角非伤害性感受、特

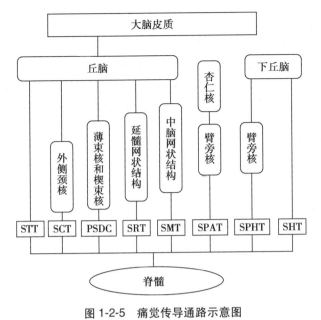

图 1-2-5 痛觉传导通路示意图

异伤害性感受和非特异伤害性感受等三类投射神经元的轴突组成。三类神经元的胞体分别位于脊髓后角的Ⅰ层、Ⅳ~Ⅵ层、Ⅶ~Ⅹ层，但动物种系间的分布差异很大。STT 又分为传递疼痛的痛感觉成分的"新脊丘束"和传递痛觉情感成分的"旧脊丘束"。前者位于腹外侧束的外侧方将痛觉信息由脊髓直接传递到丘脑的伤害性传递特异核团（腹后外侧核 VPL、腹后内侧核 VPM、丘脑腹后核群）；而后者位于腹外侧束的内侧方，在上行途中多数纤维终止在脑干的内侧网状结构等处，再经中间神经元的多级转换传递而达到丘脑的髓板内核群等结构。

（2）脊髓网状束（spinoreticular tract, SRT）：脊髓网状束（SRT）主要由Ⅴ、Ⅶ、Ⅷ、Ⅹ和少量Ⅰ层神经元的轴突组成，投射于延髓和脑桥的网状结构，包括延髓中央核、巨细胞网状核、外侧网状核、脑桥核、旁巨细胞网状核和蓝斑下核等。很多 SRT 神经元都含有脑啡肽。SRT 神经元接受广泛的外周传入汇聚，包括皮肤、肌肉、关节、骨膜和内脏传入。主要与动物的痛觉逃避行为有关。

（3）脊髓中脑束（spinomesencephalic tract, SMT）：SMT 神经元的分布种系差别较大，基本位于脊髓Ⅰ层和深层，包括Ⅳ~Ⅷ以及Ⅹ层。这些神经元的轴突在脊髓交叉至对侧，主要投射于中脑的楔状核、旁鳃核、中央灰质、丘间核、上丘深层、Darkschewitz 核、顶盖前核、红核和 Cajal 间隙核等区。SMT 神经元种类较多，包括非伤害性、非特异性伤害和特异性伤害神经元三类。

（4）脊髓颈核束（spinocervical tract, SCT）：在第 1~2 颈节外侧索内，自后角颈向外延伸有一团多极细胞，恰在后角的前外侧，这团细胞被称为外侧颈核。现在普遍认为，外侧颈核实则纵贯脊髓全长，但在上颈节最为清楚。投射到外侧颈核的神经元主要位于脊髓Ⅳ层，占 60% 以上，其他的神经元散在分布于Ⅰ、Ⅳ~Ⅶ层。脊髓伤害性传入至外侧颈核转换神经元，外侧颈核神经元的轴突自胞体发出后，走行在同侧侧索的背侧部，而后加入对侧内侧丘系，终止于中脑导水管周围灰质、VPL 和丘脑后核群。

（5）突触后背柱纤维束（postsynaptic dorsal column, PSDC）：突触后背柱纤维束是发现较晚的一个传导束，是指在背柱内的突触后纤维，投射到延髓的薄束和楔束核，换神经元后投射到丘脑。背柱-内侧丘系长期以来被认为是传递皮肤的精细触觉和本体觉的通路，然而越来越多的实验研究显示它在慢性顽固性疼痛信息传递中也具有举足轻重的作用。突触后背柱纤维束的胞体主要集中在脊髓Ⅲ和Ⅳ层，也见于Ⅰ、Ⅵ和Ⅶ层。大部分神经元对轻触、压、伤害性机械和热刺激均产生反应，属于非特异性伤害感受神经元，少部分神经元属于特异性伤害感受神经元。目前，损毁后索来减缓一些经久不愈的顽固性疼痛患者的痛苦已被应用于临床。

（6）脊髓下丘脑束（spinohypothalamic tract, SHT）：脊髓下丘脑束的神经元主要起源于背角Ⅰ层、背角的外侧网状区（Ⅳ和Ⅴ层）和Ⅹ层，胞体分布从颈段到荐段整个脊髓。SHT 神经元轴突上行至同侧下丘脑视上交叉（SOD），穿过中线，分布在对侧下丘脑的许多部位，包括外侧下丘脑、下丘脑后区和背区、背内侧核、旁室核、室周核、视上交叉核以及内外侧视前区等。90% 的脊髓下丘脑束神经元对伤害性刺激反应。基于下丘脑在神经内分泌中的特殊作用，以及是边缘系统的一个重要组成部分，因此，脊髓下丘脑神经元可能在应激状态的疼痛感受和痛觉的情感成分的信息传递中起重要作用。

（7）脊髓臂旁杏仁束（spino-parabrachial-amygdaloid tract, SPAT）：脊髓臂旁杏仁束是 20 世纪 90 年代才被了解的一个新传导束。脊髓伤害性传入神经纤维主要由对侧背外侧束（DLF）终止在臂旁核，换神经元后再投射到杏仁核。神经元主要起源于背角Ⅰ层，少量在Ⅱ层，其轴突投射到中脑臂旁核，突触后二级神经元轴突再上行终止在杏仁核。脊髓臂旁杏仁束接受来自皮肤、内脏、肌肉和关节的伤害性传入，参与介导疼痛的情感反应。

（8）脊髓臂旁下丘脑束（spino-parabrachial-hypothalamic tract，SPHT）：脊髓臂旁下丘脑束与脊髓臂旁杏仁束同源，功能也相似。主要区别是，在臂旁核的突触后二级神经元轴突终止在下丘脑腹内侧核。

2. 头面部的痛觉通路　头面部痛觉有其单独的传导通路，主要由三叉神经传入纤维传导。其第一级神经元细胞体位于三叉神经半月节，轴突终止于三叉神经感觉主核和三叉神经脊束核。由此换元发出纤维越过对侧，组成三叉丘系，投射到丘脑腹后内侧核（VPM）；发自感觉主核背内侧份的一小束不交叉纤维，投射到同侧的 VPM。自 VPM 发出的纤维，经内囊枕部投射至大脑皮质的中央后回下 1/3 处。

3. 内脏痛觉通路　虽然躯体痛的中枢传导通路已基本清楚，但对于内脏痛的中枢通路的认识却还"若明若暗"。现在人们普遍认为，大部分腹、盆部器官的内脏痛主要由交感神经传导，从膀胱颈、前列腺、尿道、子宫来的痛觉冲动是经过副交感神经（盆神经）传到脊髓的，在脊髓后角（有人认为在 Rexed Ⅴ 层）换元，其轴突可在同侧或对侧脊髓前外侧索上升，伴行于脊髓丘脑束上行达丘脑 VPM，然后投射到大脑皮质。经面神经、舌咽神经、迷走神经传入的痛觉冲动，传到延髓孤束核，由孤束核发出上行纤维，可能在网状结构换元后向丘脑、丘脑下部投射。内脏痛觉传入纤维进入脊髓后也可由固有束上行，经多次中继，再经灰质后连合交叉到对侧网状结构，在网状结构换元后上行到丘脑髓板内核群和丘脑下部，然后投射到大脑皮质和边缘皮质。内脏痛的传入途径比较分散，即一个脏

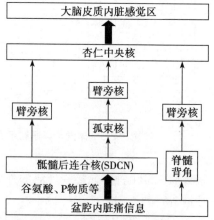

图 1-2-6　盆腔内脏痛信息的中枢传导通路

器的传入纤维可经几个节段的脊髓进入中枢，而一条脊神经又可含几个脏器的传入纤维，因此内脏痛往往是弥散的，而且定位不明确。中国人民解放军空军军医大学解剖学教研室经过 30 多年的研究，初步证实了盆腔内脏痛信息的中枢传递通路（图 1-2-6）。

三、痛觉自控装置——机体内源性调控系统

在人体内部存在有内源性镇痛系统，其内部含有内源性镇痛物质，可通过调控痛觉传递通路上的多种结构及其功能，自发产生镇痛效应。与此同时，机体内部还具有另一套功能相反的系统，即内源性易化系统，能够通过兴奋性作用导致痛敏感性增强。有趣的是，内源性镇痛和内源性易化两套装置共用了一部分脑结构，由此可见，人体自身对疼痛的感知和调控的复杂性。

（一）内源性镇痛系统

1. 内源性镇痛系统的主要结构

（1）中脑导水管周围灰质（periaqueductal gray，PAG）：20 世纪 60 年代，邹冈等首先发现，在第三脑室旁灰质内微量注入吗啡时可诱导动物出现镇痛状态。之后有研究者证明，电刺激大鼠 PAG 使动物能够耐受腹部手术的疼痛而不产生明显的抗拒反应，由此奠定了 PAG 在内源性镇痛系统中的重要地位。在整个内源性镇痛系统中，中脑的 PAG 处于承上启下的关键性地位，来自高级中枢的影响集中到 PAG，PAG 的影响又可经各种神经回路到达脑和脊髓的许多部位。

PAG 是痛觉传递的非特异传导径路，刺激 PAG 能获得显著的镇痛效果。刺激 PAG 的所有区都可以产生镇痛，但是以腹外侧区最为有效。电生理研究指出，刺激 PAG 对脊髓伤害感受神经元的活动有明显的抑制作用，这种抑制效应在伤害特异性神经元和伤害非特异性神经元上都可以观察到。PAG 的这种下行抑制作用既有突触前抑制（presynaptic inhibition）参与，也有突触后抑制（postsynaptic inhibition）的作用。

（2）中缝大核（nucleus raphes magnus，NRM）：中缝核是沿脑干中缝附近分布的一系列核团的总称。NRM 位于延髓、介于上、下橄榄核之间。其头侧在斜方体头端移行为桥缝核，尾侧与苍白核延续，其腹侧

邻连斜方体,两侧分别毗邻顶盖脊髓束和网状细胞核。中缝大核呈菱形,在面神经核中段最为发达,含较多的大、中型多极细胞,也有相当数目的小型浅染神经元,还可看到一些更大的多极神经元。NRM不仅是脑内5-HT能神经元胞体主要聚集地,还存在含有脑啡肽、去甲肾上腺素和P物质等的神经元。NRM的传入纤维部分来源于脊髓,但主要接受PAG的传入投射。NRM的传出纤维主要形成为中缝脊髓纤维和中缝三叉神经脊束纤维。

近年研究表明,NRM是对脊髓后角和三叉神经脊束核痛敏神经元发放下行抑制性投射的主要起始部位。刺激NRM能获得显著的镇痛效应,这种效应与5-HT和脑啡肽能物质的作用有关。电解损毁NRM或微量注射5HT合成抑制剂或脑啡肽拮抗剂纳洛酮能降低吗啡的镇痛效应,电针可激活NRM并降低动物的伤害性反应。由此可见,NRM在吗啡镇痛和针刺镇痛中都具有重要作用。

同时,PAG几乎没有或很少有向脊髓投射的纤维,却有大量向NRM投射的纤维。PAG神经元放电频率改变伴随NRM神经元活动发生同步的或者相反的变化。所以,一般认为,PAG的效应是通过NRM中介实现的,但这并不能排除其他脑干核团中继PAG作用的可能性。

(3) 蓝斑和外侧网状核:脑桥蓝斑(locus coeruleus,LC)参与脊髓水平伤害性信息的下行控制。蓝斑向脊髓发出大量肾上腺素能纤维投射,电刺激蓝斑可抑制伤害性热刺激引起的甩尾反射,也可以抑制脊髓神经元对伤害性刺激的兴奋性反应。蓝斑内微量注射谷氨酸钠和吗啡也显示同样的镇痛效应。蓝斑在脊髓水平的作用既有突触前抑制,也有突触后抑制。

(4) 其他脑区:刺激不同脑区,如间脑区、内侧视前区和隔区、内侧下丘脑、下丘脑弓状核等,都发现可抑制脊髓后角神经元的伤害性反应。刺激外侧下丘脑可抑制伤害性甩尾反射,且该效应通过NRM、以5-HT和兴奋性氨基酸为中介。另外,脑干内黑质、楔核、中缝背核等也对脊髓水平伤害性感受活动发挥抑制作用。

2. 内源性镇痛物质 上述的镇痛区域有许多神经传递物质参与止痛的作用,其中较重要的镇痛物质为脑啡肽(enkephalin)与5-HT。

(1) 脑啡肽:脑啡肽可由PAG或NRM神经元合成释放,经突触前抑制效应影响传入脊髓后角的痛觉神经纤维,如抑制SP的释放。

(2) 5-HT:5-HT可由NRM投射至脊髓后角的神经纤维释放,通过刺激脑啡肽的释放而产生镇痛效应。

(二) 内源性易化系统

中枢内源性痛觉调制系统包括下行抑制和下行易化系统两大部分。20世纪90年代,卓敏等提出下行易化系统的存在,并且初步证明,下行易化系统既相对独立,又与下行抑制系统发生着复杂的内在联系。

近年研究表明,下行易化系统包括前扣带回、下丘脑、杏仁核、PAG、延髓头端腹内侧区(rostroventral medulla,RVM)、孤束核和背侧网状核等结构。有趣的是,以上很多结构均出现于下行抑制通路研究中。由此说明,下行易化系统的功能性存在并非依赖中枢神经系统的另外一套通路装置;脑内的结构对疼痛究竟发挥"抑制"还是"易化"效应,可能取决于其内在的信号分子以及相应的信号通路。

RVM是下行易化系统的一个重要核团,目前对其研究比较全面和清楚。RVM由中缝大核和位于网状巨细胞核腹侧的邻近网状结构组成。它接受前额叶皮质、下丘脑、PAG和臂旁核(parabrachial nucleus,PBN)等结构的传入,其传出纤维主要经过脊髓背外侧束(dorsolateral funiculus,DLF)和腹外侧束(ventrolateral funiculus,VLF)下行到达延髓和脊髓后角。将N-甲基-D-天冬氨酸(NMDA)注射到RVM可易化甩尾反射,此易化作用可被NMDA受体阻断剂所阻断;将利多卡因(lidocaine)注射到RVM或者局部损毁RVM,可减轻疼痛;双侧刺激RVM可易化触诱发痛和热痛敏。

目前认为,神经损伤后可通过两条通路激活下行易化系统:①神经损伤引起脊髓后角浅层表达神经激肽受体的神经元兴奋,将信息上传到臂旁核,然后通过杏仁核和下丘脑的中继间接引起RVM等下行易化系统的激活。以上的通路也称为脊髓-延脑-脊髓环路。②神经损伤后,神经损伤区及邻近未受损区的神经纤维产生大量自发放电,经背柱至薄束核,再上传入更高级中枢,进而激活 RVM 等下行易化系统。关于这条通路中从薄束核至 RVM 的解剖通路还不是特别清楚。

内源性痛觉下行抑制系统在脊髓后角内释放 5-HT 作为主要神经递质而发挥下行调节作用。5-HT 对伤害性信息的调节具有抑制、易化双相作用。产生双相作用的原因包括:①不同 5-HT 受体亚型的作用不同。$5-HT_1$ 和 $5-HT_5$ 受体直接抑制神经元活动,$5-HT_2$、$5-HT_3$、$5-HT_4$、$5-HT_6$ 和 $5-HT_7$ 受体直接兴奋神经元活动;②5-HT 受体分布的位置不同。5-HT 受体位于初级传入纤维、兴奋性中间神经元和投射神经元;也可以位于抑制性中间神经元;因此会产生不同的作用。初步的临床试验证明:$5-HT_3$ 受体拮抗剂 tropisetron 能够减轻纤维肌痛,静脉注射 $5-HT_3$ 受体拮抗剂 ondansetron 可以缓解患者的神经病理痛症状。

总之,内源性痛觉调制系统这一概念的提出以及有关痛觉下行抑制通路的深入研究,是近年来在痛觉研究方面的一个重要成就。在汇集脑的高级部位的各种传出活动对脊髓痛觉信号的传导起调制影响时,PAG 和 RVM 等脑内结构起着最后驿站或共同通路的作用。但是,其具体机制尚不明确,还需要深入探索。

四、痛觉整合的初级门户——脊髓后角局部环路

(一) 脊髓后角结构

脊髓后角结构复杂,细胞可分成若干层,各层细胞有着不同的生理特性,且颈、胸、腰等节段之间略有不同。1952 年 Rexed 发表了脊髓灰质的构筑学研究成果,这是最为经典的脊髓灰质分层,他将脊髓后角划分为 6 层:Ⅰ层是边缘层(marginal layer),Ⅱ、Ⅲ层称罗郎多胶质,Ⅳ、Ⅴ、Ⅵ层则属于背角深层。后角中特异性痛刺激感受神经元主要集中在Ⅰ层,少量分布于Ⅴ层;非特异性伤害感受神经元主要在Ⅴ层,少量分布于Ⅰ层。Ⅰ层位于脊髓表面下 500μm 处,Ⅰ层内特异性痛感受神经元占多数,痛信号通过 A 类纤维或 C 类纤维传入,以 A 类纤维为主。Ⅴ层细胞对触、压、温度及痛刺激等各种刺激都能发生反应,而对痛刺激的反应具有高频持续放电的特殊形式,被称为广动力型细胞。镇痛药、麻醉药能选择性地抑制该层细胞的活动。总体来说,特异性痛感受神经元在痛觉的空间定位和感觉性质的分辨中发挥主导作用,而非特异性痛感受神经元则在痛觉强度的分辨中起重要作用。另外,在脊髓后角Ⅰ层和Ⅴ层内有大量的投射神经元,这些神经元通过脊髓中脑束、脊髓颈核束、背柱突触后纤维束、脊髓旁臂杏仁束、脊髓旁臂下丘脑束和脊髓下丘脑束将脊髓的痛信息向高位脑结构传递。

(二) 脊髓后角Ⅱ层

脊髓后角Ⅱ层,即胶状质层是躯体痛信息传递与调控的关键部位。胶状质层内的细胞都是小型细胞,排列较为密集。其内的细胞常被分为外(背)侧部和内(腹)侧部,前者约占全层的 1/4,后者约占 3/4。外侧部的细胞胞体呈卵圆形或新月形,树突主要向腹侧延伸,其上的棘突丰富,轴突分支进入Ⅰ层,也叫柄细胞。内侧部的细胞胞体呈梭形,具有狭窄的吻尾方向的树突树,轴突分布于树突树的附近,也叫岛细胞。Ⅱ层细胞多为中间神经元,部分投射神经元的轴突通过 Lissauer 束起着节段间联系的作用。脊髓后角Ⅱ层接受大量的初级传入 SP、CGRP 等能终末(多为 C 类纤维)投射,还接受来自脑干下行痛觉调控系统的 5-HT 能、去甲肾上腺素能等纤维的投射。脊髓后角Ⅱ层细胞的另一个神经解剖学特点是含有很多突触小球或突触复合体。其构造是以一个中央轴突为中心,与周围的一群神经突起形成各种突触,外面包以胶质膜。突触小球可能是Ⅱ层细胞处理痛信息的一种特殊形式。

(三) 脊髓的节段性调制——疼痛“闸门控制学说”

1965 年,Melzack 和 Wall 根据刺激低阈值有髓鞘的初级传入纤维减弱脊髓后角痛敏神经元的反应和阻断有髓鞘纤维传导增强背角痛敏神经元反应的基本实验,提出解释痛觉传递和调制机制的“闸门控制学说”。该学说的核心是脊髓的节段性调制,背角胶质层(SG,Ⅱ)作为脊髓“闸门”调制传入冲动

向脊髓后角神经元的传递。节段性调制的神经网络由初级传入 A 类纤维和 C 类纤维、背角投射神经元（T 细胞）和胶质区抑制性中间神经元（SG 细胞）组成。A 类纤维和 C 类纤维传入均激活 T 细胞活动，而对 SG 细胞的作用相反，最后是否产生疼痛，取决于 T 细胞的传出能力，即 A 类初级传入冲动与 C 类纤维传入冲动在 T 细胞相互作用的最终平衡状态，A 类纤维传入兴奋 SG 细胞，C 类纤维传入抑制 SG 细胞的活动。因此，损伤引起 C 类纤维紧张性活动，抑制性 SG 细胞的活动，使闸门打开，C 类纤维传入冲动大量进入脊髓后角。当诸如轻揉皮肤等刺激兴奋 A 类纤维传入时，SG 细胞兴奋，从而关闭闸门，抑制 T 细胞活动，减少或阻遏伤害性信息向中枢传递，使疼痛缓解。背角 V 层神经元的生理特性符合 T 细胞的标准，如他们接受多种传入、刺激强度与神经元发放频率成正比，并接受脑下行冲动的影响等。但是，生理学的研究证明 SG 存在兴奋性和抑制性两类神经元，SG 神经元与 C 类纤维传入纤维、投射神经元（T 细胞）与其他中间神经元（SG 细胞）形成突触联系。A 类纤维传入激活 SG 细胞，可通过突触前抑制、前馈抑制和直接对投射细胞的突触后抑制产生节段性调制。为此，他们对这个学说进行了修正。以两类 SG 神经元取代了原模式图中的一个 SG 神经元，并且除突触前抑制机制外，增加了突触后抑制机制在脊髓痛觉信息传递调制中的重要作用，并更加强调了脑对脊髓的下行控制。新的改动无疑有利于对更多疼痛现象的解释。

值得提出的是闸门学说的实验基础是基于生理状态下脊髓痛觉信息突触传递机制的研究结果，对病理性"痛觉过敏"（hyperalgesia）、"触诱发痛"（allodynia）和自发痛（包括幻肢痛）的解释仍然面临挑战。但正如该学说创立者所指出的："痛觉研究处于动态变化，我们并不认为闸门控制学说是疼痛机制的最终解释"，任何一种理论将伴随科学的发展而发展，闸门控制学说也不例外。纵观痛觉研究的发展，无论如何这个学说在推动痛觉研究的发展中，影响远大于其他痛觉机制的假说，目前仍然占主导地位。

第三节 慢性疼痛的流行病学

慢性疼痛是影响现代人类健康和社会发展的主要问题之一，是临床医师面临的医学难题。北美地区流调表明，慢性疼痛是仅次于上呼吸道感染的第二大常见疾病。调查研究显示，英国 20% 的人口、美国 64% 的人口、新加坡 9% 的人口受到慢性疼痛困扰，尽管由于对慢性疼痛定义不一致造成调查中发生率变化较大，但受慢性疼痛困扰人口的比例在全世界发达国家总人口中约达 30%，每年因为劳动力下降、药物滥用或自杀，可引起 430 亿美元的损失。

据美国国家医院门诊医疗调查（National Hospital Ambulatory Medical Care Survey），从 2000 年到 2010 年，美国急诊科就诊患者涉及疼痛的比例约有 45.4%。关节炎引发的疼痛、头痛、纤维肌痛和慢性腰痛是慢性疼痛最常见的来源之一。70%~90% 的晚期癌症患者会经历显著的疼痛，并且一半的住院患者在他们最后生命中经历中度至重度疼痛。根据世界卫生组织（World Health Organization，WHO）发布的全球疾病负担（global burden of disease，GBD）2010 的研究结果，职业相关的腰背痛是最普遍的职业疾病之一，在全球范围内造成的伤残调整生命年（disability-adjusted life years，DALYs）损失约有 2180 万。另根据 2015 年发布的 GBD 2013 的研究结果，2013 年全球有超过 6.5 亿人患有腰背痛，年龄标准化发病率为 9442.5/100 000。

2013 年，全球约有 8.5 亿人患有偏头痛，女性患病率约为 19%，男性患病率约为 11%，亚洲和非洲人群偏头痛的患病率要远低于欧美人群。Informa 数据显示，2016 年美国、日本及欧洲五国（法国、德国、意大利、西班牙和英国）约有 1 亿偏头痛患者，其中美国约有 4 100 万，欧洲五国约有 4 900 万，20~59 岁年龄段的患者约占 42%。据我国 2012 年发表的一项研究结果显示，中国偏头痛的患病率为 9%，女性患病率为 13%，男性患病率为 6%，是严重的致残因素之一。这份调查指出，中国仅原发性头痛（包括偏头痛、紧张性头痛和慢性每天头痛）每年造成的经济损失达 6 727 亿元，占国内生产总值

（GDP）的 2.24%。

　　慢性疼痛在老年人中尤其普遍,据国外统计超过 20% 的 60 岁及以上的老年人患有慢性疼痛,这个数字也可能被高度低估了。我国学者 2020 年发表的中国慢性疼痛流行病学调查研究结果显示,慢性疼痛患病率为 31.54%,男性患病率为 33.86%,女性为 29.53%,其中超过 49 岁的中老年慢性疼痛患病率高达 46.3%。随着世界人口老龄化,老年慢性疼痛患者的日益增长给医院和社会将会带来巨大的挑战。据美国卫生与人类服务部 2011 年 6 月发表的一份报告,美国每年因疼痛将导致 6 350 亿美元的负担,包括医疗和生产力损失。每名疼痛患者的医疗费用平均为 261~300 美元。认识慢性疼痛存在高发患者群的特点,一方面对疼痛学科建设提出更高的要求,同时为对卫生健康机构和医疗保险系统的正确决策提供科学的佐证。

第四节　慢性疼痛的分类与评估

　　疼痛涉及临床许多专科,引起疼痛的病因是多方面的,包括创伤、炎症、神经病变和精神因素等。疼痛涉及全身各器官系统,不同部位的疼痛其疼痛性质不同。对疼痛进行合理的分类有助于疼痛的病因、病理和流行病学等各方面研究,对于正确诊断疼痛疾病、提高治疗效果非常重要。值得欣喜的是,最新国际疾病分类 ICD-11 目录中,首次将慢性疼痛病分为 7 大类,在这之前,仅笼统地说"慢性疼痛是疾病",概念较模糊,对临床诊疗慢性疼痛病的工作范围界定也不清晰。而 ICD-11 将慢性疼痛分为 7 大类疾病(慢性原发性疼痛、慢性癌症相关性疼痛、慢性术后或创伤后疼痛、慢性继发性肌肉骨骼疼痛、慢性继发性内脏痛、慢性神经病理性疼痛及慢性继发性头痛与颌面痛),并进一步确定了诊断标准和诊疗指南,从此疼痛学科正式明确了疾病谱,使临床疼痛科医师有章可循,实现了专科治专病的规范医疗模式。

一、慢性疼痛的疾病分类

　　WHO 于 2018 年 6 月 18 日正式公布了最新国际疾病分类(International Classification of Diseases,ICD)第 11 次修订(ICD-11)的网络预览版。在 ICD-11 的修订过程中,IASP 成立了以疼痛基础研究和临床诊疗领域专家领衔的"ICD-11 慢性疼痛分类工作组",经过数年的反复论证,为 ICD-11 制定了一套实用的慢性疼痛分类方法,并被 ICD-11 修订专家组采纳。2019 年 3 月 1 日,ICD-11 正式公布,慢性疼痛病首次有了独立的疾病分类编码,慢性疼痛(chronic pain,编码 MG30)分为 7 类:①慢性原发性疼痛(chronic primary pain,编码 MG30.0);②慢性癌症相关性疼痛(chronic cancer related pain,编码 MG30.1);③慢性术后或创伤后疼痛(chronic post-surgical or post traumatic pain,编码 MG30.2);④慢性继发性肌肉骨骼疼痛(chronic secondary musculoskeletal pain,编码 MG30.3);⑤慢性继发性内脏痛(chronic secondary visceral pain,编码 MG30.4);⑥慢性神经病理性疼痛(chronic neuropathic pain,编码 MG30.5);⑦慢性继发性头痛与颌面痛(chronic secondary headache or orofacial pain,编码 MG30.6)。

　　慢性疼痛分为七大类疾病,每一大类又有更加详细的划分,每个疾病均有明确的定义及诊断标准。ICD-11 为界定疼痛科的诊疗范围提供了依据,从此疼痛科有了专门的疾病分类,正式明确了疾病谱,清晰界定了疼痛科的工作范围,同时也为我国疼痛专科划分亚专业提供了参考。

　　WHO 关于慢性疼痛分类的原则,明确规定首先根据病因分类,其次依据发病机制分类,病因和发病机制都不明确的,根据发病部位分类。本书为符合我国疼痛科临床诊疗沿革的惯例,除根据 ICD-11 慢性疼痛 7 大分类以外,多数疾病仍根据慢性疼痛发生的躯体部位分别论述:如颈肩部疼痛病、上肢疼痛病、胸背部疼痛病、腰骶部疼痛病、下肢疼痛病等。但 ICD-11 关于慢性疼痛的疾病分类仍贯穿于疼痛科日常诊疗工作中,是慢性疼痛病诊疗中的重要依据。下面详细介绍 ICD-11 关于慢性疼痛 7 大类疾病的三级诊断框架:

（一）慢性原发性疼痛的三级诊断（图 1-4-1）

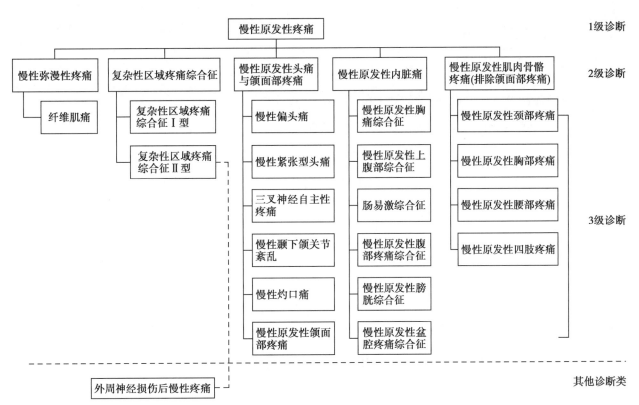

1 级和 2 级诊断是 ICD-11 版本中的一部分，3 级诊断已加入基础层。根据 ICD-11 中多母级（multiple parenting）的新概念，一个诊断结果可能隶属于多个诊断类别。

图 1-4-1 慢性原发性疼痛的三级诊断

（二）慢性癌症相关性疼痛的三级诊断（图 1-4-2）

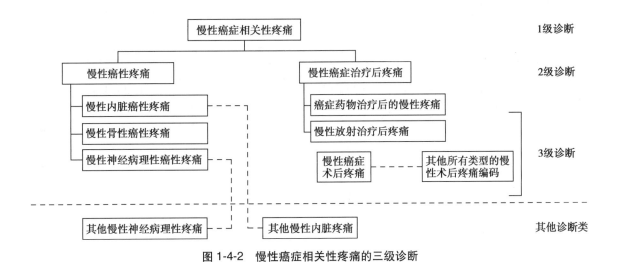

图 1-4-2 慢性癌症相关性疼痛的三级诊断

（三）慢性术后和创伤后疼痛的三级诊断（图 1-4-3）

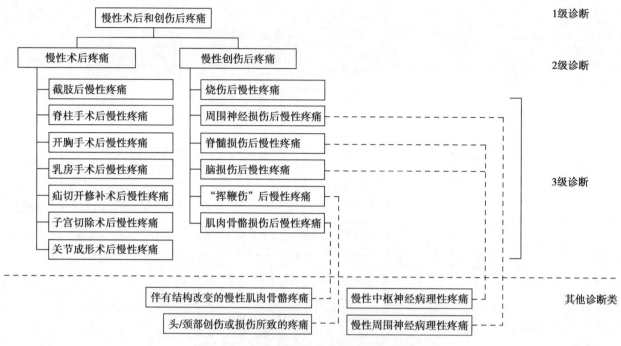

图 1-4-3 慢性术后和创伤后疼痛的三级诊断

（四）慢性继发性肌肉骨骼疼痛的三级诊断（图 1-4-4）

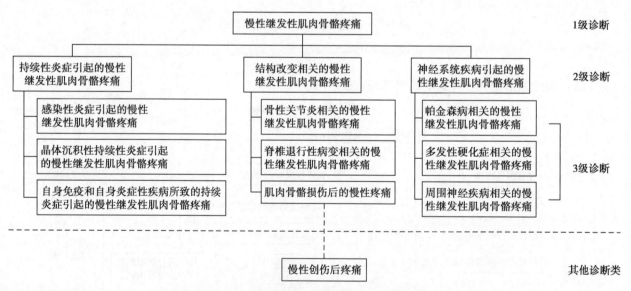

图 1-4-4 慢性继发性肌肉骨骼疼痛的三级诊断

（五）慢性继发性内脏痛的三级诊断（图 1-4-5）

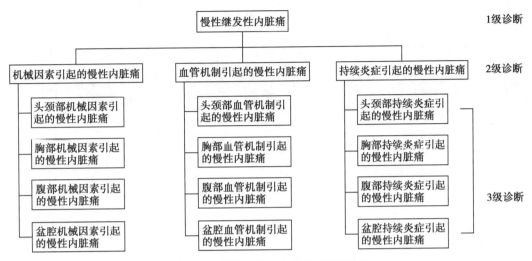

图 1-4-5　慢性继发性内脏痛的三级诊断

（六）慢性神经病理性疼痛的三级诊断（图 1-4-6）

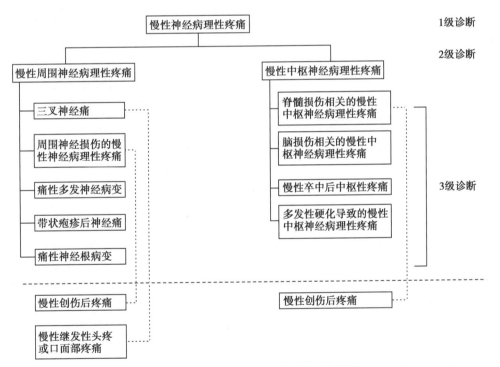

图 1-4-6　慢性神经病理性疼痛的三级诊断

（七）慢性继发性头痛与颌面部疼痛的三级诊断（图 1-4-7）

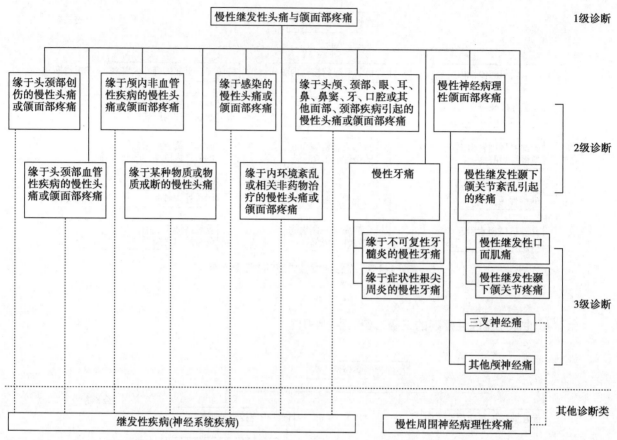

1 级和 2 级诊断是 ICD-11 版本中的一部分,3 级诊断已加入基础层。根据 ICD-11 中多母级（multiple-parenting）的新概念,一个诊断结果可能隶属于多个诊断类别。

图 1-4-7　慢性继发性头痛与颌面部疼痛的三级诊断

二、疼痛的性质与评估

（一）疼痛的性质

1. 刺痛　疼痛信号经外周神经中的 Aδ 纤维传入中枢。疼痛产生迅速、消失快,定位明确,常引发机体保护性反射。

2. 灼痛　疼痛信号经外周神经中的 C 类纤维传入。痛觉产生慢,消失也慢,疼痛定位不准确,往往难以忍受。疼痛可反射性引起同一脊髓节段支配的横纹肌紧张,多伴有心血管和呼吸系统的变化。

3. 酸痛　疼痛信号经外周神经中的 Aδ 纤维和 C 类纤维传入。疼痛定位不准确,描述困难。常伴有内脏和躯体反应,以及较强的情绪反应。

其他还包括绞痛、胀痛、钻顶样痛、爆裂样痛、跳动样痛、撕裂样痛、牵拉样痛和压榨样痛等。

（二）疼痛的评估

正确客观地评估疼痛,对患者疾病的诊断及后续治疗方案的制定和实施都十分关键。疼痛可以通过自评量表、行为测试和生理测量进行评估。其中疼痛量表是最为快捷且费用最低廉的评估手段,并且经过医护人员的简单培训患者也可以进行自评,这对患者进行自我疼痛监控非常重要。因此,自评量表评估法被认为是疼痛评估的最常用方法。关于疼痛的行为测试和测量评估方法见本书相关章节阐述。

第五节 慢性疼痛的诊断与治疗原则

由于慢性疼痛患者的疼痛经历和对疼痛的表达能力差异,加上慢性疼痛发展的潜在性,使患者难以确切回顾疼痛原因和描述临床症状。接诊医师应该具有高超的医疗水平、良好的服务态度和充足的接诊时间,才能充分了解患者疼痛症状和体征,从而明确诊断。

慢性疼痛与急性疼痛不同,临床表现更具有多样性和差异性。同一种慢性疼痛在不同的患者可有不同的临床表现;不同种的慢性疼痛病在一些患者身上又可以表现为相同或相似的症状。临床诊疗过程中还应该重视患者的人格特性、社会和家庭背景、受教育程度、心身健康状况和职业等方面的信息。

一、慢性疼痛的诊断原则与流程

慢性疼痛既可能是一种疾病也可能只是某些疾病的合并症。因此详细了解病史、细心体格检查和完善的辅助诊断,对于诊断和鉴别诊断就显得十分重要,尽量在实施治疗前明确诊断。

慢性疼痛诊断的原则和流程是:①根据患者主诉详细询问病史;②根据主诉和病史,重点进行专科体格检查,确定压痛点和阳性体征;③同时进行全面体格检查发现或排除其他系统疾病;④根据病史和体格检查后的初步诊断,进行必要的实验室检查和其他辅助检查,如 CT、MRI、超声、肌电图、神经电生理和ECG 等;⑤必要时行诊断性神经阻滞。

二、慢性疼痛的治疗原则

根据引起疼痛的病因、疼痛的特点决定治疗方法。慢性疼痛的治疗原则包括去除疼痛病因、阻断疼痛信号传递和提高痛阈三个方面,对慢性疼痛治疗目前主张采取综合治疗方法。对于其他系统疾病继发的慢性疼痛,主要的治疗原则是去除病因,同时也应治疗疼痛症状。目前疼痛治疗手段在不断地增加,治疗方法包括药物治疗、传统医学疗法、物理治疗、心理治疗、神经阻滞治疗、神经毁损治疗、神经调控治疗、脊柱介入、脊柱内镜等微创介入治疗方法。

三、慢性疼痛的药物治疗原则

药物是慢性疼痛最基本、最常用的首选治疗方法,使用得当多数患者可获得良好的止痛效果。在使用药物治疗中要注意患者的有效剂量个体差异大,应遵从用药个体化的原则。同时,要根据药物的药理作用按时服药,尽量提高镇痛效果。能口服的尽量用口服药,减少对机体的不良影响。在针对疼痛治疗的同时注意联合应用辅助药物,以减少焦虑、忧郁等伴随症状。当一种药物疗效不佳时或长期治疗后出现耐药和时效缩短时,不宜随意换药,可逐渐增加药物剂量,在无严重不良反应的情况下达到满意效果。药物使用过程中注意药物中毒剂量,密切观察起效时间、维持时间、镇痛效果、不良反应等临床情况,根据病情及时调整药物剂量或种类。具体的慢性疼痛治疗药物分类、药理特点和临床应用等内容有专门章节详述。

非癌痛患者使用麻醉性镇痛药要告知患者并签署知情同意书。治疗开始应使用缓释剂或透皮吸收的麻醉性镇痛药。药物不应该长期使用而是逐渐减量并停止使用。麻醉性镇痛药能够有效减轻慢性疼痛,改善患者功能状态,在慢性骨骼肌肉疼痛、手术与创伤后疼痛、神经病理性疼痛和骨质疏松症等治疗中较安慰剂效果好。在这些疾病中可以应用麻醉性镇痛药来替代不良反应大的药物(如某些NSAIDs 药物)。

抗抑郁药物的临床应用,目前一些研究认为抗抑郁药可以减轻患者疼痛、改善抑郁和睡眠状态。抗抑郁药物在低于抗抑郁所需剂量时就可以有效减轻疼痛,抗抑郁药的镇痛作用有别于情绪调节作用。

抗抑郁药物不良反应呈剂量依赖性,有些患者因难以忍受的不良反应而停止使用。为减少不良反应的发生,建议从小剂量开始,逐渐滴定。通常需要 1~3 周才能发挥较好的镇痛作用,使用过程中应告知患者可能发生的不良反应和起效时间。

(刘延青 贾一帆 王亚云)

参考文献

[1] COHEN M,QUINTNER J,VAN RYSEWYK S. Reconsidering the International Association for the Study of Pain definition of pain [J]. Pain Rep,2018,3(2):e634.

[2] TREEDE R D. The International Association for the Study of Pain definition of pain:as valid in 2018 as in 1979,but in need of regularly updated footnotes [J]. Pain Rep,2018,3(2):e643.

[3] S YU,R LIU,G ZHAO,et al. The prevalence and burden of primary headaches in china:A population-based door-to-door survey [J]. Headache the Journal of Head and Face pain,2012,52(4):582-591.

[4] LICHTNER V,DOWDING D,ESTERHUIZEN P,et al. Paiveyn assessment for people with dementia:a systematic review of systematic reviews of pain assessment tools [J]. BMC Geriatr,2014,14(1):138.

[5] 徐城,杨晓秋,刘丹彦. 常用的疼痛评估方法在临床疼痛评估中的作用 [J]. 中国疼痛医学杂志,2015,21(3):210-212.

[6] WANG J L,ZHANG W J,GAO M,et al. A cross-cultural adaptation and validation of the short-form McGill Pain Questionnaire-2:Chinese version in patients with chronic visceral pain [J]. J Pain Res,2017,10:121-128.

[7] GREGORY J. The complexity of pain assessment in older people [J]. Nursing Older People,2015,27(8):16-21.

[8] HU L,IANNETTI G D. Painful issues in pain prediction [J]. Trends Neurosci,2016,39(4):212-220.

[9] TWYCROSS A,VOEPEL-LEWIS T,VINCENT C,et al. A debate on the proposition that self-report is the gold standard in assessment of pediatric pain intensity [J]. Clin J Pain,2015,31(8):707-712.

[10] WILLIAMS A C D C,CRAIG K D. Updating the definition of pain [J]. Pain,2016,157(11):2420-2423.

第二章　疼痛应用解剖学

一、脊柱结构与颈部的体表标志

脊柱由 26 块脊椎骨合成,即颈椎 7 块、胸椎 12 块、腰椎 5 块、骶骨和尾骨各 1 块,由于骶骨是由 5 块骨,尾骨由 4 块骨融合而成,故正常脊柱也可以说由 33 块骨构成。这样众多的脊椎骨,由于周围有坚强的韧带相维系,故能维持相当的稳定性;因彼此之间有椎间关节相连,具有相当程度的活动度。每个脊椎骨活动范围虽然很小,但如全部一起活动,范围就增加很大。脊柱的长度,3/4 是由椎体构成,1/4 由椎间盘构成。

(一) 脊椎骨的构造

每个脊椎骨可分为椎体和椎弓两部分。椎体在前,是椎骨最大、也是负重的部分,由颈椎至第 1 骶椎负重逐渐增加,椎体也逐渐加大,至第 4、5 腰椎和第 1 骶椎椎体最大,也最坚强。自此以下,因负重力线转至髂骨和下肢,椎体逐渐变小。由于体重产生垂直方向的压应力,因此椎体内部形成纵、横两种呈 90°交叉排列的骨小梁,压应力最大的部位,骨小梁呈垂直方向走行,厚度大,能有效地防止椎体塌陷;而在拉应力最大的部位,骨小梁呈水平方向走行,能有效地防止椎体崩裂。

椎体的前面圆凸,有许多小孔,有滋养血管通过;椎体的后面即椎管的前壁,上下平,左右稍凹,居中有 1~2 个大孔,椎体静脉由此通过。椎体的上、下面扁平粗糙,周围稍隆起,椎间盘的纤维环附着其上。椎弓根起于椎体两侧上端,向后突出,形成椎管的侧壁,椎弓根的上、下缘各有一小切迹,称为椎骨上、下切迹,与相邻上、下椎骨切迹相连形成椎间孔,椎间孔含有脂肪,脊神经根即由此离开椎管。

椎板构成椎管的后壁,两侧和椎弓根相连,相邻椎板之间借黄韧带相连。每个椎弓有 7 个附属突起,即 1 个棘突,4 个关节突及 2 个横突。棘突起于椎板的中部,向后突出,为肌肉和韧带附着处,彼此借棘上韧带和棘间韧带相连。脊柱过度伸展或骶棘肌过度收缩,可发生棘突骨折。4 个关节突中,上关节突向后上,下关节突向前下,关节突位于椎弓根和椎板相连处,构成椎间关节,横突起于椎弓根和椎板汇合处,向两侧突出,位于上、下关节突之间,也是肌肉的附着处。腰椎关节突间部亦称峡部,其前外侧及后内侧皮质骨之间只有少量骨小梁,较坚固,皮质最厚部最窄,脊椎崩解好发于此部位。关节突间部主要承受来自关节突间的剪力,此力量的作用随位置而发生变化,关节面之间的角度随姿势而发生改变,此角在侧屈时最明显,在伸展位较屈曲位为大。在弯腰中使躯干呈水平位时,重力可使一椎体有在其下一椎体上向前移位的倾向。这样,上关节小面阻止向下的垂直力量及下关节小面阻止向上的力量,使关节突之间产生应力。相对的关节小面多呈平行,关节面接触的部分在屈曲时由于相邻椎弓的分开而减少。直立时,椎体伸展,但由于第 1 骶椎倾斜,椎弓之间仍有剪应力,但此时与屈曲位不同,上一椎骨关节突的下缘与下一椎骨的关节突间部相接,两关节面之间形成一个角度,此时关节突间部将承受集中于上关节突下缘的压力。在腰前屈和后伸时,正常峡部可以支持较大应力。

(二) 颈部的体表标志

颈部的体表标志根据性别年龄和个人有很大不同。一般说,儿童和妇女的颈部轮廓显得圆滑。颈部最重要的标志为胸锁乳突肌,头后仰并旋转时显得非常突出,在此肌和颈前部之间有一深沟,向上达于下颌后窝,在瘦人更为明显。胸锁乳突肌发育较好者,这个沟较窄,在沟的深处可以扪到颈部的大血管。头后仰时,此部组织紧张,耸肩时,后部的斜方肌从其起始处沿上项线往下经颈侧部,其锁骨抵止部可摸出。

在颈前面中线上,男性的甲状软骨不但可以扪出,而且可以看出,其喉结尤其明显。甲状软骨坚硬而且有抵抗力,是喉部重要的保护组织。甲状软骨两侧板联合的角可以摸到,也是喉部的重要标志。成年以前的甲状软骨透明,但 20 岁后即开始骨化,老年以后软骨可能发生骨折,这个软骨受伤后,可以引起喉黏膜水肿,甚至不能呼吸。在甲状软骨上缘 2.5cm 处为舌骨体,由于舌骨能自由活动,故需将两侧固定才能摸出,嘱被检查者作连续舌咽动作,则尤为清晰。头后仰时,舌骨下部的轮廓明显可见,舌骨大角约位于乳突和甲状软骨间的中部。

舌骨是喉气管的主要支持物。说话咀嚼和吞咽时向上下和前方运动,其前面表浅,可以摸到,头后仰时,可用拇示二指夹持,并使之左右移动。舌骨形成一个稳定而能屈曲的固定中心,下附着于喉部,上系于颞骨茎突、下颌骨和舌。在附着于舌骨的各肌肉中,颏舌肌和舌骨舌肌将其连着于舌,而下颌舌骨肌、颏舌骨肌和二腹肌将其连着于下颌。舌骨利用甲状舌骨肌和甲状舌骨膜挟持喉部,其下方则借胸骨舌骨肌固定于胸骨,并借肩胛舌骨肌固定于肩胛骨。舌骨具有活动性、可屈性,并且周围保护良好,甚少发生骨折。

在环状软骨平面压迫胸锁乳突肌前缘,颈总动脉位于 C_6 横突的前结节上,这个摸到的突起称为颈动脉结节。如自胸锁关节向上画一线至耳垂,在甲状软骨上缘平面下之一段代表颈总动脉的行路,其上段则代表颈外动脉的径路。锁骨下动脉在颈根显出一处屈曲,屈曲的内侧端对胸锁关节,外侧端对锁骨中点,顶端在锁骨上 1.25cm。

在颈后部正中沟下部,隆起的第 7 颈椎棘突是一个重要的标志,上 6 个颈椎的棘突埋于增厚的项韧带之下,不易摸到。自第 7 颈椎以下直至脊柱的终端,所有棘突均可摸到,各棘突应位于正中线上。

二、颈椎的解剖

(一) 颈椎共同特点

7 个颈椎中,除第 1、2 颈椎($C_{1~2}$)形状特殊外,其余的($C_{3~7}$),形状大致相似。

1. 椎体　$C_{3~7}$ 椎体的横径大约是矢径的 2 倍,后缘较前缘略高。椎体上面观在横径上是凹陷,在矢径上是凸隆,下面在横径上为凸隆而在矢径上则为凹陷,前面圆,后面扁平(图 2-1-1)。这样椎体的上、下面均呈鞍状,使相邻椎体更加稳定。椎体上面的侧方有嵴样隆起,称为钩突,有限制椎体向侧方移动,保持颈椎稳定性的作用。与上位椎体下面侧方的斜坡相应钝面形成钩椎关节(图 2-1-2)。一般上位颈椎椎体较下位颈椎椎体为小,颈椎椎体上面的前缘呈斜坡状,而下面的前缘有嵴状突起,覆盖其下一椎体的斜坡上,故椎体上面的矢状径小于下面的矢状径,而其横径又稍大于下面的横径,上下椎体重叠呈马鞍状。

钩突所处地位重要,前方为颈长肌,外侧为横突孔,孔内通过椎动脉、椎静脉及包绕的交感神经丛。后外侧参与构成椎间孔前壁,有颈神经根和根动脉通过,内侧为椎间盘。上述各结构联合构成钩突横突关节突复合,由于其附近通过的都是颈部重要血管神经,一旦发生病变,如钩突

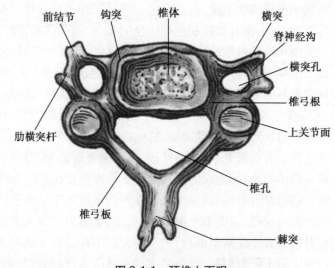

图 2-1-1　颈椎上面观

前结节　钩突　椎体　横突　脊神经沟　横突孔　椎弓根　上关节面　肋横突杆　椎孔　椎弓板　棘突

增生斜度过大、横突孔过小或关节突肥大,向前突出,均可引起血管、神经压迫,如同时再有颈椎假性滑脱、后纵韧带骨化、椎间盘突出症或黄韧带增厚,发生皱褶,就会加重症状。正常情况下,可能因为钩突的阻挡,颈椎椎间盘不易向外突出。

2. 椎弓　颈椎椎弓根较细。颈椎上、下切迹深度大致相等。椎板窄长,较薄,如椎弓板增厚或椎体后缘骨质增生,可使椎孔变窄。

3. 棘突　颈椎的棘突一般呈分叉状($C_{2~6}$),但寰椎的棘突为一向上的结节,可以防止颈部过度后伸。枢椎(C_2)的棘突最大。C_7 的棘突在整个颈椎中最为突出。

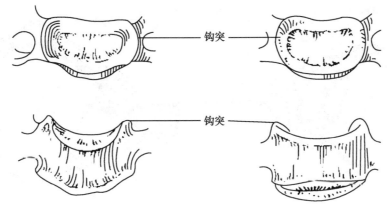

图 2-1-2 颈椎钩突

4. 横突 颈椎的横突短而宽,较小,发自椎体和椎弓根的侧方,向外并稍向前下,其上面有沟,有颈神经通过,横突有前、后二结节,围成横突孔。颈部活动时,特别是椎骨间不稳定时,横突孔内部结构容易受到牵拉和挤压。

5. 关节突 颈椎的关节突呈短柱状,位于横突之后,上关节面朝向上后方,枢椎的上关节面近似水平位,而下部颈椎的上关节突与椎体约呈 40°~45°。从侧面看,整个颈椎的关节突形成一个骨柱,同时被斜行切断,分隔成若干小节。不过寰、枢椎的关节突并不在此线上,它的位置略为靠前。上下关节突之间的部分称为峡部,颈椎关节突的排列便利前屈和后伸运动,关节面平滑呈卵圆形,覆有关节软骨,关节面的方向向前下,可以在下一个颈椎的上关节突上向前滑动。

6. 椎间孔 颈椎的椎间孔由相邻椎间切迹构成,呈骨性管道,其前内壁为钩突的后面、椎间盘和椎体的下部,后外壁为椎间关节的内侧部和关节突的一部分。椎间孔矢状切面呈椭圆形或卵圆形。

颈椎椎间孔底部有颈神经根通过,其余为血管、淋巴管和脂肪组织所占据,在椎间孔中部,后根在上,前根在下。颈椎病患者由于椎间盘退行性变,椎间关节及钩椎关节骨质增生,颈椎间孔可狭窄变形,矢径越小,神经根越容易受刺激,产生神经根水肿及变性等改变。由于神经根由上一椎骨下切迹穿出后,在椎动脉后方斜行交叉通过,故上述改变亦会使椎动脉和脊神经根受到一定影响。切除突出的钩椎关节,扩大椎间孔,可使被压的神经根得到恢复。

7. 椎孔 颈椎的椎孔呈三角形(图 2-1-1),在其内有颈段脊髓通过,正相当颈、臂丛发出处,椎孔显得较大。颈椎椎孔矢状径平均为 15.47mm±1.11mm,横径为 22.58mm±1.22mm,男性大于女性。

一般认为,如颈椎椎管矢状径小于 12mm,横径颈 1~2 小于 16~17mm,颈 3~7 小于 17~19mm,即可认为有颈椎椎管狭窄。

椎弓根有坚厚的皮质,而椎体主要为海绵骨,只有很薄的皮质,因为椎弓根对压迫的抗力较椎体强,脊髓内或在椎管附近有扩展性病变时,椎管的矢径将会发生改变。椎管内肿瘤可以压迫椎管管壁,使骨质萎缩并使椎管增宽,后者根据两侧椎弓根间距离即可测得,但在颈椎特别是上部,椎弓根间距不易测量,此时测量椎孔的矢径就更有特殊意义。

(二) 不同颈椎的特点

在各颈椎中,寰椎、枢椎和第 7 颈椎各具特征。

1. 寰椎 寰椎无椎体,代之以前弓,枢椎的齿突实际上即代表其椎体,可以说寰椎围绕自身的椎体而旋转。寰椎有前后两弓及两侧块,后弓又分为两部分(图 2-1-3)。寰椎的前弓较短,与其下位的颈椎椎体在一条线上,它的正中后面有一凹形关节面,与齿突构成关节,称为寰齿关节。前结节甚为突出,向下,前纵韧带和左右头长肌从其越过。后弓相当于棘突的部分,只留有一个小结节,朝上、后,作为左、右头后小直肌的附着点。前、后弓均上下扁平,较为脆弱,在侧块的近后方有一沟,以通过椎动脉。

每个侧块有上下两个关节面,上关节面呈椭圆形,向内凹,与枕骨髁相为关节;下关节面呈圆形,与枢椎的上关节面相为关节。从侧块的内面伸出结节,作为齿突后面韧带附着之用。寰椎的横突作为寰椎旋

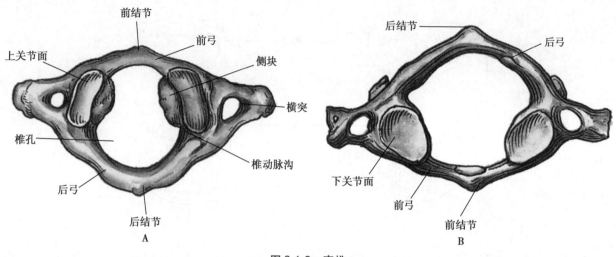

图 2-1-3 寰椎
A.上面观;B.下面观。

转运动的支点,较长也较大,有许多肌肉附着,其尖端不分叉;仅次于腰椎的横突,横突内有一圆孔以通过椎动脉。从整个颈椎看,寰椎的椎孔相当大,在骨折脱位后,其间的脊髓尚有回旋的余地。

2. 枢椎 枢椎下部与一般颈椎相似,但其上部则具独特的形状(图 2-1-4)。齿突可视为寰椎的椎体,其根部有寰椎横韧带越过,显得较细,前侧有一关节面,与寰椎前弓正中后面的关节面相关节。上关节面的发育程度与横突孔上口有一定关系,如果上关节面过大,其边缘向外伸出,将横突孔上口内侧一部分遮蔽,可使其中通过的椎动脉发出扭曲。特别在头部向一侧过度旋转或枢椎发生移位时,必然会加重对椎动脉的压迫。

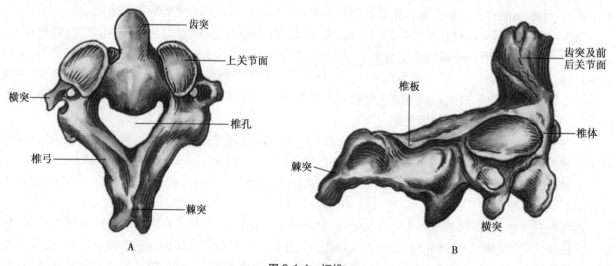

图 2-1-4 枢椎
A.后上面观;B.侧面观。

枢椎的上关节面因负重较大,几乎伸至横突。横突短小,向下,其棘突因有众多肌肉附着,显得特别粗大,相比之下,寰椎的后结节就非常小,这样的构造利于寰椎的旋转运动。

枢椎椎弓根解剖上比较薄弱,杠杆作用较大,骨折多由上段颈椎过度伸展及挤压引起。枢椎可向前半脱位,骨折断端可完全分开,颅骨、寰椎枢椎椎体及上关节突形成一单位,而枢椎后部附件及其他颈椎可形成另一单位。此部椎管较大,不致引起脊髓压迫症状,但严重外伤也可伴发脊髓损伤。

3. 第 7 颈椎(C_7) C_7 的棘突特别长,几乎与第 1 胸椎(T_1)的棘突相等,由此向下,棘突不再分叉。在颈部向下摸到最突出的棘突即为 C_7,可作为识别脊椎骨顺序的体表标志。C_7 的横突长而坚固,横突孔常很小,仅通过一些小静脉。C_7 的横突如过长,且尖端向下,触及 T_1 横突,也可以像颈肋一样产生压迫症状(图 2-1-5)。

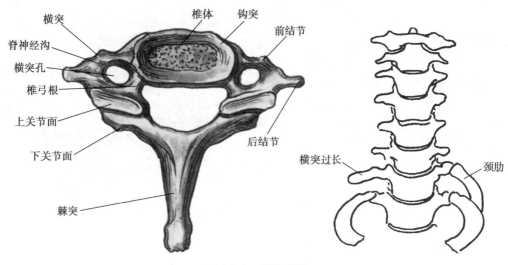

图 2-1-5　第 7 颈椎

三、颈椎的关节

（一）寰枢关节

寰枢椎之间有 4 个关节,包括两个中间的车轴关节及两个侧方的磨动关节,前者即在寰椎前弓后面与齿突前面之间的关节及在寰椎横韧带前面与齿突后面之间的关节,也有人称其为滑囊;后者即两侧寰枢椎关节突之间的椎间关节。

上述 4 个关节均有滑囊。侧关节向外下倾斜,寰椎侧块的下关节面稍呈凹形,与枢椎上关节面的凸面相适应,这种结构可使 $C_{1\sim2}$ 之间作最大旋转,侧关节的关节囊及周围韧带有足够松弛性,可允许椎骨间在一定限度内有最大运动范围。

维持寰枢椎关节稳定的结构:

（1）关节囊:两侧各有一个关节囊,连接寰椎侧块的边缘与枢椎的后关节面。

（2）前寰枢韧带:从寰椎前弓下缘至枢椎椎体的前面。

（3）后寰枢韧带:从寰椎后弓下缘至枢椎椎板上缘之间。

（4）覆膜:为后纵韧带向上的延续,稍呈扇形,附着于枢椎椎体后面,上行于寰椎横韧带和枢椎齿突之后,止于枕骨的斜坡,它覆盖齿突及其他韧带,广泛而且坚韧,进一步加强寰枢关节的稳定性。

（5）寰椎十字韧带:寰椎十字韧带分横部和直部两部分,横部亦称寰椎横韧带,非常坚韧,位于齿突后方,使齿突与寰椎前弓后面的齿突关节面相接触。寰椎横韧带张于寰椎两侧块内侧及寰椎前弓后面的小结节之间,在齿突后面的浅沟内,犹如一个悬带,使齿突局限于寰椎前弓后面的关节切迹内。与齿突后关节面之间构成不大的关节腔,可以防止齿突向后向脊髓方向移动。枢椎齿突骨折后,如寰椎横韧带完整,可以防止脱位,并不引起严重症状,但如无其他韧带支持,不能防止前脱位。寰椎横韧带断裂、伸展或甚至减弱,能使头及寰椎在枢椎上向前脱位,导致齿突后移,椎孔狭窄,则引起压迫脊髓症状,甚至造成死亡。

寰椎十字韧带直部上纵束附着于枕骨大孔前缘,位于齿突尖韧带之后,下纵束附着于枢椎椎体后面的中部,纵束加强横韧带的坚固性,有协助防止齿突向前脱位的作用。在齿突与寰椎横韧带之间有一滑囊。由寰椎侧块内面发出一束纤维,斜向内下,止于枢椎椎体后面的外方,称为寰枢副韧带,有限制头及寰椎在枢椎上过度旋转的作用。

（6）齿突尖韧带:也称为齿突悬韧带,位于寰椎横韧带的深面,连接齿突尖于枕骨大孔前正中缘,较薄。有的认为系脊索的残余。

（7）翼状韧带:翼状韧带是两个坚强的韧带,由齿突的上外侧面向外上,止于两侧枕骨髁的内面。此韧带断面呈圆形,直径约 8mm。翼状韧带是重要的节制韧带,有限制头和寰椎在枢椎上旋转和侧方半脱位的作用。可以将头及寰椎视为一个单位在枢椎上运动,而寰枢椎之间仅在作点头动作时,才有少许滑动

（图2-1-6）。

（二）寰枕关节

寰枕关节是两个关节的联合关节，由寰椎侧块上面的关节面和枕骨髁构成，它是单纯的滑液性关节，有一松弛的关节囊，呈椭圆形。此关节有两个互相垂直的运动轴，在横轴上可以使头做约45°的屈伸运动；在矢状轴上，可以使头做内收和外展运动，但范围很小，也能做旋转运动。这个关节借寰枕前、后膜加强稳定，这两个膜正好将寰椎和枕骨间的裂隙封闭。寰枕前膜宽而致密，张于寰椎前弓上缘和枕骨底大孔前缘之间，在正中线为一自枕骨底部至寰椎前弓前面的结节的圆形韧带所加强，和前纵韧带的上端愈合，寰枕后膜张于寰椎后弓上缘和枕骨大孔后缘之

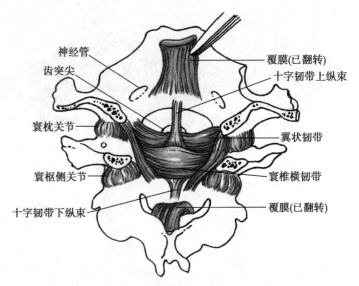

图2-1-6 寰枢关节及寰枕关节的韧带

间。椎动脉即由此韧带穿过入颅内，而第1颈神经由此穿出，有时寰枕后膜远侧部分可以钙化，在椎动脉及第一颈神经的后方形成一个骨弓。黄韧带由寰椎后弓的内面至枢椎椎板的上面，可以防止头和寰椎在枢椎上向前移动，对脊髓也起保护作用。稳定寰枢关节周围的韧带，也张于枢椎和枕骨间，甚为坚强，可以防止寰椎和枕骨的移位。

（三）颈椎椎间关节

由上位颈椎的下关节突与下位颈椎的上关节突构成，关节面较平，向上约呈45°倾斜，但C_2、C_3间倾斜度常有变化。关节面覆盖一层透明软骨，关节囊附着于关节软骨的边缘，较为松弛，外伤时容易引起半脱位。椎间关节构成椎间孔的后壁，其前方与椎动脉相邻近。下部颈椎的椎间关节所承受的压力较上部大，引起增生的概率也较高。

（四）颈椎的韧带

1. 前纵韧带 起自枕骨的咽结节，向下经寰椎前弓及各椎体的前面。前纵韧带坚固地附着于椎体，但疏松附于椎间盘，它仅为一层纤维带，较后纵韧带为弱。

2. 后纵韧带 位于椎管的前壁，起自枢椎，向上移行为覆膜。后纵韧带较强，分为两层：浅层为覆膜的延续，深层呈齿状，坚固地附着于椎体及椎间盘，可以防止其内容物向后突出。钩椎关节的关节囊韧带即起自后纵韧带深层及椎体，斜向外下方附着于钩突。颈椎间盘经多次反复慢性损伤，可使椎管前静脉丛出血，以后钙化形成后纵韧带骨化，日本人发病率较高，约占颈椎疾患的1.7%。用CT检查，后纵韧带骨化的厚度可达椎管矢径的17%～80%，宽度可达椎管横径的28%～67%。可无症状，常为无意发现，但如椎管矢径缩小至40%，即可引起症状，如手麻臂痛及痉挛性步态，严重者可引起脊髓半横切征或脊髓中央综合征。下部颈椎椎管较窄，又是颈髓膨大区，如该部后纵韧带骨化厚度超过椎管矢径30%以上时，多会出现脊髓症状。

3. 黄韧带 黄韧带向上附着于上位椎板下缘的前面，向下附着于下位椎板上缘的后面，薄而较宽。在中线，两侧黄韧带之间留一缝隙，有静脉通过，连接椎骨后静脉丛与椎管内静脉丛。黄韧带向外延展至椎间关节囊，但并不与其融合。黄韧带有一定弹性，颈椎屈曲时，可使相邻椎板稍分开，过伸时可稍缩短，而不致发生皱褶突入椎管内，这样其弹性张力可协助项部肌肉维持头颈挺直。

（五）椎间盘

在颈椎只有六个椎间盘，C_1、C_2之间缺如。颈椎椎间盘前缘高度约为后缘的2～3倍，这样可使椎间盘适合于上、下位椎体的形状，并维持颈椎的生理前凸。颈椎间盘高度的总和约为颈段脊柱高度的1/4。髓核多在椎间盘中部稍前，颈段脊柱运动轴线由此通过。从矢状面来看，纤维环在后部较前部为厚。椎间盘不伸展至相邻椎体的后外缘，此处确好作为钩椎关节的内侧边界。

成年人的椎间盘除纤维环的周缘部外,无血管和神经,其营养主要靠椎体内血管经软骨板弥散而来,椎间盘的弹性及张力取决于软骨板的通透性和髓核的渗透能力,椎间盘这种吸液性能如发生改变,不仅影响椎体间的稳定性,而且与椎间盘的变性有关。由于椎间盘突出症、变窄或者核内容物丢失,椎间盘可以出现裂缝,与钩椎关节相连。每个椎间盘及相邻椎体及骨突应视为一个运动单位,具有一定动力及机械功能,一个运动单位任何紊乱必影响其邻近运动单位,X线测量,颈椎椎间盘的高度与相邻椎体高度的比例约为1:2~1:4。椎间盘发生退行性变时,其高度变短,致使相当椎间关节及钩椎关节关系发生紊乱而致骨质增生,相邻椎体后缘亦可发生骨嵴,引起神经根或脊髓受压。由于上一椎体下面的前缘有骨嵴样突起覆盖下一椎体的上面前缘,故椎间盘实际较从椎体前方看到的椎间隙较高,经前路进行颈椎椎间盘摘除术时,应注意这种解剖特点,避免过多切除椎间盘下方的椎体骨质。

(六)项韧带

由第7颈椎棘突向上,棘上韧带移行为项韧带。项韧带为三角形弹力纤维膜。底部向上,附着于枕外隆凸和枕外嵴,尖向下,附着于寰椎后结节及颈椎棘突的尖部;后缘游离而肥厚,斜方肌附着于其上,作为两侧项肌的纤维隔。人类项韧带的弹性远较四足动物小,属于退化结构,支持项部肌肉的作用也较小。

项韧带含有很多弹性纤维,可以含纤维软骨小结,X线平片显示项韧带内有致密体,女性占3.5%,男性占11.3%,年龄越大越多。项韧带内钙化纤维软骨小结,可为子骨,骨化性肌炎或小骨,一般不引起症状,有时感不适。项韧带钙化可呈分节、棒状、条状或小斑点状,其粗细、长短不等,最长可达3~4cm,多发生于退变椎间盘后方1~2cm处,且常在颈椎棘突后方。项韧带钙化应与棘突的额外骨化核相区别。

四、头颈部的运动

在头颈部,因C_1、C_2特殊分化,形成寰枕关节和寰枢关节,使头可以在各个方向上运动,这两个关节因由椭圆状关节和枢轴关节联合产生三轴性运动,并因有翼状韧带和十字韧带加强,显得特别坚固。

头向一侧旋转为寰椎连同枕骨在枢椎齿突上的旋转运动,点头的运动多在寰枕关节,只有在深鞠躬时,颈椎、胸椎和腰椎关节才加入运动。如头向左侧旋转,参与的主要肌肉为右侧的胸锁乳突肌、头半棘肌及左侧的头长肌、头夹肌,头最长肌、头后大直肌和头下斜肌,此时右侧的胸锁乳突肌和颈后左侧纵沟内诸肌因收缩变硬。使头前屈的肌肉为头长肌和头前直肌,后伸的肌肉为头后大、小直肌,头半棘肌、头夹肌和斜方肌。使头向侧方倾斜的肌肉为本侧的头外直肌、胸锁乳突肌和斜方肌等。

颈椎的运动可分为前屈、后伸、左右侧屈和旋转运动(图2-1-7)。颈椎中立位时,上关节突向后上,下关节突向前下;屈曲时,上一颈椎的下关节突在下一颈椎的上关节突上向前滑动,椎间盘前窄后宽,亦向前滑动。颈椎侧屈和旋转时,凹侧下关节突向后下滑动,凸侧上关节突向前上滑动。

颈椎的屈伸运动主要在寰枕关节发生,而旋转运动则主要在寰枢关节,占整个颈部旋转运动的一半。

颈部后伸为项半棘肌和多裂肌的作用,头部后伸则是头半棘肌和头上斜肌的作用,头部前屈是头长肌的作用。

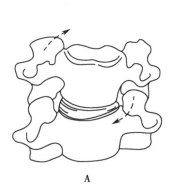
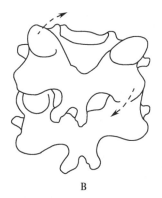

图 2-1-7　颈椎的侧屈和旋转运动
A. 前面观;B. 后面观。

颈部前屈和左右侧屈主要是斜角肌的作用,如果两侧一同收缩,可以发生前屈,如仅一侧收缩,则仅发生侧屈,在这个动作中,斜方肌可起协助作用,斜角肌与胸锁乳突肌协同作用可使下部颈椎发生旋转。在寰枢椎间发生的旋转运动系由于一侧夹肌、下斜肌和对侧胸锁乳突肌一同收缩的结果,颈部后伸、侧屈和旋转运动都能有相当大的范围,尤以后伸的活动范围最大。

五、颈部肌肉

(一)胸锁乳突肌

胸锁乳突肌为颈部的重要标志,作为颈前后三角的分界,颈后三角有很多重要组织由其后缘穿出。

胸锁乳突肌的前缘自乳突尖至胸骨头起点内侧,后缘自乳突尖至锁骨头起点外侧,胸锁乳突肌的浅层为颈筋膜和颈阔肌所覆盖。该肌受双重神经支配,即副神经脊髓根和颈神经前支。

胸锁乳突肌有两个头:胸骨头呈腱性,较窄,起自胸骨上缘的前面;锁骨头是肌性,较宽,起自锁骨内侧部,肌纤维斜向外上,止于乳突和上项线。锁骨头的纤维发出后,逐渐走在胸骨头的深面,为胸骨头所覆盖,但两侧的肌纤维在下 2/3 为结缔组织间隔所分开,在上 1/3 相互融合。

(二)斜角肌

有前、中、后斜角肌(图 2-1-8)。

前斜角肌的全部位于胸锁乳突肌的深面,由 4 条肌束起于 $C_{3\sim6}$ 横突前结节,其纤维向下而微向外,止于第 1 肋骨内侧缘和斜角肌结节。前斜角肌下部渐成腱性,虽较薄,但非常坚韧。偶有前斜角肌与锁骨下动脉相邻处的肌纤维可呈纤维化而使动脉受压。

中斜角肌起于 C_1 或 C_2 至 C_6 颈椎横突后结节,止于第 1 肋骨上面锁骨下动脉沟之后。

后斜角肌在中斜角肌的深面,起于 $C_{4\sim6}$ 横突后结节,止于第 2 肋骨。

前斜角肌后缘、中斜角肌前缘和锁骨构成斜角肌三角。

臂丛经过斜角肌三角的外上方,锁骨下动脉经过三角的前下方,颈横动脉多跨经臂丛前面,可经过其后面,或自臂丛中间穿过。

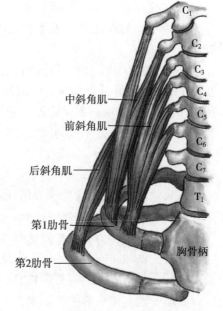

图 2-1-8　前、中、后斜角肌

以上 3 个斜角肌皆由 C_4、C_5 或第 C_6 神经支配,能提第 1、2 肋骨,止端固定时,则能屈头至颈之本侧。

3 个斜角肌中,以前斜角肌最为重要,它是颈部的重要标志,肌的浅面有膈神经,自外上斜向内下,由其外侧缘穿出者,上有臂丛,下有锁骨下动脉第三段,在它下部浅面横过者有锁骨下静脉,在左侧尚有胸导管经其下部浅面。

颈、胸、腋区有 3 个连续的狭窄通道,即肋斜角肌裂孔、上部胸廓出口和肋锁通路。在构成这些通道的骨性支架结构中,肩胛骨是活动骨,而第 1 肋骨参与每个通道,其改变必然影响每个通道。

胸廓出口综合征系指胸腔上口处血管,神经受压而产生不同程度症状的总称,包括前斜角肌综合征和颈肋综合征。

胸廓出口(或上口)的界限,外为第 1 肋骨,前为第 1 肋软骨及胸骨柄,后为第 1 肋骨小头及第 1 胸椎体,此出口主要为肺尖所占据。

胸廓出口其他结构从前向后为:锁骨下静脉、颈内静脉、膈神经、迷走神经、锁骨下动脉,颈总动脉、喉返神经、颈 8 神经、胸 1 神经、交感链和星状神经节。所谓胸廓出口综合征,有的作者认为定名为臂丛神经血管卡压症更能确切表明病变的本质和部位。主要病因为骨性畸形(如颈肋第 7 颈椎横突过长,第 1 肋骨或锁骨畸形)或软组织因素(如斜角肌先天性束带、斜角肌挛缩、锁骨下肌或颈部迷走神经压迫、肋锁间隙或斜角肌间隙狭窄等),陈旧性锁骨骨折畸形愈合或骨痂过多也可引起。此处肿瘤可引起广泛疼痛,刺激支配胸膜壁层的上部肋间神经可引起冈上部及锁骨上部疼痛,如累及膈神经,可引起第 3~4 皮节疼痛及膈肌功能障碍。交感链及星状节被累及时,可引起霍纳(Horner)综合征。

胸廓出口综合征患者主诉常不太明确,一般有颈部间歇性疼痛、麻木及手的尺侧发凉,有时并累及前臂、肩胛部及胸壁,患者手臂位置的改变可产生手的外观改变,如发白、紫绀及多汗,严重者可能有肌肉萎缩及指尖坏死,随年龄增长而发生的身体姿态改变,如垂肩、头部向前、脊柱后凸或侧凸等均能促使症状发展。检查时如使上肢过度外展,患者桡动脉搏动消失且有症状出现时,可协助诊断,但应与颈椎骨关节炎、颈椎间盘突出症及神经紧张状态相鉴别,某些手术如切除颈肋及切断前斜角肌等可解除神经血管的压迫。

前斜角肌综合征即前斜角肌将锁骨下动脉和臂丛向第1肋骨挤压,也可能向颈肋的纤维带延长部挤压。前斜角肌过度发育或肩胛带下垂均可引起此症。胸肋骨高位固定,臂丛低位起始以及前斜角肌痉挛而牵引第1肋骨时可引起同样症状。颈肋所产生的症状与前斜角肌综合征极为相似,后者往往即由于颈肋引起。

颈肋本身一般并不引起任何症状,如不占据斜角肌间间隙或胸廓出口,则不致使锁骨下动脉和臂丛遭受压迫。颈肋的长短不一,短小颈肋其前端常有一纤维带与第1肋骨相连,如纤维带较短,常不出现症状,纤维带较长,则可造成神经挤压。颈肋若长而大,几乎如一完整的肋骨,可引起或不引起锁骨下动脉及臂丛受压。

前斜角肌综合征有可能是颈肋所产生的症状,最常见的是疼痛,旋转患者的头部或用力向下拉肩部可增加疼痛,上肢的感觉可过敏、异常或消失,手指坏死或血管舒缩障碍,臂丛神经受压特别是颈8神经和胸1神经合成的下干最易累及,故尺神经所支配的肌肉可发生萎缩。

血管的症状可因血流障碍引起,如锁骨下动脉被压于前斜角肌与颈肋和臂丛之间,亦可因锁骨下动脉其分支发生器质性变化或交感神经障碍引起。如颈肋的长度超过5cm,将锁骨下动脉和臂丛推向上方,胸部因增加一肋而变长,锁骨下动脉弓的位置较高而曲度尖锐,易引起外伤。

颈肋常与第1肋相关节或相融合,少数颈肋可以抵达胸骨。如果颈肋不太发达,其长度不足以扶持锁骨下动脉。颈肋对臂丛特别是下干的压迫,可以引起上臂和前臂尺侧疼痛,疼痛发生于受侵神经支配所分布的部位。除此以外,手的内在肌可以发生萎缩或甚至瘫痪。如果锁骨下动脉受到压迫,则桡动脉的搏动不能触及,严重者可以引起手指坏死。

(三) 舌骨上、下肌群

舌骨虽然很小,但其上附着众多肌肉,它们对于吞咽动作、下颌骨的运动以及喉的支持有重要作用。根据肌肉所在位置,可以分为舌骨上、下肌群。

1. 舌骨下肌群　舌骨下肌群有肩胛舌骨肌、胸骨舌骨肌、胸骨甲状肌和甲状舌骨肌(图2-1-9)。四肌均位于舌骨之下。所述四肌中,肩胛舌骨肌和胸骨舌骨肌成为一层,前者在后者之外侧,胸骨甲状肌和甲状舌骨肌位于前二肌的深面。除甲状舌骨肌外,其他三肌的下部均在胸锁乳突肌的覆被下,在胸锁乳突肌和各肌之间对喉下部有舌下神经襻越过,贴于颈动脉鞘上。

舌骨下肌群除甲状舌骨肌系直接由舌下神经支配外,其他三肌均由舌下神经襻分支供给。各肌的主要作用为降舌骨,此为吞咽时不可缺少的动作,胸骨甲状肌尚能降喉,当舌骨为舌骨上肌群固定,甲状舌骨肌尚能向上提喉。

2. 舌骨上肌群　舌骨上肌群亦有四肌,即二腹肌、茎突舌骨肌、下颌舌骨肌及颏舌骨肌,后二肌位于颌下颌部内。

二腹肌有前后二腹和一中间腱,为颈上部重要的肌性标志(图2-1-9)。后腹起于颞骨乳突部的乳突切迹,位于胸锁乳突肌的深面,向前下内行经颈内静脉、副神经、迷走神经、舌下神经、枕动脉、上颌动脉及颌外动脉的浅面,最后终于中间腱,此腱被一由深筋膜发出之悬带系于舌骨大角上,由中间腱发出之纤维即为前腹,向上内在正中线止于下颌骨下缘之二腹肌窝内。前腹位于下颌舌骨肌之浅面,一部分为颌下腺所覆盖。

茎突舌骨肌和二腹肌后腹同行,起于茎突,止于舌骨大角和舌骨体的交界处,止端常分二支,以通过二腹肌的中间腱。

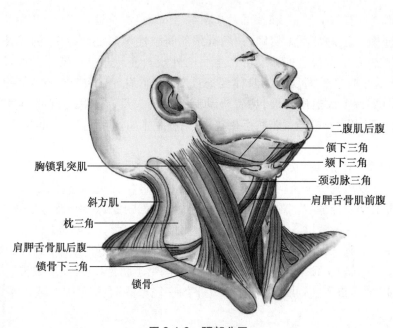

图 2-1-9 颈部分区

下颌舌骨肌起于下颌骨的内侧颌舌线,肌纤维向前内行,前纤维止于由颏联合至舌骨的正中缝,后纤维止于舌骨体。

颏舌骨肌在下颌舌骨肌的覆盖下,起于颏棘下部,止于舌骨体,二肌的内侧缘互相靠近,其深面为颏舌肌。

二腹肌后腹和茎突舌骨肌的神经均由面神经支配,只有前腹和下颌舌骨肌由三叉神经的下颌神经的下牙槽神经分出的下颌舌骨神经支配,颏舌骨肌由舌下神经支配,其纤维来自第一颈神经。

舌骨上肌层的主要作用为提舌骨,如舌骨为舌骨下肌群固定时,则能下降下颌骨,此与吞咽动作有重要关系。

六、颈部的分区

以胸锁乳突肌为界,将颈部区分为颈前三角和颈后三角(图 2-1-9)。

颈前三角可分为颈动脉三角、颌下部和肌三角。这些三角系人为划分,并无任何临床意义,其中以颈动脉三角为重要,它的后下界为胸锁乳突肌,上界为二腹肌后腹和茎突舌骨肌,下前界为肩胛舌骨肌前腹,其内含有颈总动脉上段及其分支、颈内静脉、迷走神经和舌下神经等。每侧的颌下部又可分为一个颌下三角和半个颏下三角,两侧的颏下三角共同形成一个完整的颏下三角。

颈后三角之尖朝上,前为胸锁乳突肌的后缘,后为斜方肌的前缘,下为锁骨中 1/3,三角之顶为颈深筋膜,底为数肌所组成。颈后三角又被肩胛舌骨肌后腹分为上、下二部,上部大,名枕三角;下部小,称为锁骨下三角,因其内含有锁骨下动脉,此部除一些浅部神经血管和肌肉外,并无任何重要组织。

七、颈部血管和淋巴管

(一) 颈动脉

颈部的动脉主干即颈总动脉和锁骨下动脉,右侧者发自头臂干,左侧者直接发自主动脉弓。

1. 颈总动脉及其分支 颈总动脉由胸锁关节之后入颈,由胸锁乳突肌前缘覆盖,向上而微后行,全长与颈内静脉和迷走神经同居于颈血管鞘内,静脉在动脉之外,迷走神经则介于两者之间,并遁于较后平面。颈血管鞘前壁上段有舌下神经降支和舌下神经襻,颈总动脉的后壁和颈交感神经节链、椎前筋膜、椎前肌和颈椎横突前面相邻,右颈总动脉可缺如,右颈内、外动脉直接自头臂干发出。

颈总动脉上 2/3 在前方和颈部蜂窝组织相邻,下 1/3 在前方则与气管前筋膜相邻。颈动脉在肩胛舌骨肌以下部分与颈根部的大静脉干密切相关,在外科学中是一个危险部位。

在颈总动脉的行程任何一段均可发生动脉瘤,但一般多发生于起始或分叉处,如果动脉瘤发生于内侧,可以压迫气管、喉、咽和食管,使其移位或梗阻。迷走神经、膈神经、交感神经,喉返神经和颈内静脉都可能和肿瘤粘连,引起一系列神经压迫症状。

颈总动脉上行至甲状软骨的上缘即分为颈内、外动脉、其分叉处局部膨大,名颈动脉窦。此处动脉壁较薄,接受由舌咽、迷走和交感神经发出的许多细小纤维支配,有调节大动脉血压的反射功能。

(1) 颈外动脉:颈外动脉(图 2-1-10)起端在胸锁乳突肌的覆盖下,在下颌角处为二腹肌后腹和茎突舌骨肌所越过,由此向上穿过腮腺后内侧面,在下颌颈处分为颞浅与上颌动脉二末支。

结扎颈外动脉时,舌骨大角是个良好标志,在其平舌骨大角处,亦即在其分出甲状腺上动脉和舌动脉之间结扎最为适宜,在甲状腺上动脉的近侧结扎也可。结扎时,因面总静脉的甲状腺、舌、面等属支均位于颈外动脉之上,故必须切断或牵开,喉上神经正位于动脉后方,结扎时应注意避开。

颈外动脉在颈部共有 6 个分支,由前侧发出者,自下而上有甲状腺上动脉、舌动脉和面动脉,由后侧发出者,由下至上有枕动脉和耳后动脉,由内侧发出者,有咽升动脉。颈外动脉分支常有变异,如甲状腺上动脉可起自颈总动脉,舌、面动脉共干,或耳后动脉起自枕动脉,咽升动脉高位发出。

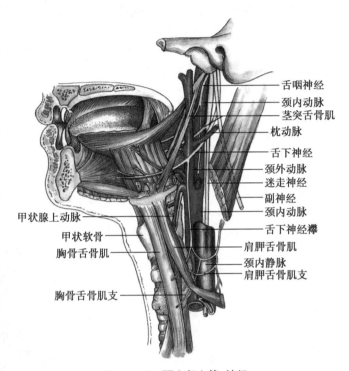

图 2-1-10　颈上部血管、神经

图中标注:舌咽神经、颈内动脉、茎突舌骨肌、枕动脉、舌下神经、颈外动脉、迷走神经、副神经、颈内动脉、舌下神经襻、肩胛舌骨肌、颈内静脉、肩胛舌骨肌支、甲状腺上动脉、甲状软骨、胸骨舌骨肌、胸骨舌骨肌支

1) 甲状腺上动脉:甲状腺上动脉(图 2-1-10)由起端附近发出,胸锁乳突肌的前缘覆盖其上,向前下行,与喉上神经相伴行,但居其浅面。甲状腺上动脉的起点常有变异,并非总起于颈外动脉。屠业骏发现起于颈外动脉者占 38.8%,起于颈总动脉分叉处者占 25.4%,起于颈总动脉者占 35.8%。

2) 舌动脉:在舌骨大角处发出,至舌骨肌深面,先水平向前,继垂直向上,最后在舌下面迂曲向前至舌尖,在舌骨肌表面,有舌下神经经过。

3) 面动脉:面动脉在舌动脉平面以上发出,在二腹肌后腹的深面上行,与颌下腺密切贴连,当其未进入面部以前,在颈部发出颏下动脉,沿下颌舌骨肌的外侧前行至颏部。面动脉单独由颈外动脉分出者占 85%,与舌动脉共干起自颈外动脉者占 15%,其起始部位平下颌角处最为多见。

4) 枕动脉:枕动脉(图 2-1-10)于面动脉相当的平面发出,在二腹肌后腹的覆盖下向上后行,至颞骨乳突印迹的内侧,全程被胸锁乳突肌、头夹肌等覆盖,在此发一降支下行,和由肋颈干(锁骨下动脉分支)分出的颈深动脉相吻合,如此使颈外动脉和锁骨下动脉两系统互相交通。枕动脉单独起自颈外动脉者占 85.75%,与咽升动脉共干起于颈外动脉者占 11.25%。

5) 耳后动脉:耳后动脉在二腹肌后腹上缘的平面发出,在腮腺的深层向上后行,越过乳突的浅面由耳后上行,分布于耳后和头顶后部皮肤。

6) 咽升动脉:咽升动脉在下颌角内侧发出,沿咽侧壁上升至颅底。

(2) 颈内动脉:颈内动脉(图 2-1-10)为颈总动脉的续行段,位于颈外动脉的外后,但向上即转至颈外动脉的内侧,贴咽侧壁走行,最后上行经颞骨岩部的颈动脉管而入颅内。它在颅中窝分为大脑前、中两动脉而终止,参与构成大脑动脉环,分布于脑。颈内动脉供应脑的血运约占 3/5。颈内动脉的全程均与颈内静脉伴行,在颈部并无分支。

颅底骨折致颈内动脉床突下段发生破裂时,可形成颈内动脉-海绵窦动静脉瘘,临床表现为搏动性突眼。

（3）颈动脉的侧支循环:颈内动脉的眼动脉分支和颈外动脉前面动脉分支有广泛吻合,颈外动脉可通过甲状腺上动脉和锁骨下动脉的甲状颈干的分支与甲状腺下动脉相交通,颈内动脉亦可通过大脑动脉环的后交通动脉与基底动脉的大脑后动脉相交通,舌、面、枕、耳后和咽升各动脉也广泛相通,形成丰富的颊周围和咽周围动脉环,将两侧的颈外动脉连接起来。两侧的颈内动脉通过大脑前动脉的前交通动脉横过脑底间接相交通,它也和基底动脉相交通,因此,结扎颈外动脉的任何一支,不致引起血液循环障碍。

结扎颈总动脉前,即使每天压迫颈动脉以促进侧支循环,而术后仍有发生对侧瘫痪及失语的可能,如不得不结扎颈总动脉,同时结扎对侧颈外动脉,脑内血液供应容易代偿,不致产生脑血循环障碍。结扎正常颈总动脉而发生偏瘫的可高达 30% ~ 40% ,因此在治疗头颈部恶性肿瘤需要结扎颈总动脉时,必须慎重,但在颈总动脉动脉瘤或动静脉瘘患者,尤其病史较长、动脉瘤较大或已有明显局部压迫症状者,脑部常已有较丰富的侧支循环形成,结扎颈总动脉引起偏瘫的危险则较小。

2. 锁骨下动脉　为一对较粗大的动脉干,锁骨下动脉右侧起于头臂干,常有变异,较常见的是成为主动脉弓的第 4 支,向右经过脊柱与食管之间,以后径路与一般相同。左侧直接起自主动脉弓,弯行向外,它不但位于颈根部,同时也位于上纵隔,其内侧端对胸锁关节,外侧端对锁骨中点,顶端在锁骨上 1.25cm。

锁骨下动脉的分支:根据锁骨下动脉与前斜角肌之关系,可分为三段(图 2-1-11)。

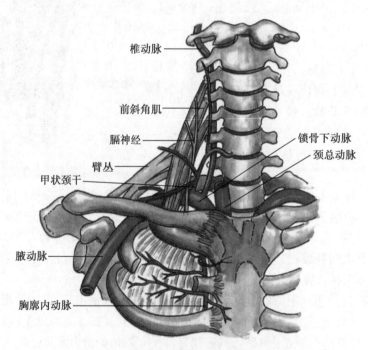

图 2-1-11　锁骨下动脉与前斜角肌的关系

第一段:在前斜角肌的内侧,左侧者位于左头臂静脉之后,胸导管呈弓状跨过。左锁骨下动脉第一段的后部紧与胸膜顶和肺尖贴连。第一段的分支有椎动脉甲状颈干和胸廓内动脉。

（1）椎动脉:起于锁骨下动脉的后上部沿前斜角肌内缘上行,进入 C_6 横突孔,少数也可经 C_5、C_4、C_3 或 C_7 横突孔进入。然后沿各颈椎横突孔上行。

椎动脉至 C_2 水平围绕寰椎上关节面的后外侧,经寰椎侧块后方的椎动脉沟进入椎管。椎动脉随后经枕骨大孔入颅,穿过蛛网膜,在脑桥下缘左右汇合形成基底动脉,和颈内动脉形成大脑动脉环,供应脑后部及脊髓血运。对颈段椎管各个节段,两侧颈部椎动脉各发出脊支,经椎间孔入椎管分为二支,一支在颈椎椎体后面,与对侧同名支吻合,发小支至椎体及骨膜,并与上、下位同名动脉吻合,另一支沿脊神经根内行,营养脊髓及其被膜。在延髓外缘,每侧椎动脉发出脊髓后动脉,沿脊髓后外侧面下降,在枕骨大孔另发一支,与对侧者相汇合,形成脊髓前动脉,沿脊髓前面下行。

椎动脉可分为 3 段,在上颈区有 3 个弯曲,分别位于 C$_{2\sim3}$ 之间、寰枢侧关节和寰椎侧块之后。正常上颈区椎动脉 3 个弯曲可能是适应寰枢部复杂旋转运动的功能上的需要,对颈部动脉血流起一定代偿作用。然而,异常或过度弯曲可使椎动脉增长。例如,椎间盘退变后,颈段脊柱缩短,颈曲变直,或老年人动脉硬化,血管壁弹性降低,均可使椎动脉相对增长。

椎动脉由 8 个颈神经和第 1 胸神经以及迷走神经的感觉神经支配,也接受颈交感神经节的神经纤维支配,每个邻近的上、下交感节和脊神经分支都彼此交错,参与组成椎动脉的管周围丛。在颈椎发生骨质增生或存在半脱位时,椎动脉壁的交感神经纤维受到刺激,引起血管痉挛,使椎基底动脉血流减少。椎动脉在寰枢椎部位走行迂曲,寰枢关节移位可使椎动脉血流发生障碍而引起脑缺血。

椎动脉为颈髓血供的主要来源,在颈椎病,椎动脉走行异常者占 78%;在后纵韧带骨化症占 84%;临床上有颈髓损伤体征而椎体移位不大者,76% 走行正常。

椎动脉脊柱段位于椎体钩椎关节前外方,如该关节发生退行性变,有骨赘增生时,可使椎动脉发生迂曲或压迫椎动脉,使其管腔变小,动脉周围交感神经丛来自星状神经节、颈中节及椎神经,沿椎动脉进入颅内,形成基底动脉周围动脉丛,再沿其分支至内耳动脉,一旦受到刺激而致反应性血管痉挛,可产生椎动脉供血不足而引起眩晕。

椎基底动脉供血不足可引起后脑神经(Ⅸ~Ⅻ)、延髓的锥体交叉及颈髓的病损。舌咽神经传导咽下反射的向心性兴奋,和咽上缩肌所致咽下运动有关。迷走神经损害可引起咽下及喉头感觉障碍,声带和软腭麻痹。副神经损害,可引起斜方肌和胸锁乳突肌瘫痪;舌下神经损害可引起舌肌瘫痪,患者伸舌无力或偏向患侧。脑干缺血还可引起眩晕,颈神经的病损则可引起颈肩部及上肢不同程度的肌肉萎缩。

(2) 胸廓内动脉:起于锁骨下动脉,经胸膜前面下降,行于胸前壁的内侧。分支分布于胸前壁、心包和膈。

(3) 甲状颈干:亦起于锁骨下动脉的上缘,其分支代表型为甲状腺下动脉、颈升动脉、颈浅动脉、肩胛上动脉及颈横动脉等 5 支。甲状颈干发出后,立即分为肩胛上动脉,颈横动脉和甲状腺下动脉。

甲状腺下动脉在颈内静脉之后,沿前斜角肌内侧缘上行,在第 6 颈椎横突平面经过颈血管鞘之后而达于甲状腺叶,在此与喉返神经相勾绕。在甲状腺切除时,结扎甲状腺下动脉时应避免损伤喉返神经。当此动脉行经颈总动脉之后时,另发一颈升动脉,此支又分出小支供给咽、喉、气管和食管周围肌肉。甲状腺下动脉少数可直接起于锁骨下动脉或椎动脉,有时甚至可缺如。

肩胛上动脉向外横行,越过锁骨下动脉的第三段和臂丛之前,随后至胛上切迹,经肩胛上韧带的上方至肩胛骨的背面,参与组成肩胛骨背面的动脉吻合网。

颈横动脉可由锁骨下动脉任何一段发出,但以自第一段发出者为多见,其中颈横动脉直接起自锁骨下动脉者最多。颈横动脉向上外行,越过前斜角肌、膈神经和臂丛上干,当其由肩胛舌骨肌进入枕三角后,又分为升降二支,升支又名浅支,在斜方肌的深面上行,降支又名深支,下行经肩胛提肌和菱形肌的深面,亦参与组成肩胛骨背面的血管吻合网。

第二段:锁骨下动脉的第二段在前斜角肌之后,在前、中斜角肌之间隙内,位于胸膜顶及肺尖之前。其下为第 1 肋骨,上方和后侧有臂丛干,右锁骨下动脉在此段通常发出分支有肋颈干,在左侧此支则发自第一段。

(1) 肋颈干:可起自锁骨下动脉的任何一段,但左侧以第二段为多,右侧以第一段为多。在胸膜囊顶向后行,在第 1 肋骨颈处分为颈深动脉和最上肋间动脉,前者上升于颈后,在头半棘肌的深面和枕动脉分支相吻合;后者经第一肋骨颈之前下降,分支布于上二肋间隙。

(2) 副颈升动脉:起于锁骨下动脉第二段,但亦可自颈横动脉或肋颈干发出,向上方走行,分支供应臂丛的某些神经根和斜角肌,并伴随 C$_{5\sim6}$ 进入脊髓。

第三段:锁骨下动脉的第三段在前斜角肌的外侧向下外行,经锁骨之后至第一肋骨外缘,易名为腋动脉,此段并无分支。

锁骨下动脉第二段常较第三段缩窄,成年人尤为明显,其后方小斜角肌的出现率,左右侧都超过 43%,左侧锁骨下动脉有 2/3 以上比右侧粗大。

如一侧锁骨下动脉在其自主动脉弓发出处至发出椎动脉之间发生栓塞,患侧上肢血供障碍,出现臂痛、麻木无力、脉搏减弱,甚至肢端坏死,有时因为健侧椎动脉及基底动脉的血流反流而得到部分补偿,但可出现头痛、眩晕及视觉障碍,此即所谓锁骨下动脉窃血综合征。

（二）颈部静脉

与动脉伴行,主要有颈内静脉及锁骨下静脉,均注入头臂静脉,然后经上腔静脉返回心脏。

1. 颈内静脉　自颅底的颈静脉孔穿出,和颅内的横窦相续,下行而略向前,全程皆在胸锁乳突肌的覆被下,上段接近颈前三角,下段接近颈后三角,颈内静脉下行至颈根,与锁骨下静脉相汇合形成头臂静脉,它的下段接受各分支的血液,管径逐渐增大(图 2-1-10)。

呼吸对颈内静脉有极大影响,吸气时静脉内血液排空,而在呼气时注满,因此它的管壁或者松弛塌陷,或者胀大。颈内静脉损伤后,吸气时空气可以经静脉壁的裂口被吸进静脉内,在肺静脉内形成气栓而造成严重呼吸困难,空气过多进入心脏时可以导致死亡。

颈内静脉接受分支自上而下有岩下窦、面总静脉、舌静脉和甲状腺上、中静脉。岩下窦在颈静脉孔前部汇入。面总静脉由面前、后二静脉在下颌下腺的外面合成,向后下方走行,穿过颈血管鞘,在舌骨大角进入颈内静脉,它接受来自甲状腺静脉和舌静脉的血液,在下颌后淋巴结清扫术中,应注意勿损伤此静脉。咽静脉和舌静脉或汇入颈内静脉,或汇入面总静脉。甲状腺上静脉和甲状腺上动脉伴行,也有时汇入面总静脉,甲状腺中静脉则经环状软骨而汇入颈内静脉,有时缺如。

颅内血液回流一般靠四个主要途径①两侧颈内静脉;②椎静脉;③咽静脉;④颅内静脉穿过颅骨与头皮直接交通。当一侧颈内静脉切除或结扎后,如患者合并有上述侧支先天异常或缺如时,将引起颅内压增高,如以后侧支循环不能代偿,颅内压增高将持续存在。

2. 锁骨下静脉　锁骨下静脉是腋静脉的直接延续,在锁骨下动脉的下方,借前斜角肌与锁骨下动脉相隔,完全在锁骨下肌之后,后面越过膈神经和前斜角肌下端。锁骨下静脉行至前斜角肌内侧缘,在胸锁关节处即与颈内静脉相汇合而成头臂静脉,与锁骨下动脉第一段各支的伴行静脉大都直接汇入头臂静脉。

进行锁骨下静脉穿刺置管术时,宜自右侧进入,在锁骨下,于锁骨内、中 1/3 交点处进针,深度不要超过 3cm,插管在静脉内的深度左侧为 15cm,右侧为 12cm。

（三）颈深淋巴结和胸导管

颈深淋巴结在胸锁乳突肌下,沿颈内静脉而列,分为三群:上群近颅底部,中群在甲状软骨平面,下群即锁骨上淋巴结群。这些淋巴结都在颈深筋膜和椎前筋膜层之上,口腔、咽喉、甲状腺、颌下腺及腮腺的恶性肿瘤,颈淋巴结转移为第一站,一般先累及颈深淋巴结,以后再扩展到颈浅淋巴结。锁骨上淋巴结的转移,一般来自锁骨下的器官。颈部是全身淋巴的汇总区,全身各种肿瘤的转移,都可在颈部出现。

胸导管颈部(末梢部)位于左锁骨下窝,在第 1 肋骨,前斜角肌、食管和颈长肌之间的 Waldeyer 三角内,前内方为颈总动脉、颈内静脉、颈淋巴干和迷走神经,后外方为椎动脉和膈神经,下方为锁骨下动脉。胸导管行程凸向上方,形成淋巴弓,其顶点高出锁骨上方 1~1.8cm,相当 C$_5$ 或 C$_6$ 平面。淋巴弓有壶腹状膨大的淋巴窦,然后缩小注入左颈静脉角,也有少数注入左颈外锁骨下静脉角或颈外静脉。

胸导管颈部多为单干型,其次为双干型,三干以上者少见。胸导管直径为 0.05~1.2cm,其末端注入颈静脉处较窄。胸导管周围有增厚的括约肌和较恒定的瓣膜,多为双瓣。瓣膜的作用在于保证乳糜从胸导管流入静脉,防止血液逆流至胸导管内。

在右侧,右淋巴导管为一短干,长约 1.5cm,由右颈干、右锁骨下干及右支气管纵隔干汇合而成,注入右静脉角,但可有变异,或者分别注入颈内静脉或锁骨下静脉,或者右颈干与右锁骨下干汇合为右淋巴导管,而支气管纵隔干单独注入锁骨下静脉。

八、颈 部 神 经

颈部的神经包括脑神经和脊神经,前者在颈部看到的有下四对脑神经,后者形成颈丛和臂丛,由三叉神经的下颌神经分出的舌神经亦有一部分进入到颈部。在下四对脑神经中依次有舌咽、迷走、副和舌下神经,其中以舌咽神经最深,舌下和副神经最浅(图 2-1-10)。

（一）Ⅸ、Ⅹ、Ⅺ、Ⅻ脑神经

1. 舌咽神经　舌咽神经与迷走神经和副神经同由颈静脉孔出颅，入颈以后，在颈内动、静脉的间隙，在茎突与其所附着肌肉的深面下降，随后在颈内外动、静脉之间弯向前行，分为咽支和舌支。

舌咽神经是混合神经，运动纤维支配茎突咽肌，副交感纤维控制腮腺的分泌，感觉纤维分别管理舌后1/3味觉和咽后部、舌后部、扁桃体、咽鼓管、鼓室等处黏膜以及颈动脉窦、颈静脉球的感受器。

2. 迷走神经　迷走神经亦由颈静脉孔出颅，出颅时与舌咽神经、副神经、舌下神经和颈内静脉相邻近。颈内动脉居其前，颈内静脉位于其后，下行在颈上部位于颈内动、静脉之间，在颈下部则位于颈总动脉与颈内静脉之间。

迷走神经有颈神经节和结状神经节。颈神经节在颈静脉孔内，休表不能看出，结状节很大，即迷走神经出颈静脉孔的胀大部，结状节同时还接受副神经的一大支。

迷走神经在颈部的分支，自上而下有耳支、咽支、喉上神经、喉返神经和心支。耳支起于颈神经节，由外耳道口后的鼓乳裂穿出，分布于外耳道深部和乳突基部的皮下。

迷走神经损伤时，主要造成软腭和咽喉的麻痹，可以产生吞咽困难、声音嘶哑、说话不清、有鼻音等症状，还可有心动过速的表现。

3. 副神经　副神经由延髓根和脊髓根合成，副神经在颈静脉孔出颅之后，即分出一大支（延髓根）加入迷走神经，为其运动纤维，副神经于分出此支后，即越过颈内动、静脉，以后由二腹肌后下方显出。副神经与颈内静脉关系密切，可在其外面（70%）或内面（26.8%）越过，甚至从其中间穿过（3.2%）。

副神经支配胸锁乳突肌和斜方肌。

临床上切断副神经后，胸锁乳突肌完全瘫痪，而斜方肌仍保持部分运动能力。

副神经受损伤时，不能旋转头颈和耸肩，在颅底颈静脉孔骨折时，常同时伤及Ⅸ、Ⅹ、Ⅺ三大脑神经，这时除有斜颈外，还可有吞咽困难、失音及同侧舌后部味觉丧失。

4. 舌下神经　舌下神经由枕骨舌下神经管出颅，立即与舌咽神经、迷走神经，副神经相接触，介于颈内动、静脉之间隙内，前行越过颈内动脉、枕动脉、颈外动脉和舌动脉，随后在二腹肌后腹和舌下腺的深面入舌，支配舌的内、外肌的运动。

舌下神经在绕过枕动脉处发出舌下神经降支，在颈总动脉的前面或颈血管鞘内下降，与第2~3颈神经组成的降支结合，形成舌下神经襻，支配舌骨下肌群。

舌下神经损伤时，有舌肌瘫痪和萎缩，伸舌时，舌尖偏向患侧。

（二）颈丛神经

颈丛神经为上4个颈神经前支所构成（图2-1-12）。上部的颈神经自脊髓发出的平面与相应椎体一致，呈水平方向向外下部者则高于相应椎体一节，略向下倾斜，各神经根之间相当于椎间盘平面有一小的间隔，每个神经根的上部纤维斜行，但越向下越近乎水平。相邻神经根之间常有吻合纤维。在椎管外方，前、后根分别自硬脊膜穿出，离开椎管后则走行于共同的硬膜鞘，前根与钩椎关节边缘紧密相贴，后根则与下位椎骨的后上关节突接近。由于神经根在穿过椎间管时，与其前后壁贴近，故后者的任何机械性紊乱、炎症均可引起神经根的刺激和压迫症状。

第1颈神经离开硬膜囊，立即经过寰椎后弓的外侧部，在椎动脉围绕环椎侧块基底进入硬膜的下方，以后在动脉之后，再向后供应枕骨下肌群。

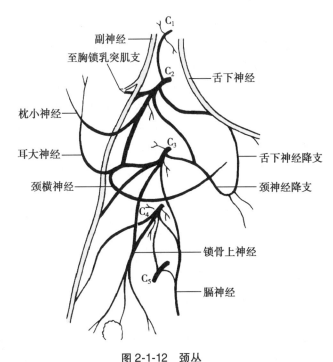

图2-1-12　颈丛

寰椎上关节凹的后方椎动脉及第一颈神经根通过,容易引起神经根刺激症状。

C$_2$神经离开硬膜囊后,向外位于寰枢关节内缘的中部,后沿关节边缘向外下,在寰椎后弓之下,直至向后进入上项部肌肉内。每一颈神经又接受来自颈上交感神经节的灰交通支,位于胸锁乳突肌深面、头长肌下和中斜角肌上,它的诸终支穿过椎前筋膜,分布于肌肉,并和其他神经相吻合。

颈丛的分支中,浅支有枕小神经、耳大神经、颈前皮经和锁骨上神经等皮神经。肌支有中斜角肌、后斜角肌、肩胛提肌和至斜方肌分支。

颈丛的主要分支为膈神经,它的主要纤维发自第4颈神经前支,也接收第3和第5颈神经的纤维,此神经在前斜角肌的浅面由上外向下内斜行,与肌纤维的方向略异并有交叉。此神经绝大多数经过锁骨下静脉之后下经胸腔布于膈肌。

(三) 臂丛神经

1. 臂丛组成及分布(图 2-1-13)　由第 5~8 颈神经前支和第 1 胸神经前支的大部分构成,偶尔也有第 4 颈神经和第 2 胸神经分支参加。这些神经根从椎间孔穿出后,经过由颈椎横突前后结节形成的沟槽,以后经过前、中斜角肌间的间隙穿出,而在颈外侧三角的下部出现。各前支在中斜角肌前联合形成神经干,第 5~6 神经的前支形成上干,第 7 颈神经的前支单独形成中干,第 8 颈神经和第 1 胸神经的前支形成下干,每干又分为前后二股,当这些前后股在锁骨后向下外走行的过程中,集合成致密的神经束。上中

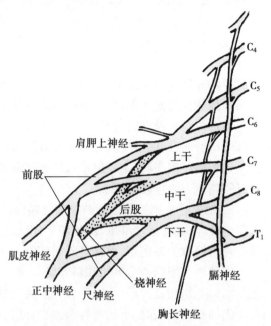

图 2-1-13　臂丛组成及分布

两干的前股构成外侧束,下干的前股形成内侧束,三干的后股共同形成后束。由臂丛神经根发出的支在前、中斜角肌之间穿出,包括至颈长肌和斜角肌分支、肩胛背神经和胸长神经。臂丛各神经根皆分出至颈长肌和斜角肌之支。肩胛背神经循肩胛骨的脊柱缘在肩胛提肌和大小菱形肌深面而下行发出分支至各肌。胸长神经共有 3 根,分别起自第 5、6、7 颈神经,上 2 根在臂丛深面穿中斜角肌,下根行于中斜角肌的前面,经腋窝发布于前锯肌。

由臂丛干发出的分支皆来自上干,包括肩胛上神经和至锁骨下肌的神经。肩胛上神经由上干外侧发出,下行经肩胛上切迹,供给冈上、下肌和肩肱关节。至锁骨下肌的神经甚细,在肩胛舌骨肌后腹的上方,由上干前面发出,经锁骨下动脉第三段之前,达于锁骨下肌。

由臂丛外侧束发出的大支有肌皮神经和正中神经外侧头,小支有胸前外侧神经至胸大肌;由内侧束发出的大支有尺神经和正中神经内侧头,小支有胸前内侧神经,与胸前外侧神经所发分支结合成襻,发支至胸大、小肌,另外尚有臂内侧皮神经和前臂内侧皮神经,由后束发出的大支有腋神经和桡神经,小支有上、下肩胛下神经和胸背神经,前者至肩胛下肌和大圆肌,后者至背阔肌。

臂丛有甚多变异,正常型由 C$_5$~T$_1$ 前支组成,占 88.4%,臂丛的干、股、束任何一部分在组成数目上均可有变异,占 11.6%。

2. 臂丛损伤　臂丛横过锁骨上窝和腋窝,因此这部分的任何损伤、肿瘤、异物、骨痂、纤维性瘢痕和单纯血肿均可引起臂丛的病变。上肢向上或向下牵引过甚以及肩部被拉往下时,不论有无脱位均可使臂丛受牵扯。颈神经由椎间孔穿出分为前后支,几乎立即再行分支,后支不仅支配项部肌肉,也支配项部皮肤。

臂丛的根、干、束均可受到损伤,按照其损伤部位不同,临床上表现也不同。上干所受到的损伤也称作上臂麻痹,这种损伤系因肩部被往下牵拉所致。病变发生于第 5 颈神经和第 6 颈神经的一部分,如损伤在肩胛背神经和胸长神经的远侧和肩胛上神经的近侧,由肩胛上神经支配的冈上、冈下肌以及由腋神经支配的三角肌、小圆肌均发生瘫痪,上臂外展外旋动作消失。相反,背阔肌(由第 6~8 颈神经支配)和胸大肌胸

图中标注:
肩胛上神经
前股
后股
肌皮神经
正中神经
尺神经
桡神经
胸长神经
膈神经
上干
中干
下干
C$_4$
C$_5$
C$_6$
C$_7$
C$_8$
T$_1$

骨头(由第8颈神经及第1胸神经支配)的作用可以使上臂内收、内旋,另外,由于肱二头肌及肱桡肌瘫痪,旋前圆肌受第6颈神经支配,虽亦瘫痪,但因旋前方肌(受第7、8颈神经及第1胸神经支配)的作用仍可使前臂旋前,在此位置下,指总伸肌及尺侧腕伸肌(由第6~8颈神经支配)可使肘关节轻度伸直。

如果肩部过度往上牵引,可以引起Klumpke麻痹或前臂麻痹,分娩时胎儿臀部先露即可引起,通常损伤部位在第1胸神经,有时整个下干(第8颈神经及第1胸神经)受到损伤,由尺神经支配的手内在肌,如骨间肌及第3、4蚓状肌发生瘫痪,引起爪形手。如下干全部受损,则各指的屈伸肌均发生麻痹、上臂、前臂和平部内侧面的感觉灵敏度减低。

如损伤仅限于第5颈神经前支,将不引起皮肤感觉改变,但如第6颈神经亦受损伤,一般将引起上臂及前臂外侧感觉消失。至菱形肌神经发自第5颈神经刚离开椎间孔时,发至 $C_{5\sim7}$ 的前锯肌神经亦在同一位置,因此在臂丛损伤时,如此二肌良好或早期恢复,则表示 C_5、C_6 的损伤在硬膜外。

臂丛损伤时,如同时出现Horner综合征,预后不佳,后者的发生可能由于至星状神经节的白交通支受到损伤所引起,颈交感功能的紊乱显示第1胸神经严重损伤或同时有臂丛其他支严重损伤。

臂丛内侧束受伤时,发生麻痹的肌肉有由尺神经和正中神经内侧头支配的手内在肌、尺侧腕屈肌以及由尺神经支配的指屈深肌一部分,除此以外,尺神经和正中神经发出的皮神经所支配的皮肤发生麻木。

臂丛外侧束受伤时,由肌皮神经支配的肱二头肌、喙肱肌和肱肌,由正中神经外侧头支配的前臂浅、深肌肉将发生麻痹,由前臂外侧皮神经和正中神经发出的皮神经所支配的皮肤亦将发生麻木。

锁骨上部的外伤可能损伤、压迫或撕裂臂丛的不同部分,位于远端而靠近锁骨的锁骨下动、静脉常幸免。斜角肌部的损伤几乎均牵连臂丛各根,在锁骨上窝范围以外的损伤可累及诸干,锁骨后方和腋窝上部的损伤则牵连诸束,各干束均可因锁骨骨折而损伤,亦可能受到肿瘤和动脉瘤的压迫。

3. 臂丛阻滞 施行臂丛阻滞麻醉时,可在锁骨中点上方施行,当针尖触及第一肋骨时,向上抬起并沿不同方向注射,在臂丛之下即为锁骨下动脉,注意勿损伤之。臂丛麻醉也可在环状软骨下缘水平相当于 C_6 横突前结节,自胸锁乳突肌后缘刺入斜角肌间间隙,后者位于锁骨下动脉及肺部之上,而不致损伤。

(四)颈部交感神经系统

一般认为,颈髓不直接发出交感神经纤维,颈部交感神经纤维的节前纤维来自第1~2胸髓节灰质的外侧中间柱,但Laruelle发现在第4~8颈髓节灰质前角基底的外侧中间柱也存在交感神经细胞,其节前纤维随 $C_5\sim T_1$ 躯体运动纤维传出。节前纤维经脊神经前支发出的白交通支上行至颈部交感神经节。灰交通支或节后纤维再从交感神经节至颈神经前支,并借其分支分布。其他灰交通支直接或间接至大部脑神经,至咽、心脏及头、颈、上肢的血管、头颈部皮肤的汗腺、瞳孔括约肌及眼睑平滑肌等。这些节后纤维还在脊神经脊膜支返回椎间孔前参加其内。脊膜支或称返神经,为窦椎神经的一个组成部分,后者还包括躯体感觉神经纤维。窦椎神经供应硬脊膜椎体后骨膜、椎间盘纤维环浅层、后纵韧带及硬膜外间隙内的血管和疏松结缔组织。

颈部交感神经链由颈上、中及下交感神经节及彼此相连的交感干组成,传出支至颈胸部的内脏,而传入支参加脊神经。颈上交感节白交通支连接第9~12脑神经,灰交通支加入第1~4颈神经的前支,颈内神经沿颈内动脉上行形成颈内动脉丛,而颈外神经绕颈外动脉形成颈外动脉丛。咽支至咽的侧面,与喉上神经相连,参加咽丛。在左侧,心支沿颈动脉至胸部,而在右侧沿气管终于心深丛。

自颈中交感节发出的支至甲状腺下动脉及甲状腺,心支至心丛神经,另有一支锁骨下襻,先下行至锁骨下动脉,随后又上升至颈下交感节。

九、颈椎退行性变的解剖基础

颈椎病是中老年常见病,主要因颈椎椎间盘退行性变而引起的一系列改变。颈椎病的发生可能与颈椎的慢性重复性劳损、全身代谢、内分泌改变等因素有关。骨嵴的形成是由于上下相邻椎体唇形增生相互融合引起,不仅突入椎管,也可突向椎间孔,引起神经根或脊髓等一系列症状,患者主诉为一侧或两侧颈肩部、臂部、腕部或手指放射性疼痛或麻木感,可出现感觉和反射改变,在头颈或患肢运动时,症状常加剧;严重者可发生肌萎缩,步态不稳,甚至发生瘫痪。

临床上可分为下列几种类型:①神经根型;②脊髓型;③椎动脉型;④交感型。后两者甚难分开。少数还可以为食管型。

病变主要表现为颈椎椎间盘退行性变,髓核水分减少,吸湿及缓冲能力下降,椎间隙变窄,纤维环及周围韧带松弛,相邻骨面接触椎体表面应力场发生改变,应力集中,遂发生骨质增生。根据髓核膨胀及椎间盘缩窄程度,骨唇可呈离盘型、向盘型或平行型,随年龄加大而逐渐增多。

很多因素可以促进椎间盘退变,如长期反复应力、过度屈伸、曲度改变、椎间不稳及椎骨畸形变异等。在椎骨各部位中,$C_{5\sim6}$与其他椎体相似,特别是钩突,其有效应力处于相当高水平,容易发生骨质增生。正常钩突所处位置与椎动脉及颈神经根紧邻(图2-1-14)。如钩突增生向后外发展,可使横突孔变小,甚至压迫椎动脉。神经根后方即为上关节突,其增生也必然影响神经根的通过。

椎体上、下缘也是骨质增生好发部位,与此同时还可发生椎间盘退行性病变,导致椎间隙变窄、椎间关节紊乱、脊椎曲度异常、椎间盘突出症及椎体缘或钩椎关节骨质增生,进而引起颈椎稳定性减弱、椎间孔变窄等病变(图2-1-15),严重时可造成脊神经根、脊髓刺激或压迫症状。

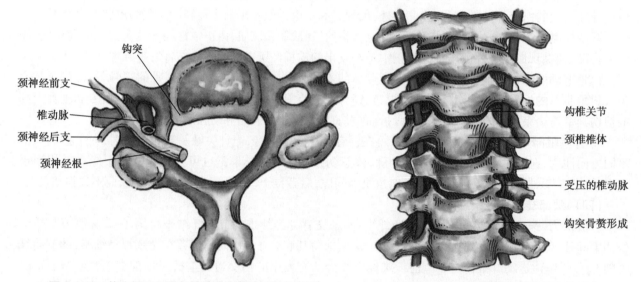

图2-1-14 钩突所处位置与椎动脉及颈神经根的关系　　　图2-1-15 钩椎关节增生使椎间孔变窄

在颈椎部,窦椎神经从后根神经节远端数毫米处发出,立即接受交感神经节来的交通支,主干返回椎间孔,在椎管内分出上行支、下行支与横支,与相邻的上下节段及对侧来的分支吻合,分布于纤维环外层,前、后纵韧带,项韧带及硬脊膜等,椎间关节主要由脊神经的后支的内侧支支配,颈椎病使窦椎神经末梢受到刺激,神经冲动可通过节段反射弧由后根进入脊髓,再经前角细胞与前根反射至颈肩臂部,引起肌肉痉挛与疼痛,这说明颈椎病也可引起类似肩关节周围炎的疼痛。

颈神经根的感觉根较运动根为大,位于椎间孔的上半,占据较大空间,而运动根在感觉根的前下方,位于椎间孔的下半。不同部位的唇形骨质增生引起的症状常不同,如上一椎体后下缘增生,感觉根最先受累,如下椎体后上缘增生,则运动根受累,但相邻根体的后缘常同时增生,因此感觉根及运动根可同时累及。

运动根对缺血更为敏感,遭受压迫时,更易引起症状,$C_{5\sim6}$及$C_{6\sim7}$最易累及,神经根可有充血、肿胀,也可出现萎缩,在硬膜囊内尚可出现扭曲。

在颈椎病,脊髓可因不同原因受压,如椎管前壁的隆起软骨嵴(骨赘的前身)或骨嵴、椎弓根及椎板的增生以及脊髓受移位齿突韧带的牵扯,其他如蛛网膜粘连及脊髓血管血流障碍均可引起脊髓病变。在动物实验上,用电刺激颈部交感神经干或脊髓上的交感神经丛,可引起脊髓前动脉与动脉冠交界区血管痉挛,甚至栓塞,使其所支配的脊髓组织发生变性或坏死。

骨源性颈椎病也可引起椎动脉受压,若椎动脉本身合并有动脉硬化、管腔狭窄,突然转头时可使椎动脉血流骤然减少,导致脑短暂性供血不足而发生猝倒。

第二节　上肢的应用解剖

一、上肢的体表标志

(一)肩部骨性标志

自锁骨干向外触摸,可发现锁骨的外端向后,与肩峰成斜面相接。肩峰容易触到,如将手放于椅上,因三角肌松弛而较明显。肩峰尖在肩锁关节微前,在其外缘向后 5cm 处与肩胛冈相连,两者相接处成肩峰角,由此至肱骨外上髁的距离常为测量上臂长度的标志。

肩胛骨的喙突为三角肌前缘所覆盖,在锁骨外侧部前下 2.5cm,在三角肌及胸大肌的间隙内向后下触摸,可清楚显出,在瘦人更易触到。

肩胛冈相当于 T_3 平面,起自肩胛骨的脊柱缘,向外终于肩峰。肩胛骨的脊柱缘及下角在上肢下垂时极易摸到,唯当伸手向前时,则因前锯肌及菱形肌的收缩而不显;在肌肉萎缩时,这些标志特别明显。

正常情况下,肱骨头在肩峰之下,由前、外两面向外突出,肩的圆形即因肱骨上端覆有三角肌之故。上臂运动时,可发现肱骨头在转动。在三角肌瘫痪时,肩峰与肱骨间的距离增大,手指可深入凹陷内。

肱骨大结节突出于肩峰之外,为肩部最外的骨点。在肩肱关节脱位时,因上臂极度外展,大结节与关节盂边缘相抵触,有 1/3 患者合并大结节骨折,如无骨折,一般大结节移向内侧,肩峰变为最外点,肩遂变为方形。肱骨小结节位于喙突尖外侧 2.5cm 处而微低,置指尖于该处,旋转肱骨时即可觉其在指下滚动。

(二)臂部表面解剖

臂部肌肉均位于肱骨的前、后面。前部的肌肉隆起,主要为肱二头肌。其肌腱止于桡骨粗隆的后部,其内缘为肱二头肌腱膜所遮盖,不如外缘显著。上臂背侧的隆起在中部特别显著,为肱三头肌,下部平坦部分相当于肱三头肌腱。伸肘时,肱三头肌的外侧头在三角肌后缘之下显著隆起。在上臂后内侧的隆起为其内侧头,长头由三角肌的覆被下穿出。

肱二头肌的内侧沟起自腋窝后襞,沿上臂内侧向下直至肘窝,其上部作为肱二头肌、喙肱肌与肱三头肌的分界,下部至肘窝,作为肱二头肌与旋前圆肌的分界。肱二头肌内侧沟有上臂血管神经束走行,贵要静脉由此向上汇入腋静脉,也是显露肱动脉及正中神经的良好标志。肱二头肌外侧沟较短,不如内侧沟显著,起于三角肌的止点终于肘窝,其下部作为肱桡肌、桡侧腕伸肌与肱二头肌的分界。头静脉沿此沟向上,然后沿三角肌前缘注入腋静脉。此血管在肱静脉血栓性静脉炎时,常是唯一保持静脉回流的血管,在手术中应注意保护。在寻找锁骨下血管时,头静脉是良好的标志。

臂部外展时,如自腋窝后壁至肘窝中心沿上臂内面画一线,即代表肱动脉及正中神经的径路。尺神经在上部与肱动脉伴行,唯在下部则向下后行至内上髁之后。桡神经从肱三头肌间隙穿出后,即向后下沿桡神经沟绕肱骨而行,至三角肌止点下 2.5cm 处,从臂外侧肌间隔穿出,随后下行至肱骨外上髁前,分为深、浅二支。

三角肌止点在臂部为一重要标志,不仅代表肱骨主要滋养动脉穿入骨骼水平,桡神经也在此平面绕肱骨背面而行,同时又相当于喙肱肌附着肱骨内侧水平。

(三)臂部浅层结构

在臂浅筋膜内,头静脉沿肱桡肌与肱二头肌之间向外上,经前臂外侧皮神经表面,至臂的上 1/3 处,位于三角肌和胸大肌之间的沟内,与胸肩峰动脉的三角肌支伴行,然后经锁骨下窝入于腋静脉。贵要静脉沿肱二头肌内侧缘上升,约至臂的中点稍下方,穿深筋膜至臂深部,在肱动脉内侧上升至大圆肌下缘,与腋静脉相续。

臂内侧皮动脉来自尺侧上副动脉、肱动脉、肱深动脉及腋动脉。尺侧上副动脉与尺神经、桡神经的肱三头肌内侧头支伴行。

臂内侧皮瓣上界为腋窝,有毛皮边缘,下界为肘窝上界,前界为臂前正中线,后界为臂后正中线。臂部皮肤除内侧一小部分受肋间臂神经（来自第 2 肋间神经，有时也来自第 3 肋间神经）支配外，其余皮神经全部来自臂丛。

臂内侧皮神经一般来自从 C_8 和 T_1 分布于前臂内面的掌侧及背侧皮肤，占 54.17%。但臂内侧皮神经可被肋间皮神经分支或前臂内侧皮神经分支所代替，各占 10.42%。在后一种情况下，前臂内侧皮神经有时在腋腔内就分成掌、背侧两支，而臂内侧皮肤由背侧支分布，占 12.5%。臂外（上外）侧皮神经（$C_{5~6}$）来自腋神经，支配肩外侧及上臂外侧皮肤。臂后皮神经（$C_{5~8}$）有时尚有 1~2 支臂下外侧皮神经，来自桡神经，分别支配上臂后侧及上臂下外侧皮肤，臂后皮神经尚可与前臂背侧皮神经借一共同干由桡神经发出（占 8%）。前臂内侧皮神经（$C_8~T_1$）支配近肘窝处，前臂外侧皮神经在头静脉的深面穿出，前臂内侧皮神经于贵要静脉穿入深筋膜处浅出，并与此静脉伴行。

（四）肘部骨性标志及表面解剖

1. **骨性标志** 在肘关节两侧，肱骨下端内、外上髁及鹰嘴极易触及，肱骨内上髁更为显著。在肱骨内上髁的内后方有一明显的沟，介于内上髁和鹰嘴之间，尺神经由此通过，容易触及。肘关节半屈时，肱骨外上髁也易触及，唯在肘关节伸直时则隐入凹陷内，凹陷内侧为肘后肌，外侧为桡侧各伸肌。肱骨外上髁距鹰嘴较肱骨内上髁远。

肘关节伸直时，肱骨内、外上髁与尺骨鹰嘴同在一条横线上。肘关节屈曲成直角时，后面观察，此三点相连成一等边三角形；侧面观察，此三点位于一直线上，与肱骨纵轴相当。继续屈肘至最大限度，鹰嘴尖则居于肱骨关节面之前，在此位置上，肱三头肌的附着点可被触知。肘关节脱位时，此三点的关系无论从后面及侧面观察，均发生改变。鹰嘴位于肱骨两上髁之后上，而在伸展型肱骨髁上骨折或肱骨下端骨骺分离时并不引起改变，但从侧面观察，鹰嘴与两上髁的连线移位至肱骨干轴线之后。

在肱骨外上髁之下有一凹陷，为肱桡关节所在。如使前臂交替作旋前、旋后动作，桡骨头可被清晰触知。在肘关节伸直时，可将手指伸入此凹陷内，当关节腔内有积液时，此凹陷即不复存在。肘关节屈曲时，桡骨头居于外上髁前约 2.5cm，与肱骨外上髁及鹰嘴突在肘关节的外侧也形成一三角形，相当于肘后肌部位，其深面则为肘关节的后外侧部。当桡骨头骨折造成肘关节积血时，血肿即由此处膨出。自此三角的中心，与上述三点的等距离处向前并在远侧穿刺，较易进入肘关节腔内。

肘关节面的表面投影相当于从肱骨外上髁下 1cm 至内上髁下 2.5cm 处的连线上。

2. **表面解剖** 前臂旋后和肘关节完全伸直时，在肘前部可以看到 3 个肌肉隆起，居中间者为肱二头肌，近肘窝部变为一窄腱，向深处止于桡骨粗隆的后部，其深面为肱肌，两侧有两条浅沟及两个肌肉隆起，内侧为旋前圆肌、桡侧腕屈肌和掌长肌，外侧为肱桡肌和桡侧腕伸肌。内外两组肌肉隆起向下会合点代表肘窝的下角。肱骨两上髁的连线则代表肘窝的基底。自肱二头肌腱内侧发出腱膜横行向内，呈薄板状，横架肘窝上，移行于前臂筋膜，此腱膜的存在使得肱二头肌的止点及旋前圆肌在表面不易区分。如在腱膜的近侧下压，可触知肱动脉的搏动。在肘后内侧沟可以触及尺神经。

（五）前臂的骨性标志及表面解剖

桡、尺骨下部均可清楚摸到。前臂在外形上颇似截断的锥体，其上部因系肌肉起始处，主要为肌腹，显得宽大，向下变为肌腱，逐渐变细小。

前臂掌侧肌肉远较背侧发达，前臂骨背面，特别是尺骨背面的全长由鹰嘴至尺骨茎突均可明显触及。桡骨头在肘后区的小窝中可清楚摸到，该窝位于鹰嘴的外侧和肱骨外上髁的下方。桡骨头稍下为肌肉所覆盖，但桡骨中点以下重新可被触及，向下一直到桡骨茎突。

前臂掌侧肌肉的投影可以根据若干引线确定，肱桡肌的内侧缘相当于肱二头肌腱外侧缘与桡骨茎突连线，旋前圆肌的方向相当于肱骨内上髁至桡骨中点连线，而尺侧腕屈肌的内缘则相当于从肱骨内上髁至豌豆骨的连线。

在前臂掌面，自肱二头肌腱向外下至桡骨茎突可见沟，屈肘时更为明显。此沟也作为前臂前内侧群与前外侧群肌肉的分界。在前臂背面，相当于尺骨背侧缘常看到一个凹陷。其尺侧为尺侧腕屈肌和其他屈肌，桡侧为尺侧腕伸肌和其他伸肌。在桡骨头后凹窝的下方可以确定一沟，该沟走向桡骨外侧面的中点。沟的前方为肱桡肌及桡侧腕长伸肌，沟的后方，即相当于沟与尺骨之间有桡侧腕短伸肌、指总伸肌和尺侧腕伸肌。

桡动脉的投影可以根据肱二头肌腱内侧缘与腕部可以触及桡动脉的搏动点之间的连线来确定。尺动脉的投影可以肱骨内上髁与豌豆骨的外侧缘连线来确定,该线相当于尺动脉在前臂下 2/3 的行程。

二、上 肢 关 节

（一）肩关节

肩关节一般仅指肱骨头与肩胛骨关节盂之间的关节。在日常生活中,肩部的活动并不只限于此关节,实际上是由肩肱关节、胸锁关节、肩锁关节和肩胛骨与胸壁之间的连接（肩胛胸壁关节）、肩峰下关节（第二肩关节）、喙锁关节等 6 个关节彼此共同运动。

1. 肩肱关节　肩肱关节（图 2-2-1）,是人体最灵活的关节,主要决定于两个解剖因素,首先两个关节面显著不相称;其次,关节韧带装置薄弱,对关节稳定作用很小,并为具有弹力的肌肉所代替,使上臂内旋、外旋肌群的肌腱附着于肱骨大、小结节,犹如支持关节的韧带装置。肩肱关节的主要功能为运动,支持重力占次要地位,关节囊很松弛,肩胛骨关节盂的关节面很小、很浅,此种结构使肱骨头的运动具有很大灵活性,但其稳固性则远不如髋关节。

（1）骨结构组织

1）肩胛骨的关节盂:呈梨状,上窄下宽,关节面浅小,向前、外、下,与肱骨头的关节面极不相称。关节盂的表面覆以一层透明软骨,中央较边缘为薄,关节盂的边缘镶以一层纤维软骨,名盂缘,以增加关节盂的深度。关节盂缘切面呈三角形,在儿童,此结构的基底紧与关节盂的边缘相附着,并与透明软骨相混,而在关节囊边缘则与纤维性关节囊相续。在老年人,盂唇的上部游离似软骨盘。关节盂唇前缘如脱落、缺损或关节囊从关节盂唇边缘

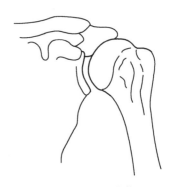

图 2-2-1　肩肱关节

撕破,可引起习惯性肩肱关节脱位。关节盂的上下各有一突起,名盂上粗隆、盂下粗隆,分别为肱二头肌长头及肱三头肌长头附着处。

2）肱骨头:呈球状,占圆球面积的 1/3,关节面向上、内、后,较肩胛骨关节盂大,故仅有一部分与其接触。肱骨头的后外部如有缺损,可引起习惯性肩关节脱位。如将肱骨头与股骨头作比较,后者占圆球面积的 2/3,朝上、内、前。

3）肩峰:位于肱骨头的上后方,朝外、后、下,是防止肱骨头向上脱位的重要结构。当肱骨头上抬时,肱骨大结节正位于肩峰之下,除非肩肱关节在后伸位,外力直接朝向肩前和肩顶,否则不易引起肱骨头的损伤。

4）喙突:向前、外、下,作拥抱肱骨头的姿势。在喙突与锁骨外 1/3 之间有坚强的喙锁韧带相连,形成喙锁机制。在喙突与肩峰之间有喙肩韧带,甚为坚固,其内侧起于喙突上面的外侧,作成喙肩弓,为第二肩关节的上界,也是防止肱骨头向上、向内脱位的结构。

（2）关节的连接:关节囊的纤维层由斜行、纵行及环行纤维构成（图 2-2-2）,关节囊的后下部起于关节盂唇的周缘和相邻关节盂的骨质,其前部起点随滑膜隐窝的有无及大小而不同,如有较大滑膜隐窝,纤维性关节囊前部不与盂唇相续,而向内伸展至喙突基底,以后借一薄层纤维组织沿肩胛颈前面反折至盂唇;如无滑膜隐窝,关节囊则起于关节盂唇的周缘及邻近骨质。在远侧,纤维性关节囊的上部止于解剖颈的上部,下部止于肱骨干的骨膜,距肱骨头关节软骨定距高。纤维性关节囊的内部衬以滑膜,向下沿肱骨解剖颈反转至肱骨头关节软骨的周围。其纤维与关节软骨相混,但不至关节盂的关节软骨。

关节囊的前部有盂肱韧带三束加强,关节囊的上部一般不附着于盂唇,此处有短的旋转肌,即小圆肌、冈上、下肌及肩胛下肌合成的肌腱袖加强。这些肌腱约长 2.5cm,肌腱与关节囊纤维彼此紧密融合,一般很难分开,特别在肱骨结节间沟,更是如此。各肌腱的纤维也彼此相混,肌腱袖可使肱骨头保持于原位。在关节囊下方,有腋神经及旋肱后动脉通过。前者发关节支至关节囊。

50 岁后,肌腱袖的滑膜面的最内侧纤维常发生不完全撕裂、磨损或破碎等病变,有的甚至整层均受到

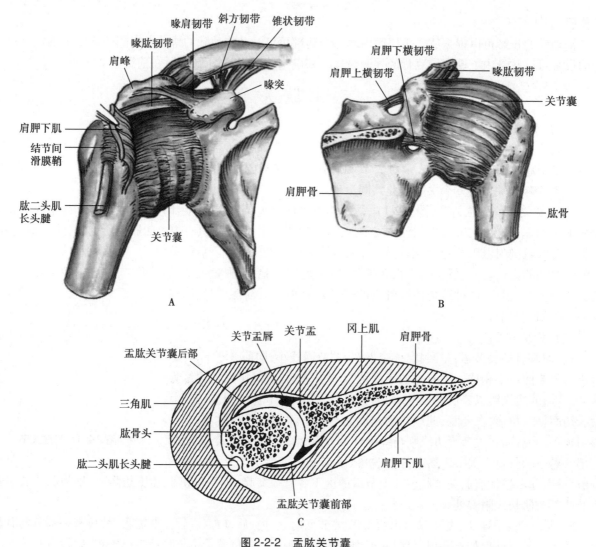

图 2-2-2 盂肱关节囊

A. 盂肱关节囊正面解剖图；B. 盂肱关节囊背面解剖图；C. 盂肱关节囊剖面示意图。

侵犯而发生完全撕裂，缺损近侧的滑膜组织加厚但平滑，形成镰状韧带，这种退行性变随年龄增加而加重。另外尚有血管和纤维增生。50 岁后，结缔组织由于化生不完全形成的纤维软骨及骨组织常可见到，但最常见到的为附着于肱骨头的肌腱袖纤维的透明变性及纤维软骨、关节囊的病变，较该关节的软骨组织和骨组织更为显著。软骨病变在 50~60 岁最多，但关节囊的病变随年龄增加而递增。

引起肌腱袖病变的原因，除了年龄是一个因素外，关节囊正处于肩峰和肱骨之间，当上臂外展时，旋转肌不能将肱骨头固定于关节盂，而使肱骨头向上，顶住肩峰下面，因此容易使其间的软组织受到钳夹，而使肌腱袖重复遭受扭伤。

（3）韧带

1）喙肩韧带：虽非肩肱关节本身韧带，但为构成第二肩关节上界喙肩弓的组成部分，是肩肱关节上部强有力的屏障，其前后部较厚，宽广的基底起自喙突外缘，以后缩窄，在肩锁关节前止于肩峰尖部的前缘，中部纤维非常薄或缺如，因此形成两个坚强纤维束，呈分枝状。此韧带将肩峰下滑膜囊自肩锁关节隔开，其下面做成肩峰下滑膜囊后部的顶。上臂抬起时，肱骨大结节位于喙肩弓之下，作为肱骨头外展时的支点，喙肩弓与其下的滑膜囊和疏松组织利于肩部浅、深层肌肉的滑动。

2）喙肱韧带：为坚强的纤维束，贴于关节囊上面，可以视作胸小肌的游离部，此韧带起于喙突水平部的外缘，向前下经冈上肌和肩胛下肌之间，其纤维至关节囊并与大小结节间的肱骨横韧带相连。喙肱韧带好似肱骨头的悬吊韧带，其近侧纤维在外旋时紧张，有约束外旋的作用，并可使肱骨头不致往上脱位。肩关节周围炎时因韧带挛缩，肱骨头处于内旋位，限制肩肱关节的外展外旋。

3）盂肱韧带：为关节囊比较致密的部分，增强关节囊的前部，起于肱骨解剖颈的前下部，向上向内，止于关节盂的盂上粗隆及关节盂唇，与肱二头肌腱相续，分为上、中、下3束，称为盂肱上韧带、盂肱中韧带和盂肱下韧带。这些韧带仅能在关节囊内部看到，有约束肩肱关节外旋的作用。其中盂肱中（内）韧带最为重要，位于关节囊的前下部，在肩胛下肌和肱三头肌长头起始部之间的裂隙中，该处构成腋隐窝。此韧带可以缺如，因而关节囊这部分变成薄弱点，容易引起肩肱关节脱位。由于肩肱关节脱位经常发生于上肢外展及外旋时，所以肩胛下肌常为脱位的肱骨所撕裂，行经关节囊前下部内方的腋神经亦常遭受损伤。所有3个韧带在引起前方盂唇脱落和骨赘的产生上均起重要作用。

（4）滑膜：关节囊的内面完全衬以滑膜，其为松弛，肩关节的滑液性关节囊向下扩展至外髁颈。该囊有两个延长部分，其一包围肱二头肌腱，形成骨纤维性鞘；另一延长部分在肩胛下肌腱和盂缘处形成滑膜囊（图2-2-3）。

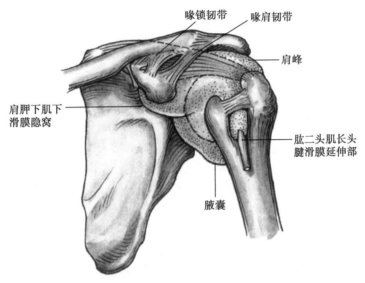

图2-2-3 肱二头肌长头腱及其滑膜

（5）滑膜囊

1）肩峰下滑膜囊：肩峰下（三角肌下）滑膜囊介于三角肌深面与喙肩弓和肩肱关节外侧面之间。在儿童，可有一薄隔将它分为肩峰下和三角肌下两部。但在成人，两者常互相交通，应视为一个整体。肩峰下滑膜囊上为肩峰，下为冈上肌腱止点，由于冈上肌腱与关节囊相融合，可视作滑膜囊之底。当上臂外展成直角时，肩峰下滑膜囊几乎不见。

肩肱关节周围的肌肉在外层为三角肌、大圆肌等，在内为较小的旋转肌，这两层肌肉的动作是独立而互相合作的。肩峰下滑膜囊方面协助骨骼肌运动顺利进行，另一方面保证肱骨大结节顺利通过肩峰进行外展运动。

肩峰下滑膜囊可随年龄增加发生退行性变，囊壁可以增厚，滑膜囊常被厚而平滑的粘连分为数个腔隙。正常时滑膜囊的底坚固附着于大结节的上部、外部及肌腱袖上，并越过结节间沟。肌腱袖完全破裂时，肩肱关节腔直接与肩峰下滑膜囊相通，囊腔所在有直径扩大，囊壁亦增厚，此时肱骨头直接位于肩峰下滑膜囊顶之下。这种改变系由于上臂外展时经常扩大肩峰下滑膜囊之故。

值得注意，在肌腱袖完全撕裂的患者并不发生肩关节周围炎，这可能由于滑膜囊内的滑液有阻止形成粘连性滑膜囊炎或肌腱炎之故，而后者正是肩关节周围炎形成的条件。

在少数老年人，肩峰下滑膜囊可以完全闭塞，在三角肌下筋膜和肌腱袖外面之间并不存在间隙，只有采用锐解剖方法才能将三角肌与肌腱袖分开，后者多发生退行性病变，可出现冈上肌腱部分断裂或形成钙化性肌腱炎。

肩峰下区可视作一个功能性关节，或称第二肩关节。上为喙肩弓，包括肩峰、喙突及其间的喙肩韧带，下为肌腱袖和肱骨结节,其间大的肩峰下滑囊可视为关节腔。此部的病变是肩韧带最常见的病变,其共同特点为上臂外展时,上方的喙肩弓和下方的肱骨结节间失去正常的界限,滑膜囊壁失去正常的滑动作用,上臂外展60°～120°时引起的肩痛弧综合征多由于肩峰下区病变引起。冈上肌腱作为肩峰下滑膜囊之底,撕裂时必然减弱滑膜囊的功能,由于失去冈上肌腱支持,肱骨头在关节盂内变为不稳定。

冈上肌腱的断裂是引起肩峰下滑膜囊炎最常见的原因,老年患者,特别是过去从事体力工作的劳动者,因经常使用肌腱而招致磨损并减弱,更易断裂,可为部分性或完全性,肌腱的断端可窜入关节腔内。因冈上肌腱断裂而使肩峰下滑膜囊与肩肱关节的关节囊相通时,肱骨的大结节与肩峰因经常摩擦而硬化,其间的软组织亦逐渐磨损,肱二头肌的长头腱亦可能被累及,遭受磨损,其残留部分附着于肱骨结节间沟内。

肩峰下滑膜囊发炎时,滑膜囊常与肩肱关节囊相通,上臂内收时,滑液流入关节内,肿胀不显;当外展时,液体重新流回滑膜囊,故显隆起,在此种情况下,抬臂时由于肱骨大结节与肩峰的摩擦,外展和外旋动作时非常疼痛,但在开始外展超过直角时,因为大结节不再与肩峰接触,疼痛顿时消失。

2）肩胛下肌滑膜囊:开口于盂肱中韧带的上下,在关节盂处,有些滑膜皱襞互相重叠。

3）胸大肌、背阔肌及大圆肌腱:止于肱骨结节间沟两侧的滑膜囊。

4）喙突下滑膜囊:当胸小肌在喙突有不正常的起点时具有。

5）前锯肌下滑膜囊:在肩胛下角及胸壁之间。

6）肩峰上滑膜囊:在肩峰背侧和皮肤之间,其基底附着于肩峰。

2. 胸锁关节　胸锁关节为锁骨的胸骨关节面与胸骨柄锁骨切迹及第1肋软骨所形成的磨动关节。锁骨的胸骨端较大,呈球形,而胸骨的锁骨切迹与第1肋软骨形成的关节面呈鞍形,可以摸到,上肢运动时更为明显。胸锁二骨的关节面大小很不相称,接触面也很不合适。关节囊围绕关节,上下二部较薄,但其余部分为韧带装置所加强,其前后加厚部成胸锁前、后韧带,甚为坚强,胸锁后韧带较前韧带薄而紧张。此外,尚有连接对侧锁骨胸骨端的锁骨间韧带和连接锁骨内侧端的肋粗隆与第1肋骨和肋软骨间的肋锁韧带(或菱形韧带),这些韧带能稳定胸锁关节,后者还使锁骨连于胸壁上,有限制锁骨胸骨端向上的作用。关节的韧带装置说明关节囊前下部是较薄弱部分,锁骨的胸骨端容易向前方脱位,有时成为习惯性。如果胸锁韧带或肋锁韧带慢性松弛,可发生胸锁关节半脱位或全脱位。胸锁关节的后部解剖关系甚为重要,不但有大血管、气管及食管,同时尚有丰富的静脉网及胸膜顶,但因此处有胸骨甲状肌及胸骨舌骨肌附着于关节囊之后,对其下经过的大血管起一定保护作用。如系后脱位,有时可压迫其后的大血管、气管及食管,必须立即复位。在胸、锁二骨之间存在有坚厚的纤维软骨性关节盘,周围较厚,中心较薄,将关节腔分为上、下二部。关节盘的上部附着于锁骨胸骨关节面的上缘和后缘,下部附着于第1肋软骨贴近胸骨处,其大小与锁骨的胸骨端相适应,周缘与关节囊韧带相融合。关节盘约半数不完整,4%缺如,老年人有时有穿孔,其功能为在肩肱关节运动时,减少胸骨的震荡并制止锁骨向内脱位。也有人认为,关节盘的存在系胸锁关节在很大范围内运动的功能性适应结果,如此可使锁骨在各个方向倾斜并沿长轴而旋转。

胸锁乳突肌的胸骨头位于关节囊前部的上内侧,与其相贴连。在关节之后有胸骨舌骨肌和胸骨甲状肌,均能辅助加强关节的稳定性。锁骨下肌则在其下外侧,对于行经锁骨及第1肋骨间的血管、神经起保护作用,同时可以防止锁骨突然向上。在关节的前下部,尚有胸大肌的胸骨头及锁骨头与其相贴近,加强前部稳定。

胸锁关节是肩带与躯干相连的唯一关节,肩肱关节无论向何方向运动,均需要胸锁关节的协同,在肩部抬高时,可使锁骨旋转。此关节因病变而固定时,肩肱关节的运动即受限制,但此关节因病变所引起的障碍远较肩锁关节为少。切除整个锁骨或先天性锁骨缺损的患者,对上肢运动引起的障碍不大。某些锁骨陈旧性骨折畸形愈合,骨痂过多或锁骨畸形,可压迫锁骨下动脉第1段及静脉,引起胸廓出口综合征。

3. 肩锁关节　肩锁关节由肩胛骨肩峰关节面与锁骨肩峰关节面构成,紧位于皮下,可以摸到,提高肩部时,在两骨连接之间可以看到小凹陷。其稳定性依靠下列装置维持:①关节囊及其加厚部分形成的肩锁韧带;②三角肌和斜方肌的腱性附着部分;③喙锁韧带的锥状韧带及斜方韧带,由喙突至锁骨。此两韧带对于维持肩锁关节的完整性甚为重要,如两韧带完整,只能引起肩锁关节半脱位,而完全脱位多伴有此两韧带的断裂。锁骨和肩峰的关节面在大小和方向上有许多变异,最常见的为斜行,锁骨肩峰关节面的方向向外下,呈卵圆形,易引起锁骨向上脱位;但有时可垂直,或斜行向上外较为稳定。关节面的大小可有很大不同,随年龄增大,关节面可向后扩展,也有时两个相应的关节面不合适,而发生退行性变。

对肩锁关节稳定性起主要作用的喙锁韧带向内下,可以防止肩胛骨向内。喙锁韧带按形状分为二部,前外侧部名斜方韧带,后内侧部名锥状韧带,在二韧带之间有时形成小滑膜囊,这两个韧带使锁骨固定于肩胛骨。

切断斜方韧带和锥状韧带,并不增加锁骨在肩峰上的活动,切断肩锁韧带可引起肩锁关节的半脱位;如同时切断肩锁韧带及喙锁韧带则可引起完全脱位;如切断关节囊,同时再切断斜方韧带或锥状韧带,也可引起完全脱位,如上述韧带切断同时,再将三角肌和斜方肌腱膜做骨膜下剥离,则锁骨的活动性将大为增加。

如肩锁关节的关节囊完全断裂,将引起锁骨的肩峰关节面在肩胛骨肩峰关节面上的过度前后活动,经常是向后的活动。X线平片显示关节间隙加大,如同时锥状韧带和斜方韧带也被切断,锁骨端将过度向上,此种损伤常同时伴有关节盘和肌肉撕裂。

4. 喙锁关节　正常时锁骨与肩胛骨喙突之间为韧带连接,但有时可形成喙锁关节,两者均具关节面,按其结构属于平面关节,运动幅度不大,与肩锁关节和胸锁关节共同组成联合关节。

5. 肩胛骨与胸壁间的连接　肩胛骨与胸壁间的连接也称肩胛胸壁关节,虽不具关节的结构,在功能上应视为肩关节的部分。肩胛骨与胸壁间的负压对于保持肩胸连接有很大作用。

肩胛前间隙是位于肩胛骨前面的肩胛下筋膜及胸壁间的狭窄间隙,肩胛骨即沿此间隙而活动,此间隙又为前锯肌分为彼此独立的两个间隙。后肩胛前间隙位于覆盖肩胛下肌的肩胛下筋膜及前锯肌之间,是腋窝的直接延续,该处充填有大量疏松蜂窝组织,腋窝脓肿可蔓延至此间隙。在此间隙内通行的血管、神经有肩胛下动脉及其分支、肩胛下静脉、肩胛下神经及胸背神经。前肩胛前间隙位于覆盖前锯肌前面的筋膜和贴附于胸壁外面的筋膜之间,是各方均密闭的间隙,其间充填以板样蜂窝组织,可保证肩胛骨沿胸廓活动。

在前肩胛前间隙常见的有两个滑膜囊:①前锯肌内滑膜囊,位于前锯肌深处在肩胛骨下角的内侧缘,占5%;②前锯肌下滑膜囊,位于前锯肌和胸廓上外侧部之间的蜂窝组织中。上述滑膜囊可形成巨大滑膜囊肿,在肩胛骨运动时,出现所谓"肩胛骨破裂声"。

(二)肘关节

肘关节为肱骨下端及尺、桡二骨上端形成的复杂关节。包括三个关节,即肱尺关节、肱桡关节和桡尺近侧关节(图2-2-4),在功能上彼此密切关联,应当作一个整体看待。肘关节为复杂关节,包括不同性质的屈戌关节和滑车关节。从前面看,肘关节位置较深,肘窝作成其顶。肘关节的主要作用,一方面协助腕关节及手的操作,另一方面起杠杆作用,减轻肩关节运动时的负担。

肘关节在解剖上具有以下特点:①构成肘关节的骨骼一方呈凹面,另一方呈凸面;②肘关节的前后肌肉相当发达,屈伸运动有力,两侧骨骼因无肌肉覆盖,显得突出;③肘关节囊前后比较松弛,可使屈伸运动有充分余地;④在肘关节的骨性组成部分中,尺骨鹰嘴的松质骨最多,肱骨内、外髁次之,桡骨头所含的松质骨最少;⑤肘关节的两侧有坚强的侧副韧带保护,增加关节的稳固性,避免向两侧脱位。所有这些解剖特点均有利于肘关节的屈伸运动。

1. 肘关节的组成

(1) 肱尺关节:肱尺关节由肱骨滑车和尺骨滑车切迹构成,是肘关节的主要部分。滑车切迹覆盖一层透明软骨,并由一横沟分为前、后二部。肱骨滑车前上部的冠突窝在肘关节屈曲时容纳尺骨冠突,而后上部的鹰嘴窝在肘关节伸直时容纳尺骨鹰嘴。此关节的运动主要系尺骨滑车切迹在肱骨滑车上的屈伸运动。肱尺关节易向后方脱位。

(2) 肱桡关节:肱桡关节由肱骨头和桡骨头凹构成。在肱尺关节屈伸运动时,肱桡关节本身无任何特殊运动,但可以协助桡尺近侧关节的运动。切除桡骨头后对整个肘关节的活动并不产生多大影响。桡骨头比较不稳定屈肘时,容易向后脱位,伸肘则容易向前脱位。有了肱桡关节,桡骨头就不易脱位。

(3) 桡尺近侧关节:桡尺近侧关节由尺骨的桡骨切迹和桡骨头的环状关节面构成。桡骨头下部被环

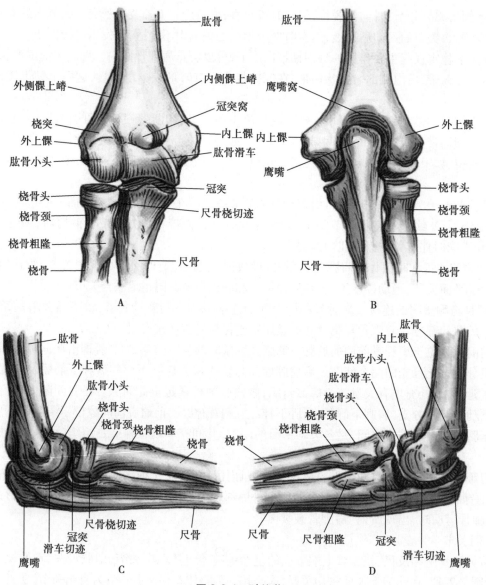

图 2-2-4 肘关节
A. 前面观；B. 后面观；C. 外面观；D. 内面观。

状韧带紧紧包绕，此韧带连于尺骨的桡骨切迹的前、后缘将桡骨头紧紧固定于尺骨的桡骨切迹外侧。环状韧带与尺骨的桡骨切迹共同形成个圆弧，前者占圆弧的 4/5，后者占圆弧的 1/5；桡骨头即在此圆弧内作旋前和旋后运动。环状韧带借肘关节的桡侧副韧带与肱骨附着。桡尺近侧关节的功能远较肱桡关节为重要。幼儿桡骨小头发育不完全，桡骨头的直径并不比其下部的桡骨颈大，因而环状韧带的支持力量比较薄弱，如前臂过度牵拉，容易引起桡骨头半脱位。

桡尺近侧关节包括在肘关节内的理由是：①滑膜腔彼此相通；②肘关节的桡侧副韧带与桡尺近侧关节的环状韧带相连；③肱骨小头的形态不但适应肘关节的屈伸运动，同时也适应桡尺近侧关节的旋转运动。

肱骨下端与桡骨上端可能愈合，如果肱桡关节缺如，使肱桡关节运动的肌肉也可能发育不全或缺如，肱骨头及桡骨头无骨骺发育，骨的长度受到一定影响，尺骨也可能发生弯曲。由于上肢长度的增长主要在肱骨上端和桡骨下端，故影响不大。

2. 维持肘关节稳定的组织

（1）关节囊：肘关节囊（图 2-2-5）前面近侧附着于肱骨冠突窝和桡骨窝的上缘两侧附着于肱骨内，外上髁的远侧，远侧附着于环状韧带和尺骨冠突的前面后面，近侧附着于鹰嘴窝底及其内外侧缘，远侧终于尺骨滑车切迹两侧及环状韧带。桡骨头及和尺骨冠突完全位于关节腔内，骨折后易于游离并造成关节腔内出血，鹰嘴骨折可使鹰嘴皮下滑液囊与关节腔相交通。肘关节囊的前后部分分别称为关节前后韧带，比

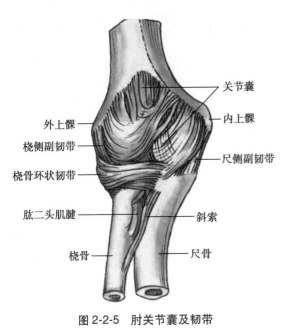

图 2-2-5 肘关节囊及韧带

关节囊
外上髁
桡侧副韧带
桡骨环状韧带
肱二头肌腱
桡骨
内上髁
尺侧副韧带
斜索
尺骨

较薄弱,对维持肘关节的稳定性有一定作用,但被肱二头肌腱及肱三头肌腱加强,关节囊的前后部分在肘关节屈伸时因松弛形成皱襞凹窝。肘关节渗液时,首先出现于肱三头肌腱两侧的肘后内外侧沟,瘘管也多于此处形成。

(2) 韧带:肘关节的韧带包括尺侧副韧带,桡侧副韧带和环状韧带(图 2-2-5)。

1) 尺侧副韧带:尺侧副韧带呈扇形,行于肱骨内上髁、尺骨冠突和鹰嘴之间,分为 3 束。前束自内上髁前面至冠突的内侧缘,为一坚强的圆形束,伸时显得紧张。后束较薄弱,呈扇形,自内上髁后部至鹰嘴的内侧面,屈肘时紧张。中束较薄,止于冠突与鹰嘴之间的骨嵴上,亦称 Cooper 韧带,为斜行纤维,可加深滑车切迹。Cooper 韧带下缘游离,与尺骨之间有一裂隙,肘关节运动时,滑膜可由此膨出。尺侧副韧带前束也是指浅屈肌的起点,有人认为是由指浅屈肌蜕化而成。尺侧副韧带可以稳定肘关节的内侧,防止其向外侧脱出。

2) 桡侧副韧带:呈扇形,起于肱骨外上髁下部,向下至环状韧带,并延伸至桡骨的外面,最后部的一些纤维越过桡骨,而止于尺骨旋后肌嵴。此韧带实际上是关节囊外侧的增厚部分,能稳定肘关节的外侧,并能防止桡骨头向外脱位,如环状韧带和关节囊外侧松弛,可引起肘关节习惯性脱位。桡侧副韧带同时是旋后肌和桡侧腕短伸肌的一部分起点,有人认为它是由旋后肌止点腱蜕化而成的韧带。

3) 环状韧带:环状韧带围绕桡骨颈,对维持桡骨头的位置有重要作用,由坚强的纤维构成,内面衬以一薄层软骨。韧带的前后两端分别附着于尺骨的桡骨切迹前、后缘,形成 3/4~4/5 环,与尺骨的桡骨切迹合成一个完整的环,实际环状韧带呈杯状,上大,下小,可防止桡骨头脱出。环状韧带仅外侧有桡侧副韧带附着,稳定活动。肘关节强度内收时,紧张的桡侧副韧带可以牵拉相对活动的环状韧带。

三、上 肢 肌 肉

上肢肌可按不同部位分为上肢带肌、臂肌和前臂肌。

(一) 上肢带肌

上肢带肌分布于肩关节周围,具有运动肩关节和增强肩关节稳定性的功能。

1. 三角肌($C_{5~6}$) 肩外侧部主要由三角肌构成,三角肌底朝上,尖朝下。三角肌起点广泛,纤维起自锁骨外 1/3 前缘、肩峰尖与其外侧缘及肩胛冈嵴,向下缩窄变成一腱,止于肱骨三角肌粗隆,在肱骨干中点偏上。三角肌肌束分为前、中、后 3 部分,三角肌前部肌束较长,从前方走向后下方,与结节间沟的外侧唇在一线上;后部肌束也较长,从后方斜向前下方,构成桡神经沟的上界,向上与肱三头肌外侧头的起点在一条线上,中部纤维构造较复杂,肌束较短,似羽毛状,由肩峰下行,三束肌纤维与由下部止点向上的腱索彼此镶嵌、腱性组织在近侧部伸展到整个肌的起始处,在远侧部则附着于不大的区域中。

三角肌由腋神经支配。腋神经起自臂丛后束($C_{6~7}$)。

上臂外展运动主要由三角肌和冈上肌协同作用,三角肌的前部纤维同时可内旋和屈曲上臂,后部纤维可以外旋及伸展上臂,两者作用相反。三角肌前部纤维也参与肩肱关节内旋。检查时,使患者屈肘,自中立位外展肩关节并施加阻力,可见三角肌全部收缩;肩外展时,前屈、内旋并加阻力,三角肌前部纤维收缩;肩外展时,后伸、外旋并施加阻力,三角肌后部纤维收缩。

2. 冈上肌($C_{5~8}$) 冈上肌相当厚,呈圆锥形,起自冈上窝骨面的内侧 2/3,向外行经肩峰之下,移行为短而扁平的肌腱,止于肱骨大结节最上的小面。检查时,使患者颈后伸,屈向检查一侧,面部转向对侧,以放松斜方肌,上肢下垂于体侧,肩部抗阻力外展,于冈上窝可扪及冈上肌收缩,冈上肌腱密切黏着于肩关节囊的上部,肌腱表面与肩峰深面有肩峰下滑液囊,有时与三角肌下滑液囊相交通。此肌由肩胛上神经支配,在上臂整个外展和屈曲动作中,能协助三角肌发挥作用,将肱骨头稳定在关节盂内,在上臂外展时,并能使其外旋。

冈上肌受肩胛上神经支配,该神经由 C_5 发出,也有时自 C_4 或 C_6 发出。此神经损伤可导致冈上、下肌瘫痪,影响肩关节稳定,引起关节摆动。

3. 冈下肌($C_{5\sim6}$)　冈下肌较厚,起于冈下窝的内侧半,一部分肌纤维固定于冈下筋膜,向上外移行为短而扁平的肌腱,止于肱骨大结节中部的小面。此肌包绕于冈下骨性纤维鞘中,该鞘由肩胛骨冈下窝及附着于它边缘的冈下筋膜所构成,远较冈上筋膜为厚,冈下肌能使下垂的上臂外旋。冈下肌为斜方肌和三角肌外缘所覆盖,检查时,使肩关节外展并屈肘,以放松三角肌,检查者以示中指扣肩胛骨外缘,肩关节抗阻力外旋,两手指之间即可扪及冈下肌收缩。

冈下肌受肩胛上神经支配,后者与肩胛上动脉并行。排球运动员,特别是攻球手,由于肩胛上神经长期遭受反复牵拉摩擦,在转折角处发生水肿变性而引起冈下肌瘫痪,属于神经卡压综合征。

冈下肌的异常,冈下肌原来分为上、中、下三部,上部由肩胛冈下面起始,有的尚起自冈下筋膜内面,同时与中部多少有分离倾向,称小冈下肌。

4. 小圆肌(C_5)　小圆肌起自肩胛骨的腋缘中 1/3 处,在冈下肌之下,止于肱骨大结节最下的小面。小圆肌包绕于冈下骨性纤维鞘中,但与冈下肌隔以菲薄筋膜层,冈下间隙肌肉前方的疏松蜂窝组织,在肩胛颈处相当发达,由此可与冈上间隙相交通,肌肉后方蜂窝组织在外侧沿肌腱走行,可通过不太发达的冈下肌筋膜而与三角肌下间隙相交通,该筋膜实际不能阻挡脓液的扩散。小圆肌由腋神经支配,能外旋和内收上臂,特别在上臂外展时,其外旋作用增大。小圆肌检查法同冈下肌。

冈上肌、冈下肌、小圆肌与肩胛下肌共同组成肌腱袖(图 2-2-6),它们的完整性是维持肩肱关节稳定性的有力保证。上臂运动时,冈上肌在上,冈下肌和小圆肌在后,肩胛下肌在前悬吊肱骨头,使其固定于关节盂。上臂外展,肱骨头由关节盂下降时,则冈上肌及肱二头肌长头由上方予以固定。冈下肌和小圆肌在外旋时收缩,肩胛下肌在内旋时收缩。冈上肌或肩胛下肌腱的抵止部分撕裂可使肌腱袖松弛,引起习惯性肩关节脱位,如完全破裂,则使肩峰下滑液囊与肩肱关节囊相通,引起肩峰下滑液囊炎。在组成肌腱袖的四个肌肉中,冈上肌最易撕裂,因其位于肌腱袖的顶点,同时又位于肩峰和喙肩韧带之下,抬肩或外展时,经常引起摩擦。40 岁后,冈上肌腱常发生退行性改变,可能因肌腱过度使用而逐渐脆弱,也可能因为肌腱血供不足引起。冈上肌断裂可为部分性或完全性,使肩关节腔与肩峰下滑囊相通,肌腱断端并可窜入关节腔中。冈上肌撕裂后,肱骨头失去支点,尽管三角肌收缩,只能将肱骨头拉向肩峰,肱骨固定于这个位置不能外展,患者虽极力耸肩,但外展最多只能达 70°。如帮助患者使肩外展超过 90°,上臂又可继续上举。患者上臂外展上举时,因失去冈上肌的作用,往往借助健侧上肢的帮助或向前弯腰,使患肢下垂外展至 90°;或先耸肩,旋转肩胛骨,然后扭身,使上臂外展达 90° 后才能上举。肌腱袖撕裂后对上臂运动的影响取决于其健康部分是否能固定肱骨头并与三角肌保持平衡,有时影响不大,但在一个三角肌发达的人,较小的撕裂亦可引起严重功能障碍。

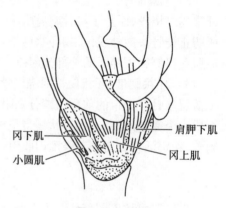

图 2-2-6　腱袖

冈下肌　　　肩胛下肌

小圆肌　　　冈上肌

5. 大圆肌($C_{5\sim6}$)　大圆肌起于肩胛骨下角外侧缘的后面,斜行向外上,止于肱骨小结节嵴,此肌将四边孔和肱三头肌长头与外侧头间的间隙分开。

大圆肌由肩胛下神经分支或胸背神经分支支配。大圆肌的功能为内收及内旋上臂。检查时,使患者站立,手背置于髂部后方,使肩关节外展、内旋及后伸,检查者以手按压肘后方,抗阻力后伸肩关节,在肩胛骨外侧可扪及大圆肌的收缩。

以上各肌均覆有坚强的筋膜,冈下窝的脓肿极难破至表面,但可沿旋肩胛血管向下至腋后缘的下部。此部位的出血,表面仅有甚少斑纹而不显著。

6. 肩胛下肌($C_{5\sim7}$)　起自肩胛骨外侧缘和肩胛骨前面的粗糙肌附着线,彼此以筋膜隔互相隔开,在肩胛骨外侧角处移行为一短而宽的扁腱,止于肱骨小结节。肌腱贴附于肩关节囊的前面,部分纤维编织于关节囊中,与冈上、下肌及小圆肌共同组成肩部肌腱袖,协助维持肩关节的稳定。在肩胛下肌深面与肩关节囊之间有肩胛下肌滑液囊,常与肩关节腔相交通,在肩关节化脓性关节炎或结核时,脓液可以扩散至此囊,并有时穿通它的薄壁,蔓延至肩胛骨前面。

肩胛下肌位于肩胛下骨性纤维鞘中,该鞘由肩胛下窝及肩胛下筋膜所组成,后者向肩胛下肌深处发出2~3个纤维隔,将肩胛下骨性纤维鞘分成若干更小的间隙,肩胛下筋膜向外至肌腱处变薄,因此肩胛下间隙内的脓肿可以穿透此筋膜而扩散至三角肌下蜂窝组织间隙。另外,此间隙尚可沿供应肩胛下肌的血管、神经与腋窝蜂窝组织间隙相交通。

肩胛下肌薄弱或松弛比较多见,肌肉的解剖变异、发育不良或损伤可引起肩关节习惯性脱位。肩胛下肌能使上臂内收并内旋。检查时,使患者站立弯腰,两上肢同时下垂,手掌向内,检查者置手指于肩胛骨的肋面,使肩肱关节内旋,即可扪及肩胛下肌收缩。

肩胛下肌由肩胛下神经支配,它是臂丛后束的分支。

（二）臂部肌肉

臂部的深筋膜在肱二头肌两侧各自的深面发出肌间隔向后附着于肱骨干及髁上嵴,如此将上臂分为两个骨筋膜间隙,向上分别与腋窝和肩部的组织间隙交通。

1. 肱二头肌（C_{5-7}）　肱二头肌有二头（图 2-2-7）。短头起于肩胛骨喙突尖,长头起于肩胛骨盂上粗隆,与关节盂后唇相续,起始为长四形腱,行经肩肱关节囊之内,随后穿出关节,沿肱骨结节间滑液鞘下行。二头向下各成一膨大的肌腹,在上臂下 1/3 彼此融合。肱二头肌腱止于桡骨粗隆的后部。肱二头肌为肌皮神经所支配,主要功能为屈肘,并为前臂强有力的旋后肌,作用于肩肱关节。同时可使上臂屈曲与内收,前臂旋后位,抗阻力屈肘,其远端深部为肱肌。由于肱二头肌的退行性变或猛烈收缩,此肌可在任何部位断裂,但长头起始处或结节间沟内断裂较常见。因肌腹内血供丰富,所引起的血肿甚为显著。

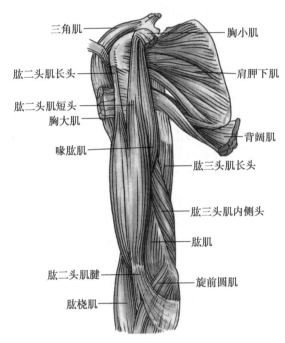

图 2-2-7　臂部前部浅层肌

肱二头肌长头仅当上臂外旋时位于肱骨头之顶,在此位置时,它可协助肩肱关节外展。因此,在小儿麻痹引起三角肌瘫痪时,肩肱关节尚稍能外展。在肱二头肌瘫痪的病例,屈肘运动将受到障碍。

2. 喙肱肌（C_{6-7}）　喙肱肌与肱二头肌短头同起于喙突尖,沿肱二头肌内侧向下,止于肱骨内侧缘的中点,此肌亦受肌皮神经支配,是肩肱关节的屈曲和内收肌。喙肱肌常被肌皮神经分裂为二半,稀少有情况下有第三头。

3. 肱肌（C_{5-7}）　肱肌起于肱骨前内侧面与前外侧面下 2/3,上端呈"V"形,与三角肌的止端相接,止端与肘关节囊紧相贴连,附着于尺骨冠突之前。此肌大部为肱二头肌所覆盖,其与肱二头肌外侧缘下部之间有肌皮神经穿出。肱肌主要受肌皮神经支配,可获得来自桡神经 1~2 小支,它的作用主要为屈肘。在肱骨干骨折时,肌肉常嵌入断端之间而阻碍愈合。

4. 肱三头肌（C_{6-8}）　肱三头肌有三头,长头起于肩胛骨盂下粗隆,经小圆肌（外旋肌）及大圆肌（内旋肌）之间,将三边孔与四边孔分开。外侧头起于肱骨大结节的下部至三角肌粗隆的骨嵴,在桡神经沟之上。内侧头在桡神经沟之下,起于肱骨干后面及臂内外侧肌间隔。三头向下合成扁腱,止于尺骨鹰嘴上面后部及前臂深筋膜。由腱的外侧缘发出一个甚为坚强的扩张部,向下外与覆被肘后肌的筋膜相续。肱三头肌的长头及外侧头在内侧头的表面向下,桡神经后为长头及外侧头,而前为内侧头及肱骨之间。

肱三头肌受桡神经支配,为肘关节的伸肌,且能内收上臂。偶尔肱三头肌内侧头发生松弛,与整个肌腹分离,可在肱骨内上髁上发生脱位,造成弹响肘,使尺神经常遭受摩擦而发生尺神经炎。

（三）前臂肌肉

前臂肌肉共 20 块、分为前、后两群。前群肌起自肱骨内上髁及髁上嵴,主要为屈腕、屈指及使前臂旋前的肌肉,共 9 块。后群肌大都起于肱骨外上髁,主要为伸腕、伸指及使前臂旋后的肌肉,共 11 块。

1. 前臂前侧肌肉　前臂前侧肌肉位于前臂前面及内侧,可分为四层、第一、二层属于浅层(图 2-2-7),第三、四层属于深层。

（1）第一层肌:位于最浅层,自外向内,分别为肱桡肌、旋前圆肌、桡侧腕屈肌、掌长肌和尺侧腕屈肌。

1) 肱桡肌($C_{5\sim7}$):为长而扁的梭状肌,起于肱骨外上髁上方和外侧肌间隔,下行于肱三头肌与肱肌之间和前臂前面桡侧,在前臂中部移行为扁腱止于桡骨茎突的基部。

肱桡肌的主要作用为屈肘,并能协助已旋前或旋后的前臂回至中立位,即前臂旋前时能旋后,而在前臂旋后时又能旋前。

2) 旋前圆肌($C_{6\sim7}$):为圆锥形长肌,位于前臂前面上部。起始处有两个头:一是肱骨头,大而浅,附着于肱骨内上髁屈肌总腱及臂内侧肌间隔,肱骨头以肌性为主,有时可含明显腱束,另一是尺骨头,小而深,起自尺骨冠突的内侧缘,此头以腱性为主,尺骨头有时缺如。旋前圆肌肌束斜向外下,止于桡骨中 1/3 段的掌面、背面和外侧面,即桡骨弓状外缘最凸点。

旋前圆肌受正中神经支配,有 1~3 支肌支,正中神经有时不发肌支至旋前圆肌,其神经支配可来自肌皮神经。

旋前圆肌的作用为屈肘,使前臂旋前。因其止点与桡侧腕长伸肌和腕短伸肌紧贴相连,故在桡神经损伤引起该二肌瘫痪时,可将旋前圆肌转移与其缝合,以恢复伸腕力量。由于旋前圆肌缺少肌腱,转移时必须连同其附于桡骨骨膜的一部分,否则不易缝合。

3) 桡侧腕屈肌($C_{6\sim7}$):位于前臂前面中部,在旋前圆肌及肱桡肌的内侧、起自肱骨内上髁和前臂筋膜,肌纤维斜向外下,移行为细长的腱,穿过腕横韧带深面,止于第 2、3 掌骨基底的掌侧面。其作用为屈腕,并使手外展。此肌有时缺如,或多一个起于肱二头肌腱,尺骨冠突或桡骨的副头。

4) 掌长肌($C_7\sim T_1$):位于前臂前面的中线上。起于屈肌总腱,向下移行为长腱,越过腕横韧带的浅面和掌腱膜相连。掌长肌受正中神经支配,血供来自尺动脉上段和尺侧返动脉,一般有 2~3 束,穿过指浅屈肌由肌腹的中 3/5 段入肌。掌长肌可屈腕,使掌腱膜紧张,并稍有使前臂旋前的作用。

掌长肌变异甚多,最常见者为缺如。

5) 尺侧腕屈肌($C_7\sim T_1$):位于前臂尺侧,为扁平的半羽状肌。起点有两头,一为肱骨头,起自屈肌总腱,另一为尺骨头,起于尺骨鹰嘴及尺骨背侧缘上 2/3,尺神经即经两头之间进入前臂。肌束向下移行为短腱,经腕横韧带的深面下行止于豌豆骨。此肌可屈腕并使手向尺侧屈。

（2）第二层肌:指浅屈肌($C_7\sim T_1$),位于前臂前面第一层肌的深面。起点宽大,有两个头,肱尺头起于屈肌总腱、尺侧副韧带前束和尺骨冠突的内侧缘,桡骨头起于桡骨掌侧面的上半。指浅屈肌附着于肱、尺、桡骨的起点广泛,对于进入前臂的尺动脉、正中神经和尺神经系良好保护,肌腹向下分为四腱,排成浅、深两层,浅层至中指及环指,深层至示指及小指,分别止于各指的第 2 节指骨底掌侧面的两缘。主要作用为屈近侧指间关节,也能屈掌指关节、腕关节及肘关节。

第一、二层肌多位于前臂掌面内侧。除肱桡肌受桡神经支配,尺侧腕屈肌由尺神经支配外,全由正中神经的分支支配。

（3）第三层肌:位于指浅屈肌的深面,包括拇长屈肌和指深屈肌。

1) 拇长屈肌($C_{6\sim8}$):位于前臂前面的桡侧,在肱桡肌和指浅屈肌的深面,指深屈肌的外侧,紧贴桡骨前面。起于桡骨前面上 2/3 及前臂骨间膜,止于拇指末节指骨。其作用为屈拇指各关节并协助屈腕。

2) 指深屈肌($C_8\sim T_1$):位于前臂前面尺侧,指浅屈肌的深面。起自尺骨前面及内侧面上 2/3 及前臂骨间膜,肌腹较大,呈菱形,向下分为 4 腱,分别止于第 2~5 指末节指骨底的掌侧面。主要作用为屈第 2~5 远侧指间关节,也能协助屈近侧指关节和掌指关节。

第二、三层肌肉,除指深屈肌至第 4~5 指的内侧半为尺神经支配外,均由正中神经的骨间掌侧神经支配。

（4）第四层肌:旋前方肌($C_{6~8}$)位于前臂前面远侧 1/4,紧贴尺、桡骨的前面,为一方形小肌,起于尺骨下 1/4 的前缘,止于桡骨下 1/4 掌侧面及前缘,呈一光滑平面,与腕管的背侧壁相续。一般认为旋前方肌的旋前作用较弱。

2. 前臂后侧肌肉 前臂后侧肌肉位于前臂后面和外侧,共 11 块,分为浅深两层,浅层肌 6 块,深层肌 5 块。

（1）浅层:前臂后面浅层肌自外向内依次为桡侧腕长伸肌、桡侧腕短伸肌、指总伸肌、小指固有伸肌和尺侧腕伸肌及位于肘关节后面的肘肌。

1）桡侧腕长伸肌($C_{5~7}$):位于前臂桡侧缘,肌腹呈长纺锤形,起子肱骨外侧髁上嵴下 1/3 和臂外侧肌间隔。向下移行为长腱,经腕背韧带深面,止于第 2 掌骨底的背面。

其作用主要为伸腕,并协助屈肘,使手外展。

2）桡侧腕短伸肌($C_{6~8}$):位于桡侧腕长伸肌的深面,为菱形肌,肌腹较前者为短,起自伸肌总腱,肌束向下移行为长而扁的肌腱,下行于桡侧腕长伸肌的背内侧,经腕横韧带深面,止于第 3 掌骨底的背面。其作用为伸腕,协助手外展。

3）指总伸肌($C_{6~8}$):位于桡侧腕短伸肌的内侧,起于肱骨外上髁的伸肌总腱及前臂背面深筋膜,肌纤维向下移行为四条并排的长腱,经腕背韧带的深面下行,连于第 2~5 指的指背腱膜,分别止于第 2~5 指的第 2、3 节指骨底的背面,其作用为伸指及伸腕。

4）小指固有伸肌($C_{6~8}$):位于指总伸肌的内侧,肌腹细长,起自伸肌总腱,向下成为细长腱,下行于指总伸肌至小指的肌腱的内侧,连于小指的指背腱膜,止于小指第 2、3 节指骨底的背面,其作用为伸小指,主要作用于掌指关节。

5）尺侧腕伸肌($C_{6~8}$):位于前臂背面的最内侧皮下,呈长菱形,起于肱骨外上髁的伸肌总腱和尺骨背侧缘,向下移行为长腱,经腕背韧带的深面,止于第 5 掌骨底的背面,尺骨背侧缘恰介于尺侧腕伸肌和尺侧腕屈肌之间。

6）肘肌($C_{5~6}$):为三角形小肌,位于肘关节的后外侧,起自肱骨外上髁和桡侧副韧带,肌束向内下方,止于尺骨上端的背面。作用能伸肘及牵引肘关节囊。

（2）深层:前臂后面深层肌共 5 块,贴附于前臂骨的背面,自上外向内下依次为旋后肌、拇长展肌、拇短伸肌、拇长伸肌和示指固有伸肌。

1）旋后肌($C_{5~8}$):位于前臂背面的上方,短而扁,为肱桡肌、桡侧腕长、短伸肌、指总伸肌等所覆盖。起于肱骨外上髁、桡侧副韧带、环状韧带和尺骨的旋后肌嵴,肌束紧贴桡骨的后面、外面及前面,向前下止于桡骨上 1/3 的前面,较旋前圆肌的止点在稍高平面。骨间背侧神经穿过该肌达于前臂后面,其作用为使前臂旋后。

2）拇长展肌($C_{6~8}$):位于前臂背面中部,在尺侧腕伸肌和指总伸肌的深面和拇短伸肌的上方。起自尺骨和桡骨后面的中 1/3 及介于其间的骨间膜,肌束斜向下外移行于长腱,经指总伸肌与桡侧腕短伸肌之间穿出,越过桡侧腕长、短伸肌的浅面,再经腕背韧带的深面,止于第 1 掌骨底的外侧。此肌可使拇指和全手外展,并使前臂旋后。

3）拇短伸肌($C_{6~8}$):紧贴拇长展肌的外侧,较小,在拇长展肌起点的下方,起自桡骨背面和邻近骨间膜,肌纤维向外下移行为长腱,止于拇指第 1 节指骨底的背侧。此肌可伸拇指第 1 节指骨并使拇指外展。

4）拇长伸肌($C_{7~8}$):位于前臂背面中部,在指总伸肌和尺侧腕伸肌的深面,拇长展肌和拇短伸肌的内侧。起自尺骨中 1/3 及邻近骨间膜,肌束向下移为长腱,越过桡侧腕长、短伸肌,止于拇指末节指骨底的背面,其作用为使拇指内收,伸指关节。

5）示指固有伸肌($C_{7~8}$):位于前臂背面下部在指总伸肌深面,拇长伸肌的内侧。在拇长伸肌起点的下方,起自尺骨背面的下部及邻近骨间膜,肌束向下移行为长腱,经腕背韧带深面在示指第 1 节指骨的背面与指总伸肌至示指腱的指背腱膜相结合,作用为伸示指。

后群肌中,除桡侧腕长伸肌直接受桡神经支配外,其余均受桡神经发出的骨间背侧神经支配。当桡神经本身或骨间背侧神经损伤后,前臂背侧肌功能障碍,表现为"腕垂症"。

四、上 肢 神 经

上肢神经均为臂丛的分支,依据其发出的局部位置分为锁骨上、下两部。

(一)锁骨上部

其分支是一些短的肌支,发自臂丛的根和干。主要的上肢肌支有:

1. 胸长神经($C_{5\sim7}$) 起自神经根,从臂丛后进入腋窝沿前锯肌表面下降,支配此肌。其损伤引起前锯肌瘫痪,发生"翼状肩"。

2. 肩胛背神经($C_{4\sim5}$) 起自神经根,穿中斜角肌,在肩胛骨与脊柱间下行,支配菱形肌和肩胛提肌。

3. 肩胛上神经($C_{5\sim6}$) 起自臂丛上干,向后经肩胛骨上缘入冈上窝,绕经肩峰与肩胛颈之间入冈下窝,支配冈上、下肌。

(二)锁骨下部

其分支发自臂丛的 3 个束。多为长支,分肌支和皮支,分布于肩、胸、臂、前臂和手的肌肉与皮肤。

1. 肩胛下神经($C_{5\sim7}$) 起自臂丛后束,沿肩胛下肌表面下降支配肩胛下肌和大圆肌。

2. 腋神经($C_{5\sim6}$) 在腋窝发自臂丛后束,穿四边孔,绕肱骨外科颈的后方至三角肌深面。肌支支配三角肌和小圆肌。皮支(臂外侧皮神经)由三角肌后缘穿出,分布于肩部和臂外上部的皮肤。

肱骨外科颈骨折,肩关节脱位或腋杖的压迫,均可损伤该神经而导致三角肌瘫痪,臂不能外展,三角肌区皮肤感觉丧失。如三角肌萎缩,肩部骨突突出,形成方肩。

3. 肌皮神经($C_{5\sim7}$) 肌皮神经起自臂丛外侧束,穿入喙肱肌后,下行于肱二头肌与肱肌之间,分支分布于喙肱肌、肱二头肌及肱肌,于肱二头肌腱的外缘,近肘窝部穿出,而成为前臂外侧皮神经。

4. 正中神经($C_5 \sim T_1$) 由分别发自内、外侧束的内、外侧根合成,两根夹持着肱动脉,向下会合成正中神经,在上臂正中神经位于肱二头肌内侧沟内,与肱动脉伴行。多数情况下(82%)初在肱动脉外侧,随后在上臂中部由前方越过肱动脉而至其内侧。少数情况下(13%)也可能自肱动脉后方越过。正中神经在上臂一般无分支,但有 11.6% 可在肱骨内上髁上方发出肌支至旋前圆肌。自肘窝向下穿旋前圆肌走在前臂正中之浅、深屈肌间达腕部。然后自桡侧腕屈肌腱和掌长肌腱之间进入腕管,在掌腱膜深面到达手掌,发出数支指掌侧总神经。每一支指掌侧总神经下行至掌骨头附近,又分为两支指掌侧固有神经,沿手指向对缘行至指尖。在肘部、前臂和手掌的主要分支有:①肌支,分数支,支配除肱桡肌、尺侧腕屈肌和指深屈肌尺侧半以外的所有前臂的屈肌。在屈肌支持带下缘的桡侧,正中神经发出粗短的返支,行于桡动脉掌浅支的外侧并进入鱼际,支配拇收肌以外的鱼际肌。此外,另有肌支至第 1、2 蚓状肌。②皮支分布于掌心、鱼际、桡侧 3 个半指的掌面及其中节和远节背面的皮肤。

旋前圆肌近侧部如有筋膜或腱性狭窄,可压迫正中神经引起旋前圆肌综合征,患者有前臂疼痛、不适、手无力及拇、示指麻木等症状,旋前圆肌近侧有压痛,对抗前臂旋前、屈肘或指浅屈肌收缩时,均可使压痛加重。手术探查可发现旋前圆肌内有腱性束带,撕裂的肌肉纤维化所致瘢痕,偶尔也可看到旋前圆肌肥大,有镰状缘。

骨间掌侧神经是正中神经最大分支,在肱骨内上髁下方 2~8cm,自正中神经后侧发出,行于指深屈肌之上,并在此肌与拇长屈肌之间,以后与骨间掌侧动脉行于骨间膜上。此神经供应指深屈肌至第 2、3 指的部分、拇长屈肌及旋前方肌。骨间掌侧神经综合征表现为拇指及示指肌力减弱,但感觉无改变。

正中神经在前臂中下 1/3 交界处,位于前臂前面正中稍偏前处,亦即在桡、尺骨之间稍偏前处。进行正中神经前臂阻滞时,注射针即在此处向桡、尺骨之间进入,当针尖触及神经时,患者示指的掌侧出现特殊麻木感,即可注药。

5. 尺神经($C_7 \sim T_1$) 尺神经在上臂上部,初在肱动脉的内侧,肱三头肌的前侧,至上臂中部,则远离动脉而至臂内侧肌间隔,随后在肱三头肌内侧头筋膜下下行,尺神经在上臂并不分支。在肘部介于尺骨鹰嘴与肱骨内上髁之间的尺神经沟内,易在皮下触及,此处尺神经紧贴骨膜,为臂深筋膜和肱三头肌腱的扩张部所覆盖,然后行于尺侧腕屈肌及指深屈肌之间,于前臂下半部行于尺侧腕屈肌的桡侧,位于前臂筋膜的深面,尺神经在前臂支配尺侧腕屈肌及指深屈肌的尺侧半。向下经腕横韧带的浅面至手。在腕部发出深肌支支配小鱼际肌拇收肌、骨间肌和第3、4蚓状肌。皮支分布于手部尺侧半、小指和环指尺侧半背面的皮肤以及环指桡侧半和中指尺侧半近节背面的皮肤;在腕部发出的浅支,分布于小鱼际、小指和环指尺侧半掌侧皮肤。自肱骨内上髁至豌豆骨外侧连一线,即代表尺神经的表面投影。

尺神经发生的肌支可在上臂发出,但均支配前臂掌侧肌肉,而与上臂肌肉无关。

在肘后内侧的浅沟内,尺神经通过"肘管"离开臂部。肘管的前壁(底壁)为肘关节的尺侧副韧带,后壁为连接尺侧腕屈肌两个头的三角韧带,内侧壁是肱骨内上髁及尺侧腕屈肌的肱骨头,外侧壁是尺骨鹰嘴和尺侧腕屈肌的尺骨头。三角韧带呈一底朝上、尖朝下的横行纤维束带,肘管内不仅通过尺神经,而且通过尺侧后返动脉,多在尺神经的外侧或前外侧。尺神经由肘管向下潜入尺侧腕屈肌肱骨小头的深面,行于指深屈肌之前。支配尺侧腕屈肌、指深屈肌和手肌的运动支一般在"肘管"或其远侧,由尺神经发出。尺神经的位置接近内上髁及尺侧副韧带,一旦肘后病变引起软组织增厚或骨与软骨增生,可使肘管容积变小,发生肘管综合征。有时尺神经可因陈旧性骨折骨痂的压迫而发生迟发麻痹。肱骨外上髁骨折或骨骺分离引起发育障碍而致肘外翻时,也可引起迟发性尺神经炎。

6. 桡神经($C_{5\sim8}$,T_1) 桡神经起自臂丛后束,由肱三头肌间隙穿出,支配肱三头肌及肘后肌,发出一支至肱三头肌后,即沿桡神经沟绕肱骨而行,介于肱三头肌内外侧头之间由于肱肌有延长部分向上止于桡神经沟之上,因而使桡神经与三角肌的止点分开。桡神经随后穿过臂外侧肌间隔至上臂前面,穿出点相当于自三角肌粗隆至肱骨外上髁所画线上、中1/3交点稍上。距三角肌止端约为2~3cm。桡神经穿臂外侧肌间隔处后外侧为臂外侧肌间隔和肱三头肌外侧头,前内侧为肱肌和肱骨外侧面。肱三头肌外侧头往往扩大,形成肱三头肌纤维桥接。桡神经穿过臂外侧肌间隔处,可能遭受压迫。

桡神经穿臂外侧肌间隔后,其走行方向发生改变,形成向内开放的钝角。桡神经穿臂外侧肌间隔处伴行结构有肱深血管。

在上臂下部前面,桡神经位于肱肌的外缘,其近侧为肱桡肌所覆盖,远侧为桡侧腕长伸肌所覆盖。在上臂前面寻找桡神经时,应将肱桡肌与肱肌分开,不要将出肱肌与肱二头肌外侧缘之间穿出的肌皮神经误认为桡神经。

桡神经主要为运动神经,其所含运动纤维与感觉纤维之比为13:7,此神经损伤后进行吻合,在上肢所有神经中效果最好。

桡神经自后束发出后,在腋窝位于腋动脉的后侧,先后经肩胛下肌大圆肌及背阔肌之前,在上臂上部位于肱动脉之后及肱三头肌长头之前,以后伴肱深动脉,在肱三头肌长头的深面转至上臂后面螺旋下行,位于肱三头肌内外侧头之间。当桡神经仍在腋窝时,发出臂后侧皮神经,分布于臂上1/3的背侧区域,与由臂内侧皮神经及肋间臂神经支配的区域相邻近或互相重叠。此皮神经可能单独发出,亦可能与支配肱三头肌的肌支共同发出。约在臂的上部,桡神经通常发出4支分别支配:肱三头肌长头、肱三头肌内侧头上部、肱三头肌外侧头、最下一支为支配肱三头肌内侧头的主支,距肩峰尖11.2cm,此支尚发出一小支,向下穿过肌质,支配肘后肌。桡神经在上臂后面发支可多至5~10个,其发出部位一般较高。可以认为,除支配肱三头肌内侧头的主支外,其余多在桡神经沟以前发出。肱骨骨折伴有桡神经损伤时,如神经损伤部位在桡神经主干发出至肱三头肌的肌支以下,肱三头肌未累及则伸肘良好。

在桡神经未穿出臂外侧肌间隔以前,尚发出前臂背侧皮神经,近肘关节处分为上、下支。靠上的一支较小,称臂下外侧皮神经,与头静脉邻近、支配区域较小。靠下的一支较大,分布于前臂背侧皮肤,其支配区域位于前臂内外侧皮神经之间,有时甚至可下行支配手背,部分地由桡神经浅支支配。

桡神经的上臂及前臂皮支至少有3支。第1支臂背侧皮神经,绕肱三头肌长头的内侧而达其背面,分布于臂背侧的皮肤。第2支为臂下外侧皮神经,于桡神经沟处由桡神经本干发出,贯穿外侧肌间隔,分布于臂下半桡侧的皮肤。另一支为前臂背侧皮神经,在肱三头肌外侧头起始腱与肱桡肌的起始腱之间显于皮下,分布于前臂背侧皮肤。除上述三皮支外,约有一半情况尚能见到贯穿肱三头肌的不定皮支。

桡神经绕肱骨桡神经沟后,在肱骨外上髁近侧约10cm处穿外侧肌间隔至肘窝前下缘,与肱深动脉的前降支(即桡侧副动脉)伴行为肱肌突出的外缘所覆盖,以后沿肱肌和肱桡肌之间下行,再至肱肌与桡侧腕长伸肌之间即在桡管内下行。在桡神经未分出深浅支以前,一般发出2肌支,分别支配肱桡肌及桡侧腕长伸肌。桡神经在此部位有时尚发出小支,支配肱肌的下外侧部。

桡神经本干分为浅、深支的部位,一般约在肱桡关节上、下 3cm 之间的范围内,在外上髁尖水平或稍下。

桡神经浅支进入前臂后,为肱桡肌所覆盖。桡神经深支即骨间背侧神经,紧靠肱桡关节,绕过桡骨头进入旋后肌的深层与浅层之间,然后穿过旋后肌,沿前臂骨间膜背面走向远端。旋后肌表面的近侧部分类似肌腱形成一个纤维性弓,称为 Frohse 腱弓或拱道(图 2-2-8)。孟氏骨折只是在桡骨头向前脱位时,才能牵扯和压迫桡神经,引起桡神经损伤,而桡骨头向后脱位则不会引起。完全的骨间神经损伤可能为神经在拱道内受压所致,称为骨间背侧神经受压综合征。

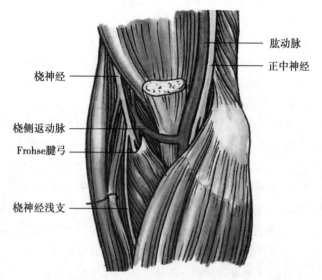

支配桡侧腕短伸肌的神经发出部位可有不同。如桡神经浅支自本干发出部位较低,则支配桡侧腕短伸肌的肌支多自桡神经本干发出;相反,如桡神经浅支自本干发出部位较高,则此肌支可能由桡神经浅支发出。在作肘关节前外侧切口时,如将桡神经干向外牵引,在其内侧切开关节囊,即可避免损伤神经。显露肱骨下端或桡骨颈时,如使前臂旋前,旋前圆肌可携同桡神经远离肱桡关节,减少损伤机会。桡神经浅支主要为感觉神经,在肱桡肌的覆盖下,一般分布于外侧两个半手指第 1 指节背面和手背外侧的皮肤。

图中标注:肱动脉、正中神经、桡神经、桡侧返动脉、Frohse 腱弓、桡神经浅支

图 2-2-8 Frohse 腱弓

7. 肘部神经损伤 肱骨髁上骨折后常引起神经损伤,其中以桡神经损伤最为常见,其次为正中神经,再次为尺神经。在肘部损伤中,特别是肱骨髁上骨折时有以下表现:

(1)正中神经遭受损伤,表现症状为:

1)因指浅屈肌和指深屈肌的桡侧半瘫痪,屈指动作除第 4、5 指外大部丧失。

2)因旋前圆肌和旋前方肌瘫痪,前臂旋前动作消失。

3)因拇对掌肌瘫痪,拇指的对掌动作消失。

4)大鱼际肌肉萎缩,手掌平坦,呈"猿手"。

5)手掌桡侧半和外侧三指末节皮肤感觉丧失或明显降低。在肱骨髁上骨折时,由于远侧断端向后和向桡侧移位,可引起骨间掌侧神经损伤。

(2)桡神经损伤,则表现为:

1)伸肌和旋后肌瘫痪,不能伸腕、伸指,前臂不能旋后。

2)因重力的作用,患者举起前臂时,表现为"垂腕"征。

3)面及手背桡侧半,尤其是虎口区皮肤感觉障碍。桡骨颈骨折,也可伤及桡神经深支,其主要症状为伸腕肌力减弱,不能伸指。

(3)尺神经损伤,则表现为:

1)骨间肌瘫痪,不能屈掌指关节及伸指间关节,呈"爪形手"。但因至手 2、3 指的蚓状肌受正中神经支配,也具有同样的功能,故 2、3 指的畸形不如 4、5 指显著。

2)骨间肌另一功能为内收和外展各指,尺神经损伤后,手指不能并拢或分开。

3)尺侧腕屈肌及指深屈肌至第 4、5 指的部分发生瘫痪,影响屈腕功能。但因其他屈腕肌均受正中神经支配,屈腕障碍不显著。

4)拇收肌瘫痪,拇指内收动作消失,患者不能以拇、示二指并拢夹物。

5)小鱼际肌肉萎缩。

6）内侧一个半手指掌、背侧皮肤感觉消失。

尺神经肘部阻滞术：患者侧卧，注射侧朝上，肘屈曲90°，在肱骨内上髁与尺骨鹰嘴之间的肘后内侧沟内扪得尺神经，并以示指和拇指将其捏住，按神经走行方向穿刺，如触及尺神经，患者小指即出现麻木感，即可注射药液。

五、上肢血管和淋巴

（一）上肢动脉血管

1. 腋动脉　为锁骨下动脉的延续，由第1肋骨外缘起，至大圆肌下缘，易名为肱动脉。在上臂外展成直角与外旋时，由锁骨中点至肘窝中点画一线，上1/3为腋动脉的表面投影，下2/3为肱动脉的表面投影。

腋动脉在胸小肌之后，距喙突尖一指宽处，臂丛神经各束分别位于其内、外、后，腋静脉在其内侧。腋动脉为旋肱动脉和肩胛下动脉所固定。

根据腋动脉对胸小肌的位置，腋动脉可分为3段。第一段在胸小肌的近侧，被喙锁胸筋膜和胸大肌的锁骨头所覆盖，分支有胸最上动脉，分布于第1~2肋间隙；第二段最短，在胸小肌之后，其周围有臂丛各束，分支有胸肩峰动脉及胸外侧动脉，前者穿过喙锁胸筋膜，又分为锁骨支、三角肌支、肩峰支及胸肌支，后者行于胸小肌之下外侧缘；第三段在胸小肌的远侧，与臂丛之支相联属，其外侧为肌皮神经及正中神经外侧头，后侧为桡神经及腋神经，内侧为尺神经及前臂内侧皮神经，第三段的分支有肩胛下动脉和旋肱前、后动脉，前者为一重要的分支，一般发自肩胛下肌的下缘，但有时发出部位较高沿肩胛下肌至肩胛下角，距其起源不远处又分出旋肩胛动脉，绕肩胛骨外侧缘而至冈下窝，旋肱后动脉与腋神经伴行，穿过四边孔。

（1）腋动脉的分支：腋动脉的分支数目变异较大，可为2~8支，有总干型或多分支型。

常见者为5~6支，出现率达90%以上。一些由锁骨下动脉或肱动脉的分支如肩胛上动脉、颈横动脉、胸廓内动脉、肱浅动脉、肱深动脉及所谓胸翼动脉（起于胸肩峰动脉与胸外侧动脉之间，向下分布于臂部浅层，或到达肱二头肌）也可自其发出，肩胛下动脉的两个主要分支为旋肩胛动脉与胸背动脉，也可单独直接由其发出。

6个主要分支中，胸最上动脉、胸肩峰动脉、胸外侧动脉与旋肱前动脉多单独由腋动脉发出。肩胛下动脉与旋肱后动脉两者共干者达41.3%。肩胛下动脉为腋动脉的最大分支，多起于第三段，起于第二段者也不少，偶尔起于第一段。

旋肩胛动脉穿过三边孔后，在大、小圆肌之间向后并略向内走行，沿途发出肌支，至大、小圆肌、肩胛下肌及冈下肌。至肩胛骨腋缘稍外方的筋膜下，发出一皮支主干，穿过深筋膜，再分出数皮支，分布于肩胛冈下及附近的浅筋膜与皮肤，其主干继续前行，发出数肌支和终末支。

旋肩胛静脉与旋肩胛动脉伴行，99%为两支。

鉴于旋肩胛动脉为较恒定的血管，有两个静脉伴行，长度较长，其皮动脉主干及众多分支供应冈下区皮肤面积达12cm×14cm，故可利用作为带血管蒂的游离冈下皮瓣，尤其适用于需要较厚皮肤的部位。

（2）腋动脉损伤：腋动脉与肩肱关节囊密切相邻，肩关节向前脱位，特别当肱骨头脱位至喙突的内侧时，腋动脉容易受损伤，但不致发生完全断裂。腋动脉位于肩胛下肌腱之前，在肱骨外科颈骨折及骨骺分离时也易被累及。

腋动脉破裂甚为罕见，老年人由于腋动脉为肩胛下动脉所固定，一旦为脱位的肱骨头所压迫并过度外展及后伸时可发生，但不伴有肩关节脱位或肱骨外科颈骨折，可能因腋动脉的管壁原来已有粥样变而突然遭受强力外展，或曾发生暂时性脱位所致。腋动脉断裂，尤其伴有腋窝血肿时，常同时压迫其主要分支，可引起组织严重缺血，甚至坏死。腋动脉结扎后，肢体坏疽发生率为15%。

腋动脉至大圆肌腱下缘即易名为肱动脉，或称臂动脉，有两条静脉伴行。肱动脉分为3段：上段在上臂内侧，位于肱三头肌长头及内侧头之前，其表面为深筋膜覆盖。

中段向前外行，被肱二头肌的内侧缘覆盖，其与前臂内侧皮神经和贵要静脉之间为臂内侧肌间隔所隔开。下段仍为肱二头肌的内侧缘所覆盖，在桡骨颈水平处分为桡、尺二动脉。肱动脉的全程均较浅，仅需切开筋膜将肱二头肌和喙肱肌牵开即可显露。肱动脉的分支有肱深动脉、肱骨滋养动脉、尺侧上副动脉、尺侧下副动脉及肌支等(图2-2-9)。肱深动脉自肱动脉本干起始点不远处,在大圆肌之下发出,向后与桡神经伴行,亦行于桡神经沟内,以后分为1个升支及2个降支。升支与旋肱后动脉相吻合,此吻合支常位于肱三头肌的长头及外侧头之间。降支与桡、尺侧返动脉相吻合,并发出侧支至尺、桡、正中、前臂后侧皮神经及至肱三头肌内侧头的神经。肱骨滋养动脉常在桡神经沟内起于肱深动脉,也有时起源于肌支,常在桡神经沟内穿入肱骨。此动脉受到损伤后,能引起骨折延迟愈合。肱动脉的各支向下均与前臂桡、尺动脉的分支吻合,在肘关节周围形成一丰富的血管网。如在肱深动脉发出以上,结扎肱动脉,血供可借结扎近端的腋动脉、旋肱动脉及结扎远端的肱深动脉升支彼此交通。如在肱深动脉以下即在尺侧副动脉以上结扎,则可借结扎近端的肱深动脉降支及结扎远端的桡侧返动脉、尺侧返动脉及尺侧下副动脉的吻合而使血供畅通。

2. 前臂动脉 肱动脉行经肘窝时,其内侧为正中神经,外侧为肱二头肌腱。至桡骨颈稍下方,肱动脉分为桡动脉和尺动脉,各与其同名静脉伴行(图2-2-10)。

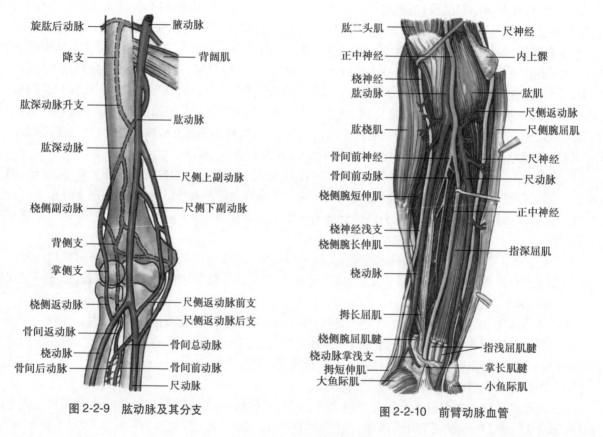

图 2-2-9 肱动脉及其分支　　　　　　图 2-2-10 前臂动脉血管

(1) 桡动脉:血管较细,在前臂上1/3,先行于旋前圆肌与肱肌之间,向下其外侧为肱桡肌腱,内侧为桡侧腕屈肌的桡侧沟内。桡神经在前臂上1/3处紧位于桡动脉的外侧,至前臂下1/3则与动脉分离。在前臂,桡动脉介于两组肌肉之间。桡动脉在前臂下部浅露于皮下,至腕上2~3指处即转至前臂背面。桡动脉除发出肌支外,也发出桡侧返动脉。桡动脉的上段位置较深,其余部分接近表面,易于显露。桡动脉在前臂远侧1/4可分为等粗的两支,桡动脉的全长可有变异。

桡动脉在前臂中1/3段分为不同类型的分支:①皮支:上部由肱桡肌内侧缘穿深筋膜浅出至皮,下部则穿深筋膜至皮,各皮支在皮下吻合成网;②肌支和肌皮支;③腱支和腱皮支。桡动脉尚发出至桡骨的骨膜支和肌骨膜支,桡骨从骨间前、后动脉接受骨膜支。从前、外、后三面分布于骨膜,呈网状吻合,血供丰富。在前臂下半段,沿途除发出数目不等较细小肌支外,偶见2~3个微细皮支,下半皮支有10支左右。

(2) 尺动脉:血管较粗大,走行在前臂中部,尺动脉对手的血供较桡动脉更为重要。在前臂上1/3,尺动脉位置较深,在旋前圆肌尺骨头的深面,向下行于指浅屈肌和尺侧腕屈肌所形成的尺侧沟内。尺血管神经束在指深屈肌的表面,筋膜深层的深面,而在筋膜深层的表面有尺侧腕屈肌。近腕部时,尺动脉行于尺侧腕屈肌与指浅屈肌的间隙内,较接近表面。在前臂上部,尺动脉与尺神经相距较远,向下则互相接近,尺动脉自肘窝斜向内下方达前臂尺侧,构成凸向内侧的弓,而神经则从肘后内侧沟移行于前臂前面的尺侧,尺神经在尺动脉的内侧。尺动脉除发出肌支外,尚发出尺侧返动脉的掌、背侧支及骨间总动脉,后者发出正中动脉,伴正中神经下行,此分支一般甚小,但有时可较大,向下达手部。

桡尺浅动脉有时与头静脉或贵要静脉走行一致,行静脉穿刺时,注意勿损伤动脉。

(3) 正中动脉:在前臂,除桡、尺动脉外,尚有正中动脉,口径较粗大的正中动脉,参与掌浅弓的构成。断臂或断腕,而桡、尺动脉缝合有困难时,如正中动脉较粗,缝接后仍有可能维持手的大部血供。

(二) 上肢静脉

1. 桡静脉和尺静脉　桡静脉有 2 支,起于手背深静脉网,与桡动脉伴行,上至肘窝,与尺静脉汇合成臂静脉。尺静脉较桡静脉粗大,也为 2 支,与尺动脉伴行,接受来自掌深静脉弓的属支在肘窝,接受骨间掌侧静脉与骨间背侧静脉,并以交通支与肘正中静脉相通。

2. 肘部浅静脉　肘窝浅部有许多浅静脉,行于外侧者为头静脉,内侧者为贵要静脉,行于前臂正中者为前臂正中静脉。肘正中静脉及许多交通支连接以上各静脉。肘正中静脉并借交通支与深部静脉相连。肘正中静脉与肱动脉接近,两者隔以肱二头肌腱膜。肘窝的皮神经位置较浅,静脉靠近深面。

副头静脉一般行于头静脉的桡侧,多在肘部和头静脉汇合。所谓"岛头静脉"为位于头静脉桡侧的静脉干,其远端和近端皆连于头静脉,与头静脉之间形成小岛,有时在岛内尚存在有小吻合支。肘部浅静脉的组成有较大变异。

3. 腋静脉　贵要静脉至大圆肌下缘向上易名为腋静脉。头静脉沿三角肌胸大肌间隙,在胸小肌上缘注入其内,腋静脉接收腋动脉各支的伴行静脉,全程均位于腋动脉的前内侧,腋动、静脉彼此接近,外伤后易引起动静脉瘘。腋静脉上部损伤时,不但大量流血,且因其壁易为四周的喙锁胸筋膜牵开,致空气进入而引起气栓。

(三) 上肢淋巴管和淋巴结

上肢的浅淋巴管较多,伴随浅静脉行于皮下,深淋巴管与上支深血管伴行,二者都直接或间接注入腋淋巴结。

上肢的淋巴结有两群,即肘淋巴结和腋淋巴结。

1. 肘淋巴结　又名滑车上淋巴结,有 1~2 个,位于肱骨内上髁的上方,收集随贵要静脉上行的手和前臂尺侧的部分淋巴管。

2. 腋淋巴结　腋淋巴结数目较多,约有 15~20 个,位于腋窝内,按其排列位置可分为外侧、胸肌肩胛下、中央和腋尖 5 群淋巴结。外侧淋巴结,位于腋动、静脉周围,收纳上肢所有浅、深淋巴管;胸肌淋巴管,位于胸外侧动、静脉周围,收纳胸腹前外侧壁和乳房外侧和中央部的淋巴管;肩胛下淋巴结,位于腋窝后壁,接受项、背部的淋巴管;中央淋巴结,位于腋窝中央脂肪组织内,接受以上 3 群淋巴结的输出管;腋尖淋巴结,沿腋静脉近侧段排列,收纳中央淋巴结的输出管和乳房上部的淋巴管,其输出管大部分组成锁骨下干,少数注入颈外侧深淋巴结下群。锁骨下干由肺尖淋巴结的输出管合成左侧的注入胸导管,右侧的注入右侧淋巴管。

第三节　胸椎的应用解剖

胸部由骨性胸廓和软组织所构成,前者是由十二个胸椎及椎间盘、十二对肋弓和胸骨所组成的骨架,软组织为胸壁的固有肌、神经血管、淋巴等组织,填充于肋骨之间的空隙。胸壁除了本身的固有肌外,在胸壁前后尚有作用于肩关节及肩胛骨的肌肉。在女性的浅筋膜中尚有乳腺。

一、骨性胸廓

骨性胸廓(图 2-3-1)大致如披着的斗篷,切面作肾形,系人类直立发展的结果。四足动物,如狗的胸廓切面为圆形。人类骨性胸廓上小下大,底部敞开,其构成前为胸骨,后为十二个胸椎,两侧为十二对肋骨及

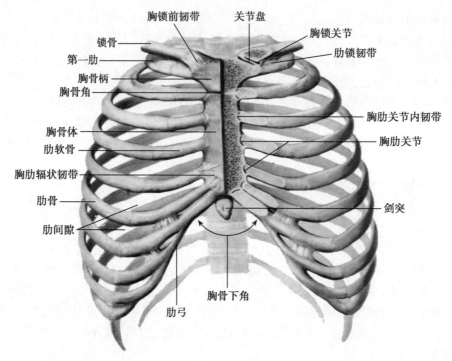

图 2-3-1 胸廓

肋软骨,有上下两口。上口由后向前倾斜,横径 10cm,矢径 4.5~5cm,后界为第一胸椎椎体,前界为胸骨上缘,两侧是由斜往前下的第 1 肋弓,后界较前界高出约 4cm。上口较窄且坚固,虽然对胸、颈和上肢间的重要组织有保护作用,但面积狭窄,一旦有病变时,无充分回旋空间。下口广阔而不整齐,后界为第 12 胸椎,前界为胸骨剑突,两侧为第 12 肋及肋下缘,膈肌将其封闭。骨性胸廓为身体三大骨腔之一,参与呼吸运动,骨骼间的关节活动性大,有许多肋间作为伸缩之余地。胸廓不但保护胸腔内脏器官,腹腔的器官如肝、脾亦受其保护。肋骨部分切除后对功能并无严重影响,如骨膜保留,仍能再长。第 1 肋骨因有锁骨下动、静脉越过且位置较深,切除困难。胸廓不如头颅或盆腔坚固,肋骨长而细,易引起骨折,尤以第 4~8 肋骨周围缺少保护,以直接暴力最易致伤。此外胸廓是维持体形的支架,胎儿的胸廓矢径大于横径,出生后,婴儿的胸廓矢、横径大致相等,形如圆桶,成人上肢不断活动,遭受肌肉牵引,同时运用胸式呼吸,故在成人其横径大于矢径。

胸壁各骨有病变时,可以使脊柱曲度发生改变,引起胸廓的畸形。如脊柱后凸即驼背时,脊柱上段因把同段的胸骨及肋骨拉下,这样横径减小而矢径增大,同时身长缩短。脊柱侧凸时,肋骨一般随椎板及椎弓根的位置而变化,这种侧凸如发展为结构性的,更环绕纵轴旋转或扭曲,棘突偏向凹侧的肋间隙减小,邻近的肋骨甚至互相连接。而突出的肋间隙却大为变宽,后部隆起,形成剃刀背,在这种情形下,胸内的脏器也将发生一定变形。因佝偻病而引起鸡胸时,胸骨及肋软骨前突,肋骨与肋软骨接合处肿大,作串珠状。所谓漏斗胸系指胸骨下部向内陷入,甚至与脊柱相接触,内陷的胸骨同时把下部各肋软骨和肋端一齐拉下。

肺气肿时,胸廓呈桶形,肋骨上抬运动减少,呼吸主要靠膈肌收缩。腹部手术后,膈肌运动减弱,易使支气管分泌物滞留,诱发肺炎或肺不张。

肋骨体下缘与左右肋下缘形成肋下角,约为 90°。矮胖者略大,瘦长者略小。胸骨剑突与第 7 肋软骨形成胸肋角。

(一)胸骨

胸骨(图 2-3-2)是一个扁平的松质骨,血供丰富,上端较厚,向下逐渐变薄,分为柄、体及剑突三部,形成胸柄及胸剑关节。女性的胸骨位置较低胸骨柄较长,为 3 个胸椎椎体的高度,上缘甚厚,其中部有一个浅而宽的切迹:胸骨头即附着于其稍下。切迹两侧有向外后方的卵圆形关节面的锁切迹,于锁骨的胸骨端形成关节。胸骨柄外侧缘上部有一切迹,与第 1 肋软骨相接。

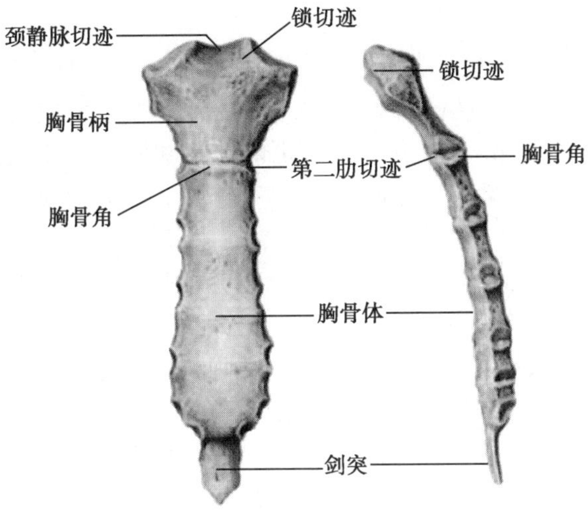
锁切迹
颈静脉切迹
锁切迹
胸骨柄
胸骨角
第二肋切迹
胸骨角
胸骨体
剑突

图 2-3-2　胸骨

胸骨体原由四节构成，成人胸骨靠近肋软骨相接处，还可以隐约看到愈合的痕迹。胸骨体的中线在前相当于胸大肌附着处，在后相当于胸膜的反折线，有些鸟类翅部肌肉甚为发达，在胸骨体的中部形成一隆起骨嵴。胸骨体上端两侧各有半个切迹与胸骨柄下端的半个切迹相合与第 2 肋软骨相接，其下每侧另有四个切迹，分别与第 3~6 肋软骨相接。

剑突细而薄，末端分叉或尖锐，其上缘外侧有半个切迹，与胸骨体下端半个切迹相合，与第 7 肋软骨相接。胸骨剑突可向后方倾斜生长，与胸骨体向下的延长线呈一夹角，饱餐后或扪压上腹部时可引起严重的恶心和呕吐，称为剑突综合征。

胸骨柄大约于胚胎第 6 个月时骨化，有一个骨化中心，胸骨体各节的骨化中心成对，自胚胎第 6~9 个月时开始，顺序由上而下。胚胎 6 周时，如两侧软骨部不愈合，以后将形成胸骨纵裂，胚胎 3 个月时，如这种状态持续存在，将形成胸骨下切迹。胸骨体各节之间本来借透明软骨相隔，愈合的顺序则由下而上，分别于 15 岁、20 岁及 25 岁时完成。剑突的骨化于 3 岁时开始骨化，中年以后开始与胸骨体愈合为一骨。胸骨体的下 2、3 节由两侧骨化中心发育，以后在中线愈合，如果愈合不好在中线往往形成一孔，仅有一层纤维膜将胸壁内外隔开。胸骨体各节到成年后还可分节，第 1 节也可与胸骨柄愈合。

胸骨较少发生骨折，胸骨柄与胸骨体交接处骨质较薄，如发生骨折，多在此处，唯其上有一层肌肉腱样组织覆盖，甚少穿破外皮，引起纵隔撕裂的机会也不多。老年以后，胸骨和肋软骨完全骨化骨折的机会增多。

（二）肋弓

肋弓即肋骨与肋软骨的合称，有 12 对，上 7 个肋骨借助软骨附着于胸骨，称为真肋；下 5 个肋骨中，第 8~10 肋骨借第 7 肋软骨间接附着于胸骨上，称为假肋；末端两个肋骨前缘游离，也称浮肋。

每个肋骨在切面上大致呈逗号形，在两层极薄的坚质骨中包裹一层松质骨，慢性脓胸患者因受胸内纤维组织牵拉及炎性增生，可呈三角形。

1. 典型肋骨的构造　一个典型的肋骨分为体和两端，后端又称脊椎端，肋骨头与胸椎相关节，肋结节与胸椎横突相关节。肋骨头和肋结节之间的缩窄部分为肋骨颈。肋骨体的后 1/4 呈圆柱形，前 3/4 扁平，肋骨体由后向前转弯处名为肋骨角，是肋骨骨折好发部位，两侧肋骨角间的背部较平坦。肋骨体的上缘比较钝圆，下缘则比较锐利，形成肋沟，肋间神经、血管由此通过。

肋骨上、下缘可形成切迹或缺损，切迹可浅、可深，呈波状或扇状凹陷，局部骨皮质变薄，可在一侧或两侧，其形成原因可为局部机械性压迫（如主动脉缩窄，常使第 3~9 肋间后动脉迂曲扩张）、成骨活动不足（如脊髓灰质炎、肩胛骨内侧缘压迫肋骨而造成压迫性骨萎缩，或因呼吸肌麻痹，作用于肋骨的应力性刺激减少），及破骨活动过多（如甲状旁腺机能亢进引起骨膜下骨吸收）等。

2. 不同肋骨的特点　每个肋骨的构造虽然大致相同，但有些肋骨尤其是上 2 个及下 2 个比较特殊。

（1）第 1 肋骨：在所有肋骨中最短、最坚强、最扁平，在水平面上弯度最大。上面向前上方，下面向后下方，其前方为锁骨覆盖，中部有中斜角肌和前锯肌锯齿附着，不易摸到。第 1 肋骨头小而圆，无肋头嵴，颈向下而非向上，与一般肋骨的方向有所不同。在它外面有一前斜角肌结节，是前斜角肌抵止处，这个结节的前后均有一沟，结节前沟有锁骨下静脉通过，结节后沟有锁骨下动脉及臂丛下干通过。横过胸膜顶部的 Sibson 氏筋膜紧贴于斜角肌的深面，也紧附着其上缘。在第 1 肋软骨的外面有胸锁关节的关节盘、肋锁韧带和锁骨下肌附着。第 1 肋骨头部分、第 7 颈椎和第 1 胸椎间以椎间盘相关节。

（2）第 2 肋骨：在它的外面有一个大的粗糙面，称为肋粗隆，为后斜角肌附着处。

（3）第 7 肋骨：有时不与胸骨结合，而与第 6 肋软骨结合成为假肋。

（4）第8肋骨：可与胸骨结合成为真肋。

（5）第9肋骨：在第10肋对称游离的情况下，也可两侧或一侧游离。

（6）第10肋骨：形状介于第9、第11之间，具有一般假肋及浮肋的特点，其头可有一个整关节面或两个半关节面。它的结节可能与胸椎横突相关节，也可能不相关节。第10肋软骨可能与第9肋软骨相关节，或者只借韧带联系，甚至完全游离。国外报告第10肋的可动性达半数以上，国内一组报告，第10肋为附着肋的仅占12%，两侧均游离的占79.5%，一侧游离的占8.5%。

组织学显示，相邻两肋间前后方分别为薄的纤维带和肋间肌相连，肋间肌之后为一致密的纤维组织带，围绕两个肋软骨。肋间隙的最后方为一层疏松组织，其内有肋间神经。

第8~10肋软骨不附着于胸骨，其前端也只是互相附着，仅借疏松纤维组织相连，因此有一定活动性。有的作者认为外伤后可使肋软骨活动性增加，引起半脱位，压迫肋间神经，引起所谓肋骨尖综合征。作者认为，解剖上在假肋与浮肋之间存在过渡形式，再加上腹肌的牵拉，在肋软骨之间引起摩擦，故定名为过渡肋综合征可能更为适合。表现为局部疼痛，易误诊为胸膜炎、胆囊炎、冠心病或肋软骨炎。

（7）第11、12肋骨：第11、12肋骨头圆、大、无结节、末端削平。第11肋骨可能有一极浅的肋沟，也可能有一不显的肋角。第12肋骨极短，可缺如，既无肋角，也无肋沟，它的内半为腰方肌附着处。

3. 肋骨骨折　肋骨弯曲，外面广泛为肌肉所覆盖，它借助肋软骨附着于胸骨，加以肋椎关节有少许活动，因此具有相当弹性及活动性，发生挤压性肋骨折的机会不多。如果外力由前后挤压，骨折多于曲线顶部向外发生，很少伤及胸膜，如系直接暴力打击，骨折断端可能向内，胸膜可能损伤，肋间动、静脉也可能撕破，引起血胸、气胸或皮下气肿。

在十二对肋骨中，中部第4~8肋，外表较少保护，骨折的机会较多。儿童的肋骨弹性大，骨折的机会甚少；成年后，弹性逐渐减小，同时软骨骨化的程度增高，外伤的机会也较多。肋骨即使骨折，因有肋间肌固定，很少发生移位。应当注意，当某一外力袭击时，虽然肋骨因弹性可能保持完整，但内脏如肝、脾却有可能受到损伤。

4. 肋骨的畸形变异　肋骨常有变异，最常见者为颈肋，它或者发育成一个完整的骨骼，或者在它的游离端借纤维组织与第一胸肋相连，颈肋充分发展时可以引起臂丛及锁骨下动脉之压迫症状。

第2~5肋骨及其肋软骨的胸骨端可呈分叉状，称为叉状肋。有时一支明显，另一支很短，甚至仅在肋骨上见一突起，不要误认为局限性增生性病变。抵达胸骨最下之肋骨可能为第6~8，从胸骨下角向上判断肋骨的顺序可能引起错误。

第1肋骨畸形约占0.15%~1%，表现为两侧生长不对称，短小呈颈肋状，或者其前部于胸骨柄处部分骨化及肋软骨呈分叉畸形。第1肋骨可不发育，变成短细，或与第2肋骨部分或全部融合。较为少见的在第1肋骨后1/3处尚可形成假关节。其边缘光滑，无外伤史及骨痂形成，易误诊为骨折。

肋骨可互相并合，多发生于肋骨后端，以第5~6肋骨间并合最为常见，少数亦可发生在肋骨前部，甚至整个肋骨发生合并，少数发生双侧多数肋骨融合畸形，其间可出现关节，或借一方形骨板相连。肋骨尚可出现分叉畸形，亦可合并椎骨融合、半椎体及脊柱侧弯等畸形。

第12肋骨可短小或甚至缺如。第1腰椎横突旁可出现腰肋，呈很小的骨块，不要误认为横突骨折。

（三）胸椎

胸椎有十二个，其特点是：①椎体切面呈心形；②椎孔大致呈圆形，较小；③椎弓根短而细；④关节突近似额状位，不易发生脱位；⑤棘突细长，伸向后下方，彼此重叠，呈叠瓦状；⑥横突呈圆柱状，伸向后外方，前面有一肋凹，与肋结节相关节。

1. 胸椎的形态构造　胸椎（图2-3-3）椎体后部有一对肋凹和肋骨小头相接。每个椎体应与它相当的肋骨小头相为关节，但以后因第2~9肋骨头上移，与其上一节脊椎体相关节，因此第2~8胸椎体

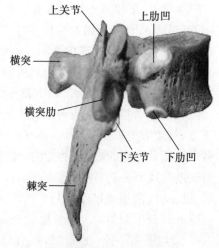

图2-3-3　胸椎

的两侧各有一个上肋凹和一个下肋凹。第 1 胸椎有一个全肋凹和一个下肋凹,第 9 胸椎体有一个上肋凹,也有时有一个下肋凹,上肋凹是原有的,一般较下肋凹为大。第 1、第 10、第 11、第 12 胸椎体侧面的肋凹呈较大的凹陷。

中部胸椎椎体呈心形,矢径较横径长,后缘较前缘厚,整体形成一个向后凸的曲度。胸椎椎体由上而下,因负重增加,逐渐加大,椎体皮质较薄,富含松骨质,由纵行和横行骨小梁交织而成,老年性骨质疏松,胸椎骨量丢失明显,易发生楔形骨折。第 3 胸椎的横径较窄。$T_{5\sim7}$ 椎体的左侧因有主动脉位于其前,显得扁平。

胸椎的横突上每侧有一个横突肋凹与肋结节相关节。横突短粗,向后外,系因人直立后肋弓向后的缘故。横突由上而下逐渐变小,下 2 个缩小不作为浮肋的支持物。第 2 胸椎的横突有 3 个结节,相当于腰椎的乳状突副突和横突。胸椎的棘突细长向后下。在十二个棘突中,以中 4 个胸椎最为典型,几乎垂直向上,上 4 个排列接近颈椎,下 4 个接近腰椎。直立并两手下垂时,两侧肩胛冈内缘之线应通过第 3 胸椎棘突。第 7 胸椎的棘突在两侧肩胛骨下角连线上。

胸椎上关节突近似额状位,呈薄板状,自椎弓根与椎板连接处发出,关节面平坦,向后外方。下关节突位于椎板的前外侧面,呈卵圆形,略凹陷,向前下内方。

胸椎的关节突正位于以椎体前侧为中心所作圆周上,上关节面朝后外,下关节面朝前内,这种构造决定胸椎的旋转运动。

脊髓胸段仅分出肋间神经,胸椎椎孔亦小。脊髓的颈膨大向下达于 T_2,腰膨大向上达于 T_{10},因此在整个胸椎中,上两个和下两个的椎孔比较大,呈三角形。

2. 胸椎椎管 从骨骼标本测量可以看出,各个胸椎椎孔矢径较近似,除 T_{12} 稍大,其余较恒定;其横径以 $T_{2\sim3}$ 下降,$T_{4\sim10}$ 较稳定,$T_{11\sim12}$ 又上升。

椎间孔由相邻上、下切迹形成,椎骨下切迹比上切迹深而显著,因此椎间孔上宽下窄,其间有脊神经及椎间动、静脉通过。

3. 胸椎的血供 除直接或间接受相邻肋间动脉供应外,上 2 个胸椎尚接受甲状腺下动脉、锁骨下动脉、肋颈干和椎动脉发出的降支,其中以来自甲状腺下动脉者最多。不同节段血管在相应椎体前后面和椎弓内、外面分为升、降支,供应相邻椎骨,每侧相邻升、降支相连成纵吻合,左右同名支相连成横吻合。

每个胸椎椎体的滋养动脉共分三群:二群分别由椎体左右前外侧面进入,一群由椎体背面中央进入。在 4 个月胎儿,椎体每侧有 5~6 支滋养动脉,1~3 岁幼儿减少为 3 支。在上十个胸椎,由椎体背侧进入的滋养动脉常为 2 支;下二个胸椎常为 3~4 支。三群动脉在椎体内呈放射状排列,并在松质骨内互相吻合。终动脉只在椎体发育中的软骨出现,以后随椎骨骨化,动脉支在松质骨内形成吻合,终动脉也随之消失。

4. 胸椎的畸形 变异胸椎的数目可为 11 个或 13 个,在胸或腰,可出现胸椎腰化,或腰椎胸化。T_1 一侧或两侧可出现双肋凹,T_{10} 的横突肋凹可缺如。胸椎还可出现半椎体、分节不全融合畸形或蝴蝶椎。

二、胸壁的表面解剖

胸骨的上缘即颈静脉切迹,与 T_2 椎体下缘在同一平面,两者相距约 5cm。胸骨角在胸骨柄与胸骨体的交界处,微向前凸起,相当于 T_5 椎体的水平,可摸到又可视,由此向外即为第 2 肋软骨,胸骨角常作为确定肋骨顺序的标志。胸骨剑突埋于腹直肌鞘内,不易触得,一般在心窝处所摸得的隆起代表胸骨体与剑突的结合部,相当于 T_9 或 T_{10} 间盘水平。

各肋骨均易触得,但第 1 肋骨因隐于锁骨内端的后方,不易辨认。胸上部的肋间隙较宽,至下部则变窄,肋间隙宽度随脊柱屈曲与伸直运动而有所变化。肋骨角的位置正相当于骶棘肌的外缘,在上部距中线较近,至下部则逐渐远离。在脊柱侧弯时,随脊柱旋转,肋骨角的正常位置将发生改变,凸侧肋间隙加宽,后部隆起形成剃刀背,而凹侧肋间隙变窄。

胸壁各外部肌肉极易检查,上臂内收和内旋时,胸大肌及背阔肌均收缩,后者在攀缘时尤为显著,如以手前推,在胸壁外侧,前锯肌的各锯齿清晰可见。

三、胸壁 X 线解剖

正位 X 线平片上,相当于腋前缘,可见胸大肌自上外向下内分布较淡的阴影,下缘有时呈锐利的边缘。在双侧下胸部可见上淡下浓的半圆形乳房阴影,其中圆形致密边缘清晰的乳头。阴影较为明显。

正位胸片上,胸骨为纵隔阴影所遮盖,仅见胸骨柄的两侧边缘突向肺野,并可见胸锁关节和第 1 肋骨前端相连接部分。在胸骨柄上缘,有时可看到两个分开的小骨,称为上胸骨。

在胸骨柄两侧有时亦各有一小骨,在第 1 肋软骨部位,称为副胸骨。胸骨两侧的骨化中心,后如不融合,可形成胸骨纵裂。

肋骨有 12 对,但可出现颈肋或腰肋,称为赘生肋或额外肋骨。颈肋多起于 C_7,偶可起于 C_6 或 C_5。颈肋长短不一,两侧常不对称,较长的可达胸骨柄,较短的颈肋其前端借纤维带与胸骨柄或第 1 肋前端相连。C_7 横突过长可与颈肋相似,根据有无肋椎关节可以鉴别。

肋骨可出现各种畸形变异,第 1 肋骨可部分或完全缺如。肋骨如分节不全,可相互融合,多见于第 2~5 肋骨的前、后部,由肋骨骨桥连接,部分融合的肋骨间还可形成假关节。1 个或多个肋骨的胸骨端可分叉,肋骨前端还可形成环状肋,呈不完整的环形。第 10 肋骨中部的上缘有一小骨性突起,称为斜方肌结节,在第 2 肋骨中部亦可见锯齿状小骨突,是前锯肌附着处。

婴儿脊椎骨椎体呈椭圆形,在侧位像上,在前后方向有横形透亮线,相当于血管沟,随年龄增大而减少。胸椎各椎体间距离较远,椎体与椎弓分离。儿童椎体逐渐呈长方形,血管沟仍甚明显。侧位像上由于椎体前上、下缘骺软骨较厚而呈阶梯状。

少年期间,椎体上下缘环形骨骺开始骨化,侧位像上表现为多数细小密致点,逐渐愈合成环形,前缘较厚。在正位像上则表现为花边状曲线。

正常胸椎正位片上可看到肋骨小头与椎体上外缘稍有重叠,在其下内方可看到两侧对称性呈椭圆形的影像,周边致密而内部疏松,是椎弓根。在椎间隙水平可见棘突尖向下方突出,但不一定在正中,可稍偏一侧。如两侧椎弓根明显不对称,或棘突位于一侧,多表示椎骨有旋转。正常脊柱在正位片上不应有弯曲,在侧位片上,胸段脊柱后凸。如后凸加大,即形成驼背,常为姿势性,伴有轻、中度椎体楔形变,尤以 $T_{4~6}$ 为显著。椎骨骺板骨软骨病可引起圆背,不仅胸腰段椎骨可呈楔形变,椎体前上、下缘可不整齐,椎体也可出现许莫氏结节。

脊柱侧凸多为特发性,常为右胸弯曲;少数为先天性,多因半椎体或胸椎其他畸形引起。侧凸一旦发展为结构性,X 线平片上可见侧凸部位的椎间隙两侧宽度不等,凹侧椎体变扁,并有骨硬化及骨质增生。病变严重者,脊柱发生扭转,椎骨及胸廓均发生变形。

正位片上棘突偏向一侧,两侧椎弓根影亦变形。在原发曲度的上下可出现代偿性曲度,使脊柱形成"S"状弯曲。

四、胸壁的软组织

(一)胸浅筋膜

胸浅筋膜与颈部、腹部及上肢的浅筋膜相延续,中部有乳腺附着。在胸外侧浅筋膜中,有胸外侧浅动脉和肋间动脉外侧支。

胸外侧浅动脉起自腋动脉第 3 段或肱动脉,起点开始在腋前线后方 1~2.8cm 范围内,向前下方达第 5、6 肋间隙。主干长约 12cm,起始部直径平均为 1.37mm(1~2.2mm)。

供应范围:上水平线通过腋前线顶点,下水平线通过乳头,上、下水平线宽度平均约为 7cm,自腋前线顶点至乳头标志皮瓣长度,约为 12cm,故整个供应皮瓣面积大致为 12cm×7cm。

胸外侧浅动脉的伴行静脉汇入部位与动脉起点相同,汇入部直径平均为 2.25mm(1~3.7mm)。胸外侧皮瓣有足够长的血管蒂,胸外侧浅动脉供应皮肤范围较大,与肋间动脉的穿支及腹壁浅动脉分支间有丰富吻合,皮肤色泽良好,为颈面部及上肢植皮的良好供皮区。切皮时,前方可沿腋前襞内侧至乳头下方,后方沿背阔肌游离缘至第 6 肋骨,上沿腋前线顶点,下平第 5 或第 6 肋间。

（二）胸壁固有肌

胸壁的外部肌包括胸大、小肌前锯肌、斜方肌、背阔肌及大、小菱形肌等。胸壁的固有肌分为外、中、内三层，即肋间外肌、肋间内肌和肋间最内肌，各肋间肌正好将相邻两肋的下缘和上缘连接起来。肋间隙的宽度不一致，前侧比后侧宽，上部比下部宽，平均为2cm。

1. 肋间肌　肋间外肌在最外层，前部的纤维方向向前下内，如将手插于裤袋的方向，上缘附于上肋骨的下缘，下缘附于下一肋骨的上缘。在肋软骨部分变为纤维膜，称肋间外韧带。肋间外肌受肋间神经（$T_{1\sim11}$）支配，收缩时能提肋骨，使胸廓增大，助吸氧。

肋间内肌在肋间外肌深面，分两部，前外侧部纤维与肋间外肌垂直相交，上缘附于上一肋骨下缘、肋沟之底，下缘附于下一肋骨的上缘，后缘在肋角以后移行为腱膜，称为肋间内韧带。

肋间内肌的后内侧部或称肋间最内肌最内层由于有肋间血管、神经通过，将此部纤维分开为独立肌层，止于肋沟的内下方，纤维方向和肋间内肌相同，但只占肋间内肌的中间1/2。肋间内肌及肋间最内肌受肋间神经（$T_{1\sim11}$）支配，收缩时能使肋骨下降，胸廓缩小，协助呼气。

最内层的肌肉除肋间最内肌外，尚有胸横肌和肋下肌，前者是腹横肌的延续，起于胸骨体下部和剑突的内面，止于第3~6肋骨与肋软骨结合处的后面，受肋间神经（$T_{3\sim6}$）支配，协助呼气。肋下肌位于胸廓后壁，在肋间内肌后内侧部的深面，肌纤维常跨越1~2个肋骨，受肋间神经（$T_{1\sim11}$）支配。

肋骨上下缘均有肌肉附着，肋骨骨折时不易移位，愈合亦较快。切除肋骨时，应沿肌肉方向剥离骨膜，在肋上缘由后向前，在肋下缘由前向后，不致损伤胸膜。

2. 胸骨肌　位于胸大肌表面，在胸深筋膜的覆被下，沿胸骨一侧或两侧与胸骨平行或斜向内上方与胸骨体交叉，向上越过胸锁关节与胸锁乳突肌起始部相续，一部分胸骨肌的下端与腹直肌前鞘与腹外斜肌腱膜相续。

胸骨肌可呈多种变异，可为一侧或双侧，可作皮肌状，或兼有肌腹，也可作两腹肌形、两头肌形、多腹肌形等。一侧胸骨肌可横越中线至对侧。胸骨肌受胸前神经或肋间神经支配。关于胸骨肌的来源有不同解释，有的认为是由胸锁乳突肌向下延伸而成，有的认为由腹直肌向上延伸而成，也有的认为从胸大肌分离。从种系发生上来看，认为胸骨肌是哺乳动物大皮肌的残存最为合理。

（三）膈

膈介于胸腹腔之间，构成胸腔的底，呈穹窿状，中央为腱性部，周围为肌性部。膈的起点分三部，即胸骨部、肋部及腰部。胸骨部起自胸骨后面，为两个小束。肋部以多数肌齿起自下位6个肋软骨的内面，与腹横肌的肌齿相互交错。腰部起自腰椎体和第12肋骨。腰部起点的肌束自内向外，分为内侧脚、中间脚和外侧脚，其中内侧脚最长且最坚强。外侧脚较宽，但最弱。外侧脚起自两个腱弓：腰肋内侧弓由腰大肌筋膜增厚而成，紧张于腰，从第1腰椎的横突延伸至第1腰椎体侧面；腰肋外侧弓为腰方肌筋膜增厚而成，紧张于腰，从第12肋尖延伸至第1腰椎体侧面。

膈肌纤维向中央移行为三叶形的中心腱。两侧的内侧脚，向上在腰及胸汇合形成一伸长的主动脉裂孔，有主动脉和胸导管经过。两侧内侧脚交错后在中心腱的后缘中线偏左又围成一食管裂孔，通过食管和迷走神经。在中心腱前叶与右叶交界处，另有一腔静脉孔，通过上腔静脉（图2-3-4，图2-3-5）。

（四）胸神经

胸神经有12对，即11对肋间神经及一对肋下神经，起于脊髓的胸段。胸神经出椎间孔后即分为前后支，后支细小，在背部又分为内、外侧支；前支即肋间神经，较大，至胸壁侧部分出外侧支穿行至表面，本干行至胸骨外侧缘附近穿出至表面，分为内、外两支。胸神经不但支配相应的肋间肌，同时分布于胸、腹壁皮肤和肋间韧带，下部的胸神经尚支配腹前壁和外侧壁的肌肉。各胸神经的分布区互有重叠，即每一胸神经分布的区域，尚有上、下相邻两胸神经的分支同时分布，故某一胸神经损害时，其所支配的皮肤感觉尚不致消失。在各胸神经分配区域中，第1胸神经大部参加臂丛，只有小部分作为肋间神经，无外侧支。第2肋间神经的外侧支也称肋间臂神经，支配上臂内侧一小部分皮肤。第1~6肋间神经分布于胸部，第7~11肋间神经和肋下神经同时分布于胸部和腹部。肋下神经的外侧支尚分布于臀部皮肤，参与臀上皮神经的组成。

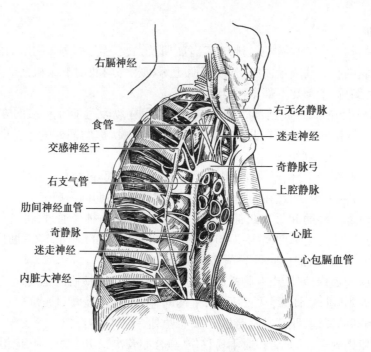

图 2-3-4 纵隔右侧面观

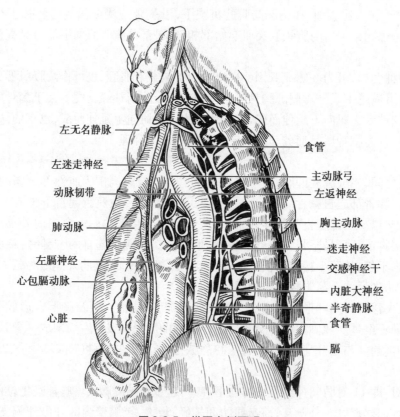

图 2-3-5 纵隔左侧面观

　　肋间神经的走行大致由上后外斜往下前内,两侧肋间神经作环形分布,受刺激后可呈束带样痛,可误诊为胸膜炎。在胸壁每一肋骨下缘行肋间神经阻滞术,可使它所分布的皮区感觉丧失。

　　(五) 肋间动脉

　　胸壁动脉分肋间前动脉和肋间后动脉,两者来源不同,彼此吻合。胸廓内动脉是锁骨下动脉第 1 段分支,贴胸膜向前下内走行,其起端位于锁骨的胸骨端后方,距胸骨外侧缘约 1.25cm,平行下降进入胸廓前部,当其至第 6 肋间隙即分内、外两支,以终外支为肌膈动脉,第 7、第 8 和第 9 肋间前动脉即由其分出;内支为终支,即腹壁上动脉,下行在股直肌鞘内,与由髂外动脉发出的腹壁下动脉相吻合。在胸前壁的损伤中,如胸廓内动脉撕裂,可引起严重出血。

上两对肋间隙由锁骨上动脉肋颈干发出的最上肋间动脉供应,第3~11肋间隙则由胸主动脉发出的肋间动脉供应。第12肋间后动脉因位于肋下,亦称肋下动脉。

每对肋间动脉斜行向外,在肋骨头下缘分为前后支。后支向后穿经肋横突韧带与椎体之间的小孔至背部肌肉及皮肤,其脊支经椎间孔入椎管供应脊髓及其被膜。胸髓上段的脊髓前动脉即由肋间动脉的脊支参加,如一条或数条有关肋间动脉受伤和结扎后,脊髓前动脉就不能充分供应第1~4胸髓节。肋间动脉的前支为主干的延续,即固有的肋间动脉,向外经肋间内韧带的前方和胸膜的后方,至肋角处继续沿肋沟经肋间内肌和肋间最内肌之间,终支与胸廓内动脉和肌隔动脉的肋间支吻合。

肋间动脉、肋间静脉和肋间神经同行于肋沟内,位于肋间肌和肋间最内肌之间,三者的关系为静脉在上,动脉居中,神经在下。肋间动脉至腋中线以前分为上、下两支分别位于肋间隙的上、下缘,往前内走行与胸廓内动脉的肋间支吻合。做胸腔穿刺术时,为了避免损伤血管,如在腋中线之后,应在肋间隙下一肋骨的上缘刺入。肋骨骨折时,肋间动脉常遭受损伤。

(六) 肋间静脉

肋间前静脉与动脉偕行,汇入胸廓内静脉;肋间后静脉的行路左右不同,右侧第1肋间静脉注入右头臂静脉第2~3肋间静脉合成最上肋间静脉后注入奇静脉,其余则直接注入奇静脉,左侧第1肋间静脉注入左头臂静脉。第2~3肋间静脉合成最上肋间静脉后,也注入左头臂静脉,其余注入半奇静脉。奇静脉系统可出现变异,可为两侧奇静脉,副半奇静脉可与半奇静脉吻合或分开,或无半奇静脉。

(七) 胸导管

胸导管大部走行于纵隔后椎前间隙,后方是椎体,前方是椎前筋膜,胸导管起自腹膜后 Pscquet 乳糜池。该池由腰及小肠淋巴管汇集而成,后为椎体,前为腹主动脉右侧,向上通过主动脉裂孔到后纵隔。在右侧,右膈脚将乳糜池与内脏神经和奇静脉根部隔开。在左侧,左膈脚将乳糜池与半奇静脉隔开,半奇静脉常起源于左肾静脉。

(八) 胸部的交感干

胸部交感干由10~12个胸神经节以节间支连接而成。第1胸神经节常与颈下神经节融合形成星状神经节,第12胸神经节也可能与第1腰神经节相融合。胸交感干由外上方向前内方斜行向下。神经节的位置一般在肋骨小头前方,但最后2~3个位于胸椎体的侧面。上5个胸神经节的分支有心支、肺支、主动脉支及至气管与食管的分支,均比较细小。下7个胸神经节分支较大,主要有内脏大神经($T_{5~9}$ 或 $T_{5~10}$)、内脏小神经($T_{9~10}$ 或 $T_{10~11}$)。内脏最小神经不常存在。

(九) 后纵隔结构的相互关系

在胸廓后部,两侧肋胸膜沿后胸壁至椎体侧方延展为纵隔胸膜,形成纵隔,如在中部胸椎作横切面,前为心包。胸主动脉位于椎体左前方,其前为食管,胸导管紧贴椎体右前方,两侧有奇静脉、半奇静脉,内脏大、小神经,交感干位于肋骨小头前方。

(十) 胸椎病变脓液蔓延途径

胸椎椎体病变的脓液最先聚集于椎体两侧,以后可穿破胸内筋膜流入后纵隔,脓液还可沿主动脉向下流至腰部腹膜后蜂窝组织,并沿主动脉的分支形成很多继发性血管周围流注。如沿肋间血管蔓延,脓液可在胸膜壁层后部蔓延,有时穿入胸膜腔形成脓胸,罕有情况下,甚至可穿破气管,脓液亦可由后纵隔向前蔓延至前纵隔。

胸椎椎弓、棘突和横突骨髓炎的脓液先聚积于骶棘肌筋膜鞘内,有时可下降至骶骨后面,极少情况可蔓延至椎管内,或经椎间孔沿神经蔓延。

椎弓结核的脓肿出现在棘突线上或稍偏于侧方的肌间腺中,还可经关节突及肋骨,沿神经血管束出现于侧面深肌层中,不少的脓肿可很快从皮肤溃破。

五、胸壁的关节

（一）肋骨与胸椎、胸骨间的关节

1. 肋椎关节（图 2-3-6）

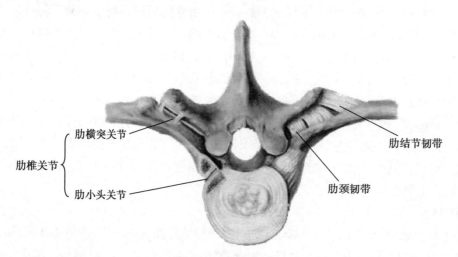

图 2-3-6 肋椎关节

（1）肋头关节：每个肋骨头原来只与其相当的椎体的肋凹及椎间盘相关节，如第 1、第 11、第 12 肋骨头仍然保持这种关系，但以后因为肋骨上移，所以第 2~9 肋骨非但与其相当的椎体相关节，同时还与其上一节的椎体相关节。第 10 肋骨头有时也和相邻的两椎体相关节。

第 2~9 肋骨头的关节面呈楔形，覆盖一层纤维软骨，下部的关节面较大，两个关节面为上下两部，也没有肋头关节内韧带。

（2）肋横突关节：肋结节可以视退化的肋骨头，鸟类的肋骨具有两头，自上而下，胸椎的横突逐渐向中线靠近，越向下肋结节与中线的距离也越缩短。

上 7 个肋骨的结节作橄榄形，与相当的胸椎横突尖前面的肋凹相关节，关节面覆盖一层透明软骨，可以做一定转动。第 8~10 肋结节较近于肋骨的下缘，扁平，与相当胸椎横突尖的上缘相关节，可以做一定程度的滑动。

在肋横突关节的内侧有韧带相连接，内侧纤维（肋颈韧带）介于横突前和肋颈之后，外侧纤维（肋结节韧带）介于横突尖和肋结节最外部分之间，因此结节内侧有 1 个光滑的关节面部分，而外侧有 1 个粗糙的部分。在上一椎骨横突下缘和下一肋颈嵴之间尚有肋横突前韧带，向外与肋间内膜相续，在它的内缘与椎体之间围成一孔，有肋间神经后支和肋间动脉通过。在椎骨横突和下关节突的根部，有肋横突后韧带斜向外下方，止于肋颈的后面，呈腱索状，向外与肋间外肌相接。

2. 肋软骨与胸骨间的关节（图 2-3-7） 第 1 肋软骨直接与胸骨柄的肋骨切迹形成胸肋软骨结合。第 2~7 肋软骨与胸骨的肋骨切迹构成胸肋关节。其构造与肋骨小头和椎体间之关节完全相似，其关节面末端也作楔形，也有关节内韧带相连，将关节腔分为上下两部分，在关节盘前面也有放射状

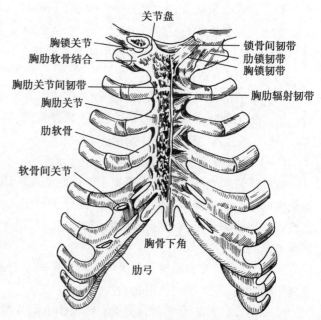

图 2-3-7 胸肋、胸锁关节

的胸肋辐状韧带。胸肋关节可作轻微的滑动。有些关节间韧带缺如,关节腔变为一个,也有关节腔堵塞而成为韧带联合。

肋软骨炎,系指胸锁关节、胸肋关节和第1胸肋软骨结合疼痛及肿胀,其中第2胸肋关节部位最好发。可为一侧或双侧,或多发,男女发病率相当,以10~30岁为最多。主要症状为间歇性疼痛,伴局部肿胀、隆起,无异常关节活动,X线影像正常。病理切片偶见肋软骨的增殖或软骨早期骨化及软骨膜增厚,软骨也可有萎缩及发育不良变化。

(二)胸骨的关节

1. 胸骨柄与胸骨体的连接 在构造上与耻骨联合和椎体间的关节相似,均位于躯干的中线上。两个相接骨端覆以一层透明软骨,借纤维软骨相连。纤维软骨也可出现腔隙,类似关节构造。这个连接在呼吸运动时,可使胸骨体向前后运动,增大或缩小胸腔的容积。约有10%的人,关节的纤维软骨变为骨性结合,其骨化与年龄的关系尚不确定。

2. 胸骨体与剑突间的连接 属于软骨结合,相当于 T_9 椎体的平面,中年以后始变为骨性结合。在第6~7肋软骨与剑突前后面有肋剑突韧带,可以防止附着其后面的膈肌向后牵引。

(三)肋软骨间关节

第8~10肋软骨相邻两个肋软骨的边缘形成软骨间关节,关节囊甚薄,内面衬以一层滑膜,周围并有韧带相连,关节腔也可完全缺如。第6~7及第5~6肋软骨之间也常有这样构造,第9~10肋软骨也可借韧带相连。

(四)胸椎的关节

相邻胸椎椎体之间有椎间盘相连,其厚度较薄仅为2~4mm。椎体前后有纵长的前、后纵韧带,椎板间有黄韧带,各附件之间有棘间韧带、横突间韧带(图2-3-8)。

胸椎的关节突呈冠状位,近乎垂直,相邻关节突之间组成椎间关节。

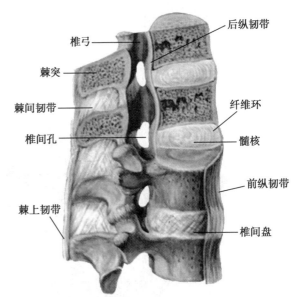

图 2-3-8 胸骨体与剑突间连接

后纵韧带
椎弓
棘突
棘间韧带
椎间孔
纤维环
髓核
前纵韧带
棘上韧带
椎间盘

第四节 腰骶椎的应用解剖

一、腰骶椎的骨性标志

平脐部所画横线应通过 L_3,两侧髂嵴最高点连线通过 L_4 棘突,两侧髂后上棘连线通过第1、2骶后孔之间,相当于蛛网膜下腔终末处。在髂后上棘的内侧有一凹陷,相当于骶髂关节,在骶尾部有一凹陷,凹的上端平 L_5 棘突,下端为两侧髂后上棘至骶尾关节连线交界处。在腰椎正位 X 线成像,由于男女性骨盆结构不同,男性 L_5 一般位于髂嵴水平线以下,而女性 L_5 整个或一半位于髂嵴水平线以上。

骶骨背面的正中线上,有纵向隆起,称为骶正中嵴,此线上有3~4个结节,以第2、3骶骨背面最显著。在尾骨底的后外侧,可以摸到两个隆起,即骶骨角,骶骨角之间为骶裂孔。从两侧骶骨后孔向外1横指处有两排隆起,为骶外侧嵴,是经骶后孔骶神经阻滞时的良好标志。

二、腰骶椎的解剖结构

(一)腰椎

1. 椎体 腰椎椎体(图2-4-1)因为负重关系,在所有脊椎骨中,体积最大,呈肾形,上下扁平,腰椎曲度前凸。腰椎椎体横径及矢径自 L_1 到 L_5 逐渐增大,与椎体负重自上向下逐渐增加相一致。

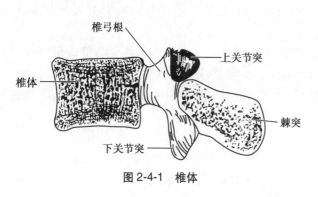

图 2-4-1 椎体

椎体由纵向及横向略呈弧形的骨小梁构成，交织成网，以抵抗压应力及拉应力。随年龄增长，骨质逐渐疏松，即单位体积骨量减少，横行骨小梁变细，甚至消失，而纵行骨小梁增粗，周围皮质变薄。椎体由于长期负荷，可逐渐压缩变扁，或呈楔形，髓核也可经软骨板突向椎体，形成施莫氏结节；椎间盘退变后，椎体边缘出现骨质增生。

2. 椎板 椎板较厚，并略向后下倾斜，因此椎孔在下部比上部大。如椎板厚度超过 8mm，即可视为增厚。

3. 椎弓根 腰椎（图 2-4-2）的椎弓根向后外，椎骨上切迹较小。自腰向下矢径顺序下降，而下切迹较大。椎弓根的厚度自上而下逐渐递增，L_5 几乎为 L_1、L_2 的 1 倍。

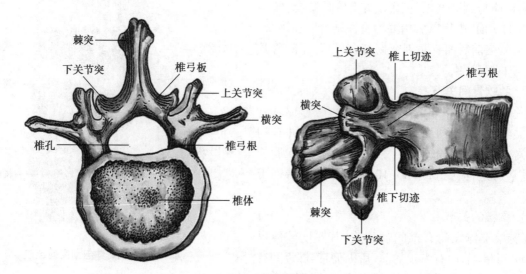

图 2-4-2 腰椎

4. 关节突 腰椎的上关节突由椎弓根发出向内，与上一节腰椎的下关节突相接，后者由椎板向外发出，因此椎间关节的方向为矢状位，但向下逐渐变为斜位，至 L_5 几乎呈冠状位。

L_5 上关节突的关节面多数呈凹面型，少数为平面位，下关节突的关节面变化较大，以凸面型和平面型为主。关节突可以增大，在后外侧突向椎管，或向前突至侧隐窝，使椎管呈三叶形。

5. 横突 腰椎横突在发生上由肋部和横突部愈合形成，其前部即代表肋部。横突由椎弓根与椎板会合处向外突出，横突可看作是由腹横肌后筋膜内骨化而成，作带状，较薄，与腹壁的圆形相适合，其上有腹横筋膜和腰方肌附着，一部分较厚。

L_3 横突最长，其次为 L_2、L_4 横突，L_1、L_5 最短并向后方倾斜。L_3 横突弯度大，活动多，所受杠杆作用最大，受到的拉应力也最大，其上附着的筋膜、腱膜、韧带、肌肉承受的拉力较大，损伤机会也较大。

腰神经后支自椎间孔发出后，其外侧支穿横突间韧带骨纤维孔后，沿横突的背面和上面走行，并穿过起于横突的肌肉至其背侧。腰椎横突有众多大小不等的肌肉附着，相邻横突之间有横突间肌，横突尖端与棘突之间有横突棘肌，横突前侧有腰大肌及腰方肌，L_2 横突前尚有膈肌，横突的背侧有骶棘肌，尚有腹内、外斜肌和腹横肌，借助腰背筋膜起于 $L_{1\sim4}$ 横突。

附于 L_3 横突上的肌肉如强烈收缩，可产生撕脱性骨折，合并广泛性肌肉、筋膜、腱膜撕脱伤，造成出血和浆液性渗出。急性损伤如处理不当或慢性劳损，可引起横突周围瘢痕粘连、筋膜增厚和肌腱挛缩，使穿过肌筋膜的神经、血管受到卡压，引起腰、臀部疼痛，此即 L_3 横突综合征，病灶局部注射治疗或粘连松解多可缓解症状。L_5 横突短粗，呈圆锥形，自椎体与椎弓根连接处发出，先伸向外方，后转向外上方，倾斜度较大。L$_5$ 横突如过度发育,与 S$_1$ 融合,称为腰椎骶化。

横突根部的后下侧有一小结节,称为副突。在上关节突的后缘有一卵圆形隆起,称为乳状突。腰椎乳状突与副突之间可形成浅沟、切迹、孔或管。这可能由于人类长期负重劳动及上半身体重向下传递之故,在下部腰椎变宽的同时,乳、副突间的距离越来越接近,形成切迹,或完全融合形成孔或管。

6. 棘突　腰椎的棘突呈长方形骨板,呈水平方向,后缘较厚。棘突的末端膨大,下方如梨状,为多裂肌腱附着处。腰椎的棘突具杠杆作用,肌肉、韧带附着其上,更增加脊柱的坚固性和稳定性。

(二)腰段椎管

各腰椎椎孔相连成椎管。椎孔形状(图 2-4-3),L$_1$、L$_2$ 多呈卵圆形,L$_3$、L$_4$ 多呈三角形,L$_5$ 多呈三叶形,其他尚可呈钟形或橄榄形。其前界为椎体、椎间盘纤维环后缘及后纵韧带,后界为椎板、棘突基底及黄韧带,两侧为椎弓根,后外侧为关节突。腰椎椎管自 L$_1$、L$_2$ 节段以下包含马尾神经根,其被硬脊膜包围的部分形成硬膜囊,各神经根自硬膜袖发出后在椎管内的一段称为神经根管,以后分别自相应椎间孔穿出。

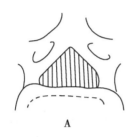 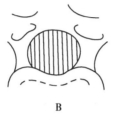 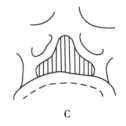

图 2-4-3　椎孔形状

A. 三角形;B. 卵圆形;C. 三叶形。

腰椎椎管的正中矢径(前后径)自椎体后缘中点至棘突基底,平均为 17mm(14~20mm),正常最低值为 13~15mm,男女椎管矢径差别不大。横径(椎弓根间径)为两侧椎弓根内面连线,平均为 24mm(19~29mm),正常最低值为 18~20mm,在 L$_{2~4}$ 最窄。男性椎管横径平均值较女性大 1.12mm。

侧隐窝是椎管最狭窄部分,为神经根的通道,其矢径越小,横径越大,表示侧隐窝越窄越深。L$_5$ 椎孔最易引起侧隐窝狭窄,其原因是:①椎孔多呈三叶形;②侧隐窝明显窄,矢径可小至 2~3mm;③上关节突增生、变形较多。

引起椎管狭窄的原因很多,骨性椎管由于发育障碍而狭窄,表现为横径、矢径变小、侧隐窝狭窄、椎板增厚、椎板间角度小等,后天最常见的原因为腰椎退行性病变,常表现为椎间盘向后膨出、突出,椎体后缘、椎板上、下缘骨质增生,特别是关节突增大并靠近中线,从前方、后方及后外方突向椎管,出现三叶状椎管,有可能使腰神经根遭受压迫。与此同时,黄韧带及后纵韧带也可增厚、钙化,发生皱褶,椎板间隙减小使椎管容积进一步减少。某些病理改变,如腰椎滑脱、外伤及椎板融合术后也可引起椎管狭窄。

正常椎管,硬脊膜周围有相当空间允许其与神经鞘活动,而在椎管狭窄时,硬脊膜及其内含马尾神经根被紧紧包裹,一旦椎管容积稍有减少,腰椎从屈曲位至伸展位运动时即受到障碍,站立及行走时,腰椎前凸增加,更防止其移动,神经受到牵扯,必然影响微循环,延迟神经传导,临床上常发生间歇性跛行,行走稍多,即疼痛难忍。坐位及蹲位时,腰椎转为轻度后凸,椎管容积稍有增加,血供增加而症状也有所缓解。

(三)骶骨

骶骨(图 2-4-4)为 5 节,至成年后,互相融合呈三角形,底朝上,尖朝下,有上、下、前、后、两侧 6 个面。骶骨底宽大呈椭圆形和腰相接,向前凸出成为骶岬,尖部和尾骨相连。骶骨的前部由上而下凹进,平滑,两边各有 4 个骶前孔,骶神经前支由此孔穿出骶管。骶骨的后部粗糙,不整齐,中部的隆起小为骶中嵴,两边骶外侧嵴内侧各有 4 个骶后孔,骶神经后支由此通过。在骶骨两侧,上 3 节共有 1 个耳状面,和髂骨的耳状面相连形成骶髂关节。骶骨的下 2 节侧面无关节面,骨面粗糙,有韧带附着。

骶骨的关节突较为重要,原因是:①与 S$_1$ 及 L$_5$ 神经相关,可能直接或间接压迫这些神经;②L$_5$ 椎孔多形成侧隐窝,前界为 L$_5$ 椎体和 L$_5$/S$_1$ 椎间盘,后为骶骨关节突的内侧部(位于额状面上),当 L$_5$/S$_1$ 椎间盘退变合并椎间隙变窄,L$_5$ 椎体向后移位,造成侧隐窝矢径变小,椎管明显狭窄。在腰骶部进行手术或穿刺

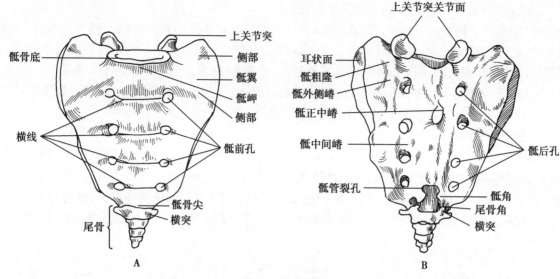

图 2-4-4　骶骨
A. 盆面观;B. 背侧面观。

时,应考虑这种解剖特点。

骶骨后面上下部,各有一缺损,称为腰间隙和骶尾间隙。进行蛛网膜下腔麻醉和骶管阻滞,分别由此两间隙进入。骶尾间隙呈∩形,这个间隙也叫骶管裂孔或骶管裂隙。两个间隙表面均为一坚韧的纤维膜所覆盖。卧床甚久的患者,由于营养不良形成骶部压疮时,如穿透此纤维膜,可引起神经炎、脊膜炎,严重者甚至发生脊髓炎。

(四) 骶管

在骶骨体的后部有一扁平的管称为骶管(图 2-4-5),下开口于骶管裂孔,前后借骶前、后孔与外界相连。蛛网膜下腔至 S_2 即终了。

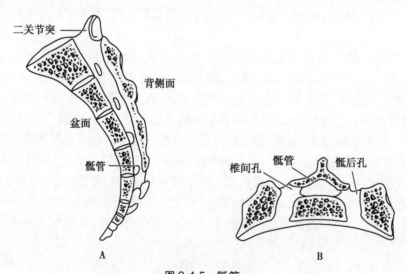

图 2-4-5　骶管
A. 矢状切面;B. 后上面观。

骶管裂孔如矢径小于 2mm,骶管穿刺较为困难。个别人骶管裂孔甚至完全闭塞。骶管在发育上常有变异,它的后壁在 22% 的人有缺损,甚至完全敞开,这种缺损可发生于一侧、两侧或中部。

因骶尾骨不发育,骨盆可显著变窄,臀部有明显的陷窝和萎缩,下肢肌肉萎缩常随骨骼生长而逐渐加重。

正常情况下,硬脊膜囊及马尾神经根为坚强的椎板所保护,如出现隐性脊柱裂,椎板缺如,游离棘突或浮棘为黄韧带所支持,可对前方的硬脊膜囊发生挤压,在后伸时尤其明显。骶椎裂常是引起腰痛的原因,这种缺损能使韧带的附着变软弱和不稳定,同时由于该部负重和活动不平衡,易使韧带、肌肉、关节囊和关节面发生劳损。

(五) 骶管及骶后孔阻滞术

经骶管裂孔注射局部麻醉药,属于经骶硬膜外麻醉或阻滞,也称为骶管麻醉或骶管阻滞术。其操作方法为:经两侧骶角正中线扪得骶裂孔,穿刺骶尾韧带,刺破后如顿觉阻力消失,针尖接触到光滑的骨面,试验注射无阻力且局部无隆起时,即到达骶管。骶管内静脉丛很丰富,容易刺破,当抽吸无回血和液体,即可将局部麻醉药液缓慢注入。局部麻醉药亦可分别由各骶后孔注入。骶管腔较腰部硬膜外腔广阔,除非剂量太大,一般不易向腰部或胸部硬膜外腔扩散。如拟阻滞骶神经后支,可在骶中嵴旁开 1.5cm 处,在相邻两骶后孔之间进针,朝前外侧与皮肤呈 10°角,针尖向上至上一骶后孔,向下至下一骶后孔。

(六) 尾骨

呈三角形,为脊柱的终末部分,在人类为退化之骨,切除后并无多大影响。坐位时,尾骨并不着力,而是坐骨结节负重。尾骨最初由 4~5 节合成,以后互相愈合,也可能为 3 节。尾骨有时和骶骨相融合形成一骨。尾骨下端尖,上端为底,其卵圆形关节面和骶骨尖相关节,其间有纤维软骨盘,尾骨后上部的凹陷与骶骨相连部分称为骶尾间隙,在关节面后两侧各有一尾骨角,相当于第 1 尾椎的椎弓和上关节突。尾骨的侧缘是韧带和肌肉的附着处。尾骨底的后缘较前缘为高,朝前下,它的前面稍凹,平滑,后面突出并粗糙。

尾骨的形状可有很多变异,长短不一,两侧可不对称,其曲度可前弯,或向一侧倾斜。尾骨各节还可成角。骶尾关节可以发生骨性融合(图 2-4-6)。尾骨尖一般呈圆形,但有时可呈分歧状。尾骨可以改变骨盆出口形状,如尾骨不能活动,分娩时可发生骨折。

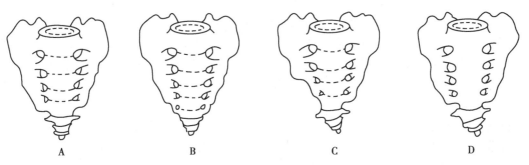

图 2-4-6 骶尾骨性融合畸形变异
A.正常骶尾骨;B.骶尾关节融合;C.骶骨末节及尾骨第一节两侧不对称,尾骨向一侧倾斜;D.尾骨第一节两侧不对称,尾骨向一侧倾斜。

三、腰骶椎的关节结构

脊柱关节由椎体间、椎弓间关节及椎体之间的连接组成。

(一) 椎体间关节与连接

椎体之间的连接由前、后纵韧带和椎间盘构成。

1. 前、后纵韧带 前纵韧带位于椎体的前面,上起枕骨的咽结节和寰椎前结节,下至 $S_{1~2}$,在其行程中借纤维束紧密附着于各椎体边缘,但与椎体连接疏松。此韧带在最上部为一束带,附着于寰椎前结节,并延至枕骨基底。前纵韧带是人体最长的韧带,较宽,非常坚强,有人在尸体上试验,在 300kg 的压力下也不致断裂。前纵韧带由三层纵行纤维构成,浅层跨越 3~4 个椎体,中层跨越 2~3 个椎体,而深层仅连接相邻两个椎体。

后纵韧带比较薄弱,位于椎体的后部,上起枢椎,下达骶骨,最上部延展为覆膜。后纵韧带较前纵韧带狭窄,宽窄不齐,不能完全覆盖椎体的后部和椎间盘,其纤维作齿状,与椎体疏松相连,其间隔以静脉丛。

在强直性脊柱炎时,脊柱附近的韧带常骨化,其中前纵韧带骨化最早,继以后纵韧带、黄韧带、棘上韧带及棘间韧带,在正位 X 线平片上呈"竹节状脊柱"。腰部后纵韧带也可单独发生骨化,但较颈部为少。

2. 椎间盘 即椎间纤维软骨除 $C_{1/2}$ 之间外,其他椎体之间包括 L_5 与 S_1 之间均有这种结构,因此成人的椎间盘总数为 23 个。

椎间盘柱横断面上与其所连接的椎体形状一致。椎间盘的厚薄,在脊柱不同部位有所不同,一般说,凡是运动较多的地方,椎间盘较厚,在颈腰部就是如此;相反,胸、骶部则较薄,特别在骶椎部,椎间盘骨化,使原来分离的 5 节骶椎完全融合。椎间盘在下腰部最厚,而在 $T_{2\sim6}$ 最薄。

(1) 椎间盘的形态构造:由透明软骨板、纤维环和髓核构成。

1) 透明软骨板:即椎体的上下软骨面,做成髓核的上下界,与相邻椎体分开。在椎骨进化过程中,椎体的上下面各有一次级骨化中心,其周围成骨,形成骺环,但其中心仍一直保留为软骨,软骨板的大小和形状与上下相连的椎体相当。椎体上下无血管的软骨板如同膝、髋关节的关节软骨,可以承受压力、保护椎体,防止椎骨遭受压力,只要软骨板保持完整,椎体不会因压力而发生吸收现象,软骨板还可视作半渗透膜,在渗透压下,水分可以扩散至无血管的椎间盘。

2) 纤维环:在上、下透明软骨板的周围有一圈坚强的纤维组织,由胶原纤维和纤维软骨组成,称为纤维环,是椎间盘的最主要维持负重的组织,与上下软骨板和脊柱前、后纵韧带紧密相连。纤维环呈同心圆排列,各纤维的方向彼此交错。纤维环的前部及外侧部较后部约宽 1 倍,最内层纤维与髓核的细胞间基质相融合,无明显界限。

纤维环连接相邻椎体,使脊柱在运动时作为一个整体,纤维环甚为坚固,紧密附着于软骨板上,保持脊柱的稳定性,必须有极大力量广泛撕裂纤维环,才能引起椎体间脱位。纤维环的特殊排列方向,使相邻椎体可以有轻度活动,但运动到一定限度时,纤维环紧张,又起限制韧带的作用,控制旋转运动。纤维环主要为胶原纤维,但也含有一定弹性纤维,其纤维可能伸长。过去认为椎间盘的弹性性质系由于髓核的压缩及相邻纤维环的胶原纤维方向改变所致。实际上,形成弹性纤维的弹性蛋白是低应变主要的应力负荷部分,能在变形后恢复组织大小及形状,纤维环及髓核的弹性纤维的不同排列及形状能反应不同功能。纤维环包绕髓核,使其维持一定的位置及形状,在压力下,因力量平均分散于纤维环,又具有吸收震荡的作用。

3) 髓核:是一种富有弹韧性半液体的腔状物质,约占椎间盘切面的 50%~60%。髓核由软骨样细胞组成,分散于细胞间基质。髓核含有 85% 的水分及退化的脊索残余,髓核一般位于纤维环的中部,较偏后,并不绝对在中心。髓核随外界的压力而改变其位置及形状,其位置在不同脊椎有所不同。髓核的密度有所不同,随年龄而增大。

(2) 椎间盘的功能:椎间盘不但是椎体间主要的坚强连接与支持结构,同时也是脊柱运动和吸收震荡的主要结构,起着“弹性垫”的作用,能承受身体的重力,将施加于脊柱的力吸收并重新分布。

椎间盘能保护和控制脊柱各种活动,有平衡缓冲外力的作用。椎间盘受到压缩或牵引后,能很快恢复原来形状。正常椎间盘髓核各方面的压力均相等,中心重力可使椎间盘向各方向膨出。椎间盘内压力与体重直接有关,并随体位改变而不同,体重 70kg 的人,直坐位时,腰椎曲度变平,纤维环前部高度下降,椎间盘内压力增加,L_3 椎间盘为 140kg;直立时由于腰前凸增加,重力线靠近髓核,下降为 100kg;坐位并向前倾 200°,腰椎后凸,椎间盘内压力增加至 190kg,侧卧位时下降为 70kg,仰卧位时仅为 20kg;弯腰从地上举起 50kg 重物时,$L_{4/5}$ 椎间盘内压力可增至 750kg。

在直立时,椎间盘的完整决定于:①纤维环的纤维层排列;②完整的髓核;③周围组织。椎间盘及其周围支持结构关系密切。

椎间盘主要由胶原纤维及黏多糖构成。

髓核具有可塑性,虽然不能被压缩,但在压力下变为扁平,加于其上的力可平均向纤维环及椎体软骨板各个方向传布(图 2-4-7)。在相邻脊椎骨间的运动中,髓核具有支点作用。随脊柱屈伸向后或向前移动。此外,髓核在椎体与椎间盘之间起液体交换作用,其内容物中的液体可借渗透压扩散至椎体。

髓核的营养经软骨板渗透,后者与海绵骨密切相连,椎体的海绵骨有丰富血供,与软骨板之间无致密骨相隔。压力的改变可使椎体内的液体流出流进。直立时压力加大,躺下时,由于上面施加的压力消除,肌肉张力减少,液体经软骨板渗透至髓核。椎间盘组织虽然消耗较少,但血运贫乏可

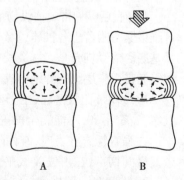

图 2-4-7 髓核内压力
A. 松弛时;B. 受压时。

能是引起早期退化的原因。

椎间盘一直处于正压下,后者由重力、肌肉张力、肌内运动共同产生。睡眠时因重力减少及肌肉松弛,此时渗透压超过间盘流体静压,水分进入间盘内,白昼时情形相反,椎间盘水分减少,故稍显萎缩。

液体的交换与软骨板的改变有关,年龄增加后,软骨板渗透性降低,髓核内的水分亦减少,纤维环破裂后,髓核作为不渗透的溶质性能消失,椎间盘变为干燥并呈纤维化。

正常脊柱伸直时,髓核内液体流向前方,屈曲时流向后方,由上面来的压力平均分布于椎间盘内部,传递至下位椎体,但如无髓核萎缩,伸直时重力集中于后方,屈曲时集中于前方。髓核使压力在椎体整个上下面均匀分布,在脊柱任何位置压力均在凹侧最大。

髓核的固有功能决定于其界膜的完整,即上下软骨板及其周围的纤维环。髓核的半液体性质允许其在脊柱的活动中改变形状,从而很好地行使功能。

髓核的功能使压力由上位脊椎骨传达至下位脊椎骨,髓核承受的压力朝所有方向转移,影响软骨板及纤维环。

3. 椎间盘钙化　常发生于髓核,且多见于小儿的颈椎椎间盘,可能因外伤、感染或无菌性坏死引起,多为暂时性,经过短时间可以完全吸收。

成人的椎间盘钙化多发生于胸腰椎椎间盘的纤维环,为无症状的永久性钙化,系由于退行性改变所致。椎间盘软骨板的钙化则极少见。

(二)椎弓间关节突连接

包括椎间关节和骨突间的韧带连接。

1. 椎间关节(关节突间关节)　椎间关节属于滑膜关节,由上下相邻关节突构成。上腰椎关节面的方向近似矢状,在腰骶部近似冠状。上关节突从侧面观呈凹面,而从上下观呈平面,下关节突从侧面观呈凸面,上下观亦呈平面。关节囊松弛,借薄弱的纤维束而加强。关节囊韧带主要为胶原纤维,在下腰部,其下部加强,有坚强纤维性结构至椎板,并部分为棘间韧带所代替,前部几乎为黄韧带构成。

在上部腰椎,关节囊附着紧靠关节突的边缘,约在其内侧 1~2mm,越向下越朝内,至腰骶部在其内侧 13mm。

关节突形成椎间孔的后界。不同腰椎间盘的后面与关节突的关系也有不同,在下腰部。特别是在 L_5/S_1,或较少范围内在 $L_{4/5}$,当人直立时,椎间盘的后面与下一脊椎骨的上关节突前面相接,这部分椎间盘正常位于椎间孔的下部。

椎间关节由脊神经后支的内侧支发出的关节支支配。此内侧支恰在横突根的近侧,以后在上关节突之上,位于乳突及副突之间,有时被骨化的乳突副韧带所覆盖。由其发出关节支,近侧支小,在关节突之下,供应关节小面。第2个比较大的降支向下。支配其下关节囊的上内侧;另有一附加支,恰在横突间筋膜之前,至上关节小面之上部。如此每个内侧支至少供给同一平面和下一平面的两个椎间关节,而每个椎间关节至少接受两个脊神经后支发出的关节支。椎间盘退变致椎间隙变窄,关节小面肥大或不对称,可使椎间孔相对变小,因而脊神经根可受到压迫,引起所谓关节小面综合征。

2. 椎弓及骨突间连接　骨突间连接虽无关节的构造,但在功能上与一般关节无异,在这些连接中,重要的有黄韧带、棘上韧带、棘间韧带和横突间韧带。

(1) 黄韧带:由薄而坚韧的黄色弹力组织所构成。腰部黄韧带正常厚度中线为 4mm,侧方为 2mm。黄韧带厚度由上向下逐渐增加,$L_{1~3}$ 外侧部较内侧部稍厚,$L_{3/4}$ 两者相等,$L_4~S_1$ 内侧部较厚。

黄韧带纤维方向近乎垂直,连接毗邻的两椎板,在上附着于上一椎板下缘的前面,向外至同一椎骨的下关节突的根部,直至横突根部,在下附着于下一椎板上缘的后面及上关节突前上缘的关节囊,犹如屋瓦互相叠盖。在正中线,两侧黄韧带之间有少许脂肪,在外侧与椎间关节的关节囊相融合,并参与椎间关节囊前部的构成,它的侧缘作成椎间孔的软性后壁。因此,除椎间孔和后方正中线的小裂隙外,黄韧带几乎充满整个椎弓间隙。

由于外伤或其他原因,黄韧带失去其正常柔软和能折起的特性,变为坚厚的纤维组织,甚至可厚达 8~16mm。连续的外伤是引起黄韧带肥厚的主要原因,这种过度肥厚可引起椎管狭窄症及神经根的压迫症状,通常易发生在 $L_{4/5}$ 椎板之间,使该部马尾神经受到压迫,同时毗邻的椎板也往往增厚。L_5 椎间孔因较小而神经根较粗大,如黄韧带亦过度增厚,该处的神经根极易受到压迫。据 Kingo 统计,黄韧带肥厚的发病率可占到坐骨神经痛手术探查病例的 14%。

脊柱屈曲时,黄韧带变为紧张,上位椎骨的前移依靠大致同一方向纤维环的纤维层得以防止。

（2）棘上韧带:呈连续的细索状突起,是一条坚强连接棘突的韧带。腰椎的棘上韧带与中线相接而附着于棘突末端的后方及两侧,能控制脊柱过度前屈。颈椎的棘上韧带特别增厚,形成项韧带。

棘上韧带起自颈 C_7 棘突至骶中嵴,在腰部发育良好,具有纵行胶原纤维,其深部纤维连接相邻棘突,浅部纤维越过 3~4 节。在腰部,起自棘突的骶棘肌腱性起始易被误认为棘上韧带。构成骶棘肌腱性起始的肌束密切相接,借坚强的横行纤维束相连,靠近棘突的弹性纤维发育良好,在靠近棘突的起始处,弹性纤维并不连接相邻棘突,而是连接两个相邻腱束,或连接一个腱束和一个棘突。

（3）棘间韧带:薄而无力,不如棘上韧带坚韧,附于两棘突间的较深处,附着于下一椎板的上缘和椎骨棘突的基底,朝后上至上一椎骨棘突。前部与黄韧带融合,棘间韧带的厚度由下胸部至下腰部逐渐增加。

棘间韧带的纤维呈 3 层排列,两侧浅层纤维由上一棘突下缘斜向后下,附着于下一棘突上缘和黄韧带,中层纤维由后上向前下。$L_{1~3}$ 的棘间韧带分为前部、前中部、中部和后部四部分。$L_{4/5}$ 和 L_5/S_1 的棘间韧带只有前、中、后三部分。韧带由胶原纤维和少量弹性纤维构成,其间有少量脂肪组织。棘间韧带有腰神经后支分布。棘间韧带在腰部发育最好,其纤维方向可与直立时肌肉过度收缩相对抗,在下腰部,棘间韧带有稳定腰椎的作用,棘间和棘上韧带均有限制脊柱过度前屈的作用。脊柱前屈超过 90°时,骶棘肌松弛,仅由韧带维持脊柱姿势。由于棘上韧带在腰骶部多有缺如,因此极度弯腰时,该部所受拉力更大,当膝关节在伸直弯腰时,骨盆被紧张的股后肌群固定在旋后位,棘间韧带受到高度牵拉。L_5/S_1 棘间韧带损伤占全部棘间韧带病变的 92.6%。腰部旋转时,棘间和棘上韧带离旋转轴最远受到的扭力大。如骶棘肌和多裂肌软弱或萎缩,则这些韧带承受的应力特别是腰骶部更大,容易损伤变性。

（4）横突间韧带:分内、外两部,在上腰椎横突间隙,外侧部发育不良,仅为薄的筋腱层,在下两个腰椎横突间隙,参与构成髂腰韧带。横突间韧带内侧部呈腱弓排列,保护脊神经后支及血管,其厚度由上向下逐渐增加,在 L_5/S_1,横突间韧带即髂腰韧带的腰骶部。

四、腰背部肌肉

（一）腰背部浅层肌肉

腰背部深层肌肉分为两层。

1. 第 1 层肌肉

（1）斜方肌:位于项部和背的上部,呈扁平三角形,起自上项线、枕外隆凸、项韧带和全部胸椎的棘突,纤维向外,止于锁骨的肩峰端、肩峰及肩胛冈。斜方肌受副神经及 $C_{3~4}$ 神经前支支配。

斜方肌主要由颈横动脉供应。颈横动脉经过中斜角肌、臂丛和肩胛提肌围成的三角区,此处可作为寻找该动脉的标志。颈横动脉可为 1~2 支。

斜方肌上部纤维收缩可以提肩,并使肩胛骨下角外旋,下部纤维收缩,使肩胛骨下降,两侧共同收缩则可使肩胛骨向中线靠拢,如肩胛骨固定,两侧共同收缩,则使头颈后仰。斜方肌中部纤维收缩,可以内收肩胛骨,上下部纤维同时收缩,可使肩胛骨外旋。检查时,使颈后伸,向检查侧屈曲,面部转向对侧,检查者以手对抗抬肩动作,斜方肌上部纤维收缩;肩外展 90°,抗阻力内收肩胛骨,斜方肌中部纤维收缩;使肩外展、外旋抗阻力后伸肩部,斜方肌下部纤维收缩;使肩外展、外旋,内收肩胛骨,即挺胸动作,此时斜方肌所有三部纤维均收缩。斜方肌上部纤维,如果止点固定,同侧肌肉收缩,可使颈后伸,屈向同侧,头部向对侧旋转。肩胛提肌在同样情况下亦可使颈部向同侧屈曲,但头部向同侧旋转,借此可互相区别。

（2）背阔肌:呈扁平三角形,位于背部下半部和侧胸部皮下,以腱膜起自髂嵴外缘后 1/3,下 6 个胸椎和全部腰椎棘突、骶中嵴以及腰背筋膜后层,其纤维向上外聚合为一扁平腱,附着于肱骨小结节。背阔肌受胸背神经支配,从肌肉近止点的上缘进入肌深面下行,发出肌外及肌内分支,进入上下两部。

背阔肌能内收、内旋和后伸肱骨,起止点易位时,可上提躯干如引体向上。背阔肌的前缘在跨过腹外斜肌处在下方与腹外斜肌后缘分离,形成一个小的三角形间隙,即腰三角,也称腰间隙。此三角的下缘为髂嵴的一部,其底面为腹内斜肌。在腰三角的上内侧,另有一菱形结构,其后覆以背阔肌,上方为下后锯肌下缘,内侧缘为骶棘肌,外下缘为腹内斜肌,外上缘为第12肋骨,菱形的底面为腰背筋膜三层相融合的腹横肌腱膜。此菱形为进入腹膜后间隙的良好入路,作胸腰椎后外侧斜行显露时必须经过此处。

2. 第2层肌肉

(1) 肩胛提肌:以各个肌束起自上位3~4颈椎横突,附着于肩胛骨内侧角及脊柱缘的最上部,能上提肩胛骨,如止点固定,一侧肌肉收缩,可使颈屈曲,头部向同侧旋转。检查时,使患者头部向一侧屈曲,面部亦向同侧旋转,同时抬肩,检查者以双手在头及肩部加以抵抗,在胸锁乳突肌与斜方肌之间可看到肩胛提肌的收缩。

(2) 大菱形肌和小菱形肌:在肩胛提肌的下方,位于同一肌层。小菱形肌呈窄带状,起自下位2个颈椎的棘突而附着于肩胛骨脊柱缘的上部,在大菱形肌上方,与大菱形肌之间隔以菲薄蜂窝组织层。大菱形肌菲薄而扁阔,呈菱形,起自上位4个胸椎的棘突,向外下,几乎附着于肩胛骨脊柱缘的全长。大、小菱形肌能内收及内旋肩胛骨,并上提肩胛骨,使之接近中线。检查时,患者手背置于腰部,使肩胛骨外展及外旋,以放松斜方肌,检查者以手指伸入肩胛骨脊柱缘前方,嘱患者将手离开腰部,此时肩胛骨内收、内旋,检查者可感觉其收缩,置于肩胛脊柱缘的手指可被挤出。

上述三肌的血供均由颈横动脉降支供应,此支由锁骨下动脉发出沿肩胛骨脊柱缘全长下行,适在菱形肌(后方)与后上锯肌(前方)之间,由此血管发出至冈上、下窝的分支,至冈下窝的分支与肩胛上动脉及旋肩胛动脉在肩胛骨后面形成丰富侧支吻合。

三肌均受肩胛背神经支配,此神经发自第5颈神经,沿肩胛骨脊柱缘下降。

(二) 腰背部深层肌肉

腰背部深层肌肉分为3层。

1. 第1层肌肉

(1) 头颈夹肌:分为头夹肌和颈夹肌,起自项韧带的下半 C_7 棘突、上部胸椎棘突及棘上韧带,纤维向上向外,头夹肌止于颞骨乳突后缘和枕骨上项线,颈夹肌止于上3个颈椎横突后结节,前者在胸锁乳突肌的深面,后者在肩胛提肌的深面。

(2) 骶棘肌:骶棘肌是一纵行肌群,位于脊椎棘突和肋角的沟内,起点由筋膜和肌性两部分组成。筋膜部分实际上和腰背筋膜后层融合,肌性部分起于骶髂骨韧带和髂嵴上部,纤维向上,至肋下缘稍上,延展成为3柱,其中只有最长肌上升止于头部。

1) 髂肋肌作为外侧柱,分为腰、胸、颈3部。腰髂肋肌由肌的总腱向上止于下数肋角,胸髂肋肌起自下数肋角止于上数肋角,颈髂肋肌起自上数肋角止于下数颈椎横突后结节,纤维彼此重叠,其止点使肋角变得粗糙。

2) 最长肌作为中间柱,为3柱中最宽最厚者,分为胸最长肌、颈最长肌和头最长肌3部分,胸最长肌止于腰椎的副突和横突、胸椎的横突尖及其附近的肋骨部分;在它的上内侧,颈最长肌由上6个胸椎止于 $C_{2\sim6}$ 横突后结节;头最长肌自上数胸椎横突与下数颈椎关节突成一宽条,在头夹肌和胸锁乳突肌的深面,上行止于颞骨乳突后部和下部。最长肌恰巧将肋骨结节与胸椎横突间的关节遮盖,因此在作肋骨小头切除时,必须将最长肌自其上牵开。下胸神经后支的外侧支从髂肋肌与背最长肌的缝隙中穿过。

3) 棘肌作为内侧柱,为3柱中最短者,主要为筋膜部分构成,约宽1cm,扁平,紧附于棘突的两侧,起于下数棘突,止于上数棘突,自上腰部一直延展至下颈部。

髂肋肌管理腰部的侧屈,最长肌是伸肌,腰部扭伤后,骶棘肌起保护作用而痉挛。

2. 第2层肌肉

(1) 半棘肌:分为胸半棘肌、颈半棘肌和头半棘肌3部,此群肌肉在此层位置最浅,跨过4~6节脊椎骨,起点靠近横突尖,止点则靠近棘突尖,行程比较垂直。胸半棘肌起于下数胸椎($T_{7~12}$)横突,止于上数胸椎($T_{1~6}$)和下数颈椎($C_{4~7}$)棘突,作为脊椎骨的旋转肌。颈半棘肌起于上数胸椎横突,止于上数颈椎棘突。头半棘肌起于上数胸椎横突和下数颈椎关节突,向上止于枕骨上、下项线间的骨面,肌纤维完全直行上升,颈半棘肌和头半棘肌可以牵引颈部向后,加深颈段脊柱前凸。

(2)多裂肌为多数小肌束,属于中间层,止点跨越2~4节椎骨,在下起自骶骨后面,在腰部胸部起自横突,在颈部起自关节突,止于上位2~3棘突的下缘。多裂肌是脊椎的背伸肌,可以加大腰椎前凸,在颈、胸部尚可以防止脊椎向前滑脱。

(3)回旋肌在胸部最为显著,居于最深层,为一排小肌,起于脊椎横突,止于上位脊椎骨的棘突根及其邻近的椎板。

3. 第3层肌肉 棘突间肌左右成对,介于棘突之间,以颈腰二部为显著。横突间肌介于上、下二横突之间,头外直肌即此肌的最高部分。肋提肌仅胸椎有,左右各十二,可以说是肋间外肌的向后延长部,起于C_1~T_{11}横突尖,止于下位肋骨上缘,在肋骨结节的外侧。

所有背部深肌大部皆为脊神经后支的分支所支配。

腰背部深层肌肉的主要作用在于维持身体的姿势。坐位或立位时,腰背部肌肉无时不在收缩以抵抗重力,作用于头、脊柱、肋骨和骨盆,按照运动情况而使各部屈、伸、侧屈与回旋。它不仅控制前屈时身体向下传达的重力,且能恢复直立姿势。脊柱伸肌较脊柱屈肌的数量多2倍。

脊柱后伸起过直立姿势时,胸锁乳突肌、腹肌和椎前肌均松弛,同时也予以相当的控制,在反对抗力或反对重力前屈脊柱时,如由仰卧姿势坐起或立起,椎前肌皆起作用。两侧椎前肌和椎后肌斜部相对肌纤维协同动作时,则发生回旋运动,多见于颈、腰部。

因为姿势不良、床铺不合适或腰背部扭伤常能引起腰背痛,此乃由于腰背部肌肉失去正常平衡所致。分布于腰背部肌肉、韧带、骨骼或关节的腰骶神经后支如遭受刺激压迫或破坏,均可产生腰痛,一般多局限于腰部,但也能产生一侧或两侧反射性坐骨神经痛,因刺激可沿后支反射到前支。

(三)腰背筋膜

腰背筋膜保护肌肉,加强对腰部的支持。其后、中两层分别包被骶棘肌的后、前面。后层最厚,向上与胸部深筋膜相续,在骶棘肌后面形成一坚韧的被膜,其后为背阔肌和下锯肌,同时也是这两肌的一部分肌腱,附于棘突和棘上韧带。中层附于腰椎横突尖,向上附于第12肋,向下附于髂嵴。在骶棘肌外缘,前、中、后层相连形成腹横肌腱膜,成为腹横肌的起始部,中层的上部因附有腰肋后韧带而更加坚强,后者连接L_1、L_2横突与第12肋的外侧缘,如第12肋缺如或太短,则附着于第11肋,韧带的锐缘是胸膜反折部的重要标志。前层即腰方肌筋膜,最弱,覆盖腰方肌的前面,起自腰椎横突的前面及椎体的基底,其上部因有腰肋外侧弓附着而加强;后者位于腰肋后韧带的前侧和外侧,为膈肌一部分后部纤维起始处,此韧带有保护胸膜的作用。前层在腰方肌外侧缘与后、中两层融合而成的腱膜相连接。

五、腰骶部血管

(一)腰段的血管

1. 腰段脊柱前侧血供 腰段脊柱前侧为腹膜后间隙,有腹主动脉、下腔静脉等血管。

(1)腹主动脉:续于胸主动脉,起于T_{12}平面,在L_4平面分为左、右髂总动脉,其分叉的角度约为70°左右,位于腰椎椎体稍偏左、右方有下腔静脉,前方有胰、十二指肠下部及小肠系膜根。

腹主动脉沿路发出许多支,其中有到腹腔脏器3个很粗的不成对的干,即腹腔动脉、肠系膜上动脉及肠系膜下动脉,其成对的支一部分到内脏,即肾上腺动脉、肾动脉及精索内动脉,另一部分到腹壁,即1对膈下动脉和4对腰动脉,最后尚有一根不成对的壁支,即骶中动脉。

腰动脉几乎呈直角由腹主动脉后壁发出,两侧开口相距仅数毫米。左侧腰动脉以起于左后外侧壁和后中壁者多见,右侧者以起自右后外侧壁者为多。

腰动脉多为4对,第4对腰动脉一侧偶可缺如,也偶可出现5对腰动脉。腰动脉与腹主动脉间的下夹角从上到下逐渐变小。

腰动脉沿 $L_{1\sim4}$ 椎体的前面及侧面向后走行,直至椎间孔,以后潜入腰大肌的深面,右侧者通过下腔静脉后方,在其走行过程中,发出分支至腹膜后组织,其中最大一支入椎体和髂腰肌。每个腰动脉在椎间孔平面又分为 3 大支:①前侧支,又名腹壁支;②后侧支,又名背侧支,向后与椎板相贴,经椎间关节内侧进入骶棘肌,向内后至每个棘突,形成血管丛,在椎间关节周围形成动脉弓;③中间支,又名脊支,经椎间孔而至椎骨内,营养马尾神经和硬脊膜。

(2) 下腔静脉:在 L_5 椎体的前面或 L_4、L_5 间由左右髂总静脉汇合而成,其起始处位于右髂总动脉起点之后,在腹主动脉分叉处的右下。下腔静脉在腹主动脉右方上行,其间仅隔有淋巴结,静脉贴近右侧腰大肌的起端,而上部贴近膈肌腰部右侧的内侧脚,最后平 T_8、T_9 平面,经膈肌中心腱右前方穿过下腔静脉孔而入于后纵隔。

下腔静脉的属支大致与腹主动脉相当,但腹膜腔内脏的静脉回流系经门静脉,以后通过肝脏而间接入于下腔静脉。直接注入下腔静脉的属支中,脏支有肝静脉、睾丸静脉(或卵巢静脉)、肾静脉、肾上腺静脉,壁支有膈下静脉及腰静脉。后者是节段性血管,通常是 4 对,与腰动脉伴行,左侧较长,各静脉都由前、后两支构成。前支收集腹侧壁的血液,与腹前壁的静脉吻合,向内侧行,在腰大肌后方与后支汇合;后支由腰部的皮肤及肌肉的静脉汇合而成,通过腰横突之间并接受脊支。前、后支合成的腰静脉,沿椎体前面而行,在腰动脉上方,进入下腔静脉的后壁。两侧上、下位腰静脉之间有纵向吻合,形成腰升静脉,左右分别与半奇静脉及奇静脉相续,因之在下腔静脉的两侧有两个静脉干与其平行,并构成上、下腔静脉间的吻合。

下腔静脉的发生甚为复杂,胚胎时先后由后主静脉、下主静脉、上主静脉及其吻合衍变而成,所以下腔静脉可以有不少畸形变异,如下腔静脉缺如或双下腔静脉或下腔静脉借奇静脉回流。其属支左髂内静脉与下腔静脉分叉处有吻合支相连,或右髂内静脉注入左髂总静脉。

根据文献报告,下腔静脉结扎术可以用来治疗盆腔或下肢血栓性静脉炎,防止肺部栓塞,结扎宜在睾丸静脉(或卵巢静脉)以下,结扎后,侧支循环借腹壁静脉、生殖系静脉、椎静脉系统来维持。必须注意,结扎下腔静脉危险性仍然很大,死亡率可高达 30%。结扎下腔静脉后,动脉压一般下降 5~30mmHg,静脉压亦下降 20~25mm 水柱,有的甚至下降 85~10mm 水柱,手术中如发现静脉压有显著波动,无论上升或下降预后均不良。

2. 脊椎骨的血供

(1) 腰椎动脉系统:腰椎的血供来自腰动脉,由腹主动脉的后壁发出,沿椎体的中部向后外侧走行,沿途发出一些垂直小支进入椎体前方,以营养椎体。腰动脉至椎间孔前缘先后分为脊椎前支、横突前支及背侧支,形成椎管外、内血管网两组(图 2-4-8)。前者以横突为界又分为:①椎管外血管网前组:由横突前支(横突前动脉)形成。此支比较粗大,沿途在横突前方发出许多肌支,还有许多交通支与相邻横突前动脉吻合。此动脉位置较深,破裂可产生巨大腹膜后血肿,随后可发生顽固性肠麻痹。②椎管外血管网后组:由背侧支的关节间动脉及上、下关节动脉组成。关节间动脉绕过椎弓根峡部向后方延伸,行走于椎板与肌筋膜之间,然后向中线行走,沿途发出许多肌支,最后分布于椎板间韧带及棘突。椎管内血管网包括脊前、后支(椎间孔前、后动脉)。脊前支先分出一个小支供应神经根,然后经椎间孔的前缘进入椎管内,随即分为升、降支,再由升支再分出横支,在中线汇合,经椎体后面的静脉窦孔进入椎体,相邻节段脊前支的升、降支彼此吻合形成纵行的血管网。动脉分支神经支与椎管内窦椎神经沿脊椎上下伴行。脊后支较前支细,呈网状分布于椎板和黄韧带内侧,然后穿入椎板,以微细小支在硬膜外脂肪中走行,与硬脊膜动脉丛相连。

腰椎椎体的营养动脉,中央支数目较少而恒定,由椎体前外侧面进入的有 1~3 支;由背面进入的有 1~2 支,为椎体的主要营养动脉。中央支位于椎体中 1/3 平面,主干向心直行,分支小,末端在椎体中心部形成螺旋状弯曲,以后呈树枝样分支,分别伸向椎体上、下端。周围支数目较多,但不恒定。周围支短而分支早,向椎体上、下端伸展,分布于椎体周围骨质。椎弓的营养动脉数量较少,管径较细。椎骨营养动脉的终动脉只存在于骨化期的软骨区内。

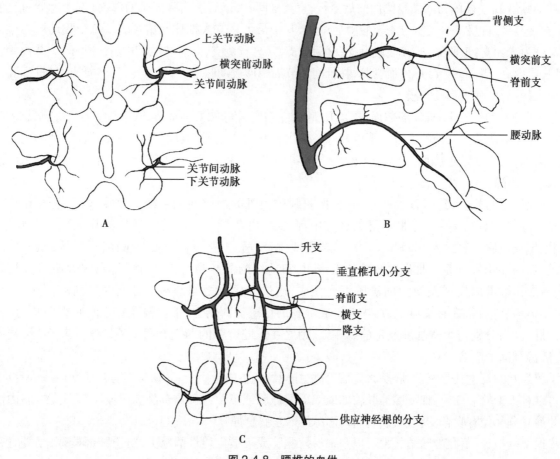

图 2-4-8　腰椎的血供
A. 椎板后面观；B. 椎体侧面观；C. 椎体后面观。

（2）腰椎静脉系统：由 3 个互相交通的无瓣膜静脉网构成（图 2-4-9）。

1）椎骨（内）静脉：椎体周围静脉注入椎体中央管道，然后在后纵韧带及骨膜的深面经椎体后部滋养孔汇入静脉窦内，与椎管内静脉相交通。

2）椎（管）内静脉：椎（管）内静脉分为 3 组：①椎管内后静脉，离椎间盘较远。②椎管内前静脉，在椎管横突冠状线之前，沿椎管前面有 2 个纵行静脉系统，此静脉在椎弓根部弯行向内，在椎间盘部弯行向外。在椎弓根内侧，这个静脉在滋养孔与椎骨内静脉相交通。椎管内前静脉紧贴椎间盘后面，位于硬脊膜及马尾神经之前。③根静脉，为节段静脉，在每一个腰椎成对分布，分别在两侧椎弓根的上、下，下一对静脉与神经根密切相关。根静脉经椎间孔穿出。

3）椎管外静脉：主要为两侧的腰升静脉，在椎体、横突及椎弓根交界处形成的沟内纵行向上。在远侧，此静脉与髂总静脉相交通；在近侧，左腰升静脉注入半奇静脉，右侧的一般较小，可以在 L_{4-5} 椎间隙终为一个根静脉，向上又与其他根静脉重新会合，最后汇入奇静脉。

在骶骨，骶管内前静脉不明显，代之以根静脉，与相当的骶神经根平行，经骶孔向前与髂内静脉相交通。S_1 根静脉也称骶升静脉。

脊椎的静脉没有瓣膜，血流呈双向性，一般注入下腔静脉，但在腹压加大情况下，也可以流向相反方向。硬脊膜外静脉丛位于疏松网状脂肪组织内，由于胸腹压增高，血流向相反方向流动，使硬脊膜外静脉增高，再加某些诱因，如咳嗽、翻身、弯腰等，静脉压可急剧增加。如静脉壁发育异常，即可导致静脉壁破裂，引起硬脊膜外血肿。

腰椎的静脉分为四组：即前组、后组、脊椎（管）内静脉丛和椎间孔—神经根管静脉丛。前组以腰静脉为主，在腰动脉上方，接受椎体小静脉，最后流入髂总静脉及下腔静脉。后组以关节间静脉和上关节静脉为主，与同名动脉伴行，接受后方附件的回流，汇入椎间孔静脉丛。椎（管）内静脉丛接受椎体后半部的回

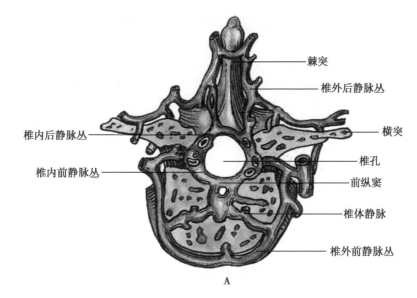

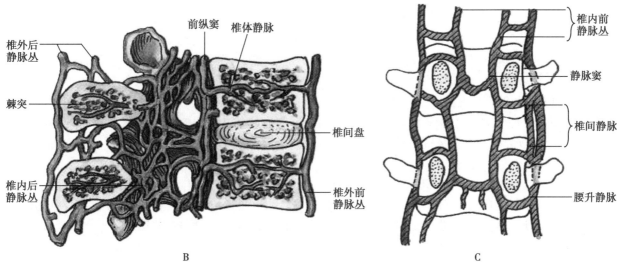

图 2-4-9　腰椎静丛
A. 横切面观；B. 矢状面观；C. 冠状面观（椎骨后部已切除）。

流,在椎体后面的静脉窦孔处形成粗大的薄壁静脉,横行向神经管内延伸,在椎管侧方形成纵行的椎(管)内静脉前丛,从椎内静脉前丛发出椎间静脉,进入神经根管静脉丛。椎间孔—神经根管静脉丛以椎间静脉(神经根静脉)和腰升静脉为主干。每一腰椎有 2 对椎间静脉,与神经根伴行。直接接受椎弓根,上、下关节突和横突前静脉的回流。椎间静脉注入腰升静脉,下端与髂总静脉相通,上端注入奇静脉或半奇静脉。

了解腰椎血管的解剖特点,在进行腰部手术时,可以防止大量出血,如进行腰部软组织手术,不宜扩大至横突前方。作全椎板切除时,为了充分减压,特别对神经根管进行减压时,因为神经根管为骨性管道,上下各有椎间静脉通过,其前内侧有椎内静脉前丛,外侧有腰升静脉,出口处为椎间孔,充满网状的静脉丛,只有后方为安全区。

根据椎内静脉前丛与椎间盘的关系,加压下腔静脉,自股静脉注入造影剂,可使椎静脉系显影,或经腰升或骶升静脉作选择性腰骶部硬膜外静脉造影,如椎内静脉前丛有移位或中断,可诊断为腰椎间盘突出症,又因腰椎静脉系无瓣膜,俯卧位可使下腔静脉压力升高,手术时宜架空患者腹部,防止静脉血逆流至椎管内。

硬膜外腔内有丰富的椎内静脉丛,由后纵韧带两侧的椎纵窦和椎体与后纵韧带之间连接纵干的吻合支以及椎板内面的椎静脉网,彼此上下、前后、左右相连,构成纵贯脊柱全长并包围硬脊膜的静脉网,它收纳脊髓和椎骨的血液,并经椎间孔、椎弓间静脉而与椎外静脉丛相交通。

骶部椎静脉网细小而分散;腰部椎静脉网呈三角形多支密网,列于椎板间角的两侧,与邻近网相交通,胸下部网亦呈三角形,但支少而稀疏;胸中部以上两侧各形成 1、2 条纵行支,并以粗大的横行、斜行或纵行吻合支相连,颈部支少而细小。

椎静脉网一般位于椎板内面,但也有小支至黄韧带间角,还有少数的横行,纵行或斜行的吻合支跨越黄韧带的内面。在硬膜外腔进行穿刺时,这些静脉网很易受损,高位($C_3 \sim T_1$)穿刺者出血率最低,中胸部($T_{5\sim 11}$)出血率最高,T_{10} 以下出血率介于两者之间。

椎基底静脉系统在椎体中部与放射动脉伴行,形成一个大的静脉,椎体上下的垂直静脉进入椎基底静脉,后者呈水平方向向后从椎体穿出,汇入椎内静脉前丛。

主要的垂直静脉支管径较大,迂曲走行,沿途在一定间隔接受相等大小斜行注入的小支,后者又由众多短的细支形成。

在椎体矢状切面或冠状切面邻近椎体终板,大的水平关节下静脉集合系统与终板平行,后者在椎体中部由垂直静脉大的属支构成,这些属支由垂直方向改为水平方向,或向前,或向后,或向两侧。在椎体后部,这个水平方向的静脉网——一些属支可直接注入椎内静脉前丛,在椎体前面或其周围,静脉属支直接注入椎外静脉丛,也参与组成水平关节下集合静脉系统。

在椎体终板,另有一个管径较小的血管网,呈水平方向,与关节下集合静脉系统相平行,这些位于穿通的椎体皮质终板,形成所谓软骨下毛细血管后静脉网,从这个静脉网,有短的垂直属支汇入水平关节下集合静脉系统。而在周围,则有一些属支直接注入椎体表面的静脉。

4)椎静脉系:Batson(1940)首先提出椎静脉系是一个独立的静脉系统,是人体除了腔静脉系、肺静脉系和门静脉系以外的第四个静脉系统。此系统由位于椎管内的椎内静脉丛、位于脊柱外的椎外静脉丛以及位于上两者之间的椎骨内静脉三个部分组成。椎内静脉丛尤为发达,呈纵行排列,通过一些节段性侧支和胸、腹腔内静脉有广泛的吻合。整个系统无瓣膜存在,其容量约为 100~200ml。椎静脉系的静脉壁很薄,组织学上难以分出三层,但仍有较薄的平滑肌组织,并有少量弹性纤维和大量胶原纤维。血管口径可有一定程度改变,但不可能有过度扩张。

椎静脉系可调节和平衡身体不同静脉系的压力差,当其他静脉发生梗阻时,可起代偿循环通道作用。心力衰竭或门脉高压时,椎静脉系可因血量增加而引起慢性充血,造成对神经系统的损害;恶性肿瘤的瘤栓或气栓、菌栓均可由此途径蔓延,一些盆腔的癌瘤或化脓感染容易引起椎骨转移或发生化脓性脊柱炎,均可由这种解剖基础而得到解释。

根据椎静脉系的特点,可经骨内(椎体、棘突或肋骨)、静脉(股静脉、肋间静脉、奇静脉)注射造影剂,可获得椎管良好显影,为诊断椎管或椎骨疾病提供形态依据。经股静脉作选择性腰升静脉插管,根据椎内静脉前丛的移位和中断现象,可诊断腰椎间盘突出症,其正确率可达91%。在 $L_5 \sim S_1$ 水平的正确性更优于脊髓造影。

(二) 髂总动脉及其分支

髂总动脉在 L_4 由腹主动脉分叉处起始,至骶髂关节处分为髂内、外动脉,其前面为腹膜和小肠曲,且两侧常对称,如两侧不对称,一般总是左侧低于右侧(图 2-4-10)。

1. 髂外动脉 由髂总动脉分叉处至腹股沟韧带中点,以后经血管腔隙移行为股动脉。如由脐下左一指远处至腹股沟韧带中点画一线,则此线上 1/3 相当于髂总动脉的行程,下 2/3 相当于髂外动脉行程(图 2-4-10)。

髂外动脉沿腰大肌内侧缘与盆缘下行,在腹股沟韧带的深面,腹横筋膜位于其前,髂筋膜位于其后,这两层筋膜随股动脉入股形成股鞘。髂外动脉在腹股沟上方的分支,有腹壁下动脉和旋髂深动脉。髂外动脉通过股动脉的分支旋股内、外侧动脉与髂内动脉的分支臀下动脉在股后形成十字吻合。

旋髂深动脉的主干沿腹股沟韧带外侧半的后侧斜向外上,经髂前上棘至髂嵴上缘后行。旋髂深动脉除发支营养邻近肌肉外,还通过腹壁肌肉的髂嵴附着面,进入和营养髂嵴前部骨质。动脉在髂嵴内侧行于腹横筋膜与髂筋膜汇合处,向髂嵴方向发出 2~8 支,其中以 3~5 支为最多,占76.47%。旋髂深动脉在髂嵴上缘又向髂嵴发出 2~9 支,其中以 3~6 支多见,占84.31%。旋髂深静脉有72.86%与动脉紧密伴行,其余静脉的回流形式变化较大。根据解剖,旋髂深血管适于作为髂骨显微血管游离移植的血管蒂。

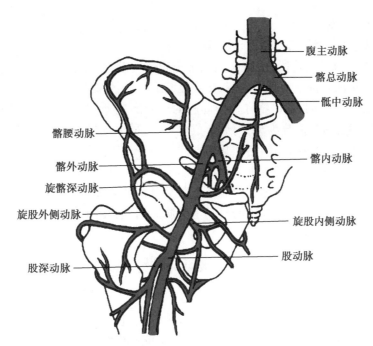

图 2-4-10 髂总动脉及其分支

2. 髂内动脉 为髂总动脉的内侧末支,供给盆腔脏器、盆壁和外生殖器,它的分支均向下行于覆盖腰大肌和梨状肌腹膜壁层的深面,同时越过腰骶丛的浅部,它的变异较多(图 2-4-10)。

(1) 髂内动脉前干的分支:多数至内脏,末端以臀下动脉出骨盆。脏支有脐动脉、膀胱下动脉、直肠下动脉、阴部内动脉和输精管动脉(男)或子宫动脉(女),壁支有髂腰动脉、骶外侧动脉、闭孔动脉和臀上、下动脉。

1) 髂内动脉前干壁支:包括闭孔动脉、阴部内动脉和臀下动脉。①闭孔动脉:由闭孔沟出盆,在耻骨的盆面与腹壁下动脉之间有通畅的吻合。闭孔动脉发出至髂骨的滋养动脉,供应闭孔肌,并发出至髋臼内充填的脂肪及股骨头韧带动脉,闭孔动脉尚发出耻骨支,与腹壁下动脉的耻骨支相吻合;②阴部内动脉:由坐骨大孔出盆,绝大多数经骶丛前方出盆。随后再由坐骨小孔入会阴管,在坐骨直肠窝的侧壁,分出直肠下动脉、会阴动脉和阴茎动脉;③臀下动脉:由坐骨大孔出盆,由梨状肌下孔下行,与臀上动脉之间有丰富的血管吻合,臀下动脉本身向下参与形成臀后十字吻合。臀下动脉发小支供应梨状肌、肛提肌及骶结节韧带,另外,一小部分也参与供应股后肌、髋关节、臀后及大腿后侧皮肤。

2) 髂内动脉前干脏支:有膀胱上、下动脉和直肠动脉,在女性另有子宫和阴道动脉。胚胎时,髂内动脉的末端为脐动脉;出生后,此段的终末部分变为脐外侧韧带。男性膀胱下动脉的变异较多,有时很大,代替一部分阴部内动脉的功能,分出一支输精管动脉至输精管。女性,没有膀胱下动脉,但有一个相当的阴道动脉,自子宫动脉发出。子宫动脉行至阔韧带的基部,在离子宫 2cm 处越过输尿管,然后弯曲向上,分支供应输尿管,和卵巢动脉相吻合。子宫动脉向下,与阴道动脉相吻合,形成宫颈的冠状动脉。

(2) 髂内动脉后干的分支:全为壁支,包括臀上动脉、髂腰动脉和骶外侧动脉。

1) 臀上动脉:短粗,由梨状肌上孔穿出,分为浅、深支,浅支供应臀大肌及覆盖其上之皮肤,深支发出至髂骨的滋养动脉,另外,尚供应臀小肌、阔筋膜张肌,同侧髋关节和大转子。

2) 髂腰动脉:经腰大肌和闭孔神经的深面,在腰骶干之前向上后外行。多起自髂内动脉本干或其后干。髂腰动脉分出腰支和髂支,腰支供应腰大肌,腰方肌和腰椎的一侧,髂支供应髂肌及髂骨。

3) 骶外侧动脉:有 1~3 支,以 2 支者最多,多起自髂内动脉的后干。骶外侧动脉上支至骶骨上部,下支至骶骨下部和尾骨,供应骶尾骨。

骨盆骨折因盆腔内动脉及静脉丛破裂出血,盆腔壁肌肉及盆腔脏器也可被骨折端刺伤而出血,再加上骨折面出血,可形成巨大腹膜后血肿,甚至合并低血容量性休克。为了抢救患者,有时不得不结扎一侧或两侧髂内动脉,但必须慎重考虑。

（三）髂总静脉及其属支

髂总静脉一般在骶髂关节前方，由髂内、外静脉汇合而成。

1. 髂外静脉 为股静脉的续行段，由腹股沟韧带至腰骶关节，与髂内静脉形成髂总静脉。右侧者先居动脉之内，渐至其后；左侧者位于动脉的内侧，接收腹壁下与旋髂深二静脉。

2. 髂内静脉 位置较深，贴骨盆侧壁在髂内动脉的后内侧上升，在骶髂关节前方与髂外静脉汇合成髂总静脉。盆腔脏器的静脉多先聚集为丛，而后形成数干，与同名动脉伴行，汇入髂内静脉。静脉蔓状丛在男女性分别成为睾丸和卵巢静脉，与同名动脉伴行，而不汇入髂内静脉。髂内静脉无静脉瓣。

在骨盆筋膜内有丰富的静脉网，在各脏器附近又组成许多静脉丛，彼此吻合，均无瓣膜配备。在正常生理条件下，大部分静脉均经髂内静脉之支回流至下腔静脉。在直肠壁上，有注入髂内静脉的直肠中、下静脉，也有经肠系膜下静脉注入门静脉系统的直肠上静脉。因此，在门静脉发生堵塞而压力增高时，这些吻合的静脉就发生曲张，可能形成痔核。

六、腰骶部神经

（一）腰神经后支

腰神经后支较细，于椎间孔处在脊神经节外侧从脊神经发出，向后行经骨纤维孔，在下位关节突与横突根部的上缘之间，至横突间肌内侧缘，立即分为后内侧支和后外侧支。

骨纤维孔位于椎间孔的后外方，上界为横突间韧带，下界为下位椎骨横突的上缘，内侧界为下位椎骨上关节突的外侧缘，外侧界为横突间韧带的内侧缘。$L_{4/5}$ 的骨纤维孔有时被 1~3 条横行纤维束分隔为几个不同间隙，而将其中通行的神经及伴行血管隔开。

脊神经后支之间常形成"襻"，不仅存在于皮支之间，而且在深层肌肉，后支干之间也存在。

1. 后内侧支 腰神经后内侧支在下位椎骨横突后面，向下位于横突及上关节突所形成的沟内，绕过上关节突的外侧缘，进入后内侧支骨纤维管。腰神经后内侧支的直径以 L_2 最粗，L_1 次之，L_3 以下按序数逐渐变细。

腰神经后内侧支骨纤维管位于腰椎上关节突根部的背面，在腰椎乳突与副突间的骨沟内，由外上向内下，后内侧支骨纤维管有四个壁，上壁为乳突，下壁为副突，前壁为乳突副突间沟或有腱膜附着，后壁为上关节突副突韧带。如后壁的韧带发生骨化，则形成一个完整的骨管。

骨纤维管是一个近似"拱形"的隧道，从上外到内下有一个转折，即乳突副突间沟骨面向后突起的部分，此处上关节突副突韧带较厚，在 $L_{3~5}$ 更是如此，是骨纤维管一个狭窄区。

腰神经后内侧支进入骨纤维管后，先向上外，以后翻越骨嵴，转向内下。神经在此狭窄区折曲走行，如管的入口呈裂隙状，或上关节副突韧带骨化，使骨纤维管变为一个完整的骨管，失去退让余地，更易使腰神经后内侧支受挤压引起腰腿痛。与腰神经后内侧支伴行的血管表面有来自腰交感干的纤维包绕动脉，形成神经丛，也同样会受到挤压。在椎管，神经根管以及椎间孔，动、静脉及毛细血管遭受挤压后，也会引起腰痛。

腰神经后内侧支在骨纤维性管内呈扁圆形，直径为 0.8~1.3mm，而骨纤维性管内径为 2.1~3.9mm。神经及伴行血管周围充满疏松结缔组织。由于后内侧支在走行过程中紧邻椎间关节及横突间韧带，又需通过骨纤维性管，故腰椎椎间关节病变、韧带损伤或骨纤维性孔内径改变，均可能刺激、压迫而引起后正中旁一侧疼痛和压痛，疼痛还可放射至椎间关节。多裂肌、黄韧带、棘间韧带和棘上韧带等部位。需要时，可根据各支所在部位的深度及至中线距离进行封闭或手术切开骨纤维性管，以松解受压的神经。

后内侧支出骨纤维管后向内下方斜行，至椎板的后面转向下方，跨越 1~3 个椎骨，重叠分布于关节连线内侧的关节囊韧带及肌肉。后内侧支经腰骶关节的下方，发支至该关节囊及多裂肌。向下行走，发出分支至棘突两侧的肌肉、韧带和皮肤，同时又发出细支至下一平面的椎间关节内侧上部的关节囊。在腰背肌肉内分支与上下平面来的分支相连，紧与椎板相贴，一直到棘突的下缘，棘上韧带受上一平面的后内侧支支配。

2. 后外侧支 腰神经后外侧支沿横突背面向外下方斜行。$L_{1~3}$ 的后外侧支本干在骶棘肌表面向下走行一段较长距离后,再穿过腰背筋膜至皮下,构成臀上皮神经,后者也可有 T_{12} 或 L_4 的纤维参加。

后外侧支的分支主要分布于椎间关节连线以外的结构,如横突间韧带、髂腰韧带、横突间肌、骶棘肌和腰背筋膜等。

腰神经后外侧支向下外,其行程分为四段:①第一段(骨表段):穿骨纤维性孔(出孔点)后,沿肋骨或横突的背面和上面走行;②第二段(肌内段):走行于骶棘肌内;③第三段(筋膜下段):走行于腰背筋膜浅层深面;④第四段(皮下段):走行于浅筋膜内。神经走行并非直出直入,各段之间均有转折角,此角既是神经固定点,又是迂曲回转处。后支全部走行有六个固定点,顺序为出孔点、横突点、入肌点、出肌点、出筋膜点及入臀点,其中出孔点、横突点和入臀点均有纤维骨性管固定,这些部位如遭受损伤或牵拉,可产生局部或牵扯性腰腿痛。

脊神经后内侧支和后外侧支支配脊柱后侧的韧带、肌肉和椎间关节,不仅调节脊柱正常的生理性活动,还能控制非生理性活动。支配韧带的神经传导韧带的本体感觉至中枢神经系统,反射性地引起肌肉收缩,以保持稳定,防止脊柱发生不应有的损伤。腰神经后支尚能调节骶棘肌紧张度以与腹直肌保持平衡。

腰神经后支及其分支之间均有广泛吻合,可视为腰后丛,因此一个内侧支或外侧支常含有邻近 $2 \sim 3$ 个脊髓节的纤维成分。

平 $L_{2 \sim 4}$ 棘突向外 $2 \sim 5cm$,可分别阻滞 $L_{1 \sim 3}$ 后支的内侧支。在 L_5 棘突与髂后上棘连线中点附近,可分别阻滞 $L_{4/5}$ 后支的内侧支。平齐 $L_{2 \sim 5}$ 棘突向外 $3.5 \sim 4cm$,可分别阻滞 $L_{1 \sim 4}$ 后支的外侧支。进行上述阻滞时,深度均为 $4 \sim 5cm$。紧贴髂后上棘内侧面扇形刺入 $3 \sim 4cm$,可阻滞 L_5 后支的外侧支。在横突背面可以找到外侧支,在上关节突的外侧面或其内下方可找到内侧支,在椎间孔处也可以找到后支。

乳副突间的骨纤维管或骨管被累及时,内侧支易受挤压,可引起腰痛,切开、切除增厚的纤维束或凿开骨壁即可解除内侧支的压迫。

(二) 窦椎神经

窦椎神经或称 Luschka 神经,由脊神经和交感神经两种成分复合形成。窦椎神经的主支较恒定,每一椎间孔内有一支,粗细约为 $0.2mm$。此主支由脊神经的脊膜支和交感神经纤维构成。脊膜支或称返神经或脊膜神经,仅包含脊神经的躯体感觉神经。副支一般不恒定,可有 $2 \sim 6$ 支。其来源或来自邻近交感干,或来自脊神经前、后支。主支和副支共同支配椎管内和椎管壁的各种结构。主支常与根动、静脉伴行,神经分布丰富,支配区靠前。主支主要分布于神经根袖和硬脊膜前面,椎体后骨膜和椎间盘纤维环后壁浅层后纵韧带表面和深层以及硬膜外腔内的血管和疏松结缔组织。副支分布稀少,支配区靠后。副支多在脊神经根的后方及上、下方走行,分布到硬脊膜后面、侧面、黄韧带前面、椎弓前骨膜以及后硬膜外腔内的血管和疏松结缔组织。椎间盘纤维环的浅层硬脊膜后面和黄韧带内均有神经支配和游离神经末梢,但远比后纵韧带和硬脊膜前面稀少,黄韧带尤少。

窦椎神经在后纵韧带处发出升支、降支和横支。故与来自上、下节段和对侧的分支有广泛重叠分布。窦椎神经的末梢可呈丛状或树枝状。椎管内的软组织的感受器如受到强烈的伤害性刺激,可通过窦椎神经传入中枢,与腰腿痛的发生密切相关。由于窦椎神经在相邻节段之间和两侧之间有广泛吻合,因此伤害性刺激必然会跨节段和跨对侧传入中枢,疼痛很少呈局限性。

腰骶部椎管内软组织包括椎间盘及韧带受到刺激时,可引起腰部及股后肌群反射性痉挛及腰腿痛,切断窦椎神经可使椎间盘、后纵韧带、硬膜的本体感觉、痛觉和交感兴奋消失。

(三) 腰交感神经节

腰交感神经节一般为 $4 \sim 5$ 个,较胸部的小,在椎体前面沿腰大肌内侧缘排列,右侧的被下腔静脉所掩盖,左侧的沿主动脉的边缘伸延,神经节不仅以纵的节间支,也可以横的神经纤维束互相连接,后者横过腹主动脉与下腔静脉后面,连接两侧的神经节。

支配下肢的腰、骶丛神经在 L_4 处互相交织。Chayen 称此区为腰大肌间沟,其前面为腰大肌及其筋膜,后面为腰椎横突,横突间韧带和肌肉及腰方肌,内面为腰椎椎体。在腰部,平 L_4 棘突下方 $3cm$ 的外侧旁开 $3.5cm$ 处穿刺可进入此区,注射局部麻醉药物即可阻滞下肢所有神经。

（四）腰丛神经及其分支

1. 腰丛神经的组成及分型　腰丛神经由 $L_{1\sim3}$ 神经前支和 L_4 神经前支的一部分组成。L_4 神经的一部分下降，与 L_5 神经合成腰骶干。腰丛位于腰大肌的肌肉内，在腰椎横突之前。

2. 腰丛神经的分支　在腰大肌的内、外及前侧有腰丛神经各支穿出，自其内缘穿出者为闭孔神经，自其外缘穿出者自上而下为髂腹下神经、髂腹股沟神经、股外侧皮神经及股神经，自其前侧肌腱中穿出者为生殖股神经，各神经皆位于髂腰筋膜之后，髂腹下神经随后穿过腹横肌腱膜并在其与腹内斜肌之间向前走行一个短距离。髂腹股沟神经沿腹横肌膜内侧走行，在髂嵴前部附近穿过腹横肌，然后再穿过腹外斜肌进入腹股沟管。股神经与股外侧皮神经经腹股沟韧带之后入股。

（1）髂腹下神经（L_1）和髂腹股沟神经（L_1）：两神经均由腰大肌外缘穿出，向下外方经肾脏后面行走，以后髂腹下神经越腰方肌穿腹横肌而至腹前壁。髂腹股沟神经则越腰方肌与髂肌而至髂嵴，穿腹横肌及腹内斜肌，由腹股沟管浅环穿出。

髂腹下神经及髂腹股沟神经多于 L_1 平面离开腰丛，由于 T_{12} 神经常发支加入 L_1，因此这两神经之一常含有 T_{12} 的纤维。

髂腹下神经均在腰大肌外缘穿出，大多数起自 T_{12} 及 L_1。

髂腹股沟神经在髂前上棘的内侧进入腹壁肌层的深面，穿过腹横肌和腹内斜肌，然后在腹外斜肌腱膜的深面沿精索行走，发出一个短的腹股沟支和一个感觉支到大腿内侧。

髂腹股沟神经在腹壁肌层间的走行呈多次折曲，其特殊走行易于受到机械性刺激，腹股沟疝手术及阑尾切除术常可引起此神经的损伤，有时虽然手术未直接累及此神经，但以后由于瘢痕牵拉也可使此神经受到刺激，特别在腹股沟区再次手术时，由于瘢痕妨碍手术显露，此神经容易无意地被缝线结扎，可引起髂腹股沟综合征。

临床上表现为腹股沟区顽固性疼痛，患者为减轻疼痛，髋关节轻度屈曲，下肢内收。如在髂前上棘内侧和稍下方二横指处，即在此神经穿过肌层处进行封闭后达到完全暂时止痛，诊断即可确立，在该处将髂腹股沟神经近端切除，即可达到完全和永久止痛，不致引起感觉消失，效果较神经松解术好。

（2）生殖股神经（$L_{1\sim2}$）：穿腰大肌，沿肌纤维方向下行，至腹股沟韧带的上方，又分为生殖支和股支。生殖股神经多起自 $L_{1\sim2}$，亦可起自 T_{12} 及 L_3。

（3）股外侧皮神经：由腰大肌外侧缘的中部显出，多发自 $L_{1\sim2}$。

（4）股神经：为腰丛最大之支，向下行于腰大肌与髂肌的间隙内，在腹股沟韧带深面经股动脉的外侧入股，在盆腔内发支至髂肌，多发自 $L_{2\sim4}$。

副股神经是腰丛在股神经与闭孔神经之间发出的一个额外支，在腰大肌的浅面，髂腰筋膜深面，下行入股部，分支分布于股神经的分布区，或发支与股神经的分支相吻合。

（5）闭孔神经（$L_{2\sim4}$）：自腰丛发出后从腰大肌内侧缘穿出，在弓状线的微下方，沿盆内侧壁向下前经闭孔沟入股。副闭孔神经（$L_{3\sim4}$）或发自闭孔神经，沿腰大肌内缘下行，约占29%。

闭孔神经向下至大腿分布于各内收肌，在某些疾患所引起的大腿内收挛缩畸形，如将闭孔神经切断，可将挛缩状态转变为弛缓性瘫痪，对关节畸形的矫正有所帮助。

副闭孔神经的发出部位及与髂腰筋膜的关系均与副股神经相似。当其经过耻骨上支的浅面入股时，贴近骨膜，到达股部后，分支分布于闭孔神经的分布区或与闭孔神经相吻合。

（五）骶丛神经及其神经

骶丛较大，由腰骶干及全部骶神经及尾神经前支所构成。由骶丛发出长的坐骨神经和股后侧皮神经，以及一些短的神经。

坐骨神经是由 L_4、L_5 神经前支和 S_1、S_2、S_3 神经前支所组成，为混合性神经，在腰椎下部间盘髓核突出症时，突出的间盘可压迫坐骨神经的某一神经根或马尾神经，引起坐骨神经痛或麻痹，常须手术切除突出的椎间盘。

短神经有：①臀上神经，支配臀中、小肌及阔筋膜张肌；②臀下神经，支配臀大肌；③阴部神经，支配会阴和外生殖器的皮肤和肌肉；④肌支，至梨状肌、闭孔内肌、股方肌等。

（六）皮肤的神经节段性分布

皮节,即由一个脊神经后根及其神经节供应的皮区。由于每一皮节(第2颈节除外)总有相邻上、下位皮节的神经纤维参加支配,因此至少要有3个后根同时损伤,才有一个皮节区的感觉完全丧失,而单独损伤一个脊神经后根,只会出现感觉减退,而不出现感觉丧失。

身体各部皮肤的感觉神经分布分为根性的节段分布及神经周围性分布两种。颈部、胸部、腹部、上肢、下肢、臀部及会阴部的皮肤分别由颈、胸、腰、骶、尾脊神经的皮支分布。

颈部的脊神经根性分布自耳后达肩部,属于 $C_{2～4}$ 节来的皮支。

上肢的脊神经根性分布主要为 $C_{5～8}$ 节及 T_1 节来的皮支,其节段分布,不似躯干那样有规律。下肢的脊神经根性分布主要为 $T_{12}～S_3$ 节来的皮支。

七、腰骶部解剖特点与腰痛

临床上常见腰背痛患者,其原因很复杂,牵涉面也最广,固然有些腰背痛系由于腰背部以外其他系统引起,但腰骶部本身引起者仍占绝大多数,从解剖观点看,腰骶部表现有下列特点:

（一）腰骶部的位置

腰骶部正常位于活动度较大的腰椎与甚少活动的骨盆交界处,同时又位于腰椎生理前凸与骶椎生理后凸的交界处,杠杆作用特别大,容易受到损伤。

（二）腰骶部关节

特别多,达20余个,此部关节又经常处于运动状态,不论行走、站立或坐位时均在负重,维持关节稳定的因素如关节囊、韧带稍有损伤或关节面稍有不对称,即可发生疼痛。骶髂关节是脊柱与下肢间的重要缓冲部分,抬重物时,背伸肌与腘绳肌同时紧张,该关节易受到劳损。

（三）腰骶部的软组织

结构也较复杂,肌肉过度收缩时,常使骶棘肌或臀大肌的起始部发生撕裂,该部可以出血、肿胀、肌肉痉挛。当暴力作用于腰骶部,肌肉预防不能制止,以致超过正常活动范围时,韧带可发生扭伤,并发肌肉痉挛。韧带受伤后的出血及机化可使其失去正常张力及韧性,造成关节松弛。软组织损伤后,充血和血肿可压迫神经。急性损伤后如未及时处理,可发生粘连,牵扯周围肌肉,运动范围减少,更易再次遭受损伤,粘连又可引起肌肉反射性痉挛,造成不正常体位,因而使韧带处于慢性紧张状态。肌肉痉挛时,因发生肌肉缺血,牵扯痛面积扩大。

（四）腰神经根

腰骶部的腰神经根径路较长,下部腰椎的椎间孔相对较小,但神经根却相对较大。途中任何周围组织变化均可压迫或刺激神经,常见者如椎间盘突出症、黄韧带肥厚,其他如梨状肌肥厚或一个椎间孔通过两个神经根时均可引起。

（五）先天性畸形

腰骶部的先天性畸形特别多,常使腰部力量不平衡,引起损伤性关节炎或使韧带肌肉附着部分减弱,一旦成人从事较多体力劳动时,即可出现症状。

（六）姿势不良与慢性劳损

姿势不良常引起慢性劳损。瘦长体型者,脊柱细长,活动范围大,胸椎后凸和腰椎前凸常增大。腰骶部棘突常互相抵触,短粗体型者,关节突常呈半月形,运动受限,腰椎前凸也增加。身体其他部分畸形,如胸椎后凸、脊椎侧凸、一侧下肢短缩、扁平足及婴儿瘫均能引起腰骶部慢性劳损。

腰骶部各组织中,如末梢神经受刺激而发生疼痛,一般为局限性,如同时产生下肢疼痛,为放射性,可由于病变直接压迫神经根所致,也可为牵扯性,由于某一神经末梢将刺激传至脊髓中枢后使同一种神经根所分布的其他区域感到疼痛。

腰痛最常见的原因为腰椎韧带、关节囊劳损与扭伤,腰部脊柱用力前屈时,可引起椎体前部或后部的组织如筋膜、韧带、关节囊及椎板的损伤,有时两者可同时受伤。损伤轻重视暴力大小、方向、解剖情况和受伤时的姿势而定。脊柱过度前屈时,骨折多发生于胸腰段脊柱,很少在下部腰椎。原因是胸腰段脊柱的前后活动范围较大,而下部腰椎与不活动的骨盆相连,又有韧带连接,活动范围较小。同时,腰段脊柱的前凸又可抵抗前屈的损伤,腰椎前屈受伤时,后部韧带往往先断裂,然后发生椎体前缘骨折。

在相当大的外力下,腰骶关节附近的棘上韧带、棘间韧带,有时后纵韧带和纤维环的后部都能发生破裂,黄韧带因有弹性并不破裂。如 L_5 有部分或全部骶化,或者其横突过大,该椎体具有相当稳定性,韧带破裂则发生于 $L_{4/5}$ 之间,如 L_5 横突小,S_1 棘突发育不佳,或有脊柱裂,该处韧带组织薄弱,容易受伤。

(七)椎间盘退行性变

表现为椎间隙狭窄椎体,边缘不齐和骨质密度增高,髓核后移,椎间盘进一步退变,向周围膨出,在椎体边缘掀起前纵韧带,在其下方小三角形空隙内逐渐骨化,而形成唇样变,椎间孔及侧隐窝变窄(图2-4-11)。

腰骶椎间隙狭窄后,椎体不仅下降,同时 L_5 在 S_1 上有移位倾向,原因是下腰部的上关节突向后倾斜成角,但更重要的是,正常在直立位作用于 L_5 使其固定于 S_1 的强有力的肌肉力量将脊椎骨朝后拉,由于椎间盘内容的丧失,棘间韧带及纤维

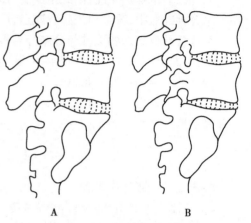

图 2-4-11 椎间盘退行性变
A. 椎间孔正常;B. 椎间孔变窄。

环变为松弛,不再能抵抗肌肉的收缩力,使脊椎不稳,产生退行性滑脱和椎管狭窄,同时使关节突增加额外负担,继以椎间关节退变。纤维组织和纤维软骨过于承担张力,当其承受压力时可发生退行性变,这种过程肯定与椎间隙的变窄有关。

(八)椎间盘突出症(椎间盘纤维环破裂症)

椎间盘由于外伤或本身变性,髓核或纤维环或两者向椎管内或椎间孔内突出,均伴有纤维环破裂,呈环形、纵行或辐射形破裂(图2-4-12)。突出的部分挤压神经根,引起充血、水肿或变性等变化,时间较久后,突出的组织可呈纤维化或钙化。如椎间盘突出症、后纵韧带钙化,椎间隙变窄等。

加之邻近椎骨的关节小面向前移位,椎间孔大为缩小,也能引起神经压迫症状。一般椎间盘突出症多发生于 $L_5 \sim S_1$ 椎间隙和 $L_{4 \sim 5}$ 椎间隙,偶发生于 $L_{3 \sim 4}$ 椎间隙。

椎间盘可向不同方向突出(图2-4-13):①通过破裂脆弱的软骨板,突出至椎体松质骨内,形成施莫尔结节,使受累的椎间隙变窄;②向前,固有坚强的前纵韧带所阻挡,且椎体前方即腹后壁有较大空间,不致产生症状;③向前下;④向后突出至椎管。由于在椎体中部有后纵韧带,一般向侧方突出,但少数也可在中央突出。

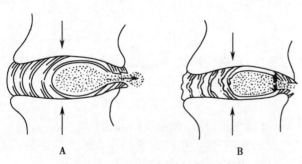

图 2-4-12 纤维环破裂
A. 髓核逸出;B. 髓核逸出后,纤维环变得松弛。

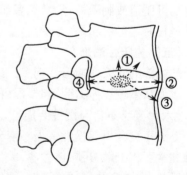

①通过破裂的软骨板;②向前;③向前下;
④向椎管。
图 2-4-13 椎间盘向不同方向突出

突出物一般仅累及一个神经根,若突出物巨大也可横向同时侵犯两侧神经根,也可伴发双椎间盘突出症。突出物可位于神经根的内侧、外侧或神经根之前,向不同方向移动(图2-4-14)。根据纤维环外层的完整性,将椎间盘突出症分为三种类型:①完整型:球状,纤维环外层完整;②骨膜下破裂型(剥脱型):呈椭圆球状,可高低不平,纤维环外层本身仍完整,但它在骺环处的附着已破裂,突出组织移位至邻近上下椎

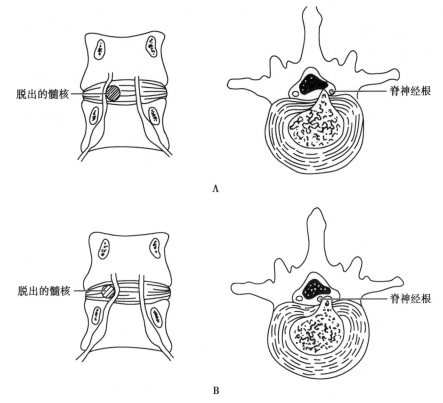

图 2-4-14 髓核突出与神经根关系
A. 位于神经根的内侧；B. 位于神经根的外侧。

体的后面，其上覆盖的骨膜仍保持完整；③纤维环完全破裂，突出组织仅被后纵韧带遮盖，或后者同时破裂，突出组织可游离于椎管内。时间较久后，后纵韧带自椎体剥离处也可发生钙化，脱出的髓核内有钙盐沉着。椎间盘突出症的临床表现随椎间盘突出症位置不同，神经受累症状亦不相同。

八、脊柱的曲度与运动

（一）脊柱曲度的形成

脊柱的曲度（图 2-4-15）从前后看，成一直线，如从侧面看，则有四个曲度。是由于发育和生理上的需要而形成，曲度虽大小不同，但重力垂线应通过各段曲度交界处。

在胚胎晚期和新生儿，整个脊柱只有一个向后凸的曲度，头和膝相接近，呈虾米状，婴儿开始坐位时，头逐渐抬起颈段脊柱就形成一个向前凸出的曲度，到 9 个月、10 个月，婴儿练习行走时，髋关节开始伸直，由于髂腰肌将腰脊柱向前牵拉，就形成了腰段脊柱向前凸的曲度。根据以上发育经过观察，可见颈段脊柱和腰段脊柱前曲是次发的，身体为保持平衡，在这两个曲度之间，不得不维持两个相反的曲度，即胸段脊柱及骶尾段脊柱后曲，或者说维持原有的曲度。这种次发曲度的发生使躯干的重力在站立时更容易向下传达，并且减少了肌肉的负担。

胸椎和骶椎椎体的后侧较前侧为厚，但骶骨前面的曲度常因人而异。在女性，其弯曲多位于骶骨下部；相反，颈椎椎体前后侧等长，在腰椎部，虽然 $L_{4\sim5}$ 椎体的前侧较后侧为厚，但 $L_{2\sim3}$ 椎体的厚度前后常有改变，L_1 椎体的后侧则较厚。

站立时椎间盘内的髓核受到挤压，同时足弓减低，因此人的高度在晚间可能比清晨略低。

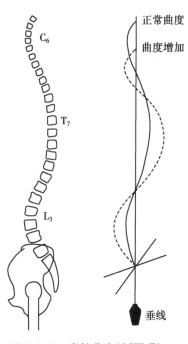

图 2-4-15 脊柱曲度（侧面观）

脊柱生理曲度正常者,其头和躯干的重心线,侧面看从颞骨乳突向下经过髋关节的中心横轴、S_2、膝和踝的前面,而落到负重的足上。

(二) 维持脊柱正常曲度的因素

维持正常脊柱曲度的因素甚为复杂,主要为不同躯干肌的作用。躯干肌指所有作用于躯干并与姿势有关的肌肉,又分为:①脊柱肌:浅纵行肌群主要作用为后伸,较少为侧屈;深斜行及横行肌群主要作用为旋转,其次为侧屈。②脊柱外肌:腹肌、腰方肌、腰大肌、肋间肌、菱形肌、斜方肌及背阔肌,肌电图显示所有上述肌肉均与维持姿势有关,如脊柱肌软弱或瘫痪,则脊柱外肌将对姿势维持起重要作用。腹肌和背肌以及髋关节的屈肌和伸肌平衡地将骨盆前倾角维持在30°。骶棘肌和腹直肌是两组重要的抗重力肌肉,屈髋则重心前移,骶棘肌由于本体感觉兴奋发生反射性收缩;伸髋则重心后移,腹直肌就收缩;四肢运动时,这两组肌肉均发生反射收缩,维持骨盆正常前倾角,使躯干稳定。另外,脊椎骨的形状、韧带的附着、大小及方向、椎间盘的固有坚固性对维持脊柱曲度也起一定作用。

(三) 脊柱曲度的生理意义

脊柱曲度的存在使脊柱如同一个大的弹簧,增加了脊柱缓冲震荡的能力,生理曲度还扩大了躯干重心基底的面积,加强直立姿势的稳定性,腰椎生理曲度前凸,对负重及维持腰部稳定具有重要意义。骨盆前倾角对于脊柱曲度的稳定比较重要,如前倾角大于30°,就发生腰椎前凸或形成病理性凹背。

有曲度的脊柱比没有曲度的笔直脊柱稳定,胸段脊柱和骶尾骨向后弯曲,可增加胸、盆腔的容积,其内部脏器可有活动余地,这些都是生理上所需要的。脊柱的曲度是不固定的,事实上,许多人在胸、腰都有很轻微的侧凸,可能与使用左右手的习惯有关。

脊柱曲度随年龄而有所改变,老年人有普遍性骨关节退行性变,椎间隙变窄,胸椎后凸明显增加,其脊柱曲度有趋向简单化或胚胎化的表现。长期卧床患病的幼儿和青年由于脊椎骨发育过快,脊柱的肌肉未能相应迅速配合生长,韧带的牵引增加,亦可引起脊柱曲度的改变。

有些人站立时,胸段脊柱上部后凸显著,头部相对地移至肩部以前;也有些人腰段脊柱显著前凸,骨盆可能前倾,更有些人胸段脊柱后凸和腰段脊柱前凸的曲度均同时显著增加而形成驼背。因姿势关系,腰段和胸段脊柱的曲度也可能同时变平。

(四) 脊柱关节的运动

任何两个相邻椎体间的运动范围都很小,但全部脊柱的运动范围则很大。脊柱可以沿3个轴运动。在额状轴上的屈伸运动是脊柱所有运动中最灵活者;在矢状轴上可以作侧屈运动,沿纵轴所作运动是旋转运动。除此以外,脊柱尚能作弹拨运动,如在跳跃时。在运动过程中,椎间盘可以减少冲击和震荡,构成坚固而又富于弹性的连接体,椎间盘越厚,脊柱的运动越大。椎间关节可限制在所有方向过度运动。黄韧带、棘间韧带、棘上韧带及后纵韧带在脊柱前屈时紧张,借助其弹性也可使脊柱伸直。前纵韧带可以防止过伸,横突间韧带在脊柱向侧方运动时也起同样作用。

腰段脊柱的运动有前屈、后伸和侧屈运动,范围均较大,屈伸运动经过椎间盘的横轴发生,前屈时,棘突间的距离加大。在腰部,因椎间关节的关节面方向和旋转运动的方向成直角,所以旋转运动很受限制。腰段脊柱前屈由腹直肌和腰大、小肌作用,腰段脊柱过分前凸可以因腹直肌而防止。髋关节伸直时,由于髂肌紧张,可以加大腰椎的前凸,如果这个肌肉的伸展因为某种病理原因而受到限制,平卧使下肢伸直时,腰椎的前凸将会加大。脊柱后伸的范围较小,伸脊柱的肌肉主要为骶棘肌各肌柱,脊柱侧屈主要之肌为骶棘肌、半棘肌,腰方肌、腰大肌和腹外斜肌。上述各运动联合起来即为环行运动,腰部几乎没有。

脊柱的旋转与侧屈密切相关,前屈时侧屈与旋转相都向凸侧,后伸时侧屈与旋转相都朝向凹侧。旋转轴位于椎体中心,关节面的方向在腰部可防止旋转,在胸部可防止侧屈。在直立或中性位腰椎前凸,女性较大,一般 L_3、L_4 椎体前凸最大。直立位置下,脊柱的纵轴经过胸腰及腰骶关节。尽量弯腰时,运动弧的大部系发生于髋关节,约为80%。

腰椎的后伸范围较前屈为小,并较颈椎为小,正常时受前纵韧带和棘突相互抵触的限制。腰椎侧屈相当灵活,但因椎间关节小面横过旋转面的障碍,不具旋转作用。腰椎运动轴经过椎间盘后1/4,约在椎管前5mm,腰椎后伸时,椎间盘向后下突出,嵌于下一椎骨上切迹,$L_3 \sim S_1$ 间的椎间盘尤其如此,此时椎间孔最小。腰椎极度后伸时,椎间隙前部开大,后部缩小;极度前屈时,情形则相反。在腰段脊柱中,椎间盘的总厚度约占整个腰段脊柱长度的 1/3,而腰椎及其椎间盘约占脊柱可活动部(即除骶骨以外)的 1/3。Charnley 曾计算腰椎和椎间盘的前面总长度,由全屈至全伸时增加 12mm,虽然这种改变只可能在椎间盘发生,每个椎间盘增加 2.4mm,而腰椎及椎间盘的后面总长度在同样运动中只减少 5mm,每个椎间盘为 1mm。运动时,椎间盘内的髓核可能起支点作用,但因髓核系半液体性,运动轴可以发生改变,后伸时,运动轴前移;前屈时,则后移。

腰椎前屈或后伸时,脊髓及马尾神经根活动自如,离枕大孔越远相对运动越大。马尾神经根在硬膜囊内极度松弛并有相当弹性,即使在极度前屈时,神经根亦不显紧张。Charnley 指出,腰椎部的硬脊膜后面显松弛,即使在完全屈曲时,椎管后面增长 11mm,硬脊膜亦不会过分紧张,腰椎部硬脊膜前面虽然紧靠椎体后面,其间无疏松组织,借各个腰神经根维持固定,此处靠运动轴较近,由全屈全全伸时,椎管前部仅增长 5cm,故硬脊膜亦不致过分紧张。

脊柱轻微的侧屈,如行走时,使身体的重量加于一侧肢体,骨盆向对侧倾斜,身体的重量因而转移。在骨盆提高的一侧腰椎发生侧凸,因此,躯干的上部仍可维持平衡。这种侧屈的改变,可以使身体的重心随时得到矫正并相适应。

脊柱好似分节状的弹性柱,被脊柱两旁肌肉支持,分居于胸、腹两室内,其间仅隔以膈肌,躯干肌肉的作用可将此两室变为个有坚硬壁的圆柱,部分抵抗施加于躯干的应力,减少脊柱的负重。

吸气时,肋间肌稳定肋骨,增加胸腔内压,变为坚固的单位,可以支持一定负荷。膈肌及腹肌特别是腹横肌的收缩可以压迫腹腔变为一个半坚硬的圆柱,也可支持较大的负荷。由于胸腹腔的参加,腰椎负荷减少 30%,而下部胸椎减少 50%。

第五节　下肢的应用解剖

一、下肢的体表标志

(一) 髋部骨性标志及体表解剖

1. 髋部体表解剖

(1) 髂骨:全部可在皮下摸到,其上无任何肌肉或肌腱越过,深筋膜直接附着其上,其明显程度与人的胖瘦有关。

从后面观察,髂嵴最高点相当于 L_4 棘突。髂嵴最外的部分为髂结节,从前面看是髂骨最高点。结节间线是两侧髂结节相连的线。

髂前上棘位于髂嵴的前端,瘦人较为明显,为缝匠肌及阔筋膜张肌的起点,可作为测量下肢长度的标志。髂后上棘在髂嵴的后端,位于臀上部的凹陷内,距中线小于一手掌宽处,相当于 S_2 水平,适对骶髂关节的中点,这个平面同时相当于蛛网膜下腔的终了处。

(2) 耻骨:耻骨结节位于腹股沟的内侧,瘦人易于触得,由耻骨结节向内为耻骨嵴,两侧耻骨之间有纤维软骨相连,形成耻骨联合。

(3) 坐骨:坐骨结节在髂后下棘之下,其下端与小转子在同一平面,这个平面同时也是股方肌及大收肌坐骨部的分界线,在站立时覆盖臀大肌,但在坐位时即由肌的下缘滑出。由坐骨结节向下可以摸到坐骨下支,坐位时并非由尾骨尖负重,而是由坐骨结节承担身体的重量。尾骨尖实际上位于坐骨结节平面之上,可在两臀部间皱襞内触得,约在肛门后 3~4cm 处。

(4) 股骨:对腹股沟韧带中点以下用力下压,再使下肢旋转,可感觉到股骨头在指下滚动。股骨大转子的尖端约在髂嵴下一手掌宽处,相当于髂前上棘至坐骨结节连线的中点,瘦人因其上方的臀中肌比较明显,大转子处成一凹陷,在内收时较为凸出。大转子的上缘因阔筋膜紧附于髂嵴及大转子尖端之间,不易摸出,但如使大腿外展,因阔筋膜松弛,大转子即比较容易摸到。检查者的手指可深入至转子窝内。

2. 髋部骨性标志

(1) Nelaton 线及 Bryant 三角:正常情况下,如由髂前上棘至坐骨结节间作一连线,即 Nelaton 氏线,此线应经过股骨大转子。使患者仰卧,自髂前上棘画一线垂直于床面,再由大转子尖端画一线垂直于此线,即 Bryant 线,正常时此线的长度约为 5cm。由髂前上棘、股骨大转子尖及两垂直线相交点所成的三角即为 Bryant 三角。

(2) Shoemaker 线及 Kaplan 点:仰卧时,两髋伸直,呈中立位,两侧髂前上棘连线应与身体纵轴相垂直,两侧髂前上棘与大转子的连线(Shoemaker 线)向前腹壁延长相交点(Kaplan 点),正常应位于脐部或脐以上,在髋关节脱位或股骨颈骨折后,此点即移至脐以下。

(3) 髂转子前、后线:髂转子前线为髂前上棘至股骨大转子的连线,它与两髂前上棘间连线所成的角度正常时为 30°,名髂转子角。髂转子后线为髂后上棘至股骨大转子间之线,相当于臀中肌及梨状肌的分界,这条线的内、中 1/3 交界处为寻找臀上动脉由骨盆穿出最好的标志。自髂后上棘至坐骨结节连一线,此线下、中 1/3 交界处即相当于臀下动脉的表面投影。

（二）大腿骨性标志及局部解剖

缝匠肌自髂前上棘起始,向下内越过髂腰肌直至胫骨,在大腿屈曲及外旋时特别显著。大腿内侧肌肉隆突部分相当于耻骨肌及长收肌。大腿强力内收时,长收肌的内缘较为清晰,其圆形肌腱一直可摸到耻骨结节起点处。

缝匠肌的内缘,腹股沟韧带及长收肌的内缘做成股三角的界线。在肌肉丰满的人,由股三角的尖向内下至股骨内侧髁有一沟,当大腿屈曲及外展时特别明显,此沟正相当于股内侧肌与大收肌的分界,缝匠肌沿此沟下行,覆盖股动、静脉,做成收肌管的前界。

在股三角底,由髂前上棘至耻骨结节中点向下可触及股动脉的搏动,在屈膝、外旋及外展时,股动脉的走行可由上述中点至股收肌结节画一线以表示之,其外侧为股神经,内侧为股静脉。在股三角内尚可触到腹股沟下浅淋巴结,在缝匠肌的外侧及髂前上棘的远侧有一三角凹陷,其外缘为阔筋膜张肌,凹陷处相当于股直肌的近端,髋关节显露可由此处进入。

在髌骨之上为股直肌的扁平腱,其内侧呈圆形者为股内侧肌,由髌骨外缘向上内至股骨干中部另有一沟,作为股直肌及股外肌的分界线。

大腿外侧的凹陷即髂胫束所在处,深筋膜在此向内至股骨嵴的外侧唇发出外侧肌间隔,将大腿伸、屈二肌群分开。在大腿后上 1/3 处,股后肌的隆起甚为明显,向下分为股二头肌腱、半腱肌腱及半膜肌腱,可在皮下摸到。

（三）膝部骨性标志及局部解剖

1. 膝部骨性标志　股骨下端的收肌结节相当于股骨骺线平面,用指尖沿股的内侧缘向下,首先所摸到的骨性隆起即收肌结节。

股骨髁几乎全在皮下,外侧髁较内侧髁尤为显著,屈曲时能摸到髌面,该面的外侧缘在皮下有一隆起的嵴胫骨髁非但能摸出,且可直接视出。胫骨上端全部都很明显。沿髌韧带向下可摸到胫骨粗隆,在其外上方约 4cm 处,在胫骨外侧髁表面可触得一个结节,为髂胫束主要附着处。

腓骨头在胫骨外侧髁后外且向下,与胫骨粗隆在一平面,屈曲时,沿股二头肌肌腱向下,即可摸到腓骨头的隆凸。

髌骨位于皮下,界限明显,当股四头肌松弛时,髌骨可向上下及左右作相当程度的活动。起立时髌骨在膝关节线的前上突出;屈曲时即陷入两髁间,髌尖对关节线,在此位置髌骨比较稳定,同时股骨与胫骨前侧的距离也最大,跪位时,髌骨及胫骨粗隆支持身体的大部分重量。

2. 膝部表面解剖

(1) 前侧:股直肌的肌腱虽在下端与其他肌肉形成股四头肌腱,其本身的腱向下附着于髌骨上缘处可摸到,由其向下延伸止于胫骨粗隆的髌韧带附着处也可摸到。股直肌腱约长 5cm,中点正位于膝关节线。股直肌的两侧为股内侧肌及股外侧肌的扩张部。髌韧带本身不能伸缩,因此当屈膝或伸膝,髌骨的位置虽然发生改变,但髌骨下缘与胫骨粗隆却永远保持一定的距离。

在髌骨与股骨两髁之间,有两纵行凹陷,为内、外侧髌旁沟,如皮下脂肪较多,此沟即消失。被动伸膝使股直肌松弛时,内、外侧沟与髌骨上缘的浅沟共同呈马蹄形,围于髌骨四周,只有在膝关节肿胀时,此马蹄形沟即不复见。

在内外侧髌旁沟之下,位于髌韧带的两侧有两个隆起,特别在股四头肌收缩时更为显著,代表膝关节滑膜外脂肪垫,介于股骨髁和胫骨髁之间。伸膝时,脂肪垫给人以一种波动感觉,不要误认为膝关节内有积液。

在胫骨上端与髌韧带之间,另有一髌下滑膜囊,发炎时向两侧隆起。

(2)两侧:股骨外侧髁为髂胫束的下端及股二头肌腱所越过,腓总神经最初行于股二头肌腱的内侧,以后行至表面,紧绕腓骨颈而至小腿。腓总神经接近表面,打石膏过紧,可引起神经压迫损伤。用手指按压腓骨头,可感觉腓总神经在手指下滑动。在腓骨头的前上内方,可摸到胫骨的外侧髁,髂胫束即止于此。

在腓骨头上方,可以摸到附着于腓骨头的股二头肌腱,在后者的前方可以确定髂胫束,该束在膝关节伸直时,呈凹槽状,适位于股外侧肌隆起的外方。

股骨内侧髁之后,有缝匠肌及股薄肌腱越过,此二肌腱向下均止于胫骨上端的内侧,其后另有半腱肌及半膜肌附着。

(3)后侧:膝伸直时,腘筋膜紧张,腘窝内容不易触知,然而在此位置下,腘窝的血管、神经变为紧张,手术时容易显露。屈膝时,腘窝的界限比较清楚,上外为股二头肌腱,上内为半腱肌腱,下内及下外为腓肠肌的内、外侧头,如以手指向下按压,可触得腘动脉的跳动。腘动脉的表面解剖,上端在收肌结节平面以上平均7.6cm,在膝部中线以内平均0.9cm;下端在腓骨头平面以下平均2.5cm,在膝部中线以外平均0.9cm,上下端连线即为腘动脉表面投影。腓总神经在未绕腓骨颈以前,居于股二头肌的内侧,以后行至浅面,也可摸得。

膝关节线可以在屈膝时从前面髌韧带两侧的横沟来确定,关节裂隙可以沿胫骨髁及股骨髁之间触知。在膝的外面,关节线约在腓骨头上方2cm。在膝部的后面,关节线几乎与膝关节微屈时皮肤上所形成横行皱襞相当。

(四)小腿骨性标志及体表解剖

胫骨粗隆是明显的骨性标志,由髌韧带向下摸到的骨性隆起即胫骨粗隆,由此向下为胫骨前缘或胫骨前嵴,微弯行,直至踝部。胫骨前嵴在上部很尖锐,至小腿下1/3,即与圆形的胫骨干相融合,胫骨内侧缘虽不如前缘显著,也可全部被摸到。

在胫骨前缘及内侧缘之间为胫骨内面,在缝匠肌及半腱肌止点以下,仅覆盖以皮肤及浅筋膜,全部皆位于皮下,其上不规则的凸面容易摸到。

腓骨头在胫骨上端的外后侧,腓骨上3/4因被肌肉紧紧包围,不用力深按不易触得,腓骨下1/4位于皮下,由此至外髁均显于表面。植骨需取坚质骨时,多在外踝以上切除一段腓骨干下端。其上不覆盖肌肉,并接近表面,易于显露。

发育良好的人,小腿呈圆锥形,在幼童及女性非常圆滑,男性的小腿肌肉发达。小腿由胫骨前嵴及前外侧部二纵沟分为四部,二纵沟即由深筋膜发出至骨骼的小腿前、后肌间隔。

1. 前内侧部 介于胫骨前嵴及后肌间隔之间,大隐静脉在皮下,由内踝前经此向上至膝的内侧,静脉曲张多发生于此处。

2. 前外侧部 上部的隆起由胫骨前肌和趾长伸肌所组成,踝背伸时,胫骨前肌向下的肌腱可在内下侧摸到,胫前动脉即在此肌的外缘经过。胫骨前肌的上部因被致密的深筋膜所覆盖,显得紧张。在小腿外侧,可以触知分隔外侧肌群与前侧肌群的凹槽,腓浅神经在该凹槽出现于皮下。

3. 外侧部 介于小腿前、后肌间隔之间,狭窄。外翻足时,上部的隆起为腓骨长肌,紧贴于腓骨干的外侧,下部则为腓骨长、短肌腱。在腓骨头之后,有腓总神经绕过,在腓骨颈骨折时甚易引起神经损伤。腓总神经进入腓骨长肌后,随即分为腓浅和腓深二支,后者与胫前动脉伴行。

4. 后部 上部隆起部分钝圆,为腓肠肌和比目鱼肌,在腓肠肌内、外侧头之间有一沟,为寻找小隐静脉的标志,后者初在外踝的外侧,继沿小腿后正中向上至腘窝注入腘静脉。腓肠肌与比目鱼肌向下合成一坚韧跟腱,但比目鱼肌的肌肉纤维较腓骨长肌向下。在跟腱的两侧有二纵沟,为踝后沟。

二、髋　关　节

髋关节是全身位置最深的关节,也是典型的杵臼关节。髋关节的构造既坚固又灵活,其主要功能为负重,将躯干的重量传达至下肢,能进行相当范围的运动,并减轻震荡。

髋关节位于全身的中部,担负因杠杆作用而产生的强大压力。治疗髋关节的原则,主要为恢复其稳固性,如能同时兼顾运动,则效果更为满意。

髋关节的投影可以用髂前上棘及耻骨结节之间的连线加以确定,通过该线中点的垂线,几乎将股骨头分为相等的两部。

(一) 髋关节的重力及动力组织

1. 髋臼　呈倒置环形,约占球面的 2/3,周围关节面部分称为月状面,呈马蹄形,较厚,覆被以关节软骨;非关节面部分称髋臼窝,位于马蹄形二臂之间,较薄。髋臼切迹之间有髋臼横韧带横过,恰好将髋臼下部的缺口弥补为完整的球凹。通过髋臼切迹与髋臼横韧带的小孔,有股骨头韧带动脉和神经进入关节内。

在髋臼的非关节面部分,通常为移动性脂肪占据,随着关节内压力的增大或减少,移动性脂肪在屈曲时被吸入,而在伸直时又被挤出,以维持关节内压力的平衡。

髋臼及髋臼横韧带四周镶以一圈盂缘,为纤维软骨,借以增加髋臼深度。盂缘倾斜,口小,股骨头可牢固地固定于髋臼内。

2. 股骨头　股骨头朝上内前,除顶部稍显扁平外,全体呈球状,约占圆球的 2/3。股骨头除股骨头凹外,均为关节软骨覆盖,但其厚度并非均匀一致。与髋臼相比,股骨头的关节面较大,可以增加活动范围;覆盖髋臼的软骨则少得多,呈倒置马蹄形,两臂之间为髋臼窝,包含脂肪垫,覆以滑膜,因此在任何位置上,股骨头总有一部分与髋臼窝的软组织相对,而非与关节软骨相对。在传达关节应力时,股骨头的下内面因不接触关节软骨而不参与。股骨头的前部、上部,还有后部的一小部分边缘,关节软骨突出至髋臼外面,仅在极度屈伸时,股骨头周围的软骨面始与髋臼软骨面相接。股骨上端骺软骨板未愈合前,骨小梁从下面皮质经股骨颈下部向上至骺软骨板。骺板愈合后,此组骨小梁一直向上至股骨头的关节面。成年人股骨头的骨小梁多呈柱状,上部分散,冠状切面呈扇状,此组骨小梁因从躯干向下肢,或相反从下肢向上至躯干传达力量称为压力系统。这组骨小梁可越过关节向上经髂骨,一直至骶髂关节。

(二) 维持髋关节完整的组织

1. 髋关节囊　关节囊近侧附着于髋臼边缘、髋臼盂缘和髋臼横韧带,远侧在前面止于转子间线,向下达于小转子,后面在转子间嵴内侧约 1.25cm,相当于股骨颈外中 1/3 交界处,故股骨颈前面全部皆在关节囊内,而后面只有内侧 2/3 在关节囊内。分隔股骨头与股骨颈的骺软骨板横行,并整个位于关节腔内。关节囊的纤维由浅层纵行及深层横行纤维构成,后者构成一个围绕股骨颈的坚韧轮匝带;部分纤维呈螺旋形、斜形或扭转,系因直立的结果。关节囊的厚度并非一致,在髂股韧带的后面显得特别坚厚,而在髂腰肌腱下则显得薄弱,甚至部分缺如,但在此处有髂腰肌腱加强。关节囊后部纤维方向向外,横过股骨颈的后面,但并不直接附着其上,实际上有一部分滑膜突出于关节囊的外下,因为闭孔外肌腱正好由股骨颈的下部越过。这个突出的滑膜部分犹如闭孔外肌腱下的滑膜囊。关节囊的前、后均有韧带加强,其中以前侧的髂股韧带最为坚强,在髂腰肌腱的浅面有股动脉,动脉的外侧为股神经,沿髂肌前面下降,覆以髂筋膜,与髂腰肌同位于肌腔隙中。股动脉的内侧为股静脉,走行于耻骨肌上,这 3 个组织均与关节囊贴连。至股骨颈的动脉压力,以致造成长骨弯曲、肥厚和皮肤上小皱形成,后者常常位于弯曲部的顶点,可能系受压的痕迹。

这种弯曲可以在两年时间完全消失,凹侧骨皮质由向内变为向外增厚,逐渐填平凹陷部分。这很适合力学的要求,同时凸侧骨皮质亦轻微增厚。

2. 髋股关节的韧带

(1) 髂股韧带:呈倒置"V"形,长而坚韧,位于髋关节之前,在股直肌的深面,并与其贴连,起于髂前下棘及其后 2cm 的髋臼缘,向下分为 2 支,外支至转子间线的上部,内支至转子间线的下部。在 2 支之间,韧带较为薄弱,有时成为一孔,如此髂腰肌下滑膜囊即与关节腔相通。纤维的方向向下并大部向内,内旋时显得特别紧张。

髋关节在中性位时,髂股韧带两支长度在正常生理张力下分别为 12cm 及 8cm,股骨外展 24°时,髂股韧带两支变短并松弛,其长度分别为 10cm 及 5.5cm。

髂股韧带特别是尖部很坚固,有时髂前下棘发生骨折而韧带不被撕裂,髂股韧带能限制髋关节过度后伸,站立时,能使身体的重量落于股骨头上,此韧带与臀大肌能将身体牵拉至直立位。髂股韧带的内支能限制大腿的外展;外支能限制大腿的外展和外旋。在髋关节所有动作中,除屈曲外,髂股韧带均维持一定紧张状态。整复髋关节脱位时,即利用此韧带作为支点。

（2）耻股韧带:在关节囊内面,略呈螺旋形,起自髂耻隆起耻骨上支、闭孔嵴及闭孔膜,向下外,移行于关节囊及髂股韧带的内侧部,能限制髋关节过度外展和外旋。

（3）坐股韧带:较薄,起自髋臼的后部与下部,向外上经股骨颈后面,移行于股骨大转子根部及轮匝带,能限制髋关节内收及内旋。

（4）轮匝带:为关节囊韧带深部增厚部分,纤维环形,环绕股骨颈的中部,仅股骨颈后部纤维较浅,具有扶持之力。

（5）股骨头韧带(股圆韧带):为一束三角形扁平纤维带,起于髋臼切迹及髋臼横韧带,止于股骨头凹。被滑膜管所包绕,向下在髋臼切迹开放,与覆盖髋臼窝内脂肪的滑膜及覆盖髋臼横韧带的滑膜相续。关节下方的脂肪在屈曲时被吸入髋臼窝。股骨头韧带的功能很难确定,在关节半屈、内收或外旋时即紧张,其有保持股骨头于髋臼的作用,仍属疑问,因后者主要靠负压维持。由闭孔动脉后支发出至股骨头的头凹动脉由髋臼切迹进入此韧带,其作用很似肠系膜。一般说来,股骨头韧带在人类是退化残余的构造,有人认为它由关节囊或耻骨肌一部分衍化而来,有时可完全缺如。

3. 髋关节周围的肌肉　髋关节周围有很多肌肉,虽然比起肩肱关节重要性较小,但也是维持髋关节稳定的一个有力的因素。直接覆盖关节囊和关节韧带的有下列肌肉:臀小肌覆盖关节囊上面闭孔外肌靠近关节囊的下面及股骨颈,髂腰肌腱在关节囊下部。在关节囊前面由内向外为耻骨肌、腰大肌及髂肌,少数髂肌纤维也止于关节囊,在髂肌的外面为股直肌,其直头覆盖髂股韧带的上端,反折头覆盖髂股韧带的侧部。股直肌的外面为阔筋膜张肌,其间隔以一层纤维脂肪组织。其内是旋股外侧动脉的升支。关节囊后部有许多小的外旋肌,如梨状肌、上、下孖肌、闭孔内肌及股方肌等。在髋关节的外侧,臀中、小肌及阔筋膜张肌是有力的外展肌,其前部纤维同时可以帮助内旋。大转子上面的隆起对于附着其上的肌肉起着有力的杠杆作用。

（三）髋关节的润滑及散热组织

1. 滑膜　衬于关节囊的内部、覆盖盂缘的两面、髋臼窝的脂肪垫及股骨头韧带,滑膜反折至股骨头的关节边缘。髋关节的滑膜构成皱襞,或称 weibrecht 支持带,内侧与外侧皱襞恒定,前皱襞不恒定。这些皱襞具双重作用,一方面是血管的径路,供应股骨头及股骨颈的血管由此潜行入骨内,另一方面又可作为关节内韧带。髋关节穿刺时,前侧宜在腹股沟韧带下方及股动脉外侧,后侧宜在髂后下棘及大转子连线中点稍外进入。股骨颈骨折时,如滑膜完整,对于骨折的愈合将起良好作用。

2. 滑膜囊　主要为髂耻囊,通过髂股韧带与耻股韧带的小孔,位于髂腰肌腱与髂耻隆起及关节囊之间,80% 与关节囊相通。在臀大肌腱膜与大转子之间有一个很大的臀大肌转子囊,该囊下方有 2~3 个小的臀肌股骨囊,位于臀肌粗隆附近与臀大肌肌腱之间。在坐骨结节部也有个滑液囊,称为臀大肌坐骨囊。这些滑膜囊均直接或间接有助于髋关节的运动,减少肌腱与关节的摩擦。

三、下 肢 肌 肉

（一）臀部肌肉

1. 浅层肌肉

（1）臀大肌($L_5 \sim S_2$):臀大肌是身体中最大的一块扁肌,但覆盖其上的深筋膜则很薄,肌肉呈菱形,起于髂骨臀后线以后的髂骨臀面,并以短腱起自髂后上棘、臀后线以后的髂骨臀面、骶骨下部与尾骨的背面以及两骨之间的韧带、腰背筋膜和骶结节韧带,肌纤维非常粗大,平行向外下,大部分移行于髂胫束的深面,小部分止于股骨的臀肌粗隆。由尾骨尖至股骨干上、中 1/3 交点连线代表臀大肌的下缘,另外,自髂后上棘画一线平行于上述之线,所成的菱形即代表臀大肌的表面投影。

臀大肌在髂嵴的附着部约占髂嵴全长的后 1/4。臀大肌上半的浅、深层纤维与阔筋膜融合。臀大肌的止腱呈腱板状,斜越股骨大转子,连于髂胫束,使后者明显加厚,下 1/4 经大收肌与股外侧肌之间止于臀肌粗隆。

除阔筋膜张肌外,臀大肌覆盖臀中肌的后部、其他臀肌(图 2-5-1)及血管、神经等。

臀大肌在越过坐骨结节时有一滑膜囊将其分开,称为臀大肌坐骨囊。此滑膜囊发炎时,使患者仰卧,将大腿屈曲或将躯干前屈,则滑膜囊因紧张而发生疼痛,放射至臀部。另一滑膜囊介于臀大肌与大转子之间,称为臀大肌转子囊。上述二囊化脓时,脓液可在臀大肌下缘穿出,向下沿大腿深筋膜深面蔓延。

股骨大转子滑膜囊有保护及减少大转子摩擦的生理功能。滑膜囊被压迫或过分受到刺激,易引起炎症,如合并结核菌感染,则成为原发大转子滑膜囊结核。

固定臀大肌起端时,能使已屈的髋伸直;大腿被固定时,则使骨盆后倾,使前屈的躯干恢复至直立位;此外,臀大肌尚能使大腿外旋。臀大肌是伸髋的强有力肌肉。臀大肌瘫痪时,身体向后倾斜,患者常以一手扶托患侧臀部帮助行走。为使臀大肌发挥作用,其起点与止点大转子之间必须保持一定距离。臀大肌的神经支配来自臀下神经。

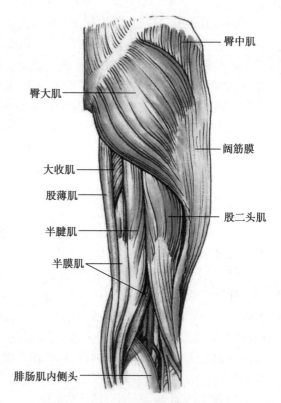

图 2-5-1 臀部浅层及大腿后侧肌肉

偶尔臀大肌可发生纤维化。有的作者认为系先天性肌营养不良,有的认为可能与多次肌内注射有关。表现为:患者臀肌块缩小,向内移位,外侧皮肤凹陷,患髋屈曲受限,只在外展外旋情况下才能完全屈曲患髋,行走、站立均困难。

(2)阔筋膜张肌(L_{4-5}):起于髂前上棘及髂嵴外唇前 2.5cm 处,覆被以阔筋膜,在缝匠肌与臀中肌之间,在股骨上、中 1/3,移行于髂胫束。

阔筋膜张肌由臀上神经下支支配,此神经经臀中肌之间向外,由后上外向前下内方。

阔筋膜张肌能向上牵引髂胫束,臀大肌能向后上牵引髂胫束,二肌共同收缩,能沿大腿纵轴向上牵引胫骨并伸膝。

2. 深层肌肉

(1)臀中肌($L_4 \sim S_1$):起于臀后线及臀前线以前的髂骨臀面、髂嵴外唇和阔筋膜,呈一扁平扇形肌束,止于股骨大转子尖端的上面和外侧面。前部为阔筋膜张肌所覆盖,后部则为臀大肌所掩蔽,在臀大肌与阔筋膜张肌之间的臀中肌浅面仅为皮肤和臀筋膜所覆盖。

神经支配来自臀上神经。

其前部纤维可使髋内旋,后部纤维可使髋外旋,但其主要功能为使大腿外展,当大腿被固定时,则使骨盆侧倾,行走时每迈一步,肌的止端即行固定,将躯干拉于着地的下肢上。臀中肌在一足负重时对固定髋关节起重要作用,对髋关节后伸动作也起作用。

臀中肌止于大转子处,有 1~2 个臀中肌的转子囊,有时可发生钙质沉积,也可受到结核病的侵袭。

(2)臀小肌($L_4 \sim S_1$):起于臀前线以下及髋臼以上的髂骨背面,转成扁腱,止于大转子的上面和外侧面。臀小肌在臀中肌的深面,覆盖髂骨,并从上面覆盖髋关节。其前部纤维较厚,覆盖股直股的两头。臀小肌止处有一个不恒定的臀小肌转子囊,有利于外展及内旋髋关节。神经和血供与臀中肌相同。

正常时,如一侧下肢屈髋、屈膝离地,另一侧下肢站立,骨盆即向站侧倾斜,站侧髂前上棘降低,此即为 Trendelenburg 征阴性。如站侧有髋脱位、股骨颈骨折或臀肌瘫痪时,骨盆不向站侧倾斜而向对侧倾斜,结果站侧髂前上棘升高,此即 Trendelenburg 征阳性。臀中、小肌瘫痪时,在悬垂姿势下,有倾向使关节囊扩张,股骨头极易自髋臼内脱出,患侧站立时,骨盆摇摆不稳,患侧 Trendelenburg 征阳性,身体重心移向站立侧下肢,健侧坐、耻支朝向小转子,患者跛行,上下楼梯困难或不可能。这种情况系由于大转子上升,肌纤维松弛,遂使臀肌收缩无力。结果骨盆和大转子不能紧紧靠拢,重力不能通过髋臼和股骨头。

(3) 梨状肌($S_{1~3}$):大部起于 $S_{2~4}$ 前面骶前孔外侧,出盆后,还有起自骶髂关节囊、骶棘韧带和骶结节韧带的附加纤维加入,几乎充满坐骨大孔,由此出盆移行为肌腱,紧贴髋关节囊的后上部,向外止于大转子上缘的后部。如自尾骨尖至髂后上棘连线中点至大转子尖画一线,即大致代表梨状肌下缘的表面投影。

梨状肌为臀部一个重要标志,在其上缘有臀上动脉及臀上神经穿出,在其下缘有臀下动脉、臀下神经、坐骨神经、阴部内动脉、阴部神经及股后侧皮神经等结构穿出。梨状肌在伸髋时能使髋外旋,屈髋时能使髋外展。

(4) 闭孔内肌($L_4 \sim S_2$):为贴于小骨盆侧壁的三角形扁肌,起自闭孔膜周围的骨面及膜的内面,其肌束向坐骨小切迹集合,肌腱绕过为透明软骨所覆盖的骨面,其间有恒定的闭孔内肌坐骨囊,以后几乎呈直角方向经坐骨小孔而入臀深部,最后越过髋关节的后面,止于转子窝的内侧面。

(5) 上、下孖肌:闭孔内肌腱上、下缘各伴以上、下孖肌,这 3 条肌肉介于上为梨状肌下为股方肌之间。上孖肌起自坐骨小孔的上缘(坐骨棘),下孖肌起自坐骨小孔的下缘(坐骨结节)。

(6) 股方肌:起自坐骨结节的外侧,止于股骨大转子后面的股方肌结节。股方肌的下缘与坐骨结节下端在同一平面,越过小转子的后面。

以上 3 肌及梨状肌均为髋的外旋肌。这些肌肉形成一平面,髋关节后脱位好发于此处,坐骨神经由于这些肌肉的保护,使这样重要的组织有可能避免损伤。

(二) 大腿的肌肉

1. 髂腰肌($T_{12} \sim L_4$) 为髂肌和腰大肌的合称,由髂窝及腹后壁下行,其联合腱止于股骨小转子。肌腱与小转子间有一个不恒定的髂肌腱下囊。

髂腰肌由腰丛的分支支配,在腹后壁或髂窝淋巴结发炎时,因腰大肌受刺激,患者的下肢往往成屈曲姿势。

2. 缝匠肌($L_{2~3}$) 为身体最长之肌肉,由髂前上棘斜越大腿前面的全长,至下端变为一扁平薄腱,越过股薄肌及半腱肌的浅面,止于胫骨粗隆的内缘及胫骨前缘上端的内侧,一部分移行于小腿筋膜,其抵止部附近有缝匠肌腱下囊,多与鹅足囊相交通。

缝匠肌由股神经接受 1~5 支,以 1~2 支最多。

缝匠肌收缩时能使大腿及小腿屈曲,并使屈曲的大腿外旋、外展及屈曲的小腿内旋。缝匠肌为股部重要的肌性标志,其上端作为股三角的外界,下部作为收肌管的顶盖,在其外缘的斜线上可寻找股前侧各皮神经。

3. 股四头肌($L_{2~4}$)

(1) 股四头肌的组成:由股直肌、股内侧肌、股外侧肌和股中间肌四肌组成,各肌均有其单独的起点,在下部互相融合成一坚强的股四头肌腱,止于髌骨,并向下延长成为髌韧带。在股四头肌四个组成部分中,仅股直肌越过髋、膝两关节。

1) 股直肌:为长而厚呈纺锤形双羽状肌,起点为一短而坚强的分叉腱,直头起自髂前下棘,与肌肉方向一致,反折头起于髋臼上部,覆盖髂股韧带的侧部,与直头相交成直角或钝角。屈膝时,其下端呈圆形隆起。股直肌腱可因股四头肌挛缩发生断裂,肌腱可自髌骨上缘撕脱,影响膝关节的伸直动作。

2) 股内侧肌:为一个大而扁平且肥厚的肌肉,位于大腿的前内侧部,其起点由转子间浅下部至粗线的内侧唇和内侧肌间隔,与内收肌的附着点相连,其外缘与股中间肌相融合,下端有一扩张部,至膝的内侧,其绝大部在股部下 1/3。股内侧肌远端由于覆盖其上的筋膜较薄,纤维斜行,止点靠下,因此突出,收缩时就更为明显。正常情况下,股内肌有牵引髌骨向内,防止其向外脱位的作用。

3) 股外侧肌:为一大而扁平且坚强的肌肉,构成股外侧部肌肉最主要部分,为四肌中最宽阔者,较股内侧肌更为坚强,其起点颇长,在大转子之下,覆盖股骨干的前面和侧面,由转子间线上部环绕大转子基部,循臀肌粗隆至粗线的外侧唇,并起自外侧肌间隔,下端发一扩张部至膝的外侧。股外侧肌上部较下部坚强,主要位于股部上 1/3 和中 1/3,其外侧为广阔的腱膜所覆盖,内缘则遮蔽股中间肌,并与其相融合。

4）股中间肌：为一扁平肌肉，其前面呈腱性并凹陷，以容纳股直肌，其侧缘与股外侧肌和股内侧肌密切不可分开。股中间肌起于股骨前面和外侧面上 2/3，纤维由后上向前下，在股直肌及股外侧肌之覆被下，紧贴股骨干的前面，位于股内侧肌和股外侧肌间，并与其相融合，其与股内侧肌的融合更为明显。股中间肌一些深部纤维向下止于膝关节及髌骨上缘，形成膝关节肌。

股四头肌由股神经支配，至股外侧肌的神经与旋股外侧动脉降支并行，形成一血管神经束，斜行向下分为数支，进入股外侧肌。

（2）股四头肌的功能：股四头肌除股直肌起于髋骨，能屈髋外，其他各肌均不能屈髋。对整个股四头肌来说，其主要功能为伸膝，在股四头肌的四个组成部分中，股内侧肌最为重要，可以维持髌骨的位置，不但参与整个伸直过程，在伸直最后 10°～15°时尤为重要，这最后几度包括拧紧动作，是全部伸直过程的最重要阶段。因此股内侧肌对膝关节起稳定作用，保护关节免受损伤，有人甚至将股内侧肌视为膝关节的钥匙。膝部损伤后，股内侧肌显萎缩，最后伸直消失，表现为股四头肌软弱。

股四头肌腱、髌骨及髌韧带全体组成膝关节伸直装置。在维持人体直立姿势上，虽然下肢抗重力的肌肉有臀大肌、股四头肌及小腿三头肌，但以股四头肌最为重要。对维持下肢直立来说，最大的弱点为膝关节，由于此关节为屈戌关节，主要沿水平轴作屈伸运动，膝关节的伸直运动及侧方运动为骨骼本身和韧带所限制，唯一能防止膝关节屈曲者仅有股四头肌。

此外，在日常生活中如步行、上台阶或攀缘时，无不需股四头肌伸直膝关节。股四头肌是最强有力的伸膝关节肌肉，同时也能协助韧带保持关节稳定，除在膝关节完全伸直外，此肌可以在任何位置下防止膝部旋转。

4. 大腿内收肌

（1）股薄肌（L$_{2-4}$）：位于大腿内侧，成人股薄肌呈条索状，上端粗大，以宽而薄的腱起自耻骨弓，下端细薄，位于缝匠肌与半膜肌之间，腱尾呈扇形，止于胫骨内侧髁，在缝匠肌的覆被下。该肌与诸内收肌的作用一致，缺少此肌，大腿运动不受影响。

神经来自闭孔神经前支。

（2）长收肌（L$_{2-3}$）：肌面倾斜，为长三角形扁肌，其内侧缘前倾，做成股三角的内界，起于耻骨体和耻骨上支前面上部，止于股骨粗线的内侧唇中 1/3。长收肌参与构成收肌管，股动脉有相当长的一段受其支持。神经来自闭孔神经前支。

（3）耻骨肌（L$_{2-3}$）：在长收肌之上，起于耻骨梳和耻骨上支，向下外后斜行，绕过股骨颈向后，止于耻骨肌线，即由小转子至粗线一线的上半。

耻骨肌受股神经的分支支配，偶尔也受闭孔神经的分支支配。

（4）短收肌（L$_{2-4}$）：起于耻骨体及其下支的前面，止于股骨粗线内侧唇上 1/3，短收肌在耻骨肌与长肌之后，大收肌之前。

短收肌的神经支配多数来自闭孔神经前支，少数来自后支。

（5）大收肌（L$_{2-5}$）：起自坐骨结节、坐骨下支和耻骨下支上 1/3 的前面，向外扩张，止于粗线全长及内髁上嵴的上部。

由闭孔神经后支和坐骨神经的胫神经共同支配。

内收肌的斜行部在附着股骨部分做成腱弓，股深动脉的各穿动脉由此穿过至股后。大收肌垂直部的止腱与股骨形成收肌腱裂孔，即收肌管的下口，股动、静脉即由此孔通过，移行为腘动、静脉。

内收诸肌除耻骨肌系由股神经、大收肌坐骨部受坐骨神经分支支配外，其余均由闭孔神经支配，其功能为使大腿内收。耻骨肌、长收肌、短收肌、大收肌能屈髋及外旋髋，股薄肌能使小腿屈曲及内旋，后者的屈膝作用较大收肌更为有力。大腿后部肌肉瘫痪时，股薄肌及缝匠肌能补偿一部分屈膝力量。

5. 大腿后侧肌

（1）股二头肌（L$_4$～S$_2$）：长头起于坐骨结节上部的下内压迹，短头起于股骨粗线外侧唇的下部外侧肌间隔、外髁上线，至下端两者融合为一腱，止于腓骨头，作为腘窝的外侧界。股二头肌腱与腓侧副韧带之间有一恒定的股二头肌下囊。

（2）半腱肌（L_1~S_1）：与股二头肌长头起于坐骨结节上部，止于胫骨结节的内侧面。

（3）半膜肌（L_4~S_1）：起于坐骨结节上部的外上压迹，止于胫骨内侧髁后面的横沟及腘肌筋膜。

大腿后侧三肌可以屈膝关节，伸髋关节。屈膝时股二头肌可以使小腿旋外，而半腱肌及半膜肌则使小腿旋内。

6. **大腿深筋膜** 深筋膜也称阔筋膜，包被整个股部，向下延伸至股四头肌腱和膝关节囊，在大腿外侧因接受臀大肌和阔筋膜张肌来的纤维特别坚强，是全身最厚的筋膜。向下止于胫骨外侧髁，称为髂胫束，与覆盖股四头肌的深筋膜相续。

髂胫束上方起自髂嵴外唇，由阔筋膜张肌深、浅两层筋膜较薄的环行纤维，中间夹以一层坚强的纵行纤维而成，为一纵行的带状腱膜，后部与臀大肌腱相续，它越过大转子后方，附着于股骨嵴，与外侧肌间隔密切相连向下止于胫骨外侧髁，一部分纤维延续于髌外侧支持带。因此在解剖上，髂胫束可认为是阔筋膜张肌与臀大肌的结合腱，位于髋关节轴线的前外侧及膝关节轴线的后外侧。

髂胫束挛缩可引起髋关节屈曲、外展、外旋及膝关节屈曲、外翻、小腿外旋畸形，由此并能产生足部代偿性马蹄内翻畸形；不仅如此，髂胫束还能导致骨盆倾斜和代偿性脊柱侧凸。双侧髂胫束挛缩可引起腰前凸明显加大。X线显示腰椎凸向患侧，骨盆向患侧并向前倾斜，因而闭孔显影变小。由于侧方倾斜，常导致对侧髋关节继发性半脱位或脱位。

髂胫束挛缩是脊髓灰质炎较常见的后遗症，其发生机制，有人认为是由于下肢肌肉瘫痪后，患者长时期采取坐位和卧位而引起，也有人认为早期挛缩是由于对抗肌之间失去平衡的结果，特别是髋关节内收、伸直肌群的瘫痪，晚期则主要由于髂胫束和保持正常肌力的肌肉（如髂腰肌）短缩的结果。

髂胫束挛缩时，大腿内收受限，Ober试验即用来检查髂胫束挛缩的情况。

髂胫束向下的纤维除止于胫骨外侧髁外，尚止于腓骨小头及膝关节囊。髂胫束挛缩多发生于髂嵴及大转子尖端之间，一旦切断，情况即可改善。髂胫束下部过于挛缩或有附着于髌骨外方止点的异常时，往往可能是髌骨向外脱位的原因，切断后可减少一部分向外牵引之力，因而是治疗髌骨习惯性脱位的一种有效方法。

（三）小腿肌肉

1. **前侧群肌肉** 有4块，即胫骨前肌、趾长伸肌、姆长伸肌及第三腓骨肌。

（1）胫骨前肌：起于胫骨外侧面上2/3邻近骨间膜及深筋膜的深面，肌腱经小腿横韧带及小腿十字韧带之下，止于第1楔骨与第1跖骨底的内侧，能背伸踝关节及内翻足（图2-5-2）。

（2）趾长伸肌：起于腓骨前面上2/3和邻近骨间膜、胫骨上端、前肌间隔及小腿深筋膜在足部分为4支，止于外侧4趾，其中间束止于第2节趾骨底的背侧，两侧束止于第3节趾骨底背侧，趾长伸肌能伸第2~5趾及背伸足。此肌与胫骨前肌有起于胫腓骨上端及骨间膜的共同起点（图2-5-2）。

（3）姆长伸肌：起于腓骨内侧面下2/3及邻近骨间膜，介于胫骨前肌及趾长伸肌之间，止于姆末节趾骨底的背面，能伸姆及背伸足（图2-5-2）。

（4）第三腓骨肌：此肌可能是趾长伸肌的一部分，不恒定存在，起于腓骨前面下1/4，止于第5跖骨底的背侧面，能背伸及外翻足（图2-5-2）。

2. **外侧群肌肉** 介于小腿前、后肌间隔之间，有腓骨长、短肌（图2-5-2）。肌质内尚穿过腓浅神经。

腓骨长肌起于腓骨头、腓骨外侧面上2/3和小腿深筋膜，腓骨短

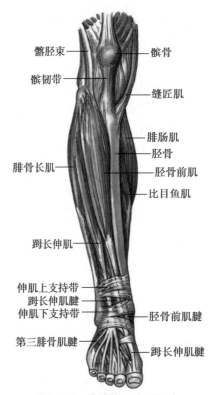

髂胫束 — 髌骨
髌韧带 — 缝匠肌
腓肠肌
胫骨
腓骨长肌 — 胫骨前肌
比目鱼肌
姆长伸肌
伸肌上支持带
姆长伸肌腱
伸肌下支持带 — 胫骨前肌腱
第三腓骨肌腱 — 姆长伸肌腱

图2-5-2 前外侧群浅层肌肉

肌起于腓骨外侧面上 2/3 及前、后肌间隔。在中 1/3 部,两肌互相重叠,短肌在长肌之前,两肌相偕下行,至小腿下 1/3 部,长肌移行为肌腱,短肌至外踝的后下方始移行为肌腱,短肌止于第 5 跖骨底,长肌则由足的外侧缘进入足底,止于第 1 跖骨底的外侧及第 1 楔骨的内侧。腓骨肌表面覆一层深筋膜,小隐静脉在小腿上部位于中线,在腘窝下部穿过深筋膜注入腘静脉。

腓肠神经初位于腓肠肌两头之间,在小腿后面中部穿过深筋膜向下外与小隐静脉伴行。

腓骨长、短肌均由腓浅神经供给,在近侧进入肌肉,其作用能外翻足,并微能跖屈踝关节。其血供由腓动脉和胫前动脉的分支供给。

3. 后侧群肌肉 在上部特别肥大,又分为深、浅二组,二组之间有稀疏的结缔组织相隔,此组织经比目鱼肌孔与腘窝相沟通,故感染可由腘窝入于此间隙内。

(1)浅组肌肉:介于小腿后面的深筋膜与后筋膜隔之间,此组肌肉有腓肠肌、跖肌及比目鱼肌。

1)腓肠肌:有内、外二头,内侧头起于股骨内侧髁上的三角形隆起,外侧头起于股骨外侧髁的压迹近侧端,有时有一籽骨,在二头的深面各有一滑膜囊。腓肠肌的二肌腹增大,在腘窝下角彼此邻近(图 2-5-3)。

腓肠肌两个头虽然在腘窝下角即会合,但实际仍互相分开,直至小腿后部中点始相连为一扁宽的腱膜,向下与比目鱼肌腱相融合为跟腱。

腓肠肌是屈膝肌,其内、外侧头可内、外旋小腿,另外,还可跖屈足,站立时上提足跟。有协助股四头肌产生伸膝作用。

腓肠肌萎缩或瘫痪时,足纵弓加深。在所有瘫痪性足畸形中,腓肠肌与比目鱼肌瘫痪引起的仰趾弓形足的功能最差,不仅步态受到严重影响,如肌肉不平衡未得矫正,将会发生严重足畸形,主要表现在距跟关节,幼儿腓肠肌瘫痪而足背伸肌仍良好时,由于牵拉失去对抗能力的跟腱,跟骨骨骺缺少跟腱正常的牵拉刺激,跟骨后部发育欠佳而变得短小,传达至跟骨的拉力作用大为减少,跟骨处于弓形状态;另一方面,由于足背伸肌有力的牵拉,足跟与地面成垂直位,足内在肌必须短缩,才能使前足接触地面,如此诸跖骨原有的负重点发生改变,足内在肌与跖腱膜的挛缩均使仰趾弓形足畸形加重。

2)跖肌:有时缺如,与前臂的掌长肌相似,肌腹呈细小梭形,但腱很长,起于股骨外上髁的下部及膝关节囊,向内移行于跟腱或止于跟骨的内侧面。

跖肌缺如显然较掌长肌缺如为多,可能与跖肌的肌腹细、肌腱长、其提跟骨作用可由强大的腓肠肌和比目鱼肌代替有关,而掌长肌尚有屈腕作用。

跖肌可有两块,均起自股骨内上髁和膝关节囊后方,其肌腱与正常跖肌的肌腱交叉后,止于腓肠肌肌腱。

3)比目鱼肌:起于胫骨腘线、胫骨内侧缘中 1/3、腓骨头及腓骨干上 1/3 的后面及胫腓间的纤维弓,向下到小腿中部以下,移行为扁腱,参与跟腱的构成。肌纤维的排列为双羽状,肌肉的起点为腱纤维所加强,构成比目鱼肌腱弓,横架于小腿的骨间隙上。

以上 3 肌皆由胫神经支配,此组肌肉的主要作用是在行走时能抬起足跟,即跖屈踝关节,如止端固定,也能屈膝关节。股骨髁上骨折时,因腓肠肌收缩,远侧断端常向后移位。

(2)深组肌肉:

1)腘肌:起端在关节囊内,为一圆腱,起于股骨外上髁的外侧面,由膝关节囊的后部穿出,止于胫骨后面腘线的上方(图 2-5-4)。此肌由胫神经支配,能屈膝,当膝关节屈曲时,尚能使胫骨内旋。

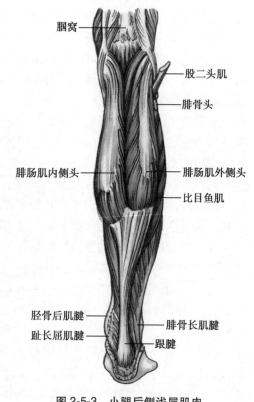

图 2-5-3 小腿后侧浅层肌肉

腘窝
股二头肌
腓骨头
腓肠肌内侧头
腓肠肌外侧头
比目鱼肌
胫骨后肌腱
趾长屈肌腱
腓骨长肌腱
跟腱

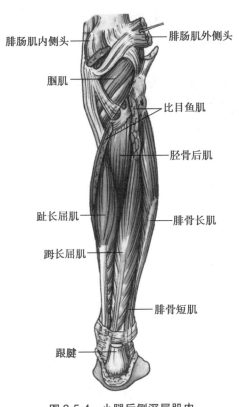

腓肠肌内侧头
腓肠肌外侧头
腘肌
比目鱼肌
胫骨后肌
趾长屈肌
腓骨长肌
踇长屈肌
腓骨短肌
跟腱

图 2-5-4 小腿后侧深层肌肉

2）趾长屈肌:起于胫骨后面中 3/5 及小腿筋膜深层,腘肌之下,越胫骨后肌达于内踝之后,在足底分为 4 支,穿过趾短屈肌的肌腱,分别止于外侧四趾第 3 节趾骨底(图 2-5-4)。

3）踇长屈肌:起于腓骨后面远侧 2/3 及邻近骨间膜,其腱经过踝关节后达于足底,止于踇趾的末节趾骨底(图 2-5-4)。

踇长屈肌与趾长屈肌皆由胫神经支配,踇长屈肌为踇趾的屈肌,趾长屈肌为外侧四趾的屈肌,二肌皆协助足的跖屈、内翻足及保持足的纵弓。

4）胫骨后肌:起于胫骨后面纵嵴外侧的骨面、腓骨头后面与腓骨干的内侧面上 2/3 以及骨间膜,其起于骨间膜的起端较起于胫腓二骨的起端低。该肌至小腿下部与趾长屈肌同行于内踝后的沟内,向前达足底,止于舟骨粗隆,并分多支,除 2/3 纤维止于距骨外,其余 1/3 纤维呈放射状,止于所有跗骨及中间 4 个跖骨(图 2-5-4)。胫骨后肌由胫神经支配,能跖屈和内翻足,是维持足内侧纵弓极重要的肌肉。

4. 深筋膜 小腿的深筋膜很致密,但并非完全一致。在胫骨前面无肌肉的区域中,小腿深筋膜比其他部分薄。在骨膜和深筋膜的空隙中,充填以薄层疏松蜂窝组织。小腿深筋膜在胫骨前肌的上部特别坚厚,在小腿上部,附着于胫骨两髁、胫骨粗隆及腓骨头,同时是胫骨前肌和趾长伸肌的起点附着处。

由深筋膜发出的小腿前、后肌间隔或腓骨前后肌间隔将小腿分为 4 部分,小腿的不同群肌肉即以此划分。

四、下肢血管及淋巴

(一) 臀部血管

臀部主要的血管、神经均经过坐骨大孔出盆腔。

1. 臀上动脉 起于髂内动脉(图 2-5-5)的后干,穿梨状肌上孔出骨盆,与臀上神经伴行。臀上动脉穿梨状肌上孔处大致相当由坐骨结节向上作纵垂线与髂嵴相交点所引一线之中点,且多数位于此连线上。

臀上动脉分为浅、深二支。浅支在臀大肌覆盖下,主要供应臀大肌,并发支供应臀中肌和髂后上棘附近的髂骨,其穿支穿过臀大肌至骶部皮肤。深支在臀中肌深面又分为上、下二支,与臀上神经的上、下二支伴行。

臀上动脉深上支位于臀小肌上缘,紧贴髂骨臀面骨膜,终于髂前上棘的外缘。深上支沿途发出 6 个分支。深上支多为单独一干,但可先为一短干,随即分为互相平行的 2 支。臀上动脉深上支供应髂骨的部分约占髂嵴全长的前 4/5。臀下动脉深下支行于臀中、小肌之间,主要供应臀中肌,并发支供应臀小肌及髂骨后部。

2. 臀下动脉 起自髂内动脉(图 2-5-5),与坐骨神经及阴部内动脉一同出盆,臀下动脉有 89.6% 自梨状肌下孔穿出进入臀部,10.4% 缺如,由臀上动脉浅支跨越梨状肌表面下行代替臀下动脉。由臀下动脉分出至臀大肌的肌支,供应臀大肌下部 3/4 及该区皮肤。臀下动脉分出一支坐骨神经营养动脉,并穿入该神经实质而营养该神经。臀下动脉另分出一些大的皮支,称为肌间隙直接皮动脉,在臀大肌与髋关节外旋小肌群之间走行,在臀大肌下缘浅出进入皮肤。皮支有 2~3 条分支,升支分布于臀部皮肤,降支伴随股后皮神经达腘窝上部,沿途有许多细小分支进入皮肤。臀下动脉的体表位置相当于从坐骨结节至大转子连线内、中 1/3 交点的内侧,距此线约 1cm 左右。臀下动脉的伴行静脉,87.5% 为 2 支,12.5% 为 1 支,在臀大肌的深面,臀下动脉分支供给附近的肌肉及髋关节,臀下动脉供应皮肤范围上自臀部中、下 1/3 交界处,下至腘窝上缘,皮肤范围上宽下窄约 42cm×20cm。

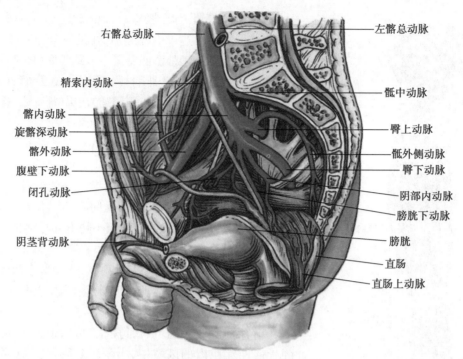

图 2-5-5 髂内动脉及其分支

由髂内动脉分出的臀上、下动脉及由股深动脉分出的旋股外侧动脉及第一穿动脉在臀后部构成十字吻合，因为股深动脉系由髂外动脉的续行段股动脉分出，在髂外动脉或股深动脉出发点以上结扎股动脉时，下肢的循环仍可靠十字吻合而继续维持。显露臀下动脉，可在大转子至坐骨结节间线中、内 1/3 交点处寻找。

臀上、下静脉与同名动脉伴行。

（二）股动、静脉

1. 股动脉 股动脉（图 2-5-6）位于股鞘的外侧，为髂外动脉的续行段，位于腹股沟韧带的中点，即髂前上棘与耻骨结节之间。股动脉紧贴髂腰肌，在显露髋关节时，如在髂腰肌下剥离，当不致损伤此动脉。股动脉向下经腹股沟韧带之后入股，其下端行至股三角之尖，即入股腘管，经收肌裂孔与腘动脉相续。股动脉整个行程几乎很直，由前上逐渐斜行至大腿后内侧部，其上部位置较浅，但到下部即隐于深处。股动脉位于两个运动神经支配区域之间，内侧为闭孔神经，外侧为股神经，无运动神经越过其前，但至耻骨肌之支则在其后经过。股动脉除分出阴部外浅动脉、腹壁浅动脉及旋髂浅动脉外，在腹股沟韧带下 3~4cm 处由其后面分出股深动脉，后者向后外，继而向内弯行。贴于髂肌上，在股三角之尖则位于股动脉之后。

2. 股深动脉 股深动脉为股动脉分支，旋股内、外侧动脉均由股深动脉发出，占 62.2% ± 3.6%，可视为国人标准型。

（1）旋股外侧动脉：起始有多种变异，多起自股深动脉。从髂前上棘向下垂直引线平均长为 9.7cm，由此点水平向内平均 5cm 处，大致相当旋股外侧动脉的体表标志。旋股外侧动脉向外越过髂腰肌，在该处分支至肌肉、股骨颈基底及大转

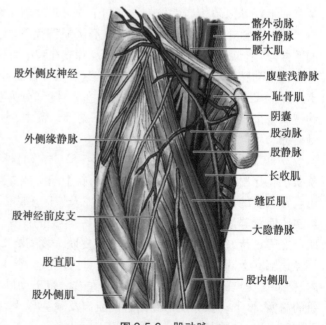

图 2-5-6 股动脉

子,肌支供应髂腰肌、股外侧肌及股中间肌,一支供应阔筋膜张肌。在髋关节显露作前外侧切口时,在阔筋膜张肌的内缘,此动脉升支一般需切断结扎。

(2)旋股内侧动脉:起自股深动脉,少数亦起自股动脉,立即在髂腰肌及耻骨肌之间,经闭孔外肌及短收肌向后达于臀部,在其向后行程中,发支供应内收肌、股薄肌及闭孔外肌,在某些标本,靠近短收肌。在旋股内侧动脉及闭孔动脉肌支之间,可见明显吻合。旋股内、外侧动脉均有很多变异。

(3)股深动脉穿动脉:第1、2穿动脉穿过短收肌及大收肌;第3、4穿动脉只穿过大收肌,皆贴近股骨,自腱弓穿过至大腿后侧,在大腿后形成一吻合链。第1、2、3穿动脉并发出股骨滋养动脉,第3、4穿动脉与腘动脉形成吻合。

3. 股静脉 在上部位于股动脉的内侧,在股三角尖则位于股动脉之后,偶尔情况下,可位于股动脉的前侧或外侧。股静脉于接受大隐静脉后,向上经腹股沟韧带后,易名为髂外静脉。

股静脉在接受股深静脉后,其下称为股浅静脉,其上称为股总静脉。当下肢发生静脉栓塞时,股浅静脉可以结扎。

股深静脉大腿的深静脉有数干汇入股静脉,其中以股深静脉最为靠下,约在腹股沟韧带下方8cm处注入股静脉。股深静脉的位置、走行、分支及吻合可有很多变异。

为显示大腿深、浅静脉及髂外静脉,可采用骨内静脉造影,穿刺部位以胫骨粗隆最合适。注射显影剂后,大腿静脉立即显影。

(三)腹股沟部浅血管

各小动脉皆发自股动脉,有阴部外浅动脉、腹壁浅动脉和旋髂浅动脉。小静脉与小动脉并行,在卵圆窝注入大隐静脉内。

股动脉于股三角内发出三条皮动脉。

1. 腹壁浅动、静脉 腹壁浅动脉一般为1支,占83%,2支者占12%,3支者占2%,缺如者占3%。腹壁浅动脉缺如者由旋髂浅动脉代偿。

腹壁浅静脉大部分注入大隐静脉,但可单独或与其他浅静脉合并注入。

2. 旋髂浅动、静脉 旋髂浅动脉可自股动脉前外侧发出,或与腹壁下浅动脉以共同干发出,但后者也可能是前者的一个分支(50%)。如此两动脉分别发出,各自供应大腿根部皮瓣。旋髂浅动脉一般在缝匠肌内缘分出两支,浅支穿过深筋膜至皮下组织,而深支至缝匠肌内缘深面,也有时深支直接由股动脉发出,旋髂浅动脉自股动脉发出点一般在腹股沟韧带下1~2cm,如为2个,则口径较小。

旋髂浅静脉1支者占96%,2支者占4%。单独注入大隐静脉者占41%。旋髂浅静脉位于同名动脉的内下方,两者常互相伴行或平行。

3. 阴部外浅动、静脉 阴部外浅动脉1支者占85%,2支者占15%,可单独或与其他动脉共干,起自股动脉,然后穿筋膜至皮下,分为上、下2支,行经大隐静脉后方,分布于阴阜、阴囊及会阴部皮肤。动脉起点至腹股沟韧带呈垂直距离。

阴部外浅动脉有82%分出2主支,多在大隐静脉内侧分出。动脉干和下主支多经过静脉的后方,而上主支多经过静脉的前方,动脉干或上、下主支都在大隐静脉末段两侧穿过筋膜进入浅层,在耻骨结节附近越过腹股沟韧带进入耻骨上区,供应阴毛区皮肤,并与对侧相当支吻合,下主支横行向内至耻骨前区,供应股内侧部上行皮肤及阴囊或阴唇,其轴线可从股动脉起点下5cm处作与耻骨嵴平行线表示。

(四)大隐静脉

大隐静脉为身体中最长的静脉,全长70~80cm,起于足背静脉弓的内侧缘静脉,经内踝之前,沿小腿及大腿的内侧面上行,最后经卵圆孔注入股静脉,在膝部约居于髌骨内缘一手掌处。大隐静脉在穿入卵圆窝之前,有吻合支与小隐静脉及深部静脉支相交通,并在腹股沟处接受阴部外浅静脉、腹壁浅静脉及旋髂浅静脉,向下还接收股内、外侧浅静脉。在大腿深筋膜上穿出很多小静脉,属于连接浅部静脉与深部静脉的交通支。大隐静脉内有4~15个瓣膜,在静脉末端注入股静脉处及静脉穿过筛状板之前各有1个瓣膜,可防止血液逆流。

大隐静脉在大腿与股内侧皮神经伴行,在膝关节内侧与膝降动脉隐支伴行,在小腿内侧与隐神经伴行,后者的分支初位于静脉内侧,逐渐越过静脉表面至其前方。这种解剖关系说明在大隐静脉剥脱术时,有可能损伤隐神经分支,从而术后引起小腿内侧皮肤麻木。

(五) 下肢的淋巴结与淋巴管

利用皮内或皮下注射染料,通过粒子弥散作用,使淋巴管和淋巴结显影,可以看出淋巴管道起自皮内及皮下的淋巴毛细血管网,然后汇合成浅淋巴管,位于浅筋膜的脂肪层中,又分为浅、深两种,浅者数量多,管径细,深者数量少,管径大,由几个浅淋巴管汇合组成,也称为集合淋巴管。

下肢浅淋巴管可分为3组:①内侧组:数量最多,起于第1~3趾,足背和足的内侧缘,向上与大隐静脉并行,淋巴管约有4~16条,其中集合淋巴管有2~4条,此组浅淋巴管大部分汇入腹股沟下浅淋巴结,小部分汇入腹股沟下深淋巴结;②后组:数量少,约有3~5条,其中集合淋巴管1~2条。与小隐静脉并行,汇入腘淋巴结浅组;③外侧组:数量最少,起于大、小腿外侧,这组淋巴管多参加内侧组上行,小部分直接汇入腹股沟浅淋巴结。在股前内侧部,下1/3浅淋巴管数目平均为13条(5~19条),中1/3为10条(9~21条),上1/3为15条(10~25条),各段直径均以0.2~0.3mm多见。

在股外侧部,下1/3浅淋巴管数目为1~8条,中1/3为2~8条,上1/3为3~12条,各段直径以0.1~0.3mm多见。

股后部淋巴管数目较少,直径0.1~0.2mm。

淋巴管内的瓣膜分布极不均衡,瓣膜窦充满时颇似串珠,瓣膜附着处相当于瓣膜窦的最低平面,上1/3部分无瓣膜。

腹股沟下浅淋巴结与淋巴管分纵、斜两群。纵群沿大隐静脉而列,下肢浅部的淋巴管除少数沿小隐静脉入于腘窝淋巴结外,大部入于此群,故下肢的感染最易波及此处。斜群靠上,与腹股沟韧带相平行,接受腹壁下部、臀部、外生殖器、肛门与肛管下部的淋巴,在女性接收阴道下1/3的淋巴。

上述浅部的淋巴结借淋巴管贯穿筛筋膜后,与腹股沟深淋巴结相交通,后者位于股静脉的内侧,一个在股管下,1~2个在其中,这些深淋巴结接受腹股沟浅淋巴管、腹壁下部、阴茎、阴囊及肛管下部的淋巴管,在女性接收阴唇阴道下部及沿子宫圆韧带走行的淋巴管。在这些淋巴结之间,具有丰富的吻合,从这些淋巴结约有20多个输出管发出,至腹股沟韧带深处,进入髂外淋巴结,其中小半穿过股管,其他沿股动、静脉上升,居于股鞘内外。

(六) 膝部动、静脉及淋巴

1. 腘动脉　腘动脉位于腘窝的底,上段与股骨的腘面相接,下段紧贴膝关节囊及腘肌筋膜的后面,其分支也位于腘窝的底(图2-5-7)。由膝关节后面中点向下作一垂直线即表示其行径。腘动脉为股动脉的续行段,向下在比目鱼肌上缘分为胫前、后动脉,但有时可以在高处分支。腘动脉分肌支、肌关节支及关节支。

(1) 肌支:肌支的数目和管径变化很大,根据肌支的行程及方向,可分浅升支及浅降支。浅升支有2~4支,向上内或上外走行,入于股后肌群,并与下述各支形成吻合:①各浅升支之间;②股深动脉的第3穿支;③股动脉发出的分支;④坐骨神经的营养动脉;⑤腘动脉的其他分支。另一组升支在股深部与股动脉的分支吻合,降支下行,入小腿后肌群并形成吻合。

腓肠动脉是腘动脉最粗大的肌支,营养腓肠肌的两个头及一部分皮肤,对小腿侧支循环的建立具有很大意义。成人的腓肠动脉很少超过5~6支或少于4支,在膝关节线水平或在关节线以上发出。腓肠动脉与其他动脉分支间的主要吻合有:①腓肠动脉的升支行至大腿后面下1/3处,与股深动脉的第3穿支吻合;②腓肠动脉升支与股动脉的肌支、腘动脉的肌支、肌关节支(图2-5-7),腘动脉、腘静脉支及膝关节上、下动脉吻合;③腓肠动脉分支间的吻合;④腓肠动脉的许多分支穿入小腿后肌群,与胫后动脉的分支吻合,并与腓动脉的分支、胫前动脉的后返支吻合。

(2) 肌关节支:腘动脉的肌关节支为2~4支,在髌骨附近和腘动脉的关节支相吻合。

(3) 关节支:腘动脉的关节支最粗大,数目亦恒定,在膝关节周围形成丰富的动脉吻合,腘动脉的关节支有以下几支。

1) 膝上内动脉:在大腿后面下1/3处与股深动脉的第3穿动脉终末段、腘动脉的肌支及膝上外动脉的分支相吻合,在大腿内侧面下1/3处则与股动脉的肌关节深支、膝上动脉的分支以及膝关节动脉网在髌

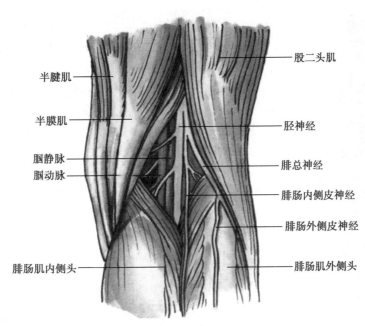

图 2-5-7　股动脉、股静脉

骨的周围相吻合。

2）膝上外动脉：有与膝上内动脉同样的吻合支，然而局部位置与其完全不同。

3）膝下内动脉：在胫骨内侧髁处与腓肠动脉的内侧支、膝中动脉及膝关节动脉网吻合。

4）膝下外动脉：有与膝下内动脉同样的吻合支，然而局部位置完全不同。

5）膝中动脉：常见有 2~3 支，与下行的肌支、腘动脉的肌关节支及位于髌骨前面的关节支相吻合。膝中动脉穿腘斜韧带及膝关节囊，营养交叉韧带及滑膜皱襞。

除此以外，在膝关节的上内方，尚有直接自股动脉发出的膝降动脉（也称膝最上动脉），在膝关节的下外，有胫前动脉发出的胫前返动脉，因此膝关节周围的血供非常丰富。

2. 腘静脉　腘静脉（图 2-5-7）介于胫神经与腘动脉之间，由胫前、后动脉伴行的静脉合成，接受小隐静脉，过收肌腱裂孔移行为股静脉。

胫后静脉可以视为腘静脉的直接延续，但不一定比腓静脉大，半数情形下，两个伴行胫后静脉合而为一，两个伴行腓静脉汇合为一者较少，两个伴行胫前静脉汇合为一者更少。腘静脉的解剖变异对外科及病理带来一定困难，腘静脉的属支一般在膝关节上 5cm 处汇合。只有少数直至大腿中部始汇合，因此，如在此高度结扎腘静脉，则所有属支均被阻断，如欲保存腓肠肌支回流，可在膝关节下 1cm 结扎。在此两种情形下，比目鱼肌支均受阻断。

3. 腘淋巴结　浅群紧贴深筋膜的深面，位于小隐静脉的两旁，深群位于腘窝脂肪内，沿腘血管排列。腘淋巴结浅群接受足与小腿内侧的输入淋巴管，深群的输入管从腓肠部和足底深层组织开始，它同时接受浅群的输出管，其输出淋巴管上行，沿股静脉至腹股沟深淋巴结。

（七）小腿动、静脉及淋巴

1. 腘动脉进入比目鱼肌腱弓后、在腘肌的下缘，分为胫前后动脉（图 2-5-8），其间有很多吻合，特别在踝部及足部甚为丰富，这两个血管因其行路贴近骨干，骨折时容易引起损伤。

（1）胫前动脉：由骨间膜近侧的裂孔进入胫前间隙。动脉由骨间膜上缘分支，胫前动脉沿骨间膜行走，沿途发出许多小的分支，供应胫前间隙内的肌肉。由于没有明显的肌肉外交通支，可以认为这些动脉分支是终动脉，在胫前间隙内的 4 条肌肉中，踇长伸肌及趾长伸肌可接受穿过前侧肌间隔的胫后动脉分支补充血供，趾长伸肌的下部尚接受腓动脉分支的血供。胫前动脉走行于小腿上部时位于胫骨前肌及趾长伸肌之间，向下贴胫骨外侧面走行于胫骨前肌与踇长伸肌之间。胫前动脉位于腓深神经的内侧，有两条伴行静脉，经过小腿横韧带，在踝关节之前及二踝之间易名为足背动脉。从胫骨外侧髁表面的结节（或胫骨

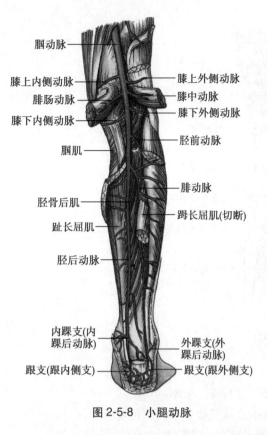

腘动脉
膝上内侧动脉
腓肠动脉
膝下内侧动脉
腘肌
胫骨后肌
趾长屈肌
胫后动脉
内踝支(内踝后动脉)
跟支(跟内侧支)

膝上外侧动脉
膝中动脉
膝下外侧动脉
胫前动脉
腓动脉
姆长屈肌(切断)

外踝支(外踝后动脉)
跟支(跟外侧支)

图 2-5-8 小腿动脉

粗隆与腓骨头之间的中点)至两踝间中点画一线,即代表胫前动脉的走行。胫前动脉在小腿中 1/3 段,常发出一个穿支,穿过骨间膜,在小腿后面分为升支与一个降支,分别与胫后动脉及腓动脉支相吻合,供应小腿后面深肌,有时胫前动脉穿支不止 1 个,但多细小。

（2）胫后动脉:胫后动脉(图 2-5-8)为腘动脉两末支中较大者,出小腿后部下行,至内踝与跟结节内侧突之间,分为足底内、外侧两动脉。

1）腓动脉:为分支的最大者,由起点下 3cm 处发出,与胫前动脉之间有许多吻合。腓动脉多发自胫后动脉,其起点相当于腓骨上 1/3 的中下部、正常发出后,逐渐靠近腓骨内侧,继在其后面下行,终于外侧支。腓动脉可直接发自腘动脉或发自胫前动脉,腓动脉也可与胫前、后动脉共干。

腓动脉缺如时,可出现异常胫后动脉,其行程与正常腓动脉相同,在外踝以上发出粗大穿支,穿骨间膜至小腿前面,而其本干在小腿下端弯向内踝背侧,下行至足底,构成足底动脉。在进行带血管游离腓骨瓣移植时,对此种变异应保持警惕,在决定切断腓动脉前,应做血管造影。

2）交通支:在下端发出,经长深肌的深面,与腓动脉相交通。

3）胫骨滋养动脉:为全身营养动脉最大者,由胫骨后面进入。

胫后动脉的体表投影,相当小腿后面的中线,上起自胫骨粗隆平面,下达内踝与跟骨结节的中点。

2. 皮动、静脉及淋巴管 腓浅动脉在小腿前侧肌间隔,约在腓骨头下方 4.5~5.0cm 处,自胫前动脉发出,在腓深、浅神经的浅面或深面越过,其分支有肌支、皮支和神经支。腓浅动脉出深筋膜后分散于小腿外侧中部皮肤。

大隐静脉起自足背静脉弓的内侧缘静脉,在内踝之前约 1cm 处,沿小腿内侧上升,于胫骨前缘后方约 3.5cm 处与隐神经伴行,沿途有多数交通支与深静脉相连,小隐静脉起自外侧缘静脉,在外踝后方上行,以后沿小腿后面中线向上,至腘窝下部穿深筋膜,在膝关节平面以上注入腘静脉。小隐静脉也向上在大腿下 1/3 以上注入大隐静脉或股深静脉。

小腿内侧部皮肤的血供直接来自胫后动脉皮动脉分支,相当于小腿内侧中上 1/3 交界处、中点和中下 1/3 交界处,从胫后动脉主干发出有肌间隙皮动脉分支,有静脉伴行。肌间隙皮动脉发出后,沿小腿内侧肌间隙,在两层肌膜之间走向浅部,又分为前后两支,前支分布于胫骨内侧面的皮肤和筋膜,后支分布于内侧肌间隙以后部位的皮肤,各支皮动脉末梢之间有吻合,可连同胫后动、静脉成带血管蒂的皮瓣。

小静脉常位于皮下浅层。浅筋膜内有许多较细并交织成网状的淋巴管,绕过这些淋巴管,摘除脂肪小团,可发现外径大于 0.3mm 的集合淋巴管,往往呈单根直行。用小于 0.25% 的亚甲蓝注入皮内及皮下组织,可使淋巴管清楚染成蓝色,便于寻找。治疗四肢阻塞性淋巴水肿,将这种集合淋巴管与皮下小静脉吻合,术后可使肢体淋巴水肿明显消退。

3. 下肢深静脉 从足到小腿的深静脉与同名动脉伴行,每条动脉有两条静脉伴行,胫前、后静脉在腘肌下缘合成 1 条腘静脉与腘动脉伴行,穿收肌裂孔移行为股静脉。

五、下肢的神经

（一）大腿的皮神经

大腿的皮神经直接或间接由腰丛发出。

1. 直接由腰丛发出者

(1) 髂腹股沟神经(T_{12}~L_1):在髂前上棘下方稍前,在精索的外下侧(在女性为子宫圆韧带)由腹股沟管皮下环穿出至浅筋膜,位于腹股沟韧带的内侧端,分布于股前面上部内侧一小段皮肤及阴囊皮肤。

(2) 生殖股神经股支($L_{1~2}$):在腹股沟韧带中点下 2.5cm 处穿出阔筋膜及股血管鞘前壁,分布于股三角皮肤。

(3) 股外侧皮神经($L_{2~3}$):经腹股沟韧带深面,在缝匠肌之前或后,或穿过该肌上部,分为前、后两支,后支在髂前上棘下 5cm 穿出阔筋膜,分布于大腿外侧皮肤。前支由后支穿出点下 5cm 穿出深筋膜,分布于大腿前外侧皮肤。

股外侧皮神经在髂前上棘内侧穿过腹股沟韧带外侧端两层之间的一个狭窄性裂隙,即股外侧皮神经骨纤维管。此管入口长、宽径均大于出口长、宽径,出口距髂前上棘较近,周围结构致密。这些因素可能是股外侧皮神经在骨纤维管出口,亦即穿出大腿阔筋膜处容易遭受卡压的原因。另外,髂腰肌、腹壁 3 层扁肌坚强程度以及腹股沟韧带外侧端形成骨纤维管的两层腱膜的厚薄情况与股外侧皮神经是否遭受卡压也有一定关系。

2. 间接由腰丛发出者

(1) 股神经($L_{2~4}$):皮支发出者有股中间皮神经、股内侧皮神经及隐神经。

1) 股中间皮神经:在腹股沟韧带下 7~10cm 处,约在股上、中 1/3 交界处,对着股中线穿出阔筋膜,分为内外侧二支,分布于大腿前内侧下 2/3 皮肤。

2) 股内侧皮神经:分前、后两支,分别行于大隐静脉的前后,分布于股内侧下 1/3 及小腿上部内侧皮肤。

3) 隐神经:上部位于深处,在股腘管内下行至膝内侧,它与并行的股动脉的膝最上支由股腘管纤维腱膜顶穿出,在缝匠肌与股薄肌腱之间穿出深筋膜,沿大隐静脉之前下行至小腿内侧,分布于内踝及足的内侧缘,有时直至趾。

(2) 闭孔神经皮支($L_{2~4}$):分布于股内侧面中 1/3,有时无此皮支。股外侧,中间,内侧皮神经及隐神经穿出深筋膜之点位于一斜线上,正相当缝匠肌的外缘。髂腹股沟神经及生殖股神经股支只分布于股三角窄小的皮区。

3. 股后皮神经 由第 1、2 骶神经后支的一部分及 S_2、S_3 神经前支的一部分合成,初位于坐骨神经的内侧,继而至其后面,由臀大肌的下缘经股后越过股二头肌,在股后深筋膜的深面,向下达腘窝,穿出深筋膜。主要分布于股后部、会阴后部、腘窝及小腿后面上部的皮肤。股后皮神经与梨状肌的关系变化较多,其情况大致同坐骨神经与梨状肌的相互关系。股后皮神经以一总干或两个根离开盆腔,其以两根离开盆腔者在臀部又合并为一干,两个神经根之间可夹梨状肌或臀下血管。

(二) 臀上神经

臀上神经为骶丛的分支,分为上、下两支,上支沿臀小肌上缘布于臀中肌,下支行于臀中、小两肌之间,供给臀中、小肌及阔筋膜张肌。臀上神经一般由梨状肌上孔穿出,但也可自梨状肌纤维中穿出。

(三) 臀下神经

臀下神经为骶丛分支,支配臀大肌。臀下神经一般由梨状肌下孔穿出,经常与坐骨神经一同穿过梨状肌,甚至有时与臀上神经及坐骨神经一同出梨状肌上孔。臀下神经与臀下动脉伴行,支配臀大肌的肌支有 1~3 支。

(四) 坐骨神经

坐骨神经为人体最粗的神经,由骶丛分出,由腓总神经和胫神经组成,被 1 个总的纤维鞘所包围。

坐骨神经由梨状肌下孔出骨盆,在臀部位于臀大肌的深层,经股骨大转子与坐骨结节之间下行,由上而下附于坐骨背面,至股部则贴附于大收肌的后面,并位于臀大肌下缘及股二头肌长头外侧缘所成的角内,在此处向下按压坐骨神经即引起麻木感。在股二头肌深面下达腘窝,多在腘窝上角附近胫神经和腓总神经分离。在大腿后面从坐骨神经干发出肌支支配大腿后群肌。自髂后上棘至坐骨结节作连线,在其上中 1/3 交界处至大转子尖引一线,即代表梨状肌下缘,此线内中 1/3 交界处为坐骨神经穿出处。

坐骨神经的血供较为丰富,臀下动脉、阴部内动脉、股穿动脉及腘动脉均发支供给。

1. 坐骨神经与梨状肌的关系 坐骨神经一般经梨状肌下缘出坐骨大孔离开骨盆。坐骨神经在骨盆内高位分为腓总神经和胫神经时,其与梨状肌的关系可多种多样,腓总神经有不穿梨状肌而经其上缘出盆者,胫神经亦有不经梨状肌下缘而穿过该肌者;坐骨神经亦有时作为个总干穿梨状肌或经其上缘出骨盆。

2. 坐骨神经临床病变的解剖基础

(1) 梨状肌综合征:正常情况下,坐骨神经由梨状肌下缘穿出,垂直向下,其行程不受肌肉阻挡,下肢作任何方向运动时,神经均不致受到压迫与异常刺激。

梨状肌为外旋肌,下肢外旋时变为紧张。正常情况下,当梨状肌收缩时,对坐骨神经并无妨碍,但如腓总神经系高位分支,由梨状肌肌束间或肌束上穿出,或坐骨神经由梨状肌穿出,当梨状肌紧张,特别在内旋时,由于肌束幅度改变,两束间间隙减小,由其间穿出的神经便受到压迫,出现所谓梨状肌综合征。中国人坐骨神经与梨状肌两者关系的变异约占29.5%,在诊断坐骨神经痛病因时应加以考虑。关于梨状肌综合征发生的原因,有的作者认为:组成坐骨神经的神经根周围有瘢痕或蛛网膜炎,从椎间孔到臀部这一段神经根发生粘连,移动范围小,随之张力变大,还有的作者指出:坐骨神经本身不一定有改变,而主要由于梨状肌受到刺激后发生痉挛、肥大,甚至挛缩压迫坐骨神经所致,属于神经卡压综合征;另外,骶髂关节疾患引起梨状肌病变时也可引起。

固然梨状肌与坐骨神经关系异常经常出现,但梨状肌综合征的发病率并不高,可能只是在其他因素作用下致病的一个内在因素。正常大腿外旋时,梨状肌起止点靠近而肌腱放松,肌腱与肌腱之间或肌腱与骨面之间相互分开,间隙变大,神经顺利通过;大腿内外旋时,梨状肌起止点远离,肌腱紧张,相互靠拢及贴近骨面,间隙变窄而受到挤压。变异的梨状肌和坐骨神经容易受到外伤和炎性刺激,而引起梨状肌挛缩,挤压梨状肌内和坐骨神经的营养血管,致局部循环障碍及淤血水肿,而引起梨状肌综合征。

对于梨状肌综合征,可将梨状肌在大转子上的肌腹肌腱部分切断,松解其与坐骨神经及周围组织的粘连,直至坐骨大孔,即可解除对坐骨神经的压迫。

(2) 坐骨神经损伤:坐骨神经损伤的主要原因为开放性损伤和骨折,骨盆骨折、股骨骨折及髋关节脱位均可引起。骨盆肿瘤压迫坐骨神经亦可发生麻痹。在坐骨神经损伤的病例中,首先应确定其损伤部位,如为腓总神经受损,主要引起运动障碍,而坐骨神经干和胫神经的损伤除运动障碍外,其主要症状在于感觉营养性变化。如损伤在坐骨神经上端,其症状视分支的纤维是否完全受到牵连而有所不同。一般腓总神经麻痹的现象最先出现,患者足趾不能背屈,呈马蹄内翻畸形,行走时如欲使足趾离地,常需过度屈曲髋关节,似雨天涉泥姿态;另外,小腿外侧面、后面、足背和足趾常伴有感觉障碍,小腿下2/3及足的大部皮肤感觉消失,而内面因由股神经的隐神经所支配,并不受影响。如果胫神经同时受损,患者的足趾不能跖屈,不能用足趾站立。坐骨神经损伤时尚可看到足跖反射及跟腱反射消失,而膝反射正常。神经麻痹较久的患者,萎缩的肌肉及皮肤一般均发生营养障碍,有时可有灼性神经痛。在坐骨神经完全麻痹的患者,下肢肌肉,除股前侧、股内侧及臀部尚完好外,其他全部瘫痪。因而除伸膝、内收、外展大腿的动作尚良好外,其他动作全部消失。

(3) 坐骨神经痛:原因很多,从构成坐骨神经的神经根开始,坐骨神经全程任何一段如受到压迫、刺激均可引起。进行直腿抬高试验,使患者尽力屈颈,或过度背屈踝关节时,均因坐骨神经受到牵引而使疼痛加剧。此种疼痛常发生于臀部,放射至大腿后面、小腿外面及后面、足的外缘及足背的一部或全部。按压坐骨大切迹,常引起腘窝及腓骨头外后方剧痛。为鉴别腰腿痛是否因神经根受压,可作坐骨神经紧张试验:患者端坐于检查台的边缘,头部及腰背部保持平直,两上肢下垂于身体两侧,膝部屈曲90°,两腿下垂于桌边,术者将患侧膝部逐渐伸直,直至疼痛时为止。然后将膝回缩屈曲少许,以手指按压腘窝中央,虽然轻压局部亦能引起疼痛,此为神经根受压的主要依据。

此法较直腿抬高试验更为准确,即使神经根轻微受压,患者在测验前,只要低头和背屈踝关节,疼痛亦甚明显。

(五) 胫神经($L_{4\sim5}$、$S_{1\sim3}$)

胫神经为坐骨神经的续行段,较大,在腘窝的最浅面,出腘窝下角,在腘肌下缘穿过比目鱼肌腱弓至小腿后面。胫神经上部位于腘动脉的外侧,后者系股动脉的续行段,在下部胫神经居于动脉的内侧。

胫神经的分支有皮支、关节支及肌支。胫神经的皮支即腓肠内侧皮神经起于腘窝中部,位于小隐静脉的深面,经腓肠肌两头之间下行至小腿后面,约在小腿中点处穿出深筋膜与腓神经交通支相合成腓肠神经。关节支有膝上内、膝中、膝下内三支。肌支则供给腓肠肌、跖肌、比目鱼肌及腘肌,除一支由内侧发出外,其他均在外侧发出,因此在胫神经的内侧操作比较安全。

胫神经损伤很少见,常与腘动、静脉同时发生。胫神经麻痹时,足的跖屈、内收、旋后及趾的屈曲运动消失,呈仰趾状。由于足趾屈肌瘫痪,患者不能用足尖站立,足跖反射及跟腱反射消失,小腿后 1/3、足背外 1/3 及足底的皮肤感觉显著减弱或消失。胫神经损伤,特别在不完全损伤时,常伴有血管舒缩障碍营养障碍和疼痛。

(六)腓总神经($L_{4~5}$、$S_{1~2}$)

对腓骨颈,腓总神经分为腓浅和腓深神经。腓总神经还未分成浅、深支以前,有的已经发支至胫骨前肌、腓骨长肌、趾长伸肌和踇长伸肌。

1. 腓浅神经 在小腿上 1/3,先在腓骨长肌起端的肌质内下降,继而在腓骨短肌与腓骨长肌之间,以后位于小腿深筋膜的深面。腓浅神经支配腓骨长、短肌。在小腿中、下 1/3 交界处,腓浅神经由深筋膜穿出变为皮神经,分布于小腿外侧、足背和趾背的皮肤。

2. 腓深神经 与胫前动脉伴行,至踝前分为两终支,分布于小腿前侧群肌、足背肌及第 1、2 趾间背侧皮肤。

3. 腓肠外侧皮神经 腓肠外侧皮神经起自腓总神经,多为 1 支,占 78.79%,缺如者占 1.89%。腓肠外侧皮神经在筋膜的夹层中走行,穿出深筋膜后,分支分布于小腿外侧皮肤,并与腓肠内侧皮神经吻合成腓肠神经。

腓总神经向下由腓骨头下方越过时,因接近表面,易受损伤,敷石膏或绑夹板过紧、膝腓侧副韧带断裂、腓骨头尖撕脱骨折,甚至盘腿久坐均能引起此神经的损伤,伤后所有足部伸肌及外翻肌均瘫痪,呈马蹄内翻畸形。患者行走时,膝关节高举,足向上甩,足趾下垂,难以离地。其状犹如跨越门槛。一般说,肌肉功能丧失严重,但皮肤感觉丧失轻微。

(七)腓肠神经

腓肠神经通常由腓肠内侧皮神经与腓肠神经吻合支连接构成,上述两神经也可能不连接,腓肠内侧皮神经或腓肠外侧皮神经可移行为足背外侧皮神经。腓肠神经合成部位多在小腿后面中 1/3 或下 1/3 部,少数也可在上 1/3 部、腘窝、踝部,或重复吻合。

(八)股神经(L_{2-4})

股神经发自腰丛,经腹股沟韧带深面,在髂前上棘至耻骨联合中点的外侧 1.2cm 处入股,其表面投影可由此点向下作长 2.5cm 的垂直线以表示。股神经位于股动脉的外侧,其本干行经极短距离后,即分为许多似马尾的分支。

股神经的分支有皮支、肌支及关节支,皮支有股中间皮神经、股内侧皮神经及隐神经,后者向下一直达于足的内侧缘。至股外侧肌的肌支与旋股外侧动脉的降支伴行。耻骨肌虽属内收肌,但其神经由股神经支配,经股鞘之后入于肌内。其他尚有至股直肌、股内侧肌、股中间肌及至缝匠肌的肌支。

股神经的关节支则发支至髋、膝关节。

腹股沟部横切面显示,股神经邻近髂腰肌,位于由腹股沟韧带及髋臼所形成的狭窄间隙,切面呈扁平形,如同纤维性骨性隧道,大腿过度屈曲及腹股沟韧带强力压迫均可引起神经损害。腰大肌脓肿、出血、肿瘤、髋关节骨关节炎长期压迫及长时间截石位手术均可引起。

股神经干很短,很少受损伤,但其分支常遭受损伤。股神经干断裂时,能引起股四头肌瘫痪,明显影响膝关节的伸直运动,能行走,但极困难,由于阔筋膜张肌的代偿作用,仍稍能伸膝。患者还表现有髌骨过度活动,膝腱反射消失,大腿前内面皮肤感觉丧失。股神经损伤后,很少伴有血管舒缩障碍和营养障碍。

股神经绝大多数在腹股沟韧带立即分支,在入股以前即分支的极少,其第 1 肌支常在髂前上棘间线水平下方 2~10cm 发出,多在 6~7cm 范围内,支配缝匠肌的肌支为第 1 支。由股神经发出的肌支有一定规

113

律,顺序至缝匠肌、股直肌、股中间肌、股内侧肌及股外侧肌。

股神经的分支隐神经在膝上约 10cm 处由收肌管穿出,其损伤较常见,运动、肌肉动作所致的慢性摩擦在收肌管也可引起类似卡压性神经损害,表现有膝、小腿及足内面的感觉消失。隐神经损伤后常见的并发症为剧烈疼痛,往往具有烧灼性神经痛性质。隐神经的髌下支在膝部手术时也容易遭受损伤。

六、盆部与会阴

盆部及会阴位于躯干的下部。盆部由骨盆、盆壁、盆膈及盆腔脏器组成。骨盆构成盆部的支架,其内覆盖盆壁肌、盆底肌及其筋膜,消化、泌尿和生殖系统器官位于盆腔内。会阴是指盆膈以下封闭骨盆下口的全部软组织。

(一) 常用体表标志

1. 盆部可触到的体表标志 髂嵴、髂结节、髂前上棘、髂前下棘、髂后上棘、髂后下棘、耻骨结节。两侧髂嵴最高点连线平第 4 腰椎棘突,可作为腰椎管治疗定位的标志。两髂后上棘连线平对第 2 骶椎中部,为蛛网膜下隙下端平面的标志。

2. 会阴部可触到的体表标志 耻骨弓、坐骨结节及尾骨尖,是常用的骨性标志。

(二) 骨盆、盆壁和盆膈

1. 骨盆(图 2-5-9)

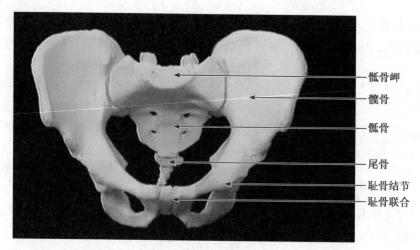

骶骨岬
髋骨
骶骨
尾骨
耻骨结节
耻骨联合

图 2-5-9 骨盆的骨性结构

骨盆由两侧的髋骨、后方的骶骨和尾骨,借助骨连结围成,骶骨岬、弓状线、耻骨梳、耻骨结节、耻骨嵴和耻骨联合上缘共同连成一环状的界线,又称骨盆上口,它将骨盆分为前上方的大骨盆和后下方的小骨盆。大骨盆又称假骨盆,属腹部。小骨盆又称真骨盆,其下界为骨盆下口,即会阴的菱形周界。

骨盆构成盆部的支架,盆壁肌与盆底肌及其筋膜附着其上,共同围成盆腔,盆壁可分为前壁、后壁及外侧壁,各壁向下移行于盆底。骨性盆壁前壁较短,为耻骨联合内面及其邻近的耻骨部分;后壁为凹陷的骶、尾骨前面;两侧壁为髂骨、坐骨、骶结节韧带及骶棘韧带。骶结节韧带和骶棘韧带与坐骨大、小切迹围成坐骨大、小孔。盆壁前外侧有闭孔,其周缘附着一层结缔组织膜,仅前上方留有一斜行前内下的管状裂隙,称闭膜管。

2. 盆壁肌 覆盖骨性盆壁内面的肌主要有闭孔内肌及梨状肌,闭孔内肌位于盆侧壁的前份,肌束汇集成腱,绕坐骨小切迹出坐骨小孔至股骨转子窝。该肌及其筋膜的上缘参与形成闭膜管。梨状肌自盆腔经坐骨大孔穿出至臀部,止于股骨大转子。在该肌上、下缘与坐骨大孔上、下缘之间的空隙分别称为梨状肌上孔和梨状肌下孔,有神经血管出盆腔。

3. 盆膈与盆底肌 盆膈又称盆底,由肛提肌、尾骨肌及筋膜所构成。盆膈封闭骨盆下口大部分,将骨盆腔和会阴分开。盆膈前份有盆膈裂孔,在男性孔内有尿道通过,在女性则有尿道和阴道通过,盆膈后部有肛管通过。盆膈具有支持和固定盆内脏器的作用,并与腹压、排便和分娩有密切关系。

（1）肛提肌,扁而薄,呈四边形,左、右联合成漏斗状。

（2）尾骨肌,位于肛提肌的后方,紧贴骶棘韧带的上面,起自坐骨棘,止于尾骨及骶骨侧缘。

4. 盆筋膜　盆筋膜是腹内筋膜的直接延续,可分盆壁筋膜、盆脏筋膜和盆膈筋膜3部分。

（1）盆壁筋膜:被覆于骨盆前、侧、后壁的内面。

（2）盆脏筋膜:包绕盆腔各脏器周围的结缔组织。

（3）盆膈筋膜:盆膈上筋膜与盆膈下筋膜,两筋膜与盆膈肌共同构成盆膈。

5. 盆筋膜间隙　盆壁、脏筋膜与覆盖盆腔的腹膜之间的疏松结缔组织,构成潜在的盆筋膜间隙。

（三）盆部的神经

盆部的神经一部分来自腰、骶神经,骶丛由腰骶干以及全部骶神经和尾神经的前支组成。骶丛位于盆腔内,在骶骨及梨状肌前面,髂内动脉的后方,其分支分别穿梨状肌上、下孔分布于盆壁(包括臀部)、会阴和下肢。盆部肿瘤可能压迫骶丛引起下肢痛,妇女妊娠期子宫内的胎头也可能压迫骶丛引起下肢痛。

另一部分来自内脏神经,腰丛的闭孔神经沿盆侧壁经闭膜管至股部。盆部的内脏神经有:

1. 盆交感干　由腰交感干下延而来,位于骶骨前面,骶前孔内侧。盆交感干上有2~3对骶交感干神经节和左、右交感干末端会合形成的一个奇神经节,节后纤维参与构成盆丛(下腹下丛)。

2. 盆内脏神经　节前纤维起自脊髓骶部第2~4节段的副交感核,随骶神经前支出骶前孔,离开骶神经前支形成盆内脏神经,加入下腹下丛,随下腹下丛分支到盆部脏器附近或脏器内的副交感神经节交换神经元,节后纤维支配结肠左区以下的消化管、盆腔脏器及外阴等。

3. 腹下丛　腹下丛可分为上腹下丛和下腹下丛,上腹下丛(又称骶前神经)位于L_5及S_1上部的前方,两髂总动脉之间,此丛分出左、右腹下神经,分别连接左、右下腹下丛。下腹下丛(即盆丛)位于直肠两侧,接受由上腹下丛、骶交感神经节发出的节后纤维及由盆内脏神经来的副交感节前纤维。其分支伴髂内动脉的分支走行,再围绕盆腔器官形成直肠丛、膀胱丛、前列腺丛、子宫阴道丛等,并随动脉分支分布于盆腔各脏器。副交感节前纤维至盆部脏器旁或壁内的副交感神经节换发节后纤维,分布于相应的脏器。盆腔脏器是指固定于骨盆腔内的器官,包括直肠、膀胱、输尿管盆部和输尿管壁内部、前列腺、输精管盆部、精囊和射精管、子宫。

（四）会阴

会阴是指盆膈以下封闭骨盆下口的全部软组织结构,即广义会阴。会阴呈菱形,其境界与骨盆出口一致,前方为耻骨联合下缘,后方为尾骨尖,两侧界为耻骨下支、坐骨支、坐骨结节及骶结节韧带。通过两侧坐骨结节前缘的连线,可将会阴分为前部的尿生殖区(尿生殖三角)和后部的肛区(肛门三角)。

狭义的会阴,男性指阴茎根与肛门之间的部位,女性指阴道前庭后端至肛门之间的区域,又称产科会阴。

第六节　头与颌面部的应用解剖

一、头皮的局部解剖

（一）头皮的结构

头皮可分五层。前三层紧密相连,临床上可视为一层。

1. 表皮质　含有大量汗腺、皮脂腺及毛囊,甚易隐匿细菌,造成伤口感染。

2. 皮下组织层　有许多纵行纤维隔,紧密地连接表皮和帽状腱膜,并将皮下脂肪分成小叶,小叶中有丰富的血管和神经。由于此层收缩力差,因此伤后流血难止,须用压迫、电凝或缝合等方法止血。

3. 帽状腱膜层　帽状腱膜层比较坚韧,前连枕额肌止于眉弓,后连枕肌附于枕外粗隆及上项线,两侧与颞肌膜相连附于颧弓。帽状腱膜有一定张力,故断裂时可使伤口裂开。缝合头皮时必须缝合此层,才能减少表皮所承受的张力,并可防止出血及感染扩散。

4. 帽状腱膜下层　为疏松结缔组织,没有间隔,有小动脉及导血管通过此层。外伤时头皮容易由此层撕脱。出血及感染可由此层波及全头，并可经导血管向颅内侵犯。

5. 颅骨外骨膜　骨膜有血管营养颅骨。在骨缝处与颅骨紧密粘连，并嵌入骨缝内，而其他部位易于剥离，尤以小儿更为显著。当骨膜下形成血肿时，血肿的范围常常不超过骨缝。

（二）头皮的血管与淋巴管

头皮的血液供应极为丰富，故伤后愈合能力很强。也正由于头皮血管丰富，故受伤时出血猛烈，很容易发生失血性休克。其主要动脉分布为：

1. 额部由颈内动脉的眼动脉供应，眼动脉再分出眶上动脉和额动脉供应前额部头皮。

2. 颞顶枕部由颈外动脉供血，主要有以下数支动脉：

（1）颞浅动脉分成额支及顶支供应额后及颞顶部头皮。

（2）枕动脉及耳后动脉供应枕部。

头皮静脉与同名动脉并行，组成静脉网，分别流入颈外静脉，或经导血管与颅骨板障静脉和静脉窦相通，因此头皮感染可延及颅内。头皮淋巴管同静脉走行，分别流入耳前、耳后、枕部淋巴结及颈淋巴结内。

（三）头皮的神经分布

额部由三叉神经第一支的分支眶上神经及滑车上神经支配；顶枕部由颈神经的分支耳大神经、枕大神经及枕小神经支配。颞部由三叉神经第三支的分支耳颞神经支配。

二、颅骨解剖

（一）颅骨解剖特点

颅骨是由额骨、顶骨、颞骨、枕骨、蝶骨及筛骨等八块骨所组成的硬壳。其主要功能是容纳和保护脑组织。

颅骨组织可分为五部分：

1. 骨外衣　即外骨膜，在颅缝处与颅骨紧密粘连，在颅缝以外区域粘连较松，因此，骨膜下血肿常局限于整块颅骨的范围内不易扩散。

2. 外板　由致密骨构成，较厚而硬，有相当的弹性。

3. 板障　为疏松骨，颅骨厚处板障也厚，颅骨薄处则无板障。板障内有板障静脉，迂曲走行于板障内，分为额、顶、枕三群，构成沟通头皮静脉与颅内静脉窦相通的渠道。在一定部位连接导血管，导血管外与头皮静脉吻合、内与颅内静脉窦相通。

4. 内板　由致密骨构成，较外板薄而脆弱。颅骨内板有静脉窦压迹、蛛网膜颗粒压迹、硬脑膜血管沟等。当颅骨受到暴力打击时，常先自内板开始破裂，因而可伤及颅内结构而形成颅内血肿。

5. 骨内衣　为硬脑膜外层构成。在枕骨大孔处反转与骨外衣相连，骨内衣与颅底部粘连甚紧，故外伤时极少发生颅底硬脑膜外血肿，颅底骨折时易将硬膜撕破形成脑脊液漏。

（二）颅骨分界

颅骨在解剖上可分为颅盖及颅底两部分。其分界线为枕外粗隆-上项线-乳突根部-外耳道上缘-颞下线-颞骨颧突-眶上缘-鼻根。线上为颅盖、线下为颅底。

1. 颅盖　由对称的额骨、颞骨、顶骨及枕骨鳞部构成。颅盖的厚度平均为 0.5cm，颞骨及枕骨的鳞部较薄，受到暴力打击时易于骨折。颅盖与颅底分界线上有四个骨质增厚部分，即鼻根、颞骨颧突、乳突及枕外粗隆。

额骨、顶骨、颞骨交界点称为翼点，恰在硬脑膜中动脉的主干部位，对于手术切口的选择有一定意义。

颅盖骨外板较光滑，各块颅骨吻合处颅缝呈锯齿状，而内板则有硬脑膜中动脉血管沟。在中线部的内板下有上矢状窦沟，两侧有许多大小不等的蛛网膜粒压迹。枕内结节与乳突之间的内板有横窦沟。

2. 颅底　由额骨（眶部）、筛骨（筛板）、蝶骨（大、小翼、蝶骨体上面）、颞骨（颞鳞内面、岩骨上面及后面、乳突内面）及枕骨（下部）构成。除颞骨岩部及枕骨体部骨质增厚部分以外，一般均较颅盖骨薄。颅底骨内面凹凸不平，有许多薄弱点为供脑神经及血管通过的孔裂。

颅底可分为前、中、后三个颅凹,呈阶梯形。前、中颅窝的分界线是蝶骨嵴和中间的鞍结节。中、后颅窝的分界线是颞骨岩部和中间的鞍背。与临床有关的解剖特点如下:

(1) 前颅窝:窝底大部为眶顶占据。近中线处为筛板,有许多小孔,嗅神经及筛前动脉由此通过。额窦、筛窦均在此窝底部。

(2) 中颅窝:窝底两侧下陷。中间隆起为蝶鞍窝,是脑下垂体所在部位,其底是蝶窦。鞍旁为海绵窦包绕。颈内动脉由破裂孔入颅后穿行此窦。脑膜中动脉由棘孔进入颅内,颅骨骨折可导致此动脉主干断裂出血,形成急性硬脑膜外血肿。视神经经视神经孔进入眶内,动眼神经、滑车神经、外展神经、三叉神经第一支眼神经穿过海绵窦经由眶上裂入眶内,三叉神经第二支上颌神经及第三支下颌神经,分别经由圆孔、卵圆孔出颅,此等部位骨折、肿瘤可压迫相应脑神经而出现一定的临床综合征(图2-6-1,图2-6-2)。

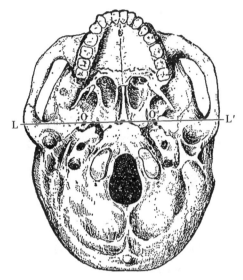

图 2-6-1　卵圆孔在颅底的位置
颅底卵圆孔间距离与颅骨宽度之间关系。

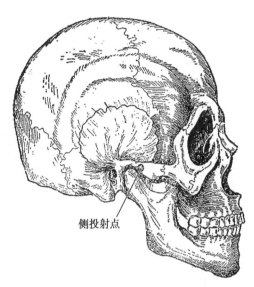

图 2-6-2　颅底卵圆孔的侧投射点

(3) 后颅窝:窝底大部为枕骨下部构成。中间有枕骨大孔,脑干经此孔与脊髓相连。孔前上方为斜坡,是脑干所在地。面神经、听神经进入内耳孔,舌咽神经、迷走神经、副神经通过颈静脉孔出颅,舌下神经由舌下神经管出颅。自枕内粗隆向两侧各有一横沟,并向前延续形成乙状沟,系横窦及乙状窦走行部位。乙状沟前壁骨质较松脆,颅底骨折时可有血性脑脊液流入乳突内,乳突后下部可见皮下出血斑,且可有舌咽神经、迷走神经、副神经、舌下神经损伤症状。

三、脑膜及脑的血液循环

(一) 脑膜

分三层:

1. 软脑膜　紧贴脑表面,与脑实质不易分离。

2. 蛛网膜　在软脑膜外,为近乎透明的薄膜。与软膜之间为蛛网膜下腔,内含脑脊液。蛛网膜下腔在某些部位扩大,形成脑池(如小脑延髓池)。在颅顶中线两旁,蛛网膜形成多个突起,称为蛛网膜粒。与脑脊液的吸收有密切关系。

3. 硬脑膜　在蛛网膜之外,是脑膜中最坚韧的一层。硬脑膜由两层构成,其外层实为颅骨内骨膜,内层称固有硬脑膜。硬脑膜与蛛网膜之间有一潜在的腔隙,称硬脑膜下腔,内有少量淋巴液。颅顶部硬脑膜与颅骨粘连较松,颅底则粘连较紧。硬脑膜内层的折叠部分构成下列结构:

(1) 大脑镰:垂于颅骨内板矢状缝下,前达前颅窝,底连于鸡冠,后连小脑幕,恰位于大脑纵裂之内。大脑镰的上下缘有上下矢状窦。

（2）小脑幕：小脑幕似帐篷状，位于枕叶和小脑之间，将颅脑隔成幕上和幕下两部分。小脑幕向前附着于前后床突及岩骨嵴，前缘内部游离成半圆形，称为小脑幕切迹，中脑由此通过。小脑幕后缘附着于枕骨横窦沟和枕内粗隆，有横窦通过。小脑幕与大脑镰垂直交叉，交界处内有直窦。

硬脑膜的营养动脉主要是脑膜中动脉。来源于颈外动脉，经棘孔进入颅腔，行于颅骨内面的脑膜中动脉沟内。在棘孔前外方分成前后两支。每支各与两条同名静脉伴行。前支向前外上方行进，在冠状缝后缘向上达颅顶。通过蝶骨外端的脑膜中动脉沟很深，有时甚至形成骨管。此处骨折常撕破脑膜中动脉前支，形成硬膜外血肿。后支分出后，近于水平后行到达人字缝附近。

（二）脑的血液循环

1. 动脉 脑动脉血来源于颈内动脉和椎动脉。颈内动脉入颅后，穿过鞍旁的海绵窦，经前床突向后分成大脑前动脉与大脑中动脉。大脑前动脉在大脑半球内侧面走行于大脑纵裂内，供应大脑半球内侧面。大脑中动脉行于外侧裂内，分布于大脑半球的外侧面额、顶、颞叶。左右椎动脉在桥脑腹侧合成基底动脉，末端分出大脑后动脉，供应大脑半球底面及枕叶；基底动脉分出的小脑上动脉及椎动脉分出的小脑后下动脉供应小脑，后者还供应延髓。基底动脉尚有分支供应脑干。

两侧大脑前动脉间吻合血管称前交通动脉。颈内动脉与大脑后动脉间吻合血管称后交通动脉。从而在颅底形成颅底动脉环，对于颅内血液的侧支循环有重要作用。

2. 静脉 脑静脉主要有四个回流方向，分别引流至相应的静脉窦。大脑半球凸面及内侧面有许多大脑上静脉注入上矢状窦，其中引流中央区静脉血的一支较大静脉称"中央静脉"，如结扎此静脉，可出现偏瘫。沿外侧裂有大脑中静脉，引流大脑半球前下部静脉血至海绵窦。大脑半球底面静脉则经数支大脑下静脉注入横窦。深部静脉血经大脑大静脉引流入直窦。颅内静脉窦通过导血管与头皮静脉沟通，故头皮感染可延及颅内。

（三）脑室和脑脊液

脑室系统由左右侧脑室、第三脑室、大脑导水管和第四脑室组成。脑脊液由脑室内的脉络丛产生，经侧脑室的室间孔流入第三脑室，后经大脑导水管流入第四脑室，再经第四脑室正中孔及外侧孔流出，到达蛛网膜下腔。大部经蛛网膜粒回到静脉血中。脑脊液总量约120ml，脉络丛位于侧脑室底、第三、四脑室顶部，每分钟产生0.3ml脑脊液，故脑脊液每昼夜更换三次。脑脊液的功能是对脑组织有保护作用，并参与维持颅内压的稳定，外伤时对外力有缓冲作用。

（四）脑神经

共有十二对。简便的记法是：一嗅、二视、三动眼，四滑、五叉、六外展，七面、八听、九舌咽，迷走及副舌下全。

四、大脑、小脑及脑干

分大脑、小脑及脑干三部分介绍，重点叙述头痛、三叉神经痛及面神经疾病的应用解剖学内容。

（一）大脑

人类大脑高度发展，它笼盖了间脑、中脑和小脑上面。大脑半球借背面前后位的半球间裂分为左右大脑半球。在前部和后部两半球完全分开，中间部则有巨束纤维胼胝体把两个半球连接起来。每侧半球从表到里可分为三层，表面是灰质叫大脑灰质，中间是白质，其内又有灰质团块叫基底神经核（或称基底节）。

两侧大脑半球中与言语功能关系密切的一侧半球称为优势半球。善用右手的右利人，优势半球在左侧。反之左利人，优势半球在右侧。大多数人优势半球在左侧。

大脑半球表面凹凸不平，隆凸处叫脑回，凹陷处叫脑沟，深沟又特称脑裂。半球背外侧面前后斜向的大脑外侧裂，上下行的中央沟以及枕切迹至顶枕裂外延分为五个叶。大脑外侧裂以下为颞叶，外侧裂以上，中央沟的前部为额叶，后部为顶叶和枕叶。顶、枕叶分界，前为顶叶，后为枕叶。在外侧裂深处隐藏一岛叶。

大脑皮质是人类思维器官，同时也是人体所有功能活动的最高调节中枢。成人皮质总面积约$2m^2$左右，成百亿的神经元互相有着极复杂的联系。

大脑皮质各部的厚度、分层以及细胞和纤维的排列和数量各不相同,组织学根据细胞类型、排列、构筑特点,把大脑皮质划分为若干区域。

大脑皮质不同的区域执行不同的功能但又是相互联系。根据结构和功能可分为核心部和边缘部,核心部对各种刺激作精细分析和综合,边缘部则进行比较简单的分析和综合,在核心部破坏时,边缘部可在相当程度内代偿其功能。

1. 额叶 位于颅前窝内,在中央沟前方,外侧裂前上方。把额叶分为额上、中、下回,前端称额极。

(1) 中央前回:为运动中枢,是一个和人体随意运动有关的皮质区。它发放冲动控制对侧骨骼肌运动,又接受骨骼肌、关节运动时的感觉。当人体运动时,该区一方面通过锥体束控制骨骼肌,特别是活动小关节的骨骼肌的运动,来完成复杂而又精细的随意动作。中央前回支配身体各部如一倒置人体,上部与下肢肌有关,中部与上肢肌有关,下部与面、喉、舌肌有关。中央前回若受破坏,可引起对侧相应部位的瘫痪;若刺激则出现对侧相应部位的痉挛发作。

(2) 额中回后部:在优势半球侧此处为书写中枢,与中央前回支配手的区域相邻。损伤书写中枢,即使手的运动尚好,但让他书写文字符号则不能(失写症)。两侧额中回后部还有同向凝视中枢存在,管理两眼球同时向对侧注视及头颈向对侧转动。同向凝视中枢受破坏,双眼向患侧凝视;受刺激则向健侧凝视。

(3) 额下回后部:在优势半球侧此处为说话中枢(旧称 Broca 区),与运动唇、舌、咽肌扇的中央前回下部相邻。此区损伤后,虽仍可发音,但不能再组成语言(运动性失语)。

(4) 中央前回前方受损,还可引起性格上的改变和精神症状,主要表现为情感淡漠或欣快、健忘、思维障碍,缺乏自知力等。

综上所述,可知额叶功能是:支配随意运动;通过语言和文字表达自己的思想以及与精神和情感有关。

一侧额极损伤或切除,不出现临床上的功能缺损症状。额叶较广泛病变,可出现强握反射和摸索动作。

2. 顶叶 位于额叶之后、枕叶之前。表面被中央后沟及顶间沟分为三区。中央沟及中央后沟间为中央后回。顶间沟以上为顶上小叶,以下为顶下小叶。顶下小叶由两个脑回组成,环绕大脑外侧裂末端的为缘上回,包围颞上沟后端的为角回。

(1) 中央后回:为感觉中枢,它接受身体对侧痛、温、触和肌腱、关节本体感觉冲动的传入。丘脑皮质束为传递其冲动的最后一级纤维,纤维经内囊投射到中央后回,并有一定的次序,总的看似一个倒立的人体,上部(包括旁中央小叶后半)管下肢感觉,中部管上肢感觉,下部管头面部感觉。感觉器在皮肤内的分布并不均匀,在手指和舌内最密,在背部极稀,所以投射到中央后回所占据的位置也不均匀。当中央后回受到破坏时,其相应区域可发生感觉迟钝或消失;受到刺激时,则可出现麻木、针刺或蚁走感。

(2) 顶上小叶:为形体感觉所在处。形体感觉为一种较复杂的皮质觉。人类在实践的基础上,可以通过摸认来判断物体的重量、质地和形状,此种感觉叫形体感觉。顶上小叶受损后,可产生形体感觉障碍。

(3) 角回:在优势半球此处为阅读中枢。损伤后不能理解文字的意义(失读症)。此外还可发生计算力障碍(计数困难)和命名性失语(健忘性失语)。

(4) 旁中央小叶:其前半为运动区,后半为感觉区。为中央前后回的延续,主要支配对侧小腿的运动和感受对侧足趾的感觉。此外,旁中央小叶还是管理大小便括约肌运动的中枢。

(5) 缘上回:在优势半球侧为运用中枢。运用是运动机能高级形式,是人们在长期学习和实践中逐渐形成的一种有明确目的共济运动,如手术时使用刀、剪、止血钳等。缘上回受损时,可发生运用不能或失用症。

3. 颞叶 位于颅中窝内,其前端为颞极,损伤或切除一侧颞极不引起临床症状。颞叶背外侧面借颞上沟、颞中沟和颞下沟分为颞上、中、下回。此外,在大脑外侧裂内还隐有颞横回。在颞叶内侧面和底面,可见与颞下沟大体相平行的侧副沟。侧副沟和颞下沟之间为梭状回,和海马裂之间为海马回,此回在前方围绕海马裂的前端转成钩状,称为海马回钩。大脑皮质区域结构见图 2-6-3。

(1) 颞横回:为听觉中枢。每侧听觉中枢都接受两耳的听觉纤维,因此,一侧损伤不致引起全聋。

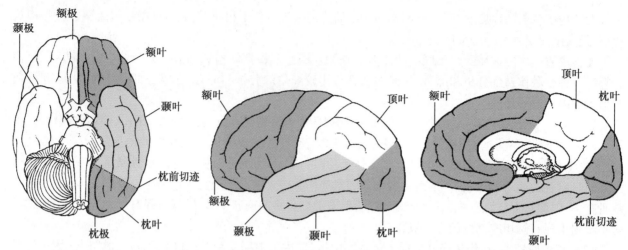

图 2-6-3 切除左侧小脑半球后的大脑底面观（左），左大脑半球凸面（中），右大脑半球内侧面所见的脑叶（右）

（2）颞上回后部：在优势半球侧此处为听话中枢。该处损伤后，虽然仍可听到声音，但不能根据说话声音来理解别人或自己说话的意义（感觉性失语）。

（3）海马回钩及其附近区域为嗅觉中枢，可能味觉中枢也在此处。损伤后可出现嗅和味觉障碍；刺激时可产生幻嗅。

近年发现，颞叶与记忆功能有关。曾有人报道，切除双侧颞叶深部导致患者的新近记忆能力丧失，患者对刚发生过的事情都记不清了，从而丧失了学习能力。但患者对既往的旧事却记得清楚，即持久记忆完整无损。另外有人报告，颞叶深部切除常出现逆行性健忘症，这都说明颞叶与记忆有一定关系。

4. 枕叶　位于小脑幕上，内侧面有顶枕裂，为脑内侧面顶、枕叶分界线。在胼胝体压部后下方可见由前水平位走到枕极的距状裂。距状裂与顶枕裂之间为楔叶，与侧副沟（后部）之间为舌回。

距状裂两岸皮质即楔叶和舌回靠近距状裂区域的皮质，为视觉中枢。每半球视觉中枢与两眼视野的对侧一半有关，因此只有在两半球的视觉中枢全部损伤时才会出现全盲。一侧损伤，只引起对侧同向偏盲。

5. 岛叶　藏于外侧裂下面，只要拉开此裂的上、下两唇便可见到岛叶。它是一个圆锥形或三角形的隆凸，三角尖端称为岛阈，在此处岛叶的表面弯到半球的底面，连于嗅区。

（二）大脑半球髓质

髓质由大量纤维构成。两个半球之间，一侧半球各脑回及各叶之间，以及大脑皮质与脑干、脊髓间都有广泛的纤维彼此联系起来，以实现中枢神经各结构间功能上的对立统一。大脑皮质与脑干、脊髓间的上下行纤维，在半球内呈扇形布开。在内囊处纤维密集靠拢，规律排列，向上则逐渐散开至皮质各叶。内囊是宽厚的白质层，位于豆状核、尾状核和间脑之间。在半球的水平断面上，内囊形如">"或"<"，可分为丘脑和尾状核间的前股（或称前肢）；丘脑和豆状核之间的后股（或称后肢），以及前、后股相遇处的膝部。

内囊的前股有额桥束，膝部有皮质脑干束。后股由前到后依次为皮质脊髓束、丘脑皮质束、枕颞桥束以及听放射和视放射。由于内囊地域狭窄，但传导束相对密聚集中。因此，此处动脉出血，即使不甚严重也大都同时侵犯上下行传导束，引起偏瘫、偏身感觉障碍和偏盲即所谓"三偏"症状。

（三）基底神经核

两侧大脑半球髓质下埋有若干灰质团块，叫基底神经核。基底神经核包括尾状核、豆状核、杏仁核及屏状核。

1. 纹状体　包括尾状核及豆状核。

尾状核呈"の"形，全长伴随侧脑室，此核前端膨大，叫尾状核头。头位于丘脑前方，其背面突向侧脑室前角，腹面邻接前穿质。尾状核中部偏细，叫尾状核体，沿丘脑的背外侧缘延伸，以终沟与丘脑分界。到丘脑后端，尾状核更细，叫尾状核尾，它向腹侧折曲，在侧脑室下角上方。

豆状核呈楔形,底宽微凸朝向外,尖钝微圆朝向内。它没有脑室面,完全包藏在半球髓质内。此核前方与尾状核头相连,其余部分借内囊把豆状核与尾状核和丘脑分开。豆状核在额状回切面上呈三角形,被两个垂直薄板分成三部分。外侧部分最大叫壳核,其余两部分叫苍白球。

尾状核与豆状核合称纹状体,纹状体在胚胎早期是一个单一的灰质团块,后来被内囊的纤维隔成两个核,不过分隔不完全,两个核前部还彼此相连。在相连的背上方,两个核间连有横穿内囊的若干灰质窄条,使此部分呈现条纹状,故称纹状体。尾状核和壳核在神经系统发生上是较新部分,称新纹状体。苍白球为纹状体较古老部分,称为旧纹状体。纹状体为锥体外系重要结构之一。它接受大脑皮质来的纤维,并与丘脑、红核、黑质、丘脑底核及网状结构形成广泛的纤维联系。以维持肌张力和肌肉活动协调。详细介绍可见"锥体外系"一段。在这里应着重提到的一点是新、旧纹状体损伤所表现的症状不相同。苍白球损伤产生肌张力增高——运动减少综合征,此时患者肌肉张力增高、震颤、运动延缓即帕金森(Parkinson)病。尾状核和壳核损伤则产生肌张力减低——运动过多综合征,患者表现肌肉张力降低、运动过多过快即舞蹈病。

2. 屏状核　位于豆状核和岛叶皮质之间,功能尚不清楚。

3. 杏仁核　位于海马旁回钩内,此核可能与嗅觉有关。

（四）小脑

小脑位于颅后窝内,与大脑枕叶由小脑幕所隔开。小脑半球覆盖于脑桥及延髓的背方。小脑的中间部叫做蚓部,两侧为小脑半球。小脑表面的灰质为小脑皮质,内部为白质,在髓质间藏有灰质核团,称为中央核。小脑的联系主要借上、中、下三对小脑脚分别与中脑、脑桥和延髓相联系。

1. 分叶　根据小脑的发生、机能和纤维联系,把小脑分为三个叶。

（1）绒球小结叶:包括半球上的绒球和蚓部上的蚓小结。绒球和蚓小结间以绒球脚相连。绒球小结叶是小脑最古老部分,它接受来自前庭核和前庭神经的纤维。

（2）前叶:在小脑上面首裂以前的部分,此叶主要接受脊髓小脑前、后束纤维。

（3）后叶:为首裂以后的部分,又分为两部分:蚓锥和蚓垂属于后叶的旧区,它们纤维联系与前叶相同。后部其余部分为新区,它随大脑皮质的发展而发展,主要接受脑桥臂和橄榄小脑纤维。后叶新区发展最晚,称为新小脑;前叶和后叶旧区和绒球小结叶称为旧小脑。

在小脑半球下前方有一对左右对称的隆起,叫小脑扁桃体,颅压升高时,小脑扁桃体可嵌入枕骨大孔与延髓之间,形成小脑扁桃体延髓疝,由于压迫延髓可立即死亡。

2. 小脑功能　小脑为锥体外系重要结构之一,主要功能是维持身体平衡,维持肌张力和调节肌肉运动协调。

（1）维持身体平衡:小脑绒球小结叶与平衡有关。第四脑室肿瘤的患者,往往压迫损伤绒球小结叶,造成患者站立不稳,但肌肉运动协调往往良好,也说明绒球小结叶与平衡有关。绒球小结叶的平衡机能与前庭感受器及前庭核活动有密切关系,其反射弧如下:前庭感受器→前庭核→绒球小结叶→顶核→前庭核→前庭脊髓束→脊髓前角细胞→骨骼肌。

（2）维持肌张力:旧小脑尤其是前叶,与肌张力调节有关,在日常,尽管肌肉处于静止状态,摸上去也总有一股有劲的感觉,这就是肌张力存在的表现。肌张力是维持人体姿态和动作所必需的。旧小脑的功能在于调节肌张力。

（3）调节肌肉运动协调:新小脑和随意运动的协调密切相关。正常情况下,每个运动都需一系列肌肉协调才能完成。当某一群主要肌在大脑皮质锥体系支配下通过收缩来完成某一个动作时,此时需要拮抗肌的适度松弛舒张;需要肌肉固定住邻近和远端关节;需要其他协同肌的协同收缩才能圆满完成。肌肉间这种巧妙的相互配合称为协调运动或称共济运动。如指鼻试验动作,这个动作主要是屈肘、手指指向鼻尖。其主要肌为上臂前面肱二头肌,它的收缩引起屈肘。但是,如果没有上臂后面拮抗肌肱三头肌的适当舒张,固定肌固定肩,动作无法完成。

（五）脑干

脑干由延髓、脑桥和中脑三部分组成,它介于间脑和脊髓之间。

1. 延髓 略成锥形,上宽下窄,上连脑桥下接脊髓,全长约3cm左右。延髓下界平齐枕骨大孔,上界腹侧面借延髓脑桥沟,背侧面借菱形窝底的髓纹与脑桥分界。脊髓表面所有的纵沟如前正中裂、后正中沟以及前、后外侧沟都延伸到延髓。从腹侧面看,前正中裂两侧各有一纵行隆起叫锥体,它是由下行的锥体束纤维组成,其中大部分纤维在锥体下方交叉至对侧,构成锥体交叉。在锥体的外侧有卵圆形的橄榄体,橄榄体的腹面有舌下神经根出脑,背面从上到下依次有舌咽神经,迷走神经和副神经根出脑。从延髓背侧面看可分为上、下两部。下部形似脊髓,在后正中沟两侧为隆起的棒状体和其外侧的楔结节(棒状体由薄束和薄束核构成,楔结节由楔束及楔束核构成),在楔结节外上方还可见一绳状体,它由进入小脑的纤维组成。上部中央管敞开,成为第四脑室底的下半,室底由灰质构成,又称室底灰质,内含舌咽神经、迷走神经、副神经以及舌下神经核团。上述神经根或神经核团的损伤主要表现为球麻痹、吞咽困难、饮食呛咳、声音嘶哑以及舌肌萎缩。此外在延髓网状结构内还存在有呼吸中枢和心血管调节中枢,当小脑扁桃延髓疝时,小脑扁桃体压向延髓此两中枢受压,可造成呼吸的突停以及随后的心跳停止而患者很快死亡。

2. 脑桥 脑桥居脑干中段,上接中脑,下连延髓,长约2~3cm,宽约3~3.3cm。其腹侧面是宽阔的横形隆起叫脑桥基底,它位于颅后窝斜坡上。在腹面下缘有深的延髓脑桥沟,沟中有三对脑神经根,自内向外为展、面和位听神经。上缘与中脑的大脑脚相接。腹面正中线上有容纳基底动脉的基底沟。腹面外侧变窄,移行于脑桥臂。臂上有三叉神经根。脑桥背侧面是第四脑室底上半和小脑。室底边缘为结合臂,臂上架有前髓帆,滑车神经从此出脑,灰质内含三叉神经、外展神经、面神经和位听神经核团。一侧脑桥损伤常出现"交叉性麻痹"、眼球同向偏斜。严重广泛损伤时则有高烧及瞳孔极度缩小等。脑桥和延髓的背面构成菱形凹陷,叫做菱形窝,也叫第四脑室底。

菱形窝的下部边界为棒状体、楔状结节和绳状体,上部边界为结合臂,两个侧角叫第四脑室外侧隐窝。菱形窝底上,可见髓纹由外侧角横行至中线,正好作为延髓和脑桥的分界线。正中沟在室底的正中线上,纵贯菱形窝的全长。正中沟的外侧还有纵行的界沟,两沟之间为内侧隆起。其下部(属延髓)有舌下神经三角,内含舌下神经核。舌下神经三角的外侧有一小三角地区叫灰翼,内含迷走神经背核。内侧隆起上部(属脑桥)有圆隆的面神经丘,内藏外展神经核和面神经核。界沟的外侧部分,是三角形的前庭区,内含前庭神经核。前庭区的外角,有隆起的听结节,内隐耳蜗神经后核。

3. 中脑 中脑位于小脑幕切迹处,介于间脑和脑桥之间,形体较小,长约2cm。中间的管腔为大脑导水管。腹面为左右大脑脚,两脚间凹陷为脚间窝,窝底上有后穿质,大脑脚内侧有动眼神经自此出脑。中脑的背面为四迭体,由两对小丘组成。上丘是皮质下视觉中枢,下丘是皮质下听觉中枢。自上、下丘的外侧各向前方发出一条隆起,称为四迭体上、下臂。四迭体上臂连接外侧膝状体;四迭体下臂连接内侧膝状体(内外侧膝状体属于间脑)。中脑损害可表现为意识障碍(如昏迷)、去大脑强直及瞳孔变化。

（六）脑干内部结构

脑干的灰质已失去脊髓的蝶形,被上下左右纵横走行的纤维束冲散为若干灰质团块即神经核,其中发出脑神经运动纤维的核团称脑神经运动核;接受脑神经感觉纤维终止的核团称脑神经感觉核。白质分布于灰质间,多位于脑干各部分中缝两侧和周边,其中大部分传导束的纤维在脑干越边交叉,然后再上行或下行。

1. 脑干内的三叉神经核 在中枢神经系统,功能相同的神经核胞体常集合在一起。位于神经系统中枢部分的胞体集团,称为神经核。位于神经系统周围部分的胞体集团称为神经节。三叉神经的终核及始核,都位于脑干结构内,包括下列四个核群(图2-6-4)。

（1）三叉神经主核:位于脑桥中部被盖部网状结构的外侧,下接脊束核。

（2）三叉神经脊束核:此核是三叉神经主核向下的延续,是三叉神经核中最长者,位于三叉神经脊束核的内侧。

（3）三叉神经中脑核:此核是一个非常细长的核,又名三叉神经副核,是一个大型单级细胞组成的细胞柱。位于中央灰质的外侧部,从脑桥中部,三叉神经运动核之上,一直延至中脑上段。根据细胞结构。

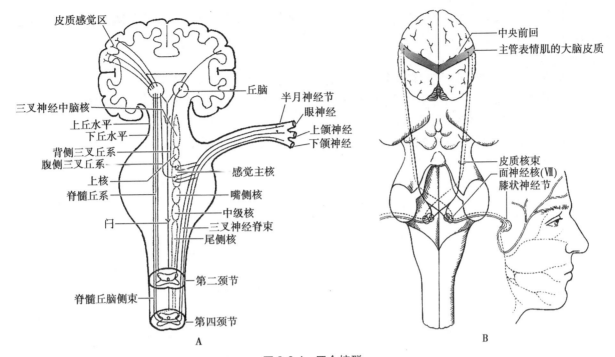

图 2-6-4　四个核群

A.三叉神经核群传入纤维经路；B.脑干内面神经核团的中枢性神经支配。

三叉神经感觉核又作了更为详细的分类,分为三叉神经中脑核、上核、感觉主核和脊束核四部分。

（4）三叉神经运动核：呈卵圆形柱状,位于脑桥中部网状结构背外侧,三叉神经主核的内侧。由典型多级运动细胞组成。发出的轴突组成三叉神经运动根,沿三叉神经感觉根内侧出脑桥。三叉神经损害时,除感觉障碍外,还可有压痛点。压痛点主要位于神经分支穿出骨孔之处,如第一支的眶上点,第二支的眶下点,第三支的颏点。患三叉神经痛的患者,轻触三叉神经分布区的某些区域（如上唇、下唇、口角、鼻翼等）可诱发三叉神经痛的发作,称作"扳机点"。

2. 与三叉神经有关的反射活动

（1）角膜反射

1）检查方法：以柔软的棉絮毛轻触角膜周边外下方,可引起两侧眼轮匝肌收缩,出现反射性的双侧闭眼运动,同侧称为直接角膜反射,对侧的称为间接角膜反射（图 2-6-5）。如以棉絮毛轻触结膜也可引起同样反应。检查左眼时,嘱患者向右看,即不让患者看到棉絮。

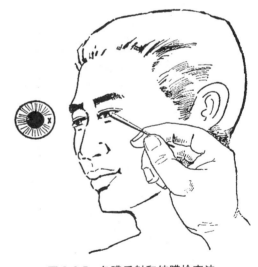

图 2-6-5　角膜反射和结膜检查法

2）反射弧：角膜→三叉神经眼支→脑桥中部三叉神经感觉核→网状结构交叉→丘脑→大脑皮质→皮质延髓束→两侧面神经核→两侧面神经→两侧眼轮匝肌。

3）临床意义：角膜反射丧失可见三种情况：①反射弧传入神经病变；②角膜反射的传出神经病变：角膜反射的传出神经为面神经,当周围性面神经有病变时,角膜受到刺激后不能瞬目；③一侧大脑半球病变。

（2）下颌反射

1）检查方法：嘱患者将口半张开,使下颌放松,检查者将压舌板一端放于患者下方门齿上（不要放在左右臼齿上）,用叩诊锤叩击压舌板；或用叩诊锤叩击置于下颌中央的检查者的拇指指甲,可见下颌上提。

2）反射弧：三叉神经第三支→脑桥和中脑三叉神经中脑核→网状结构→三叉神经运动核→三叉神经第三支运动纤维。

3）临床意义:此反射于1岁内的婴儿可叩出,正常人叩不出,只见于双侧皮质延髓束病变的假性延髓麻痹患者。

（3）软腭反射

1）检查方法:用棉棒或纸棒,轻擦软腭弓、咽腭弓,正常可见腭凡上提伴有恶心呕吐。

2）反射弧:三叉神经上颌支、舌咽神经传入纤维→脑桥三叉神经感觉主核和三叉神经孤束核→网状结构→延髓疑核、迷走背核→传出神经为舌咽神经、迷走神经。

3）临床意义:一侧软腭反射丧失见于三叉神经、舌咽神经或迷走神经的损害。

（4）眼轮匝肌反射

1）检查方法:检查者以手拇指向后下方牵扯眼外眦部皮肤,并用叩诊锤叩击检查者拇指,正常人出现该侧眼轮匝肌明显收缩、闭目;同时对侧眼轮匝肌轻度收缩。口角向同侧后上方牵引。

2）反射弧:三叉神经上颌支→脑桥和中脑的三叉神经中脑核→网状结构→脑桥面神经核→面神经。

3）临床意义:周围性面瘫时此反射减弱,中枢性面瘫后面肌痉挛时此反射亢进。

（5）眼心反射(Aschner眼球压迫实验)

1）检查方法:使患者平静仰卧位,数每分钟的脉率并记录,检查者用示指与中指直接压迫患者眼球角膜的两侧(患者闭眼),可分别压迫单侧或同时压迫两侧眼球,压迫力量达到不引起疼痛的程度为止。一般压迫10~15s,有人认为压迫20~40s最好,当压迫1~2s时即开始出现脉搏减慢,在压迫3~4s时开始数脉搏,每5s记录一次,反复记录3~4次。

2）反射弧:三叉神经眼支→脑桥三叉神经感觉核→迷走神经背核→迷走神经。

3）临床意义:正常人每分钟脉搏可减慢6~8次,每分钟减慢15次以上为阳性,当迷走神经低下时无此反应,迷走神经兴奋时,此试验阳性。

（6）其他反射活动:来自鼻黏膜的冲动,通过交叉的和不交叉的二级神经纤维,终于迷走神经背核、疑核,以及有关呼吸的脊髓前角细胞,即引起喷嚏反射。二级纤维终于泪腺核,执行流泪反射。二级纤维终于泌涎核,执行流涎反射等。

3. 与三叉神经有关的感觉检查　面部的感觉是由三叉神经支配的。其检查方法是用针、棉絮以及盛有冷、热水的玻璃试管,分别测试痛觉、触觉及温度觉,观察有无减退、消失或过敏,进行两侧对比,借以鉴别感觉障碍是属于三叉神经周围性(周围神经性或周围神经根性)或中枢性(三叉神经感觉核性)损害(图2-6-6)。周围性者痛觉、温度觉及触觉同时发生障碍,且可发生于三叉神经的三个分支中的任何一个分支。中枢性者往往只有痛觉、温度觉障碍而触觉存在。

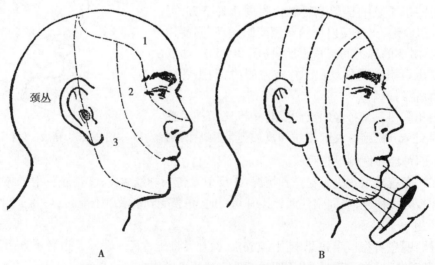

图2-6-6　三叉神经周围性分布(A)和中枢性分布(B)

（张少臣　吴承远　刘垒　吕尧　孟繁友）

参考文献

［1］ 郭世绂.骨科临床解剖学［M］.济南:山东科学技术出版社,2002.

［2］ 徐达传.骨科临床解剖学图谱［M］.济南:山东科学技术出版社,2005.

［3］ 郑思竞.系统解剖学［M］.北京:人民卫生出版社,1995.

［4］ 王忠诚.王忠诚神经外科学［M］.武汉:湖北科学技术出版社,2005.

［5］ 吴承远,刘玉光.临床神经外科［M］.2版.北京:人民卫生出版社,2007.

［6］ 侯熙德.神经病的检查与诊断［M］.南京:江苏科技出版社,1979.

［7］ 周良辅.现代神经外科手册［M］.上海:上海科学技术文献出版社,2003.

［8］ 蒋文华.神经解剖学［M］.上海:复旦大学出版社,2002.

［9］ 刘延青.疼痛病学诊疗手册-头与颌面部疼痛病分册［M］.北京:人民卫生出版社,2016.

第三章 疼痛病理生理学

一、疼痛定义的演变

疼痛(pain)是一种主观感觉,目前尚没有评价疼痛的客观标准。随着对疼痛认识的不断深入,疼痛的定义也在发生变化。1979 年,IASP 把疼痛定义为"一种与组织损伤、潜在组织损伤或类似描述相关的,不愉快的感觉和情感经历。该定义指出疼痛的主观特征,即不愉快的感觉和情感体验,同时也提示引起疼痛的原因,即实际发生的或潜在的组织损伤。因为在正常生理情况下(病理状态除外),只有伤害性刺激才能引起疼痛,而伤害性刺激往往引起组织损伤。事实上,人们对疼痛的认知正是从受伤的经历中得到的,即把躯体受伤引起的不愉快的感觉和情感经历描述为疼痛。但是,并非所有的不愉快的感觉和情感体验都是疼痛,如瘙痒和饥饿感等。2016 年,IASP 又把疼痛的定义修改为疼痛是与组织损伤或潜在组织损伤相关的令人痛苦的经历,痛苦经历包含感觉、情感、认知和社交四个维度。这个新定义用"令人痛苦(distressing)"取代了"不愉快(unpleasant)",并把认知和社交纳入疼痛的范畴,有所进步。但是,该定义仅适用于生理性疼痛,因为在病理状态下非伤害性刺激也可引起疼痛。2019 年,IASP 又提议把疼痛的定义修改为"组织损伤或潜在组织损伤引起的,令人厌恶的感觉和情感经历,或与此相类似的经历。这里"类似的经历"应该指病理性疼痛,即非伤害性刺激引起疼痛和自发性疼痛。因此,该定义既适用于生理性疼痛也适用于病理性疼痛。2020 年 IASP 正式把疼痛定义修改为"组织损伤或潜在组织损伤相关或类似相关的一种不愉快的主观感觉和情感体验。

二、疼痛的分类

按发生部位,把疼痛分为躯体疼痛和内脏疼痛;按神经生理学机制,分为伤害感受性疼痛(生理性疼痛)和病理性疼痛;按持续时间分为急性疼痛和慢性疼痛。急性疼痛属于生理性疼痛,慢性疼痛属于病理性疼痛,但并非所有的病理性疼痛都属于慢性疼痛。

(一) 伤害感受性疼痛

伤害感受性疼痛是伤害性刺激作用于正常机体引起的疼痛。具有如下特征:发生在正常机体;仅由伤害性刺激引起;疼痛持续时间短。伤害感受性疼痛是身体的报警信号,通过有意识和无意识的反射活动使机体及时脱离伤害性刺激,避免造成进一步损伤。

(二) 病理性疼痛与慢性疼痛

病理性疼痛由损伤和疾病引起,表现为:①自发性疼痛(spontaneous pain),在未受任何刺激的情况下出现的疼痛,这种疼痛常被描述为持续性灼痛、间歇性麻刺痛、跳动样痛、电击样痛、射击样痛、钻样痛、撬样痛等;②痛觉超敏(allodynia),即痛阈下降,导致非伤害性刺激也可引起疼痛,如带状疱疹后神经痛(postherpetic neuralgia,PHN),轻轻触摸受累皮肤引起疼痛,称之为触诱发痛;③痛觉过敏(hyperalgesia),即痛反应增强,轻微的伤害性刺激引起剧烈疼痛。发生在伤害性刺激作用部位的称原发性痛觉过敏(primary hyperalgesia),而发生在伤害性刺激作用以外部位的称继发性痛觉过敏(secondary hyperalgesia)。需要指出的是,病理性疼痛不等同于慢性疼痛,某些病理性疼痛,如皮肤烫伤可引起上述各种表现,但当损伤的皮肤修复后疼痛逐渐消失。这类病理性疼痛可避免触碰受伤部位,有利于伤口的愈合,有人将其称为"好痛"。

临床上,把持续 3 个月或在 3 个月内重复出现的疼痛定义为慢性疼痛。值得注意的是,这一时间上的规定没有任何科学依据。慢性疼痛的显著特征是在损伤修复和原发疾病痊愈后,疼痛往往依然持续存在数月,数年、数十年,乃至终身。神经病理性疼痛是损伤和疾病直接影响躯体感觉系统引起的疼痛,其特点是病程长,难以治愈。伤害感受性疼痛和神经病理性疼痛共同介导了慢性疼痛。

根据最新发布的 IASP-WHO 第十一版国际疾病分类(International Classification of Diseases,ICD-11),病因不明的慢性疼痛被归类为慢性原发性疼痛(chronic primary pain),如纤维肌痛,非特异性腰背痛等,慢性原发性疼痛被认为是神经系统的一类疾病;把损伤和其他疾病引起的慢性疼痛归类为慢性继发性疼痛综合征,包括①慢性癌相关疼痛(chronic cancer-related pain);②慢性神经病理性疼痛(chronic neuropathic pain);③慢性继发性内脏痛(chronic secondary visceral pain);④慢性术后或创伤后疼痛(chronic posttraumatic and postsurgical pain);⑤慢性继发性头痛或颌面部疼痛(chronic secondary headache and orofacial pain);⑥慢性继发性肌肉骨骼疼痛(chronic secondary musculoskeletal pain)。

慢性疼痛对机体没有任何保护作用,对许多常规治疗方法反应不佳,成为棘手的临床问题。长期顽固的疼痛,经久不愈,严重影响患者的生活质量,致使患者痛苦不堪。慢性疼痛患者还常常伴有高级神经功能障碍,如记忆力下降、焦虑、抑郁、失眠、社交障碍等,使患者工作能力和生活质量显著下降,甚至失去生活的兴趣,导致自杀行为。

急性疼痛和慢性疼痛的机制存在巨大的差别,这是它们的临床表现和治疗方法显著不同的根本原因。疼痛的机制极其复杂,尚有很多未解之谜,现将已取得的研究进展介绍如下。

第二节 生理性疼痛的机制

一、疼痛的传导与调制通路

如前所述,疼痛包含感觉分辨(疼痛的性质、发生的部位和强度等)和情绪反应(厌恶、焦虑等)两个成分,它们的传导通路涉及一些相同和不同的脑区。各种伤害性刺激,包括物理刺激,如机械刺激、温度(冷和热)刺激和化学性刺激可兴奋广泛分布在皮肤和不同组织内的伤害性感受器(nociceptor),传入冲动由 Aδ 纤维和 C 类纤维传入脊髓,与背角神经元形成第一级突触(图 3-2-1A),痛觉信息在脊髓初步处理后,

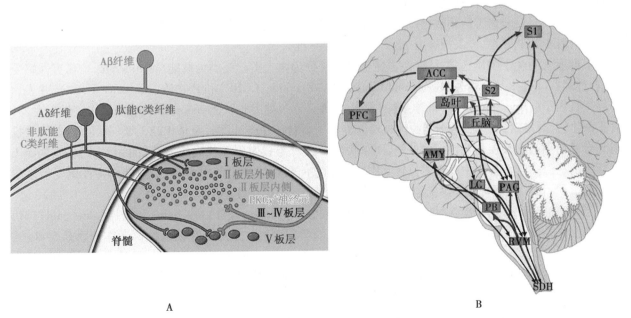

图 3-2-1　疼痛的传导与调制通路

A. 不同类型的 A 类纤维和 C 类纤维在脊髓背角的投射部位;B. 疼痛的主要上行(红色)和下行通路(蓝色)。SDH:脊髓背角;RVM:延髓头端腹外侧区;PB:臂旁核;LC:蓝斑核;PAG:中脑导水管周围灰质;AMY:杏仁核;ACC:前扣带皮层;PFC:前额叶;S1:体感 1 区;S2:体感 2 区。

由背角的投射神经元经丘脑传递到大脑体感Ⅰ区和体感Ⅱ区,该通路编码感觉分辨的信息。疼痛情绪反应是由兴奋边缘脑区引起的,至少涉及两条通路:伤害性信息经丘脑中继后,直接或间接投射到岛叶、前扣带皮质(anterior cingulate cortex,ACC)和前额叶(prefrontal cortex,PFC)等脑区;脊髓后角投射神经元上行纤维的分支投射到臂旁核,后者通过杏仁核中继,把信息传递到岛叶和ACC等边缘脑区(图3-2-1B)。在正常机体,并非所有的伤害性信息都能传入上述高位中枢。脑内存在下行痛觉控制系统,主要包括延髓头端腹外侧区(rostral ventral medulla,RVM)和中脑导水管周围灰质(periaqueductal gray,PAG)。PAG的下行纤维主要以去甲肾上腺素(NE)为递质,作用于脊髓后角的α_2受体,抑制痛觉突触传递,减轻疼痛,称下行抑制系统。RVM的下行纤维主要以5-HT为神经递质,对脊髓后角的痛觉传递既有抑制作用也有易化作用,取决于作用的受体亚型。上述疼痛的感觉分辨和痛情绪相关脑区的下行纤维通过调控PAG和RVM的活动或直接投射到脊髓后角对痛觉起抑制或易化作用(图3-2-1B)。总之,伤害性刺激可以激活情感相关脑区,而情感相关脑区又可通过下行控制系统调控痛觉的传入。因此,不难理解疼痛引起情绪反应,而情感状态又反过来影响疼痛的感知。

二、伤害性感受器及其换能机制

伤害性感受器是特化的游离神经末梢,广泛分布于皮肤、肌肉、内脏器官和骨膜等。它们在不同组织的密度不同,如皮肤的密度最高,肌肉次之,内脏器官最低,这可能是不同器官对疼痛的敏感性不同的原因。多种物理和化学刺激作用于伤害性感受器是产生痛觉的第一步。物理刺激包括机械刺激和温度(冷热)刺激,化学刺激包括损伤的组织细胞释放的内源性致痛物质(如缓激肽、H^+等)和进入体内的外源性致痛物质(福尔马林、芥子油)。

(一)伤害性感受器的分类

根据其对不同性质的伤害性刺激的敏感程度,将伤害性感受器分为五类:①高阈值机械型伤害性感受器(high threshold mechanical nociceptor),仅对伤害性机械刺激起反应,其传入纤维是有髓鞘的$A\delta$纤维;②多觉型伤害性感受器(polymodal nociceptor),对伤害性机械刺激、热刺激和化学刺激都敏感,其传入纤维是无髓鞘的C类纤维;③机械-热伤害性感受器(mechano-heat nociceptor),对伤害性机械刺激和热刺激都起反应,其传入纤维也是$A\delta$纤维;④机械-冷伤害性感受器(mechano-cold nociceptor),对伤害性机械和冷刺激起反应;⑤静默伤害性感受器(silent nociceptor),在生理状态下对很强的伤害性机械刺激都不起反应,但在组织炎症时对非伤害性刺激也产生强烈的持续性反应。它们最初发现于猫的膝关节,在皮肤、肌肉、关节和内脏中普遍存在,传入神经为$A\delta$纤维和C类纤维。

根据所含的化学物质,C类纤维伤害性感受器又分为两大类。一类为肽能(peptidergic)C伤害性感受器,含神经肽降钙素基因相关肽(calcitonin gene related peptide,CGRP)和P物质(substance P,SP),并表达神经生长因子(nerve growth factor,NGF)的受体TrkA。另一类为非肽能(nonpeptidergic)C伤害性感受器,含ⅠB4同工凝集素,表达胶质细胞源性神经营养因子受体C-Ret和嘌呤受体P2X3等。肽能C类纤维投射到脊髓后角的Ⅰ板层和Ⅱ板层的外侧,而非肽能C类纤维投射到Ⅱ板层的内侧(图3-2-1A)。这两类C类纤维的神经化学性质和中枢投射位置不同决定了它们在疼痛中的作用不同,如静默伤害性感受器多属于肽能C类纤维,在多种慢性疼痛模型发现脊髓后角肽能C类纤维增多。

当伤害性刺激作用于皮肤时,先后出现两种不同性质的痛觉:快痛(fast pain)和慢痛(slow pain)。快痛是在伤害性刺激作用后立即出现的、定位明确的、短暂的刺痛。慢痛是在伤害性刺激作用后0.5～1s才被感觉到的、定位不清的、持续时间较长的疼痛。其性质多变,一般表现为"烧灼痛",而且痛感强烈,往往伴有较强的情绪反应。现已明确,快痛是由兴奋刺激机械性痛觉感受器引起的,由$A\delta$纤维传导,而慢痛是由兴奋多由C类纤维引起的。与其他类型的感受器相比,伤害性感受器的一个重要特点是,几乎不发生适应现象。相反,重复刺激可以使伤害性感受器的敏感性增加。

(二)伤害性感受器的换能机制

各种刺激作用于伤害性感受器(游离的神经末梢)时,首先使其产生发生器电位,即膜电位去极化(负值变小)。与动作电位"全或无"的特征不同,发生器电位是一种局部兴奋,其幅度随刺激强度的增大而增大。当发生器电位的幅度到达阈电位水平可触发动作电位(图 3-2-2A)。发生器电位的产生机制如下:在痛觉感受器细胞膜上存在多种受体通道,它们分别对不同刺激(机械、温度和化学刺激)敏感,这些受体通道激活后允许阳离子(Na^+、Ca^{2+})跨膜移动。由于细胞外的 Na^+、Ca^{2+} 浓度高于细胞内,这些阳离子内流,使细胞膜去极化,这些受体通道的作用是把不同形式的能量刺激转变成电变化,因此这些受体也称换能器(transducer)。目前对不同伤害性感受器的换能作用的机制尚不十分清楚,但也取得了一些进展,现分别阐述如下。

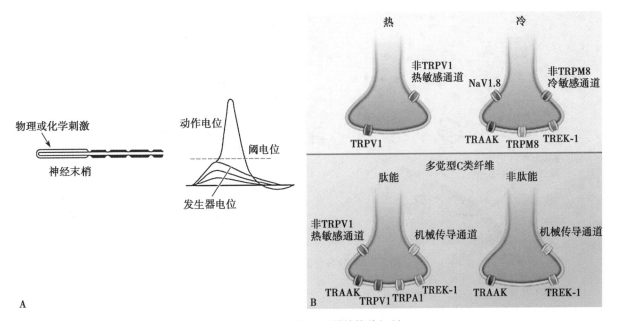

图 3-2-2 伤害性感受器的换能机制

A. 伤害性感受器(游离的神经末梢)受刺激时,产生发生器电位,当其达到阈电位时,在传入神经上产生动作电位,完成换能过程;B. 分布在神经末梢上感受不同刺激的受体和离子通道。TRPV1:香草酸亚型 1 受体;TRPA1:锚蛋白亚型 1 受体;TRPM8:美司他丁 8 受体。

1. 温度和机械感受器 研究表明,热刺激(>42℃)可激活伤害性感受器膜上的瞬时感受器电位香草酸亚型 1 受体(transient receptor potential vanilloid receptor 1,TRPV1)。该受体也可被辣椒素(capsaicin)和氢离子(H^+)激活,故又称辣椒素受体,是一种非选择性的阳离子通道,激活时允许 Na^+ 和 Ca^{2+} 内流,导致感受器细胞膜去极化。TRPV1 是伤害性热刺激的换能器,广泛存在于 DRG 神经元、三叉神经节(trigeminal ganglia,TG)神经元和内脏感觉神经元和 Aδ 纤维和 C 类纤维末梢。此外,还有一种称为 TRPV2 的受体,可被>52℃的温度激活,对高渗和牵张刺激敏感,但对辣椒素和 H^+ 不敏感。TRPV2 在发出 Aδ 纤维的中等大小的 DRG 神经元高表达,可能感受机械-热伤害性刺激。瞬时感受器电位锚蛋白亚型 1 受体(transient receptor potential ankyrin 1,TRPA1)是一种钙通道,表达于痛觉感受器、星形胶质细胞和形成髓鞘的少突胶质细胞和施万细胞。最初发现它们对冷刺激和机械刺激敏感,可能是机械-冷伤害性感受器的换能器,后来发现它们对多种化学刺激(如福尔马林、芥子油等)也起反应。瞬时感受器电位美司他丁 8 受体(transient receptor potential melastatin 8,TRPM8)表达于小部分 DRG 和三叉神经节神经元,对低温(<25℃)敏感,是冷感受器,参与冷痛敏(cold allodynia)。上述和其他换能分子的作用和分布见图 3-2-2B。TRAAK 和 TREK1 属于钾通道对机械刺激和温度刺激都敏感,敲除 TRAAK 和 TREK1 导致机械痛敏。

2. 化学感受器 作用于伤害性感受器并能引起疼痛的化学物质称为致痛物质。致痛物质种类繁多,随着研究的深入还会发现新的致痛物质。某些致痛物质直接兴奋伤害性感受器,另一些则引起伤害性感受器的敏化,还有一些兼具这两种作用。致痛物质的来源及其受体见图 3-2-3。现将几种主要的致痛物质的作用机制简述如下。

(1)缓激肽(bradykinin,BK):BK 是体内最强的内源性致痛物质。BK 受体有两个亚型 B1 和 B2 受

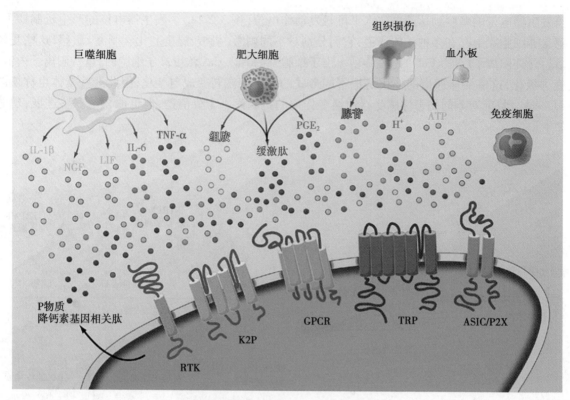

图 3-2-3 致痛物质的来源及其受体

组织损伤引起神经末梢和非神经组织(肥大细胞和浸润的巨噬细胞等)分泌炎性介质,这些炎性介质通过直接作用于伤害性感受器的一种或多种受体引起疼痛,同时也引起伤害性感受器敏化。GPCR:G 蛋白偶联受体;TRP:瞬时受体电位通道;ASIC:酸敏感离子通道;K2P:双孔钾通道;RTK:受体酪氨酸激酶;P2X:ATP 受体;NGF:神经生长因子。

体,均属 G 蛋白耦联受体(GPCR)。BK 可直接作用于初级伤害性感受神经元的 B2 受体,也可激活非神经细胞的 B2 受体,从而引起其他介质的释放,间接地作用于感觉神经。激动 B2 受体可激活细胞内的磷脂酶 C(PLC),生成三磷酸肌醇(IP3)和甘油二酯(DAG),DAG 通过激活蛋白激酶 C(PKC),使伤害性感受器上的单价阳离子通道如钠通道开放,产生去极化,介导缓激肽的致痛作用。

(2)前列腺素(prostaglandin,PG):在损伤部位由环氧化酶 1(COX-1)及其同工酶 COX-2 酶促合成,随炎症发展而增加。PGS 有 5 种:PGD2、PGE2、PGF2、PGI2 和促凝血素 A2,其受体分别为 EP、DP、FP、IP 和 TP,均系 G 蛋白耦联受体。在伤害性感受器神经元上至少存在 EP 和 IP 两种 PG 受体。PGS 即可引起疼痛也可使伤害性感受器敏化,PGE2 的作用最强。COX-1 及 COX-2 在人类及小鼠大脑、脊髓中广泛存在。在实验中,COX-1 缺陷的小鼠对伤害性刺激的反应较轻,COX-2 缺陷的小鼠则无此现象。阿司匹林和其他的 NSAIDs 药物就是通过抑制了环氧化酶使前列腺素减少而发挥镇痛作用。

(3)组织胺(histamine,HA):HA 是一种血管活性胺,由损伤部位肥大细胞合成和释放。皮内注射 HA 引起痛和痒反应。HA 受体有 H1 和 H2 两个亚型,其致痛作用主要由 H1 介导。感觉神经元上 H1 受体的激活引起胞内 IP3 和 DAG 增加,导致胞内钙的释放,在这个信号转导过程中与 BK 的信号转导发生相互作用。H1 受体拮抗剂可阻断 HA 诱导的去极化和胞内钙的增高。HA 通过由初级感觉神经元的轴突分支产生的"轴突反射",触发神经源性炎症,引起血管扩张、毛细血管通透性升高。

(4)5-HT:损伤引起血小板和肥大细胞释放 5-HT,已发现 7 种 5-HT 受体亚型,其中 4 个亚型表达在初级感觉神经元上。5-HT1 受体的激活对腺苷酸环化酶呈负调节,减少胞内环腺苷酸(cAMP)的水平。5-HT2 和 5-HT3 受体的激活通过激活 PLC 产生 DAG 和 IP3,引起辣椒素敏感的 DRG 细胞去极化。5-HT4 受体激活增加 cAMP 的水平,使迷走神经去极化;人为增加 DRG 神经元的 cAMP 可明显抑制 K^+ 通道,提示 5-HT4 受体激活会引起 K^+ 通道关闭,引起去极化,使神经元兴奋性升高。

(5)嘌呤受体(purinoreceptor)和嘧啶受体(pyrimidin-receptor):细胞外的嘌呤核苷酸(ATP、ADP)和

嘧啶核苷酸(UTP、UDP)是强烈的致痛物质。它们通过兴奋 P2 受体发挥作用。有两类 P2 受体:P2X 受体(P2X1-7)和 P2Y 受体(P2Y1、P2Y2、P2Y4、P2Y6、P2Y11、P2Y12、P2Y13、P2Y14),前者属于离子通道偶联受体,后者为 G 蛋白偶联受体。其中 P2X3 受体表达于 IB4 阳性 C 类纤维,与 TRPV1 共表达,激动 P2X3 受体可引起疼痛。P2X5-6 高表达于发出 A 类纤维的 DRG 神经元。P2X4 和 P2X7 表达在脊髓后角的小胶质细胞。P2Y1 与 P2X3 高度共表达,P2Y2 在肽能 C 类纤维上与热痛感受器 TRPV1 共表达。

(6) H^+ 和 K^+:细胞外 H^+ 浓度升高(pH 下降)通过激活表达于痛觉感受器的酸敏感离子通道(acid sensing ion channels,ASICs)引起疼痛。在 6 个 ASICs 亚单位(ASIC1a、1b、2a、2b、3 和 4)中,ASIC1-3 可能与机械痛有关。K^+ 是无机盐中最主要的致痛物质,细胞内的 K^+ 浓度远远高于细胞外,组织损伤导致细胞外 K^+ 浓度升高,引起疼痛。

(7) P 物质(SP):SP 存在于肽能 C 类纤维,是伤害性初级传入信息向脊髓后角神经元传递的主要神经递质之一。大量含 SP 的 C 类传入神经元在生理条件下不被激活,属于静默伤害性感受器。

肿瘤坏死因子(tumor necrosis factor-alpha,TNF-α)、白细胞介素-1β(interluekin-1beta,IL-1β)、白细胞介素-6(IL-6)和白细胞介素 17(IL-17)等致炎细胞因子和 CXCL1、CXCL12 等趋化因子可直接兴奋伤害性感受器引起疼痛。

第三节 慢性疼痛的机制

慢性疼痛的机制极其复杂,尚不十分明了。近年来大量的研究表明,在慢性疼痛状态,整个痛觉传导和调制系统(从伤害性感受器到传入神经、脊髓初级中枢和高级中枢)都发生了可塑性改变。因此有人提议把某些病因不明的慢性疼痛定义为伤害感受可塑性疼痛(nociplastic pain)。注意:可塑性是指变化一旦发生,在一定时间内不会自动复原,而是维持在变化状态。神经系统可塑性变化,包括外周敏化和痛觉传导和调制通路的突触可塑性改变,是慢性疼痛的基础。

普遍认为,慢性疼痛是由外周敏感化(peripheral sensitization)和中枢敏感化(central sensitization)引起的。外周敏化的机制包括伤害性感受器的敏化、传入神经的异位放电和促进异位放电的 DRG 内交感神经节后纤维增生等。而中枢敏化的本质是发生在痛觉传递通路和调制的各级水平的突触可塑性改变。外周敏化使初级感觉神经元的兴奋性持续异常升高,痛信号产生增多;而中枢突触可塑性变化的病理意义是放大痛信号。外周敏化可引起中枢的突触可塑性改变,后者一旦形成可不依赖于前者持续存在。突触可塑性改变也可在没有外周敏化的情况下独立形成。本章将重点讨论外周敏化和中枢敏化的机制。

一、外周敏化

(一) 伤害性感受器敏感化

组织损伤或炎症引起多种生物活性物质(包括上述的致痛物质,也包括某些不直接引起疼痛的物质)释放,导致伤害性感受器敏化。伤害性感受器敏感化的机制复杂,大致包括以下几个方面:①伤害性刺激使细胞损伤,导致 K^+、BK、5-HT、PG 的释放,K^+ 和 BK 可直接兴奋伤害性感受器,PG 提高伤害性感受器对 K^+ 和 BK 的敏感性。②伤害性刺激产生的动作电位不仅传至中枢,也通过传入纤维分叉传向其他分支的末梢,引起这些末梢释放 SP 和 CGRP 等,直接引起局部血管舒张和通透性升高,渗出增多,导致神经性炎症,同时也刺激肥大细胞释放 HA、刺激血小板释放 5-HT,导致外周感受器敏化。③近年来的研究表明,免疫细胞因子(TNF-α、IL-1β、IL-6 和 IL-17)和趋化因子(CXCL1、CXCL12)在伤害性感受器敏化中发挥重要作用。以关节炎为例,炎症和损伤导致中性粒细胞、巨噬细胞、淋巴细胞和肥大细胞的浸润,这些免疫细胞分泌的上述细胞因子、趋化因子作用于伤害性感受器上的相应受体可直接引起疼痛,也可使免疫细胞释放疼痛介质(PGE2、神经生长因子和 HA 等)间接引起疼痛。这些细胞因子和趋化因子通过激活多条细胞内信号通路,如蛋白激酶 A(PKA)、蛋白激酶 C(PKC)和丝裂原激活蛋白激酶家族的 P38 和 JNK,导致感觉神经末梢上的某些受体和离子通道(Nav1.8 和辣椒素受体通道)的磷酸化,使伤害性感受器的兴奋阈值下降,兴奋性升高,引起伤害性感受器敏化(图 3-3-1)。

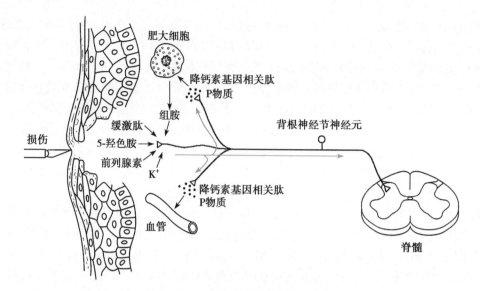

图 3-3-1 轴突反射与痛觉感受器敏化
蓝色箭头示动作电位的传导方向,通过轴突分叉传导至其他末梢为轴突发射。

(二) 初级感觉传入神经元的异位放电

1974 年,Wall 和 Gutnick 首次报道,切断坐骨神经形成神经瘤后,在下腰部背根(感觉神经)可记录到大量的自发放电。机械刺激或化学刺激神经瘤引起传入神经纤维放电或放电频率升高,并诱发或加重疼痛。因此认为,记录到的放电产生于神经瘤。在正常生理情况下,动作电位产生于伤害性感受器,而此时却产生于神经瘤,因此称为异位放电(ectopic discharge)。后来的研究表明,异位放电也发生于 DRG 神经元胞体及沿轴突的脱髓鞘病灶部位(图 3-3-2)。异位放电可发生在 A 类纤维和 C 类纤维。近年来的研究证实,神经损伤不仅可使被损伤的 DRG 神经元产生异位放电,还会使未被损伤的 DRG 神经元产生异位放电。早期曾有人报道,切断被损伤神经与脊髓的联系可减轻或消除病理性疼痛。因此认为被损伤的感觉神经产生的异位放电是引起病理性疼痛的原因。但是,后来的研究不支持这一观点,因为切除 L_5 背根不能缓解 L_5 脊神经结扎(L_5-spinal nerve ligation,L_5-SNL)引起的痛觉过敏,这是因为被损伤的 L_5-DRG 神经元已与外周失去联系,不可能感受任何刺激。此外,在多种神经病理性疼痛动物模型发现对异位放电起关键作用的钠通道和钙通道在未损伤的 DRG 神经元上调,而在损伤的 DRG 神经元下调;单纯损伤 L_5 前根(运动神经)也可以引起神经病理性疼痛。因此认为,在神经损伤的情况下,未损伤的传入神经产生的异位冲动可能对痛觉超敏和痛觉过敏起关键作用。

在正常情况下,初级感觉传入神经元很少产生自发放电。神经损伤后,感觉神经元如何具备了产生自发放电的能力? 研究表明异位放电的原因在于 DRG 神经元上电压门控离子通道的功能和数量发生了改变。目前已克隆出至少 10 种电压门控钠通道(Voltage-gated sodium channels,Nav)亚型,命名位 Nav1.1~Nav1.9 和 Nax(NaG),它们的分布和电生理学特征见表 3-3-1。传统上,根据是否能被低浓度(纳摩浓度,nM)的河豚毒(TTX)阻断,把 Nav 分为 TTX 敏感(TTX-

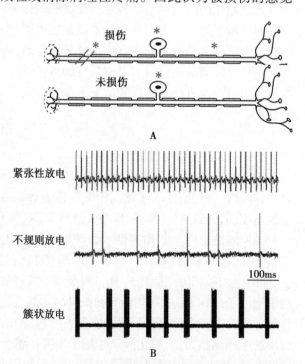

图 3-3-2 初级传入神经元异位放电的部位和类型
A. 神经损伤后,异位放电既产生于损伤的 DRG 神经元又产生于未损伤的 DRG 神经元;B. 三种不同的异位放电类型。

sensitive,TTX-S)和 TTX 不敏感(TTX-resistant,TTX-R)两大类。研究显示,TTX-S 的 Nav1.3、Nav1.6、Nav1.7 和 TTX-R 的 Nav1.8、Nav1.9 在慢性疼痛中起重要作用。Nav1.3 在胚胎期高表达,到成年时几乎不表达,但神经损伤后在 DRG 又重新表达。Nav1.7 功能缺失性突变导致无痛症,而其功能增强性突变引起遗传性红斑性肢痛和阵发性剧痛症。Nav1.3、Nav1.7 和 Nav1.9 决定阈电位水平,参与动作电位的触发,Nav1.6 和 Nav1.8 决定动作电位的幅度,参与动作电位的传导。临床上使用的镇痛药物,如利多卡因、美西律、苯妥英、卡马西平、三环类抗抑郁药都有不同程度的 Nav 阻断作用。

表 3-3-1 哺乳类电压门控钠通道亚型

名称	分布	激活阈值	失活	TTX-S
Nav1.1(Type Ⅰ)	CNS,DRG 和运动神经元	低	快	+
Nav1.2(Type Ⅱ)	CNS	低	快	+
Nav1.3(Type Ⅲ)	胚胎 DRG,成年 CNS	低	快	+
Nav1.4(SkM1)	肌肉	低	快	+
Nav1.5(SkM2,H1)	心脏,胚胎 DRG	低	中等	−
Nav1.6(SCP6,NaCh6)	DRG,CNS	低	快	+
Nav1.7(PN1)	主要在 DRG,也在 CNS	低	快	+
Nav1.8(SNS,PN3)	80% 小 DRG 神经元,20% 大 DRG 神经元	高	慢	−
Nav1.9(PN5,NaN)	小 DRG 神经元,CNS	低	中等	−
Nax(NaG)	肺神经			+

尽管电生理研究表明 Nav 对异位放电的形成起关键作用,临床研究也证实钠通道阻断剂可治疗神经病理性疼痛,令人费解的是,在多种神经病理性疼痛动物模型发现,除 Nav1.3 外,所有的 Nav 亚型在损伤的 DRG 神经元统统下调,这曾经一度使人怀疑钠通道是否真的参与神经病理性疼痛。但是近年来的研究发现,在 L_5 脊神经结扎和 L_5 前根切断(L_5 ventral root transection,L_5 VRT)模型,多种钠通道亚型(如 Nav1.3、1.7 和 1.8)在未损伤的 L_4 DRG 神经元显著上调。这可以解释为什么神经损伤后未损伤的传入神经也产生异位放电。研究表明,致炎细胞因子 TNF-α 的过表达介导了未损伤的 DRG 神经元钠通道的上调。而抗炎细胞因子白细胞介素 10(IL-10)可抑制 TNF-α 引起的钠通道上调。电压依赖性钙通道(voltage-gated calcium channels,Cav)也在慢性疼痛中起重要作用。根据其 α1 亚单位的氨基酸顺序,将 Cav 通道分为三大类:Cav1(Cav1.1~1.4)、Cav2(Cav2.1~2.3)和 Cav3(Cav3.1~3.3)。Cav2.2 通道(也称 N-型钙通道)高表达于 DRG 神经元的胞体和中枢突起,即进入脊髓后角的突触前末梢。位于突触末梢的 Cav2.2 对神经递质的释放起关键作用,参与病理性疼痛的中枢机制。最新研究表明,在 L_5-SNL 模型 N-钙通道在损伤的 L_5 DRG 神经元胞体下调,而在未损伤的 L_4 DRG 神经元胞体上调,引起兴奋性升高。有趣的是,与钠通道的调控相类似,Cav2.2 的上调和下调也分别是由 TNF-α 和 IL-10 介导的(图 3-3-3)。

(三)DRG 内交感神经节后纤维芽生

临床上,交感神经节局部阻滞或切除交感神经可减轻某些慢性疼痛,提示交感传出和感觉传入之间存在功能联系。这种交感神经依赖型的疼痛主要包括反射交感性营养不良(reflex sympathetic dystrophy,RSD)和灼性神经痛(causalgia)。前者又称 Ⅰ 型复杂区域疼痛综合征(complex regional pain syndrome Ⅰ,CRPS Ⅰ),后者称 Ⅱ 型复杂区域疼痛综合征(CRPS Ⅱ)。动物研究表明,外周神经损伤后 DRG 内交感神经节后纤维增生,称交感神经芽生。增生的交感神经末梢在 DRG 神经元周围形成篮状结构,刺激交感神经可直接引起感觉神经元的兴奋。交感神经节后纤维可能通过释放去甲肾上腺素,兴奋感觉神经元上的 α2 受体而发挥作用。血液中的肾上腺素和去甲肾上腺素也可引起感觉神经元的兴奋,这一现象被称为交感-感觉神经元偶联。此外,交感神经芽生也可能通过引起血管较强烈收缩,导致 DRG 局部缺血,使致痛物质和致敏因子释放增多,并较长时间地保留在局部,引起疼痛。动物研究显示,无论是刺激交感神经还

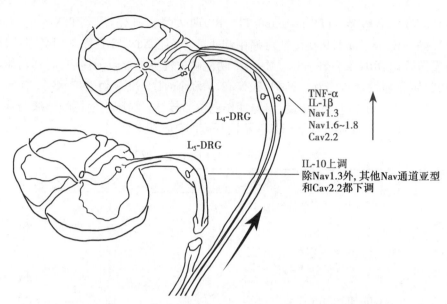

图 3-3-3　不同类型钠通道和 N-型钙通道在损伤和未损伤 DRG 神经元的变化情况
在 L_5 脊神经损伤模型,痛觉信息只能从 L_4 脊神经传入脊髓。

是注射血管升压素,只要使 DRG 血流降低到一定程度都会使 DRG 神经元兴奋。因此,DRG 内交感神经芽生可能主要通过局部缺血引起疼痛。

二、痛觉传导和调制通路的突触传递可塑性变化

早在 1883 年 Sturge 就提出,外周神经损伤可引起中枢神经系统的兴奋性改变,使机体对正常传入产生过度反应,导致痛觉过敏。因此他提出在手术中切断神经前,最好先行局部麻醉,以避免切断神经引起的冲动传入中枢导致痛觉过敏。上述观点是在大量的临床实践的基础上提出的。由于没有试验根据,因此在此后的 100 年内并没有引起人们的足够重视。直到 1983 年 Woolf 等用动物试验的方法证实,组织、神经损伤或刺激初级传入 C 类纤维可引起脊髓神经元兴奋性的持续升高,感受野扩大,这一现象被称为中枢敏化。现已明确中枢敏化的本质是脊髓后角突触传递效率的持续增强。

在中枢神经系统,突触传递的效能不是固定不变的。突触在传递信息的过程中,其本身的功能和结构都可能发生变化。这种变化既可以是突触传递的效能的增强,也可以是突触传递的效能的减弱。变化持续的时间既可以是短时程的(数秒到数分钟),也可以是长时程的(数小时到数周)。突触传递效能的这些改变统称为突触可塑性。与痛觉相关的突触可塑性变化首先发现于脊髓后角,后来又发现于高级中枢,如与痛情绪相关的 ACC、杏仁核和前额叶等,与痛觉下行调控相关的 PAG 和 RVM 及与痛觉传递和感受相关的丘脑和初级感觉皮质和次级感觉皮质。突触在功能上的可塑性变化最终可导致中枢神经结构的改变,如兴奋性突触增多,抑制性突触减少,引起神经环路的重塑,形成慢性疼痛的结构基础。突触可塑性是突触传递的特征之一,因此中枢神经系统不同部位的突触可塑性的机制有很多相似之处。迄今研究最多,也最清楚的是脊髓后角(痛觉的初级中枢)的突触可塑性变化,现将相关研究归纳如下。

(一)突触传递效率的短暂增强——紧发条现象

1965 年,Mendel 和 Wall 发现,以一定的频率(1Hz)重复电刺激外周神经 C 类纤维导致脊髓后角神经元动作电位的发放次数逐渐增多,如同逐渐上紧发条一样,因此而得名"紧发条(wind up)"现象。而用同样的频率刺激 Aβ 纤维不会引起此现象。研究表明,兴奋 Aβ 纤维和 C 类纤维在脊髓后角神经元引起的兴奋性突触后电位(excitatory postsynaptic potential,EPSP)持续的时间明显不同,前者仅数毫秒,而后者长达 20s。与前述的发生器电位相类似,EPSP 也是一种分级电位,随刺激强度的增大而增大,达到阈电位水平时可诱发动作电位。因此,当刺激频率足够高时,C 类纤维诱发的 EPSPs 会叠加在一起(时间总和),即前一刺激引发的 EPSP 尚未消失,下一个 EPSP 又已到来,使突触后神经元处于持续的去极化状态,导致动作电位发放的进行性增多。进一步分析发现,C 类纤维诱发的缓慢的 EPSP 包含两种成分,即 NMDA 成分和

神经肽成分。因此,"紧发条"现象可被 NMDA 受体拮抗剂和神经肽受体(NK1)拮抗剂所阻断,而非 NM-DA 受体拮抗剂无明显作用。由于该现象仅在重复刺激时出现,刺激停止后迅速消失,是一种突触传递效率短时程增强,与慢性疼痛可能关系不大。

（二）脊髓后角突触传递效率的长时程增强

1973 年 Bliss 和 Lomo 首次报道了海马长时程增强(long-term potentiation,LTP)现象。他们发现,在海马的穿缘路径-齿状回通路,高频(100Hz)电刺激突触前纤维(穿缘路径)引起突触后(齿状回)场电位持续增大,达数小时。场电位的增大表示突触传递效率的增强。因为临床上早就发现海马在学习记忆中起重要作用(海马损伤引起严重的记忆障碍),因此海马 LTP 被认为是学习记忆的神经基础。

脊髓后角 C 类纤维突触 LTP 首次发现于 1995 年。动物实验显示,刺激坐骨神经 C 类纤维可在脊髓后角的浅层记录到稳定的 C 类纤维诱发场电位,强直电刺激坐骨神经可引起 C 类纤维诱发电位的持续(~10h)增大(图 3-3-4)。因为:①C 类纤维的主要功能是传导痛觉;②LTP 是记忆的神经基础;③C 类纤维突触 LTP 的细胞和分子机制与病理性疼痛基本相同;④用引起 C 类纤维突触 LTP 的电刺激兴奋外周神经可在人体和动物引起持续的机械痛敏和热痛敏,所以 C 类纤维突触 LTP 被认为是一种"痛记忆",是慢性疼痛的突触机制。脊髓 LTP 的机制尚不完全清楚。

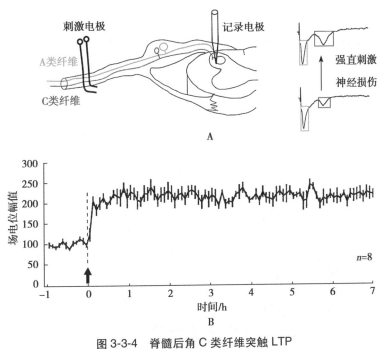

图 3-3-4　脊髓后角 C 类纤维突触 LTP
A. 电刺激外周神经可在脊髓背角记录到 A 类纤维诱发电位和 C 类纤维诱发电位。损伤或电刺激外周神经引起 C 类纤维诱发电位持续增大,即 LTP。B. LTP 可持续至少 8 小时以上,箭头表示电刺激或损伤外周神经。

1. 突触传递效率的测量　脊髓后角 C 类纤维突触 LTP 是初级传入 C 类纤维与脊髓后角神经元之间突触传递效率的持续增强。在动物实验中通常采用以下两种方法测量脊髓后角 C 类纤维突触的传递效率。①在麻醉动物,用微电极在脊髓后角记录刺激外周 C 类纤维诱发的场电位。该电位的本质是 EPSP 的总和,具有潜伏期长(<1.2m/s)、阈值高(7~13V,0.5ms)和随刺激强度的增大而增大等特征。与疼痛行为相一致,阻断或去除中脑的下行抑制系统可使该电位增大,而镇痛药物(加巴喷丁或可乐定)可使其减小。因此,C 类纤维诱发电位可反映疼痛的程度。②在脊髓片上用膜片钳技术在单个神经元记录刺激背根 C 类纤维诱发的兴奋性突触后电流(EPSC)。两种方法各有所长,前者可长时间稳定测量突触传递的效率,缺点是只能记录背角神经元的群体反应。而脊髓片记录可测量单个神经元的反应,但记录时间较短(<1h),仅能研究新生或幼年动物的突触可塑性,因为难以用成年动物制备脊髓片。

2. **诱导脊髓后角 C 类纤维突触 LTP 的方式**　首先,以各种方式在短时间内重复兴奋初级传入 C 类纤维(突触前成分)都可以引起脊髓后角 C 类纤维突触 LTP,而兴奋 A 类纤维则无此作用。最初发现,高频(强直)电刺激(持续 1s 的 100Hz 的刺激,以 10s 间隔重复 4 次)兴奋大鼠的坐骨神经 C 类纤维可引起 C 类纤维突触 LTP。后来发现低频电刺激(2Hz,100 次)传入 C 类纤维、外周神经损伤、皮下注射辣椒素或福尔马林都可以引起 C 类纤维突触 LTP。这些研究表明,脊髓后角 LTP 的形成机制与神经病理性疼痛和炎性痛极其相似。此外,脊髓局部施以化学物质如多巴胺 D1 受体激动剂、PKA 激动剂、PKC 激动剂、BDNF 或用药物同时激化脊髓后角的小胶质细胞和星形胶质细胞可直接引起 C 类纤维突触 LTP,无需兴奋突触前成分。静脉注射或脊髓局部给予瑞芬太尼(选择性 μ 阿片受体激动剂)或吗啡也能引起 C 类纤维突触 LTP。阿片类对 C 类纤维突触传递有双相作用:首先使其抑制,然后使其逐渐增强,直至远远超过给药前水平。该现象称为阿片停药(opioid withdrawal)引起的 LTP,可以解释阿片类引起的痛觉过敏。脊髓后角 C 类纤维突触 LTP 可能介导原发性和继发性慢性疼痛。

3. **脊髓后角 C 类纤维突触 LTP 的可转移性与游走性疼痛**　病因不明的慢性原发性疼痛,其本身就是神经系统的一种疾病,如纤维性肌痛和非特异性腰痛,其特点是疼痛具有游走性和扩散性。有趣的是,无论是电刺激引起的 LTP 还是阿片停药引起的 LTP 都可在不同动物间转移,即把引起 C 类纤维突触 LTP 动物的脑脊液施加到正常动物的脊髓后角可在接受者引起 LTP。脊髓后角 LTP 的可转移特性可以解释疼痛的游走性和扩散性。C 类纤维突触 LTP 可在不同个体间转移,也一定能游走于同一个体的不同中枢部位。脊髓后角某个区域形成 LTP,其支配的相应躯体部位就有可能出现病理性疼痛。研究表明,伤害性刺激引起的 LTP 和化学物质引起的 LTP 都需要激活脊髓后角的胶质细胞。激活的胶质细胞通过释放多种生物活性物质,包括经典的神经递质、神经营养因子、细胞因子和趋化因子等,统称为胶质递质(gliotransmitter)。研究表明,可转移 LTP 是由这些胶质递质介导的。这些胶质递质也可通过脑脊液循环到达脊髓以上脑区,影响痛觉调控系统,引起认知/情感障碍。

4. **脊髓后角 C 类纤维突触 LTP 的分子机制**　脊髓后角 C 类纤维突触 LTP 的机制极其复杂,目前尚不完全清楚。现从 LTP 的诱导、表达和维持三个方面简述如下。图 3-3-5 归纳了脊髓 LTP 的细胞和分子机制。

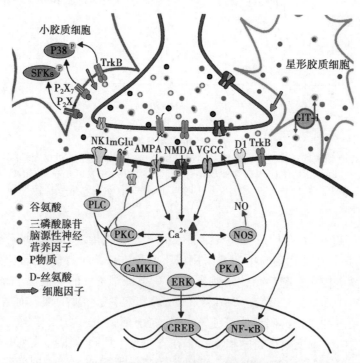

图 3-3-5　脊髓后角 C 类纤维突触 LTP 的细胞和分子机制
NK1:P 物质受体;VGCC:电压依赖性钙通道;TrkB:脑源性神经营养因子受体。D1:多巴胺受体 1;NF-κB:核因子-κB。

（1）LTP 的诱导：突触后神经元内短暂的 Ca^{2+} 升高是引起 LTP 的必要条件。在海马神经元，持续 2s 的突触后神经元胞内 Ca^{2+} 升高就足以引起 LTP。上述的各种诱导脊髓后角 C 类纤维突触 LTP 的方式都是通过提高突触后神经元胞内 Ca^{2+} 而发挥作用。以下多条途径可引起神经元胞内 Ca^{2+} 升高。①NMDA 受体，突触后神经元上有两类谷氨酸受体，即亲离子型谷氨酸受体和代谢型谷氨酸受体（metabotropic glutamate receptor，mGluR）。亲离子型谷氨酸受体又可分为 AMPA 受体和 NMDA 受体。激动 AMPA 受体主要引起 Na^+ 内流，介导快速的兴奋性突触传递。而 NMDA 受体不参与正常的突触传递，因为在静息膜电位下该受体被 Mg^{2+} 阻断，此时即使有谷氨酸与 NMDA 受体结合也不能引起通道的开放。只有当膜去极化达一定水平，去除了 Mg^{2+} 的阻断作用才能使 NMDA 通道开放。②激动 T 型电压依赖性钙通道直接引起 Ca^{2+} 内流。③细胞内钙池释放，兴奋 mGluR 和 SP 的 NK1 受体通过激活 PLC/IP3 通路引起钙池内钙释放。目前已克隆出 8 种 mGluR。脊髓后角 C 类纤维诱发电位 LTP 的诱导需要激动 mGluR1 和 mGluR5，而无需激动 mGluR2、mGluR3、mGluR4 和 mGluR6-8。NK1 和 NK2 受体都是诱导脊髓后角 C 类纤维突触 LTP 所必需的。

（2）LTP 的表达：LTP 表现为，与诱导 LTP 前相比由同样强度的刺激引起的兴奋性突触后电位（电流）幅度持续增大，即突触后神经元反应增强。这是由于突触后膜上单个 AMPA 受体的功能因磷酸化而增强和 AMPA 受体数量增多。NMDA 受体通道也参与了脊髓后角 C 类纤维 LTP 的表达，因为 NMDA 阻断剂可抑制 LTP 的幅度，这可以解释为什么 NMDA 阻断剂氯胺酮可缓解慢性疼痛。

（3）LTP 的维持：为什么短短数秒钟的电刺激可引起长达至少 10h 的突触传递效率增强？显然，这不能单纯地用神经递质对膜受体的兴奋作用来解释。研究表明，细胞内的一些信号转导通路活化和生物大分子的合成支撑着突触后膜上 AMPA 和 NMDA 受体磷酸化和 AMPA 数量增多，从而维持 LTP 的持续表达。海马 LTP 分为两期，即早期 LTP（持续 1～3h）和晚期 LTP（持续 3h 以上）。早期 LTP 主要与膜受体通道的修饰，如磷酸化有关，而晚期 LTP 的维持需要新的蛋白质合成和基因转录。大量的研究表明，LTP 产生后突触后致密斑（postsynaptic density，PSD）内钙/钙调素依赖性蛋白激酶Ⅱ（calcium/calmodulin-dependent kinase Ⅱ，CaMKⅡ）的磷酸化水平升高。强直刺激引起的短暂的突触后神经元内 Ca^{2+} 升高导致 CaMKⅡ 的 286 位苏氨酸磷酸化，从而使其活化，CaMKⅡ 的激活可导致其自身磷酸化，当细胞内 Ca^{2+} 水平恢复正常后，CaMKⅡ 磷酸化状态仍可自动维持。活化的 CaMKⅡ 可使 NMDA 和 AMPA 受体磷酸化，从而使其功能增强，还可使位于胞浆内的 NMDA 和 AMPA 受体插入到突触后膜，使突触后膜受体的密度增高。因此，CaMKⅡ 被称为记忆分子，它能记住曾发生过的强直刺激及其所引起的短暂的细胞内 Ca^{2+} 升高。脊髓 LTP 的研究显示，脊髓局部使用 CaMKⅡ 的抑制剂可防止脊髓后角 LTP 的产生；在 LTP 形成 1h 内给药可翻转 LTP；而在 LTP 形成 3h 后抑制 CaMKⅡ 对脊髓后角 LTP 不再有任何影响。PKA 和 PKC 在海马 LTP 和痛觉过敏中起重要作用。研究发现，PKA 抑制剂或 PKC 抑制剂可完全阻断 LTP 的诱导；在 LTP 形成 15min 后给药可翻转 LTP；而在 LTP 形成后 30min 给药对 LTP 无影响。上述研究结果表明，CaMKⅡ、PKA 和 PKC 的活化参与脊髓后角 LTP 的诱导和早期维持，但不参与 LTP 的晚期维持。哪些新合成的蛋白质参与了脊髓后角 C 类纤维诱发电位 LTP 的晚期维持尚不清楚。研究发现，外周神经损伤引起 DRG 神经元和脊髓后角 BDNF 上调，脊髓局部施以 BDNF 可直接引起晚期 LTP 和病理性疼痛。因此 BDNF 合成增多可能对晚期 LTP 的维持起重要作用。基因转录和蛋白质合成的改变最终会导致神经系统的结构变化。

三、痛觉传导和调制通路的改变

慢性疼痛可持续少则数月、多则数年，乃至终生。如此漫长的病程必然有神经系统结构改变作为基础。现有的研究表明，痛觉传递和调制环路的结构可塑性改变是慢性疼痛结构基础。

（一）脊髓后角初级传入神经纤维增生

现已明确，机械性痛超敏是由有髓鞘的低阈值 Aβ 传入纤维传导的。如前所述，在生理条件下 Aβ 纤维只传导非伤害性感觉。目前仍不完全清楚慢性疼痛时兴奋 Aβ 纤维如何引起疼痛。正常状态下，低阈值的 Aβ 传入神经纤维终止于脊髓后角Ⅲ～Ⅴ层。而无髓鞘的 C 类纤维则主要终止于背角的Ⅰ～Ⅱ层（图 3-2-1A）。曾有研究报道，外周神经损伤后，损伤及部分未损伤的 Aβ 纤维的中枢端出现明显地经由背角Ⅲ

板层至背角Ⅰ、Ⅱ板层的出芽,即Aβ纤维进入到正常由C类纤维支配的区域,与Ⅰ~Ⅱ板层的神经元形成新的突触联系,使Aβ纤维能够兴奋脊髓后角的伤害性感受神经元,引起机械性痛超敏。然而,后续研究表明神经损伤后只有极少量甚至没有Aβ纤维向脊髓后角Ⅱ板层出芽。尽管形态学的结果并不一致,但电生理结果却显示,神经损伤后大部分Ⅱ板层神经元对刺激Aβ传入纤维起反应,表明Aβ传入纤维和Ⅱ板层神经元的确建立了新的功能性突触联系。

在多种慢性疼痛模型,包括化疗药物引起的神经痛,坐骨神经损伤等,人们发现CGRP阳性C类纤维在脊髓后角明显增生。如前所述,CGRP阳性C类纤维属于肽能C类纤维,在正常情况下主要分布于脊髓后角的浅层(Ⅰ板层和Ⅱ板层的外侧),而在上述慢性疼痛模型上CGRP阳性C类纤维在脊髓后角的浅层明显增多,同时向深板层(Ⅲ~Ⅴ板层)扩展。肽能C类纤维可释放多种生物活性物质,包括神经递质(谷氨酸、SP、ATP)、BDNF和趋化因子等。这些生物活性物质可通过经典的突触传递和容量传递(volume transmission)两种方式传递信息。经典的突触传递指突触前末梢释放神经递质,导致突出后神经元兴奋。这种方式的特点是,传递迅速开始,通过一个突触只需要0.5ms,也迅速结束,神经递质发挥作用后迅速被突触前膜重新摄取或被分解;传递准确,递质只影响对应的突触后神经元的活动,对临近神经元几乎没有影响。而容量传递时,包括神经递质在内的生物活性物质既可以从神经末梢释放,也可以从曲张体(varicosity)释放,后者呈串珠状分布于整条肽能C类纤维。被释放的生物活性物质如SP等在脊髓后角的组织间液内扩散,甚至可进入脑脊液。因此,容量传递的特点是作用缓慢、持续时间长、影响范围广泛。研究表明,脊髓后角的炎性微环境导致了CGRP阳性C类纤维的增生,髓背角投射神经元兴奋性突触数量增多而抑制性突触数量减少。这些形态改变是慢性疼痛的结构基础。

(二)下行系统的抑制作用减弱,易化作用增强

如前所述,伤害性刺激可激活下行系统调控脊髓后角的痛觉突触传递。这些下行抑制性纤维主要来自于脑干的RVM、蓝斑核和中脑的PAG。PAG和蓝斑核的下行纤维以NE为递质通过α2受体发挥镇痛作用,而RVM的下行纤维以5-HT为递质,5-HT既可通过激动5-HT1受体抑制脊髓后角的痛觉传递,也可通过激动5-HT2受体和5-HT3受体易化痛觉传递。慢性疼痛时下行抑制减弱,而下行易化增强。研究表明,在神经损伤后2周,下行抑制系统的抑制效应仅为正常动物的50%。下行抑制纤维也释放内源性阿片肽。神经损伤后脑内和脊髓内β-内啡肽的含量显著下降。不仅如此,神经损伤后,脊髓后角神经元对外源性阿片类药物吗啡的反应也明显减弱。有证据表明,在正常动物鞘内注射3~20μg吗啡可剂量依赖性地延长动物对热刺激撤足反应的潜伏期。而在神经损伤后,吗啡的剂量需提高约6倍才能获得相同的效果,说明神经损伤后,动物出现了明显的吗啡耐受。PAG和RVM的活动受高位中枢的调控,如ACC、岛叶等。ACC的下行纤维可通过谷氨酸兴奋RVM的5-HT能神经元(图3-2-1B)。近年来的研究表明,ACC的下行纤维直接投射到脊髓,通过谷氨酸直接易化背角的痛觉传递。

(三)脊髓后角中间抑制性神经元的作用减弱

在脊髓后角存在大量的γ-氨基丁酸(GABA)能和甘氨酸能抑制性中间神经元,它们释放GABA或甘氨酸,通过突触前和突触后机制抑制痛感受神经元的活动。鞘内注射GABA或甘氨酸受体拮抗剂可模拟病理性疼痛。有研究表明,神经损伤导致脊髓后角抑制功能明显减弱。其机制包括:①抑制性中间神经元凋亡,导致其数量的显著减少。②抑制性中间神经元神经递质释放减少。③抑制性中间神经元的兴奋性下降。④GABA或甘氨酸对痛感受神经元的抑制作用减弱。目前尚不清楚哪种机制发挥主要作用。

(四)脊髓强啡肽水平增高

强啡肽(dynorphin)作用于阿片κ受体起镇痛作用。但是近年来的大量研究表明,脊髓强啡肽的非阿片作用在慢性疼痛中扮演关键角色。研究显示,神经损伤导致脊髓强啡肽的浓度逐渐增高,在伤后10天达最高水平,并在整个神经病理性疼痛过程中一直持续;在正常大鼠和小鼠鞘内注射强啡肽引起长时间的机械性痛觉超敏,该作用不能被纳洛酮阻断,但可被NMDA受体拮抗剂所阻断;敲除强啡肽基因可防止慢性疼痛但对急性疼痛无影响;鞘内注射强啡肽抗体可逆转神经病理性疼痛和炎性痛,该作用可被缓激肽受体1或2拮抗剂所中断;慢性疼痛患者脑脊液的强啡肽水平升高。研究证实,强啡肽剂量依赖性地诱导脊

髓谷氨酸和天冬氨酸的释放。在 NMDA 受体上存在对强啡肽直接、高亲和力的结合位点。上述研究表明,脊髓强啡肽水平的升高是在神经病理性疼痛的维持阶段,而不是在其发生阶段起重要作用。

第四节　神经胶质细胞和细胞因子在病理性疼痛中的作用

神经胶质细胞的数量是神经元数量的 5~10 倍,在人类为 1 万亿~5 万亿。神经胶质细胞分为星形胶质细胞(数量最多)、小胶质细胞、少突胶质细胞和施万细胞。神经胶质细胞有一定程度的静息膜电位,但没有产生动作电位的能力。这可能是它们被长期忽视的原因。

一、神经胶质细胞与慢性疼痛

在 20 世纪 90 年代 Garrison 首次发现,在神经损伤模型脊髓的星形胶质细胞被激活,NMDA 受体拮抗剂抑制(MK-801)可抑制神经病理性疼痛,同时也抑制胶质细胞的激活。因此认为,胶质细胞的激活与神经病理性疼痛有关。但是该实验还不能说明胶质细胞的激活与神经病理性疼痛之间存在因果关系。因为胶质细胞的激活既可能是病理性疼痛的原因,也可能是一种伴随现象。要证明胶质细胞的激活是神经病理性疼痛的原因就必须证明:①引起病理性疼痛必须激活神经胶质细胞;②激活神经胶质细胞足以引起病理性疼痛。

大量研究证实,神经病理性疼痛产生时,脊髓星形胶质细胞标记物 GFAP 和小胶质细胞标记物 OX-42 表达明显增加,表明胶质细胞被激活。氟代柠檬酸,一种选择性的胶质细胞特异性乌头酸酶抑制剂,可抑制星形胶质细胞和小胶质细胞的三羧酸循环而影响其功能,可有效地阻断神经损伤引起的痛觉超敏和痛觉过敏。另一种选择性抑制小胶质细胞,但对神经元和星形胶质细胞无影响的药物米诺环素(minocycline)也能抑制痛超敏和痛觉过敏。而且,氟代柠檬酸比米诺环素效果更好,这可能与前者抑制两种胶质细胞而后者抑制一种胶质细胞有关。研究还发现,神经损伤后几小时内脊髓后角的小胶质细胞迅速活化增殖,大约在 4 天达顶峰,数周后缓慢下降。而星形细胞增生出现相对较晚(几天后),进展相对缓慢,但维持时间较长(>4 周)。因此认为小胶质细胞活化主要与疼痛的形成有关,而星形胶质细胞活化与慢性疼痛的维持有关。这些研究证明,激活神经胶质细胞是病理性疼痛形成和维持的必要条件。

若要证明激活神经胶质细胞可引起病理性疼痛,就必须选择性地兴奋胶质细胞。神经胶质细胞是神经系统的免疫细胞,与其他免疫细胞相同,它们表达细菌和病毒受体,可以被细菌和病毒的免疫原性部分激活。研究表明,鞘内注射 HV-1 包装糖蛋白或脂多糖(LPS)可激活脊髓的胶质细胞,并同时引起痛觉超敏和痛觉过敏。在这些试验中,干扰胶质细胞的功能可抑制痛觉异常。此外,在神经元的表面存在着一种称为 Fractalkine 的蛋白质,当神经元兴奋到一定程度时,该蛋白质就会与神经元分离。在脊髓唯有小胶质细胞表达 Fractalkine 的受体,也就是说,Fractalkine 能选择性地激活小胶质细胞。有研究表明,脊髓给予 Fractalkine 导致痛觉超敏和痛觉过敏,而阻断 Fractalkine 受体可抑制神经损伤引起的病理性疼痛。这些工作证实,激活神经胶质细胞足以引起病理性疼痛。

神经损伤往往引起损伤对侧肢体的痛觉超敏和痛觉过敏,称为镜像痛(mirror image pain)。胶质细胞之间存在大量的缝隙连接(gap junction)。被激活的胶质细胞可通过缝隙连接激活邻近的胶质细胞。最新的研究发现,在神经损伤和神经炎症模型上,鞘内注射生胃酮(carbenoxolone),以干扰缝隙连接。可显著抑制镜像痛。目前认为,神经损伤首先激活损伤同侧脊髓后角的胶质细胞,然后通过缝隙连接激活了对侧的胶质细胞,从而引起对侧肢体的痛觉超敏和痛觉过敏。

二、神经胶质细胞参与慢性疼痛的可能机制

目前对胶质细胞如何调控慢性疼痛并不十分清楚。但无论其机制如何复杂,我们应该记住一个基本事实,那就是神经病理性疼痛是由前面讨论过的外周敏化和中枢突触可塑性变化敏化引起的。神经胶质细胞没有产生动作电位的能力,不可能直接参与痛觉的传递,它们所释放的各种生物活性物质,统称胶质递质,必须通过改变神经元的兴奋性和突触可塑性才能发挥作用。

（一）胶质细胞释放致痛物质

活化的胶质细胞释放多种生物活性物质引起疼痛,如致炎细胞因子、氧自由基、一氧化氮(NO)、ATP、花生四烯酸、白三烯、前列腺素、兴奋性氨基酸等,并且通过正反馈引起这些物质的持续释放。胶质细胞释放的物质通过自分泌作用和旁分泌作用施加影响,从而使脊髓中更大范围的胶质细胞发生活化。新近的研究表明,活化的胶质细胞合成并释放的补体蛋白也发挥重要的痛觉递质作用。

（二）胶质细胞释放致炎细胞因子

神经胶质细胞被激活后能合成和分泌致炎细胞因子。这些致炎因子在病理性疼痛的形成和维持中起重要作用。在众多的致炎细胞因子中,TNF-α 起核心作用。神经损伤后,中枢和外周神经系统首先产生 TNF-α,继而引起白细胞介素-1(interleukin-1,IL-1β)和白细胞介素-6(interleukin-6,IL-6)的分泌,引发细胞因子风暴(cytokine storm)。极其微量的(沙克级,10~12g)致炎细胞因子就能引起生理效应。这些致炎细胞因子具有显著的协同作用,即当两种以上细胞因子共同作用时,会产生更明显的致痛作用。皮下、外周神经局部或鞘内注射 TNF-α 或 IL-1β 可直接诱发痛觉过敏,给予致炎细胞因子拮抗剂能有效减轻神经病理性疼痛。抑制致炎细胞因子活性能阻断各种病因(包括组织炎症、周围神经炎症、周围和脊神经损伤、脊髓炎、脊髓损伤)造成的病理性疼痛进程。

这些致炎细胞因子既可引起急性疼痛也可引起慢性疼痛。单次注射炎性细胞因子通过激活特异性受体可迅速提高感觉神经元的兴奋性,诱发病理性疼痛。而持续提高致炎细胞因子水平可通过上调初级感觉神经元上电压依赖性钠通道和钙通道的表达,使神经元的兴奋性持续升高,引起异位放电。还能使脊髓后角突触传递效率持续增强和兴奋性突触数量增多。

（三）炎性微环境与慢性疼痛

在慢性疼痛条件下,神经系统的胶质细胞、神经元、浸润的免疫细胞,如巨噬细胞和淋巴细胞都可产生和释放大量的细胞因子,包括致炎细胞因子(TNF-α、IL-1β、IL-6 等)和抗炎细胞因子(IL-10 等)这些细胞因子对神经病理性疼痛形成和转归有重要的调控作用。最近的研究表明,多种趋化因子在神经病理性疼痛同样发挥重要作用。

1. 肿瘤坏死因子 TNF-α 是神经损伤和神经炎症过程早期释放的重要致炎细胞因子,在神经病理性疼痛的产生中起核心作用。行为学研究指出,肌肉、皮下、神经或鞘内注射 TNF-α 可引起痛觉超敏和痛觉过敏,而阻断 TNF-α 受体可减轻神经病理性疼痛。存在两种 TNF-α 受体,即 TNF-α 受体 1(TNFR1)和 TNF-α 受体 2(TNFR2)。TNFR1 在病理性疼痛中起关键作用。激动 TNFR1 可激活核因子(nuclear factor-kappaB,NF-κB)、丝裂原激活的蛋白激酶(mitogen-activated protein kinase,MAPK)家族中的 C-jun N 端激酶(C-jun N-terminal kinase,JNK)和 P38 MAPK 和蛋白激酶 A(PKA)等多条信号通路引起病理性疼痛。

TNF-α 通过上调 DRG 神经元的电压依赖性钠通道,提高神经元的兴奋性,引起外周敏化。研究发现,切断 L_5 前根(L_5-VRT)引起 TNF-α 和 TNFR1 在 L_4、L_5-DRG 和脊髓后角显著上调。上调从损伤后 1d 开始,持续约 2 周。L_5-VRT 也同时引起 L_4、L_5-DRG 神经元 Nav1.3 和 Na1.8 的上调。敲除 TNFR1 可显著抑制前根损伤导致的 DRG 神经元 Nav1.3 和 Na1.8 上调和神经病理性疼痛。而坐骨神经局部施以 TNF-α 也可引起 DRG 神经元 Nav1.3 和 Nav1.8 的上调。在培养的 DRG 神经元,TNF-α 剂量依赖性地上调 Nav1.3、Nav1.7 和 Nav1.8。因此,神经损伤可能通过上调 TNF-α 导致 Nav1.3、Nav1.7 和 Nav1.8 过表达引起病理性疼痛。

脊髓局部使用 TNF-α 的中和抗体或敲除 TNFR1 可防止脊髓后角 C 类纤维突触 LTP。在神经病理性疼痛的大鼠 TNF-α 直接引起 C 类纤维突触 LTP。近年来的研究发现,在 SNI 模型脊髓后角 TNF-α 过表达可引起 BDNF 上调,而 BDNF 上调又引起背角投射神经元的突触数量增多。在化疗药物长春新碱引起的神经病理性疼痛模型,TNF-α 上调导致 CGRP 阳性肽能 C 类纤维在脊髓后角增生。因此,TNF-α 不仅引起突触功能的增强,也可导致突触数量增加。TNF-α 引起的 DRG 神经元钠通道的持续上调和突触数量增多可能是慢性疼痛的结构基础。这可以解释在神经损伤前腹腔注射 TNF-α 合成抑制剂(thalidomide)可防止病理性疼痛的产生。而在神经病理性疼痛的建立后给药不能反转痛觉过敏。

2. 白细胞介素-1β 在中枢或外周神经损伤引起的神经病理性疼痛模型,IL-1β mRNA 及蛋白水平均明显升高。神经元和胶质细胞均可分泌 IL-1β。与 TNF-α 相似,皮内、神经内或鞘内注射 IL-1β 可引起痛觉超敏。阻断 IL-1 受体可抑制 LPS、IL-1β、角叉菜胶、缓激肽、TNF-α 引起的痛觉过敏。坐骨神经周围给予微量的 IL-1β 就可引起大鼠双足产生长达 50 天的痛超敏。IL-1β 引起病理性疼痛的机制与 TNF-α 相类似。IL-1β 可直接兴奋伤害感受器或伤害感受性初级传入纤维,通过诱导 NGF、NO、缓激肽、PGs 等疼痛介质的产生,造成外周敏感,从而引起疼痛。IL-1β 还能上调 DRG 神经元的 N-型钙通道,使 DRG 神经元兴奋性升高,脊髓后角的突触传递效率增强。脊髓局部使用 IL-1β 在神经病理性疼痛的大鼠引起 C 类纤维突触 LTP。

3. 白细胞介素-6 IL-6 是炎症和免疫反应中一个重要的神经调质,在中枢神经系统的多种功能如细胞间的信号、神经免疫反应的协调、保护神经元免受伤害以及神经元的分化、生长和生存中发挥重要作用。外周神经或神经根损伤引起的疼痛中,IL-6 均明显升高。慢性压榨性坐骨神经损伤(CCI)模型大鼠,术后 7d IL-6 mRNA 及蛋白水平明显增高,IL-6 基因敲除的小鼠 CCI 模型,触诱发痛与热痛敏明显减轻。最新的研究发现,在 L5 VRT 引起的神经病理性疼痛中,DRG 和双侧脊髓后角 IL-6 的表达水平明显升高;鞘内注射 IL-6 中和抗体可明显减轻机械痛超敏;抑制 TNF-α 合成可阻断 IL-6 的上调。这些研究表明 TNF-α 可促进 IL-6 的释放进而引起痛超敏。

4. 趋化因子(chemokine) 现已发现近 50 种趋化因子,每个分子中都有 4 个保守的半胱氨酸(C),根据靠近分子氨基端(N 端)的前两个 C 间是否插入其他氨基酸,将它们分为 4 个亚类:CC 类(不插入其他氨基酸残基),又称为 β 类趋化因子,如单核趋化蛋白 1(monocyte chemoattractant protein-1,MCP-1);CXC 类(插入 1 个氨基酸残基),也称为 α 类趋化因子,如 IL-18;CX3C 类(插入 3 个其他氨基酸),如 Fractalkine;XC 类,目前所发现的趋化因子主要属于 α 类和 β 类。一些趋化因子的受体,如 CCR2、CCR5、CXCR4 和 CX3CR1 位于初级传入神经元或脊髓后角的二级神经元,因此,趋化因子对痛觉传递发挥重要作用。外周应用 CCL2、CCL3、CCL5 或 CXCL12 可能通过激活 DRG 上的趋化因子受体引起病理性疼痛,脊髓应用 CCL2 和 CCL3 也能产生疼痛。神经损伤后,初级感觉神经元的 CCL2 表达水平升高,在 CCR2 基因敲除的小鼠,损伤神经未诱导出病理性疼痛。CCL2 通过对感觉神经元的直接作用和激活外周神经系统的淋巴细胞的间接作用参与疼痛的调节。CXCL2-CXCR2 轴双向调节痛觉,阻断 CXCR2 可减轻疼痛,然而外周应用 CXCL2 具有止痛作用。这表明趋化因子在疼痛调节中的作用是相当复杂的。一些研究发现,神经损伤后,外周的趋化因子在多种细胞上调,动员血液中的白细胞到达受损的神经,导致外周敏化;中枢的趋化因子可激活脊髓的胶质细胞引起中枢敏化,从而产生神经病理性疼痛。

上述肿瘤坏死因子和白细胞介素促进 COX-2、iNOS 和 P 物质等大量疼痛介质释放和表达,增加神经系统对疼痛的敏感性;同时,趋化因子可以诱导星形胶质细胞和免疫细胞迁移,促进小胶质细胞增生。活化的胶质细胞能够合成更多的细胞因子、蛋白酶、NO、大量谷氨酸等物质,造成中枢敏化,引起神经病理性疼痛。

5. 抗炎细胞因子 与致炎细胞因子相反,抗炎细胞因子可抑制病理性疼痛。其中最引人注目的是白细胞介素-10(IL-10),它可抑制上述致炎因子的合成和释放、还能抑制致炎因子受体的表达,从而防止和消除中枢敏感化和外周敏感化。在迄今所有测试过的病理性疼痛动物模型上(包括脊髓炎、脊髓损伤、外周神经损伤)都证实,鞘内注射重组 IL-10 蛋白细胞因子对病理性疼痛的产生和维持有很强的抑制作用。如前所述,致炎细胞因子 TNF-α 可上调 DRG 神经元的钠通道,最新研究表明,IL-10 可通过表达在 DRG 神经元的 IL-10 受体,下调钠通道,并可反转 TNF-α 引起的钠通道上调。看来 IL-10 可消除外周敏化,但它对中枢敏化的作用还未见报道。

总之,神经胶质细胞通过合成和分泌细胞因子参与病理性疼痛。致炎细胞因子,包括 TNF-α、IL-1、IL-6 等引起病理性疼痛,而抗炎细胞因子 IL-10 对病理性疼痛有抑制作用。这些细胞因子可能是通过干预中枢敏化和外周敏化影响病理性疼痛的形成和维持。

(刘先国)

参考文献

［1］ PERE BOADAS-VAELLO, JUDIT HOMS, FRANCISCO REINA, et al. Neuroplasticity of Supraspinal Structures Associated with Pathological Pain［J］. Anat Rec(Hoboken). 2017,300(8):1481-1501.

［2］ ANDREW D COOK, ANNE D CHRISTENSEN, DAMINI TEWARI, et al. Immune Cytokines and Their Receptors in Inflammatory Pain［J］. Review Trends Immunol. 2018,39(3):240-255.

［3］ ARI KOIVISTO, NIINA JALAVA, RAYMOND BRATTY, et al. TRPA1 Antagonists for Pain Relief［J］. Pharmaceuticals (Basel). 2018,11(4):117.

［4］ XIAN-GUO LIU, RUI-PING PANG, LI-JUN ZHOU, et al. Neuropathic Pain: Sensory Nerve Injury or Motor Nerve Injury?［J］ Adv Exp Med Biol. 2016,904:59-75.

［5］ YONG LIU, LI-JUN ZHOU, JUN WANG, et al. TNF-α Differentially Regulates Synaptic Plasticity in the Hippocampus and Spinal Cord by Microglia-Dependent Mechanisms after Peripheral Nerve Injury［J］. J Neurosci. 2017,37(4):871-881.

［6］ SONIA PODVIN, TONY YAKSH, VIVIAN HOOK. The Emerging Role of Spinal Dynorphin in Chronic Pain: A Therapeutic Perspective［J］. Annu Rev Pharmacol Toxicol. 2016,56:511-533.

［7］ ROLF-DETLEF TREEDE, WINFRIED RIEF, ANTONIA BARKE, et al. Chronic pain as a symptom or a disease: the IASP Classification of Chronic Pain for the International Classification of Diseases(ICD-11)［J］. Pain. 2019,160(1):19-27.

［8］ AMANDA C DE C WILLIAMS, KENNETH D CRAIG. Updating the definition of pain［J］. Pain. 2016,157(11):2420-2423.

［9］ TING X U, DAI L I, XIN ZHOU, et al. Oral Application of Magnesium-L-Threonate Attenuates Vincristine-induced Allodynia and Hyperalgesia by Normalization of Tumor Necrosis Factor-α/Nuclear Factor-κB Signaling［J］. Anesthesiology. 2017,126 (6):1151-1168.

［10］ JIE YANG, MAN-XIU XIE, LI H U, et al. Upregulation of N-type calcium channels in the soma of uninjured dorsal root ganglion neurons contributes to neuropathic pain by increasing neuronal excitability following peripheral nerve injury［J］. Brain Behav Immun. 2018,71:52-65.

第四章　疼痛心理学

WHO 和 IASP 把疼痛定义为:疼痛是组织损伤或潜在组织损伤所引起的不愉快感觉和情感体验。随着基础与临床研究的进展,2016 年有学者建议将疼痛定义更新为"疼痛是一种与实际或潜在的组织损伤相关联的包括了感觉、情绪、认知和社会成分的痛苦体验"。最主要的变化在于将"不愉快的感觉和情绪体验"变化为"感觉、情绪、认知和社会成分在内的痛苦体验"。从之前的感觉、情绪两个维度新增了认知和社会维度在内的 4 个维度。所以,疼痛是人们接触到的最强的应激因素之一。疼痛除了和刺激因素与神经冲动相关联外,同时又具有人的主观性和个体性。因此,疼痛不仅是一个生理过程,也是一个复杂的心理表现过程。慢性疼痛患者的心理表现尤其突出。越来越多的研究及临床实践证实,在疼痛治疗过程中,适当的心理学干预方法将有助于疼痛的缓解。

过去对于疼痛的心理研究主要强调社会心理与生理因素的关系,目前研究者已开始将生理学、心理生理学、心理学、行为因素融合在一起的模式来定义疼痛、解释症状和观察患者对治疗的反应,我们逐渐认识到慢性疼痛不能被很快治愈,而需要持久、整体的治疗,而心理治疗则是慢性疼痛整体治疗中重要的组成部分。

一、疼痛心理学的特征

人们关注心理因素对躯体疾病的影响始于 20 世纪 30 年代。根据临床观察,精神病患者疼痛的发生率很高,提示心理障碍可能是疼痛的起因之一。后来又发现,痛感知的形成依赖于复杂的神经网络交互作用,组织损伤所产生的神经冲动受到中枢多个系统的调节,包括非伤害刺激激活的上行传递系统,以及各种环境和认知因素所激活的下行抑制系统。

(一) 疼痛感觉的特异性

疼痛是一种比普通感觉更为复杂的主观知觉体验,与冷、热、视、听、触、压等感觉比较,它有一些不同的特点。

1. 疼痛种类的多样性　疼痛性质有多种多样,如隐痛、刺痛、烧灼痛、电击痛、浅表痛、内脏痛、牵涉痛等,而且常常与其他感觉如冷、压、温觉等复合。引起疼痛的刺激范围也很广,任何伤害性刺激如挤压、刺割、烧灼、冷冻等均是痛觉感受器的适宜刺激。当有效刺激被传到大脑皮质相应感觉区域时,就引起躯体和情绪上的疼痛体验。

2. 疼痛成分的复合性　疼痛现象具有两种成分,即痛知觉(pain perception)和痛反应(pain reaction)。痛知觉是个体对疼痛的感知。与其说它依赖于刺激的性质和强度,不如说它在更大程度上依赖于大脑皮质对它的诠释,并可能为过去获得的经验所改变,故较多地受精神活动和情绪因素所左右。疼痛的反应常表现有回缩、逃避、反抗等行为反应以及相应的生理变化,往往与不愉快的情绪发生联系。

3. 疼痛感觉的个体主观性　疼痛是主观的、高度个体化的经验,不能被其他人验证。相同刺激作用于不同个体常产生不同反应。疼痛的出现和加强有时并不是躯体的损伤,而是由于情绪的变化。

4. 疼痛感觉的无耐受性　与热、冷等其他感受器不同,疼痛感受器几乎不产生适应,所以在反复经历过疼痛感觉后,对疼痛的感受不会减弱。

(二) 痛觉形成的心理过程

疼痛体验往往伴随着想要立即终止、减轻或避开疼痛刺激的想法。在大多数情况下,躯体的不舒服是疼痛相关情绪反应产生的原因。按照疼痛的时程可将相关情绪分为两种,一种是个体对于当前或短期内的刺激感到不舒服,被称为"即刻不愉快感",它通常与痛感觉强度和特性相关;另一种是"延伸的痛情绪",它与疼痛的长期意义直接相关。

Wade 和 Price 等将痛觉的形成过程概念化为一种四阶段模型,首先是初始的"感觉辨别阶段",其主要成分是疼痛的感受强度,这一阶段与疼痛感觉特征的即刻评价、自主神经系统和躯体运动系统的激活及疼痛产生的环境背景有关;第二阶段为"即刻不愉快感",反映了个体即时的情绪反应,与个体对疼痛当前意义的评价有关,有较少的认知活动参与;第三阶段涉及疼痛远期意义的反思和认知过程,表现为"延伸的情绪反应",包含了抑郁、挫折、焦虑和愤怒等多种情绪。最后一个阶段是外在的"行为学表达",该阶段对于研究控制和减轻疼痛具有重要意义。

二、影响疼痛的心理因素

心理因素对疼痛的性质、程度、时间、空间、感知、分辨和反应等均能够产生影响。疼痛信号可在任何传递水平和环节上受到心理因素的调控。例如:注意力分散、良性暗示、愉悦情绪可降低痛反应,反之则增强。有研究表明,单纯言语暗示可使 35% 患者感到疼痛减轻,而不采用任何暗示单用强效镇痛药物也仅有 54% 患者显效。影响疼痛的心理学因素主要包括人格特征、年龄、性别、既往经验、情绪和注意等。

(一)心理素质

主要指个体的心理负荷能力、心理应激的强度或情感上的承受力,这些条件将对疼痛的发生和疼痛的过程产生影响。生活事件的性质和遭遇的频度是对心理素质的挑战和检验。如果一个人的心理素质好,对疼痛的耐受力也会很高,不仅能提高疗效,而且可延长疼痛缓解时间。反之,心理素质差的人,一般在生活事件突发变故时会出现心身改变,在疼痛时常表现为过度的夸张性。

(二)人格特征

人格特征是由先天素质和后天条件形成的,随着年龄的增长逐渐趋于稳定,形成对客观世界特有的理解、认识和行为方式。慢性疼痛患者人格障碍发生率非常高,可表现出一系列人格方面的问题,而人格改变又可以使疼痛加重和持续。Wade 等通过重复性研究验证了人格对于疼痛各个阶段的选择性影响,发现神经质和外向性都与疼痛强度无关,神经质本身与即刻疼痛、不愉快感有关,对延伸的痛情绪影响最大。也有研究发现,自尊心较强者不愿轻易述说疼痛,常常表现出较高的痛阈,那种遇到困难不坚强或不健康的人可能会显示出对疼痛刺激耐受力的下降,更多地抱怨疼痛,外向的人也比内向的人倾向于更频繁地表达他们的疼痛,但目前还未寻找到一种统一的、公认的疼痛人格。

(三)性别

性别可以影响人们对疼痛的体验。许多研究显示女性痛阈较男性低,更易辨认和评定疼痛,而且对疼痛的耐受性也较差。女性常表现出比男性更为严重、更经常和更长时间的疼痛,也更易体验反复的疼痛。通常认为,女性疼痛更多源自心理因素,疼痛也易被解释成为纯粹心理现象。

(四)年龄

目前关于年龄对疼痛的影响研究主要集中在老年人和儿童。尽管老年人中慢性疼痛的发生率高、病程长,但与中青年相比,老年患者的痛相关情绪和痛行为显著减少,如因疼痛而形成抑郁以及因疼痛而致残的发生率反而较低,这可能与老年疼痛患者对于焦虑、挫折、愤怒和恐惧的评分都较低相关。对于老年患者来说,他们比年轻人更容易将疾病的发生归结于衰老所致,所以对于自身症状不像年轻人那样表现出强烈的情绪反应。而中年正是出现各种衰老相关的疼痛症状的开始,这使得该年龄段的人对慢性痛的出现表现得难以接受。

(五)早期教育

每个个体都是从早期与损伤有关经历中,学会了应用疼痛这一词汇。以往的经验会对人们日后的疼痛行为产生一定的影响。通常认为,儿童时期疼痛的经验影响到以后对疼痛的感知和耐受性,而儿童对疼痛的体验深受其父母态度的影响。患者已有的生活经历对于以后可能出现的疼痛有着深刻的影响,临床观察到多次接受手术的患者,如果第一次手术时患者未感到剧痛和心理恐惧,那么二次手术时其对于疼痛的担心和疑问会明显减少。相反,如果首次手术曾引起过难以忍受的疼痛,则二次手术时就会对疼痛极度恐惧。

(六) 注意力集中或分散转移

疼痛的感觉与个体的注意力密切相关,临床发现,把注意力集中在自己的疼痛部位时,疼痛会变得更加剧烈,而剧烈的疼痛又可进一步使个体将注意力集中在自己疼痛部位上,形成恶性循环。相反,如果个体的注意力转移到娱乐等其他活动上,即可分散个体对疼痛的注意力,减轻疼痛。在临床上利用暗示、放松术、催眠术或安慰剂都可产生一定的镇痛作用,因为人体具有随意地把注意力指向内在情感、思维或意象,从而阻断外部环境传入信息的能力,使人达到一种松弛而舒适的状态,降低紧张和焦虑,减轻对疼痛的感受。

(七) 情境与情绪

人类对于产生疼痛的情境赋予的意义或认知评价,极大地影响人们对疼痛感受的程度。人在孤独无依时,疼痛会觉得难以忍受,但如果有人给予安慰与鼓励,疼痛的感觉会明显减轻。任何一个正经受疼痛刺激的人,在潜意识中都希望得到他人的理解,在慢性疼痛患者中对此表现尤为突出。对于患者所经受的疼痛,社会能接受或医师能认可,都将在他的治疗中起到一定的作用。

任何感知都与情绪相关联,长期承受疼痛带来的痛苦的慢性痛患者往往存在各种情绪问题,而情绪状态显著影响患者的痛感受,愉快、兴奋、有信心等一些积极的情绪会有效减轻患者的疼痛反应;相反,恐惧、焦虑、悲伤、失望等消极情绪则会致使患者的疼痛感觉增强。

第二节　慢性疼痛的心理问题与评估方法

长期承受疼痛带来的痛苦的慢性痛患者往往存在各种各样的心理和情绪问题,了解这些问题将利于指导慢性痛患者的治疗和护理过程。疼痛会导致功能残疾和应激,这些又会加重疼痛,形成一个恶性循环。不健康的生活方式、缺乏社会支持、抑郁性疾病以及药物滥用史等均可促使急性痛转变为慢性痛。当慢性痛患者存在心理、用药、家庭问题、法律责任等一系列问题时,这些因素之间的相互影响就会使问题愈加复杂化。

一、慢性疼痛的心理问题

(一) 常见临床表现

1. 抑郁(depression)　抑郁是一种持久的心境低落状态,多伴有焦虑、躯体不适和睡眠障碍,并常伴发各种各样的疼痛,由于疼痛表现突出,可能将抑郁症漏诊。抑郁在慢性疼痛患者中普遍存在,研究发现,40%~60%的慢性痛患者都伴随抑郁症状。疼痛可以引起抑郁,抑郁也可以引起和加重疼痛,我们必须意识到,慢性痛和抑郁会共存,需要同步治疗。临床研究表明,抗抑郁治疗能够有效缓解甚至治愈慢性痛。

2. 焦虑(anxiety)　焦虑是由于受到不能达到目的或不能克服障碍的威胁,使个体的自尊心与自信心受挫,或失败感和内疚感增加,预感到不祥和担心而形成的一种紧张不安及带有恐惧和不愉快的情绪。有研究表明,慢性腰痛及骨骼肌疼痛患者常伴有焦虑情绪,肿瘤患者的精神症状也以焦虑最为突出。焦虑和恐惧都是由于患者对身受的痛苦失去控制感而产生的情绪反应,治疗疼痛的有效措施之一是消除其恐惧和提供心理支持,这样做不仅有助于减轻疼痛,而且会大大减少镇痛药的使用量。

3. 躯体化症状障碍(somatization disorder)　躯体形式的疾患意为:患者表现出符合某种躯体疾病的症状,但是却无法用该病来解释,主要表现为多种多样、反复出现、时常变化的躯体症状,常为非系统性的,缺乏医学的认可或体检的阳性发现。

目前采用的诊断为"与心理因素有关的疼痛症状"(DSM-Ⅳ),用以描述那些以疼痛为主要症状,但心理因素是疼痛形成、发展、维持和加重的首要因素的疾患。虽然这种情况病因不明,但是其造成功能残疾的后果却是极为常见的。

有研究表明,与受重伤长期疼痛的患者相比,受轻伤的躯体形式的疼痛患者每天要求服用阿片类药物的概率要高出5倍以上。一项调查发现,躯体形式的疼痛患者中阿片成瘾的发生率为30%,比其他患者高出许多倍。

4. 自我限制活动　自我限制活动是阻碍慢性痛治疗效果的一大障碍,同时会导致肌筋膜炎性疼痛。许多纤维肌痛患者都有痛相关行为的恶性循环史。活动减少还会导致肥胖,研究发现,在那些不能顺利返回工作岗位或恢复正常功能的患者中,78%体重是超标的。

5. 心因性疼痛　疼痛患者可以在没有外界刺激的情况下或看到别人痛苦时感到疼痛,即疼痛完全是精神来源的。疼痛也可以发生条件化,痛行为会因某些事件而被强化。例如仅在家人出现时才表现出疼痛相关的行为。痛行为被强化后患者会觉得疼痛更加难忍,而消除这些条件则有利于疾病的恢复。

6. 疑病症(hypochondriacemia)　疑病症患者常诉说胸痛、腹痛、头痛等各种疼痛,担心自己患有重病,虽经各种检查显示正常和医师的合理解释,其疑虑仍不能消除。疑病症患者常同时有抑郁情绪存在。

(二) 常见心理因素相关性疼痛

临床实践发现,许多查不出器质性原因的慢性疼痛其实是心理疾病所致,这种由心理发出的信号往往被医师所忽视,以致患者四处求医,做各种多样的检查,消耗大量的医药资源,最终仍毫无疗效。一般说来,与心理疾病有关的疼痛包括以下一些情况:

1. 紧张性疼痛　这类疼痛常由心理冲突所致。人处于心理冲突或长期的精神压力状态时,如果不能很好地排解这些压力,除了可出现紧张、烦恼、失眠等症状外,也可表现为慢性疼痛,最多见为头痛、背痛、牙痛或腰痛,这是一种解脱压力,摆脱窘境的心理转换方式。这种疼痛很明显的特点就是随着精神压力的消长而消长。

2. 暗示性疼痛　心理暗示也可导致疼痛的产生。如某女工自感上腹部不适,到医院做上消化道造影时听到技师说:"十二指肠有逆蠕动波(这是正常现象)。"此后患者上腹出现持续闷痛,伴有恶心、呕吐并反复发作,但多项检查未查出器质性病因,最后作心理治疗方愈。此种医源性的暗示常常是慢性疼痛产生的原因之一。

3. 抑郁症性疼痛　有学者认为,非器质性的慢性疼痛中,大多是抑郁情绪所致。这类患者往往抑郁的感觉较轻,如仅表现为缺少愉快感或高兴不起来,但躯体疼痛却持续而顽固。这类疼痛早期以头痛为常见,其程度和性质随心境变化而变化,后可发展为躯体其他部位疼痛,如背痛、腹痛、腰痛,而患者往往认为心境抑郁是疼痛不愈的结果,而不是原因,有时可使缺少临床经验的医师忽略抑郁的病因作用。

4. 焦虑症性疼痛　焦虑可引起疼痛。常见为紧张性头痛,也可有背痛、腹痛、胸痛或肌肉痛。其特点是同时伴有明显的焦虑症状,如紧张、不安、心慌、气促、出汗等,疼痛部位不如抑郁症疼痛的部位固定。

5. 神经衰弱的疼痛　神经衰弱的疼痛是头部常有紧箍感、胀痛感,同时伴有疲劳乏力、失眠等症状。

6. 疑病症的疼痛　其疼痛的性质、程度、部位多不稳定,缺少相应的体征。患者往往具有疑病者的特点,如敏感、多疑、焦虑等。

7. 癔病的疼痛　其疼痛特点为痉挛性、发作性,与心理暗示有明显关系,并具有模仿、夸张的色彩。此类患者往往具有癔病的其他症状,有别于暗示性疼痛。

8. 更年期综合征的疼痛　这种疼痛往往涉及多个器官、多个部位,或是难以名状的疼痛,同时伴有自主神经紊乱的症状,情绪烦躁、易激惹。疼痛发生的年龄在更年期,女性多见。

二、疼痛心理社会评估的方法

无论患者疼痛程度如何,都需要对患者进行心理社会评估。评估患者的心理痛苦水平;评估患者目前的精神状况,是否存在精神障碍如焦虑、抑郁障碍;评估患者获得家庭和社会支持的程度;了解患者既往的精神病史;了解疼痛控制不佳的风险因素,如药物滥用史、神经病理性疼痛等。癌痛的顽固持续存在,使之比其他任何症状更易引起患者的心理和精神障碍,焦虑、抑郁等不良情绪能明显地加重患者对疼痛的感知和体验。

（一）痛苦筛查

美国国立综合癌症网（National Comprehensive Cancer Network，NCCN）推荐的心理痛苦温度计（distress thermometer，DT）是一个单条目的痛苦自评工具。0 分=没有痛苦，10 分=极度痛苦，得分≥4 分显示患者存在中度到重度痛苦，需要进一步专科评估。Akizuki 等将 DT 与医院焦虑抑郁量表（hospital anxiety and depression scale，HADS）和贝克抑郁问卷（Beck depression inventory，BDI）进行了比较，结果显示 DT 比 HADS 和贝克抑郁量表对心理痛苦的敏感度和特异性都高。近年来不断有对心理痛苦温度计效度研究的报道，唐丽丽等将 DT 进行了中文版修订，与 HADS 和 90 项症状清单（symptom check list-90，SCL-90）比较，使用受试者工作特征曲线（receiver operating characteristic，ROC）得到曲线下面积分别为 0.803 和 0.834，临界值取 4 分是能得到最优的敏感度和特异性。

（二）焦虑评估

1. 医院焦虑抑郁量表　具有良好的信度和效度，广泛应用于综合医院患者焦虑和抑郁情绪的筛查和研究，在我国综合医院中已经得到广泛应用。研究显示，以 9 分为分界点，焦虑和抑郁的准确率为 73.89% 和 77.66%，不同病种患者的应用中具有较好的一致性和稳定性。Mitchell 等于 2010 年对 45 个短或超短评估工具进行了综述分析，结果显示，HADS 既能保证评估结果的有效性，又能确保临床应用的可接受性。

2. 广泛性焦虑量表（generalized anxiety disorder，GAD-7）　包含 7 个条目，每个条目评分为 0~3 分；制订定者推荐≥5 分，≥10 分和≥15 分，分别代表轻、中和重度焦虑。我国综合医院普通门诊患者的研究中以 10 分为临界值，灵敏度和特异度分别为 86.2% 和 95.5%，具有较好的信效度。肖水源等研究发现，GAD-7 在恶性肿瘤患者的应用中有较好的信效度，能有效地筛查和评估恶性肿瘤患者中广泛性焦虑的状况。

3. 汉密尔顿焦虑量表（Hamilton anxiety scale，HAMA）　由 Hamilton 于 1959 年编制，用于评定焦虑症状的严重程度。HAMA 不是患者自评量表，是精神科临床和科研领域对焦虑症状进行评定的应用最广泛的他评量表，具有良好的信效度，广泛应用于肿瘤临床。

（三）抑郁评估

1. 贝克抑郁问卷　被广泛运用于临床流行病学调查，它更适用于不同类型及不同分期的恶性肿瘤患者，能更好地用于筛查患者的抑郁症状。但因为该问卷有 21 个条目，相对较多，在中国临床应用不多。

2. 患者健康问卷（patient health questionnaire，PHQ-9）　内容简单且操作性强，被广泛用于精神疾病的筛查和评估。该量表用于国内恶性肿瘤患者的抑郁筛查，证实该量表具有良好的信度和效度，是可操作性强，简单方便的抑郁筛查量表。该量表临界值为 10 分。PHQ-9 中条目 9"您是否有不如死掉或用某种方式伤害自己的念头？"可以用于对患者自杀观念的筛查。肿瘤患者的自杀观念与心理痛苦，持续的疼痛以及年龄较大相关。自杀筛查和评估是发现患者自杀观念最直接的方式，可以有助于降低患者自杀的比例和带来的后续负面影响。

3. 抑郁自评量表（self-rating depression scale，SDS）　由 Zung 于 1965 年编制，用于衡量抑郁状态的轻重程度及其在治疗中的变化。问卷由 20 个条目构成；其中 10 个条目为正性词陈述，反向计分；另 10 个条目为负性词陈述，正向计分。每个条目根据最近一周内的感受分 1~4 级评定，累积各条目分为总分，总分越高，抑郁情绪越严重。该量表在中国的应用也得到了很好的验证。

4. 流调用抑郁自评量表（center for epidemiological survey depression scale，CES-D）　由美国国立精神研究所 Sirodff 编制于 1977 年，原名为流行学研究中心抑郁量表。量表主要用于流行病学调查，用以筛查出有抑郁症状的对象，以便进一步检查确诊，也有人用作临床检查，评定抑郁症状的严重程度。本量表共有 20 道题目，分别调查 20 项症状。量表评定按过去一周内出现相应情况或感觉的频度评定；不足一天者为"没有或基本没有"；1~2 天为"少有"，3~4 天为"常有"，5~7 天为"几乎一直有"。总分≤15 分为无抑郁症状，16~19 分可能有抑郁症状，≥20 分为肯定有抑郁症状。

5. 汉密尔顿抑郁量表（Hamilton depression scale，HAMD）　由 Hamilton 于 1960 年编制，用于评定抑郁

症状的严重程度。与 HAMA 相同,HAMD 也不是患者自评量表,由接受过专业培训的精神科临床和科研领域对抑郁症状进行评定而使用的他评量表,其应用也较为广泛,具有良好的信效度,广泛应用于肿瘤临床。

（四）社会困难评估

社会困难指对一个人的社会世界造成困扰的事件或问题,包括生活中、工作中、娱乐活动中以及与他人的关系中出现的问题。所有人都会遇到社会困难。癌症患者的社会困难涉及癌症患者本人、癌症疾病本身及治疗相关因素,致残的程度、患者本人的当前状况、癌症治疗中所有人的情绪反应以及对于患者来说可行的支持网等。社会困难在严重的情况下可加重患者的心理痛苦,降低患者整体生存状况。Wright 等 2005 年制定了社会困难问卷（social difficulties inventory,SDI-21）,此问卷共 21 个条目,每个条目分别从"0 分-无困难"到"3 分-非常困难"进行评分,包括三个经过效度检验的分量表:日常生活、经济问题、自我及周围其他人,总分≥10 分提示显著社会困难。Leung 等应用 SDI-21 对癌症患者进行筛查,结果显示社会困难中的日常生活出现困难与患者的自杀企图密切相关,因此对癌症患者社会困难的评估更应该引起临床工作人员的关注。

三、癌性疼痛的心理问题

（一）"总痛"

现代临终关怀体系的开创者西西里。桑德斯女士提出了"总痛"这一概念,即要全方位认识疼痛,包括躯体、情绪、社交以及灵魂性因素。躯体疼痛指患者疼痛的躯体感受,为大部分人常见的疼痛含义所指的内容;情绪因素指常见的情绪变化对疼痛带来的影响以及疼痛给患者带来的情绪变化,如焦虑抑郁等;社交因素包含的内容为疼痛患者出现的社会隔离;而灵魂性因素指患者对生命意义的思考和担忧。

（二）癌性疼痛对患者心理的影响

癌性疼痛（癌痛）会引发一系列的心理反应,出现焦虑、抑郁等不良情绪。很多表示自己不怕死,但过分担心因疼痛引起的痛苦折磨,希望能平静地离开人世;很多在忍受疼痛时心情沮丧,觉得活着已经没有任何意义了,感觉生不如死。癌痛还会引发精神障碍。国外研究显示,癌痛出现的精神障碍主要包括适应障碍和重度抑郁发作,有精神障碍的癌症中有 39% 的报告重度疼痛,没有精神障碍的癌症中只有 19% 报告重度疼痛。癌痛并不是单纯的伤害性感受或是躯体的体验,其牵涉到人体功能的复杂方面,包括人格、情感、认知、行为和社会关系等。单纯使用止痛药并不是总能缓解疼痛。很多研究表明,心理因素在疼痛中起到重要的作用。认知、情感、社会环境与伤害感受性交织在一起展现出疼痛多维度的本质,需要多模式的干预。

（三）癌痛体验中的心理因素

癌痛会带来多种恐惧,包括依赖性、残疾、死亡恐惧等。这些恐惧是普遍的。然而,心理痛苦的水平则是变化的,并与医疗因素、社会支持、应对能力和人格相关。有研究发现,转移性乳腺癌患者如果相信疼痛代表癌症的扩散将会报告更强的疼痛。情绪障碍的评估是晚期癌症患者疼痛的预测因素,具有较少焦虑、抑郁的患者报告更少的疼痛。有项研究表明,不良应对策略、更低的自我效能以及与治疗或疾病进展特异的痛苦可显著预测疼痛强度。

（四）疼痛与自杀

疼痛若不能有效控制是癌症患者发生自杀行为或产生自杀观念的主要因素。有研究表明,69% 的公众相信癌痛会导致一个人产生自杀的想法。大部分出现自杀的癌痛患者均存在未能较好控制的疼痛。晚期癌症患者的自杀风险最高,并且大部分均伴有疼痛。斯隆凯瑟琳癌症中心有一项回顾性研究,发现在要求评估患者自杀观念的会诊中有 1/3 的患者被诊断为重性抑郁,大约 20% 的患者诊断为谵妄,有超过 50% 的患者诊断为适应障碍。癌症患者的自杀观念可能经常出现,特别是晚期癌症患者,如"如果情况变得太糟了,我总得有个出路"。根据我们的经验,在与患者建立起信任与安全的关系的基础上,几乎所有的患者均坦诚他们曾有一段时间出现过自杀的想法。对于疼痛缓解的认知可能与无望更加相关,而不是疼痛本身。

第三节　癌痛的心理社会干预

一、癌痛的精神科与心理治疗

晚期癌症患者疼痛治疗应该是多模式的,包括药物治疗、心理治疗、疼痛治疗、介入治疗以及康复的综合治疗方法。精神科在癌痛治疗中的作用包括使用心理治疗、认知-行为干预技术以及精神科药物干预等。

(一) 癌痛的心理治疗

心理治疗针对癌痛患者的目标是提供支持、信息和技能。治疗师可以强调患者既往的成功应对策略,并教会患者新的应对技能如放松、认知重建、止痛药的使用、自我观察、记录、判断以及沟通技巧。

除了特定的心理干预外,患者与家属还需要一个广泛、长期、支持性的关系,这是精神科医师、心理学家、社工以及医护人员可以提供的。针对终末期癌痛患者,心理治疗主要在于积极地倾听、可以有一些支持性言语,以及少量的解释。通常,在患者的多位家属和照料者中,只有心理治疗师是最合适让患者放松下来的,可以让患者有机会说说自己的生活以及经历,而不是仅仅关注于即将到来的死亡。允许终末期患者谈及或询问有关死亡、疼痛以及痛苦等话题,治疗师的任务就是维持一种感兴趣的、相互交流的氛围。随着疾病的进展,由于认知与言语的缺陷,针对患者的心理治疗变得局限。在此时刻,支持性的心理干预应该转移至家庭上。疼痛心理研究的结果表明,在此阶段家属最关注的问题是患者的意识水平,疼痛控制的同时通常也会导致镇静,这可能会影响到患者与家属之间的交流,家属之间可能会产生争论,因此需要在患者止痛与保持患者意识清晰之间寻求平衡。对于肿瘤科医师来说,尽早了解患者本人的需求可有效避免之后的矛盾。

(二) 认知—行为技术

可用于癌痛管理,包括意向性想象、认知分离与认知关注,带来被动性放松,渐进性肌肉放松,生物反馈,催眠以及音乐治疗等。治疗目标为指导患者体验控制疼痛的感受。有些技术核心是认知,关注认知与思维过程,有些则是通过改善行为的模式来帮助患者应对疼痛。

认知重建是源自于焦虑、抑郁干预中的认知治疗方法,其基础是一个人如何解释其目前的状态以及感受。患者可能存在自动性负性思维,对于癌痛的负性思维与疼痛强度、心理痛苦程度以及日常功能水平的干扰显著相关。通过对于这种不良的负性思维的重建,使得对于疼痛的认知处于理性之中。常见的负性思维如"我的疼痛永远也消除不了"或"由于疼痛我不能活动,没人能帮助我!",我们要做的就是指导患者识别并打断这种思维。

尽管认知重建对于癌症早期阶段的患者是一种有效的技术,但是对于缓和治疗中的患者治疗目标需要改变。对于处于缓和治疗中的患者,治疗的目标不是为了改变患者的负性思维,而是使用干预措施减少患者的纠结、焦虑与愤怒。

除了改善负性思维与态度,行为技术最重要的是帮助患者进行自我监测,可以让患者注意到自己对于疼痛的不良功能性反应,并学会控制他们。

系统脱敏可有效改善由于预期性焦虑所导致的回避性行为并激活患者的动力。分级任务安排是系统脱敏的关键,可以鼓励患者逐渐地完成每一个小的进步。持续性的管理是一种增强"好"行为的方法,因此可用于改善继发于疼痛的功能不良性行为。

需要注意的是这些技术不能作为止痛治疗的替代,而只是作为疼痛综合治疗中的一部分来开展。这类治疗没有不良反应,使其成为缓和医疗中非常有用的干预措施。还有一点需要注意,如果使用这些技术减轻了患者的疼痛,千万不要误以为患者的疼痛是源自心理因素,甚至认为是"不真实的疼痛"。

认知—行为技术改善患者疼痛的机制目前尚不清楚。但是,这些技术的核心元素是放松与注意力转移。尽管大部分癌痛患者适用于这些技术,但是最理想的还是轻、中度疼痛患者,可以获得预期的收益。重度疼痛患者预期获益有限,但是如果通过药物治疗使得疼痛降至一定的程度后再应用本技术,也可以让患者获益。

该治疗的主要障碍主要来自医护人员与患者本人两个方面。对于医护人员来说,药物治疗对于疼痛管理来说更加高效,因此医护人员更愿意使用简单、易操作的方式,而不是使用增加工作量、消耗时间的非药物治疗。

患者本人往往也会对行为治疗存在不确定感。有些患者可能会问"呼吸训练如何能带走我的疼痛?"此外,他们还可能对于"镇静"充满了恐惧,因为镇静对于患者来说,患者会担心丧失控制感,担心自己完全处于别人的控制之中。根据我们的经验,只有在与患者建立起有效的信任关系之后才会跟患者介绍这种干预方式。并且应让患者感到对这些治疗有控制感,并向他们保证可以在任何时间停止治疗。

(三)放松技术

放松技术可用于达到精神与躯体放松状态。肌肉紧张、自主唤醒以及精神痛苦会加剧疼痛。一些特定的放松技术包括被动式放松即集中注意于温暖的感受可以减少身体的紧张感、渐进性的肌肉放松(包括先主动紧张肌肉再体验放松感)、冥想放松技术等。其他同时包括放松与认知的技术包括催眠、生物反馈、音乐治疗等。

被动式放松的核心是将注意力关注于呼吸,被动肌肉放松训练包括注意力集中于呼吸,集中于温暖的感觉和放松以及感受身体不同部位肌肉的放松。言语指导和意向想象有助于促进放松。进行性或主动的肌肉放松包括主动肌肉紧张与身体不同区块肌肉的放松,需要将注意力关注于紧张与放松的感觉。临床上,在住院环境中,放松是最常用到的,进行性肌肉放松训练与呼吸训练联合应用,疗效更佳。一旦患者处于放松的状态之中,可以使用意向性想象技术来诱导患者进行更深入的放松,并使患者将注意力从癌症相关症状中分离开来。

二、精神科药物在癌痛患者中的应用

(一)针对癌性神经病理性疼痛的治疗

尽管阿片类药物和非阿片类药物是治疗癌痛的主要药物,但是精神科药物在癌痛的治疗中也有着重要的应用。联合精神科药物通常可以提高阿片类药物的疗效,通过改善导致疼痛的并发症状来缓解疼痛,具有独特的止痛作用。可以在三阶梯治疗的全部阶梯中使用。常用的联合药物包括抗抑郁药、抗癫痫药、精神兴奋剂、抗精神病药物等,其中多数药物是针对癌性神经病理性疼痛的治疗(表4-3-1)。

表4-3-1 精神科药物治疗神经病理性疼痛

药物分类	药物名称	起始剂量	常用剂量
三环类抗抑郁药	阿米替林	12.5~25mg qn	12.5~25mg qn
	多塞平	12.5~25mg qn	12.5~25mg qn
5-羟色胺和去甲肾上腺素再摄取抑制剂	文拉法辛	37.5~75mg/d	75~300mg/d
	度洛西汀	20mg/d	20~60mg/d
其他非典型抗抑郁剂	安非他酮	75mg bid	200~450mg/d
抗惊厥剂	卡马西平	50~100mg bid	50~1200mg/d
	加巴喷丁	100~300mg tid	300~3600mg/d
	普瑞巴林	75mg qn	75~150mg/d

1. 抗抑郁药 目前的研究证据支持使用抗抑郁药作为一种止痛联合用药来管理疼痛,包括癌痛。抗抑郁药通过一系列机制包括抗抑郁作用、增强阿片类止痛药作用以及直接的止痛作用等机制来达到止痛作用。抗抑郁药物止痛的最主要途径是在5-羟色胺能与去甲肾上腺素能通路上发挥重要作用。另一个可能的机制包括肾上腺与5-羟色胺能受体效应,抗组胺作用以及直接的神经抑制作用,如直接抑制神经元阵发性放电以及减少神经元上的肾上腺受体敏感度。有证据表明,三环类抗抑郁药具有特定的止痛作用被

用于管理慢性神经痛以及非神经病理性疼痛综合征。阿米替林是研究最多的用于疼痛综合征的三环类抗抑郁药,包括神经病理性疼痛、癌痛以及纤维肌痛。其他具有止痛作用的三环类抗抑郁药还包括丙咪嗪、地昔帕明、去甲替林、多虑平等。此外,目前的 SNRI 类抗抑郁药文拉法辛、度洛西汀等均是有效的联合止痛药物。抗抑郁药具有直接的神经痛与非神经痛止痛作用,临床上通常与阿片类药物联合使用处理中重度癌痛。

2. 抗癫痫药物 抗癫痫药物可以治疗针刺样、痛觉敏感等特征的神经病理性疼痛。目前使用最广泛的抗癫痫药物为加巴喷丁,安全性相对较高,药物交互作用小,并且不经过肝脏代谢。加巴喷丁起始剂量为 300mg/d,并且逐渐加至 900~3 600mg/d,分 3 次服用。

（二）精神类药物的协同镇痛作用

1. 精神兴奋剂 常用的药物有右旋苯丙胺,哌醋甲酯和匹莫林。精神兴奋剂同样可以提高阿片类药物的止痛作用。同样,可以减轻阿片类止痛药镇静的不良反应,成为潜在的止痛联合药物。有研究表明,每天早晨 10mg 哌醋甲酯,中午 5mg 哌醋甲酯可以显著改善镇静不良反应。哌醋甲酯同样具有改善神经认知功能的作用,如注意力、记忆力。右旋苯丙胺与吗啡联合使用具有止痛增效作用。小剂量的神经兴奋药可以促进食欲、让患者感受变好,以及改善癌症患者的虚弱感和疲劳感。

2. 抗精神病药物 这类药物如氟哌啶醇、奥氮平等也具有联合止痛的作用。但是使用的时候必须权衡不良反应与疗效。应该注意评估患者的意识状态,权衡阿片类药物的使用剂量。

总之,疼痛是癌症患者,特别是缓和医疗中的癌症患者的重要症状,给患者及家属带来极大负担。因此,良好的癌痛治疗十分重要,而作为癌痛综合治疗的重要组成部分,心理治疗技术和精神科药物可从生理-心理-社会等全方位为患者及家属提供帮助。

（陆丽娟 唐丽丽）

参考文献

[1] WILLIAMS A C,CRAIG K D. Updating the definition of pain[J]. Pain,2016,157(11):2420-2423.

[2] VADIVELU N,KAI A M,KODUMUDI G,et al. Pain and Psychology-A Reciprocal Relationship[J]. The Ochsner Journal,2017,17(2):173-180.

[3] MORIARTY O,FINN D P. Cognition and pain[J]. Current Opinion in Supportive & Palliative Care,2014,8(2):130-136.

[4] DARNALL B D. Pain Psychology and Pain Catastrophizing in the Perioperative Setting:A Review of Impacts,Interventions,and Unmet Needs[J]. Hand Clinics,2016,32(1):33-39.

[5] GALLAGHER R M. Pain Psychology:"Psychosomatic Medicine,Behavioral Medicine,Just Plain Medicine"[J]. Pain Medicine,2016,17(2):207-208.

[6] DARNALL B D. Minimize opioids by optimizing pain psychology[J]. Pain Managment,2014,4(4):251-253.

[7] SCHERRER J F,SALAS J,LUSTMAN P J,et al. Change in opioid dose and change in depression in a longitudinal primary care patient cohort[J]. Pain,2015,156(2):348-355.

[8] DAY M A,SMITHERMAN A,WARD C,et al. An Investigation of the Associations Between Measures of Mindfulness and Pain Catastrophizing[J]. Clinical Journal of Pain,2015,31(3):222-228.

[9] SYRJALA K L,JENSEN M P,MENDOZA M E,et al. Psychological and Behavioral Approaches to Cancer Pain Management[J]. Journal of Clinical Oncology,2014,32(16):1703-1711.

[10] MÜLLER R,GERTZ K J,MOLTON I R,et al. Effects of a Tailored Positive Psychology Intervention on Well-Being and Pain in Individuals With Chronic Pain and a Physical Disability:A Feasibility Trial[J]. Clinical Journal of Pain,2016,32(1):32.

[11] SANSONE R A,WATTS D A,WIEDERMAN M W. Pain,pain catastrophizing,and past mental healthcare utilization[J]. Journal of Psychosomatic Research,2014,76(2):169-171.

第五章　疼痛的测量与评估

第一节　概　　述

　　疼痛是一种主观体验,对于这种主观的感受进行定量分析是临床工作所必需的。疼痛的评定是指在疼痛治疗前及治疗过程中利用一定的方法测定和评价患者的疼痛强度和性质。疼痛的测量一般指用某些测量标准对疼痛强度进行测量。疼痛的评估则包括对疼痛全过程中不同因素相互作用的测量。疼痛评定的目的包括以下几个方面:①明确诊断,更准确地判定疼痛的特征,有助于确定控制疼痛最有效的治疗方案;②在疼痛诊疗过程中,结合患者主观感受变化,提供比较客观的依据,及时调整治疗方案,减少或避免单纯依赖患者作出回顾性比较而引起的偏差;③用定量的方法来估计治疗效果,针对不同的治疗方法(包括特效的、非特效的治疗,药物的、物理的、心理的治疗等),比较和总结各种方法的疗效,进一步选择有效的治疗方法,根据疼痛的消失、减轻或缓解及其程度,确定今后治疗方针;④疼痛研究工作中,对试验结果作出判断分析和对照比较。

　　目前常用于疼痛的评估方法为间接法和直接法,其中尤以间接法使用广泛。由于间接评估法与患者的年龄、阅历水平、语言表达及认知能力密切相关,故对某些特殊人群的疼痛评估有特别的方法和要求,如婴幼儿和老年人的疼痛评估。同时由于疼痛不仅与生理、病理有关,还受情绪、心理等因素的影响,因此迄今为止,虽然已经有不少的疼痛测量方法,但还没有一种方法达到精确客观、简便易行,尚有待不断改进完善。本节仅就目前国内外较常采用的定量方法分别介绍如下。

第二节　疼痛间接评估法

　　间接评估法是指不对患者施加任何致痛性刺激,让患者自己描述或评估其现有疼痛的性质和程度的方法。这种方法多用于评估患者现存的、难以用仪器客观地反映出来的各种疼痛。

一、视觉模拟评分法

　　视觉模拟评分法(visual analogue scale,VAS)是一种简单、有效、快速的疼痛强度测量方法,被广泛地用于临床和研究工作中。VAS通常采用10cm长的直线,两端分别标有"无疼痛"(0)和"最严重的疼痛"(10)(或类似的词语描述语)(图5-2-1),患者根据自己所感受的疼痛程度,在直线上某一点作一记号,以表示疼痛的强度和心理上的感受。从起点至记号处的距离长度也就是疼痛的强度。VAS亦可用于评估疼痛的缓解情况,疼痛缓解的评估也就是初次疼痛评分减去治疗后疼痛评分的数值,此方法称为疼痛缓解的视觉模拟评分法。

二、口述描绘评分法

　　口述描绘评分法(verbal descriptor scale,VDS)是另一种评价疼痛强度和变化的方法,该方法是采用形容词来描述疼痛的强度。文献报道有许多不同的VDS,包括4级评分,5级评分,6级评分,12级评分和15级评分。这些词通常按从疼痛最轻到最强的顺序排列,最轻程度疼痛的描述常被评估为0分,以后每级增加1分,因此每个形容疼痛的形容词都有相应的评分,以便于定量分析疼痛,患者的疼痛程度评分就是最适合其疼痛水平有关的形容词所代表的数字,常用的VDS是5级评分法(图5-2-1)。VDS也可用于疼痛缓解的评级。在Dunclee提出的方法中,采用的词汇有:优、良、中等、差、可疑、没有。在Huskisson提出的

```
VAS      无痛 |—|—|—|—|—|—|—|—|—|—| 最剧烈的痛
VAP  疼痛无缓解 |—|—|—|—|—|—|—|—|—|—| 疼痛完全缓解
VDS      0  无痛
         1  轻微痛
         2  中度痛
         3  重度痛
         4  极重度痛(不可忍受的痛)
NRS      0  1  2  3  4  5  6  7  8  9  10
       无痛                        最剧烈的痛
```

图 5-2-1 常用的疼痛评估方法

方法中采用的词汇为:无、轻微、中等、完全缓解。

三、数字分级评分法

数字分级评分法(numerical rating scale,NRS)常用于测定疼痛的强度。最早由 Budzynski 和 Melzack 等提出,目前临床应用广泛,是术后疼痛机构诊治大量患者时最易使用的方法。

(一) 11 点数字分级评分法(the 11-point numerical rating scale,NRS-11)

此方法要求患者用 0 到 10 这 11 个点来描述疼痛的强度。0 表示无疼痛,疼痛较强时增加点数,10 表示最剧烈的疼痛(图 5-2-1)。此为临床上最简单最常使用的评估疼痛的方法,容易被患者理解和接受,可以口述也可以记录,结果较为可靠。

(二) 101 点数字分级评分法(the 101-point numerical rating scale,NRS-101)

与 11 点数字分级评分法相似,在 1 根直尺上有从 0 至 100 共 101 个点,0 表示无痛,100 表示最剧烈的疼痛,由于可供选择的点增多,从而使疼痛的评分更加数据化。

四、疼痛问卷

疼痛问卷(pain questionnaire)是根据疼痛的生理感受、情感因素和认识成分等多方面因素设计而成,因此能较准确地评价疼痛的强度与性质。

(一) 麦吉尔疼痛问卷(McGill pain questionnaire,MPQ)

麦吉尔疼痛问卷由 Melzack 和 Torgerson 提出,用于评估各种疼痛的治疗效果。目前它是英语国家应用最为广泛的疼痛评估工具,通常被认为是疼痛测量工具的黄金标准。麦吉尔疼痛问卷包括四类 20 组疼痛描述词,从感觉、情感、评价和其他相关类四个方面因素以及现时疼痛强度(present pain intensity,PPI)对疼痛强度进行较全面的评价。每组词按疼痛程度递增的顺序排列,其中 1~10 组为感觉类(sensory),11~15 组为情感类(affective),16 组为评价类(evaluation),17~20 组为其他相关类(miscellaneous)。被测者在每一组词中选一个与自己痛觉程度相同的词(没有合适的可以不选)。从 MPQ 可以得到三个重要的指数:①疼痛分级指数(pain rating index,PRI),根据被测者所选出的词在组中的位置,可以得出一个数值(序号数),所有这些选出词的数值之和即 PRI。PRI 可以求四类的总数,也可以分类计算。②选择词总数。③现时疼痛强度。它是将选择的词与词数目相结合,数和词的联合选择以代表总的疼痛强度,即 1~5 的疼痛强度。

(二) 简式麦吉尔疼痛问卷(short form McGill pain questionnaire,SF-MPQ)

麦吉尔疼痛问卷比较繁琐,临床上应用不便,1987 年 Melzack 在 McGill 疼痛问卷表基础上提出一种简化的疼痛问卷,并将视觉模拟方法加入其中,成为一种简便实用的综合性问卷,称简式麦吉尔疼痛问卷。SF-MPQ 仅由 11 个感觉类和 4 个情感类对疼痛的描述词以及 PPI 和 VAS 组成(图 5-2-2)。所有描述词均用 0~3 分别表示"无""轻""中"和"重"的不同程度。由于可以分类求出 PRI 或总的 PRI,SF-MPQ 适用于检测时间有限而同时又要获得其他疼痛强度信息如 VAS 评分结果时,同典型的 MPQ 一样,SF-MPQ 也同样是一种敏感、可靠的疼痛评价方法。

疼痛描述词	无痛	轻微痛	中度痛	重度痛
跳痛	0）___	1）___	2）___	3）___
反射痛	0）___	1）___	2）___	3）___
刺痛	0）___	1）___	2）___	3）___
锐痛	0）___	1）___	2）___	3）___
夹痛	0）___	1）___	2）___	3）___
咬痛	0）___	1）___	2）___	3）___
烧灼痛	0）___	1）___	2）___	3）___
创伤痛	0）___	1）___	2）___	3）___
剧烈痛	0）___	1）___	2）___	3）___
触痛	0）___	1）___	2）___	3）___
割裂痛	0）___	1）___	2）___	3）___
疲劳	0）___	1）___	2）___	3）___
不适感	0）___	1）___	2）___	3）___
恐惧感	0）___	1）___	2）___	3）___
折磨感	0）___	1）___	2）___	3）___

VAS　无痛 |—|—|—|—|—|—|—|—|—|—| 最剧烈痛

PPI　0　无痛
　　　1　微痛
　　　2　疼痛不适
　　　3　痛苦
　　　4　可怕
　　　5　极度痛

图 5-2-2　简式麦吉尔疼痛问卷

（三）简明疼痛问卷表（brief pain questionnaire，BPQ）

BPQ 又称简明疼痛量表（brief pain inventory，BPI），是将感觉、情感和评价这三个因素分别量化。此表包括有关疼痛的原因、疼痛性质、对生活的影响、疼痛部位等描述词，以及采用 NRS（0~10 级）描述疼痛程度，从多方面进行评价。BPQ 是一种快速多维的测量疼痛与评价方法。

简明疼痛量表（BPI）

患者姓名：　　　　　　病案号：　　　　　　诊断：

评估时间：　　　　　　评估医师：

1. 大多数人一生中都有过疼痛经历（如轻微头痛、扭伤后痛、牙痛）。除这些常见的疼痛外，现在您是否还感到有别的类型的疼痛？　　　　　　　　　　　　　　（1）是　　　　（2）否

2. 请您在下图中标出您的疼痛部位，并在疼痛最剧烈的部位以"×"标出。

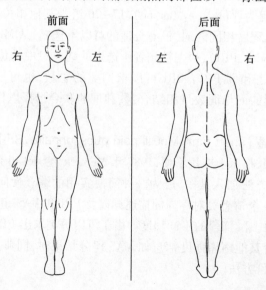

3. 请选择下面的一个数字,以表示过去24h内您疼痛最剧烈的程度。

（不痛）0　1　2　3　4　5　6　7　8　9　10（最剧烈）

4. 请选择下面的一个数字,以表示过去24h内您疼痛最轻微的程度。

（不痛）0　1　2　3　4　5　6　7　8　9　10（最剧烈）

5. 请选择下面的一个数字,以表示过去24h内您疼痛的平均程度。

（不痛）0　1　2　3　4　5　6　7　8　9　10（最剧烈）

6. 请选择下面的一个数字,以表示您目前的疼痛程度。

（不痛）0　1　2　3　4　5　6　7　8　9　10（最剧烈）

7. 您希望接受何种药物或治疗控制您的疼痛?

8. 在过去的24h内,由于药物或治疗的作用,您的疼痛缓解了多少? 请选择下面的一个百分数,以表示疼痛缓解的程度。

（无缓解）0　10%　20%　30%　40%　50%　60%　70%　80%　90%　100%（完全缓解）

9. 请选择下面的一个数字,以表示过去24h内疼痛对您的影响。

（1）对日常生活的影响

（无影响）0　1　2　3　4　5　6　7　8　9　10（完全影响）

（2）对情绪的影响

（无影响）0　1　2　3　4　5　6　7　8　9　10（完全影响）

（3）对行走能力的影响

（无影响）0　1　2　3　4　5　6　7　8　9　10（完全影响）

（4）对日常工作的影响（包括外出工作和家务劳动）

（无影响）0　1　2　3　4　5　6　7　8　9　10（完全影响）

（5）对与他人关系的影响

（无影响）0　1　2　3　4　5　6　7　8　9　10（完全影响）

（6）对睡眠的影响

（无影响）0　1　2　3　4　5　6　7　8　9　10（完全影响）

（7）对生活兴趣的影响

（无影响）0　1　2　3　4　5　6　7　8　9　10（完全影响）

五、行为疼痛测定法（behavioral rating scales,BRS）

由于疼痛对人体的生理和心理都造成一定的影响,所以疼痛患者经常表现出一些行为和举止的改变,通过观察记录这些变化,可以为临床疼痛评估提供一些较客观的辅助依据。

（一）六点行为评分法（6-point behavioral rating scale,BRS-6）

六点行为评分法是由Budzynski等人推出,目前临床上多用于测定头痛和其他疼痛,也用于对疼痛患者的对比性研究,该方法将疼痛分为6级:①无疼痛;②有疼痛,但易被忽视;③有疼痛,无法忽视,不干扰日常生活;④有疼痛,无法忽视,干扰注意力;⑤有疼痛,无法忽视,所有日常活动均受影响,但能完成基本生理需求如进食和排便等;⑥存在剧烈疼痛,无法忽视,需休息或卧床休息。此方法的特点在于将行为改变列入评分范围,患者回答时以疼痛及行为的影响来表达疼痛强度。患者的回答贴近个人的生活,有一定的客观性。每级定为1分,从0分（无疼痛）到5分（剧烈疼痛,无法从事正常工作和生活）,都容易与患者的描述相关联,便于患者理解,此方法也用于患者出院后随访。

（二）疼痛日记评分法（pain diary scale,PDS）

疼痛日记评分法也是临床上常用的测定疼痛的方法。由患者、患者亲属或护士记录每天各时间段（每4h或2h,或1h或0.5h）与疼痛有关的活动,其活动方式为坐位、行走、卧位。在疼痛日记表内注明某时间段内某种活动方式,使用的药物名称和剂量。疼痛强度用0~10的数字量级来表示,睡眠过程按无疼痛记分（0分）。此方法具有①比较真实可靠;②便于比较疗法,方法简单;③便于发现患者的行为与疼痛,疼痛与药物用量之间的关系等特点。

第三节 疼痛直接评估法

直接评估法是依据刺激-反应的原则,直接给患者以某种致痛性刺激,观察刺激达到何种程度或持续作用多长时间患者才感到疼痛,即痛阈(pain threshold);刺激的强度或时间继续增大到什么时候患者才做出不能忍受疼痛的表示,即耐痛阈(pain tolerance)测定;或随机地施加不同强度的刺激,让患者分辨何者为强、何者为弱的评估方法。这类方法多用于研究患者接受某些镇痛药物或治疗方法前后的对比,对患者痛阈、耐痛阈、痛分辨能力或对痛反应态度的变化进行评估,以观察药物或治疗方法对患者疼痛反应的影响。

一、痛 阈 测 定

(一) 热辐射法(thermal radiation,TR)

为温度测痛方法,它使用凸透镜聚焦,将热源发出的光线均匀地投射到受测试皮肤表面区域,随着热辐射能的增强,受测试皮区产生疼痛并逐渐增强,当热辐射疼痛与患者原有疼痛程度相等时,可用此时的单位面积皮肤每秒钟所受到的热量表示疼痛的强度。从测试开始的热刺激量逐渐增加至刚刚引起疼痛时的仪器所显示的热辐射量值即为"强度痛阈"[一般健康成年人约为$836mJ/(s.cm^2)$];而达到"强度痛阈"后继续增加刺激强度直至患者无法忍受时仪器所显示的热辐射量值即为"耐痛阈";而在固定刺激强度不变的情况下,连续给予辐射热刺激直至刚刚引起疼痛的时间即为"时间痛阈"。辐射法在测量过程中能精确控制热辐射刺激的强度、时间和测试部位的面积,引起的痛觉明显而固定,一般不受其他因素的影响,可用于较为精确的实验检测,但操作不慎可能引起皮肤损伤。

(二) 冷刺激法

以温度作为刺激源,此时周围温度应保持恒定,常常以$20\sim25℃$为宜,冷刺激时以$0℃$左右的冰水为刺激源,要求患者指出疼痛感觉开始出现和达到最大疼痛耐受力所需的时间。从侵入冰水至疼痛开始所需时间为痛阈;从浸入冰水至最大疼痛耐受出现之间的时间为最大疼痛耐受性。已证明该方法能有效测定疼痛强度,并能与临床疼痛强度相匹配,但其临床应用仍受一定条件的限制。使用冷热刺激法时应注意调节温度梯度,避免皮肤冻伤。

(三) 电刺激法(electrical stimulation,ES)

多种类型的电流均可作为疼痛刺激源,目前常用的为方波电刺激,这是因为方波电流的上升和下降速率极高,波幅在瞬间内即可达到最大刺激值,也可降低到零,并且方波的波形规则既有利于掌握刺激强度,也有利于测量和计算。电刺激测定痛阈在应用中具有定量精确、简便易行、重复性好并且极少损伤组织等优点。在具体操作中,电刺激的波幅、波宽、串长、程序和时间间隔等指标均可随意调整,它既可以用于皮肤测痛,也可以用于外周神经和中枢神经系统的测定,除了可以产生疼痛感觉外,也可产生麻木感。

(四) 机械刺激法

多数以压力作为刺激源,以往较常用弹簧式压力计,所给予的压力刺激量可以调节大小,并根据其刻度进行记录疼痛的产生及其程度。

(五) 药物刺激法

临床上使用高渗盐水、酸或碱性溶液、离子、5-HT、缓激肽和组织胺等均可引起疼痛,但由于剂量不易掌握,目前已多被其他方法所代替。

二、生理生化指标

由于疼痛可引起全身各系统的不同程度的反应,因此常用的生理、生化指标测定均可在一定程度上作为反映疼痛的指标。但应该说明,许多生理、生化指标均可在疼痛时发生变化,不同程度反映疼痛时体内的内环境变化,但这些变化并不具特异性,同时并非所有指标都容易在临床实施检查,多数情况下仅适用于科研项目。

（一）潮气量

由于疼痛刺激，呼吸浅快，因此潮气量降低，但少数情况下会发生过度通气。

（二）心率和血压

各种程度的疼痛均可通过刺激交感神经系统而使心率增快、血压升高并可伴有出汗或心律失常。

（三）心电图

由于交感神经活动增强，心电图出现 R-R 间期缩短，ST-T 变化或明显的心律失常。

（四）激素类

血清儿茶酚胺、环磷酸腺苷、5-HT、促肾上腺皮质激素、抗利尿激素、生长激素等升高。

（五）神经功能测定

主要测定神经的传导速度和给予刺激后的反应强度，可分别测定感觉神经和运动神经，同时可通过分析给予刺激的参数，如电压和电流强度及波幅、传导速度等来判断神经的生理功能状态或治疗前后的变化，也可以间接评价神经功能的完整性。

（六）诱发电位（evoked potential，EP）

诱发电位是中枢神经系统感受外来或内在刺激后产生的生物电活动，中枢神经系统受到外在刺激后产生的生物电活动称为感觉诱发电位（sensory evoked potential，SEP）；根据刺激形式可分为：体感诱发电位、听觉诱发电位、视觉诱发电位；根据诱发电位起源可分为：皮质、皮质下和脊髓诱发电位。一般使用 $0.1\sim0.2ms$ 的方波脉冲，频率 $1\sim2Hz$，强度以引起轻度肌肉收缩为限，通过针电极或表面电极刺激外周神经。

（七）功能磁共振成像技术

功能磁共振成像（functional magnetic resonance imaging，fMRI）技术测痛改变了以往对疼痛评估的思路，成为当今研究的热点。伤害性刺激引发神经冲动，而机体内的神经元活动又可引起局部血流动力学和代谢率的改变。电子发射断层成像技术（PET），可通过检测这两项指标的变化进行脑功能成像，使脑内的神经活动可以直观地以图像形式显示出来。fMRI 是以脱氧血红蛋白磁敏感效应为基础的成像技术，局部脑皮质通过外在特定任务神经刺激后局部脑区激活，局部脑血流增加，即氧合血红蛋白增加，而局部脑耗氧量增加不明显，即局部脱氧血红蛋白含量相对降低。这就是血氧水平依赖（blood oxygenation level dependent，BOLD）现象。fMRI 根据血氧水平依赖现象和脱氧血红蛋白磁敏感效应进行脑功能成像，同样可使脑内神经活动用图像显示出来，可以直观地研究疼痛相关脑区活动变化，以神经递质变化为疼痛评估、诊疗提供较为客观的指标。

第四节　小儿疼痛的评估

疼痛是儿童期和青少年期普遍经历的体验，但是由于各种原因当成人与儿童均有疼痛存在的情况下，小儿的疼痛往往较成人不被重视。有研究显示，胎儿期传导痛觉的神经末梢已经形成，新生儿就能够感知疼痛。因此，对于小儿疼痛的治疗很有必要。

有效而可靠的评估是疼痛的诊断和治疗中最重要的环节，但是小儿疼痛的评估特别是对新生儿和幼儿的疼痛的评估是很困难的，因为疼痛是一种主观感受，小儿又由于受各种因素的影响很难对自己的疼痛的感受进行准确地描述，同时由于儿童正处于生长发育阶段，不论其生理结构和器官、系统的功能均处于不平衡状态，因此也就很难测量。但是，儿童和成人一样，对疼痛的感觉以及痛阈存在明显的个体差异，他们也能够以不同方式表达自身的疼痛，所以目前应该在临床上建立一种系统而可靠的儿童疼痛评估方法，然而事实上要想建立适合于不同年龄组儿童的疼痛评估方法比较困难。这至少与下列因素相关：①目前我们对儿童疼痛的本身和相关知识所知甚少；②临床上对于儿童疼痛工作的重视范围远不如成人；③不同年龄组儿童对于疼痛的反应和表达的差异；④不同年龄组的儿童对于疼痛的认知和痛阈的差异；⑤儿童对于医护人员的合作和信任程度。

尽管如此，许多能正确而有效地进行小儿疼痛测量的方法已运用于临床和研究领域。儿童可以用语言来描述他们的疼痛感觉，并能用标准的计量方法来定量地描述疼痛。一致公认的测量疼痛的"黄金标准"应该是儿童对自己所经历的疼痛的报告(即自我报告测量);此外疼痛还可以通过儿童对疼痛的反应方式来测量(即行为测量);最后,儿童机体对疼痛的反应也可用于疼痛的测量(即生物学测量)。由于新生儿、不会用词语来表达的儿童以及残疾儿童均不能描述他们自己的经历,这样就必须使用行为和生物学测量。因此,小儿的疼痛评估包括自我评定、行为评定和生理学的评定。

一、自我评测

自我评测(self-report measures)是被认为是对疼痛比较有效的测量。口述的自我评述包括:面谈、问卷、自我估计尺度、疼痛的形容描述;非语言性的描述包括面部表情尺度,视觉模拟(VAS)和绘图。对于疼痛的描述受年龄、发育和对疼痛的经历的体验等因素的影响。婴幼儿可以使用面部表情分级评分法(face rating scale,FRS)进行疼痛的自我评测,包括自然的微笑、痛苦、哭闹;婴幼儿还可以使用视觉模拟评分脸谱,来评价婴幼儿的疼痛的相应的程度。2岁以上孩子能够说出其疼痛的存在和其位置所在,但却不能进一步描述疼痛的强度;3~4岁的还只能够描述疼痛的强度,他们能够理解疼痛的含义,并想象地描述出来,如"不痛""稍稍痛"以及"很痛"等等;4~5岁的儿童可以用比较简单的疼痛测量表,但是需要临床医师对孩子的理解;8岁以上的小儿能够估计自己疼痛的性质。了解婴幼儿这个年龄组的疼痛,包括婴儿父母心理上的直接介入,患儿和医师之间通过一些非技术性的问题的解答可以提供帮助对疼痛的评估。疼痛的自我评测不仅限于对疼痛的强度的测定,还包括情绪的反应。对于1.5岁和2岁以上的孩子可以在父母和医师的帮助下应用自我评测来评估疼痛。

二、行为评测

行为评测(behavioral measures)是用于婴幼儿和认知能力减弱的或者障碍的儿童的疼痛的测评,这些儿童不能使用自我评测来测定疼痛的程度,故此行为评测很重要。对包括哭闹、面部表情、体位、动作等有关疼痛的姿势进行评分,应该注意的是有些虚弱和用过药物的孩子对于疼痛的反应,如哭闹和行为上的反应可能比其健康时期反应差些。可以选用NFCS新生儿面部系统和CFCS儿童面部系统用于疼痛强度的评分。近年来,对于定量幼儿的手术后的疼痛的反应评估,使用五项FLACC行为评测(Face,Legs,Activity,Cry,Consolability,面部、腿、动作、哭、可安慰),在对于婴幼儿的手术后的疼痛的定量评定有了一定的发展,FLACC可用于2个月至7岁儿童疼痛的评测。交流和认知缺损的儿童可能会影响和妨碍疼痛的自我评测,另外,面部表情和躯体运动对于那些患有肌无力引发的运动不协调、麻痹、异常姿势、不随意运动的儿童会影响其对于疼痛的行为评测。医护人员发现不同年龄组小儿疼痛表现各异,同时需全面观察小儿,以判断所观察到的行为是因疼痛还是由其他因素引起。

三、生理学的评测

生理学的或生物的评定是疼痛评测的第三种方法。在新生儿和儿童,生理学的疼痛反应包括:心率,迷走神经张力(副交感神经的抑制对心脏的影响)、血压、呼吸频率、脉搏氧饱和度等。手术、创伤、疼痛可引起神经内分泌的反应(皮质类固醇、生长激素、高血糖素等)对于疼痛的发生的反应已经被研究。

四、复合评测

对于某些患病用药的婴儿和儿童疼痛,使用联合的评测:如联合生理的、行为的、自我评测。如对于早产儿的复合评分包括:胎龄、行为评测、生理指标和面部表情。

五、各种年龄段儿童的疼痛评估

(一)新生儿

疼痛评测包括:行为指标(面部表情、哭、上肢、下肢和唤醒的状态)和生理的疼痛评测。

(二)学龄期儿童

此阶段的儿童能够接收多种指令如放松等,可以要求他们表达具体的疼痛感受并描述疼痛,也可以应用视觉模拟尺(VAS)评分,该标尺从 0~10 表示不痛至剧痛,可用基本色彩由浅到深,也可以在标尺刻度旁边画有不同的表情的脸谱,让小儿在标尺上指出自己的疼痛程度,随之进行评估后能够有效地应用镇痛药物和方法。

(三) 青春期儿童

此年龄阶段的儿童可以使用成人的疼痛评估方法,如疼痛分级等可有效地用于这一年龄组。

总之,在最近的十多年中,关于小儿疼痛的问题,产生了一些实用的临床实践指导原则和政策声明,对于治疗小儿疼痛的医护人员具有很大的帮助。准确、可靠的疼痛评估与测量是疼痛治疗的重要依据,由于小儿正处于生长发育阶段,因此,只有正确地理解疼痛、疼痛测量方法和儿童的发育状态,才能选择最合适的测量和评估方法。

(陆丽娟　李文志　王云霞)

参考文献

[1] HUSKISSION E C. Measurement of pain [J]. Lancet, 1974, 2: 1127-1131.

[2] MELZACK R. The McGill pain quetionnaire: major properties and scoring metholds[J]. Pain, 1975, 1: 277-299.

[3] 魏建梅, 王建宁, 曹英, 等. 疼痛评估管理规范的研究与应用[J]. 江西医药, 2019, 54(6): 714-716.

[4] MAIHOFNER C, HANDWERKER H O, BIRKLEIN F. Functional imaging of allodynia in complex regional pain syndrome [J]. Neurology, 2006, 66(5): 711-717.

[5] 刘广召, 耿左军, 李钊. 脑功能成像在慢性疼痛研究和治疗中的应用[J]. 实用疼痛学杂志, 2008, 4(2): 127-132.

[6] 彭慕云, 谭长连. 疼痛的脑功能成像研究进展[J]. 中国疼痛医学杂志, 2012, 18(1): 50-52.

[7] 连佳, 王玉玲. 新生儿疼痛测量评估的研究进展[J]. 护理学杂志, 2015, 30(9): 17-19.

[8] 高崇荣, 王家双. 神经性疼痛诊疗学[M]. 郑州: 郑州大学出版社, 2006. 44-64.

第六章　疼痛的红外热成像检查

一、红外热成像原理与检查方法

(一) 红外热成像的基本原理

红外热成像术是利用红外辐射成像原理,遥测人体温度分布状态的一种现代物理学检测技术。它所摄取的图像称为红外热成像图。

红外热成像图应用于医学领域,称为医用红外热成像图。采集医用红外热成像图的设备称为医用红外热成像仪。

皮肤是人体温度的辐射器,是散热最重要的场所,人体散热主要通过皮肤的热辐射,传导、对流、蒸发散热是其次要途径。

从皮肤表面发出的热辐射或辐射能,不仅反映皮肤表面的热信号,还能反映机体深部组织和浅部组织热信号的叠加,深部的热能经过传导和对流到达体表,由体表以热辐射的形式散热于空间。

温度是反映人体生命状态的重要指标,它与呼吸、血压、脉搏是被视为人体生命的四大基本体征,每个住院患者必须记录此四项指标。在医学上,目前最常用的测温工具仍是水银体温计和电子体温计,虽然在使用方法和精确度方面较前有了很大进步,但它们仍然只能实现"点"的接触式的温度测定,而不能在空间、时间上,连续、动态地整体观察身体表面大面积的温度分布和变化。

使用医用红外热成像仪观测皮肤热辐射与一般接触式测温方法不同,医用红外热成像仪能非接触遥感测定体表"面"的温度的细微变化,实时、动态、精确地摄取并记录这种热辐射能分布状态,并绘出即时的红外热成像图。

医用红外热成像图精确地、动态地记录了人体体表温度分布和变化状态,是研究人体温度变化、观察机体功能状态变化的一项无创检测技术。从物理学的观点来看,人体是一个天然的红外辐射源。它无时无刻地对外发射反映机体即时特征的红外辐射能。这种红外辐射能与人体的血液循环、微循环、组织代谢、神经的功能状态和组织解剖结构密切相关。正常的机体功能状态有正常的红外热成像图,异常的机体功能状态有异常的红外热成像图。比较和分析正常、异常红外热成像图的差异和规律,就可用于诊断、推论机体的生理、病理状态。结合临床和其他检查结果,对临床疾病的诊断、鉴别诊断和治疗有重要的指导和辅助诊断作用。

(二) 医用红外热成像仪的本质要点

1. 医用红外热成像仪是医学技术、光机电技术和多媒体技术结合的产物,其本质是一种遥感测温仪,一种医用红外热成像图记录仪,或说是一种高级的特殊的温度计。

现代科技已经为医学提供了大量的先进的以反映机体结构影像为主的影像技术,如 CT、MRI、PET、B超等,这些设备能把人体的组织结构,特别是骨结构显示得非常清楚,它给临床正确诊断带来了极大的方便,但能反映机体功能状况的影像学较少。医用红外热成像仪是唯一能动态记录全身热分布图,为临床进行综合分析诊断提供相关部位温度分布、温度变化依据的功能影像检测仪。根据红外热成像仪提供的红外热成像图结果,结合临床资料,可以推论与疾病有关部位的温度分布形态值,并以此推断可能的血液循环、微循环、组织代谢、组织解剖结构和神经功能状态的变化。红外热成像图的这些功能已被广泛有效地应用于炎症、疼痛、肿瘤、心血管、亚健康预防等医学领域。成为上述领域中相关疾病诊断、辅助诊断、鉴别诊断、疗效评估的重要的工具。

2. 红外热成像等功能影像学与 CT 等结构影像学结合是我们主张的现代影像学概念。

红外热成像仪本身只是个热像测温仪,它的功能是能客观地为医师提供诊断目标部位的热分布状态,由医师结合临床实际去综合分析诊断。这就如用体温计能测出患者的体温,如 38℃,提示所测的体温偏高,这是体温计的特有功能,测温者的职责是将此结果如实报告临床医师。至于38℃到底是什么病,什么意义,必须由医师结合患者的临床和其他检查结果综合分析才能给出正确的诊断。

　　红外热成像检查也一样,必须将红外热成像图结果与其他影像与临床结合才能得出正确的诊断。红外热成像只有与结构影像和临床结合才有其生命力。说明红外热成像图与其他影像学的关系见图6-0-1。

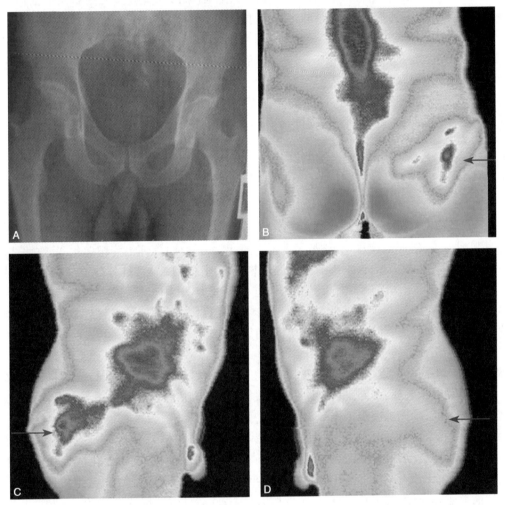

图6-0-1　右髋关节周围软组织损伤,右髋关节炎病例。患者诉右髋关节疼痛活动障碍一周
A.患者的骨盆X线平片;B.相应于X线平片摄片部位的腰臀部红外热成像图;C.髋关节右侧位红外热成像图;D.髋关节左侧位红外热成像图。

　　X线平片结果显示,疼痛侧髋关节骨质无明显异常,红外热成像图检查结果则表明,疼痛侧(右侧)可见明显偏热改变,提示局部有充血性变化,左髋无异常,结合临床及其他检查,临床诊断为右髋关节炎,右髋关节周围软组织损伤。

　　此病例中,患者诉右髋痛,但右髋的X线结果显示右髋关节结构是正常的。而于红外热成像图则明确地显示疼痛的髋关节呈现偏热充血性改变,包括充血性改变分布的热形态范围及热值均清楚地在红外热成像图上显示。这些异常的热值分布的范围与患者的压痛体征又高度吻合。说明红外热成像图对确定病变性质、程度、范围是有意义的。红外热成像图的这种功能补充了X线、CT等结构影像学不能反映热分布的不足。

　　当然若仅有红外热成像图结果,无X线、CT等结构影像学检查结果,那也就只能知道患处温度高低及分布的状态,并据此推论其有否炎症、软组织损伤范围、结核、肿瘤等可能,但实际的骨结构等情况则不得而知,亦很难得出完整的诊断结果。

　　因此,必须将红外热成像的功能影像结果与CT等结构影像学结果综合分析,不但知道患处髋关节骨质等结构的情况,又知道患处血液循环代谢及软组织状态等情况,结合临床,就可以较明确地得出这样的

161

分析意见:右髋关节疼痛,髋关节骨质与结构正常,但右髋关节疼痛区域呈明显充血性病理改变,提示处于充血性炎性改变期。临床诊断为急性髋关节炎(充血性),髋关节周围软组织损伤。

综上所述,我们提倡的理想的完整的影像学概念应是:利用 CT、MRI 等了解患者的组织结构状态,又通过红外热成像图了解这些组织结构的热分布、热功能状态,进而推论这些组织结构的血液循环、组织代谢和神经功能状态等,即结构影像和功能影像结合,才能使临床诊断有较全面的影像学依据。也只有这样,红外热成像技术才能得到不断发展,不断进步,才能真正发挥其优势。

3. 红外热成像技术临床应用优势领域。

(1) 根据国内外大量的红外热成像临床应用研究资料及经验,红外热成像与其他结构影像为主的影像学相比在下列五大应用领域有其优势。

1) 疼痛(软组织损伤性颈肩腰腿痛)部位、性质、程度。

2) 急、慢性炎症的部位、范围、性质、程度。

3) 肢体动静脉血管功能状态、血供情况。

4) 肿瘤的预警指示、全程监视、疗效评估。

5) 亚健康状况测定和评估。

其中又以疼痛领域与亚健康领域优势尤明显,应用最活跃。

(2) 疼痛领域应用红外热成像的优势

1) 红外热成像下,疼痛区域直观可视,实现了疼痛症状可视化;疼痛治疗靶向化;疗效评估客观化。

2) 疼痛区域病理状态提示,根据疼痛区域红外热成像图显示的异常红外热成像图特征不同,提示不同的病理状态,不同的可能病因。如偏高温充血性红外热成像图,则可能是充血性炎症、低毒(病毒?)感染、肿瘤早期、结核急性期等。若为偏低温缺血性红外热成像图,则可能神经性疼痛、交感神经张力性疼痛、慢性劳损性疼痛、动脉血管缺血性疼痛、肿瘤晚期等。

3) 为疼痛诊治多元思维提供证据。

不同疼痛部位、不同的病因、不同的病理状态,红外热成像图表现迥然不同,故而将红外热成像图结果、结构影像结果和临床表现综合分析,有助于疼痛原因结构与功能全面分析,骨结构与软组织综合分析,为开拓疼痛诊治多元思维提供客观依据。

(3) 红外热成像在亚健康体检领域中的应用优势:说到健康体检,亚健康是热门话题。但亚健康看不见,摸不着,但由于红外热成像图能灵敏精细的反映机体的温度变化,反映变化值为 0.05℃ 相伴随的组织代谢、循环、微循环的变化,因此将红外热成像图与目前常规的现代体检结合,则可达到既看到结构形态,又看到功能形态;既看到健康状态,也提示亚健康状态;既看到健康现状,又看到健康趋势;既看到静态功能状态,又看到动态功能状态的优势效果。

4. 红外热成像术的局限性　应该强调,红外热成像术并不是万能的。它所能表达的只是与热有关的因素,而对于深部,解剖复杂的某些组织或器官疾病,由于热信号的衰减和干扰,表达是困难的。即便是优势应用领域,亦尚需与其他影像和临床结合进行深化研究。但是红外热成像术作为新兴的绿色的无创的热功能影像技术,以其能反映机体的热功能状态图,与 CT、MRI、B 超等以反映结构影像为主的现代主流影像学互为补充,构建结构影像与功能影像结合的现代影像学概念,为临床诊断、循证医学提供更多的客观信息,有助于临床诊断、鉴别诊断和疗效评估。红外热成像术的这种功能是肯定的,也是临床需要和欢迎的。因此我们断定并预言,红外热成像术必定应用于医学每个角落,红外热成像术必定促进医学的发展进步。

二、医用红外热成像术的国内外发展动态

公元前 400 年,古希腊伟大医学家,希波克拉底(Hippocrates)利用泥浆覆盖于人体的体表。观察体表温度的变化来诊断疾病。这是有文字记载的人类第 1 次观察人体体表温度的常识。

公元 1592 年,伽俐略发明了测量温度的温度仪。

1800 年,威廉·赫胥尔(William Herschel)用温度计发现了红外线。

1840 年,John G. Herschel 用辐射热电偶探测器根据物体不同温度的分布,制定了温度谱图。使用名为蒸发成像仪的设备制作出第一幅利用薄油膜蒸发差异形成的红外图像。

1871 年,Wunderich 发明了医用温度测量器。

1918 年,美国发明家 Theodore 发明了速度更快,更灵敏光导探测器,成为早期的热成像仪。

1928 年,法兰克福美因河畔的 Czerny(车尔尼)教授发表了人体的第一张热成像图之后,医用热成像逐渐在德国兴起。

1950 年,英国 R. Lawson 发现乳腺癌患者病变部皮肤温度升高。1956 年他用原子蒸发仪想获得一些证据,但未成功。第二年,改用美国巴恩斯公司生产的红外扫描仪证实了这种现象。

1961 年,K. L. Williams 用辐射测温器电堆对 100 例乳房病变患者进行了皮肤温度的测定。在 57 例恶性病例中,有 54 例是用这种方法检查出来的,并发表了论文。此后,热成像图在临床诊断上的应用开始受到重视。

1963 年,美国 Bashes,Gershon-Cohen 在纽约成立了研究热成像图术的学术机构,热成像图才开始用于临床,1967 年巴西 C. M. Gors 在法国也成立了有关研究热成像图技术的学术中心。到 1998 年,据不完全统计,全世界约有 260 个医疗研究机构使用各种类型红外热成像仪诊断研究疾病,约已发表了几千篇有关热成像图研究的医学论文。从 1968 年以来,曾多次专门国际学术会议探讨热成像图技术在医学领域中的应用,并研制出性能良好的医用红外摄影仪。1971 年在第九届国际医学生物工程学会上,由 Mclbourne 正式提出了医用热成像图摄影装置。1980 年产生了更好更适合的医用红外热成像技术,渐被全球所使用,其中大多数是 LN2 制冷式 MCT(HgCdTe)扫描仪。2000 年,非制冷式微测辐射热计获得 FDA 系统认可,在医学上被频繁使用。

2007 年,InfraMedic 开发的第一个医用热成像系统(MammoVision,ReguVision and FlexiVision)通过 CE 认证并作为医用热成像检测设备投入使用,并且符合欧洲医学法规。其他没有通过医学 CE 认证的成像设备,仅仅局限于在不需要测量功能和显示温度读数的情况下使用。

近十几年来,我国医用热成像图的研究进展较快,北京华北光电技术研究所等单位首先研制成功了我国自己的医用热成像仪,通过临床试用,性能良好,为推动我国红外热成像仪在医学中应用发挥了作用。目前,北京、重庆、上海等多家机构研究生产了多种型号医用红外热成像仪,起码有超过 1 000 家以上的单位在应用,受到医学界关注。

红外热成像术以其遥测、无创、准确、快速、实时、动态的测温性能广泛应用于临床,目前应用活跃、认可度高、有可观前景的领域有疼痛、亚健康、中医未病、心脑血管、健康管理、肿瘤诊治等领域,最近发生的新型冠状病毒感染、流感的发热监测中,红外热成像术应用活跃,受到关注,发挥了很好的独特作用。

三、红外热成像的检查方法

(一)准备

1. 热成像检查室 热成像检查室工作面积,要求 15~20m² 大小,包括计算机操作区域、待检区域和摄像间。摄像间是 22~25℃ 左右的恒温封闭室,面积为 5m×1.2m,摄像间内应尽可能避免空气对流或直吹,否则会造成红外热成像图伪像,严重影响检查结果。

2. 仪器准备 打开计算机电源及镜头电源,准备摄像。非制冷红外热像仪打开镜头电源后,为保证红外热成像图质量需预热 30min;液氮制冷式红外热成像仪检查前需加入液氮,无需预热。

3. 摄像准备 待查者进入工作室,安静坐位休息 15~20min,适应摄像室内环境;佩戴有胸罩、束腰带、护膝者需除去;有汗水者需等皮肤干燥后方能进行摄像。

(二)操作

1. 打开摄图软件,核对姓名,将患者信息录入。

2. 调整好焦距,选择合适的热摄像温度和温窗,使图像达到最清晰;根据病情多幅取图,尽量使病变有关区域包含,然后保存图片。

3. 将保存的图片进行处理,使图像能清晰地反映病变位置。

4. 打印图片,供医师结合临床症状和红外热成像图结果进行诊断。

(三) 检查注意事项

1. 被检查者头发需前不盖额,后不遮颈;头发较长者需将其盘起来。

2. 待查者进入摄像室,根据病情裸露其检查部位,为使受检部位的红外辐射达到平衡稳定,通常除去衣物后15min摄像图像质量更好,候检时,受检部位应避免用手触压,皮肤表面敷贴的物质应除去,以免产生干扰伪像。

3. 据病情不同,分设不同摄像体位。常规检测体位如下:

(1) 检查头面部:正侧面近摄头部4张,见图6-0-2。拍摄时坐在凳子上,正视镜头前方,头发前不盖额,后不遮颈。

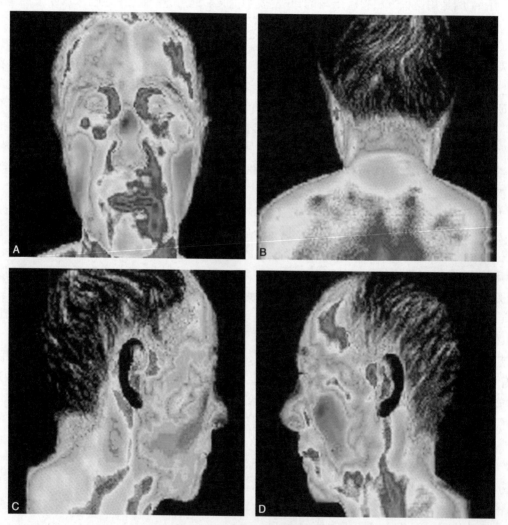

图 6-0-2 头面部红外热成像图
A. 头正前位;B. 头正后位;C. 头右侧位;D. 头左侧位。

(2) 检查上半身:除去上半身所有衣物,暴露皮肤;拍摄时,人体保持直立,两眼正视前方,双上肢自然下垂分置于身体两侧(不接触身体),掌心向前。分摄男上半身正前位,男上半身正后位(注:头痛患者需加拍正侧面近摄头部4张,拍摄时坐在凳子上,正视前方;颈部疼痛患者需加拍摄手,肩部疼痛患者需加摄左右侧面),见图6-0-3。

(3) 检查下半身:除去下半身所有衣物、袜子,裸露皮肤;拍摄时,双下肢站开,双足尖朝前,位于同一水平线上,双上肢抱头。一般需拍摄正前、正后位图,远摄(含双下肢)、近摄(仅腰、腹)各一张,共4张,如图6-0-4。下肢不适者需加拍双脚底红外热成像图。

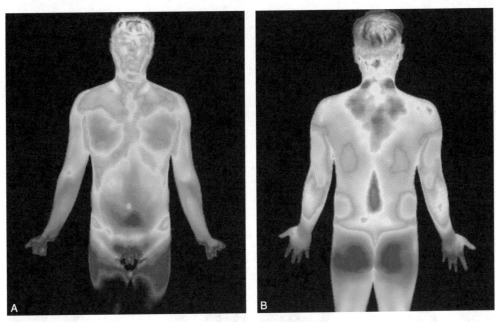

图 6-0-3　上半身红外热成像图
A.男上半身正前位；B.男上半身正后位。

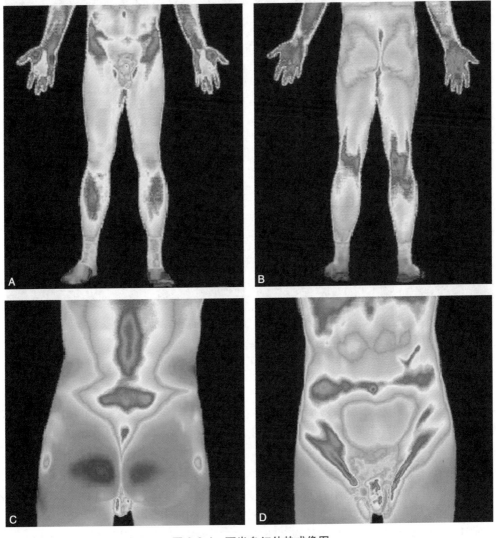

图 6-0-4　下半身红外热成像图
A.男下半身正前位；B.男下半身正后位；C.近摄正腰位；D.近摄正腹位。

（4）检查全身：除去全身所有的衣物。拍摄时，人体保持直立，两眼正视前方，双上肢自然下垂分置于身体两侧，手指分开（不接触身体），掌心向前；双下肢分开，双足尖朝前，处于同一水平线上。一般共摄取上半身正前位图、正后位图、下半身正前图及正后图，共4张（图6-0-5），有主诉不适或重点要求部位加摄近摄位照片，有双下肢不适者加摄双足底。

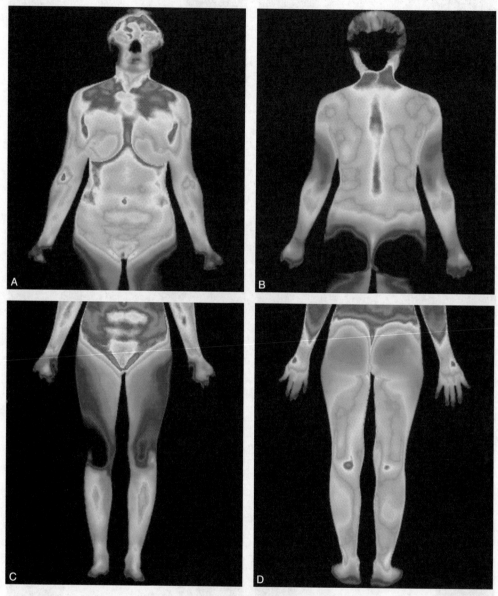

图 6-0-5 女性全身红外热成像图
A. 女上半身正前位红外热成像图；B. 女上半身正后位红外热成像图；C. 女下半身正前位红外热成像图；D. 女下半身正后位红外热成像图。

（5）检查乳腺、腋下、肋部：拍摄分为正前、后背、左右两侧位。共4张，侧位照时，双手抱头放松肢体，眼睛正视侧面墙壁，身体转45°角向镜头方向，胳膊向后伸展，露出腋下及颈部淋巴结，侧位片红外热成像图应以对侧乳头切面为准（图6-0-6）。

（6）检查膝关节、足踝部：除去长裤，暴露膝关节、足踝部皮肤；拍摄正前、后背、左右两侧位照片，共4张。必要时可加双足底。侧位照：右侧位时，右足前，左足后，置于同一水平线上（膝关节疼痛患者：膝关节略向前屈）；左侧位时，左足前，右足后，置于同一水平线上（图6-0-7，图6-0-8）。

4. 摄图原则 局部和系统结合。如颈与双上肢，腰与双下肢症状紧密，因果相连，颈部病变，往往影响双上肢；腰部病变，往往影响双下肢；因此摄红外热成像图必须要做到颈痛必须加摄双上肢及手；肩臂手痛者

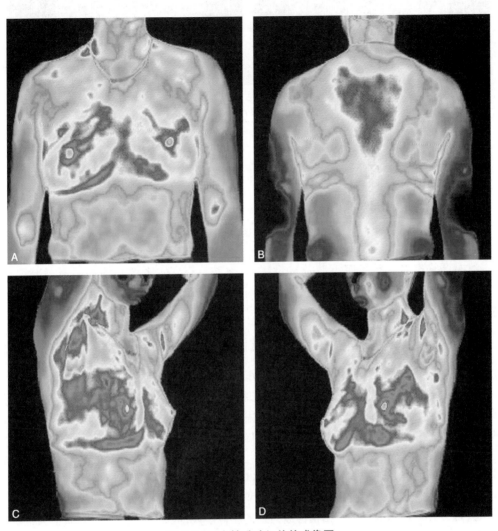

图 6-0-6　女性乳腺红外热成像图
A.女乳正前位红外热成像图;B.女乳正后位红外热成像图;C.女乳右侧位红外热成像图;D.女乳左侧位红外热成像图。

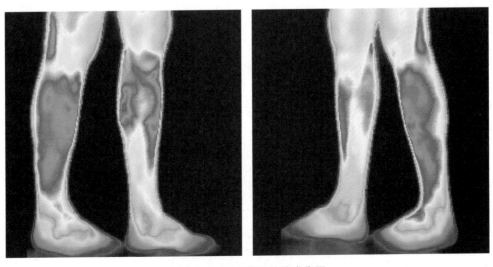

图 6-0-7　踝关节红外热成像图

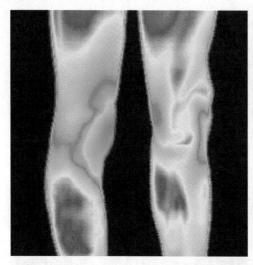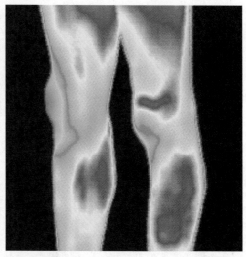

图 6-0-8 膝关节红外热成像图

必须加摄头颈位;腰痛患者必须摄双下肢及双足底;有下肢疼痛麻木者的必须加摄腰背部。即颈痛必摄手,手痛必摄颈;腰痛必摄腿,腿痛必摄腰;做到既了解疼痛局部,又了解可能对相关神经血管的影响。资料采集系统化。

四、红外热成像图诊断分析

医用红外热成像诊断分析是开展红外热成像工作的核心,下列几点必须了解。

(一) 医用红外热成像仪是医学技术和红外摄像技术、计算机多媒体技术结合的产物

其实质是一种全身温度分布扫描仪。原理是:利用遥感技术将人体发出的红外线信号摄入并转化为电信号,经 AD 转换为数字信号,经计算机以伪彩色显示温度分布场,由专用软件处理,用于临床分析诊断。

人体是一个天然的生物发热体,由于解剖结构、组织代谢、血液循环及神经的功能状态不同,机体各部位温度不同,形成不同的红外热成像图。正常的机体功能状态有正常红外热成像图,异常的机体功能状态有异常的红外热成像图,比较两者异同,结合临床就可以诊断,推论疾病的性质和程度。

(二) 医用红外热成像术与以组织结构诊断为主的影像学 MRI、CT、B 超相比较,有五大优势应用领域。

1. 疼痛(软组织颈肩腰腿痛为主)部位、性质、程度。

2. 急、慢性炎症的部位、性质、范围、程度。

3. 肢体动静脉血管功能状态、血供情况。

4. 肿瘤的预警指示,全程监视、疗效评估。

5. 亚健康状况测定和评估。

(三) 医用红外热成像图基本特性

红外热成像图基本特性可归纳八点,即灵敏性、稳定性、客观性、临床性、对称性、相对性、干扰性及复杂性,其中最重要的是掌握对称性、相对性和临床性。

1. 对称性 所谓对称性是身体的左右侧红外热成像图正常时是基本对称的,这是红外热成像图判读的基本准则。我们在判读时,常采用两侧对比法,如左侧有病,我们就努力以主诉为线索,找出左侧与右侧的异同,包括部位和红外热成像图形态和热值,结合临床去分析诊断,一般来说,红外热成像图会给诊断提供很重要的信息,在排除可能的干扰因素后,红外热成像图肯定是最客观的温度依据,由此推论其炎症、血液循环、神经功能状态、组织代谢等变化。

2. 相对性 相对性是指人体的温度值的正常范围、正常值的偏高和偏低是相对的,没有绝对的高低,研究表明,人类的正常温度范围有 2℃ 的差异。红外热成像图诊断中最有意义的是相对温差值而不是绝对温度值,不同的人不同的环境,温度的绝对值是不同的,但机体各部位间的温差,有病变部位和正常部位的温差是相对稳定的,有明显的规律性。相对性另一意义是红外热成像图的颜色,某一区域颜色深浅是相对的,这是伪彩色,为了读图视觉的需要可以调配的,红外热成像图代表数值是不变的,颜色是相对可调的。

3. 临床性 临床性是指红外热成像图的诊断分析必须紧密地结合临床,才能得到准确的结论。各种疾病的热特征在传统的教科书和著作中没有系统阐述,我们必须根据主诉信息、红外热成像图依据、结合现代检测结果,结合临床症状和体征去综合分析。没有临床信息,不懂临床,仅凭花花绿绿的红外热成像图去读图是困难的,试想一个医师对要诊断的疾病的基本特征规律都不知道,又怎能用红外热成像图去分析这种疾病呢?有人说专科疾病诊断水平有多高,专科红外热成像图诊断水平就有多高,是有一定道理的。

红外热成像图临床应用中应强调正确的诊断必须要做到主诉、红外热成像图及体征三者高度一致,就是这个道理。

(四) 红外热成像图诊断技术要素

读图必须掌握红外热成像图的三个基本技术要素,即生理红外热成像图、病理红外热成像图和干扰红外热成像图。

1. 生理红外热成像图 生理红外热成像图是正常健康状态时的红外热成像图,它包括不同年龄段、不同生理阶段、不同环境、不同肥瘦等人的红外热成像图特征,这是判读红外热成像图的基础。

2. 病理红外热成像图 病理红外热成像图是指病理状态下的人体红外热成像图,它包括不同种的疾病的不同的病理特征;同一种疾病有不同的病理阶段红外热成像图特征,这是较为复杂的,疾病千变万化,与疾病密切联系的血液循环、微循环,组织代谢,神经功能状态也在变化,再加上实际人体血管分布不像解剖学书上那样的标准,变异率很高;因此在分析一个局部区域病变时,就要求对这些规律很熟悉,否则很容易出差错。当然,如能正确掌握正确判断后,亦会深深地感到红外热成像对诊断特别是对病理状态的判断的精准性与必要性。

3. 干扰红外热成像图 干扰红外热成像图是指影响红外热成像图正确判读的各种干扰因素。它来源广泛,从仪器本身、环境、衣服穿戴、先天变异、陈旧性损伤、生理状态、情绪、体表结构异常、负荷习惯等均可出现相应异常,干扰病理红外热成像图表现。读图者必须了解这些规律,才能正确把握。为方便理解,分别将人体正常红外热成像图、干扰红外热成像图和病理红外热成像图的基本表现,图像分析介绍如下。

(五) 红外热成像图的报告

红外热成像图的报告是红外热成像工作者将红外热成像图检查结果向临床医师报告的重要文件,正确与否关系到红外热成像图的价值和推广,因此十分关键。应该强调的是,红外热成像图检查的对象面很宽,临床各种病情很复杂,红外热成像工作者几乎不可能深入全面了解这些疾病,也不可能根据红外热成像图表现全部说清楚。红外热成像图只是客观表达检测目标的热分布状态,其明确的意义必须结合临床才能正确诊断分析,因此热成像工作者的职责在于正确客观地报告热分布状态,有两种格式供参考如下:

非专科报告格式(适用临床各科红外热成像图申请报告单)

医用红外热成像图报告单

申请检查目的:

拟检查部位:

检查红外热成像图所见

　　　　　　—— 部位　　目标区/疼痛区/压痛区/包块区

　　　　　　—— 热　　　(热/冷　　轻、中、明显、明显异常)

　　　　　　—— 图　　　(形态　　片、点、斑、条状)

病理状态提示　　—— 偏高温红外热成像图改变,提示该部位充血性改变

　　　　　　　　　偏低温红外热成像图改变,提示该部位缺血性改变

评估与建议　　　—— 建议结合临床分析诊断

1. 上表中报告内容由报告者勾选,配合打印出红外热成像图上圈选,能满足申请者要求。

2. 上表适用于临床各科红外热成像图申请报告。由于红外热成像图报告者不可能很熟悉各科临床,红外热成像图报告者的责任是利用热像仪回答临床需求,以妇科为例,诉右下腹痛,此处是痉挛?还是炎症?是充血性包块?还是缺血性包块?红外热成像清楚可视,可迅速报告。如偏高温,则为充血性,炎症可能,不排除肿瘤早期,宜消炎后观察;若偏低温,则属缺血性,是慢性缺血性病变,可明确排除充血性炎性

可能,不宜用抗生素。

3. 红外热成像图报告对临床诊疗有很好的帮助。

专科报告单(适用专科医师自己报告)

主　　　　诉	时间,病因,部位,有无神经刺激症状,与疼痛相关的责任动作
红外热成像图所见	主诉疼痛的部位及区域的红外热成像图特征,形态,分布,温度的高低
体　　　　征	主诉疼痛不适区域内红外热成像图异常的部位,压痛? 神经体征? 运动功能?
评 估 及 建 议	根据上述主诉红外热成像图体征三者综合分析,作出临床评估诊断及建议

专科报告单(举例)

王××,男性,65 岁。

主诉:左小腿外伤后疼痛 20 天,活动痛,无静息痛,晚间无痛醒。

红外热成像图:左下肢中下段可见片状均匀偏低温改变,小腿后上方累及,但左小腿远端未见明显偏低温改变(图 6-0-9)。

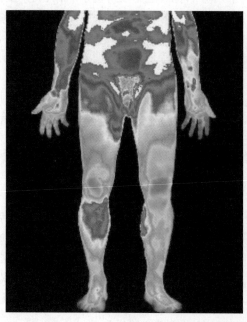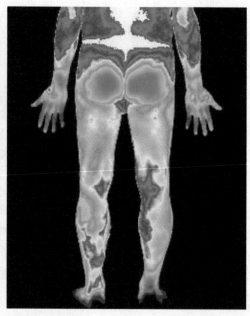

图 6-0-9　该患者下肢红外热成像图

体征:左下肢中下段前方,含股前及膝前及左小腿腓侧软组织广泛压痛,知觉正常,活动正常。

评估与建议:左下肢中下段前方,含股前及膝前及左小腿广泛软组织损伤(股直肌、股外侧肌、髂胫束、胫骨前肌、腓骨长短肌、腓肠肌外侧份及其筋膜累及),但坐骨神经及相关血管未累及,建议按软组织损伤处理。以上述肌肉的压痛点及起止点为主要治疗点。

(六) 红外热成像的诊断问题

要做好红外热成像的诊断,有两个难点:①红外热成像是温度的分布表达,传统的医学经典中没有系统论述,全世界都在探讨,在实践,在完善中;②疼痛是一种感觉,是机体对各种损伤、伤害的一种保护性反应,是临床多种疾病的一种症状。红外热成像一方面由于它能灵敏客观反映机体状态,给原先基本靠主观表达的疼痛症状提供了客观的依据,受到了临床重视和欢迎,另一方面,由于疼痛的复杂性和红外热成像的不完善性,深入实践后,许多复杂疑难的临床疼痛就觉得杂乱无章,难以应付,特别是初学者,很有难度。

如常见的小腿疼痛症状,可来源于小腿的肌肉、筋膜、肌腱、滑囊,可以来源于其上游的神经干,甚而来自相应的神经根刺激等。因此想迅速正确地去判断,找到治疗点,不是一个容易的事情。在长期的临床和教学实践中。WSM 简易诊断法——红外疼痛快捷诊断 4 个 3(简称四三诊断法),有一定帮助,现简介如下:

1. 快捷诊断 4 个 3 要点(图 6-0-10)

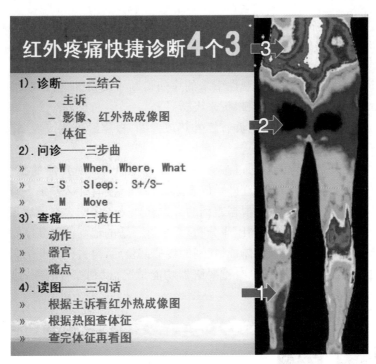

图 6-0-10　快捷诊断 4 个 3 要点

2. 快捷诊断 4 个 3 解析

第一个 3:"诊断三结合"是指红外疼痛诊断必须坚决做到主诉、红外热成像图(影像)、体征三结合,这是红外疼痛诊断的总纲,是 4 个 3 中最重要的,红外热成像图诊断离开了主诉,读图就没有方向;离开了体征,就没有了客观支撑,诊断一定会漏洞百出。

第二个 3:"问诊三步曲"是指问诊的 W. S. M 三个步骤。

第一步 W,问询疼痛的时间(When)、部位(Where)、原因(What)。这是常规。要求仔细,详尽,问诊是信息的采集,是医师水平高低的体现之一。

第二步 S,(Sleep,S+/S-)。疼痛是一种感觉,是感觉神经受刺激的表现,但这种刺激是来源于感觉神经本身呢? 还是来源于感觉神经外的刺激因素,如软组织损伤对感觉神经刺激导致疼痛呢? 两者首先要分清。

我们将晚间自发痛醒作为是否有神经源性疼痛的一个简捷问诊指标。因为神经源性疼痛者,其相应的神经鞘膜一定有损伤刺激,就会有自发痛、静息痛、定位痛、持续痛等特征。晚间自发痛醒是其最主要临床特征。问诊时如有此症状,则记为 S+,应列为神经源性疼痛去诊治。若无自发痛醒,仅活动才痛,则考虑是非神经性疼痛,是外源性疼痛,多为运动性疼痛,记为 S-。此两类疼痛性质不同,原因不同,治疗方法亦迥然不同。前者应以确定神经损伤部位、节段,去设法消除其炎症、损伤,促进其神经损伤的恢复为主去诊治。后者,无自发痛醒,是外源性感觉神经痛,最常见的是运动器官损伤,软组织损伤对感觉神经刺激卡压造成。我们就要去查运动性疼痛原因。即进入 W. S. M 问诊的 M(move,运动)阶段。查与本疼痛有关的责任运动器官。

第三个 3:"查痛三责任",即责任动作、责任器官和责任痛点。

疼痛是一种感觉。对于运动器官引起的疼痛。最重要的弄清,主要是哪一个动作引起的疼痛,这就叫责任动作。责任动作确定后,则要进一步分析,这个动作由哪些运动器官完成的,即查有关的致痛责任器官,关节? 肌肉? 韧带? 滑囊? 器官确定后再找致痛器官的相关致痛点。确定作为治疗点。这个过程简化表达,即是:做动作,找器官,查压痛,确定点。

在疼痛诊疗中,要真正地找到痛点也是不容易的。痛是一种患者的感觉,位置是医师压的,痛是患者表达的,每个人耐受不一样,医师压痛力度不一样,用力的习惯不一样,医师的经验不同,查出压痛的位置有一定差异。这些带来了众多的不客观性。这种不客观性,直接影响诊疗的思维和结果。

红外热成像可以实时动态地反映机体温度,由于疼痛区域一定伴发相应部位的细胞代谢、血液循环、微循环、神经功能状态的病理变化,一定会导致相关区域的温度的变化,只要这种温差值变化超过

0.038℃,红外热成像图就可以清楚客观显示这种变化。这就使我们不但能够看到患者主诉不适的部位异常红外热成像图,又能看到病变已发生,但患者还感觉不明显部位红外热成像图变化。同时还能看到跟疼痛有关的全身的相应状态。

利用红外热成像图就能避免因医患主观性带来的疼痛诊断不确切性,使疼痛治疗能在红外热成像图引导下精准客观可视地进行,给疼痛诊疗效果带来飞跃。

第四个3:"读图三句话"是指"根据主诉看红外热成像图,根据红外热成像图查体征,查完体征再看图"三句话。

第一句,根据主诉看红外热成像图。通过主诉,我们已知道患者感觉疼痛的部位区域在哪里,读图就是查看主诉疼痛的部位的与无疼痛的部位红外热成像图形态和温度有什么差别。

第二句,根据红外热成像图查体征,是根据查到的异常红外热成像图去查压痛点及相关体征。一般来说,主诉疼痛区域红外热成像图异常部位的压痛分布,跟主诉不适的范围往往高度吻合。

第三句,查完体征再看图,当我们查实体征,找到的疼痛部位后,再去查验此结果是否与红外热成像图符合,有否漏掉?同时再查与疼痛相关的全身重要脏器功能情况,以利综合判断,这是一个验证和提高的过程。坚持做好,就一定能不断提高进步。

下面这个病例可帮助理解(图6-0-11)

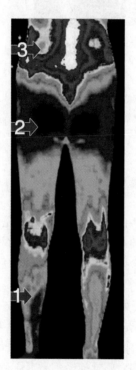

左图:患者主诉左下肢疼痛,活动疼痛,小腿尤甚,疼痛特点是走路痛,走久甚,伴足底麻木感,坐、卧症减,晚间不痛

查体:知觉正常,直抬阴性。考虑无明显坐骨神经痛征像,软组织损伤可能大

根据主诉看红外热成像图:主诉疼痛的左下肢。①左侧小腿后内侧区;②左臀部;③左髂腰部明显偏低温改变

根据红外热成像图查体征:图中1左小腿后内侧区,2左臀部,3左髂腰部红外热成像图区域,有明显压痛,其区域边界,几乎与红外热成像图一样。而1区是患者主诉明确的疼痛区。2区和3区是患者主诉不明确的部位

如果没有红外热成像图,我们不可能这么清楚快捷全面地找到痛点痛区。包括有明确主诉1区,主诉不明确的2、3区

查完体征又看图:查完体征又看图的过程,就是核查阳性体征与红外热成像图符合不符合;异常红外热成像图的部位,有否漏掉;与本病相关的全身其他重要不适有否关注。这是读图验证提高的过程,也是我们在红外热成像引导下,在疼痛领域做到精确诊断,精准治疗的重要一步

图6-0-11 读图三句话例图

3. 与现代解剖紧密结合,努力实现精准红外疼痛诊疗 遵循四三诊断法,读图三句话,与现代解剖紧密结合,严格比对,是红外疼痛实现精确诊断,精准治疗的关键。下面这个实例可能有所启发。

患者,男性,主诉:右肩臂疼痛,上举后伸外展均有不适3个月余,近期症状加重,影响睡眠及穿衣,但无晚间痛醒。

(1)摄取上半身正前位和正后位红外热成像图(图6-0-12)。

(2)按四三诊断程序分析

1)**肱二头肌软组织损伤红外热成像图分析**(图6-0-13)

红外热成像图:与无痛左侧比较,发现主诉疼痛区,右上臂前方,右胸前区(箭头所示)明显条片状偏低温改变,其分布与正常解剖图肱二头肌长头短头高度吻合。

责任动作:上肢肘屈、臂屈、旋前痛、上肢上举痛、受限、后伸旋内痛、外展受限。

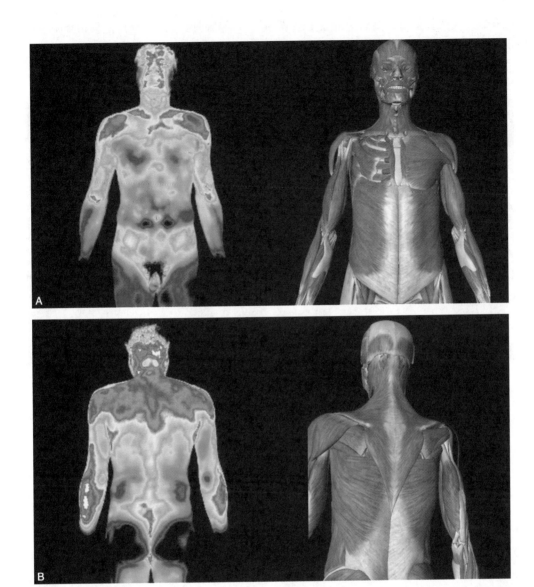

图 6-0-12　患者半身正前位红外热成像图(A)和正后位红外热成像图(B)

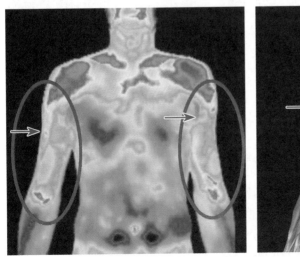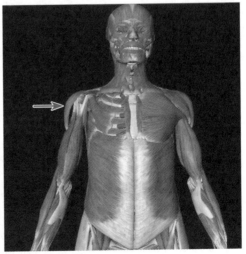

图 6-0-13　肱二头肌长头短头软组织损伤红外热成像图,右侧为患侧

压痛区：在肱二头肌长头肌腹及肩胛骨盂上结节(起点)，肩胛骨喙突(起点)，桡骨粗隆附着点(止点)。

诊断：肱二头肌软组织损伤，长头，短头均累及。

2) 胸小肌软组织损伤红外热成像图分析(图6-0-14)

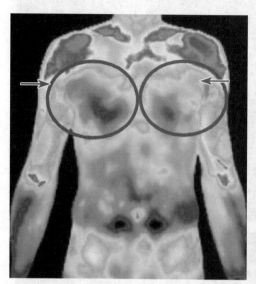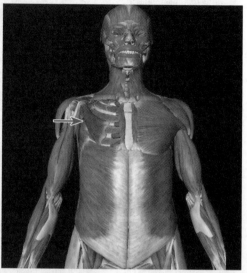

图 6-0-14 胸小肌红外热成像图，右侧为患侧

红外热成像图：主诉疼痛区域，右胸前区(箭头所示)与无痛左侧比较，明显条片状偏低温改变。此偏低温分布区与正常解剖图胸小肌(深蓝色区域)高度吻合。

责任动作：肩部前伸活动痛，穿衣动作受限。

压痛点：胸小肌投影处及其附着点胸3~5肋骨，肩胛骨喙突有非常明显压痛。

诊断：胸小肌软组织损伤。

3) 肱三头肌长头软组织损伤红外热成像图分析(图6-0-15)

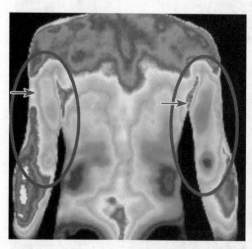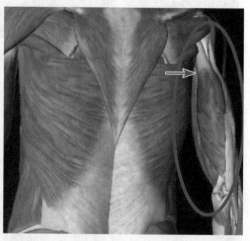

图 6-0-15 肱三头肌软组织损伤红外热成像图分析

红外热成像图：正后背红外热成像图主诉在肩臂不适区域显示右肩臂后有明显偏低温改变，其上部呈尖梭状向肩胛后方凸起，此低温带与肱三头肌解剖(深蓝色区域)高度吻合(见解剖图)。

责任动作：右上臂后伸，肘后伸疼痛，轻度受限。

压痛点：在肱三头肌长头肌腹及肩胛骨盂下粗隆(起点)鹰嘴处(止点)。

诊断：肱三头肌长头软组织损伤。

该患者肩臂痛日久，曾多次治疗，效果差，在上述诊断后，明确部位，行局部精准治疗，疼痛迅速好转，患者评价痛苦少,疗效好。

疼痛责任点、压痛点及疼痛治疗点的确定是整个诊疗行为的关键。

但压痛点,最多见是软组织(骨骼肌、筋膜腱)在骨骼附着起止点处,一般都比较深,红外热成像往往显示不明显。

如肱三头肌长头起止点红外热成像图(图 6-0-16)所示,根据右上臂后伸痛主诉,很快找到右上臂后方偏低温压痛区,解剖知识告诉我们,这是肱三头肌长头损伤,其起点在肩胛骨盂下粗隆,止点为鹰嘴处,较表浅的鹰嘴处可看清低温灶,但较深的起点肩胛骨盂下粗隆处,则仅可看见与对侧无痛区明显不同的偏低温的肌腱尖梭状切迹,其深部肩胛骨盂下粗隆附着点则很不明显,此时,则应将红外热成像图提示与解剖结构比对,深压检查,往往可找到隐蔽较深的,红外热成像图难以发现,压痛明显的肌腱附着点,亦是重要应力点(图 6-0-16)。一般都是急慢性滑囊炎、腱鞘炎所致,针对性的局部治疗均有很好效果。

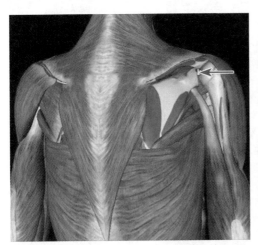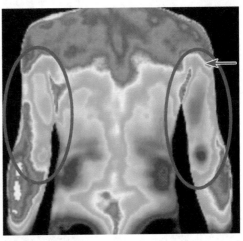

图 6-0-16　肱三头肌起止点红外热成像图

本病例是以右肩臂疼痛为主诉,通过四三诊断法,以异常红外热成像图为导向,严格比照解剖,明确这是肱二头肌长头、短头、肱三头肌长头、胸小肌的走行及分布的异常红外热成像图,继而精确的找出其起止点、压痛点、治疗点,然后针对性地进行精准治疗。

这是红外疼痛应用研究的一个飞跃,是一种可以复制的工作模式,是红外诊断逐步由模糊诊断向精确诊断迈进的希望之光。

我们深信,只要我们严格科学态度,遵循四三诊断法,将正确红外热成像图与精细解剖结合,就一定会将红外疼痛研究推向新的阶段,实现精确诊断、精准治疗的理想目标。

五、正常人体红外热成像图

正常人体红外热成像图是指健康人体在标准条件下拍摄的红外热成像图,反映了正常人体各区域的红外辐射强度分布,即生理图谱。

在实际操作中常分别拍摄上、下半身,分正前位、正后位,共 4 张,必要时增拍左侧位、右侧位、左斜位、右斜位(图 6-0-17~图 6-0-22)。

生理红外热成像图的基本特征主要有:

1. 对称性　以人体中线为轴,两侧温度分布基本对称;一般头面、躯干脊柱中心部位温度较高,四肢皮温随离心距离增加而递减;双手足温度因人而异差别大。

2. 胸部两侧皮温一般左右对称,因左利、右利习惯不同,两侧胸肌发育不同而有差异,胸肌发达侧温度略低。

3. 生理凹陷处稍偏高温,如锁骨上窝、腋窝、脐、腹股沟等。

4. 皮肤凸出部位,脂肪较多部位稍呈偏低温,如乳头、乳房、臀部、腹部等。

5. 毛发部位稍偏低温,如头发、腋毛处、阴毛处等。

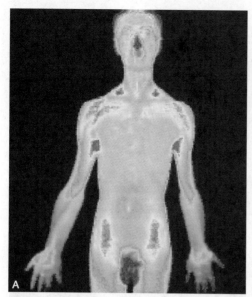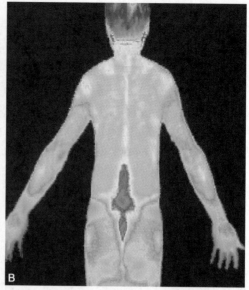

图 6-0-17 男性上半身正前位红外热成像图(A)和男性上半身正后位红外热成像图(B)

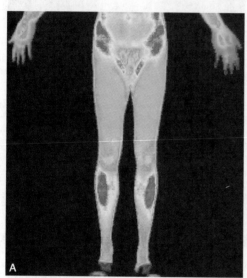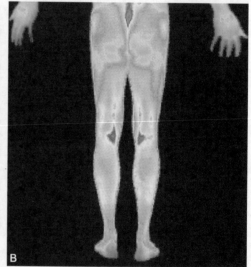

图 6-0-18 男性下半身正前位红外热成像图(A)和男性下半身正后位红外热成像图(B)

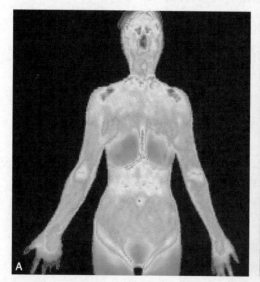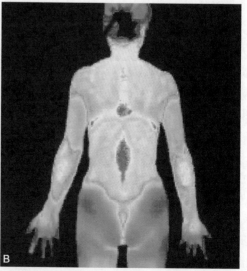

图 6-0-19 女性上半身正前位红外热成像图(A)和女性上半身正后位红外热成像图(B)

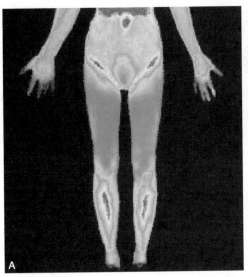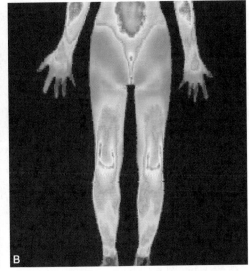

图 6-0-20　女性下半身正前位红外热成像图(A)和女性下半身正后位红外热成像图(B)

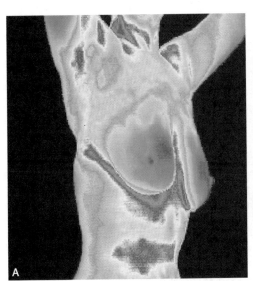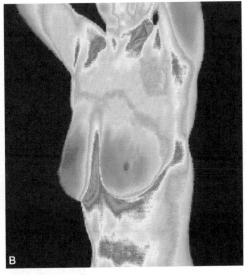

图 6-0-21　女性上半身右斜位红外热成像图(A)和女性上半身左斜位红外热成像图(B)
乳腺红外热成像检查常用体位。

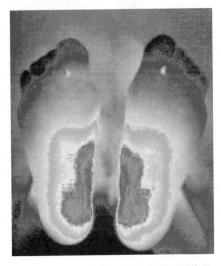

图 6-0-22　双脚底红外热成像图摄像位

6. 不同时间、不同生理状态,温度也并非一成不变。体表温度的变化,因外部环境温度、湿度、生理状态、生活状态等有相应的变化。

六、干扰红外热成像图分析

红外热成像检查与环境的温度、湿度、气压、通风等情况有密切关系。生理功能的变化、既往的疾病留下的痕迹,也会对热像变化产生影响,如不加以了解和辨别,往往会干扰我们对就诊患者当前疾病状态的准确判断。因此掌握干扰红外热成像图,对疾病的精确诊断非常重要。我们研究了环境温度、气流、湿度、运动、情绪、饮食、月经期、职业、生活习惯等干扰因素对红外热成像图的影响,为排除干扰、正确判读人体红外热成像图提供了依据。

以下就临床常见的干扰红外热成像图作简单介绍。

（一）来自皮肤表面的干扰红外热成像图

1. B 超检查后耦合剂干扰（图 6-0-23）
2. 钱包干扰（图 6-0-24）
3. 贴膏药的干扰（图 6-0-25）
4. 汗水的干扰（图 6-0-26）

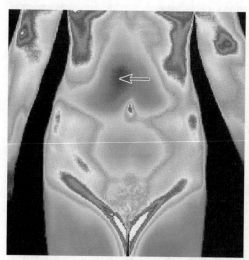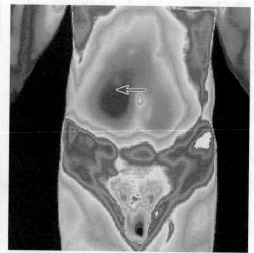

图 6-0-23 B超检查后耦合剂干扰红外热成像图
腹部超声检查时使用耦合剂,造成局部皮温降低。如箭头所示:右上腹区域明显低温改变。

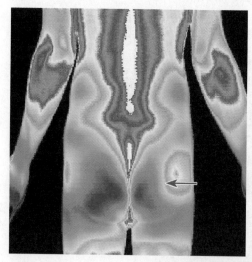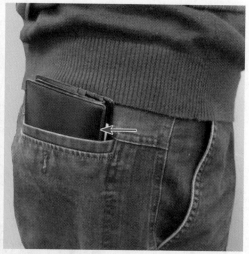

图 6-0-24 钱包干扰红外热成像图
毛皮的保温性好,钱包所在位置的温度较邻近高,检测时局部的温度略升高。

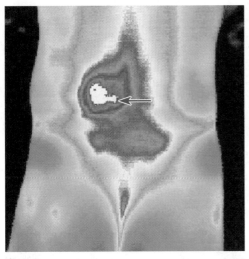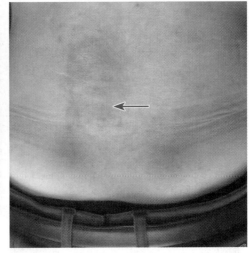

图 6-0-25　贴膏药干扰红外热成像图

揭去药膏后,由于膏药刺激,引起轻度刺激性皮炎充血,表现为偏高温。

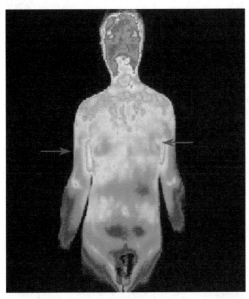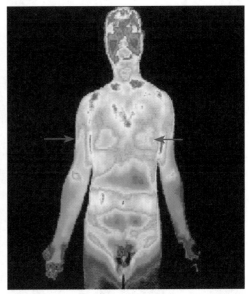

图 6-0-26　汗水干扰红外热成像图

汗水存在影响覆盖区域,汗水吸收了红外线,使局部呈现偏低温改变。左图示患者检查前出汗区域形成片状低温区。右图是患者休息 1 小时后复查的红外热成像图,低温区域缩小。

5. 低温物体接触(靠墙)的干扰(图 6-0-27)

6. 摄像姿势不准确(图 6-0-28)

7. 挂饰的干扰(图 6-0-29)

8. 护膝的干扰(图 6-0-30)

(二) 术后瘢痕等因素的干扰

1. 胆囊术后(图 6-0-31)

2. 剖宫产术后(图 6-0-32)

3. 脐疝术后(图 6-0-33)

(三) 其他因素的干扰

1. 肥胖脂肪组织产生的低温干扰(图 6-0-34)

2. 皮下囊肿(图 6-0-35)

3. 毛发产生的干扰(图 6-0-36)

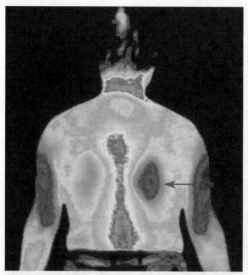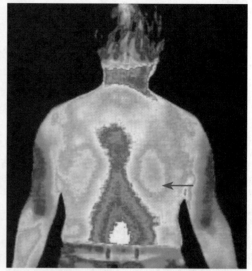

图 6-0-27 低温物体接触(靠墙)干扰红外热成像图

接触低温物体的局部皮肤温度较其他地方低。左图患者在检查前背接触靠墙,在右侧背部出现明显低温改变。而右图是休息 15min 后复查,低温区域已明显恢复。

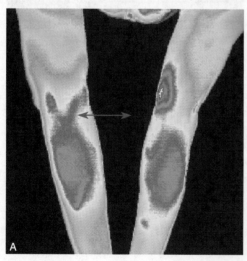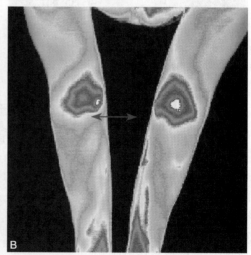

图 6-0-28 摄像姿势不准确红外热成像图

A. 拍摄时,左右手放的位置不一致;B. 调整姿势后,左右形态及温度对称出现非病理性不对称。

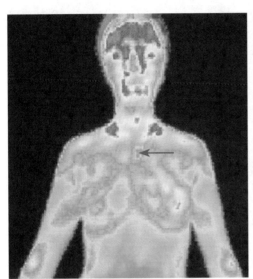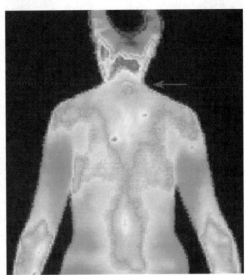

图 6-0-29　挂饰干扰红外热成像图

项链等挂饰在胸前或颈后出现的低温团或链锁状低温。

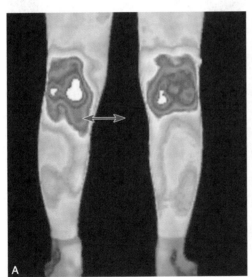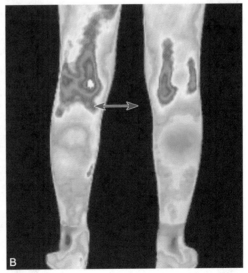

图 6-0-30　护膝干扰红外热成像图

A. 护膝导致膝关节(腘窝)的异常高温；B. 休息半小时后的红外热成像图表现。

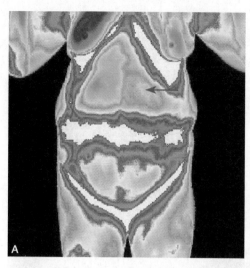
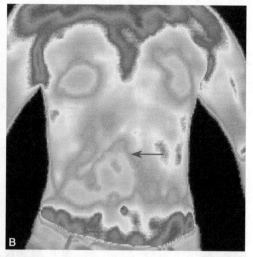

图 6-0-31　胆囊术后红外热成像图

A.患者于检查前一年行胆囊切除术手术瘢痕;B.箭头示右上腹行的术区因粘连机化形成的低温改变。

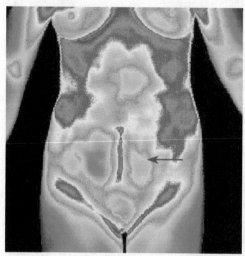
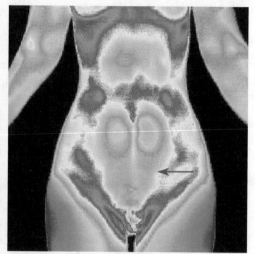

图 6-0-32　剖宫产术后红外热成像图

手术切口瘢痕,增生性肉芽组织,形成与切口方向一致线状高温。

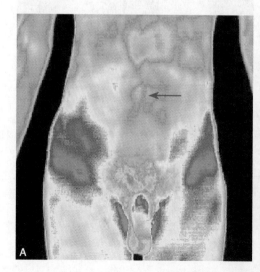
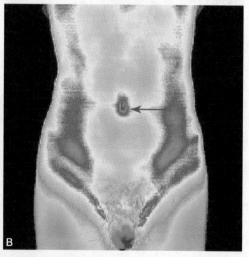

图 6-0-33　脐疝术后红外热成像图

A.脐疝后脐部的正常生理凹陷消失,导致正常热区消失;B.正常的脐部红外热成像图表现。

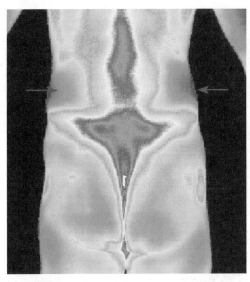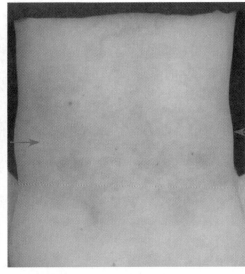

图 6-0-34 肥胖脂肪组织产生的低温干扰红外热成像图
肥胖致腰腹部脂肪堆积,脂肪堆积处热衰减明显,形成相对低温。

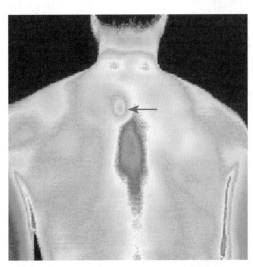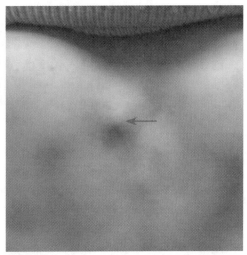

图 6-0-35 皮下囊肿红外热成像图
皮下囊肿,血循少,突于体表,皮肤正常,低温改变。

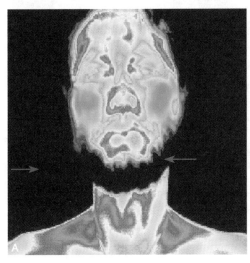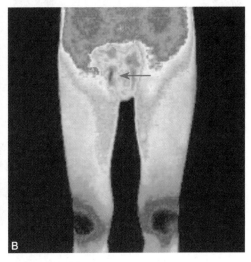

图 6-0-36 毛发产生的干扰红外热成像图
A.胡须产生的干扰;B.阴毛产生的干扰。

4. 饮酒（图 6-0-37）

5. 脊柱侧弯（图 6-0-38）

6. 静脉曲张（图 6-0-39）

（四）针刺等因素的干扰

1. 针刺影响（图 6-0-40）

2. 冷风吹影响（图 6-0-41）

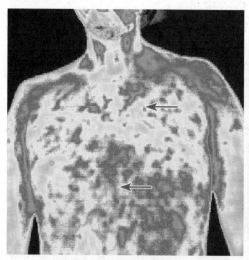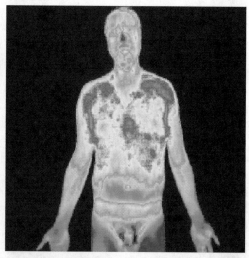

图 6-0-37　饮酒产生的干扰红外热成像图

饮酒后浅表毛细血管扩张，形成散在高温点。

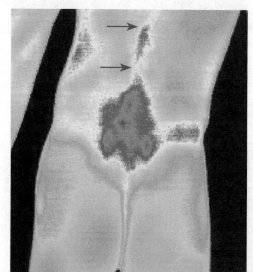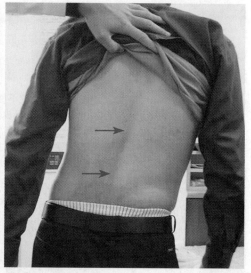

图 6-0-38　脊柱侧弯产生的干扰红外热成像图

红外热成像图示腰背部异常扭曲的高温带，与侧弯的脊柱相对应。

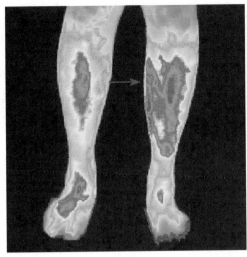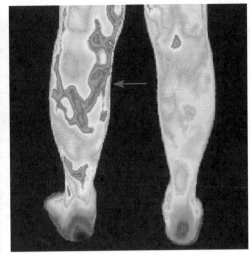

图 6-0-39　静脉曲张产生的干扰红外热成像图

左小腿前,后方静脉曲张产生形成偏高温表现。

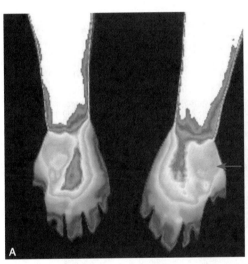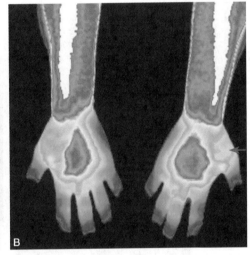

图 6-0-40　针刺影响产生的干扰红外热成像图

A. 左手针刺前的红外热成像图;B. 针刺后的红外热成像图。针刺后局部低温改变。

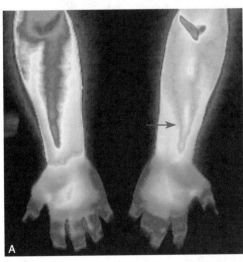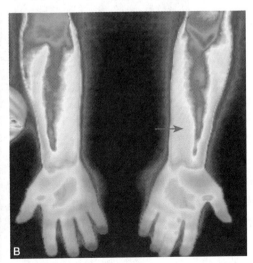

图 6-0-41　冷风吹影响产生的干扰红外热成像图

A. 左手前臂吹冷风后的红外热成像图;B. 在室温下休息 15min 后的红外热成像图。

七、病理红外热成像图分析

（一）软组织损伤性颈肩腰腿痛为主红外热成像图

疼痛是一种主观感觉,目前没有一种设备能记录疼痛,由于疼痛区域必然伴有或/和异常代谢变化,或/和神经功能状态变化,或/和血液循环变化。这些因素的变化,必然导致温度的变化,红外热像仪可以通过记录与疼痛伴随的温度变化来推论疼痛的性质、程度和范围。

CT 和 MRI 可以把其椎间盘突出症的位置、程度,前后相邻关系显示得非常清楚,但仅凭 CT 和 MRI 影像结果,要说清患者目前疼痛程度、性质、范围是有困难的。大多数的情况下,患者疼痛时,与通过保守治疗症状消失后比较,CT、MRI 等影像学很少有变化。红外热成像图则不一样,疼痛时,局部因有无菌性炎症、充血等,则局部一定会出现高温。随着无菌性炎症、充血状态的改善及其伴随的症状改善,这种偏高温红外热成像图会逐渐恢复正常。疼痛消失时,其红外热成像图亦恢复正常。

腰椎间盘突出症(lumbar disc herniation,LDH)患者,腰骶部可见不对称红外热成像图,患者相应椎旁偏热改变,受累肢体出现下肢远端及足趾的前后偏低温改变,其低温的程度与疼痛程度一致。与这种红外热成像图改变相应的是患者持续的、自发的、静息性的定位疼痛,并伴有患肢的神经根相应节段的运动和知觉的异常。

在实际应用中,许多病例虽有 CT、MRI 改变及患肢的疼痛,但如若没有红外热成像图的患肢前后并足趾偏低温改变,则可以明确没有神经根刺激征象,其疼痛一定有其他原因而应继续寻找其他病因。

病例 1：正常腰背和急性腰椎间盘突出症(图 6-0-42)

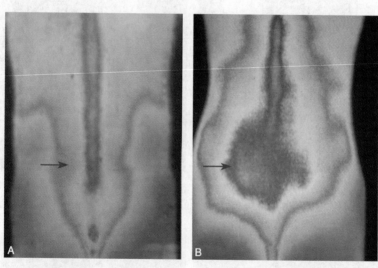

图 6-0-42 正常腰背和急性腰椎间盘突出症红外热成像图

A. 正常腰背红外热成像图；B. 腰椎间盘突出症患者腰骶部红外热成像图,腰椎左旁偏高温热区为突出的椎间盘刺激周围组织引起的无菌性炎症表现的红外热成像图。

病例 2：腰臀及右下肢胀痛 10 年,加重 1 个月。疼痛为持续性,站走卧均痛,伴右下肢麻木(图 6-0-43)。该特征规律包含五点：

（1）影像学：椎间盘突出症改变,这是结构影像学必需表现。

（2）疼痛：静息痛、自发痛、定位痛、持续痛,这四种疼痛是由于椎间盘突出症物刺激相应神经根,引起神经鞘膜无菌性炎症时,表现出的对应的神经根刺激征象。

（3）神经根刺激征：坐骨神经牵张试验、运动神经、感觉神经功能异常,这是神经根受刺激后出现的感觉神经、运动神经受累的体征。

（4）红外热成像图：①患肢小腿前方、后方、足底呈偏低温改变。其原因是受累的神经根中的交感纤维成分受刺激后,导致交感纤维张力升高,使其效应靶器官下肢动脉收缩而致,尤以远端的小动脉收缩明显。患肢远端的这种因交感神经张力升高,小动脉收缩导致的偏低温改变,在临床应用中实用价值很大,

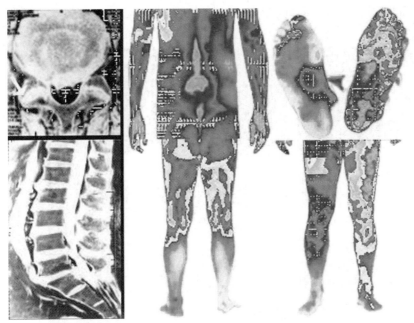

腰椎间盘突出症临床特征
1. 影像学 椎间盘突出症改变
2. 疼痛 静息痛、自发痛、定位痛、持续痛
3. 神经根刺激症 坐骨神经牵张试验,运动神经、感觉神经异常
4. 热图 患肢小腿呈前方、后方、足底低温改变,腰骶部腰椎旁呈程度不同的充血改变,急性呈充血性,慢性的充血不明显

图 6-0-43 腰椎间盘突出症患者红外热成像图

患侧(右)相应椎旁偏热改变,受累(右)侧腰臀部、股部、下肢远端及足趾出现前后并存的偏低温改变,低温的程度与区域与疼痛程度范围一致。红外热成像参与的腰椎间盘突出症临床特征规律见文字所示。

可以作为神经根鞘膜是否受刺激,尤其是急性改变的重要参考信息。②腰骶部腰椎旁呈程度不同的充血改变,这是受累的腰骶部无菌性炎症所致,充血程度和损伤程度与病程有关,一般来说,急性呈充血性,慢性的充血不明显,红外热成像图表达了与之相应的偏热改变。

病例 3:腰椎间盘突出症治疗全程监视(图 6-0-44)。

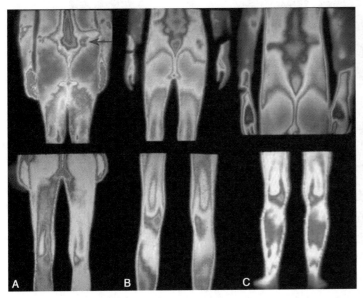
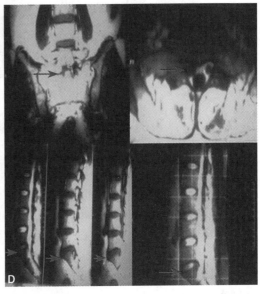

图 6-0-44 腰椎间盘突出症患者红外热成像图

A. 治疗前,腰骶部明显右侧凸偏高温改变,提示局部急性充血性改变,右下肢明显偏低温改变。提示腰骶神经根明显受刺激,呈急性疼痛红外热成像图;B. 治疗中,腰骶部不对称右侧凸偏高温改变已明显改善,右下肢偏低温也见改善,提示腰骶神经根炎症改善,患者诉疼痛明显减轻;C. 治愈,腰骶部不对称右侧凸偏高温改变已消失,双下肢温度已对称,提示腰椎间盘突出症临床治愈(腰椎间盘突出症仍存在)。患者诉已无疼痛;D. MRI 示腰 5 骶 1 椎间盘突出症,右侧神经根明显增粗征象。

病例4：髂胫束劳损引起右下肢疼痛。有腰椎间盘突出症，无腰椎间盘突出症（图6-0-45）。

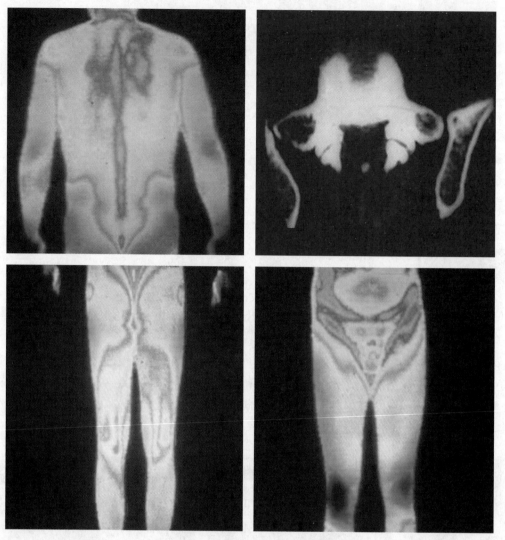

图6-0-45　髂胫束劳损红外热成像图
左上方，腰骶部左右对称，无椎间盘突出症征象。左下方，右下肢后方呈偏低温改变，尤以股外侧为甚，但右小腿远端改变不明显，提示无明显坐骨神经根刺激征象。右下图为双下肢正面红外热成像图，右大腿外侧呈明显偏低温改变，其分布与髂胫束相同，诊断为髂胫束损伤，右膝关节累及。有腰椎间盘突出症临床表现，无椎间盘突出症。经银质针治疗5次痊愈。

病例5：踝管综合征引起的左足底麻痛，有类似于腰椎间盘突出症临床表现，但不能诊断为腰椎间盘突出症，发现右侧腰椎间盘突出症反复左足底麻痛4年（图6-0-46）。

2003年3月4日门诊记录：1999年底出现左下肢疼痛，CT检查明确为腰椎间盘突出症，经牵引后缓解，2000年症状再次出现，经抗炎治疗症状缓解，2003年再次出现左足底麻痛，牵引后出现腰痛。

诊断：左小腿后方软组织损伤、踝管综合征，有类似于腰椎间盘突出症临床表现（右），但不能诊断为腰椎间盘突出症。

治疗：药刀、经穴疗法治疗3次后症状消失。

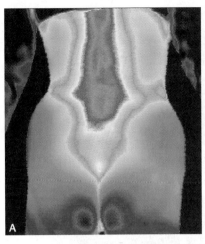
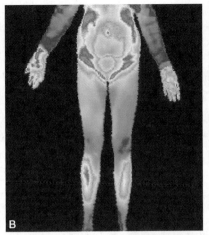
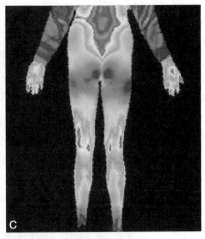
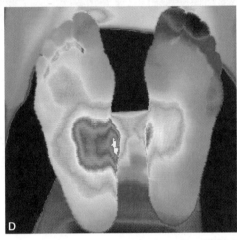
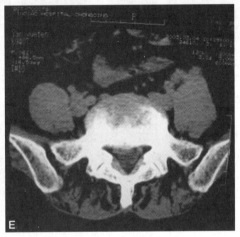

图 6-0-46　髂胫束劳损红外热成像图
左足底明显偏低温改变,左小腿远端内踝侧累及,但双下肢踝关节以上部位温差不明显,提示双下肢无明显神经根刺激征象。考虑麻痛来自小腿下段及内踝区域。左小腿后方痛区低温压痛,诱发痛、知觉正常。

病例 6：左臀部软组织损伤引起的左下肢疼痛,有类似于腰椎间盘突出症临床表现,但不能诊断为腰椎间盘突出症(图 6-0-47)。

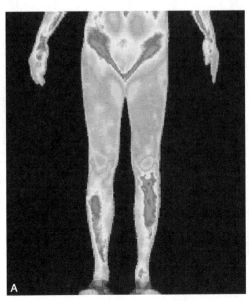
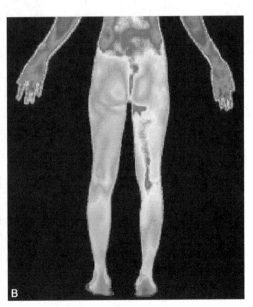

图 6-0-47　左臀部软组织损伤引起的左下肢疼痛红外热成像图
左臀、左小腿后方偏低温改变,左臀、左小腿低温处明显压痛,但左下肢前方及左小腿远端足跟处偏低温改变不明显,考虑无坐骨神经刺激征象。诊断为左臀部软组织损伤(梨状肌损伤为主、股骨粗隆周围损伤,小腿三头肌累及)。

主诉:站立痛,走久痛,休息可缓解,平卧无痛。

CT 示:L_5/S_1 椎间盘突出症。

病例 7:左臀部,髂胫束及小腿三头肌软组织损伤引起的左下肢疼痛、间歇性跛行,有类似于腰椎间盘突出症及椎管狭窄临床表现,但不能诊断为腰椎间盘突出症(图 6-0-48~图 6-0-50)。

主诉:左下肢疼痛 1 年,间歇性跛行,行走 100m 痛。

X 线平片:骨桥形成,椎体移位,滑脱。

MRI:$L_{3/4}$,$L_{4/5}$ 椎间盘突出症,伴椎管狭窄。

查体:直腿抬高试验阴性,知觉正常。

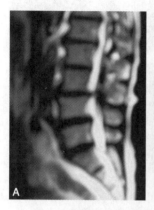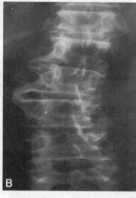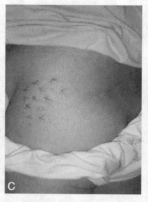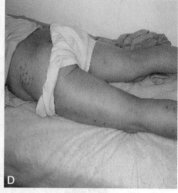

图 6-0-48　左臀部、髂胫束及小腿三头肌软组织损伤引起的左下肢疼痛、间歇性跛行红外热成像图

MRI 示 $L_{3~4}$,$L_{4~5}$ 椎间盘突出症,伴椎管狭窄。X 线平片骨桥形成,椎体移位,滑脱。查体示直腿抬高试验正常,知觉正常。左臀左股外侧左小腿明显压痛(图中蓝点标定处,与下图红外热成像图中低温表现处高度一致)。

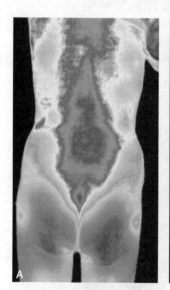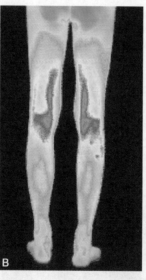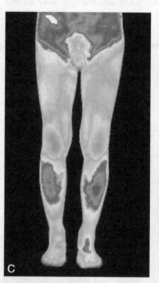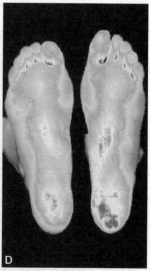

图 6-0-49　治疗前:左臀部、髂胫束及小腿三头肌软组织损伤引起的左下肢疼痛、间歇性跛行红外热成像图

左侧臀部外上方臀中肌投影处、左侧大腿外侧及左小腿后方偏低温改变,(伴明显压痛)但双足底未见明显偏低温改变,提示无神经根刺激征象。诊断为:臀部,髂胫束及小腿三头肌软组织损伤。

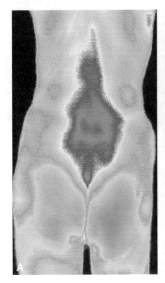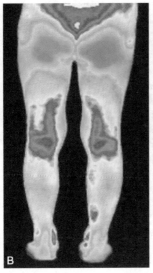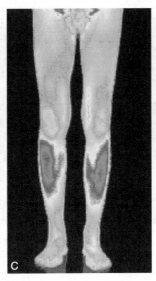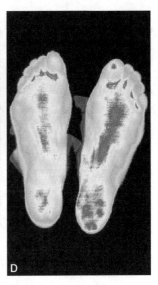

图6-0-50　治疗后：左臀部、髂胫束及小腿三头肌软组织损伤引起的左下肢疼痛、间歇性跛行红外热成像图

经粗银针治疗1次后，疼痛好转，行走100～200m后小腿仅有不适感。左侧臀部、左侧大腿外侧及左小腿后方偏低温改变明显改善（压痛亦明显改善）。

病例8：右侧腰臀部、髂胫束软组织损伤引起的腰部疼痛，右侧大腿疼痛，有类似于巨大腰椎间盘突出症临床表现，但不能诊断为腰椎间盘突出症（图6-0-51）。

主诉：腰部疼痛，右侧大腿疼痛3个月余。

MRI：L_5/S_1巨大椎间盘突出症。

查体：未见腰骶神经根刺激征象。

诊断：右侧腰臀部、髂胫束软组织损伤。有类似于腰椎间盘突出症临床表现，但不能诊断为腰椎间盘突出症。

治疗：粗银质针治疗2次，治疗后症状基本消失。

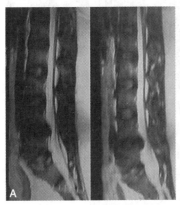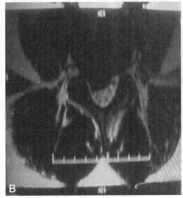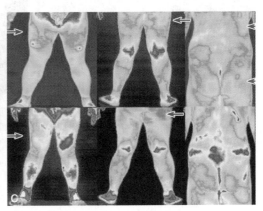

图6-0-51　右侧腰臀部、髂胫束软组织损伤引起的腰部疼痛，右侧大腿疼痛红外热成像图

双下肢呈对称性红外热成像图分布，无明显神经根刺激征象，但右侧腰臀部、髂胫束明显偏低温改变伴明显压痛。

病例9：强直性脊柱炎引起的腰背部疼痛，有类似于腰椎间盘突出症临床表现，但不能诊断为腰椎间盘突出症（图6-0-52）。

主诉：腰背部疼痛3个月余。

MRI：椎间盘变性，L_5/S_1膨出。

X线平片：脊柱小关节增生符合强脊炎特征。

查体：胸腰段脊柱区压痛明显。

诊断：强直性脊柱炎。

治疗：经粗银质针治疗后，症状消失。

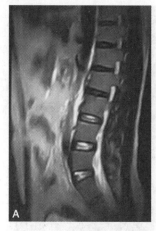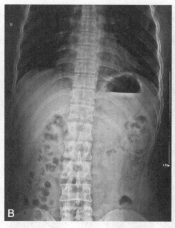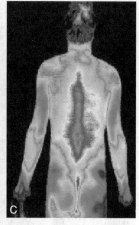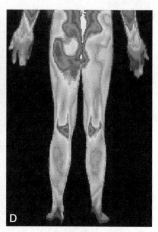

图 6-0-52　强直性脊柱炎引起的腰背部疼痛红外热成像图

腰段脊柱疼痛压痛区红外热成像图显示明显偏高温改变,提示双下肢无明显神经根刺激征象。脊柱炎特征。

病例 10:左侧内收肌群、左股外侧髂胫束软组织损伤引起的腰部及左下肢疼痛,有类似于腰椎间盘突出症临床表现,但不能诊断为腰椎间盘突出症(图 6-0-53)。

主诉:腰部及左下肢疼痛 1 年。

CT 示:腰椎间盘膨出。

治疗:按腰椎间盘突出症经牵引等治疗 3 个月后效果差。

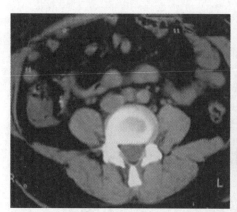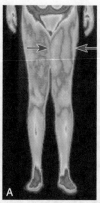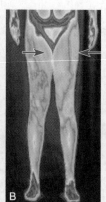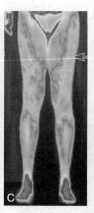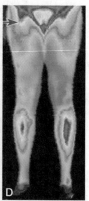

图 6-0-53　左侧内收肌群、左股外侧髂胫束软组织损伤引起的腰部及左下肢疼痛红外热成像图

A. 治疗前红外热成像图:左侧内收肌群、左股外侧髂胫束分布区、左膝关节明显偏低温改变,双小腿远端等温。诊断为:上述部位的软组织损伤,无椎间盘突出症。上述低温部位行粗银质针治疗;B. 治疗后 1 周疼痛明显好转红外热成像图:内收肌群低温已消失,左股外侧髂胫束分布区、左膝关节仍见偏低温改变,上述低温区继续以粗银质针治疗;C. 二次治疗后 1 周症状基本消失红外热成像图复查:双下肢原有低温区基本消失,双下肢红外热成像图基本对称,临床治愈;D. 5 年后双侧双髋关节疼痛,红外热成像图示:双侧髋关节周围炎性改变。

病例 11:左侧骶髂关节损伤左下肢疼痛、活动受限,有类似于腰椎间盘突出症临床表现,但不能诊断为腰椎间盘突出症(图 6-0-54)。

主诉:左下肢疼痛、活动受限 10 余天入院。

现病史:患者于 10 天前剖宫产后 3 天出现左侧臀部疼痛,左下肢疼痛,活动受限 10 天入院,左侧臀部疼痛,下肢活动困难,但无静息痛。

MRI 示:L_5/S_1 椎间盘轻度突出。

查体:直腿抬高实验受限,"4"字试验阳性,左腿活动度受限,左骶髂关节及其周围明显压痛、叩击痛,疼痛剧烈。知觉正常。活动痛,无静息痛、无自发痛。

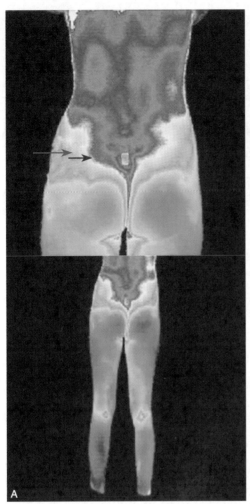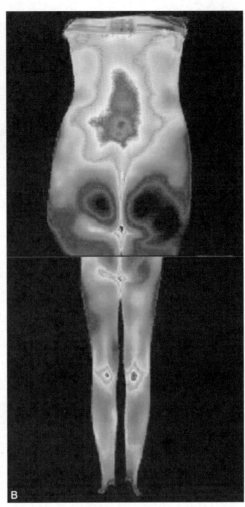

图 6-0-54 左侧骶髂关节损伤左下肢疼痛、活动受限红外热成像图

A.治疗前左侧骶髂关节明显充血性炎性改变,左小腿轻度偏低温改变。结合临床,诊断为左侧骶髂关节损伤。经骶髂关节局部治疗;B.治疗后红外热成像图骶髂关节局部炎症减退,左小腿后方偏低温改变恢复正常。

(二) 无腰椎间盘突出症的腰臀部疼痛

病例 12: L$_3$横突综合征引起的左侧腰部酸痛、不适(图 6-0-55)。

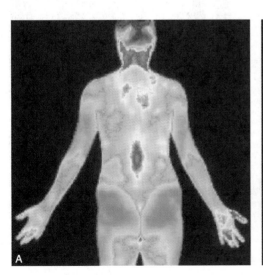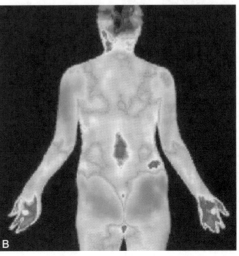

图 6-0-55 L$_3$横突综合征引起的左侧腰部酸痛、不适红外热成像图

A.L$_3$横突周围明显偏低温改变,压痛明显。诊断:L$_3$横突综合征,红外热成像图低温来源于损伤处的软组织血液循环下降所致;B.经小针刀治疗 1 周后复诊,病人诉腰部酸痛明显减轻,复查红外热成像图:L$_3$横突周围偏低温区明显减小,达临床治愈。

主诉:左侧腰部酸痛、不适半月。疼痛呈间歇性,久坐,弯腰时感疼痛明显,双下肢无疼痛及麻木。凌晨有痛醒史。

查体:左侧 L_3 横突压痛明显。

病例 13:右侧弹响髋红外热成像图(图 6-0-56)。

主诉:发现右侧髋关节弹响 15 年。

查体:右侧大腿外展、曲髋时髋关节弹响。右腿股外侧明显压痛。

治疗:粗银质针,1 次/周。

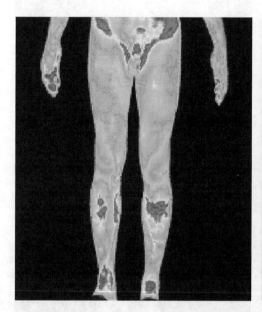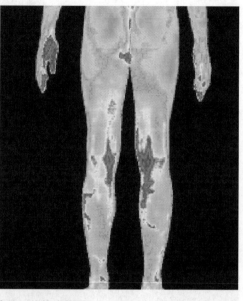

图 6-0-56　右侧弹响髋红外热成像图

右臀部以粗隆为中心右股外侧及右膝关节累及偏低温改变,双小腿红外热成像图对称,无明显异常。

结合临床右侧大腿外展、曲髋时髋关节弹响。右腿股外侧明显压痛。诊断为右侧弹响髋。

病例 14:股骨头无菌性坏死(图 6-0-57)。

又称股骨头软骨炎,是病因不明的髋关节病变,是股骨头三组动脉的分布及损伤后引起股骨头缺血及继发性损伤性骨关节炎,本病具有较高发病率(15% ~ 45%),已引起国内外学者高度重视,早诊断、早治疗

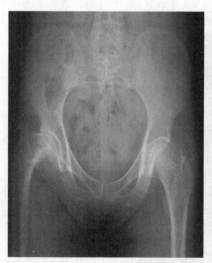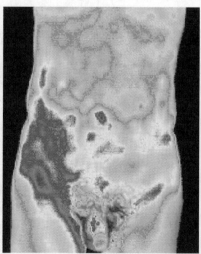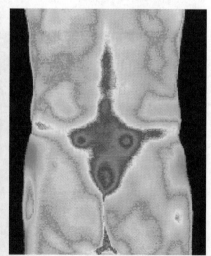

图 6-0-57　右侧股骨头坏死,右股骨颈陈旧性骨折红外热成像图

右髋关节前后明显偏高温改变,提示局部明显炎性改变。

能终止或逆转病变,保留股骨头和髋关节的功能。

　　X 线平片提示右侧股骨头坏死,右股骨颈陈旧性骨折,畸形愈合。

　　诊断:右髋关节及其周围软组织充血性炎性改变,股骨头坏死。

　　病例 15:左侧股骨头坏死(图 6-0-58)。

　　主诉:左髋关节及下肢疼痛 1 年,伴功能障碍,左侧卧位挤压痛。

　　体征:股骨头区压痛明显,"4"字试验阳性。

　　MRI:左股骨头坏死。

　　诊断:左侧股骨头坏死,亚急性改变,伴左侧臀部软组织损伤。

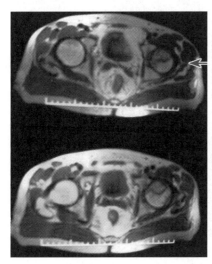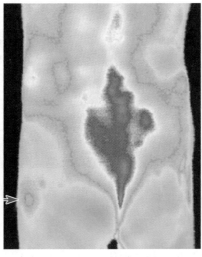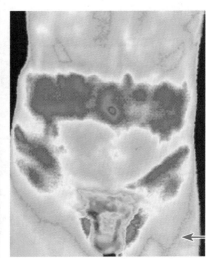

图 6-0-58　左侧股骨头坏死红外热成像图
左髋关节投影区前后偏高温改变,伴有左臀部周围组织偏低温改变。

　　股骨头无菌性坏死红外热成像图特征稳定,规律性强。结合临床体征,股骨头区疼痛明显,"4"字试验阳性。下肢无神经根刺激征象,一般易于确诊。但是,一旦伴有下肢神经根刺激征象,也易误诊。

　　病例 16:髂骨肿瘤疑为坐骨神经痛(图 6-0-59)。

　　主诉:右髋右下肢痛 1 个月,疑为坐骨神经痛。

　　X 线平片和 MRI 提示:髂骨耻骨骨质破坏。

　　(三) 颈椎病及颈部软组织损伤

　　颈椎病、颈部软组织损伤在疼痛诊疗中非常常见,红外热成像图在此类疾病中应用优势是:能判定软组织损伤的部位,疼痛区域是充血性变化还是缺血性变化,血管、神经有否累及,是否伴有炎症,有否神经根刺激症状,有否其他并发症? 如病例 17 中,明显的椎间盘突出症,压迫脊髓及硬膜囊,临床疼痛明显,但红外热成像图提示未见明显上肢神经根刺激征象,提示软组织损伤可能,经按软组织损伤治疗后临床痊愈,症状消失,至今未复发,值得研究。

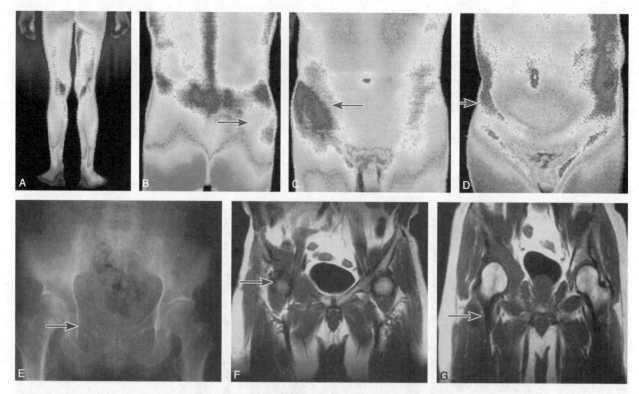

图 6-0-59 髂骨肿瘤疑为坐骨神经痛红外热成像图

患者以右下肢持续性剧烈疼痛,疑为坐骨神经痛就诊,经红外热成像图提示:双下肢等温,患肢无坐骨神经刺激征象,但右髂部及髋部明显异常偏高温改变,结合临床疑为肿瘤,再查:血沉增快,血常规检查白细胞明显偏高,X 线平片及 MRI 证实,髂骨耻骨骨质破坏,诊断为髂骨肿瘤。

病例 17:颈椎病,椎动脉型为主合并颈部软组织损伤(图 6-0-60)。

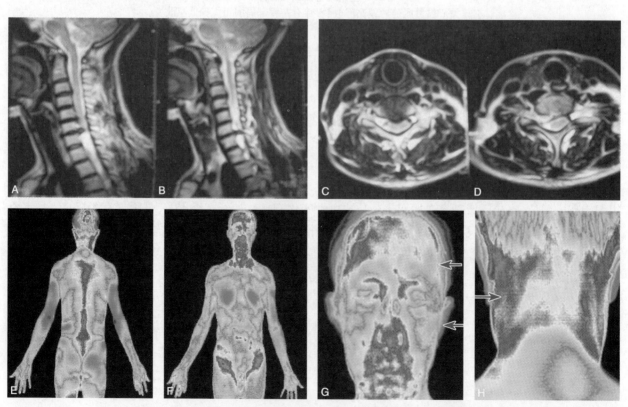

图 6-0-60 颈椎病,椎动脉型为主合并颈部软组织损伤红外热成像图

左侧颈肌呈充血性改变,右侧颜面部呈偏低温改变,头部供血不对称。

主诉:头昏、头晕、体位改变相关。

MRI:$C_{3/4}$ 椎体不稳,$C_{3/4}$ 和 $C_{6/7}$ 颈椎间盘突出症。

诊断:颈椎病,椎 A 型为主,合并颈部软组织损伤。

病例 18:右肩背肩胛提肌、大、小圆肌及腋神经损伤引起的右上肢疼痛伴示指尖麻木,有类似于明显椎间盘突出症临床表现,但不能诊断为椎间盘突出症(图 6-0-61,图 6-0-62)。

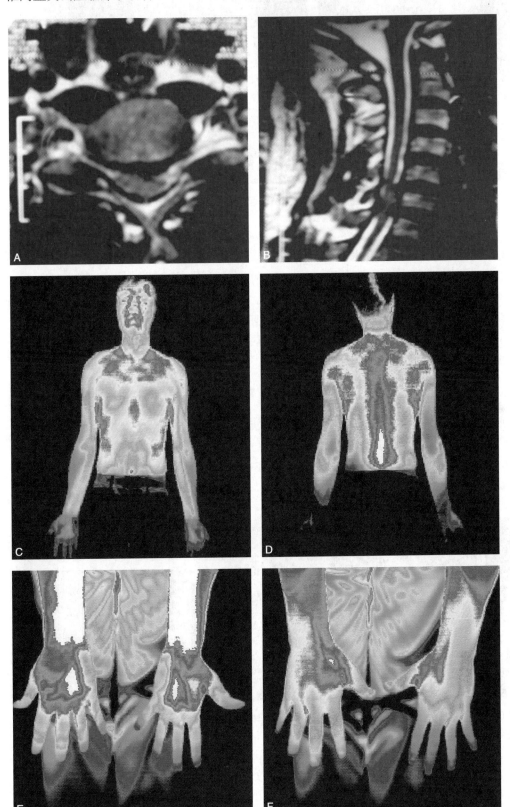

图 6-0-61 右肩背提肩胛肌、大圆肌、小圆肌及腋神经损伤引起的右上肢疼痛红外热成像图

颈椎间盘突出症患者,右上肢阵发性麻痛,但红外热成像图提示右手远端未见神经根刺激征象,提示神经根刺激征象不明显。右肩背肩胛提肌、大圆肌、小圆肌有明显炎性充血改变。右上臂后方腋神经支配区呈偏低温改变,据此推论,患者主诉右上臂阵发性麻痛,很可能与上述部位的损伤有关。

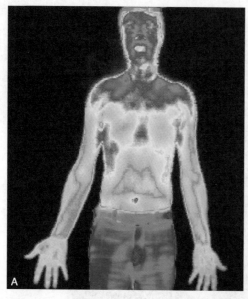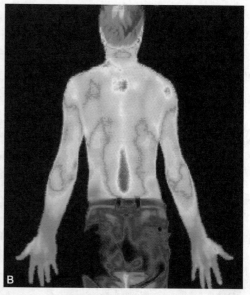

图 6-0-62 右肩背肩胛提肌、大圆肌、小圆肌及腋神经损伤引起的右上肢疼痛,治愈后红外热成像图
双侧肩胛部及上肢温度对称,正常红外热成像图。临床治愈。

主诉:右上肢疼痛 2 个月余,伴示指尖麻木 20 天。疼痛呈间歇性,右上肢活动无明显影响,夜间睡觉时也感疼痛。

诊断:颈肩软组织损伤,颈椎间盘突出症,非椎间盘突出症。

治疗:由于患者惧怕手术,强烈要求保守治疗,遂采用神经阻滞和针刀软组织松解术治疗。患者经治疗后颈及右上肢麻痛逐次减轻。经 6 次治疗后症状消失,红外热成像图恢复正常。随访 2 年,未发。

病例 19:左肩背剧痛,持续性,不能入睡 10 天(图 6-0-63)。

X 线平片:严重骨质增生,生理曲度消失,反张。

MRI:脊柱 S 形改变,明显反张改变。脊髓无明显压迫。

查体:左肩左上肢活动正常,左肩四边孔剧烈压痛,颈肩上肢知觉正常。

诊断:左大、小圆肌损伤;腋神经刺激症;颈椎严重骨质增生。

治疗:左肩大、小圆肌损伤刺激腋神经引起的左肩背剧痛,经神经阻滞,软组织松解术治疗 2 次后痊愈。

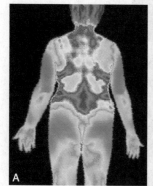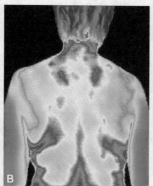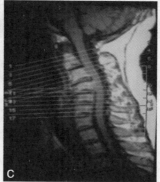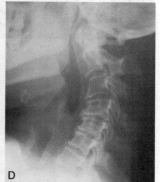

图 6-0-63 左肩大圆肌、小圆肌损伤刺激腋神经引起的左肩背剧痛红外热成像图
左肩大圆肌、小圆肌偏低温改变,左上臂累及。左上肢末端,左手温度正常,考虑无明显颈神经根刺激征象。

病例 20:颈椎病、颈肩软组织损伤及腕管综合征(图 6-0-64)。

主诉:"反复颈痛 4 年,复发加重伴右上肢痛、乏力 20 天"。

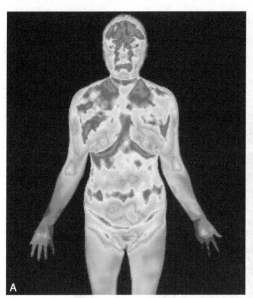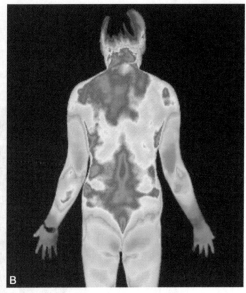

图 6-0-64　颈椎病、颈肩软组织损伤及腕管综合征红外热成像图
右侧肩背部呈偏低温改变,右上臂累及,右腕关节偏低温改变,颈椎病,颈肩软组织损伤,腕管卡压。

(四) 严重骨结构改变和实际的功能状态判读

临床常见有些疼痛患者骨结构改变非常明显,但临床症状尚好,经在红外热成像图指导下进行治疗,往往效果较好,症状改善,甚至消失,但骨结构不变。这就提出功能与结构的问题,在结构明显改变的情况之下如何客观判别功能,红外热成像图可以提供重要帮助。

病例 21:左腰背软组织损伤,脊柱侧弯(图 6-0-65)。

主诉:左腰臀部痛。

X 线平片:腰椎滑脱错位,严重增生。

诊断:左腰背软组织损伤,脊柱侧弯。

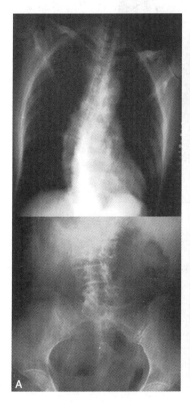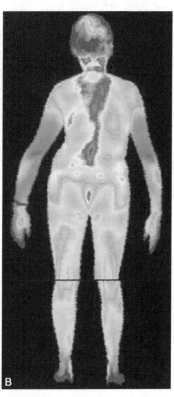

图 6-0-65　左腰背软组织损伤,脊柱侧弯红外热成像图
腰背部可见明显脊柱侧弯特征,双上肢、双下肢均未见神经根刺激征象。右腰背部疼痛压痛区可见明显低温改变。

病例 22:腰臀软组织损伤,严重腰椎骨质增生(图 6-0-66)。

主诉:左腰臀酸痛 5 年,平卧减轻,劳累后加重。

X 线平片:腰椎侧向滑脱,严重骨质增生,骨桥形成。

诊断:腰臀软组织损伤,严重腰椎骨质增生,无神经根刺激征象。

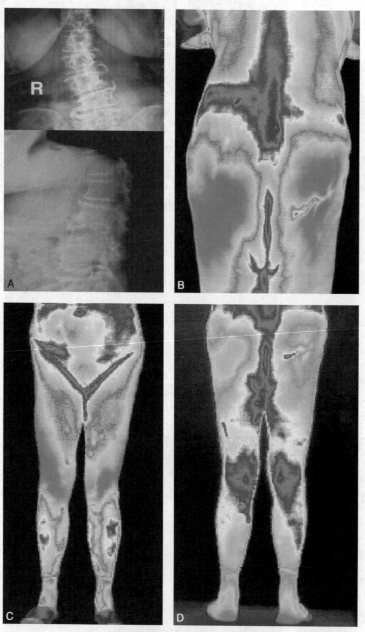

图 6-0-66 左腰臀酸痛红外热成像图

双下肢远端等温,未见神经根刺激征象,左臀明显低温改变,左髂腰区偏高温改变。

此患者的实际情况是每天生活可以自理,可以自由地走动。站久、坐久,腰骶部有不舒服的感觉。红外热成像反映了它现在的功能状态。

病例 23:右髋关节周围软组织损伤,右髋关节炎(图 6-0-67)。

主诉:右髋关节疼痛活动障碍一周。

X 线平片:双髋关节未见明显异常。

诊断:右髋关节周围软组织损伤,右髋关节炎。

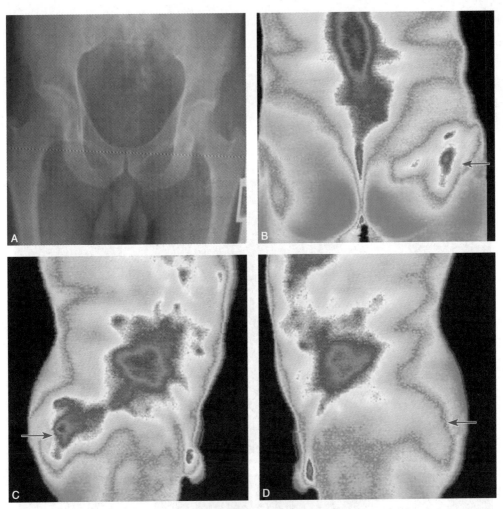

图 6-0-67　右髋关节周围软组织损伤、右髋关节炎红外热成像图
右髋关节侧位可见明显偏高温改变。

病例 24：右足跟骨滑囊炎，跟骨骨刺（图 6-0-68）。

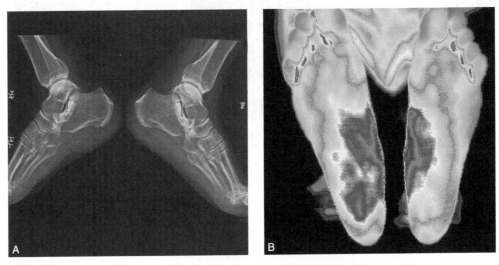

图 6-0-68　右足跟骨滑囊炎，跟骨骨刺红外热成像图
骨刺生长侧左侧有骨刺，无疼痛，红外热成像图正常，右足为疼痛侧有疼痛，无骨刺，红外热成像
图足跟跟骨滑囊处压痛，明显偏高温改变。

主诉:右足跟痛1年。

X线平片:左足跟骨骨刺。

诊断:右足跟骨滑囊炎。

(五) 自主神经功能紊乱

自主神经功能紊看不见摸不着,红外热成像图的帮助,使这种紊乱客观可视。

病例25:自主神经功能紊乱(图6-0-69)。

主诉:患者左侧胸背部疼痛,左侧躯体无汗。

诊断:自主神经功能紊乱。

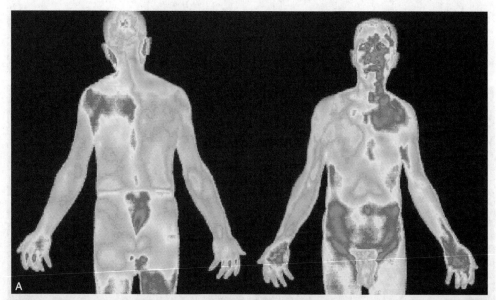
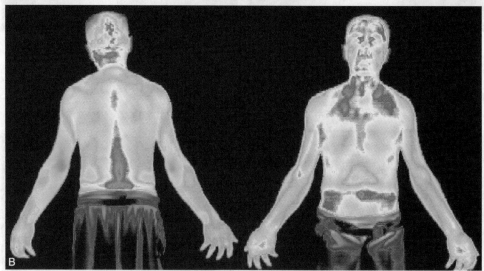

图6-0-69 自主神经功能紊乱红外热成像图

A.治疗前,胸背部出现明显的界限性偏低温改变,系左侧肢体少汗所致;B.治疗2天后,红外热成像图正常。

（六）炎症

红外热成像图可以帮助我们判读炎症的部位、程度、性质（急性、慢性）、范围，以及疗效的判定和发展趋势。

病例26：颞颌关节炎（图6-0-70）。

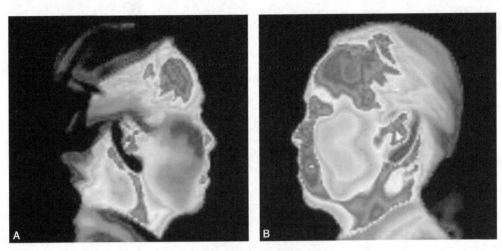

图6-0-70　颞颌关节炎红外热成像图
左侧颞颌关节炎，反复发作，左侧颞颌关节及周围明显偏热改变，伴压痛。

病例27：前列腺炎、后尿道炎症（图6-0-71）。腰部胀痛，经3次B超，4次CT检查无异常。

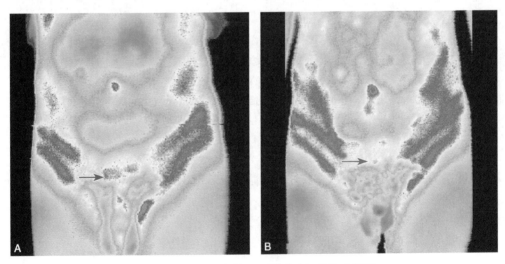

图6-0-71　前列腺炎、后尿道炎症红外热成像图
A.治疗前前列腺炎、后尿道炎症红外热成像图；B.经抗炎输液治疗后1周红外热成像图，炎症明显减轻，症状缓解。

病例 28:腹部急慢性炎症(图 6-0-72)。

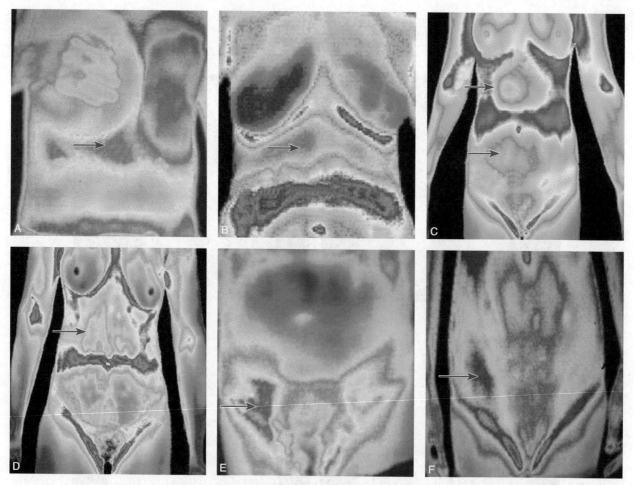

图 6-0-72 腹部急慢性炎症红外热成像图
A. 急性化脓性胆石症患者红外热成像图;B. 慢性胆石症患者红外热成像图,无自觉症状;C. 慢性胆囊炎患者红外热成像图,有症状无结石;D. 慢性十二指肠炎患者红外热成像图,有黑便史;E. 右侧输卵管卵巢炎患者红外热成像图;F. 阑尾炎患者红外热成像图。

病例 29:慢性左膝关节髌上滑囊炎,左股外侧区髂胫束软组织损伤(图 6-0-73)。
李某,左下肢、左膝关节酸痛。
X 线平片:左膝关节增生。
诊断:慢性左膝关节髌上滑囊炎,左股外侧区髂胫束软组织损伤。

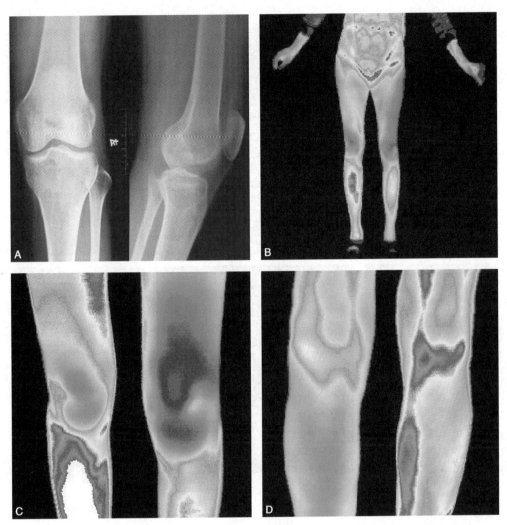

图 6-0-73 慢性左膝关节髌上滑囊炎,左股外侧区髂胫束软组织损伤红外热成像图
左膝关节及髌上囊明显偏低温改变,左下肢外侧累及。X线平片示结构改变,红外热成像图示左膝髌上囊、髂胫束及小腿三头肌劳损,对精准治疗更有帮助。

（七）痛风

病例 30:痛风(图 6-0-74)。

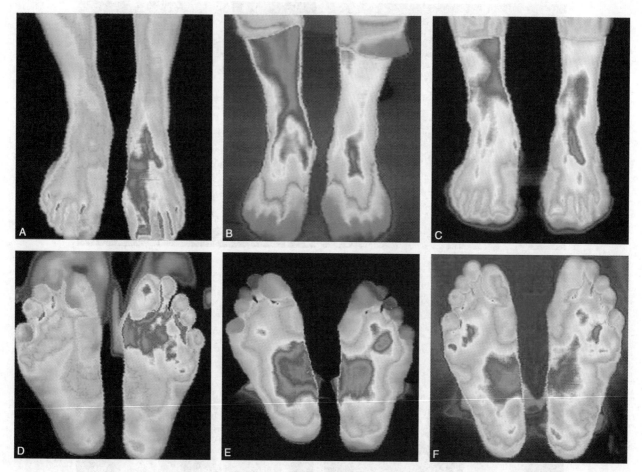

图 6-0-74 痛风红外热成像图变化

痛风第 2 天左掌趾关节急性充血性炎性改变;第 7 天左掌趾关节充血性炎性改变明显好转,但其附近仍见残留炎症;治愈红外热成像图恢复正常。

病例 31:踝关节炎(图 6-0-75)

主诉:因双下肢水肿,双足底剧烈疼痛 5 个月,散在瘀斑伴坏死半月。

2007 年 6 月 19 日以结缔组织病从内分泌科病区转收皮肤科。小腿下段瘀斑、破溃,踝关节肿胀,双侧胫腓神经损伤,左侧正中神经传导障碍,右侧背屈肌力 2 级,知觉减退,$L_{3/4}$、L_5/S_1 椎间盘膨出,剧烈静息疼痛,需哌替啶才能缓解。6 月 26 日医院组织神经内科、超声科、放射科、血管外科、疼痛科等会诊。临床曾考虑为高蛋白血症、红斑肢痛症、未分化结缔组织病、血管炎、系统红斑狼疮、干燥综合征、闭塞性血栓性脉管炎、关节炎等。经红外热成像图检查考虑为关节炎。经疼痛科 7 月 3 日进行第 1 次治疗,当晚疼痛明显减轻,之后隔日 1 次治疗,5 次治疗后疼痛基本消失。

（八）心血管

红外热成像图通过温度的变化,帮助我们了解动静脉的供血状态、血管状态,可以反映血管的细微的变化及亚健康状态。这一点对健康管理非常有价值。

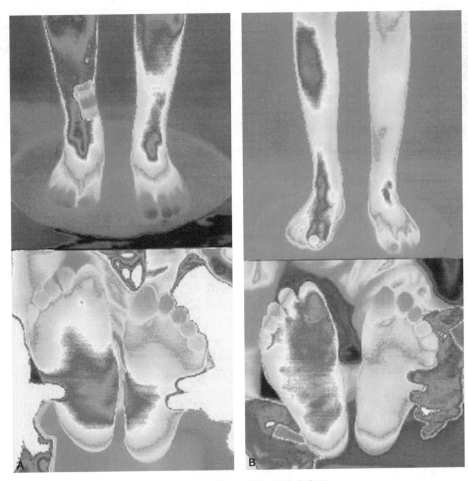

图 6-0-75　踝关节炎红外热成像图

A.治疗前双下肢足趾远端温度对称,未见动脉性缺血改变,可排除脉管炎可能,右踝关节前方明显偏高温处压痛疼痛剧烈,追问病史,患者疼痛始发于此,考虑踝关节炎,经局部注射抗炎镇痛药物后,当晚疼痛大减,间日治疗,5 次治疗后症状基本消失;B.治疗后好转红外热成像图。

病例 32:心前区红外热成像图(图 6-0-76)。

临床观察表明,心前区的低温与心肌供血下降关系非常密切。可以作为冠心病早期征象之一去研究。但应注意跟其他原因鉴别,如乳腺病变、胸部外伤、胸小肌损伤等。

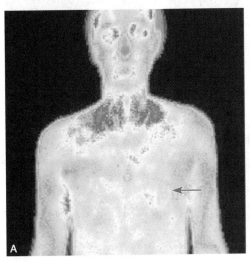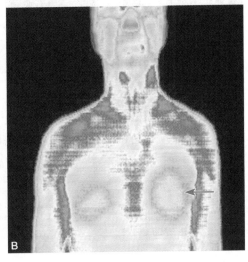

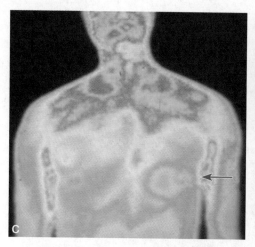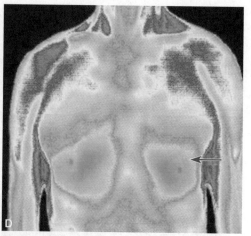

图 6-0-76 心前区红外热成像图

A. 正常红外热成像图,左右胸前区两侧对称;B. 中度冠心病患者红外热成像图,左侧胸前区明显偏低温改变,此患者拍图后 1 年因心肌梗死猝死;C. 感冒后出现胸闷患者,疑为病毒性心肌炎,红外热成像图提示心肌供血状态下降,进一步检查证实为冠心病;D. 冠心病患者,经 PTCA治疗后,心肌供血正常,红外热成像图显示正常。

病例 33：反复腰部疼痛 4 年余,加重伴右下肢胀痛 3 天(图 6-0-77)。

3 天前,患者受凉后突感腰部疼痛剧烈,伴右下肢酸胀痛、麻木,不能直立行走,久走后右下肢乏力,弯腰活动受限,久坐、久站后疼痛加重,夜间疼痛剧烈,不能忍受,严重影响睡眠。

查体:右下肢中下段皮肤苍白干燥,皮温降低,足背动脉搏动消失。

提示:右下肢远端动脉栓塞(腘动脉)。

建议:外科干预(病程久易出现干性坏死,造成截肢)。

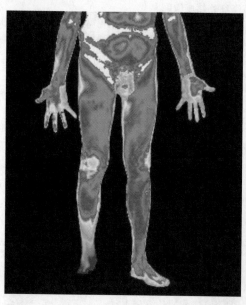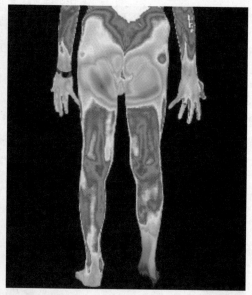

图 6-0-77 右下肢远端动脉栓塞(腘动脉)红外热成像图
右小腿中下段前后侧均见界限性低温。

（九）乳腺

乳腺问题涉及成千上万的妇女和家庭,全世界广为关注,红外热成像图可以灵敏地捕捉乳腺变化的信息,给临床诊断重要的帮助。

病例 34:哺乳期红外热成像图(图 6-0-78)。

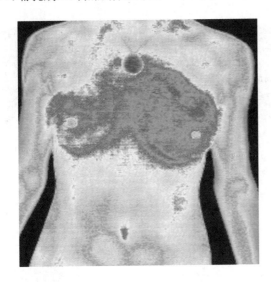

图 6-0-78 哺乳期红外热成像图
哺乳期红外热成像图,明显偏高温。

病例 35:右侧乳腺增生(图 6-0-79)。

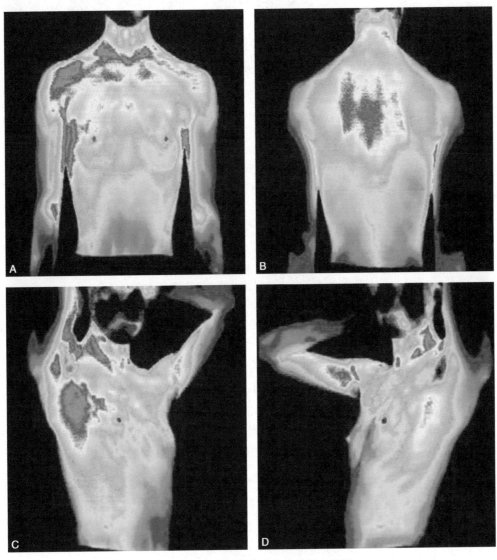

图 6-0-79 右侧乳腺增生红外热成像图
右乳外上象限明显偏热改变,腋窝累及,乳头、乳晕无明显偏高温改变。

病例36：右乳腺腺管炎（图6-0-80）。

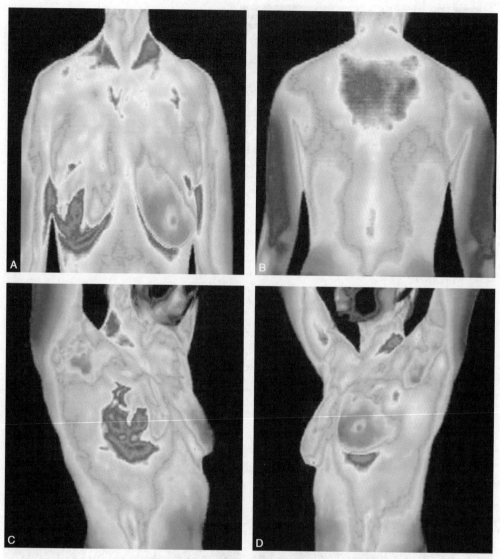

图6-0-80 右乳腺腺管炎红外热成像图
右侧乳头、乳晕及外上象限明显偏高温改变，炎性特征。

病例37：双侧乳腺纤维瘤（图6-0-81）。

（十）癌症

肿瘤红外热成像图，灵敏度高，当异常细胞代谢加速，局部温度上升超过0.05℃时，热像仪就可以检测和记录到这种变化，显示出异常高温的部位。而MRI、CT等则必须在病灶发展至一定体积、一定密度时才能显示这种异常的结构变化。肿瘤细胞由早期的代谢加速、血液循环增加而致的温度变化，发展至体积增大CT、MRI足以分辨，但有一个时间差，一般来说起码3~6个月。随着CT、MRI仪器分辨能力的提高，这种差距可以缩短，但温度的变化在前，结构变化在后，这种差距是绝对的。可以想象这种3~6个月的提前期，对患者有何等重要的治疗价值和生命价值。

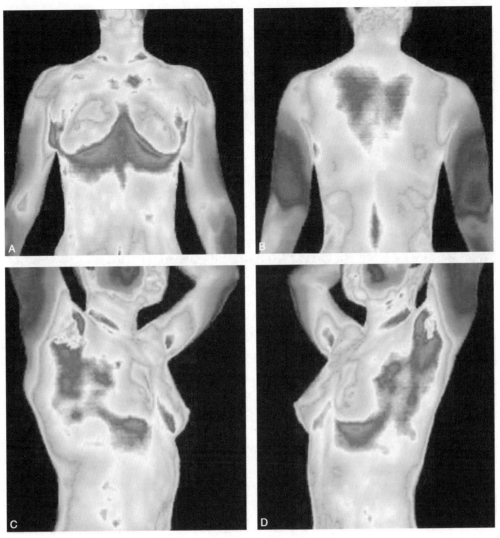

图 6-0-81　双侧乳腺纤维瘤红外热成像图
左右乳腺外上象限偏高温改变,乳头、乳晕偏高温改变不明显,腋窝淋巴结无明显偏高温改变。

病例 38:乳腺癌,伴转移(图 6-0-82)。

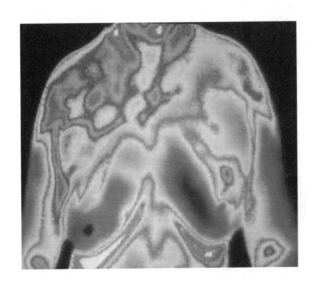

图 6-0-82　乳腺癌红外热成像图
左乳外上方明显局灶性异常偏高温改变,病灶有大血管支通过,病理检查证实为乳腺癌。

病例 39:右乳腺癌(图 6-0-83)。

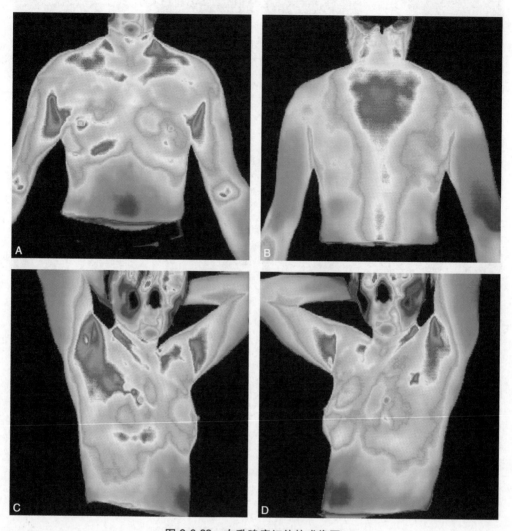

图 6-0-83 右乳腺癌红外热成像图

右乳外上象限、乳头及乳晕明显偏高温改变,右侧腋窝淋巴结明显偏高温改变。病理检查证实为乳腺癌。

病例 40:鼻咽癌放疗后复发合并肺转移(图 6-0-84)。

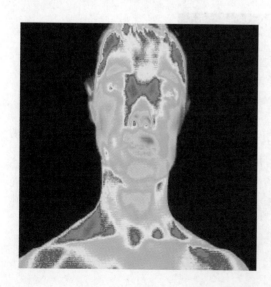

图 6-0-84 鼻咽癌放疗后复发合并肺转移红外热成像图

鼻咽癌肺转移头部正面图,鼻根部异常高温,右侧为甚。右锁骨上区明显偏高温。

X 线平片:纵隔增宽,右上肺及右肺门结节影。

鼻咽部及鼻部 CT:鼻窦占位性病变及部分骨质破坏。

病例 41:鼻咽癌淋巴结转移(图 6-0-85)。

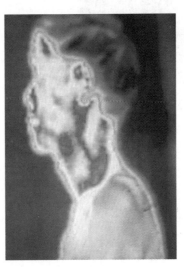

图 6-0-85　鼻咽癌淋巴结转移红外热成像图
左侧耳后、颌下淋巴结异常充血性改变。病理证实鼻咽癌淋巴结转移。

病例 42:左支气管未分化小细胞癌伴转移(图 6-0-86)。

支纤镜检查示:左上叶支气管开口可见一菜花状新生物。

MRI:左肺中央型肺癌伴淋巴结转移,左支气管截断征象。

CT:左上肺中央型肺癌伴阻塞性炎症及胸膜增厚。

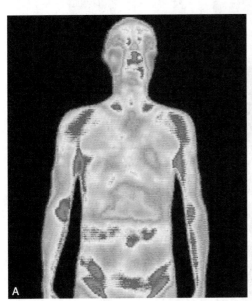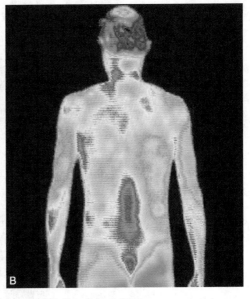

图 6-0-86　左支气管未分化小细胞癌转移红外热成像图
左上背部明显异常偏高温,左侧腋窝明显偏高温改变,左颈后明显异常偏高温改变。

病例 43：支气管肺癌伴胸椎、盆腔转移(图 6-0-87)。

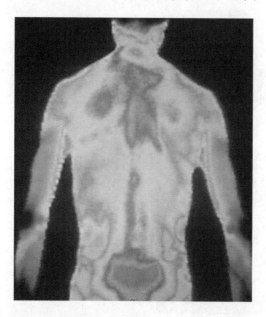

图 6-0-87 支气管肺癌伴胸椎、盆腔转移红外热成像图
支气管肺癌患者,胸椎及腰骶部明显异常偏高温改变。疑为转移,经检查确诊为胸椎、盆腔转移。

病例 44：肝癌中晚期(图 6-0-88)。

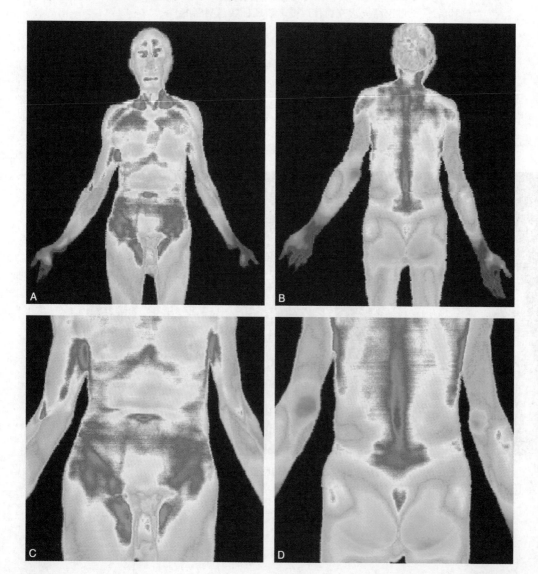

图 6-0-88 肝癌中晚期红外热成像图
明确诊断为肝癌患者,肝区仅见轻度偏高温改变,提示肝癌中晚期。肝癌早期多为偏热改变,不均质分布。

病例 45:鼻咽癌放疗前后(图 6-0-89)。

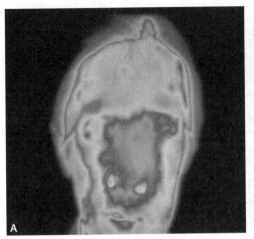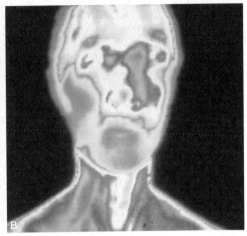

图 6-0-89 鼻咽癌放疗前后红外热成像图
鼻咽癌患者经放疗前后红外热成像图。放疗后鼻部异常高温明显消退。

病例 46:肺癌患者术后复发(图 6-0-90)。

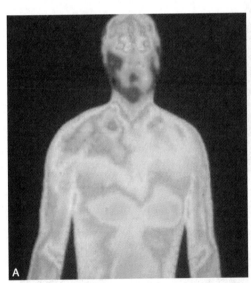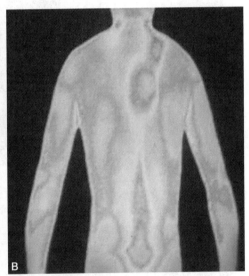

图 6-0-90 肺癌患者术后复发红外热成像图
肺癌患者手术切除后 1 年红外热成像图检查,发现原切除区域呈现胸背对应区域前后高温征象,疑为复发(红外热成像图诊断 3 个月后)CT 证实肺癌复发。

病例 47：颈椎肿瘤（图 6-0-91）。

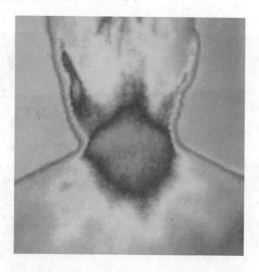

图 6-0-91 颈椎肿瘤红外热成像图
颈椎肿瘤患者,确诊前 1 年红外热成
像图检查。颈后疼痛区明显偏高温
改变。期间 2 次 CT 检查均为阴性,1
年后确诊。

病例 48：咬肌肿瘤（图 6-0-92）。

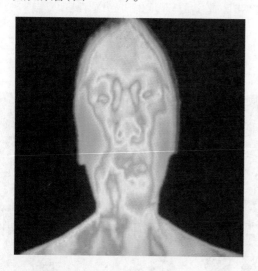

图 6-0-92 咬肌肿瘤红外热成像图
CT 证实咬肌肿瘤患者,红外热成像
图检查时发现,咬肌肿瘤处明显异常
偏高温改变,同侧锁骨上区明显累
及。3 个月后 CT 检查证实。

病例 49：胸膜间皮瘤脑转移（图 6-0-93）。

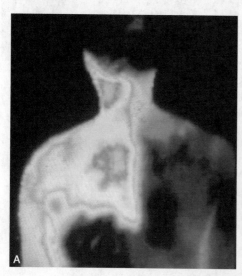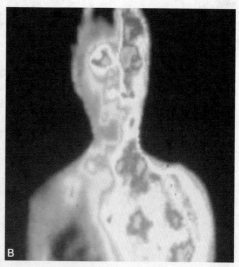

图 6-0-93 胸膜间皮瘤脑转移红外热成像图
病理证实胸膜间皮瘤患者,红外热成像图检查时发现,左侧胸背胸膜间皮瘤病灶区对应区域呈界限性异常
偏高温,并发现该高温区向左侧头部延伸,疑为头部转移。2 个月后出现脑性瘫痪,CT 证实脑转移。

病例 50：良恶性包块的鉴别（图 6-0-94）。

患者，男性，64 岁，疼痛、左前胸包块异常高温，左肺腋累及，血沉快。X 线及 CT 正常，进一步 MRI 检查，提示肺癌软骨转移？

患者，女性，70 岁，右下腹包块，无痛，低温，良性特征。

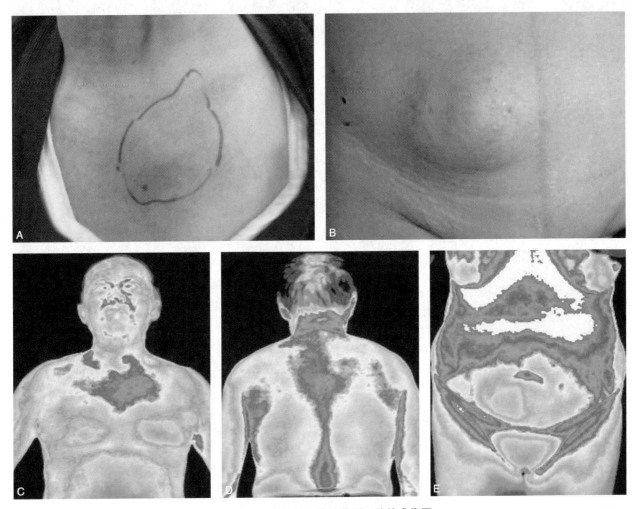

图 6-0-94　良恶性包块的鉴别红外热成像图

病例 51：前列腺癌早期（左叶），2 个月后确诊（图 6-0-95）。

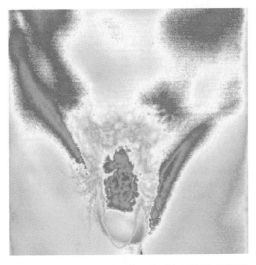

图 6-0-95　前列腺癌早期（左叶）红外热成像图

病例52:肺癌,右肩、腰椎转移(图6-0-96)。

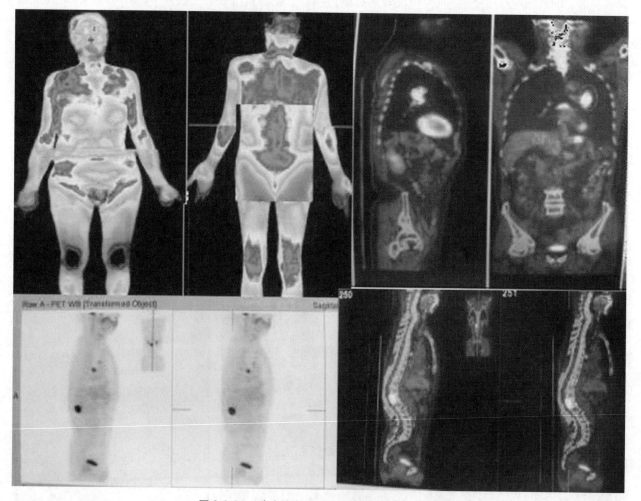

图6-0-96　肺癌伴右肩、腰椎转移红外热成像图

诊断意见:左肺门中央型肺癌,伴右肺门、纵隔、右侧肱骨头、左侧第7肋骨、右侧股骨颈、$L_{1\sim2}$椎体及右侧附件多发转移。

上图中,红外热成像图、PET及ECT三种影像结果高度吻合,同步性好,诊断价值高。但PET和ECT均有放射性,从机体耐受和经济上都是不能反复使用,而红外热成像图属绿色检查,对机体无创,可反复检查,特别适用于普查和疗效评估,值得推荐。

病例53:右肩部包块,恶性(图6-0-97)。

患者男,22岁,右侧肩胛部包块,反复疼痛2年余,加重9个月。

12年前行右肩部包块切除术。2010年再次行右肩部包块探查术:病理疑为原始神经外胚层叶瘤?

因疼痛剧烈,呈阵发性,上肢活动时疼痛加重,夜间疼痛尤甚就诊。

就诊在他院,做三维CT、X线平片检查未见明显异常,来本科后,行红外热像检查,右肩前后明显异常高温,恶性特征。遂行MRI检查发现右肩明显异常,会诊确诊为原始神经外胚层叶瘤,小圆细胞低度恶性肿瘤。

本病例,患者年轻,疼痛明显,但三维CT及X线平片检查未见明显异常,经红外热成像图则清楚显示异常高温,恶性特征,MRI及病理证实为恶性肿瘤,红外热成像图对肿瘤的诊断价值值得重视。

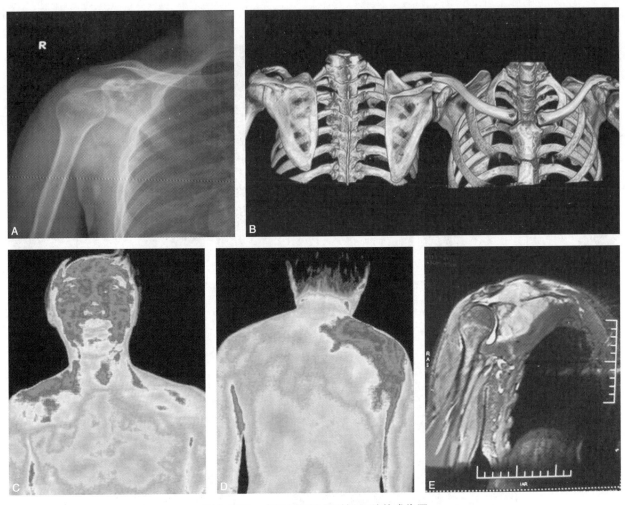

图 6-0-97 右肩部包块(恶性)红外热成像图

(十一) 传统疗法中的使用

中医药传统疗法治疗后的疗效,如不用红外热成像图,只能用患者经一次治疗后的自觉疼痛好转,或消失,活动正常来表达,可信度较低,而用红外热成像图记录,就非常客观可信,并可长久保存,反复调读直观,可信度高。

病例 54：左手桡骨茎远端骨折后酸痛治疗过程(图 6-0-98)。

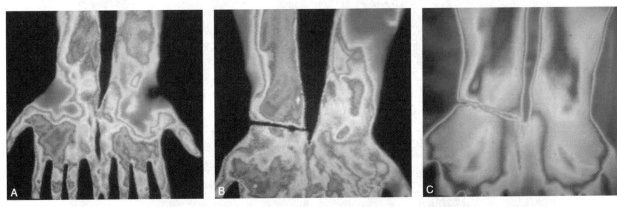

图 6-0-98 左手桡骨茎远端骨折后酸痛治疗过程红外热成像图

A.治疗前左手桡骨茎远端骨折患者骨痂已愈合,但仍见局部酸痛,红外热成像图检测发现,原骨折酸痛处明显偏低温改变;B.中医药传统疗法治疗后立即红外热成像图检查示:原骨折处低温明显改善;C.治疗后次日红外热成像图,患手红外热成像图恢复正常,双手红外热成像图完全对称。

病例 55:针灸治疗周围型面瘫全过程(图 6-0-99)。

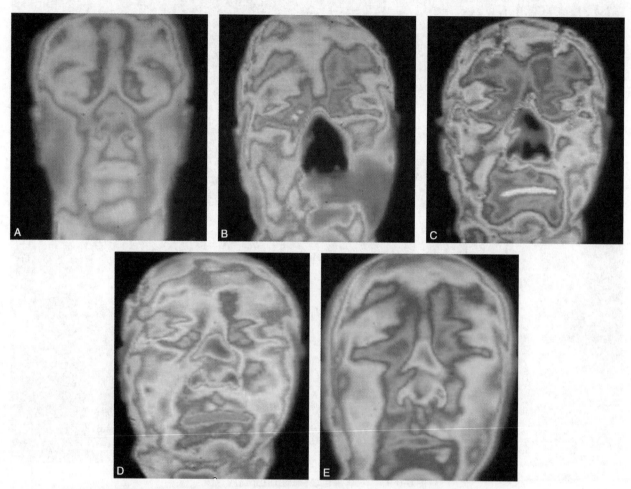

图 6-0-99　针灸治疗周围型面瘫全过程红外热成像图
A.正常头面部红外热成像图;B.右侧周围型面瘫,瘫痪侧略偏高温;C.针灸治疗时,面瘫红外热成像图,可见经针刺后两侧面部温度趋向对称;D.出针后面瘫红外热成像图,较未针刺前面瘫红外热成像图改善,但较留针时差;E.针刺 3 天后面瘫明显改善。

(十二)周围血管炎症(充血与缺血)

病例 56:类风湿关节炎侵犯小关节(图 6-0-100)。

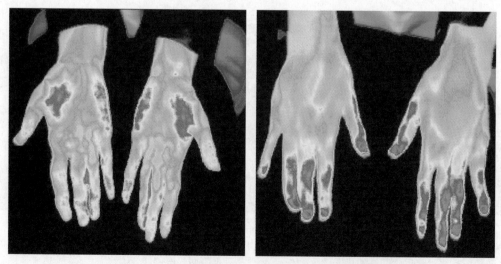

图 6-0-100　类风湿关节炎侵犯小关节红外热成像图
类风湿关节炎手指疼痛处偏高温改变,提示炎症侵犯末端小动脉和指间关节。

病例 57：类风湿关节炎肢端小动脉供血下降（图 6-0-101）。

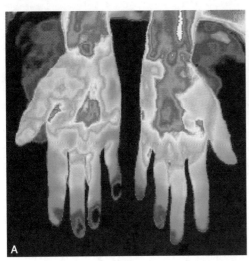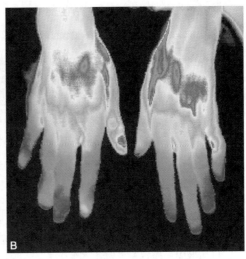

图 6-0-101　类风湿关节炎肢端小动脉供血下降红外热成像图

类风湿关节炎患者手指末端明显偏低温改变,提示局部血液循环下降,与末端小动脉痉挛有关。

病例 58：雷诺病（图 6-0-102）。

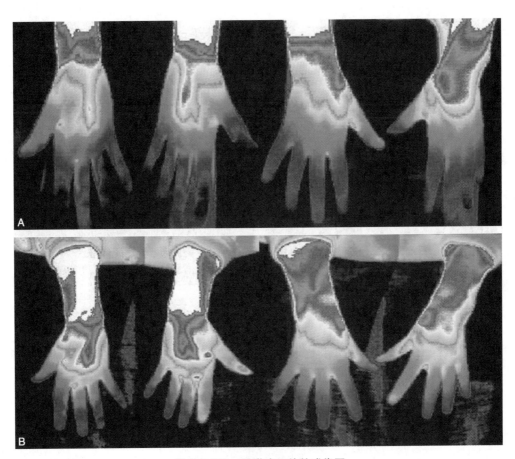

图 6-0-102　雷诺病红外热成像图

A.雷诺病患者末端小动脉痉挛,呈明显偏低温改变;B.经治疗后末端温度明显上升,症状改善。

病例 59:红斑肢痛症(图 6-0-103)。

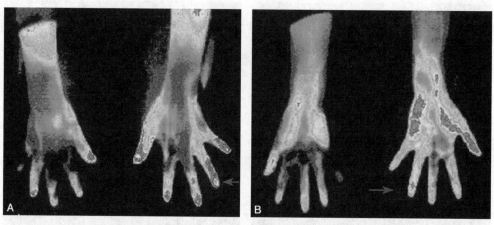

图 6-0-103　红斑肢痛症红外热成像图
红斑肢痛症患者左手无名指阵发性剧痛时,疼痛指明显偏高温改变,治疗后疼痛指症状改善,温度渐复正常。

病例 60:糖尿病,肢端血供下降末端小动脉受刺激(图 6-0-104)。

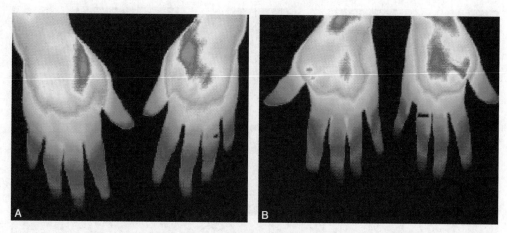

图 6-0-104　糖尿病,肢端血供下降末端小动脉受刺激红外热成像图
糖尿病患者并发末端小动脉炎,手指末端呈低温改变。随着病情改善,供血改善,温度渐复正常。

(十三) 头痛

头痛原因很复杂,一般的检测要区别缺血性疼痛和充血性疼痛都有一定的困难,红外热成像图则可以轻易地得以鉴别,并提供各种其他缺血性和充血性状态分布直观信息。

病例61：头痛（图 6-0-105）。

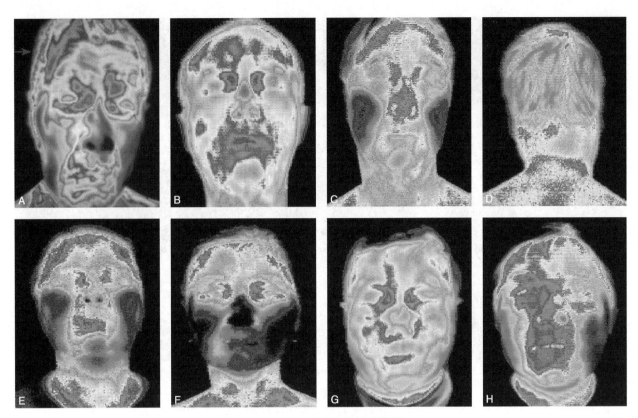

图 6-0-105　头痛红外热成像图

A.右侧脑梗死,梗死侧呈代偿性的颅外偏高温;B.丛集性血管性疼痛患者,发作时,右前额颞侧明显偏高温改变,发作停止后温度渐复正常;C.枕大神经疼痛区域(左侧头部)呈偏低温改变;D.颈部软组织损伤区域(左颈侧),呈偏高温改变;E.右上牙区炎症引起头痛,患侧牙区明显偏高温改变;F.血管收缩性头痛,头痛区域呈偏低温改变;G.血管扩张性头痛右侧眶上区呈偏高温改变;H.星状神经节阻滞后阻滞侧血管呈扩张状态。

（十四）运动科研

运动量的监测,肌肉血循及代谢状态,可以用红外热成像图直观形象观察到。

病例62：右上肢极量提举训练红外热成像图（图 6-0-106）。

以上我们列举了常见疼痛有关疾病的红外热成像图病例,供初学者参考,红外热成像技术是新型以反映机体热场分布为主的功能影像学,它与 CT、MRI 和 B 超等以结构影像为主的影像技术之间具有不可替代的互补作用,理想的完整的影像学结果应该是:利用 CT、MRI 等了解患者的组织结构变化情况,又通过红外热成像图了解其局部血液循环、神经等功能状态变化,即结构影像和功能影像结合,才能使临床诊断有较全面的影像学依据。只有这样,红外热成像仪才能得到不断发展,不断进步,才能真正发挥其优势。

应该强调的是,红外热成像仪并不是万能的,它所能表达的是与热有关的因素,而对于深部,解剖复杂的某些疾病,由于热信号的衰减和干扰,表达是困难的。即便是优势应用领域,亦尚需与其他影像和临床结合进行深化研究。

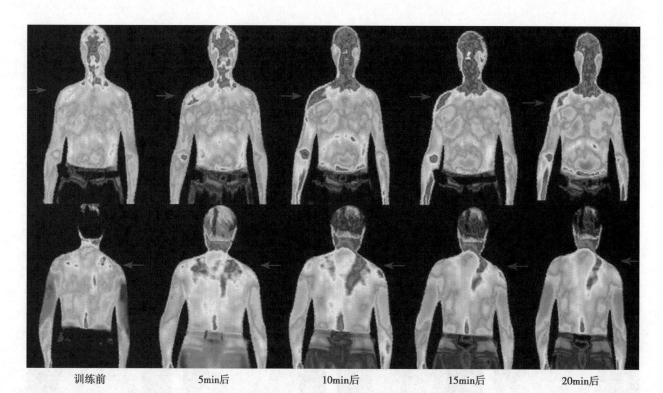

| 训练前 | 5min后 | 10min后 | 15min后 | 20min后 |

图 6-0-106 右上肢极量提举训练红外热成像图

提举前右侧肩背部温度对称;极限量提举 5min 后开始右肩背部呈偏高温改变;10min 后偏高温改变呈高峰;20min 后偏高温改变开始恢复。

（吴士明 黄东 吴寒寅）

参考文献

[1] 刘延青.颈腰痛介入治疗学[M].郑州:河南科学技术出版社,2008.

[2] 吴恩惠,戴建平,张云亭.中华影像医学中枢神经卷[M].北京:人民卫生出版社,2004.

[3] 王云钊,中华影像医学骨肌系统卷[M].北京:人民卫生出版社,2002.

[4] 张云亭,袁聿德.医学影像检查技术学[M].北京:人民卫生出版社,2000.

[5] 金征宇,冯敢生,冯晓源.医学影像学[M].北京:人民卫生出版社,2000.

[6] 王福根,吴士明.颈腰背痛诊治与红外热像技术[M].重庆:重庆出版社,2009.

[7] 刘延青,崔健君.实用疼痛学[M].北京:人民卫生出版社,2013.

[8] FRANK H. NETTER.奈特人体解剖彩色图谱[M].北京:人民卫生出版社,2005.

[9] HIDEKI OTA, KEI TAKASE, HIROYA RIKIMARU, et al. Quantitative vascular measurements in arterial occlusive disease[J]. Radiographic,2005,25:1141-1158.

[10] 宣蛰人.宣蛰人软组织外科学[M].上海:文汇出版社,2002.

[11] 程玉兰.红外诊断现场实用技术[M].北京:机械工业出版社,2002.

[12] 袁云娥.医用数字红外热成像技术概论[M].郑州:郑州大学出版社,2013.

第七章　疼痛相关的脊椎造影术

脊椎造影术是一种放射线造影技术。利用造影剂注入脊椎相应部位然后通过 X 线摄片显影,观察造影剂的形态和流动情况,辅助脊椎源性疼痛病的诊断和鉴别诊断。根据脊椎不同部位组织结构,脊造影术可分为椎间盘造影术、硬膜外腔造影术和脊髓造影术。

第一节　椎间盘造影术

一、概　述

(一) 概念

椎间盘造影术是通过体表穿刺将造影剂直接注入椎间盘中央的髓核中,观察患者的反应以及影像学下椎间盘有无破裂、突出等病理改变的一种方法,是一种创伤性的诊断方法。目前,CT 和 MRI 成像是判断椎间盘疾病的首选检查方法,而椎间盘造影术通常只作为椎间盘影像学检查的一种辅助方法,但它也是目前诊断椎间盘源性疼痛最重要的手段和方法之一。国际疼痛分类研究学会制定的椎间盘内破裂症(internal disc disruption,IDD)诊断标准为椎间盘造影术产生疼痛复制,椎间盘 CT 造影示椎间盘破裂,至少 1 个邻近椎间盘无疼痛复制。有学者认为通过腰椎间盘造影术,应将椎间盘源性腰痛分为两种类型,即由于纤维环破裂引起的腰痛(internal annular disruption,IAD)和由于终板破裂引起的腰痛(internal endplate disruption,IED),其诱发疼痛的病理解剖基础目前认为是注入造影剂后,造影剂通过放射状纤维环裂隙流向椎间盘纤维环外层,椎间盘纤维环内神经末梢受到椎间盘内压力的机械性刺激或炎性递质的化学性刺激,或者通过放射状终板撕裂流向椎体,椎体终板的神经末梢在受到造影剂的机械性刺激或炎性递质的化学性刺激,进而诱发患者平时的腰痛反应。

在领会椎间盘造影机制的同时,更要掌握椎间盘造影的操作技术,它也是所有椎间盘微创介入治疗技术的基础,能熟练掌握椎间盘造影,椎间盘的其他微创介入治疗技术也就迎刃而解。

(二) 手术准备

1. 手术所需药物

(1) 局部麻醉药:2% 盐酸利多卡因 5ml。

(2) 造影剂:非离子型碘剂注射液,浓度为 300~350mg/ml。

2. 手术设备和仪器

(1) 一次性耗材:主要有 22~20G、15cm 长的椎间盘穿刺针(1 个穿刺针/一个腰椎及胸椎椎间盘),25G、10cm 长的斜面或梅花形穿刺针(1 个穿刺针/一个颈椎及胸椎椎间盘),5ml 或 10ml 注射器数个(1 个注射器/一个椎间盘),碘伏消毒液或酒精消毒液,无菌手术单,无菌纱布,无菌手术衣帽子、口罩、无菌胶布。

(2) 手术所需仪器和设备:配有 C 臂 X 线机的无菌治疗室或 DSA 室,防护铅挡板、铅衣和铅手套,心电监护仪及麻醉机等抢救设备。

(三) 适应证

实施椎间盘造影术一定要先经过影像学等无创检查后并须征求患者同意才能进行。而且还要通过一定的检查与治疗以排除小关节紊乱综合征、脊神经后支卡压综合征以及脊柱关节病等相关疼痛疾病。行椎间盘造影的目的主要是判断患者的疼痛是否来自退变的椎间盘,需要明确病变椎间盘及节段。其适应证主要有:

1. 疑似椎间盘源性疼痛

（1）症状反复发作,病程半年以上;

（2）有典型的临床表现:

1）颈肩痛或腰背痛;

2）不能久站或久坐;

3）没有四肢神经根性疼痛;

4）没有神经根分布区肌力减弱;

5）神经根牵拉试验阴性;

6）四肢反射无异常。

（3）MRI 检查:示椎间盘有退行性改变,MRI 的 T2 加权像显示椎间盘黑盘综合征和/或纤维环后缘高信号区,但不能确定椎间盘与疼痛的相关性;

（4）经 3~6 个月保守治疗疗效不佳。

2. 作为椎间盘微创介入治疗的术前检查

如在行椎间盘髓核化学溶解、激光修复术、低温等离子消融或旋切术等微创介入治疗前的检查手段。

3. 判断那些在 MRI 或 CT 影像上有多节段异常患者的责任椎间盘节段。

4. 判断脊柱融合术后仍有残余疼痛或再次出现颈、腰腿疼痛患者的病变节段。

（四）禁忌证

1. 有严重心理负担或精神障碍者;

2. 凝血障碍性疾病　国际标准化比值(INR)>1.5/mm^3 或血小板<50 000/mm^3;

3. 孕妇(辐射的致畸作用);

4. 有全身感染或穿刺点皮肤感染者;

5. 对造影剂过敏者;

6. 已行椎间盘摘除术的椎间隙;

7. 椎间隙过窄无法穿刺的椎间盘;

8. 椎间盘脱出且合并脊髓受压者。

二、颈椎间盘造影术

（一）操作方法

1. 体位与麻醉　患者仰卧于无菌手术台或透视机床上,肩部下放置一个枕头,使颈部呈轻度过伸位。穿刺前先静脉给予镇静剂,常用药地西泮 5mg,然后再行 1% 利多卡因 3~5ml 局部麻醉。

2. 穿刺入路和定位　颈椎间盘造影术应采用前外侧入路,一般在患者症状的对侧进行。先在 C 臂 X 线机透视引导下确定病变椎间隙,为了确定穿刺点,把透视机置于前后位,C 臂 X 线机透视引导下向头侧或足侧倾斜以便最大程度暴露病变的椎间隙,将消毒的克氏针定位于相应椎间隙的钩椎关节内缘的皮肤处并做标记。在体表标记后,行颈部皮肤常规消毒,铺无菌巾。

3. 椎间盘穿刺　为了避免损伤气管及颈动脉鞘结构,操作者用手示指与中指需尽量推移内侧的气管与外侧的血管组织,使标记的椎间隙位于示指与中指之间(为了避免射线直接照射操作者手,操作人员可穿戴铅手套)(图 7-1-1)。局部麻醉后,用 21G、10cm 长的穿刺针在透视下从指间暴露出的钩椎关节内缘穿刺进针,穿过纤维环时有突破感,再调整 C 臂 X 线机的角度使椎间隙充分暴露,使穿刺针在椎间隙内平行进针到达椎间隙中点(图 7-1-2),再次侧位透视下确认针尖位于椎间隙中央,即穿刺成功到位。

4. 注射造影剂　在穿刺成功后注射备好的造影剂,当出现复制疼痛或注射完造影剂时停止。由于颈椎间盘较腰椎间盘小,椎间盘造影的量也较少,常用注射量为 0.5~1.5ml。

5. CT 造影检查　可于术后立即行颈椎间盘 CT 扫描。

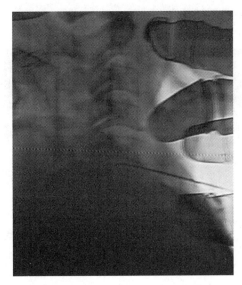

图 7-1-1 颈椎间盘侧位 X 线透视图示:
穿刺针路径

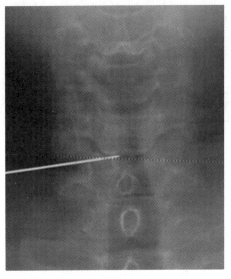

图 7-1-2 正位 X 线透视图示:穿刺针平
行进针达椎间隙中点

(二) 注意事项及可能并发症

1. 注意事项

(1) 穿刺风险:因颈部解剖结构复杂,行颈椎间盘造影要比腰椎间盘造影危险得多。如果要行颈椎间盘造影必须详细告知患者穿刺的风险,同时让患者签署手术同意书。

(2) 术前准备:完善术前常规检查,术前半小时使用镇静剂。

(3) 预防不良反应:由于颈椎间盘的穿刺,需用手指将颈动脉推向外侧,颈动脉体有可能受压,必要时应静脉给予 0.25~0.5mg 阿托品,以抑制迷走神经反射的不良反应。

2. 并发症 由于颈部有甲状腺、气管以及血管和神经等重要组织,行颈椎间盘穿刺时容易伤及邻近组织而出现一些并发症。一些作者报道颈椎间盘造影术的并发症高达 13%,并发症包括椎间盘炎、硬膜外脓肿、血肿、四肢瘫痪、脊髓损伤。如果操作适当,局部并发症的发生率很少。有胡须和颈部短的患者易导致穿刺困难,穿刺时间较长易发生椎间盘感染,应予重视。遇此情况预先使用抗菌素预防感染发生。

三、胸椎间盘造影术

因胸椎间盘出现病变的概率很低,行胸椎间盘造影的必要性很小。胸椎间盘造影既可在 X 线的引导下也可在 CT 引导下进行。

(一) X 线引导操作常规

1. 穿刺入路 胸椎间盘造影术应采用后外侧入路。患者俯卧于无菌手术台或透视机床上,胸部下放置一个枕头,使胸背部轻度后凸,局部麻醉后进行操作。先在 C 臂 X 线机透视引导下确定病变椎间隙,在体表标记,皮肤常规消毒,铺无菌巾。

2. 穿刺定位 选择健侧进行穿刺,为了确定穿刺点,把透视机置于前后位并向头侧或足侧倾斜以便最大程度暴露病变椎间隙(使病变椎间隙的上下椎体面均为一条直线),再把球管向穿刺侧倾斜约 30°,显示出由外向内排列的三线结构,即肺前内缘、椎体后外缘和肺后内缘(图 7-1-3)。将消毒的克氏针定位于相应椎间隙的上关节突与肋骨小头之间的皮肤处,并做标记。

3. 椎间盘穿刺 由于多数胸椎间盘比较表浅,因此穿刺针应选择创伤小的 23~25G,10cm 长的穿刺针。在定位点处局部麻醉后,在 C 臂 X 线机透视引导下使穿刺针沿球管方向进行穿刺(为避免操作者的手暴露在 C 臂 X 线机透视引导下可用长的血管钳夹住穿刺针,使穿刺针呈一个点状位置为最佳,过纤维环后在前后位或左右侧透视下进针,到达椎间盘中央即穿刺成功(图 7-1-4)。

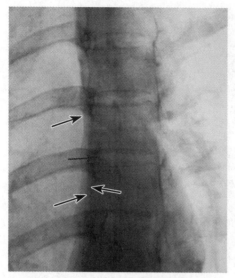

图 7-1-3 胸椎穿刺间盘穿刺时斜位片
黑色箭头由外向内分别是肺前内缘、椎体后外缘和肺后内缘;红色箭头为椎间盘穿刺点。

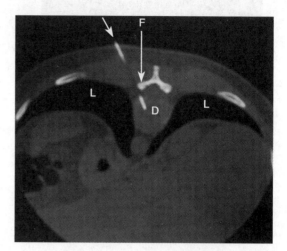

图 7-1-4 CT 引导下椎间盘穿刺

4. 注射造影剂 在穿刺成功后注射备好的造影剂,当出现复制疼痛或注射完毕停止注射。由于胸椎间盘与颈椎间盘均较小,造影剂的注射量约为 0.5～1.5ml。

5. CTD 检查 术后立即行胸椎间盘 CT 扫描。

(二) CT 引导操作常规

1. 穿刺定位 CT 引导的胸椎间盘穿刺与 C 臂 X 线机透视引导下穿刺基本上是一致的。患者取俯卧位,CT 扫描层间隔为 3mm,螺旋扫描确定穿刺点。通常椎间盘的全貌无法在单层图像上显示,因此,应选择能最佳显示椎间盘的后份的层面。常规监护标记穿刺点,局部皮肤消毒,铺无菌手术巾。

2. 穿刺入路 应用后外侧入路途径,在间断 CT 扫描的引导下,向椎间盘纤维环的后外侧进针。当针尖抵达纤维环后外侧时,调整穿刺针角度并进入髓核。穿刺针的最终位置可通过一次单螺旋扫描的矢状位重建来观察,以确定针尖是否位于髓核的中央(见图 7-1-4)。尽管 CT 扫描不能实时评估引起疼痛的椎间盘,但它是椎间盘造影中最重要的部分之一。CT 扫描的优势在于其可以显示穿刺针针尖与神经根位置的关系。同时这些图像可以观察有无气胸的发生。穿刺针置入后,注射造影剂、询问患者问题以及 CT 扫描均与腰椎间盘造影相同。

(三) 注意事项

胸椎间盘穿刺与颈、腰椎间盘穿刺相比较为困难些。如穿刺针的角度不当,可能会被肋横突关节阻挡住;针尖偏外则可能伤及肺及胸膜。值得注意的是,在穿刺过程中,穿刺针的针尖应保持在上关节突的外侧与肋横突关节的内侧,以避免进入椎管或损伤胸膜。穿刺过程中应注意观察由外向内排列的三条线,即肺前内缘、椎体后外缘和肺后内缘。以避免穿刺针损伤胸膜而产生气胸,对于下胸椎节段,在进针过程中可要求患者在呼气末屏气,从而抬高肺的位置,降低产生气胸的可能性。穿刺针置入后,注射药物、询问患者问题、透视或 CT 扫描等与颈、腰椎间盘造影过程相同。

(四) 并发症

胸椎间盘造影最容易产生的并发症主要是损伤胸膜或肺引起气胸或血气胸。还有穿刺针损伤脊髓的可能性,也有造影剂注射量过大,通过破裂的椎间盘流出过多产生脊髓受压症状。另外还有一些共同的并发症,如椎间盘或椎管内感染,药物过敏反应,椎管内血肿或脑脊液漏等。

四、腰椎间盘造影术

在椎间盘造影的 3 个部位中腰椎的椎间盘造影是最容易操作的,也是最常用的一种腰椎间盘源性疼痛的诊断方法。因此,在本章中作为重点介绍。

(一) 腰椎间盘造影操作常规

1. 术前准备 腰椎间盘造影术既可住院也可在门诊进行,但术前准备必须齐全,如术前的心电图,出凝血时间,血常规及血糖等检查需完善。为了提高诊断的准确性,患者在术前当天停止使用止痛药。为预防感染术前半小时使用抗生素。术中行心电、脉搏、血氧及血压监测。

2. 体位与麻醉 患者俯卧于无菌手术台或透视床机上,腹部下放置一个枕头,充分暴露腰背部。如患者紧张可先静脉给予镇静剂后再行局部麻醉。

3. 穿刺定位和入路 腰椎间盘造影术采用后外侧入路,一般在患者的健侧进行穿刺。精准定位是腰椎间盘造影成功的关键。首先仔细阅读患者的影像学资料,确认病变椎间隙,然后在 C 臂 X 线机透视引导下确定病变椎间隙,体表标记,然后行腰背部皮肤常规消毒,铺无菌巾。

(1) $L_{1/2}$ 至 $L_{4/5}$ 椎间盘的穿刺定位:为了确定穿刺点,C 臂 X 线机(影像增强器在患者的上面)置于患者的前后位,使穿刺的椎间盘置于视野中央,C 臂 X 线机向头侧或足侧倾斜,以便最大程度暴露病变椎间隙(病变椎间隙的上下椎体终板面成线状),然后把 C 臂 X 线机的影像增强器(位于患者上方)向有症状的对侧(即穿刺侧)旋转。当旋转约 45°时,椎体呈现一只"苏格兰"狗征象(图 7-1-5),此时下位椎体的上关节突(狗耳征)应正对病变椎间隙的上位椎体缘的中点,将消毒的克氏针定位于上关节突前缘及病变椎间隙的中点处的皮肤并作标记。

(2) L_5/S_1 椎间盘的穿刺定位:行 L_5/S_1 椎间盘的穿刺时,C 臂 X 线机的旋转方向与上位腰椎间盘的穿刺基本相同,即 C 臂 X 线机球管(影像增强器)除了向有症状的对侧旋转外,还应向患者的头侧倾斜,充分显示出由 L_5 椎体的下终板、S_1 上关节突和髂骨翼顶部所构成的三角区(图 7-1-6)。一般来说,如果能清楚地暴露此三角区,穿刺针沿着球管的方向进入三角区是能进入椎间盘的。然而,不管用何种进针角度,如髂骨翼过高则均有可能造成穿刺困难。如果不能实现上关节突置于椎体中点的位置,则球管更应向头侧或穿刺侧旋转。因此,L_5/S_1 的穿刺点位置常高于 $L_{4/5}$ 的穿刺点。

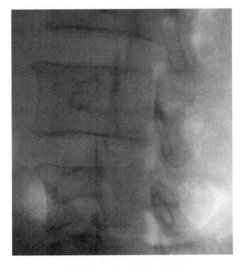

图 7-1-5 "苏格兰"狗征象

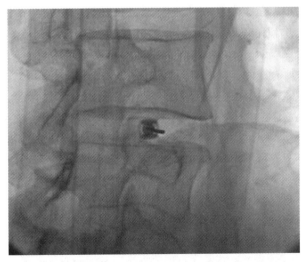

图 7-1-6 L_5 椎体的下终板、S_1 上关节突和髂骨翼顶部所构成的三角区

4. 椎间盘穿刺 穿刺点标定后保持球管位置(影像增强器在穿刺侧上方)不动,局部麻醉后,用 20~22G、15cm 长的穿刺针穿刺。为保证操作者手不暴露在 X 线下可用长血管钳或持针器夹住穿刺针,沿着

球管的透视方向(穿刺针在透视下呈现为一个点)穿刺(图7-1-7),经过纤维环时有突破感,继续进针1~1.5cm,再分别调整C臂X线机球管至正、侧位,如穿刺针尖正位于椎间隙的中间(图7-1-8A),侧位于椎间隙的中、后1/3(图7-1-8B),即为穿刺成功。

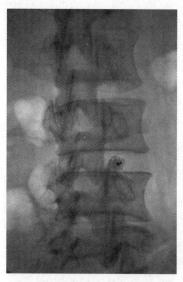

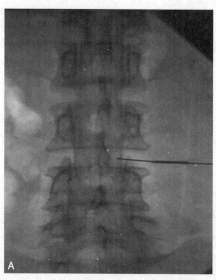

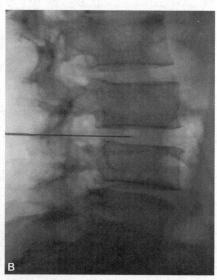

图 7-1-7 穿刺针在透视下呈现为一个点

图 7-1-8 穿刺针位置
A. 正位片针尖在椎间隙中间;B. 侧位片针尖位于椎间隙中后1/3。

5. 注射造影剂 在穿刺成功后注射备好的造影剂,当出现复制疼痛或注射完毕,即可停止。与颈、胸椎间盘相比,腰椎间盘较大,造影剂的量较多,注射量一般为1.5~2.0ml。

6. CTD检查 术后立即行腰椎间盘CT扫描。

(二)腰椎间盘造影术的操作特点及注意事项

因腰椎间盘造影采用的是后外侧入路,即在间断的透视监测下,椎间盘穿刺针与X线平行穿刺,以确保针尖位于上关节突的前外侧和相邻椎体上下终板中间,此种入路途径不会损伤椎管内的重要结构,神经根损伤的可能性也最小。而且,这种方式可以使针尖到达椎间盘的中间位置。当穿刺针进入髓核后,阻力感减小。在注入造影剂前,应通过正侧位透视确认针尖的位置。在侧位透视下,针尖应位于椎间隙中后1/3处,以确保造影剂注入髓核内。值得指出的是,至少有1个与病变椎间盘相邻的椎间盘作为评价疼痛复制反应的对照盘而注射造影剂。

所有穿刺针置入椎间盘后,在患者不知情的情况下实行分次注射,先注射正常对照的椎间盘观察患者的疼痛程度,随之注射邻近的病变椎间盘。注射造影剂时,先拔出穿刺针的针芯,连接已装入造影剂的2ml注射器,缓慢注射,一旦阻力很大,即应停止注射。正常的腰椎间盘可容纳1.5~3.0ml的注射液,在注射过程中应询问患者的感觉。特别应询问患者有无疼痛或胀感,疼痛的部位、强度以及疼痛是否与以往一样典型或者不典型。尽管有时疼痛仅在以往疼痛的部分区域内,但患者常常会描述疼痛与以往一致。如果疼痛与以往一致应予以记录,同时应记录注射过程中任何有意义的体位改变或痛苦的面部表情。最后,椎间盘内的造影剂注射量和注射时是否有明显阻力也应予以记录。

穿刺针应在所有的椎间盘注射完毕后拔出,注射造影剂能够引起与以往一致疼痛的椎间盘,通过穿刺针注射1ml局部麻醉药,若患者的疼痛立即缓解或减轻,则进一步证实注射的椎间盘是病变椎间盘。临床上称这种方法为无痛盘试验。因而,在椎间盘内注射局部麻醉药会有助于判断假阳性的疼痛复制反应。术毕拔出穿刺针以后,包含所有椎间盘造影节段行正、侧位摄片。然后清除术野消毒剂,擦干患者背部,用无菌敷贴覆盖穿刺点。

(三)腰椎间盘造影术并发症

1. 感染 包括椎间盘、椎体或椎旁软组织感染,发生率达0.1%~0.3%。

2. 术后腰部疼痛　纤维环较完整的椎间盘在造影时推注剂量过多或压力较大时可出现术后数天疼痛。

3. 出血　通常是少量的,如损伤椎管内血管可能出现血肿。

4. 行 L_5/S_1 椎间盘穿刺时可出现脑脊液漏、头痛、蛛网膜下腔感染及蛛网膜下腔出血等严重并发症。

五、椎间盘造影结果的判断标准

IASP 对椎间盘造影结果判断标准是:造影应显示椎间盘退变,诱发出与主诉一致的疼痛,至少有一阴性椎间盘作对照。一个完整的椎间盘造影报告应包括所有椎间盘造影和术后 CT 扫描的信息。每个造影椎间盘应该单独书写,包括患者的疼痛反应(强度、部位、与通常的疼痛的相似性)、注入髓核造影剂的剂量、注射时阻力大小、注射局部麻醉药后的疼痛缓解程度以及 X 线和 CT 扫描椎间盘的形态。其中,椎间盘造影时的疼痛复制反应最为重要。下面从这几方面来分别描述椎间盘造影的结果。

(一) 诱发疼痛反应和疼痛复制反应

向椎间盘内注射适量的造影剂引起疼痛的症状是椎间盘造影中非常重要的一环。如果一开始注射就引起严重的疼痛反应,必须停止注射,在影像下观察穿刺针及造影剂的位置,排除纤维环内注射。如果造影剂或针尖均在椎间盘中央且推注顺畅,此时产生的疼痛反应即为椎间盘造影的"诱发疼痛反应"。必须把每一个椎间盘造影的疼痛反应单独记录。这种疼痛反应分类如下:

1. 没有疼痛反应或也没有阻力感,说明椎间盘内没有任何压力,纤维环完全破裂,造影剂向椎管内或椎体周边扩散。

2. 有轻微疼痛但与以往的疼痛的强度或分布不相似(非一致性),提示该椎间盘可能没有病变或有退变但没有引起临床症状。

3. 有诱发疼痛反应,部分与以往的疼痛相似(诱发痛),提示该椎间盘有病变且可能是引起临床症状的椎间盘之一。

4. 有诱发疼痛反应,且完全与以往的疼痛一致,就称为疼痛复制反应(复制痛)阳性。提示该椎间盘有病变且是引起临床症状的责任椎间盘。在椎间盘造影时,如果纤维环未出现完全破裂,引起的疼痛反应提示患有椎间盘源性疼痛,即颈椎间盘造影时疼痛不放射至上肢,腰椎间盘造影时,疼痛主要表现在腰臀部及膝关节以上,而不放射至小腿。如纤维环完全破裂,所引起的症状主要表现为神经根性疼痛,颈部可放射至上肢的手指,腰椎间盘造影可放射至小腿及足跟部。

(二) 推注时的阻力和椎间盘压力

为了准确地记录椎间盘造影时的压力,在椎间盘注射过程中应该使用气压计,即在推注造影剂时连接一个三通管,一头接上压力表,另外两端分别连接含造影剂的注射器及穿刺针,在侧位透视下当引起疼痛或达到了特定的压力(120~150mmHg)时,即停止注射。如纤维环已完全破裂,此时推动注射器时无任何阻力且气压计测不到压力。

(三) 注射造影剂的容量

每个椎间盘注射造影剂的容量是有一定限度的,颈、胸段的椎间盘容积较小,注射的造影剂容量为 0.5~1.5ml,而腰椎的椎间盘容积较大,注射容量可达 1.5~2.5ml。

(四) 对局部麻醉药的反应

对椎间盘造影后是否需要注射局部麻醉药以观察患者的疼痛缓解情况,不同作者经验不同。在以下两种特殊情况下常规使用局部麻醉药:①当纤维环完全破裂时注射造影剂不能增加椎间盘内压,复制不了原有疼痛者,注射 2% 盐酸利多卡因 1ml 可暂时缓解疼痛;②纤维环内破裂者,造影结果为复制疼痛反应阳性,再用 2% 盐酸利多卡因 1ml 注射到椎间盘,如果患者立即缓解疼痛,称为无痛椎间盘试验阳性。

(五) 椎间盘的形态

椎间盘形态可根据 X 线平片及 CT 图像评估,髓核的描述包括:正常、放射状撕裂、外周性或同心圆形撕裂、横行撕裂或纤维环破裂等形态。椎间盘退变的各期形态与椎间盘造影的特征具有相关性。

1. 髓核的形态

（1）棉球状

1）正常髓核形态；

2）造影剂呈椭圆形位于椎间盘中央；

3）与修正的 Dallas 分级法的 0 级一致。

（2）分叶状、小汉堡包状或马靴状

1）正常成熟的椎间盘形态；

2）核内碎裂形式；

3）与修正的 Dallas 分级法的 0 级一致。

（3）不规则状（图 7-1-9）

1）退变早期；

2）纤维环内 2/3 处可见裂隙或裂纹；

3）与修正的 Dallas 分级法的 1 级或 2 级一致。

（4）裂隙状（图 7-1-10）

1）明显的退变；

2）放射状撕裂或裂隙达到纤维环的外缘，但造影剂未溢出到硬膜外间隙；

3）与修正的 Dallas 分级法的 3 级或 4 级一致。

（5）破裂状（图 7-1-11）

1）完全的放射状撕裂；

2）造影剂分布超出椎间盘的范围，可见进入硬膜外和/或椎间孔；

3）临床上出现椎间盘突出症的表现；

4）与修正的 Dallas 分级法的 5 级一致。

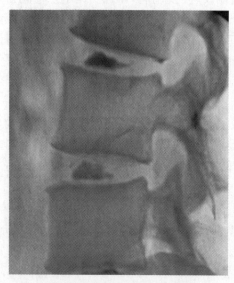 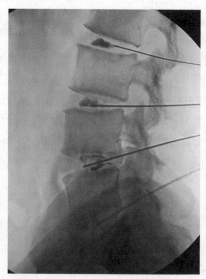 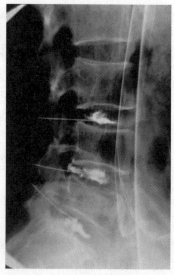

图 7-1-9 椎间盘造影不规则状　　图 7-1-10 椎间盘造影裂隙状　　图 7-1-11 椎间盘造影破裂状

（6）上述的 3 种纤维环裂隙或撕裂类型可单独发生或者合并发生。

1）或宽或窄的辐射状撕裂，呈不同长短的线状自中央向外周伸展，与外层纤维环垂直；

2）当层间的桥接胶原纤维断裂时，可发生同心圆形或环形撕裂。这种撕裂与年龄的增长相关，为纤维环的分层或分离导致纤维环松弛和整个椎间盘膨出所致，一般不具有临床意义；

3）横向撕裂为纤维环外周纤维与椎体环形隆起相连接处的撕脱，放射状撕裂与椎间盘源性疼痛最为相关。后侧的纤维环撕裂与疼痛相关性更大。

2. 椎间盘造影的 Dallas 修正诊断标准 修正的 Dallas 椎间盘造影分级法是颈椎、胸椎、腰椎椎间盘造影术与术后 CT 检查的诊断标准,分级如下:

0 级:造影剂局限于正常髓核之内(图 7-1-12);

1 级:放射状撕裂,造影剂局限于纤维环的内 1/3 处(图 7-1-13);

2 级:放射状撕裂,造影剂延伸到纤维环的中 1/3 处(图 7-1-14);

3 级:放射状撕裂,造影剂延伸到纤维环的外 1/3 处(图 7-1-15);

4 级:在 3 级撕裂的基础上,出现的造影剂延伸到纤维环外 1/3 处,并造影剂在纤维环的延伸范围超过纤维环周径的 30%(图 7-1-16);

5 级:纤维环后缘完全破裂,造影剂出现纤维环外溢(图 7-1-17)。

(六) 椎间盘造影异常形态和注意事项

随着年龄的增长,会出现复杂性的椎间盘撕裂。在严重退行性改变的椎间盘内注射,造影剂在整个椎间盘内的弥散分布,类似于全层撕裂。进入硬膜外的造影剂可以存留于后纵韧带下,也可以穿过后纵韧带,扩散到所注射椎间盘的上下部位,有时可进入椎间孔。

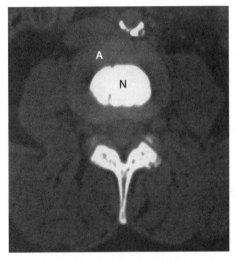

图 7-1-12 Dallas 0 级:造影剂局限于正常髓核之内

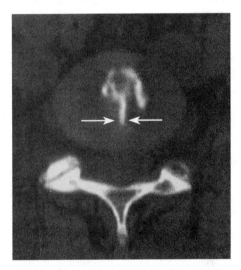

图 7-1-13 Dallas 1 级:放射状撕裂,造影剂局限于纤维环的内 1/3 处

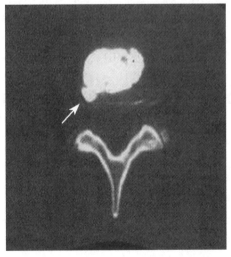

图 7-1-14 Dallas 2 级:放射状撕裂,造影剂延伸到纤维环的中 1/3 处

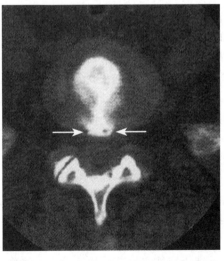

图 7-1-15 Dallas 3 级:放射状撕裂,造影剂延伸到纤维环的外 1/3 处

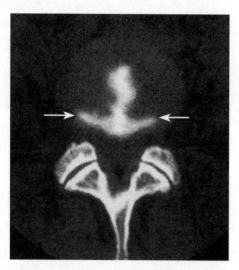

图 7-1-16　Dallas 4 级：造影剂延伸到纤维环外 1/3 处，延伸范围超过纤维环周径的 30%

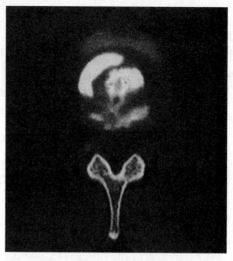

图 7-1-17　Dallas 5 级：纤维环后缘完全破裂，造影剂出现纤维环外溢

如果椎间盘造影穿刺针的位置过前、过后、过于偏侧缘，会导致纤维环内注射。在 CT 图像上，呈现椎间盘外缘部分曲线状影，髓核内有少量或没有造影剂。如果注射充足的造影剂，可观察到由于纤维环层间造影剂的弥散所致的围绕髓核的环形征象。

椎间盘造影术后 3h 需卧床休息为主，特别是术中应用了镇静剂患者，更应卧床休息。平时合并有内科疾病患者，如高血压病，糖尿病患者，术中及术后还需监测血压、脉搏、心率、呼吸，如果这些指标正常，则不会有更严重的问题发生。另外，术后 48h 内应保持穿刺点干燥。根据患者疼痛的反应，仍可继续使用止痛药物。

第二节　硬膜外造影术

一、概　述

1924 年由 Sicard 等在脊髓造影操作不当时偶然发现的硬膜外显影技术。硬膜外造影是将造影剂注入硬膜外腔，显示硬膜外腔结构影像的一种造影方法。当硬膜外腔被造影剂充填，显影时可以看出椎间盘突出症后，椎间隙的填充缺陷，及蛛网膜下腔中的占位性病变的范围。由于造影剂在硬膜外腔，故不会对蛛网膜构成影响，是一种较为安全的造影方法。它可诊断 LDH、椎管狭窄，硬膜外肿瘤等，也可作为治疗后评定疗效的客观依据。操作简单、安全，副作用小，诊断准确率高，不留后遗症，显影范围大且清晰。

随着影像学技术的进步，目前此法已较少用于临床，尤其是在当前 CT 及 MRI 广为应用的当今。但当 CT 和 MRI 的影像学测量与实际测量结果不符或 CT 和 MRI 的影像与实际临床表现不符时会影响诊断的准确性，可以通过对比造影剂的分布来判断椎管内病变情况，避免了影像测量可能带来的误差，MRI 能很好地显示椎管的软组织界限，但 CT 比 MRI 能更精确地显示骨性界限。而将造影剂注入硬膜外，造影剂呈虚线形式，犹如树枝挂雪，可描绘硬膜外腔的轮廓及神经根走向。由此可见，硬膜外造影与 CT 或 MRI 存在互补性，结合硬膜外造影能更好更准确地判断病变情况。

二、操作常规

（一）适应证

1. 作为脊髓造影的补充措施　椎管内尤其是腰骶段髓核突出者，当其体积不足以使脊髓造影显影时，硬膜外造影往往可以获得较为清晰的影像。

2. 疑诊腰椎间盘侧型或外侧型突（脱）出者　此种情况在临床上并非少见，尤其是外侧型者。硬膜外造影较之脊髓造影效果更佳。

3. 根袖处病变　包括局部肿瘤、粘连及血管畸形等亦可酌情选用。

（二）禁忌证

1. 全身情况差，不允许进行脊髓造影检查者。

2. 穿刺局部皮肤感染和对碘剂过敏者应列为造影禁忌。

3. 无手术指征，或不宜手术的病例不宜选择。

4. 肢体有抽搐症状或癫痫发作者，椎管内有出血性病变或炎症者，伴有新鲜脊柱骨折或骨质破坏严重者，也为禁忌。

（三）操作方法

1. 准备　造影前先摄取腰骶正侧位 X 线平片，排除骨性病变，并作为穿刺定位参考。注意做碘过敏试验。

2. 体位　视穿刺部位不同而异，一般多取侧卧位，与脊髓造影相似，患者双手抱膝屈曲。

3. 穿刺点　对下腰段病变，一般选择 $L_{4/5}$ 棘突间隙进针。其他椎体节段，视病变部位要求而定。

4. 具体操作　常用的硬膜外造影法穿刺途径可分为：

（1）经腰椎穿刺硬膜外后间隙造影法；

（2）经骶裂孔穿刺骶管造影法；

（3）经腰椎穿刺硬膜外前间隙造影法。

现以腰椎穿刺硬膜外后间隙造影法为例简述操作过程：常规消毒铺单后，选用局部浸润麻醉。穿刺针自 L_4/L_5 棘间刺入皮肤、皮下，经棘间隙，再刺穿黄韧带。如出现落空感，则表明已刺穿黄韧带并抵达硬膜外腔。之后可将针芯拔除，若抽吸无脑脊液流出，则可注入等渗氯化钠液 1ml 若无阻力，证实为硬膜外腔，可将 1~2ml 的水溶性非离子碘造影剂注入，经摄片证实为硬膜外后间隙，再缓慢注射 10ml 造影剂，然后拍摄侧位、正位及斜位片。目前临床上多采取硬膜外腔置管方式，这种方法既安全，又便于调节椎节的平面，此尤适用于腰段以上部位。

三、硬膜外造影术的临床应用

硬膜外造影与脊髓造影的影像相似，主要表现为造影剂压积、充盈缺损，能定位诊断椎间盘突出症、中央椎管狭窄、神经根管狭窄，其临床符合率达 78%。结合 CT 或 MRI 扫描同时还可显示黄韧带肥厚、椎管内静脉曲张等情况，可帮助判断椎管矢状径，硬膜囊及根袖受压情况等。

（一）X 线摄片的临床应用价值

硬膜外造影可以显示椎管的大小，硬膜囊范围以外的椎间盘突出症，其对于椎间盘突出症的诊断的准确率很高，常见影像学改变如下（图 7-2-1）。

1. 正位片示　中心部位的充盈缺损、周围性充盈缺损、神经根外形的中断。

2. 侧位片示　椎间盘后方，显示硬膜外前间隙占位病变的压迹，提示为椎间盘突出症影像。

同时硬膜外造影可作为治疗后评定疗效的客观依据。通过广泛散布于硬膜外间隙的造影剂，能显示椎间盘后缘、脊髓外形、神经根走向以及血管分布情况等。正常椎间盘可有不同程度的向后轻微膨隆，故造影片上显示轻度充盈缺损。若衡量此缺损大小，应在造影时将刻度尺置于腰椎棘突同一水平摄片，然后按比例计算测定

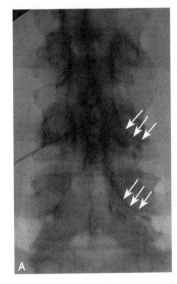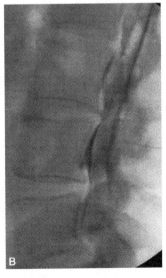

图 7-2-1　硬膜外造影正侧位片

A. 正位片可见神经根充盈缺损，白色箭头所指为正常神经根显影；B. 侧位片示硬膜外前间隙占位病变的压迹，提示为椎间盘突出症影像。

椎体后缘至膨出顶点距离。经测量,得出其平均值约为13mm,若大于此值可诊断为椎间盘后突。

（二）硬膜外造影后 CT 扫描的临床应用价值

目前诊断腰神经根管狭窄常用的影像学检查方法有 CT 和 MRI。CT 能清晰地显示神经根管骨性结构,而 MRI 能很好地显示椎间盘、黄韧带、关节囊等软组织结构。CT 和 MRI 诊断腰神经根管狭窄往往需要影像学测量,但临床也多见 CT 和 MRI 的影像学测量与实际测量结果不符的情况,可影响诊断的准确性。而通过对比造影剂的分布来判断神经根管狭窄的一种检查方法,即硬膜外造影后多排螺旋 CT 扫描(multispiral CT scanning and epidurography,MSCTE)弥补了 CT 及 MRI 的不足。研究表明硬膜外造影后 CT 扫描对腰椎管狭窄症更具有定性、定位诊断作用,可为手术提供依据。

1. MSCTE 影像特点

（1）造影剂在椎管内沿软组织表面缓慢流动、扩散,对比显示软组织界限(图7-2-2)。

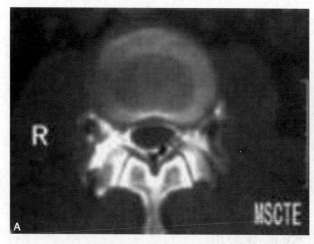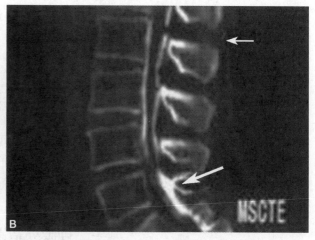

图 7-2-2　MSCTE 示：造影剂在中央椎管和神经根管内缓慢流动、扩散,可分布在椎间孔外
椎管内软组织界限比 MRI 更加直观,同时兼顾了骨质结构。椎管内可有造影剂积聚(大箭头),分析影像时要结合造影剂流动的特点,小箭头为留置的硬膜外导管。

（2）造影剂充盈缺损:见于中央椎管和侧隐窝占位性病变,包括椎间盘突出症、小关节增生、后纵韧带骨化等;还可见于侧隐窝和椎间孔完全阻塞等。

（3）造影剂跳跃征:通道两侧有造影剂,而中间无明显造影剂分布。见于中央椎管、侧隐窝、椎间孔等处狭窄。

2. MSCTE 与 CT、MRI 影像比较

（1）骨性界限表现力同 CT,而优于 MRI。

（2）通过造影剂的分布,比 MRI 更加直观地显示椎管内软组织界限,如硬膜囊形态等,还可显示 CT、MRI 难以明确的隐蔽病变(图7-2-3)。

3. MSCTE 影像学表现

（1）在无明显椎管狭窄和椎间盘突出症的病例,对比造影剂能在中央椎管和神经根管内均匀分布,很好地显示椎管的软组织界限(图7-2-4)。我们注意到水平面扫描中,椎间孔外造影剂的分布大致呈人字形,其解剖学基础需要进一步研究。

（2）水平面和矢状面重建图像(图7-2-5)可直观地显示中央椎管的径线、硬膜囊的形态,包括椎间盘突出症后硬膜囊受压情况等。

（3）水平面图像通过神经根管和椎间孔外造影剂的分布情况,判断神经根管是否通畅和狭窄程度(图7-2-6)。

（4）经椎弓根的双侧矢状面重建图像可见到椎间孔的骨性界限和孔内造影剂的分布情况(图7-2-7,图7-2-8)。神经根走行在椎间孔的上半部分、上一椎体后下缘后方,所以可以通过椎间孔上半部分造影剂的分布情况判断椎间孔处是否有狭窄。

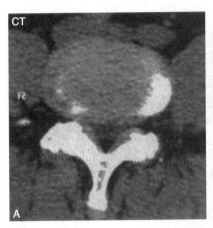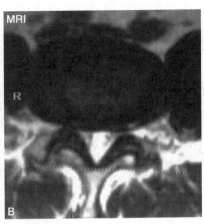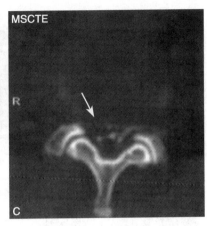

图 7-2-3 MSCTE 可见 L$_{4~5}$ 右侧侧隐窝处充盈缺损,椎间孔外无明显造影剂分布,且左侧神经根管全长均有造影剂分布,提示右侧侧隐窝严重狭窄

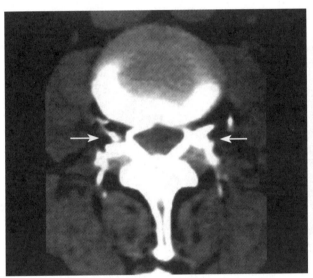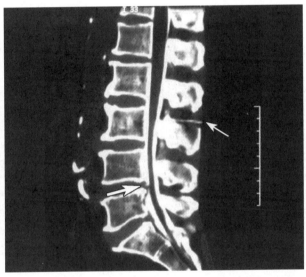

图 7-2-4 造影剂在椎间孔外"人"字形分布情况

图 7-2-5 中央椎管软组织界限和椎间盘突出症,造影剂缺损情况(大箭头)及留置的硬膜外导管位置(小箭头)

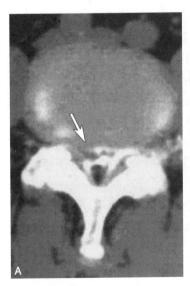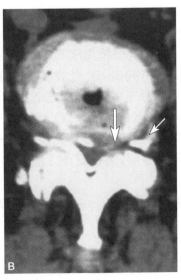

图 7-2-6 硬膜外造影水平面图像
A. 患侧侧隐窝处充盈缺损(大箭头);B. 患侧侧隐窝处充盈缺损(大箭头),椎间孔外无"人"字形造影,但椎间孔外尚有明显造影剂分布,呈神经根管阻塞造影剂分布(小箭头),考虑神经根管有狭窄。

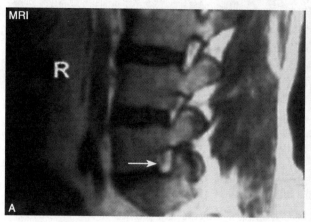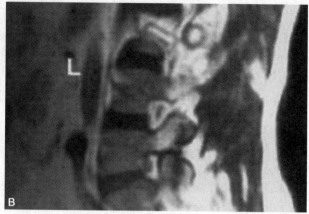

图 7-2-7　MRI 显示 $L_5 \sim S_1$ 左右两侧椎间孔内均可见神经根和脂肪信号（小箭头）

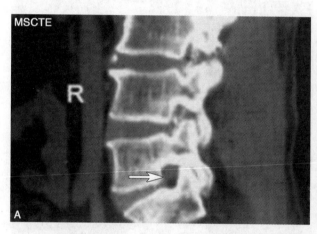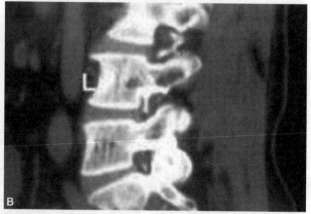

图 7-2-8　MSCTE 见 $L_5 \sim S_1$ 右侧椎间孔内无明显造影剂分布（大箭头），考虑有 $L_5 \sim S_1$ 右侧椎间孔狭窄

4. MSCTE 临床应用　若 CT 和 MRI 的影像学测量与实际测量结果不符或 CT 和 MRI 的影像与实际临床表现不符会影响诊断的准确性。MSCTE 可以通过对比造影剂的分布来判断椎管内病变情况，避免了影像测量可能带来的误差。MRI 能很好地显示椎管的软组织界限，但 CT 比 MRI 能更精确地显示骨性界限。临床医师更希望得到骨性和软组织界限都能兼顾的影像。MSCTE 影像除了能提供三维静态信息外，还通过造影剂的流动提供动态功能性信息，通过椎管内对比造影剂的分布能很好地显示软组织界限，既保留了 CT 的骨显示优势，也能很好地显示软组织界限。分析 MSCTE 影像时不仅要注意造影剂的对比显示功能，还要充分考虑造影剂在中央椎管、神经根管和椎间孔外缓慢渗透或流动所表现的影像学特点。

所以，MSCTE 除了可用于 LDH 和腰椎管狭窄的诊断外，还适用于临床症状典型而 CT、MRI 不能明确的侧隐窝和椎间孔狭窄（腰神经根管狭窄比较隐蔽的病例）（图 7-2-9）。此类病例可表现为临床症状典型，而 MRI、CT 检查无明显对应的阳性影像学表现，即影像与临床表现不符的患者可以通过 MSCTE 检查明确腰神经根管是否存在狭窄和狭窄程度，为确定手术方案和神经根管的减压范围提供有力依据。

值得注意的是，硬膜外腔内空气会阻碍造影剂的流动，进而影响造影的影像结果（图 7-2-10），故穿刺时用落空感和虹吸法确定是否进入硬膜外腔为首选，应尽量减少和避免向硬膜外腔内注入空气。

MSCTE 是一种安全、有效的影像学检查方法，可用于椎间盘突出症和椎管狭窄的诊断，还适用于 CT 和 MRI 难以明确的椎管内隐蔽病变的发现和诊断。但是椎管减压术后复发的病例不适合行该检查。

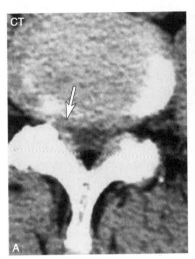
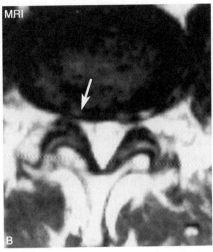
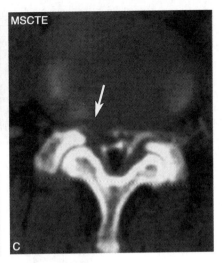

图 7-2-9　同一患者 CT、MRI、MSCTE 在同一腰椎间盘平面扫描的影像对比

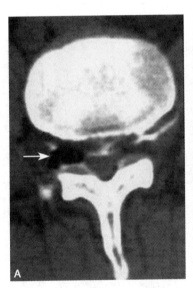
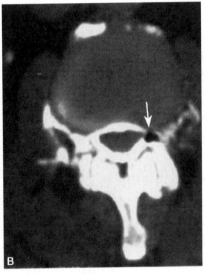

图 7-2-10　空气（箭头）阻碍造影剂的分布情况

四、常见并发症与注意事项

（一）常见并发症

硬膜外造影术中、术后所发生的并发症主要包括所使用造影剂的不良反应和腰椎穿刺操作引起的并发症。

1. 造影剂过敏反应　首先在做硬膜外造影之前应仔细阅读所用药品的使用说明，尤其是适用于腰椎硬膜外造影的造影剂剂量、浓度、禁忌证和不良反应等。

2. 造影剂肾病是指放射学造影后应用造影剂引起的急性肾功能损害。

（二）并发症的预防处理与注意事项

1. 预防处理　与脊髓造影相似的并发症，一般多较轻。应尽可能地避免使用离子碘造影剂，更不可采用碘油造影剂，以降低并发症的发生率及其程度。症状较重的，可以给予止痛药、激素治疗等，或经静脉滴注生理盐水和葡萄糖。

2. 注意事项

（1）术前应做碘过敏试验；

（2）严格执行腰椎穿刺操作常规，注意无菌操作；

（3）使用碘水类造影剂，能很快被吸收，注射后应立即透视检查、摄片；

（4）无论使用碘油类或碘水类造影剂,应将头部垫高,禁忌造影剂流入脑室;

（5）椎管造影后应平卧24h,以避免不良反应。

第三节 脊 髓 造 影

脊髓造影在20世纪80年代以前曾被广泛应用,近年来由于磁共振和CT等无创伤性的影像技术的成熟应用,一般不作为常规检查。近年来,脊髓造影剂有很大发展,并发症大大减少,现在脊髓造影仍是一项很有价值的检查手段。但对于某些不能做磁共振检查的患者,脊髓造影特别是CT脊髓造影仍不失为一种很好的检查方法,可以和CT、MRI相互补充,取长补短,以提高脊柱疾病诊断准确率。

一、概 述

脊髓造影又称椎管造影,按使用造影剂的不同,分为碘水造影、碘油造影及空气或氧气造影。通过腰椎穿刺或小脑延髓池穿刺,将造影剂注入脊髓蛛网膜下腔中,与脑脊液混合,然后拍摄X线平片,通过观察造影剂的形态和流动情况,以诊断椎管内的病变。脊髓造影可诊断腰椎椎管狭窄症、黄韧带肥厚、小关节增生、后纵韧带骨化、脊柱滑脱、LDH、椎管内肿瘤、神经根和蛛网膜囊肿及椎管内其他占位病变,如硬膜外脓肿,但做脊髓造影时应慎重,以免造成感染扩散。

通过掌握脊髓造影正常影像(图7-3-1,示正、侧位片为圆柱形边缘光滑的正常脊髓造影图)并对比异常影像学改变,可以鉴别脊髓的病变是由于脊髓变性、粘连性蛛网膜炎、脊髓或椎管内肿瘤,还是由于颈椎退变后脊髓受到压迫所导致的。

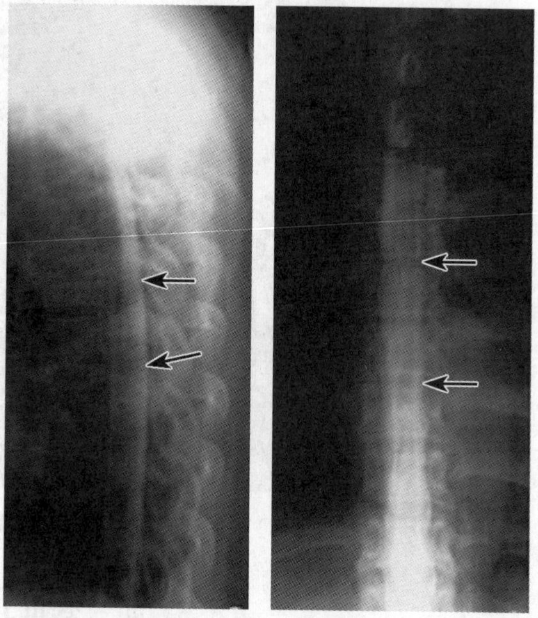

脊髓造影是诊断椎管内占位性病变和因外伤所致的椎管形态变化的一种有效的检查手段。但并非随意应用的检查方法,其目的有下列几点:

（一）明确椎管内病变的位置和范围

如脊髓内、外压迫,以及脊柱解剖结构的损伤和病变所形成的神经压迫(椎间盘、骨赘和骨折片等)。通过脊髓造影可以确定病变节段水平和病变范围,例如椎管狭窄的部位和范围及损伤后椎管形态变化,以此作为临床治疗前后的辅助判断。

图7-3-1 正、侧位片为圆柱形边缘光滑的正常脊髓造影图

（二）诊断和鉴别诊断时应用

鉴别引起脊髓病变的某些易混淆的病理因素,例如脊髓本身的病变,或椎管内病变等加以区别。CT扫描时,为了增强脊髓与占位性病变的相互之间对比度,将水溶性造影剂注入蛛网膜下腔后,在CT扫描的横断层面上可清晰显示硬膜囊内外的结构。

（三）探索性研究

采用高质量水溶性造影剂注入蛛网膜下腔,研究椎管动态条件下脊髓形态和容量变化。

二、适 应 证

1. 采用手段不能明确的脊髓内或脊髓外的病变,经脑脊液动力学检查证明蛛网膜下腔有梗阻,但病变部位和范围又不明确者。

2. 经临床检查病变性质不明确的脊髓内外或椎管结构的病变。

3. 多节段的神经损害。

4. 为确定某些脊椎手术后患者症状复发的原因。

三、禁　忌　证

1. 全身情况差,不允许进行脊髓造影检查者。
2. 穿刺部位局部皮肤感染和对碘剂过敏者。
3. 无手术指征或不宜手术的病例。
4. 肢体有痉挛症状或癫痫发作者。
5. 椎管内有出血性病变或炎症者。
6. 伴有新鲜脊柱骨折或骨质破坏严重者。

四、操　作　方　法

根据造影剂走向途径分下行性造影与上行性造影,分别为小脑延髓池穿刺和脊柱椎管穿刺。

1. 术前禁食、备皮,术前 30min 肌内注射地西泮 10mg,做碘过敏试验。

2. 操作步骤　患者头高侧卧,20G 或 22G 穿刺针经棘突间隙穿刺进入蛛网膜下腔。注入造影剂,透视观察造影剂分布状况调整摄影床的倾斜角度,使造影剂集中于所需观察部位。分别摄仰卧、俯卧正位、水平侧位及左、右斜位。

3. 术后措施　半卧位或头高卧位 4~6h 休息,必要时输液 1 000ml,加维生素 C 1.0g,促进药物代谢。

五、并　发　症

脊髓造影术中、术后所发生的并发症主要包括所使用的造影剂的不良反应和腰椎穿刺操作引起的并发症。

1. 最主要为造影剂的过敏反应　首先在做脊髓造影之前应仔细阅读所用药品的使用说明,尤其是适用于腰椎脊髓造影的造影剂剂量、浓度、禁忌证和不良反应等内容。

2. 造影剂肾病是指放射学造影后应用造影剂引起的急性肾功能损害。

3. 脊髓造影操作所致的并发症主要是由于穿刺损伤引起。

(1) 造影后头痛:最多见,穿刺可造成脑脊液压力降低,并引起头痛,早期的活动不是引起脊髓造影后头痛的原因,头痛的原因可能和性别(女：男 = 18.7%：73%)、年龄、脊髓造影前的脑脊液压力及血压和穿刺的技术有关。

(2) 脑脊液漏:穿刺针直径与造影术后早期的患者体位有关。

(3) 脑神经受累:脑神经受累以第 6、第 8 对为多。可表现为斜视,视觉模糊、复视、听力减退至耳聋。

(4) 穿刺点处疼痛:腰痛发生于穿刺后 1 周左右,持续 3~6 个月,表现为穿刺点处疼痛,为穿刺动作粗暴,损伤背部软组织而致。

(5) 神经根损伤:穿刺后有神经根损伤者表现为原无神经根定位体征,穿刺后出现根性正位体位或原根性定位征加重。也可造成神经根袖的撕裂。

(6) 感染:因消毒不严格、穿刺点及其邻近有感染灶或在全身感染尤其有菌血症时行穿刺所致。

(7) 腰腿痛症状加重:硬膜囊及神经根管因造影剂注入,容积更小,神经根受压加重所致。

(8) 造影剂误入硬膜外腔:与穿刺针位置不确切或造影剂注入过快逆流入硬膜外腔引起,干扰诊断可经 CTM 进一步检查以排除干扰。

(9) 发热反应:造影过程中带入了致热原。

六、并发症预防及处理

在进行脊髓造影检查后,可能会有少数人在几天之内出现头痛、发热、呕吐、原有症状加重等反应,有一定个体差异性。症状轻的不必处理,大多可自然缓解,症状较重的,可以给予止痛药、激素治疗等,或经静脉滴注生理盐水和葡萄糖液体。由于脊髓造影检查时需向脊髓腔内注入造影剂,造影剂可能会导致过敏性休克、感染、脊髓蛛网膜粘连等风险,严重者可引起患者瘫痪或死亡,所以选择时应慎重。

七、注 意 事 项

由于脑脊液与脊髓和大脑相通,因而用于脊髓造影的造影剂要求显影效果好,对神经的毒性要非常低,否则可能造成脊髓神经毒性而导致瘫痪。使用造影剂可出现各种不良反应,具有一定危险性,临床上要从严掌握。此外,椎管穿刺本身也可引起一些并发症,所以在实施脊髓造影术时,穿刺要精准,摄片时要迅速准确,不要过多翻转患者,也不要过多改变摄影床的位置,从而避免造影剂与脑脊液混合而降低对比度,保证脊髓造影术的成功。

八、脊髓造影术的临床应用

脊髓造影术可诊断脊椎和椎间盘病变、椎管内各种结构的肿瘤、椎管内的炎症性病变如蛛网膜炎症、粘连等,也可鉴别病变的类型和产生梗阻的确切位置,还可用来检查椎管内病变手术治疗后有无复发等情况。

(一)对 LDH 诊断的价值

有报道认为脊髓造影仍是椎管内疾病诊断的金标准。脊髓碘水造影的准确性要高于 CT 扫描,这是由于碘水造影剂的比重接近于脑脊液,能够广泛地充盈蛛网膜下腔内的神经根和根袖,在摄片时能清晰地显示神经根的状况,这是 CT 扫描所不可比拟的。因此,在为患者行手术治疗之前,可行脊髓造影来确保定位准确。另外,熟悉掌握常见脊髓造影示意图可有助于更好地掌握脊髓造影的影像学改变(图 7-3-2~图 7-3-6)。

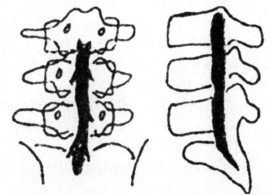

图 7-3-2 L$_5$ 神经根袖消失,L$_{4~5}$ 椎间压迹

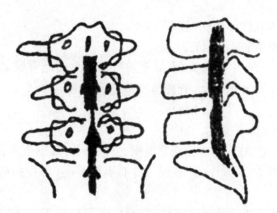

图 7-3-3 L$_{4~5}$ 椎间梗阻,呈蜂腰状改变

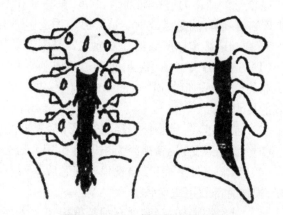

图 7-3-4 L$_{3~4}$ 椎间杯口样改变

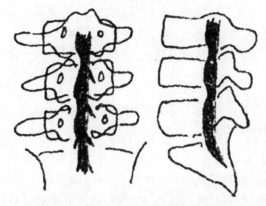

图 7-3-5 L$_{3~4}$、L$_{4~5}$ 多间隙压迹

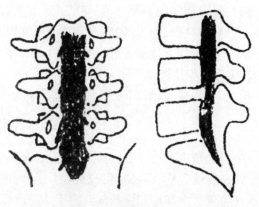

图 7-3-6 硬膜囊扩大、压迹

1. 脊髓造影的特点

(1) 在透视下观察造影剂流动情况,发现异常可随时摄正、侧位片。

(2) 动态脊髓造影检查克服了传统脊髓造影、CT、MRI 检查静态观察的缺陷,降低了假阳性率和假阴性率,对 L_5/S_1 椎间盘突出症诊断效果更明显,并可鉴别诊断腰椎间盘突出症和椎管狭窄。

(3) 伸屈功能位脊髓造影所显示的椎管内变化是 CT、MRI 难以发现的,临床上应择优采用。

(4) 对于伴有脊柱侧凸的患者 CT、MRI 检查手段受到限制,更倾向脊髓造影的应用。

(5) 脊髓造影除了能明确腰椎间盘突出症的部位是否有高节段或多节段病变外,更重要的是可排除神经肿瘤病变,减少了手术探查的盲目性。检查中可改变患者体位,从而提高脊髓造影的准确率。

2. 脊髓造影与 CT、MRI 的相关性

(1) 影像学检查除了 CT、MRI,脊髓造影尤为敏感,与手术结果的吻合率最高,特别对突出程度不重但位置更靠近神经根管入口的病例,显得尤其重要,它常常可解释手术效果欠佳的原因。当临床表现与 CT、MRI 表现出现分离时,脊髓造影可作为最佳选择。

(2) 虽然 MRI 对于诊断腰椎间盘突出症及神经压迫是一种理想的检查手段,但脊髓造影是一种必要的补充,尤其是有神经放射痛的患者伴随侧隐窝狭窄时。

(3) 对于绝大多数不需要手术治疗的 LDH 的患者来说,在经济条件允许的情况下,行 CT 扫描有图像清晰、定位准确、无创等优点,不仅可直接显示突出物,而且还可以显示黄韧带肥厚、椎体后骨质增生、小关节退变,尤其在显示椎管狭窄及侧隐窝狭窄方面优于脊髓造影。

(4) 脊髓造影通常与 MRI 相结合,一般根据临床表现对腰腿痛患者先做出初步诊断,再做无创性的 MRI 检查,术前行脊髓造影进一步确诊、定位,减少手术的盲目性。脊髓造影和 MRI 检查有互补作用,故主张脊髓造影和 MRI 检查相继完成。

3. LDH 脊髓造影的影像学特征

(1) 硬膜囊前缘受压:表现相应椎间盘突出症造成硬膜囊前缘局限性压迹。压迹形态可为弧形、角状、类圆形等(图 7-3-7,图 7-3-8)。

(2) 神经根受压:脊髓造影正位片示神经根鞘袖呈残根型,脊髓造影侧位片示神经根鞘袖呈半球形压迫(图 7-3-9)。

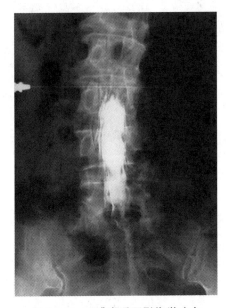

图 7-3-7 硬膜囊受压影像学改变

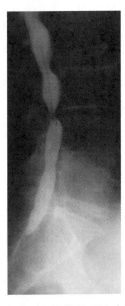

图 7-3-8 硬膜囊两侧对称性狭窄影像图

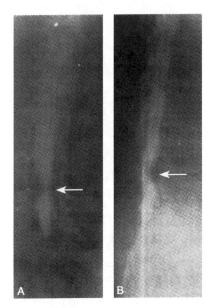

图 7-3-9 神经根受压
A. 神经根鞘袖呈残根型;B. 神经根鞘袖呈半球形压迫。

（3）束腰征改变：正位片示 $L_{4/5}$ 间隙硬膜囊不完全梗阻，难以判断突出方向（图 7-3-10）。侧位片示：$L_{2/3}$、$L_{4/5}$ 硬膜囊受压（图 7-3-11）。脊髓造影能明确判断椎间盘突出症节段，并且根据神经根显影情况，也可以明确判断为 $L_{4/5}$ 左侧椎间盘突出症。

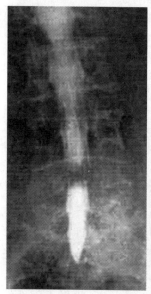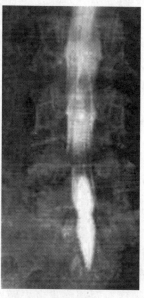

图 7-3-10 脊髓造影正位片的影像改变

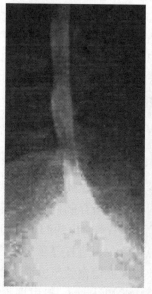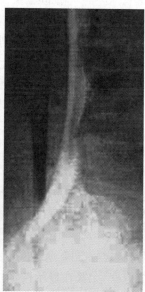

图 7-3-11 脊髓造影侧位片的影像改变

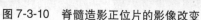

（4）截断征：斜位片上，造影剂流动受阻，不能向下或向上流动，表现为截断征象（图 7-3-12）。

（二）脊髓造影对腰椎管狭窄症的诊断价值

腰椎管狭窄症是腰椎病变中的一种，多发于中老年人，腰椎管狭窄症经过详细的病史询问和体格检查，对于典型患者作出定性和定位诊断并不困难。对于临床诊断不确定的患者，应该进行影像学检查。

脊髓造影可直接显示硬膜囊形状及有无狭窄，并通过观察椎管横径和前后径的变化诊断中央型椎管狭窄，但是对侧隐窝狭窄的诊断价值有限。注射水溶性碘剂后，取头高足低位观察造影剂流动情况，并拍照正、侧及斜位片。全梗阻者出现尖形或梳状中断影，不全梗阻者硬膜囊出现压迹，多节段狭窄者硬膜囊呈蜂腰状。若采用回灌

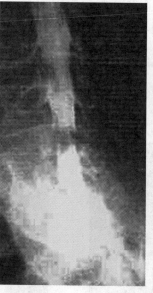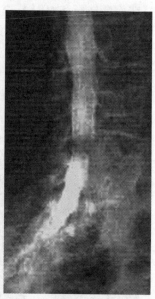

图 7-3-12 脊髓造影斜位片的影像改变

的方法（先取头略低位，使造影剂向胸段流动，然后再转为头高位，使造影剂回流至腰段），可在正位片显示神经根袖受压致充盈缺损，侧位片有时候可见背侧充盈缺损。

需要注意的是对于怀疑椎管狭窄的患者行 CT 扫描时，应避免只扫描椎间盘平面，必须包括椎管、侧隐窝和神经根管。可在椎管造影后再作 CT，可直接显示硬膜囊及神经根的情况。图像清晰，立体感强，可以从矢状位及断层切片直接显示椎管狭窄的部位、程度及范围，并可显示导致狭窄的病变来源。其检查效果与 CT 扫描和椎管造影相比，在显示组织结构清晰度和组织结构间的关系远比 CT 和椎管造影效果好，诊断符合率82%～91%。造影后扫描可为诊断腰椎管狭窄症提供可靠依据，可以清楚地显示椎管前后径和横径大小、侧隐窝及神经根的情况、椎体后缘骨赘、关节突内聚及黄韧带肥厚的情况。

（三）脊髓造影术对椎管肿瘤的诊断价值

1919年，Dandy发明空气脊髓造影术。1921年，Sicard和Forester应用对比剂行脊髓造影，促进了脊髓肿瘤的诊断。由于准确率低，常有假阳性，早期髓内肿瘤手术仅能做椎板减压、活检。由于高分辨MRI的问世，髓内肿瘤往往在出现明显的神经功能障碍之前发现，MRI已成为确诊髓内肿瘤的重要手段，不但能精确定位，而且可明确多数髓内肿瘤的性质，也可显示肿瘤合并的囊变与脊髓空洞。因此脊髓造影对诊断椎管肿瘤的诊断价值显得更小。

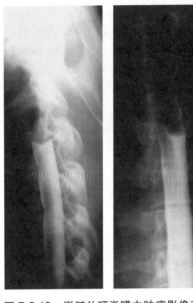

图7-3-13　脊髓外硬脊膜内肿瘤影像改变

1. 脊髓外硬脊膜内肿瘤的影像学特征　在正位和侧位都可以明显显示脊髓的柱状阴影，呈局限性梭形增粗。这种脊髓增粗呈对称性膨胀，也可能向一侧突出明显，有时可突向脊髓外方（图7-3-13）。

2. 脊髓内肿瘤可能占据并非一个节段，且呈梭形膨大，因此造影征象不明显。蛛网膜下腔不完全梗阻，造影剂在肿瘤部位呈"分流"状态（图7-3-14A）。脊髓内肿瘤较大者呈完全性梗阻，即不规则的阻塞或非典型的杯口状充盈缺损（图7-3-14B）。

3. 硬膜外肿瘤　这种肿瘤多见于原发恶性和转移性肿瘤。从造影结果来看，早期不易与结核相鉴别，必须结合临床和病史。造影剂在病变节段呈不规则的斜坡状或笔尖状（图7-3-15）。

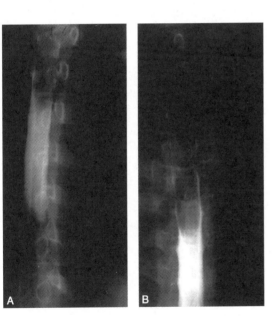

图7-3-14　脊髓内肿瘤影像学改变

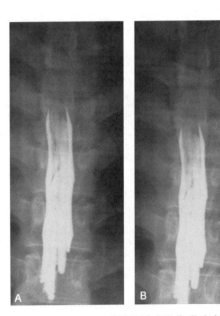

图7-3-15　硬膜外肿瘤影像学改变

（肖礼祖　黄佳彬）

参考文献

［1］SCOTT M. FISHMAN JANE C. BALLANTYNE J P R. Bonica's management of pain［M］. 4th ed. Baltimore, New York, London：Lippincott Williams & Wilkins, 2010.

［2］LAXMAIAH MANCHIKANTI, AMOL SOIN, RAMSIN M BENYAMIN, et al. An Update of the Systematic Appraisal of the Accuracy and Utility of Discography in Chronic Spinal Pain［J］. Pain Physician, 2018, 21（2）：91-110.

［3］CHIN K R,EISZNER JR,HUANG J L,et al. Myelographic evaluation of cervical spondylosis:patient tolerance and complications［J］. J Spinal Disord Tech,2008,21(5):334-337.

［4］SHETTY S K,NELSON E N,LAWRIMORE T M,et al. Use of gadolinium chelate to confirm epidural needle placement in patients with an iodinated contrast reaction［J］. Skeletal Radiol,2007,36(4):301-307.

［5］刘延青,崔健君.实用疼痛学［M］.北京:人民卫生出版社,2013.

第八章　疼痛神经电生理检查

一、概　　述

电生理诊断主要是依据神经解剖结构和神经电生理特性对周围神经功能状态进行评估和分析,从而为临床进一步诊断提供可靠的依据。它是在神经解剖学的基础上。对感觉和运动障碍进一步定位,为临床提供更确切、详细和客观的定位诊断依据。临床常用的电生理检查主要包括同心圆针肌电图或常规肌电图(electromyography,EMG)、神经传导速度(nerve conduction velocity,NCV)、重复神经电刺激(repetitive nerve stimulation,RNS)、各种反射(H 反射、瞬目反射和下颌反射)。这些检查为电生理诊断提供了确切的、客观的定位诊断依据。

(一) 电生理诊断的目的

1. 补充临床的定位诊断　当根据临床的症状和体征进行定位诊断存在困难时,或仅凭借临床表现难以判断时,EMG 和 NCV 可提供客观的诊断依据。

(1) 帮助临床明确病变的部位:前角细胞、神经根、神经丛、周围神经、神经肌肉接头(突触前膜和后膜)和肌肉。

(2) 提高早期诊断的阳性率和发现临床病变。

(3) 辅助发现临床不易识别的病变:深部肌肉或被脂肪掩盖的肌肉病变或轻微改变。

(4) 鉴别中枢和周围神经病变,判断病变累及的范围。

2. 有助于判断病变处于急性期、恢复期或稳定期　有助于判断病变的严重程度,客观评价治疗的效果和判断预后。

(二) 电生理诊断中需要注意的问题

1. 结论的描述应客观、准确和简洁,尽可能为临床提供最大的帮助。不应仅仅满足于判断是否存在神经源性损害,尽可能提供定位诊断方面的建议或依据。

2. 结果的解释必须与临床相结合,方可能得出有价值的结论。

3. 电生理检测能够提示诊断线索,但是不能进行准确的定性。

4. 电生理诊断检查方案是一个动态的过程,不同患者检查有一定的共性,但是每个患者临床各不相同、各有特点,检查应有针对性进行。

5. 明确神经、肌肉疾病处于急性期、早期或稳定期,特别是神经再生等代偿功能较好时,检查可能无法发现异常。近端轴索断伤后 1 周内 EMG 正常,远端神经传导速度或末端潜伏期也可以正常。

二、常用的检测方法和意义

(一) 神经传导速度测定(NCV)

1. 检测内容　包括感觉神经传导速度(sensory nerve conduction velocity,SCV)和运动神经传导速度(motor nerve conduction velocity,MCV),测定参数包括 SCV、感觉神经动作电位(sensory nerve action potential,SNAP)波幅、面积和时限;MCV、末端潜伏期、复合肌肉动作电位(compound muscle action potential,CMAP)波幅、面积和时限。

2. 结果判断和意义　通过测定的结果判断是否存在感觉和运动神经病变、病变的范围,并可以协助判定轴索损害和脱髓鞘病变。轴索损害表现为 SNAP 的波幅明显下降(>50%),而传导速度正常或轻度减慢,下降的程度<50%。脱髓鞘病变表现为感觉或运动传导速度明显减慢,而波幅正常或轻度降低,但波形离散时或继发轴索损害时可有波幅降低。

3. 临床应用

（1）周围神经病的诊断：判断不同纤维选择性受累，脱髓鞘还是轴索损害为主。轴索断伤急性期，未发生神经再生或轴索变性未到达肌肉之前，EMG 尚无法发现异常，而神经传导和 F 波可以早期发现病变。感觉受累为主者或仅有脱髓鞘者，EMG 检查无异常发现，仅能依靠神经传导速度的测定发现病变。

（2）嵌压性周围神经病的诊断：感觉纤维传导受累早于运动纤维，更早于 EMG 改变。最常见的是腕管综合征和肘管综合征。

（3）神经根和神经丛病变的诊断：神经根病变时 SCV 的测定通常正常，而神经丛病变时虽然神经传导速度可以正常，但 SNAP 可有明显的波幅降低。

（二）同心针 EMG

1. 检测内容　包括安静状态时插入电位和自发电位；小力收缩时的运动单位电位时限、波幅和多相波百分比；大力收缩时可见运动单位的募集电位相型和波幅。

2. 结果判断和意义　EMG 可以明确神经源性损害和肌源性损害；有助于判断神经源性损害的范围或节段；可以提示病变的活动情况和神经再生情况。

3. 临床意义

（1）前角细胞及其以下的运动神经病变：包括运动神经元病、神经根病、神经丛病和周围神经病。轴索损害时，EMG 可以表现为神经源性损害的特点。

（2）通过选择不同肌肉进行测定，可以协助进行定位。神经根病的损害呈节段性分布。颈段脊旁肌 EMG 的测定有助于神经根性病变和臂丛病变的诊断和鉴别。周围神经病为对称性神经源性损害。

（3）肌肉本身病变时，EMG 表现为肌源性损害。肌强直放电，有助于强直性肌病的诊断。

（三）F 波

1. 检测内容　主要包括 F 波出现率以及 F 波传导速度或潜伏期。

2. 结果判断和意义　与周围神经 MCV 不同的是，它可以反映运动神经近端的传导功能，特别当刺激点远端正常时，F 波异常可以提示神经根、神经丛、近端运动神经的病变。F 波出现率下降，是脱髓鞘病变最早的表现。F 波传导速度的减慢，提示近端存在脱髓鞘病灶。当刺激点远端存在严重的病变，例如严重的腕管综合征或肌病等，远端 CMAP 波幅明显下降时，也会导致 F 波的异常。

3. 临床应用　主要用于颈椎病、腰椎病神经根病变的辅助判断，临床与 F 波之间有时不平行，F 波异常，可以提示近端存在病变；如果 F 波正常，并不能排除近端病变。因为 F 波可通过多个根上传，仅为部分前角细胞兴奋后传出的结果。

（四）H 反射

1. 测定参数　最有价值的参数是 H 反射的潜伏期。

2. 结果判断和意义　可以反映感觉传入和运动传出通路的病变，有助于发现反射弧近端的病变。

3. 临床应用

（1）S_1 神经根病变的诊断：一般常于腘窝刺激胫神经、腓肠肌神经，用于腰骶神经根病变的辅助诊断。

（2）脱髓鞘性神经根神经病也表现为 H 反射异常。

（五）皮肤交感反应（skin sympathetic response，SSR）

主要测定参数 SSR 的潜伏期和波幅。可以反映自主神经系统交感神经的病变。主要用于自主神经系统病变的诊断和鉴别诊断，例如糖尿病周围神经病自主神经病变、淀粉样变性周围神经病的诊断等。

三、神经根病变电生理诊断

神经根病（radiculopathy）是指在蛛网膜下腔内由脊髓到椎间孔之间的任何部位损害。目前，虽然已经有了先进的 MRI 检查仪器，但肌电图检查对神经根病变具有很重要的价值。它可以确定神经的功能状态以及损害的部位和范围。

（一）神经根解剖特点

脊髓前根、后根在椎间孔处形成脊神经，随即出椎管。在解剖上具有以下特点：

1. 在椎管内椎间孔之前,后根上有一结节,为后根神经结,其内的神经元为单极神经元。在后根神经结近端到后角的神经纤维叫节前纤维。后根神经节远端的纤维叫节后纤维,这些节后纤维通过脊神经到达它们各自的感觉终端。

2. 脊神经一出椎间孔就分成前支和后支,前支大,支配躯干和肢体的皮肤和肌肉;后支小,支配椎旁皮肤的感觉和深部椎旁肌。

3. 颈神经根一共有 8 条。前 7 条神经根从同节段椎体上缘穿出,也就是说,C_5 神经根是从 C_4 椎体上缘也即 $C_{4/5}$ 椎体间穿出,所以,$C_{4/5}$ 椎间盘脱出,造成 C_5 神经根受压。而 C_8 神经根则是从 C_7 和 T_1 椎体间穿出,胸、腰、骶的神经根则是从相应椎体下缘穿出,L_4 神经根是从 L_4 椎体下缘即 L_4 和 L_5 之间穿出,因此椎间盘脱出压迫的神经根通常是下一个节段的神经根;$L_{4/5}$ 椎间盘脱出时,除了造成 L_5 神经根受压外,也可以造成 S_1 神经根受压。

4. 神经根病变引起的感觉症状将取决于所累及到的神经根,每个神经根都有其相应所支配的特殊皮肤感觉区域即皮节区。同样每个神经根都有其相应所支配的肌肉,即肌节区。相邻的皮节相互重叠,所以,根性病变其感觉症状出现的区域比较模糊,甚至可以没有感觉异常。和皮节一样,肌节也是相互重叠,几乎每一块肌肉都是由至少 2 个或 3 个神经根支配的。例如,肱三头肌主要接受 C_7 神经根支配,但它也接受 C_6 和 C_8 神经根的纤维,所以,C_7 神经根病变时,肱三头肌仅表现出力量弱,而不会完全瘫痪。而很多由不同周围神经支配的肌肉,是接受同一神经根支配的,例如由肌皮神经支配的肱二头肌,由腋神经支配的三角肌和由正中神经支配的旋前圆肌,它们都接受来自 C_6 神经根的纤维。

(二)神经电生理检查

1. 神经传导检查(表 8-0-1,表 8-0-2) 神经根病变运动传导检查基本都是正常的,但当损害为轴索变性时,运动神经传导动作电位波幅减低,末端潜伏时正常或稍微延长,传导速度正常或轻微减慢。有关神经根病变时运动神经传导肌肉动作电位波幅问题,由于每块肌肉都是由多个神经根支配的,当一个神经根发生轴索变性时,一般不会出现运动传导动作电位波幅减低。也就是说,当多个神经根发生严重的轴索变性时,才会出现肌肉动作电位波幅减低,此时,要注意排除一些嵌压性神经病和丛性神经病。

表 8-0-1 神经根病变常规神经传导检查

上肢
- 运动传导:常规正中和尺神经运动传导,两侧对比。对可疑 C_6、C_7 神经根病变要注意排除腕管综合征。对可疑 C_8、T_1 神经根损害,要注意排除尺神经在肘部损害。
- 感觉传导:正中神经和尺神经感觉神经电位,两侧对比。
- F 波:常规正中神经和尺神经的 F 波,两侧对比

下肢
- 运动传导:常规胫神经和腓总神经运动传导,两侧对比。对可疑 L_5 神经根病变要注意排除腓总神经在腓骨小头处损害
- 感觉传导:腓肠神经感觉检查,两侧对比,或检查可疑神经根病变相应感觉区感觉神经电位
- F 波:常规胫神经和腓总神经 F 波,胫神经 H 反射

表 8-0-2 神经根病变需要检查的相应感觉神经

神经根	感觉神经	神经根	感觉神经
C_6	前臂外侧皮神经	C_8	尺神经~小指
C_6	桡神经~拇指	T_1	前臂内侧皮神经
C_6	正中神经~拇指	L_4	隐神经
C_6,C_7	正中神经~示指	L_5	腓浅神经感觉支
C_7	正中神经~中指	S_1	腓肠神经
C_7,C_8	尺神经~无名指		

感觉神经传导检查对神经根病变尤其重要,当丛性或周围神经病变时,即损害了节后纤维,感觉神经电位异常,而根性损害时,即损害了节前纤维时,感觉神经电位正常。如果在患者有感觉障碍的区域,感觉神经电位正常时,提示病损可能在节前纤维。

在神经根病变中,F波的检查较为重要,但由于任何一条周围神经里都包括来自多个神经根的纤维,所以F波异常对神经根病变并不很敏感。在上肢,通常检查正中神经和尺神经的F波,而记录位置则是在$C_8 \sim T_1$神经根支配的肌肉,而正中神经和尺神经的F波异常只出现在$C_8 \sim T_1$神经根病变,但通常颈椎病和椎间盘脱出最常影响的是C_5、C_6、C_7神经根,所以,在常规正中神经和尺神经F波检查时,F波潜伏期正常。而在下肢,由于胫神经和腓总神经F波记录的位置是在L_5/S_1神经根支配的肌肉,而L_5/S_1是最常影响到的神经根,所以,在L_5/S_1神经根病变时,胫神经和腓总神经的F波潜伏时可以延长。在下肢神经根病变时,H反射的检查也是很有意义的,多在S_1病变时出现异常。

2. 肌电图检查　应该包括有症状侧肢体的近、远端和椎旁肌肌肉。必须检查同一肌节但又接受不同神经支配的肌肉,以排除单发性神经病。尽管所有的肌肉都是被多个肌节支配,但一些肌肉总是以某个肌节支配为主,而这些肌肉在诊断神经根病变时是极为重要的。如纤颤电位和正常运动电位募集相减少出现在肱三头肌(C_6、C_7、C_8),桡侧腕伸肌(C_6、C_7),尺侧腕伸肌(C_7、C_8)时,提示可能是一个急性并且主要以C_7神经根为主的病变或桡神经病变。如果再进一步检查桡侧腕屈肌(C_6、C_7)或旋前圆肌(C_6、C_7),出现同样的肌电图异常时,则提示上述异常不可能是单发的桡神经损害,所有这些肌肉都是由C_7神经根发出的纤维支配的,所以提示是C_7神经根病变。

对于可疑神经根病变,一定要检查椎旁肌,由于椎旁肌是由从脊神经直接发出的后支支配,所以,如果椎旁肌出现失神经电位,则提示损害靠近神经根近端。不过,如果椎旁肌没有出现自发电位,也不能排除神经根病变,这是因为神经根受压只造成部分运动轴索损害,而支配某些肌肉的神经纤维仍完好。另外,近端肌肉比远端肌肉能更有效和更早地被重新支配,导致椎旁肌肉可能没有失神经电位。

在神经根病变导致轴索变性时,肌肉出现失神经电位的时间早晚是取决于神经损害的部位及其与所支配肌肉之间的距离,这和神经再生现象是一样的。例如当一个患者由于突发$L_{4/5}$椎间盘脱出时,L_5神经根会严重受压,患者会立即出现临床症状。大约在10~14天后,在L_5椎旁肌可出现失神经电位;2~3周后在L_5神经根支配的近端肌肉如臀中肌可以出现失神经支配现象;3~4周后在下肢L_5神经根支配的肌肉(胫前肌)出现失神经支配现象,而L_5神经根支配的更远端肌肉则需要5~6周才能出现上述改变。失神经支配以后,即开始出现神经再生,距离受损神经越近的肌肉受到神经再支配得越早。神经再生时首先出现的是多相电位,然后是长时程、高波幅的运动单位电位。数月后,如果神经再生完全,失神经电位将消失,最后遗留下大的再生的运动单位电位和募集相减少。所以,通过检查失神经电位、运动单位电位的形状和募集类型,可以判断神经损害的时间和神经再生的程度。

3. 神经根病变时,神经电生理检查应该注意下面几点。

(1) 假如损害在急性期,则肌电图检查可以正常,所以,对于新出现的可疑神经根病变,不要急于做针电极肌电图检查,最好延迟到3周后再做。

(2) 假如神经根损害是以髓鞘脱失为主,则肌电图检查可以正常。

(3) 如果仅影响感觉根,则肌电图检查也可以正常。此时,患者可能仅有疼痛或麻木,反射也正常。

(4) 神经根中可能只有部分纤维受压,而某些肌肉正常,如在C_7神经根病变,肱三头肌可能显示异常,而桡侧腕屈肌正常。

(5) 神经根病变椎旁肌检查可以正常,可能由于检查时间的问题或后支神经纤维里某些纤维未受影响。椎旁肌异常对检查是否有神经根损害很重要,但并不一定完全和损害节段相一致,因为相邻的椎旁肌神经支配有很明显的重叠现象。

(6) 可疑S_1神经根病变或腰椎管狭窄病变时,要作H反射,并且与对侧比较,因为有时H反射潜伏期的延长可能是唯一的发现。

(7) 慢性神经根病变,椎旁肌可以正常,而慢性的运动单位电位改变可能仅出现在远端肌肉上。

(8) 在慢性神经根病变中可能仅有远端肌肉显示失神经支配异常,当出现此种情况时,应该注意和丛性神经病和远端神经病鉴别。

（三）临床应用

1. 颈神经根病 如果合并有根和丛的损伤,肌电图诊断检测对根损伤程度的评价则是非常关键的。如果臂丛明显有损伤,感觉电位将消失。例如,当合并有 C_5 和 C_6 神经根以及臂丛上干的创伤时,即使同一节段所支配肌肉失神经的程度相似,只要来自拇指和示指的正中神经感觉电位以及桡神经的感觉电位正常,说明病变在根水平;如果这些感觉电位缺失,则说明臂丛上干受到了外伤的影响。

在脊神经后支配的肌肉中,或者在臂丛形成干之前由直接发自脊神经前支的神经所支配的肌肉中,肌电图发现有失神经的依据,应考虑根性病变。

C_7 神经根病变,肌电图异常主要是在 C_7 神经根发出的桡神经和正中神经支配的肌肉上,以肱三头肌和旋前圆肌最明显。C_7 神经根损害需要和臂丛神经中干损害鉴别,如果正中神经在中指(C_7)和示指(C_6、C_7)的感觉神经电位正常,椎旁肌见纤颤电位,则可排除臂丛中干损害。

2. 腰骶神经根病 在腰骶神经根病变中,L_5 神经根病变是最常见的,其次是 S_1 神经根。这是由于它们的神经根纤维在椎管内走行较长,比较容易受到压迫,而 L_5 神经根几乎支配整个下肢远端和近端的肌肉,当其发生病变时,由于近端肌肉的有效芽生,导致纤颤电位只在膝以下的远端肌肉出现。通常 L_5 神经根发出的几乎所有腓总神经和胫神经支配的肌肉都异常。L_5 神经根病变,还需要检查椎旁肌和腓浅神经感觉电位,L_5 神经根病变腓浅神经感觉电位正常。

S_1、S_2 神经根病变:S_1 神经根几乎支配整个下肢远端和近端肌肉,导致远端肌肉如腓肠肌内侧头比较容易出现失神经电位。然而 S_1、S_2 神经根支配的肌肉都来自于胫神经,还需要在非胫神经支配的肌肉上找出异常的证据,而趾短伸肌是唯一一个由 S_1 神经根发出的腓总神经支配的肌肉。另外,臀大肌异常也高度提示是 S_1 神经根病变。S_1 神经根病变时,椎旁肌可以异常,而 S_1 神经根相应的皮节区感觉神经电位即腓肠神经感觉电位正常。此外,胫神经的 H 反射对 S_1 神经根病变的检查比较有意义,一侧 H 反射消失或潜伏期明显延长时,则提示该侧 S_1 神经根病变。

四、诱发电位检查

脑诱发电位的检测,是应用计算机叠加技术检查神经功能状态的一种重要检测手段。近 30 年来的临床和科研实践证实是一种有临床辅诊价值和科学研究前途的电生理诊断技术;诱发电位是对感觉器官、感觉神经、感觉通路或感觉系统有关的任何结构进行刺激,而在中枢神经系统中产生可测出的电位变化。

（一）诱发电位的特点

1. 诱发电位的出现与给予刺激之间有一定的时间关系。
2. 某一种刺激引起的诱发电位在中枢神经系统中有一定的空间分布形式。
3. 不同形式刺激引起的诱发电位有不同的反应形式。

（二）诱发电位的种类

1. 躯体感觉诱发电位(somatosensory evoked potential,SEP)。
2. 视觉诱发电位(visual evoked potential,VEP)。
3. 脑干听觉诱发电位(brianstem auditory evoked potential,BAEP)。
4. 听觉诱发电位(auditory evoked potential,AEP)。
5. 运动诱发电位(motor evoked potential,MEP)。
6. 事件相关电位(event-related potential,ERP)。

（三）常用诱发电位检查

1. 瞬目反射 瞬目反射是众多的脑干反射的一种。机械或电刺激诱发的瞬目反射,与临床实践中所见到的角膜反射相似。

（1）检测方法及其注意事项

1）面神经直接刺激:在茎乳孔或耳前刺激面神经,于眼轮匝肌可记录面神经的直接反应,并测定末端运动潜伏期。这主要是为了与瞬目反射的 R1 潜伏期比较,以获得面神经近、远端不同的信息,动态观察还可反映病变远端神经的兴奋性变化。

2）三叉神经刺激:①单刺激:负极置于眶上切迹处,正极位于负极上方。也可刺激眶下神经或神经。

波宽 0.1~0.2ms 脉冲电流,强度以引出稳定的反应波形为准,一般 15~25mA。最好用两导程的示波器,双侧记录。R1 仅在刺激的同侧可记录到,潜伏期大约为 10ms;而一侧刺激可记录到双侧的 R2,大约 30ms。示波器范围在 20Hz~10KHz,便足以诱发出 R1 或 R2 成分;灵敏度 100~500μV/cm。②成对刺激:成对刺激由阈下条件刺激和超强测试刺激组成,前者可阈下兴奋运动神经元;应注意所记录的反应,是第二个刺激诱发的,所以潜伏期的测量,应从第二个刺激伪迹算起。

3)检测时的注意点:受检者轻闭目,放松。每次测试至少记录 4~10 次反应,计算平均潜伏期和波幅,单一刺激时,每次测定后至少间隔 5~10s,或更长。成对刺激时,每次刺激后至少休息 45~60s 或更长,可达数分钟。

(2)瞬目反射的形成机制和反射环路:一般情况下正常的瞬目反射由两个成分组成。刺激一侧三叉感觉纤维后出现潜伏期短、波形简单的 R1,以及双侧的长潜伏期 R2;其反射弧的共同传入支为三叉神经的眶上分支及三叉神经感觉根,共同的传出支为面神经(图 8-0-1,图 8-0-2)。

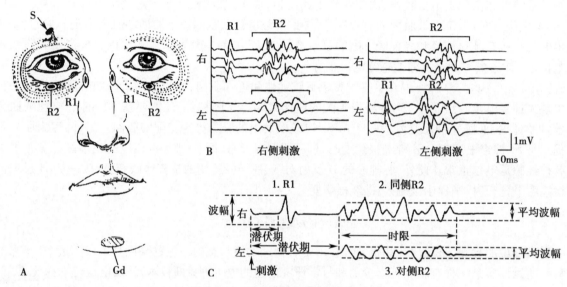

图 8-0-1 瞬目反射检查示意图及波形

R1 是一种少突触、皮肤、脑桥内的反射活动,其环路完全在桥脑范围内。其过程为:三叉神经→三叉主核→面神经核→面神经。整个过程仅涉及 1~3 个中间神经元的短链回路。R2 为一多突触性的反射活动,且广泛分布于延髓外侧和脑桥。传入冲动经三叉神经进入脑桥后,沿三叉脊束下行到延髓,在投射到同侧和对侧面中间神经元之前,与外侧网状结构的中间神经元进行多突触联系,甚至可能涉及上丘及脑桥正中网状结构。

因此,早成分的反应恒定,重复性良好,可更好地反映沿反射通路的传导。而 R2 的潜伏时所反映的是:①轴突的传导时间;②中间神经元的兴奋性;③突触传递的延搁时间,因此晚成分的正常变异较大,易受许多生理及心理因素的影响。

三叉神经病变时,瞬目反射可出现传入型损害:即刺激病侧时,双侧 R2 均延迟或减小;而面神经病变时,表现为传出型异常:即无论哪一侧刺激

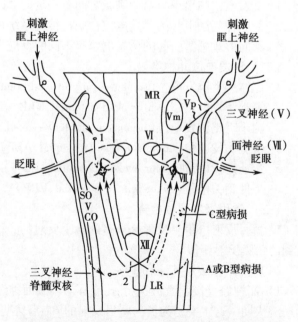

图 8-0-2 1 所示为早成分的通路,2 所示为晚成分可能的通路

仅出病则 R2 的改变。

（3）直接反应/反射性反应：通过增加刺激强度，并观察面肌的收缩情况，可对面神经的兴奋性进行评价。正常阈值为 3.0~8.0mA，这取决于皮肤电阻、皮肤温度以及面神经的解剖行径。在近端完全切断面神经后，神经远侧的兴奋性在 4 天左右的时间仍保持正常；一周后，开始出现 Wallerian 变性。因此，如果病后一周远侧的反应仍正常，则提示预后良好。在耳正下方、乳突前，或者直接在茎乳突处刺激面神经，可诱发出面肌的动作电位。这是直接的 M 波，与刺激三叉神经时眼轮匝肌的反射性兴奋不同。直接反应的波幅大小，取决于有功能的运动轴突的数目；而起始潜伏期，则显示的是远端最快纤维的传导。

在评价 Bell 麻痹中面神经近端的病变时，直接反应的潜伏期几乎不能提供有价值的信息，即使有明显的轴突变性，残存轴突仍可显示正常或仅轻度延长的起始潜伏期，而直接反应的波幅，则反映轴突丧失的程度，可用之评价预后。更重要的是动态观察波幅的变化。必须注意，如果所用刺激强度过大，可能会激活咬肌的运动点；这样由于记录到了容积传导的电位，将错误地提示预后良好。

刺激三叉神经，可诱发眼轮匝肌的反射性收缩。与直接反应（反映远端神经的兴奋性）不同，瞬目反射所反映的是传入和传出通路的完整性，包括面神经近端节段。如前所述，瞬目反射的 R1 的潜伏期，可代表冲动沿三叉神经、面神经以及脑桥传递的传导时间；而 R2 的可靠性较差，测试再测试潜伏期变异较大。

通过 R1 与直接反应（D）的比值（R/D），可将面神经远端段的传导，与整个反射弧（包括三叉神经以及面神经近端段）的传导进行比较。

（4）各种神经疾病中的异常瞬目反射：瞬目反射的正常值见表 8-0-3。

周围神经系统的病变（表 8-0-4 和表 8-0-5）：

表 8-0-3 瞬目反射的正常值（50 例，100 条神经）

参数	R1 反应		同侧 R2		对侧 R2	
	$\chi\pm s$	+3s	$\chi\pm s$	+3s	$\chi\pm s$	+3s
潜伏期（ms）	10.6±0.6	11.8	29.3±1.7	34.4	29.2±1.8	34.6
侧间差（ms）	0.5±0.5	2.0	0.9±0.9	3.6	1.0±1.0	4.0
波幅绝对值（μV）	249±167		327±114		263±96	
波幅比率	1.1±0.5	2.4	1.1±0.4	2.2	1.0±0.3	1.9

注：$\chi\pm s$，均数±标准差；+3s，加三倍标准差的上限值。

表 8-0-4 各种病变时面神经直接反应以及瞬目反射的变化情况

病变	直接反应	R1 成分	R2 成分
三叉神经痛	正常	正常（95%）	正常
三叉神经压迫性病变	正常	病侧异常（59%）	传入性异常
Bell 麻痹	正常	病侧异常（99%）	传出性异常
听神经瘤	正常	病侧异常（85%）	传入和/或传出性异常
吉兰-巴雷综合征	异常（42%）	异常（54%）	传入和/或传出性异常
HMSN-Ⅰ型	异常（78%）	异常（85%）	传入和/或传出性异常
糖尿病多发性神经病	异常（13%）	异常（10%）	传入和/或传出性异常
多发性硬化	正常	桥脑病变时异常	传入和/或传出性异常
Wallenberg 综合征	正常	正常或临界状态	传入性异常
面部感觉减退	正常	三叉或桥脑病变时异常	传入性异常
昏迷、无动性缄默、闭锁综合征	正常	桥脑病变时异常，急性幕上病变时兴奋性减低	无论哪侧刺激双侧缺如

表 8-0-5　单侧神经病变时面神经直接反应以及瞬目反射的变化情况

	患者例数	直接反应（ms）	R1（ms）	R/D 比值	同侧 R2（ms）	对侧 R2（ms）
三叉神经痛						
受累侧	89	2.9±0.4	10.6±1.0	3.7±0.6	30.4±4.4	31.6±4.5
病变侧	89	2.9±0.5	10.5±0.9	3.7±0.6	30.5±4.2	31.1±4.7
三叉神经压迫性病变						
受累侧	17	3.1±0.5	11.9±1.8	3.9±1.0	36.0±5.5	37.2±5.7
病变侧	17	3.2±0.5	10.3±1.1	3.4±0.6	33.7±3.5	34.8±4.1
Bell 麻痹						
受累侧	100	2.9±0.6	12.8±1.6	4.4±0.9	33.9±4.9	30.5±4.9
病变侧	100	2.8±0.4	10.2±1.0	3.7±0.6	30.5±4.3	34.0±5.4
听神经瘤						
受累侧	26	3.2±0.7	14.0±2.7	4.6±1.7	38.2±8.2	36.6±8.2
病变侧	26	2.9±0.4	10.9±0.9	3.8±0.5	33.1±3.5	35.3±4.5
Wallenberg 综合征						
受累侧	23	3.2±0.6	10.9±0.7	3.6±0.6	40.7±4.6	38.4±7.1
病变侧	23	3.2±0.4	10.7±0.5	3.4±0.4	34.0±5.7	35.1±5.8

A. 三叉神经病变：Kimura（1989）的资料表明，93 例三叉神经痛者，仅 7 例 R1 缺如或延迟；这提示三叉神经痛者，沿三叉神经第一支的神经传导是正常的；也说明三叉神经痛者，其三叉神经第一支未受损，或仅有最轻度的受挤压。而 17 例因肿瘤、感染或病变导致面部疼痛者，则有 10 例显示病侧 R1 明显延迟；病侧刺激时双侧 R2 延迟，提示反射弧的传入部分受损。R1 潜伏期与面神经直接传导的比率增高，表明面神经远侧段传导正常，而仅仅是沿三叉神经通路的传导延迟，由此可见瞬目反射的鉴别诊断意义。

应注意。在三叉神经感觉性病变时，因冲动传导的障碍，使 R1 呈传入性延长，但 R2 相应的延长可能探测不出来，是因为正常值变异较大所致。

B. 面神经病变：在近端完全截断面神经后，4 天内其远端的兴奋性仍为正常；但一周过后其兴奋性完全丧失，即发生了 Wallerian 变性。因此病后一周，如远侧的兴奋性仍正常，那就预示恢复良好。

Bell 面瘫常常是面神经近端的病变，这样面神经的直接传导检查就不能提供有用的信息。因为即使远侧有明显的轴突变性。但剩下的轴突，可能正常或仅有潜伏期的轻度延长，而瞬目反射的潜伏期，反映面神经全长的传导，包括在 Bell 面瘫中所累及的骨管内段。

在 Kimura（1989）的资料中，144 例患者，头 1 周内或为 R1 阻滞或延迟，但刚发病时不一定出现异常。所有瞬目反射异常者，均表现为传出型损害，即无论哪一侧刺激，仅出现病侧 R2 的延迟或缺如。

C. 多发性周围神经病：在各种多发性周围神经病中，凡有面或三叉神经损害者，都可影响瞬目反射。正常情况下，R1 与 R2 分得很开，但在脱髓鞘性神经病变时，R1 倾向于与 R2 合在一起；这样，在双侧同时记录时，R2 仍能根据对侧的 R2 辨认出来。

不同类型的多发性周围神经病，显示出有不同的异常瞬目反射反应，如吉兰-巴雷综合征（GBS）、慢性炎性脱髓鞘多发性神经病（CIDP）以及遗传性运动感觉神经病（HMSN）Ⅰ型，大多数患者表现为面神经直接反应和 R1 缺如或延长；在糖尿病神经病变，其异常率要低得多；HMSN-Ⅱ型，瞬目反射通常正常；慢性肾衰，瞬目反射可为异常，但血透后可有改善。

D. 中枢性病损时 BR 变化：中枢性病损时 BR 变化较为复杂，曾有文献详细描述，可根据脑干内病变部位将 BR 异常分为 6 种类型。

a. 一侧三叉神经桥脑入口处病损,BR 异常为传入型,此时刺激病侧 R1 和双侧 R2 反应延迟或缺失。b. 一侧面神经核或其桥脑传出纤维病损,BR 异常为传出型,此时刺激病侧 R1、R2 延迟或缺失;刺激健侧时,病侧 R2 延迟或缺失。c. 一侧桥脑病损,影响同侧三叉神经感觉主核和面神经核联系纤维时,BR 异常仅为病侧 R1 延迟或缺失。d. 一侧三叉神经脊髓束核病损,BR 异常为:刺激病侧时,双侧 R2 延迟或缺失。e. 一侧三叉神脊髓束核和交叉的中间神经元纤维病损,BR 异常为:刺激病侧时,双侧 R2 延迟或缺失,刺激健侧时,病侧 R2 延迟或缺失(C 型)。f. 一侧延髓背盖中或下 1/3 病损累及交叉和不交叉的中间神经元纤维,BR 异常为:刺激病侧时,病侧 R2 延迟或缺失。而不论刺激何侧,健侧 R2 均正常。

2. 颌骨反射(jaw reflex,JR)　或称颌反射,该反射主要测试三叉神经反射弧,重点观察其脑干中枢的功能状态。

(1)测试方法:作用电极置于双侧咬肌的肌腹(颧弓后方与下颌缘之间的 1/3 处),参考电极置于相应侧下颌角的下方,二者可用同类的表面电极或针电极、带宽和敏感度与 EMG 记录相同,分析时间 20~50ms,以与仪器相连接的特定的叩诊锤,叩击受检者下颌,同时启动 EMG 视屏开始描记,正常人可见 JR 的 PNP 三相波形,至少叩击 2~3 次,并将这 2~3 次反应波重合或平均,以确定其起始潜伏期(OL)。

(2)正常值和异常标准:正常人 JR 平均潜伏期(OL)为 6.4~9.2(7.6±1.3)ms,左右差值<0.5ms。当左右侧 JR 的 OL 的差值>0.5ms 或一侧 JR 缺失,均属异常。但健康老年人可以发现 JR 双侧缺失。

(3)解剖通路:由三叉神经咬肌的肌梭传入纤维,由三叉神经第三支(V3)感觉根(非运动极)入脑干,达双侧三叉神经中脑核,该核发出纤维向下激活同侧桥脑的三叉神经运动核,再发出运动纤维至同侧咬肌,引起双侧咬肌收缩,属少突触反射。

(4)临床应用:有作者对 13 例三叉神经痛,其中大多数药物治疗难以奏效者,用超频热凝三叉神经节 7 例,部分三叉神经根第 3 支或第 2 支(V3 或 V2)切断术 4 例,一侧三叉神经根全部切断 2 例。结果临床效果均较好,术后行 JR 测试,7 例行热凝术者,病侧 JR 的 OL 明显延长,较对侧延长 0.7~2.8(平均 1.6)ms;一侧三叉神经根部分或全部切断者,则病侧的 JR 消失,而对侧的 JR 均正常。但这 13 例手术前、后的针电极 EMG 均无失神经支配征象,进一步证实这种反射由三叉神经感觉根传入。有些神经电生理室,已将 JR 作为临床神经电生理的常规检查,由于一侧下颌反射的异常甚至消失,仅临床检查是不能发现的,因此 JR 可对临床提供有用的信息。

3. 三叉神经诱发电位　三叉神经诱发电位皮质成分的研究,按刺激方法大致可分为两类:①机械性刺激法,如叩击三叉神经分支出口外,但该法仅能观察三叉神经诱发电位(trigeminal somatosensory evoked potential,TSEP)的晚成分,技术复杂,且有明显的眨眼伪迹;以喷气(air puff)刺激角膜或鼻黏膜,有上述同样弊端,技术要求也高;②电刺激法为目前最常用的方法,刺激三叉神经第二或第三支,通常可以检出清晰的皮质成分,电刺激法中也有两种刺激部位:一是刺激牙髓或牙龈。刺激牙髓,主要兴奋无髓 C 类纤维,刺激电量较大,受试者有疼痛,不适感,且准备工作复杂;刺激牙龈,需受检者配合,刺激点不易固定,有时也引起疼痛,且有 10%~15% 受试者不能引出 TSEP,但尚难以广泛应用于临床。二是刺激上、下唇或颏孔、眶下孔(三叉神经的第二支或第三支)。这种刺激法资料较多,以下首先介绍这种方法。

(1)三叉神经诱发电位皮质成分研究

1)表面电极刺激法:刺激部位为上和(或)下唇,刺激强度为 2.5~3 倍感觉阈,以 EEG(脑电图)国际 10~20 系统的 C_5 和 C_6 为记录部位,Fz 或 FPz 为参考点,检测 TSEP 皮质早成分,分析时间为 50ms;晚波分析时间为 250ms(大于 200ms 的成分不恒定)。其他技术参数与 SEP 检测类似。结果,TSEP 早成分可见三个波,即 N13(12.8±0.9);P19(19.3±1.4),N30(28.6±1.7)。有作者分别刺激上、下唇,比较三叉神经第二支和第三支及左、右半球的反应,发现刺激上唇与刺激下唇的 TSEP 各波极性恰好相反,且刺激下唇的 TSEP 各波潜伏期略延长。下唇刺激的 TSEP 与用电刺激颏孔(另一电极置下颌中部)所得 TSEP 的结果相同(N5、P9、N14、P23、N34)。他们对因顽固三叉神经痛手术的患者检测 TSEP,发现术中在三叉神经节处可记到 N5,而三叉神经节热凝术后 N5 和 P9 消失,所以推测 N5 起源于三叉神经节,而其后各波为皮质电位,显而易见,这种推测是欠严谨的。

2)针电极刺激法:用直径 0.45mm 的针电极,插入颏孔,另一针电极于其下 5cm 处,强度 3~4 倍感觉阈(2~4mA),刺激电脉冲时程为0.05ms;刺激率2.1~3.5次/s,记录导联①P3、P4以同侧乳突或锁骨为参考点;②O1、O2分别以Cv7左、右侧为参考点,该法的结果与表面电极刺激颏孔或下唇结果近似。N5出现率为100%,余均在50%左右,波幅变化大,不适于临床应用。

（2） 三叉神经诱发电位的远场电位研究

表面电极刺激法:刺激部位为上唇,刺激强度为2倍感觉阈,Fz记录,参考为同侧乳突,地线为对侧乳突,分析时间为10~15ms,主要为10ms内可见五个波,分别为T_1、T_2、T_3、T_5、T_7。其发生源为T_1为三叉神经节邻近,T_2为三叉神经根近脑干处,T_3可能起源于三叉神经感觉主核或脑干内多源性电场的综合。

罗晶等在实施三叉神经微血管减压术取得满意疗效基础上,对三叉神经痛患者与无三叉神经痛的正常人及三叉神经减压手术前后的三叉神经体感诱发电位(TSEP)和三叉神经动作电位(TCAP)进行了对比研究。结果发现三叉神经痛患者减压手术前TSEP的P3有潜伏期明显延长,且波幅亦明显增高;对三叉神经痛患者术中在三叉神经根入脑部检测动作电位的潜伏期却与正常对照组相比无明显变化,减压前后亦无明显差异。结果说明了三叉神经根受压虽有某种髓鞘增生及脱髓鞘的病理形态学变化,而其传导功能并无明显障碍。P3(N3)潜伏期的明显延长主要反映了三叉神经脊束核及其突触前、后电位的异常。因此,推测原发性三叉神经痛的发病部位在外周,即三叉神经根部血管的压迫性刺激性损伤,而发生疼痛的部位源于中枢即三叉神经脊束核部位。

（乔 慧）

参考文献

[1] 党静霞.肌电图诊断与临床应用[M].北京:人民卫生出版社,2005.

[2] 卢组能,曾庆杏,李承宴.实用肌电图学[M].北京:人民卫生出版社,2000.

[3] 崔丽英.简明肌电图手册[M].北京:人民卫生出版社,2005.

[4] 潘映幅.临床诱发电位学[M].2版.北京:人民卫生出版社,2000.

[5] KIMURA J. Eletrodiagnosis in dieases of nerve and muscle:principles and prctice[M].2nd ed. Philadelphia:FA Davis,1989.

第九章　疼痛的影像学检查

影像诊断学在疼痛疾病的诊断和鉴别诊断中能够提供重要信息。临床上许多疼痛疾病或多或少都与器质性病变有关，例如椎间盘突出症、关节病变、肿瘤、炎症等。目前临床上常用的影像学检查方法有 X 射线摄影(radiography)、计算机体层成像(computer tomography, CT)、磁共振成像(magnetic resonance imaging, MRI)、发射型计算机断层成像(emission computerized tomography, ECT)、超声波检查等。作为疼痛科医师，应该初步掌握各种影像技术的图像特点、诊断价值及诊断限度，以便能够临床合理使用。

在进行影像判断时，应遵循一定的基本原则，避免主观片面等思维误区。临床影像判断原则如下：

1. 全面观察　对于所有的影像资料首先进行分类排序，按时间先后进行全面系统的观察，不能遗漏任何的部分和层面，在认识正常解剖和变异影像的基础上，发现异常影像表现，并且对于异常影像要从部位、形态、大小、密度或信号、周围边界等方面更加细致地审视。

2. 具体分析　对于所见异常影像，要按照影像表现的特点进行分类和概括，进一步分析异常表现所代表的病理意义。要注意从病变的位置及分布、边缘及形态、数目及大小、密度或信号和结构、周围情况、功能变化、动态发展等方面逐一进行分析。根据异常影像表现的特征，概括推断异常影像所反映的基本病理变化，并结合临床进一步推断是何种疾病所致。

3. 结合临床　由于异常影像只是疾病发生发展过程中某一阶段某一方面的反应，存在"同影异病、同病异影"的问题，因此在具体分析弄清异常影像代表的病理性质后，必须结合临床症状、体征、实验室检查和其他辅助检查进行分析判断，明确该病理性质的影像代表何种疾病。除应了解现病史和既往史、临床体征和治疗经过外，分析判断时还应该注意患者的年龄、性别、生长和居住地区、职业史和接触史及结合其他重要检查，以尽量达到正确的判断。

4. 综合作出判断　经过观察、分析和结合临床后，需结合各种影像检查结果综合作出判断。现代影像检查技术多种多样，相互之间具有互补性，在很多情况下需利用不同检查方法提供的信息互相补充、互相参照、互相对比，从多方位、多角度反映疾病的本质。因此，应强调综合影像判断的基本原则，即各种影像资料的综合分析判断，在密切结合临床资料的情况下，作出初步的诊断，并且对于有关相似的疾病提出鉴别诊断和进一步相关检查的意见。

临床上疼痛病患者大多数与神经系统病变关系密切，本章节影像学检查重点以中枢神经系统影像为主。

第一节　X 线检查

X 射线摄影(radiography)是影像学诊断的常用和基本手段，虽然可以用于人体任何部位的检查，但目前主要用于骨关节和胸部的检查。有些病变依据 X 线表现就可以直接做出明确诊断，如外伤(骨折和脱位)、肿瘤、感染、先天畸形等。另外，也可以用于治疗效果的评价。

X 线检查是临床辅助检查的一部分，在诊断中也有一定的局限性。值得提出的是有些疾患或早期病变，认为 X 线检查不能发现，有不少实例证明这是由于 X 线照片质量不能达到诊断的要求，并不是 X 线照片不能显示。另一方面，X 线检查不能显示出无骨化或无钙化的骨髓病变，也不能准确而精确地显示出某些软组织疾患的确切范围和其病理结构。

一、透　视

透视(fluoroscopy)简便易行，最适用于人体天然对比较好的部位，胸部透视可观察肺、心脏和大血管、膈肌运动。腹部透视则主要用于观察有无膈下游离气体和胃肠道梗阻等。骨关节透视主要观察有无骨折、脱位及高密度异物。更重要的是各种造影和介入操作需要在透视下进行,并实时观察。

透视的主要缺点是影像细节显示不够清晰,不利于防护,被检者受射线量较大,不能留下永久记录资料。

二、X 线平片

(一) 数字化摄影简介

目前随着影像设备的发展,基本上实现了数字化摄影,主要包括计算机 X 射线摄影(computed radiography,CR)和数字 X 射线摄影(digital radiography,DR)。

1. CR　CR 是将 X 线数字化的新技术,它不再采用具有荧光作用物质的 X 线胶片来接收记录穿透人体组织后的 X 线量,而是使用 X 线影像信息的成像板(imaging plate,IP),然后经过计算机读取信息、数字处理和转换等步骤形成数字式平片影像。

2. DR　DR 是在 X 线电视系统的基础上,利用计算机数字化处理,使模拟视频信号经过采样和模拟数字转换后直接进入计算机形成数字化矩阵图像。

CR/DR 的最大优点是经过一次曝光,可以获得多幅图像,可进行高对比和弱空间频率处理相结合成像,亦可进行低对比和高空间频率处理相结合成像,以分别显示皮肤、皮下组织、关节囊、韧带、肌腱、肌肉以及致密骨,松质骨的结构。CR/DR 摄影比传统 X 射线摄影具有高对比,高分辨力的性能。CR/DR 系统检测率的提高,使 X 线曝光剂量比传统 X 射线摄影降低很多。经过数字处理系统,还可对病变区进行放大和边缘增强,使病变的影像显示得更清晰,可大大提高 X 线诊断的准确性。

(二) 常见 X 线平片

1. 颅骨平片　中枢神经系统 X 线平片检查是诊断过程中最基本的方法,由于此方法简便、安全、经济,因此可作为颅脑 X 线检查的开始步骤。同时,在某些时候可显示出它优越于其他检查方法,如颅内钙化的整体形态,蝶鞍扩大的整体观察,内听道双侧对比测量,外伤性颅骨骨折的观察,颅骨原发性及继发性肿瘤整体观察颅骨的改变,从而为诊断提供更多信息,为治疗提供更充分的依据。但是在 CT、MRI 发展的今天,多数情况下平片检查只能反映颅内病变的间接征象,某些病例尽管临床症状比较明显,但颅骨平片可无异常发现,需进一步 CT 和 MR1 检查。

X 线平片的检查方法:常规摄取后前位和侧位,必要时根据需要选用其他特殊位置,如观察颅底结构时,选用颏顶位,即颅底位;观察枕骨、岩骨和内听道时,需选用额枕位,即 Towne 位;观察眼眶、眶上裂和蝶骨翼时,选用眼眶位,即 Caldwe11 位;观察岩骨、内听道和内耳结构时选 45°后前斜位,即 Stenver 位;观察视神经孔时用视神经孔位;颈静脉孔位观察相应部位;颅骨本身病变必要时用切线位。

2. 脊柱平片　X 线平片检查常采用后前位、侧位。观察颈椎椎间孔和腰椎椎弓峡部要用双斜位。寰枢椎用正位开口位,此外还有功能位片如过屈位、过伸位等。

其图像不能直接显示椎间盘、脊髓等软组织密度的影像,但能提供颈腰椎骨性结构情况,包括颈腰椎骨质改变和顺列改变、椎管前后径、椎弓根间距、椎间孔大小改变、韧带钙化等,从而间接推断脊髓和神经根的异常。

脊柱由 7 个颈椎、12 个胸椎、5 个腰椎、5 个骶椎和 3~5 个尾椎组成。5 个骶椎和尾椎分别融合成骶骨和尾骨。一个标准椎骨由椎体、椎弓(包括椎弓根和椎板)、横突、上下关节突和棘突所组成,但寰椎(C_1)只有前后弓和两个侧块,枢椎(C_2)椎体上部有齿状突与寰椎前弓形成关节。椎体与椎弓围成椎孔,各椎孔上下叠合形成椎管,脊髓及其被膜即位于骨性椎管内。椎弓根的上下缘各有凹陷,称为椎切迹。上下两个椎骨的椎切迹合成椎间孔,是为脊神经通路。

颈椎正位片(图 9-1-1)、颈椎侧位片(图 9-1-2)、颈椎斜位片(图 9-1-3)、腰椎正位片(图 9-1-4)、腰椎侧位片(图 9-1-5)、腰椎斜位片(图 9-1-6)等常见脊柱 X 线平片特点如下。

3. 四肢骨、关节平片　X 线摄片是骨关节系统最常用的影像学检查方法。摄片不仅能显示病变的范围和程度,而且对于一些病变可做出定性诊断,特别是对钙化和骨皮质破坏的显示以及对病变的跟踪随访很有价值。

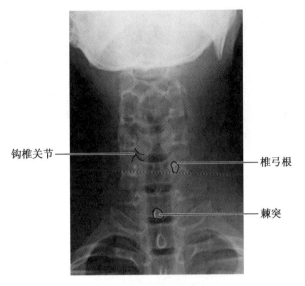

图 9-1-1　颈椎正位片

可显示椎弓根、钩椎关节、横突、棘突、气管等。椎弓根类圆形高密度影，投影在椎体外部，椎弓根间距自上而下逐渐递减，上部颈椎椎弓根常显示不清。颈椎椎体上缘呈浅杯状凹陷，其两侧的唇状骨缘形成钩突，与上位椎体下面侧方的斜坡相应钝面构成钩椎关节（亦称 Luschka 关节）。钩突的前外部为椎动脉、椎静脉及包绕的交感神经丛，外后侧参与构成椎间孔的前壁，有颈神经根及根动脉通过，因此钩突的退行性增生常可引起相应的临床症状。第 7 颈椎横突向下倾斜，第 1 胸椎横突向上倾斜。棘突为中线上卵圆形影或叉状影。下部颈椎中央管状透亮影为气管，其上端突然变窄成为裂隙状的喉腔。

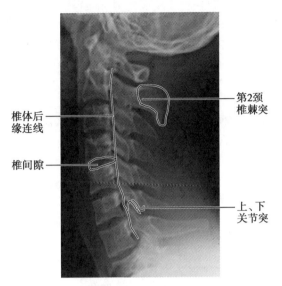

图 9-1-2　颈椎侧位片

可显示颈椎顺列、椎体、椎间隙、关节突关节（椎间关节）、棘突等。寰椎前弓前缘投影在其他颈椎前缘连线之前。椎体呈长方形，从颈椎、胸椎到腰椎逐渐增大。椎体前缘、椎体后缘和棘突前缘皮质线的连线呈自然连续的弧线。从第 3~7 颈椎椎体前后径大于高度。椎间隙由椎间盘和椎体软骨组成，除寰椎外其他 6 个椎间隙高度约 5mm 高。上、下关节突构成的关节突关节（椎间关节）呈自前上向后下斜行的透亮线影。枢椎棘突较其上方的寰椎后弓和下方的颈 3 棘突突然显得肥大，颈 7 棘突最长。

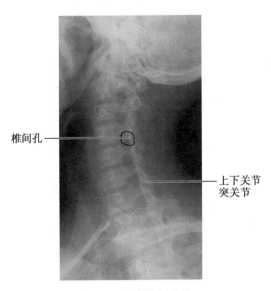

图 9-1-3　颈椎斜位片

可较好地显示椎间孔、椎间关节。椎间孔略呈倒置的泪滴状，上部较宽而下部较窄，一半以上的椎间孔位于椎间盘水平以上。椎间孔内含神经根袖和脂肪。正常椎间孔高约 20~23mm，上部（背侧神经节水平）宽 8~10mm。

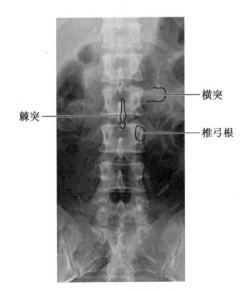

图 9-1-4　腰椎正位片

可清楚显示椎弓根、横突、棘突等。图 9-1-5 腰椎侧位片，可显示腰椎顺列、椎体、椎间隙、关节突关节（椎间关节）、棘突等。腰椎椎间隙稍大，且从上向下倾向于逐步稍增加。$L_{4~5}$ 的椎间隙稍大于 $L_{1~2}$ 椎间隙，$L_5~S_1$ 椎间隙常较其他腰椎间隙远为狭小，这是常见的正常差异，除非伴有椎体硬化和唇样改变，否则应视为正常。

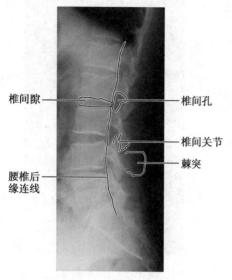

图 9-1-5　腰椎侧位片

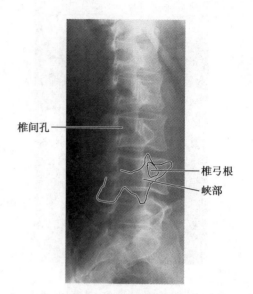

图 9-1-6　腰椎斜位片
可显示腰椎峡部(同一脊椎上、下关节突
之间的部分为椎弓峡部)、椎间关节。

（1）摄影体位：正位（后前位）及侧位是骨关节系统最常用的两个位置，此外根据不同的位置和临床需要还可以摄斜位、切线位和轴位。如手、足部位应摄正斜位，跟骨、髌骨应摄侧斜位。

（2）摄片范围：应包括骨关节周围软组织；检查四肢长骨一端的病变时，应包括邻近关节；两侧对称的骨关节需同时投照双侧以利于对照观察。

（3）摄片要求：显示结构较为复杂和重叠较多的部位、细小骨折不佳，某些病变（炎症早期、肿瘤仅局限于骨髓内等）的 X 线表现比病理表现出现晚，因此初次检查 X 线摄片阴性者应定期复查或进一步做CT、MRI 检查。

（4）正常四肢骨 X 线表现：以长骨为例，新生儿长骨分为骨干和骺软骨。儿童骺软骨中出现二次骨化中心后，长骨即分为骨干、干骺端、骨骺和骺软骨。至成人骺线闭合后，即形成骨干、骨端和关节软骨。

长骨骨干呈管状，表面附有骨膜，X 线不显影。骨皮质为致密骨，骨干中段骨皮质最厚，两端逐渐变薄。骨干内为骨髓腔，密度较低。长骨两端为松质骨，由交错排列的骨小梁构成。松质骨的骨小梁是按照各骨特定负重功能的引力方向而排列。

（5）正常四肢关节 X 线表现：关节由两骨或多骨组成。四肢关节为活动关节，关节结构包括关节软骨、关节腔、关节滑膜、滑液、关节脂肪、关节囊、韧带等。

X 线上可见关节面、关节间隙、关节盂缘以及关节内、外脂肪软组织层次。组成关节的骨骼的相对面，均为关节软骨，X 线所见的关节面则是关节软骨下薄层钙化带加骨板，称为骨性关节面。X 线上关节间隙是代表两个骨性关节面之间的关节软骨、少量滑液和很窄的解剖间隙的总和。关节盂缘为滑膜附着于软骨处之边缘。X 线所见关节盂缘是关节软骨下的钙化带加骨板。膝关节 X 线正侧位片见图 9-1-7。

4. 胸部平片　胸部平片在呼吸系统影像检查中是最常用的首选方法。检查方法上，采用正位与侧位摄片以全面观察病变的部位及形态。一般采用立位，正位又称后前位，即胸前部靠近成像板；侧位则是病变侧靠近成像板。正常胸部 X 线表现如下：

（1）胸廓：由骨骼和软组织构成，正常两侧对称。骨骼包括肋骨、肩胛骨、锁骨、胸骨及胸椎；软组织包括胸锁乳突肌、胸大肌、女性乳房和乳头。女性乳房可在两肺下野形成下缘清楚、上缘密度渐淡和半圆形致密影。

（2）纵隔：位于两肺之间，有心脏、大血管、气管、食管、主支气管、淋巴组织、胸腺、神经及脂肪等器官组织。气管及主支气管可以分辨，其余均为软组织密度，缺乏对比，只能观察轮廓。

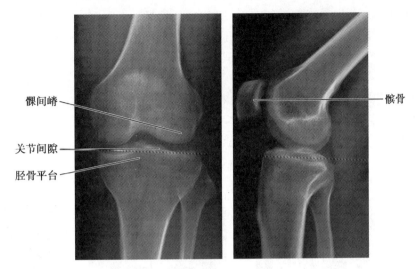

髁间嵴

关节间隙

胫骨平台

髌骨

图 9-1-7　膝关节 X 线正侧位片

（3）肺门：肺门影是动脉、静脉、支气管及淋巴组织的总和投影，左肺门比右肺门高 1~2cm。

（4）肺野及肺纹理：肺野是胸片上所显示的透明区域。两侧肺野透过度相同。肺纹理为自肺门向肺野呈放射状分布的树枝状影，由肺动、静脉及淋巴管构成。

5. 腹、盆腔平片　腹部平片主要用于急腹症检查，包括肠梗阻和消化道穿孔。也可以用于胆系和泌尿系（肾脏和输尿管）阳性结石的检查和诊断。

盆腔平片主要用于膀胱阳性结石和宫内金属节育环的检查和诊断。

三、X 线造影

人体内有些组织和器官缺乏自然对比，用 X 线平片检查无法显示它的内在结构，需要引入一种高于或低于它本身密度的物质以造成对比，这种方法称为造影。造影剂目前主要有三大类，即钡剂、碘剂和气体，常用的是前两类。使用碘剂时，必须做过敏试验。

（一）按引入途径分类

1. 直接导入法

（1）口服法：如上消化道钡餐检查。

（2）灌注法：如支气管造影、逆行肾盂造影。

（3）穿刺法：如心血管造影、脑血管造影、关节造影等。

2. 间接引入法（生理排泄法）　静脉注入或口服对比剂后，对比剂选择体内某一器官排泄，暂时停留在其通道内，从而使该器官显影。如静脉肾盂造影、口服胆囊造影等。

（二）按造影部位分类

以下就临床疼痛相关联组织器官的常用造影检查方法进行阐述。

1. X 线椎管造影　又称脊髓造影，为有创性检查，需经腰椎穿刺或小脑延髓池穿刺，在透视下将非离子型水溶性碘对比剂注入椎管蛛网膜下腔内，通过观察造影剂在椎管内的充盈与流动情况，来推测椎管内病变，遇有价值发现及时摄片。主要用于判断椎管内有无梗阻以及梗阻部位，对椎管内占位和脊髓蛛网膜粘连有诊断价值。

椎管内出血、穿刺部位炎症、碘过敏者禁忌。

目前此检查方法逐渐被磁共振脊髓成像（MR myelography, MRM）和 CT 椎管造影（CT myelography, CTM）所替代。

正位片上椎管内对比剂呈柱状，在此柱状影中央有比较透明的带状影即脊髓；两侧高密度窄条影为蛛网膜下腔,蛛网膜下腔在下颈上胸段较宽,中胸段较窄,下胸段又增宽,腰段最宽,可>16mm;末端盲囊一般呈圆锥形,少见呈钝圆或分叉状,其高度一般在 $L_5 \sim S_2$ 之间,相当于椎间隙水平。蛛网膜下腔在神经根发出的地方,呈两侧对称向外突出的类三角形的致密影为神经根鞘。造影剂两侧与椎弓根等距,即蛛网膜下腔与椎弓根内侧面的距离一般不超过 1.5mm,若>2mm 即可疑有硬膜外病变;若>4mm,则有肯定的病理意义。

侧位片上椎管内对比剂呈柱状,椎间隙后方略有凹陷,为椎间盘压迹,凹陷程度为 2~4mm。

脊髓影较淡,颈髓前后径 6~8mm,颈膨大横径 12~15mm,胸腰髓前后径 5~7mm。圆锥轻度增粗后,向下逐渐变细成终丝。马尾神经在蛛网膜下腔呈均匀排列的点状低密度影。

常见 X 线椎管造影的 X 线表现见图 9-1-8~图 9-1-11。

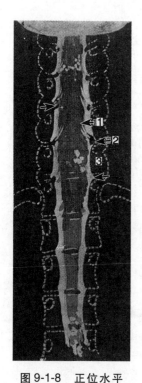

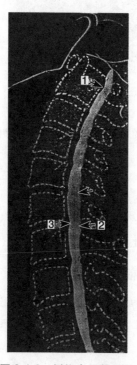

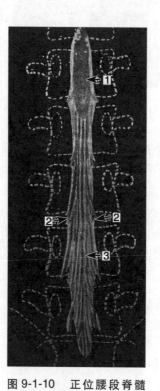

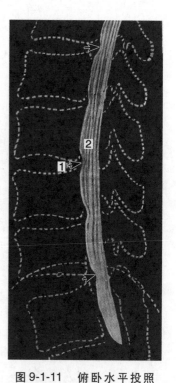

图 9-1-8 正位水平投照颈胸段脊髓造影的 X 线表现

1. 脊髓;2. 神经根鞘;3. 蛛网膜下腔与椎弓根内侧面。

图 9-1-9 侧位水平投照颈胸段脊髓造影的 X 线表现

侧位片上,碘柱呈一略向后弯曲的带状影,前缘光整,于椎间隙水平略凹陷,一般不超过 2mm,后缘于黄韧带处略凹陷,为黄韧带压迹。1. 齿状突横韧带压迹;2. 黄韧带压迹;3. 椎间盘压迹。

图 9-1-10 正位腰段脊髓造影 X 线表现

1. 脊髓圆锥,腰段碘柱短而宽,L_1 水平碘柱中央看见脊髓圆锥;2. 神经根鞘;3. 由脊髓圆锥发出的多个透亮细长条影为马尾神经。

图 9-1-11 俯卧水平投照脊髓造影 X 线表现

此位置上椎间盘压迹较明显,深度不大于 2mm。1. 腰椎间盘压迹;2. 腰髓。

2. **硬膜外造影** 该方法对诊断椎间盘突出症有一定帮助,除可显示椎间盘后缘外,还可显示神经根走向和血管分布情况。正常椎间盘可有不同程度轻度后凸,平均约 1.3mm,表现为边缘光滑的轻度充盈缺损影,超过此范围可诊断为椎间盘突出症。

3. **椎间盘造影** 将对比剂直接注入椎间盘髓核内,以显示椎间盘髓核的形态和病理变化,对椎间盘髓核病变的定位和定性诊断,可以提供可靠的证据,同时还可进行介入性治疗。

正常 X 线表现:正常脊髓位于椎间盘的中心部位,在侧位片上显示最清楚,呈密度均匀的高密度影像。髓核脱出多在后方,容易压迫脊髓或神经根,引起临床症状。

4. **肩关节造影** 患者仰卧于检查台上,投照前后正位,肱骨外旋、内旋位 X 线平片。必要时投照肩关节轴位片。

盂肱关节造影可了解下列疾患的关节内变化。如肩袖撕裂、类风湿性关节炎、滑囊炎、滑膜软骨瘤病、神经营养障碍关节病、二头肌腱病变、习惯性肩脱位等。目前,这些疾患 MRI 检查可代替关节造影检查。然而,肩关节急性化脓性关节炎,早期抽脓造影检查,并同时进行反复抽脓冲洗介入治疗,仍具有独特的诊断和治疗价值。

5. 肘关节造影　患者坐于检查床前,肘关节放在检查床上,然后投照前后位及侧位片。必要时投照肘屈曲轴位片。肘关节造影可了解下列疾患的关节内变化,如滑膜炎,关节内游离软骨体和骨体,肘神经性关节病等,还可显示儿童肘部骺软骨骨折的部位以及急性化脓性关节炎脓液蔓延情况等。

6. 腕关节造影　投照腕掌位和侧位片。腕关节腔分为下尺桡关节腔,桡腕关节腔,中腕关节腔,掌腕关节腔,第一掌腕关节腔等。正常情况这些关节腔互不交通。腕关节造影可以了解下列疾患的关节内变化。如腕类风湿性关节炎、滑膜炎、三角纤维软骨损伤,关节囊及腕骨韧带撕裂,滑膜囊肿,腱鞘囊肿等。腕骨骨折脱位腕骨间韧带撕裂可见对比剂蔓延至多个关节腔,互相交通。对比剂也可进入肌腱和腱鞘内,或进入淋巴管内。

7. 髋关节造影　患者仰卧于检查床上,投照髋关节前后正位和屈髋90°蛙式位片。髋关节造影可了解下列疾患的关节变化:先天性髋关节脱位造影对于了解关节盂唇内翻,关节囊狭长呈葫芦状变形,关节腔容量,髋臼底有无软组织充填等,具有极高的诊断价值。其他疾患如髋内翻骺分离、绒毛结节滑膜炎、滑膜软骨瘤病,特别是对髋关节急性化脓性关节炎、骨髓炎脓肿蔓延情况,亦具有较高的诊断价值。

8. 膝关节造影　患者直腿坐于检查台上,进行六体位投照法。即膝关节前后正位、内旋位、外旋位和后前正位、内旋位及外旋位。要注意投照时内旋和外旋必须以膝部旋转45°为准,否则不利于解剖性诊断。膝关节造影可了解下列疾患的病理改变。如半月软骨板撕裂、半月板囊肿、盘状半月板、半月板切除后综合征、侧副韧带损伤、关节内游离软骨体、骨体、滑膜囊肿、腘窝囊肿、滑膜血管瘤、绒毛结节滑膜炎、神经性关节病等。应指出上述疾患 MR 成像检查已有较高的诊断价值,目前膝关节造影已很少应用。

9. 踝关节造影　患者屈膝坐在检查台上,采取足正位跖屈,投照踝关节前后位和侧位片。踝关节造影可了解下列疾患的关节内变化:踝部外伤韧带损伤、儿童骺软骨骨折、关节内游离体、滑膜软骨瘤病、类风湿性关节炎等,特别是对急性化脓性关节炎脓液外溢情况具有很高的诊断价值。

四、数字减影血管造影与脑血管造影

数字减影血管造影(digital subtraction angiography,DSA)是 20 世纪 80 年代兴起的一项新的医学影像技术。其主要特点是将血管造影时采集的 X 线荧光影像经影像增强器增强后形成视频影像,再经过对数增幅、模/数转化、对比度增强和减影处理,产生数字减影血管造影图像,使所得的影像质量较常规血管造影大大提高。

脑血管造影可分为全脑血管造影、选择性脑血管造影及超选择性脑血管造影(图 9-1-12)。目前多采用股动脉穿刺或少数为肘动脉穿刺方法,计算机程序控制高压注射器对比剂及选择性曝光时限。

(一)适应证

脑血管造影是一项创伤性检查,需严格控制其检查适应证。一般是作为对颅脑及颈部的某些疾患进行定位、定性的诊断依据。

1. 血管疾患　如动脉瘤、动静脉瘘、动静脉畸形、动脉闭锁(包括动脉粥样硬化所致)和硬膜窦闭锁及血管发育异常等。

2. 占位性病变　颅内或颈部一些占位

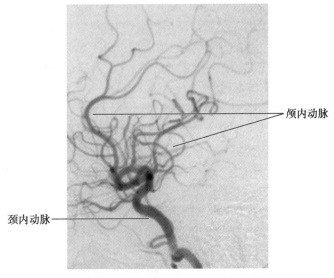

图 9-1-12　脑血管造影 X 线表现

颅内动脉

颈内动脉

性病变,特别是富血管性肿瘤如脑膜瘤、血管母细胞瘤、转移瘤和多形性胶质母细胞瘤等。

脑血管造影检查是为了达到明确诊断的目的,并为手术治疗提供直接的依据,为手术后的疗效评估提供资料,也是进行介入治疗的先期步骤。

（二）禁忌证

严重的血管硬化;严重的心衰或冠心病患者;严重的肝、肾功能不全者;对比剂过敏或过敏体质者;局部手术野区炎性病变;有出血倾向者。

（三）并发症

在常规的脑血管造影检查中,一般只要严格选择适应证病例,按常规操作,则很少出现严重的并发症,但也不能完全杜绝并发症的发生,因为产生并发症的原因很多,主要有:①过敏反应,如对比剂注射后皮肤出现荨麻疹、风疹、呼吸困难及休克等;②因血管痉挛而引发的症状,如突发失语、肢体偏瘫、呼吸停止和昏迷等;③操作中突发蛛网膜下腔出血,如动脉瘤的破裂、动静脉畸形的出血;④癫痫发作;⑤手术野局部的血肿、感染,甚至伤口远端肢体血管栓塞等。

（四）脑血管造影分析要点

1. 影像分析前应了解病史及各项检查结果,全面分析已有影像学资料,如 CT、MRI、B 超、X 线平片等。
2. 检查照片质量,头部摆位是否正确,要分清正位、侧位、斜位及特殊投影位,各期血管造影片不能混淆。
3. 掌握正常的血管造影解剖及变异。
4. 对异常的血管造影征象要全面观察,对照分析双侧脑血管造影的动脉期、毛细血管期和静脉期表现,如发现病变要确定部位、表现、染色、供血动脉、引流静脉以及相邻部位的占位征象等,并结合临床、实验室及其他影像学检查多项指标进行分析和诊断。

五、中枢神经系统基本病变 X 线表现

（一）头颅平片的异常表现

常见有头颅增大、头颅变小、颅骨骨质异常（骨质破坏、骨质增生、颅骨骨折和骨缝分离）、颅压增高、蝶鞍的吸收、增大和变形及病理性钙化等。

（二）脊柱平片的异常表现

常见有骨质疏松、骨质软化、骨质破坏、骨质坏死、骨质增生硬化及骨折等。

第二节 CT 检查

一、概 述

CT 为计算机 X 线轴位断层扫描,与以往常规 X 线相比,其优点为密度分辨率高。CT 扫描技术已成为医学影像领域中一个很重要的组成部分,CT 密度分辨率高,解剖结构显示清楚,对病变的定位和定性较高,已成为临床常用的影像检查方法。CT 扫描也在临床疼痛性相关疾病的诊断上发挥了独特作用。

（一）CT 技术进展

多层螺旋 CT 的问世,是 CT 发展史上的一个里程碑,极大地扩展了 CT 的应用范围和诊断水平。它具有单层螺旋 CT 相对于普通 CT 的所有优点,而且有了实质性的飞跃,具体包括:①扫描范围更长;②扫描时间更短,最快扫描速度可达 0.3s/周;③Z 轴分辨率高,最小层厚为 0.3mm;④时间分辨率高,可用于心脏等动态器官成像。

多层螺旋 CT 比单层螺旋 CT 可获得更薄的层厚,以更短的时间行更长范围的扫描;所得容积信息更为丰富,进一步改善横断层面重组图像的分辨率,并可得到"各向同性",即冠状面或矢状面重组图像与横断面图像分辨力相同的图像;更快的数据采集和图像重建,缩短了成像时间,可行实时成像,实现了 CT 透视。

（二）CT 技术发展的优势

1. 应用带来很大方便 检查时间缩短,增加了患者的流通量;对危重患者更为适合,能一次快速完成全身扫描;有利于运动器官的成像和动态观察;对比增强检查时,易于获得感兴趣器官或结构的多期相表

现特征;获得连续层面图像,可避免遗漏小病灶。

2. 图像显示模式上的变化　扫描所得容积数据经计算机后处理,可进行多平面重组、三维立体显示;切割技术可只使某些感兴趣器官或病变显影;仿真内镜技术可无创地模拟纤维内镜检查的过程;CT 血管造影的准确性更高。

3. 可行 CT 灌注成像,了解器官的血流灌注状态。当前主要用于急性或超急性脑缺血的诊断、脑梗死缺血半暗带的判断以及肿瘤新生血管的观察。

4. 多层螺旋 CT 技术还允许使用较低的剂量用于肺癌、结肠癌、冠状动脉等多种疾病的筛查。

二、CT 检查方法

(一) 普通检查

又称平扫(plain scan),指血管内不注射对比剂的扫描。一般多做横断面扫描,偶尔亦做冠状面扫描。层厚可根据检查要求选择 1~10mm。检查时患者要制动。

(二) 增强检查

增强检查(contrast scan)是指血管内注射对比剂后的扫描,腹部扫描时患者需口服对比剂。目的是提高病变组织同正常组织的密度差,以显示平扫上未被显示或显示不清的病变,通过病变有无强化或强化类型,对病变作出定性诊断。

(三) 造影 CT 检查

造影 CT 检查是在对某一器官或结构进行造影再行扫描的方法,可更好地显示结构和发现病变,如动脉性门静脉造影 CT、脊髓造影 CT 等。

(四) 特殊检查

1. 薄层扫描(thin slice scan)　薄层扫描是指扫描层厚≤5mm 的扫描。其特点是减少了部分容积效应,能更好地显示病变的细节,一般用于检查较小的病变或组织器官。如需进行三维重组等后处理,亦需用薄层扫描,扫描层厚越薄,重建图像质量越高。

2. 重叠扫描(overlap scan)　扫描时设置层距小于层厚,使相邻的扫描层面有部分重叠。重叠扫描可减少部分容积效应,避免遗漏小的病灶。

3. 靶扫描(target scan)　靶扫描是指对感兴趣区进行局部放大扫描的方法,可明显提高空间分辨率,主要用于肺小结节、内耳、垂体及肾上腺等小病灶或小器官的检查。

4. 高分辨率 CT(high resolution CT,HRCT)扫描　采用薄层扫描、高空间分辨率算法重建及特殊的过滤处理,可取得有良好空间分辨率的 CT 图像,对显示小病灶及细微结构优于常规 CT 扫描。常用于肺部弥漫性间质性或结节性病变、垂体、内耳和肾上腺等检查。

5. 螺旋 CT 检查(spiral CT,SCT)　又称容积 CT 扫描(volume CT scan),螺旋 CT 扫描具有如下优点:①扫描速度快,大多数检查可在患者一次屏气时间内完成。②容积数据可避免小病灶的遗漏。③可进行高质量的任意层面的二维图像、多平面重组、三维重组图像、CT 血管造影(CTA)、CT 灌注成像、CT 仿真内镜成像等后处理,丰富并拓展了 CT 的应用范围,诊断准确性也大大提高。

三、颅脑 CT

(一) 颅脑 CT 检查

为临床常用的颅脑影像学检查方法。

1. 扫描技术与参数　扫描基线采用眦耳线(即眼外眦与外耳道中心连线)或上眶耳线(眦耳线向后倾斜 20°),层厚 8~10mm。增强扫描采用静脉团注的方式注入含碘对比剂 80~100ml。

2. 平扫　用于检查急诊头颅外伤的患者,判断有否颅骨骨折以及有否合并脑组织损伤;急诊脑血管病的患者,辨别脑出血、脑梗死及急性蛛网膜下腔出血;含有钙化、骨化的颅脑病变的诊断,如对某些含钙化成分的颅脑肿瘤的显示与评估。

3. 增强 CT　用于清晰显示平扫 CT 可见及未见病灶,评价颅内病变血脑屏障(blood-brain barrier,BBB)破坏程度以及颅脑肿瘤血供情况以进行定性诊断。

4. 脑血管 CTA 采用静脉团注的方式注入含碘对比剂 80~100ml,当对比剂流经脑血管时,进行螺旋 CT 扫描,并三维重组脑血管图像。用于显示颅内动脉系统、静脉系统。目前 CTA 的诊断价值已有部分类似 DSA 检查。

5. CT 脑灌注成像 CT 脑灌注成像是利用静脉团注水溶性碘对比剂,对选定层面进行快速动态扫描成像,以层面内每一个像素的增强率计算其灌注值,并以灰阶或伪彩色显示,形成组织灌注的定量或半定量图像的一种方法。测量局部脑组织的血流灌注量的指标包括:脑血容量(cerebral blood volume,CBV)、脑血流量(cerebral blood flow,CBF)、平均通过时间(mean transit time,MTT)、达峰时间(time to peak,TTP)等。根据不同的数学模型计算出局部脑组织的血流灌注量,以此来评价组织器官的灌注状态。

（二）颅脑 CT 表现（图 9-2-1）

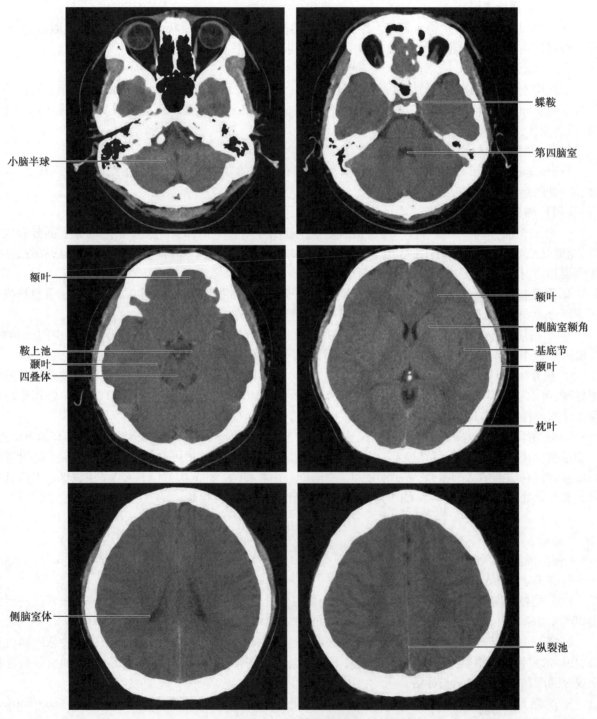

图 9-2-1 颅脑 CT 表现

1. 自颅底至颅顶的颅脑 CT 横断平面上可以显示的重要结构包括四脑室(forth ventricle)、岩锥、内听道(internal auditory canal)、桥小脑角池(cerebellopon angle cistern,CPA)、垂体窝(hypophyseal fossa)、鞍上池(suprasellar cistern)、四叠体池(quadrigeminal cistern)、基底核(basal ganglia)、内囊(internal capsule)、胼胝体(corpus callosum)、三脑室、丘脑(dorsal thalamus)、松果体(pineal gland)、侧脑室(lateral ventricle)、放射冠、半卵圆中心、大脑灰质(grey matter)、大脑白质、大脑纵裂(longitudinal fissure)等。

2. 平扫　脑室、脑池、脑沟、脑裂呈低密度;脑实质呈软组织密度,皮质密度略高于髓质。

3. 增强扫描　脑实质轻度强化,血管、大脑镰、小脑幕、垂体、松果体明显强化。

四、脊柱 CT

(一) 扫描技术与参数

1. 扫描层厚　椎体多采用 8~10mm,颈椎间盘 1~2mm,腰椎间盘则用 4~5mm。

2. 扫描角度　应使扫描层面适应脊柱的正常生理性弯曲,层面应与椎间隙平行并垂直于椎管的长轴。

(二) 脊柱 CT 表现(图 9-2-2,图 9-2-3)

1. CT 平扫骨窗显示,寰椎(C_1)呈一环状,枢椎齿突位于寰椎前弓的后方,呈圆柱状,前缘略平,寰椎横突较其他颈椎的横突长且粗,其内可见横突孔;枢椎(C_2)棘突较长,末端常分叉。骨性椎管前后径在颈 1 为 21.4mm、颈 2 为 19.2mm,正常骨性椎管的宽度应大于 13mm;蛛网膜下腔平均直径在颈 1 为 15.8mm、颈 2 为 13.8mm。CTM 在颈 1 层面还可见椎动脉从两侧进入蛛网膜下腔,在稍高层面并可显示第 11、12 对脑神经在蛛网膜下腔内呈条状低密度影。

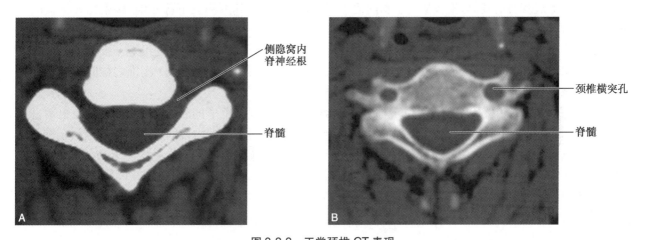

图 9-2-2　正常颈椎 CT 表现

A.椎弓与椎弓之间隙的层面上,可见侧隐窝及其内的脊神经根;B.椎弓根层面上椎管呈一骨性环状结构,可见横突孔。

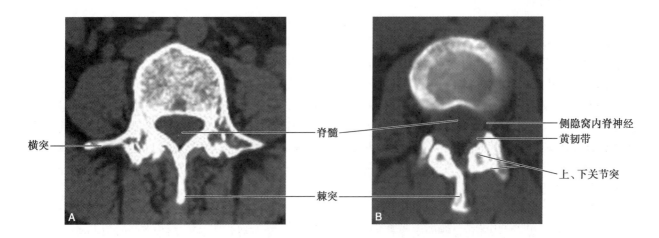

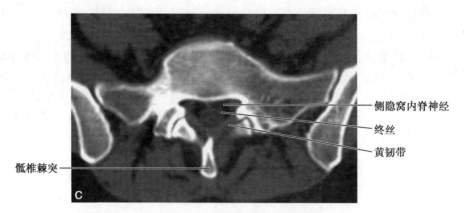

图 9-2-3　正常腰骶椎 CT 表现

上部腰椎水平可见椎管内脊髓,下部为终丝和马尾。A. L_4 椎体水平;B. $L_{1\sim2}$ 椎间隙水平;C. S_1 椎体水平。

颈椎椎体从 C_3 至 C_7 逐渐增大,呈卵圆形,后缘略平直或凹陷;椎弓根层面上椎管呈一骨性环状结构,椎弓与椎弓之间间隙的层面上,骨性椎管呈不完全的环状结构;棘突一般呈分叉状,从 C_3 至 C_7 逐渐变长;颈椎横突有圆形或卵圆形的横突孔,通常左侧的稍大于右侧,横突孔内有椎动脉和椎静脉通过。

腰椎横径和矢状径从 L_1 至 L_4 逐渐增大,腰椎外缘的骨皮质比颈椎的皮质层厚,椎体内的骨小梁结构也显得较粗,腰椎体的横径大于前后径,前缘和侧缘向外突,后缘平直或稍凹陷。椎体中间层面有时可见椎体偏后部靠近中线处显示一条或两条管状低密度影,为椎体静脉。腰椎椎板为扁平骨结构,从椎弓延伸而来并向后形成棘突的基部,椎板从前上斜向后下,故在横断面上其上部较下部靠前;腰椎相邻椎板间无重叠,下部腰椎板间隙大于上部间隙。腰椎棘突呈板状向后并略向下延伸,棘突中间部较薄。腰椎横突内含较多骨松质,其前后径由内向外逐渐变小,L_1 和 L_5 的横突比其他腰椎的横突更粗短。腰椎的关节突关节略呈矢状位,但向下逐渐变成斜位,其关节面倾斜度变化较大,两侧可不对称。腰椎之椎间孔前后径自上而下略减小,故下腰部受压的机会多于上腰部。

2. CT 平扫颈椎和腰椎硬膜囊为位于椎管内的类圆形或略呈三角形的软组织密度影,神经根鞘呈直径 1~3mm 的圆形软组织密度影,位于侧隐窝。脊神经节的位置自上而下由椎间孔上外侧逐渐移至椎间孔内。脊髓发出 31 对脊神经。脊神经节自上而下逐渐增大,L_1 脊神经节约 6mm 大小,至 S_2 脊神经节约 15mm 大小。蛛网膜下腔在腰椎比较宽广,特别是在 L_2 平面以下,即脊髓末端平面以下,蛛网膜下腔相当宽,CT 图像可清楚显示宽大的蛛网膜下腔,特别是 CTM 上可清楚显示脊髓圆锥、终丝以及周围的马尾神经。黄韧带呈 V 字形软组织密度结构覆盖于小关节前,其最大厚度不应超过 5mm。

五、四肢及软组织 CT

(一) CT 优点

CT 用于骨关节系统的检查有以下优点:①断层检查能更清楚地显示骨质结构;②克服了传统 X 线在较厚组织的摄影中,因遮掩或重叠使图像模糊的缺点;③能更详细地了解相邻骨结构的软组织结构;④CT 值能帮助定量评价骨质内矿物质的含量。目前,CT 已常规用于头颅和脊柱等结构比较复杂的骨骼检查。

(二) 扫描技术及参数

一般来讲,四肢各关节采用轴位,层厚 5mm,层距 5mm 连续扫描。观察软组织和骨窗。特殊情况可采用层厚 10mm,层距 10mm 连续扫描或层距 2mm、层厚 2mm 连续扫描。但是还需要根据各大关节的解剖特点和诊断要求必须采用其他位置进行扫描。观察关节间隙扫描平面应与关节间隙尽量成角,方能显示出关节间隙,同观察骨折一样。单纯骨内病变不需要增强扫描,无意义,软组织病变需增强扫描,尤其骨肿瘤早期向软组织浸润时,更需要增强扫描。

(三) 四肢关节扫描要求

1. 肩关节　患者仰卧位,患侧向中心移动,扫描范围由肩峰至肩盂下方。层厚 5mm,层距 5mm 连续轴描,靶扫应包括肩胛骨、肩峰、喙突、肩胛冈及肱骨。

2. 肘关节　扫描范围包括髁上至近端尺桡关节。根据需要可以轴扫和肘关节屈曲轴扫。患者俯卧位上肢举过头顶伸直轴位扫描,或肘曲90°前臂放在头顶做肘关节冠状位扫描。应注意肱骨与前臂要贴近床板,不要倾斜,以保证扫描为真正轴位或冠状位。扫描为层厚5mm,层距5mm连续扫描。由于肘关节结构复杂,必要时可采用2mm层厚和2mm层距连续扫描。

3. 腕关节　腕关节扫描更灵活,可以轴位,冠状位,矢状位和斜位。这些要根据病变需要确定。扫描范围应包括远端尺桡关节至掌骨基底。一般来讲,舟骨腰部骨折采用斜行扫描,舟骨茎突骨折采用轴状扫描。月骨脱位和三角骨骨折采用矢状位扫描,腕关节肿胀,腕管狭窄和目的不明确者采用轴位扫描。冠状位扫描主要用于腕骨排列紊乱的患者。

4. 髋关节　患者仰卧位主要为轴位,双侧或单侧靶扫。必要时如股骨颈内固定术后,患者健侧侧卧位,加垫使患肢外展,扫描平面尽量与内固定物平行扫描,则可观察到无金属干扰的平面图像,以解决部分问题。扫描范围包括髋臼上缘至小粗隆和软组织及部分盆腔。扫描层厚5mm,层距5mm连续扫描(图9-2-4)。

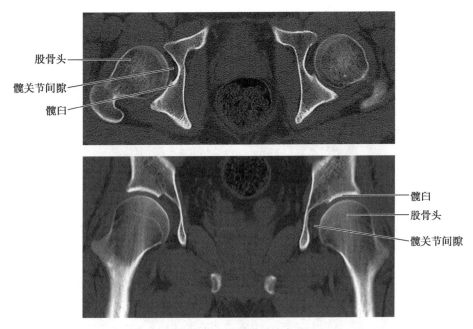

图 9-2-4　髋关节 CT 表现

5. 膝关节　常规为轴扫,或冠状扫描,必要时作双侧对比。扫描范围从胫骨平台至髌骨上缘,由于髌上囊可达股骨中下三分之一,故滑膜病变CT扫描时应根据需要确定扫描范围。扫描层距为5mm,层厚5mm。此种扫描方法可满足胫骨平台骨折,股骨髁骨折及髌骨纵形骨折和膝关节骨性关节炎。然而髌骨横行骨折,关节内游离体和股骨髁剥脱性骨软骨炎则冠扫较好。此时患者仰卧或侧卧,膝关节屈曲使扫描线与胫骨平台平行。髌骨侧方脱位扫描时采用轴扫,但要使膝关节轻度屈曲15°~30°轴扫。

6. 踝关节　常规为轴扫,但膝关节轻度屈曲时可以冠扫,而且很常用。扫描范围应包括胫骨远端,距骨和距舟关节,距楔关节,跟距关节以及周围软组织。扫描时应根据不同需要进行不同扫描方向,主要注意点是扫描平面应与关节面尽量成角。内外踝撕脱骨折与距骨关节面病变冠扫为好,后踝骨折以轴位为好。

7. 手足短管状骨　轴状扫描骨骼显示较小,放大后图像模糊,且解剖关系不清。病变显示欠佳,但软组织显示良好。冠状位和矢状位骨骼显示良好,解剖关系清楚。其缺点为软组织显示不佳。易漏诊。

8. 小儿CT扫描的方法　根据小儿年龄和身高大小可以做脊柱全长矢状位扫描,将小儿仰位横卧于扫描孔内,即可完成。对于四肢长骨同样可以做长轴扫描,应注意大的儿童只要使肱骨和股骨与扫描架在同一平面即可。如仰卧位肱骨,股骨垂直身体,或前臂和小腿采取肘,膝屈曲,使其平行扫描架做冠状位扫描。其扫描厚度不能太厚,否则骨骼很快即扫描完毕。一般为5mm厚,间距5mm,甚至2mm厚,间距2mm连续扫描。其缺点为软组织与骨骼的关系不清楚。其优点为髓内病变上下范围的显示对临床有帮助,增强扫描可显示病变范围较轴扫好。对于与骨骼有关系的病变以轴扫为好。横断骨折或小儿青枝骨折此法显示良好。骨软骨瘤决不能用此法,因不能显示肿瘤的蒂。其他骨肿瘤亦不使用此法。

(四)四肢骨干扫描

一般为轴扫,但要注意扫描线应与骨折线尽量成角,否则,骨折线显示不佳,易漏诊,但软组织显示清楚。短小骨骼,可冠状或矢状位扫描。此种扫描骨折线清楚,骨膜反应明显。缺点为常常忽略两侧软组织。尤其对于骨折不愈合的患者,除轴位扫描外其他方法都可有助诊断。甚至,可解决骨折不愈合的原因。

六、胸部 CT

胸部 CT 表现见图 9-2-5。

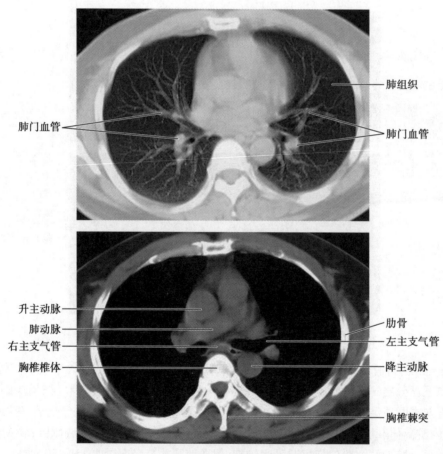

图 9-2-5 胸部 CT 表现

(一)胸壁

CT 纵隔窗不仅能够显示胸壁肌肉(胸大肌、胸小肌、斜方肌等)、脂肪、女性乳房,还能显示胸骨、锁骨、胸锁关节、胸椎(椎体及附件)、肩胛骨等。但 CT 横轴图像判断肋骨序数困难,肋骨三维重组图像可以良好显示肋骨。

(二)胸膜

常规胸部 CT 扫描,肺裂常呈横行或略带弧形的少血管带。薄层或 HRCT 扫描,斜裂可呈软组织密度线状阴影。

（三）横膈

1. 膈前部 胸部 CT 显示为软组织密度的波浪状或弧形线影。

2. 膈脚 胸部 CT 显示为位于椎体两旁、主动脉前方的软组织密度弧形影。膈脚前方是腹腔，后方是胸腔。

（四）肺叶、肺段、肺小叶

1. 胸部 CT 的肺叶、肺段定位较 X 线胸像准确。

2. 次级肺小叶（secondary pulmonary lobule）是肺组织的微小解剖结构单位，切面呈圆锥形，尖端向肺门，底向胸膜。每个次级肺小叶包含约 3~20 个腺泡（acinus），HRCT 难以显示腺泡。

（1）小叶核（lobular core）：位于肺小叶中央，由小叶中心细支气管（centrilobular bronchiole）、伴随的小叶中央动脉及包绕的纤维结缔组织构成。小叶中央动脉（centrilobular artery）在 HRCT 上呈分支状或逗点状，距离胸膜 5~10mm，HRCT 一般不能显示小叶中心细支气管。

（2）小叶间隔（interlobular septa）：指包绕肺小叶的纤维结缔组织，内有肺静脉和淋巴管分支。HRCT 偶可显示小叶间隔，呈与胸膜垂直的长约 1~2cm 的均匀细线，厚度不超过 1mm，无分支。

（3）小叶实质（lobular parenchyma）：位于小叶核与小叶间隔之间，包括由小气管、肺动静脉分支供应的肺泡（alveoli）和相关的毛细血管床，是功能性肺实质（functional lung prenchyma）。HRCT 显示为无结构的均匀低密度区。

（五）肺动脉、肺静脉、支气管、肺门

1. 胸部 CT 能够显示气管、主支气管、部分肺段支气管；薄层 CT、螺旋 CT 显示肺段、亚段支气管较好。支气管的 CT 表现为长管状或圆形、椭圆形透亮影。

2. 肺动脉与支气管伴行，横断面在 CT 上表现为小结节影。肺静脉走行在肺段间，变异较多，识别困难。

3. 胸部 CT 显示肺门良好。

（六）纵隔

胸部 CT 的纵隔窗能够显示纵隔内的胸腺、心脏、大血管、食管、淋巴结等结构。

1. 胸腺（thymus） 正常胸腺外缘平直或略有凹陷。青少年的胸腺在 CT 上表现为位于血管前间隙的三角形均匀软组织密度影。随着年龄的增长，胸腺逐渐萎缩，老年胸腺在 CT 上呈脂肪密度。

2. 食管（esophagus） 管壁厚度一般不超过 3mm。

3. 淋巴结（lymph node） CT 表现为圆形、卵圆形软组织密度影，增强 CT 能够区别淋巴结与血管断面。正常淋巴结一般小于 10mm，淋巴结≥15mm 视为病理性淋巴结增大（pathologic lymph node enlargement），但 15mm 以下的淋巴结可有病理改变。

七、腹部 CT

腹部 CT 表现见图 9-2-6。

（一）CT 检查技术及参数

检查前准备与消化道的相似，扫描前分时段口服 1%~2% 含碘对比剂 600~800ml，患者取仰卧位，扫描层厚和间距通常为 5~10mm，扫描范围视情况而定。对小病灶可用 2~5mm 的薄层扫描。

增强扫描采用静脉输注的方式注入 80~100ml 含碘对比剂。增强扫描方式包括同层动态增强扫描（single-level dynamic scanning）、双期或多期增强扫描（dual-phase or multi-phasc scanning）。

（二）肝脏 CT 表现

1. 平扫 肝实质呈均匀的软组织密度，略高于脾、胰、肾等脏器，肝内门静脉和肝静脉血管密度低于肝实质，显示为管道状或圆形影。

2. 增强扫描 肝实质和肝内血管均有强化，密度较平扫明显增高，其强化程度取决于 CT 对比剂的计量、注射速率以及扫描时间相。

（1）肝动脉期，动脉呈显著的高密度影，而肝实质和肝内静脉均尚无明显强化；

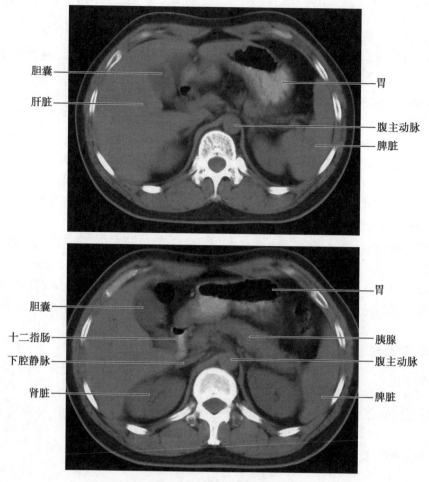

图 9-2-6 腹部 CT 表现

（2）门静脉期，门静脉强化明显，肝实质和肝静脉也开始强化，但静脉血管的密度仍高于肝实质；

（3）肝实质期或平衡期，门静脉内对比剂浓度迅速下降，而肝实质达到强化高峰，此时静脉血管的密度与肝实质相当或低于后者。

（三）胆道系统 CT 表现

胆囊表现为位于肝左叶内侧段下方胆囊窝内的水样密度卵圆形囊腔影，囊壁光滑，与周围结构分界清楚。增强 CT 扫描有助于胆囊壁厚度的判断。

（四）胰腺 CT 表现

胰腺位于腹膜后间隙内，为一狭长、柔软、稍呈浅分叶状的腺体器官，其左侧端伸达脾门。主胰管（又称 Wirsung 管）由胰尾开始，走行于胰实质内偏后，管径从胰尾到胰头逐渐增粗，宽约 0.1~0.3cm。胰腺表面仅覆盖一层稀疏的结缔组织被膜，因此胰腺疾病容易突破被膜，在胰周和腹膜后间隙内广泛扩散、蔓延。

平扫时，胰腺呈略低于脾脏的均匀软组织密度。有时，胰腺腺体萎缩和脂肪浸润可使胰腺边缘呈"羽毛状"或"锯齿样"改变，但胰周结构清晰，层次分明。在增强扫描的动脉期，由于血供丰富而出现均匀性的显著强化；在门静脉期和胰实质期，胰腺强化程度逐渐减退。CTA 可清晰显示胰周动脉、静脉的解剖全貌。

（五）脾脏 CT 表现

平扫时，脾脏密度均匀一致，稍低于肝脏密度。增强扫描动脉期，脾脏迅速出现强化，且周边皮质强化程度高于中间髓质，造成脾脏密度不均，称为"花斑脾"。在门静脉期和实质期，脾脏皮、髓质密度很快均匀一致。

（六）肾脏、输尿管、膀胱

1. CT 平扫（图 9-2-7）

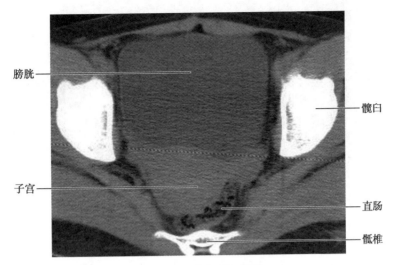

膀胱

髋臼

子宫

直肠

骶椎

图 9-2-7　腹部 CT 表现

（1）肾脏：双肾呈边缘光滑的圆形或椭圆形软组织密度，不能分辨肾皮质和肾髓质。肾门位于肾中部层面，为肾内缘内凹，指向前内。肾动脉和静脉呈软组织密度窄带影，自肾门向腹主动脉和下腔静脉走行。肾窦呈脂肪性低密度。肾盂呈水样低密度。

（2）输尿管：自肾盂向下追踪，可见腹段输尿管呈点状软组织密度影，位于腰大肌，盆段输尿管则难以辨认。

（3）膀胱：充盈的膀胱腔（bladder lumen）呈圆形、椭圆形或类方形的均匀水样低密度。膀胱壁（bladder wall）呈厚度均一的薄壁软组织密度影，内、外缘均光整。

2. 增强 CT 扫描

（1）肾脏：强化表现因扫描时间而异。皮质期肾血管和肾皮质明显强化，而髓质强化不明显，仍呈较低密度。相邻髓质锥体间明显强化的皮质部分称为"肾柱"。实质期：皮、髓质强化程度类似。排泄期：肾实质强化程度减低，肾盏和肾盂明显强化。

（2）输尿管：于排泄期输尿管内呈点状高密度影。

（3）膀胱：早期显示膀胱壁强化，延迟期显示膀胱腔呈均匀高密度影，内壁光滑。

（七）肾上腺

1. 平扫 CT 表现　肾上腺在周围丰富低密度脂肪组织的对比下，能够清楚显示。

（1）位置：右肾上腺位于右侧膈脚与肝右叶内后缘之间，前方毗邻下腔静脉；左肾上腺位于左肾上极前内侧，前外方毗邻胰体、尾，内为左侧膈脚。

（2）密度：呈均匀软组织密度，不能分辨肾上腺皮质和髓质。

（3）形态：右肾上腺呈斜线状、倒"V"或倒"Y"形；左肾上腺呈倒"V"、倒"Y"或三角形。不同层面上，肾上腺形态各异，边缘平滑或略凹，不能明显外凸或呈圆形。

（4）大小：肾上腺侧支厚度小于 10mm，一般不会超过同一扫描层面上的同侧膈脚最厚部分。

2. 增强 CT 扫描　肾上腺均匀强化，仍不能分辨皮、髓质。

（八）前列腺（图 9-2-8）

CT 表现　前列腺周围有低密度脂肪组织围绕，CT 能够清楚显示。

（1）位置：前列腺紧邻膀胱下缘（在耻骨联合下缘以下）。

（2）形态与密度：前列腺呈圆形或横置椭圆形，边缘光整，均匀软组织密度影，老年人可见钙化。无论 CT 平扫或是增强检查，均不能明确分辨前列腺各解剖带，也不能识别前列腺被膜。

（3）大小：前列腺径线随年龄而增大。年轻人前列腺平均上下径、横径和前后径分别为 3.0cm、3.1cm 和 2.3cm，而老年人则分别为 5.0cm、4.8cm 和 4.3cm。

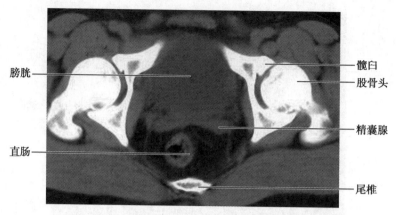

膀胱

髋臼

股骨头

精囊腺

直肠

尾椎

图 9-2-8 盆腔 CT 表现

八、中枢神经系统基本病变 CT 表现

（一）脑实质密度异常

高密度灶常见于钙化、颅内出血；等密度灶常见于亚急性出血、脑肿瘤、脑梗死的某一阶段，低密度灶常见于脑肿瘤、胆脂瘤、囊肿、脑梗死、脑水肿等；混杂密度灶常见于颅咽管瘤、恶性胶质瘤、畸胎瘤等。

（二）病灶的强化类型与程度

1. 类型　均一强化常见于脑膜瘤、生殖细胞瘤、成髓细胞瘤；环状强化常见于脑脓肿、脑转移瘤、星形细胞瘤；不均强化常见于血管畸形、恶性胶质瘤、炎症；脑回状强化常见于脑梗死。

2. 程度　分为明显强化、中等强化、轻度强化和不强化。

第三节　MRI 检查

一、MRI 图像特点

（一）多参数成像

MRI 是多参数成像，其成像参数主要包括 T1、T2 和质子密度等，可分别获得同一解剖部位或层面的 T1WI、T2WI 和 PDWI 等多种图像；而包括 CT 在内的 X 线成像，只有密度一个参数，仅能获得密度对比一种图像。在 MRI 中，T1WI 上的影像对比主要反映的是组织间 T1 的差别；T2WI 上的影像对比主要反映的是组织间 T2 的差别；而 PDWI 上的影像对比主要反映的是组织间质子密度的差别（表 9-3-1）。

表 9-3-1　几种正常组织在 T1WI 和 T2WI 上的信号强度和影像灰度

	脑白质	脑灰质	肌肉	脑脊液和水	脂肪	骨皮质	骨髓质	脑膜
T1WI	较高	中等	中等	低	高	低	高	低
	白灰	灰	灰	黑	白	黑	白	黑
T2WI	中等	较高	中等	高	较高	低	中等	低
	灰	白灰	灰	白	白灰	黑	灰	黑

（二）多方位成像

MRI 可直接获得人体轴位、冠状位、矢状位及任意倾斜层面的图像，有利于解剖结构和病变的三维显示和定位。

（三）流动效应

体内流动的液体中的质子与周围处于静止状态的质子相比，在 MR 图像上表现出不同的信号特征，称为流动效应。血管内快速流动的血液,在 MR 成像过程中虽然受到 RF 脉冲激励,但在终止 RF 脉冲后采集 MR 信号时已经流出成像层面,因此接收不到该部分血液的信号,呈现为无信号黑影,这一现象称为流空现象(flow void phenomenon)。血液的流空现象使血管腔不使用对比剂即可显影,是 MRI 成像中的一个特点。

流动血液的信号还与流动方向、流动速度以及层流和湍流有关。在某些状态下,流动液体还可表现为明显的高信号。

(四) 质子弛豫增强效应与对比增强

一些顺磁性和超顺磁性物质使局部产生磁场,可缩短周围质子弛豫时间,此效应称为质子弛豫增强效应(proton relaxation enhancement effect),这一效应是 MRI 行对比剂增强检查的基础。

二、MRI 检查技术及其应用

(一) 脉冲序列

MR 成像中常用的脉冲序列有自旋回波(spin echo,SE)序列、梯度回波(gradient echo,GRE)序列、反转恢复(inversion recovery,IR)序列等,每种序列中又包括多种类型,临床上应根据不同检查部位和目的选择应用。

1. SE 序列　常规 SE 脉冲序列是临床上最常用的成像序列。该序列先发射一次 90°RF 激励脉冲,继而施加一次 180°复相位脉冲使质子相位重聚,产生自旋回波信号。通过调节 TR 和 TE 的长短可分别获得反映组织 T1、T2 及质子密度特性的 MR 图像。其中 T1WI 具有较高的信噪比,适于显示解剖结构,也是增强检查的常规序列;T2WI 则更易于显示水肿和液体,而病变组织常含有较多水分,在 T2WI 上显示为高信号,因而更易于显示病变;PDWI 常可较好地显示出血管结构。

常规 SE 脉冲序列的主要优点是图像质量高、用途广,缺点是扫描时间相对较长。因此,在常规 SE 序列的基础上,开发了快速自旋回波(fast spin echo,FSE)序列,使扫描时间显著缩短。

2. GRE 脉冲序列　GRE 序列是常用的快速成像脉冲序列,具有多种类型,其中常规 GRE 脉冲序列最为成熟,临床应用也最多。该序列由一次<90°的小角度(或稍大于 90°,但不使用 90°)激励脉冲和读出梯度的反转构成。读出梯度的反转用于克服梯度场带来的去相位,使质子相位重聚产生回波,由于是梯度复相位产生回波,故称 GRE。

GRE 序列的主要优点是扫描速度快、成像时间短,而空间分辨力及信噪比均较高。主要用于屏气下腹部单层面快速扫描、动态增强扫描、血管成像、关节病变等检查。快速 GRE 成像序列进一步提高了扫描速度,能够在一次屏气下完成十几个层面的扫描成像。

3. IR 脉冲序列　IR 脉冲序列首先使用一次 180°反转脉冲使全部质子的净磁矢量反转 180°,达到完全饱和;继而当质子的纵向磁化恢复一定时间后,施加一次 90°脉冲使已恢复的纵向磁化翻转为横向磁化,以后再施加一次 180°复相位脉冲,取得 SE。由于取得 SE,故也可称为反转恢复自旋回波(IRSE)。

IR 脉冲序列主要用于获取重 T1WI,以显示解剖,通过选择适当的反转时间可得到不同质子纵向磁化的显著差异,获得比 SE 脉冲序列更显著的 T1 加权效果。IR 脉冲序列还可用于增强检查,使顺磁性对比剂的短 T1 增强效果更明显。IR 脉冲序列的主要优点是 T1 对比效果好、信噪比高,缺点是扫描时间长。

4. 回波平面成像(echo planar imaging,EPI)　EPI 是目前成像速度最快的技术,可在 30ms 内采集一幅完整的图像,使每秒钟获取的图像达到 20 幅。EPI 技术可与所有常规成像序列进行组合。

EPI 最大的优点是扫描时间极短而图像质量相当高,可最大限度地去除运动伪影,除适用于心脏成像、腹部成像、流动成像外,还可进行灌注和弥散成像等功能成像,此外,还可用于实时 MRI 和介入 MRI。

(二) 脂肪抑制

短 T1 高信号可来源于脂肪、亚急性期血肿、富含蛋白质的液体及其他顺磁性物质,采用如 STIR 等特殊的脉冲序列可将图像上由脂肪成分形成的高信号抑制下去,使其信号强度降低,即脂肪抑制,而非脂肪成分的高信号不被抑制,保持不变,从而可鉴别出是否为脂肪组织。

（三）磁共振血管成像

磁共振血管成像（magnetic resonance angiography，MRA）是使血管成像的 MRI 技术，一般无需注射对比剂即可使血管显影，安全无创，可多角度观察，但目前 MRA 对显示小血管和小病变仍不够满意，还不能完全代替 DSA。常用的 MRA 技术有时间飞跃（time of flight，TOF）法和相位对比（phase contrast，PC）法。近年来，为提高 MRA 的准确性，又推出了对比剂增强的 MRA。

（四）磁共振水成像

磁共振水成像是采用长 TR、很长 TE 获得重度 T2 加权，从而使体内静态或缓慢流动的液体呈现高信号，而实质性器官和快速流动的液体如动脉血呈低信号的技术。通过最大强度投影（maximum intensity projection，MIP）重建，可得到类似对含水器官进行直接造影的图像。

目前常用的磁共振水成像技术主要包括磁共振胆胰管成像（magnetic resonance cholangiopancreatography，MRCP）、磁共振尿路造影（magnetic resonance urography，MRU）、磁共振脊髓造影（magnetic resonance myelography，MRM）等。磁共振水成像具有无需对比剂、安全无创、适应证广、成功率高、可多方位观察等优点。

（五）fMRI

fMRI 是在病变尚未出现形态变化之前，功能变化来形成图像，以进行疾病早期诊断或研究某一脑部结构的功能。主要包括弥散成像、灌注成像和皮质激发功能定位成像等。

三、MRI 的优点和限度

（一）优点

1. 无 X 线电离辐射，对人体安全无创。
2. 图像对脑和软组织分辨率极佳，解剖结构和病变形态显示清楚。
3. 多方位成像，便于显示体内解剖结构和病变的空间位置和相互关系。
4. 多参数成像。
5. 除可显示形态变化外，还能进行功能成像和生化代谢分析。

（二）限度

1. 对带有心脏起搏器或体内有铁磁性物质的患者不能进行检查。
2. 需监护设备的危重患者不能进行检查。
3. 对钙化的显示远不如 CT，难以对以病理性钙化为特征的病变作诊断。
4. 常规扫描时间较长，对胸腹检查受限。
5. 对质子密度低的结构如肺和皮质骨显示不佳。
6. 设备昂贵，普及有一定困难。

四、MRI 技术进展

3.0T 场强的磁共振已应用于临床，各种新的 MR 硬件和软件的开发、新的扫描序列的发展特别是各种快速序列，使 MR 的成像时间越来越短，改善了图像质量，使一些成像技术更为成熟，更多地扩大了其临床应用范围。

（一）MR 弥散加权成像（diffusion-weighted imaging，DWI）

DWI 是通过施加梯度脉冲，观察细胞内外水分子跨细胞膜移动，即水分子扩散运动改变所致信号变化，并以图像显示的成像技术。主要用于急性脑缺血的早期发现和脑瘤诊断的研究，也有用于肝脏等器官肿瘤诊断研究的报道。弥散张量成像（diffusion tensor imaging，DTI）属于弥散成像技术，是利用脑组织中水分子扩散运动有沿着脑白质纤维走行方向的特性，使脑白质束成像的技术。通过观察脑白质束的形态、走行、有无中断及破坏等，可检查脑白质束病变，如创伤、精神分裂症等。

（二）MR 灌注加权成像（perfusion-weighted imaging，PWI）

PWI 是反映组织微循环的分布及其血流灌注情况，评估局部组织的活力和功能的磁共振检查技术。目前主要用于脑梗死的早期诊断，也已扩展用于心脏、肝脏、肾脏等器官的功能灌注及肿瘤的良恶性鉴别诊断。

（三）脑功能性 MRI

脑功能性 MRI 是以 MRI 研究活体脑神经细胞活动状态的崭新检查技术。目前仍处在研究阶段,临床上可用于脑部手术前计划的制定、评估创伤或卒中偏瘫等患者的预后以及精神疾病神经活动的研究等。

（四）磁共振波谱成像（magnetic resonance spectroscopy，MRS）

MRS 是在活体对组织代谢产物进行化学分析的技术。目前主要用 1H MRS,在 3.0T 设备上,可行如 31P 等多种核的 MRS。临床上多用于急性脑缺血和脑瘤及前列腺癌的研究,也用于脑变性疾病、缺血缺氧脑病、艾滋病、多发性硬化、颞叶性癫痫等的研究。

五、颅脑 MRI 检查

（一）扫描技术及参数

常用 SE 序列 T1WI 及 FSE 序列 T2WI。一般层厚 6~8mm,扫描垂体或听神经病变选用 2~3mm 层厚。增强扫描时,采用静脉团注法注入 Gd-DTPA,剂量通常为 0.1mmol/kg。选择性使用脂肪抑制技术。

平扫适用于绝大多数的颅脑内病变的显示及诊断。MRI 显示大脑灰白质对比优于 CT,高分辨率的 MR 影像更接近于大体病理切片所示。

增强 MRI 用于鉴别病变与水肿、病变与正常组织,显示微小病变,了解病变的血供情况及血脑屏障的破坏程度以有助于病变的定性诊断。

MRA 用于脑血管病的筛查。

（二）特殊的 MRI 技术

许多特殊的 MRI 技术的临床应用,使得 MRI 不仅可以很好地显示颅脑解剖形态学的改变,而且能提供功能、代谢等方面的信息。

1. 扩散加权成像 这是目前唯一能够检测活体组织内水分子扩散运动的无创性方法。在人体中,我们可以把脑脊液的水分子扩散运动视为自由扩散运动,而人体一般组织中水分子的扩散运动均属于限制性扩散。DWI 实际上是通过检测人体组织中水分子扩散运动受限制的方向和程度等信息,间接反映组织微观结构的变化。通过特定的成像技术可以量化自由水的氢质子的扩散,以表观扩散系数来表示。临床上主要应用于超急性期脑梗死的诊断和鉴别诊断。

2. 扩散张量成像及扩散张量白质束成像（diffusion tensor tractography，DTT） 这是目前唯一的无创性显示活体白质及白质束走行的方法。水分子在白质束中各方向上的扩散是不同的,称为扩散的各向异性。沿白质束走行方向扩散最大,而垂直于白质束走行方向扩散最小。DTI 检测的是当白质束受到破坏时,这种各向异性的降低,常用相对各向异性或各向异性分数来定量分析。DTT 则是显示各白质束的走行,显示脑内病变对白质束及其走行的影响。

3. 灌注加权成像 这是反映组织微循环血液动力学状态的成像方法。目前主要包括对比剂团注跟踪法和动脉自旋标记法。

4. MR 波谱 这是目前唯一的活体观察组织细胞代谢及生化变化的无创性技术。不同的代谢物在外加磁场中存在共振频率的差异,即化学位移不同,MRS 记录的是不同化学位移处代谢物的共振信号。

5. 脑功能皮质定位成像 这是磁共振功能成像的一种。某种脑功能相对应的皮质神经元激活时,该区域的静脉血中氧合血红蛋白增加及去氧血红蛋白减少,引起磁敏感效应的变化。利用血氧水平依赖（blood oxygen level dependence，BOLD）法,可以检出相应脑功能的皮质激活的区域。目前该项技术在临床上多应用于颅脑肿瘤对运动感觉皮质的影响,辅助制定术前计划,以及术后评价:语言及记忆优势半球的定位;成瘾患者脑内功能的研究;对于难治性癫痫的定位;痴呆及认知障碍的研究等。

（三）脑 MRI 表现

1. 常见体位的 MRI 成像

（1）横轴位:除可显示 CT 所显示的脑结构外,显示延髓（medulla）、小脑（cerebellum）等后颅窝结构尤佳。

（2）矢状位:清晰显示垂体（pituitary gland）、垂体蒂（pituitary stalk）、乳头体（mamillary body）、视束（optic tract）、中脑导水管（aqueduct）、松果体、胼胝体等中线结构。垂体的高度通过测量鞍区的高度来估计,正常鞍膈一般≤8mm,女性哺乳期可达 10mm,妊娠晚期和产后为 12mm。

（3）冠状位:清晰显示视交叉(optic chiasma)、垂体、垂体蒂、海绵窦(cavernous sinus)、海马(hippo-campus)等结构。

2. 颅脑正常 MRI 信号(表 9-3-2,图 9-3-1)

表 9-3-2 颅脑的正常 MRI 信号

	骨皮质	骨髓质	脑膜	脑脊液	脑白质	脑灰质	血管
T1WI	低信号	高信号	低信号	低信号	高信号	等信号	流空信号
T2WI	低信号	中等信号	低信号	高信号	等信号	中高信号	流空信号

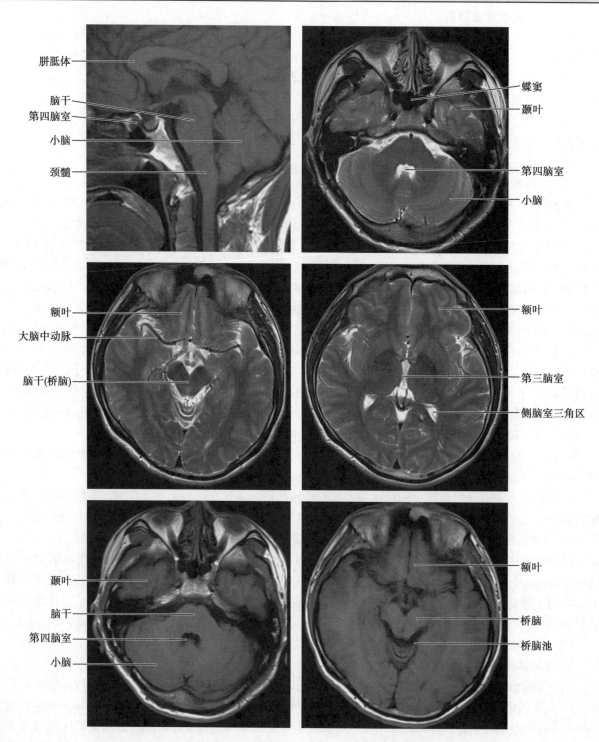

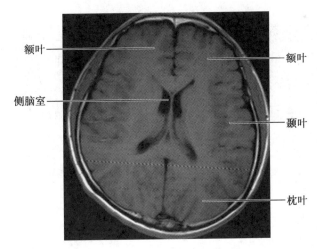

额叶 —— —— 额叶
侧脑室 —— —— 颞叶
—— 枕叶

图 9-3-1 颅脑 MR 表现

3. 常见的变异 颅脑的正常变异较少,主要见于脑脊液腔隙(如脑室系统、蛛网膜下腔、脑池等)和血管系统。

(1)脑室系统:①第五脑室,位于孟氏孔(foramina of Monro)前方,透明隔之间,又称为透明隔间腔。②第六脑室:为第五脑室向后延伸至穹窿柱之间形成的脑脊液腔,其后界为胼胝体压部,又称为 Vagae 间腔。

(2)大枕大池、蛛网膜囊肿及脉络膜裂囊肿。

(3)生理性钙化:常见的颅内生型性钙化包括:松果体钙化、脉络丛钙化、苍白球钙化、大脑镰钙化等。

(4)Willis 环的变异较多,其中仅有 25% 具有完整的 Willis 环,75% 的均不完整。较常见的有后交通动脉缺如、大脑前动脉 A1 段缺如、大脑后动脉直接起自颈内动脉、前交通动脉缺如等。

六、脊柱 MRI 检查

(一)检查技术及参数

MRI 为无创性检查,无放射线损伤,目前是检查脊髓病变最主要的影像学检查方法,可以直接显示脊髓及其邻近结构的解剖及病变,适用于显示及诊断脊髓肿瘤、炎症、变性、水肿等病变以及髓外椎管内病变。增强 MRI 扫描可以更清楚地显示病变的边缘及范围。

常用 SE 序列 T1WI 及 FSE 序列 T2WI,以矢状位、冠状位及轴位成像,一般层厚 3~5mm,增强扫描采用静脉团注法注入 Gd-DTPA,常规剂量为 0.1~0.2mmol/kg 体重。

MRM,指用重 T2 加权快速自旋回波序列加脂肪抑制技术,获得脊髓蛛网膜下腔的脑脊液影像,故又称为脊髓水成像,图像效果类似于脊髓造影和 CTM。

(二)正常脊柱 MRI 检查所见(图 9-3-2,图 9-3-3)

MRI 冠状面、矢状面,可显示脊柱的连续解剖结构。

1. 椎间盘 在 T1WI 上呈较低信号,分不清髓核(nucleus pulposus)和内、外纤维环(annulus fibrosus)。而在 T2WI 上髓核和内纤维环呈高信号而外纤维环呈低信号。随着年龄的增长,髓核开始被排列无序的纤维软骨取代,同时髓核和纤维环含水量也进行性下降,最终髓核与纤维环混合,椎间盘完全干化、碎裂,T2WI 上呈低信号。

2. 椎管内脑脊液 在 T1WI 上为低信号,在 T2WI 上为高信号。

3. 椎体 在 T1WI 上为高信号,在 T2WI 上为中等或略高信号。

4. 椎体边缘骨皮质、前及后纵韧带、黄韧带和椎间盘最外层的纤维环在各种序列上均为低信号,不易区别。

5. MRI 还能显示硬膜外脂肪、硬膜囊和脊髓等结构。

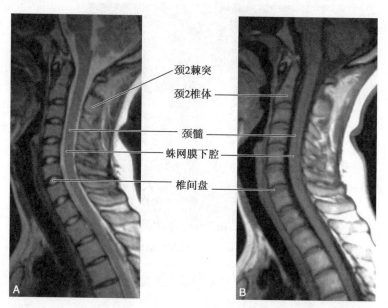

图 9-3-2 正常颈椎 MRI 表现

颈2棘突
颈2椎体
颈髓
蛛网膜下腔
椎间盘

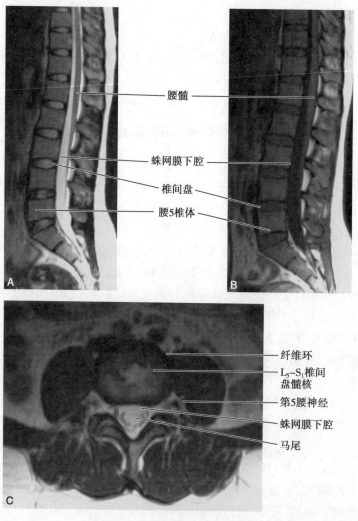

腰髓
蛛网膜下腔
椎间盘
腰5椎体

纤维环
L$_5$~S$_1$椎间盘髓核
第5腰神经
蛛网膜下腔
马尾

图 9-3-3 正常腰椎 MRI 表现
A. T2WI 矢状位;B. T1WI 相矢状位;C. L$_5$~S$_1$ 椎间隙水平 T2WI。

MRI 显示脊椎和椎管的效果与 CT 类似。比 CT 的优越之处在于:可以矢状面和冠状面成像,即可以同时观察一段甚至全段椎管,而且对椎管内结构的显示可兼具 CT 与椎管造影两者的优点,甚至更清晰。但 MRI 昂贵、耗时、设备不普及,限制了它的广泛应用。

在 T1WI 上,脊髓呈位于椎管中心的中等信号的带状影,类似椎间盘信号,周围环绕低信号的蛛网膜下腔。在 T2WI 上,脊髓呈位于椎管中心的中等信号的带状影,周围环绕高信号的蛛网膜下腔。

SE 序列 T1WI 上,椎间盘中心部分比周围部分信号强度略低,外周部分纤维环与前后纵韧带汇合处的信号强度更低。SE 序列 T2WI 上,椎间盘中心部分信号高,而周围部分信号低。

七、骨骼、关节和软组织 MRI 检查

(一) 正常 MRI 表现

1. 骨　MRI 能清楚显示骨骼各种结构。

(1) 骨组织因缺乏氢原子核,在所有序列中骨皮质均为极低信号。

(2) 黄骨髓信号与脂肪相似,在 T1WI 和 T2WI 上均为高信号。

(3) 新生儿红骨髓 T1WI 信号强度等于或低于肌肉,儿童和成人的红骨髓高于肌肉低于脂肪,T2WI 上红骨髓信号强度增高,类似皮下脂肪。

2. 关节　MRI 能清楚显示关节各种结构。

(1) 关节软骨:在 T1WI 和 T2WI 上均呈弧形中等或略高信号,信号均匀,表面光滑。

(2) 关节软骨下的骨性关节面:在 T1WI 和 T2WI 上均呈清晰锐利的低信号。

(3) 骨性关节面下的骨髓腔:在 T1WI 和 T2WI 上均呈高信号。

(4) 关节内软骨、韧带、关节囊:T1WI 和 T2WI 上均呈低信号。

(5) 正常少量关节腔内液体:T1WI 上呈薄层低信号影,在 T2WI 上呈高信号。

3. 软组织　骨关节周围软组织结构可清晰显示。

(1) 肌肉在 T1WI 上呈等或略低信号,T2WI 上为低信号。

(2) 脂肪在 T1WI 和 T2WI 上均为高信号。

(3) 纤维组织、肌腱、韧带在各种序列上均为低信号。

(4) 血管因其内血液的流空现象而呈无信号的圆形或条状结构。

(5) 神经呈中等信号。

(二) 常见骨关节检查方法

1. 颞颌关节　采用开口位和闭口位扫描。矢状位和冠状位扫描,矢状位扫描应给角度。轴位扫描意义不大(肿瘤除外)。主要观察关节盘和下颌小头以及下颌小头的移动。采用 T1WI 和 T2WI 即可。厚度为 3mm。

2. 肩关节　肩关节检查以检查肩袖为主。臂丛神经损伤亦不罕见。常采用冠状位和矢状位,T1WI、T2WI,选择性的应用轴位扫描。使用 E1 线圈。扫描层厚 3mm,层距 3mm。

3. 肘关节　小儿肘关节软骨骨折 MRI 检查最好。采用 C3 线圈,冠状位和矢状位扫描。层厚 3mm,层距 3mm。

4. 腕关节　腕管综合征,三角纤维软骨损伤和腕骨无菌坏死均可做冠状,矢状和轴位扫描。采用 C3 线圈,层厚 3mm,层距 3mm。

5. 骨盆和髋关节(图 9-3-4)　采用体线圈,常用冠状扫描作为定位像,然后行轴位的 T1WI 和 T2WI。骶骨病变时采用冠状位和矢状位,用以观察骶前软组织和神经孔。是 MRI 检查股骨头无菌坏死的又一重要手段。常采用冠状位和轴位扫描。冠状位扫描时应注意双下肢内旋,以使股骨颈与股骨头在同一平面。对股骨颈骨折可显示错位程度。

6. 膝关节(图 9-3-5)　常规采用冠状位和矢状位。主要观察半月板,侧副韧带和关节软骨,矢状斜位为检查交叉韧带的方法。轴状位可以观察髌股关节,对观察半月板无意义。

7. 踝关节　关节软骨损伤和距骨无菌坏死为适应证;另外,踝关节外旋型损伤观察骨间膜撕裂 MRI

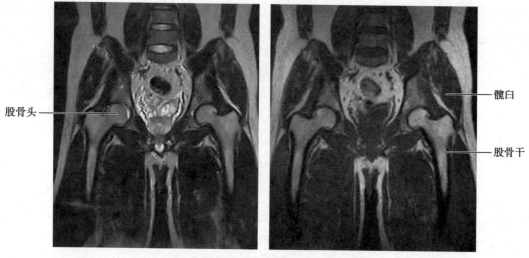

股骨头

髋臼

股骨干

图 9-3-4 正常骨盆和髋关节 MRI 表现

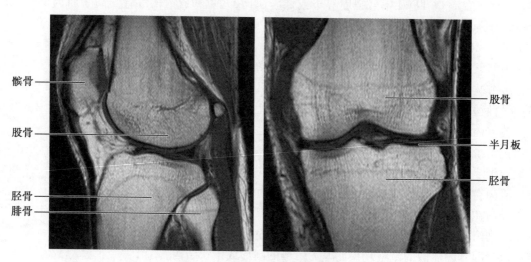

髌骨

股骨

胫骨
腓骨

股骨

半月板

胫骨

图 9-3-5 正常膝关节 MRI 表现

显示最佳;特别对踝部隐匿性骨折 MRI 显示最佳。

8. 骨髓内病变 MRI 具有极高的优势,是理想的检查方法,比 CT 显示更佳。对于骨肿瘤在骨髓内的浸润范围显示极佳,因而,对手术切除范围有重要意义。一般常规采用 SE 序列,T1WI、T2WI 成像。厚度 3mm,间距 1mm。

八、胸部 MRI 检查

正常 MRI 表现

SE 序列的 T1 加权像能清晰显示胸部组织器官的信号特点。

1. 胸廓 胸壁脂肪在 T1WI、T2WI 上均呈高信号。胸壁肌肉在 T1WI 上呈中等信号,在 T2WI 上呈中等略低信号。胸壁骨骼在 T1WI、T2WI 上,骨皮质呈低信号,骨髓质呈高信号。

2. 肺 肺实质在 MRI 上呈极低信号,MR 难以显示肺纹理、小叶间隔。

3. 肺动脉、肺静脉、气管与支气管、肺门、纵隔。

(1) 肺动脉、肺静脉的管壁在 MRI 上呈中等信号,管腔呈流空信号。

(2) 气管、支气管管腔呈极低信号,管壁显示困难。

(3) 食管壁呈中等信号。

(4) 肺门与纵隔淋巴结呈边缘光滑的类圆形中等信号。

(5) 青少年胸腺呈均匀的中等信号,中年胸腺以脂肪为主,与周围脂肪组织分界困难。

4. 胸膜 MRI 难以显示胸膜。因叶间裂多不能显示,MRI 上难以区分肺叶。

5. 横膈 横膈呈 2~3mm 宽的线状低信号。

九、腹部 MRI 检查

腹部 MRI 检查应强调多序列的综合应用和联合分析,对于提高病变的检出率和定性诊断意义重大。

(一) 肝脏 MRI 表现

一般而言,正常肝实质在 T1WI 上呈均匀的中等信号(灰白),较脾脏信号稍高;在 T2WI 上信号强度则明显低于脾脏,呈灰黑信号。肝门区和肝裂内的脂肪组织在 T1WI 和 T2WI 上均呈高和稍高信号。肝内血管由于流空效应的作用,在 T1WI、T2WI 上均为黑色流空信号,与正常肝实质形成明显对比。增强后,肝实质呈均匀强化,信号强度明显升高,同时肝内血管亦出现对比增强。

(二) 胆道系统 MRI 表现

由胆囊和各级胆管所组成。

(三) 胰腺 MRI 表现

胰腺实质的信号特点与肝脏基本一致,在 T1WI 呈现中等强度(灰白)信号,在 T2WI 上呈中等强度(灰黑)信号。MRCP 和 ERCP 检查均能显示胰管全貌,如走行、分支、管径、管腔内异常等。

(四) 脾脏 MRI 表现

在 T1WI 上脾脏表现为均匀的灰黑软组织信号,信号强度略低于肝脏,这是因为脾脏内血窦十分丰富、T1 和 T2 弛豫时间均较长之故;在 T2WI 上,脾脏信号变为灰白,稍高于肝脏和周围的其他脏器。增强 MRI T1WI 上脾脏的强化特点与增强 CT 类似。

(五) 肾脏、输尿管、膀胱 MRI 表现

平扫横轴位上,正常肾上腺的位置、形态和大小与 CT 相同。信号强度依检查序列而异:T1WI 和 T2WI 上类似肝实质信号,低于周围脂肪;T1WI 和 T2WI 上并抑制像上肾上腺信号强度高于周围被抑制的脂肪组织。增强扫描后肾上腺呈均匀强化。

(六) 前列腺 MRI 表现

MRI 能够多方位显示前列腺,轴位是观察前列腺的主要位置。

1. 前列腺在 T1WI 上呈均匀低信号,不能识别各解剖带。

2. 由于组织结构和含水量差异,前列腺各解剖带在 T2WI 上呈不同信号强度。

3. 前列腺被膜 位于前列腺周边,在 T2WI 上呈细线状环形低信号。

十、中枢神经系统基本病变 MRI 表现

(一) 脑实质信号异常(表 9-3-3)

表 9-3-3 脑实质信号异常

T1WI	T2WI	常见疾病
低信号	高信号	脑肿瘤、转移瘤、脑梗死、脑软化、脱髓鞘病变
低信号	低信号	动脉瘤、动静脉畸形、烟雾病、肿瘤内血管、钙化、骨化
高信号	高信号	亚急性晚期脑出血、肿瘤内出血、脂肪性病变
高信号	低信号	亚急性早期出血、黑色素瘤、脑瘤卒中
混杂信号	混杂信号	动脉瘤、动静脉畸形伴血栓、部分脑肿瘤

(二) 占位效应

常因肿瘤、出血所致。表现为中线结构移位,脑室及脑池移位、变形,脑沟狭窄、闭塞,脑体积增大。

(三) 脱髓鞘

常包括急性播散性脑脊髓炎、多发性硬化症、脑桥中央白质溶解、进行性多灶性白质脑病等。病变常

位于侧脑室旁、皮质下及脑干,在 T1WI 上呈等信号或稍低信号,在 T2WI 上呈高信号。

（四）脊髓

1. 外形异常

（1）脊髓增粗:常见于髓内肿瘤、脊髓损伤急性期、脊髓感染及炎症等。

（2）脊髓萎缩:常见于髓外硬膜内肿瘤、脊髓损伤后期。

2. 信号异常

（1）局限性:髓内低密度或密度不均匀（在 T1WI 呈低或等信号,在 T2WI 上呈略高或高信号）常见于髓内肿瘤、多发性硬化症、脊髓感染及炎症;髓内多发异常迂曲的血管流空信号常见于脊髓血管畸形。

（2）弥漫性:常见于脊髓感染及炎症、非感染性脊髓炎症、脊髓脱髓鞘性病变。

3. 蛛网膜下腔形态异常

（1）不全梗阻:蛛网膜下腔多双侧变窄,对比剂或脑脊液在增粗的脊髓两侧呈梭形分流,常见于髓内肿瘤。一侧蛛网膜下腔增宽,其内可见充盈缺损,常见于髓外硬膜内肿瘤。

（2）完全梗阻:梗阻侧上下方的蛛网膜下腔增宽,梗阻端呈偏心的浅杯口状,对侧蛛网膜下腔受压变窄,常见于髓外硬膜内肿瘤。双侧蛛网膜下腔闭塞,梗阻端呈大杯口状。

第四节 超 声 检 查

一、引起腹部疼痛常见疾病的超声诊断

（一）肝脏疾病

1. 实质弥漫性病变

（1）脂肪肝

1）临床病理表现:脂肪肝是一种由多病理引起的病变主体在肝小叶以肝细胞脂肪变性为主的临床病理综合征。临床上有酒精性脂肪肝和非酒精性脂肪肝之分。轻度脂肪肝一般无症状,中重度可出现乏力、肝区隐痛等症状甚至肝功能损害。

2）超声表现:根据肝脏声像图特点分为三度:轻度脂肪肝:肝脏形态大小基本正常,边缘较锐,肝表面尚清晰,实质回声呈密集"细点"状,前场增强、远场衰减不明显或轻度衰减,后缘轮廓尚清楚,肝内管道结构显示尚清,或血管偏细。中度脂肪肝,声像图则介于轻、重度之间,肝右叶肋下斜径增大,肝缘略钝,肝实质回声细密增强,远场 1/2 衰减,后缘轮廓隐约可见,肝内血管网络细少但可辨认。重度脂肪肝声像图肝脏增大,形态饱满,边缘明显变钝,实质回声明显细密增强,前场呈"云雾"状,远场 2/3 衰减为低回声或无回声,后缘轮廓显示不清（图 9-4-1）。

（2）病毒性肝炎

1）临床病理表现:肝炎是肝细胞变性、坏死和炎性反应为其病变特征,包括病毒性肝炎、间质性肝炎和药物性肝炎等,目前最常见的是病毒性肝炎。病毒性肝炎是以损坏肝小叶实质细胞和汇管区为主的弥漫性肝炎过程,分为急性和慢性两种。肝脏受各种致病因素的影响而产生轻重缓急的损害,病理学检查是诊断肝炎病的金标准。

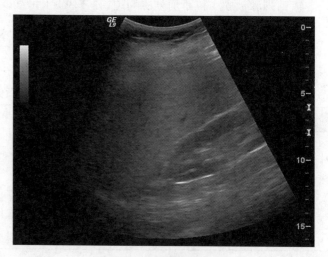

图 9-4-1 脂肪肝超声表现

2）超声表现:急性肝损害超声声像图表现为肝稍增大或正常大小,实质弥漫性回声偏低,密集模糊,管壁回声增强。胆囊表现为不同程度缩小,壁明显增厚水肿,囊腔内胆汁少,甚至无胆汁。胆系管壁增厚

回声增强,肝内胆管可稍扩张。

　　慢性肝炎超声声像图表现为肝实质密集稍粗,回声增强,分布欠均匀,包膜不同程度皱缩,门静脉不同程度扩张。胆囊体积正常或增大,壁毛糙增厚。慢性肝炎病变是一个慢性损害过程,超声诊断有局限性。

　　(3) 肝硬化

　　1) 临床病理表现:肝硬化是一种以肝组织弥漫性纤维化、假小叶和再生结节形成为特征的慢性肝病,是我国常见疾病和主要死亡病理之一。引起肝硬化的病理很多,肝炎性、胆汁性、酒精性、血吸虫性等肝硬化;在我国以病毒性肝炎所致的肝硬化为主。

　　2) 超声表现:肝硬化早期在超声图像上表现不明显或缺乏特异性,仅表现为肝增大或正常大小。晚期表现为肝脏体积缩小,以右叶萎缩更明显,外形不规则;实质增粗、强弱不等,分布不均匀见短小粗线状增强回声,呈虫蚀状改变;包膜呈锯齿状或波浪状;肝静脉走行不规则,肝静脉变细甚至显示不清;门静脉系统扩张,彩色多普勒显示门静脉血流速度变慢,甚至出现反流,肝动脉血流速度增快。胆囊不同程度增大,壁毛糙增厚,水肿(图9-4-2)。胆汁淤积性肝硬化则可见胆管壁回声增强,若为胆道梗阻引起,则肝内外胆管可见结石声像。严重肝硬化可出现门静脉高压征象,包括门静脉系统侧支形成,脾肿大,实质回声增粗,脾静脉扩张;部分患者显示腹腔深度不同的无回声区(腹水形成)。

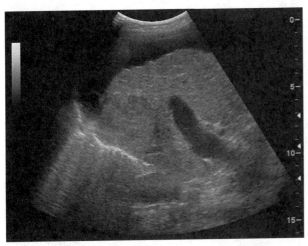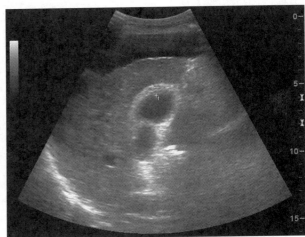

图 9-4-2　肝硬化超声表现

　　2. 肿块型病变

　　(1) 肝囊肿

　　1) 临床病理表现:肝囊肿是临床常见的肝脏良性占位性病变。单纯性肝囊肿是一种常见的良性疾病,由于年龄增加肝内小胆管壁退化,胆管内胆汁淤积,形成囊状扩张造成。多数患者无临床症状,但大的囊肿可压迫邻近脏器产生相应症状,少数可因囊肿出血或破裂而出现急腹症等并发症。

　　2) 超声表现:单纯性肝囊肿典型声像图特点为肝实质内可见无回声区,呈圆形或椭圆形,具有完整囊壁,壁薄、光滑,与周围肝组织的边界清楚,后壁光整,回声增强;两侧壁回声常失落;囊肿后方呈增强效应,两侧伴有侧影(图9-4-3)。

　　(2) 肝脓肿

　　1) 临床病理表现:肝脓肿为比较常见的肝脏炎症性疾病,分为细菌性肝脓肿、阿米巴性肝脓肿和真菌性肝脓肿三大类,以细菌性最为多见。感染途径有经胆管系统、经门静脉系统、经动脉系统、经淋巴系统和直接进入。病理分期为充血期、坏死期、愈后期;充血期患者的症状轻微;当脓肿进入坏死期病理表现中央为坏死区,周围以炎性纤维结缔组织包裹。

　　2) 超声表现

　　A. 肝内炎症期:此期病理特征为肝局部炎性充血、水肿及肝细胞局灶性坏死,呈边界不清的炎性肿块,此期病程约1周,超声表现为边界不清的非均质性低回声区。此声像图表现并无特异性,必须密切结合临床并作动态观察才有诊断意义,否则极易误诊。

B. 脓肿形成期:表现为低回声内有蜂窝状无回声或肝内无回声区内见游离点状回声;脓肿边界清晰,壁较厚,内壁不光滑;后方回声增强,内壁凹凸不平,而肝脓肿虽有厚壁及脓腔形成,但一般无光滑的包膜回声。

C. 吸收恢复期:此期病理特征为脓腔壁新生肝组织和肉芽组织生长,脓腔逐渐缩小,脓液被吸收。声像图表现为脓肿内部无回声区明显减少或消失,代之以斑片状或条索状高或低回声(图9-4-4)。

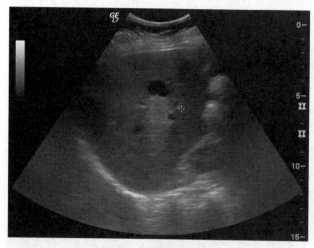

图9-4-3 肝囊肿超声表现

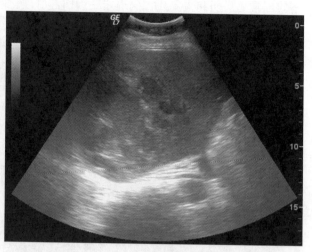

图9-4-4 肝脓肿超声表现

(3) 肝血管瘤

1)临床病理表现:肝血管瘤是肝脏最常见的良性肿瘤,组织学上分为毛细血管瘤和海绵状血管瘤,主要是海绵状血管瘤。肝血管瘤较小时,一般无任何临床症状,当肝血管瘤较大时可引起上腹胀痛等。

2)超声表现:肝血管瘤二维超声表现为强回声或低回声,内部回声欠均匀,多呈网络状改变或管道状回声;多呈圆形或类圆形,边界清晰;部分血窦大者声像图上可见小的圆形无回声区;部分肝血管瘤周边及内部未见明显血流信号,部分可见斑点状或短棒状血流信号,大的混合性血管瘤周边及内部见枝状血流(图9-4-5)。

(4) 原发性肝癌

1)临床病理表现:肝脏肿瘤类型复杂、多样,原发性肝癌是我国常见的恶性肿瘤,而肝细胞肝癌占原发性肝癌的绝大部分,超声显像是诊断原发性肝癌首选的影像学技术。肝细胞肝癌的病理分型包括:弥漫型、结节型、肿块型、小癌型。临床表现主要为肝区疼痛、食欲不振、腹胀、乏力、消瘦等。

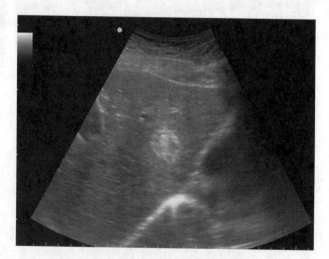

图9-4-5 肝血管瘤超声表现

2)超声表现

A. 原发性肝癌超声声像图主要特征有肝癌多呈圆形、类圆形,瘤体较大时呈不规则形;肝实质回声不均匀;瘤体回声可见低回声型、高回声型、等回声型、混合型回声;肝内管道系统绕行或中断、走向不清;门脉增宽伴有栓子形成(图9-4-6)。

B. 弥漫性肝癌超声声像图特征有肝脏显著弥漫性肿大,以右叶明显,形态失常;肝被膜凹凸不平、呈锯齿状,可有局限性隆起或结节状改变;肝内结构紊乱,回声不均,呈弥漫性小结节分布以不均匀低回声多见。

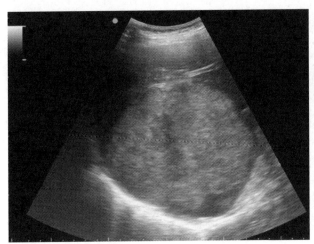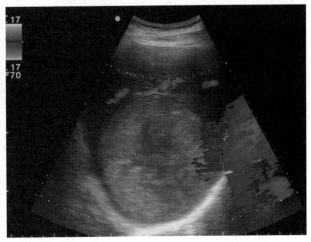

图 9-4-6　原发性肝癌超声表现

C. 小肝癌是指单个结节直径<3cm 或多个结节不超过 2 个,相邻两个结节直径之和在 3cm 以下的肝癌。小肝癌中超声声像图大多呈圆形或椭圆形,边界清晰,但内部回声各异,以低回声为主。小肝癌病灶内及周边血供较丰富,血流速度及阻力指数明显偏高。

(5) 转移性肝癌

1) 临床病理表现:肝脏接受肝动脉和门静脉的双重血液供应,是人体恶性肿瘤最常见的转移部位,如乳腺癌,消化道肿瘤,肺癌,肾癌等。早期临床症状不明显,当发生广泛转移时,可出现上腹胀痛、发热等表现。

2) 超声表现:转移性肝癌以多发性结节为主,常有晕圈;特征性表现是"靶环征"和"牛眼征",即瘤体内部呈高回声,周围可见较宽的无回声环,其内缘与外缘分界清晰,似牛眼状。结节回声多样化,有高回声型,低回声型,混合回声型,以低回声型最多见,尤其以肺癌和胃癌为主,胆管癌、胰腺癌、乳腺癌、鼻咽癌也多为低回声型;其次为高回声,以直肠癌、结肠癌为主。同一种原发灶、同一种组织学的转移癌可以表现为多种不同的回声类型。转移性肝癌以瘤周供血为主,结节内部呈少血管型,转移性肝癌很少合并肝硬化,门静脉癌栓远比原发性肝癌少见(图 9-4-7)。

(二) 胆囊疾病

1. 胆囊结石

(1) 临床病理表现:在胆汁淤积等因素下导致胆汁中胆色素、胆固醇、黏液物质和钙盐沉积析出、凝集而形成胆囊结石。常表现为反复发作性右上腹痛,放射至后背和右肩胛下部。

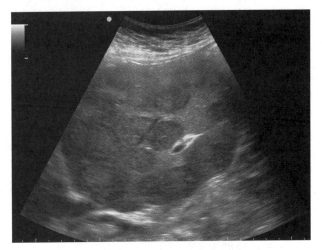

图 9-4-7　转移性肝癌超声表现

(2) 超声表现:典型胆囊结石超声表现的三个特征:①胆囊腔无回声区内的强回声;②强回声后方伴干净的声影;③结石随体位改变而移动(图 9-4-8A)。

非典型的胆囊结石声像图表现:①充满型结石:胆囊失去正常的形态与轮廓,胆囊内的液性透声消失,出现"囊壁—结石—声影"三联征:(图 9-4-8B)。②胆囊颈部结石:胆囊颈部强回声,后方伴声影,结石活动度差。③泥沙样结石:胆囊后壁沉积多发的强回声带,后方伴声影,随体位改变可移动。

2. 胆囊炎

(1) 临床病理表现:大约90%~95%的急性胆囊炎的病因是由于胆囊管或胆囊颈结石阻塞引起。该

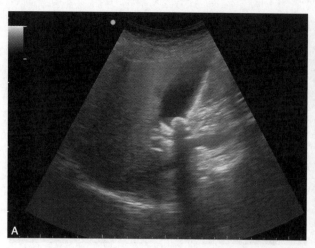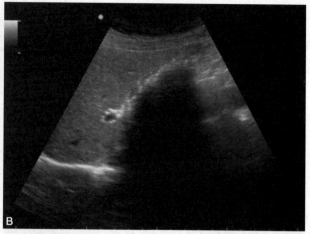

图 9-4-8　胆囊结石超声表现

A. 典型胆囊结石超声表现；B. 非典型胆囊结石超声表现

病好发于中年女性，尤其肥胖者。表现为不同程度的上腹和/或右上腹胀满不适及疼痛，并有腹部压痛。常伴恶心呕吐。急性胆囊炎和慢性胆囊炎的临床表现有许多重叠。

（2）超声表现：急性单纯性胆囊炎超声表现为胆囊内发现结石、胆囊壁增厚（>3～5mm）呈双层水肿、胆囊周围积液。急性坏疽性胆囊炎与急性单纯性胆囊炎的许多超声特征是重叠的。坏疽性胆囊炎的超声表现是腔内漂浮膜状结构（代表脱落的黏膜）、胆囊壁内或腔内见气体回声声影、壁的高回声和低回声线状区交替存在（胆囊壁中断）、胆囊周围积液（脓肿形成）。慢性胆囊炎最常见的超声表现为胆结石，胆囊壁毛糙、增厚，胆囊可以缩小。

3. 胆囊癌

（1）临床病理表现：胆囊癌是一种恶性程度较高的肿瘤，发病率低，临床上以原发性胆囊癌为多，转移性胆囊癌较少见。早期可表现为右上腹不适，消化不良等，发展到中晚期可出现持续疼痛、黄疸和右上腹部包块。多数学者将胆囊癌分为以下 3 种主要类型：①厚壁型：胆囊壁呈局限性或弥漫型不均匀增厚；②隆起型：癌瘤向囊腔内突起，形成结节状或蕈伞状肿块；③实块型：肿块明显增大，使胆囊结构改变或显示不清。

（2）超声表现：二维超声检查能直观显示胆囊肿大或缩小，胆囊壁厚度等，并可发现肿瘤有无转移灶、有无淋巴结肿大。根据胆囊癌的病理特征可将超声声像图分为以下四型：①厚壁型：胆囊壁局限型或弥漫型不均匀增厚，内壁不光整。②实块型，胆囊腔内液性暗区消失，腔内充满中等回声的肿块影，胆囊与肝脏分界不清。③蕈伞型：基底宽而边缘不整齐的蕈伞样团块突入胆囊腔，呈低回声或中等回声，常见多发，可连成一片；单发病灶以乳头状为基本图像。④混合型：认为是厚壁型和蕈伞型特征的混合（图 9-4-9）。

在肿块内和胆囊壁内出现高速动脉血流信号，是原发性的胆囊癌区别于良性肿块和转移癌的重要鉴别特征。

（三）胰腺疾病

1. 胰腺炎

（1）临床病理表现：急性胰腺炎临床分为水肿型和出血坏死性胰腺炎；患者暴饮暴食、酗酒等因素或因胆汁或十二指肠液回流到胰管激活胰酶所致胰腺外分泌突然增高，胰管内压升高，胰酶消化胰腺及周围组织或胰腺血供不足所引起的胰腺急性炎症过程。本病起病急骤，常危及生命。临床上 95% 的急性胰腺炎患者有中上腹痛，恶心、呕吐等，严重时表现可发生休克、腹膜炎。慢性胰腺炎临床上常有上腹部疼痛、饱胀不适、消化不良等表现。

（2）超声表现：急性水肿型胰腺炎超声声像图表现为胰腺不同程度肿大，以前后径（厚度）肿大为主，多数呈弥漫性肿大，胰腺边缘大多规整，清晰，呈较均匀的低回声，少数主胰管扩张。当炎症细胞浸润较

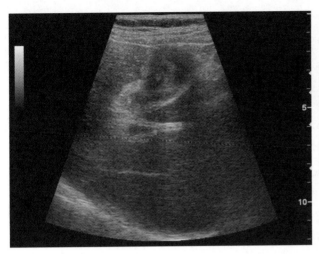
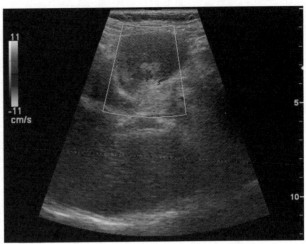

图 9-4-9　胆囊癌超声表现

重时,胰腺周围炎症渗出,超声表现为胰腺周围有液性区,后壁及后部回声增强。

急性出血坏死性胰腺炎超声声像图表现为胰腺重度弥漫性或局限性肿大,形态失常,边界模糊不清,表面不规则;胰腺内部出现不均匀的低回声液化坏死区和片状强回声出血灶,在胰腺周围部可探到局限性或大范围不规则无回声或低回声区,其内可见少量絮状或条索状中等回声(图 9-4-10)。

急性胰腺炎患者有时腹腔内产生大量积气,超声检查时呈气体全层反射,胰腺常无法显示,也是超声检查急性胰腺炎的间接征象。

慢性胰腺炎超声声像图表现为:胰腺体积正常或缩小,边缘不光整、呈锯齿状或小结节状,部分患者呈局限性隆起;胰腺内部回声不均匀、增强,有时可见囊肿样声像图;主胰管呈不规则扩张型,40%～74%患者合并主胰管内结石。

2. 胰腺癌

(1)临床病理表现:胰腺癌可发生在胰腺的任何部位,但以胰头部多见。病理上胰腺癌为致密的纤维性硬化性病变,肿瘤常生长迅速,中心常有坏死;由于胰腺淋巴引流丰富、胰周缺乏包膜,易出现其他脏器或淋巴结的转移和胰周结构侵犯。临床表现有上腹疼痛,逐渐加重、腹胀、黄疸、体重减轻等。

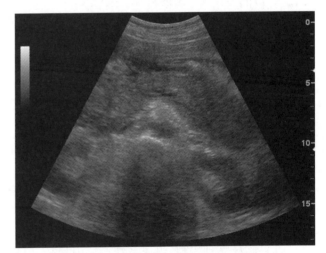

图 9-4-10　急性出血坏死性胰腺炎超声表现

(2)超声表现:胰腺癌主要超声声像特征有:①直接征象:胰腺形态失常,局限性或弥漫性增大。肿块内部回声多数为低回声,或中间夹杂不均质点状回声,后方可衰减,少部分呈强弱不等回声或偏强回声。肿块边界不清晰,轮廓不整,部分呈蟹足样浸润。当肿块较大时,中心易液化、坏死,超声呈混合性回声。彩色多普勒超声显示肿块内散在星点状或短线状血流信号,胰腺周围血管常因肿块挤压变形、移位形成彩色环使肿瘤边界更清晰。②间接征象:肿块压迫周围脏器,使十二指肠扩大,肝脏、脾、胃等受压移位;压迫血管、胆管、胰管等引起梗阻,胆道扩张,胰管扩张、门静脉受压变扁或移位、肠系膜上静脉受压移位等。晚期胰腺癌常有转移征象,淋巴转移较早发生,血行播散常有肝脏转移(图 9-4-11)。

(四)脾脏疾病

1. 脾肿瘤　脾脏的良性肿瘤以脾血管瘤多见;脾恶性肿物临床少见,原发性肿瘤以淋巴组织恶性肿瘤较多见,另外以转移性为主。原发性脾肿瘤往往表现隐匿,症状轻微。

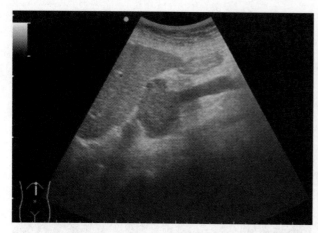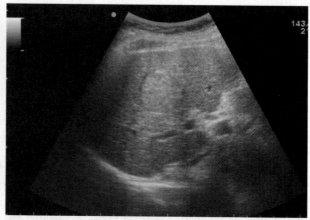

图 9-4-11 胰腺癌超声表现

脾血管瘤为脾实质内圆形或类圆形不均质强回声,少数为弱回声,边界清晰,边缘不光滑,内部显示小的无回声区和强回声间隔,呈网格样改变;彩色多普勒超声显示血管瘤周围或内部可有脾动脉或脾静脉分支绕行或穿行。

多数淋巴瘤患者具有脾脏肿大,以低回声结节为特点。

脾转移瘤根据病理组织分类,其原发脏器依次为乳腺、卵巢、肺、皮肤及胃等。本组转移癌的声像图多样化,这可能与原发肿瘤的特性有关。

2. 脾脓肿 脾脏具有很强的吞噬作用,故脾脓肿少;脾脏脓肿一般为继发性感染,多为血源性,也可由脾周围器官感染直接波及或经淋巴道感染。

脓肿灶的声像图:病程初期,病变区是分布不均匀的低至中等回声,边界模糊。中期脓肿出现坏死、液化,表现为液性与实性混合回声;脓肿形成界限明显的无回声区,壁较厚,内缘不规则,其内有散在的小点状回声,无回声区偶可见气体回声,后方呈彗星尾征。

3. 脾梗死 脾脏是较容易形成梗死的脏器,梗死通常是由于脾动脉分支堵塞引起。小的梗死灶多为楔形,底朝被膜;较大者形态不规则;常为单发;临床表现以突发左上腹痛为其特征。

超声声像图表现为脾实质内见楔形或不规则性的低回声区,边界清晰,内见自然分布、朝向脾门方向的高回声等号状结构。彩色多普勒均表现为低回声区内血流信号稀疏或消失。

（五）肾脏疾病

1. 泌尿系结石

（1）临床病理表现:泌尿系结石病因复杂,包括高钙、感染等因素。化学成分包括草酸钙、磷酸钙、尿酸等,草酸钙结石最常见。当结石在泌尿系统内梗阻时可造成下腹部剧烈疼痛,有时放射至会阴部等。

（2）超声表现:肾结石典型的声像图表现为强回声团后方伴声影。大结石可占据整个肾盂,肾集合系统内呈一片强回声;若肾盂有不同程度的积水,在肾实质与结石之间可见条状或带状无回声区（图 9-4-12A）。

当结石位于输尿管时,较小的输尿管结石超声难以发现;较大结石超声表现为肾窦分离扩张,扩张的输尿管突然中断,管腔内显示强回声团,与管壁分界清楚,后方伴声影（图 9-4-12B）。

典型膀胱结石声像图表现为仰卧位膀胱三角区单个或多个强回声团,后方伴声影;改变体位检查时膀胱结石向重力方向移动（图 9-4-12C）。

2. 肾癌

（1）临床病理表现:肾细胞癌简称肾癌,发生于肾小管上皮细胞,是最常见的肾恶性肿瘤,主要发生在中老年,男性多于女性。典型临床表现为腰痛,肿块,血尿,但发现肾癌三联征时已是疾病晚期。只有很少数早期肾癌患者出现腰痛等临床症状。

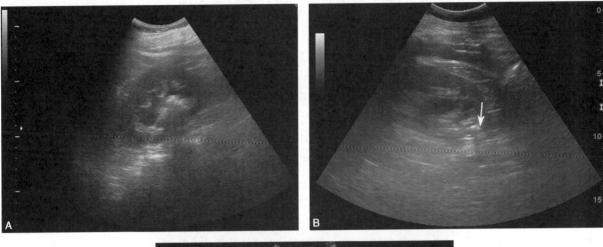

图 9-4-12　泌尿系结石超声表现
A. 肾结石典型的声像图；B. 尿管结石超声的声像图；C. 典型膀胱结石声像图。

（2）超声表现：肾癌的声像图表现为肾实质内异常回声团块，内部回声均匀或不均匀，由病变的分化状态与组织有无破坏而定；因肿瘤出血、坏死，囊性变以及钙化等并发症超声可表现为低回声、稍高回声或混合回声。肿瘤常呈圆形、椭圆形或不规则形；有可分辨的界限，立体感强。肿瘤内部可见血流丰富型和少血流型，肿瘤周边表现为血管绕行受压移位现象（图 9-4-13）。

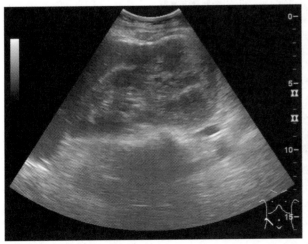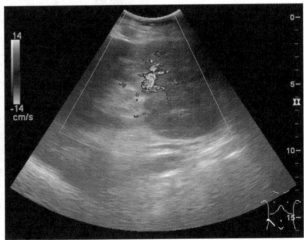

图 9-4-13　肾癌超声表现

二、四肢静脉血栓性疾病的超声诊断

超声可获得血管壁、管腔及管周结构的二维图像,又可动态观察血流状态和侧支循环情况;并可准确判断血栓部位,确定病变范围,了解管腔阻塞程度,评价疗效,弥补 X 线造影的某些不足。文献报道超声多普勒检出下肢深静脉血栓的敏感性 88%~98%,特异性 97%~100%,准确性 97.8%;所以,对于早期发现深静脉血栓,可预防血栓脱落造成的肺栓塞。同时,通过应用超声观察血栓大小及回声强弱变化、管腔内径和管壁情况、血流再通与否来判断溶栓或抗凝疗效。国内学者何文、张晓蓉等研究也发现小腿腓肠肌和比目鱼肌间静脉血栓彩色多普勒超声的诊断显示率高于静脉造影。静脉造影可能并非小腿静脉血栓的"金标准"。超声是一种无创性检查方法,具有快速、安全、准确、可重复等优点,操作简单,便于临床推广应用。

(一)四肢深静脉血栓声像图特点

1. **急性血栓** 急性血栓是指血栓形成 1~2 周以内的血栓。超声声像图特点是管腔内充填实性低回声或无回声;加压管腔不被压瘪;血栓段静脉无血流信号(图 9-4-14)。静脉完全闭塞时,血栓远段静脉频谱呈连续性或频谱消失,乏氏试验反应减弱或消失。

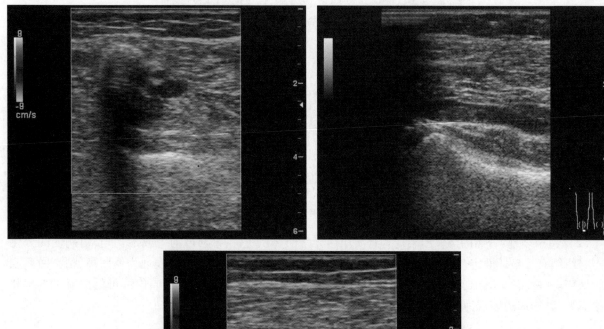

图 9-4-14 急性血栓超声表现

2. **亚急性血栓** 指数周以后的血栓。管腔内回声增强;血栓处静脉管腔不能被完全压瘪;可见部分血流信号恢复。

3. **慢性血栓** 指急性血栓发作后的数月至数年的血栓。血栓机化、纤维化、钙化,与静脉壁广泛粘连,使管壁呈凹凸不平,血流不同程度再通。在血栓机化的同时,静脉瓣也被破坏,失去正常阻止静脉反流的功能。可造成静脉反流、扩张及侧支静脉循环形成。

上肢深静脉血栓诊断标准与下肢相同。

三、颈部及四肢动脉系统常见疾病的超声诊断

（一）动脉硬化性闭塞症

1. 临床病理表现

动脉硬化多见于60岁以上的老年患者，男性大于女性；主要累及大中动脉。高血压、高脂血症、糖尿病、吸烟和感染等可导致内膜慢性损伤，增生的平滑肌细胞、单核细胞由于在动脉内膜积聚的脂质外观呈黄色粥样，因此称为动脉粥样硬化。颈动脉粥样硬化斑块一般分为扁平型、软斑、硬斑和溃疡斑。软斑发展快，易于脱落出血，卒中危险性大；硬斑较稳定，危险性小，常无症状。重度颈动脉狭窄多见软斑、斑块内出血或伴溃疡。

动脉粥样硬化可以累及全身各部位的动脉及其重要属支，造成动脉狭窄或闭塞，从而引起脏器或组织的缺血性临床表现。常见颈动脉粥样硬化有关的临床表现为头晕、头痛、同侧眼麻痹、一过性黑蒙等；下肢动脉粥样硬化性疾病表现为间歇性跛行，患肢冷，感觉异常，皮肤苍白，动脉搏动减弱；严重患者表现为静息痛，患肢有营养性改变，足背动脉搏动消失等。

2. 超声表现

颈动脉粥样硬化性疾病

1）颈动脉粥样硬化斑块超声声像图：根据斑块回声的强弱，可以分为低回声、等回声、强回声斑块。中等回声或强回声斑块即为纤维性或钙化斑块。钙化斑块的特征是强回声伴后方声影，斑块后方的声影可以影响其对侧管壁的显示，超声探查时应该改变声束方向，侧动探头，以全面评价动脉管腔的情况。

根据斑块内部回声均一性的不同，可分为：均质性斑块：斑块内部回声均匀，可为均匀的低回声、等回声、强回声（图9-4-15）。非均质性斑块：即斑块内部有超过20%面积的回声与其他部分回声不同，斑块回声强弱不等。

2）颈动脉狭窄超声声像图表现：超声测量颈动脉狭窄处其血流颜色变亮，局部管腔血流流束变细，狭窄段血流增快，可呈湍流状，即"五彩镶嵌"（图9-4-16A）。颈动脉硬化的频谱改变与斑块大小、狭窄程度及血流动力学情况有直接的关系。小斑块不改变血流动力学，但是当

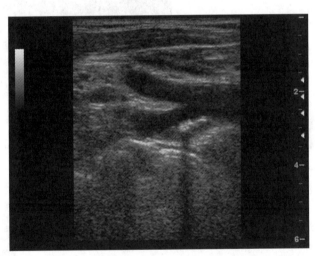

图9-4-15　颈动脉粥样硬化斑块超声声像图

颈动脉硬化斑块引起的直径狭窄>50%或面积狭窄率>75%时，频谱则出现改变。在管腔狭窄较为明显时，狭窄处出现湍流频谱，表现为频谱形态异常、频窗充填、PSV明显增高（图9-4-16B），而狭窄远段血流频谱为阻塞样，表现为波峰圆钝、频窗充填、频带增宽、最大峰速不同程度地减低；当极重度狭窄近闭塞时，显示为零星、断续状血流信号；动脉急性完全闭塞时，超声不能检测到彩色血流（图9-4-16C）。值得注意的是，当一条动脉发生多处狭窄时，偏下游的狭窄位置由于血流压力差小，则狭窄开口处的血流速度可能会正常或降低，其普勒频谱波形会发生改变。

（二）下肢动脉硬化性疾病

二维超声观察血管的内径，管壁结构和管腔内回声。彩色血流显像观察血管腔内彩色充盈情况。其超声表现为动脉内膜增厚，回声增强和形态多样，回声不均匀的粥样斑块，管腔内有时可见血栓，狭窄或闭塞多为节段性，多出现在分叉处。彩色血流显像可以清楚地了解管腔内血流的速度及狭窄程度，尤其是新鲜血栓回声极低和有些内中膜脂质成分较多，管腔内情况及侧支循环血管需依赖彩色多普勒显像观察。

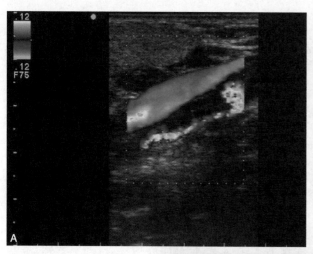

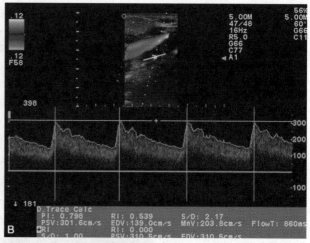

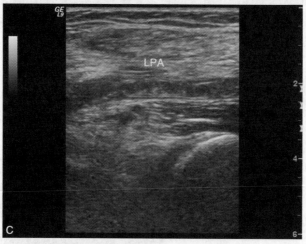

图 9-4-16 颈动脉狭窄超声表现

脉冲多普勒观察血流频谱。当动脉内径减少等于或大于 50% 诊断为下肢动脉狭窄的标准,超声表现为狭窄段血流速度加快,为低阻频谱,收缩期加速时间延长,舒张期反向波减小或消失,常呈单相波型;狭窄远端动脉血流变化为低阻低速血流信号。动脉闭塞后,超声不能探及血流信号,不能测及血流频谱(图 9-4-17),有时闭塞段可见蜿蜒走行的细小血流,多为闭塞后再通。

(三)多发性大动脉炎

1. 临床病理表现 又称无脉症或 Takayasa 病 (TA),病因目前尚不明确,但可能是一种自身免疫性疾病。好发生于青年女性,男女比例为 1:(7~8),目前认为 TA 是一种慢性非特异血管炎性病变,可引起不同部位的狭窄或闭塞,是一种自身免疫性疾病。

全身症状主要有发热、全身不适、食欲不振、出汗、皮肤苍白,可伴关节炎和结节性红斑。头臂动脉型上肢易疲劳,有疼痛、发麻或发凉感觉;咀嚼时面部肌肉疼痛等。

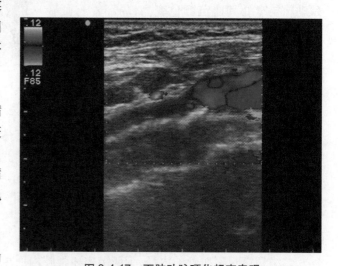

图 9-4-17 下肢动脉硬化超声表现

2. 超声表现 多发大动脉炎则是女性多见,病因不明,主要累及主动脉及其分支,可累及一根或多根血管,正常动脉管壁三层结构消失,动脉内膜呈节段性不规则增厚(图9-4-18A),管腔则呈节段性不同程度的狭窄。

彩色多普勒超声检查彩色血流变细,血流充盈不均匀(图9-4-18B)。

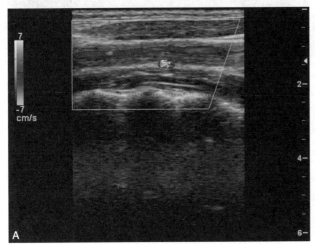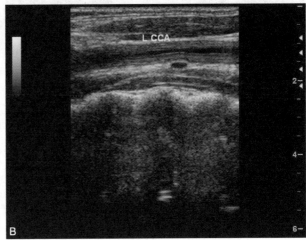

图9-4-18 多发性大动脉炎超声表现

(四) 动脉瘤

1. 临床病理表现 动脉瘤分为真性动脉瘤与假性动脉瘤及夹层动脉瘤三种。

假性动脉瘤指的是由于外伤或感染等因素导致动脉壁全层破裂,并在周围软组织内形成局限性血肿,血肿借动脉壁上裂口与动脉腔相通,由纤维组织或周围软组织包绕形成的囊性搏动性血肿,常见原因主要是外伤、动脉硬化或医源性等原因;此种病变并非动脉真性扩张所致,不是真正的动脉瘤,故称为假性动脉瘤。假性动脉瘤临床典型表现为搏动性包块及血管杂音,压迫包块近端动脉时包块缩小、震颤及杂音减弱或消失,神经受压时可出现肢体麻木等。真性动脉瘤主要病因可分为退行性,动脉粥样硬化,机械性损伤及先天性(如Marfan综合征)等。真性动脉瘤为先天性动脉壁结构异常(主要为血管中层弹力纤维减少,变性,断裂与坏死)或多继发于动脉粥样硬化。由于血流不断冲击,逐步形成节段动脉管腔扩张与膨出形成。

2. 假性动脉瘤超声声像图表现

(1) 二维超声表现:受累动脉附近显示混合性回声肿块(新鲜者呈低回声,陈旧者呈较强回声),类圆形或类椭圆形,边界较清晰,形态不规则,大部分有搏动性。瘤体内可见附壁的中高回声附壁血栓,瘤壁缺乏动脉壁的各层结构,并可见不规则液性暗区与受累动脉管腔相通,此交通口即为破裂口。

(2) CDFI表现:瘤腔内均可见血流紊乱呈涡流状,彩流显示为一半红色,一半蓝色;破裂口显示清楚时,可见收缩期血流从来源动脉进入瘤体内,舒张期瘤体内血液从破裂口返回来源动脉。彩色多普勒超声可以清晰显示假性动脉瘤的大小、形态、内部回声情况以及与周围血管的关系,判断来源动脉及破裂口位置,指导手术切口的选择以及游离部位和范围(图9-4-19A)。可以确定假性动脉瘤是否合并其他并发症,如动静脉瘘等。

(3) 脉冲多普勒超声表现:脉冲多普勒显示瘤破口处可探及双期双向血流频谱(图9-4-19B),此种血流频谱是假性动脉瘤诊断的特征性频谱。

3. 真性动脉瘤超声声像图表现

(1) 二维超声表现:受累动脉走行迂曲、血管内径局限性扩张或呈梭形扩张;壁搏动减弱;动脉管壁欠光滑、内膜粗糙,瘤体常可见斑块和钙化。

(2) CDFI表现:真性动脉瘤彩超示管腔内血流充填,瘤体内红色及蓝色两股血流旋转,呈花色血流;但色彩较暗淡,频谱为低速动脉湍流频谱。脉冲多普勒超声表现呈收缩期正向血流频谱,流速较慢的涡流呈湍流频谱,近端为低速频谱,远端流速增高。

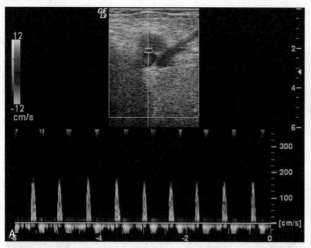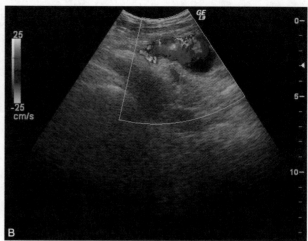

图 9-4-19　假性动脉瘤超声表现

（五）锁骨下动脉盗血综合征

1. 临床病理表现　锁骨下动脉盗血综合征（subclavian steal syndrome，SSS）多为无名动脉或锁骨下动脉近端管腔狭窄或闭塞，出现椎动脉血流逆转，灌注患侧上肢，引起脑及上肢缺血，导致椎-基底动脉供血不足而引起患侧上肢无力、脉弱甚至无脉及眩晕、头痛、复视、视物模糊、共济失调、头晕等脑缺血症状。引起锁骨下动脉盗血的病因主要是动脉粥样硬化，其次是多发性大动脉炎，其他还有如先天性动脉畸形、外伤、动脉受压、手术后栓塞及锁骨下动脉瘤等。动脉粥样硬化斑块及狭窄所致的 SSS 以中老年人多见，男性略多。多发性大动脉炎导致 SSS 常为青年女性。当锁骨下动脉或无名动脉近端狭窄或闭塞时，锁骨下动脉远端管腔内压力下降，以至于低于同侧椎动脉压力时，造成锁骨下动脉盗血。CDFI 结合二维超声有助于寻找狭窄或闭塞程度及部位，动脉粥样硬化所致的 SSS 表现为局限性狭窄或闭塞。椎动脉血流方向改变有助于判断锁骨下动脉狭窄和侧支循环建立程度，还可以用它判断治疗效果和随诊。

2. 超声表现　锁骨下动脉或无名动脉近端狭窄或闭塞引起椎动脉反流分为四级：0 级为无反流；Ⅰ级为收缩期最大血流速度降低；Ⅱ级为双向血流；Ⅲ级为完全反流。0～Ⅱ级表明锁骨下动脉或无名动脉无严重狭窄；Ⅲ级提示有重度狭窄或闭塞。

（1）二维超声：动脉硬化所致 SSS 均可见锁骨下动脉起始部强回声或低回声团块，部分后方伴声影；大动脉炎时，动脉内膜增厚，致管腔变窄；血管闭塞时，管腔内充满低或强回声团块。

（2）彩色多普勒超声：锁骨下动脉狭窄处血流呈五彩镶嵌样，管腔闭塞处未见血流信号。完全性 SSS 彩色及脉冲多普勒主要表现为患侧椎动脉全心动周期反向血流，即患侧椎动脉收缩期、舒张期均出现反流；表现为与同侧颈动脉相反向的血流信号。部分性盗血表现为收缩期椎动脉反向血流，舒张期正向血流；可见呈红-蓝交替血流。

（3）频谱多普勒超声：盗血程度与血管狭窄程度有关。锁骨下动脉轻中度狭窄时，椎动脉反向血流减少或仅在收缩峰处出现小切迹，椎动脉脉冲多普勒频谱形态在收缩中期血流速度瞬时骤降，形成收缩期双峰，第一峰高尖，第二峰圆钝，两峰之间形成切迹，可早期提示 SSS。SSS 患者健侧椎动脉及桡动脉峰值血流速度及血流量明显高于患侧。在锁骨下动脉重度狭窄或近乎闭塞时，患侧椎动脉反向血流逐渐增加，健侧椎动脉及颈动脉血流速度代偿性增快；患侧腋、肱动脉甚至远离狭窄部位的尺、桡动脉均可表现为流速减低，舒张期反向血流消失。束臂试验加压后，椎动脉反向血流的峰值血流速度减慢，正向血流速度增加，舒张期反向血流转变为正向血流；减压后，所有患者椎动脉反向血流的峰值血流速度明显增快。

第五节　核医学检查

核医学是利用开放型放射性核素用于疾病的诊断、治疗以及医学研究的一门学科。核医学诊断方法包括核医学影像检查（SPECT、SPECT/CT 及 PET/CT 显像等）、非影像功能检查（甲状腺摄碘-131 率测定及肾图检查等)及体外免疫分析检查(甲状腺激素系列及肿瘤标志物系列等)三个方面,其中核医学影像检查是一种独特的功能显像,不仅可以显示脏器或病变组织的形态结构,而且还能提供脏器或病变组织的血流、功能和代谢信息,可对多种疾病进行早期诊断,为核医学的重要特征之一。

一、核医学影像检查

核医学影像检查包括神经系统(脑血流显像等)、心血管系统(心肌灌注显像等)、内分泌系统(甲状腺显像等)、骨骼系统(全身骨显像及局部骨显像等)、呼吸系统(肺灌注显像和肺通气显像等)、消化系统(异位胃黏膜显像等)、泌尿生殖系统(肾动态显像和阴囊显像等)及肿瘤核医学影像(SPECT、SPECT/CT 及 PET/CT 肿瘤显像等)等方面的显像。

(一) 神经系统显像

偏头痛(即原发性血管性头痛)是临床常见症状,偏头痛在发病时局部脑血流断层显像常可见局部脑血流增高,而在临床症状消失后局部脑血流又恢复正常或在发作间期局部脑血流断层显像常可见局部脑血流减低。同时,本法可以早期诊断缺血性脑血管疾病(如 TIA 和脑梗死)。

(二) 心血管系统显像

冠心病(心肌缺血及心肌梗死)主要表现为心绞痛,核医学心肌灌注显像可以早期非创伤性诊断冠心病,同时门控心血池显像可以很好地判断冠心病患者的心脏收缩功能和舒张功能等。

(三) 内分泌系统显像

亚急性甲状腺炎(简称亚甲炎)患者常表现为明显的颈部疼痛,疼痛可向颈后放散,常伴有上感病史及/或午后低热,有些患者可能伴有甲亢症状,临床上常常会误诊。亚甲炎可累及局部也可累及整个甲状腺,因此甲状腺显像可以表现为局部放射性减低,也可表现为甲状腺显影不良。甲状腺显像可以快速、直观、准确地反映甲状腺功能状态,结合临床表现可以明确诊断亚甲炎,并可了解病变范围及疗效。

(四) 骨骼系统显像

股骨头缺血性坏死是临床疼痛的常见病,但在早期 X 线检查无明显改变,而骨显像可以早期诊断股骨头缺血性坏死,通常可较 X 线检查早 6 个月。多种恶性肿瘤可发生骨转移,其中以肺癌、乳腺癌和前列腺癌的骨转移率最高,恶性骨转移瘤常表现为全身或局部疼痛(骨痛),全身骨显像可以很好地早期诊断恶性骨转移瘤,骨显像一般可较 X 线检查早 3~6 个月甚至更长的时间发现病灶。目前全身骨显像已经成为恶性肿瘤患者治疗前和治疗后随访的常规定期检查项目,也是核医学显像检查最重要项目之一。另外,骨显像对于代谢性骨病、隐匿性骨折及急性骨髓炎等方面的诊断及鉴别诊断同样具有重要的价值。

(五) 呼吸系统显像

肺栓塞是一种比较严重的急性疾病,如不及时治疗,病死率相当高。早期同时进行肺灌注显像和肺通气显像,二者结果"不匹配",即肺灌注显像表现为灌注不良,而相应部位肺通气显像未见异常,则肺栓塞可能性很大。

(六) 消化系统显像

小儿梅克尔憩室在临床上常常表现为小儿腹部疼痛并伴有血便,但又难以与腹部其他疾病鉴别,通过核医学异位胃黏膜显像可以明确诊断小儿异位胃黏膜梅克尔憩室。另外,急性胆囊炎可以通过核医学肝胆动态显像明确诊断;肝肿瘤阳性显像对于肝癌的诊断也具有一定的价值。

(七) 泌尿生殖系统显像

肾动态显像可以很好地判断肾脏的功能和尿路通畅情况,可为肾脏实质功能的判断和尿路梗阻的诊断提供科学依据。另外,阴囊显像可以用于急性睾丸扭转和急性附睾睾丸炎鉴别诊断。

(八) 肿瘤核医学显像

肿瘤通常可以引起疼痛,核医学显像(SPECT、SPECT/CT 及 PET/CT 肿瘤显像)可以诊断或协助诊断多种肿瘤,如甲状腺癌转移灶、乳腺癌、肺癌、肝癌、前列腺癌、淋巴癌等,在临床上发挥着重要的作用。

二、非影像功能检查

(一) 甲状腺摄碘-131 率测定

亚急性甲状腺炎常常表现为颈部明显疼痛,可以通过上述的甲状腺显像快速诊断,但当条件受到限制(如无 ECT 设备)时,可以应用甲状腺摄碘-131 率测定和甲状腺激素测定明确诊断。由于甲状腺内的炎症过程直接破坏和抑制甲状腺细胞的摄碘功能,同时也破坏了滤泡的完整性和增加了血管通透性,致使滤泡内储存的甲状腺激素过多地进入血循环,造成的结果是甲状腺摄碘-131 率明显减低和血清甲状腺激素增高或偏高,构成了本病的特点,即两者分离的现象,便可明确诊断亚甲炎。

(二) 肾图检查

通过肾图检查可以判断肾脏的功能和尿路通畅情况,可为腰部(肾脏)疼痛的诊疗提供有关依据。

三、体外免疫分析检查

(一) 甲状腺激素系列

甲状腺激素系列检查主要包括 FT3、FT4、TSH、TG-Ab、TM-Ab 等,对于甲状腺疾病(甲亢、甲减及甲状腺炎)的诊断及鉴别诊断具有重要价值,当亚甲炎引起颈部疼痛时,常伴有血清甲状腺激素(FT3 和 FT4)增高,而上述甲状腺摄碘-131 率测定明显减低,即两者分离现象,便可明确诊断。

(二) 肿瘤标志物系列

通过肿瘤标志物系列检测可以诊断或协助诊断多种肿瘤疾病,如原发性肝癌(AFP 增高)、肺癌(CEA 增高)、前列腺癌(PSA 和 fPSA 增高)、卵巢癌(CA125 增高)、乳腺癌(乳腺癌转移时 CA153 增高)、结直肠癌(CEA 增高)、鳞状细胞癌(SCC 增高)、分化型甲状腺复发与转移(TG 增高)等。

综上所述,核医学检查在临床疼痛的诊疗方面能够发挥其很好的作用,事实上核医学在疼痛的治疗方面(如恶性骨转移瘤骨痛的锶-89 治疗等)同样可以发挥其重要的作用。

(周海 徐霓霓 邬东芳 金刚 刘玉婷)

参考文献

[1] 刘延青.颈腰痛介入治疗学[M].郑州:河南科学技术出版社,2008.

[2] 吴恩惠,戴建平,张云亭.中华影像医学中枢神经系统卷[M].北京:人民卫生出版社,2004.

[3] 王云钊.中华影像医学骨肌系统卷[M].北京:人民卫生出版社,2002.

[4] 张云亭,袁聿德.医学影像检查技术学[M].北京:人民卫生出版社,2000.

[5] 周永昌,郭万学.超声医学[M].北京:科学技术文献出版社,2002.

[6] 何文.颈动脉彩色多普勒超声与临床[M].北京:科学技术与文献出版社,2007.

第十章　疼痛的药物治疗

　　药物治疗是疼痛治疗的一种最常用方式,疼痛治疗的效果,取决于药物的合理选择和应用。疼痛有多种复杂的机制存在,合理的疼痛治疗不仅要考虑到疼痛的严重程度,还应考虑到其潜在的发病机制。疼痛治疗强调的是"多模式"的方法,其中药物治疗仍然是基础。因此,我们提倡在种类繁多的疼痛治疗药物中选择个体化药物治疗方案。本章在简述各类疼痛治疗药物药理学特点基础上,重点介绍其临床常用药物。

第一节　非甾体抗炎药

　　非甾体抗炎药(non-steroidal anti-inflammatory drugs,NSAIDs)是一类具有解热镇痛且多数兼具抗炎、抗风湿、抗血小板聚集作用的药物,主要用于炎症、发热和疼痛的对症治疗。在我国,NSAIDs 是仅次于抗感染药物的第二大类药物。NSAIDs 药仅有中等程度镇痛作用,对各种严重创伤性剧痛及内脏平滑肌绞痛无效;对临床常见的慢性钝痛如头痛、牙痛、神经痛、肌肉或关节痛、痛经等则有良好镇痛效果;不产生欣快感与成瘾性,故临床广泛应用。

　　NSAIDs 的作用机制是通过抑制了炎症介质前列腺素生物合成中的环氧化酶(cyclooxygenase,COX),从而阻断花生四烯酸(arachidonic acid,AA)转化为前列腺素(prostaglandin,PG)。根据 NSAIDs 对 COX 作用的选择性,可分为非选择性 COX 抑制剂和选择性 COX-2 抑制剂。COX-1 在维持胃肠道及其他组织内环境稳定性中具有重要作用,COX-2 在炎症组织中可被多种因子诱发表达,间接导致前列腺素合成增加,增强了炎症反应和组织损伤。NSAIDs 对 COX-1 和 COX-2 作用的选择性,可能是其发挥不同药理作用和引起不良反应的主要原因之一。NSAIDs 对炎症的有效治疗作用源于对 COX-2 的选择性抑制,而对 COX-1 的抑制可能导致胃肠道、呼吸道、肾脏和中枢神经系统等的不良反应,对 COX-2 的选择性抑制同样存在心血管不良反应的发生。

　　由于此类药物的副作用及封顶效应,不宜盲目增加剂量。应用时严格掌握适应证,考虑患者全身情况,对既往有溃疡病、高血压、心功能不全、脱水、严重感染及败血症、高血钾、高血钠或应用利尿剂、皮质激素、氨基糖苷类抗生素等患者,应慎用或避免使用 NSAIDs 药物,老年人慎用。

一、阿　司　匹　林

　　阿司匹林(aspirin),又名乙酰水杨酸,它仍是世界上应用最广泛的解热镇痛抗炎药,也作为比较和评价其他药物的标准制剂。它主要通过抑制体内前列腺素,缓激肽,组胺等的合成,抑制血小板膜上的环氧化酶,产生解热、镇痛、抗炎、抗风湿、抗血小板聚集作用。口服给药约 30min 起效,作用时间为 3~5h。用于镇痛治疗时,成人每次 0.3~1.0g,每隔 3~4 小时 1 次,每天总量不超过 3.6g;儿童 10~20mg/kg,每 6 小时 1 次。

　　阿司匹林可用于伴有炎症反应的轻度或中度疼痛,如头痛、牙痛、神经痛、肌肉痛及月经痛,也用于感冒,流感等的退热。但仅能缓解症状,不能治疗引起疼痛、发热的病因,故需同时应用其他药物治疗。阿司匹林也可治疗风湿热、类风湿关节炎、骨关节炎、强直性脊柱炎、幼年型关节炎以及其他非风湿性炎症的骨骼肌肉疼痛。用药后可解热、减轻炎症,可改善症状,为进一步治疗创造条件,但不能祛除风湿的基本病理改变,也不能预防心脏损害及其他并发症。

　　阿司匹林不良反应较多,最常见的是胃肠道反应,如恶心、呕吐、上腹部不适或疼痛,严重者可导致上消化道出血,长期使用可增加消化性溃疡的发生率;过敏反应,过敏反应主要表现为支气管痉挛性过敏反应和皮肤过敏反应,患者表现为呼吸困难、气促、哮喘、皮肤瘙痒、荨麻疹或药疹等;肾损害,对老年患者、肾低灌流者和肾功能不全者,大剂量应用阿司匹林可进一步影响肾脏灌流,导致或加重肾损害,但停药可恢复;肝损害,少数患者出现转氨酶增高,停药后可恢复;水杨酸反应,主要见于长时间较大剂量用药时,是一种慢性的水杨酸盐中毒,表现为头晕、头痛、耳鸣、听力下降,甚至精神错乱等,需立即停药,对症处理。

严重肝损害、低凝血酶原血症、维生素 K 缺乏症、血友病、有出血史的溃疡患者应禁用阿司匹林。有下列情况时应慎用:哮喘、过敏体质、G-6-PD 缺乏、溃疡病、痛风、高血压和心、肝、肾功能不全。阿司匹林与多种药物有相互作用,治疗时应谨慎。连续用药两周以上症状未见改善者,应选用其他药物。

阿司匹林的复合制剂,如阿司匹林精氨酸盐和阿司匹林赖氨酸盐,可通过肌内注射和静脉注射,避免了对胃肠道的刺激,且起效快,维持时间长。

二、吲哚美辛

吲哚美辛(indomethacin),又称消炎痛(indocin),为人工合成的吲哚类 NSAIDs,具有抗炎、解热及镇痛作用,作用机制为通过对环氧合酶的抑制而减少前列腺素的合成,制止炎症组织痛觉神经冲动的形成,抑制炎症反应,包括抑制白细胞的趋化性及溶酶体酶的释放等。中枢性退热作用可能与下视丘的前列腺素合成受到抑制有关,口服 1~4h 血药浓度达峰值,半衰期平均 4.5h,作用持续时间 2~3h。成人口服镇痛常用量:首剂 25~50mg,继之每次 25mg,每天 3 次,疼痛缓解,可停药。

吲哚美辛主要用于关节炎,可缓解疼痛和肿胀、软组织损伤、炎症,解热,以及治疗偏头痛、痛经、手术后痛、创伤后痛等。

吲哚美辛不良反应相对较多,主要是消化系统症状,如消化不良、胃痛、恶心、反酸等;神经系统,如头痛、头晕、焦虑及失眠,甚至出现精神行为障碍或抽搐。还可引起肾功能不全、皮疹、过敏反应、造血系统抑制等。活动性溃疡病、溃疡性结肠炎、癫痫、帕金森病及精神病、肝肾功能不全、对阿司匹林或其他 NSAIDs 过敏、血管神经性水肿或支气管哮喘者禁用。高血压、心功能不全、有出血倾向者及孕妇慎用。

三、布 洛 芬

布洛芬(brufen),又称异丁苯丙酸,为苯丙酸类 NSAIDs,通过对环氧合酶的抑制而减少前列腺素的合成而产生抗炎、抗风湿及镇痛作用;通过下丘脑体温调节中枢起解热作用。口服易吸收,与食物同服时吸收减慢,但吸收量不减,服药后 1.2~2.1h 血药浓度达峰,作用时间 2h。成人轻或中度疼痛口服常用量:每次 0.2~0.4g,每 4~6 小时 1 次,成人最大限量一般为每天 2.4g;小儿口服常用量:每次 5~10mg/kg,每天 3 次。

布洛芬适用于缓解类风湿关节炎、骨关节炎、脊柱关节病、痛风性关节炎、风湿性关节炎等各种慢性关节炎的急性发作或持续性的关节肿痛症状,无病因治疗及控制病程的作用。治疗非关节性的各种软组织疼痛,如肩痛、腱鞘炎、滑囊炎、肌痛及运动后损伤性疼痛等。急性轻中度疼痛,如手术后、创伤后、劳损后、原发性痛经、牙痛、头痛等。对成人和儿童的发热有解热作用。

不良反应包括消化道不适、皮疹、过敏、肝肾功能异常、白细胞减少等,严重时可引起消化道溃疡、出血和穿孔。过敏体质、孕妇、哺乳期妇女、哮喘患者禁用。有消化道溃疡病史、出血倾向,心、肝、肾功能不全者应慎用。

布洛芬缓释剂,成人口服,每次 300mg,每天 2 次。2~3h 血药浓度达峰,半衰期 4~5h,血药浓度波动小,无药物蓄积倾向。少数患者出现恶心、呕吐、消化不良、溃疡及出血,转氨酶升高,头痛、头晕、耳鸣、嗜睡、下肢水肿等;罕见皮疹、过敏性肾炎、膀胱炎、肾病综合征、肾衰、支气管痉挛。镇痛不超过 5 天,退热不超过 3 天,不同时合用其他 NSAIDs,不饮用含酒精制品。

四、双 氯 芬 酸

双氯芬酸(diclofenac),又称双氯灭痛,是苯丙醇酸类抗炎镇痛药,通过抑制前列腺素的合成,在一定程度上抑制脂氧酶而减少白三烯、缓激肽等产物的生成而发挥解热镇痛及抗炎作用。口服吸收快而完全。

与食物同服降低吸收率。空腹血药浓度达峰时间 1~2h,与食物同服 6h 达峰,作用持续 1~2h。不良反应轻,个体差异小,长期常规剂量服用无蓄积作用。成人常用剂量,关节炎为每天 75~150mg,分 3 次服用,症状缓解后逐渐减量,急性疼痛为首次 50mg,以后每次 25~50mg,每 6~8 小时 1 次。小儿每天 0.5~2.0mg/kg,日最大量为 3.0mg/kg,分 3 次服用。

双氯芬酸适用于缓解类风湿关节炎、骨关节炎、脊柱关节病、痛风性关节炎、风湿性关节炎的关节肿痛症状;治疗非关节性的各种软组织风湿性疼痛,如肩痛、腱鞘炎、滑囊炎、肌痛及运动后损伤性疼痛等;急性轻、中度疼痛,如手术后、创伤后、劳损后、痛经、牙痛、头痛等;对成人和儿童的发热有解热作用。

双氯芬酸最常见的不良反应是胃肠道反应,主要为胃部不适、烧灼感、反酸、食欲缺乏、恶心等;停药或对症处理即可消失,其中少数可出现溃疡、出血、穿孔。个别有过敏样反应、皮疹和水肿。神经系统表现有头痛、眩晕、嗜睡、兴奋等。可引起水肿、少尿、电解质紊乱等不良反应。轻者停药并给予治疗后可消失。其他少见不良反应有一过性转氨酶升高,极个别出现黄疸、皮疹、心律不齐、粒细胞减少、血小板减少等,停药后均可缓解。活动性溃疡病、溃疡性结肠炎、癫痫、帕金森病及精神病、肝肾功能不全、对阿司匹林或其他 NSAIDs 过敏、血管神经性水肿或支气管哮喘者禁用。

五、酮 咯 酸

酮咯酸(ketorolac)是吡咯类非甾体类衍生物,与其他 NSAIDs 相似,通过抑制环氧合酶,从而减少前列腺素的合成。具有镇痛、抗炎、解热作用及抑制血小板聚集作用。镇痛作用近似阿司匹林,肌内注射后镇痛作用近似中等量吗啡。口服给药 30~40min 血药浓度达峰,肌内注射 45~50min 达峰,作用时间持续 6~8h。成人口服剂量每次 5~10mg,每天 1~4 次。肌内注射每次 10~30mg。一日不超过 150mg。

主要用于术后剧痛或癌症晚期疼痛、急性肌肉骨骼疼痛,如急性扭伤、损伤、脱位、骨折及软组织损伤及其他中重度外周疼痛,与阿片类药物合用,可减少阿片药物用量。适用急性较严重疼痛短期治疗,不适用轻度或慢性疼痛治疗。

不良反应较轻,常见不良反应包括消化不良、恶心、呕吐、便秘等胃肠道反应和嗜睡、头痛、头晕等神经系统反应。消化性溃疡患者、孕妇以及对其他 NSAIDs 过敏者禁用。

六、美 洛 昔 康

美洛昔康(meloxicam)是烯醇酸类非甾体类衍生物,能选择性地抑制 COX-2,对 COX-1 的抑制作用弱,呈剂量依赖性,因此消化道不良反应少。口服、直肠给药吸收好,药物浓度与剂量成正比,用药后 3~5 天可达稳态。半衰期长,是每天 1 次的长效抗炎镇痛药。成人类风湿关节炎常用剂量为每次 15mg,每天 1次,根据治疗后反应,剂量可减至每次 7.5mg,每天 1 次;骨关节炎常用剂量为每次 7.5mg,每天 1 次,如果需要,剂量可增至每次 15mg,每天 1 次。对于不良反应有可能增加的患者,治疗开始时每天 7.5mg,严重肾衰透析的患者,每天剂量不超过 7.5mg。美洛昔康每天最大推荐剂量 15mg。

美洛昔康适用于骨关节炎症状加重时短期症状治疗,类风湿关节炎和强直性脊柱炎的长期症状治疗。

少数患者出现消化道和中枢神经系统症状,如胃部不适、腹泻、便秘、头晕等,停药后即可消失。禁用于在给予阿司匹林或其他 NSAIDs 后出现哮喘、鼻息肉、血管性水肿或荨麻疹的患者。禁用于进行抗凝治疗的患者。活动性消化性溃疡;严重肝肾功能不全;明显的胃肠道出血、新发脑出血或其他出血性疾病;未控制的严重心衰;15 岁以下儿童和青少年;妊娠和哺乳期间禁用。

七、塞 来 昔 布

塞来昔布(celecoxib),又称塞来考昔,为 COX-2 选择性抑制剂,通过抑制 COX-2 阻断花生四烯酸合成前列腺素而发挥抗炎镇痛作用,对基础表达的 COX-1 的亲和力极弱,治疗剂量不会引起 COX-1 抑制导致的胃肠道反应和血小板抑制等副作用,安全性好。口服吸收良好,2~3h 达到血浆峰浓度。塞来昔布缓解骨关节炎症状和体征推荐剂量为每次口服 200mg,每天 1 次;或者每次口服 100mg,每天 2 次。缓解类风湿关节炎症状和体征推荐剂量为每次口服 100~200mg,每天 2 次。缓解急性疼痛时推荐剂量为第 1 天口服首剂量 400mg,必要时可再口服 200mg;随后根据需要每次 200mg,每天 2 次。缓解强直性脊柱炎症状和体征推荐剂量为每次口服 200mg,每天 1 次,如 6 周后未见效,可尝试每天 400mg,如每天口服 400mg,服用 6 周后仍未见效,应考虑其他治疗方法。中度肝功能受损者每天推荐剂量应较少约 50%。

适用于缓解骨关节炎的症状和体征;缓解成人类风湿关节炎的症状和体征;治疗成人急性疼痛;缓解强直性脊柱炎的症状和体征。

塞来昔布常见不良反应为上腹部疼痛、腹泻和消化不良。有心血管疾病或有心血管疾病危险因素的患者,其心血管风险增加。塞来昔布、磺胺过敏者;服用阿司匹林或其他 NSAIDs 后诱发哮喘、荨麻疹或过敏反应的患者;冠状动脉搭桥手术围手术期疼痛治疗患者;缺血性心脏病及脑卒中患者;活动性消化道溃疡或出血患者禁用。

八、帕 瑞 昔 布

帕瑞昔布(parecoxib),又称帕瑞考昔,是一种注射用选择性 COX-2 抑制剂,属于昔布类抗炎镇痛药。帕瑞昔布是伐地昔布的前体药物,静脉注射或肌内注射后经肝脏酶水解,迅速转化为有药理学活性的物质伐地昔布,静脉注射后 7~13min 起效,持续 6~12h。术后镇痛可单独使用或作为超前镇痛和多模式镇痛的用药之一。术后镇痛首次剂量 40mg,静脉注射或肌内注射,随后需要间隔 6~12h 给予 20mg 或 40mg,每天总剂量不超过 80mg。持续使用不超过 3 天,严禁与其他药物混合。适用于手术后疼痛的短期治疗。

帕瑞昔布罕见不良反应有急性肝肾衰竭、心肌梗死、充血性心衰、腹痛、恶心、呕吐、呼吸困难、心动过速和皮肤黏膜眼综合征;非常罕见不良反应有,多样性红斑、剥脱性皮炎、过敏反应及血管性水肿。对帕瑞昔布活性成分和辅料中任何成分有过敏史的患者。有严重药物过敏反应史,尤其是皮肤反应,如皮肤黏膜眼综合征、中毒性表皮坏死松解症。多形性红斑等,或已知对磺胺类药物过敏者。有应用 NSAIDs 胃肠道出血或穿孔病史的患者。有活动性消化道溃疡和胃肠道出血的患者。服用阿司匹林或 NSAIDs 出现支气管痉挛,鼻息肉、急性鼻炎、血管神经性水肿、荨麻疹以及其他过敏反应患者。处于妊娠后 1/3 孕程或正在哺乳的患者。严重肝功能损伤、炎性肠病患者、充血性心力衰竭患者。冠状动脉搭桥手术术后疼痛的治疗患者、已确定的缺血性心脏疾病、外周动脉血管、脑血管疾病患者禁用帕瑞昔布。儿童及青少年的使用经验较少,不推荐使用。

九、氟比洛芬酯

氟比洛芬酯(flurbiprofen axetil)是一种丙酸类的 NSAIDs 抗炎药,氟比洛芬酯注射液由脂微球和其包裹的氟比洛芬酯组成。氟比洛芬酯为氟比洛芬的前体药物,是 NSAIDs,脂微球制剂具有靶向、控释、缩短起效时间的作用。静脉注射后 5~10min,全部水解为氟比洛芬,6~7min 血药浓度即达峰值。药物消除半衰期为 5~8h,主要以羟化物和结合物的形式经肾脏排泄。每次 50mg,每天 1~2 次,静脉注射或静脉滴注。

氟比洛芬酯用于缓解术后疼痛和癌痛,用于术后镇痛优点在于没有中枢抑制作用,不影响处于麻醉状态患者的苏醒,可在术后立即使用。

一般的不良反应包括注射部位疼痛及皮下出血;有时出现恶心、呕吐,转氨酶升高,偶见腹泻;有时出现发热,偶见头痛、倦怠、嗜睡、畏寒、血压上升、心悸、瘙痒、皮疹等过敏反应。严重不良反应包括休克、急性肾衰、肾病综合征、胃肠道出血、伴意识障碍的抽搐、再生障碍性贫血、中毒性表皮坏死症、剥脱性皮炎。已知对本品过敏的患者、服用阿司匹林或其他 NSAIDs 后诱发哮喘、荨麻疹或过敏反应的患者、禁用于冠状动脉搭桥手术围手术期疼痛治疗的患者、有应用 NSAIDs 后发生胃肠道出血或穿孔病史的患者、有活动性消化道溃疡或出血,或者既往曾复发溃疡或出血的患者、重度心力衰竭患者、高血压患者、严重的肝、肾及血液系统功能障碍患者、正在使用依诺沙星、洛美沙星、诺氟沙星的患者禁用。

十、对乙酰氨基酚

对乙酰氨基酚(paracetamol),又名扑热息痛。作为非那西汀在体内的代谢产物,对乙酰氨基酚是乙酰苯胺类解热镇痛药,严格上不属于 NSAIDs,具有解热、镇痛作用,但抗炎抗风湿作用弱。可口服、静脉注射、肌内注射及直肠给药,口服后经胃肠道吸收迅速完全,约 1h 达峰,血浆蛋白结合率为 25%~45%。进入体内后 90%~95% 的对乙酰氨基酚在肝脏代谢,主要与葡萄糖醛酸、硫酸及半胱氨酸结合后经肾脏排出体外。口服成人常用量每次 0.3~0.6g,每天 0.6~1.8g,日剂量不超过 2g,退热治疗一般不超过 3 天,镇痛治疗不超过 10 天。12 岁以下儿童按 1.5g/m² 分次服用,或每次 10~15mg/kg,每 4~6 小时 1 次,每 24h 不超过 5 次,疗程不超过 5 天。肌内注射:每次 0.15~0.25g,直肠给药:每次 0.3~0.6g,每天 1~2 次。

对乙酰氨基酚适用于感冒发热、关节痛、神经痛、头痛及偏头痛、肌肉痛、痛经、癌性疼痛及术后疼痛等,也可用于阿司匹林过敏或不耐受以及不适用阿司匹林的患者。

不良反应较少见,多为胃肠道反应,偶见皮疹或瘙痒、荨麻疹、药热、白细胞减少(如粒细胞减少)及血小板减少症或出现原因不明的青肿或出血;罕见血管性水肿;史-约综合征(Stevens-Johnson syndrome)口唇、舌、咽喉或面部水肿、脱皮和口腔溃疡;有时伴有支气管痉挛(发生于对阿司匹林和其他 NSAIDs 过敏者);长期大量用药会导致肝肾功能异常。对阿司匹林过敏者、肝肾功能不全者、孕妇及哺乳期妇女、过敏体质者慎用。不推荐 6 岁以下儿童使用;不能同时服用含有本品及其他解热镇痛药的药品(如某些复方抗感冒药);服用本品期间不得饮酒或含有酒精的饮料。对本品过敏者及严重肝肾功能不全者禁用。

十一、依托考昔

依托考昔(etoricoxib),属于高选择性 COX-2 抑制剂,具有抗炎、镇痛、解热作用。COX-2 主要参与前列腺素合成,而前列腺素可以引起疼痛、炎症、发热等。依托考昔是选择性 COX-2 抑制剂,对 COX-2 的抑制作用呈剂量依赖性,但对 COX-1 无抑制作用,可减轻这些症状和体征,降低胃肠道副作用且很少影响血小板功能。依托考昔口服吸收良好,与是否进餐无关,平均口服生物利用度接近 100%,服用后 24min 即可迅速起到镇痛效果,且作用持续达到 24h,依托考昔代谢完全,尿中原型药物含量不足 1%,其清除几乎都是先经过代谢再由肾脏排泄。骨关节炎推荐剂量为 30mg,每天 1 次。对于症状不能充分缓解的患者,可以增加至 60mg,每天 1 次。在使用本品 60mg,每天 1 次,4 周以后疗效仍不明显时,应该考虑其他治疗手段。急性痛风性关节炎推荐剂量为 120mg,每天 1 次。本品 120mg 只适用于症状急性发作期,最长使用 8 天。治疗骨关节炎最大推荐剂量为每天不超过 60mg。治疗急性痛风性关节炎最大推荐剂量为每天不超过 120mg。

依托考昔适用于治疗骨关节炎急性期和慢性期的症状和体征及治疗急性痛风性关节炎。

不良反应包括血小板减少症;过敏反应;高钾血症;失眠意识错乱,烦乱不安;味觉障碍;支气管痉挛;腹痛、口腔溃疡,消化道溃疡包括穿孔和出血(主要发生在老年患者);肝炎、黄疸;血管性水肿、瘙痒、红斑、史-约综合征,中毒性表皮坏死溶解症,风疹;肾功能不全,包括肾功能衰竭。对其中任何一种成分过敏者、有活动性消化道溃疡或出血,或者既往曾复发溃疡或出血的患者、服用阿司匹林或其他 NASIDs 后诱发哮喘,荨麻疹或过敏反应者、充血性心衰(纽约心脏病学会[NYHA]心功能分级 II ~ IV)者、确诊的缺血性心脏病,外周动脉疾病和或脑血管病(包括近期进行过冠状动脉旁路移植术或血管成形术的患者)为禁忌。

十二、洛索洛芬钠

洛索洛芬钠(loxoprofen sodium),为丙酸类前体型 NSAIDs,口服后在体内代谢成 trans-OH 型药物后,抑制前列腺素的生物合成。药物迅速吸收,血液中除有洛索洛芬钠原型药物外,还存在活性代谢物洛索洛芬钠的 trans-OH 体。血药浓度达峰时间,洛索洛芬钠约为 30min,trans-OH 体约为 50min,具有强效、均衡的镇痛、抗炎、解热作用,而且起效迅速、副作用小、应用范围广的特点。口服 60mg 洛索洛芬钠,1h 后洛索洛芬钠及 trans-OH 体的血浆蛋白结合率分别为 97.0% 和 92.8%。大部分以洛索洛芬钠或 trans-OH 体的葡萄糖醛酸结合物的形式,迅速通过尿液排泄。

适应证有类风湿关节炎、骨性关节炎、腰痛症、肩关节周围炎、颈肩腕综合征、牙痛等消炎和镇痛;手术后、外伤后及拔牙后的镇痛和消炎。

通常成人 1 次口服洛索洛芬钠(以无水物计)60mg,每天 3 次,出现症状时可 1 次口服 60~120mg,应随年龄及症状适宜增减,但原则上每天 2 次,每天最多 180mg 为限。空腹时不宜服药。

不良反应主要有胃部不适感、腹痛、恶心、呕吐、食欲不振、浮肿及水肿、皮疹及荨麻疹、嗜睡等。罕见不良反应包括休克及过敏样症状,溶血性贫血、白细胞减少、血小板减少,皮肤黏膜眼综合征及中毒性表皮坏死症,急性肾功能不全、肾病综合征、间质性肾炎、充血性心衰、间质性肺炎、消化道出血、消化道穿孔、肝功能障碍、黄疸、哮喘发作、无菌性脑膜炎等。

有活动性消化道溃疡或出血,或者既往曾复发溃疡或出血者;严重血液学异常者;严重肝功能、肾功能损害者;重度心力衰竭者;对本品成分有过敏反应既往史患者;服用阿司匹林或其他 NSAIDs 后诱发哮喘、荨麻疹或过敏反应的患者;妊娠晚期妇女;冠状动脉搭桥手术围手术期疼痛治疗患者;有应用 NSAIDs 后发生胃肠道出血或穿孔病史的患者均为禁忌。

第二节　麻醉性镇痛药

阿片类药物为一类最经典、止痛作用最强的镇痛药,通过作用于阿片受体而产生镇痛和呼吸抑制效应。阿片类药物镇痛作用强大,多用于剧烈疼痛。阿片类药物尤其是强阿片类药物主要用于急性疼痛和中至重度疼痛此类药物有成瘾性等众多不良反应,故属于"麻醉性镇痛药"用药须遵循国家《麻醉药品管理条例》规定,用于癌痛和艾滋病等需长期疼痛治疗的患者。由于阿片类药物对何种类型慢性疼痛患者有效具有不确定性和不可预知性,有时需要长时间治疗,如对某些神经病理性疼痛,阿片类药物的效果不理想或需使用大剂量才能取得一定的效果。短期用药可使用速释剂型,长期治疗时应优先选用控缓释剂型。

阿片类药物使用基本原则:①对患者进行准确的疼痛评估并根据病因学、症状学和疾病类型制订个体化的治疗计划,包括药物和非药物疗法,选择合适的剂量、剂型;②尽可能减低疼痛,使 VAS 评分在平静和运动时均低于 4 分,镇痛作用不足时及时调整;③治疗效果不够满意时,可采取合并用药,如平衡镇痛或多模式镇痛,如合并应用抗惊厥药、抗抑郁药、作用在兴奋性氨基酸受体的药物以及作用在 α2 肾上腺素能受体的药物,但应注意避免同时使用两种阿片类药物(除非用于剂量滴定或在用控缓释药物出现突发性疼痛时追加速释药物),也应避免两种 NSAIDs 同时使用(对乙酰氨基酚除外),以免药物"竞争"血浆蛋白导致治疗作用被"封顶",而副作用剧增;④使用辅助药物防治可能出现的并发症,如抗呕吐药、缓泻剂、抗组胺药;⑤重视患者及家属的作用,为患者和家属制订书面疼痛治疗计划和日记,了解治疗反应,定期进行疼痛的再评估。

一、哌　替　啶

哌替啶(pethidine),又名度冷丁,是目前最常用的人工合成的苯基哌啶类阿片样镇痛药。其作用机制与吗啡相同。但镇静、麻醉作用较小,约为吗啡的 1/10~1/8,与吗啡在等效剂量下可产生同样的镇痛、镇静及呼吸抑制作用,但后者维持时间较短,无吗啡的镇咳作用。有轻微的阿托品样作用,可引起心率增快。口服或注射给药均可吸收,口服时约有 50% 首先经肝脏代谢,故血药浓度较低。一次口服后,血药浓度达峰时间 1~2h,可出现两个峰值。蛋白结合率 40%~60%。主要经肝脏代谢成哌替啶酸、去甲哌替啶和去甲哌替啶酸水解物,然后与葡萄糖醛酸形成结合型或游离型经肾脏排出,尿液 pH 值酸度大时,随尿排出的原形药和去甲基衍生物有明显增加。消除 $T_{1/2}$ 约 3~4h,肝功能不全时增至 7h 以上。可通过胎盘屏障,少量经乳汁排出。代谢物去甲哌替啶有中枢兴奋作用,因此根据给药途径的不同及药物代谢的快慢情况,中毒患者可出现抑制或兴奋现象。

哌替啶为强效镇痛药,适用于各种剧痛,如创伤性疼痛、手术后疼痛、对内脏绞痛应与阿托品配伍应用。用于分娩镇痛时,须监护其对新生儿的呼吸抑制作用。

成人一次 50~100mg,肌肉或静脉注射。哌替啶也可以通过椎管内给药治疗术后疼痛。急性疼痛治疗日剂量不超过 1 000mg,不推荐长时间、大剂量或反复使用。不用于慢性疼痛和癌痛治疗。

不良反应与吗啡基本相似,但程度较吗啡轻,治疗剂量时可出现轻度的眩晕、出汗、口干、恶心、呕吐、心动过速及直立性低血压等,对平滑肌的激动作用弱于吗啡,故较少引起便秘和尿潴留。其耐受性和成瘾性程度介于吗啡与可待因之间,一般不应连续使用。鉴于哌替啶的作用时间较短、毒性代谢产物半衰期长,易蓄积等缺陷,WHO 提出,哌替啶不宜用于癌性疼痛等慢性疼痛治疗。

哌替啶过量中毒时可出现呼吸减慢、浅表而不规则,发绀,嗜睡,进而昏迷,皮肤潮湿冰冷,肌无力,脉缓及血压下降,偶尔可先出现阿托品样中毒症状,瞳孔扩大、心动过速、兴奋、谵妄,甚至惊厥,然后转入抑制。中毒解救口服者应尽早洗胃以排出胃中毒物。人工呼吸、吸氧、给予升压药提高血压,β-肾上腺素受体阻滞药减慢心率、补充液体维持循环功能。静脉注射纳洛酮 0.005~0.01mg/kg,成人 0.4mg,亦可用烯丙吗啡作为拮抗剂。但哌替啶中毒出现的兴奋惊厥等症状,拮抗剂可使其症状加重,此时只能用地西泮或巴比妥类药物解除。当血内哌替啶及其代谢产物浓度过高时,血液透析能促进排泄毒物。哌替啶与芬太尼因化学结构有相似之处,两药可有交叉敏感。哌替啶能促进双香豆素、茚满二酮等抗凝药物增效,并用时后者应按凝血酶原时间而酌减用量。

婴儿、室上性心动过速、颅脑损伤、颅内占位性病变、慢性阻塞性肺疾病、支气管哮喘、严重肺功能不全等禁用。严禁与单胺氧化酶抑制剂同用。

二、吗　啡

吗啡(morphine)为纯粹的阿片受体激动剂,有强大的镇痛作用,同时也有明显的镇静作用,镇咳作用(因其可致成瘾而不用于临床)。皮下和肌内注射吸收迅速,皮下注射 30min 后即可吸收 60%,吸收后迅速分布至肺、肝、脾、肾等各组织。成人中仅有少量吗啡透过血、脑脊液屏障,但已能产生高效的镇痛作用。可通过胎盘到达胎儿体内。消除 $T_{1/2}$ 为 1.7~3h,蛋白结合率 26%~36%。一次给药镇痛作用维持 4~6h。

吗啡的剂型很多,除普通的片剂、胶囊和针剂外,还有控缓释片、高浓度口服液、栓剂等。吗啡的给药途径也最多,可经皮、口腔、鼻、胃肠道、直肠、静脉、肌肉和椎管给药。临床上常用的吗啡控释片可使药物恒定释放,口服 1h 起效,在达到稳态时血药浓度波动较小,无峰谷现象,作用可持续 12h 左右,主要用于缓解癌痛或其他各种剧烈疼痛。

吗啡主要用于其他镇痛药无效的急性剧烈疼痛,如严重创伤、战伤、烧伤、晚期癌症等疼痛。心肌梗死而血压尚正常者,应用吗啡可使患者镇静,并减轻心脏负担。应用于心源性哮喘可使肺水肿症状暂时有所缓解。麻醉和手术前给药可保持患者宁静进入嗜睡。因其对平滑肌的兴奋作用较强,故不能单独用于内脏绞痛(如胆绞痛等),而应与阿托品等有效的解痉药合用。

其不良反应较多,主要有呼吸抑制、平滑肌的激动作用、成瘾性和耐受性等。吗啡对呼吸中枢有抑制作用,使其对二氧化碳张力的反应性降低,过量可致呼吸衰竭而死亡。兴奋平滑肌,增加肠道、胆道、输尿管、支气管平滑肌张力引起恶心呕吐、便秘、尿潴留等症状。连用 3~5 天即产生耐药性,1 周以上可成瘾。但对于晚期中重度癌痛患者,如果治疗适当,少见依赖及成瘾现象。偶见瘙痒、荨麻疹、皮肤水肿等过敏反应。

吗啡过量可致急性中毒,成人中毒量为 60mg,致死量为 250mg。对于重度癌痛患者,吗啡使用量可超过上述剂量(即不受药典中关于吗啡极量的限制)。吗啡急性中毒的主要症状为昏迷,呼吸深度抑制,瞳孔极度缩小、两侧对称、或呈针尖样大,血压下降,发绀,尿少,体温下降,皮肤湿冷,肌无力。由于严重缺氧致休克、循环衰竭、瞳孔散大、死亡。中毒时的解救可采用人工呼吸、给氧,给予升压药提高血压,β-肾上腺素受体阻滞药减慢心率、补充液体维持循环功能。静脉注射拮抗剂纳洛酮 0.005~0.01mg/kg,成人 0.4mg。亦可用烯丙吗啡作为拮抗药。

吗啡与吩噻嗪类、镇静催眠药、单胺氧化酶抑制剂、三环抗抑郁药、抗组胺药等合用,可加剧及延长吗啡的抑制作用。吗啡可增强香豆素类药物的抗凝血作用。与西咪替丁合用,可能引起呼吸暂停、精神错乱、肌肉抽搐等。

婴儿、孕产妇、哺乳期妇女、呼吸抑制已显示紫绀、颅内压增高和颅脑损伤、慢性阻塞性肺气肿、支气管哮喘、肺源性心脏病代偿失调、甲状腺功能减退、皮质功能不全、前列腺肥大、排尿困难及严重肝功能不全、休克尚未纠正控制前、炎性肠梗阻等患者禁用。

三、芬 太 尼

芬太尼(fentanyl)是人工合成的苯基哌啶类麻醉性镇痛药,镇痛作用机制与吗啡相似,为阿片受体激动剂,作用强度为吗啡的 100~180 倍。口服经胃肠道吸收,但临床一般采用注射给药。静脉注射 1min 即起效,4min 达高峰,维持 30~60min。肌内注射时约 7~8min 发生镇痛作用,可维持 1~2h。肌内注射生物利用度 67%,蛋白结合率 80%,消除 $T_{1/2}$ 约 3.7h。主要在肝脏代谢,代谢产物与约 10% 的原形药由肾脏排出。

芬太尼适用于麻醉前、中、后的镇静与镇痛,是目前复合全身麻醉中常用的药物。用于麻醉前给药及诱导麻醉,并作为辅助用药与全身麻醉及局部麻醉药合用于各种手术。与氟哌利多(droperidol)合用,能使患者安静,对外界环境漠不关心,但仍能合作。亦用于围手术期各种剧烈疼痛和癌性疼痛,常通过硬膜外腔或静脉连续给药,适合用于患者自控镇痛(patient controlled analgesia,PCA)。近年来推出的芬太尼透皮贴剂,使用方便,镇痛效果确切,每片贴剂可提供 72h 的镇痛作用,尤其适用于癌痛的治疗。

芬太尼还有许多衍生物,如舒芬太尼、阿芬太尼和瑞芬太尼,这些新一代的芬太尼制剂,舒芬太尼镇痛强度为芬太尼的 5~10 倍,作用持续时间约为其两倍;阿芬太尼的镇痛强度为芬太尼的 1/4,作用时间约为其 1/3;瑞芬太尼属短效阿片类药,具有起效快,恢复迅速,无药物蓄积等优点,其镇痛强度约是阿芬太尼的 15~30 倍。

与吗啡和哌替啶相比,芬太尼作用迅速,维持时间短,不释放组胺、对心血管功能影响小,能抑制气管插管时的应激反应。对呼吸的抑制作用弱于吗啡,但静脉注射过快则易抑制呼吸。纳洛酮等能拮抗其呼吸抑制和镇痛作用。一般不良反应为眩晕、视物模糊、恶心、呕吐、低血压、胆道括约肌痉挛、喉痉挛及出汗等。偶有肌肉抽搐。严重副反应为呼吸抑制、窒息、肌肉僵直及心动过缓,如不及时治疗,可发生呼吸停止、循环抑制及心搏骤停等。有成瘾性,但较哌替啶轻。

芬太尼与哌替啶因化学结构有相似之处,两药可有交叉敏感。与中枢抑制药,如催眠镇静药(巴比妥类、地西泮等)、抗精神病药(如吩噻嗪类)、其他麻醉性镇痛药以及全身麻醉药等有协同作用,合用时应慎重并适当调整剂量。中枢抑制剂如巴比妥类、安定药、麻醉剂,有加强芬太尼的作用,如联合应用,芬太尼的剂量应减少 1/4~1/3。大剂量快速静注可引起颈、胸、腹壁肌强直,胸顺应性降低影响通气功能。偶可出现心率减慢、血压下降、瞳孔极度缩小等,最后可致呼吸停止、循环抑制或心搏骤停。中毒解救:出现肌肉强直者,可用肌松药或吗啡拮抗剂(如纳洛酮、丙烯吗啡等)对抗。呼吸抑制时立即采用吸氧、人工呼吸等急救措施,必要时亦可用吗啡特效拮抗药,静脉注射纳洛酮(0.005~0.01mg/kg),成人 0.4mg。心动过缓者可用阿托品治疗。与氟哌利多合用产生的低血压,可用输液、扩容等措施处理,无效时可采用升压药,但禁用肾上腺素。

支气管哮喘、重症肌无力症的患者应禁用芬太尼。孕妇、心律失常患者应慎用。

四、羟 考 酮

羟考酮(oxycodone),又称为 1,4-羟基二氢可待因酮,是从生物碱蒂巴因(thebaine)提取合成的半合成阿片类药。它主要作用于中枢神经系统和平滑肌,为阿片类激动剂,用于镇痛,没有剂量封顶效应。同时具有抗焦虑作用。羟考酮吸收良好,口服约 3h 达血药峰值浓度,药物持续作用 12h。口服生物利用度为 60%~87%。经肝脏首过效应代谢,代谢产物主要经尿排泄。其清除半衰期较短,口服后清除半衰期约为 4.5h。临床重复给药,在第 8 周、第 40 周和第 48 周测定血药浓度,未发现羟考酮或其代谢产物蓄积现象。因而不会出现吗啡的代谢产物吗啡-3-葡萄糖醛酸酐所产生的神经激动作用。

目前临床常用的盐酸羟考酮控释片是此类药物代表。临床证据表明:羟考酮单一制剂对中、重度疼痛疗效良好,目前被作为吗啡替代药用于晚期癌痛控制。相对吗啡而言,羟考酮控释片受肾功能的影响更小:肾功能不全的患者吗啡的血药浓度可能增加 100%,其活性代谢产物吗啡-6-葡萄糖醛酸酐可能增加 5 倍。而使用盐酸羟考酮控释片的患者羟考酮的血药浓度只会增加 50%,主要代谢产物有去甲羟考酮、羟氢吗啡酮和 3-葡萄糖醛酸酐,因量极小,无实际临床意义,因而安全性比吗啡好。羟考酮控释片用于缓解服用阿片类药物或用弱阿片类药物不能控制其疼痛的中重度疼痛,初始用药剂量一般为5mg,每12h服用一次。随后,根据疼痛程度仔细滴定剂量,直至理想止痛。

羟考酮还可与对乙酰氨基酚制成复方制剂,即临床上常用的泰勒宁,每粒胶囊含盐酸羟考酮5mg,对乙酰氨基酚500mg。对术后疼痛每次口服1~2粒,间隔4~6h可重复用药1次;对于癌性疼痛、慢性疼痛每次1~2粒,每天3次。

不良反应与其他阿片类药物相似,最常见的不良反应包括便秘、恶心、呕吐、瘙痒、抑制胃肠蠕动和自主神经系统的影响。除便秘外,其他不良反应随时间延长而逐渐降低。羟考酮控释片可覆盖WHO推行三阶梯止痛基本原则的第二、三阶梯,它是治疗中、重度癌痛快速有效的纯阿片受体激动剂。

缺氧性呼吸抑制、颅脑损伤、麻痹性肠梗阻、急腹症、胃排空延迟、慢性阻塞性呼吸道疾病、肺源性心脏病、慢性支气管哮喘、高碳酸血症、已知对羟考酮过敏、中重度肝功能障碍、重度肾功能障碍(肌酐清除率<10ml/min)、慢性便秘、同时服用单胺氧化酶抑制剂,停用单胺氧化酶抑制剂<2周者禁用。孕妇或哺乳期妇女禁用。

五、布 托 啡 诺

布托啡诺(butorphanol)是一种新型的阿片类镇痛药,其激动 κ-阿片肽受体,对 μ-受体则具激动和拮抗双重作用。它主要与中枢神经系统(central nervous system,CNS)中的这些受体相互作用间接发挥其药理作用包括镇痛作用。除镇痛作用外,对 CNS 的影响包括减少呼吸系统自发性的呼吸、咳嗽、兴奋呕吐中枢、缩瞳、镇静等药理作用。其作用可能是通过非 CNS 作用机制实现的。如改变心脏血管(神经)的电阻和电容、支气管运动张力、胃肠道分泌、运动肌活动及膀胱括约肌的活动。

镇痛作用一般静脉在注射几分钟,肌内注射 10~15min 后开始作用。30~60min 达到高峰,维持时间为 3~4h,与吗啡、哌替啶及喷他佐辛相当。

布托啡诺主要用于治疗各种癌性疼痛、手术后疼痛。

静脉注射量为 1mg,肌内注射剂量为 1~2mg。如需要,每 3~4 小时,可重复给药 1 次。没有充分的临床资料推荐单剂量超过 4mg,或遵医嘱。

不良反应主要为嗜睡、头晕、恶心或呕吐。

对布托啡诺过敏者禁用。因阿片的拮抗特征,不宜用于依赖那可汀的患者。年龄小于 18 岁患者禁用。

第三节 抗 癫 痫 药

疼痛通常分为伤害感受性疼痛和神经病理性疼痛两大类,伤害感受性疼痛通常对抗炎镇痛药物和阿片类药物反应较好,而神经病理性疼痛则对抗癫痫类药物有很好的反应。虽然癫痫和神经病理性疼痛在病理生理学和生物化学机制方面具有相似性,但一种抗癫痫药不可能对所有神经病理性疼痛都有效,根据临床疗效,恰当选择或更换药物。

一、卡 马 西 平

卡马西平(carbamazepine),又称酰胺咪嗪片,药理作用表现为抗惊厥、抗癫痫、抗神经病理性疼痛、抗躁狂、抑郁症、改善某些精神疾病的症状、抗中枢性尿崩症等。口服吸收缓慢、不规则,口服400mg后4~5h血药浓度达峰值,血药峰值为 8~12μg/ml,但个体差异很大。大剂量时达峰值时间可达24h。达稳态血药浓度的时间为 8~55h。成人开始 1 次 0.1g,每天 2 次;第 2 天后每隔 1 天增加 0.1~0.2g,直到疼痛缓解,维持量每天 0.4~0.8g,分次服用;最高量每天不超过 1.2g。

卡马西平在疼痛治疗中主要用于三叉神经痛和舌咽神经痛发作,亦用作三叉神经痛缓解后的长期预防性用药。也可用于脊髓痨和多发性硬化、糖尿病性周围性神经痛、幻肢痛和外伤后神经痛以及 PHN。

卡马西平不良反应较多,较常见的不良反应是中枢神经系统的反应,表现为视力模糊、复视、眼球震颤。因刺激抗利尿激素分泌引起水钠潴留和低钠血症（或水中毒），发生率约 10%~15%。较少见的不良反应有变态反应，史-约综合征或中毒性表皮坏死溶解症、皮疹、荨麻疹、瘙痒；儿童行为障碍，严重腹泻，红斑狼疮样综合征（荨麻疹、瘙痒、皮疹、发热、咽喉痛、骨或关节痛、乏力）。罕见的不良反应有腺体病、心律失常或房室传导阻滞（老年人尤其注意）、骨髓抑制、中枢神经系统中毒（言语困难、精神不安、耳鸣、震颤、幻视）、过敏性肝炎、低钙血症，直接影响骨代谢导致骨质疏松、肾脏中毒、周围神经炎、急性尿紫质病、栓塞性脉管炎、过敏性肺炎、急性间歇性卟啉病，可致甲状腺功能减退。偶见粒细胞减少、可逆性血小板减少、再生障碍性贫血、中毒性肝炎等。孕妇、哺乳期妇女及老年患者慎用。有房室传导阻滞，血清铁严重异常、骨髓抑制、严重肝功能不全等病史者禁用。

用药期间注意检查：全血细胞检查（包括血小板、网织红细胞及血清铁，应经常复查，达 2~3 年）、尿常规、肝功能、眼科检查；卡马西平血药浓度测定。

二、普瑞巴林

普瑞巴林（pregabalin）从结构上讲与加巴喷丁相同，但比加巴喷丁具有更好的生物利用度和线性药动学。口服给药的绝对生物利用度超过 90%，单剂量给药范围在 1~300mg 和多剂量给药范围在 25~300mg，每 8h 一次和 300mg 每 12h 一次时普瑞巴林的 AUC 值和 Cmax 值随剂量线形增加。给药后 0.5~1.5h 血浆药浓度达峰值。2 天内达到稳态，无蓄积现象。体外利用人肝细胞溶质和微粒体的研究证明普瑞巴林不被代谢，尿液中排泄的普瑞巴林原药占服用剂量的 90% 以上，肾脏清除率占到总清除率的 88%。清除半衰期约为 6.3h，不受剂量和重复给药的影响。总的体内清除率约为 80ml/min。因此，它起效迅速，缩短和简化了调整药物剂量的时间，并且可以每天 2 次给药，使临床应用更加方便。本品可与食物同时服用，也可单独服用。起始剂量可为每次 75mg，每天 2 次。可在 1 周内根据疗效及耐受性增加至每次 150mg，每天 2 次。此剂量适用于肌酐清除率≥60ml/min 的患者，肾功能减退的患者应调整剂量。服用 300mg/d，2 至 4 周后疼痛未得到充分缓解的患者，如可耐受本品，可增至每次 300mg，每天 2 次。如需停用普瑞巴林，建议至少用 1 周时间逐渐减停。

主要治疗糖尿病性神经痛和 PHN。

普瑞巴林最常见的不良反应有头晕、嗜睡、口干、水肿、视物模糊、体重增加及集中精力困难。但多数不良反应为轻、中度，且呈剂量相关性。对其所含活性成分或任何辅料过敏者禁用。

三、加 巴 喷 丁

加巴喷丁（gabapentin）是 γ-氨基丁酸（GABA）的衍生物，在结构上与神经递质 GABA 相关，但不与 GABA 受体产生相互作用，它既不能代谢转化为 GABA 或 GABA 激动剂，也不是 GABA 摄取或降解的抑制剂。同卡马西平相比，加巴喷丁具有较小的行为和心血管副作用。其生物利用度为 60%，达到血浆峰浓度的时间为服药后 2~3h，血浆蛋白结合率小于 3%，少量在体内代谢。血浆清除半衰期约 9h，通常在 4~22h。该药主要经肾脏排泄。第 1 天一次性服用加巴喷丁 0.3g；第 2 天服用 0.6g，分两次服完；第 3 天服用 0.9g，分 3 次服完。随后，根据缓解疼痛的需要，可逐渐增加剂量至每天 1.8g，分 3 次服用。肾功能不良者须减少剂量。停药应渐停。

适应证包括糖尿病性周围性神经痛、幻肢痛和外伤后神经痛以及 PHN。

不良反应包括嗜睡、眩晕、步态不稳、疲劳感，这些副作用常见于用药早期，只要从小剂量开始缓慢地增加剂量多数人都能耐受，停药以后会消失。已知对该药过敏的人群及急性胰腺炎的患者禁用。

四、奥 卡 西 平

奥卡西平（oxcarbazepine）是卡马西平的 10-酮基结构类似物，通过阻滞电压依赖性钠通道，降低突触传递的兴奋冲动，稳定过度兴奋的神经细胞膜，抑制神经元重复放电。也可使钾离子内流增加，对 N 型钙通道也有阻滞作用。单药治疗，起始剂量可以为每天 600mg[8~10mg/(kg·d)]，分两次给药。为了获得理想的效果，可以每隔一个星期增加每天的剂量，每次增加剂量不要超过 600mg。每天维持剂量范围在

600~2 400mg 绝大多数患者对每天 900mg 的剂量即有效果。

适应证包括三叉神经痛、糖尿病性神经痛、PHN 以及其他神经源性疼痛。

常见不良反应包括嗜睡、头痛、头晕、复视、恶心、呕吐和疲劳,大多数的不良反应是轻至中度,并且是一过性的,主要发生在治疗的开始阶段。已知对其成分过敏者、房室传导阻滞者禁用。

第四节　抗抑郁药

慢性疼痛不仅给患者造成躯体上的痛苦,同时也产生心理上的反应,其中抑郁情绪尤其突出,抑郁与疼痛相互影响常常形成恶性循环,极大地影响着慢性疼痛患者的康复。抗抑郁药(antidepressants)是指具有提高情绪、增强活力作用的药物。抗抑郁药根据化学结构的不同,大致分为三类:单胺氧化酶抑制药(如苯乙肼、超苯环丙胺)、三环类抗抑郁药(如丙米嗪、氯米帕明、阿米替林、多塞平)及杂环类抗抑郁药(如氟西汀、帕罗西汀、马来酸氟伏沙明、舍曲林及四氨肽氟苯胺)。三环类和杂环类抗抑郁药在当前应用广泛。抗抑郁药可显著改善一些疼痛症状,其镇痛作用既有继发于抗抑郁作用的效应,也具有不依赖其抗抑郁作用的独立镇痛效应。抗抑郁药的镇痛作用主要通过改变中枢神经系统的递质功能而实现。研究表明抗抑郁药物可通过加强中枢神经系统突触间的 5-HT 及去甲肾上腺素神经传递,从而加强对神经病理性疼痛的下行抑制作用,发挥抑制神经病理性疼痛的作用。临床应用时应选用最熟悉的药物,尽量避免两种以上药物联用,充分了解药物间相互作用。从小剂量开始,缓慢加量根据年龄、性别、体重、疾病状况及既往用药史进行综合考虑。对于镇静作用较强的药物(如多塞平、阿米替林等)适于伴有焦虑或睡眠障碍者,一般宜晚间给药。单胺氧化酶抑制药不宜作为首选,三环类抗抑郁药无效病例需停药 2 周后方可使用。

一、阿米替林

阿米替林(amitriptyline)为三环类抗抑郁药,其作用在于抑制 5-羟色胺和去甲肾上腺素的再摄取,对 5-HT 再摄取的抑制更强,镇静和抗胆碱作用亦较强。口服吸收好,生物利用度为 31%~61%,蛋白结合率 82%~96%,口服后 8~12h 血药浓度达高峰,作用时间为 24~48h。

阿米替林在疼痛治疗中主要用于慢性、顽固性疼痛的治疗,如偏头痛、紧张性头痛、纤维肌痛征、肌筋膜炎、关节炎和癌痛等。

成人用量为每天 10~50mg,从小剂量开始,根据病情逐渐增加。

治疗初期可能出现抗胆碱能反应,如多汗、口干、视物模糊、排尿困难、便秘等。中枢神经系统不良反应可出现嗜睡、震颤、眩晕。可发生体位性低血压。偶见癫痫发作、骨髓抑制及中毒性肝损害等。

严重心脏病、近期有心肌梗死发作史、癫痫、青光眼、尿潴留、甲状腺功能亢进、肝功能损害、对三环类药物过敏者禁用。孕妇及哺乳期妇女慎用。

二、多塞平

多塞平(doxepin)是传统的三环类抗抑郁药,其化学结构与阿米替林相似,具有抗焦虑、抗抑郁、镇静、催眠、肌肉松弛作用。适用于各类焦虑抑郁状态。其抗抑郁作用不如丙咪嗪、阿米替林,但镇静作用明显。服药后可使患者感到精神愉快、思维敏捷。改善焦虑及睡眠障碍。抗焦虑作用多在 1 周内生效。抗抑郁作用约 7~10d 显效。口服成人常用量:开始一次 25mg,每天 1~3 次,然后逐渐增至每天 150~300mg。

不良反应和禁忌证同阿米替林。

三、氟西汀

氟西汀(fluoxetine)是一种选择性血清素(5-HT)再吸收抑制剂型的杂环类抗抑郁药,通过抑制神经突触细胞对神经递质血清素的再吸收以增加细胞外可以和突触后受体结合的血清素水平。对其他受体,如 α-肾上腺素能、β-肾上腺素能、5-羟色胺能、多巴胺能等几乎没有结合力。口服给药血浆浓度约在 6~8h 达峰,其半衰期短期给药为 1~3 天,长期给药为 4~6 天。临床上常用的药物形态为盐酸氟西汀,即百忧解。

氟西汀在疼痛治疗中主要用于伴有慢性疼痛的抑郁症患者。

成人每天早上 1 次口服 20mg,必要时可加至每天 40mg。

氟西汀常见不良反应有全身或局部过敏、胃肠道功能紊乱(如恶心、呕吐、消化不良、腹泻、吞咽困难等)、厌食、头晕、头痛、睡眠异常、疲乏、精神状态异常、性功能障碍、视觉异常、呼吸困难等。

对于正在使用单胺氧化酶抑制剂等药物者,应禁用氟西汀。对于肝功能不全者,氟西汀半衰期增至 7 天,因此应考虑减少用药剂量或降低用药频率。

四、帕 罗 西 汀

帕罗西汀(paroxetine)是一种选择性血清素再吸收抑制剂型的杂环类抗抑郁药,通过提高突触间隙 5-HT 浓度而发挥抗抑郁效果。对去甲肾上腺素、多巴胺再摄取的影响小;对毒蕈碱受体、多巴胺 D2 受体及组胺受体几无亲和性,因而不具相关的副作用。口服给药血浆浓度约在 5.2h 达峰,消除半衰期为 24h,多次给药,于 4~14d 达稳态,以后药物不再积蓄。

在疼痛治疗中主要用于缓解慢性、顽固性疼痛引起的焦虑症状和睡眠障碍等精神症状。每天早餐时 1 次,起始量和有效量为 20mg,2~3 周后,如疗效不好且副作用不明显,可以 10mg 递增至 50mg 每天 1 次。老人及肝肾疾病患者酌情用量,以不超过 50mg/d 为宜。维持量 20mg 每天 1 次。注意不宜骤然停药。

主要不良反应为口干、便秘、视力模糊、震颤、头痛、恶心、体重增加、乏力、失眠和性功能障碍等。偶见血管神经性水肿、荨麻疹、直立性低血压。罕见锥体外系统反应和少见肝功能异常和低钠血症。迅速停服帕罗西汀,可能产生停药综合征,患者表现睡眠障碍、激动、焦虑、恶心、出汗、意识模糊等停药反应。

严重心、肝、肾疾病患者、有躁狂病史者及老年患者应慎用。孕妇及哺乳妇女、癫痫患者不宜使用。

第五节　抗 焦 虑 药

焦虑是多种精神疾病的常见症状,焦虑症是一种以急性焦虑反复发作为特征的神经官能症,并伴有自主神经功能紊乱。抗焦虑药物包括吩噻嗪类、硫杂蒽类和丁酰苯类等。临床研究这些药物对伴失眠、焦虑不安等精神症状的急慢性疼痛和精神性疾病引起的疼痛有良好的镇痛作用,对三环类抗抑郁药无效的慢性疼痛、神经病理性疼痛和癌性疼痛也有一定疗效。

这类药物常见的不良反应包括中枢抑制症状、锥体外系反应、M-受体阻断症状及 α-受体阻断症状;皮疹等过敏现象和肝损害少见。有癫痫史、昏迷及严重肝功能损害者禁用。

一、盐 酸 氯 丙 嗪

盐酸氯丙嗪(chlorpromazine)为吩噻嗪类抗精神分裂药,是中枢多巴胺受体的阻断剂,具有多种药理活性。适用于治疗精神病引起的兴奋骚动、紧张不安、幻觉、妄想等症状;可用于治疗顽固性呃逆;与镇痛药合用治疗癌症晚期患者的剧痛。口服每次 12.5~100mg,极量每次 15mg,每天 600mg;肌内注射或静滴每次 25~50mg,极量每次 100mg,每天 400mg。

主要不良反应有口干、上腹部不适、乏力、嗜睡、便秘、心悸;偶见泌乳、乳房肿大、肥胖、闭经等。大剂量口服或注射后,可引起体位性低血压,用药后应静卧 1~2h。肝功能不良、尿毒症、冠心病及高血压患者慎用;肝功能严重减退、有癫痫病史及昏迷的患者禁用。

二、氯 普 噻 吨

氯普噻吨(chlorprothixene)为硫杂蒽类抗精神病药,具有镇静和抗呕吐作用。临床主要用于治疗精神分裂症、躁狂症与反应性精神病。口服开始一次 25~50mg,每天 2~3 次,根据病情和耐受程度增至每天 400~600mg;6~12h 口服 1 次 10~25mg,每天 3~4 次。

常见不良反应有低血压、肌肉僵直、双手或手指震颤或抖动;少见的不良反应有迟发性运动障碍、皮疹或接触性皮炎等。心血管疾病(如心衰、心肌梗死、传导异常)及癫痫患者慎用。

三、氟哌利多

氟哌利多(droperidol)药理作用与吩噻嗪类抗精神分裂药类似,适用于治疗精神分裂症的急性精神运动性兴奋躁狂状态;与镇痛药芬太尼一起静脉注射,可使患者产生一种特殊麻醉状态,用于外科麻醉、某些小手术、大面积烧伤换药、各种内镜检查及造影等,具有较好的抗精神紧张和镇吐作用。治疗精神分裂症每天10~30mg,分1~2次肌内注射;用于神经安定镇痛时,每5mg加芬太尼0.1mg,在2~3min内缓慢静注,根据情况可追加0.5~1倍剂量。

药物剂量过大时出现不良反应,包括体位性低血压、锥体外系反应,对肝功有一定影响,但停药后可恢复。药物过敏史、肝功能不良、尿毒症及高血压慎用。

抗焦虑药除以上三种药物外,还有其他同类药物,包括奋乃静、氟奋乃静、氟哌啶醇等,可根据患者情况和耐受情况选择应用。

第六节　糖皮质激素类药

糖皮质激素(glucocorticoid)的药理作用广泛,具有抗炎、免疫抑制、抗毒素、抗休克作用以及能对代谢、中枢神经系统、血液和造血系统等产生影响,在疼痛治疗中主要利用其抗炎和免疫抑制作用。糖皮质激素种类较多,可分为:①短效激素:包括氢化可的松、可的松;②中效激素:包括泼尼松、泼尼松龙、甲泼尼龙、曲安西龙;③长效激素:包括地塞米松、倍他米松等。从1949年糖皮质激素被发现可以缓解类风湿关节炎的症状,50多年来,糖皮质激素历经了滥用、怯用和逐步合理应用的三个阶段。考虑到其副作用,严格掌握糖皮质激素在慢性疼痛治疗中的适应证显得尤为重要,目前糖皮质激素主要用于治疗炎症及创伤后疼痛、肌肉韧带劳损、神经根病变引起的疼痛、软组织或骨关节无菌性炎性疼痛、风湿性疼痛、癌痛及复杂区域疼痛综合征。除全身给药外,糖皮质激素给药途径还包括关节腔内、关节周围给药,肌腱和韧带周围给药,肌肉痛点给药,硬膜外腔给药及皮肤损害部位注射等。根据病症选用不同的给药方式和不同的药物剂型能发挥更好的镇痛效应并减轻副作用。但应注意患者没有局部或全身使用糖皮质激素的禁忌证,治疗也可配合口服镇痛药或其他保守治疗方法。合理选择适应证、药物剂型、药物剂量和给药方法是使用糖皮质激素安全、有效的关键。

一、地塞米松

地塞米松(dexamethasone)为糖皮质激素的长效制剂,肌内注射地塞米松磷酸钠或醋酸地塞米松,分别于1h或8h达血浆高峰浓度,作用时间可持续3天。

地塞米松主要用于炎性疼痛,如各种关节炎、软组织炎症,免疫性疼痛,如各种结缔组织炎、筋膜炎以及创伤性疼痛。地塞米松可局部注射,亦可经关节腔、硬膜外间隙、骶管给药,每次2~5mg,每2~3天1次。

其不良反应较多,长期或大量使用可致肥胖、高血压、胃和十二指肠溃疡(甚至出血和穿孔)、骨质疏松、水钠潴留以及精神异常等。

对肾上腺皮质功能亢进、溃疡病、糖尿病、高血压病、骨质疏松症、精神病、严重感染、孕妇应禁用。

二、泼尼松龙

泼尼松龙(prednisone),又名强的松龙,为人工合成的中效糖皮质激素。其抗炎作用和调节糖代谢作用较强,而调节水、盐代谢作用较弱,局部注射后20~30min起效,作用持续3~4h。

泼尼松龙主要用于炎症性疼痛和免疫性疼痛的治疗,如各种关节炎、结缔组织炎、风湿和类风湿性关节炎。局部注射每次25~100mg,每2~3天1次。此外,也可供关节腔、浆膜腔内注射,但不宜作鞘内注射。

肾上腺皮质功能亢进、肝功能不全、高血压病、糖尿病、溃疡病、精神病、骨质疏松症、严重感染、孕妇禁用。

三、甲泼尼松龙

甲泼尼松龙(methylprednisolone)又名甲基强的松龙,为人工合成的中效糖皮质激素,其抗炎作用是泼尼松的 1.25 倍,甲泼尼松龙醋酸混悬剂分解缓慢,作用持久。

甲泼尼松龙主要用于治疗慢性疼痛性疾病,如各种关节炎等。甲泼尼松龙醋酸混悬剂可局部注射和关节腔内注射给药,其用量为一次 10~40mg。

其不良反应主要是可引起高血压、骨质疏松、胃和十二指肠溃疡出血、水钠潴留等。

肾上腺皮质功能亢进、肝功能不全、高血压病、糖尿病、溃疡病、精神病、骨质疏松症、严重感染、孕妇禁用。

四、地塞米松棕榈酸酯

地塞米松棕榈酸酯为脂微球剂型,其有效成分为地塞米松的 21 位与棕榈酸形成脂溶性强的脂质体。特点是用量小、疗效强、作用时间持久、副作用少。进入体内后 6h 起效,作用持续时间长达 2 周。另一特点是靶器官定向性强,具有炎性组织趋向性,药物在炎症部位浓度明显高于非炎症部位,因此其抗炎作用是地塞米松的 2~5 倍。地塞米松棕榈酸酯多用于慢性疼痛疾病的治疗,如慢性脊柱退行性病变、慢性退行性关节炎等。可局部、静脉、关节腔或硬膜外腔给药。施行选择性神经根阻滞用于治疗脊神经根疼痛效果明显,退行性脊神经根疼痛治疗中国专家共识推荐临床使用地塞米松棕榈酸酯。成人每次 1ml 地塞米松棕榈酸酯,每 2 周 1 次,1 个疗程 2~3 次。

五、曲 安 奈 德

曲安奈德(去炎松 A,triamcinolone acetonide)是超长效的糖皮质激素,其效力为可的松的 20~30 倍,抗过敏和抗炎作用强而持久。肌内注射后数小时起效,经 1~2d 达最大效应,作用可维持 2~3 周。

曲安奈德主要用于慢性、顽固性疼痛的治疗,如慢性腰腿痛、风湿性和类风湿性关节炎、滑囊炎和腱鞘炎等。每次用量 20~40mg,可局部、关节腔内给药,每次 20~40mg,一至数周 1 次。

曲安奈德的不良反应与地塞米松相同,部分患者还可出现全身荨麻疹、支气管痉挛、月经紊乱、视力障碍等。

病毒性、结核性或化脓性眼病患者禁用。

六、复方倍他米松注射液

复方倍他米松注射液是二丙酸倍他米松和倍他米松磷酸钠的灭菌混悬注射液。肌内注射后,倍他米松磷酸钠在给药后 1h 达血浆峰浓度,单剂量给药后的血浆半衰期为 3~5h,排泄 24h,生物半衰期为 36~54h。二丙酸倍他米松缓慢吸收,逐渐代谢,排泄 10d 以上。倍他米松经肝脏代谢,主要与蛋白结合。在肝病的患者中可能出现其清除率减慢及延迟。

可用于对类固醇皮质激素敏感的急、慢性疾病,如类风湿性关节炎、骨关节炎、强直性脊柱炎、关节滑膜囊炎、坐骨神经痛、腰痛、筋膜炎、腱鞘囊肿等。可肌内注射,也可供关节腔、滑膜腔、硬膜外腔等局部注射。关节内注射推荐剂量:大关节 1~2ml,中等关节 0.5~1ml,小关节 0.25~0.5ml。不可用于静脉或皮下注射。

有严重精神疾病、胃或十二指肠溃疡、角膜溃疡、骨折或伤口修复期、严重高血压或糖尿病患者、严重感染患者及孕妇禁用。

第七节 中枢性骨骼肌松弛剂

一、巴 氯 芬

巴氯芬(baclofen)是 GABA 的衍生物,为作用于脊髓的骨骼肌松弛剂及镇静剂。该药通过激动 GABA

β-受体而使兴奋性氨基酸如谷氨酸、门冬氨酸的释放受到限制,从而抑制单突触和多突触反射在脊髓的传递而起到解痉作用,减少 P 物质的释放和钙内流,从而缓解肌强直和痛性痉挛。成人初始剂量为 5mg,每天 3 次,后逐渐增加剂量,每隔 3d 增服 5mg,直至所需剂量,但应根据患者的反应具体调整剂量。对本品作用敏感的患者初始剂量应为每天 5~10mg,剂量递增应缓慢。常用剂量为每天 30~75mg,根据病情可达每天 100~120mg。

巴氯芬可缓解由以下疾病引起的骨骼肌痉挛:多发性硬化症、脊髓空洞症、脊髓肿瘤、横贯型脊髓炎、脊髓外伤和运动神经元病、脑血管病、脑性瘫痪、脑膜炎、颅脑外伤。

不良反应包括:治疗开始时常出现日间镇静、嗜睡、恶心、便秘、腹泻、偶会发生低血压、偶见或罕见排尿困难、尿频、遗尿。对有消化性溃疡或有该病史的患者,以及患者有血管病、呼吸、肝、肾功能衰竭,也应慎用巴氯芬。对巴氯芬过敏者禁用。

二、乙哌立松

乙哌立松(eperisone)是一种中枢性骨骼肌松弛剂,具有多种药理作用,包括可抑制大鼠丘脑间切断引起的去大脑强直(γ-强直)和缺血性去大脑强直(α-强直);可抑制脊髓损伤猫中刺激脊髓后根引起的单突触和多突触性反射电位;可降低肌梭的灵敏度;可作用于血管平滑肌,扩张血管,增加血流量;具有脊髓水平的镇痛作用;痉挛性瘫痪的脑卒中患者服用盐酸乙哌立松,可改善 Cybex 扭力曲线和肌力描记图,并易化随意运动,如四肢的伸展和屈曲,但不会降低肌力。通常成人一次 50mg,每天 3 次,饭后口服。可视年龄、症状酌情增减。

乙哌立松适用于由颈肩臂综合征、肩周炎、腰痛症引起的肌紧张状态;由脑血管障碍、痉挛性脊髓麻痹、颈椎病、手术后遗症(包括脑、脊髓肿瘤)、外伤后遗症(脊髓损伤、头部外伤)、肌萎缩性侧索硬化症、婴儿脑性瘫痪,脊髓小脑变性、脊髓血管障碍、亚急性视神经脊髓病(subacute myelo-optical neuropathy, SMON)及其他脑脊髓疾病引起的痉挛性麻痹。

不良反应包括转氨酶升高、蛋白尿、皮疹、瘙痒、贫血、肢体麻木、身体僵硬、恶心、呕吐、食欲不振、胃部不适、腹痛、腹泻、便秘、口渴、尿潴留、无力感、全身怠倦感等。对其中任何成分有过敏史的患者禁用。

三、替 扎 尼 定

替扎尼定(tizanidine)为 α_2 受体激动剂,是中枢性肌肉松弛药,为咪唑衍生物,可选择性地抑制与肌肉过度紧张有关的多突触机制,减少中间神经元释放兴奋性氨基酸。替扎尼定不影响神经和肌肉的传递,且耐受性良好,并可减少被动运动的阻力,减轻痉挛和阵挛,增强随意运动强度。对急性疼痛性肌痉挛和源于脊髓及大脑的慢性强直状态均有效。替扎尼定还可增加 NSAIDs 的抗炎作用,并可防止 NSAIDs 诱导的胃黏膜损害。用于疼痛性肌痉挛常用量为每次 2mg,每天 3 次。并根据年龄、症状酌情增减。

适用于由颈、肩及腰部疼痛等局部疼痛综合征造成的疼痛性肌痉挛;由脑血管意外、手术后遗症(脊髓损伤、大脑损伤)脊髓小脑变性、多发性硬化症、肌萎缩性侧索硬化症等疾病引起的中枢性肌强直。

不良反应:应用低剂量治疗疼痛性肌痉挛时,不良反应较少,通常轻微而短暂。包括嗜睡、疲乏、头昏、口干、恶心、胃肠道功能紊乱以及血压轻度降低。应用高剂量治疗中枢性肌强直时,上述不良反应较常见且明显。对其组份过敏的患者禁用;禁止替扎尼定与氟伏沙明或环丙沙星同时使用。

四、氯 唑 沙 宗

氯唑沙宗(chlorzoxazone),中枢性肌肉松弛剂,主要作用于脊髓和大脑皮质下区域而产生肌肉松弛效果。口服后 1h 内起效,持续 3~4h。经消化道吸收完全,1.5~2h 血药浓度达到峰值,分布于肌肉、肾、肝、脑和脂肪,至 6h 药物浓度明显降低,在体内几乎全部分解代谢,消除半衰期约 1h。成人每次 0.2~0.4g,每天 3 次,疗程 10 天。症状严重者可酌情加量。

适用于各种急性、慢性软组织(肌肉、韧带、筋膜)扭伤、挫伤,运动后肌肉酸痛、肌肉劳损所引起的疼痛、由中枢神经病变引起的肌肉痉挛,以及慢性筋膜炎等。

不良反应偶见轻度嗜睡、头晕、恶心、心悸、无力、上腹痛等反应,遇过敏反应应停药上述不良反应一般较轻微,可自行消失或停药后缓解。对氯唑沙宗或对乙酰氨基酚过敏者禁用。

第八节 神经破坏药

神经破坏药(neurolytic drugs)是指能对周围神经具有破坏作用,能毁损神经结构,使神经细胞脱水、变性、坏死,导致神经组织的传导功能中断,从而达到较长时间的感觉和运动功能丧失的一类化学性药物。临床常用的神经破坏药有乙醇和苯酚。此外,单纯甘油、冷盐水、高张盐水与亚甲蓝亦有暂时性止痛作用。

一、乙 醇

乙醇(ethyl alcohol)又名酒精,疼痛治疗用的乙醇为含乙醇 99.5% 以上的无水乙醇,比重为 0.789。无水乙醇作用于神经组织后,3~10d 起效,镇痛作用一般维持 2~4 个月,个别可长达 6~12 个月。无水乙醇主要用于顽固性疼痛,如三叉神经痛、癌性疼痛,以及反复性疼痛,如反射性交感神经萎缩症的治疗。无水乙醇可局部注射,也可经硬膜外腔、蛛网膜下隙给药,用量为每次 0.5~5ml,可反复使用,直到达到满意的无痛效果。

无水乙醇注射时对神经组织产生较强烈的刺激性,因此注射前应该用局部麻醉药暂时阻断局部神经的冲动传导。神经破坏后所产生的不良反应最严重的是运动神经和感觉神经的破坏,患者会产生面瘫、无汗、肢冷、运动功能丧失、大小便失禁等症状。此外,部分患者还出现神经再生或神经灭活不全等症状,此时原有的疼痛会重新出现或疼痛更加剧烈。因此,非破坏性疼痛治疗,不主张使用无水乙醇。

二、酚 甘 油

苯酚(phenol)又名石碳酸,为无色结晶,具有特殊气味的化合物。苯酚既是神经破坏药,又是杀菌剂。0.5%~1% 苯酚溶液可做杀菌剂,1%~2% 酚甘油溶液可作局部麻醉剂,5% 以上的苯酚溶液具有破坏神经的作用。

硬膜外腔注入酚甘油后 5~10min 疼痛减退,48h 内可能出现疼痛加重,然后疼痛消失。酚甘油镇痛作用维持时间与无水乙醇基本相同。

酚甘油主要用于顽固性疼痛和癌痛的治疗,每次用量为 7%~10% 酚甘油 0.3~2ml,可局部注射,也可经硬膜外腔、蛛网膜下隙给药,后者给药一般不超过 0.6ml。

苯酚与乙醇在神经阻滞上有一定的差别,一般认为无水乙醇能产生完全性的神经破坏作用,从而彻底地阻断神经的传导。而苯酚由于浓度的不同,临床上常用其破坏性较低的浓度(7%),因而产生选择性阻滞,即只破坏感觉神经而较少影响运动神经,避免了运动神经被破坏后所出现的严重不良反应。

酚甘油作用于神经组织后,也有一定的神经灭活不全及神经再生现象,用药后仍可产生强烈的刺激性。

酚甘油不良反应和禁忌证同无水乙醇。

第九节 局部麻醉药

局部麻醉药是一种能暂时、完全和可逆地阻断神经传导功能的药物。它在临床麻醉和疼痛中的应用相当广泛,主要用于神经阻滞疗法。临床上使用的局部麻醉药种类较多,本节主要介绍疼痛治疗中常用的利多卡因、布比卡因、罗哌卡因和氯普鲁卡因。

一、利 多 卡 因

利多卡因(lidocaine)又名赛罗卡因,是酰胺类局部麻醉药,其药理特点是穿透力强,弥散性好,起效快,局部注射后 3~5min 起效,作用时间短,约为 45~60min。利多卡因用于神经阻滞疗法,可治疗各种急慢性疼痛,如头痛、颈肩痛、胸背痛和腰腿痛等。

利多卡因可局部注射,也可通过椎管内给药,给药浓度、剂量和次数应根据所致疾病来定。小儿用量应根据个体差异来计算,但一次给药最多不超过 4.0mg/kg。

利多卡因有两种制剂,即盐酸利多卡因和碳酸利多卡因。临床上常用的是盐酸利多卡因,其 pH 为 3.5~5.5,注入神经周围需经体内的体液缓冲到生理范围才释放出足够的非离子形式利多卡因,产生神经阻滞作用。而碳酸利多卡因的 pH 为 7.2~7.7,其神经阻滞作用较盐酸利多卡因强,特点是起效快,痛觉完全消失时间短,麻醉效果可靠,毒性作用并不增加。

利多卡因用于治疗疼痛性疾病时,应明确其作用机制是镇痛而不是麻醉,因此,利多卡因的浓度和剂量应适当减少。注入过快或剂量过大时,患者可出现头昏、眼花、耳鸣、寒战,甚至发生局部麻醉药中毒反应,应警惕。患有 Ⅱ°~Ⅲ°房室传导阻滞、肝功能不全、休克患者应禁止使用利多卡因。肾功能不全患者应慎用。

二、布比卡因

布比卡因(bupivacaine)为酰胺类长效局部麻醉药,其麻醉时间比盐酸利多卡因长 2~3 倍,弥散度与盐酸利多卡因相仿。其麻醉作用和毒性均比利多卡因强 4 倍。一般在给药 5~10min 作用开始,15~20min 达高峰,维持 3~6h 或更长时间。主要用于局部浸润麻醉、外周神经阻滞和椎管内阻滞,常用于慢性疼痛的治疗、术后镇痛以及癌性止痛。目前常通过硬膜外患者自控镇痛(PCEA)用于手术后的镇痛以及癌性止痛。

常用浓度为 0.125%~0.15%,一般不超过 0.25%。小儿一次给药量最多不超过 2.0mg/kg。

少数患者可出现头痛、恶心、呕吐、尿潴留及心率减慢等。如果出现严重副反应,可静脉注射麻黄碱或阿托品。过量或误入血管可产生严重的毒性反应,一旦发生心肌毒性几乎无复苏希望。对酰胺类局部麻醉药过敏的患者应禁用布比卡因。

三、罗哌卡因

罗哌卡因(ropivacaine)又名罗比卡因,罗哌卡因是第一个纯左旋体长效酰胺类局部麻醉药,有麻醉和镇痛双重效应,大剂量可产生外科麻醉,小剂量时则产生感觉阻滞(镇痛)仅伴有局限的非进行性运动神经阻滞。加用肾上腺素不改变罗哌卡因的阻滞强度和持续时间。罗哌卡因起效时间约为 10min,作用维持时间为 4~5h。

罗哌卡因最大的特点是对感觉神经纤维阻滞优于运动神经纤维,低浓度(0.2%)时产生感觉神经与运动神经的分离阻滞,即此时罗哌卡因主要阻滞感觉神经产生有效的镇痛作用,而对运动神经阻滞的影响极小或无,患者术后即可进行四肢运动。

罗哌卡因可通过局部注射,硬膜外给药或区域阻滞治疗急慢性疼痛,也可用 PCA 方法进行手术后的镇痛和癌性止痛。罗哌卡因尤其适用于无痛分娩和产科镇痛。常用浓度为 0.2%。

罗哌卡因对中枢神经系统和心血管系统的毒性较布比卡因小,除了误注入血管内或过量等意外事件、局部麻醉的副反应几乎是少见的,是一种较为安全的局部麻醉药。要将其与阻滞神经本身引起的生理反应相区别,如硬膜外麻醉时的血压下降和心动过缓。用药过量和误注入血管内可能引起严重的全身反应。

对酰胺类局部麻醉药过敏的患者应禁用罗哌卡因。严重肝功能不全、孕妇、12 岁以下的儿童应慎用。

四、氯普鲁卡因

氯普鲁卡因(chloroprocaine)属苯甲酸酯类局部麻醉药。其作用开始快,通常 6~12min,麻醉持续时间达 60min,由于给药剂量和途径不同,作用时间可略有不同,肝或肾的疾病、加入肾上腺素、影响尿 pH 的因素、肾血流量、给药途径和患者的年龄,都能显著改变局部麻醉药的药代动力学参数。体外试验氯普鲁卡因的血浆半衰期成年人男性为 21s±2s,女性为 25s±1s,新生儿为 43s±2s。局部麻醉药分布于机体各组织的多少,也受给药途径的影响,血液大量灌注的器官如肝、肺、心、脑,具有较高的浓度。氯普鲁卡因在血浆中被假性胆碱酯酶迅速代谢,使其酯键水解。氯普鲁卡因及其代谢产物主要经肾脏排泄,尿量和影响尿 pH 值的因素影响其尿排泄。

可用于局部浸润麻醉、神经阻滞麻醉、骶管和硬膜外麻醉。浸润麻醉和外周神经阻滞麻醉用 1% 或 2% 溶液,骶管及硬膜外麻醉用 2% 或 3% 溶液。

推荐最大安全剂量:加入肾上腺素(1:200 000)时,一次最大剂量为 14mg/kg,总剂量不超过 1 000mg;不加入肾上腺素时最大单次给药剂量为 11mg/kg,总剂量不超过 800mg。

其不良反应是对中枢神经系统反应可产生兴奋和/或抑制。如不安、焦虑、眩晕、耳鸣、视力模糊或震颤,还可能发展到晕厥。但是兴奋可能是暂时的或不出现,而抑制为首先表现的不良反应。这可能很快变成嗜睡,意识消失和呼吸停止。高剂量或误注入血管内可导致血浆高浓度和心肌相关的抑制、低血压、心率减慢、室性心律不齐,还可能出现心搏骤停。过敏反应发生率很低,如有发生可能由于对药物的高敏体质或局部麻醉药中的防腐剂出现敏感。这些反应可表现为:荨麻疹、瘙痒、红斑、血管神经性水肿(包括喉头水肿)、心动过缓、喷嚏、恶心、呕吐、眩晕、虚脱、大量出汗、体温升高等。若误入蛛网膜下腔,其不良反应部分取决于注入的药量,这包括不同程度的脊髓阻断、低血压、大小便失禁、会阴感觉和性功能丧失。

对氨基苯甲酸酯类药过敏的患者禁用。

第十节 其 他 药 物

一、可 乐 定

可乐定(clonidine)又名可乐宁,氯压定,为 α_2 肾上腺受体激动剂。可乐定为中枢性降压药,近年来研究发现其具有镇痛、镇静和减少麻醉药物用量等作用,目前已广泛用于疼痛治疗和临床麻醉。口服可乐定后 30min 起效,2~4h 作用达高峰,持续时间为 6~8h。

可乐定主要用于术后镇痛和癌性疼痛的治疗。给药途径为神经鞘内或椎管内给药。椎管内应用可乐定与椎管内应用局部麻醉药的镇痛作用不同,可乐定不影响运动或本体感觉功能,无呼吸抑制、恶心、呕吐、皮肤瘙痒、尿潴留等并发症。可乐定椎管内给药可增强椎管内阿片类药物的镇痛作用,对阿片类药物耐受的患者也同样有效。

椎管内给药主要不良反应是低血压和心动过缓,合理用药可以避免严重低血压和心动过缓的发生。

治疗前血容量不足、心动过缓、窦房结或房室结功能异常、有潜在心率缓慢和心脏传导系统异常的患者禁用。晚期癌症伴有恶病质的患者慎用。

二、氯 胺 酮

氯胺酮(ketamine),又名凯他敏,是一种苯环哌啶类衍生物,系非巴比类静脉全身麻醉药。近年来氯胺酮在临床疼痛治疗中的应用已引起人们重视,研究发现小剂量氯胺酮用于疼痛性疾病的治疗,尤其是通过椎管内给药用于手术后镇痛以及癌性疼痛的镇痛具有一定效果。其作用机制目前认为有以下几方面:①拮抗 N-甲基-D-天门冬氨酸(NMDA)受体作用;②与阿片受体的相互作用;③与单胺受体作用;④局部麻醉作用等。

小剂量氯胺酮主要用于术后疼痛、癌性疼痛和神经病理性疼痛等的治疗。静脉给药常用剂量为 0.25~0.5mg/kg,一般不超过 1mg/kg,否则会产生全身麻醉作用。硬膜外给药的推荐剂量为 0.5mg/kg,临床上常与硬膜外吗啡联合应用。

与静脉给药一样,硬膜外给药也有一定不良反应,但不会引起循环系统的过度兴奋,不会抑制呼吸,中枢神经系统的副作用较小。

高血压、颅内高压、严重心功能不全患者禁用。

三、维 生 素

维生素 B_1（vitamin B_1）又称硫胺素或抗神经炎素，为水溶性维生素。维生素 B_1 肌内注射吸收快而完全，口服吸收有限，在体内贮存较少，过量部分以原形由肾排出。维生素 B_1 在体内形成焦磷酸硫胺，参与糖代谢中丙酮酸、α 酮戊二酸的氧化脱羧反应，缺乏时糖代谢发生障碍。还与保持神经传导心血管、消化等系统和皮肤的正常功能有关。

维生素 B_1 在疼痛治疗中主要用于神经炎和神经痛的治疗以及慢性疼痛的治疗，如面神经炎、三叉神经痛、慢性腰腿痛等。

成人每次 10~30mg，加入到疼痛治疗复合液中使用，可局部注射、关节腔内或硬膜外腔给药。

静脉注射维生素 B_1 偶见过敏反应，无其他不良反应，无明显禁忌。

维生素 B_{12} 又名氰钴胺，参与体内甲基转换及叶酸代谢，促进 5-甲基四氢叶酸转变为四氢叶酸。缺乏时，导致 DNA 合成障碍，影响红细胞的成熟。维生素 B_{12} 还促使甲基丙二酸转变为琥珀酸，参与三羧酸循环。此作用关系到神经髓鞘脂类的合成及维持有髓神经纤维功能完整，维生素 B_{12} 缺乏症的神经损害可能与此有关。肌内注射后吸收迅速而完全，约 1h 血药浓度达峰值，作用时间约 8h。在疼痛治疗中主要用于神经性疼痛的治疗。

成人用量每次 0.5~1.0mg，与维生素 B_1 一样，亦加入到疼痛治疗复合液中使用，可局部注射、关节腔内或硬膜外腔给药。

维生素 B_{12} 可引起过敏反应，使用时应注意。维生素 B_{12} 不能静脉给药。

四、胶 原 酶

胶原酶（collagenase）为酶类药。在生理 pH 和温度下，具有水解天然胶原蛋白的作用，从而能溶解椎间盘突出症的髓核和纤维环，它的代谢途径为一般的蛋白质代谢。

在疼痛治疗中多用于经保守治疗无效的 LDH。使用时需在 X 线定位下，将穿刺针插入腰椎间孔硬膜外或椎间盘内注射给药。注射时应密切观察准确的注射部位，避免损伤神经根及周围组织。使用前，用 2ml 氯化钠注射液溶解，椎间孔内硬膜外一次注射 600~1200 单位。椎间盘内注射一次不超过 600 单位。

不良反应可见部分患者腰痛加剧和过敏反应，若疼痛剧烈必要时可注射镇痛剂缓解。误入蛛网膜下腔可导致严重的脊髓损伤，操作规范要求注射胶原酶前需做延迟性脊麻试验。

已知对胶原酶过敏、严重心血管病或严重肝、肾功能不全患者及孕妇禁用。

五、高 乌 甲 素

高乌甲素（lappaconitine），又名拉巴乌头碱，为非麻醉性镇痛药，镇痛作用强。可用于治疗各种急、慢性疼痛，如关节痛、肩周炎、带状疱疹、扭伤及术后疼痛等。对癌性疼痛不仅可以镇痛，而且有治疗作用。口服 5~10mg，每天 1~3 次。肌内注射或静脉滴注，每次 4mg，每天 1~2 次。

六、草 乌 甲 素

草乌甲素（bulleyaconitine A），一种从云南滇西嘟啦中提取的生物碱单体，具有较强的镇痛和消炎作用，用于风湿性及类风湿性关节炎、腰肌劳损、肩周炎、四肢扭伤、挫伤等，起效较慢，但作用时间长，可反复使用，无成瘾和耐受性。该药的镇痛作用主要来自于抑制感觉神经元上电压依赖性钠通道，其抗炎机制尚不清楚。口服剂量 0.4mg/次，两次用药相隔时间不宜少于 6 小时。

（刘金锋）

参考文献

［1］ LEWIS DW. Almotriptan for the acute treatment of adolescent migraine［J］. Expert Opin Pharmacother. 2010,11：2431-2436.

［2］ FRANCIS GJ,BECKER WJ,PRINGSHEIM TM. Acute and preventive harmacologic treatment of cluster headache［J］. Neurology. 2010,75:463-473.

[3] EVERS S. Pharmacotherapy of cluster headache [J]. Expert Opin Pharmacother,2010,11:2121-2127.

[4] ANDERSON S,COCKRELL J,BELLER P,et al. Administration of local anesthetic agents to decrease pain associated with peripheral vascular access [J]. J Infus Nurs,2010,33:353-361.

[5] DOHERTY T J,SEDDIGHI M R. Local anesthetics as pain therapy in horses [J]. Vet Clin North Am Equine Pract,2010,26:533-549.

[6] EPSTEIN M E,BRAINARD B M,MICH P M,et al. Postoperative pain management with incisional local anesthetic infiltration [J]. J Am Vet Med Assoc,2010,237:1017-1018.

[7] NELSON H D,HANEY E M,DANA T,et al. Screening for osteoporosis:an update for the U. S. Preventive Services Task Force [J]. Ann Intern Med,2010,153:99-111.

[8] DALBETH N,SO A. Hyperuricaemia and gout:state of the art and future perspectives [J]. Ann Rheum Dis,2010,69:1738-1743.

[9] 郭政,王国年.疼痛诊疗学[M].4 版.北京:人民卫生出版社,2016.

[10] 喻田,王国林.麻醉药理学[M].4 版.北京:人民卫生出版社,2016.

[11] 中华医学会.临床诊疗指南/疼痛学分册[M].北京:人民卫生出版社,2007.

第十一章　疼痛的心理治疗

疼痛是一种不愉快的感觉和情绪体验。痛觉的产生不仅与各种病理、理化刺激有关,同时还和多种心理与社会因素有关,包括注意力、认知、情绪以及社会文化背景等。长期持续的慢性疼痛,进一步影响患者的心理健康,出现多种心理问题,如抑郁、焦虑、睡眠障碍等。对疼痛患者进行心理治疗的目的在于提高痛阈、改善疼痛反应。心理治疗适用于年老体弱的疼痛患者、镇痛药物不良反应严重的患者、癌性疼痛患者等。可以改善其不良情绪、积极应对疼痛、积极寻求社会支持、增进食欲、减轻疼痛和治疗的不良反应。良好的心理治疗技术如松弛训练、认知行为治疗、音乐治疗等能不同程度地缓解患者的疼痛,如能与其他镇痛治疗同时进行效果会更好。随着机体和心理的放松,不但能缓解患者焦虑的情绪,还能够增强药物的止痛作用。

第一节　概　　述

一、心理治疗的概念

(一) 定义

心理治疗(psychotherapy)是在治疗师与患者建立起良好治疗关系的基础上,由经过专业训练的治疗师运用专业的理论和技术,对患者进行治疗的过程。其目的是激发和调动患者改善现状的动机和潜能,以消除或缓解患者的心理问题与障碍,促进其人格的成熟和发展。

(二) 治疗关系

治疗关系是治疗师与患者在心理治疗过程中产生的一种特殊的人际关系,其实质是一种工作联盟,建立在治疗师与患者相互信任、相互尊重和平等的基础上。

二、心理治疗师的工作原则

(一) 帮助患者自立的原则

心理治疗师要明确工作的目的是促进患者的心理成长,而不是使患者在生活中对治疗师产生心理依赖,要避免扮演患者的人生指导者的角色。

(二) 客观中立原则

心理治疗师必须在治疗过程中保持客观中立的态度,心理治疗师在培训中接受自我分析十分重要,便于治疗师深入分析医患关系的性质,有利于确定中立的立场。

(三) 尊重患者的原则

心理治疗师应尊重每一位患者,尊重他们作为人的权利和尊严,以真实、诚实、真诚的态度帮助患者。

1. 保密原则　心理治疗师应尊重患者的个人隐私权,在临床实践中必须严格遵守保密原则。

2. 时间限定原则　心理治疗师在其临床服务工作中(心理治疗)应注意遵守治疗时间的规定,通常个体治疗每次会谈时间为45~50min,无特殊情况,不得随意延长和更改会谈时间和已经约定的会谈时间。

3. 关系限定原则　心理治疗师在其临床服务工作中(心理治疗),应按照本专业的道德规范与患者建立良好的治疗关系,不得利用患者对自己的信任或依赖谋取私利,不得与患者发展专业工作以外的社会关系。

第二节　心理治疗原则和测定方法

大约一个世纪以前,在生物医学模式的指导思想下,慢性疼痛被认为是一种单纯的病理症状。当时对疼痛的治疗方法主要包括两方面:一是使疼痛的病理改变局限化,二是采用适当的治疗消除引起疼痛的病理改变。然而,在没有组织损伤的情况下,这种思路就会让人很困惑。20世纪70年代,生物医学模式的局限性日渐明显,而Melzack和Wall的"闸门控制学说"则为心理学因素影响疼痛的研究打开了一扇大门。在该理论的引导下,各种生物心理学模型依次诞生,心理学渐渐被应用于疼痛的临床治疗。总之,越来越多的研究及临床实践证实,对于慢性疼痛的诊治,仅仅针对症状治疗是远远不够的。除了依据患者的主诉为发现躯体疾病或损伤的线索,也有必要了解影响疼痛乃至引起疼痛的心理社会因素,以便全面理解疼痛,针对原因采取有效措施,并针对患者进行适当的心理社会干预。

一、心理治疗的原则

(一) 摒弃旧的医学模式
改变生物医学模式,以生物-心理-社会模式认识、处理人与疾病的关系。

(二) 注意不同疼痛患者心理障碍的特殊性
医师在给慢性疼痛患者进行心理治疗前,首先必须了解患者的心理特征,以及所面临的心理问题,充分了解与心理障碍相关联的情况,全面认识疾病,采取最合适的心理治疗方法。

(三) 建立良好的医患关系
医患之间的心理沟通是实施心理治疗的基础,良好的医患关系可以使患者感到安慰,增加安全感,减轻焦虑,改善机体状态。

(四) 建立适合治疗的条件和环境
治疗的条件和环境对治疗效果起着重要的作用,应尽量创造良好的治疗环境。

(五) 将心理治疗作为慢性疼痛综合治疗的组成部分
慢性疼痛治疗是一种综合治疗,要将心理治疗纳入慢性疼痛综合治疗方法中,使疼痛治疗与心理治疗相互促进。

二、常用的心理测定方法

心理测定方法种类繁多,目前世界上所用方法据说超过2 000种之多,在我国使用于临床的方法也不下于100种。目前国内常用的有几种心理测定方法简介如下:

(一) 明尼苏达多项个性调查表(Minnesota multiphasic personality inventory,MMPI)
MMPI是目前在世界范围内应用最广泛的性格测定工具表,最早制订于1943年,先后被世界上60多个国家使用,在我国经过修订也已在临床广泛应用,MMPI共有566个题,包括14个分量表,其中10个为临床量表,4个为效度量表。

1. 临床量表　①疑病;②抑郁;③癔症;④精神病变;⑤男子气,女子气;⑥妄想狂;⑦精神衰弱;⑧精神分裂症;⑨轻躁狂;⑩社会内向。

2. 效度量表　①不能回答的问题;②说谎分数;③效度分数(诈病分数);④校正分数。

(二) 韦克斯勒智力量表(Wechsler intelligence Scale,WS)
韦克斯勒智力量表包括成人量表、学龄儿童量表和学龄前儿童量表,三者既各自独立,又相互衔接,是目前使用最广泛的智力检测工具之一。韦克斯勒智力量表分为言语测验和操作测验两大部分,言语测验包括普通常识、一般理解、算术、相似性、词汇解释、数字广度;操作测验包括填图、图片排列、积木图案、物体装配、数字符号和迷津。

(三) 汉密顿抑郁量表(Hamilton depression scale,HAMD)
汉密顿抑郁量表由Hamilton于1960年编制,是临床上评定抑郁状态时应用得最为普遍的量表。本量表有 17 项、21 项和 24 项 3 种版本,下面介绍的是 24 项版本。

HAMD 大部分项目采用 0~4 分的 5 级评分法。各级的标准为:(0)无;(1)轻度;(2)中度;(3)重度;(4)极重度。少数项目采用 0~2 分的 3 级评分法,其分级的标准为:(0)无;(1)轻~中度;(2)重度。

1. 抑郁情绪

(1) 只在问到时才诉述;

(2) 在访谈中自发地表达;

(3) 不用言语也可以从表情、姿势、声音或欲哭中流露出这种情绪;

(4) 患者的自发言语和非语言表达(表情,动作)几乎完全表现为这种情绪。

2. 有罪感

(1) 责备自己,感到自己已连累他人;

(2) 认为自己犯了罪,或反复思考以往的过失和错误;

(3) 认为目前的疾病,是对自己错误的惩罚,或有罪恶妄想;

(4) 罪恶妄想伴有指责或威胁性幻觉。

3. 自杀

(1) 觉得活着没有意义;

(2) 希望自己已经死去,或常想到与死有关的事;

(3) 消极观念(自杀念头);

(4) 有严重自杀行为。

4. 入睡困难(初段失眠)

(1) 主诉有入睡困难,上床半小时后仍不能入睡(要注意平时患者入睡的时间);

(2) 主诉每晚均有入睡困难。

5. 睡眠不深(中段失眠)

(1) 睡眠浅,多噩梦;

(2) 半夜(晚 12 点钟以前)曾醒来(不包括上厕所)。

6. 早醒(末段失眠)

(1) 有早醒,比平时早醒 1h,但能重新入睡(应排除平时的习惯);

(2) 早醒后无法重新入睡。

7. 工作和兴趣

(1) 提问时才诉述;

(2) 自发地直接或间接表达对活动、工作或学习失去兴趣,如感到无精打采,犹豫不决,不能坚持或需强迫自己去工作或活动;

(3) 活动时间减少或成效下降,住院患者每天参加病房劳动或娱乐不满 3h;

(4) 因目前的疾病而停止工作,住院者不参加任何活动或者没有他人帮助便不能完成病室日常事务(注意不能凡住院就打 4 分)。

8. 阻滞(指思维和言语缓慢,注意力难以集中,主动性减退)

(1) 精神检查中发现轻度阻滞;

(2) 精神检查中发现明显阻滞;

(3) 精神检查进行困难;

(4) 完全不能回答问题(木僵)。

9. 激越

(1) 检查时有些心神不定;

(2) 明显心神不定或小动作多;

(3) 不能静坐,检查中曾起立;

(4) 搓手、咬手指、扯头发、咬嘴唇。

10. 精神性焦虑

（1）问及时诉述；

（2）自发地表达；

（3）表情和言谈流露出明显忧虑；

（4）明显惊恐。

11. 躯体性焦虑（指焦虑的生理症状，包括口干、腹胀、腹泻、打呃、腹绞痛、心悸、头痛、过度换气和叹气，以及尿频和出汗）

（1）轻度；

（2）中度，有肯定的上述症状；

（3）重度，上述症状严重，影响生活或需要处理；

（4）严重影响生活和活动。

12. 胃肠道症状

（1）食欲减退，但不需他人鼓励便自行进食；

（2）进食需他人催促或请求和需要应用泻药或助消化药。

13. 全身症状

（1）四肢，背部或颈部沉重感，背痛、头痛、肌肉疼痛，全身乏力或疲倦；

（2）症状明显。

14. 性症状（指性欲减退，月经紊乱等）

（1）轻度；

（2）重度；

（3）不能肯定，或该项对被评者不适合（不计入总分）。

15. 疑病

（1）对身体过分关注；

（2）反复考虑健康问题；

（3）有疑病妄想；

（4）伴幻觉的疑病妄想。

16. 体重减轻

（1）按病史评定：①患者主述可能有体重减轻；②肯定体重减轻。

（2）按体重记录评定：①一周内体重减轻超过0.5kg；②一周内体重减轻超过1kg。

17. 自知力

（1）知道自己有病，表现为抑郁；

（2）知道自己有病，但归咎伙食太差，环境问题，工作过忙，病毒感染或需要休息；

（3）完全否认有病。

18. 日夜变化（如果症状在早晨或傍晚加重，先指出是哪一种，然后按其变化程度评分）（早上变化评早上，晚上变化评晚上）

（1）轻度变化：晨1、晚1；

（2）重度变化：晨2、晚2。

19. 人格解体或现实解体（指非真实感或虚无妄想）

（1）问及时才诉述；

（2）自然诉述；

（3）有虚无妄想；

（4）伴幻觉的虚无妄想。

20. 偏执症状

（1）有猜疑；

（2）有牵连观念；

（3）有关系妄想或被害妄想；

（4）伴有幻觉的关系妄想或被害妄想。

21. 强迫症状（指强迫思维和强迫行为）

（1）问及时才诉述；

（2）自发诉述。

22. 能力减退感

（1）仅于提问时方引出主观体验；

（2）患者主动表示有能力减退感；

（3）需鼓励、指导和安慰才能完成病室日常事务或个人卫生；

（4）穿衣、梳洗、进食、铺床或个人卫生均需他人协助。

23. 绝望感

（1）有时怀疑"情况是否会好转"，但解释后能接受；

（2）持续感到"没有希望"，但解释后能接受；

（3）对未来感到灰心、悲观和失望，解释后不能解除；

（4）自动地反复诉述"我的病好不了啦"诸如此类的情况。

24. 自卑感

（1）仅在询问时诉述有自卑感（我不如他人）；

（2）自动地诉述有自卑感；

（3）患者主动诉述："我一无是处"或"低人一等"，与评2分者只是程度上的差别；

（4）自卑感达妄想的程度，例如"我是废物"或类似情况。

结果分析：总分是一项十分重要的一般资料，能较好地反映病情严重程度的指标，即病情越轻，总分越低；病情越重，总分越高。总分<8 分：正常；总分在 8~20 分：可能有抑郁症；总分在 20~35 分：肯定有抑郁症；总分>35 分：严重抑郁症。

（四）抑郁自评量表

抑郁自评量表（self-rating depression scale，SDS）由 Zung 于 1965 年编制而成，能全面、准确、迅速地反映被试抑郁状态的有关症状及其严重程度和变化。本测验为短程自评量表，操作方便，容易掌握，不受年龄、性别、经济状况等因素影响，应用范围颇广，适用于各种职业、文化阶层及年龄段的正常人或各类精神患者。包括青少年患者、老年患者和神经症患者，也特别适用于综合医院以早期发现抑郁症患者。

此测定共二十条文字，反映最近一星期的实际情况，每一条文字后有四个格，表示：A 没有或很少时间；B 小部分时间；C 相当多时间；D 绝大部分或全部时间。

1. 我觉得闷闷不乐，情绪低沉；

2*. 我觉得一天之中早晨最好；

3. 我一阵阵哭出来或觉得想哭；

4. 我晚上睡眠不好；

5*. 我吃得跟平常一样多；

6*. 我与异性亲密接触时和以往一样感觉愉快；

7. 我发觉我的体重在下降；

8. 我有便秘的苦恼；

9. 我心跳比平时快；

10. 我无缘无故地感到疲乏；

11*. 我的头脑跟平常一样清楚；

12*. 我觉得经常做的事情并没有困难；

13. 我觉得不安而平静不下来；

14*. 我对将来抱有希望;

15. 我比平常容易生气激动;

16*. 我觉得作出决定是容易的;

17*. 我觉得自己是个有用的人,有人需要我;

18*. 我的生活过得很有意思;

19. 我认为如果我死了别人会生活得好些;

20*. 平常感兴趣的事我仍然照样感兴趣。

计分:正向计分题 A、B、C、D 按 1、2、3、4 分计;*为反向计分题,反向计分题按 4、3、2、1 分计。总分乘以 1.25 取整数,即得标准分,分值越小越好,分界值为 50。

评分标准:此剖析表结果给出的是标准分,分数越高,表示这方面的症状越严重。一般来说,抑郁总分低于 50 分者为正常;50~60 分者为轻度,61~70 分者是中度,70 分以上者是重度抑郁。

(五)焦虑自评量表

焦虑自评量表(self-rating anxiety scale,SAS)由 Zung 于 1971 年编制,用于评定焦虑患者的主观感受。评定项目如下:

1. 我觉得比平时容易紧张和着急(焦虑)	1	2	3	4
2. 我无缘无故地感到害怕(害怕)	1	2	3	4
3. 我容易心里烦乱或觉得惊恐(惊恐)	1	2	3	4
4. 我觉得我可能将要发疯(发疯感)	1	2	3	4
5. 我觉得一切都很好,也不会发生什么不幸(是否不幸预感)	4	3	2	1
6. 我手脚发抖打颤(手足颤抖)	1	2	3	4
7. 我因为头痛、颈痛和背痛而苦恼(躯体疼痛)	1	2	3	4
8. 我感觉容易衰弱和疲乏(乏力)	1	2	3	4
9. 我觉得心平气和,并且容易安静坐着(是否静坐不能)	4	3	2	1
10. 我觉得心跳得快(心悸)	1	2	3	4
11. 我因为一阵阵头晕而苦恼(头昏)	1	2	3	4
12. 我有晕倒发作,或觉得要晕倒似的(晕厥感)	1	2	3	4
13. 我呼气吸气都感到很容易(是否呼吸困难)	4	3	2	1
14. 我手脚麻木和刺痛(手足刺痛)	1	2	3	4
15. 我因胃痛和消化不良而苦恼(胃痛或消化不良)	1	2	3	4
16. 我常常要小便(尿意频数)	1	2	3	4
17. 我的手常常是干燥温暖的(是否多汗)	4	3	2	1
18. 我脸红发热(面部潮红)	1	2	3	4
19. 我容易入睡并且一夜睡得很好(是否睡眠障碍)	4	3	2	1
20. 我做噩梦(噩梦)	1	2	3	4

每一条文字后有四级评分:1 表示:没有或偶尔;2 表示有时;3 表示经常;4 表示总是如此。然后根据您最近一星期的实际情况,在分数栏 1~4 分适当的分数下画"√"。在由自评者评定结束后,将 20 个项目的各个得分相加即得,再乘以 1.25 以后取得整数部分,就得到标准分。标准分越高,症状越严重。按照中国常模,SAS 标准分的分界值为 50 分,其中 50~59 分为轻度焦虑,60~69 分为中度焦虑,69 分以上为重度焦虑。

三、心理治疗的实施

(一)心理治疗室的设置

应给人舒适、温馨、简洁的感觉,使患者可以很好地放松。色彩淡雅,光线适中,应配有沙发、茶几或桌椅。

（二）心理治疗的预约

在接受心理治疗之前应有预约，预约时应简单填写情况表，如果是面谈预约，同时可以签署心理治疗协议。

（三）心理治疗的频率

心理治疗的频率一般是每周 1~4 次或每月 1~2 次，每次 45~50 分钟。视不同病种、不同病期和不同的心理治疗方法而不同。

（四）心理治疗的费用

接受心理治疗要按标价付费。免费治疗无助于巩固治疗关系，也不利于强化患者的治疗动机。

第三节 疼痛心理治疗的方法

心理治疗依其主要学术理论与施行要点，分为分析性心理治疗、认知性心理治疗、支持性心理治疗、行为性心理治疗等，每种不同的治疗有不同的机制和理论基础，着眼点也不尽相同，下面对临床常用疼痛心理治疗方法分述如下。

一、支持性心理治疗

（一）基本概念

1. 定义与原则　支持性心理治疗是一种以支持为主的特殊心理治疗方法。在治疗过程中，医师不用去分析患者的潜意识，而主要是支持和帮助患者适应目前所面对的现实，故又称为非分析性治疗。支持心理疗法是心理医师应用心理学的知识和方法，采取劝导、启发、鼓励、支持、同情、说服、消除疑虑、保证等方式，来帮助和指导患者分析认识当前所面临的问题，使其发挥自己最大的潜力和优势，正确面对各种困难和心理压力，以度过心理危机，从而达到治疗目的的一种心理治疗方法。支持疗法在慢性疼痛中应用的第一步是让患者产生被理解的体验，可以通过向有同情心的聆听者讲述他们的故事而实现。患者最迫切希望讨论的问题是疼痛在他们的社会生活、情感及行为这几方面的影响。患者需要别人认同并且重视他的痛苦。一旦患者开始产生信任感，也就产生了支持的效果。支持疗法的特点在于它将患者从单纯机械理解自身困境的被动接受者转变成为康复和复原中活跃的角色。

2. 主要特点　支持性心理治疗的主要特点是运用治疗者与患者之间建立良好的治疗关系，积极地利用治疗者的权威、知识和关心，支持患者，使患者能发挥其潜在的能力来处理问题，面对疼痛，积极治疗疼痛。基本施行方法包括：解释、鼓励、保证、指导和促进环境的改善。

建立良好的医患关系，主动接触患者，利用掌握的医学知识，正确地给患者以解释、暗示、鼓励和保证等心理援助。能以"同理心"（empathy）的心态来体会患者的处境，并且以"职业性"的立场关怀患者的困难，让患者能感受到来自治疗者的关心，信任治疗者，并可依靠治疗者来达到治疗目的。并有意识地以某些成功的病例给予鼓励，帮助患者正确对待疾病及治疗，树立战胜疾病的信心。

（二）常用方法

1. 倾听　心理治疗的首要技巧就是能细心地去听取患者的申诉，充分了解病情。慢性疼痛患者，尤其是功能性疼痛患者，由于其反复检查，并未发现能够解释疼痛的器质性病变，有些家属对患者的疼痛症状难以理解，甚至会认为是装病，极易产生不耐烦情绪，患者为此会更加痛苦，导致疼痛加重。作为心理治疗师，首先要表示相信患者所描述的疼痛症状的存在，这一点对于建立良好的治疗关系极为重要。如患者诉说自己存在疼痛症状，治疗者要进一步关切地询问疼痛的具体部位、性质、持续时间、影响疼痛的因素如天气、工作压力等，还要询问疼痛是否与体位有关，是否影响睡眠，如此一来，患者感觉医师对自己的疼痛非常重视，有助于树立治疗信心，增加治疗依从性。倾听的姿势也极为重要，比如治疗者与患者最好是45°角，要有适当的目光接触，而不是一味地埋头记录病史，必要时要有反馈。

2. 鼓励与支持　慢性疼痛的治疗往往是一个长期而艰苦的过程，患者由于疼痛，社会功能减退，严重者丧失工作能力，而长时间的治疗对于患者来讲，是难以接受的。因此，对于慢性疼痛患者在治疗过程中的配合及症状改善,均应及时予以肯定和鼓励,帮助患者树立治疗疾病的信心,消除悲观、抑郁、自卑心理。治疗师还可以利用自己的临床经验或过去成功治疗患者的实例进行适当鼓励。慢性疼痛患者,尤其是功能性疼痛的患者,常常是一个人单独面对困境,心理负担很大,在此过程中,如果能够得到来自治疗者的支持和鼓励,无疑像黑夜里的灯塔,患者会觉得目标较近,易于达到和实现。

3. 保证 作为临床医师,由于病情的复杂性,很难对患者保证疼痛的完全缓解,但是如果能够结合某个患者的实际病情,依据自己的临床经验,在一定时期内给予适当的疗效保证,有助于增强患者信心,提高治疗依从性。

4. 指导 针对不同患者疼痛发生的原因,给予适当的解释说明。有些患者对于自身疼痛的发生缺乏相关知识,或受不正确的观念的影响,治疗师应凭借自身的知识和经验,为患者加以解释说明。根据患者的疼痛特点,如疼痛部位、疼痛持续时间、疼痛对日常生活的影响等,指导患者适当调整生活方式,形成良好的生活习惯,有助于疼痛的缓解和消除。另外有些患者疼痛的发生与某些生活事件有关,但是患者并不自知或不肯接受,作为治疗师,应该帮助患者逐渐认识到事件与疼痛之间的关联,帮助患者学习应对现实生活中的事件,尤其与疼痛发生有关的事件。

5. 改善环境 有目的、有计划地改善环境,包括日常生活环境以及人际关系环境。有时慢性疼痛在某种程度上为患者获取更多的关注提供了便利条件,从而导致疼痛持续存在并逐渐加重,而患者对此并未意识到,此时可以适当与相关人员交流,适当减少因疼痛而对患者产生的关注,而在其他方面仍予以关怀和支持。

6. 解释 逐步适当地向患者解释其疼痛产生的原因,并告知相关的心理社会因素,多数患者会否认心理社会因素对疼痛产生的影响,需耐心与患者及家属沟通。尽可能运用通俗易懂的语言,消除患者对疼痛的恐惧心理。在治疗的过程中。针对患者出现的各种心理变化,及时发现和疏导。

二、精神动力性心理治疗

精神动力学理论认为,由于童年时期的某些冲突,疼痛可以成为成年期心理防御机制的一部分:如果父母关系中有暴力或者虐待行为,儿童往往会把快乐和疼痛联系在一起,等到他们长大成人以后可能会有受虐倾向,并把疼痛作为一种心理防御方式。如果儿童反复受到严厉父母的严重的体罚,数年后可形成自我惩罚的行为反应,从这个角度讲疼痛障碍可能是自觉罪恶感的代价。有研究显示疼痛患者往往曾有性虐待史,或创伤后应激障碍。一些患者可以模糊地或清晰地意识到过去的生活事件和易患疼痛或对疼痛体验过度反应之间的关联。而对另一些疼痛患者,早年生活的疼痛体验被深深隐藏,而只有通过长时间的自由联想、梦境或心理测验时才能出现。

功能性疼痛患者多具有异常的人格特征,人格特征和慢性疼痛之间可能存在一定的联系。1959年Engel提出"疼痛易患人格"(pain-prone personality)的概念,提示具有某些特殊人格特征者容易罹患医学不能解释的疼痛症状。这种疼痛易患人格的理论模式被广为接受,且具有一定的影响。

根据以上理论可以看出,慢性疼痛患者是可以采用分析性心理治疗,即通常所说的精神分析,这是由奥地利精神医学家弗洛伊德开创的一种心理治疗,主要特点是经由分析来了解患者潜意识的欲望和动机,经过长期治疗,促进患者人格成熟,提高适应能力。经典的精神分析是在心理治疗室内,让患者躺卧在沙发上,治疗者坐在其后的椅子上,患者看不到治疗者,便于患者自由联想,使潜意识的意念表达出来。

功能性疼痛患者,常拒绝接受其症状产生的根本原因在于心理问题。因此心理治疗的目的在于帮助患者寻找导致疾病产生的心理因素,并引导患者学会缓解心理冲突。一旦心理冲突得到缓解,患者的症状会随之消失。在躯体症状障碍患者中,慢性疼痛的形成与心理社会因素有一定关系,且患者多具有一定的人格基础,一方面惯于压抑内心的感受可能导致躯体症状,另一方面可因疼痛症状而将频繁求医问药合理化,并可将现实生活中不如意之事均归咎于躯体疼痛,因此需要辅以精神动力治疗帮助患者将无意识的冲突意识化,并加以消解。

进行精神动力性治疗之前,应对患者进行严格筛选和评估。患者本身应具有心理学头脑,能够体察自己的感情,能够运用理解而使症状缓解,并且医师和患者之间应具有良好的医患联盟。

三、认知行为治疗

认知行为治疗(cognitive behavior therapy,CBT)是一种结构性短程心理治疗方法,通过改变来访者对自己、他人或事件的看法与态度来消除不良的情绪和行为,重点在于改变患者的信念、期望和应对能力。

CBT 是目前最有影响力的心理治疗方法之一,广泛应用于多种精神障碍和疼痛的治疗。已经证实,CBT 对于多种类型的急、慢性疼痛都有显著疗效,包括术后痛、腰背痛、烧灼痛、风湿性关节炎痛、纤维肌痛、复杂性局部疼痛综合征、癌痛、坐骨神经痛、颞下颌关节痛、头痛、镰状细胞贫血病性疼痛和治疗性疼痛等。以 CBT 为基础的心理干预可降低术后疼痛的强度及致残率,改善骨关节炎及脊柱疼痛患者的疼痛体验及睡眠质量。此外,对于情感体验,如抑郁、焦虑不明显的慢性疼痛患者,包括儿童青少年慢性疼痛患者,认知行为治疗对改善疼痛症状具有显著疗效。

认知治疗的基本理论主要包括自动式思想、图式或内部假设和认知歪曲(任意推断、选择性概括、过分概括化、两极式思维、过分夸大或过分缩小、个人化)。认知疗法认为患者的负性自动式思想背后必有功能性失调的图式或假设,而每种自动式思想及图式或假设均可能包含一种或几种类型的认知歪曲。认知疗法中最重要的问题是使患者一步步认识到这些逻辑性错误,并促使其产生认知性的改变。

行为治疗的基本理论,主要包括谢切诺夫经典条件反射、华生学习理论、桑代克强化作用以及斯金纳操作性条件反射。主要治疗技术有系统脱敏疗法、冲击疗法、自我控制法及生物反馈疗法(将单独列出)等。1976 年,Fordyce 提出慢性疼痛的操作性学习模式,根据这个模式,疼痛的持续存在是因为继发性获益(再强化),如经济补偿、配偶关注、逃避工作和责任,而当疼痛被视而不见或受到惩罚时,患者的疼痛行为则会被抑制。几个世纪以来,操作性学习模式明显影响了疼痛的概念和治疗的发展,疼痛患者及其家属被告知应增加活动,忽视疼痛患者的疼痛表达,这对改变患者的疼痛感知,减少患者的疼痛行为起重要作用。有些患者运用他们的疼痛来控制别人,或者对患者很重要的人的持续强化亦可导致疼痛的持续存在。

对于慢性疼痛患者,常用的治疗技术为操作性条件反射和认知行为治疗。前者通过改变患者服药、关注疼痛和借疼痛逃避责任等强化因素,转为将日常活动作为强化指标。为评估操作性条件反射的作用,往往需要患者记日记,并访谈患者家庭成员。后者目的为改变患者对疼痛的态度、信念和期望,帮助患者识别和取代负性认知,取而代之积极的想法或应对策略,具体方法包括放松训练、生物反馈、注意力转移、想象、重新定义等。

疼痛作为一种情感体验,其性质和强度受个人既往经历、当时的心理状态和社会文化因素的影响,因此对患者的疼痛症状应从生物、心理、社会等多维角度提供有效干预。认知行为治疗主要是应用心理学原理改变疼痛患者的行为、思维方式和知觉,以减轻其精神痛苦,它强调一个人的想法在一定程度上决定着他的感觉和行为。迄今为止,CBT 已是较为成熟的心理治疗技术,有着规范的治疗设置、原则和流程,在临床工作中具有较强的可操作性,其标准化的治疗流程便于在临床研究中使用。

四、放 松 训 练

放松训练是一种通过训练有意识地控制自身的心理生理活动、降低唤醒水平、改善机体紊乱功能的心理治疗方法。通过做一些简单的练习同时给予相适应的自我暗示的套语,调节自主神经系统的功能,使肌肉放松,达到消除紧张情绪、解除精神疲劳的目的。包括渐进性放松、自主训练、深呼吸放松。Kwekkeboom 等研究发现,通过让癌痛患者积极参与放松训练,可促进者发展个人对疼痛的控制能力,对于处理癌痛非常有帮助。

五、生物反馈疗法

生物反馈疗法是一种心理生理自我调节技术,依据操作条件学习理论,利用现代电子仪器,将人体觉察不到的与心理生理活动有关的生理信息(如肌电、皮温、心率、血压、脑电等)加以处理、放大,转换成声、光或数字信号,以视觉或听觉的方式反馈给患者,使患者根据反馈信号感知到平时觉察不到的自身生理变化的信息,学习调节控制自己的这些生理功能,达到预防和治疗目的。

临床上常将生物反馈和松弛技术相结合,常用的生物反馈有:肌电反馈、皮电反馈、皮温反馈、脑电反馈、心率、血压及其他内脏功能反馈。已有实践证明,在生物反馈训练中,要求慢性疼痛患者将注意力始终集中在反馈信号上并发挥想象的作用,当患者的肌肉放松时,其疼痛症状可减轻或消失,临床多采用肌电反馈训练治疗和皮温反馈治疗疼痛。

六、正 念 疗 法

正念疗法是目前在国际上被广泛认可的一种心理治疗的方法,可以有效缓解抑郁、焦虑症状,缓解慢性疼痛,而且对于提高个体的情绪调节能力,提高生活质量也有重要作用。"正念(mindfulness)"源于佛教,20 世纪 70 年代,卡巴金博士将其与心理学融合,之后在西方的多个临床机构被广泛应用于心身治疗。正念是对此时此刻有目的地、不加评判地注意。它强调以接纳的态度去观察此时此刻的内在体验、情绪或行为。

正念与我们的觉醒、自我意识息息相关,同时也影响着我们感官的敏锐性,包括对疼痛刺激的觉察。正念强调有意识地、不予评判地专注当下。它的关键在于欣赏当下,小心敏锐地持续关注当下,从而与之建立紧密联系。这种觉察不能直接改变压力和痛苦,但是患者会学会和压力与痛苦和睦相处而不是纠缠和对抗。正念过程中,认知和情绪调节能力随之发生显著变化。个体摆脱习惯和无意识(控制不住地陷入在疼痛的泥沼里),更自觉接纳当下,不受制于偏见,摆脱臆断和期望(诸如,我的疼痛没有尽头,没有办法可以改变我的疼痛),达到与自我和谐相处,内心平静。

研究证实,在长期的正念训练下,个体对热刺激的痛觉感受性降低从而体验到较少的疼痛。正念训练通过提高参与者对心理感受的接纳,成为改善慢性疼痛患者生活质量的关键。并且,因慢性疼痛继发的痛苦思维、情感以及躯体感受也发生相应的改变。正念能显著降低个体的疼痛感受,提升疼痛忍耐力。

正念通过降低杏仁核对有害刺激的反应,促进大脑对外界疼痛刺激的认识和接纳,改变认知评估和执行功能来有效提高个体的情绪调节能力,减少负性情绪等。这些脑功能的变化提示,正念练习在治疗疼痛的过程中可能是通过改变大脑对刺激的评估、执行控制以及情绪调控来实现的。

正念不仅会影响脑功能,而且长期的正念训练,还会导致局部脑区灰质密度和皮质厚度的变化。与正念和疼痛都相关的脑结构包括前脑岛、海马、前额叶和扣带前回,这些区域主要与感觉加工、记忆、注意过程和情绪及情绪调节相关。长期的正念训练可以增加体前额叶扣带回的皮质厚度,减低杏仁核的灰质密度。这些脑结构的变化表明正念可以改善大脑对外界刺激的感知、评价和调控能力,以达到缓解疼痛的作用。

正念疗法对于疼痛患者治疗的优势在于容易学习,便于操作,患者可以通过长期的自我训练达到缓解疼痛,改善心理状况,提升自我生活质量,故在临床上具有一定可操作性。

七、音 乐 治 疗

音乐治疗是一个系统的干预过程,在这个过程中,音乐治疗师通过运用各种音乐体验以及治疗师和治疗对象之间的动态关系,来帮助治疗对象达到健康的目的。音乐作为一种治疗手段具有改善动机、振奋情绪、降低焦虑的作用,从而可减轻患者对疼痛的感知。音乐的旋律和节奏影响下丘脑、边缘系统及脑干网状结构,改变神经内分泌系统的功能,减少儿茶酚胺的分泌,刺激脑垂体分泌释放内啡肽,影响自主神经系统的调节功能,以此帮助缓解疼痛。

音乐疗法具有低成本、非扩散性、无不良反应的特点,被运用于多模式疼痛干预而成为一种辅助疼痛治疗手段。音乐疗法缓解疼痛的临床应用领域较广,包括急性和慢性疼痛,如分娩镇痛、人工流产镇痛、围手术期镇痛、有创诊疗操作疼痛的控制,癌症疼痛、老年骨关节炎疼痛、儿童及青少年进行医护操作时疼痛的控制等。

音乐治疗的主要方法有聆听法、主动法以及综合法,分别指患者聆听音乐、患者主动参与音乐创作以及音乐合并其他方法综合治疗。在缓解疼痛的临床应用中,聆听法是使用较多的音乐疗法,即让疼痛患者聆听一定的音乐调节生理和心理变量以达到缓解疼痛的目的。音乐治疗也可合并其他疗法如康复训练、生物反馈治疗、放松训练等进行干预。

八、催 眠 治 疗

催眠，是指催眠师诱导受试者进入一种特殊的意识状态的技术。20世纪60年代，暗示、催眠治疗开始用于肿瘤患者的临床治疗。Elkins等发现，催眠能显著减轻慢性疼痛，而且比其他疗法（物理疗法，教育等）更有效，而且催眠除有较好的止痛效果外，在缓解焦虑，改善睡眠等方面也有很好的作用。但在临床实践中，催眠干预过于个体化，缺乏标准，对治疗师的个人要求较高，故催眠疗法在临床难以广泛应用，其标准问题有待进一步解决。

九、家 庭 治 疗

家庭治疗，顾名思义，是针对"家庭"为对象而施行的心理治疗，与以"个人"为对象的个人心理治疗不同。家庭治疗的特色是把焦点放在家庭各成员之间的人际关系上。常见的家庭治疗模式包括结构性家庭治疗、行为家庭治疗、策略性家庭治疗、分析性家庭治疗、综合性家庭治疗。

对于慢性疼痛患者来说，他们的社会支持主要来源于亲属，然而亲属在患者患病期间，同样承受着巨大的精神压力和经济负担。亲属的态度和行为会直接影响患者治疗时的情绪反应，甚至会引起躯体反应。良好的家庭环境可以为患者提供持续的情感支持和照顾，使其心理上得到安慰，积极配合治疗。

（骆艳丽　陆丽娟　季陈风）

参考文献

［1］沈渔邨. 精神病学［M］. 5版. 北京：人民卫生出版社，2009.

［2］FISHER E，LAW E，DUDENEY J，et al. Psychological therapies for the management of chronic and recurrent pain in children and adolescents［J］. Cochrane Database of Systematic Reviews 2018，Issue 9. Art. No. ：CD003968.

［3］JUDITH L NICHOLLS，MUHAMMAD A AZAM，LINDSAY C BURNS，et al. Psychological treatments for the management of postsurgical pain：a systematic review of randomized controlled trials［J］. Patient Related Outcome Measures，2018；9 49-64.

［4］GAO Y，WEI Y，YANG W，et al. The effectiveness of music therapy for terminally ill patients：A meta-analysis and systematic review［J］. J Pain Symptom Manage，2019，57（2）：319-329.

［5］NGAMKHAM S，HOLDEN JE，SMITH EL. A Systematic Review：Mindfulness Intervention for Cancer-Related Pain［J］. Asia Pac J Oncol Nurs，2019，6：161-169.

［6］DENISE HESS，MDIV，LMFT. Mindfulness-based interventions for hematology and oncology patients with pain［J］. Hematol Oncol Clin N Am，2018，32：493-504.

第十二章 超声引导疼痛介入治疗技术

医用超声用于分辨直径在 1mm 以上的结构,应用超声可以分辨软组织、血管、神经,以及引导疼痛介入治疗,其优点在于可对病变目标及穿刺路径、穿刺针移动实时可见,便携,避免放射暴露风险,可减少药物误注,并缩短操作所需时间。超声引导疼痛介入治疗有着诸多优点的同时也具备一定局限性。超声对于骨骼以及深部组织的显示往往不佳,而超声引导下疼痛介入治疗对于操作者水平、手法、熟练程度以及对解剖结构的掌握要求较高。随着超声技术以及设备的不断改良,疼痛病学即将迎来超声的黄金时代。但是超声引导下疼痛介入治疗需要操作者具备丰富的经验和熟练的技巧,因此规范化的培训必不可少。本章详细阐述超声学基础及其应用于疼痛诊疗的基本技术,着重介绍超声引导下常见疼痛疾病的诊疗技术。

第一节 超声影像学基础

一、超声的基础知识

(一) 超声的原理及种类

医用超声波是高频声波,产生在特定的频率范围内,能通过组织。B 型超声的基本原理即由换能器向人体发送脉冲超声回声,当超声波沿发射路径穿过不同声阻抗的人体组织时,一部分反射回换能器,另一部分继续穿入更深层组织。医学超声仪器使用的声波频率通常在 2~15MHz 之间。常见的超声种类包括 B 型、M 型和多普勒超声。

1. B 型超声 B 型超声的"B"是"brightness"(亮度)的首字母,通常也被称为二维型超声。B 型超声将回声信号显示为光点,回声的强弱以光点的亮度显示。声阻抗相差越大,反射越强,产生的回声信号越亮,反之则越暗。B 型超声类似人体解剖图像,能直观反映脏器大小、形态及内部结构,可将实质性、液性或气性组织以等回声、低回声及高回声的形式区分开来。

2. M 型超声 M 型超声的"M"是"motion"(运动)的首字母。M 型超声主要用于心脏及大血管检查,是辉度调制型中的一个特殊类型。M 型超声纵轴坐标为扫描时间线,即超声的传播时间和被测结构的深度、位置,横坐标为光点扫描时间,其时相分辨力极高,对于区分活动时相的微小差异十分必要。

3. 多普勒超声 其基于多普勒原理,用于检测及测量血流。用于超声诊断的多普勒仪器有很多种,包括彩色多普勒、连续多普勒、能量多普勒和频谱脉冲波多普勒。

(二) 常用超声术语

1. 频率 指一秒内声波的振动周期数。频率的单位是赫兹(Hz),每秒一个振动周期等于 1Hz,106 周期/s 等于 1MHz。声波频率与环境介质无关,完全取决于声波来源。频率与波长成反比。

2. 声阻抗 为所有物质的一种物理特性,等于组织密度与声速的乘积。两种物质间声阻抗差异越大,其反射声波的强度越强。声阻抗差异较大的结构比声阻抗相近的结构更容易识别。

3. 衰减 指声波在介质中传播时,出现的能量丢失、强度与振幅降低的过程。声波的衰减主要是由吸收、反射、散射 3 种物理效应造成的。声波衰减的速度与其发射频率及传播距离成正比,声波频率越高、传播越远,其衰减越明显。

4. 吸收 是声波衰减的主要原因,主要发生于超声波能在组织中转化为热能的过程中。超声波的频率越高,吸收效应越显著。

5. 反射 当两个大体积结构间的声阻抗明显不同时(例如某器官或组织的边界),其间便形成一个反射界面,并可以将部分声能反射回换能器,而未被反射而穿过界面继续传播的声波能量将进一步减低。

6. 压电效应　指对压电晶体施加电压时会发生形变和振动,可以实现电能和声能之间的转化。压电晶体是超声换能器的主要构成元件,压电物质对温度和撞击较为敏感,因此应避免加热或摔落超声换能器。

7. 超声波束　由近区(Fresnel 区)、远区和聚焦区构成。近区为换能器与聚焦部位之间的区域,声束呈圆柱形;聚焦区声束直径最窄,图像质量最佳;远区(Fraunhofer 区)为聚焦部位之后的区域,声束逐渐分散开来。

8. 分辨力　是超声系统对邻近反射体的分辨能力。

二、超声仪器的功能与图像优化

(一) 超声仪器的功能与调节

1. 参数设置

(1) 预设置:很多超声仪器为使用者提供了例如"血管""神经""肌肉骨骼""腹腔"等预设功能来对扫描对象进行成像优化,在进行扫描前选择相应的预设条件更为便捷。另外,超声系统还可以额外添加预设条件,以适应不同的使用者需求。

(2) 频率:超声换能器分为高频(10~15MHz 或更高)、中频(5~10MHz)和低频(2~5MHz。)在使用相同换能器的情况下,也可调节机器面板按钮对频率进行调节,频率越高,分辨力越高,穿透力越弱。

(3) 增益:为便于显示,需对回声信号弱小的初始强度做必要的放大。对回声信号的放大程度称为增益。需要注意的是,如果增益过大,系统内的固有噪声也会被同时放大,从而导致图像质量的下降。增益的作用是补偿声束在患者体内传播时出现的能量衰减,表现为图像总体亮度的变化。在扫查浅表结构时需要降低增益,而探查深部结构时则需要提高增益。

(4) 时间补偿增益(time gain compensation,TGC):能量衰减使深部结构的回声信号强度较浅表部位更弱,TGC 可以对这种不均一的衰减效应进行补偿,使得扫描平面内不同部位的回声振幅相同,即在图像上的信号亮度相同。TGC 由多个水平滑动键组成,其相对位置决定了它对扫描平面内不同深度回声信号的放大程度,使得不同深度回声信号的振幅与显示亮度相近。

(5) 深度:用于调控屏幕所显示的最大扫描范围。超声系统需要接收到某深度所有扫描线上的回声信号之后才能发射下一组脉冲,随着深度的加大,回声信号所需的返回时间也在延长。深度的加大会降低系统的脉冲重复频率,从而减少每秒钟的图像显示帧数。

(6) 聚焦:聚焦处的图像分辨力最佳。聚焦区需要位于感兴趣区域或置于感兴趣区域的下方。操作者可以选取多个聚焦区,然而每增加一个聚焦区,扫描线上即需要多发射一个超声脉冲,因此图像的显示帧频会降低,导致图像连续性降低,对于快速移动的结构并不理想。

(7) 扇区宽度:在给定深度及线密度的条件下,扇区宽度决定了帧频的大小。使用者可以通过减小扇宽改善总体帧频及图像分辨力,使细节更加丰富。

(8) 自动优化按钮:很多新型超声仪器都配有图像自动优化按钮,可瞬间将产生"理想影像"的多种调节方法组合在一起。大部分超声仪器的自动优化功能主要针对增益与频率进行优化,虽然有时仍需要根据主观判断作进一步的手动调节,但不失为一种简便、高效、快速改善影像质量的方法。

2. 超声换能器的种类

(1) 线阵换能器:用于生成垂直于换能器表面的平行扫描线,因而视野是矩形的,图像宽度约等于换能器长度。线阵换能器一般用于浅表结构和血管的成像,因而工作频率通常为 10~15MHz,广泛用于血管、小器官、肌肉骨骼系统的超声检查之中,能达到的最佳深度为 3~4cm。

(2) 凸阵换能器:换能器表面呈弧形,视野宽广且深度不一,此类换能器工作频率通常为 2~5MHz,低于线阵,最适于深部组织的成像。

(3) 相控阵换能器:相控阵换能器与线阵换能器相似,均为平面换能器,内部阵元相邻排成一行。相控阵换能器声束经电子导向形成图像,具有凸阵换能器样的宽阔视野,体积小,仅需很小的接触面积即可形成较宽的探查视野,其工作频率与凸阵换能器相近,常用于深部、心脏及颅内结构的检查。

（二）图像优化

1. 分辨力的优化 首先,应在穿透力充足的前提下选用最高的发射频率,声束应聚焦于目标区域,必要时可使用多重聚焦。其次,选择合适检查区域的预设条件,使用适当的整体增益与 TGC 设置也是优化图像对比度的重要步骤。此外,缩小扇区弧度及深度,将探查视野集中于目标区域,选择单一聚焦可以获得良好的时间分辨力。

2. 各向异性与空间复合成像

（1）各向异性:超声波的回波强度随入射角度变化而发生明显变化称为各向异性,衍射、散射、组织自身结构的不均一性是导致各向异性的重要原因。各向异性导致同一个物体在不同投射方向成像可以完全不同。神经、肌肉和肌腱的各向异性非常明显,超声入射角度对神经成像的质量影响巨大。在对目标组织进行扫描时,适当变换角度、倾斜换能器可减小各向异性,优化成像。

（2）空间复合成像:在不同的超声仪器中,空间复合成像可能具备不同的名称。空间复合成像可提高骨附近的超声图像质量,减少目标神经、肌肉或肌腱的各向异性,这两点对于疼痛介入治疗而言十分重要。

在常规超声波中,组织自单一方向受高频超声波的作用,空间复合成像时,入射的超声波来自多个角度,可减少超声成像时对入射角度的依赖性,使对入射角度敏感的组织显像更为清晰,同时降低噪声,使图像的横向分辨率更高,更具备"颗粒感",从而提高图像质量。

不同方向发出的波束有一个重叠的中央三角区,其内所有方向的波完全融合实现空间复合成像,但边缘区域只能获取所有波束中的一部分,因此空间复合成像的优势并非任何情况下都能被充分发挥。此外,采用实时复合成像时,由于信号的均一化处理,多波束成像和收集需要更长时间,复合图像帧频通常减少,分辨率降低。

3. 组织谐波成像(tissue harmonic imaging,THI) 谐波是由多个发射脉冲频率(基础频率或首次谐波)调制的频率。二次谐波频率为首次谐波的 2 倍。当超声波通过组织时,原始波峰升高,由正弦曲线变为锯齿形,变形波一次产生多种频率的反射回声波,频率较原始声波高。现代超声技术将基础谐波及二次谐波加以利用,可减少表皮组织附近的伪影及杂波干扰,明显增强图像的分辨率,改善对比度和灰阶图像质量。组织谐波成像特别可应用于体壁肥厚、异常的患者。

三、多普勒超声的原理及应用

多普勒超声在临床应用中可为操作者提供以下信息:血流的情况、方向以及速度。用于多普勒成像的三种常见类型为彩色血流、能量多普勒和频谱多普勒。

（一）多普勒角度

当多普勒声束迎向血流方向时,探测到正向的多普勒频移,当多普勒声束指向远离血流的方向时探测到负向的多普勒频移。多普勒声束与血管夹角越小,多普勒频移信号越大,当多普勒声束角度接近 90°时,产生非常小的信号。在临床实际应用中,探测血流时保持多普勒声束与血管内血流方向之间的声束角在 30°~60°对于取得可靠的多普勒频移信号非常重要。应该避免角度超过 60°,当角度为 90°时无法得到多普勒频移信号。

（二）多普勒成像

1. 彩色血流多普勒 彩色血流成像可以使操作者快速而高效地鉴别血管中血流情况以及血流方向,可以凸显二维解剖图像内异常区域的整体血流情况。彩色血流成像通常与二维成像联合应用,感兴趣区域可被"彩色框"显示,"彩色框"内的血流信息通常被指定为朝向换能器的红色以及背离换能器的蓝色,操作者可以调整彩色框的位置和大小,从而显示彩色编码现象或彩色血流图。此外,另可见一垂直的"彩色刻度表"叠加在二维图像上,该刻度表可根据操作者的需要而改变。彩色血流成像技术在收集并处理信息方面比标准 B 型成像要花费更多时间,因此要比 B 模式成像的帧频低。彩色血流成像的优势在于:可显示某一区域血流的全貌;显示血流方向;鉴别湍流和异常血流区域;显示闭塞血管的血流缺失。其劣势在于:血流信息受平均速度所限;扫描位置较深时帧频较低,导致时间分辨力差;易产生混叠,表现为部分高速血流将沿彩色标尺翻转,呈现为标尺对侧的颜色;角度依赖。

2. 能量多普勒　能量多普勒检测血流的灵敏度是彩色多普勒的 5 倍,因此可以检测到彩色多普勒很难检测到的血管。能量多普勒对于边界的显示更佳,如瓣膜边缘等结构。与彩色血流多普勒不同,能量多普勒几乎与发射角度无关,从而降低了探测血管假阴性的发生率。同时,因为没有应用取样技术,所以不易发生混叠。能量多普勒的缺点在于,轻微运动(如患者呼吸)会产生更多的运动伪影,以及易产生非常低的时间分辨力。此外,由于不能确定血流方向,能量多普勒的血流只显示为一种颜色,通常为橙色。

第二节　超声引导疼痛介入治疗操作常规

一、成像知识与基本操作

(一) 超声换能器的选择与操作手法

1. 换能器的选择与定向　根据拟检查、治疗部位的阻滞结构特点、目标区域的深度和所需的分辨率,可选择不同的超声换能器。不同的换能器在频率范围、外形、超声波入射方式上均有着较大的区别。概括而言,高频线阵换能器多用于表浅组织结构的成像,低频凸阵换能器多用于深部组织结构的成像,相阵换能器多用于心脏的体表成像。

超声换能器侧方通常具备定向标志,与屏幕上显示的定向标志点相对应,目的在于协助操作者分辨方向。屏幕上的定向标志点可根据操作者的习惯进行左右调整。在进行操作前,首先应辨清方向,可根据自身习惯进行必要的调整,例如对肌肉骨骼进行长轴切面扫描时,一般约定将近端置于屏幕左侧,远端置于屏幕右侧。

2. 换能器的操作手法　在显示解剖结构的过程中,需要不断调整换能器。其基本操作手法包括加压、追踪、旋转、倾斜,根据其英文名称的首字母可组成英文单词"PART",为了能够获得最佳图像,有时需要将几种手法相结合起来。此外,操作时操作者的手应贴近皮肤表面,手掌尺侧可落在患者皮肤上以便固定换能器,避免有意或无意移动换能器位置。

(1) 加压(pressure,P):向换能器施加适当的压力使目标神经显示更清楚(图 12-2-1)。

(2) 追踪(alignment,A):依照神经走行滑动换能器,显示和确定神经的行走路线(图 12-2-2)。

(3) 旋转(rotation,R):在目标神经上旋转换能器,显示和确定神经的纵截面和横截面(图 12-2-3)。

(4) 倾斜(tilting,T):两侧倾斜换能器,使声束和目标神经垂直,成像更清楚(图 12-2-4)。

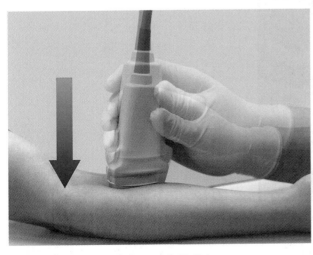

图 12-2-1　加压手法

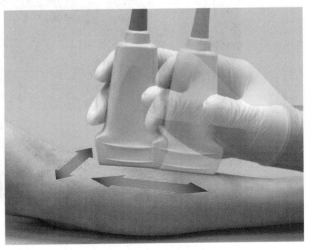

图 12-2-2　追踪手法

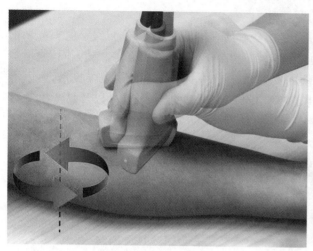

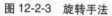

图 12-2-3　旋转手法

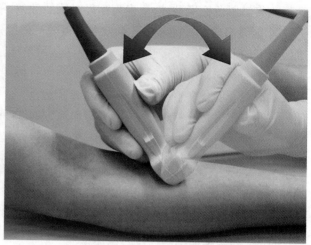

图 12-2-4　倾斜手法

（二）扫描轴与介入轴

1. 扫描轴

（1）短轴切面：又称横切面，换能器长轴方向与扫描部位长轴方向垂直相交。

（2）长轴切面：在躯干部位多称矢状面，换能器与扫描部位长轴方向一致。

（3）斜位：又分为前后斜位与左右斜位，目标长轴与换能器长轴相交叉。

（4）冠状位：超声切面换能器位于体侧，长轴方向与躯干长轴方向一致。

2. 介入轴　平面外技术和平面内技术是超声引导下疼痛治疗的两种最为基本的穿刺入路。使用平面内技术时，整个针尖和针体在进针过程中均能清楚显示。使用平面外技术时，针尖穿过回声平面成像为一个亮点。

（1）平面内技术：理论上可完全显示针体、针尖和注射的药液。平面内技术的优点在于穿刺针能够清晰显示，更为安全，适合经验不丰富的初学者；其缺点在于穿刺路径较长，穿刺针需要通过的解剖结构更多，有时穿刺针体部分与超声平面重合，导致针体部分显示而针尖不显示，盲目进针可能会导致损伤。当穿刺针长轴与换能器长轴不完全共面时，固定穿刺针，通过滑动换能器寻找针及针尖的方法较为安全，而通过调整穿刺针的位置改变换能器与穿刺针间的关系则有损伤周围组织的风险（图 12-2-5）。

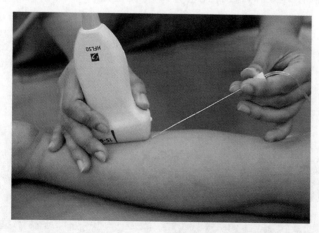

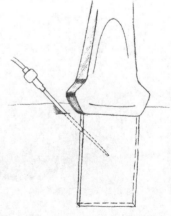

图 12-2-5　平面内技术及示意图

（2）平面外技术：平面外穿刺技术的优点在于穿刺路径较短；缺点在于不能显示整个穿刺针，在难以辨认针尖的时候盲目移动可能导致严重损伤及并发症（图 12-2-6）。

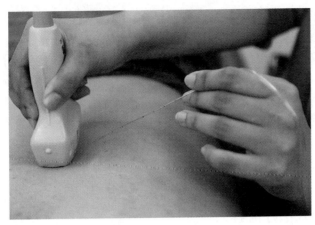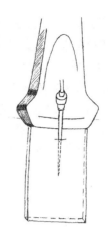

图 12-2-6　平面外技术及示意图

二、穿刺针成像特点及可见度调节

（一）概述

穿刺针在超声下的成像质量直接影响着疼痛治疗的成功率及安全性。超声引导下疼痛治疗过程中，最常见的错误之一就是在穿刺过程中看不到穿刺针，尤其是针尖。

目前，市面常见的神经穿刺针种类繁多，多为 30°或 15°斜面。近年来，专为超声引导所设计的、易于在超声下辨认的超声显影针也有了进一步的发展和应用。

穿刺针以及穿刺路径的可视化是进行超声引导下疼痛治疗必须掌握的重要技能之一。超声换能器发出的超声波束宽度通常只有 1mm 左右（图 12-2-7），因此，在应用平面内技术进行疼痛治疗时，超声波束与穿刺针对位不好便难以成像或非常容易发生偏离。比照换能器位置进行操作，小心地定位和推进穿刺针是非常重要的。

（二）穿刺针成像的基本特点和影响因素

1. 穿刺角度　穿刺针相对于皮肤表面的最佳穿刺角度是在 30°~45°之间插入。穿刺针角度与针尖亮度相关，穿刺针与声波呈直角时成像效果最为理想。

2. 穿刺针型号　较粗型号的穿刺针在超声下的成像可明显提高，并可方便地分离血管、神经并对组织进行松解。另外，粗穿刺针可减少调整探头所需时间，使穿刺时手感更加明显。其缺点包括患者不适感以及可能会造成穿破血管、神经后更严重的损伤及并发症。

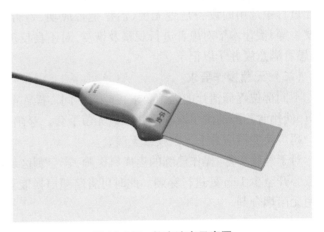

图 12-2-7　超声波束示意图

3. 斜面方向　斜面是针尖的最佳标志，且是针尖显像的重要因素。穿刺过程中，斜面需朝向换能器以便获得更为清晰的图像。使用平面内技术时，若只见末端成像渐细弱的部分针体，未见斜面，则针尖不在平面内，盲目进针存在损伤风险。

4. 增益调节　通常情况下，适当减少增益可提高穿刺针的可见度。在针尖辨认困难时，可以首先减少增益，辨认针尖，待针尖位置确定后将增益调回有利于组织结构成像的设置。

5. 针体移动与注射　在针尖位置辨认不清时，可轻轻振动穿刺针，或注射极少量液体来确认针尖位置。水声定位可使用灭菌注射用水、生理盐水、局部麻醉药物或 5% 葡萄糖溶液，液体量在 0.5~1ml 左右为宜。5% 葡萄糖溶液可以保护神经的运动功能及反应。需要注意的是，在进行此操作时应动作轻柔，切忌粗暴操作导致周围结构损伤。

6. 回声增强改良　改良型超声增强型穿刺针通过凹凸不平的针体表面改善了其在超声下的显影度。

335

在不同的临床情况下,穿刺针进入皮肤的角度有时不能达到理想,由于其特殊的回声发生性能,超声增强型穿刺针的成像质量要明显优于普通针,甚至在15°左右的穿入角度下也能够清晰显像。

7. 空间复合成像 空间复合成像技术可以使穿刺针长轴与换能器角度改变时穿刺针的可见度降低的情况得到改善。需要注意的是,当穿刺针与换能器间角度大于30°时,即使使用具有空间复合成像技术的超声仪器,穿刺针的可见度也会显著下降。

8. 穿刺针增强功能 当超声波束与穿刺针完全垂直时,反射最强,穿刺针显影最为清晰。当超声波束与针体角度陡峭时针的显影大大减弱。一些具有穿刺针增强功能的超声仪器可探测出穿刺针,并对超声波束方向进行控制,使得波束与针体在一定程度上尽量垂直,从而改善穿刺针的可见度(图12-2-8)。

三、超声引导疼痛介入治疗流程

(一) 环境准备与文书记录

患者入室后,应常规核对患者信息,包括姓名、年龄、治疗部位、禁食水情况、既往药物过敏史等。核对完毕后应建立静脉通路,连接监护仪,予以鼻导管或面罩吸氧。进行疼痛治疗的房间应配备治疗所需常规物品,包括静脉套管针、液体、监护设备、注射器、药物、穿刺针、超声仪器、无菌物品及设备、超声耦合剂等。同时还应配备急救药物和设备以备不时之需,包括血管活性药物、急救药物、脂肪乳剂、气道管理设备等。

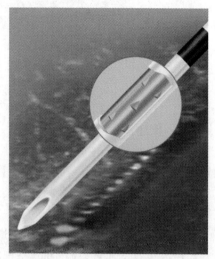

图 12-2-8 增强显影型穿刺针

疼痛治疗需要进行必要的文书记录。通常包括:治疗前患者的疼痛评估、功能评估、拟进行的治疗部位和方法、引导方式等;治疗过程中选用的设备是否无菌、治疗是否成功、是否有特殊情况发生等;治疗术毕对患者进行观察及恢复,对不良反应进行记录和及时处理,并于恰当时机评估治疗效果、患者满意度并予以记录。

(二) 无菌操作要求

不同部位疼痛治疗的无菌要求可略有不同。操作前医师应脱下戒指、手表及其他首饰,佩戴手术帽及口罩,使用含乙醇的洗手液洗手并佩戴无菌手套。穿刺区域皮肤应消毒至少3次,待消毒液干燥后铺无菌巾。超声换能器应套上无菌膜或无菌套。

对于经验丰富、操作熟练的疼痛科医师,若穿刺区域明确,可在皮肤消毒后将超声换能器落于距离穿刺点旁开至少1cm处进行穿刺。此时可省略超声换能器无菌术步骤,但应避免换能器进入无菌区域,并应选用无菌耦合剂。

第三节 临床常用技术介绍

一、超声引导颈神经根阻滞

颈神经根阻滞是治疗颈椎间盘突出症、头颈部及上肢 PHN 等疼痛疾病的常用方法,是疼痛科常用技术。传统技术采用 X 线引导下选择性颈神经根阻滞的部位为椎间孔后外部,而超声引导下选择性颈神经根阻滞的部位为颈椎前后结节之间,有研究表明治疗颈神经根性疼痛病变,两种引导方法疼痛缓解程度的差异无统计学意义。但因为超声可以清晰显示血管等软组织,可以更好地避免发生损伤血管的并发症。

(一) 适应证

颈椎间盘突出症、头颈部及上肢 PHN、颈部肌肉痉挛引起的疼痛和顽固性呃逆等。

(二) 相关解剖

颈神经根出椎间孔后分为前支和后支,前支走行于相应节段颈椎的横突前后结节之间,后支绕横突后结节与上关节突的交界处向后走行。因此在横突前后结节之间注射局部麻醉药,准确地说是阻滞颈神经根前支。

$C_{2\sim6}$ 横突有前后结节,颈神经根前支行走在相应横突的前后结节之间。C_5、C_6 横突前后结节之间夹角较小,呈 V 字形或 U 字形(图 12-3-1),自 C_4 开始向头侧的横突前后结节之间夹角逐渐变为钝角,至 C_2 横突前后结节之间的夹角已经接近 $180°$。C_7 横突前结节往往缺如,只有后结节,C_7 神经根前支走行于 C_7 横突浅处、后结节与椎动脉之间。

约90%的人群椎动脉走行于 C_7 横突前方然后进入 C_6 横突孔内,但这也说明仍有约10%的情况下在 C_6 横突水平椎动脉是暴露在横突孔之外的,椎动脉在 C_5 或更高水平才进入横突孔。进行颈神经根阻滞之前需特别注意避免损伤椎动脉。

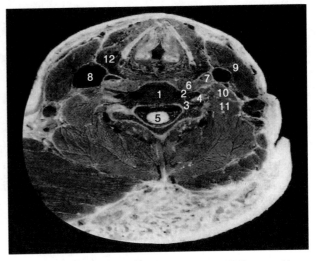

1. C_6 椎体;2. C_6 横突前结节;3. C_6 横突后结节;4. C_6 神经根;5. 颈髓;6. 颈长肌;7. 颈总动脉;8. 颈内静脉;9. 胸锁乳突肌;10. 前斜角肌;11. 中、后斜角肌;12. 甲状腺。

图 12-3-1　颈神经根及星状神经节局部解剖

(三)超声影像特征

颈脊神经根阻滞前需先确定神经根节段,常用方法为先扫描 C_6,然后向足侧移动定位 C_7,再逐渐向头侧移动探头可定位其他颈椎节段。

首先平环状软骨横向放置探头(图 12-3-2),由内向外扫描。直至看到颈动脉、颈内静脉、颈长肌、高回声的 C_6 横突前后结节(图 12-3-3)。C_6 横突前后结节之间低回声圆形或类圆形结构为 C_6 神经根前支。$C_{3\sim6}$ 神经根前支均走行于相应的颈椎横突前后结节之间。逐渐由 C_6 向足侧移动探头,可以看到颈动脉、颈内静脉、颈长肌、C_7 横突及后结节、C_7 神经根前支、椎动脉,在该层面可同时看到臂丛神经的 C_5、C_6 部分。C_7 无前结节,因此 C_7 横突呈"沙滩椅"样图像(图 12-3-4),且 C_7 水平椎动脉未进入横突孔,C_7 神经根前支位于椎动脉和 C_7 横突后结节之间。根据这些特点可以定位 C_7,从 C_7 向头侧扫描可以依次定位 C_6、C_5 等。自 C_4 向上的颈椎横突前后结节夹角逐渐变钝,C_2 的前后结节夹角接近 $180°$。

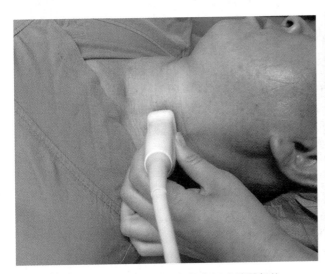

图 12-3-2　C_6 神经根扫查超声探头放置部位

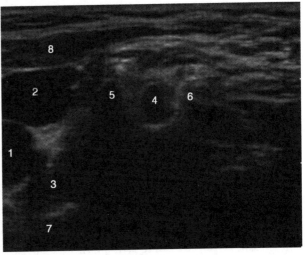

1. 颈动脉;2. 颈内静脉;3. 颈长肌;4. C_6 神经根;5. C_6 横突前结节;6. C_6 横突后结节;7. C_6 横突;8. 胸锁乳突肌。

图 12-3-3　C_6 神经根超声影像

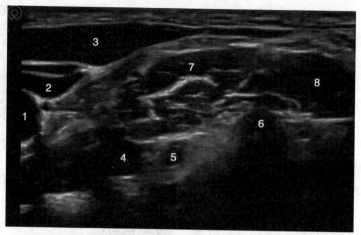

1. 颈动脉；2. 颈内静脉；3. 胸锁乳突肌；4. 椎动脉；5. C₇ 神经根；
6. C₇ 横突后结节；7. 前斜角肌；8. 中斜角肌。

图 12-3-4　C₇ 神经根超声影像

（四）超声引导下介入治疗

1. 操作前准备

（1）体位：患者可采取平卧位或侧卧位。平卧位铺巾有可能覆盖患者口鼻，侧卧位患者会感觉更舒适。

（2）体表定位标志：环状软骨。

（3）穿刺用具：一次性穿刺包、超声探头保护套 1 个、24G 穿刺针 1 个。

2. 超声设备的选择

（1）探头的选择：高频线阵探头（5~12MHz）。

（2）超声参数的调节：一般选择深度 3~4cm，4cm 最为常用，频率 10Hz。

3. 注射药物的选择

（1）药物浓度的选择：0.2%~0.5% 利多卡因或罗哌卡因，复合倍他米松 7mg 或地塞米松棕榈酸酯 4mg。

（2）推荐使用剂量：超声引导下行 C₅、C₆、C₇ 选择性神经根阻滞，每个部位分别给予 2~3ml 镇痛混合液。

4. 穿刺技术　做颈神经根前支阻滞时平面内进针或者平面外进针均可，如果拟行颈神经根前支脉冲射频，需采用平面内进针使射频针电极垂直于神经。注意平面内进针时由后部向前部进针，由前向后进针易损伤大血管。进针路径需避开血管和神经等重要结构。颈部血运丰富，建议穿刺前常规做彩色多普勒以辨认进针路径有无血管。注意椎动脉走行于颈神经根深部的横突孔内，进针时注意避免过深损伤椎动脉。在 C₆ 水平有近 10% 的人椎动脉未进入横突孔，椎动脉的超声影像为圆形低回声，易与神经根影像混淆，需特别注意鉴别。

穿刺 C₇ 神经根前支时建议平面内由外向内进针，平面外进针操作不熟练时易损伤浅表处的臂丛神经（C₅、C₆ 部分）和内侧的椎动脉。平面内进针穿刺针经过中斜角肌时需注意避免损伤走行在中斜角肌内的胸长神经和肩胛背神经，同时避免损伤浅表处的臂丛神经（C₅、C₆ 部分）。

穿刺针到达颈神经根周围后先注射生理盐水，目的是确认针尖位置并观察液体在神经根周围扩散情况。理想的药液扩散应包裹在颈神经根周围，低回声药液呈现为新月形或环形包绕在神经根周围，如果药液扩散不理想应重新调整针尖位置。需注意避免进针过深造成神经内注射，如果注射药液后低回声的神经根变得肿胀、横截面积变大、注药阻力大或患者主诉疼痛不适，出现以上任何一种情况均应立即停止给药，退针并重新调整针尖位置。

如果采用超声引导下神经电刺激治疗时，定位针尖位置时不应使用电解质溶液，而应当改用灭菌注射用水或 5% 葡萄糖注射液,以免电解质溶液导电影响操作者判断电刺激效果。

5. 常见并发症及预防　与所有其他注射治疗一样有穿刺部位感染的风险,应注意消毒铺巾。

局部麻醉药浓度过高可能出现一过性上肢乏力,应嘱患者避免持重物或易碎物品,避免驾驶机动车或者做其他精细运动。C_3、C_4 和/或 C_5 神经根阻滞后可能影响膈肌功能,因此不能同时做双侧 C_3、C_4、C_5 神经根阻滞,避免膈肌无力后出现呼吸困难。

颈部血液循环丰富,因此在穿刺前规划进针路径时应常规做彩色多普勒,识别穿刺路径上及附近的血管,穿刺时注意避开。颈神经根有伴行动脉,同样应当避免损伤。如果误入血管未能及时发现,注射局部麻醉药后会出现局部麻醉药中毒反应。如果误穿椎动脉,即使未给予局部麻醉药,也可能由于椎动脉痉挛出现一过性脑缺血。

如果药物容量过大,可能进入硬膜外腔,有阻滞对侧神经的可能性。如果进针过深,或者患者有解剖变异,针尖进入神经根袖内而未发现,给予局部麻醉药后会出现全脊麻。应避免进针过深,给药前和给药过程中应反复回吸。给予造影剂定位可降低全脊麻的风险。

二、超声引导星状神经节阻滞

星状神经节阻滞是慢性疼痛治疗中常用的有效治疗方法。由于星状神经节周围有甲状腺、颈动脉鞘、颈神经根等众多重要结构,传统的盲法星状神经节阻滞是慢性疼痛治疗中风险最大的治疗之一。X 线引导下星状神经节阻滞比传统方法更安全有效,但患者会暴露于射线下,不适用于频繁的治疗,而且 X 线引导下骨性结构能够清楚地显示,但软组织显示不清。超声引导下可以看到血管(甲状腺下动脉、颈动脉、椎动脉)和重要组织器官(例如甲状腺、食管和神经根),大大降低损伤血管和重要组织器官的风险。此外,超声引导介入治疗可以实时观察药物的扩散情况,可以将喉返神经麻痹、鞘内注射、硬膜外注射或血管内注射的可能性降到最低。超声引导下星状神经节阻滞与盲法星状神经节阻滞相比,使用更小的局部麻醉药剂量即可达到相同的阻滞效果,从而提高安全性。

(一) 适应证

1. 复杂性区域疼痛综合征(complex regional pain syndrome,CRPS);
2. 头面、胸背及上肢带状疱疹和 PHN;
3. 幻肢痛和灼性神经痛;
4. 偏头痛和脑血管痉挛;
5. 女性更年期综合征;
6. 血管性疾病,如急性血管栓塞,雷诺病等;
7. 其他疾病,如过敏性鼻炎,突发性耳鸣、耳聋等。

(二) 相关解剖

颈交感干由颈上神经节、颈中神经节、颈下神经节和节间支构成。约 80% 的人群中星状神经节由颈下神经节和第 1 胸神经节融合而成,位于 C_7 横突与第一肋骨颈之间,斜角肌内侧,颈长肌、食管和气管的外侧,颈椎横突的前方,锁骨下动脉和胸膜后部的上方,在 C_7 水平位于椎动脉后方。因此以 C_7 横突作为标志的星状神经节注射气胸和椎动脉损伤的风险明显增加,现在已基本不使用,而是以 C_6 横突前结节作为标志。C_6 横突前结节通常对应颈中神经节,所以我们常说的星状神经节注射严格来说应称之为"颈交感干阻滞",药物可扩散至星状神经节达到阻滞的目的。C_6 横突前结节水平的颈交感干位于颈动脉鞘深部、甲状腺外侧、椎前筋膜与颈长肌之间。约 90% 的人群椎动脉走行于 C_7 横突前然后进入 C_6 横突孔内,但这也说明仍有约 10% 的情况下在 C_6 横突水平椎动脉是暴露在横突孔之外的,椎动脉在 C_5 或更高水平才进入横突孔。传统的盲法穿刺是无法发现这种情况的,而超声引导星状神经节阻滞则可以避免损伤椎动脉。甲状腺下动脉起自锁骨下动脉,在椎动脉和颈长肌前方上行后向内侧走行于颈动脉鞘的后方进入甲状腺的下部。甲状腺下动脉于 C_{6-7} 水平在颈动脉鞘后方由外侧向内侧走行进入甲状腺,这一节段走向变异较大,盲法穿刺时非常容易被损伤,也是咽后血肿的主要原因,超声引导介入治疗可以避免损伤甲状腺下动脉。

（三）超声影像

平环状软骨水平在脊柱中线横向放置探头,可见环状软骨和甲状腺,向外侧平移探头直至看到颈动脉、颈内静脉、C_6 横突、C_6 横突前结节、颈长肌和椎前筋膜(位于颈长肌浅部)。C_6 横突前结节与横突之间成角陡峭。另一个确定探头位置的方法是向下移动探头,确认 C_7 横突。C_7 的定位特征为:C_7 横突前结节往往缺如,仅有一个后结节,后结节与 C_7 横突呈"躺椅状";椎动脉未走行于横突孔中(可用彩色多普勒确认血流信号),而是位于 C_7 神经根内侧。由 C_7 横突缓慢向头侧移动探头,看到的第一个有前后结节结构的为 C_6 横突。确认 C_6 水平后调整探头,使图像更清晰,应能看到以下结构:甲状腺、气管、颈动脉、颈静脉、颈长肌、椎前筋膜、C_6 横突和 C_6 横突前结节(图 12-3-5)。

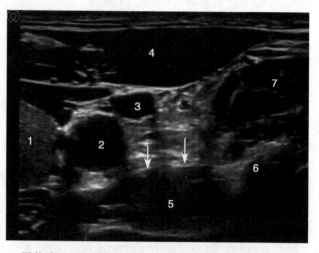

1. 甲状腺;2. 颈动脉;3. 颈内静脉;4. 胸锁乳突肌;5. 颈长肌;6. C_6 横突前结节;7. 前斜角肌;箭头:椎前筋膜。

图 12-3-5　星状神经节超声图像

（四）超声引导介入治疗

1. 操作前准备

（1）体位:患者去枕平卧,头偏向注射对侧约 45°。

（2）体表定位标志:环状软骨。

（3）穿刺用具:无菌消毒用品,一次性穿刺包,22G 穿刺针 1 个,超声探头保护套 1 个。

2. 超声设备的选择

（1）探头的选择:高频线阵探头(5~12MHz)。

（2）超声参数的调节:一般选择深度 3~5cm,4cm 最为常用,频率 10Hz。

3. 注射药物的选择

（1）常用药物:1% 利多卡因 2~4ml。

（2）药物扩散:星状神经节位于 C_7、T_1 横突前方,C_6 水平对应颈中神经节或颈交感干,超声引导下在 C_6 水平给予 2ml 药物后平均可扩散 4.8 个节段,给予 4ml 药物后平均可扩散 5.09 个节段。

4. 穿刺技术　穿刺入路主要采用平面内进针,进针路径需避开血管和神经等重要结构。Anuj Bhatia 等对 100 名患者进行了研究,超声下可观察到在 C_6 和 C_7 水平,分别有 50% 和 74% 的患者食管位于气管的侧方,分别有 14% 和 44% 的患者食管覆盖了气管和颈动脉之间距离的一半以上。C_6 和 C_7 水平分别有 29% 和 43% 的患者前入路穿刺路线上有大血管存在。因此超声引导下星状神经节阻滞平面内入路比平面外入路更为安全。

选择由外向内进针的路径。由内向外进针易损伤甲状腺或大血管。穿刺时避免损伤斜角肌间隙内的颈神经根和臂丛神经,还应避免损伤胸锁乳突肌和前斜角肌之间的膈神经。设计进针路径时应注意路径附近超声图像上的所有类圆形结构,可能是神经、淋巴结或血管。建议穿刺前常规使用彩色多普勒鉴别进针路径附近是否有血管,进针时注意避开。如果穿刺针穿过中斜角肌,可能损伤走行在中斜角肌内的胸长神经和肩胛背神经。穿过前斜角肌是比较安全的进针路径。

理想的针尖位置:椎前筋膜深部(预防药液在颈动脉鞘周围扩散)、颈长肌前外侧、颈长肌筋膜的浅部(避免颈长肌肌内注射)。注射药物后可见局部药物扩散。如果针尖位置过深可能导致颈长肌内注射,影响阻滞效果并造成患者不适。针尖过于靠内,药物容易扩散至气管食管间沟,阻滞喉返神经,出现声嘶、进食饮水呛咳。如未穿过椎前筋膜,药物向浅处扩散易阻滞颈动脉鞘内的迷走神经出现声嘶、呛咳,严重者会有心动过速、血压升高等变化。

（五）常见并发症及预防

1. 预防感染　与所有其他注射治疗一样有穿刺部位感染的风险,应注意消毒铺巾。穿刺前嘱患者做吞咽动作可以更加明确地辨认食管,从而避免损伤食管,造成继发的纵隔炎。

2. 避免副损伤,防范并发症

（1）避免血管损伤:颈部血液循环丰富,穿刺过程中可能损伤颈内静脉、颈动脉、甲状腺下动脉、椎动脉及其他小血管,因此在穿刺前规划进针路径时应常规做彩色多普勒,识别穿刺路径上及附近的血管,穿刺时注意避开。如果误入血管未能及时发现,注射局部麻醉药后会出现局部麻醉药中毒反应。如果误穿椎动脉,即使未给予局部麻醉药,也可能由于椎动脉痉挛出现一过性脑缺血。如果损伤大血管,局部血肿压迫气管,影响患者呼吸,血肿压迫颈内静脉会影响颅内血液回流,严重时会有脑水肿等,甚至死亡。

（2）避免神经损伤:穿刺路线邻近颈部神经根、臂丛神经和分支及膈神经,注意避免穿刺超声影像上所有类圆形低回声和尤回声结构。如果进针过深有进入硬膜外和鞘内的风险,但在超声引导下,只要保证解剖结构识别正确、图像清晰,穿刺针显像清楚,该并发症极少出现。

三、超声引导胸腰段神经阻滞

（一）胸神经根阻滞

1. 相关解剖　胸段脊髓在椎管内发出前根和后根,前根和后根汇合成胸神经根,后根在交汇前形成DRG,DRG位于椎间孔内,主要由感觉神经元胞体和神经纤维构成,因此其在疼痛治疗中扮演着重要的角色。胸神经根出了椎间孔后分出前支、后支和脊膜支,胸神经根发出后支的同时也会发出两支交通支联系到前方的交感神经节(图12-3-6)。在胸椎旁间隙内寻找到的结构可能是胸神经根,也可能是胸神经腹侧支;由于在此处注射小剂量药物可以向椎间孔内扩散,因此仍被称作胸神经根阻滞。

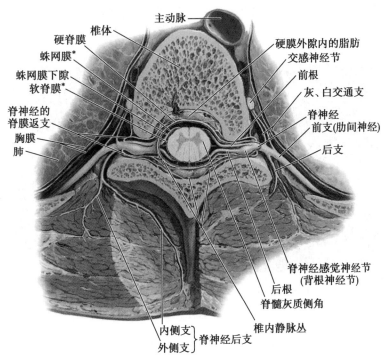

图 12-3-6　胸神经根解剖示意图

2. 适应证　肋间神经痛、带状疱疹神经痛、胸部慢性术后疼痛综合征等。

3. 操作步骤　患者取侧卧位、阻滞侧朝上或俯卧位。采用低频凸阵探头(2~5MHz)。行胸神经根阻滞前,首先要准确定位进行穿刺的胸椎节段(图12-3-7)。将低频超声探头平行棘突连线放置于颈胸交界最高棘突外侧4~5cm处,在超声图像上可以看到依次排列的各胸椎肋骨的短轴影像,各肋骨短轴影像特征为城垛样表面高亮、深面无回声的独立骨骼声影,在各肋骨之间滑动的高亮线状回影是胸膜,其中最头端、位置最深的为第1肋骨。当探头向外侧移动,由于第1肋短小且弯曲向前,其声影很快从图像上消失,此时便能准确定位第1肋及第2肋;随后探头向尾侧移动,依次定位出现的每根肋骨,直到定位到所需

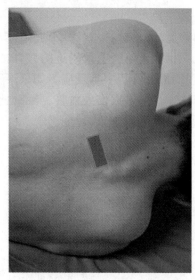

图 12-3-7 胸神经根阻滞超声探头放置示意图

要穿刺的胸椎节段。

通过上述定位肋骨节段的方法,找到目标节段的肋骨,旋转探头使其与该节段肋骨走行方向一致,在超声图像上弧形的骨骼声影结构即为肋骨。探头随后沿肋骨走行向后正中线移动,当探头接近后正中线时,超声图像上出现特征性胸椎骨骼声影:正中高高耸立的是棘突(中胸段为上一节段胸椎的棘突),棘突外侧低平的声影是椎板,椎板外侧向背侧隆起的声影是横突,横突外侧出现形似"断裂"的间断声影即为肋横突关节,横突通过肋横突关节与外侧弧形的肋骨相连。此时胸椎旁间隙在横突的前方,被肋骨头所占据。得到上述肋骨长轴切面图像后,探头稍向尾端平行移动,放置于肋间隙,此时超声图像上弧形的肋骨消失,椎板外侧仅剩向背侧隆起的横突声影。在横突的外侧缘可以看到两条高亮的回声,较深面的一条是胸膜,较浅面的是肋间内膜,在胸膜和肋间内膜之间可见低回声间隙是肋间隙。在获得横突水平切面后,探头继续平行向尾端移动,此时超声图像上可见向背侧隆起的横突声影消失,仅剩平坦的椎板骨骼声影,探头继续向尾侧略微平行移动,可以看到平坦的椎板外侧缘会向前方略微倾斜,该切面便是下关节突切面。在原先横突消失部位的深面出现线状高回声影是肋横突上韧带,在肋横突上韧带深面可以看到高亮且随呼吸滑动的弧形回声影是胸膜,在肋横突上韧带与胸膜之间低回声的间隙为胸椎旁间隙。此时略微调整超声探头,可在此间隙内观察到一类圆形蜂窝状回声即为胸神经根或者胸神经腹侧支(图 12-3-8)。

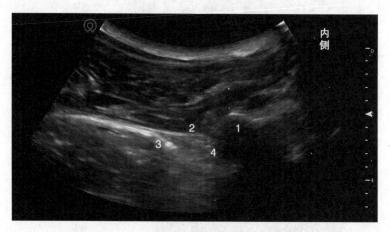

1. 下关节突;2. 肋横突上韧带;3. 胸膜;4. 胸神经根。

图 12-3-8 胸神经根超声图像

进行超声引导胸神经根阻滞时,通常选用由外侧向中线平面内穿刺技术,当针尖接近胸神经根或者胸神经腹侧支时注射小剂量药物进行阻滞。

4. 注意事项 胸神经根阻滞针尖显影较困难,应该始终保持针尖在视野内,避免穿刺过深,针尖突破胸膜导致气胸(操作过程中患者出现突发性咳嗽或者突发性胸痛时应警惕气胸发生)。

(二)肋间神经阻滞

1. 相关解剖 肋间神经(图 12-3-9)在肋间内、外肌之间走行于各肋沟之中,在腋前线附近开始离开肋骨下缘,并发出外侧皮支,主干继续前行。第 1~6 肋间神经到达胸骨侧缘穿出为前皮支。低位肋间神经斜向内下,行于腹内斜肌与腹横肌之间,并进入腹直肌鞘,在腹白线附近穿出,为前皮支,支配胸腹部近正中线区域。除肩胛骨覆盖的区域外,其他部位的肋间神经通常均可被阻滞。

2. 适应证 治疗各种原因引起的肋间神经痛,胸痛的鉴别诊断(躯体痛和内脏痛),慢性术后疼痛综合征。

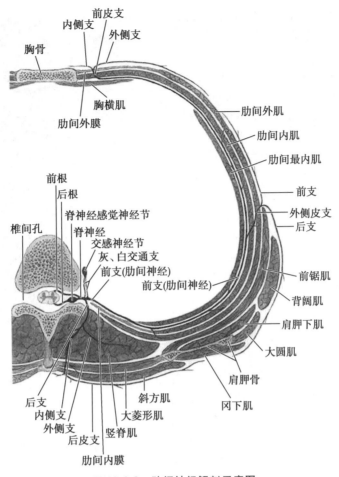

图 12-3-9　肋间神经解剖示意图

3. 操作步骤　患者取俯卧位或患侧朝上的侧卧位。选用高频线阵探头（7～13MHz）。使用短轴平面内技术。将探头和肋骨垂直放置（图 12-3-10），即可显示肋间神经的城垛样横截面声影。肋骨之间有滑动高回声弧线影——胸膜相连。上一节段肋骨下缘、肋间内、外肌之间即为肋间神经所处位置，仔细分辨可见其为一类圆形蜂窝状回声影。肋间血管细小或被肋骨阻挡，有时较难在超声上显示，但其显影有助于定位肋间神经（图 12-3-11）。临床上常用短轴平面内技术从探头的尾端进针，引导针尖到达肋骨下缘肋间内、外肌之间，注射少量药物。

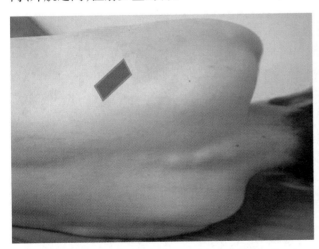

图 12-3-10　肋间神经阻滞超声探头放置示意图

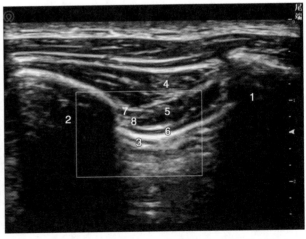

1. 下一节段肋骨；2. 上一节段肋骨；3. 胸膜；4. 肋间外肌；5. 肋间内肌；6. 肋间最内肌；7. 肋间动脉；8. 肋间神经。

图 12-3-11　肋间神经超声图像

4. **注意事项** 行肋间神经阻滞,一定要确保针尖在超声图像视野内,避免因进针过深导致气胸的发生。

(三) 腰神经根阻滞

1. **相关解剖** 腰神经根自脊髓发出,经同序列椎骨下方的椎间孔穿出向前、外、下斜行。椎间孔的顶部和底部是相邻椎体的椎弓切迹;前界为相邻椎体后缘、椎间盘、后纵韧带外侧延伸部分;后界为上、下关节突,黄韧带外侧延伸部分。在横突尾侧,下关节突水平,腰神经根从椎间孔上缘穿出,进入到腰椎旁间隙内(图 12-3-12);在其穿出椎间孔外口后发出后支,因此超声扫查时可能扫到的是其前支,然而于椎间孔外口处注药,通常可以阻滞整支腰神经,故而仍被称作腰神经根阻滞。

2. **适应证** 各种原因引起的腰脊神经根性疼痛,累及腰神经的带状疱疹神经痛等。

3. **操作步骤** 患者取侧卧位、阻滞侧朝上或俯卧位。采用低频凸阵探头(2~5MHz)。行腰神经根阻滞,首要步骤是准确定位目标节段。先将探头平行棘突连线放置于髂后上棘近端,获取长轴超声图像。超声图像上,尾侧可见一块连续平坦的骨骼声影,这便是骶骨。在骶骨的头侧,可见一条块状骨骼声影结构,此即为 L_5 横突。L_5 横突与骶骨不连续,两者之间存在声窗。找到 L_5 横突后,探头向头侧移动,超声图

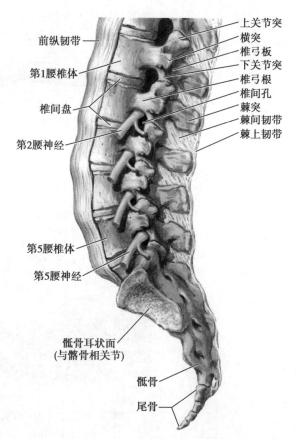

图 12-3-12 腰神经根解剖示意图

像上依次出现 L_4、L_3、L_2、L_1 横突声影。通过上述方法定位各节段腰椎横突后,将目标节段横突影像放置于超声图像中央,探头旋转90°,使超声探头与棘突连线垂直并放置于棘突上偏阻滞侧部位(图 12-3-13)。此时在超声图像上呈现三个骨骼声影,由内到外依次分别为棘突、关节突和横突。操作者需要将探头由头端向尾端做一个平移或者倾斜,避开横突的阻挡,使超声扫查平面位于两个横突之间的间隙。当横突声影消失,在原本横突声影部位出现相应组织的回声。在横突声影消失部位的顶端可以看到小条状肌肉影和高回声线状影,即为连接邻近横突的横突间肌和横突间韧带。在横突间肌、横突间韧带的浅面的肌肉影是竖脊肌,在其外侧相连的肌肉影是腰方肌,在其深面的肌肉影是腰大肌。腰大肌、横突间肌、横突间韧带、

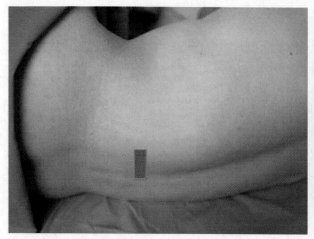

图 12-3-13 腰神经根阻滞超声探头放置示意图

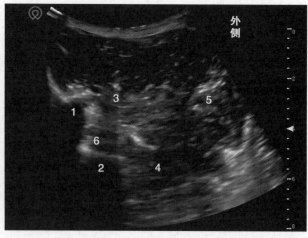

1. 下关节突;2. 椎体;3. 横突间肌、横突间韧带;4. 腰大肌;5. 腰方肌;6. 腰神经根。

图 12-3-14 腰神经根超声图

腰方肌围起来的区域就是腰大肌间隙。在腰大肌间隙内,紧贴关节突声影外侧部位看到类圆形蜂窝状高回声结构,该结构即是腰神经根或神经前支(图 12-3-14)。通常选用由外向内平面内穿刺技术,针尖到达腰神经根或神经前支附近,注射少量药物。

4. 注意事项　超声扫查时可能扫到的是腰神经前支,因此进行精准的腰神经根阻滞,还需要通过 X 线或CT 造影来进一步确认针尖是否准确抵达腰神经根位置。腰神经根阻滞可能发生出血、感染、神经损伤等并发症。另外,穿刺过程中如针尖距离椎间孔外口过近,注射药物可能顺着椎间孔扩散至硬膜外间隙,导致硬膜外阻滞。穿刺针显影不清,可能直接穿入硬膜外间隙甚至蛛网膜下间隙,导致硬膜外阻滞甚至全脊髓麻醉的发生。此处有腰动脉分支走行,疼痛治疗时误将颗粒状激素注入腰动脉可能随血流进入脊髓供血动脉,而造成其供血区域缺血,引起截瘫;刺到腰动脉也可能引起血管痉挛,造成脊髓缺血;局部麻醉药物注入血管,可能引起局部麻醉药物中毒症状的出现。部分患者肾下极位置较低,有可能位于 $L_{3\sim4}$ 水平,甚至更低节段,因此穿刺过深可能造成肾脏的损伤。

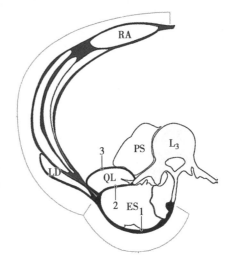

图 12-3-15　胸腰筋膜解剖示意图

RA:腹直肌;LD:背阔肌;PS:腰大肌;QL:腰方肌;ES:竖脊肌;1.胸腰筋膜后层;2.胸腰筋膜中层;3.胸腰筋膜前层。

(四) 胸腰筋膜阻滞

1. 相关解剖　胸腰筋膜(图 12-3-15)为脊柱部位的深筋膜,在第 12 肋与髂嵴之间分为前、中、后三层。胸腰筋膜后层覆于竖脊肌后面,内侧附着于腰椎棘突和棘上韧带;中层位于竖脊肌与腰方肌之间,内侧附着于腰椎横突;前层位于腰方肌前面,内侧附着于腰椎横突。在腰方肌外侧缘,中层和前层汇合形成腰方肌鞘。胸腰筋膜在 $L_{3\sim4}$ 腰椎棘突水平还有背阔肌、腹外斜肌、腹内斜肌和腹横肌的腱膜参与。

2. 适应证　第三腰椎横突综合征、胸腰筋膜间隙病变引起的疼痛等。

3. 操作步骤　以 L_3 横突定位为例,介绍胸腰筋膜阻滞。患者取侧卧位、患侧朝上,采用低频凸阵探头(2~5MHz)。将超声探头垂直棘突连线放置于 L_3 水平棘突上偏阻滞侧部位(图 12-3-16)。确认竖脊肌、腰方肌和腰大肌,竖脊肌在横突浅面,竖脊肌深面及内侧为腰方肌,其附着于横突顶端,腰方肌深面为腰大肌。随后将探头向外侧移动,可见背阔肌、腹外斜肌、腹内斜肌和腹横肌。确认各肌肉后,再移动探头回到横突水平,采用平面内技术,由外侧向中线进针,可行胸腰筋膜(图 12-3-17)前层、中层及后层阻滞。进针时注意避免针尖误入腹腔。在胸腰筋膜前层阻滞时,针尖到达腰方肌前方。在胸腰筋膜中层阻滞时,针尖到达竖脊肌和腰方肌之间。在胸腰筋膜后层阻滞时,针尖到达竖脊肌和背阔肌腱膜之间。

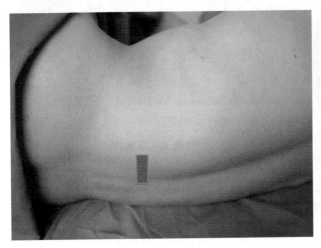

图 12-3-16　胸腰筋膜阻滞超声探头放置示意图

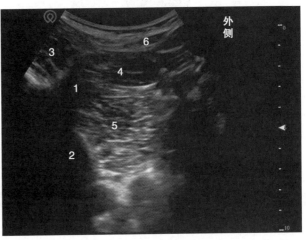

1.横突;2.椎体;3.竖脊肌;4.腰方肌;5.腰大肌;6.背阔肌。

图 12-3-17　胸腰筋膜超声图像

4. 注意事项 因穿刺距离较深,注意观察针尖,避免药液误入椎管内甚至蛛网膜下腔。避免穿入腹腔造成腹腔脏器、血管损伤。注射药物时仔细观察药液在目标间隙内扩散,避免药液注射在肌肉内。

四、超声引导骶髂关节注射治疗

(一)相关解剖

骶髂关节(图 12-3-18)是可动关节,由骶骨外侧的关节面和髂骨的后内侧构成关节,其中骶骨的关节面由透明软骨覆盖。关节由后方的骶髂韧带、骶棘韧带、骶结节韧带加强稳定。关节后面的头侧部分含有骨间韧带,没有真正的关节囊结构。与关节的骨性结构相比,骨后及骨间韧带是维持关节强度的主要因素,骶髂关节注射时必须突破这些韧带。骶髂关节承担躯干的重量,易发生拉伤或关节炎。随着年龄的增长,关节腔变窄,使关节内注射的操作难度加大。韧带和骶髂关节本身接受 $L_3 \sim S_3$ 的神经支配,以 L_4 和 L_5 为主,这种多神经支配的特点可能是引起骶髂关节痛症状不同的主要原因。骶髂关节活动范围小,其所致疼痛与活动、体位改变和关节负重所致的关节受力变化有关。

(二)骶髂关节注射治疗常规

1. 适应证 对保守治疗效果不佳的骶髂关节疼痛患者。

2. 操作步骤 患者取俯卧位,小腹部位垫枕使髋关节轻度屈曲。采用高频线阵探头(5~10MHz)。将超声探头横向放置于髂后上棘略偏内侧,此时超声图像显示外侧高耸弧形骨骼声影即为髂骨,髂骨声影距离皮肤较近,其内侧相连接的低平骨骼声影为骶骨,二者之间即为骶髂关节(图 12-3-19)。仔细分辨可见骶髂关节呈现一斜行裂隙,有时可分辨覆盖其表面的后骶髂韧带。继续向远端平移探头,也可以扫查到骶骨和髂骨接近同一深度的平面,此处为偏远端的骶髂关节,有时也需要进行注射。采用平面外或平面内穿刺技术,使针尖突破骶骨与髂骨间的韧带,进入骶髂关节间隙,注射治疗药物即可。

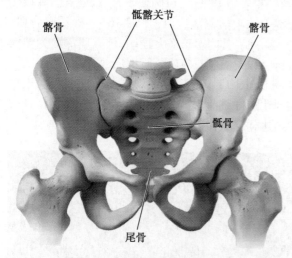

图 12-3-18 骶髂关节解剖示意图

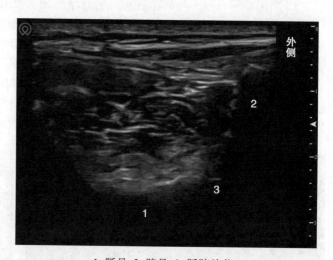

1.骶骨;2.髂骨;3.骶髂关节。

图 12-3-19 骶髂关节超声图像

3. 注意事项 一旦穿刺针针尖进入关节囊深处,就很难显影针尖,并且骶髂关节处有骶外侧动脉的髂骨支走行。因此操作过程中应尽量避免穿刺到血管,注药前也应确定回抽无血。开始注射药物时,彩色多普勒血流显像能够显示注射液体流动信号自骶骨和髂骨之间的低回声缝隙发出,帮助判断注药部位正确与否。

(陈思 李君 赵达强)

参考文献

［1］ 田玉科,梅伟.超声定位神经阻滞图谱［M］.北京:人民卫生出版社,2012.

［2］ 倪家骧,武百山(译).超声引导疼痛介入治疗图谱［M］.天津:天津科技翻译出版有限公司,2016.

［3］ VIVIEN GIBBS,DAVID COLE,ANTONIO SASSANO. Ultrasound Physics and Technology HOW,WHY AND WHEN［M］. Singapore,Elsevier Pte Ltd,2012.

［4］ JEE H,LEE J H,KIM J,et al. Ultrasound-guided selective nerve root block versus fluoroscopy-guided transforaminal block for the treatment of radicular pain in the lower cervical spine:a randomized,blinded,controlled study［J］. Skeletal Radiol,2013,42(1):69-78.

［5］ KANG S,YANG S N,KIM S H,et al. Ultrasound-Guided Cervical Nerve Root Block:Does Volume Affect the Spreading Pattern? ［J］ Pain Med,2016,17(11):1978-1984.

［6］ NAROUZE S N. Ultrasound-guided cervical spine injections:ultrasound "prevents" while contrast fluoroscopy "detects" intravascular injections［J］. Reg Anesth Pain Med,2012,37(2):127-130.

［7］ NAROUZE S. Ultrasound-Guided Stellate Ganglion Block:Safety and Efficacy［J］. Curr Pain Headache Rep,2014,18(6):424.

［8］ LEE M H,KIM K Y,SONG J H,et al. Minimal volume of local anesthetic required for an ultrasound-guided SGB［J］. Pain Med,2012,13(11):1381-1388.

第十三章 神经阻滞技术

神经阻滞(nerve block,NB)技术是指采用化学(包括局部麻醉药物、神经破坏药物等)或物理(加热、加压、冷却)的方法,作用于神经节、根、丛、干和末梢的周围,使其传导功能被暂时或永久阻断的一种技术,在疾病诊断和治疗中起重要作用。本章主要叙述神经阻滞技术在慢性疼痛的应用概论并重点介绍选择性神经根阻滞术。

第一节 概　　述

一、发展历史

神经阻滞技术的历史离不开100多年前局部麻醉药的发现。1855年Gardcke从可可叶中分离出含可卡因的生物碱,1860年Niemann将其提纯,1880年Von Anryp发表文章论述了可卡因的药理作用,1884年Richard John Hall和William Stewart Halsted将可卡因在自己身上进行了大胆的尝试并成功实施手术,实现了第一次真正意义上的神经阻滞。后来毒性作用小、成瘾性小、化学性质稳定的局部麻醉药逐渐被合成出来,包括目前临床上使用的利多卡因、布比卡因、罗哌卡因等。神经阻滞技术也从局部浸润、静脉注射、硬膜外阻滞、蛛网膜下腔阻滞,发展到内脏神经阻滞、椎旁阻滞、交感神经阻滞等,并逐渐应用在外科手术、急慢性疼痛、鉴别诊断等方面。

我国的局部麻醉技术始于1886年传教士引入的局部麻醉药——可卡因,1918年开始应用普鲁卡因。1937年,高镜朗编译的《局部麻醉学》较详细地介绍了局部麻醉及各种神经阻滞方法,促进了神经阻滞的发展。中华人民共和国成立后,吴钰、谢荣、金士翱等专家教授编写的麻醉学巨著为麻醉和疼痛事业的发展奠定了基础。

近年来,随着我国疼痛诊疗工作在基础研究、临床诊治等方面取得了长足进展,治疗手段越来越丰富,神经阻滞技术因简便易行、效果显著等特点而在临床工作中发挥巨大作用。

二、神经阻滞治疗机制

(一)阻断痛觉的神经传导通路

神经阻滞通过抑制细胞膜内外钠离子和钾离子的流动,甚至引起细胞膜变性、细胞坏死,阻断神经纤维内神经冲动的传导。对于传导痛觉的无髓鞘C类神经纤维,局部麻醉药可迅速阻断痛觉的传导,达到镇痛。

(二)阻断疼痛的恶性循环

由于外伤、炎症等引起的痛觉信号传入脊髓后,部分向上传至大脑产生痛觉,部分经脊髓反射,刺激交感神经和运动神经,导致病变区域血管收缩、肌肉紧张,后者又可加重疼痛,形成恶性循环。局部缺血导致组织缺氧、代谢产物堆积,致痛物质生成,加重疼痛。神经阻滞可在阻断疼痛传导的同时缓解局部肌紧张和痉挛,改善局部血液循环和组织代谢,阻断疼痛的恶性循环。

(三)改善血液循环

交感神经阻滞可通过增加外周血流量有效改善血液循环,治疗因局部血液循环不良导致的疼痛,如闭塞性血栓性脉管炎、雷诺病、闭塞性动脉硬化等。

(四)调理引起疼痛的炎症反应

目前已证实神经阻滞,特别是交感神经阻滞,具有抗炎作用,通过改善局部血液循环,发挥白细胞的抗炎作用,增加病变区域自愈能力。神经阻滞中应用糖皮质激素,可减少磷脂酶 A2 抑制物的生物合成,减少前列腺素和白细胞介素的生成,发挥抗炎、抑制炎症反应进行性加重及阻断炎症恶性循环的作用。

三、神经阻滞特点

（一）镇痛效果确实可靠

与镇痛药物仅减轻疼痛不同,神经阻滞可完全阻断疼痛。神经阻滞技术是目前国内外多数疼痛诊疗机构中基本的治疗手段,可使多数疼痛患者达到暂时或永久性镇痛效果。

（二）疾病诊断的重要依据

因为局部麻醉药阻断神经冲动传导作用的短效性和可逆性,所以神经阻滞有助于明确疼痛的来源、部位和性质。例如鉴别三叉神经痛与舌咽神经痛时,可行"可卡因试验",将 1% 可卡因涂布于患侧的扁桃体和咽后壁上,在 1~2h 内,原来诱发疼痛发作的诱因不引起疼痛发作,即为试验阳性。

（三）可控性强

神经阻滞术者可通过控制药物种类、浓度、剂量、注射速度及注射部位来调整神经阻滞的作用范围和时长。

（四）简便易行,副作用小

神经阻滞所需设备、器械简易,作用范围可控,主要针对局部,全身不良反应小。

（五）疗效与操作技术密切相关

疼痛科医师应经过培训并具有一定临床经验,同时需熟悉神经解剖、神经生理学,熟练掌握神经阻滞适应证、禁忌证和操作技巧,严格无菌下规范操作,可充分发挥神经阻滞的作用,并有效避免不良反应。

（六）神经阻滞的局限性

神经阻滞在涉及多个皮节区时,例如弥漫性肌肉骨骼疼痛和糖尿病周围神经病变的作用较弱,常需要多种形式和多种药物的综合治疗。

第二节　神经阻滞分类

一、按照阻滞方法分类

（一）化学性神经阻滞

常采用局部麻醉药等药物进行神经阻滞,为可逆性神经阻滞。有时为了一定的治疗目的,使用高浓度的局部麻醉药或神经破坏药物进行神经阻滞,可较长时间,甚至永久性地阻断神经传导功能,即神经毁损术。

（二）物理性神经阻滞

使用加热、加压、冷却等物理手段阻断神经传导功能,如射频热凝术、冷冻神经毁损术等。

二、按照解剖部位分类

（一）脑神经阻滞

即阻滞十二对脑神经,但由于解剖位置所限,通常使用的脑神经阻滞主要包括三叉神经阻滞、舌咽神经阻滞、蝶腭神经节阻滞、面神经阻滞、迷走神经阻滞、副神经阻滞等。

（二）颈及上肢神经阻滞

如枕大神经阻滞、颈丛神经阻滞、肩胛上神经阻滞、腋神经阻滞、臂丛神经阻滞、正中神经阻滞等。

（三）胸部神经阻滞

如肋间神经阻滞、胸椎旁神经阻滞等。

（四）腰骶部神经阻滞

如腰椎旁神经阻滞、腰骶丛神经阻滞、坐骨神经阻滞、股神经阻滞、阴部神经阻滞等。

（五）交感神经节阻滞

如星状神经节阻滞、胸腰椎旁交感神经节阻滞、腹腔神经丛阻滞等。

（六）椎管内神经阻滞

如硬膜外阻滞、蛛网膜下腔阻滞、骶管阻滞等。

（七）局部浸润阻滞

可根据疼痛病灶的不同特点，配制有效的药液，常常是局部麻醉药、糖皮质激素及抗炎药物混合，如关节阻滞、无菌性炎症的注射治疗等，在慢性疼痛的诊疗中较常用。局部浸润阻滞可直达局部病变，药液可在局部形成高浓度，减少全身副作用，使临床治疗更精准。

（八）周围末梢神经阻滞

主要针对机体末梢神经的阻滞，例如腕部阻滞、踝部阻滞等。

（九）表面麻醉

将局部麻醉药直接应用于鼻腔、口腔、咽喉、尿道及眼部。利多卡因软膏常可透过皮肤渗透到组织的表面，但需要较长的用药时间（超过 1h）。

第三节 神经阻滞治疗原则及操作指南

一、治 疗 原 则

（一）术者准备

1. 术者应具备实施神经阻滞所需的专业知识，并具有丰富的临床经验，全面了解各种疼痛综合征及其评估、可能的治疗方法。

2. 详细了解与操作技术有关的解剖学基础知识。

3. 详细了解神经阻滞带来的可能不良反应、并发症及其预防措施和处理方法。

4. 告知患者及家属有关患者病情、治疗技术方法、治疗目的、预期效果及可能出现的并发症。对于可能出现的风险应详细告知，并做好预防及准备处理措施。告知患者术中可能出现的异常感觉，缓解其紧张焦虑情绪，并让患者签署一份详细说明操作过程及其风险的知情同意书面协议。

（二）患者准备

1. 明确诊断，详细了解病史（疼痛相关的既往病史、用药史、局部麻醉药过敏史、手术史等）。

2. 详细体格检查，包括精神状态、神经系统检查、肢体的感觉和肌力、肠道和膀胱功能、实验室检查及其他辅助检查等。

3. 详细评估疼痛评分，如视觉模拟疼痛评分、McGill 疼痛调查问卷、明尼苏达疼痛量表等。

4. 心理学或精神病学评估，排除患者的精神性疼痛。

（三）注意事项

1. 对于原因不明的疼痛，必须明确病因诊断后，再考虑实行神经阻滞，如肿瘤等。

2. 切忌"以痛为因，头痛治头、脚痛治脚"，甚至随意行痛点注射。

3. 对于严重器质性心脏病、全身状况差、高龄等患者，应慎用神经阻滞。

4. 对于患有严重高血压、糖尿病、活动性溃疡、妊娠初期等情况者进行神经阻滞时，应慎用糖皮质激素。

二、操 作 指 南

（一）适应证

在临床疼痛诊疗中，神经阻滞的适应证极其广泛，几乎各个部位、各种性质的疼痛均可采用神经阻滞治疗。

1. 诊断性神经阻滞

（1）鉴别引起疼痛的具体解剖位置：如腰痛中鉴别椎间盘源性疼痛与小关节源性疼痛。

（2）鉴别局部痛和牵涉痛：如鉴别髋痛是由于髋关节局部病变所致或是腰椎小关节的牵涉痛。

（3）鉴别躯体痛和内脏痛：躯干部疼痛可利用神经阻滞阻断躯干体壁的传入神经，因其对内脏传入神经无影响，故可区分其为躯体源性或内脏源性。

（4）鉴别交感神经或躯干神经引起的疼痛：因交感神经系统可引发多种疼痛综合征，实施交感神经阻滞有助于诊断。

（5）鉴别疼痛性畸形：区分是由神经介导的肌肉痉挛还是既往长期存在的畸形。

（6）鉴别外周性神经痛和中枢性神经痛：利用周围神经阻滞鉴别疼痛是因周围神经病变所致或中枢病变所致。

（7）进行选择性神经根阻滞可准确定位颈椎、胸椎或腰椎神经根痛的病变神经根。

（8）鉴别是否为心因性疼痛：可结合安慰剂注射与神经阻滞对照，以辅助诊断。

2. 预测性阻滞　预测性阻滞是指在行神经毁损术、神经电刺激或手术切断神经前，预先实施预测性阻滞，以大致了解术后效果，以及有无感觉缺失等其他后果。

3. 预防性阻滞　在临床中，各种神经阻滞技术可减轻创伤及手术所致疼痛，保证术中及术后较长时间内能获得较好的镇痛效果，也称超前镇痛，如肩关节松解术前予以臂丛神经阻滞等。

4. 治疗性阻滞　在临床疼痛诊疗中，治疗性阻滞多指在确定疼痛性质和部位后，进行神经阻滞以缓解疼痛，包括连续硬膜外阻滞或连续神经阻滞混合阿片类药物治疗癌痛、神经病理性疼痛等。此外，连续或多次交感神经阻滞能改善缺血肢体血液循环，以减轻疼痛等。

（二）禁忌证

1. 绝对禁忌证

（1）凝血障碍者（国际标准化比率[INR]>1.5 或血小板数<50 000/mm³）。

（2）有全身性感染或穿刺点附近皮肤感染者。

（3）对注射液的任一成分有严重过敏反应者。

（4）目标位置的解剖结构发生明显改变。

（5）CT、X 线等含放射性技术禁用于孕妇。

（6）不愿意接受神经阻滞或拒绝在协议书上签字的患者。

（7）患者存在精神-心理障碍相关疾病。

2. 相对禁忌证

（1）已接受一个特定时期内允许使用的最大剂量糖皮质激素治疗，包括全身用糖皮质激素。使用非糖皮质激素者除外。

（2）某些临床情况下，神经阻滞可掩盖病情进展。例如对可能并发神经肌肉损伤的新鲜骨折实施持续时间较长的神经阻滞。

（3）对于全身情况较差、低血容量的患者，神经阻滞药物可产生潜在交感神经阻滞效应，导致严重心血管系统损害。

（4）有大量使用局部麻醉药的用药史。

（三）操作室及设备

1. 应在足以容纳患者、担架、监护设备、X 线/CT/MR/超声等影像学设备及其他必需设备的房间内实施神经阻滞操作。

2. 为避免及处理不良反应和并发症，应准备监测仪器、急救设备及药物，例如氧气、喉镜、面罩、呼吸球囊、吸引器、除颤仪、肾上腺素、气管导管、急救推车等，置于显眼且易拿取处，并进行定期检查是否在有效期内。

（四）所需药物

目前临床应用的神经阻滞药物种类繁多，神经阻滞可单独使用局部麻醉药或以局部麻醉药为载体加入维生素 B₁₂、糖皮质激素等组成复合消炎镇痛液。神经毁损术则用到无水乙醇、苯酚、阿霉素等药物。

本章节主要介绍临床上治疗慢性疼痛时常用神经阻滞药物的配比。

1. 诊断性注射液　在实施诊断性神经阻滞时,为明确诊断病变节段,只需注射局部麻醉药。常用的诊断性注射液包括:

(1) 不含防腐剂的 1% 盐酸利多卡因 0.5~1ml。

(2) 不含防腐剂的 0.25% 盐酸布比卡因 0.5~1ml。

(3) 不含防腐剂的 0.25% 盐酸罗哌卡因 0.5~1ml。

2. 治疗性复合镇痛液　在诊断明确后行神经阻滞治疗,其注射的药物除了局部麻醉药外,还有糖皮质激素和/或维生素 B_{12} 等组成的混合注射液,主要包括:

(1) 不含防腐剂的 1% 盐酸利多卡因或 0.25% 盐酸布比卡因 0.5~2.0ml。

(2) 倍他米松磷酸钠(7mg/ml)1 支和/或维生素 B_{12}(0.5mg/ml)1 支。

(3) 没有倍他米松磷酸钠(7mg/ml)时,也可用不含醋酸根曲安奈德(40mg/ml)或其他长效糖皮质激素类药物代替。每根神经用药量为倍他米松磷酸钠(7mg/ml)1~2mg 和局部麻醉药的混合液 1~2ml。

(五) 可视化技术

传统的神经阻滞方法是根据神经体表解剖标志或盲探穿刺时针刺的异感来定位目标神经,但常因解剖变异、体型差异、患者无法合作等因素,局部麻醉药无法注射在理想神经组织周围,导致神经阻滞成功率偏低。虽然操作者常通过扩大药液容量,以提高成功率,但也常引起并发症发生率明显增加。随着现代化技术的发展,利用 X 线、CT、超声等成像技术引导下实施神经阻滞,能显著提高阻滞成功率,减少并发症。

1. 超声介入技术　超声介入技术是指超声成像系统辅助下对目标神经进行穿刺阻滞的微创介入技术。近年来,超声介入技术以其无创、便携、舒适、实时并可清晰显示血管、神经、肌肉等特点,逐渐在临床上得到广泛应用。1978 年,超声技术首次应用于区域阻滞麻醉。由于超声无法透过骨骼、气体等物质,显像差,如进行脊柱神经阻滞时,需要操作者临床经验及熟悉脊柱解剖,以避免阻滞不全,甚至发生血气胸等。

(1) 仪器:通过超声波直视神经需要较高频率,以提供较高分辨率显像,但频率越高,穿透深度越浅。大多数神经阻滞所需频率范围为 10~14MHz。宽谱带换能器能覆盖的频带宽度为 5~12MHz 或 8~14MHz 时,高频率波段可以提供对浅表结构极好的分辨率,而低频率波段可以提供较好的穿透深度。彩色多普勒成像系统可用于辨别血管和神经,以避免误伤血管。

(2) 影像学表现:超声影像中神经可以表现为低回声(深色图像)或高回声(明亮图像),主要与神经粗细、超声频率和超声声束的成角有关。通常使用横断扫描进行神经阻滞,外周神经的声像图多表现为包绕在高回声环中的圆形或椭圆形的低回声区,高回声结构为神经的筋膜,低回声结构为神经纤维之间的结缔组织。从神经纵轴看,神经均表现为强回声的束带,其中夹杂着多个不连续的低回声团块。需要注意的是,图像中表现出来的束数量并不能代表真实情况下神经束的数量,因为还有一些微小的束无法显像。超声更易于发现粗大的神经,如正中神经、尺神经或桡神经,而对细小的神经,敏感性较低,如喉神经或迷走神经。超声一般能够显示大多数外周神经走向的解剖途径,但骨骼和大的血管伪影可影响其可见度。

(3) 在疼痛诊疗中的应用:根据目前的研究,在疼痛诊疗中,推荐首选超声引导技术的神经阻滞有肩关节注射、小关节内注射、坐骨神经及其分支阻滞、臂丛神经阻滞、选择性颈神经根阻滞等。由于脊柱骨性结构的阻挡干扰和椎管内组织结构较深,超声下成像较差,例如选择性胸腰椎阻滞、成人椎管内阻滞、肩胛上神经阻滞、枕神经阻滞等,根据操作者技术等因素决定。值得注意的是,当患者存在肥胖、严重退行性病变、畸形或腰椎置入物术后等情况时,超声显像差,不推荐。

2. 放射介入技术　放射介入技术指 X 线、CT 等影像学透视下对目标神经进行穿刺阻滞的微创介入技术。放射透视检查,特别是 X 线和 DSA 的结合,革新了介入疼痛治疗。这是目前疼痛科应用最广泛的可视化技术,需精确穿刺定位的复杂操作,通常借助于放射介入技术的帮助,包括硬膜外腔注射、椎间关节注射、骶髂关节注射、腰椎旁交感神经和腹腔交感神经阻滞、三叉神经阻滞和半月神经节阻滞等。特别在肥胖、老年和关节炎患者中,解剖结构明显改变,放射介入技术相比超声技术能提供更多的细节。局限性主要是透视时,只显示骨骼。

仪器

1）X线:X线具有很强的穿透能力,可透过许多可见光不透明的物质。透视人体时只显示骨骼结构。X线检查设备的重要组成部分包括X线电子管、影像增强器、C臂X线机和控制面板。X线透视的优势:①显示广阔的视野和良好的整体观,可实时引导;②配合造影剂注射及数字减影技术,可模拟药物注射后轨迹,以判断是否达到理想位置。

2）CT:CT是X线通过断层扫描经过人体,再经计算机处理。CT的优势在于:①相比X线,CT提供了良好的内脏和血管的整体观;②CT可描绘和计算出针应经过的路径、方向及长度,特别用于狭窄关节腔,如骶髂关节等。当然,CT也有一些缺点:①每次扫描针的位置,患者必须重新扫描。这会中断整个操作过程,延长时间,并涉及大量的辐射暴露。②更关键的是,平面图像不能显示造影剂在血管内的流动。③CT费用较高。由于上述原因,DSA介入技术仍然是疼痛治疗的首选方式,只有在特定的情况下,可考虑使用CT介入技术。

（六）并发症及对策

任何有创操作均有发生风险的可能,神经阻滞也不例外。关于神经阻滞的并发症主要分为生理性、系统性和组织损伤性。一般预防措施包括:①准备各种意外情况的应急处理;②基本复苏技术和设备;③详细评估患者病史、告知患者知情同意并取得同意;④避免一次注射剂量过大、过快;⑤注射过程中反复回吸,避免误入血管;⑥密切监测患者生命体征;⑦严格遵守无菌及操作技术规范等。

1. 生理性并发症　主要是在缓解疼痛的同时,有时因打破感觉、运动及交感神经功能之间的平衡产生的症状,如麻木、无力、霍纳综合征、血压下降等。无需特殊预防措施,处理方面主要是恢复神经功能平衡,在密切监测患者生命体征情况下对症支持治疗,等待药物完全代谢后即可恢复。

2. 系统性并发症

（1）过敏反应:神经阻滞过程中过敏发生率尚不清楚,致命性过敏反应罕见,但后果严重。急性变态反应可迅速出现,通常为注射后5~10min内出现,在10~30min内达到最大反应期,偶尔在注射数小时后出现迟发性变态反应。急性全身性变态反应临床特征性表现为喉头水肿、气管痉挛和低血压。英国报道致命性变态反应中,1/2为医源性,1/4为食物源性,1/4为毒素过敏。临床上主要是对酯类局部麻醉药,如普鲁卡因过敏,极少对胺类局部麻醉药,如利多卡因和丁哌卡因过敏。非常罕见的变态反应是由糖皮质激素制剂中混杂的稳定剂引起。患者既往注射局部麻醉药无过敏现象,不能保证再次注射时安全无虞。局部麻醉药的高敏反应十分罕见,属于机体对局部麻醉药的特异质反应,术前难以预测。一旦发生,情况危急,立即对症处理和急救复苏。

对策:无特殊预防措施,一旦出现严重变态反应的征象,如休克的症状体征、气道水肿或呼吸困难,迅速进行处理,停止注射药物、吸氧,保持气道通畅、开放静脉保证有效的血液循环,必要时静脉注射肾上腺素500μg(0.5ml 1:1 000)、实施心肺复苏,需要时可给予氢化可的松或地塞米松。

（2）局部麻醉药毒性反应:通常是由于局部麻醉药血液浓度快速或持续不断升高,超过机体内的负担能力和代谢速度引发的病理反应,多因局部麻醉药误入动脉引起,或因在血液丰富部位局部麻醉药注射过快所致。局部麻醉药毒性反应早期表现为中枢神经系统兴奋,如血压升高、脉搏增快、眩晕、耳鸣、烦躁不安,严重者肌肉抽搐、惊厥、窒息;后期表现中枢神经系统抑制,表现为嗜睡、意识丧失、呼吸浅而慢,甚至呼吸循环衰竭;还可导致心血管毒性反应,心肌兴奋性降低、不应期延长、低血压。局部麻醉药误入动脉可迅速出现惊厥和心血管衰竭。

对策:严格把握神经阻滞局部麻醉药的剂量,并在注药前及注药过程中反复回吸,避免药物误入血管。一旦出现局部麻醉药毒性反应,应立即停止注药、保持气道通畅、吸氧,必要时辅助呼吸,开放静脉保证有效循环。

（3）晕厥:少数患者可因疼痛或恐惧注射引起晕厥,应与药物的不良反应区分开来。注射治疗后患者感头晕,常主诉"将要晕厥",伴有恶心、耳鸣、面色苍白、出汗,可有心动过缓、低血压,短暂的肢体肌肉收缩、僵硬。晕厥患者极少出现大小便失禁。意识丧失常在1min内恢复。

对策:对于情绪紧张的患者,治疗时采用卧位,尽量转移患者注意力,不让患者看到注射器和针头,语言安慰患者,使其树立信心。一旦患者出现意识障碍,保持气道通畅,吸氧,对于出现心动过缓或低血压患者,可给予阿托品或麻黄碱对症治疗。

(4)感染:治疗过程中应严格无菌操作,有时虽然进行了严格消毒但仍有感染的可能,如软组织感染、骨髓炎甚至关节感染。注射治疗后,如果注射局部肿胀、疼痛加重、发热、全身不适或受累部位功能障碍,应怀疑感染。糖皮质激素可降低机体及局部免疫反应,极少数情况下可因注射药物污染或糖皮质激素激活潜在的感染灶而造成感染。

对策:严格遵守禁忌证、无菌操作等院感规定,穿刺后针孔无菌敷贴覆盖 24h,48h 内避免浸水。一般不建议关节腔内注射糖皮质激素,有增加感染的风险。注射后怀疑感染者,应检测炎性相关指标,MR 或许对早期关节感染有所帮助,必要时行诊断性抽液检查。确诊感染后,除全身应用抗生素外,浅表化脓性感染可切开引流,大关节感染可采用抗生素冲洗。

3. 组织损伤性并发症

(1)神经损伤:可因穿刺针直接损伤神经或药物注射到神经周围造成化学性损伤。

对策:熟悉神经解剖,在神经周围操作时要谨慎,不要过分寻找异感。治疗时密切关注患者反应,一旦出现神经刺激症状,立即停止进针,避免进一步损伤神经。神经阻滞导致的神经损伤多能恢复,可对症应用神经营养药物和维生素 B 类药物,针灸、推拿、理疗可改善血液循环,促进神经恢复。

(2)注射部位疼痛加重:注射后疼痛加重的发生率为 2%～10%,多数发生于软组织注射后,少数发生于关节注射后。其原因可能是由于细胞内迅速摄取的糖皮质激素酯微晶体颗粒通过白细胞清除,也可能由于药物中的防腐剂所致。关节内注射糖皮质激素后可能导致一过性滑膜炎,出现短暂关节僵硬。糖皮质激素遇到防腐剂(对羟基苯甲酯)可形成"甾体类絮状沉淀",可能是部分患者出现注射部位疼痛加重的原因。

对策:大安瓿利多卡因中含防腐剂对羟基苯甲酯,小安瓿利多卡因中不含防腐剂,推荐使用小安瓿制剂。

(3)出血或血肿形成:浅表部位注射时易出现出血或血肿,特别是服用华法林、阿司匹林或非甾类抗炎镇痛药患者。

对策:治疗前详细询问病史,必要时化验检查血常规和凝血常规。浅表部位穿刺针拔出后即压迫止血,常可有效止血。治疗后密切观察患者,及早发现问题,避免严重事故。

(4)气胸:治疗过程中损伤肺组织可致气胸甚至张力性气胸,常见于星状神经节阻滞、肋间神经阻滞、肌间沟臂丛神经阻滞等。如果穿刺进针过程中,患者突然出现刺激性咳嗽,短时间内发生呼吸运动度减小,呼吸困难、发绀、缺氧、烦躁不安,叩诊呈鼓音,听诊呼吸音明显减弱或消失,应考虑到可能发生气胸。严重张力性气胸可因纵隔移位、上下腔静脉回心血量减少,导致低血压,甚至休克。

对策:治疗过程中一旦发现进针过程中有刺激性咳嗽,应立即停止进针。确诊气胸后,治疗原则是迅速排出胸腔内气体,可行胸腔闭式引流,以降低胸腔内压力,解除肺脏和纵隔压迫。同时积极对症处理,面罩吸氧,烦躁不安者应用镇静剂,胸腔出血较多时应补液,应用止血药物。

(5)穿刺针或导管断裂:常因操作不当导致,见于以下情况:

1)硬膜外穿刺时,置管困难,退管时导管被穿刺针斜面切断。

2)导管老化。

3)硬膜外间隙置管过长,使导管打结或因硬膜外间隙留管时间过长,背部肌肉痉挛,导致拔管困难而强行拔管。

对策:随着医疗器械的不断完善和改进,因导管质量问题导致的导管断裂已很少发生。在穿刺置管困难时,如果导管前端已超过穿刺针前端,禁忌只退出导管,而应将导管和穿刺针一起退出。避免因置管过长致导管打结,避免留管时间过久,拔管困难时适当改变患者体位,避免强行拔管。如果导管断裂在体内,一般不用取出,但如果有炎症征象,必须手术取出。

第四节 选择性神经根阻滞术

选择性神经根阻滞术(selective never root block,SNRB)是一种根据病变部位的不同,在超声、X线、CT等影像学透视下对病变神经根进行穿刺阻滞的微创技术。本节重点介绍 X 线引导下 SNRB 治疗。这一方法同时具有诊断和治疗双重作用,根据患者不同,其功能各不相同。SNRB 具有操作创伤小,不需特殊检查,也不需使用镇静药或抗生素,广泛适用于门诊或住院患者,是疼痛科医师必须掌握的技术。

一、概 述

(一) SNRB 作用

1. 对影像学上有多节段异常的根性痛患者或手术后出现根性痛的患者,SNRB 有助于指导外科医师寻找正确的致痛节段,从而减少手术范围,甚至可使一些患者避免手术。

2. 对那些可能由可逆性炎症引起的根性疼痛患者,SNRB 术中注射糖皮质激素和麻醉药的混合液能有较长期的治疗效果。

3. 另有一些根性痛患者的临床体检结果模棱两可,影像学检查在一个或多个节段上也仅发现一些非特异性的改变。这些患者往往过多地接受硬膜外腔注射治疗,但因硬膜外注射效果不确切,到达每节神经根的药量被稀释,故能取得良好疗效的患者却非常之少。SNRB 将少量的高浓度药物直接注射到有问题的神经根鞘,可起到显著的疗效,也能起到重要的诊断性作用。

(二) SNRB 优缺点

1. SNRB 优点

(1) 阻滞的目标性强,准确性大。

(2) 有助于确诊病变的脊神经根。

(3) 安全性高。

(4) 可减少注射容量及药物剂量。

(5) 减少药物的不良反应。

(6) X 线平片可贮藏,便于收集资料,有据可依。

2. SNRB 缺点

(1) 对医师操作要求高,难度大。

(2) 设备要求相对较高。

(3) 费用较高。

(4) 对医师的健康不利。

(三) 注意事项

1. 鉴于多节段神经根注射后所获得的资料在诊断中的作用难以评估,一般主张以诊断性质为目的行 SNRB 时,不应超过两个节段。如果以治疗为目的,则单次使用糖皮质激素量不要太大,并且在一年里注射糖皮质激素的次数不要超过 3~4 次。所有药物均不含肾上腺素,因为血管收缩,有导致头颈部血管痉挛的危险。

2. 椎间盘后外侧突出、骨质增生或两者同时存在等情况均可能影响脊神经干和脊神经根。这类患者神经系统体检的结果较为复杂,进行单节段 SNRB 可能仅会缓解一部分疼痛。在这种情况下,可首先阻滞最可能导致疼痛的神经根,术后观察患者 1~2h,评估患者有无疼痛残留,证实有疼痛残留并评估其分布情况后,可行第 2 个节段的 SNRB,术后再次评估患者的疼痛情况。

二、适应证和禁忌证

(一) 适应证

适合 SNRB 一般是神经根性疼痛的患者,并且近期 MRI 或 CT 检查结果排除其他可能产生根性疼痛的疾病(如椎间盘结核、肿瘤等)。

1. 影像学检查不明确或仅有轻微异常者。

2. 影像学检查有多节段异常,需要更精准地确定手术节段者。

3. 手术后患者重新出现难以解释的复杂疼痛。

4. 神经系统体检不确定者。

5. 已知疼痛原因但需暂时镇痛者(例如椎间盘突出症引起的疼痛)。

（二）禁忌证

不适合行 SNRB 的根性疼痛患者有:

1. 凝血障碍者(国际标准化比率[INR]>1.5 或血小板数<50 000/mm^3)。

2. 孕妇(放射线可致畸)。

3. 有全身性感染或穿刺点附近皮肤感染者。

4. 对注射液的任一成分有严重过敏反应者。

5. 已接受一个特定时期内允许使用的最大剂量糖皮质激素治疗,包括全身用糖皮质激素制剂。使用非糖皮质激素制剂者除外。

6. 患者有心理障碍。

三、所需药物和仪器设备

（一）材料及仪器

1. 腰段或胸段的阻滞术可用 22G、10~15cm 长的穿刺针,每节段各需 1 支,胸段穿刺也可使用 8cm 长的穿刺针。

2. 颈段阻滞用 25G、8~10cm 长的穿刺针,每节段颈椎需 1 支。

3. 注射器,2~5ml,装用注射液。

4. 无菌纱块、碘伏、棉球、酒精、无菌毛巾、罩单、手套、罩衣、帽、口罩、粘胶带、铅围裙、C 臂 X 线机或双向 X 线透视机。

（二）诊断性注射液

在实施颈、胸或腰骶段 SNRB 时,如果其目的是明确诊断病变节段时则只需注射局部麻醉药。

1. 不含防腐剂的 1% 盐酸利多卡因 0.5~1ml。

2. 不含防腐剂的 0.25% 盐酸布比卡因 0.5~1ml。

3. 不含防腐剂的 0.25% 盐酸罗哌卡因 0.5~1ml。

（三）治疗性混合注射液

在诊断明确时行 SNRB 治疗,其注射的药物除了局部麻醉药外,还有糖皮质激素及维生素等混合注射液。

1. 不含防腐剂的 1% 盐酸利多卡因或 0.25% 盐酸布比卡因 0.5~2.0ml。

2. 适量长效糖皮质激素。

四、选择性颈脊神经根阻滞术

（一）适应证

1. 颈椎病伴神经根症状。

2. 颈椎间盘突出症。

3. 颈肩臂综合征。

4. 带状疱疹、PHN。

5. 反射性交感神经萎缩症。

6. 胸廓出口综合征。

（二）操作方法

1. 体位与入路 患者仰卧于无菌手术台或透视床机上，与椎间盘造影体位相似，颈部下放置较薄的枕头，使颈部处于正常生理弯曲状态。监测生命体征，开放 1 条静脉通路，缓慢输注液体，保持畅通，必要时吸氧。患者紧张时，可先静脉给予一定剂量的镇静剂后再行操作。调整 C 臂 X 线机球管在斜位下穿刺。

2. 定位与穿刺

（1）穿刺点定位：先在 X 线透视下确定病变椎体间隙，然后把 C 臂 X 线机球管（图像增强器置于患者的上面）向患侧旋转约 45°，同时稍向尾侧倾斜，充分暴露椎间孔，在椎间孔的下后方即椎间孔边缘作为穿刺点（图 13-4-1），在体表标记，行颈部皮肤常规消毒，铺无菌巾。

（2）神经根穿刺：C 臂 X 线机透视引导下确认患者位置不变后，在标记处局部麻醉，用 25G、8cm 长的穿刺针沿着球管的方向穿刺进针（为了避免操作者的手暴露在射线下，可用持针钳夹住穿刺针）。如患者有触电的感觉，说明针尖到达目标位置。一旦针尖触及上关节突，应向后退针几毫米，再调节针尖，向着椎间孔后部小心缓慢地推进，再在前后位及侧位片观察针尖位置。不断调整针尖方向，缓慢进针，直至患者出现神经根性疼痛。

3. 神经根造影及药物推注 当针尖触及神经根时，患者一般诉说在特定的神经分布区域内出现剧烈的疼痛。若这种疼痛的部位符合患者典型的根性疼痛分布，可轻柔地回抽注射器以确定针尖未在血管内，随后注射非离子造影剂 0.2~0.5ml，以确认针尖是否位于神经根鞘内（图 13-4-2）。一旦确认了针尖位于合适位置，可以将诊断性或治疗性药液缓慢注射至神经根鞘中，且每根神经注射的量不宜过多（1.0~2.0ml），慢速注药或注射量不大，可减少药物沿神经根袖流到硬膜外腔的药量。每根神经用药为长效糖皮质激素和局部麻醉药的混合液 1~2ml，注射结束后拔针，消毒皮肤，用敷料覆盖穿刺部位。

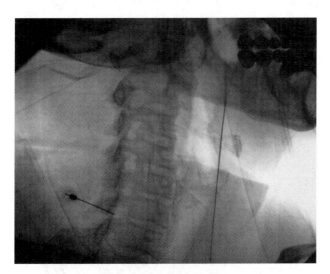

图 13-4-1 椎间孔的下后方即椎间孔边缘作为穿刺点

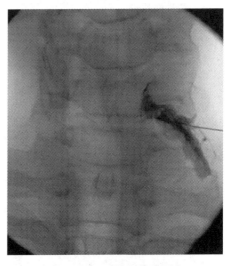

图 13-4-2 颈神经根造影像

（三）针尖到目标位置的判断

由于颈部重要结构多，危险性大，不宜反复穿刺操作。如穿刺针穿刺到一定深度而患者又没有出现神经根性疼痛时，如何判断穿刺针的位置非常重要。对于颈段的脊神经根阻滞术，当进针到一定深度时，应在侧位及前后位透视下观察进针的方向及针尖的位置。如患者出现上肢放射痛或穿刺针位于前后位片相对应的横突前后结节之间及椎弓根和钩椎关节的外缘（图 13-4-3），侧位片上位于相应椎体后缘的 U 形的横突前后结节内时，说明穿刺针基本到达目标位置（图 13-4-4）。如穿刺针进针过深、患者没有放射痛或针尖位置不理想，应拔出后重新定位穿刺。

（四）常用操作方法介绍

1. X 线透视下后外侧入路穿刺法 术前患者准备同前法，患者取俯卧位，头呈曲颈状，暴露颈部皮肤,定位病变节段后常规消毒铺巾,2%利多卡因局部浸润麻醉,球管以穿刺节段为中心行前后位透视,以相应节段的横突后结节上缘及颈椎侧块外边界为穿刺点(图13-4-5);用18号的静脉套管针穿刺,到达一定深度后,退出针芯,插入20号的弯钝穿刺针,到达骨面时,把针尖朝外,滑过侧块,再把针尖转向内;侧位片上,穿刺针尖位于横突前后结节组成"U"形槽内(图13-4-6);熟练后直接用20号弯尖针穿刺即可。神经根造影及药物推注同本文颈脊神经根侧入路阻滞术。

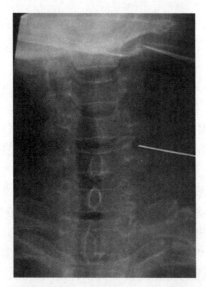

图13-4-3 前后位片针位于相对应的横突前后结节之间及椎弓根和钩椎关节

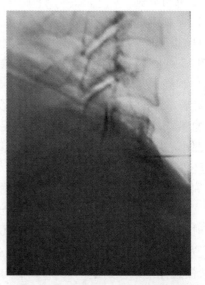

图13-4-4 侧位片上位于相应椎体后缘的"U"形的横突前后结节内

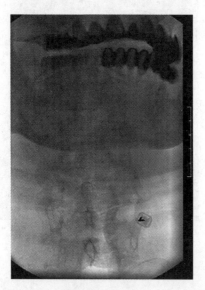

图13-4-5 穿刺针穿刺到位后的正位图

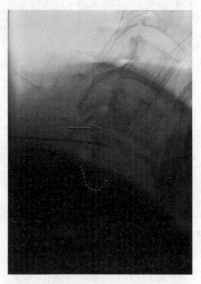

图13-4-6 侧位片示穿刺针位于横突前后结节组成的"U"形槽中;红色虚线所示"U"形槽;红色箭头所示上一节段"U"形槽

2. CT引导下后外侧入路穿刺法 患者术前开放一条静脉通道,将患者送入CT室后连接监护仪,监测心电图、血压、血氧饱和度。患者俯卧位于CT检查床上,以目标穿刺节段为中心行薄层(层厚2mm)CT扫描确定最佳穿刺层面,确定穿刺点,并计算穿刺路径包括穿刺点距目标神经根距离,穿刺点距中轴线距离。用定位针及CT扫描确定穿刺点并用标记笔画出,常规消毒铺巾,于标记的穿刺点行1%利多卡因局部浸润麻醉,以22G穿刺针向目标神经根所在椎间孔外侧缘处进针,反复CT扫描确认针尖已到达椎间孔外缘后(图13-4-7A),当针尖触及神经根时,患者一般诉说在特定的神经分布区域内出现剧烈的疼痛。若这种疼痛的部位符合患者典型的根性疼痛分布,可轻柔地回抽注射器以确定针尖未在血管内。

注射用1~2ml稀释的造影剂,确认造影剂在神经根鞘内及硬膜外,并且未向血管内扩散后(图13-4-7B),可以将诊断性或治疗性药液缓慢注射至神经根鞘中,且每根神经注射的量不宜过多(1.0~2.0ml),慢速注药或注射量不大可减少药物沿神经根袖流到硬膜外腔的药量。每根神经用药为适量长效糖皮质激素和局部麻醉药的混合液,注射结束后拔针,消毒皮肤,用敷料覆盖穿刺部位。

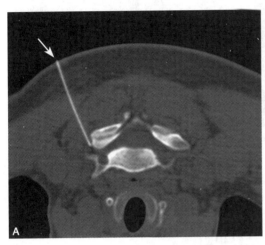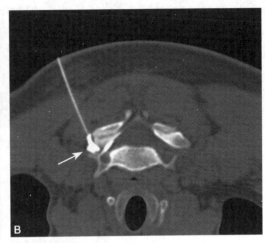

图13-4-7　CT引导下$C_{6\sim7}$脊神经根后外侧入路阻滞
A. CT显示针尖到达$C_{6\sim7}$椎间孔后外缘;B. CT显示造影剂浸润神经根周围。

3. 超声引导下后外侧入路穿刺法　患者术前开放一条静脉通道,将患者送入CT室后连接监护仪,监测心电图、血压、血氧饱和度。患者侧卧位于检查床上,使用标准超声设备,超声探头选择高频线阵探头(5~12MHz),对目标区域常规碘伏消毒铺单,探头上均匀涂抹耦合剂后戴上无菌套,探头垂直于皮肤,横向放置于颈部侧方,确定C_6前后结节主要有两种方法:①根据前后结节确定颈椎节段,无前结节有后结节为C_7平面,C_7头侧第一个有前后结节为C_6平面,C_6横突前后结节呈"双峰样"图形(图13-4-8)。②根据椎动脉走行,无明显解剖变异情况下,椎动脉在进入C_6横突孔前会经过C_7横突,查C_5横突孔时则无椎动脉搏动信号。两种方法可结合进行,注意扫查有无明显解剖变异。

1%利多卡因局部浸润麻醉后采用短轴平面内法穿刺,穿刺针由超声探头外侧缓慢进针,在针尖达靶点后,患者无明显任何不适前提下,将诊断性或治疗性药液缓慢注射至神经根鞘中,且每根神经注射的量不宜过多(1.0~2.0ml),慢速注药或注射量不大可减少药物沿神经根袖流到硬膜外腔的药量。每根神经用药量同前法,注射结束后拔针,消毒皮肤,用敷料覆盖穿刺部位。值得注意的是穿刺注射过程中应辅用多普勒超声识别穿刺路径有无血管神经,避开穿刺方向上的血管和神经,并注意回抽有无血液。

（五）注意事项及术后可能并发症

1. 在颈部行选择性神经根阻滞术需要注意穿刺点定位、进针方向及深度等。首先,其穿刺点应位于椎间孔后下缘的骨边界,然后沿着球管X线投射方向进针,如患者出现放射痛或抵达骨性结构时,则更能判断针尖的位置,如进针到达一定深度仍未出现上述情况,就应在透视严密监视下进针,以免刺破硬膜囊并损伤脊髓出现严重并发症。同时,在推注治疗药物前一定要先行造影,进一步明确针尖位置。

2. 颈段神经根阻滞术可能出现的并发症有:①局部麻醉药入蛛网膜下腔导致全脊髓麻醉;②局部麻醉药误入血管致头晕、耳鸣或意识丧失;③损伤神经根;损伤脊髓;④损伤颈部血管,如脊髓前动脉、椎动脉或颈动脉;⑤反射性交感神经萎缩症;⑥感染等。

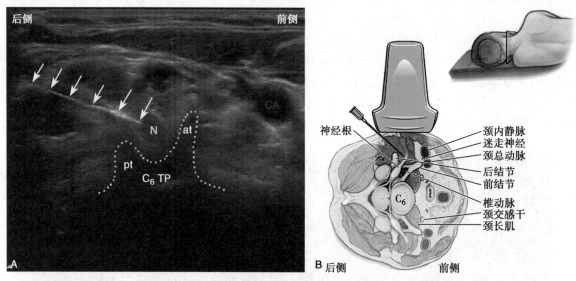

图 13-4-8　超声引导下后外侧入路穿刺法

A. 超声切面显示平面内穿刺时针尖位于 C_6 神经根处, pt: posterior tubercle, 后结节; at: anterior tubercle, 前结节; N: nerve, 神经; CA: carotid artery, 颈动脉; C_6 TP: cervical 6 transverse process, C_6 横突; B. 超声引导下平面内穿刺时针尖位于 C_6 神经根处的颈部重要组织解剖示意图。

五、选择性胸脊神经根阻滞术

(一) 适应证

1. 带状疱疹、PHN。

2. 癌性痛。

3. 肋间神经痛。

(二) 操作方法

1. **体位与入路**　患者俯卧于无菌手术台或透视床机上,与胸椎间盘造影体位相似,胸部下放置枕头,使胸背部稍后凸。监测生命体征,开放 1 条静脉通路,缓慢输注液体保持畅通,必要时吸氧,如患者紧张,可先给予镇静剂后再行操作。从患侧的后外侧入路穿刺。先在 C 臂 X 线机透视引导下确定病变节段(图 13-4-9),在体表标记,再行胸背部皮肤常规消毒,铺无菌巾。

2. **定位与穿刺**

(1) 穿刺点定位:为了确定穿刺点,把透视机置于前后位并向头侧或足侧倾斜以病变节段的椎体上平面成为一条线,再把球管稍向穿刺侧倾斜约 30°,显示出由外向内排列的三线结构,即肺前内缘、椎体后外缘和肺后内缘(图 13-4-10)。将消毒的圆钝克氏针定位于同节段椎弓根外下方,并做标记。

(2) 神经根穿刺:C 臂 X 线机透视引导下确认患者位置不变后,在标记处局部麻醉,用 25G、10cm 长的穿刺针沿着球管方向穿刺进针(为了避免操作者的手暴露在射线下可用血管钳夹住穿刺针),进针的过程中应在前后位及侧位片观察针尖到达位置,当患者有触电感即达目标位置。

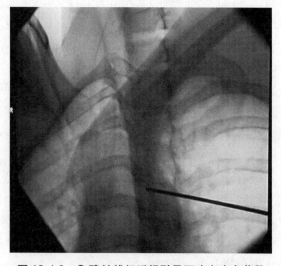

图 13-4-9　C 臂 X 线机透视引导下确定病变节段

3. **神经根造影及药物推注**　如穿刺成功后或患者出现神经根性疼痛时,则可注射 0.5~1.0ml 非离子型造影剂,以确认针尖是否位于神经根鞘内(图 13-4-11)。一旦确认了针尖位于合适位置,可以将诊断性或治疗性药液缓慢注射至神经根鞘中,且每根神经注射的量不宜过多(1.0~2.0ml),慢速注药或注射量不大可减少药物沿神经根袖流到硬膜外腔的药量。每根神经用药为长效糖皮质激素和局部麻醉药的混合液,注射结束后拔针,消毒皮肤,用敷料覆盖穿刺部位。

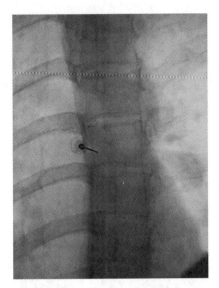

图 13-4-10　球管稍向穿刺侧倾斜 30°左右,显示出由外向内排列的三线结构,即肺前内缘、椎体后外缘和肺后内缘

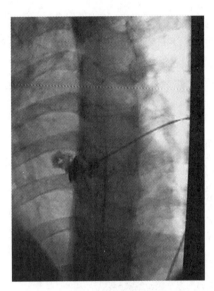

图 13-4-11　胸脊神经造影像

(三) 针尖到目标位置的判断

在 X 线透视引导下,胸段 SNRB 的操作方法与腰段 SNRB 相似,必须注意保持针尖恰好位于椎弓根的外下侧(操作与腰椎相同,但 T$_{9~12}$ 除外),同时应注意保持针尖位于椎弓根内缘的外侧,避免误入椎管,并保持在同侧肋骨头和肺后内侧缘的内侧。在前后位片针尖基本位于横突及肋骨小头下缘,椎体侧边界下缘,侧位片位于椎间孔下缘。同时,观察三线结构是非常重要的,避免穿刺胸膜引起气胸。其余的操作同腰段。

与颈段 SNRB 一样,胸段选择性脊神经阻滞也可在 CT 引导下进行穿刺,虽有利于分清胸部肺组织,但不便调整头尾侧方向,穿刺有一定难度。

(四) 注意事项及术后可能并发症

选择性胸神经根阻滞术很少实施,但在某些情况下为了诊断的目的必须进行。操作难度与腰段或颈段的 SNRB 相比稍微困难些,特别是老年患者,胸部的三条线难以分辨清楚。主要的风险是不慎穿破胸膜引起气胸。另外,也有误穿入蛛网膜下腔损伤脊髓等严重并发症,还有可能损伤神经根、血管或药物误注入血管、硬膜外腔等并发症。

六、选择性腰骶脊神经根阻滞术

(一) 适应证

1. 排除椎间盘突出症或肿瘤所致的根性疼痛。

2. 有多节段椎间盘病变,但还不需手术治疗。

3. 术后复发根性疼痛患者。

4. 神经系统检查阳性,体征不明显的患者。

5. 要求短时间缓解疼痛的根性疼痛患者,如椎间盘突出症患者术前镇痛。

（二）操作方法

患者签署手术协议书。医师检查患者下肢肌力,以便与术后肌力作对照。患者俯卧在 X 线检查台上,监测生命体征,开放 1 条静脉通路,缓慢输注液体,保持畅通,必要时吸氧。消毒下腰部,并铺无菌布单。

1. L$_{1~4}$ 神经根的穿刺方法   正确的定位是 SNRB 成功的关键。L$_{1~4}$ 神经根的定位和穿刺方法一致。

（1）穿刺点的定位:调整 C 臂 X 线机(图像增强器置于患者上方),把 C 臂 X 线机转向患侧,使 X 线呈倾斜 45°左右投照,以显示"苏格兰狗"的影像(图 13-4-12)。继续旋转 C 臂 X 线机,直到所需注射的神经根与相同椎体数的上关节突前部("苏格兰狗"耳朵)位于椎体上终板前后缘的中点,同时,应使相同椎体的上终板重叠呈线状。椎体可作为穿刺深度的界限,神经根正常走行于椎弓根("苏格兰狗"眼)下方几毫米处和椎体上方 1~2mm 处(图 13-4-13),此处即为穿刺点。

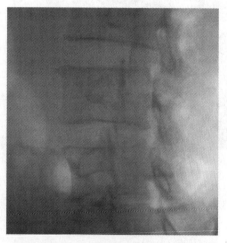

图 13-4-12   X 线呈倾斜 45°左右投照,显示"苏格兰狗"的影像

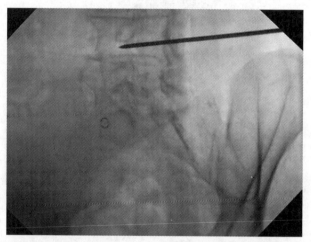

图 13-4-13   神经根正常走行于椎弓根("苏格兰狗"眼)下方数毫米处和椎体上方 1~2mm 处,此处即为穿刺点

（2）穿刺进针:定位后即可进行皮表与深层组织的局部麻醉,穿刺针平行于 X 线束穿入皮肤,然后把穿刺针稍向椎弓根外下侧进针,尤其在 L$_1$ 和 L$_2$(T$_{9~12}$)节段,穿刺针应更偏于椎弓根的外下侧(在椎间孔的下部),以减少动脉损伤的危险,穿刺针缓慢进针直至抵达椎体骨质,或直至出现根性疼痛。如果无根性疼痛诱发,则将穿刺针向外侧调整几毫米直至患者出现根性痛,或在前后位或侧位片再次透视以观察穿刺针的位置后再调整,直至出现神经根性疼痛。

（3）神经根造影及推注药物:如穿刺成功后或患者出现神经根性疼痛时,则可注射 0.5~1.0ml 非离子型造影剂,以确认针尖是否位于神经根鞘内(图 13-4-14)。一旦确认了针尖位于合适位置,可以将诊断性或治疗性药液缓慢注射至神经根鞘中,且每根神经注射的量不宜过多(1.0~1.5ml),慢速注药或注射量不大可减少药物沿神经根袖流到硬膜外腔的药量,而且这种分流可使选择性神经根阻滞没有特异性。腰段与颈段一致,每根神经用药为适量糖皮质激素和局部麻醉药的混合液,注射结束后拔针,消毒皮肤,用敷料覆盖穿刺部位。

在行 SNRB 操作前,需了解 adamkiewicz 动脉的解剖结构:adamkiewicz 动脉(位于腰膨大处的粗大前根动脉,称腰膨大动脉)紧靠后根节,由椎间孔进入椎管。该动脉是来自主动脉发出的节段支,经 T$_7$~L$_4$ 之间的一个椎间孔进入椎管,是下 2/3 脊髓的主要血供。

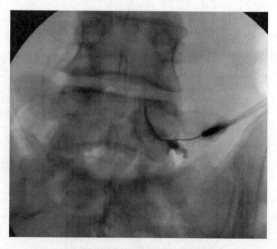

图 13-4-14   腰脊神经造影像

adamkiewicz 动脉正常位于 T_9~L_1 的左侧（占 80%）。adamkiewicz 动脉经过神经根孔的中上部分，紧靠后根节的偏腹侧和外上侧经椎间孔进入椎管。因此，在下胸段和上腰段的 SNRB（特别是此节段左侧的 SNRB），应在椎弓根的外下方实施操作。

2. L_5 神经根的穿刺方法

（1）穿刺点的定位：C 臂 X 线机以相同的方式旋转约 45°，使 L_5 上关节突位于 L_5 椎体缘中点，并使 L_5 椎体的上终板成一条线，充分暴露由 L_5 横突的下缘，S_1 的上关节突和髂嵴形成的三角形窗（图 13-4-15）。然而，在标准体位上，有时进针的路线可能被髂嵴完全挡住。如果不能通过调节患者体位，使上关节突的关节面位于椎体的中点，则应尽可能调整角度，以显示倒三角影像。这种情况下的穿刺针是从内到外进针，针尖通过髂翼内侧和椎弓根的下方。椎体形成这个三角的背面并限制穿刺针的进针深度。

（2）其余的穿刺及注药：与前面一致。

3. S_1 神经根的穿刺方法

穿刺点的定位：调整 C 臂 X 线机使 X 线束呈垂直前后位投照。为了充分暴露骶孔，X 线束轻度头尾方向成角（患者上方的增强器斜向患者的头部），有时需以 5°~10° 角向患侧倾斜角度投照，骶骨上方所显示的圆形透亮影是第 1 骶后孔（图 13-4-16），有利于穿刺针的置入。

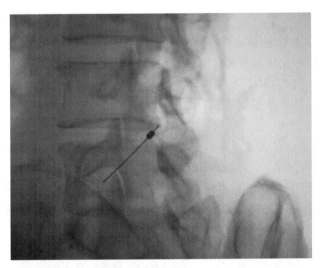

图 13-4-15　L_5 横突的下缘，S_1 的上关节突和髂嵴形成的三角形窗

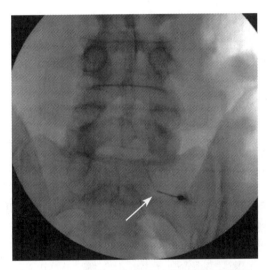

图 13-4-16　骶骨上方所显示的圆形透亮影是第 1 骶后孔

（三）针尖到目标位置的判断

1. $L_{1~5}$ 神经根　穿刺针穿刺到一定深度而患者又没有出现神经根性疼痛时，如何判断穿刺针的位置非常重要。对于任一节段的脊神经根阻滞术，在进针时均应间断在侧位或前后位透视监视下控制穿刺针的进针深度。穿刺针到达目标位置时，前后位片通常位于横突下方的椎体外边界（图 13-4-17），侧位片则位于椎体后缘的椎弓根下方（图 13-4-18）。如穿刺针进针过深，则可能直接抵达椎体骨质或椎间盘组织。在穿刺针进针过程时，如果无根性疼痛诱发，应将穿刺针向外侧调整几毫米直至患者出现根性痛。尤其在 L_1 和 L_2 节段，更应偏于椎弓根的外下侧（在椎间孔的下部），以减少 adamkiewicz 动脉损伤的危险。对于 L_5 神经根，取与 X 线束投照方向平行角度，穿刺针经三角区中心进针，直至诱发出根性疼痛。若无根性疼痛诱发，则应重新置入穿刺针，必要时可向各个方向小角度倾斜 C 臂 X 线机。

2. S_1 神经根　对于 S_1 神经根的阻滞，穿刺针应推进至抵达骶孔的骨缘，然后向骶孔中心继续推进几毫米，直至诱发根性疼痛。如无根性疼痛，则应在侧位透视下进针，因骶神经穿刺时无穿刺深度标志物，应谨慎操作，以避免穿透骶孔进入盆腔。因此，S_1 神经根注射时用前后位和侧位透视监测穿刺途径非常重要。值得注意的是，在 S_1 神经根阻滞时针尖方向与神经鞘走向平行，因而注射药物常常可能扩散至硬膜外腔，相当于经 S_1 椎间孔行硬膜外腔注射术。

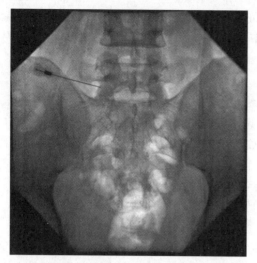

图 13-4-17 穿刺针达目标位置时,前后位片其位于横突下方的椎体外边界

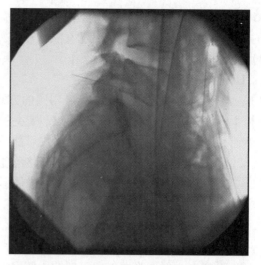

图 13-4-18 侧位片针尖位于椎体后缘的椎弓根下方

(四)注意事项及术后可能并发症

腰骶部选择性脊神经阻滞术与颈胸段相比,操作上相对容易些,并发症也少。在注射造影剂时,应间断性轻柔回抽注射器,以确认针尖未进入血管内。同时也应尽量避免对神经根的直接注射,后者会引起患者严重的、持续的根性疼痛;同时推注药物时,速度不宜过快,量不能太多。可能的并发症有神经根损伤、神经根炎;药物误入蛛网膜下腔或药物误注入血管等严重并发症。

(五)案例分析

1. 临床资料 患者,女性,61岁,反复右侧颈肩部及右上肢疼痛不适 5 年,加重 1 个月,体位变化时疼痛加重,查体示颈椎活动明显受限,以右旋及后仰受限为主,右侧椎间孔挤压试验(+),右臂丛神经牵拉试验(+),$C_{6~7}$ 右侧椎旁压痛明显,双上肢感觉及腱反射未见异常。术前 X 线检查提示颈椎退变,$C_{6~7}$ 右侧椎间孔变小,MRI 示 $C_{4~5}$、$C_{5~6}$、$C_{6~7}$ 椎间盘轻度突出(图 13-4-19)。根据患者的临床表现及影像学资料,诊断为神经根型颈椎病。

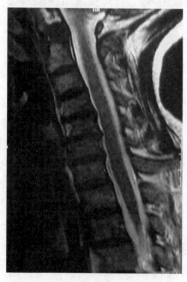

图 13-4-19 MRI 示 $C_{4~5}$、$C_{5~6}$、$C_{6~7}$ 椎间盘轻度突出

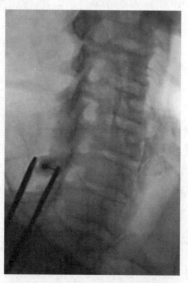

图 13-4-20 右侧斜位下透视,用 25G、8cm 长的穿刺针沿着球管方向穿刺进针

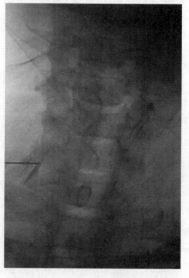

图 13-4-21 患者出现右上肢放射性与平时一致的疼痛,推注造影剂后显示出沿神经根走行分布

2. 治疗　行选择性脊神经根阻滞,患者仰卧于 C 臂 X 线机床上,颈下垫薄枕,常规消毒铺巾后,C 臂 X 线机在右侧斜位下透视,用 25G、8cm 长的穿刺针沿着球管方向穿刺进针(见图 13-4-20),达一定深度后,患者出现右上肢放射性与平时一致的疼痛,推注造影剂后显示出沿神经根走行分布(见图 13-4-21),再推注含倍他米松磷酸钠(7mg/ml)3.5mg 的 1% 利多卡因混合液 2ml。

3. 结果　患者术后疼痛基本消除,颈部活动受限明显改善。

（肖礼祖　黄佳彬）

参考文献

［1］SCOTT M. FISHMAN JANE C. BALLANTYNE J P R. Bonica's MANAGEMENT OF PAIN［M］. 4th ed. Baltimore, New York, London: Lippincott Williams & Wilkins, 2010.

［2］IRWIN A, KHAN A L, FENDER D, et al. The role of needle tip position on the accuracy of diagnostic selective nerve root blocks in spinal deformity［J］. European Spine Journal, 2014, 23(S1): 33-39.

［3］BEYNON R, ELWENSPOEK M M C, SHEPPARD A, et al. The utility of diagnostic selective nerve root blocks in the management of patients with lumbar radiculopathy: a systematic review［J］. BMJ Open, 2019, 9(4): e25790.

［4］于生元, 王家双, 程志祥. 疼痛医学精要［M］. 3 版. 北京: 北京大学医学出版社, 2017.

［5］贺轲渝. 超声引导神经阻滞的应用现状与进展［J］. 实用医院临床杂志, 2016, 13(1): 150-152.

［6］李杰, 肖礼祖, 闫栋, 等. 后路法行神经根阻滞或脉冲射频术治疗神经根型颈椎病的临床探索［J］. 中国疼痛学杂志, 2014. 20(11): 28-32.

［7］WALD JT, MAUS TP, GESKE JR, et al. Safety and efficacy of CT-guided transforaminal cervical epidural steroid injections using a posterior approach［J］. AJNR Am J Neuroradiol, 2012, 33(3): 415-419.

第十四章　神经毁损技术

临床上许多顽固性疼痛治疗困难,当对其实施相应部位的神经(干、节、支、丛)阻滞后,疼痛程度缓解可≥50%,但持续时间不长的患者,可将相应神经(干、节、支、丛)进行毁损,以达到长时间缓解疼痛的目的。神经毁损可分为物理性毁损(如射频、冷冻、切断、压迫等)和化学性毁损(如酒精、酚甘油、阿霉素等药物)。

第一节　脑神经毁损术

一、三叉神经毁损术

(一) 三叉神经射频毁损术及化学毁损术

1. 适应证

(1) 原发性三叉神经痛,经服药效果不理想者。

(2) 对卡马西平等止痛药有明显药物不良反应者。

(3) 年老体弱,不能耐受开颅手术治疗的三叉神经痛患者。

(4) 不愿意接受开颅三叉神经微血管减压术的患者。

(5) 开颅三叉神经微血管减压术后复发的患者。

(6) 控制性射频热凝术治疗后复发患者,可再次进行射频热凝治疗。

(7) 伽玛刀治疗效果不理想,疼痛未消除或减轻者。

(8) 因肿瘤导致三叉神经痛,行伽玛刀或手术治疗,疼痛未好转者。

2. 禁忌证

(1) 不合作者,包括精神失常者。

(2) 穿刺部位的皮肤和深层组织内有感染病灶者。

(3) 有出血倾向或正在进行抗凝治疗者。

(4) 对局部麻醉药过敏者。

(5) 低容量血症者。

(6) 严重的心脑血管疾病的不稳定期。

3. 并发症

(1) 毁损支配区麻木不适。

(2) 出血、皮下血肿或颅内出血。

(3) 中枢感染。

(4) 角膜反射迟钝或消失,角膜溃疡。

(5) 咀嚼力减退。

(6) 脑脊液漏或低颅压性头痛。

4. 操作方法

(1) 三叉神经半月节毁损术

1) CT引导三叉神经半月节标准射频热凝术(经卵圆孔):患者取仰卧位,颈肩部垫一薄枕,头部后仰并适当固定,在CT下充分显示卵圆孔,患侧口角外侧约3cm处标记穿刺点。常规消毒铺巾,1%利多卡因局部麻醉,采用射频穿刺针,垂直皮肤进针,并按预定穿刺方向向卵圆孔进针,一般进针6.5~7.5cm可达卵圆孔,在进入卵圆孔时常有穿破筋膜或肌腱的感觉,穿刺固有膜时,有小的突破感。患者感觉有沿下颌放散性疼痛。在 CT 引导下进入卵圆孔后再推进 1~1.5cm 方可达三叉神经后根。卵圆孔进针时,避免从外侧 1/3 进入,以免过深刺入颞叶;也勿朝向蝶鞍,以免损伤第 I 支。如位置准确,拔出针芯后常有脑脊液流出。当感觉测试设置为频率 50Hz,电压 1V 小于 0.3mA 诱发出患侧三叉神经第 II 支和/或第 III 支神经分布区域疼痛,并覆盖原疼痛部位;运动测试设置为频率 2Hz,电压 1V,小于 0.3mA 诱发相应神经支配咬肌肌肉收缩。定位完毕后,缓慢注入 2% 利多卡因 0.5ml 局部麻醉,以提高患者痛阈,射频热凝温度从 50℃ 起始逐渐升温,50℃、55℃、60℃、65℃ 各 60s,依据患者耐受情况升温至 70~80℃,持续热凝 120s。治疗过程中严密监测患者生命体征。

2) C 臂 X 线机透视引导下三叉神经半月节标准射频热凝术(经卵圆孔):患者取仰卧位,常规皮肤消毒铺巾后,调整球管患侧斜位透视下确定最大卵圆孔显影位置(患侧倾角 10°~15°,足侧倾角 25°~30°),在透视引导下轴向进针法穿刺,套管针头达目标位置时可感觉明显突破感,调整侧位片,对齐颅底、垂体窝以及斜坡,一般第 III 支位于颅底附近,第 II 支位于斜坡附近,确定穿刺针位置深度,在射频套管针的套管中插入射频针,患者出现原有颜面部疼痛不适,转换感觉(50Hz,0.25V)和运动测试(2Hz,0.25V),以此明确射频针处于目标三叉神经,回抽无脑脊液后注射 2% 利多卡因 0.5ml,麻醉完全后开启射频毁损模式,50℃、60℃、70℃,60s 1 个周期,76℃,60s 2 个周期,周期结束后拔出射频针,按压穿刺点 5min,消毒并贴无菌贴,观察 15min 无出现异常,观察生命体征平稳。

(2) 下颌神经毁损术(分支毁损合在一起)

1) CT 引导下颌神经射频热凝术(经卵圆孔):患者取仰卧位,颈肩部垫一薄枕,头部后仰并适当固定,在 CT(也可经 C 臂)下充分显示卵圆孔,患侧口角外侧约 3cm 处标记穿刺点。常规消毒铺巾,1% 利多卡因局部麻醉,采用射频穿刺针,垂直皮肤进针,并按预定穿刺方向向卵圆孔进针,一般进针 6.5~7.5cm 可达卵圆孔外口,同时可诱发患者下颌部放散性疼痛。当感觉测试设置为频率 50Hz,电压 1V 小于 0.3mA 诱发出患侧三叉神经第 3 支神经分布区域疼痛,并覆盖原疼痛部位;运动测试设置为频率 2Hz,电压 1V,小于 0.3mA 诱发相应神经支配咬肌肌肉收缩。定位完毕后,缓慢注入 2% 利多卡因 0.5ml 局部麻醉,以提高患者痛阈,射频热凝温度从 50℃ 起始逐渐升温,50℃、55℃、60℃、65℃,各 60s,依据患者耐受情况升温至 70~80℃,持续热凝 120s。治疗过程中严密监测患者生命体征。

2) CT 引导下颌神经化学毁损术(经卵圆孔):患者取仰卧位,颈肩部垫一薄枕,头部后仰并适当固定,在 CT 下充分显示卵圆孔,患侧口角外侧约 3cm 处标记穿刺点。常规消毒铺巾,1% 利多卡因局部麻醉,采用穿刺套管针,垂直皮肤进针,并按预定穿刺方向向卵圆孔进针,一般进针 6.5~7.5cm 可达卵圆孔外口,同时可诱发患者下颌部放散性疼痛。CT 再次扫描确认针尖位置,回抽无血无脑脊液,缓慢注射阿霉素 5mg(0.5ml)或无水乙醇、酚甘油 0.3~0.5ml,术毕,拔除穿刺针,局部无菌贴膜覆盖。治疗过程中严密监测患者生命体征。

(3) 上颌神经毁损术

1) CT 引导上颌神经射频热凝术(经圆孔):患者取仰卧位,颈部垫枕 5cm,在 CT 下充分显示圆孔,定位颧弓外下方为穿刺点,局部浸润麻醉,采用射频穿刺针垂直刺入皮肤,并按预定穿刺方向向圆孔进针,当穿刺针进入 6cm 左右时,患者诉右侧上颌部疼痛,在 CT 显示下,穿刺针尖刺入圆孔外口处,回抽注射器,无血及脑脊液,置入射频针,转换感觉测试电流(50Hz,0.2V),患者出现患侧上颌部疼痛感,主要局限于第 II 支支配区域,转换运动测试电流(2Hz,0.2V),患者出现右侧上颌部跳动感,测试无异常后,缓慢注入 2% 利多卡因 0.5ml 局部麻醉,以提高患者痛阈,射频热凝温度从 50℃ 起始逐渐升温,50℃、55℃、60℃、65℃ 各 60s,依据患者耐受情况升温至 70~80℃,持续热凝 120s。治疗过程中严密监测患者生命体征。

2) CT 引导上颌神经化学毁损术(经圆孔):患者取仰卧位,颈部垫枕 5cm,在 CT 下充分显示圆孔,定位颧弓外下方为穿刺点,局部浸润麻醉,采用穿刺套管针垂直刺入皮肤,并按预定穿刺方向向圆孔进针,当穿刺针进入 6cm 左右时,患者诉右侧上颌部疼痛,在 CT 显示下,穿刺针尖刺入圆孔外口处,回抽注射器,无血及脑脊液,缓慢注射阿霉素 5mg(0.5ml)或无水乙醇、酚甘油 0.3~0.5ml,术毕,拔除穿刺针,局部无菌贴膜覆盖。治疗过程中严密监测患者生命体征。

3）C 臂 X 线机透视引导下上颌神经毁损术：在 DSA 室进行操作，患者取仰卧位，调整球管至头颅侧位显示蝶腭窝之"小辣椒"影，常规皮肤消毒铺巾后，局部麻醉，在透视引导下穿刺，用穿刺针于右颧弓下耳屏前 3cm 将射频套管针经下颌骨切迹朝向蝶腭窝顶部刺入，侧位片显示射频针针尖定位于"小辣椒"之顶部，稍向上旋转针尖，滑过翼突外侧板，进入蝶腭窝上端，正位片确定穿刺针位置到达圆孔，在射频套管针的套管中插入射频针，复制患者原有颜面部疼痛不适感，转换感觉测试电流 50Hz、0.25V，出现神经支配区域疼痛，开启射频毁损模式，50℃、60℃、70℃，60s 1 个周期，76℃，60s 2 个周期，拔出射频针，消毒并贴无菌贴，观察 15min 无出现异常，观察生命体征。

（4）眶上神经毁损术

1）超声引导眶上神经射频热凝术：患者取仰卧位，在超声下充分显示眶上切迹，可选取眉弓外侧为穿刺点，局部浸润麻醉后，沿短轴平面内进针，使射频套管针向眶上切迹进入，当射频针穿刺至眶上切迹时，可诱发患者患侧额部放射性疼痛，在超声显示下，射频针尖刺入眶上切迹，注意避开眶上动脉，回抽注射器无血，置入射频电极针，转换感觉测试电流（50Hz，0.2V），患者出现患侧额部疼痛异感，主要局限于眶上神经支配区域，测试无误后，2% 利多卡因 0.5ml 缓慢注射局部麻醉，以提高患者痛阈，射频热凝温度从 50℃起始逐渐升温，50℃、55℃、60℃、65℃各 60s，依据患者耐受情况升温至 70~80℃，持续热凝 120s。治疗过程中严密监测患者生命体征。

2）超声引导眶上神经化学毁损术：患者取仰卧位，在超声下充分显示眶上切迹，可选取眉弓外侧为穿刺点，局部浸润麻醉后，沿短轴平面内进针，使穿刺套管针向眶上切迹进入，当针尖穿刺至眶上切迹时，可诱发患者患侧额部放射性疼痛，在超声显示下，套管针针尖刺入眶上切迹，注意超声下避开眶上动脉，回抽注射器无血，缓慢注射阿霉素 5mg（0.5ml）或无水乙醇、酚甘油 0.3~0.5ml，术毕，拔除穿刺针，局部无菌贴膜覆盖。治疗过程中严密监测患者生命体征。

（5）眶下神经毁损术

1）超声引导眶下神经射频热凝术：患者取仰卧位，将高频线阵探头纵向放于面部，沿眶下缘由内向外做矢状面扫描，眶下孔一般位于眶下缘约 1cm 处，超声图像表现为上颌骨高回声亮线的不连续处即为眶下孔。在超声下充分显示眶下孔，局部浸润麻醉后，可沿长轴平面内或短轴平面外进针，使射频套管针向眶下孔进入，当射频针穿刺至眶下孔时，可诱发患者患侧鼻翼旁放射性疼痛，在超声显示下，射频针尖刺入眶下孔，超声下注意避开眶下动脉，回抽注射器，无血，置入射频电极针，转换感觉测试电流（50Hz，0.2V），患者出现患侧鼻翼旁疼痛异感，主要局限于眶下神经支配区域，测试无误后，再次回抽注射器，无血，2% 利多卡因 0.5ml 缓慢注射至眶下孔，以提高患者痛阈，射频热凝温度从 50℃起始逐渐升温，50℃、55℃、60℃、65℃，各 60s，依据患者耐受情况升温至 70~80℃，持续热凝 120s。治疗过程中严密监测患者生命体征。

2）超声引导眶下神经化学毁损术：患者取仰卧位，将高频线阵探头纵向放于面部，沿眶下缘由内向外做矢状面扫描，眶下孔一般位于眶下缘约 1cm 处，超声图像表现为上颌骨高回声亮线的不连续处即为眶下孔。在超声下充分显示眶下孔，局醉浸润麻醉后，可沿长轴平面内或短轴平面外进针，使穿刺套管针向眶下孔进入，当穿刺至眶下孔时，可诱发患者患侧鼻翼旁放射性疼痛，在超声显示下，穿刺针尖刺入眶下孔，超声下注意避开眶下动脉，回抽注射器无血，缓慢注射阿霉素 5mg（0.5ml）或无水乙醇、酚甘油 0.3~0.5ml，术毕，拔除穿刺针，局部无菌贴膜覆盖。治疗过程中严密监测患者生命体征。

（6）颏神经毁损术

1）超声引导颏神经射频热凝术：患者取平卧位，头偏向健侧，将高频线阵探头横向放置于下颌骨下缘，由尾侧向头侧做缓慢扫描，颏孔通常位于前磨牙或第二尖牙下方，下颌骨成像由一清晰的高回声亮线变为高回声中出现低回声区域，低回声处即为颏孔的位置。在超声下充分显示颏孔，局部浸润麻醉后，可沿长轴平面内或短轴平面外进针，使射频套管针向颏孔进入，当射频针穿刺至颏孔时，可诱发患者患侧颏部及下唇部放射性疼痛，在超声显示下，射频针尖刺入颏孔，注意避开眶下动脉，回抽注射器无血，置入射频电极针，转换感觉测试电流（50Hz，0.2V），患者出现患侧颏部及下唇的皮肤和黏膜疼痛异感，主要局限于眶下神经支配区域，测试无误后，再次回抽注射器，无血，2% 利多卡因 0.5ml 缓慢注射至颏孔，以提高患者痛阈，射频热凝温度从 50℃起始逐渐升温，50℃、55℃、60℃、65℃，各 60s，依据患者耐受情况升温至 70~

80℃,持续热凝120s。治疗过程中严密监测患者生命体征。

2) 超声引导颏神经化学毁损术:患者取平卧位,头偏向健侧,将高频线阵探头横向放置于下颌骨下缘,由尾侧向头侧做缓慢扫描,颏孔通常位于前磨牙或第二尖牙下方,下颌骨成像由一清晰的高回声亮线变为高回声中出现低回声区域,低回声处即为颏孔的位置。在超声下充分显示颏孔,局部浸润麻醉后,可沿长轴平面内或短轴平面外进针,使穿刺套管针向颏孔进入,当穿刺至颏孔时,可诱发患者患侧颏部及下唇部放射性疼痛,在超声显示下,穿刺针尖刺入颏孔,注意超声下避开眶下动脉,回抽注射器无血,缓慢注射阿霉素5mg(0.5ml)或无水乙醇、酚甘油0.3~0.5ml,术毕,拔除穿刺针,局部无菌贴膜覆盖。治疗过程中严密监测患者生命体征。

(二) 经皮穿刺半月神经节球囊压迫术

1. 概述 经皮穿刺半月神经节球囊压迫术(percutaneous balloon compression,PBC)是指将一次性脑科手术用球囊导入麦克尔(Meckel)腔内,通过向球囊中注射造影剂,机械性压迫半月神经节从而起到治疗三叉神经痛的作用。与其他外科技术相比,PBC拥有良好的临床疗效、操作简单、安全、见效快等优点,近年来越来越受到青睐。PBC是一种治疗顽固性三叉神经痛极为有效的微创方法,尤其是对于合并高危基础病或疼痛累及第一支的患者,经过各种手段治疗后复发的患者具有显著的优势。

2. 技术原理 目前三叉神经半月神经节球囊压迫技术的治疗机制尚不明确。研究认为三叉神经痛最重要的发病机制是其神经根入脑干区被责任血管压迫,因此有一部分学者认为PBC治疗时,机械性扩张作用使三叉神经根位置发生变化,三叉神经根与责任血管发生位移而解除压迫,缓解了疼痛。但是大多数学者认为,该手术的主要机制是物理压迫选择性地损伤有髓神经纤维,以此来去除三叉神经痛"扳机点"的传入功能。

3. 适应证

(1) 原发性三叉神经痛单支或多支,尤其适用合并第一支痛患者。

(2) 经严格、正规药物治疗效果不佳或不能耐受药物副作用。

(3) 影像学资料提示行微血管减压术相对困难或风险较大者,或对微血管减压术依从性差的患者。

(4) 已行微血管减压术或射频热凝术或PBC术后再复发的患者。

(5) 继发性三叉神经痛治疗原发病后疼痛仍然存在或拒绝进行原发病治疗的患者。

4. 禁忌证

(1) 有严重心脏病史未行相关治疗者。

(2) 凝血功能显著障碍者。

(3) 穿刺部位感染者。

(4) 有全身器官系统严重感染者。

(5) 不能耐受全身麻醉的患者应审慎选择。

5. 操作方法 全身麻醉后,患者取仰卧位,头稍后仰,固定头位。常规消毒,铺无菌巾(3层),覆盖切口膜,准备穿刺套件;非离子造影剂,如碘海醇(iohexol)10ml与生理盐水20ml混合,用1ml空针外接三通与球囊导管相连。检查接头是否牢固,注射造影剂混合液前将球囊内空气排干净备用;同时准备一根细通条,如用13.5cm长的穿刺针穿刺,则在通条15cm处做好标记。前斜位影像引导(C臂X线机或DSA)、也可CT引导下经患侧卵圆孔投照位显露卵圆孔,确定穿刺进针点,一般在口角外侧约2~3cm处进针。以C臂引导定位卵圆孔为例,C臂球管向尾端转动30°~45°,向患侧转动5°~15°,多数患者即可显露卵圆孔(图14-1-1),少数患者需根据情况略微调整倾斜角度以清晰暴露卵圆孔。前斜位透视下穿刺,侧位透视下调整穿刺针深度。穿刺针前斜位推进到卵圆孔外口时,部分患者可有心血管反应,如心率减慢或血压升高,也有部分患者没有任何反应。改侧位投照针尖至卵圆孔内口,先用通条破Meckel囊并扩张通道,通条前端不超过斜坡5mm。将球囊导管沿穿刺针经卵圆孔置入Meckel腔内,球囊Mark点距离穿刺针头端约15mm为宜。根据预先估算的Meckel腔大小向球囊内注入20%碘海醇0.2~1.0ml,压力以球囊手感推注有明显阻力,同时结合球囊出现的形状及推注造影剂的容积为准。通常球囊压迫时间为120~180s,老年人Meckel腔囊壁弹性下降,相同容积球囊产生的压力也随之下降,故老年人可以根据实际情况适当增加压迫时长。理想的球囊充盈形状应为"梨形",术中球囊呈现"梨形"患者几乎均能获得早期疼痛缓解。压迫结束后,抽出球囊内造影剂,拔出球囊导管,穿刺点压迫止血5min,敷以无菌纱布保护。

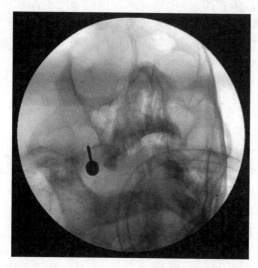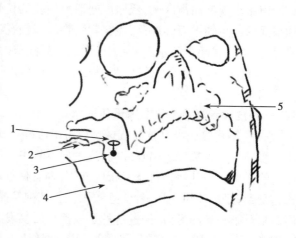

1.卵圆孔;2.下颌切迹;3.穿刺针;4.下颌支;5.上颌支。

图14-1-1 左侧为前斜位 X 线扫描下显示的卵圆孔,右侧为示意图

6. 并发症及预防 该手术虽然较为安全,但也存在着相应的并发症。

(1)血压骤升或骤降、心动过缓、心动过速:血压骤升或骤降、心动过缓、心动过速等是术中常见的并发症,这些症状称为三叉神经心脏反射(即三叉神经抑制反射)。主要发生在穿刺针进入卵圆孔外口和球囊压迫时,特别是在球囊压迫时更为明显。一旦发生抑制反应,必须停止操作,以避免对神经继续刺激。一般来说,去除诱因后,抑制反应将自动缓解,无需行进一步处理。阿托品被推荐用于预防和治疗迷走神经刺激所致的心脏抑制作用,当心律、血压和氧分压恢复正常时,手术可继续进行。阿托品预处理可以降低心动过缓和心搏骤停等发生率,但不能预防血压突然升高。穿刺开始时静脉给予硝普钠是控制血压突然升高的有效方法。

(2)面部感觉减退:面部感觉减退是PBC最常见的并发症,超过90%的患者在术后出现不同程度面部麻木,这可能与术中球囊压迫的时间和球囊压力的大小有关,多个研究表明减少压迫的时间大大降低面部感觉障碍的发生。大多较轻微,绝大部分患者术后1周左右麻木明显减轻,12~24个月内消失。有学者认为面部感觉障碍与术中球囊呈梨形有一定的相关性,术后出现面部感觉减退的患者往往有较好的治疗效果,所以面部感觉减退是手术成功治疗的重要标志。

(3)咬肌无力:咬肌无力是PBC术后另一种最常见并发症之一。PBC术中穿刺针通过卵圆孔时,容易机械性损伤三叉神经下颌支,故术后会出现不同程度的同侧咬肌肌力减弱或者无力。虽此并发症发生率亦较高,但2~3个月在无特殊处理的情况下会逐渐好转。

(4)口周单纯疱疹:对三叉神经根的轻微刺激或不明显的受损足以激活人体内潜伏的单纯疱疹病毒,可在围手术期抗病毒治疗预防,常用阿昔洛韦等。术后口周疱疹发生率在30.8%~35.7%,预防性抗病毒治疗可降低其发生率。

(5)角膜炎:角膜炎发生率极低。术后角膜感觉减退,应防止异物嵌入角膜,患者常诉眼部摩擦感,可嘱用透明质酸钠滴眼液润滑。

(6)复视、失明:由于手术操作位于海绵窦侧壁的解剖位置,且卵圆孔与颅底相通,PBC术中可能损伤外展神经。因此,当术中影像显示球囊向鞍底方向(以斜坡为参考线)的充盈扩张超过预期时,应放弃球囊扩张。若球囊由"梨形"变为"沙漏型"或其他形状时,球囊的后端可进入颅后窝压迫相应神经引起复视或眼球运动障碍。尽管如此,复视是短暂的,数周或数月内完全或接近完全正常。为防止此类并发症的发生,术中应高度重视球囊的形状及压迫的位置。失明罕见,但若穿刺针穿透眶下裂可直接损伤眶尖的视神经,导致突发性失明,因此在穿透卵圆孔之前,通过侧位透视早期反复确认针的轨迹,可以预防视神经的直接损伤。

(7) 颈内动脉或蛛网膜下腔出血:罕见却致命。若穿刺方向有误,刺入颈内动脉时,可发生大出血;若穿刺针、球囊导管深度过深或针头尖锐时,可能发生蛛网膜下腔出血。故术中应避免穿刺针过深和偏向内侧。

(8) 疼痛延迟缓解:少数患者术后疼痛仍然存在,其中大部分患者经对症治疗后都能够在术后 1 个月左右逐步缓解,甚至消失,称之为"延迟缓解",一般延迟缓解率约为 78.9%。

7. 注意事项

(1) 术前进行手术麻醉风险评估。

(2) CT 或 MRI 薄层扫描预估 Meckel 腔容积十分重要,术中造影剂注射体积约为所预估 Meckel 腔容积的 1.5 倍,但须以注射造影剂时手感出现明显阻力为准,也可根据外接压力测定仪确定压力值。

(3) PBC 术中可能出现血流动力学的波动。穿刺针到达卵圆孔外口时,注射局部麻醉药 1ml 可有效避免严重心血管反应;若穿刺过程中出现明显心率减慢可立即停止手术操作,严重者可静脉注射阿托品 0.5mg;若施行球囊压迫时出现血压明显升高,也应立刻停止操作,并给予降压或加深麻醉处理。

(4) 穿刺针深度不超过卵圆孔内口,球囊一般不超过内口 15mm,套囊 Mark 点一般不超过斜坡线 5mm;压迫结束前侧位检查球囊充盈形状是否有变化。

(5) 穿刺成功一般以球囊呈"梨形"为佳(图 14-1-2),如出现"椭圆形或菱形",一般应调整穿刺位置与方向,但不宜多次穿刺;如手感阻力增大,压迫时间延长至 5~7min 也会有效。

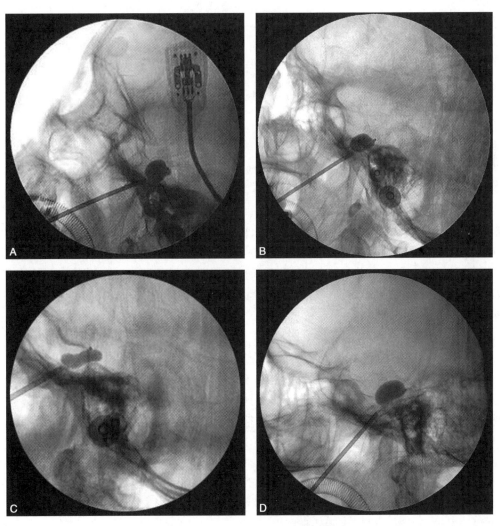

图 14-1-2　几种常见 PBC 术后球囊形状
A. 常规梨形;B. 不规则梨形;C. 沙漏形;D. 椭圆形。

（6）PBC 术后，术侧面部感觉减退、口腔温觉敏感度下降，水、食物要温热，防止烫伤。

（7）也有采用局部麻醉下 CT 引导完成 PBC 手术。

8. 疗效及预后　马逸等治疗的 3 000 例原发性三叉神经痛患者中，术后即刻缓解率为 95.1%，其中 1 860 例进行随访，随访时间为 4~84 个月，平均 34 个月，术后平均随访 34 个月的有效率为 92.2%，随访期间复发率为 7.8%。有一部分患者术后疼痛未即刻缓解，而在对症治疗观察中疼痛逐步缓解，因此称之为"延迟缓解"。在 PBC 的长期效果方面，David 等报道术后 5 年有效率为 80%，术后 10 年的有效率为 70%。

二、面神经射频热凝术

（一）适应证

1. 原发性面肌痉挛诊断明确，经头颅 CT 或 MRI 排除继发性病变。

2. 面肌痉挛症状严重，影响日常生活和工作，患者手术意愿强烈。

3. 应用药物或肉毒毒素治疗的患者，如果出现疗效差、无效、药物过敏或毒副作用时，应积极手术。

4. 年老体弱、全身状况差，不能耐受全身麻醉开颅手术的患者。

5. 微血管减压术后复发患者。

（二）禁忌证

1. 患神经精神疾病，不能配合者。

2. 凝血功能异常。

3. 全身感染或穿刺部位皮肤破溃感染。

4. 患者不能接受术后并发症"面瘫"。

5. 严重心肺功能障碍者。

6. 占位性病变。

（三）并发症

1. 出血、皮下血肿或颅内出血。

2. 中枢感染。

3. 面神经损伤、面瘫。

4. 面部肌肉萎缩。

（四）操作方法

患者健侧卧位，先于 CT 下定位，常规消毒铺巾，1% 利多卡因局部麻醉，CT 引导下按所设计穿刺路径，将射频穿刺针穿刺至患侧茎乳孔，用 2Hz 低频电流（0.1~0.5mA）测试出面部抽动后依次行 70℃ 30s、75℃ 30s、80℃ 30s、85℃ 30s、90℃ 30s 标准连续射频，其间连续观察患者鼓腮、闭眼情况，一旦患者患侧鼓腮稍漏气、闭眼时下睑稍费力即结束治疗，或以术中面神经异常肌电反应（abnormal muscle response，AMR）消失为治疗结束标准。

三、舌咽神经射频热凝术

（一）适应证

1. 经舌咽神经阻滞治疗后效果确切，但维持时间短暂的原发性舌咽神经痛。

2. 某些小脑脑桥角肿瘤、血管性疾病、鼻咽部肿瘤、颅底肿瘤转移压迫、茎突过长征等引起的继发性舌咽神经痛。

（二）禁忌证

1. 穿刺部位皮肤、软组织严重感染者。

2. 凝血功能异常，有严重出血倾向者。

3. 肿瘤浸润导致局部淋巴结肿大无法穿刺者。

4. 严重心肺功能障碍者。

5. 患者拒绝、无法配合者。

（三）并发症

1. 损伤颈内动脉、颈内静脉。

2. 不同程度的患侧舌体感觉及味觉减退。

3. 咽部不适、咽部异物感。

4. 茎突咽肌无力、吞咽困难。

（四）操作方法

CT引导下舌咽神经射频热凝术，即患者取仰卧位，颈部垫一薄枕，头转向健侧，在乳突下缘和下颌角之间做一连线，连线中点即是茎突所在位置的体表投影。常规消毒铺巾，1%利多卡因局部麻醉，采用射频穿刺针，垂直皮肤进针，在CT引导下寻找茎突尖，触及茎突尖后退针少许，改向茎突前上刺入，进针约0.5cm微调穿刺针位置，当感觉测试设置为频率50Hz，电压1V小于0.3mA诱发出患侧舌咽神经分布区域疼痛，并覆盖原疼痛部位；运动测试设置为频率2Hz，电压1V，小于0.3mA诱发相应神经支配区咽部肌肉收缩，无患侧肩部、面部肌肉收缩，证明穿刺针尖接近舌咽神经。针尖穿刺到位后，大多位于茎突前缘0.5~1cm。三维CT重建可以清楚显示针尖和茎突的关系。定位完毕后，缓慢注入2%利多卡因0.5ml局部麻醉，以提高患者痛阈，射频热凝温度从50℃起始逐渐

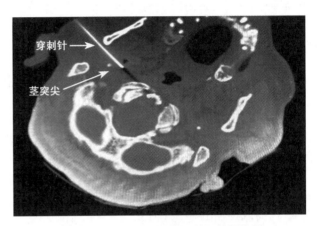

图 14-1-3　CT引导下舌咽神经射频热凝

升温，50℃、55℃、60℃、65℃，各60s，依据患者耐受情况升温至70~80℃，持续热凝120s。治疗过程中严密监测患者生命体征，嘱患者做吞咽动作，如出现吞咽困难，则停止进一步升温（图14-1-3）。

第二节　脊神经（前、后支）毁损术

一、脊神经后支毁损术概述

（一）适应证

1. 颈源性头痛。

2. 顽固性枕神经痛。

3. 枕部PHN。

4. 寰枢关节紊乱综合征。

5. 肿瘤侵袭枕部神经或挥鞭样损伤枕部神经导致的神经性疼痛。

（二）禁忌证

1. 药物或神经阻滞治疗有效。

2. 拒绝或不能配合完成神经毁损患者。

3. 严重感染、严重凝血功能障碍。

4. 心肺功能不全等。

（三）并发症

1. 脊髓损伤或椎动脉损伤。

2. 局部皮肤感觉减退。

3 穿刺部位感染、椎管内感染。

4. 脊柱活动度下降。

（四）操作方法

1. 颈椎脊神经后支毁损入路

（1）后侧入路：患者取俯卧位，额下垫薄枕，X线下显露寰枢关节，以寰枢关节中1/3段与颈椎小关节连线交点，为穿刺点，垂直进针至X线侧位显示位于寰枢关节后缘，结合神经刺激器或射频（2Hz，0.3～0.5V）可见枕部肌群跳动。

（2）侧后方入路：患者取俯卧位，额下垫薄枕，超声显露头下斜肌及椎动脉走形，平面内进针，进针至头下斜肌内，椎动脉内侧，结合神经刺激器或射频（2Hz，0.3～0.5V）可见枕部肌群跳动，局部可缓慢注射1%利多卡因0.5～1ml，开启标准射频模式（50℃、55℃、60℃，各60s 1个周期）。

因颈椎脊神经周围血管丰富，毗邻脊髓，应避免药物误入椎管内及血管内，较少应用无水乙醇及酚甘油毁损神经，阿霉素注射毁损治疗，亦未见病例报道。

2. 其他节段脊神经后支毁损 临床上其他节段脊神经后支毁损，也多采用以上两种入路及X线或超声引导的方式进行。

二、胸椎脊神经后支毁损术

（一）适应证

1. 顽固性背痛。

2. 胸椎压缩性骨折。

3. 肿瘤侵袭椎体附件及棘突导致的疼痛。

（二）禁忌证

1. 药物或神经阻滞治疗有效。

2. 拒绝或不能配合完成神经毁损患者。

3. 严重感染、严重凝血功能障碍。

4. 心肺功能不全等。

（三）并发症

1. 脊髓损伤或肺损伤。

2. 局部皮肤感觉减退。

3. 穿刺部位感染、椎管内感染。

4. 脊柱活动度下降。

（四）操作方法

患者取俯卧位，腹部垫薄枕，X线下显露肋骨横突关节及上下关节突关节，X线及CT下选侧偏下、偏外侧椎弓根投影为体表穿刺点，朝上、朝内侧进针至横突与上关节突连接处，应用射频（50Hz，0.3V感觉测试，2Hz，0.3V运动测试）或神经刺激器（2Hz，0.3V运动测试），测试准确后可行脊神经后支射频毁损处理，局部可缓慢注射1%利多卡因0.5～1ml，开启标准射频模式（50℃、60℃、70℃，各60s 1个周期，76℃，120s 1个周期）。

三、胸椎脊神经前支毁损术

（一）适应证

1. 骨质疏松伴脊柱压缩性骨折。

2. 顽固的胸腹部术后切口痛。

3. 胸腹背部PHN。

4. 椎体结核感染继发剧烈肋间神经痛。

5. 肿瘤侵袭椎体、肋骨、胸膜或肋间神经导致的神经性疼痛。

（二）禁忌证

1. 药物或神经阻滞治疗有效。

2. 拒绝或不能配合完成神经毁损患者。

3. 严重菌血症、结核感染未控制、严重凝血功能障碍。

4. 心肺功能不全等。

（三）并发症

1. 脊髓损伤或气胸、血气胸。

2. 局部皮肤感觉减退，肋间呼吸肌无力。

3. 穿刺部位感染、椎管内感染。

4. 脊柱活动度下降。

（四）操作方法

1. 射频热凝毁损术　患者多为俯卧位，腋下及腹部垫枕，以相应脊神经对应椎间孔平面为穿刺平面，以脊柱正中，旁开2~3cm，穿刺过程，可在X线、DSA、CT或彩超引导下进行，针尖位于椎间孔内上1/3，结合神经刺激器或射频（2Hz，0.3~0.5V）有季肋部跳动，局部可缓慢注射1%利多卡因0.5~1ml，开启标准射频模式（50℃、60℃、70℃，各60s 1个周期，76℃，120s 1个周期）。

2. 冷冻毁损　刘阳等在开胸手术后，游离暴露手术切口周围4~5节段的肋间神经，应用-60~-55℃的低温探头，冷冻肋间神经90s。术后24h、48h及72h内疼痛评分明显降低，哌替啶药物用量亦明显减少。

3. 化学毁损　冯美果等对120例癌性胸痛患者进行胸椎旁脉冲射频和/或阿霉素注射毁损治疗，穿刺时应用射频（50Hz，0.3V感觉测试，2Hz，0.3V运动测试）定位测试，射频毁损温度分别以70℃、75℃、80℃，各1次，75s/次。药物注射予以复方倍他米松注射液2ml和0.33%阿霉素10mg。结果显示射频热凝联合阿霉素注射，缓解疼痛效果更佳。

四、腰椎脊神经后支毁损术

（一）适应证

1. 骨质疏松伴脊柱压缩性骨折。

2. 腰椎I度稳定性滑脱。

3. 顽固性下腰痛。

4. 腰椎小关节紊乱综合征。

5. 肿瘤侵袭椎体、椎板或棘突导致的神经性疼痛。

（二）禁忌证

1. 药物或神经阻滞治疗有效。

2. 拒绝或不能配合完成神经毁损患者。

3. 严重菌血症、结核感染未控制、严重凝血功能障碍。

4. 心肺功能不全等。

5. 腰椎活动性滑脱，且≥II度。

（三）并发症

1. 脊神经前支损伤或损伤腹腔脏器。

2. 局部皮肤感觉减退。

3. 穿刺部位感染、椎管内感染。

4. 脊柱活动度下降。

（四）操作方法

1. C臂X线机或CT定位　患者取俯卧位，腹部垫枕，使得腰椎生理性前凸消失，X线、CT显露横突与上关节突连接处；X线及CT下选侧偏下、偏外侧椎弓根投影为体表穿刺点，朝上、朝内侧进针至横突与上关节突连接处，应用射频（50Hz，0.3V感觉测试，2Hz，0.3V运动测试）或神经刺激器（2Hz，0.3V运动测试），测试准确后可行脊神经后支射频毁损处理，局部可缓慢注射1%利多卡因0.5~1ml，开启标准射频模式（50℃、60℃、70℃，各60s 1个周期，76℃，120s 1个周期）。

2. 超声定位 彩超引导下选侧横突与上关节突成阶梯样投影处,为穿刺平面,采用平面内或平面外穿刺方法,进针至横突与上关节突连接处,应用射频(50Hz,0.3V 感觉测试,2Hz,0.3V 运动测试)或神经刺激器(2Hz,0.3V 运动测试),测试准确后可行脊神经后支射频毁损处理,局部可缓慢注射 1% 利多卡因 0.5~1ml,开启标准射频模式(50℃、60℃、70℃,各 60s 1 个周期,76℃,120s 1 个周期)。

五、骶椎脊神经后支毁损术

（一）适应证

1. 骶尾椎骨折伴会阴区疼痛。

2. 直肠癌后肛门区疼痛。

3. 顽固性会阴痛。

4. 腰椎小关节紊乱综合征。

5. 其他肿瘤侵袭导致的会阴区神经性疼痛。

（二）禁忌证

1. 药物或神经阻滞治疗无效。

2. 拒绝或不能配合完成神经毁损患者。

3. 严重菌血症、结核感染未控制、严重凝血功能障碍。

4. 肿瘤多处转移,穿刺出血概率较大。

（三）操作方法

1. 进针点 患者俯卧位,X 线前后位透视辨别患侧的第 2 骶后孔,在其下缘 5mm 向内侧的骶骨嵴作垂直连线,在这条连线上距骶骨嵴中线外 2mm 为进针点,穿刺至骶后孔,予以感觉及运动测试(50Hz,0.3V 感觉测试,2Hz,0.3V 运动测试),测试良好,局部可缓慢注射 1% 利多卡因 0.5~1ml,开启标准射频模式(50℃、60℃、70℃,各 60s 1 个周期,76℃,120s 1 个周期)。

2. 穿刺 进针点局部麻醉后,在 X 线侧位透视下用骨钻穿破骶骨骨板,将长 5~10mm 热凝尖端的射频针从钻孔里穿刺进入到骶管。

3. 电刺激 先用 50Hz 频率、0.2~0.7V 的电压诱发出骶尾部疼痛,再用 2Hz 频率和比诱发疼痛的阈值大 2 倍的电压刺激,应没有发生下肢肌肉抽搐,助手将手指伸进肛门没有感觉到肛门外括约肌发生与电刺激同步的脉冲式收缩,称为感觉神经与运动神经的刺激分离,可判断针尖位置正确。

4. 射频 注射 2% 利多卡因 1ml,10min 后原有的尾部疼痛消失,给予 68℃持续 120s 热凝,共 2 次。

第三节 交感神经节毁损术

一、胸交感神经节毁损术

（一）适应证

1. 上肢动脉闭塞性疾病。

2. 雷诺综合征。

3. 非血管疾病,如多汗症、手发绀、损伤后营养障碍,各种胸背部顽固性疼痛。

4. 胸部及上腹部 PHN。

5. 顽固性心绞痛。

（二）禁忌证

1. 患有胸部疾患,如胸廓严重畸形等。

2. 脊柱相关肿瘤。

3. 心源性胸痛,严重心功能不全。

4. 心动过缓、Ⅱ度及以上房室传导阻滞。

5. 凝血功能异常。

6. 背部拟穿刺处皮肤感染及全身感染。

7. 妊娠或备孕状态。

（三）并发症

1. 胸痛及背部灼热感。

2. 气胸、血气胸。

3. 椎间隙感染或椎体感染。

4. 出血或硬膜外血肿。

5. 损伤胸主动脉、锁骨下动静脉,损伤胸导管致淋巴管瘘。

6. 乙醇性神经炎。

7. 乙醇吸收入血、醉酒反应。

（四）操作方法

1. 胸交感神经节化学毁损术　　CT 引导下穿刺,患者俯卧于 CT 台上,胸下垫薄枕,双手前伸扶 CT 头架。常规监测 ECG、无创血压、SPO$_2$ 和手掌温度。于 T1 对应背部皮肤上放置定位栅,用 CT 定位像准确定位胸椎间隙,并以之为中心对上下两个椎体进行层厚 3mm 扫描,找到并锁定第 4 肋肋骨小头上方无骨质层面,在该层面上设计穿刺路径:靶点为第 4 肋椎关节上缘,对应于第 4 肋骨小头上方的 T1 椎体下部外缘,选定两侧最佳皮肤进针点,以 CT 工具尺测量进针点与靶点的距离（进针深度）、进针角度、进针点距中线的距离,记录该层面显示的 CT 床与机架所成角度及相对距离。打开定位红线,依前所测量的进针点距中线距离,用记号笔在定位红线上分别标示出两侧穿刺进针点。对选定穿刺点局部麻醉后按拟定角度、深度于 CT 引导下用长 10cm 的 7 号射频针两侧穿刺,进针过程中可再次或多次 CT 扫描调整,直至针尖紧贴第 4 肋椎关节上缘抵达靶点,回抽无血、液、气后,每点注入 1% 利多卡因 3ml（含造影剂 30% 碘海醇注射液 0.3ml）,CT 平扫观察药液分布情况。若 CT 平扫及三维重建发现药液在壁胸膜外包裹第 3~4 肋骨小头及 T1 椎体外侧,且患者双手由"冷"变"暖"、脉搏容积波波幅升高 30% 以上,双侧均无霍纳综合征,则左、右侧分别注入无水乙醇各 2.5ml（每 1ml 含无水乙醇 0.9ml 和 30% 碘海醇注射液 0.1ml）,退针后再次 CT 扫描,切换到肺窗,观察有无血胸、气胸的发生,并用 CT 随机软件对无水乙醇分布情况再次三维重建观察。

2. 胸交感神经节物理毁损术　　患者俯卧于 CT 台上,胸下垫薄枕,背部放置定位栅,安置生命体征监护仪后 CT 扫描定位:在定位像上确定第 3~5 肋骨小头位置,再以胸椎模式进行层厚 3mm 的横断位扫描,回放所得图像,选取目标层面（头汗症治疗选包含第 3 肋骨小头上缘的层面,手汗症和手雷诺综合征治疗取包含第 4 肋骨小头上缘的层面,腋汗症治疗选包含第 5 肋骨小头上缘的层面）作为穿刺路径的层面。

以两侧肋骨小头上缘为靶点,即根据交感神经链的解剖走行（图 14-3-1）确定,用 CT 自带工具尺向背部皮肤拉直线,避开骨质阻挡,直线与皮肤交点即为穿刺点,测量穿刺点与靶点的距离（穿刺深度）及该直线与矢状面的夹角（穿刺角度）（图 14-3-1）。之后按所设计的穿刺路径在 CT 引导下将胸交感神经阻滞穿刺针（带深度刻度标记,尖端 65° 钝头）穿刺至两侧目标肋骨小头上缘的壁胸膜外,穿刺过程中多次用 CT 扫描校正穿刺角度和深度,并注意第 1 次穿刺深度不超过从穿刺点至胸膜的最短距离即安全距离（图 14-3-1）,穿刺时遵循进针、CT 扫描校正、再进针的"只许进不许退"原则。当穿刺针尖接近肋骨小头上方的靶点时,缓慢进针达靶点,回抽无血液及气体后注入 1% 利多卡因 3ml（含造影剂为 30% 碘海醇 0.3ml）,再次 CT 扫描,观察药液在壁胸膜外包裹相应肋骨小头及椎体外侧、不进入椎管内情况（图 14-3-1）,观察无脊神经阻滞征象（相应脊神经支配区皮肤麻木感）,且患者双手掌温度上升超过 2℃,脉搏灌注指数上升 5 倍以上。应用射频（50Hz,0.3V 感觉测试,2Hz,0.3V 运动测试）或神经刺激器（2Hz,0.3V 运动测试）,测试准确后可行胸交感神经射频毁损处理,开启标准射频模式（50℃、60℃、70℃,各 60s 1 个周期,76℃,120s 1 个周期）。

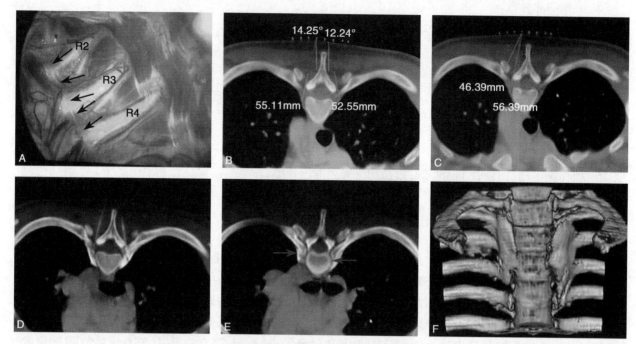

图 14-3-1　胸交感神经节物理毁损术

A. 胸腔镜下可见胸交感神经链的走行,自上而下紧贴肋骨小头,由壁胸膜覆盖(R2 为第 2 肋骨,R3 为第 3 肋骨,R4 为第 4 肋骨);B. 在患者俯卧位包含相应肋骨小头上缘的脊椎模式轴位(横断位)CT 扫描所得穿刺层面上设计穿刺路径,长绿色线为穿刺深度,长、短绿色线的夹角为穿刺角度;C. CT 脊椎模式轴位扫描示,a 为"安全距离",即穿刺点至胸膜的最短距离;b 为所设计穿刺路径的深度,即穿刺点至靶点距离;D. 患者俯卧位脊椎模式轴位扫描获穿刺层面,送穿刺针至预定靶点(相应肋骨小头上缘的壁胸膜外),注入含造影剂的局部麻醉药后可见药液分布在壁胸膜外包裹相应肋骨小头及椎体外侧(肋面外侧壁胸膜后方的白色条带状影为含造影剂药液),未进入椎管(椎管内无含造影剂的白色信号影);E. 治疗结束后再次 CT 扫描显示所注无水乙醇的分布(肋骨小头前外侧所示壁胸膜外白色条带);F. 三维重建示注入无水乙醇后第 2、3、4 肋骨小头及对应椎体前外侧被无水乙醇覆盖。

二、腰交感神经节毁损术

(一) 适应证

1. 伴有下肢交感神经功能障碍的疼痛　如灼性神经痛、截肢后幻肢痛、残端痛、复杂区域疼痛综合征等。

2. 伴有下肢血液循环不良所致的疼痛　如血栓闭塞性脉管炎、糖尿病足、雷诺斯病、红斑性肢痛症等,且经药物或手术治疗效果不理想者。

3. 神经病理性疼痛　如 PHN、糖尿病周围神经病变等。

4. 其他　如膝关节骨性关节炎、股骨头坏死等。

(二) 禁忌证

1. 局部或腹腔内感染及脓毒血症(绝对禁忌证)。

2. 有严重出血倾向者或凝血功能异常者(绝对禁忌证)。

3. 疼痛程度较轻且应用非破坏性治疗有效者。

4. 诊断不明确的疼痛。

5. 严重心肺功能异常患者。

6. 穿刺路径存在肿瘤侵袭患者。

(三) 并发症

1. 腹痛。

2. 直立性低血压。

3. 腹膜后感染或椎间盘感染。

4. 血尿、腹膜后血肿。

5. 损伤腹主动脉、肾血管。

6. 乙醇性神经炎、乙醇吸收入血、醉酒反应。

7. 损伤生殖股神经、腰丛神经。

（四）操作方法

1. 腰交感神经节物理毁损术　主要包括射频热凝、微波热疗、激光热疗、低温冷冻技术等。C 臂 X 线机引导下腰交感神经节射频热凝治疗的操作要点：

（1）C 臂 X 线机引导下穿刺，患者俯卧于 C 臂 X 线机检查床上，常规消毒铺巾。

（2）穿刺靶点：患侧（或双侧）L_2 椎体下 1/3 的前外侧缘处，L_3 椎体中上 1/3 交界点层面。

（3）进针点和角度：C 臂 X 线机投照器向治疗侧外旋约 20°~25° 至横突尖投影正好与椎体前缘投影重叠，根据患者情况以 10cm 或 15cm 射频穿刺针管状位穿刺至椎体的前外侧缘。前后位透视可见针尖位于小关节投影线上，侧位透视见针尖在椎体的前缘。

（4）注射造影剂：1~2ml，在侧位和前后位透视下显示造影剂弥散局限于椎体前侧缘，排除针尖在血管、脏器和肌肉内。

（5）电刺激测试：50Hz、1.0V 电压行感觉神经刺激，诱发出背部深处酸痛，未出现腹股沟区或下肢放射痛，2Hz、2.0V 电压行运动神经刺激，无下肢和臀部肌肉搐动。

（6）局部麻醉药试验性阻滞：各靶点注射 2% 利多卡因 5ml，5~10min 后出现下肢变暖而无麻木症状。

（7）射频热凝治疗：针尖电极加温至 85℃、持续 120s，射频热凝 2 次，待针尖温度降到 40℃ 后，将射频针后退 5min，再重复上述电刺激和加温射频热凝 2 次。视病情调整温度及热凝时间。

2. 腰交感神经节化学毁损术　由于药物的流动性及其流动范围不易控制，易波及股外侧皮神经、生殖股神经、腰大肌或输尿管，造成躯体神经损伤、神经炎、输尿管坏死导致肾衰等。但目前都是精确的靶点治疗，这类并发症已很少发生。

在 CT 引导下采用经皮穿刺法将穿刺针穿刺到相应节段腰交感神经上，使用化学性神经破坏药物进行毁损，常用的药物有无水乙醇、苯酚制剂、阿霉素、甘油、亚甲蓝及丝裂霉素等。嘱患者俯卧位，下胸腹部各垫一薄枕，腰部呈水平位，皮肤表面摆放金属标记条。CT 扫描 L_2 椎体，确定穿刺点、穿刺针的角度、穿刺针到达 L_2 椎体前侧缘距离。根据扫描后结果选择 10cm 或 15cm 长射频穿刺针，皮肤常规消毒铺巾后，局部麻醉，穿刺针经 CT 标记穿刺点并按照穿刺角度斜向刺入，接近 CT 测量的穿刺距离停止进针；经 CT 扫描确认，针尖裸端位于椎体外下 1/3 侧面椎体前侧缘，回抽无血后，注入造影剂 3ml，观察造影剂分布范围正确后组穿刺针经 CT 扫描确认针尖到达目标位置后注射 2% 利多卡因 3ml，20min 后红外皮温仪测试患者患侧下肢胫骨前皮温升高且无麻木症状，由穿刺针注入 10% 酚甘油 1.5ml 或无水乙醇 5ml，体位不变观察 20min。

第四节　神经节（丛）毁损术

一、蝶腭神经节毁损术

（一）适应证

顽固性丛集性头痛、部分三叉神经痛（Ⅱ支）、非典型面痛、颅底损伤或肿瘤累及翼腭窝、过敏性或变应性鼻炎等疾病。

（二）禁忌证

严重感染、颅面部肿瘤侵袭出血倾向较大、严重凝血功能障碍等，其中药物治疗或阻滞治疗效果良好病例，作为相对禁忌证处理。

（三）并发症

1. 感染。

2. 局部血肿。

3. 上颌神经支配区域感觉减退。

（四）操作方法

1. 经下颌骨切迹入路　患者仰卧位,标记下颌骨冠突与髁突,经下颌骨切迹前下方刺入皮肤,向上、向后进针至翼腭窝。射频(50Hz,0.3V 感觉测试,2Hz,0.3V 运动测试),患者有鼻腔异感,提示穿刺到位。其间可应用 C 臂、DSA、CT 等影像学及超声辅助定位。

2. 经颧弓下方、上颌窦后入路　患者仰卧位,标记上颌骨与颧弓,经颧弓中点下方刺入皮肤,向上、向后进针至翼腭窝。期间可应用 C 臂、DSA、CT 等影像学及超声辅助定位。

3. 经鼻腔入路、经腭大孔入路　因感染概率较大,现已较少应用。

（五）蝶腭神经节毁损方式

1. 射频热凝术　局部可缓慢注射 1% 利多卡因 0.5～1ml,开启标准射频模式(50℃、55℃、60℃,各 60s 1 个周期)射频最高温度均设定为 80℃,120s,效果良好,复发率较低,同时面部麻木发生率亦较低。

2. 等离子消融术　王琦等应用低温等离子治疗蝶腭神经痛,消融时间为 30s,术后疼痛明显减轻,无严重面部麻木病例发生,术后 6 个月随访,无复发。

3. 酒精或酚甘油注射　95% 乙醇、无水乙醇或酚甘油 0.5～10ml。

4. 伽马刀照射　Pollock 等应用 MRI 定位翼腭窝,应用 45GY 照射治疗 1 例。8 个月后疼痛完全解除,17 个月后复发,疼痛强度为术前的 50%,再次治疗后,随访 1 年无复发。

5. 手术切断　1987 年,Cepero R 报告了 12 例蝶腭神经节神经切除术长期随访(平均 4.7 年)患者的经验。仅有 1 例 5 年内没有复发,多数在术后 3 个月复发,虽然疼痛程度较前减轻。

二、腹腔神经丛毁损术

（一）适应证

1. 胰腺癌、肝癌、胆囊癌等上腹部肿瘤所致的疼痛。

2. 恶性肿瘤腹膜后转移侵犯腹腔神经丛所致的疼痛。

3. 阿片类药物控制不佳或不能耐受药物不良反应的癌性上腹痛。

（二）禁忌证

1. 穿刺部位皮肤、软组织严重感染者。

2. 凝血功能异常,有严重出血倾向者。

3. 穿刺路径存在肿瘤侵犯者。

4. 严重心肺功能障碍者。

5. 患者拒绝、无法配合者。

6. 乙醇过敏者。

（三）并发症

1. 腹泻。

2. 直立性低血压。

3. 胸背部灼痛综合征。

4. 血尿、血气胸。

5. 损伤腹主动脉、肾血管。

6. 脊髓动脉痉挛、缺血,甚至截瘫。

7. 乙醇性神经炎。

8. 乙醇吸收入血、乙醇反应。

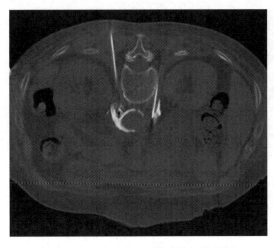

图 14-4-1　CT 引导下腹腔神经丛毁损

（四）操作方法

多选用后入路膈角前双针穿刺法。患者取俯卧位，腹部垫枕，吸氧、常规心电监护。在 $T_{12} \sim L_1$ 之间进行 CT 断层扫描，层厚 1.2mm。选择腹主动脉前方、腹腔干下方和肠系膜上动脉上方作为最佳穿刺层面，距中线向左右旁开约 4～5cm 作为穿刺点，避开重要血管、脏器，设定穿刺路径。体表标记穿刺点，常规消毒、铺巾，用 22G 15cm 长穿刺针按拟定进针角度和深度穿刺，CT 引导下调整穿刺针方向，针尖到达目标位置后，左右两侧各注入局部麻醉药与造影剂的混合液 5ml（2% 利多卡因 3ml+2ml 碘海醇）。再次 CT 扫描确认针尖位置，显示药物在腹主动脉前方扩散满意，观察 5～10min 后，患者疼痛缓解且无不适，即可每侧缓慢注入无水乙醇 10～20ml。术中密切关注血压变化，必要时补液治疗。术毕每侧注入 0.5% 罗哌卡因 2ml，预防无水乙醇反流及乙醇性神经炎。术后俯卧 4h，以便药物充分扩散（图 14-4-1）。

三、上腹下神经丛毁损术

（一）适应证

1. 直肠癌、膀胱癌、宫颈癌、卵巢癌等盆腔原发肿瘤所致的疼痛。

2. 盆腔转移肿瘤所致的下腹部及会阴内脏痛。

3. 阿片类药物控制不佳或不能耐受药物不良反应的盆腔癌性疼痛。

（二）禁忌证

1. 穿刺部位皮肤、软组织严重感染者。

2. 凝血功能异常，有严重出血倾向者。

3. 穿刺路径存在肿瘤侵犯者。

4. 严重心肺功能障碍者。

5. 患者拒绝、无法配合者。

6. 乙醇过敏者。

（三）并发症

1. 损伤血管、局部血肿。

2. 椎间盘炎。

3. 一过性低血压、腹泻。

4. 乙醇性神经炎。

5. 乙醇吸收入血、乙醇反应。

（四）操作方法

CT 引导下上腹下神经丛毁损术，多选用椎旁后入路穿刺法。患者取俯卧位，腹部垫枕，常规心电监护、吸氧。CT 扫描确认腹主动脉分叉为左右髂总动脉的层面，或在 L_5/S_1 椎间隙前方作为穿刺靶点，设定层厚 1.2mm。距中线向左或右旁开约 5～7cm 处作为穿刺点，避开重要血管、脏器，设定穿刺路径。体表标记穿刺点，局部消毒、铺巾，用 22G 15cm 长穿刺针按拟定进针角度和深度穿刺，沿 L_5/S_1 椎间隙外缘进针，间断 CT 扫描调整穿刺针方向，针尖到达目标位置后，回抽无血无液，注入局部麻醉药与造影剂的混合液 5ml（2% 利多卡因 3ml+2ml 碘海醇）。再次 CT 扫描确认针尖位置，显示药物在 L_5/S_1 椎间隙前缘扩散满意，观察 5～10min 后，患者疼痛缓解且无不适，即可缓慢注入无水乙醇 5～10ml。术中密切关注血压变化，必要时补液治疗。术毕缓慢注入 0.5% 罗哌卡因 2ml，预防无水乙醇反流及乙醇性神经炎。术后俯卧 4h，以便药物充分扩散(图 14-4-2)。

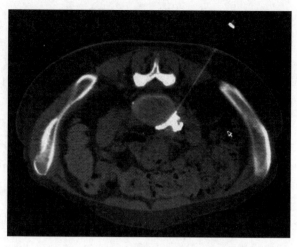

图 14-4-2 CT 引导下上腹下神经丛毁损

四、下腹下神经丛毁损术

(一)适应证
1. 盆腔下部癌性疼痛。
2. 会阴区深部癌性疼痛。

(二)禁忌证
1. 穿刺部位皮肤、软组织严重感染者。
2. 凝血功能异常,有严重出血倾向者。
3. 穿刺路径存在肿瘤侵犯者。
4. 严重心肺功能障碍者。
5. 患者拒绝、无法配合者。
6. 乙醇过敏者。

(三)并发症
1. 结直肠穿孔。
2. 膀胱损伤。
3. 感染、出血。
4. 乙醇性神经炎。
5. 乙醇吸收入血、乙醇反应。

(四)操作方法

CT 引导下下腹下神经丛毁损术,多选用经骶后孔入路穿刺法。患者取俯卧位,腹部垫枕,常规心电监护、吸氧。CT 扫描确认 S_2 或 S_3 孔层面,层厚 6mm,设定穿刺路径、体表标记穿刺点。局部消毒、铺巾,用 22G 10cm 长穿刺针按拟定进针角度和深度穿刺,对骶后孔进行穿刺,间断 CT 扫描调整穿刺针方向,使针尖到达骶前孔。回抽无血无液,注入局部麻醉药与造影剂的混合液 3ml(2% 利多卡因 2ml+1ml 碘海醇)。再次 CT 扫描确认针尖位置,显示药物在直肠后方、骶孔前缘扩散满意,观察 5~10min 后,患者疼痛缓解且无不适,即可每侧缓慢注入无水乙醇 3ml。术中密切关注血压变化,必要时补液治疗。术毕缓慢注入 0.5% 罗哌卡因 2ml,预防无水乙醇反流及乙醇性神经炎。术后俯卧 4h,以便药物充分扩散。

五、内脏大小神经毁损术

(一)适应证
1. 胰腺癌、肝癌、胆囊癌等上腹部肿瘤所致的疼痛。
2. 恶性肿瘤后腹膜淋巴结转移所致的疼痛。
3. 药物治疗效果不佳的慢性胰腺炎顽固性疼痛。
4. 腹腔神经丛毁损难以实施时的替代方法。

(二)禁忌证
1. 穿刺部位皮肤、软组织严重感染者。
2. 凝血功能异常,有严重出血倾向者。
3. 与内脏神经传入纤维无关的疼痛。
4. 穿刺路径存在肿瘤侵犯者。
5. 严重心肺功能障碍者。
6. 肠梗阻患者。
7. 患者拒绝、无法配合者。
8. 乙醇过敏者。

（三）并发症

1. 血气胸。

2. 腹泻。

3. 低血压、心律失常。

4. 损伤腹主动脉、肾血管。

5. 胸背部灼痛综合征。

6. 截瘫，脊髓前动脉综合征。

7. 乙醇性神经炎。

8. 乙醇吸收入血、乙醇反应。

（四）操作方法

CT引导下内脏大小神经毁损术，多选用椎体旁后入路双针穿刺法。患者取俯卧位，腹部垫枕，常规心电监护、吸氧。CT下定位T_{11}椎体下1/2层面，设定层厚1.2mm，行椎体薄层连续扫描，选择最佳穿刺膈脚后路径。紧贴椎体后外侧缘、避开重要血管、脏器，设定穿刺路径。体表标记穿刺点，常规消毒、铺巾，2%利多卡因局部浸润麻醉，用22G 15cm长穿刺针按拟定进针角度和深度穿刺，沿T_{11}椎体外缘进针，间断CT扫描调整穿刺针方向，针尖到达目标位置后，回抽无血无液，注入局部麻醉药与造影剂的混合液5ml（2%利多卡因3ml+2ml碘海醇）。再次CT扫描确认针尖位置，显示药物扩散满意，观察5～10min后，患者疼痛缓解且无不适，即可每侧缓慢注入无水乙醇5ml。术中密切关注血压变化，必要时予补液治疗。术毕每侧注入0.5%罗哌卡因2ml，预防无水乙醇反流及乙醇性神经炎。术后俯卧4h，以便药物充分扩散（图14-4-3）。

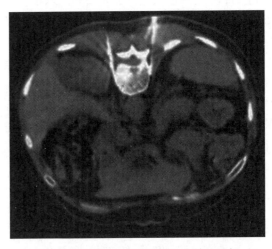

图 14-4-3 CT引导下内脏大小神经毁损

六、奇神经节毁损术

（一）适应证

1. 盆腔内脏及会阴部肿瘤所致的癌性疼痛。

2. 放化疗引起的盆腔、会阴部癌症治疗性疼痛。

3. 会阴疼痛综合征。

4. 诊断性奇神经阻滞治疗有效的慢性盆腔痛及会阴部疼痛。

（二）禁忌证

1. 穿刺部位皮肤、软组织严重感染者。

2. 凝血功能异常，有严重出血倾向者。

3. 穿刺路径存在肿瘤侵犯者。

4. 严重心肺功能障碍者。

5. 患者拒绝、无法配合者。

6. 乙醇过敏者。

（三）并发症

1. 结直肠穿孔。

2. 膀胱损伤。

3. 坐骨神经损伤。

4. 术后感染、出血。

5. 乙醇性神经炎。

6. 乙醇吸收入血、乙醇反应。

（四）操作方法

CT 引导下的奇神经节毁损术,多选用骶尾关节后入路穿刺法。患者取俯卧位,腹部垫枕,吸氧、常规心电监护。CT 扫描确认骶尾关节平面。体表标记,常规消毒后局部麻醉,用 22G 5cm 长穿刺针自定位点垂直穿刺入皮肤,缓慢进针 2~3cm,有一突破感时,CT 扫描显示针尖位于直肠后方、骶尾关节前缘。回抽无血液,注入局部麻醉药与造影剂的混合液 3ml(2% 利多卡因 2ml+1ml 碘海醇)。再次CT 扫描确认针尖位置,显示药物在骶尾关节前缘扩散满意,观察 5~10min 后,患者疼痛缓解且无不适,即可缓慢注入无水乙醇 5ml。术毕注入0.5% 罗哌卡因 2ml,预防无水乙醇反流及乙醇性神经炎。

对于骶尾韧带钙化、肿瘤浸润无法行后入路穿刺的患者,可行 CT 引导下的侧路穿刺。体位同前,CT 定位设计穿刺路径,使用 22G 5cm 长穿刺针向尾骨侧面进针,穿刺针抵达骨面后沿尾骨侧面腹侧移动,调整针尖位于尾骨前缘。CT 确认针尖到达目标位置后,操作同前(图 14-4-4)。

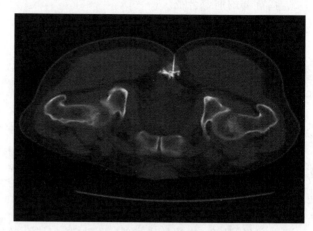

图 14-4-4 CT 引导下奇神经节毁损

（申文 黄东）

参考文献

[1] 应翔,陈景南,陈可安,等.经皮穿刺微球囊压迫三叉神经半月节治疗三叉神经痛进展[J].浙江临床医学,2017,19(9):1751-1753.

[2] 俞文华,朱强,董晓巧,等.半月神经节球囊压迫术微创治疗三叉神经痛[J].实用医学杂志,2014,30(21):3395-3397.

[3] LI F,HAN S,MA Y,et al. Optimal duration of percutaneous microballoon compression for treatment of trigeminal nerve injury[J]. Neural Regen Res,2014,9(2):179-189.

[4] CHENG J S,LIM D A,CHANG E F,et al. A review of percutaneous treatments for trigeminal neuralgia[J]. Neurosurgery,2014,10 Suppl 1:25-33,33.

[5] 刘清军.《三叉神经痛诊疗中国专家共识》解读[J].中国现代神经疾病杂志,2018,18(9):643-646.

[6] 郭金婉,张建中,宋文阁,等.205 例半月神经节射频热凝治疗原发性三叉神经痛的疗效分析[J].中国疼痛医学杂志,2018,24(08):597-602.

[7] GREWAL S S,KEREZOUDIS P,GARCIA O,et al. Results of Percutaneous Balloon Compression in Trigeminal Pain Syndromes[J]. World Neurosurg,2018,114:e892-e899.

[8] 李在雨,罗毅男,陈云鹏,等.三叉神经痛微球囊压迫术相关并发症的影响因素分析[J].中华神经外科疾病研究杂志,2016,15(2):169-170.

[9] WANG C M,GUAN Z Y,CAI C H,et al. Comparative study of atropine combined with sodium nitroprusside pretreatment to prevent trigemino cardiac reflex after trigeminal ganglion compression[J]. J Clin Diagn Res,2016,10(3):C9-C12.

[10] STOMAL-SLOWINSKA M,SLOWINSKI J,LEE T K,et al. Correlation of clinical findings and results of percutaneous balloon compression for patients with trigeminal neuralgia[J]. Clin Neurol Neurosurg,2011,113(1):14-21.

[11] 罗成,张勇,罗国轩,等.经皮微球囊压迫半月节治疗三叉神经痛的研究进展[J].中国临床神经外科杂志,2019,24(6):371-374,377.

[12] 王长明,关占颖,蔡长华,等.经皮微球囊压迫三叉神经半月节治疗三叉神经痛的研究进展[J].中国疼痛医学杂志,2015,21(4):297-300.

[13] PERIS-CELDA M,GRAZIANO F,RUSSO V,et al. Foramen ovale puncture,lesioning accuracy,and avoiding complications:

microsurgical anatomy study with clinical implications[J]. J Neurosurg,2013,119(5):1176-1193.

[14] BERGENHEIM A T,ASPLUND P,LINDEROTH B. Percutaneous retrogasserian balloon compression for trigeminal neuralgia: review of critical technical details and outcomes[J]. World Neurosurg,2013,79(2):359-368.

[15] 任玉娥,韩文彪.清醒状态三叉神经节阻滞下 CT 引导经皮微球囊扩张压迫术治疗原发性三叉神经痛的安全性与疗效[J].中华疼痛学杂志,2020,16(1):30-35.

第十五章　射频治疗技术

射频(radiofrequency,RF)治疗是一种治疗慢性疼痛的微创方法,适用于物理治疗及药物治疗疗效不佳的患者。射频疗法的适应证包括头面部疼痛、慢性颈部疼痛、胸椎源性疼痛、腰背部疼痛、椎间盘源性疼痛、骶骨盆骨部位疼痛、复合部位疼痛综合征、周围神经源性疼痛、内脏疼痛、顽固性癌症疼痛、痉挛性疾病等。

第一节　射频治疗技术物理学基础

一、发 展 历 史

在19世纪,许多研究证明了直流电可造成神经组织的毁损作用。20世纪20年代 Harveglashing 和 Bovie 详细研究了射频能量的电切和电凝作用,高频波几乎可用于所有的外科领域。随后,Sweet 和 Mark 证明高频电流更便于控制神经系统的毁损。20世纪50年代早期,Aranow 和 Cosman 利用射频在 1MHz 范围的连续波制成了第一个实用的、商品化的射频发生器,通过控制电流和能量水平而使脑部毁损有一个光滑的边界,这与以往的直流电毁损相比,有了重大的改进。

二、原　　　理

射频发生器是射频电压源的输出终端,当它与置于身体上的电极相连时,电流就会通过它们进入组织,这样身体成了完整电循环通路的一部分。工作电极是指产生热损伤的电极,分散电极(副极板)是指接触面积较大的电极,通常不至于对皮肤组织产生热损伤。工作电极和分散电极之间的所有射频电流都要通过身体,由于电流密度的不同,射频电流在组织内分散开的范围也不同。最热的位于最高的区域,也就是接近工作电极和分散电极之处。靠近两个电极的组织都会变热,因而必须用更大面积的分散电极,以防止灼伤邻近的组织,为此手术时都在患者身上贴大面积的凝胶薄膜。

在 1MHz 范围内组织发热的主要机制是离子而不是电解质。电极顶端的电压按基本的静电法则建立了围绕电极顶端电势线。电势线上的每一点在组织电解质中产生推动离子的力量,导致离子在射频中往复运动。离子运动通过分子摩擦加热了电解质,离子的逸散是射频组织变热的起源。热是在组织中产生的,而不是电极去加热组织,所以组织变性到凝固都是在组织之间产生的,与电极没有关系,这样凝固的组织就不会与电极粘连。

此外,由于是组织先发热而不是用射频针去加热,而发热的组织都在针的尖端,这样射频针尖端内的温度传感器就会监测尖端的温度,有了监测装置就容易控制毁损的范围。温度传感器的灵敏度极高,所以就能将毁损的范围控制在一个高精度范围内。射频热凝毁损法是一个成熟、可控、安全的毁损方法,既经济又安全。

三、物理学概念

(一)电流变化与射频

交流电的频率(f)、每秒电流的正弦波次(Hz)、民用交流电的频率:60Hz,射频交流电的频率:460kHz,属非生理电频率。

电阻(R)　欧姆定理:$V = IR$

电流(I)　电功率:$P = IV = I^2R$

电压（V）

功率（P）

（二）射频损毁回路

回路主要有探针、电极板及主机三个部分。

（三）射频损毁能量产生

能量产生公式：$\Delta T = (kI^2t) \div r^4$

I＝电流强度　　t＝损毁时间　　r＝损毁半径　　k 为常数　　ΔT＝温度变化

提示：①损毁半径与损毁电流非常重要；②射频损毁温度与半径增加成反比；③损毁温度>45℃即可造成神经损毁；④少部分的神经损毁是可逆的。

四、射频毁损的医学基础

周围感觉神经存在两类不同直径的神经纤维，第一类是有髓鞘的 Aδ 纤维和无髓鞘的 C 类纤维，主要负责痛觉、温觉的传递，对热的耐受性差，当温度高于 60℃时易受破坏；第二类是 Aα,β 纤维，负责触觉传递，对热耐受性较强，即使温度高达 75～80℃仍能保持其传导功能。当将神经组织局部加热至 70～75℃时，其中传导痛、温觉的 Aδ 纤维和 C 类纤维遭破坏，而传导触觉的 Aα,β 纤维功能保存，既能缓解疼痛又能保留触觉。

射频仪在温差电偶电极间产生一束高频电流，该电流通过一定阻抗的神经组织时，在高频电流作用下的离子发生振动，与周围质点相互磨擦，在组织内产生热量。调节射频输出功率的大小，利用可控温度作用于神经节、神经干、神经根、椎间盘等部位，使其蛋白质凝固，阻断神经冲动的传导，这是一种物理性神经阻滞疗法。

射频能停止伤害性冲动（Aδ 和 C 类纤维）向中枢传导，而对运动或感觉纤维（Aβ 纤维）不造成破坏。射频使电极针周围形成一个电磁场，频率为 460kHz。在电极针裸端，通过射频电流的作用，神经周围温度达到 45℃以上。通常，神经组织温度超过 45℃，就产生毁损，影响痛觉信号的传导，从而达到消除疼痛的目的。

五、射频治疗应用的相关模式

（一）针对神经的相关手术模式

1. 射频神经调控术。

2. 标准射频损毁模式。

3. 脉冲射频损毁模式。

4. 双极射频损毁模式。

（二）针对椎间盘的相关手术模式

1. 椎间盘射频纤维环成形术。

2. 椎间盘电热凝成形术。

3. 双极水冷射频椎间盘成形术。

第二节　标准射频损毁模式

一、特　点

标准射频（standard lesioning，SL）是一种连续的、低强度的能量输出模式。射频能量输送到目标组织，目标组织内的电离子快速运动，这种快速运动的摩擦产生热量毁损目标组织，射频电极可感应目标组织的温度，从而控制射频能量的输出。参数设定时，有几种因素可影响 RF 毁损。RF 的时间是确定毁损大小的重要因素。当热产生和热丧失通过传导达到平衡时，毁损大小也就稳定了，达到平衡的时间一般是 30～

60s,一旦建立了平衡,毁损变化是很小的。电极发出一定的电流强度将导致一定大小的毁损。电流强度越大,组织温度越高,引起电极附近组织炭化,结果组织阻抗增加,限制毁损扩大。保持其他因素不变,增加电极长度,就会产生大的损伤。由于电极的长度和表面积增加,电流强度也必须增加,以保持所需的温度作用。

标准射频的能量相对集中于针侧,值得注意的是,标准射频由于其射频能量连续输出,射频强度集中于射频探针的侧部而非顶端,因而进行标准射频损毁神经时,射频探针应与目标神经平行而非垂直,以达到最佳疗效。

二、常 用 部 位

1. 脊柱关节支神经根损毁术。
2. 交感神经切除术。
3. 三叉神经节(支)损毁术。
4. 蝶腭神经节损毁术。
5. 经皮脊髓(前侧柱)损毁术。
6. 脊神经根损毁术等。

三、实 施 步 骤

影像定位→局部麻醉(全身麻醉)→穿刺→50Hz 感觉测试→2Hz 运动测试→麻醉→给予连续射频(70~80℃、60~90s、2 个射频周期)。

第三节 脉冲射频模式

一、特 点

标准射频损毁模式的能量连续输出不适用于中枢性神经痛,并可能发生较长时间损伤神经的危险。1997 年,Sluijter 提出了脉冲射频(pulse lesioning,PL)技术,电流脉冲式产生,在神经组织附近形成高电压,但温度低(电极尖端温度不超过 42℃),无高温神经破坏的顾虑。脉冲射频是断续的、高强度的能量输出模式。静止期有利于散热,避免了温度明显升高和神经损伤的可能性。这种方法能选择除掉传递痛觉的C 类纤维,减少感觉或运动神经的损伤。其机制可能是 42~44℃的温度产生"可逆性损害",这种温度可改变神经细胞的功能,但不会导致结构上的永久性损伤。目前,临床使用脉冲射频模式要求峰值电压不超过45V 或者在峰值电压下,温度不超过 42℃。

脉冲射频能量相对集中于针尖,脉冲射频模式下的电极针,其针尖部分的离子流远较针的其他部分强大,所以在脉冲射频模式下,射频电极针应垂直置放于目标神经。

二、脉冲射频优点

1. 安全。
2. 无痛性过程。
3. 无神经炎性反应。
4. 无短暂感觉缺失。
5. 非神经破坏性,适用于脊神经背根节(DRG)。

三、脉冲射频损毁模式

适用于外周混合型神经疼痛。由于标准射频损毁的热损毁会彻底损伤外周神经,脉冲射频损毁由于其独特的间断热损毁方式,可以只破坏外周混合型神经的感觉支而不破坏运动支,即打断疼痛信号的传递,但保留了神经的运动功能。脉冲射频损毁适用于神经性疼痛(如坐骨神经痛、根性颈痛、根性胸痛等)、脊神经背根节治疗、对热"敏感"部位的射频治疗(如非常狭窄的椎间孔或非常重要的脊椎节段,如C_8、T_1及骶部下段)等。

四、实 施 步 骤

1. 影像定位。
2. 局部麻醉。
3. 穿刺。
4. 50Hz 感觉测试。
5. 2Hz 运动测试。
6. 给予脉冲射频(42℃、120~240s、2 个射频周期)。

第四节 双极射频模式

一、背 景

由 Dr. Matthew Kline 首先发现并应用于临床,该模式中一极作为射频电极针,另一极作为电极板,以形成射频回路。该模式目的在于形成较长的线形毁损。双极射频毁损的机制与单极射频毁损类似。双极模式对治疗骶髂关节疼痛有好的治疗效果。治疗前可以不用做定位电刺激,直接进入双极治疗模块。

二、优 点

双极模式的优势在于避免了传统的单点损毁模式的繁多操作性,避免了手术的风险,减少患者的痛苦,其临床应用于较深、粗大的神经。双极射频损毁模式临床上已用于骶髂关节疼痛治疗。

第五节 射频纤维环成形术

一、分 类

根据射频电极所在的位置不同,目前分为三种手术方式:①射频纤维环成形术(radiofrequency annuloplasty,RA);②椎间盘内电热凝疗法(intradiscal electothernal therapy,IDET);③双极水冷射频纤维环成形术(trans discal,TD)。

二、方 法

(一)射频纤维环成形术

1. 穿刺 穿刺针采用 FK Introducer 弯型针,在健侧穿刺,同时接电极检测电阻。根据电阻的变化值及影像监测,针尖到达椎体后缘纤维环内,进针深度约10cm,将热凝导丝(FK discTRODED 电极)沿纤维环后壁插入盘绕到对侧(膨出侧),使电凝导丝完全包裹纤维环内层破裂部。

2. 测温 在患侧同一平面旁开 7~8cm 穿刺一测温电极(SMK-TC10 电极或 SMK-TC15 电极),接机顶测温仪,经正位、侧位及双斜位定位,确定电极位置位于纤维环后壁,针尖的位置与导丝在一平面。

3. 测试 先给予 50Hz 感觉功能测定(通过电压或电流),记录患者出现腰部疼痛、酸胀或发热、沉重等感觉时电压或电流值,再给予 2Hz 行运动功能测定,测试中特别注意患者有无下肢的感觉,根据测试电压确定射频电凝温度:0.7V 给予电凝温度 60℃、3min 1 个周期;0.7~1.25V 给予电凝温度 65℃、3min 1 个周期;1.25V 给予电凝温度 70℃、3min 1 个周期。

4. 射频热凝 根据刺激的阈值的不同。分别给予 60℃、65℃或 70℃三个热凝周期,每个周期180s,在升温中注意当温度达到预定的温度时才开始计时,同时注意患者的主诉:腰部的疼痛、酸胀、沉重、热感,特别注意有无下肢的放射痛。对侧放置一温度监测探针于盘外,针尖部位接近热凝导丝的平面(目的是监测椎间盘外层温度,避免温度过高对神经根造成损伤),在热凝周期中测得温度上升超过3℃时要经测温针注入冰盐水或生理盐水降温,同时在两个热凝周期间射频仪显示热凝导丝的温度应降至接近热凝前的温度再开始第二个热凝周期。

(二) 椎间盘内电热凝疗法

1. 放置电极 针尖位置确定后,将热电极(spinc cath)通过引导针插入椎间盘,热电极经过专门设计,可以沿着椎间盘环内缘盘旋而行。热电极最后呈环形放置,其极端位于椎间盘的后内缘。电极最好从撕裂侧的对面插入,电极放置过程,应在动态下完成,一手持电极的尾端,另一手持穿刺针,将电极尾端的白色标记向上(患者背侧),使电极易于向椎间盘后侧环绕,电极放置中切忌动作粗暴,遇到阻力时,轻轻退出少许重新调整,如果电极从对侧插入有困难,也可以从撕裂的同侧插入,电极放置满意的标准:环绕明确,头端没有指向椎管内,作用端覆盖纤维环内裂处,电极的头端没有触及上下椎体。

2. 位置确定 经前后位、侧位和斜位,必要时动态旋转球管观察电极的位置;同时接通射频仪,观察电阻的变化,当电极在椎间盘髓核和纤维环之间环绕时,电阻在 $120\sim130\Omega$;该电极为双极电极,在接通、治疗时无需接负极板。

3. 加热电极 X线证实热电极位置满意后,就可以对热电极的远端进行加温。电极从65℃开始逐渐加温每30s电极温度提高一度。目标温度80~90℃维持4~6min。总共加温时间13.5~16.5min。要使治疗有效,电极温度至少要达到80℃。椎间盘内的温度随着与电极的距离增加而逐渐降低,人体和尸体的实验都证明,如热电极位于椎间盘纤维环内侧,电极温度高达90℃,椎间盘内最高温度可达72℃,纤维环外侧温度达46.9℃,硬膜外腔的温度仍可维持在39℃以下,此温度不至于损伤神经组织。加热时,患者可能感到疼痛加剧,其性质和部位与平时相似。如疼痛性质与平时不同,或疼痛放射到膝盖以下,应警惕是否有神经根损伤,应立即停止加温,并重新放置电极,以避免神经系统并发症。

4. 靶点和微减压 射频对椎间盘的热凝的关键是靶点热凝消融,射频技术的灵魂是靶点微减压,射频的另一项优势是射频神经调控术,靶点减压和神经调控术完美结合可达到理想效果,多靶点治疗是突出物形态改变的技术要点。

(三) 双极水冷射频纤维环成形术

1. 定位穿刺 同椎间盘造影穿刺,要点:穿刺为行同一节段椎间盘的双侧穿刺;穿刺针尖的位置,在纤维环和髓核交界处;通过影像正位、侧位进行判断,同时通过电阻的变化进行判断:针尖进入纤维环时电阻为 $300\sim400\Omega$,接近髓核时电阻下降到 $200\sim300\Omega$,突破纤维环进入髓核时电阻降到 200Ω 以下,所以当电阻接近 200Ω,影像正位提示在关节突连线水平时为理想进针点,同时穿刺针的针尖不要触及上或下椎体软骨板。

2. 机制 TD手术的组成由两支内置冷却通路的治疗电极针、一台与主机相辅的冷却水泵构成。手术时两支电极针在C臂X线机引导下可置于病变椎间盘纤维环后侧缘与髓核相交界的地方,当电极针进入髓核外缘的时候,有提示音表示电极针已进入手术的最佳深度。随后利用主机发出射频电流,在两支电极针周围形成一个广泛的射频损毁带,手术使用的冷却电极针负载有强大的射频电流,但电极针本身发热不会超过42℃,在电极针内置一个冷却水循环通路,不断有冷却水通过全针而不致温度升高,两支电极针之间椎间盘的热凝毁损面积大,损毁温度可达理想的 $60\sim70$℃,但针体本身的温度低于安全温度,对脊神经无任何损伤。椎间盘的热凝损毁效应,减低椎间盘压力;射频能量修补纤维环,行纤维环成形术;射频热凝损毁椎间盘中的致痛神经。

3. 连接 该手术需在射频仪以外,附连接一个循环水泵,每一电极的尾端有循环冷却水输入和输出端,通过接头与水泵的输液器相连,每个输液器注入无菌生理盐水 70ml。水泵通过传输线同射频主机相连,主机通过电极尖端和裸露尾端的温度感应器,调节循环冷却水的输入速度,来调节射频电极周围组织的温度。

4. 射频热凝 经影像确定,电阻测试,明确穿刺针位置正确,冷却循环装置连接正常。在射频仪上将显示双电阻、双温度、双曲线,设置温度为45℃、15min,开始椎间盘射频治疗程序;手术开始时,循环水泵先运行1min,主机开始计时,同时温度变化,曲线形成,温度显示的是双针中纤维环的最高温度的针裸端后侧的温度,小于45℃,而双针中髓核与纤维环间的温度高于针体25~30℃,如针端温度上升过快,循环冷却水的流速加快,保持安全温度。

第六节　脉冲射频临床应用

脉冲射频最初被应用于治疗神经病理性疼痛,随着研究的深入,脉冲射频技术越来越受到临床医师的重视,其在伤害感受性疼痛治疗方面有着巨大的潜力。脉冲射频是荷兰内科医师Sluijter和工程师Rittman于1997年首次提出的一种新概念。目前其镇痛机制还不十分明确,但是通过调节神经功能达到治疗的目的是重要方面,是射频技术发展的新方向。Sluijter认为电磁场抑制神经系统疼痛信号传导,产生疼痛缓慢效果。

1. 国内外学者研究脉冲射频对原发性三叉神经痛远期疗效差。
2. DRG脉冲射频治疗顽固性腰腿痛及胸痛效果显著,且无感觉及运动障碍。
3. 脉冲射频在治疗肌筋膜疼痛综合征方面具有一定的优势,但研究的病例数量较少,无法对疗效和安全性做出更全面的系统性分析。
4. 脉冲射频在星状神经节及腰交感神经方面的应用证实脉冲射频对交感性疼痛有一定疗效,但缺乏全面系统分析研究。

第七节　射频热凝临床应用

射频疗法被列为是侵入性最小的一种微创治疗方法,可以用于治疗许多慢性疼痛。射频疗法目前在世界上大部分国家都在应用,只是程度有所不同。射频疗法的效果主要取决于正确选择疼痛的部位、确定的病因及诊断性阻滞效果的评估,也应考虑心理因素。

一、射频损毁术的优势

1. 门诊手术室即可操作。
2. 术后恢复比常规手术快。
3. 疗效肯定、持久,可重复手术。
4. 手术并发症及手术风险极低。
5. 损毁定位及损毁温度和范围控制精确。
6. 损毁套管针及电极针有多种规格及形状可选。

二、射频热凝疗法在疼痛疾病中的应用

(一) 头面部疼痛性疾病

射频疗法在20世纪初就应用于多种疼痛疾病并取得了不同程度的成功,最常用的适应证就是三叉神经痛。在20世纪30年代早期就有临床报告数据。一份报告回顾了过去25年中1 600名接受经皮射频三叉神经切断术治疗原发性神经痛患者的经验,结果显示急性疼痛缓解率达到97.6%,随后五年中疼痛治愈率达到57.7%。并发症有角膜反射减弱、咬肌肌力减退及瘫痪、感觉迟钝、麻木痛等。射频疗法治疗非特异性三叉神经痛的优势一直是讨论的焦点。

使用蝶腭神经节射频治疗丛集性头痛的公开试验报告显示有良好的疗效,但仍需要使用控制试验进一步确认。

(二) 颈部疼痛性疾病

颈痛综合征可以用射频疗法治疗的有颈痛、颈臂痛及颈头痛,每一种疼痛综合征可能有不止一处的疼

痛来源,这使得可能需要多种形式的射频疗法。应用射频疗法治疗颈部疼痛综合征的成功与否,取决于使用局部阻滞麻醉的诊断试验,来确定引起临床症状相应解剖结构,如颈椎椎间盘、神经根、肌肉等。

(三)胸部疼痛性疾病

在疼痛门诊就诊的患者中,患胸椎源性疼痛综合征的患者占 5%~7%,对这种类型的患者需进行诊断评估,以排除潜在的病理状态,如疝、动脉瘤、肿瘤、陈旧性骨折、感染等。对胸部疼痛加以区分,这些疼痛可来源于椎骨突关节和/或胸椎间盘以及由于椎骨压缩,第 12 肋综合征及节段外周神经痛引起的节段神经疼痛综合征所引发的一段或多胸椎节段的疼痛。

关于在胸部应用射频疗法的文献报道相对比较缺乏。胸椎层面去神经支配术后,超过 80% 的患者在 2 个月内疼痛缓解良好。胸段脊根神经节进行 RF 治疗是一项高难度的技术,因为需要穿过骨质,潜在的并发症是节段神经损伤、脊髓损伤、气胸、胸神经炎等。

(四)腰骶部疼痛疾病

常见的腰痛来源主要是盘源性腰痛、神经后支源性腰痛和腰骶骨关节病,因下背部疼痛而致丧失劳动能力的患者超过 14%。绝大部分患者下背部疼痛可能是椎间盘源性的,从脊椎骨关节面或骶骨间关节面都有可能。

RF-DRG 发展成为除手术切断神经根以外的可供选择的疗法,应用的原则是热凝脊神经根 DRG 中的一小部分处于初级感觉神经元水平上的痛觉传入神经,并不引起感觉缺失。

使用 RF 疗法毁损引起腰椎小关节疼痛的脊神经后支神经末梢部分的中间分支,可以减轻腰部疼痛并恢复功能。RF-PFD 成功需两个先决条件:①使用诊断性神经阻滞确定疼痛的节段;②精确定位传导小关节痛觉的后支神经。

在骶骨和盆骨部位进行射频治疗的神经(节)有腰骶部 DRG、骶骨间关节神经、骶脊神经节、上腹下神经丛及奇神经节等,在选择使用 RF 治疗的病例中要考虑到避免损伤躯体运动神经。

(五)交感神经相关性疼痛

射频阻断交感神经在用于治疗难治性骶骨部内脏疼痛和 CRPS 中已经应用了很长时间。射频治疗交感神经相关性疼痛不同于其他目标,比如神经组织,因为在交感神经干中测不到感觉阈,应用射频疗法优于手术切除、苯酚或酒精神经毁损,因为射频疗法更具选择性,更少引起并发症。

射频疗法治疗 CRPS 与苯酚神经毁损进行对比后发现,射频疗法的功效与苯酚神经毁损的功效相当,而并发症发病率低,但应意识到对生殖股神经的潜在损伤,尤其是已造成了复合射频损伤的患者。

在胸椎节段水平处理 CRPS,看上去与化学毁损神经技术有着相似的优点,应该避免造成气胸的风险。

(六)癌性疼痛

由于慢性胰腺炎、胰腺癌、肝癌等引起的内脏疼痛或者腹部手术后疼痛对于药物治疗无效的,可用射频损伤内脏神经,以达到止痛效果。从目前的经验和回顾性分析中看到,这项技术具有更多的选择性和更少的并发症。另外,经垂体射频治疗激素依赖性癌痛,有着较好的前景。

神经毁损方法已经广泛地应用于治疗难治性癌痛,在所有可行的治疗技术中,射频疗法被认为是最有效的。考虑到神经毁损的潜在并发症,当评估生存时间在大约 6 个月时,射频疗法应该只能应用于治疗单侧疼痛,经皮颈部脊髓前侧柱毁损术就是一个例子。这项技术要求经验丰富的临床医师,并要对患者进行适当的筛选,这是一项低死亡率、低并发症,但高风险的不可逆方法。

(七)外周神经源性疼痛

对外周神经源性疼痛进行处理,只有在非神经毁损射频技术变得可行的时候,射频治疗才可以开展。当前有一些用 PRF 治疗外周神经痛的病例报告,一小批忍受慢性肩痛的患者在相对较长的时间内获得了良好的疼痛缓解。虽有用于以下病例的报告,但数量很少:眶上神经痛、髋骨内神经痛、胫骨后神经痛、指内神经痛(手/脚)及神经瘤。所有被选择进行这项治疗的患者都有着很长时间的疼痛历史,都反复试验了不同形式的治疗,记录到了至少有一过性的疼痛改善,但由于缺乏大量病例报告,无法得出确切的结论。

(八)非疼痛性疾病

痉挛状态是强直反射依赖速度增加的感觉运动紊乱以及由牵张反射兴奋过度所引起的腱反射亢进。

痉挛状态所涉及的范围超出了某一个特定的学科,故需要一个多学科队伍对患者进行仔细的评估。在治疗之后强调功能改善和促进恢复。多年以来,在物理疗法的帮助下,处理痉挛状态为的是改善功能和避免疼痛的挛缩,这已经成为唯一选择的疗法,如治疗儿童脑瘫所引起的痉挛状态。现今,除物理疗法以外,尚有药物、化学去神经支配法及手术三种治疗方法可供选择。

20 世纪 80 年代,一些作者报道了利用经皮射频损伤选择性脊神经后根治疗成人难治性痉挛的良好效果。一份最近的初步调查研究了 RF-DRG 治疗脑瘫儿童的痉挛和下端肢体疼痛的效果,发现此疗法对肌肉张力和护理两个都有好处,而且 RF-DRG 改善了与痉挛相联系的疼痛,没有关于负面效果和治疗并发症的报道。所有的治疗都是以门诊患者为基础在全身麻醉下操作的,对于射频疗法来说这种适应证相对较新,需要做更进一步的研究。

三、射频热凝疗法的现状和未来

(一) 现状

慢性疼痛不单是一个身体问题,而且是一个涉及多方面的问题,治疗结果会被其他因素所影响,如患者的态度、信念、心理悲伤、病态的行为等。不懈地寻找最佳的综合治疗方法,以提供有效、安全和相对经济的方法,充分体现多学科的重要性。在多学科疼痛中心治疗下背部疼痛,效果好和花费低,并降低损伤性大、花费高的治疗,如手术等。

射频疗法临床应用约 50 年,仍然缺乏其功效和安全性的证据。虽然许多患者的疼痛经治疗得到了缓解,并有大量的临床文献报道,然而由于研究设计上的不同,使得无法进行共同分析,因而不能得出科学而客观的结论。高质量、极有限的临床随机研究只在少数的几个国家应用,例如荷兰、比利时、澳大利亚和英国。

患者的筛选标准包括临床体征、医学影像和病变神经结构的确认(如果有可能通过阻滞诊断)以及心理评估。成功的关键取决于诊断的准确性和病变神经结构的确认,以及临床医师使用这项技术的经验和患者自身的期望。

应用射频治疗慢性疼痛是一种有效的工具,因为其损伤低、目标选择性高的特性;可用于门诊患者治疗;安全性高(如果是在正确的设置下并由训练有素的临床医师进行操作);与 WHO 提出的控制慢性癌症疼痛阶梯疗法相一致。

在侵入性疼痛疗法选项中,射频疗法可能是最常被描述的用于治疗广泛的疼痛状态及难治性疼痛的常规疗法。正确使用作为多模式和多学科方法一部分的射频疗法,可以避免使用损伤大、花费高的其他治疗选项,并且大部分射频疗法都可以在门诊诊室里进行操作。

多学科患者选择使用有效的筛选标准,需完成如下操作:①要征得患者的同意并签署知情同意书;②必要的影像学检查和诊断性阻滞;③治疗参数包括阻抗、伏特、温度、时间和 X 线平片;④符合标准的患者及随后有效的结果评估体系;⑤操作医师应该接受正规的培训,包括解剖定位、技术要领、操作规范、实际治疗经验和射线防护知识。

(二) 射频疗法的未来发展

射频疗法对于忍受难治性疼痛而经常规疗法无效的患者可能是非常有价值的治疗选择。由于在患者的筛选、可供利用的证据水平、热损伤神经所造成神经并发症的风险等方面依然存在争议,所以它的临床应用仍然在一定程度上受到限制。

目前射频治疗从最初的神经热凝术朝着非神经毁损脉冲射频治疗的方向发展,扩大了在治疗慢性疼痛中的价值。

随着对神经解剖学的深入研究和温度控制技术的提高,射频热凝已成为今后治疗疼痛的一种常用微创技术。临床上,一些慢性顽固性疼痛患者,药物治疗无效或副作用太大而不能坚持治疗时,往往选择射频热凝毁损术,尤其脉冲射频是近年来发展较快、损伤较小的微创技术。

关注和重视靶点和微减压,再结合射频神经调控的联合应用,是提高在椎间盘治疗中的关键。射频对椎间盘热凝的关键是靶点热凝消融,射频技术的灵魂是靶点微减压,射频的另一项优势是射频神经调控术,靶点减压和神经调控术完美结合可达到理想效果,多靶点治疗是突出物形态改变的技术要点。

目前射频疗法可以十分安全地治疗脊椎小关节痛、腰椎间盘源性痛、交感神经性痛和其他神经源性痛。目前新型的射频系统应该具有控制和监测温度的功能,可以在不同患者身上产生准确一致的定量毁损,可选择性毁损痛觉神经纤维,射频电极针能传导电流或电压刺激及测量阻抗,同时还能具备有椎间盘手术及神经外科手术的功能。射频技术在 20 世纪 70 年代开始运用以来有了很快的发展,如射频治疗腰椎小关节疼痛的成功率由 17% 上升到 82%,出现成功率如此大的差别是由于早期靶点温控技术不理想以及对靶区解剖学知识不足所致。这些在过去 30 年里有了很大的改善。即使射频或者脉冲射频(RPF)疗法已经在临床上广泛应用,但仍需要进行科学设计的临床试验,深入探讨这种疗法的更多用途。

(刘金锋 王锁良 吴大胜)

参考文献

[1] LIVELY M W. Sports medicine approach to low back pain [J]. South Med J,2002,95(6):642-646.

[2] PAUZA K J,HOWELL S,DREYFUSS P. A randomized,placebo-controlled trial of intradiscal electrothermal therapy for the treatment of discogenic low back pain[J]. Spine J,2004,4(1):27-35.

[3] BOGUDUK N,KARASEK M. Two-year follow-up of a controlled trial of intradisc electrothermal anuloplasty for chronic low back pain resulting from internal disc disruption[J]. Spine J,2002,2(5):343-350.

[4] SAAL J A,SAAL J S. Intradiscal electrothermal therapy for the treatment of chronic discogenic low back pain[J]. Clin Sports Med,2002,21(1):167-187.

[5] MICHAEL D. MARTIN M D,CHRISTOPHER M,et al. Pathophysiology of lumbar disc degeneration:a review of the literature [J]. Neurosurg Focus,2002,13(2):198-200.

[6] FRITZELL P,HAGG O,WESSBERG P,ct al. Volvo award winner in clinical studies:lumbar fusion versus nonsurgical treatment for chronic low back pain:a multicenter randomized controlled trial from the Swedish Lumbar Spine Study Group[J]. Spine, 2001,26(23):2521-2532;discussion 2532-2534.

[7] KARASEK M,BOGDUK N. Twelve-month follow-up of a controlled trial on intradiscal thermal anuloplasty for back pain due to internal disc disruption[J]. Spine,2000,25(20):2601-2607.

[8] SAAL J S,SAAL J A. Intradiscal electrothermal therapy for the treatment of chronic discogenic low back pain [J]. Oper Tech Orthop,2000,21(1):167-187.

[9] SAAL J S,SAAL J A. Management of chronic discogenic low back pain with a thermal intradiscal catheter. A preliminary report [J]. Spine,2000,25(3):382-388.

[10] 蒋劲,朱宏骞,熊东林,等. 射频热凝术(IDET)治疗盘源性下腰痛 40 例临床观察[J]. 中国疼痛医学杂志,2005,11 (2):71-72.

[11] HSIA A W,ISAAC K,KATZ J S. Cauda equina syndrome from intradiscal electrothermal therapy[J]. Neurology,2000,55 (2):320.

第十六章 臭氧治疗技术

第一节 概　　述

臭氧治疗技术是使用臭氧(O_3)和纯氧(医用O_2)的混合物($O_3<5\%$)作为治疗剂,治疗多种疾病的医学疗法。

臭氧作为一种强氧化剂,作用于机体内,可产生多种生物学效应。臭氧治疗疼痛性疾病,具有显著的疗效。臭氧是氧气同素异构体,常温下半衰期约 20~30min,可自行分解为氧和具有很强氧化能力的氧原子(O),在水中的溶解度比氧高 13 倍,比空气高 25 倍。医用臭氧以医用纯氧为原料,利用放电发生器产生的极高放电能量制备而成,临床上已广泛用于抗菌、抗病毒、消炎、镇痛、免疫调节等疾病的治疗,并取得了肯定的效果。

1840 年,德国化学家克里斯蒂安·弗里德里希·舒贝因(Schoobein)发现臭氧,20 世纪 40 年代,第二次世界大战期间,德国首先使用臭氧治疗士兵的气性坏疽。1979 年,美国医师 George Freibott 报告应用臭氧治疗艾滋病。1988 年,意大利医师 Verga 将臭氧注入腰大肌及椎旁间隙治疗腰腿痛。90 年代中期,Muto 等将臭氧注入椎间盘治疗腰椎间盘突出症(LDH)。自 2002 年以来,中国的疼痛科开始应用臭氧治疗脊柱退行性疾病、关节与骨骼肌疾病、风湿免疫性疾病、血管性疾病、代谢性疾病、神经病理性疼痛等疾病。

第二节　臭氧的药理作用及机制

臭氧控制在合适浓度的情况下,作用于机体细胞,可产生类似于预适应的生化反应。由于臭氧没有受体,其药理作用机制是通过其他的介质间接实现的。

一、臭氧具有镇痛作用

臭氧注射到炎症部位之后,可以迅速灭活接触到的致炎因子,减轻炎症因子对感觉神经末梢的刺激,抑制疼痛的外周敏化,产生镇痛作用。同时,臭氧对感觉神经末梢的直接刺激可诱导神经内啡肽系统的激活,进而抑制外周伤害性刺激信号向高级中枢的传递。臭氧还可以刺激抑制性中间神经元释放脑啡肽等物质,从而达到中枢镇痛作用。这种镇痛作用可以在注射后迅速出现,可能是臭氧快速镇痛的分子机制。

二、臭氧具有免疫功能的双向调节和抗炎作用

根据臭氧的作用机制,在治疗剂量范围内分为低剂量、中剂量和高剂量三种类型。低剂量臭氧具有免疫增强效应,如增强粒细胞和巨噬细胞的吞噬功能,提升机体对于病原微生物或者代谢废物的清除。高剂量的臭氧具有免疫抑制作用,一方面通过抑制细胞核内转录因子,如 NF-κB,抑制致炎因子的合成,另一方面通过增加炎症抑制因子的合成与释放,产生快速消除炎症的效果。中剂量臭氧对免疫功能的调节与治疗过程中臭氧的容量和治疗次数有相关性,具有双向调节作用。

臭氧对免疫的双重调节作用还表现在诱导免疫细胞产生众多细胞因子,包括干扰素(IFN)、白细胞介素(IL-1β)、肿瘤坏死因子(TNF-α)、粒细胞巨噬细胞集落刺激因子(GM-CSF)、转化生长因子(TGF-β)等。这些细胞因子功能复杂,既有促进免疫反应的细胞因子,如 IFN 等,也有抑制免疫反应的细胞因子,如 IL-10 等,所以不同的臭氧浓度和疗程,对于机体的免疫功能具有不同的调节方式和效果。

三、臭氧具有增加氧供,改善组织缺氧的作用

臭氧可使细胞内 2,3-二磷酸甘油酸含量增加,使氧合血红蛋白解离曲线右移,增加红细胞携带的氧气释放。同时,臭氧在接触到具有还原性的细胞表面之后,可以迅速被还原为氧气,在局部营造一个富氧环境。血管内皮细胞受到臭氧刺激后,可以释放 NO 等物质,扩张血管,改善局部微循环,从而促进组织修复。

四、臭氧具有清除氧自由基的作用

自由基是外层电子轨道上带有单个不配对的电子的原子、原子团和分子的总称,又分为氧自由基和脂性自由基,其中由氧诱发的自由基称为氧自由基,包括超氧阴离子自由基、羟自由基及单线态氧等。自由基的性质极为活泼,易于失去电子(氧化)或夺取电子(还原),其氧化作用特别强,故具有强烈的引发脂质过氧化作用。由于正常细胞内存在超氧化物歧化酶(superoxide dismutase,SOD)和谷胱甘肽过氧化物酶(glutathione peroxidase,GSH-PX)、过氧化氢酶(catalase,CAT)等抗氧化酶类,可以及时清除自由基。此外,还可通过内源性还原型辅酶Ⅱ(NADPH)清除自由基。正常情况下,机体自由基的产生和清除处于平衡状态,所以对机体并无有害影响。病理条件下,自由基生成过多或抗氧化酶类活性下降,则可引发链式脂质过氧化反应,导致细胞结构损伤和功能代谢障碍。

臭氧极不稳定,进入人体后可瞬间增加自由基数量,通过多种方式启动内源性的抗氧化系统。臭氧促进局部微环境中的血红素加氧酶 1(heme oxygenase-1,HO-1)的表达,通过 HO-1 介导下游信号起到抗氧化作用;刺激 SOD 的表达,进而分解超量的过氧化自由基;生成过氧化氢酶(catalase),分解过氧化氢;促进 GSH-PX 的合成,分解有机过氧化物;同时臭氧还可以导致磷酸戊糖旁路代谢中的 6-磷酸葡萄糖脱氢酶(glucose-6-phosphate-dehydmgease,G-6-PD)的增加,提升 NADPH 的抗氧化还原能力。

臭氧的预适应生化反应有一定的限度,当 O_3 浓度过高或容量过大时,生成的氧自由基超过机体的清除能力则对人体有害,这也是导致臭氧除具有治疗作用外,还具有细胞毒性双重作用的基础。

综上所述,臭氧的免疫调节和抗氧化功能都是通过触发了机体内源性的保护机制而实现。但是机体内源性保护机制的缓冲能力是有限度的,不同的组织和细胞类型,其缓冲能力和修复能力也存在较大差异。短时间内高剂量臭氧的应用,可能超出机体自身的缓冲能力,导致机体免疫力的降低和氧化损伤,进而导致不良反应。所以,需要严格控制应用臭氧的浓度和总容量,严格掌握适应证和禁忌证。

第三节　臭氧治疗的适应证和禁忌证

一、适　应　证

(一) 神经病理性疼痛
带状疱疹及疱疹后神经痛、中枢痛、糖尿病周围神经病变、中枢及周围神经损伤后疼痛等。

(二) 血管源性疼痛
糖尿病周围血管病变、血栓性缺血痛、雷诺病、红斑肢痛症、脉管炎等。

(三) 代谢免疫性疾病
强直性脊柱炎、风湿性关节炎、变态反应性疾病、痛风、类风湿性关节炎等。

(四) 感染性疾病
坏死性溃疡、难以愈合的伤口、烫伤等。

(五) 生理性疼痛
痛经等。

(六) 肿瘤疼痛
肿瘤痛辅助治疗、放化疗副反应治疗、癌性神经痛等。

（七）脊柱退行性疾病及关节、骨骼肌疾病

颈腰椎间盘源性疼痛、LDH、颈椎病、膝骨关节炎、髋骨关节炎、肌肉、肌腱、韧带、筋膜、关节囊等因慢性劳损导致的疼痛。

二、禁　忌　证

（一）蚕豆病

葡萄糖-6-磷酸脱氢酶缺乏症，即蚕豆病患者红细胞缺乏抗氧化保护系统，与臭氧接触会导致大量破坏。

（二）甲状腺功能亢进症

臭氧有激活机体内新陈代谢的作用，甲亢患者应禁忌应用。

（三）臭氧过敏者

（四）孕妇

（五）镰刀细胞贫血

（六）应用激酶类抗凝药物患者

（七）严重心律失常、高血压危象等心血管疾病

（八）血色素沉着病或接受铜或铁剂治疗者

（九）其他相对禁忌证

心肌梗死发作期间、低血压、低血钙、低血糖、内出血、血小板减少、凝血机制障碍、急性乙醇中毒、柑橘过敏等。

第四节　臭氧技术的实施方法

臭氧在治疗疼痛疾病中主要有两种形态：①臭氧气体：在常温常压下易分解，很不稳定，可自行分解为氧气，不能储存，一般现场生产，立即使用。②臭氧化水：臭氧化水是臭氧气体饱和溶解于蒸馏水溶液中的物质，不同于臭氧气体，但仍然是一种强氧化剂。

长期以来临床应用的臭氧浓度和容量差异很大，主要依靠医师的经验。基于临床应用臭氧的方式和作用机制，臭氧浓度可分为三类：高浓度（50~80μg/ml）、中等浓度（30~49μg/ml）和低浓度（10~29μg/ml）。臭氧浓度越高，氧化能力越强。不同患者同一部位的治疗量需根据患者耐受程度、个体差异等因素进行个体化调整。通常来讲，椎间盘内注射浓度30~49μg/ml，椎间盘外其他部位注射浓度不超过30μg/ml，自体血浓度不超过45μg/ml。除气浴疗法以外，不推荐使用高浓度。

一、椎间盘臭氧消融疗法

颈腰椎间盘突出症是临床上常见的疼痛性疾病之一，颈肩臂及腰腿痛症状可反复发作，对患者生活及工作影响很大。近年来，随着对椎间盘突出症的深入研究，在致病机制、诊断手段及治疗方面均不断取得进展，绝大多数椎间盘突出症经非手术治疗可获得缓解或治愈，其中微创介入手术具有创伤小、并发症少、恢复快，不影响脊椎稳定性的优点，经皮椎间盘臭氧注射术是目前国内外广泛应用的微创介入方法之一。该方法最早始于意大利等国家，2000年开始在我国应用，国内外报道有效率在66%~86%，这可能与注射O_3的途径、方法、注射浓度和剂量差异有关。

目前关于臭氧治疗椎间盘突出症的具体机制尚不十分清楚。根据大量的基础和临床研究，认为主要与臭氧作用下髓核的脱水有关。蛋白多糖是髓核最主要的大分子结构之一，占髓核干重的40%~60%。臭氧注入髓核后可直接氧化蛋白多糖复合体，同时O_3与髓核基质内的水分结合生成活性氧，即H_2O_2或·OH，可破坏蛋白多糖复合物中氨基酸及·CH基团中的双键。蛋白多糖被破坏后，失去固定电荷密度的特性，髓核基质渗透压下降，最终导致水分丢失，椎间盘髓核缩小，解除对神经根的压迫与化学刺激。更重要的是，臭氧具有良好的抗炎、镇痛作用，可以减少椎间盘、神经根、神经节及其周围组织的炎症，达到良好的治疗效果。

椎间盘臭氧消融术应在无菌环境中和影像引导下进行。所有患者治疗前均应被告知治疗的风险和获益并签署知情同意书。可参照《中华医学会临床操作规范-疼痛学分册》中所示的相关操作规范执行。严格无菌操作,推荐在影像引导下精确定位,必要时可进行造影,确认穿刺位置。注意生命体征的监测,预防不良反应的发生。

(一)椎间盘臭氧注射

目前国内外 O_3 治疗椎间盘突出症的浓度、剂量、疗程尚无统一标准。最新中国疼痛臭氧技术专家共识认为,对于椎间盘臭氧消融术,常用浓度为 $30\sim45\mu g/ml$。腰椎每间盘使用容量为 $10\sim15ml$,颈椎每间盘使用容量为 $3\sim5ml$。注射速度应缓慢,并密切观察患者的反应。虽然椎间盘臭氧消融术仅一次治疗后即有效,但也可间隔数周或数月后重复进行。

(二)神经根周围臭氧注射

经椎间孔、侧隐窝或椎板间硬膜外腔臭氧注射广泛应用于治疗椎间盘突出症等疾病引起的神经根痛。Bonetti M 等采用 $25\mu g/ml$ 臭氧经椎间孔硬膜外腔注射治疗腰痛取得良好效果。其他研究也证实了 $10\mu g/ml$、$20\mu g/ml$ 等浓度臭氧的有效性。因此推荐经不同途径硬膜外腔注射臭氧浓度为 $10\sim30\mu g/ml$,推荐容量为颈段 $3\sim5ml$,胸段 $5\sim10ml$,腰段 $10\sim20ml$,频率 $1\sim3$ 次/周,疗程 2 周~4 周。建议在 X 线、神经刺激仪、超声引导下操作,必要时可进行造影确认穿刺位置。注射前,先注射局部麻醉药试验,以确保硬膜完整。注射速度不宜过快,确保安全性。

二、骨性关节炎

骨性关节炎(osteoarthritis,OA)是一种关节的慢性退行性病变,主要的病理改变是关节软骨的降解,发病机制仍未完全阐明,其中基质金属蛋白酶、细胞因子、自由基、细胞凋亡等成为研究热点。目前 OA 的治疗目的是缓解关节疼痛、改善功能并重建受损之软骨及骨结构。1995 年美国风湿病学会推出了 OA 治疗的金字塔方案,即以患者的教育、锻炼、减轻体重等为基础,必要时辅以非甾体消炎镇痛药,急性发作时可在关节腔内注射糖皮质激素,有不可逆性功能障碍时,可做关节置换。

近年国内外研究证实,O_3 治疗 OA 有较好的疗效。Bocci 利用 O_3 治疗关节无菌性炎症发现能迅速止痛,增加关节活动度及减轻水肿,由于没有通过活检的证实,推测其可能的机制有:①抑制或灭活蛋白水解酶及促炎性细胞因子。②刺激软骨细胞和成纤维细胞的增殖,增加关节软骨基质合成,催化抗氧化酶(SOD、GSH-PX、过氧化氢酶)合成。③抑制缓激肽的释放和前列腺素的合成,从而促进疼痛的缓解和水肿吸收。④增加 IL-1 可溶性受体的释放,或对抗炎性细胞因子,如 IL-1、IL-8、IL-12、IL-15 和 TNF。⑤释放 TGF-β1 和 IL-10 抑制炎症反应,TGF-β1 能够调节整联蛋白的表达,刺激基质蛋白,如胶原蛋白、氨基葡聚糖合成。

笔者通过对兔膝骨性关节炎模型关节腔注射 O_3 发现,$10\mu g/ml$、$20\mu g/ml$ 和 $40\mu g/ml$ O_3 可减少关节液中 IL-1β、TNF-α、NO 等含量,血液中自由基 MDA、NO 显著降低,SOD 显著增高,证实上述部分推测。同时 $10\mu g/ml$ 和 $20\mu g/ml$ O_3 注射,关节软骨病理评分有显著改善,$40\mu g/ml$ O_3 有导致软骨硬化的趋势。$60\mu g/ml$ O_3 关节腔注射,软骨病理评分甚至有加重趋势,提示不同浓度的 O_3 具有不同的生物学效应,高浓度的 O_3 可能会加重 OA 软骨损伤。余斌等用 O_3 治疗鼠 OA 亦发现 $35\mu g/ml$ O_3 能够减轻关节软骨退变,增强机体清除自由基的能力,可有效防治退行性关节炎,而浓度 $70\mu g/ml$ O_3 引起组织细胞脂质过氧化反应,导致关节软骨破坏。因此,O_3 治疗 OA 应重视治疗窗的选择。

此外,臭氧对各种风湿病、强直性脊柱炎、股骨头缺血性坏死等并发的骶髂关节、髋关节和膝关节腔的炎症亦有较好的疗效。

(一)关节腔臭氧注射

建议在 X 线、超声等定位下进行关节腔注射,以确保臭氧进入关节腔。临床上治疗 OA 的浓度、剂量、疗程不尽相同,Bocci 采用 $5\sim15\mu g/ml$ O_3 $5\sim10ml$(1~3 个点)。人体关节腔按容量大小可分为大关节(肩、膝、髋)、中关节(骶髂、踝)、小关节(肘、腕等),国内疼痛臭氧技术专家共识针对关节腔内注射臭氧的标准推荐见表 16-4-1。

表 16-4-1 关节腔内注射臭氧的标准推荐

部位	浓度(μg/ml)	容量(ml)	频率(次/周)	疗程(周)
大关节	<30	10~20	1~2	2~4
中关节	<30	5~10	1~2	2~4
小关节	<30	1~5	1~2	2~4

（二）关节周围臭氧注射

将臭氧准确注射到病变关节周围的痛点、肌腱和韧带周围的痛点。推荐臭氧注射浓度不超过 30μg/ml，容量 1~5ml/部位，每次治疗总量不超过 30ml，频率 1~3 次/周，疗程 2~4 周。常用注射部位有侧副韧带附着部、髌上、下滑囊、脂肪垫、胫骨结节等。

三、软组织疼痛性疾病

软组织慢性损伤性疾病是临床常见病，如肌肉、肌腱、韧带、筋膜、关节囊等因慢性劳损产生炎症而呈现不同临床表现及疼痛，治疗上通常采用 NSAIDs 及局部注射治疗。1988 年，Verga 首先将 O_3 注入椎旁肌肉激痛点治疗腰腿痛，此后陆续有报道应用 O_3 治疗上述疾病获得较好的疗效。因此，Bocci 提出了"化学性针灸"这一概念。1999 年，Torri 用 O_3 和 O_2 分别治疗二组患者，均获得相同的优良率，而 O_3 组在临床特征上显示出具有统计学意义的改善，提示 O_3 注射疗法中，针和 O_3 都有治疗作用，而 O_3 能加强这一作用，其机制可能为：①释放内啡肽阻断有害信号向丘脑和皮质的传递，刺激与活化体内的镇痛系统。②直接作用于病变组织内及神经周围的炎性致痛物质，如 5-HT、缓激肽等，使其分解、破坏而消除疼痛。③局部的氧化作用和镇痛可引起肌肉放松、血管舒张，因而使肌肉新陈代谢恢复，中和酸性代谢产物，ATP 合成增加，钙的再摄取和水肿的吸收。

选择压痛最明显部位操作，建议在 B 超引导下定位软组织激痛点（myofascial trigger points，MTrPs）、肌筋膜病变部位等分层次进行穿刺。推荐注射浓度不超过 30μg/ml，容量 1~5ml/部位，频率 1~3 次/周，疗程 2~4 周，每次治疗总量不超过 30ml。

注意事项：①O_3 浓度太低（<10μg/ml）或容积太少（<1ml）疗效较差。O_3 容量太大可能引起晕厥等副作用。②局部注射 O_3 前原则上不用局部麻醉剂。③O_3 治疗过程中应以较小的压力缓慢注射，防止医用臭氧广泛扩散，影响疗效。

四、神经病理性疼痛

神经病理性疼痛是指由躯体感觉神经系统的损害或疾病而直接造成的疼痛。病因可能与神经系统的机械损伤、病毒感染、代谢紊乱、缺血、化学性、神经递质功能障碍等有关，是临床上难治的疼痛之一，其中 PHN 临床上较常见。1985 年，Mattassi 等通过 O_3 自血疗法治疗带状疱疹取得较好效果。Amato 通过自血疗法和局部臭氧水湿敷治疗带状疱疹，不仅疗效好，而且可有效预防 PHN 的发生。临床上也观察到将 O_3 注射至疱疹区域皮下或神经根附近，有部分患者获得较好效果。2009 年，Carlo Fuccio 等研究显示，皮下注射 O_3 可减轻神经病理性疼痛鼠的触诱发痛，其机制不清，可能与脑部特殊的前炎症因子及前凋亡蛋白酶的调控有关。郭文波等认为，40~70μg/ml O_3 对神经病理性疼痛有镇痛作用，且 O_3 的镇痛作用无浓度依赖性。这些研究无疑为 O_3 治疗神经病理性疼痛提供了理论依据和应用前景。

（一）皮内臭氧注射

主要用于治疗带状疱疹及疱疹后神经痛。在疼痛区域皮肤上选择注射点，注射臭氧浓度 20μg/ml，每点注射形成小于 1cm 左右的橘皮样皮丘，点与点距离约 1cm，形成网状排列。隔日 1 次，每周 2~3 次。

（二）神经根周围臭氧注射

见前面相关描述。

五、臭氧自体血回输疗法

臭氧自体血回输疗法(以下简称"自血"),又称臭氧免疫疗法,是指抽取患者自身一定数量的血液,使用适量浓度和体积的臭氧对血液进行处理,然后再回输到患者体内从而治疗和预防各种疾病,调节身体亚健康的一种治疗方法。臭氧自体血回输疗法包括大自血和小自血治疗。大自血疗法一般抽取 100~150ml 血/次,经适量的臭氧处理后回输到静脉血管内;小自血疗法一般抽取 5~10ml 血/次,经臭氧处理后进行肌内注射,一般注射到臀大肌内。临床多采用大自血疗法。

大自血疗法的作用机制目前尚不清楚,有研究发现臭氧与血液结合后,有几个方面作用:①激活红细胞代谢,提高血红蛋白的氧饱和度,增强组织对氧和 ATP 的利用。改善供氧,促进血液循环,增强细胞活力,修复组织细胞。②调节机体的免疫系统。增强粒细胞和巨噬细胞的吞噬功能,提高机体清除代谢废物的能力,加速清除病菌、病毒等物质。③激活抗氧化酶系统,清除血液中脂毒和其代谢垃圾,增强体内抗氧化酶活性,减轻自由基对机体的损伤。④改善血液黏度,降低血糖、尿酸、胆红素、乳酸、丙酮酸,强化胆固醇和甘油三酯分解,改善血管壁状态,预防全身动脉粥样硬化和神经系统病变。

大自血疗法可广泛地应用于呼吸、消化、神经、内分泌、代谢、运动等系统疾病的治疗中。

(一) 治疗室

大自血治疗室应是一个通风良好,可进行空气消毒的独立治疗空间,每张治疗床平均使用空间 20m² 以上。

(二) 设备

医用臭氧发生器、氧气瓶、心电监护仪、便携式呼吸机、抢救车及抢救药品等。

(三) 操作

1. 治疗前准备　开治疗室窗(门)通风;检查电源、氧气瓶及接口连接正确。开启氧气瓶开关,检查氧气压力并确保无漏气。确认臭氧发生仪电源开关打开。检查用品,如基本自血疗法专用包、150ml 生理盐水一瓶、治疗车(止血带、消毒棉签、消毒液等输液用品)。

2. 治疗　患者平卧,取患者肘正中静脉进行血液采集。血液采集过程中应顺时针缓慢均匀摇晃血液收集器,使得血液与抗凝剂充分融合。采血量常使用 100~150ml,最多不超过 200ml。采血完成后,注入无菌收纳的一定浓度同体积臭氧气体。臭氧注入的同时顺时针缓慢均匀摇晃血液收集器,使臭氧与血液充分融合。融合时间自臭氧注入起约 3~4min,然后将血液回输被采患者体内。回输时注意观察及询问患者情况。

(四) 大自血疗法疗程及浓度

大自血治疗一般 10~15 次为 1 个疗程,治疗可每天 1 次,亦可隔天 1 次。疗程间隔建议半年以上。

臭氧大自血治疗浓度从低剂量开始,并逐渐增加浓度,起始浓度 20~30μg/ml,每次递增 5μg/ml,可间隔一到二次治疗增加一次浓度,最高浓度不超过 45μg/ml。每次增加浓度前需要对患者的治疗效果和副作用进行评估,确保安全。

(五) 注意事项

1. 全过程必须严格无菌操作。

2. 所有使用耗材(血液收集器、血液采输管路、臭氧收纳器、盐水)必须一人一次一套。

3. 操作过程中要严密观察及询问患者情况,发现问题及时处理。

4. 不得擅自增加或提高血液采集量、臭氧注入量及臭氧浓度。

5. 血液回输不宜过快,一般在 10~15min 内完成回输。首次治疗过程(尤其是老年患者)要适当减慢回输速度以防意外发生。

(六) 大自血疗法副作用

大自血疗法的副作用较少,可见皮疹等过敏反应,多数可自行缓解,必要时对症治疗。部分患者静脉穿刺,因情绪紧张而昏厥。抗凝剂过敏可表现为口唇和舌尖轻度麻木感,多可自行缓解或更换抗凝剂。一些患者感觉恶心、胃部胀气或口中异味,可自行缓解。

第五节　臭氧治疗的不良反应、并发症和注意事项

臭氧疗法的副作用较少,多数可自行缓解,必要时对症治疗。如患者出现弥散的红斑皮疹、瘙痒等现象,一般为过敏反应,可行抗过敏治疗。大部分严重的副作用报告与医疗过失相关,如管理技术、给药途径、给药浓度、容量等。因此,臭氧治疗实施过程中需注意严格操作规范,严格掌握适应证和禁忌证,严防失误的发生。

一、误入血管

严格避免任何形态的臭氧直接注入血管,有臭氧气体进入静脉引发气体栓塞死亡的报告。如果臭氧气体误入动脉,即使是非常小的剂量,也会导致动脉栓塞,出现肢体或其他内脏器官缺血坏死,必须杜绝发生。

二、误入脑脊液

最常见的临床症状为头痛、呕吐,严重者表现为视神经乳头水肿、不同程度的意识障碍,出现脑膜刺激征,甚至危及生命。

三、呼吸道误吸

臭氧可对呼吸系统产生毒性,引起肺组织代谢改变,导致咳嗽、气短、胸痛等症状,严重者可发生气管支气管炎或吸入性肺炎。

四、局部注射时反应

有些患者在接受臭氧局部注射后,会有短暂的热、微痛感觉,如果浓度过高疼痛会加重。局部臭氧过多,可导致皮下气肿,可自行吸收,无需治疗。

五、直肠灌注时反应

经直肠注入臭氧,有患者出现腹胀和便秘。

六、硬膜外注射时反应

臭氧注入剂量过大或患者椎管狭窄等原因,导致硬膜外腔臭氧聚集,无法弥散,可能造成脊髓受压、颅内压增高。如果处理不及时可能导致脊髓缺血、截瘫等。

（庄志刚　王林）

参考文献

[1] 余斌,陈辉强,卢昌怀,等.关节内注射不同浓度臭氧对类风湿关节炎大鼠 TNF-α、TNFRⅠ和 TNFRⅡ的影响[J].南方医科大学学报,2011,31(6):1055-1058.

[2] BOCCI V,ZANARDI I,HUIJBERTS M S,et al. It is time to integrate conventional therapy by ozone therapy in type-2 diabetes patients[J]. Ann Transl Med,2014,2(12):117.

[3] 李慧,傅志俭,谢珺田,等.侧隐窝注射臭氧治疗腰椎间盘突出症致神经根炎对糖尿病患者血糖的影响[J].中华麻醉学杂志,2012,32(4):397-400.

[4] LU L,PAN C,CHEN L,et al. AMPK activation by peri-sciatic nerve administration of ozone attenuates CCI-induced neuropathic pain in rats[J]. J Mol Cell Biol,2017,9(2):132-143.

[5] GÜÇLÜ A,ERKEN H A,ERKEN G,et al. The effects of ozone therapy on caspase pathways,TNF-α,and HIF-1α in diabetic nephropathy[J]. Int Urol Nephrol,2016,48(3):441-450.

［6］　MADIBELA O R,MABUTHO S,SEBOLAI B. Ozone therapy effects in the oxidative stress associated to diabetes mellitus ［J］. Dalien,2013,35(4):365-372.

［7］　MOLINARI F,RIMINI D,LIBONI W,et al. Cerebrovascular pattern improved by ozone autohemotherapy:an entropy-based study on multiple sclerosis patients ［J］. Med Biol Eng Comput,2017,55(8):1163-1175.

［8］　BORRELLI E,DIADORI A,ZALAFFI A,et al. Effects of major ozonated autohemotherapy in the treatment of dry age-related macular degeneration:a randomized controlled clinical study［J］. Int J Ophthalmol,2012,5(6):708-713.

［9］　MOLINARI F,SIMONETTI V,FRANZINI M,et al. Ozone autohemotherapy induces long-term cerebral metabolic changes in multiple sclerosis patients［J］. Int J Immunopathol Pharmacol,2014 27:379-389.

［10］　BOCCI V,ZANARDI I,HUIJBERTS M S,et al. Diabetes and chronic oxidative stress. A perspective based on the possible usefulness of ozone therapy［J］. Diabetes Metab Syndr,2011,5(1):45-49.

［11］　LI LY,NI JX. Efficacy and safety of ozonated autohemotherapy in patients with hyperuricemia and gout:A phase I pilot study ［J］. Exp Ther Med,2014,8(5):1423-1427.

［12］　LI LY,MA RL,DU L,et al. Ozonated autohemotherapy modulates the serum levels of inflammatory cytokines in gouty patients ［J］. Open Access Rheumatol,2017,9:159-165.

［13］　SHAH P,SHYAM A K,SHAH S. Adjuvant combined ozone therapy for extensive wound over tibia［J］. Indian J Orthop,2011,45(4):376-379.

［14］　DEGLI AGOSTI I,GINELLI E,MAZZACANE B,et al. Effectiveness of a short-term treatment of oxygen-ozone therapy into healing in a posttraumatic wound［J］. Case Rep Med. 2016,2016:9528572.

［15］　ÇARLI A B,INCEDAYI M. Oxygen-ozone autohemotherapy in sacroiliitis［J］. ActaReumatol Port,2017,42(4):334-335.

［16］　BORRELLI E,ALEXANDRE A,ILIAKIS E,et al. Disc herniation and knee arthritis as chronic oxidative stress diseases:the therapeutic role of oxygen ozone therapy［J］. J Arthritis,2015,4(3):1-7.

［17］　SAGAI M,BOCCI V. Mechanisms of action involved in ozone therapy:Is healing induced via a mild oxidative stress? ［J］. Medical Gas Research,2011,1(1):29.

［18］　TSUZUKI N,ENDO Y,KIKKAWA L,et al. Effects of ozonated autohemotherapy on the antioxidant capacity of thoroughbred horses［J］. J Vet Med Sci,2016,77(12):1647-1650.

第十七章　低温等离子椎间盘髓核成形术

第一节　概　　述

一、等离子技术

低温等离子消融技术(coblation plasma technology)于 20 世纪 90 年代初被作为一种外科手术工具应用于临床。低温等离子消融技术的技术原理是利用 450KHz 的射频电场通过盐水介质产生等离子体,打断组织内有机分子的分子链,使组织汽化,产生切除(消融,ablation)和凝固(热凝,coagulation)组织的效应,又被称为低温消融(coblation)技术。等离子体是一种由自由电子和带电离子(正负电子)组成的除固态、液态和气态以外的第四种物质存在方式。与其他基于射频原理的微创技术,如射频热凝、激光和电刀等技术不同,低温等离子消融技术可以产生可控且稳定的等离子场(plasma field)或等离子体,在相对低温下(刀头温度在 40~70℃之间)切除组织,对周围软组织产生最小限度的热损伤(消融时热传导穿透组织的距离不超过 1.1mm,实测刀头 1mm 外的组织温度低于 43℃)。

二、循　证　医　学

1975 年,日本骨科医师 Hijikata 在东京做了世界第一例椎间盘内注射木瓜凝乳蛋白酶(髓核化学溶解术,chemonucleolysis)治疗椎间盘突出症,始称为经皮椎间盘减压术(percutaneous disc decompression)。此项技术在 1981 年获得 FDA 批准后的 6 个月内,仅在美国就有 75 000 例患者接受此类手术,有效率高达 70%。1984 年,Onik 和 Maroon 等应用 3mm 套管针和 20cm 穿刺针直接切除少量髓核组织(automated percutaneous lumbar discectomy),报告了 75% 的优良率,并提出盘内减压效果不依赖切除髓核的多少。同一时期 Choy 等应用激光椎间盘切除术也取得了 70% 的优良率,同时提出盘内容量的很小变化即可引起盘内压力明显降低。1998 年,Saal JS 和 Saal JA 应用盘内电热成形术(intradiscal electrothermal annuloplasty,IDET)治疗 LDH,并提出超过 45℃ 的温度毁损窦椎神经 C 类纤维缓解疼痛的概念。但此项技术一直受到疗效欠佳的质疑。1998 年 Yetkinler 等将等离子低温消融技术用于皮肤和耳鼻喉手术。

2002 年,Lewis 等在 Pain Physician 上报道了应用等离子低温髓核成形术(nucleoplasty)治疗包容型 LDH 的第一个前瞻性非对照研究。纳入 49 例患者,取得了高达 82% 的有效率。并提出等离子低温髓核成形术是一项有前途的微创技术,并建议进行前瞻性、随机对照研究。2002 年,Vijay 等在 Pain Physician 上报道了应用低温等离子髓核成形术治疗包容型 LDH 的前瞻性非对照研究,纳入 67 例患者,随访 1 年的有效率是 60%。

低温等离子髓核成形术治疗盘源性疼痛的第一个系统综述发表于 2010 年,纳入随机研究 1 项,观察性研究 13 项。证据等级:Ⅱ类证据;推荐强度:1C。美国疼痛介入医师协会(American Society of Interventnional Pain Physicians)于 2013 年发表的"慢性脊柱相关疼痛"的介入治疗指南中指出等离子低温髓核成形术证据有限,但此指南并未专门讨论对包容型椎间盘突出症的效果。

低温等离子髓核减压术(plasma disc decompression,PDD)治疗包容型颈椎椎间盘突出症的第一个前瞻性、随机对照研究发表于 2010 年。PDD 组纳入 62 例,对照组(保守治疗组)纳入 53 例。PDD 组 6 周有效率 80%,1 年有效率超过 90%,明显优于对照组。得出结论,PDD 可以长期缓解疼痛并改善功能,是治疗症状性包容型颈椎椎间盘突出症的有效方法。

低温等离子髓核成形术治疗颈腰椎椎间盘突出症的第一个荟萃分析研究发表于 2014 年,纳入 22 项前瞻性研究(其中 4 项随机对照研究)和 5 项回顾性研究。检索策略使用的关键词是:nucleoplasty and/or plasma disc decompression。VAS 评分从 7.27 分别降到 3.23(术后 1 个月),2.84(术后 3 个月),3.03(术后 1 年)和 3.69(术后 2 年)。Oswestry disability index(ODI)评分从 58.95 分别降到 23.21(术后 1 个月),18.30(术后 3 个月),24.43(术后 1 年)和 36.98(术后 2 年)。颈椎手术并发症为 0.8%,腰椎手术并发症为 1.8%。得出结论:低温等离子髓核成形术治疗颈、腰椎间盘突出症可长期缓解疼痛、改善功能,是一个有效、并发症低的微创技术。

综合以上循证医学证据,低温等离子髓核成形(减压)术治疗症状性包容型颈、腰椎间盘突出症具有循证医学证据,本文做 A 类推荐。

三、包容型椎间盘突出症的病理特征

正常椎间盘的髓核被包裹在纤维环内。纤维环外层结实并具弹性,可一定程度上变形以抵抗盘内升高的压力,防止髓核疝出。包容型椎间盘突出症是指椎间盘结构向外膨隆,但纤维环结构完整,无撕裂或破裂。包容型突出引起的症状在统计学上与其他类型的椎间盘突出症相比并无显著差别。在诊断确定责任椎间盘时,必须充分了解相应椎间盘的具体状况。有研究显示,不管是否包容型突出,大多数椎间盘突出症并不引起症状。症状性包容型椎间盘突出症的治疗方法与纤维环破裂型突出或脱出的治疗方法不同,因此强烈建议应用磁共振成像鉴别纤维环的外环是否破裂。尽管症状性包容型椎间盘突出症具有自愈倾向,经保守治疗无效或患者不愿意等待自愈时,可选择椎间盘减压术治疗。

第二节 治 疗 方 法

一、低温等离子髓核成形术的优点

(一) 安全性高

等离子工作温度为 40~70℃,低温安全,不开刀创伤小、最大限度保护纤维环壁,不破坏正常椎间盘组织;术中对骨性结构无破坏,对脊椎稳定性影响小。

(二) 创伤小,术中几乎不出血

局部皮肤只有 1mm 针孔瘢痕,不影响美观,恢复快,术后 3~5d 即可下床活动离院。

(三) 不影响其他治疗手段

如果微创治疗效果不理想,患者仍适合于实施外科其他治疗手段,以有利于疾病疗效的最终改善。

二、适 应 证

1. 包容型椎间盘突出症引起的根性痛或盘源性疼痛。
2. 病变间盘不低于原有高度的 50%。
3. 突出物不超过椎管矢状径的 1/3。
4. 具有相应根性症状及神经定位体征。
5. 影像学(CT 和 MRI)检查与症状体征相符。
6. 适当保守治疗(药物,理疗或硬膜外激素注射治疗)无效(>1 个月)。

三、禁 忌 证

1. 严重脊髓受压并截瘫、马尾神经综合征。
2. 椎间隙退变明显、高度低于正常值 50%。
3. 突出物在椎管矢状径上大于直径的 1/3。
4. 髓核脱垂。
5. 起搏器或椎间盘金属融合器植入者。

6. 椎管及侧隐窝狭窄、椎体不稳滑脱、突出物钙化、黄韧带肥厚骨化、椎间盘感染、椎体骨折或肿瘤。

7. 手术部位皮肤感染。

8. 凝血功能障碍。

9. 妊娠期。

10. 有心理疾病或严重慢性器质性疾病不能耐受手术者。

11. 造影剂或拟应用的药物过敏者。

四、手 术 方 法

（一）颈椎手术要点

1. 必须在影像（C臂X线机或CT）引导下操作。

2. 患者取仰卧位，下颈、肩部垫薄枕，颈部轻度伸状、头部中立位固定。

3. 在颈椎前右（左）侧颈动脉鞘与气管食管间隙处定出穿刺点。

4. 常规消毒铺巾后，以1%利多卡因局部麻醉。

5. 术者用手指将气管及食管推开并向下触及椎骨前缘，在C臂X线机透视引导下向病变间隙置入专用穿刺针直到椎间盘为止。

6. 经穿刺针注入少量生理盐水。

7. 确保刀头的工作部分在髓核内与专用穿刺针无接触，仔细确认刀头的位置。

8. 能量设为2档进行消融，一般消融时间为120~150s。

9. 脚踏测试0.5s，如出现刺激症状时，将刀头的尖端向后移1mm，确认无刺激症状时，认定为安全区域可再次进行消融。

10. 消融完成并退出手术刀头及专用穿刺针，消毒、辅料包扎后手术结束。

（二）腰椎手术要点

1. 必须在影像（C臂X线机或CT）引导下操作。

2. 患者取俯卧位，下腹部垫枕约10cm，尽量让腰曲平直。

3. 在C臂X线机透视引导下于健侧距中线8~12cm设定为穿刺点。

4. 常规消毒铺巾后，以1%利多卡因局部麻醉，通过"安全三角区"刺入椎间盘。

5. 经穿刺针注入少量生理盐水。

6. 确保刀头的工作部分在髓核内与专用穿刺针无接触，仔细确认刀头的位置。

7. 能量设为3档进行消融，一般消融时间为200~300s。

8. 脚踏测试0.5s，如出现刺激症状时，将刀头的尖端向后移1mm，确认无刺激症状时，认定为安全区域可再次进行消融。

9. 消融完成并退出手术刀头及专用穿刺针，消毒、辅料包扎后手术结束。

第三节　术中注意事项及操作要点

一、术中注意事项

1. 全程在C臂X线机透视引导下操作，准确定位。

2. 穿刺针宜从上、下椎体间置入椎间盘且应平行于间盘轴，避免损伤上下软骨板，遗留术后疼痛。

3. 穿刺过程中若患者突感剧烈疼痛或下肢呈放电样麻木，应立即停止操作，检查一切是否正常，以免损伤神经根，或重新选择穿刺点，改变穿刺方向，准确置入椎间盘。

4. 在插入刀头旋转前先踩一下消融键，观察患者是否有神经刺激等不适，如有可略退出一点刀头再试，如没有神经刺激症状，开始操作。

5. 术中如遇刀头旋转困难，不可勉强，退针重新穿针。

6. 进行椎间盘组织的气化和固化时,应注意工作棒的深度、范围、方向和工作的时间。

二、操 作 要 点

1. 微创,低温消融(40~70℃),对 1mm 外的组织无损伤。
2. 适用于包容型椎间盘突出症引起的盘源性腰(颈)痛和根性痛。
3. 经套管针注入少量生理盐水,消融时一定要见到气泡经针尾溢出。
4. 病程短,无椎管狭窄,单侧根性痛一般预后良好。
5. 等离子机及刀头生产技术成熟,目前国产和进口产品已广泛用于临床。

第四节 术后注意事项及疗效评价

一、术后注意事项

术后神经根周围炎症及水肿有时会引起术后疼痛加重,称为术后反应痛,一般 3d 至 2 周内会消失。术后卧床休息 2~3d,活动时颈托或腰围制动,症状严重者,可考虑甘露醇脱水 2~3 次或选择性神经根阻滞。如考虑消融减压效果不好引起,可以考虑再次消融治疗。颈椎术后带颈托 2 周,腰椎术后带腰围 4 周。

二、疗 效 评 价

采用视觉模拟评分系统(VAS)和患者主观满意度分级体系进行疗效评估。使用 VAS 疼痛评分从 0 到 10 来量化患者的总体疼痛。患者术前、术后 1 个月、3 个月、6 个月和 12 个月由独立评估者评估结果。收集的数据包括 VAS 疼痛评分、止痛药摄入量和功能能力,包括日常生活活动的表现水平的变化。

(一)主观满意度分级(1 级、2 级为满意度优良)

1 级 症状基本消失,满意。

2 级 症状减轻,满意。

3 级 症状减轻,不满意。

4 级 症状无改变。

5 级 症状加重。

(二)临床应用结果疗效评价标准

优:直腿抬高试验大于 70°,痛觉消失,脊柱侧弯消失,肌力、皮肤感觉正常。

良:直腿抬高试验大于 70°,脊柱侧弯消失,肌力小于 5 级、偶有疼痛,活动不受限。

可:直腿抬高试验较前增高,但小于 70°,侧弯部分纠正,常有疼痛。

差:直腿抬高试验小于 50°,脊柱侧弯未纠正,疼痛无改善。

(三)改良 Macnab 标准评价疗效

优:治疗后原有症状缓解,神经功能恢复,恢复原工作和生活。

良:仍有轻微腰痛、小腿麻木感,不影响日常生活,基本能从事原工作,不需服用镇痛药物。

可:有明显改善,仍有轻度肢体麻木、疼痛症状,需服用 NSAIDs 药物。

无效:原症状未见明显改善或加重,需服用阿片类镇痛药物。

第五节 并 发 症

目前低温等离子髓核成形术治疗椎间盘突出症临床并发症的报道较少,可表现为穿刺部位的疼痛或新出现疼痛区域,一般均可自行缓解;也有可能发生损伤脊髓、硬脊膜和神经根、损伤血管形成血肿、术后腰痛症状没有改善甚至椎间盘突出症状复发。

　　术者定位、操作熟练和助手配合妥当,手术操作简便易行,一般比较安全,注意掌握穿刺深度和角度,则大血管和神经损伤是可以避免的;偶有发生切口感染、椎间隙感染、椎间盘炎;术中注意无菌操作,术后常规应用抗生素均可预防切口及椎间隙感染。

（吕岩　孟昭君　段宝霖）

参考文献

[1] CESARONI A,NARDI P V. Plasma disc decompression for contained cervical disc herniation:a randomized,controlled trial [J]. Eur Spine J,2010,19(3):477-486.

[2] GERGES F J,LIPSITZ S R,NEDELJKOVIC S S. A systematic review on the effectiveness of the nucleoplasty procedure for discogenic pain[J]. Pain Phys,2010,13:117-132.

[3] EICHEN P M,ACHILLES N,KONIG V,et al. Nucleoplasty,a minimally invasive procedure for disc decompression:a systematic review and meta-analysis of published clinical studies[J]. Pain Phys,2014,17:E149-E173.

[4] KONIG V,EICHEN P M,ACHILLES N,et al. A systematic review of RCTs with nucleoplasty-an update[J]. Pain Phys,2013,16:E45-E46.

[5] JORGEN A. Current evidence of percutaneous nucleoplasty for the cervical herniated disk:A systematic review[J]. Neth Pain Pract,2013,14:121-122.

[6] MANCHIKANTI L,FALCO F J,BENYAMIN R M,et al. An update of the systematic assessment of mechanical lumbar disc decompression with nucleoplasty[J]. Pain Phys,2013,16:SE25-SE54.

[7] GERSZTEN P C,SMUCK M,RATHMELL J P,et al. Plasma disc decompression compared with fluoroscopy-guided transforaminal epidural steroid injections for symptomatic contained lumbar disc herniation:a prospective,randomized,controlled trial[J]. J Neurosurg Spine,2010,12:357-371.

[8] ZHU H,ZHOU X Z,CHENG M H,et al. The efficacy of coblation nucleoplasty for protrusion of lumbar intervertebral disc at a two-year follow-up[J]. Int Orthop,2011,35:1677-1682.

[9] ABRISHAMKAR S,SALIMI S,PIRMORADI H. Comparison the Postoperation Results of Discectomy with Nucleoplasty in Single Cervical Disc Herniation[J]. Adv Biomed Res,2018,7:29.

[10] MANCHIKANTI L1,FALCO F J,BENYAMIN R M,et al. An update of the systematic assessment of mechanical lumbar disc decompression with nucleoplasty[J]. Pain Physician,2013,16(2 Suppl):SE25-SE54.

[11] GERGES F J,LIPSITZ S R,NEDELJKOVIC S S. A systematic review on the effectiveness of the Nucleoplasty procedure for discogenic pain[J]. Pain Physician,2010,13(2):117-132.

[12] KIM N H,HONG Y,LEE S H. Two-year clinical outcomes of radiofrequency focal ablation using a navigable plasma disc decompression device in patients with lumbar disc herniation:efficacy and complications[J]. J Pain Res,2018,11:2229-2237.

[13] HONG Y,YOO S,KIM N H,et al. Feasibility of Navigable Percutaneous Disk Decompressor(L'DISQ-C)for Cervical Disk Herniation[J]. J Neurol Surg A Cent Eur Neurosurg,2018,79(3):231-238.

[14] KIM S H,LEE S H,KIM N H,et al. Clinical Efficacy of Selective Focal Ablation by Navigable Percutaneous Disc Decompression Device in Patients With Cervical Herniated Nucleus Pulposus[J]. Ann Rehabil Med,2017,41(1):80-89.

[15] KIM M K,SIM S E,KIM Y C,et al. Predictive Factors of Successful Percutaneous Cervical Nucleoplasty for the Treatment of Pain with Cervical Herniated Disk[J]. World Neurosurg,2018,114:e654-e662.

第十八章 椎间盘低能量激光修复术

根性神经痛一般指颈腰椎间盘退行性改变及其继发性病理改变所导致神经根受压引起相应神经分布区疼痛。椎间盘的退行性改变是颈腰椎病发生发展病理过程中最为重要的原因,在此基础上引起一系列继发性病理改变,如椎间盘突出症、相邻椎体后缘及外侧缘的骨刺形成、小关节及钩椎关节的增生肥大、黄韧带的增厚及向椎管内形成褶皱,这些病理性因素与椎间盘相互依存,互相影响,均可对神经根形成压迫。腰椎间盘突出症导致的神经根压迫是引发坐骨神经痛最常用的病因,影像学的研究也发现 85% 的坐骨神经痛是由椎间盘源性疾病引起。腰椎间盘突出症好发于 $L_{4/5}$ 和 L_5/S_1 节段,坐骨神经痛的发病机制通常被认为是与周围组织压迫和刺激导致的相应神经根的炎性反应相关。

根性神经痛的临床综合治疗方案包括药物治疗(止痛、脱水、消肿药、维生素、抗抑郁药、免疫调节药等)、物理疗法、针灸、推拿疗法等。药物治疗通常有效,但效果短暂,需要常年使用,会引起生活不便。

从 19 世纪起,外科方法开始治疗腰椎间盘源性疾病,主要的发展方向是通过机械法消除椎间盘神经根压迫,骨外科矫形手段稳固脊椎运动节段。重点在于侵入面最小化,即微创的椎间盘突出症入路方面,外科治疗方法不断地发展和完善。

近年来,作为最微创的方法,内镜及非内镜经皮髓核切除术得到发展,主要包括内镜经皮机械间盘摘除术(automated percutaneous lumbar discectomy,APLD)、低温等离子消融术(cool ablation)及经皮激光间盘消融术。

经皮髓核成形术主要有椎间盘内电热疗法(intradiscal electrothermoplasty,IDET)和经皮激光椎间盘热塑法,其中经皮激光椎间盘热塑法是在椎间盘内进行,微电热导线被导入椎间盘内,并缓慢加热整个椎间盘至 90~95℃。在激光治疗中,椎间盘在激光辐射作用下局部被加热,特别是,仅椎间盘神经根受压周围被加热。在加热软骨组织至 70℃时,胶原变性,回纳(凝缩)。此时纤维环的外围收缩,使得神经根动态解压,缓解疼痛。

与其他方法相比,激光方法治疗椎间盘源性压迫型腰骶神经根炎,允许大范围变化作用参数,操作简单、方便,治疗成本低,但仍需完善,此方法有严格的适应证,有时会导致相应并发症或无效。

低能量椎间盘激光修复术与其他方法的区别在于:激光仪器的类型、激光辐射的波长、手术过程中的操作方法、椎间盘突出症的入路方式、物理解压作用的要素(热载体),特别是病灶的处理机制。实验及临床实践证明,椎间盘激光修复术可以大大扩展非内镜激光穿刺治疗腰椎间盘源性疾病的适应证范围,加之操作简便,作为一种神经介入方法,被推荐到临床疼痛治疗中。

第一节 经皮激光椎间盘减压术

激光是由一个个光子组成的,每个光子都含有一定的能量,又把激光称作光量子。光子的静止质量为零,它被细胞吸收后,除了改变细胞的状态外,不会留下任何残余物,是不依附任何物质进入人体的"最纯净"的能量。

低强度激光是相对于强激光而言,是将低功率密度或低能量辐射的激光称为低强度激光。这种激光直接照射时,不会对靶组织造成不可逆性损伤。该激光的辐射功率通常在几毫瓦到数百毫瓦。通常人们更关心辐照强度,即单位面积上的光辐射功率(mw/cm^2),医疗上应用的连续激光,其辐照强度一般不超过几十个 mw/cm^2,大多为几个 mw/cm^2。简单而言,激光照射生物组织后,若直接造成该生物组织的不可逆损伤,则此受照表面处的激光称为强激光;若不会直接造成不可逆损伤者,称为低强度激光。

经皮激光椎间盘减压术(percutaneous laser disc decompression,PLDD)治疗椎间盘突出症是由 Peter Ascher 和 Daniel Choy 于 1984 年提出,并于 1986 年首次应用于 LDH 患者,并于 1991 年获得美国 FDA 的批准。

PLDD 经皮穿刺至目标椎间盘建立工作通道后,将激光光学纤维导入髓核正中并对其进行汽化减压。激光的作用原理主要包括以下三个方面:

首先,可使小部分髓核组织汽化,较大程度地降低盘内压力,减轻突出物对神经根的压迫,神经根传导速度也获得改善,这是 PLDD 缓解椎间盘突出症所致肢体麻木和疼痛的主要途径。

激光还可降低盘内炎性物质的水平,减轻其对神经的激惹,从而进一步缓解疼痛。检测兔椎间盘中的前列腺素 E2 和磷脂酶 E2 含量,发现激光作用后,这两种活性物质在盘内的含量明显降低。

另外,激光的热效应还可促进椎间盘局部的血液循环和脑脊液回流,这在某种程度上也可缓解部分症状。

PLDD 术后最常见的并发症为椎间盘炎性反应(包括感染性和无菌性炎性反应),发生率为 0~1.2%,围手术期应用抗生素可降低感染的发生率。其他常见并发症还有终板炎、肢体感觉和运动障碍、脑脊液漏、神经根热损伤等。也曾有二氧化碳激光治疗 L_5 至 S_1 椎间盘突出症时,发生髂动脉穿孔的罕见并发症的报道。激光不同于其他技术,除了直接穿刺导致的损伤以外,还可产生难以预计的热损伤。

第二节　椎间盘修复术

椎间盘修复术是由俄罗斯巴普洛夫医科大学神经外科专家萨恩德列·鲍里斯·伊里伊奇和影像学专家苏里亚津加·列夫·尼古拉耶维奇在 1990—1998 年间通过大量的临床研究,在传统 PLDD 的基础上进一步完善并提出。该项技术在 2003 年获得俄罗斯国家专利(专利号 2212916),并于 2006 年得到世界知识产权组织的认可。

一、椎间盘的解剖特点

椎间盘位于两个椎体之间,是一个具有流体力学特性的结构,由髓核、纤维环和软骨板三部分构成,其中髓核为中央部分,纤维环为周围部分,包绕髓核,软骨板为上、下部分,直接与椎体骨组织相连,腰椎间盘的厚度为 8~10mm。椎间盘的外围是由密集交织的胶原纤维组成的纤维环,这些胶原纤维最终将形成软骨(透明)板和相邻椎体的软骨环(缘)的骨膜,它们类似于椎体表面的界定边缘,以确保椎体的生长,并保证椎间盘与毗邻椎骨联接的强度。腰段的纤维环由 10~12 层组成,它们中间是疏松的纤维组织。两侧的纤维环厚度等于前侧和后侧的两倍,后侧的纤维层更窄,层数更少,其间含有的结缔组织的主要基质量也更少。同时,接近椎间盘中心的纤维层纤维渗入髓核并与细胞间质相融合,因此观察不到纤维环与髓核之间清晰的界限。纤维环的形成与作用在它上面的张力和拉力密切相关,20 岁以前腰椎间盘有血管分布,之后逐渐消失,椎间盘的含水量也逐年降低,胎儿时纤维环和髓核的水分含量分别为 80% 和 90%,30 岁时分别降至 60% 和 75%。随着年龄的增长,纤维环内的含水量平均减少至 70%。在纤维环的后部是支配后纵韧带的无髓鞘经纤维。如果由于各种原因,纤维环处于局部退变损伤的状态,就可能在髓核的不断拉、扭、压力的作用下,造成壁垒结构的冲破,导致髓核突出。

二、激光与生物组织的互相作用

激光生物效应一般是指激光作用于生物物质可能产生的物理的、化学的或生物的反应,激光生物效应的不同,既取决于激光本身,也取决于生物体的特性,大致可分为以下几种:

(一)生物热效应

激光作用于生物体会使其局部温度升高,称为激光生物热效应。生物体生热机制视光子能量而定,低能量光子可引起生物体直接生热,而高能量光子多经过一些中间过程使生物体生热,故生热的途径有两种:①吸收生热:生物分子吸收激光,特别是红外激光光能,本身运动动能增加,温度升高。②碰撞生热:生物分子吸收激光光能,跃迁到某一激发态,在返回到原来的能态或其他低能态时,与周围其他生物分子发生多次碰撞,同样使周围分子运动动能增加温度升高。激光生物热效应的对外表现为生物体局部温度升高、汽化、切开、凝固等。

（二）生物光化效应

激光生物光化效应又称激光生物光化反应，是指在激光的作用下，使生物物质产生理化反应，或使其反应定向及加剧等。生物物质所以能生长发育、修复、繁育等，其中生化反应是主要因素之一。激光生物光化反应可分为原初光化反应和继发光化反应两个阶段，当生物分子吸收一个或多个光子能量以后，受激跃迁到某一激发状态，在它返回到基态又不返回到原来的能量状态的弛豫过程中，多出来的能量消耗在本身化学键断裂或形成新键上所发生的化学反应称为原初光化反应。通常在此过程中形成大多具有高度化学活性的中间产物，这些极不稳定的中间产物继而进行化学反应直至形成稳定产物，这种光化反应称为继发光化反应。

激光的生物效应可作用于生物体不同层次：①超短脉冲激光作用于蛋白质，可引发光生化反应，改变酶的活性、定向催化而不损伤活细胞；②氩离子激光可损伤染色体，红宝石激光会抑制 DNA 表达；弱激光可调节蛋白质合成；③激光可引起胶凝，破坏细胞核和损伤线粒体；氦氖激光被膜受体吸收后可使细胞光致敏化，产生活化效应，提高蛋白质合成系统活性并增加有丝分裂；④氦氖激光和脉冲红宝石激光对某些细菌生长有影响，能量小时有促进作用，能量大时有抑制作用；⑤红宝石激光弱强度照射可提高白细胞噬菌功能，CO_2 激光辐照腰间穴位使细胞数增加等。

（三）生物机械效应

当生物组织吸收激光能量时，可近似地把生物组织当作单相水样溶液，可能发生两种现象：如果能量密度超过某一阈值，就会产生蒸发并伴有机械波；若能量密度低于该阈值，就只产生机械波而无蒸发。另外，激光通过电场与生物物质起作用，可产生电致伸缩、自聚集、自俘获及受激布里渊散射等现象。这些现象可伴生机械作用。

（四）生物电磁场效应

高功率密度激光作用于生物组织会引起生物组织的变化，这是因为激光是电磁波。激光与生物组织相互作用实质上是电磁场与生物组织相互作用，在这种作用中主要是电场起作用。激光的电场强度与激光的功率密度有关。高功率密度激光作用于生物组织，有可能在生物组织内产生光学谐波，发生电致伸缩，导致拉曼散射等，可使生物组织电系统发生变化。

三、椎间盘激光修复术与 PLDD 的区别

（一）激光波长

椎间盘激光修复术（disc laser repair system，DLRS）与 PLDD 相比，采用的是波长是 970nm 的半导体激光，对于这个波段的半导体激光能够将辐射的功率降低到 2~3W（相对于传统 Nd：YAG 激光 10W 以上的功率），辐射功率的降低，能够在一定程度上避免造成无法预计的热损伤。

（二）生理盐水

椎间盘激光修复术在治疗过程中通过向椎间盘内注射少量的等渗或高渗的生理盐水，能够将大部分激光能量局限在激光光纤石英端头周围 3mm 以内的范围。在大体的研究中已经证实，注射了等渗生理盐水的腰椎间盘标本在经过激光 150s 的持续作用之后，与未注射生理盐水的标本相比，髓核温度下降 20~23℃。

穿刺入椎间盘给予等渗的生理盐水后，通过激光作用于生理盐水，产生热毛细效应和热对流效应，使椎间盘内胶原纤维发生凝聚和回缩，从而起到减轻神经根卡压，缓解临床症状的作用。因椎间盘激光修复术通过激光所引起的流体力学效应起到治疗作用，而非单纯地对髓核组织进行汽化，所以能明显减少激光所造成的热损伤。

在新鲜尸体的椎间盘上进行类似于 DLRS 的操作：光纤在激光器开启状态下，首先通过直式穿刺（直穿刺针）进入椎间盘组织中，然后换成通过弯头针进入，弯头针以自己的轴旋转方向（经自轴旋转）。在操作过程中将椎间盘分为导入溶液组与未导入溶液组。研究发现通过溶液的冷却作用，在实验中特定的椎间盘温度测量点上出现了明显的随溶液注入的温度骤降，同时激光的主要能量，被限于光纤石英端头周围

直径不到 3mm 的区域范围内,表明溶液的导入能够显著限制椎间盘中激光能量扩散,减少了椎间盘组织不可逆损伤的范围。经过椎间盘激光修复术操作后的椎间盘内部的形态变化(图 18-2-1)。

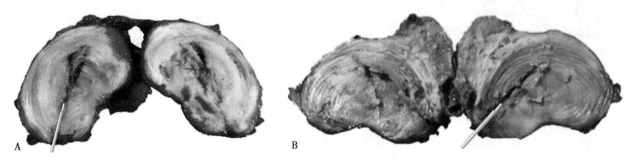

图 18-2-1　经过椎间盘激光修复术操作后的椎间盘内部的形态变化
A. 未导入溶液组在进行椎间盘激光修复术后的椎间盘形态;B. 导入溶液组在进行椎间盘激光修复术后的椎间盘形态。

对分别进行了 PLDD 与椎间盘激光修复术操作的尸体椎间盘组织进行 Van Gieson 染色后发现,椎间盘激光修复术操作后椎间盘内激光中心的坏死与水肿区域明显减少,边缘水肿区缩小至 4~5mm,同时坏死更加细微分散,并且部分保留了软骨细胞的轮廓,纤维环也被一定程度地保留下来。

四、临床应用

(一) DLRS 适应证

目前关于 DLRS 的适应证还没形成统一的专家共识,但是大部分学者认为,首先患者需要存在神经根受累的常见临床表现和体征,包括出现坐骨神经径路及分布区域疼痛,出现神经根牵拉阳性体征或者伴发的神经根受累表现(腱反射改变、感觉障碍、肌力减退等),且经 3~6 个月保守治疗后无效。其次,神经根性疼痛区域和临床表现需与影像学检查相一致,椎间盘突出症小于 1/3 椎管容积。由于经皮激光椎间盘穿刺技术对于包含型的椎间盘突出症的治疗效果最佳,因此有学者指出,对于计划行经皮椎间盘穿刺术的患者,椎间盘造影检查至关重要,研究表明,存在造影剂外渗的患者对于经皮椎间盘穿刺治疗疗效欠佳。

(二) DLRS 禁忌证

1. 绝对禁忌证

(1) 疼痛来自肢体关节或者内脏疾病,由于脊椎骨折、肿瘤或其他病理性原因引起的疼痛;

(2) 存在炎症性关节炎(类风湿、痛风、强直性脊柱炎等);

(3) 存在进展性下肢肌肉萎缩或存在马尾综合征的症状和体征;

(4) 曾经接受过脊柱手术;

(5) 患有明显感染性疾病;

(6) 有严重的神经、代谢或心血管疾病;

(7) 有植入心脏起搏器或其他电子设备;

(8) 有凝血疾病或者正在使用类固醇激素或抗凝药;

(9) 局部感染、开放性损伤、免疫抑制史等;

(10) 存在精神疾病;

(11) 妊娠期妇女。

2. 相对禁忌证

(1) 骨性椎管狭窄,椎间盘高度丢失 50% 以上。

(2) 椎间盘突出症大于 1/3 椎管容积,腰椎滑脱>Ⅱ度。

(三) 操作方法

1. 腰椎患者取侧卧位,患侧朝上,腰部垫枕,以 1% 利多卡因局部麻醉后,在 C 臂机 X 线透视定位下,沿穿刺点按小关节内侧缘穿刺入椎间盘,穿刺针应平行于椎体软骨板(图 18-2-2);穿刺至椎间盘中分处后

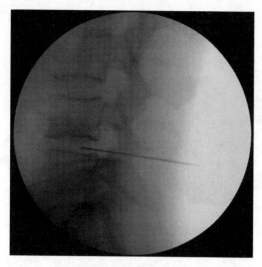

图 18-2-2 腰椎穿刺

注射 0.9% 氯化钠溶液 0.5~2ml,拔除针芯,导入直径 200μm 光纤,连接半导体激光治疗仪,激光功率 4W,总能量为 600~900J。

2. 颈椎 术前准备常规监护,体位:平卧位,镇静、镇痛(1mg 咪唑安定,0.05mg 芬太尼)。穿刺点定位:责任椎间盘水平中线健侧旁开 2 指,颈动脉内侧缘斜 45° 进针。若双上肢疼痛相当,则取右侧进针。C 臂 X 线机透视引导下,穿刺针应平行于终板。光纤 200μm,半导体激光治疗仪("阿洛德-01"激光治疗仪)。光纤尖端应探出针尖 3mm,以防止加热穿刺针温度过热引起组织灼伤。辐射功率 2W,激光曝光时间 1s,间隔 0.5s。45~60J 后注射 0.9% NaCl 溶液 0.5~2ml。每节椎间盘使用能量不超过 300J,治疗总能量不超过 600J。

$C_{5/6}$ 和 $C_{4/5}$ 椎间盘穿刺要点:颈椎间盘突出症最多发生在 $C_{5/6}$,其次 $C_{4/5}$ 和 $C_{6/7}$ 这三个椎间隙水平,颈总动脉与甲状腺侧叶外缘毗邻(由于甲状腺侧叶的特殊解剖特点,在 $C_{4/5}$、$C_{6/7}$ 椎间盘水平,甲状腺与颈总动脉在自然状态下,与外力推移状态相对应),存在明显的间隙可供穿刺。$C_{5/6}$ 椎间盘水平,尽管二者有一定程度的重叠,但颈总动脉与甲状腺之间是由疏松结缔组织相连,稍加外力可把颈总动脉和甲状腺向两侧推开,能找到一个潜在的间隙供穿刺进针,避免经由甲状腺入路。甲状腺是一个血供丰富的实质性器官,经此穿刺,难免造成术中、术后出血,会产生早晚期严重的并发症。

五、DLRS 患者术后疗效

Sandler 对 386 名因 LDH 而行椎间盘激光修复术治疗的患者进行了为期 3 年的随访,发现根据 Macnab 评分标准,其中有 85.23% 的患者取得了良好的治疗效果。一项采用椎间盘激光修复术对比选择性神经根阻滞治疗神经根型颈椎间盘突出症的研究发现,两组患者经过不同的治疗方法后,视觉模拟评分法与颈椎功能障碍指数均较术前明显改善,同时组间存在显著性差异,椎间盘激光修复术组优于选择性神经根阻滞组。同时比较两组治疗前后 SF-36 生活质量调查表数据发现,椎间盘激光修复术组的患者躯体症状的改善程度也是优于选择性神经根阻滞组。采用椎间盘激光修复术对比硬膜外激素注射治疗根性坐骨神经痛的研究发现,两组患者的 Oswestry 功能障碍指数评分和疼痛数字评分法在接受治疗后均有下降,在随访 52 周时椎间盘激光修复术组两项评分的改善程度优于硬膜外激素注射组。同时研究中一些次要的研究指标发现两组的患者在经过治疗之后总体的健康状况均有所改善,针对 SF-36 量表的分析,发现在 52 周时,椎间盘激光修复术组在多个维度(包括躯体疼痛、生理功能、社会功能、一般健康状况、精力)的改善情况是要优于硬膜外激素注射组。通过简明疼痛量表中的疼痛干扰指数和 PHQ-9 抑郁症筛查量表的分析后,发现在经过了 52 周的随访后,两组患者疼痛相关的健康状况和抑郁状态均能够得到一定程度的改善,而在椎间盘激光修复术组中的患者的改善情况优于在硬膜外激素注射组中的患者。另外,两组均未出现严重不良事件(包括神经损伤、椎间盘感染、周围器官及血管损伤、脑脊液漏、血肿等并发症),同时两组不良事件的发生率也不存在显著的差异。

关于椎间盘激光修复术的治疗疗效,目前仍然缺少设计良好的大规模多中心对照研究证实,同时对其与传统开放手术治疗疗效的比较,还需要对照研究来探索。另外,目前的一些临床研究中,对于研究结果评估,大部分采用的是主观的评估量表,因此在今后研究中可能需要纳入更多的客观性指标,如 MRI 等,进行更加全面完善的分析。关于椎间盘激光修复术的治疗相关基础机制研究,仍然需要进一步探索。作为一项效果较好、创伤较小且并发症发生率较低的治疗椎间盘突出症的微创治疗技术,椎间盘激光修复术还有待进一步研究探索。

(王祥瑞 夏令杰)

参考文献

［1］吕焕然,王祥瑞.经皮激光椎间盘减压术治疗椎间盘突出症［J］.上海医学,2015,38(6):540.

［2］吕焕然,王祥瑞.颈椎间盘激光修复术与颈神经根阻滞治疗神经根型颈椎间盘突出症的疗效比较［D］.上海交通大学博士学位论文,2015.

［3］吴玮,奥列嘎·瓦西里耶夫娜,陈雪青.腰椎间盘激光修复术治疗根性坐骨神经痛的有效性和安全性［J］.上海医学,2016,10:340.

第十九章　椎间盘髓核化学溶解术

第一节　胶原酶髓核溶解术

一、概　述

（一）发展史

早在 1959 年，瑞典学者 Carl Hirsh 提出设想用某种酶注入椎间盘内，加速椎间盘的退化过程，使之纤维环缩小来减轻对神经根的压迫。1964 年，美国学者 Smith 首先采用木瓜凝乳蛋白酶（chymopapain）注入椎间盘内，溶解病变的髓核组织来治疗 LDH，从而开创了髓核化学溶解疗法治疗 LDH 的先河，使 LDH 的治疗进入了一个重要的历史发展阶段。1968 年，美国学者 Sussman 使用胶原酶进行了椎间盘组织的体外溶解试验，在动物实验成功的基础上，并于 1969 年在世界上首次使用胶原酶治疗 LDH，1981 年发表了 29 例临床报告。他在体外试验中证明胶原酶能迅速地、选择性地溶解髓核和纤维环，而不损伤邻近的血管和其他组织。他将小剂量、大剂量的胶原酶注入狗的椎间盘内和硬膜外间隙内，通过各种实验发现，在注入胶原酶 7~10d 内，实验狗的血细胞计数、血常规、尿分析、体温以及肌力、行动均正常。在注射后 2d、7d、10d 时，分别处死实验狗进行解剖学和显微镜观察，发现髓核和纤维环几乎全部溶解，而透明软骨、前纵韧带、后纵韧带和邻近的骨、骨膜均无损伤。1981 年，美国 FDA 批准了胶原酶Ⅲ期临床试验，并在 1983 年召开的胶原酶溶解术国际学术会议上，报道了双盲法的临床研究结果，治疗效果达到 80% 以上。

我国上海医药工业研究院从 1972 年开始进行胶原酶的试验研究，1975 年由上海朱克闻、董宏谋首先开展胶原酶治疗 LDH 的临床应用研究，并在国际上首次应用椎间孔注射法施行盘外胶原酶髓核溶解术，在经过临床Ⅲ期试验取得了令人满意的治疗效果基础上，胶原酶于 1996 年被国家药监局批准为一类新药。此技术从 20 世纪 90 年代后期开始向全国推广，疼痛界从 1997 年始由宋文阁、张少臣分别创新了侧隐窝和骶裂孔前间隙法注射胶原酶，施行盘外胶原酶髓核溶解术，开创了我国疼痛界椎间盘微创介入治疗的先河。由于该项技术治疗 LDH 创伤小，并发症少，效果可靠，即使治疗效果欠佳，也不影响其他保守治疗和手术治疗，目前已成为治疗颈、LDH 安全有效的微创介入治疗方法之一。

（二）胶原酶药理

胶原酶主要是从溶组织的梭状芽孢杆菌中提取的。目前国内生产胶原酶注射剂所使用的菌株 SIP1.7 是上海医药工业研究院经物理和化学方法处理后得到的诱变菌，酶活性稳定在 250U/ml，相对分子质量约为 80 000；作用于底物的时间为 18~24h，胶原纤维的溶解度在 65%~90% 之间；用于椎间盘内的治疗剂量为 300~600U/0.5~1ml；用于椎间盘外（硬膜外间隙、椎间孔内等）的治疗剂量通常为 1 200U/2ml；半数致死量为 7 000~9 000U/kg。胶原酶是一种主要溶解胶原蛋白的酶，能有效地溶解髓核和纤维环中Ⅰ型和Ⅱ型胶原。与人体组织渗透压相等的胶原酶溶液不破坏组织细胞和神经细胞，对血红蛋白、乳酪蛋白、硫酸角质素等蛋白无损害，能在正常的酸碱度和生理环境下分解胶原纤维，使其降解为相关的氨基酸并被血浆所吸收。

Bromley 等用狗进行的实验认为：胶原酶注入椎间盘内剂量达 400~500U 时，有纤维环内缘的轻微溶解，超过这个剂量溶解作用将增加，但也只是纤维环内缘的溶解，注入胶原酶 2 周之后溶解程度不再增加。孙磊等将胶原酶注入兔椎间盘内观察到：胶原酶注入盘内 24h，可见髓核结构破坏；1 周后髓核浓缩，纤维组织增生。2 周时椎间盘髓核结构界限不清。4 周时椎间隙狭窄，髓核结构消失，被纤维软骨替代，但纤维环的外层胶原纤维结构无变化。胶原酶溶核后 8 周时髓核开始再生，交界区开始出现软骨细胞，胶原纤和蛋白多糖在有透明质酸的网状结构中重建,说明胶原酶髓核溶解术后椎间盘自身有修复功能,可以部分修复椎间盘力学性能的改变,有利于维持长期疗效。

1975 年,Sussman 进行的胶原酶毒理试验表明:胶原酶行椎间盘内、静脉内、腹腔内、脊柱旁及硬膜外注射有相当大的安全范围,胶原酶对透明软骨、骨及成熟的纤维组织如前、后纵韧带作用极小,对硬脊膜、马尾神经等接触也不会造成损害,腰神经根等神经组织对胶原酶不敏感。但实验表明,胶原酶鞘内注射可引起严重的并发症如截瘫、化学性脑膜炎等,临床应该预防此类严重并发症的发生。

二、治 疗 机 制

(一)胶原蛋白水解酶的作用

胶原蛋白水解酶(collagenase),简称胶原酶,化学本质是蛋白质,是一种有催化作用的高度特异性生物催化剂,是唯一能作用于胶原组织螺旋结构的酶,能在生理 pH 值及温度条件下水解天然胶原纤维。人体内源性胶原酶与胶原分子在细胞内共同合成,以酶原的方式处于潜伏状态。当椎间盘内环境改变或受到机械作用时,椎间盘纤维细胞崩解,酶激活物进入基质激活处于酶原状态的胶原酶,使其具有生物活性,胶原纤维出现降解。降解的结果引起椎间盘本身出现自溶,使纤维环强度下降,出现裂隙或破裂,并引起相应的临床症状。当外源性胶原酶以酶原的形式大量注入病变的椎间盘,便被其中的酶激活物激活。胶原酶被激活后作用于胶原分子的全部 3 条 α-链,距氨基酸端的 3/4 处,将胶原分子水解为 3/4 和 1/4 两个片段,使之溶解度增加,易解链变性被其他蛋白酶水解,最终降解为相关的氨基酸,被血浆中和吸收。由于椎间盘的总体积明显缩小,从而使突出物减小或消失,对神经组织的压迫得以缓解或消除,临床症状得以改善或消除。

(二)胶原酶作用研究的新进展

1. 目前临床试用的梭菌源性胶原酶与人体内源性胶原酶,以及动物源性胶原酶均有很大的不同。

(1)梭菌胶原酶属胞外酶,通过发酵可大量获得,而动物胶原酶需进行组织培养后方能提取,较难获得。

(2)梭菌胶原酶除对 7S 基质胶原不能水解外,几乎能以同样的速率水解 Ⅰ~Ⅴ 型胶原,而人体内源性胶原酶和动物来源胶原酶只能水解 Ⅰ~Ⅲ 型胶原,不能水解Ⅳ型和Ⅴ型的胶原。

(3)梭菌胶原酶可作用于胶原的多个位点,其最终产物是平均只有 5 个氨基酸残基的小分子短肽,而人体内源性胶原酶只作用于胶原 N 端的 3/4 处 Gly-Ieu 或 Gly-Ile 肽腱,产生一个 3/4 片断和 1/4 片断(又称 TCA 和 TCB)。

2. 胶原酶能明显抑制磷脂酶 A2(phospholipaseA2)的活性。众所周知,磷脂酶 A2 是神经根致炎物质,抑制其活性或使其失活,将能减轻或消除神经根的炎症反应。这也解释了有时在硬膜外隙注射胶原酶不能完全溶解突出物,但是可以在很大程度上改善乃至消除临床症状的原因。

三、治 疗 方 法

(一)适应证

应用胶原酶髓核溶解术治疗颈、腰椎间盘突出症的适应证相对较窄。严格掌握适应证,是提高疗效的关键。

1. 临床诊断明确、经保守治疗无效的急慢性颈、腰椎间盘突出症。

2. 突出型、脱出型颈、腰椎间盘突出症。

3. 突出物无明显钙化者。

4. LDH 合并轻度椎管狭窄但未出现严重神经卡压和马尾神经综合征者。

5. 颈椎间盘突出症合并轻度椎管狭窄但未出现严重神经卡压和脊髓变性者。

(二)禁忌证

1. 椎间盘突出症合并椎管狭窄并出现严重神经卡压和马尾综合征者。

2. 严重的侧隐窝狭窄或脊髓变性者。

3. 突出物严重钙化者。

4. 椎间盘炎或椎间隙穿刺部位感染者。

5. 有严重药物过敏史。

6. 严重的代谢性疾病如肝硬化、活动性结核、重症糖尿病患者。

7. 孕妇及 14 岁以下的儿童。

8. 患者对治疗存在明显的忧虑或精神病患者。

（三）操作方法

胶原酶可行椎间盘内注射、椎间盘外注射或椎间盘内外联合注射。只有根据患者不同的临床表现及椎间盘突出症的不同部位或程度来选择注射治疗的方法，才能获得良好的治疗效果。

1. 椎间盘内注射法　此法是经典方法，主要适用于椎间盘突出症脱出型、中央型。经过多年来盘外法和盘内法的大量实践，目前认为盘内法特别适用于经椎间盘造影证实纤维环破裂、后纵韧带破裂的脱出型椎间盘突出症。其穿刺途径安全，定位客观，精确可靠，效果确实。实验研究证实盘内法用于脱出型椎间盘突出症效果好，术后疼痛反应发生少，且对软骨终板破坏轻。

（1）术前用药：在注射胶原酶之前，术前肌内注射 10mg 或静注 5mg 地西泮注射液。

（2）注射方法：在 C 臂 X 线机或 CT 监测下穿刺，常规后外侧入路，具体操作见本书相关章节。穿刺针进入椎间盘后，拍摄腰椎正位及侧位 X 线平片，以明确进针的确切位置。术中建议最好行椎间盘造影术，判断纤维环、后纵韧带有无破裂及破裂的程度，有助于判断预后和确定注射方法。当确认穿刺针已进入病变的椎间盘内，经椎间盘造影术确定为破裂型，注入 300~600U/0.5~1ml 胶原酶溶液，注射药液的速度宜缓慢，以防止注药速度过快引起腰痛加剧。

（3）注药后的处理：注射完毕即嘱咐患者仰卧，严密观察有无副作用，有无头晕、恶心、皮肤瘙痒及荨麻疹等；严重的过敏反应有低血压和呼吸困难，此时应立即静脉注射肾上腺素和地塞米松。术后常规静滴脱水剂 3~5d。注药后部分患者可出现腰痛，其中 10% 患者为严重腰痛。疼痛可持续数小时甚至数天，疼痛严重者可给予抗炎镇痛药口服，必要时还可给予麻醉性镇痛药物。

2. 椎间盘外注射法

（1）经骶裂孔硬膜外前间隙法：此法为国内张少臣、牟桂玲 1997 年首次报道，本法适用于中央型、脱出型、多节段 LDH 的患者。①穿刺用具准备：选用 16cm 长、18G 特制盘内斜面穿刺针（一般不用勺状针）及带钢丝内芯硬膜外导管 1 根，5ml 玻璃注射器 1 支，局部麻醉药及其他消毒用具；②体位：患者取俯卧位，下腹部垫一个薄枕；③体表定位：术者先触及骶裂孔，以中指摸到尾骨尖，用拇指尖从尾骨沿中线向上摸，可触到骶骨末端呈"V"形或"U"形的凹陷，此凹陷即骶裂孔。于骶裂孔两侧可触到结节是骶角。骶裂孔中心与髂后上棘连线呈一等边三角形，可作为寻找骶裂孔的参考。另外髂后上棘连线相当于第 2 骶椎平面，即硬脊膜囊终止部位。据测量男性骶角下端到硬膜囊下端的距离为 6.5cm±0.3cm，女性为 5.8cm±0.2cm，骶裂孔尖端距尾骨尖端为 5.2cm±0.6cm，这可作为穿刺时定位及穿刺深度的参考值；④以骶裂孔为中心行皮肤消毒，同时注意尾骨尖部皮肤消毒，铺无菌洞巾；⑤穿刺方法：确定骶裂孔中心，用 7 号短针头于皮肤呈直角进针，先行局部浸润麻醉，同时可以试探骶裂孔的进针方向。局部麻醉后，将穿刺针向尾侧倾斜，与皮肤成 30°~45°角穿刺，斜面朝下，当穿透骶尾韧带时可有落空感，将穿刺针斜面紧贴骶管前壁继续进针 1~2cm，连接注射器进行回抽，无血无脑脊液，注气无阻力，皮下组织无气肿，穿刺成功，置入带钢丝内芯的硬膜外导管，深度为 L_5/S_1 间隙距骶裂孔 11~12cm，$L_{4/5}$ 间隙距骶裂孔 12~14cm。在 X 线或者 CT 下定位，到达预定髓核突出部位，即可退出导管内钢丝，经导管回抽无血无脑脊液，注射造影剂 1~2ml 于影像显示器下观察正侧位造影剂分布，特别是 X 线侧位像造影剂在硬膜外前间隙呈线样分布；若 CT 下定位轴位像显示造影剂在硬膜外前间隙，均表明置管成功，保持导管位置不变退出穿刺针。穿刺到位后，先注入试验剂量的局部麻醉药（1.5%~2% 利多卡因 3~5ml）行延迟性脊麻试验，5min 后无脊麻征象，之后缓慢注入地塞米松棕榈酸酯注射液或复方倍他米松注射液 1ml，再观察 15min 后无脊麻现象，测试下肢肌力与术前相比无减弱，遂缓慢注射胶原酶 600~1 200U（每一节段注射 600U，每次最多不超过 1 800U），术后俯卧 8h 后改为仰卧位，术后绝对卧床 24h。

（2）经小关节内缘侧隐窝穿刺法：此方法适用于侧方型 LDH，特别是髓核突出或脱出到侧椎管，临床神经根症状明显者。

患者取俯卧位，L₅/S₁ 间隙采用小关节内缘进路：将 X 线平片上的 L₅/S₁ 小关节内缘定为 A 点，经 A 点的水平线与 L₅ 棘突的交点定为 B 点，根据 AB 长度确定穿刺点。经测量后在体表定位。垂直进针找到小关节内缘触及黄韧带，遇落空感和空气阻力消失即进入硬膜外隙。穿刺到位后，回抽无血和脑脊液即可行正侧位椎管造影，确认穿刺针位于硬膜外前、侧间隙。先注入试验剂量的局部麻醉药（1.5%～2% 利多卡因 3～5ml）行延迟性脊麻试验，观察 20min 后无脊麻现象再注射胶原酶，其他操作同上。

（3）经椎板间隙穿刺置管硬膜外前侧间隙法：本方法适用于外侧型颈、腰椎间盘突出症患者或以上两种方法穿刺失败的患者。

本法即传统的经后正中棘突间隙硬膜外穿刺法至病变相应节段的硬膜外后间隙，回抽无血液、脑脊液，置入不带钢丝的硬膜外导管，向患侧间隙置管 2～3cm，导管遇有骨性感，表明导管前端抵达椎体后缘，然后再置入 1cm，回抽无血、无脑脊液，即可行正侧位椎管造影，确认导管位于硬膜外前、侧间隙后注药，其他操作步骤同上。

3. 改良椎间孔穿刺法及臭氧 CT 造影术

（1）笔者对传统的椎间孔穿刺路径进行了改进，具体操作如下：经安全三角区进入椎间盘的穿刺针在注射完臭氧后退针到椎间孔（图 19-1-1），经造影显示造影剂可进入到椎间孔及侧隐窝（图 19-1-2），然后施行局部麻醉药脊麻试验阴性后，测下肢肌力未减弱，之后注射胶原酶 600U/1ml。该方法与传统的椎间孔穿刺路径相比避免了神经根损伤的危险，也不易刺破硬膜囊。通过临床观察，此法注射胶原酶具有很高的安全性和有效性，操作简便易于推广。

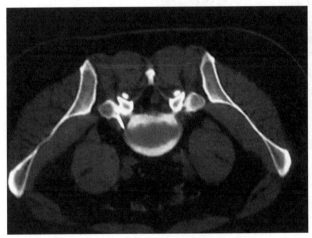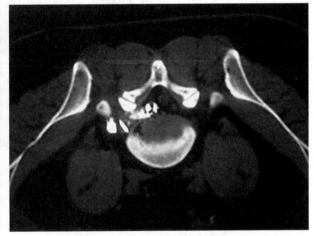

图 19-1-1　椎间盘穿刺针退出到椎间孔　　　　　　　图 19-1-2　经穿刺针椎间孔造影图像

（2）臭氧 CT 造影术（CTD）腰椎间盘分型：笔者研究根据臭氧 CTD 椎间盘分型选择髓核化学溶解术的方法，临床应用效果满意。根据臭氧 CTD 将病变椎间盘分为三型：①内破裂型：纤维环内层撕裂，外层完整，臭氧未逸出椎间盘（见图 19-1-3A）；②突出型：纤维环外层破裂，臭氧逸出到后纵韧带下和椎间孔（见图 19-1-3B）；③破裂型：纤维环外层及后纵韧带完全破裂，臭氧逸出到硬膜外间隙（见图 19-1-3C）。

4. 臭氧联合胶原酶髓核化学溶解术　术中根据臭氧 CTD 椎间盘分型，实时选择髓核化学溶解术的方法，具体步骤如下：

（1）内破裂型：仅用臭氧髓核溶解术，椎间盘内注射臭氧 50μg/ml，总量 10～20ml，针退出椎间盘在椎间孔注射臭氧（30μg/ml）10ml～15ml 和镇痛复合液 2ml（2% 利多卡因 1ml 加地塞米松棕榈酸酯注射液或复方倍他米松 1ml 配成）。

（2）突出型：应用臭氧联合胶原酶髓核溶解术，椎间盘内注射臭氧 50μg/ml，总量 10～20ml 加椎间孔注射胶原酶 600U/ml，镇痛复合液 2ml。

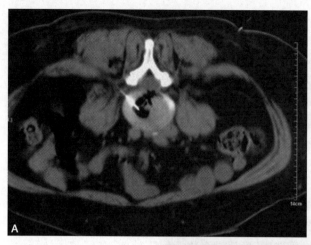
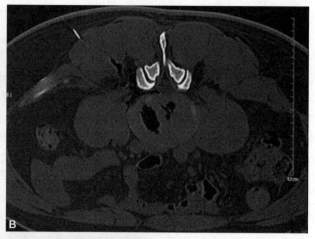
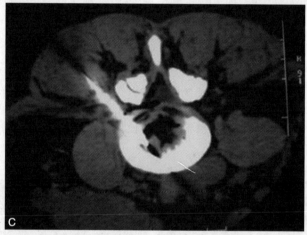

图 19-1-3 臭氧 CT 造影术腰椎间盘分型

A. 内破裂型椎间盘病变 CTD 影像;B. 突出型椎间盘突出症 CTD 影像;C. 破裂型椎间盘突出症 CTD 影像。

（3）破裂型:椎间盘内和椎间孔分别注射胶原酶 300U/0.5ml 加椎间孔注射镇痛复合液 2ml。

以上方法,从椎间盘内退针到椎间孔注射胶原酶前必须注射 1.5%~2% 利多卡因 2~3ml 做脊麻试验,5min 后无脊麻征象方可注射胶原酶。

（四）胶原酶溶解术后处理

1. 综合处理

（1）体位:治疗后俯卧位或健侧卧位 8h,以后转为平卧位,绝对卧床 24h 后转为平卧休息 5~7d。

（2）禁食海鲜类、牛奶、鸡蛋等异种高蛋白食品 1 周,女性患者禁用化妆品及洗面奶 1 周。

（3）根性痛严重者,溶解术前予以静脉滴注七叶皂苷钠 20mg+生理盐水 250ml,每天一次,连续应用 7d,根性症状缓解后,再行溶解术治疗。必要时可予以经椎间孔神经根阻滞治疗以减轻神经根炎症反应。

2. 术后残留痛及麻木处理 胶原酶髓核溶解术注射胶原酶后可短期内引起腰部及腿痛加重,临床观察 4~8d 疼痛达到高峰,以后疼痛逐渐减轻,尤以盘内注射法较明显。但现在随着溶核术方法的改进术后近期发生疼痛者已经明显降低。笔者曾作随机对照试验证实注射胶原酶联合使用镇痛复合液,可减轻术后炎症反应,预防术后反应性疼痛加重,并可提高近期优良率。若术后出现残留痛及麻木时处理措施如下:

（1）抗炎镇痛药物:如草乌甲素片 0.4mg,口服 3 次/d,10~15d。

（2）术后可以加用理疗,7d 1 个疗程。

（3）术后残留麻木者,可口服或静脉滴注神经妥乐平,7~14d 1 个疗程。

3. 术后注意事项 1 个月之内尽量减少剧烈运动,1~3 个月内注意加强腰背肌功能锻炼。6 个月内避免重体力劳动和过度弯腰、扭腰活动。

四、并发症和不良反应

（一）脊髓麻醉与延迟性脊髓麻醉

1. 常规硬膜外后间隙穿刺法所致全脊麻的发生率平均为 0.24%（0.12%~0.51%）。笔者曾经对 1 066 例经骶裂孔穿刺置管治疗 LDH 病例统计,脊髓麻醉的发生率为 2.06%,但未见全脊麻发生,其中延迟性脊麻的发生率为 1.22%,其特点是回抽无脑脊液,但注入试验剂量的局部麻醉药后,15~20min 后出现脊麻。分析原因:带钢丝的导管虽然不能与硬脊膜成直角,但与硬脊膜发出的神经根袖成直角,而且根袖处硬脊膜较薄弱,有刺破的可能性;椎间盘突出症过大,长期压迫和刺激硬脊膜,产生粘连或硬脊膜菲薄,置入带钢丝的导管时,容易刺破硬脊膜,产生脊麻或延迟性脊麻。预防措施:置管成功后,先注入局部麻醉药试验剂量 1.5%~2% 利多卡因 3~5ml,必须观察 20min 以上,待确定患者双下肢无麻痹、肌力无明显下降等脊麻现象后方能注射胶原酶。

2. 经小关节内缘侧隐窝穿刺法穿刺到位后,因为大多选用锐针,如果固定不牢或患者肢体活动极易刺破神经根袖,注射局部麻醉药后可产生脊麻或延迟性脊麻。若操作不慎或违反操作规范可发生胶原酶误入蛛网膜下腔,导致截瘫或化学性脑膜炎等严重并发症。预防措施:操作时应该固定好穿刺针,反复回抽,注射胶原酶前必须行延迟性脊麻试验。

（二）过敏反应

1. 胶原酶作为一种生物制剂,存在过敏反应的可能性。笔者从 1998 年至今,所见过敏反应表现为荨麻疹的 4 例,仅为一过性,无需特殊处理,必要时给予抗过敏药。

2. 预防措施　术中准备急救物品,发生过敏反应时对症处理。

（三）化学性脑膜炎、截瘫

主要是因为注入胶原酶前未作延迟性脊麻试验,使胶原酶误入蛛网膜下腔,发生化学性脑脊膜炎或截瘫。预防措施同前述。

（四）局部麻醉药中毒反应和局部血肿

骶丛血管丰富易造成局部麻醉药液过多吸收进入血液循环后,发生局部麻醉药的毒性反应。但是局部麻醉药中毒反应在骶裂孔硬膜外前间隙穿刺置管法中此副作用很少见,但应该加以重视。术前常规查凝血象,正在行抗凝治疗或凝血象异常的患者禁止穿刺。临床观察此法很少引起严重局部血肿或椎管内血肿。

（五）有关硬膜外粘连问题

在胶原酶用于预防椎板切除术后硬膜外粘连的动物实验研究中观察到,胶原酶组的效果优于透明质酸钠组、几丁糖组等。此外手术和胶原酶溶核术失败再行手术两组比较发现,两组突出物与神经根均有粘连,但胶原酶组粘连较轻,易分离。

五、临　床　疗　效

（一）疗效分析

据对国外资料综合分析:美国和澳大利亚的前瞻性、随机、双盲研究显示化学髓核溶解术的成功率维持在 77%,而安慰剂组仅为 38%。欧洲化学髓核溶解术长期随访结果为优良率 66%~84%,平均 75.3%。国内胶原酶髓核溶解术盘内法的优良率为 81%~83%,盘外法的优良率为 70%~90%。

Launois 等报道化学髓核溶解术的 1 年成功率为 88%,椎板切除术为 76%;2 年结果仍优于手术组。Javid 认为外科手术治疗早期效果好,但随时间延长效果变差,而化学髓核溶解术能在较长时间内保持较高的有效率。有研究显示椎板切除术后短时间内疼痛缓解比率比常规化学髓核溶解术高,但 6 周后两者差异无统计学意义。化学髓核溶解术失败后行外科手术的效果和初次手术切除椎间盘的效果相似,化学髓核溶解术失败并不影响必要时手术切除椎间盘的疗效。有作者比较化学髓核溶解术后行椎板切除术和反复多次椎板切除术的效果,前者效果明显高于后者。国外报道经皮髓核切除术和化学溶核术比较,经皮椎间盘髓核摘除术有效率 72%,术后即刻显效;化学溶核治疗组优良率 80%,但术后改善慢,常近期合并有背部痉挛和疼痛的不良反应。临床上必要时可行二次化学髓核溶解术。笔者对骶裂孔前间隙法胶原酶溶解术治疗 LDH262 例患者行 8~10 年随访,各组治愈率、优良率分别是 8 年组 73.33%、88.89%,9 年组 72.22%、87.78%,10 年组 75.61%、87.80%。

可以看出随着胶原酶溶解术治疗技术的逐步完善,并严格掌握适应证和操作规范,临床上胶原酶髓核溶解术已经取得了较高的优良率。

(二) 疗效评定标准

因胶原酶髓核溶解术治疗 LDH 的适应证不同于外科手术,故术后疗效评估不宜用骨科手术评定标准。

笔者在长期胶原酶髓核溶解术治疗 LDH 的临床实践中,采用北京天坛医院疼痛科疗效评定标准(表 19-1-1)。

表 19-1-1 胶原酶髓核溶解术疗效评定标准

	直腿抬高度	脊椎活动度	VAS	感觉	肌力
痊愈	>70°	正常	<1分	正常	正常
显效	↑比前>30°	↑比前>20°	<3分	正常	正常
好转	↑比前<30°	↑比前<20°	<5分	减退	Ⅳ级
无效	症状和体征无好转,疼痛无改善。				

痊愈+显效=优良率;优良率+好转率=总有效率。

总之,髓核化学溶解术的治疗机制是将胶原酶注入到病变的腰椎间盘内或突出物内和周围,依靠胶原酶特异性溶解突出物中或椎间盘内的胶原组织,使突出物的体积减小或者消失,对神经组织的压迫得以缓解或者消除,从而使临床症状得以改善或者痊愈。由此可见,无论采取何种穿刺途径和注射方法,"药达病处,酶达底物"是该治疗方法最基本的要求和目的。所以不能一味地追求胶原酶的用量和反复注射,过量或多次注射胶原酶临床上有过教训。中华医学会疼痛学分会对此项技术进行了规范,胶原酶髓核溶解术治疗颈、腰椎间盘突出症只能应用 2 次,一次最多不超过 1 800U。但愿这项技术能够科学合理地推广应用,造福广大的患者。

第二节 臭氧髓核溶解术

近年国内应用臭氧髓核溶解术治疗颈、腰椎间盘源性疼痛取得满意疗效,其治疗机制主要是臭氧的氧化作用可灭活间盘内炎性介质,缓解对椎间盘内痛性细小神经的刺激达到治疗目的,国内报道总有效率可达 81%~93%。臭氧是已知可利用的最强的氧化剂之一,不少文献报道适当浓度的臭氧在人体内产生的反应性氧化产物,可作为生理激活因子,引起多种生理反应,如刺激多种细胞因子产生、促进细胞间信息传递、介质合成、改善细胞供氧和代谢等。

一、治 疗 原 理

目前对臭氧治疗椎间盘病变的机制尚不十分明确,根据动物及临床试验发现有以下几个方面的作用:

(一) 氧化蛋白多糖

此为臭氧溶核术治疗椎间盘病变的主要机制。正常髓核由蛋白多糖、胶原纤维网和髓核细胞构成。蛋白多糖是髓核最主要的大分子结构之一,可吸收电荷至髓核基质内,使髓核基质产生高渗透压,是髓核水分高达 85% 的主要因素。

1. 臭氧气体注入髓核后,可直接氧化蛋白多糖复合体。同时臭氧与髓核基质内的水分结合,生成活性氧(reactive oxygen species,ROS),可破坏蛋白多糖复合物中氨基酸。蛋白多糖被破坏后,失去固定电荷密度的特性,髓核基质渗透压下降最终导致水分丢失。

2. 俞志坚等动物实验的结果显示臭氧对正常髓核造成影响的最终结果为水分减少,从而致使髓核体积和压力变小。研究显示:大体标本可观察到髓核失去弹性、色泽改变和干涸,切开椎间盘时髓核不会外膨。电镜下观察髓核基质内的大泡样结构消失。

(二) 破坏髓核细胞

实验证明将离体红细胞和其他人体细胞悬浮于生理盐水中并接触臭氧,细胞膜及细胞内的酶被氧化而失去功能;臭氧能破坏细胞膜的不饱和脂肪酸、胆固醇和其他功能蛋白基团,从而改变细胞膜的通透性。另外,臭氧还能引起细胞核内染色体的改变,造成细胞死亡。动物实验也证实了臭氧注入髓核组织后,早期就能使髓核细胞出现变性,随后细胞坏死溶解;髓核细胞受到损害,必然造成蛋白多糖合成及分泌减少。

以上两种共同作用的结果使萎缩的髓核不能恢复。在动物实验中还观察到,臭氧使髓核固缩是个较缓慢的过程,可能与髓核组织没有血液供应,髓核内多余水分必须缓慢渗出有关,此过程至少需 1 周以上,1 个月左右有较好的效果。

(三) 抗炎镇痛作用

1. 抗炎作用 实验研究显示:臭氧是通过刺激抗氧化酶的过度表达以中和炎症反应中过量的反应性氧化产物,刺激拮抗炎症反应的细胞因子和/或免疫抑制细胞因子(如 IL-10、TGF-β1 等)释放,从而达到抗炎作用。

2. 镇痛作用 研究显示:腰椎小关节突、椎间盘表面和邻近韧带附着点处广泛分布细小神经纤维和神经末梢感受器。神经末梢感受器被局部感受到的压力和牵拉等机械刺激激活,或者被椎间盘损害时所释放的炎症介质(如 P 物质、磷脂酶 A2、IL-1、TNF-α 等)激活后,敏感性提高,引起反射性的肌肉痉挛而导致腰痛。因而,臭氧的氧化作用使髓核萎缩并缓解椎间盘炎症反应对痛性细小神经的刺激,从而发挥其镇痛作用。

二、毒、副作用

臭氧具有很强的氧化作用,并可瞬间完成氧化作用,且没有永久性残留。臭氧强氧化作用能损害髓核内组织,但对神经根,脊髓和腰大肌损伤影响较小。国外利用臭氧治疗腰肌劳损,直接将臭氧注入腰大肌内,至今没有造成明显损害的报道。实验证明,只有当臭氧浓度超过 $70 \sim 80 \mu g/ml$ 才会对血液细胞产生有意义的损伤作用。

三、治 疗 方 法

(一) 操作方法

治疗在严格的无菌操作下进行,一般腰椎间盘穿刺均采用后外侧径路即穿刺针经"安全三角区"(图19-2-1)进入病变椎间盘。穿刺点定位一般是与病变椎间隙平行,旁开中线 $8 \sim 12cm$,也可采用 CT 轴位扫描直接测量旁开中线的距离和穿刺深度(图 19-2-2)。穿刺针尖应位于椎间盘的中心或中后 1/3 交界处(图 19-2-3)。所使用穿刺针口径 20~21G,长度 15cm。颈椎间盘穿刺采用前外侧入路,20~21G,8~10cm长的穿刺针。

(二) 臭氧 CTD 术中监测和评估

在臭氧髓核溶解术中,可以通过臭氧 CTD 影像学实时监测,精确选择臭氧溶核术方法或其他椎间盘介入治疗方法:如椎间盘内破裂(internal disc disruption,IDD),低压力、小剂量(2~3ml)注射臭氧出现诱发痛或复制痛阳性,结合临床表现支持腰椎间盘源性疼痛诊断,使用臭氧联合射频热凝术或低能量激光修复术,临床观察治疗效果满意;发现纤维环破裂导致的椎间盘突出症或脱出可用盘内、外联合胶原酶溶解术治疗。术中实时臭氧 CTD 监测和评估可精确选择椎间盘介入治疗方法,避免了既往单靠术前诊断选择介入治疗方法的盲目性,使椎间盘介入治疗更加精准,免去术中传统椎间盘造影,且臭氧 CTD 征象比传统 CTD 更加清晰,注射后诱发痛和复制痛反应与 CTD 对照,阳性率非常相似。

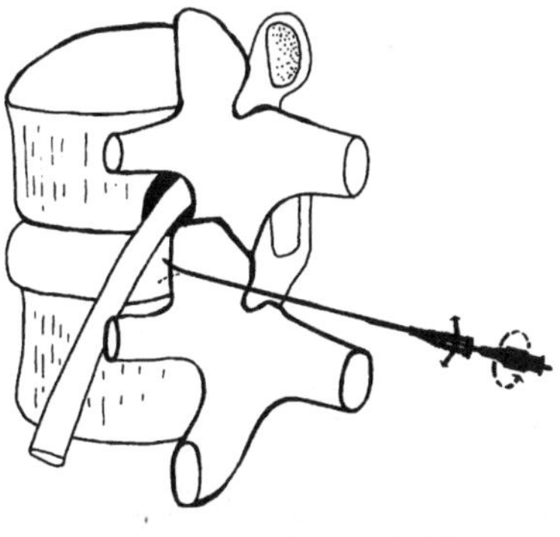

图 19-2-1 安全三角区
安全三角区是由相应椎体的脊神经根出椎间孔后和下一椎体的上缘及其上关节突的前外侧面构成一无重要组织结构的区域。

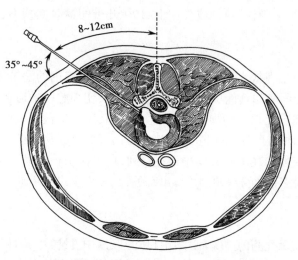

图 19-2-2 穿刺针旁开中线的距离和穿刺角度

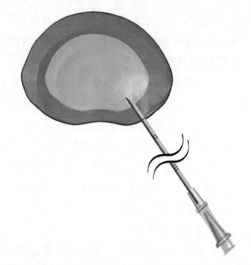

图 19-2-3 穿刺针位于椎间盘中后 1/3 交界处

（三）注意事项

1. 臭氧浓度和剂量 臭氧浓度为 40~50μg/ml,经穿刺针缓慢注入椎间盘内。椎间盘内气体注射量可根据患者的耐受程度调整,一般每个间盘 10~20ml,一次最多穿刺两个间盘。注射之后将穿刺针退至椎间孔,再注入医用臭氧到椎间孔,臭氧浓度为 30μg/ml,注射量为 10~15ml。

2. 围手术期处理 术中常规进行生命体征监测,准备急救物品备用。术后绝对卧床 24h,呈仰卧位。少部分患者术后 1~2 周会出现症状"反跳",可使用止痛剂和脱水剂对症处理。

四、临床疗效与技术特点

（一）临床疗效

国外资料统计医用臭氧治疗 LDH 的有效率在 66%~86%（表 19-2-1）。

表 19-2-1 臭氧溶核术治疗腰椎间盘突出症的有效率

作者	病例/例	随访/月	有效率/%
Muto	1 200	18	75
D'Erme M	>1 000	6	68
Andreula	150	3	76
Cinnella	157	>3	69
Leonardi	19l	6	66
Bonnetti	36	4	86
Scarchilli	400	36	80

术后影像学随访报告显示,不同治疗系列椎间盘突出症回缩情况存在较大差异。Muto 对 45 例治疗有效病例进行了影像学复查（6 个月以后）,发现仅有 8 例显示椎间盘突出症回缩。但 Bonetti 等在一组 36 例病例行术后影像学复查,术后 4 个月 CT 结果却显示椎间盘突出症有 22 例完全回缩（61.1%）,部分回缩 9 例（25%）。

在上述报道中,均显示医用臭氧治疗 LDH 没有出现近期和远期的并发症。

（二）适应证和禁忌证

1. 适应证

（1）颈、腰椎间盘源性疼痛；

（2）轻度颈、腰椎间盘突出症；

（3）正规保守治疗 6~8 周以上无效者。

2. 禁忌证

（1）严重神经功能缺失者；

（2）非椎间盘源性疼痛；

（3）严重退行性椎间盘病变合并椎管狭窄者；

（4）椎间盘突出症伴钙化，突出物大，压迫硬脊膜囊大于 50% 者；

（5）破裂型、游离型 LDH 及骨源性颈椎病；

（6）合并椎体滑脱者；

（7）合并重要器官严重疾患，手术有风险者。

（三）技术特点

椎间盘病变微创介入治疗方法以其创伤小，不破坏脊柱的正常结构，并发症很少，患者痛苦小，效果好，恢复快等特点深受医患双方的欢迎并得到迅速发展，臭氧髓核溶解术不仅具有以上长处，尚有以下独特之处：

1. 臭氧注射后易分解形成稳定状态的氧气，故不会造成二次污染和持久的器官组织伤害。

2. 臭氧对髓核组织破坏能力强，但对椎旁组织无明显不良影响。

3. 臭氧髓核溶解术价格低廉，手术监视设备要求不高，降低了手术费用。

4. 手术操作损伤小，毒副作用少。

5. 臭氧具有消毒杀菌作用，术后感染机会少。

目前臭氧髓核溶解术治疗颈、腰椎间盘退行性病变远期随访结果国内报道较少，仍缺乏大样本多中心的随机对照研究，今后有必要进一步深入研究。

（刘延青　刘堂华）

参考文献

[1] PAIN BRANCH, CHINESE MEDICAL ASSOCIATION. Expert consensus on the treatment of spinal degenerative radicular pain (China)[J]. Natl Med J China, 2019, 99(15):1133-1137.

[2] GENEVAY S, COURVOISIER D S, KONSTANTINOU K, et al. Clinical classification criteria for radicular pain caused by lumbar disc herniation: the radicular pain caused by disc herniation(RAPIDH)criteria[J]. Spine J. 2017, 17(10):1464-1471.

[3] BAOGAN PENG, NIKOLAI BOGDUK, MICHAEL J DEPALMA, et al. Chronic Spinal Pain: Pathophysiology, Diagnosis, and Treatment[J]. Pain Res Manag, 2019, 2019:1729059.

[4] GUEVARA-LÓPEZ U1, COVARRUBIAS-GÓMEZ A, ELÍAS-DIB J, et al. Practice guidelines for the management of low back pain. Consensus Group of Practice Parameters to Manage Low Back Pain[J]. Cir Cir, 2011, 79(3):264-79, 286-302.

[5] KE M A, ZHI-GANG ZHUANG, LIN WANG, et al. The Chinese Association for the Study of Pain(CASP): Consensus on the Assessment and Management of Chronic Nonspecific Low Back Pain[J]. Pain Research and Management, 2019:8957847.

[6] CARRAGEE E J, CHEN Y, TANNER C M, et al. Can discography cause long-term back symptoms in previously asymp-tomatic subjects? [J]Spine 2000, 25:1803-1808.

[7] SEUNG-MIN KIM, SANG-HEON LEE, BO-RAM LEE, et al. Analysis of the Correlation Among Age, Disc Morphology, Positive Discography and Prognosis in Patients With Chronic Low Back Pain[J]. Ann Rehabil Med, 2015, 39(3):340-346.

[8] MCGOWAN J E, RICKS C B, KANTER A S, et al. Minimally Invasive Treatment of Spine Trauma[J]. Neurosurg Clin N Am,

2017,28(1):157-162.

[9] KOBAN O,OGRENCI A,YAMAN O,et al. Phantom Radicular Pain Treated with Lumbar Microdiscectomy:A Case Report [J]. Turk Neurosurg,2019,29(1):145-147.

[10] TANGHUA LIU,XIAOQIN WEN,FANG XIE,et al. A Comparative Study of Ozone CT Discography and Dallas-CT Discography[J]. J Orthop Ther,2019,10:1133.

第二十章　经皮椎间盘髓核旋切减压术

经皮椎间盘髓核减压技术是临床上治疗椎间盘突出症的一类主要微创介入治疗方法。根据治疗机制的不同,经皮椎间盘髓核减压技术可分为化学性减压、物理性减压和机械性减压。化学性减压方法包括胶原酶溶盘术、臭氧消融术等,物理性减压方法包括激光汽化减压术、等离子射频消融减压术等,机械性减压方法包括髓核旋切减压术、髓核钳夹减压术等。这一类微创介入技术的共性是在影像介导下,经皮穿刺到引起临床症状和体征的责任椎间盘,通过化学、物理或机械作用,消减病变椎间盘部分容积,降低椎间盘内压力,减轻或消除突出椎间盘对硬膜囊和/或脊神经根的压迫和刺激,从而达到治疗目的。与开放性手术减压、经皮椎间盘切吸或经椎间孔镜髓核摘除术相比,该类技术操作简单,创伤微小,对周围组织和脊柱的稳定性干扰轻微,并发症发生较少且轻,术后恢复比较快。本章重点介绍机械性减压方法之一,经皮椎间盘髓核旋切减压术。

一、原　　理

经皮椎间盘髓核旋切减压术是在影像引导下,经皮穿刺到达病变椎间盘(责任椎间盘),通过穿刺针通道,放置高速旋转的减压器钻头,开动手柄上的微型电动系统,旋除责任椎间盘内部分髓核组织,降低椎间盘内的压力,使突出椎间盘组织的表面张力减小,突出到椎管内的组织回缩,从而缓解了责任椎间盘对神经根和/或硬膜囊的压迫和刺激,使椎间盘突出症患者的临床症状和体征得以减轻或消失。

二、设　　备

以美国 Stryker 公司研制生产的 DEKOMPRESSORTM(2001 年美国 FDA 批准该技术用于临床)为例,经皮椎间盘髓核旋切减压器由四部分构成(图 20-0-1)。

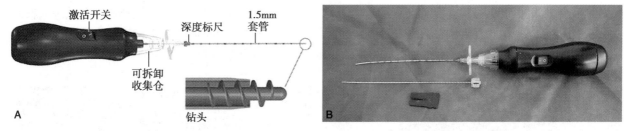

图 20-0-1　A 为经皮椎间盘髓核旋切减压器套件分解图,B 为经皮椎间盘髓核旋切减压器实物图

1. 穿刺套件　由外径 1.5mm 的穿刺针和其针芯构成。
2. 动力系统　由内置电池和微型电机构成。
3. 旋切钻头(针)　为与动力系统和收集仓连接的螺旋钻头,突出于套管穿刺针 1~3mm。
4. 旋切物刮片。

该减压设备为一次性使用,穿刺套件的针头斜面适中,穿刺没有顿挫感,收集仓可视,对旋切出的髓核组织可定量分析(称重)和定性分析(病理性检查、化学成分分析及细菌培养等),治疗直观,可控性强,患者易接受。

三、适应证和禁忌证

（一）适应证

1. 具有典型椎间盘突出症的临床症状和体征者。

2. CT 或 MRI 检查证实椎间盘突出症病变与临床症状体征相符者。

3. 尤其适用于膨出及包容型椎间盘突出症者。

4. 经常规保守治疗 3 个月无效者。

（二）禁忌证

1. 脊椎严重退行性变，椎间隙变窄者。

2. 多种因素所致椎管狭窄症者。

3. 突出物钙化，巨大突出物及游离者。

4. 既往有相应节段椎间盘手术史者。

5. 全身或脊柱感染、结核、骨折和肿瘤患者。

6. 出凝血功能异常者。

7. 不同意接受该手术者。

四、手术方法

（一）颈椎间盘突出症

1. 体位　仰卧位，肩部垫薄枕使头颈稍后伸。个别患者因根性症状较重，头颈部不能后伸时，可先行脱水和/或颈部患侧侧隐窝注射消炎镇痛液，待椎管内无菌性炎症控制后再行旋切减压术。

2. 定点　因侧位椎间隙的走行有可能是倾斜的，故侧位透视对于确定穿刺点更有意义。侧位 C 臂 X 线机透视下，于颈部右侧沿病变椎间隙平分线画一直线，该线与右侧胸锁乳突肌和气管间沟的交点，即为穿刺点。

3. 常规消毒铺巾。

4. 麻醉　0.5% 利多卡因局部浸润麻醉。

5. 穿刺　为避免食管穿刺伤，常规选择右侧气管旁入路。术者站于患者右侧，左手中指从进针点向内下按压，轻柔地向外推移胸锁乳突肌及其深层的颈血管鞘、向内推移气管和食管；中指指尖触及颈椎的侧前方后，稍上下滑动即可触及一横行的隆起即为椎间盘。术者右手持穿刺针，紧贴左手中指末节背侧，经进针点快速穿透皮肤后，由助手退出尖头锐针芯，换圆头钝针芯。在侧位 C 臂 X 线机持续曝光下，操作者将穿刺针针尖对准病变椎间隙前缘中点，沿椎间隙平分线方向，取与躯干矢状面成 35°~45°角缓慢推进穿刺针进入椎间盘，直达靶点。必要时透视下调整针的方向、角度和深度直至达理想位置（远点）：正位像针尖位于病变椎间隙棘突中线与对侧椎弓根内侧连线之间（图 20-0-2），侧位像针尖位于病变椎间隙的后缘（图 20-0-3）。

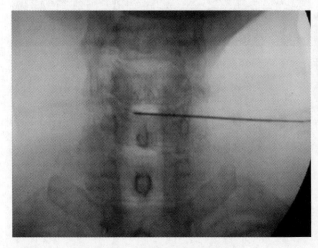 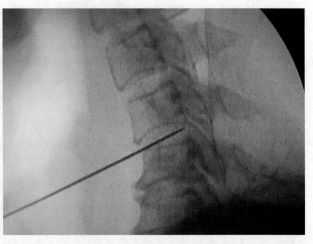

图 20-0-2　穿刺针头远点正位图　　　　　图 20-0-3　穿刺针头远点侧位图

6. 旋切 术者左手固定穿刺针,右手取出针芯,插入旋切器的旋芯,并与针尾衔接处旋紧;打开手柄电源开关,以 1mm/s 的速度缓慢边旋切边退针。退针至椎间隙中后 1/3 交界处后停止(近点)(图 20-0-4,图 20-0-5),再在持续曝光下边旋切边进针至原深度(原则上旋切器的前端不可越过椎体后缘),完成一个通道的旋切。若突出间盘较大,可稍调整进针方向,加做 1~2 个通道的旋切。术毕,旋芯与穿刺针一起退出,按压止血后敷贴覆盖。

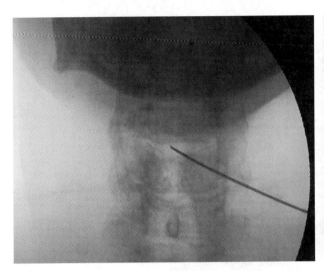 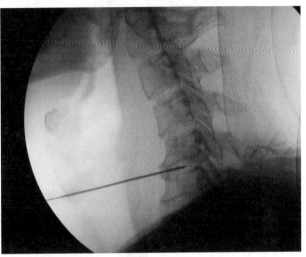

图 20-0-4 穿刺针头近点正位图 　　　　　图 20-0-5 穿刺针头近点侧位图

(二)腰椎间盘突出症

1. 手术体位与麻醉 手术体位多选用俯卧位。麻醉采用 0.5% 利多卡因 5ml 穿刺点局部麻醉,注意避免麻醉过深,以免导致神经根阻滞后失去保护,造成穿刺过程中误伤神经根。

2. 穿刺定点与穿刺入路 在 X 线机透视下确定要穿刺的病变椎间隙,经椎间隙中点在体表做一水平标记线,在标记线上,沿脊柱后正中线向患侧旁开 8~12cm 处为穿刺点,做体表标记。一般选用经安全三角入路,穿刺方向与躯体矢状面呈 40°~50°角。L_5/S_1 椎间隙穿刺因有髂骨翼及腰骶角的限制,穿刺点要高于相应的椎间盘,穿刺针有一向足侧倾斜的角度;或旋转 C 臂采用斜位显露安全三角进行穿刺。有些患者的椎板窗较宽大,也可沿关节内缘从椎板间进入椎间隙,该路径最短,但因途经椎管应注意避免损伤硬膜囊和神经根。

3. 操作步骤

(1)患者平卧,常规消毒、铺巾。

(2)对标记的穿刺点部位进行局部麻醉。

(3)穿刺针经标记点进皮,沿预定穿刺方向达病变椎间盘。

(4)C 臂 X 线机扫描证实穿刺针位置正确,即正位显示针尖位于椎间隙中点或稍偏患侧(图 20-0-6),侧位显示针尖位于椎间隙的中点或中后 1/3(图 20-0-7),正侧位显示穿刺针均与椎间隙平行。退出针芯,将旋切刀头置入针内并旋转接紧。

(5)打开旋切器手柄上的电源开关,开始旋切病变的髓核组织,以 1mm/s 的速度边旋切边进针。

(6)旋切完成,先退出旋切刀头,可见其上附着的髓核组织,用刮板清理刮除髓核组织(图 20-0-8)。如果突出物较大,可进行多点旋切。

(7)操作完成后将旋切器旋芯和穿刺针一起退出,局部压迫止血 3min,无菌敷贴覆盖穿刺点。观察30min 无异常送回病房。术后卧床休息 24h。

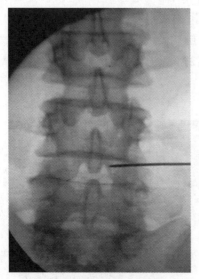

图 20-0-6　穿刺针正位像

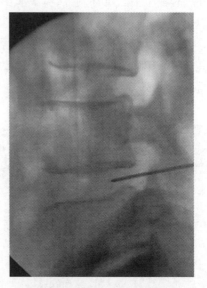

图 20-0-7　穿刺针侧位像

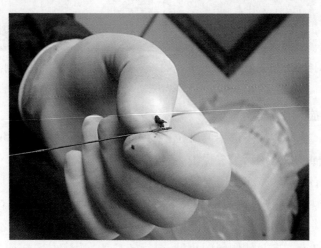

图 20-0-8　旋切出的病变髓核组织

五、并发症和处理

整个穿刺和旋切过程中应密切观察患者反应,一旦患者出现疼痛、麻木、过电感等异常反应时应立即停止操作,查明原因并积极处理。旋切时,确保针在病变椎间隙内直线平移并始终与软骨终板保持平行是极为重要的,进退针均不能成角,以免旋芯折断。主要并发症及处理方法如下:

(一) 感染

术后发生脊柱间盘炎是最严重的并发症之一。手术前严格控制禁忌证,糖尿病患者控制血糖水平,手术中加强无菌操作,一旦发现椎间隙感染,应用足量抗生素、绝对卧床、固定腰部,必要时行椎间隙引流、冲洗,严重时可行手术治疗。

(二) 神经根损伤

手术操作过程中切忌动作粗暴,应密切观察患者反应,一旦出现疼痛、麻木、过电感等异常反应时应立即停止操作,查明原因并积极处理。一旦发生神经根损伤,尽早应用脱水剂及营养神经药物,配合针灸理疗及功能锻炼。

(三) 出血及血肿

多为损伤血管所致,一般对症处理。应熟悉局部解剖,操作避免动作粗暴,术中严密观察,防止其发生。术前长期应用抗凝治疗的患者,应于术前停药一周。

六、术 后 康 复

术后 3 个月内要加强对腰椎的保护,避免久坐、搬抬重物。术后的康复锻炼具有重要意义,直接影响疗效,应鼓励患者通过腰背肌的功能锻炼加强腰椎稳定性,促进症状完全恢复。

（赵学军　傅志俭）

第二十一章　脊柱内镜技术

一、历 史 背 景

脊柱内镜技术最早可以追溯到20世纪40年代，Vails和Craig等利用穿刺套管对深部组织进行操作的探索。1973年，Kambin等提出了安全三角的概念，并详细描述了安全三角工作区。1983年，Forst和Hausman首次提出可视化微创髓核切除术理念，并采用特殊改良的关节镜进入椎间盘进行髓核切除术。1991年，Kambin采用椎间孔入路行镜下腰椎间盘切除术（arthroscopic microdiscectomy，AMD），其优良率可达到85%，这可以视为首次使用内镜进行椎间盘手术的尝试。但该技术无法在内镜直视下进行硬膜囊、神经根等椎管内结构的观察。直到1997年，Yeung研发了同轴脊柱内镜操作系统（Yeung endoscopic spine system，YESS），该系统采用多通道广角内镜，其手术有效性和传统开放性手术相当。同年Yeung把这项技术介绍到中国，为中国微创脊柱外科技术的发展奠定了基础。由于该技术的手术操作区域在椎间盘内，其主要适用于包容型椎间盘突出症或部分后纵韧带下型椎间盘突出症，不能很好地处理脱出或游离的椎间盘组织。针对上述问题，Hoogland于2002年发明了（Thomas Hoogland endoscopy spine systems，THESYS）系统，通过不同直径的椎间孔环锯，逐级扩大椎间孔，将工作套管直接置于椎管内，在椎间孔镜的帮助下，直视下取出突出的椎间盘组织，从而达到神经根松解和减压的目的，术后患者的满意率可达到85.7%。2006年，Ruetten等更是采用了椎板间隙入路完成腰椎间盘髓核摘除术，iLESSYS（interlaminar endoccopy spine systems）。该技术完美解决了不能经椎间孔入路摘除椎间盘髓核的问题。

近年来，随着微创理念深入人心，光学、影像学技术的不断发进步，脊柱内镜技术取得了突飞猛进的发展。从最初在单纯LDH患者的应用，到现在的椎管狭窄、腰椎滑移，甚至脊柱感染的病例的治疗，展现出了脊柱内镜技术的发展与前途。现在，脊柱内镜技术已逐步进入一个崭新的时代，其在颈椎、胸椎疾病中的应用也已得到推广。该技术在国内外脊柱微创治疗领域蓬勃发展，前景非常乐观。

二、脊柱内镜技术的应用解剖

（一）脊柱区的应用解剖学基础

脊柱区是临床病变的好发部位，尤其是椎间盘突出症和椎间孔狭窄等易造成脊髓或脊神经根受压而产生相应症状。CT和MRI是脊柱区影像检查的常用方法，可清晰地显示椎间盘的位置和椎间孔的形态。

1. 椎骨连结

（1）椎间盘：连结相邻两个椎体的纤维软骨盘，共23个，自C_2向下至S_1。椎间盘由髓核、纤维环、软骨板和Sharpey纤维构成。髓核呈胶质状，位于纤维环的中央偏后。椎间盘起着弹性垫的作用，缓冲外力对脊柱的震动，同时增加脊柱的运动幅度（图21-0-1）。纤维环是围绕在髓核周围的纤维软骨，韧性较大，是负重的主要部分，其前份较厚，后外侧份较薄；随年龄的增长，椎间盘易发生退行性变，过度负重或剧烈运动可导致纤维环破裂，髓核脱出，称椎间盘突出症，以$L_{4/5}$多见。由于椎间盘前方有宽的前纵韧

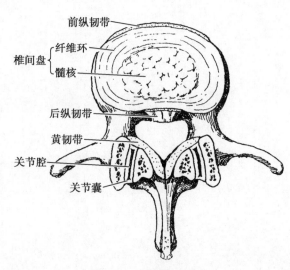

图21-0-1　椎间盘结构

（图中标注：前纵韧带、纤维环、椎间盘、髓核、后纵韧带、黄韧带、关节腔、关节囊）

带,后方中部有窄的后纵韧带加强,后外侧薄弱并对向椎间孔,因此髓核常向后外侧脱出,压迫脊神经根。上、下软骨板紧贴在椎体上、下面;Sharpey 纤维围绕于椎间盘的最外层,主要由胶原纤维构成。椎间盘位于相邻椎体之间,其形态一般与所连接的椎体上、下面形态相似。在不同区域椎间盘厚度不同,颈部较厚,椎间盘与相邻椎体的高度比约 1:3;胸部最薄,椎间盘与相邻椎体的高度比约为 1:5;腰部最厚,椎间盘与相邻椎体的高度比约 1:2。

（2）韧带:包括前纵韧带、后纵韧带、黄韧带、棘间韧带、棘上韧带和横突间韧带等(图 21-0-2)。

1）前纵韧带(anterior longitudinal ligament):位于椎体和椎间盘的前方,上自枕骨基底部,下至 S_1、S_2,宽而坚韧,与椎体边缘和椎间盘连接紧密,有防止椎间盘向前突出和限制脊椎过度后伸的作用。

2）后纵韧带(posterior longitudinal ligament):位于椎体和椎间盘后方正中线,上自枢椎、下至骶骨、窄细而坚韧,与椎体边缘和椎间盘连结紧密,有防止椎间盘向后突出和限制脊柱过度前屈的作用。由于此韧带窄细,椎间盘纤维环的后外侧部又相对较为薄弱,故后外侧是椎间盘突出症的好发部位。有时后纵韧带可骨化肥厚,向后压迫脊髓。

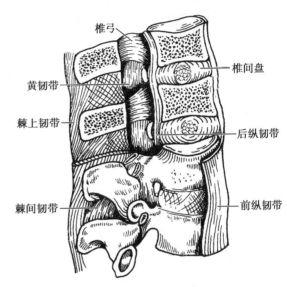

图 21-0-2　韧带结构

3）黄韧带(ligamentum flavum):位于相邻两椎弓板之间,参与围成椎管的后外侧壁。腰穿或硬膜外麻醉及椎板间入路手术时,需经此韧带到达椎管。两侧黄韧带间在中线处有一窄隙,有小静脉穿过。随年龄增长,黄韧带可增生肥厚,以腰段多见,可导致椎管腰段狭窄,压迫马尾,引起腰腿痛。

4）棘间韧带(interspinal ligament):位于相邻两棘突间,前接黄韧带,后及棘上韧带。

5）棘上韧带(supraspinal ligament)和项韧带(nuchal ligament):连于棘突尖的纵向纤维束,在 C_7 以上为项韧带,呈三角形,尖向下与寰椎后结节和下 6 个颈椎棘突尖相连;在 C_7 以下为棘上韧带,向上与项韧带移行,向下沿椎骨棘突尖部止于骶中嵴。

6）横突间韧带(intertransverse ligament):位于相邻两横突间,颈部常缺如,胸部呈索状,腰部较发达,呈膜状。韧带内下方有脊神经。当韧带增生肥厚时,可压迫神经,是引起腰腿痛的椎管外原因之一。

（3）关节:椎骨间的关节有关节突关节、钩椎关节、寰枢关节、腰骶关节和骶尾关节等。

1）关节突关节(zygapophyseal joints):由相邻关节突的关节面组成,各关节囊松紧不一,颈部松弛易脱位,胸部较紧张,腰部紧而厚。关节前方有黄韧带,后方有棘间韧带加强。关节突关节参与构成椎间孔的后壁,前方与脊神经相邻,颈段还与椎动脉相邻。颈椎关节突的关节面倾斜走行,与冠状面呈 45°角;胸椎关节突的关节面呈冠状位;腰椎关节突的关节面呈矢状位,特别是 L_5 关节突关节面的倾斜度变化较大,两侧常不对称。

2）钩椎关节:又称 Luschka 关节(图 21-0-3),由 $C_{3\sim7}$ 椎体的椎体钩和与上面椎体的唇缘所组成。钩椎关节是否是一个真正的滑膜关节仍有争议。但近年来,多数学者认为不是恒定的典型滑膜关节,而是 5 岁后随着颈段脊柱的运动而逐渐形成,由直接连接向间接连接分化的结果。钩椎关节的后方为脊髓、脊膜支和椎体的血管;后外侧部构成椎间孔的前壁,邻接颈神经根;外侧有椎动、静脉和交感神经丛。随年龄增长,椎体钩常出现骨质增生,可能压迫脊神经或椎血管。

2. 椎管　椎管由椎骨的椎孔和骶骨的骶管连贯而成,上续枕骨大孔与颅腔相通,下达骶管裂孔。椎管内容物有脊髓、脊髓被膜、脊神经根、血管和少量结缔组织等。

（1）椎管壁:椎管是一骨纤维性管道:①前壁由椎体后面、椎间盘后缘和后纵韧带组成;②后壁为椎弓板、黄韧带和关节突关节;③两侧壁为椎弓根和椎间孔。椎管骶段由骶椎的椎孔连成,为骨性管道。构

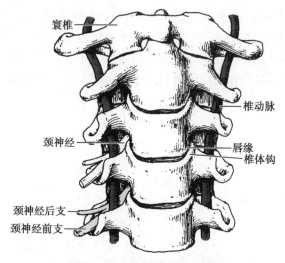

图 21-0-3 钩椎关节及其毗邻

（标注：寰椎、颈神经、颈神经后支、颈神经前支、椎动脉、唇缘、椎体钩）

成椎管壁的任何结构发生病变，如椎体骨质增生、椎间盘突出症以及黄韧带肥厚等因素均可使椎管管腔变形或狭窄，压迫内容物，引起一系列症状。

（2）椎管腔的形态：在横断面，各段椎管的形态和大小不完全相同：①颈段，上部近枕骨大孔处近似圆形，往下为三角形，矢径短，横径长；C_1 前后径为 16～27mm，C_2 以下为 12～21mm，若前后径小于 12mm 应考虑为椎管狭窄症；②胸段，大致呈圆形，直径 14～15mm；③腰段，形态不一，L_1、L_2 椎管的横断层面多呈圆形或卵圆形，其横径大于或等于左右径；L_3、L_4 椎管的横断层面多呈三角形，其横径大于左右径；L_5 的椎管呈三叶形，CT 测量其前后径的正常值为 15～25mm；④骶段，呈扁三角形。椎管以 $T_{4～6}$ 最为狭小。

椎管可分为中央椎管和侧椎管，中央椎管主要是硬脊膜囊占据的部位，侧椎管是神经根的通道。腰神经根自离开硬膜囊直至经椎间管外口穿出，所经过的一条狭窄的骨性纤维性管道，称腰神经通道。此通道分两段：神经根管和椎间管，其任何部位病变均可引起腰腿痛。

神经根管虽不长，但有几个狭窄的部位：①盘黄间隙：为椎间盘和黄韧带之间的部分，当椎间盘退行性变或突出时，可自椎体后方向四周膨出，如同时有黄韧带肥厚，可使盘黄间隙更为狭窄；②上关节突旁沟：为上关节突内侧缘的浅沟；③侧隐窝：位于椎管的外侧部，是椎管的最狭窄处，其与上下方的盘黄间隙相连通；④椎弓根下沟为椎弓根内下缘与椎间盘之间的部分。这些部分的异常均可压迫神经根。

腰椎侧隐窝比较明显，尤其在 L_5 和 S_1 处最明显。椎体后缘至上关节突前缘之间的距离为侧隐窝的前后径，正常值为 3～5mm，如小于 3mm 则认为狭窄，大于 5mm 则肯定不狭窄。侧隐窝前后径越小，则左右径越大。由于椎弓板和上关节突向前倾斜，因而侧隐窝在椎弓根的上缘处较下缘处更狭窄。

腰椎间管呈冠状位，腰神经根通过椎间管时，自内口斜向外口，越向下越倾斜，腰段椎间管上部有腰神经根、根动脉和椎间静脉的上支通过；下部有椎间静脉的下支通过，故椎间管下部狭窄并不压迫腰神经，也不引起腰腿痛等症状。

3. 椎间孔 椎间孔由于有一定的长度，故也称为椎间管，是椎间孔镜入路的自然通道。椎间孔由相邻椎弓根的椎上、椎下切迹共同围成，前界是椎间盘及其相邻椎体后外侧面，后界是关节突关节，内有脊神经根和血管通过。椎间孔的前后壁在不同部位其构成略有差异，在脊柱颈段尚有椎体钩参与构成前壁，胸段的椎间孔与其前外侧的肋颈和肋椎关节相邻接；腰段的黄韧带外侧缘也参与椎间孔后壁的构成。椎间孔的上下径长、前后径短，其前后径与上下径比约 1∶1.2。椎间孔的侧面观呈卵圆形或椭圆形，仅较通过的脊神经根稍大，故椎间孔周围结构病变如骨质增生、椎间盘突出症等可压迫脊神经根而产生相应的压迫症状。

4. 脊神经根

（1）行程和分段：脊神经根丝离开脊髓后，即横行或斜行于蛛网膜下隙，到达其相应的椎骨平面，在此处根丝汇成前根和后根，穿蛛网膜囊和硬脊膜囊，然后行于硬膜外隙中。

（2）脊神经根与脊髓被膜的关系：脊神经根离开脊髓时即包以软脊膜，当穿过脊髓蛛网膜和硬脊膜时，带出此二膜形成蛛网膜鞘和硬脊膜鞘。此三层被膜向外达椎间孔处与脊神经外膜、神经束膜和神经内膜相延续。

在神经根周围延伸的蛛网膜下隙到脊神经节近端附近，通常即逐渐封闭消失，但有时可延伸至脊神经近侧部，此时若在脊柱旁注射时，药液有可能进入蛛网膜下隙内。

（3）脊神经根与椎间孔和椎间盘的关系：脊神经根的硬膜外段较短，借硬脊膜鞘紧密连于椎间孔周围，以固定脊膜囊和保护鞘内的神经根不受牵拉。此段在椎间孔处最易受压。椎间孔的上、下壁为椎弓根上、下切迹，前壁为椎间盘和椎体，后壁为关节突关节和黄韧带。下腰部的脊神经根先在椎管的侧隐窝内斜向下方走行一段距离后,才紧贴椎间孔的上半出孔。所以,临床上有时将包括椎间孔在内的脊神经根的通道称为椎间管或神经根管。椎间盘向后外侧突出、黄韧带肥厚和椎体边缘及关节突骨质增生是压迫脊神经根的最常见原因,临床手术减压主要针对这些因素。

椎间盘突出症时,为了减轻受压脊神经根的刺激,患者常常处于强迫的脊柱侧凸体位。此时,脊柱侧凸的方向,取决于椎间盘突出症的部位与受压脊神经根的关系。当椎间盘突出症从内侧压迫脊神经根时,脊柱将弯向患侧;如果椎间盘突出症从外侧压迫脊神经根时,脊柱将可能弯向健侧。有时,椎间盘突出症患者会出现左右交替性脊柱侧凸现象,其原因可能是突出椎间盘组织的顶点正巧压迫脊神经根。但如神经根与脱出的髓核已有粘连,则无论腰椎凸向何侧均不能缓解疼痛(图 21-0-4)。

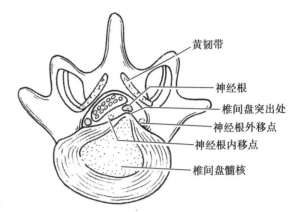

图 21-0-4　椎间盘突出症与交替性脊柱侧凸

(二) 脊柱微创手术解剖

1. 经皮内镜椎间孔入路解剖

(1) 体位:侧卧位或俯卧位。在正中线旁开 8~12cm 为穿刺点。C 臂 X 线机正位透视下标定腰椎棘突中线,经椎间盘下缘画一条水平线,侧位透视下沿椎间隙倾斜方向至椎间盘标定一条侧位线,两条线的交点为穿刺点。

(2) 穿刺入路:以腰椎间孔入路为例,其解剖层次结构由浅至深是:皮肤→浅筋膜→胸腰筋膜浅层→竖脊肌外侧部→胸腰筋膜中层→腰方肌→胸腰筋膜深层→磨除部分上关节突,内镜经椎间孔入椎管。

2. 经皮内镜椎板入路解剖

(1) 体位:俯卧位,屈髋屈膝关节。关节突内侧缘与下位椎板上缘相交处为穿刺点。

(2) 穿刺入路:以腰椎板间入路为例,其解剖层次结构由浅至深是:皮肤→浅筋膜→胸腰筋膜浅层→竖脊肌→椎板间隙→黄韧带入椎管。

3. 应用解剖学要点

(1) 胸腰筋膜:包裹竖脊肌和腰方肌周围,在腰区明显增厚,可分前、中和后三层。后层位于竖脊肌表面,向下附于髂嵴,内侧附于腰椎棘突和棘上韧带,向外在竖脊肌外侧缘与中层愈合,形成竖脊肌鞘。中层较发达,位于竖脊肌和腰方肌之间,内侧附于腰椎横突和横突间韧带,外侧在腰方肌外侧缘与前层愈合,形成腰方肌鞘,并为腹肌起始的腱膜,向上附于第 12 肋下缘,向下附于髂嵴(图 21-0-5)。当椎间孔镜手术行局部浸润麻醉时,穿刺针触及到质地较坚韧的结构即为胸腰筋膜的中层,穿过后有突破感,该部位是术中引起疼痛的主要原因。所以应在通道经过的胸腰筋膜处及周围进行充分的浸润麻醉。

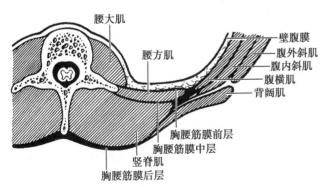

图 21-0-5　胸腰筋膜(水平面)

(2) 腰动脉分支:腰动脉发自腹主动脉紧贴椎体经腰大肌和交感干的深面行向外侧,在近椎间孔处腰动脉发出脊支和背侧支等。背侧支在横突下缘根部附件发出许多分支,营养后部的骨性结构和脊柱两侧的肌肉。脊支发出根动脉进入椎间孔营养脊神经根、脊髓和脊髓的被膜。根动脉与根静脉及腰神经根伴行,多走行于椎间孔上 1/3 处,下部相对较少且细小,故尽量在椎间孔中下部建立工作套管以免损伤该动脉。

(3) 腰神经后支:在椎间孔处,腰神经后支自脊神经分出后行向后上方,经骨纤维孔至横突间肌内侧缘,分为内侧支和外侧支。后内侧支在下位椎骨上关节突根部的外侧斜向后下,经骨纤维管至椎弓板后面转向下行,分布至背深肌和脊柱。

后外侧支在下位横突背面进入竖脊肌(图 21-0-6)。腰神经后支及其分出的后内、外侧支经过骨纤维孔、骨纤维管或穿胸腰筋膜,由于孔道细小,周围结构坚韧而缺乏弹性,且腰部活动度大,故在病理情况下,这些孔道会变窄,压迫通过的血管和神经,而导致腰腿痛。因手术穿刺造成疼痛与该神经有关,故需要进行有效麻醉。

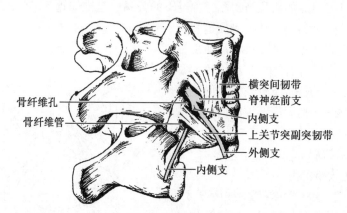

图 21-0-6 脊神经后支及其分支

(4)硬膜外隙:位于椎管骨膜与硬脊膜之间的窄隙,内有脂肪、椎内静脉丛、窦椎神经和淋巴管,并有脊神经根及其伴行血管通过,呈负压(图 21-0-7)。腰段的脂肪含量丰富,充填于前腔、后腔和侧部。CT 图像硬膜外脂肪呈低密度,MRI 图像则为高信号,使硬膜囊、神经根和椎内静脉丛得以很好显示。内镜置入硬膜外隙操作时应注意保护窦椎神经、脊神经根及伴行血管等。

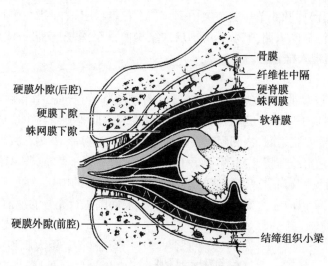

图 21-0-7 硬膜外隙(水平面)

三、脊柱内镜技术机制

脊柱内镜技术可通过内镜将手术视野放大,清晰显示手术区域各组织解剖结构,显著降低手术对组织结构的损伤,使手术达到微创化。目前,它已可应用于解决颈椎间盘突出症、胸椎间盘突出症和腰椎间盘突出症,并主要通过以下几点达到解决缓解疼痛的目的:

(一)解除机械压迫

在内镜下解除突出髓核、纤维环、软骨终板等组织,直接解除对神经根管的直接压迫。也可以解决突出髓核、纤维环、软骨终板等组织对神经根的刺激,以及 Hoffmann 韧带牵制产生的牵张力造成的损伤。

（二）灭活神经

1. **窦椎神经** 窦椎神经也叫脊膜支或返神经,是由脊神经发出的一支分支,起于背神经节之上,通过椎间孔之后重返椎管,有交感神经分支加入,经椎间孔进入椎管。在椎管内,窦椎神经分成较大的升支和较小的降支,各相邻的升支与降支相互吻合,形成脊膜前丛和脊膜后丛,遍布于脊膜全长,并伸入颅内。窦椎神经分布于脊膜、椎管、椎骨的韧带及脊髓的血管,在入椎间孔内有数个分支,一支是主窦神经,由脊神经根和交感神经根组成,主要支配硬膜前间隙及周围组织,另有 3~6 支较细的副窦椎神经主要支配硬膜外间隙及其周围组织,包括椎间盘纤维软骨环、关节突、黄韧带、侧隐窝等,通常与血管伴行,分布在椎管内壁的组织,它是直径 5mm 以下的无髓或薄髓纤维,是椎管内存在无菌性炎症、化学性或机械性损害时引起颈肩腰痛的传导系统。椎间孔内的脊神经根,周围结缔组织,细微的动静脉均有窦椎神经的分支。因此,退行性变关节的变性或慢性损伤,也可通过它们导致不同程度的疼痛。窦椎神经含有痛觉纤维,在急性腰椎间盘突出症时,刺激它可引起腰背痛。射频可灭活纤维环外层、后纵韧带上的窦椎神经,从而达到缓解腰痛的目的。

2. **脊神经后支内侧支** 脊神经后支较细,为混合性神经,经相邻椎骨横突之间向后行走,有肌支和皮支分布于项、背及腰骶部深层的肌和枕、项、背、腰、臀部的皮肤,其分布有明显的节段性。其中内侧支细小,经横突下方向后,分布于腰椎棘突附近的短肌与长肌。在腰椎骨质增生患者,可因横突附近软组织骨化,压迫此支而引起腰痛。在内镜下可直接离断脊神经后支内侧支,可应用于治疗关节突关节疾病。

（三）消除化学刺激

炎症反应是疼痛发生机制之一。血管反应和白细胞反应都是通过一系列化学因子的作用实现的。参与和介导炎症反应的化学因子称为化学介质或炎症介质。有些致炎因子可直接损伤内皮,引起血管通透性升高,但许多致炎因子并不直接作用于局部组织,而主要是通过内源性化学因子的作用而导致炎症,故又称之为化学介质或炎症介质。脊柱内镜下摘除髓核,可消除髓核蛋白聚糖对神经根强烈的化学刺激。手术过程中通过大量液体冲洗稀释炎症因子,从而解除疼痛反应。

四、脊柱内镜操作流程

由于脊柱微创手术治疗具有安全、微创、恢复快的优点,在临床上广泛应用。其中经皮内镜椎间孔手术入路和经皮内镜椎板间手术入路是脊柱内镜手术常选的两种术式。本章主要介绍经皮内镜椎间孔手术入路。

（一）定位

1. **体位和监护** 患者屈髋屈膝侧卧位于手术床(术侧在上),健侧髂腰部垫枕,可使术侧椎间孔轻度张开;固定带应置于术侧臀部与大转子之间,同时胸前抱枕,健侧肩关节、膝关节外侧垫枕防止压伤。常规实时监测血压、心率、心电图、血氧饱和度等生命体征。

2. **穿刺定位** 标准侧位定位进针点:上关节突尖部-下位椎体后上角连线与椎板后缘连线的交点(图 21-0-8)。C 臂 X 线机透视引导下标准侧位要求是上位椎体双侧椎弓根下切迹、下位椎体双侧上关节突以及下位椎体后缘应重叠为一个影像,上关节突尖部指腰椎标准侧位 C 臂 X 线机透视引导下,上关节突形成的三角形投影。

3. **消毒铺巾、麻醉药** 常规消毒铺单(图 21-0-9),距离切口 15~20cm 和贴漏斗引流薄膜、戴无菌 C 臂 X 线机套。配局部麻醉药 0.7% 利多卡因 60ml 备用(2% 利多卡因 20ml+生理盐水 40ml),用法用量:皮下 5ml、浅筋膜 10ml、深筋膜 10ml、上关节突尖部 10ml、椎间孔硬膜外 8ml(备 2ml)。

（二）穿刺与局部麻醉

1. **穿刺** 沿上关节突尖部-下位椎体后上角连线进针,直至上关节突尖部后停止,即第一次抵骨感。注射 10ml 局部麻醉药后改无创针芯,紧贴上关节突沿穿刺连线继续进针,直至下位椎体后上缘,即第二次骶骨感后,行椎间孔硬膜外麻醉(图 21-0-10)。

2. **建立工作通道**

（1）置入导丝:出现抵骨阻力感后停止,避免过深损伤硬膜囊。

（2）刀片切皮 10mm,一手固定导丝,另一手逐级置入 1~4 级扩张管,出现抵骨阻力感后停止,置入工作套管。

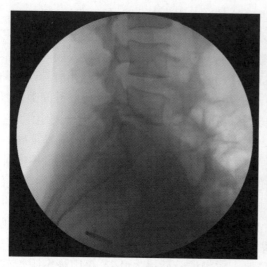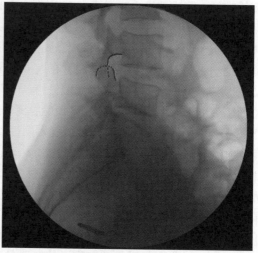

图21-0-8 C臂X线机透视引导下穿刺定位

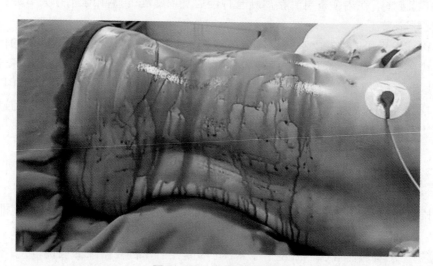

图21-0-9 常规消毒铺单

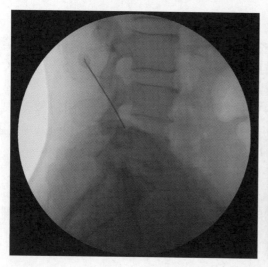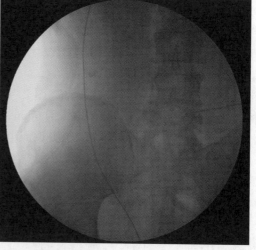

图21-0-10 C臂X线机透视引导下穿刺

（3）一手固定工作套管，退出导丝和 1~3 级扩张管，置入红色 3 级导杆直至出现抵骨感。

（4）标准侧位透视下调整导杆抵住上关节突尖部，左手固定导杆，右手持锤子敲导杆尾端（图 21-0-11），顺势将其尖端漂移至关节突腹侧。

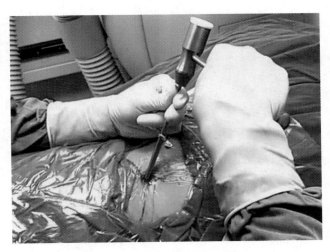

图 21-0-11　建立工作通道

（5）左手用力将导杆尖端压向背侧（即其尾端压向腹侧），锤子继续敲导杆尾端，顺势将其尖端漂移抵住椎体后上缘（图 21-0-12）。

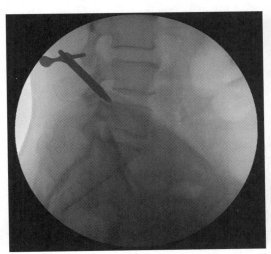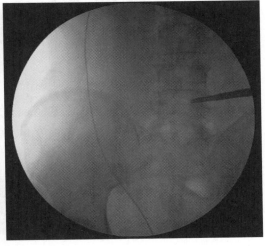

图 21-0-12　尖端漂移抵住椎体后上缘

（6）标准正位透视下，根据患者实时反馈，按步骤（5）将导杆尖端漂移至上下椎弓根内侧缘连线中点，即棘突附近。

（7）沿导杆方向，敲工作套管至 Ⅰ~Ⅱ 区之间的椎体后上缘或椎间盘水平（图 21-0-13）。

若步骤（6）或（7）过程中发现导杆或工作套管无法抵达该区，同时侧位透视明显进入椎体后缘连线腹侧，或者患者出现下肢症状加重时，此时应行环锯下椎间孔扩大成形，切磨部分关节突后再置入工作套管（图 21-0-14）。

（三）脊柱内镜下操作流程

1. 准备　左手持镜，右手进行调焦、对白，将三角形标记在 6 点钟方向。置内镜入工作套管，水介质持续冲洗下保持视野清晰（冲洗液悬挂高度以 120~150cm 适宜）。

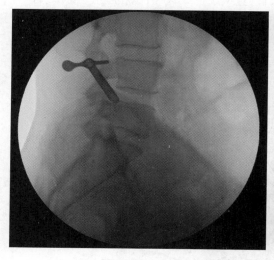
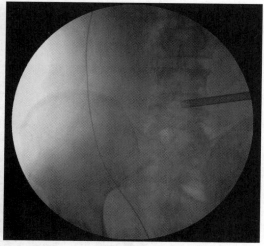

图 21-0-13　工作套管至Ⅰ～Ⅱ区之间的椎体后上缘或椎间盘水平

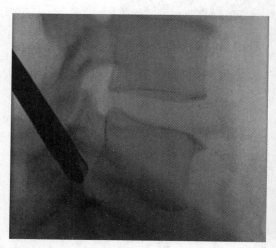
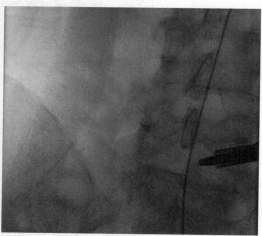

图 21-0-14　椎间孔扩大成形

2. 组织识别与镜下操作

（1）清理视野，首先可见到凝血块，右手持小直抓钳，从血凝块根部夹除血块以及游离碎片（图 21-0-15A）；置入射频刀头，进行止血同时进行消融、探查，注意患者有无神经根性症状（图 21-0-15B）。

（2）旋转、缓慢退工作套管，直至 12 点钟方向辨识呈淡红色的上关节突（图 21-0-15C），清理视野、钳夹或射频消融组织碎片。

（3）黄韧带镜下呈淡黄色，常位于 12 点方向上关节突腹侧（图 21-0-15C）；提拉黄韧带，可见粉红色神经根位于其深面，而突出髓核常位于 6 点方向（图 21-0-15D）。

（4）识别黄韧带、神经根、后纵韧带后，持小抓钳紧贴后纵韧带腹侧面，从 6 点钟方向夹除突出松动髓核（图 21-0-15E），同时用射频刀头给予止血、消融组织碎片，保持视野清晰。

（5）右手持蓝钳，开口朝 12 点方向，紧贴上关节突，剪开黄韧带（图 21-0-15F），暴露其深面的神经根，观察颜色变化及搏动情况（图 21-0-15G）。右手换持射频刀头，通过旋转刀头手柄，利用其尖端弧度，探查后纵韧带腹侧、背侧面，观察是否有残余髓核或粘连等情况（图 21-0-15H）。若后纵韧带较厚，可予蓝钳打薄后再行探查术。

（6）旋转、缓慢推进工作套管，直至 12 点钟方向的上关节突消失，此时工作套管尖端位于Ⅰ～Ⅱ区（图 21-0-15I），清理视野、钳夹中线甚至对侧突出髓核，射频消融组织碎片和纤维环破口。

（7）旋转、缓慢退工作套管，直至 12 点钟方向再次辨识上关节突，通常被套管斜口压住的组织碎片可自行漂出。将工作套管向患者尾端倾斜,对行走神经根入侧隐窝区进行探查,钳夹或射频消融组织碎片至层状结构清晰可见、神经根颜色呈淡红、搏动良好(图 21-0-15J)。根据患者突出类型,如上翘型,可将斜口朝向患者头端,进行出口根探查术。即先尾后头的腰椎内镜探查原则。

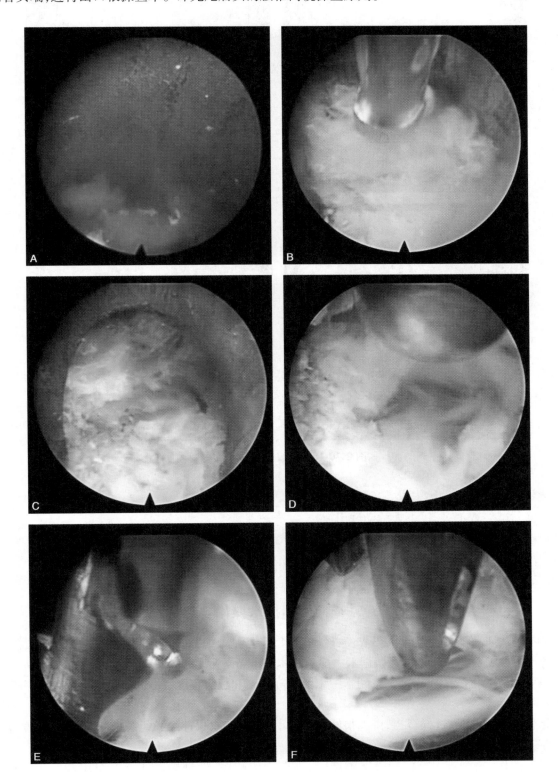

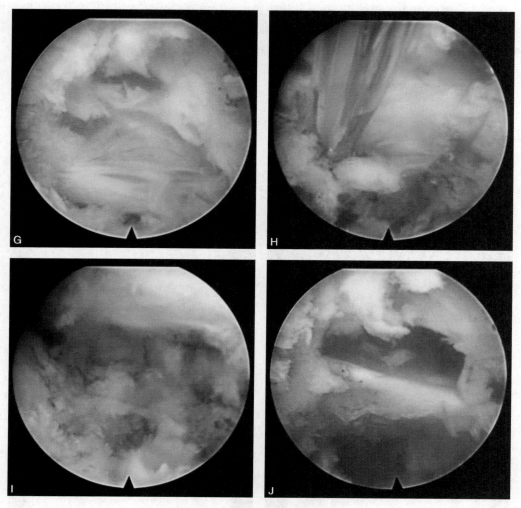

图 21-0-15　组织识别与镜下操作

3. 内镜下减压彻底的标志

（1）症状减轻或消失,镜下无活动性出血。

（2）减压彻底,神经根-硬膜囊呈粉红色,复位、搏动良好。

（3）患者直腿抬高,镜下观察神经根滑动自由。

（4）旋转患者腰部或嘱其咳嗽未见髓核碎片。

五、脊柱内镜技术操作要点

脊柱内镜微创术经过近 10 年的发展,如今基本上已经深入到各县市医院的骨科和疼痛科,成为微创手术的代名词。成功实施脊柱内镜微创术主要包括术前准备,穿刺定位和镜下操作。

1. 患者体位的正确摆放直接关系到术中患者的舒适度和配合程度,利用 C 臂 X 线机完成完美的正侧位影像学片。

2. 穿刺定位,穿刺点选择得当,可以很好地暴露手术视野,减少神经和组织损伤,加速手术的进程,可以说好的穿刺定位相当于手术成功了一半。

3. 镜下操作,熟练辨识方位和镜下解剖,明确探查的顺序,处理周围的异常组织和突出物,尽量保持正常的解剖结构,行充分的神经根、硬膜囊减压,但不应过多地损伤纤维环和韧带结构。完成标准:视野下无明显出血和渗血,神经根和硬膜囊周围的空间充分减压,搏动明显,直腿抬高试验可见神经根滑动。

六、循证医学

迄今为止,尽管有大量的国内外文献支持脊柱内镜技术治疗 LDH 可获得满意疗效的观点,但关于脊柱内镜技术用于治疗 LDH 的循证及卫生经济学证据不多。中国武汉大学中南医院骨科 Wenfeng Ruan 教授和 Ansong Ping 教授较早对比了经皮椎间孔入路内镜治疗 LDH 和开放微创治疗 LDH 的手术和住院时间、疗效、术后并发症及复发情况的循证医学作了系统性分析。他们从 428 篇文献中筛查出符合条件的 7 篇有效文献,这 7 篇文献表明与开放手术治疗相比,除了内镜治疗的手术时间和住院时间存在明显优势外,其余指标差别不大,但由于这些文献均非双盲研究,因此存在一定的偏倚。韩国首尔学者 Dong-Ju Lim 教授就韩国国内经皮椎间孔入路内镜治疗 LDH 和开放微创治疗 LDH 的循证医学作了系统性分析,从 433 篇文献中筛选了符合条件的 7 篇文献。结果表明,与开放手术治疗相比,内镜治疗在术后 VAS 评分、ODI 评分、手术和住院时间方面具有明显优势,在 MacNab 评分、并发症发生情况和复发率方面,两种疗法差别不大。需要指出的是,这 7 篇文献均存在非随机双盲、样本量较小的缺陷,因此,未来需要更多的数据来支持循证医学研究。关于脊柱内镜技术用于治疗 LDH 的卫生经济学证据,美国加州圣地亚哥医学中心 Allen RT 教授总结的研究显示,内镜治疗 LDH 与微创开放手术相比,并不省钱。笔者认为,各国医疗体制不同,因而医疗技术的经济学可比性相对较差。

LDH 严重影响患者的生活质量,尤其造成社会劳动力的大量损失,部分患者由于"病急乱投医"而被社会中各种不良信息误导、误诊,加上 LDH 的患者普遍谈"开刀"色变,不敢及时就诊,部分家庭甚至因此陷入贫困和绝望。Pan L 等通过随机临床对照对比分析了脊柱内镜技术(PELD)与传统开放性腰椎间盘切除术(OD)治疗 LDH 的疗效、损伤程度、脊柱生物力学改变等。记录两组患者的术前和术后失血量,住院时间和伤口大小。采用酶联免疫吸附法测定术前,术后 1h、6h、12h、24h 和 48h 的白细胞介素-6(IL-6)、C-反应蛋白(CRP)、肌酸磷酸激酶(CPK)水平。使用视觉模拟评分和改良的 MacNab 标准评估术后结果。结果发现 PELD 组患者失血量较少($P<0.05$),PELD 组 CRP、CPK 和 IL-6 水平均低于 OD 组,差异有统计学意义($P<0.01$),认为脊柱内镜技术组织损伤程度、疗效均优于开放手术。因此,与传统开放手术相比,经皮椎间孔入路内镜疗法对 LDH 的患者具备极大的优越性。

由于多中心、随机、双盲对照的临床循证证据较少,因此,张西峰教授等指出,尽管脊柱内镜技术已成为 LDH 治疗的成熟的脊柱微创技术之一,今后仍需加强多中心长期的随访对照研究,以期成为 LDH 治疗的经典技术。随着器械的发展,技术水平的提高,椎管狭窄、椎间不稳的治疗和椎间盘的重建技术,已逐步成为临床上所努力的方向。国内目前有脊柱外科、疼痛科、神经外科等科室在开展脊柱内镜技术,并在各自相应领域取得了不菲的成绩。相信不久的将来,随着多中心、随机对照的临床循证证据和相关卫生经济学证据越来越多,脊柱内镜技术在我国一定会取得规范化发展,造福广大患者。

(刘传圣　黄佑庆　占恭豪)

参考文献

[1] YEUNG A T. Minimally invasivedisc surgery with the Yeung Endoscopic Spine System(YESS)[J]. Surg Technol Int,1999,8:267-277.

[2] KARAIKOVIC E E,RATTNER Z,BILIMORIA M M,et al. Coil embolization of a lumbar artery to control vascular injury during intradiscal surgery[J]. Spine,2010,35:163.

[3] SUNG H K,GEUN S S,SOON K S,et al. A case of Seizure in a patient following Percutaneous Endoscopic Lumbar Discectomy[J]. Korean J Spine,2011,8(1):55-58.

[4] 康健,樊碧发. 脊柱内镜技术精要[M]. 北京:人民卫生出版社,2016.

[5] RUAN WENFENG,FENG,FAN,LIU ZHENGYE,et al. Comparison of percutaneous endoscopiclumbar discectomy versus open

lumbar microdiscectomy for lumbar disc herniation: A meta-analysis [J]. International Journal of Surgery, 2016, 31:86-92.

[6] KIM M, LEE S, KIM H S, et al. A Comparison of Percutaneous Endoscopic Lumbar Discectomy and Open Lumbar Microdiscectomy for Lumbar Disc Herniation in the Korean: A Meta-Analysis [J]. Biomed Res Int, 2018, 7:1-7.

[7] PAN L, ZHANG P, YIN Q. Comparison of tissue damages caused by endoscopic lumbar discectomy and traditional lumbar discectomy: a randomised controlled trial [J]. Int J Surg, 2014, 12(5):534-537.

第二十二章 神经调控技术

第一节 概 述

1965 年,Melzack 和 Wall 提出了经典的疼痛"闸门控制理论(gate control theory,GCT)",它的核心内容主要为:在脊髓各个节段的背角都存在一个"闸门",当外周各种感受器被机械、温度或伤害性刺激激活时,一系列传入冲动进入脊髓,而允许何种信息上传是由"闸门"来控制的。某种冲动能否成功通过"闸门",一方面取决于刺激的强度和部位;另一方面,也受到来自高级中枢的下行控制系统的调节。而这种闸门控制理论,也为神经调控技术治疗各类慢性疼痛提供了扎实的理论基础。时至今日,神经调控技术已成为疼痛治疗中不可或缺的一部分。

目前,慢性疼痛诊疗过程中所使用的神经调控技术主要包括脊髓电刺激术(spinal cord stimulation, SCS)、周围神经电刺激(peripheral nerve stimulation,PNS)、脑深部电刺激术(deep brain stimulation,DBS)、运动皮质电刺激术(motor cortex stimulation,MCS)、经颅磁刺激(transcranial magnetic stimulation,TMS)等。

临床上最常用的神经电刺激治疗主要是 SCS 和 PNS。SCS 的主要适应证是慢性顽固性疼痛,包括 PHN、腰椎术后疼痛综合征(failed back surgery syndrome,FBSS)、CRPS、下肢缺血性疾病、顽固性心绞痛(refractory angina pectoris,RAP)、阴部神经痛等。PNS 的应用指征与 SCS 相似,只是疼痛应局限于某些周围神经支配的区域。SCS 和 PNS 的应用范围有时重叠,适合 PNS 的肢体疼痛有时通过 SCS 也可以获得良好的疗效,但在某些情况下,PNS 明显优于 SCS,例如,枕神经痛或眶上神经 PHN 等。

颅内电刺激治疗主要包括 DBS 和 MCS。最常用的 DBS 靶点有丘脑腹后外侧核(VPL)、腹后内侧核(VPM)、脑室旁灰质(PVG)及导水管周围灰质(PAG)等,适用于各种范围较大的顽固性伤害感受性疼痛和神经源性疼痛。MCS 则更适用于各种中枢性疼痛、去传入性疼痛、幻肢痛等神经源性疼痛。

TMS 是通过磁信号可以无衰减地透过颅骨而刺激到大脑神经,实际应用中并不局限于头部的刺激,外周神经肌肉同样可以刺激,通过改变它的刺激频率而达到兴奋或抑制局部大脑皮质功能的目的,目前临床上已经用于治疗精神分裂症等精神疾病、脊髓损伤、神经病理性疼痛等。

第二节 周围神经电刺激

一、概 述

周围神经电刺激(peripheral nerve stimulation,PNS)是神经调控技术的一项重要的分支,在国外已经应用了几十年。周围神经电刺激的定义是垂直或平行地将刺激电极放置在外周神经周围,通过电刺激产生可缓解疼痛的异常感觉。最早周围神经电刺激的出现是在 1859 年,用电极直接刺激周围神经来减轻手术疼痛,1976 年发现周围神经电刺激在周围神经损伤的患者中有减轻疼痛的作用,1987 年韩济生等提出针刺镇痛的概念,并采用周围神经电刺激治疗慢性疼痛,1999 年首次用于治疗顽固性头痛。在过去 20 年中,越来越多新的临床研究正在兴起,周围神经电刺激成为一种有效的慢性疼痛治疗方法,适应证也逐渐扩大。

周围神经电刺激最早应用于头面部,后来逐渐推广使用在身体的其他部位,包括四肢、腹部、胸壁、上背部和下背部、腹股沟区域和颈部,故又衍生出主要刺激皮下组织中的神经末梢群的周围神经场刺激(peripheral nerve field stimulation,PNFS)这一概念,这两种技术均应用于慢性疼痛的治疗。PNS是将电极放置在神经周围,刺激该神经支配的疼痛区域,而PNFS则是将电极放置在疼痛区域,刺激局部神经末梢。两者的区别在于PNS的目标是在整个神经支配区产生异常感觉,而PNFS的目标是在植入电极的周围产生异常感觉,此异常感觉并不沿某一神经分布区域放散。

与脊髓电刺激相似,周围神经电刺激一般包括两个阶段,第一阶段为测试阶段,将临时电极置入后给予7天左右的测试,若疼痛缓解明显(缓解>50%),可进行第二阶段的治疗,植入永久电极,并安装植入式脉冲发生器(implantable pulse generator,IPG)。

经皮神经电刺激(transcutaneous electrical nerve stimulation,TENS)是一种体外的非侵入的神经调控方式,常与其他治疗方式联合应用,可作为侵入式治疗手段的替代方法,是目前临床上应用比较广泛的周围神经调控方式。

二、机 制

周围神经电刺激的机制与脊髓电刺激有类似之处,但不完全相同,经典的"闸门理论"不足以解释周围神经电刺激缓解疼痛的全部机制。由于通过刺激外周神经和刺激脊髓后角产生异常感觉进行抑制疼痛的作用均由Aβ纤维介导,所以推测周围神经电刺激产生的疼痛缓解可能与脊髓电刺激有相同的传导通路;同时周围神经电刺激可能影响与疼痛有关的生化因子(如神经递质和内啡肽)的浓度,这些生化因子可能是产生或抑制慢性疼痛的原因,所以改变生化因子浓度可改变疼痛感知;研究显示周围神经电刺激还可通过直接改变局部炎症介质从而影响疼痛传递;在损伤的周围神经中,低阈值的Aβ和高阈值的Aδ、C类纤维中存在异位放电从而产生疼痛,周围神经电刺激可降低神经纤维异位放电,减少疼痛感知。

三、周围神经电刺激的患者选择

进行周围神经电刺激要求患者能够配合并完成整个治疗过程,无其他精神心理障碍。存在下列情况不建议患者进行周围神经电刺激治疗:预期生存期较短、感染、凝血功能障碍、基础疾病较多手术不耐受及存在精神心理障碍的患者。

四、周围神经电刺激适应证

周围神经电刺激的适应证与其他神经调控技术的适应证相同,用于保守治疗无效的慢性难治性神经病理性疼痛,可用于治疗慢性难治性头面痛、周围神经损伤产生的慢性肢体疼痛,如充分减压后仍然存在的周围神经卡压引起的疼痛、1型和2型CRPS及痛性周围神经病变,还可用于治疗胸腹部的疼痛,如手术后神经病理性疼痛、感染后神经痛(带状疱疹)和创伤后神经痛。国外周围神经电刺激治疗较多的非头面部疼痛为FBSS。疼痛部位为单一神经支配区域的患者可选择PNS,而出现在躯干、胸腹的疼痛可选择PNS或者PNFS。最好选择纯感觉神经作为治疗靶点,因为刺激运动神经可能引起肌肉跳动。

(一)神经性肢体疼痛

1型和2型CRPS是周围神经电刺激的主要适应证,建议选择感觉神经进行治疗,因为长时间刺激运动神经患者可能出现不适而难以耐受。

(二)神经性面痛

三叉神经分布区域的PHN(图22-2-1)、创伤性面痛及

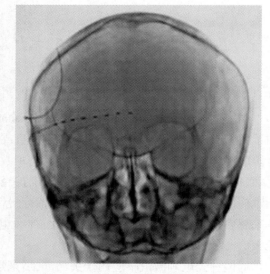

图22-2-1 眶上神经电刺激电极放置位置

医源性面痛是面部疼痛的主要病因,对三叉神经的一支或多支(眶上神经、眶下神经及下颌神经)进行 PNS 可有效缓解疼痛。

(三) 神经性躯干痛

PNS 和 PNFS 可治疗顽固性颈部、胸壁、腹壁及下腰部疼痛,包括 PHN、手术后神经痛疼痛等,往往和脊髓电刺激配合应用可取得良好效果。

(四) C$_2$ 神经刺激

枕大神经是 C$_2$ 的分支,主要在枕骨粗隆附近的皮下走行,并分出许多细小分支,支配枕部到头顶部的皮肤感觉。枕大神经在三叉神经尾核水平传入脊髓 C$_2$ 段,与之形成三叉神经颈复合体,刺激枕大神经或 C$_2$ 神经可诱发皮质和皮质下结构活动,从而影响疼痛信号的调节,诸多证据证实对 C$_2$ 神经或枕大神经行 PNS/PNFS 可取得较好的临床效果。

枕大神经 PNS/PNFS 可用于治疗慢性头痛,包括枕神经痛、慢性偏头痛、丛集性头痛等难治性头痛,可缓解疼痛症状、减轻头痛引起的伴随症状并提高患者生活质量。枕大神经 PNS/PNFS 还可用于治疗其他疾病,包括外周疼痛(如 FBSS)、纤维肌痛症等,可能机制为 C$_{1-3}$ 脊髓水平的神经元处理来自躯体的感觉信息,刺激此处的神经元可改变或调解 90% 以上的来自腰骶部疼痛刺激传递。C$_2$ 神经的 PNS/PNFS 和 TENS 还可治疗耳鸣,机制可能为减少耳蜗背核活动,从而减少耳鸣。

枕神经电刺激的电极放置位置应该在皮下组织中,两耳郭之间的连线水平(图 22-2-2,图 22-2-3),如果放置位置过低或过深,可能刺激颈部肌肉,引起患者不适。

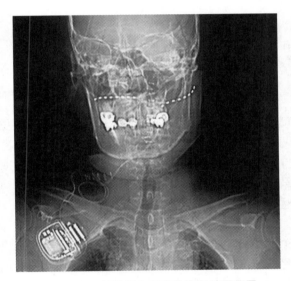 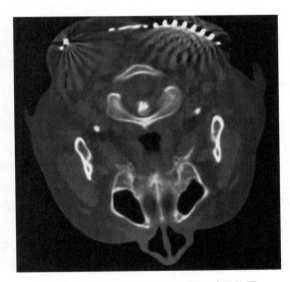

图 22-2-2　枕神经电刺激的电极放置位置　　　　图 22-2-3　枕神经电刺激的电极放置位置

五、周围神经电刺激并发症

周围神经电刺激的并发症并不多见,大部分在治疗早期即可被及时发现,主要包括:感染、出血、神经损伤、电极放置位置错误、电极移位、设备故障(包括导线断裂和分离)等,一旦出现,积极处理后无严重的不良事件发生。

六、展　　望

周围神经电刺激治疗慢性疼痛作为一种新的趋势已经逐渐被重视起来,多个方面如适应证、治疗靶点、硬件设备和技术手段的改良和更新是保证其有效性的前提,更多的临床研究提供可靠证据和监管部门提供规范化的管理是其广泛开展的有力支持,期待周围神经电刺激在国内被广大患者和医师接受,从而取得良好的开展。

第三节　脊髓电刺激术

一、原　　理

脊髓电刺激(spinal cord stimulation,SCS)是将电极植入椎管内,以脉冲电流刺激脊髓后柱以减轻或缓解症状的方法。关于脊髓电刺激的作用机制有许多理论,包括门控机制的激活、脊髓丘脑通路的传导阻断、脊髓以上机制的激活以及某类神经调质的激活或释放等。

(一) 门控机制

Melzack 和 Wall 在 1965 年发表了门控理论。该理论认为,在外周,疼痛的"电-化学"痛性信息是通过直径较细的无髓鞘的 C 类纤维,还有少量的有髓鞘的 A δ纤维的电刺激可逆性抑制被刺激的脊髓节段细纤维痛觉信息的接收。他们将这称为脊髓后柱刺激(dorsal column stimulation,DCS)。现在已知这种电刺激抑制痛觉的现象,不仅在脊髓后柱,在脊神经后根部以及脊髓的其他部位也有这种现象。故脊髓后柱刺激一词现已为"脊髓电刺激"(SCS)取代。外周神经对电刺激的反应,以及皮肤疼痛感受器对机械刺激的反应,均可产生类似 DCS 的神经抑制。但在脊髓后柱受到损伤的情况下,DCS 的神经抑制作用,在损伤平面以下消失,而损伤侧柱则没有影响。与此类似的,Handwerker 等对麻醉猫的单侧背角神经元进行研究,发现电刺激皮肤有鞘传入神经纤维,可对背角内细胞(对有害的辐射热刺激有反应,对低阈值皮肤机械刺激感受器的输入也有反应)的放电现象具有抑制作用。

(二) 脊髓丘脑通路的传导阻断

脊髓电刺激可节段性地抑制疼痛的另一个理论是,刺激阻断了脊髓丘脑通路上的电化学信号的传导。电流在通过脊髓局部时,受刺激的神经元可产生某些信息传导功能的改变,而这种改变主要表现为痛觉的神经传导功能受阻。

(三) 脊髓以上机制的激活

刺激电脊髓可使脊髓上位神经元发生变化,影响痛觉的传导或调制。Saade 等研究了刺激脊髓上位中枢可能产生的效应,在刺激电极的尾端切断后柱,应用两种类型的大鼠疼痛试验模型,甩尾试验和甲醛试验,分别代表了两类不同的神经生理机制:相位性疼痛与紧张性疼痛。以长期植入的电极(头端朝向,双侧后柱损伤)刺激后柱。结果显示,两种痛觉试验模型,相位性疼痛与紧张性疼痛,后柱刺激均有明确的镇痛作用。认为镇痛作用与激动了脊髓上位的痛觉调制中枢有关。

(四) 交感传出神经的中枢抑制性机制

在动物模型与人体试验中,都观察到类似血管舒张的现象,故推测可能与 SCS 激活了影响交感传出神经的中枢抑制性机制有关。这些血管舒张反应可能继发于 SCS 缓解疼痛后的效果,也可能继发于对细小的传入纤维的逆向影响,还可能继发于中枢对交感从脊髓传出的神经生理机制的直接作用。

SCS 反应性血管舒张,另一种可能的机制是这种刺激使血管舒张物质释放出来,如血管活性肽、P 物质或降钙素基因相关肽。最近,Croom 等已发现,高频刺激时的外周血管舒张,实际上是逆行激动了后根内的 C 类纤维,引起了外周降钙素基因相关肽的释放,从而导致刺激诱导的血管舒张。

SCS 在动物实验中引起的血管舒张,也在临床应用该项技术治疗外周血管疾病引起的疼痛得到很好验证。对血管闭塞性或血管痉挛性疾病的患者,SCS 后疼痛明显减轻,疼痛性缺血性溃疡显著愈合。

(五) 神经递质的激活或释放

应用 SCS 后患者疼痛缓解时间常常较实际的脊髓刺激的效应超出数分钟、数小时、数天,甚至长达一个月以上。这种现象提示,脊髓电刺激之所以具有较长的刺激后效应,与刺激导致中枢释放某些神经递质或神经调质,造成长时间的痛觉缓解有关。如有研究发现,应用 SCS 后脑脊液中的肾上腺素、P 物质、GABA、5-HT 及其代谢产物脑脊液内-HIAA 增多。也有证据表明,应用 SCS 后部分患者脑脊液内 β-内啡肽核 β-促脂解素含量增加。

脊髓刺激器的整套系统包括:刺激电极、延长导线和电脉冲发生器(图 22-3-1,图 22-3-2)。刺激电极植入硬膜外腔后,由电脉冲发生器发生电流,经延长导线到达电极,刺激脊髓神经达到治疗效果。电极有经皮穿刺电极和外科电极。刺激程序可有单列电极、双列电极及组合刺激和交替刺激等多种,多电极可增加电场的刺激范围,从而提高疗效。

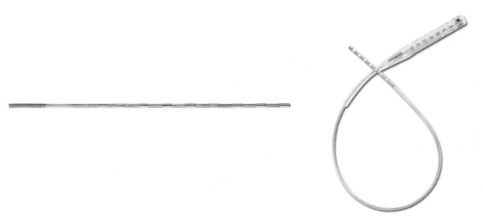

图 22-3-1　脊髓电刺激电极及延长导线

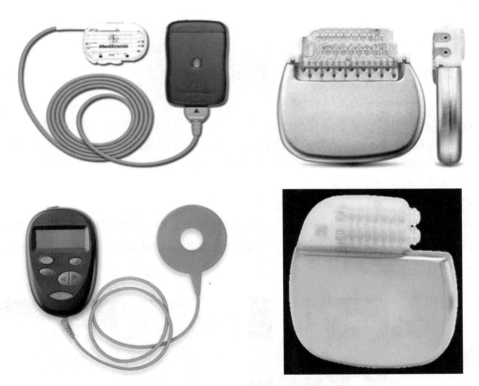

图 22-3-2　临时刺激器及电脉冲发生器

　　操作时应借助 X 线透视引导。经测试治疗充分确认镇痛效果后,把电脉冲发生器埋入上腹部皮下或髂后上棘下方并与插入导线相连。近来上市的内置式微处理器,皮下埋置发生器部分的体积更小,带有患者自控按钮,可根据患者经常选择的参数自动制订刺激方案。

　　刺激电极的触点可任意设置成正负极,任何正负电极间可形成回路,覆盖一定的刺激区域。设置 2 个负极可强化负极部位刺激的区域,拉开正极与负极距离可强化并增加刺激区域,或刺激到不应刺激的位置。2 个正极与 1 个负极搭配可强化负极区域同时更省电。电极触点位置决定刺激区域,脉宽决定刺激的范围,而频率决定了刺激的舒适度。因此,术中测试时,中间电极间的刺激范围尽量要覆盖疼痛区域,降低电极移位造成的手术失败。适当用低脉宽、低频率刺激,这样术后可以有更大的调节空间。

二、适应证

1. FBSS。
2. 外周神经病理性疼痛。
3. PHN。
4. 难治性心绞痛。
5. 外周血管性疾病。
6. 周围神经损伤后疼痛。
7. CRPS。
8. 脊髓损伤疼痛。
9. 其他神经损伤性疼痛。

三、禁忌证

1. 凝血障碍。
2. 活动性感染。
3. 疼痛区域感觉麻木。
4. 心理评估后不支持。
5. 测试治疗失败者。

四、手术操作

（一）患者准备

术前应进行较为全面的健康宣教及心理评估,尤其是疼痛学方面的相关知识,使患者及家属一定要认识到疼痛的多样性,疼痛的本质是由感觉和情绪组成。这一点在评价疼痛缓解度方面极为重要。术前检查方面,除一般外科术前检查外,要着重了解患者的椎管内情况,特别是拟定穿刺间隙及刺激电极走行方向是否通畅,相应脊髓节段有无病变等。

（二）操作准备

患者一般采取俯卧位(图 22-3-3)、开放静脉、进行循环呼吸监测,常规消毒、铺巾。用 X 线透视法确定目标椎间隙,向尾端下一个椎间隙棘间旁开 0.5cm 为穿刺进针点(图 22-3-4),并在皮肤上作出相应进针穿刺点标记(根据习惯可选择患侧或健侧)。

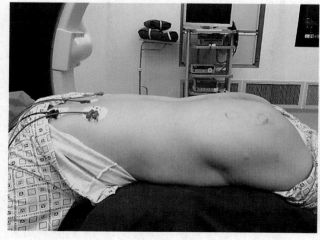

图 22-3-3　体位

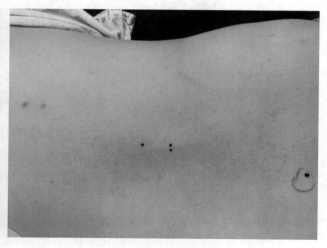

图 22-3-4　定点

（三）麻醉

1% 利多卡因充分麻醉穿刺区域。

（四）操作过程

1. 用 Tuohy 针从标记进针点由同侧向目标椎间隙中央穿刺,向头端进针,在透视下确认进针位置。穿刺针与皮肤平面倾斜角度小于 45°(图 22-3-5)。穿刺角度越小,置电极时越容易进入椎管内,但穿刺难度越大。如果患者疼痛范围较大,可选择使用两个电极,这时需要穿刺两根 Tuohy 针,两根穿刺针可以平行或者相差一个节段。

2. 应用阻力消失法及 X 线确认穿刺针进入硬膜外腔(图 22-3-6)。硬膜外导丝进入硬膜外腔应该无阻力(图 22-3-7)。

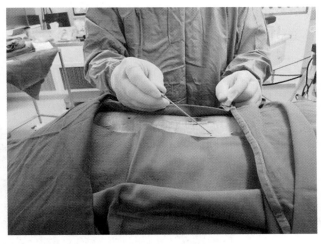

图 22-3-5　穿刺针角度

3. 导入临时测试电极,并在透视下确认位置(图 22-3-8,图 22-3-9)。调节电极尾端导引导丝的方向在连续透视引导下植入电极,将电极植入患侧疼痛所属的脊髓背柱或脊髓入髓区域。正位透视电极位于中

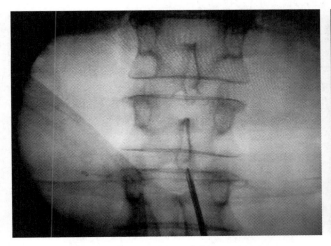

图 22-3-6　穿刺

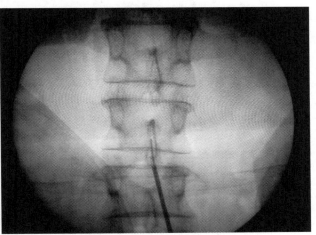

图 22-3-7　导丝进入硬膜外腔

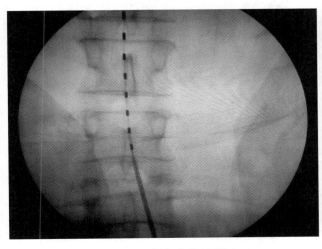

图 22-3-8　导入电极(正位)

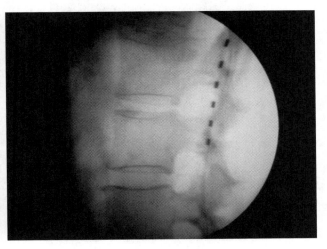

图 22-3-9　导入电极(侧位)

线偏患侧或脊髓入髓区域。侧位透视电极位于椎管内后缘。电极植入的位置为与疼痛范围相对应的脊髓节段,如下肢疼痛的电极置于 $T_{9\sim11}$,心绞痛的电极置于 $T_{1\sim2}$ 脊髓中线或左侧,上肢疼痛的电极置于 $C_{3\sim5}$,头枕部疼痛的电极置于 $C_{1\sim2}$。单侧疼痛者,电极置于同侧;双侧疼痛者,可将 2 根电极并列置于两侧。

4. 电极植入成功后,将电极末端与体外临时延伸导线、体外刺激器连接(图 22-3-10)。

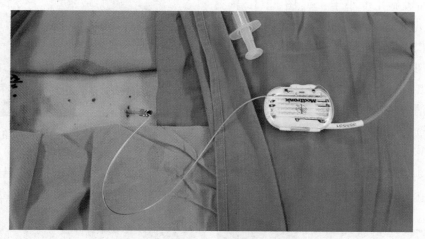

图 22-3-10 连接体外刺激器

5. 进行测试,将电极设置为 3 是负极(-)和 4 是正极(+),寻找患者主诉整个疼痛区都出现异常感觉的电极位置,即刺激所产生的麻刺感能完全或基本覆盖患者主诉疼痛范围(图 22-3-11)。

6. 测试成功后,固定刺激电极,为了防止电极移位,可将电极下端固定在皮肤上(图 22-3-12)。准备 4~7d 的连续体外测试治疗。

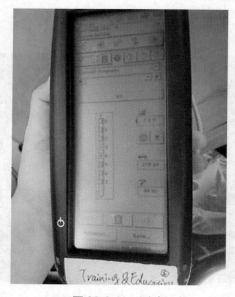

图 22-3-11 测试

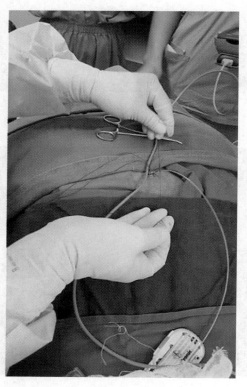

图 22-3-12 固定

（五）永久植入

经过 4~7d 的连续体外测试治疗,疼痛程度明显缓解(VAS 评分降低 50% 以上),生活质量明显提高,可考虑进行永久电极植入。刺激器一般埋于右前腹壁、肋缘下、髂后上棘下方或锁骨下方的皮下,通过导线经皮下隧道与电极相连。具体步骤:取出临时置入物,安放完整的 SCS 系统。患者俯卧位,用前述方法置入永久电极,背部切口并固定。之后再呈侧卧,在左或右下腹作一 5cm 长的切口,形成一皮下囊,此处安放电脉冲发生器(图 22-3-13,图 22-3-14)。将导线经皮下隧道与背部切口的电极导线相连,要预留一部分导线置于刺激器下方,以免活动时牵拉电极导致移位,缝合两处切口。开通脉冲发生器发送刺激。

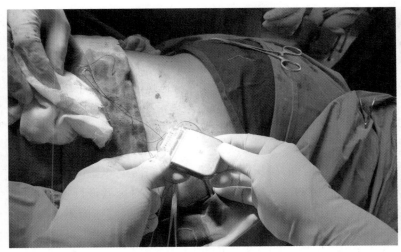

图 22-3-13　电脉冲发生器

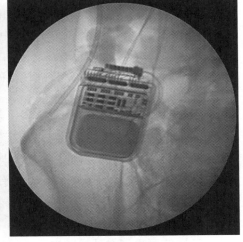

图 22-3-14　透视下电脉冲发生器

电极的准确置入对 SCS 治疗成功至关重要,但刺激参数设置及随访更是不可忽视。当满意的电极位置及最佳刺激电压被选定后,脉宽越大,刺激覆盖的区域越大。频率越高,患者的舒适度越高。但这样更费电。调节到一个患者比较满意的覆盖区域和疼痛控制,同时患者的舒适度最高是一个医师和患者不断追求的目标。高频电刺激(10KHz 以上)的临床应用,可以提高临床疗效和患者的满意度,但同时会更费电,需要容量更大的脉冲发生器或可充电的脉冲发生器。

五、并 发 症

（一）电极移位

在经皮的电极系统中更易发生,约 20%~30%,几毫米的电极移动即可导致手术失败。通常发生于置入后数天内。颈椎的活动度大,更易发生电极移位。一些作者认为电极置入点至少要低于靶点水平 2 个脊髓节段以上,使电极在硬脊膜外腔内具有一定长度,有利于其位置稳定并减少移位。

（二）脑脊液漏

电极一旦穿破硬脊膜后导致脑脊液外渗常引发头痛。一些顽固性的脑脊液漏可表现为头痛和脉冲发生器处的脑脊液聚集。预防方法之一是让患者使用张力腹带压迫脉冲发生器及导线所经的路径 2~3 周,或行硬脊膜外腔自体血填充治疗。严重的患者应行手术探查并修补漏口。

电极进入椎管一定要在 C 臂 X 线机透视引导下进行操作,首先应明确电极是位于硬膜外腔还是蛛网膜下腔。当电极在蛛网膜下腔时,导线行进时几乎没有任何阻力,并且可以向两侧有很大幅度的摆动;而当导线在硬脊膜外腔时,只有通过特殊技巧才能行进。另外当电极位于蛛网膜下腔时,用极低的刺激强度即可诱发运动或感觉反应。可以借此判断电极的确切位置。

（三）硬脊膜血肿

多见于椎板切除术后,可造成继发性脊髓压迫损伤。操作中的神经根或脊髓损伤,均是 SCS 中极为严重并发症。为了提高电极置入位置的准确性并减少损伤等并发症,应尽可能采用穿刺法植入电极,现已有报告用硬膜外腔镜技术引入 SCS 电极,这样可以在明视下进行操作。

(四) 感染

约 5%,大多数为表浅的,对脉冲发生器或射频接收器有影响,但不必摘除整个系统,而且硬膜外感染极少。糖尿病患者感染率较高。但有些报道则认为植入装置的感染发生率为 0.5% ~ 15%。且常累及脉冲发生器或射频接收器以及连接电极的导线,偶尔也累及硬脊膜外腔。感染的发生可于植入后数天至数年内,表现为植入装置表面区域皮肤的顽固性红肿及压痛。对于这种顽固性感染,最终需摘除整个系统并给 6 周的静脉抗生素注射。一般行 SCS 时,术前和术后预防性地使用抗生素,可降低术后感染的发生率。

(五) 晚期失败

此外,还有一些难以解释的治疗失败。North 和 Ohnmeiss 等总结在最初五年内报道疼痛改善的平均数逐渐下降,近一半的患者在 2.1 年内镇痛效果下降。另一组数据显示,6 周内 53% 患者取得 50% 或更好的镇痛,1 ~ 2 年内降到只有 26%,表明了后期的失败。但 70% 患者仍然说他们愿意接受和推荐这个方法,因此,"镇痛百分率"标记和对疼痛记忆的相互关系的可靠性不足,但也说明 SCS 晚期失败并非技术问题。

六、注 意 事 项

(一) 注意与患者及家属的沟通

接受 SCS 治疗的患者都是忍耐慢性疼痛相当一段时间,经历了多种方法,他们渴望 SCS 的治疗,一些人甚至希望 SCS 能达到 100% 的疼痛缓解,彻底摆脱药物。所以在实行 SCS 之前,对患者进行宣教、使患者理智、客观、现实地看待 SCS 的治疗十分必要。要让患者明了 SCS 的治疗目标是减轻疼痛而不是排除疼痛,减轻疼痛的程度为 50% ~ 70%。

(二) 注意患者的理解能力及心理状态的评估

在治疗中十分需要患者的配合及参与,包括:①术前、术中、术后疼痛强度评估表、示意图的填写及绘制;②术中电极的放置、刺激参数的设置等都是根据患者的描述完成的;③术后 SCS 系统的操作、术后注意事项,尤其治疗初期对一些活动的限制等都需要患者的主动地配合及参与,在整个 SCS 治疗中,只有患者的积极治疗意识及自我管理能力,才能使 SCS 的治疗效果达到最佳。

(宋涛 陈付强 王成龙 刘妍 于洋)

参考文献

[1] SONG J J,POPESCU A,BELL R L. Present and potential use of spinal cord stimulation to control chronic pain [J]. Pain Physician,2014,17(3):235-246.

[2] JEON Y H. Herpes zoster and postherpetic neuralgia:practical consideration for prevention and treatment[J]. Korean J Pain,2015,28(3):177-184.

[3] AMIRDELFAN K,WEBSTER L,POREE L,et al. Treatment options for failed back surgery syndrome patients with refractory chronic pain:an evidence based approach[J]. Spine(Phila Pa 1976),2017,42 Suppl 14:S41-S52.

[4] KAPURAL L,PETERSON E,PROVENZANO D A,et al. Clinical evidence for spinal cord stimulation for failed back surgery syndrome(fbss):systematic review[J]. Spine(Phila Pa 1976),2017,42 Suppl 14:S61-S66.

[5] SLAVIN K V. Technical aspects of peripheral nerve stimulation:hardware and complications[J]. Prog Neurol Surg,2011,24:189-202.

[6] CHAKRAVARTHY K,NAVA A. Review of recent advances in peripheral nerve stimulation(PNS)[J]. Curr Pain Headache Rep,2016,20(11):60.

[7] LEVY R M. Differentiating the leaves from the branches in the tree of neuromodulation:the state of peripheral nerve field stimulation[J]. Neuromodulation,2011,14:201-205.

[8] JOHNSON M I,BJORDAL J M. Transcutaneous electrical nerve stimulation for the management of painful conditions:focus on neuropathic pain[J]. Expert Rev Neurother,2011,11:735-753.

［9］ STIDD D A,WUOLLET A,BOWDEN K,et al. Peripheral nerve stimulation for trigeminal neuropathic pain［J］. Pain Physician,
　　　2012,15:27-33.

［10］ REVERBERI C. The treatment of complex pain with combination of spinal cord stimulation(SCS)and peripheral nerve field
　　　stimulation(PNFS):our experience［J］. Neuromodulation,2011,14:551.

［11］ VANNESTE S,DE RIDDER D. Noninvasive and invasive neuromodulation for the treatment of tinnitus:an overview［J］. Neu-
　　　romodulation,2012,15(4):350-360.

［12］ LELIC D,NISSEN T D,BROCK C,et al. Rapid balloon distension as a tool to study cortical processing of visceral sensations
　　　and pain［J］. Neurogastroenterol Motil,2015,27(6):832-840.

［13］ HORING B,ENCK P. Psychophysiology of visceral pain［J］. Schmerz,2014,28(3):252-258.

［14］ JÄNIG W,HÄUSER W. Visceral pain. Still a poor relation of pain medicine?［J］ Schmerz,2014,28(3):230-232.

［15］ DAVIS M P. Drug management of visceral pain:concepts from basic research［J］. Pain Res Treat,2012,2012:265605.

第二十三章　鞘内药物输注系统植入技术

一、历史与背景

鞘内药物输注系统(intrathecal drug delivery system,IDDS)是将镇痛药物直接注入鞘内(蛛网膜下腔)发挥镇痛作用的装置。是用于治疗癌症相关疼痛及非癌性疼痛的重要而有效的工具,并可能会应用于其他的中枢神经系统疾病。自 1889 年 Bier 医师将腰麻应用于手术到 20 世纪 80 年代鞘内药物输注系统在慢性疼痛治疗中的应用,IDDS 经过了将近一个世纪的漫长发展历程。1981 年,第一次报道了鞘内(intrathecal,IT)持续输注吗啡治疗恶性肿瘤引起的顽固性疼痛。自该篇报道之后,已积累了大量文献报道椎管内阿片类药物在治疗急性和慢性疼痛中的应用、安全性和有效性的详细信息。IDDS 最主要的进展是鞘内导管的永久性植入,结合内置的输注港(port)、贮存器(reservoirs)和可编程泵(programmable pumps),用于鞘内连续注射。而第一例真正意义上的完全植入的 IDDS 于 1969 年在明尼苏达完成,这种给药装置是一种恒流速的植入泵。1979 年 Dr. Wang 与同事将鞘内吗啡用于治疗癌痛,并于 1979 年在梅奥诊所完成了首例可编程"吗啡泵"的植入。1982 年,美敦力公司(Metronic Neurological,Minneapolis,Mennesota)宣告第 1例由计算机编程、可体外程控的鞘内药物输注泵(SynchroMed Ⅰ intrathecal drug pump)试植入成功,并于1991 年在美国获许进入临床应用,2000 年 CFDA 批准进入中国。2001 美敦力第二代程控泵(SynchroMedⅡ intrathecal drug pump)获 FDA 批准用于临床,通过 MyPTM(personal therapy manager)装置,可以实现患者自控镇痛(patient controlled analgesia,PCA)。SynchroMed Ⅱ 与 MyPTM 成控装置分别于 2005 年和 2014年获准在中国用于临床。

二、鞘内解剖与生理

脊髓蛛网膜下腔是位于脊髓蛛网膜与软脊膜之间的宽大腔隙,其外侧有硬脊膜和黄韧带覆盖,内侧软脊膜则覆盖于脊髓表面。脊髓蛛网膜下腔上端通过第四脑室的正中孔和外侧孔与脑室相通,下端为脊髓下端马尾神经根部至第二骶椎水平的终池,其内部充满脑脊液(cerebrospinal fluid,CSF),蛛网膜与软脊膜之间有许多小梁和韧带相连,并且是不连续的,此结构并不限制脑脊液的自由流动。齿状韧带由软膜外层发出三角形隔膜,尖向外,附着于硬膜内面,将脊髓软膜、蛛网膜和硬膜连在一起。齿状韧带位于上下两神经根之间,上起 C_1 神经之上,下至 T_{12} 神经和腰 L_1 神经间,通常为 21 对,使脊髓固定在蛛网膜下腔内防止脊髓过度旋转,也无形中将蛛网膜下腔分割为前、后两个相通的腔隙,亦可导致鞘内注射药物后在脊髓腹侧和背侧的不均匀分布。

CSF 主要由脉络膜和脑细胞分泌,此外胶质细胞和水通道蛋白也可分泌。分泌的 CSF 均汇至第四脑室并经第四脑室的正中孔和外侧孔流入脑和脊髓的蛛网膜下腔,最后经矢状窦旁的蛛网膜粒将脑脊液回渗至上矢状窦并回流至静脉系统。脑和脊髓的血管、神经周围间隙和室管膜也参与脑脊液的吸收。成人CSF 的总容量约为 90~150ml,约有 1/3 至 1/2 存在于脊髓蛛网膜下腔,且在不同患者或不同的生理病理状态下容量并不相同,如站立位时腰段脑脊液的容量明显增加。CSF 的容量对鞘内药物的分布具有重要的影响。因此,患者的体位和注射部位不同是鞘内药物产生分布差异的一个重要因素。

CSF 沿脊髓后方向下到达脊髓蛛网膜下腔,并在脊髓前方向上回流,在脊髓并没有较大体积的流动。CSF 在脊髓蛛网膜下腔受蛛网膜绒毛回吸收的调节,保持正常的 CSF 压力。CSF 循环主要以脉冲式振荡方式进行,这种振荡与颅内动脉搏动一致,对鞘内药物的分布具有显著的影响。每个 CSF 循环周期的振动波幅为:颈段 9mm、胸腰联合处 4mm,腰末尾段呈现微弱的振荡。增加腹压可使 CSF 的振幅增加。因此,与药物注入静脉随着血流循环不同,药物注入脑脊液后呈"钟摆"式地向头侧和骶尾侧缓慢扩散。

三、鞘内镇痛机制

软脊膜细胞连接数量较蛛网膜细胞少很多,并且在软脊膜细胞层表面均存在齿孔,因此药物更易通过软脊膜细胞间隙。目前,发现在脊髓后角存在着与痛觉传导相关的大量的受体和离子通道,这些是鞘内药物产生镇痛效应的靶点,也是鞘内镇痛的物质基础。到目前为止,经典的鞘内镇痛药物依然是吗啡。吗啡作用于脊髓突触前膜的 μ 受体,可减少兴奋性递质向突触间的释放;作用于脊髓后角神经元 μ 受体,可阻止伤害性刺激向上游中枢的传导;此外还可作用于下行抑制系统,增强下行抑制系统的功能。氢吗啡酮的作用与吗啡相似,鞘内镇痛效能为吗啡的 5 倍。齐考诺肽是目前唯一获得 FDA 批准用于鞘内注射镇痛的非阿片类药物镇痛药,与脊髓后角突触前膜 N 型钙通道的 δ 亚单位结合后,阻断钙离子内流,减少兴奋性递质的释放,从而减少伤害性刺激向中枢的传导。由于药物的理化特性和植入装置的问题,除吗啡、氢吗啡酮、齐考诺肽和巴氯芬(用于缓解中枢性痉挛)外,还没有其他药物被批准或推荐用于完全植入式的程控泵。

四、鞘内给药的药理学基础

直接向鞘内 CSF 中输注一种药物时,药物的分布和吸收是受多重因素影响的。这些因素包括患者的年龄、身高、体重、性别、脊柱解剖结构以及 CSF 的体积和循环,同时还有药物的比重、体积、剂量、浓度、溶液温度、粘度以及添加剂和注射技术(患者体位、脊柱节段、穿刺针的类型和进针靶点、IT 导管的使用、流体力学)。在分析患者病情时,必须综合考虑患者的疼痛主诉特点以及理想的药物作用靶点。脊髓内的中枢受体是 IT 药物输注靶点,而脑内的中枢受体是全身药物治疗的靶点。CSF 的特性也很重要。脉络丛以每分钟约 0.3~0.4ml 的速度产生 CSF,CSF 本身经脑室循环,最终经蛛网膜绒毛重吸收进入静脉系统。曾经学界广泛认为在 CSF 内的药物分布主要靠脑脊液的整体流动,然而现在更多的人认为其主要依靠血流脉动所产生的动力溶入 CSF。由于椎管内 CSF 的量相对较少(约 75ml)、亲水性药物从 CSF 中清除相对较慢,所以即使 IT 输入小剂量亲水性药物,也可导致该药在脊髓内靶点附近的浓度较高以及在脑内的浓度升高,并可能导致相关的副作用。药物的脂溶性决定了该药物的鞘内分布及清除速度。水溶性(亲水性)更高的物质(如吗啡)不易穿过血脑屏障,向腰椎鞘内空间输注这类药物可产生较高的脊髓 CSF 药物浓度,从尾端至头端方向按照梯度分布。相比之下,脂溶性(疏水性)更高的化合物将优先被吸收到脊髓实质中或穿过蛛网膜下-硬膜屏障扩散到硬膜外腔内。亲脂性药物如芬太尼和舒芬太尼通常在 CSF 内不能达到较高浓度,这可能有助于产生更好的节段性镇痛并且不太会引起高亲水性药物偶发的脊髓上效应。

与单次 IT 推注给药相比,植入式的连续 IT 给药具有显著的理论和实践优势。使用植入式的连续 IT 给药系统可在 CSF 内提供持续且稳定的药物浓度。这是极为有益的,因为浓度梯度是药物扩散到其脊髓靶点的主要驱动力。连续 IT 输注给药与间歇推注给药相比,产生更可预测的药物浓度梯度,而且副作用更少。

五、鞘内给药的药物选择

由应用 IDDS 技术的专家组织的多模式镇痛共识会议(PACC)每隔几年召开一次,以更新有关 IT 药物用于治疗疼痛的基于循证医学的建议。PACC 在 IT 药物输注系统方面的最新建议于 2016 年 5 月进行了修订。该组织建议根据每个患者的疼痛性质选择合适的药剂。决策时应尽量考虑鉴别伤害性、神经病理性、痉挛性或混合性疼痛综合征。PACC 推荐首先应用 FDA 批准的 IT 药物而不是单用“超说明书用药”或合用其他药物;“超说明书”药物的使用应保留给那些不能耐受或对 FDA 批准的药物无应答的患者。在选择药物或药物组合时,PACC 使用现有的科学证据和专家意见并开发两种不同的方法:一种用于神经病理性疼痛,另一种用于伤害性疼痛。从一线推荐疗法(得到广泛临床经验和已发表文献的支持)到五线治疗方法(仅传闻证据)对治疗方案进行排名。神经病理性疼痛通常对齐考诺肽,阿片类药物+局部麻醉药,仅采用局部麻醉药,可乐定+阿片类药物,以及仅采用可乐定的治疗方案有效。伤害性疼痛则通常对阿片类药物、齐考诺肽、阿片类药物+局部麻醉药和单纯采用局部麻醉药的治疗方案有效。谨慎选择药物或复合用药,因为 IT 导管尖端肉芽肿的形成与除芬太尼以外的所有阿片类药物的高浓度以及每天总剂量相关。

PACC 进一步提出了不同的建议,以允许一些实际应用中的变通,包括局部和弥漫性疼痛,癌痛以及非癌性疼痛。因此,在选择药物时,必须考虑患者的年龄,疼痛类型和预期的治疗时间,这是非常重要的一点(表 23-0-1)。

表 23-0-1 常用鞘内药物及其作用靶点

作用靶点	部位	鞘内输注药物
受体:		
阿片受体	脊髓后角的浅层	吗啡、氢吗啡酮、芬太尼、舒芬太尼
α2 肾上腺能受体	脊髓后角神经元 α2a(突触后) α2b、α2c(突触前)	可乐定、右美托咪定
GABA 受体	脊髓胶状质中间神经元	巴氯芬、咪达唑仑
NMDA 受体	脊髓后角神经元	氯胺酮
毒蕈碱受体	脊髓后角 II 和 III 层(突触前)	新斯的明
腺苷受体	脊髓后角灰质	腺苷
环氧合酶受体	神经胶质和神经元	酮咯酸
生长抑素受体	脊髓后角神经元	奥曲肽
糖皮质激素受体	脊髓后角神经元	甲泼尼龙
离子通道:		
钠离子通道	脊髓后角神经元	布比卡因、罗哌卡因
钙离子通道	脊髓后角神经元(突触前)	齐考诺肽、加巴喷丁

六、鞘内药物输注的患者选择

在选择适当的患者进行植入前试验并最终永久性植入 IT 给药装置和给予连续 IT 输注治疗时,适当的患者选择对成功至关重要。正确的患者选择包括考虑疾病特异性指征、合并症、既往全身性药物使用、可持续性、经济性和 IT 治疗的预期持续时间、患者诊疗目标以及心理评估和社会支持评价。在评估潜在的植入候选者时,需要确保候选患者已经参与了多学科会诊,并已尝试了可用的最大剂量的口服治疗药物。潜在的植入候选者是口服治疗优化后失败或无法耐受全身药物不良副作用的患者。

疾病特异性指征包括患有慢性难治性中轴颈痛或背痛且不适合手术干预的患者和背部 FBSS 患者,以及腹部/盆腔痛、四肢痛、CRPS、躯干痛患者,由肿瘤直接侵袭或恶性肿瘤治疗引起的癌痛患者。如果患者使用全身性阿片类药物获得中度疼痛缓解,但无法耐受全身治疗的不良反应,也可考虑 IT 给药。

在选择患者时应仔细考虑合并症。接受放、化疗治疗恶性肿瘤的患者可能表现出伤口愈合不良或更容易受到治疗诱导的中性粒细胞减少症相关的感染。患者可能是植入 IT 药物输注系统的良好候选者,但是需要协调植入手术的时机,以配合其他疗法的中断,来获得进行植入手术本身的最佳条件。必须仔细考虑是否存在凝血障碍或同时使用抗凝剂(例如,有血栓形成病史且抗凝治疗停止或减少的患者可能不是植入治疗的候选者),因为停止抗凝的风险可能超过 IT 疼痛治疗的潜在受益。还必须注意审查候选者的药物清单和各种合并症。具体而言,必须评估使用具有镇静和呼吸抑制类作用的 IT 药物以及其与患者当前治疗方案之间相互作用,可能引起的心肺功能的任何扰动。

既往全身性药物的使用也应在评估使用植入的 IT 输注系统的潜在疗效中扮演角色。患者如果已显示了使用全身性阿片类药物的镇痛疗效,却不耐受阿片类药物的全身性不良反应,相比于那些使用全身性阿片类药物未显示任何疼痛缓解的患者,可认为前者是更好的候选者。当尝试确定患者的试验剂量和植入后的剂量时,患者此前应用的全身性药物剂量也起重要的参考作用。

可持续性、经济性和预期治疗持续时间是患者选择的重要考虑因素。植入 IDDS 的前期成本可能很高。植入器械本身的综合成本,以及手术室时间和相关工作人员成本和总住院时间等均应累计入该疗法的总体经济负担。Hasselbusch 等在 2013 年的一项研究确定,在治疗癌痛时,与高成本的传统疗法(包括大剂量阿片类药物,非仿制药和肠胃外给药)相比,植入式 IDDS 平均在治疗 7.4 个月时实现了成本的等效性。Kumar 等确定,在非恶性疼痛治疗中,传统疗法超过 IDDS 的临界点为 28 个月。

在评估潜在的植入治疗患者时,需要考虑患者的诊疗目标以及心理评估和社会支持评价。对于大多数治疗恶性疼痛的患者,通常的诊疗目标是姑息,即在剩余的生存周期内改善生活质量。如果患者的主要诊疗目标是留在有家人陪伴的家中,则应强烈考虑植入式 IT 给药装置,因为它有助于实现这一目标。在患有与晚期疾病相关的顽固性疼痛的患者中,详细的心理筛查往往被忽略。然而,选择非恶性疼痛患者时重要的是进行仔细的心理筛查,同时讨论和明确定义患者对治疗的期望,并明确 IDDS 泵内加药和管理均需持续而密切地随访。应当强调的是,心理评估的目的不是简单地"明确"或就该问题排除患者植入的可能性,而是了解可能影响特定患者诊疗结局的心理因素。同样重要的是我们要认识到,尽管最初可能我们注意到特定患者存在不利的心理特征,但这不一定构成未来某个时间进行植入的绝对禁忌证。愿意与心理学家和/或精神病学家合作的患者可以在未来的某个时间点发展为适合 IDDS 植入疗法的候选者。

每例患者均应询问详细的疼痛史,包括审查所有既往疼痛治疗和此类治疗的结果。缺乏从所有既往治疗中获益的病史是预后不良的标志。应审查近期的脊柱影像学报告,以排除明显的、可通过手术矫正的疾病,如椎管狭窄或脊柱不稳定,并确保不存在任何可能妨碍 IT 导管安全植入的病理学改变。

鞘内泵植入的禁忌证包括全身感染、潜在手术部位附近的局部皮肤感染、无法纠正的凝血病、已知对泵或导管组件过敏以及正在进行的经静脉使用药物。其他的挑战包括体型消瘦或患者体型不利于在标准位置植入(例如,皮下组织不足以为植入的泵制备囊袋)。正在接受抗凝治疗的患者必须慎重考虑手术风险,虽然植入并非这类患者的禁忌,在进行任何类型的侵入性操作之前,都必须逆转所有抗凝剂的治疗。在任何心理问题得到确诊和解决之前,不应考虑将具有不良心理特征的患者用于 IDDS。虽然恢复中的药物成瘾不是绝对的禁忌证,但这些患者在进行该治疗前需要仔细评估;重要的是在于明白置入 IDDS 器械并不会直接地或不可避免地导致所有口服阿片类药物的停药。

七、IDDS 植入流程

目前 IDDS 分为外置系统、部分外置系统和全植入系统三类。外置系统的导管一端在蛛网膜下腔与脑脊液相通,另一端暴露在体外与输药泵相连;部分外置系统是指导管的一端位于蛛网膜下腔,另一端经皮下隧道与皮下植入的输注港(port)相连,镇痛药物经体外输液泵(推荐患者自控镇痛 patient controlled analgesia,PCA 泵);全植入系统是指连接蛛网膜下腔的导管和输注泵均通过外科手术完全植入体内,没有任何部分暴露于体外。不同的系统的植入流程主要包括了术前准备、手术植入和术后管理三个方面。

(一)术前准备

1. 术前测试　目前尚没有统一明确的测试方案,推荐一次(单次穿刺)或多次或连续(外置系统)鞘内注射。对于预计生存期小于 6 个月的癌痛患者可不测试;对于慢性非癌痛、生存期预计大于 6 个月的癌痛患者使用全植入系统建议测试。通常以 VAS 或 NRS 评分下降大于等于 50% ,作为测试成功和患者植入的标准。可参考图 23-0-1 流程进行测试。

2. 患者准备

(1)术前应与患者及其家属积极沟通,帮助其了解所选用的 IDDS 的优缺点、鞘内治疗的目的、预期效果、不良反应和可能的并发症,使患者能积极配合术前准备、手术操作以及术后治疗和管理。Pump/port 植入的位置需考虑到患者日常习惯和生活的便利性,如不影响穿衣、系皮带等,经与患者沟通并确定植入部位。术前患者/获授权的家属应签署完整的知情同意书,包括手术知情同意书、自费材料使用知情同意

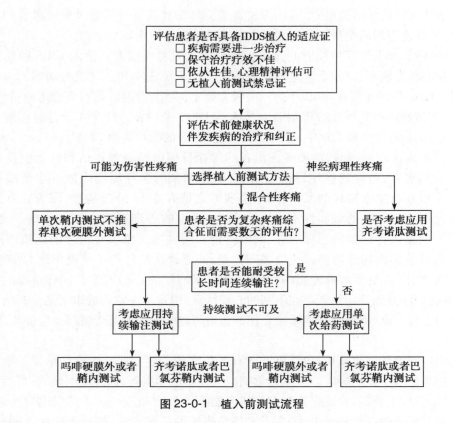

图 23-0-1 植入前测试流程

书(如需要)、鞘内镇痛知情同意书,对于部分外置的 IDDS 还需同时签署 PCA 泵使用知情同意书。

(2) 实验室检查:血常规、出凝血和血生化为实施 IDDS 所必需的实验室检查。对正在使用抗血小板和抗凝药物患者,术前需停止使用抗凝及抗血小板药物;对可疑凝血功能异常者,尤其是肿瘤患者,手术前一天或者手术当日务必再次复查凝血功能和血小板等,需谨慎其病情急剧变化。对于中、重度癌痛,患者有强烈意愿行植入手术,血小板低于 $50×10^9/L$ 者,可以使用重组人血小板生成素一周左右,待血小板计数恢复至 $50×10^9/L$ 以上再植入,也可植入当天输注新鲜血小板满足手术需求;对于凝血酶原时间延长者,建议应用凝血酶原复合物等应将凝血酶原时间提高到正常值的 75%。围手术期应加强凝血功能的监测,也需要预防血栓形成和栓塞发生。

(3) 影像学检查:推荐常规腰椎 MRI、必要时全脊柱 MRI 检查,以排除椎管内占位、脑脊液梗阻等导致手术失败和增加脊髓损伤的潜在风险,避免因穿刺困难而反复穿刺导致脑脊液外漏引起的头痛。

(4) 感染及预防:大部分学者认为,WBC$>11×10^9/L$,ESR>30mm,CRP>10mg/L 提示可能存在全身或局部感染,应积极查找感染源,待感染控制后再行 IDDS 植入。建议手术开始前 1~2h,一次性预防性使用抗生素,常规可静脉滴注头孢唑啉 1~2g(体重大于 80kg 者用 2g),对 β-内酰胺类抗生素过敏的患者可选用克林霉素 600~900mg。

3. 系统准备 可根据治疗目的、疗程长短、支付能力和潜在风险等因素选择不同的 IDDS。外置系统多用于鞘内测试或中晚期癌痛患者的治疗(疗程数周),其优点是价格便宜,操作简便。缺点是导管进入皮肤的部位容易感染,甚至沿着导管进入硬膜外腔和蛛网膜下腔,导致硬膜外脓肿或脑脊膜炎等。仔细消毒处理皮肤,无菌操作和应用带杀菌剂的海绵导管垫有利于降低感染机会,口服或静脉应用抗生素并不一定能预防感染。部分外置系统主要用于晚期癌痛患者和非癌痛患者的短期治疗(疗程 1 个月以上至数月),其优点是价格适宜,患者有更多的活动自由度,导管脱出或移动的概率减少,但感染仍是主要的潜在风险,若护理得当可维持数月甚至更久。全植入系统一般用于预计生存期长于 3 个月的癌痛患者或难治性非癌痛的患者,其优点是感染危险性低,可长期使用,患者有充分的活动自由度,缺点是价格昂贵,需要外科手术。

此外,无论选用哪种 IDDS,均应准备备份装置,防止因装置故障或缺陷导致手术终止。

4. 手术环境与器械准备 植入手术应在百级以上无菌手术室完成,需要配备基本手术器械,具备影像引导设备(C 臂 X 线机),备有非离子型造影剂(如需蛛网膜下腔造影)。

5. 麻醉 外置和部分外置系统可在局部麻醉下(使用 1% 利多卡因和 0.375% 罗哌卡因复合液 30~40ml)完成。由于强迫体位、疼痛剧烈不能配合手术者或 pump(全植入系统)植入时采用全身麻醉。

6. 手术标志 术前应可在体表标定穿刺间隙($L_{2/3}$ 或 $L_{3/4}$)、隧道(穿刺点至皮下囊袋)和皮下囊袋(pump 囊袋在左下腹或右下腹;port 囊袋在左侧或右侧季肋部,腋前线内侧)的位置,皮下囊袋最好在平卧位时标志好。

（二）手术植入

1. 手术体位 患者取右侧或左侧侧卧胸膝位,使腰部区域尽量向后弓起,背部应垂直于地面。注意在患者的躯体着力点进行铺垫,并使用轴向垫减轻对一侧臂丛神经的压力。采用 X 线透视确认穿刺间隙。按照手术要求常规消毒、铺巾。

2. 蛛网膜下腔穿刺 选择 $L_{2/3}$ 或 $L_{3/4}$ 间隙,麻醉后建议透视引导下定位进行穿刺。用 15G Tuohy 穿刺针尖端朝头侧,穿刺点位于目标椎间隙下一椎体椎弓根的内侧缘,距正中线约 1~1.5cm,针尖目标位置是上一个或者一个半椎体的棘突中点。采用旁正中入路,较平的进针角度(皮肤表面平面与针轴轴线的夹角),以便于导管的推进,并减少导管扭结和打折的风险。Tuohy 会依次穿过皮肤、皮下组织、棘上韧带、棘间韧带、黄韧带和硬脊膜进入蛛网膜下腔,标志是取出针芯后脑脊液顺畅流出。建议对肿瘤患者,常规测定脑脊液压力,留取标本行脑脊液生化和常规检查。

3. 蛛网膜下腔置管 导管通过 Tuohy 穿刺针向头侧置入蛛网膜下腔,导管顶端的位置视治疗需要,原则上应放置到与支配患者疼痛的皮节区相一致脊髓节段,同时确认导管深度。如果导管置入困难,可在透视下植入导管,调整针的深度和角度。在任何情况下,均不能强行使导管通过明显的障碍点或拔出。对抗阻力进行导管的推进可能导致导管意外进入脊髓实质,造成严重的神经系统后遗症;穿过针头撤回导管可能导致导管被剪切,应同时将穿刺针及导管退出皮外再拔出导管,然后再次穿刺和置管。

4. 导管固定 导管顶端到达靶位后,穿刺针退针以前以穿刺针为基准向骶尾部纵行切一 1cm(外置或半植入系统)或 5cm 切口(全植入系统),深达全皮质。

外置或半植入系统在拔出穿刺针之前,使用小弯钳自切口沿预先设计的皮下隧道方向分离皮下组织,这样皮下留有空间,可以防止导管打折,也有利于隧道针的穿入。最后再退出穿刺针,拔出导管内导丝。

全植入系统切口应不小于 5cm,达棘上韧带和椎旁肌筋膜,剥离切口的边缘,使筋膜区域暴露得足够大,退出穿刺针,拔出导管内引导丝,使用锚定器将导管固定缝合于筋膜上,采用荷包缝合关闭导管周围韧带,可以防止脑脊液沿导管外漏。操作需仔细,慎防缝针意外穿破导管。

5. 制作皮下囊袋 外置系统无需制作囊袋,可采用 Tuohy 距离穿刺点 10~15cm 经皮下隧道引出导管,可缝合固定在皮肤表面,使用带杀菌剂敷贴覆盖更好。

部分外置系统和全植入系统需要在事先标定的部位制作皮下囊袋。根据患者身高、体重、皮下脂肪厚度等因素,囊袋应大小、深浅适宜,并避免使切口搁置于 Pump/Port 上。其中,需要注意的是泵的位置不会直接撞击或固定在任何的骨性突起上(例如,髂峰或胸腔,因为这可能导致局部的疼痛和重置泵的囊袋部位)。通常 port 埋置深度 2cm 左右,pump 不超过 2.5cm,埋置过深会影响 pump 的体外程控。

6. 皮下隧道 部分植入系统和全植入系统均配有专用的隧道针和隧道器,两者用法不同。前者由穿刺点的切口经皮下穿刺至囊袋,隧道针尾部连接导管微端,然后自囊袋抽拉隧道针将导管引入囊袋。后者导管和连接管型号不同使用的隧道器和隧道器的使用方法亦有所不同,使用前应仔细研读说明书或咨询产品供应商。

7. 连接导管 通过隧道器(针)将导管自穿刺切口经皮下引导到囊袋,在 Pump/Port 底部下绕出 1~2 个完整的减张导管圈,剪除多余导管并检查导管脑脊液是否通畅,然后将导管与 Pump/Port 连接。导管-port,导管-连接管-pump 的连接方式不同产品可能存在差异,使用前应仔细研读说明书或咨询产品供应商。Pump 连接前需要灌注药物,其操作流程如下:

（1）抽出储存液体排空鞘内泵：将穿刺针插入储药器灌注端口隔膜中,直到穿刺针触及金属针挡。使用无菌50ml注射器抽吸并保持负压,直至将pump中无菌水完全抽吸干净(视pump型号,留存的无菌水容量与pump主要容量相当)。

（2）注入药液：将抽好药液的注射器连接过滤器和专用无损伤穿刺针插过pump注药口隔膜直到触及金属,将药液缓慢注射到pump的储药器中。

（3）冲洗导管接入口：使用10ml注射器和专用24G非空心穿刺针,插入导管接入端口,采用不含防腐剂的0.9%无菌生理盐水1~2ml冲洗导管接入端口。

8. Pump/Port植入 Pump注药口须朝向皮面,缝合固定不少于三个点(选取皮下囊袋最边缘处)以固定泵体,防止其翻转、移位。Port隔膜面朝向皮面,通常无需固定,术毕无损伤蝶形针经皮穿刺刺入port腔体无形中具有固定作用。但对于肥胖者建议缝合固定,以防翻转。

（三）术后管理

1. 围手术期术后管理 IDDS植入手术后,应密切监测患者是否并发低颅压头痛、感染、切口出血等手术不良反应;观察是否发生尿潴留、低血压、嗜睡、撤药反应等药物相关不良反应,密切观察疼痛改善情况及时调整鞘内镇痛参数。

（1）术后伤口和隧道处可用腹带加压包扎,可以减少血肿、皮下淤血的发生。术后伤口渗液需及时更换敷料。推荐使用可吸收缝线,晚期肿瘤患者较普通患者晚5~7d拆线。

（2）术后绝对卧床不少于24h,必要时补液以减少低颅压头痛发生,尤其是年轻人和女性、术中脑脊液丢失较多的患者。

（3）部分外置系统推荐PCA方式给药,使用性能可靠的可程控式电子PCA泵,持续输注精度达到0.1ml/h,单次给药精度达到0.1ml/bolus。连续输注视情况可达20~30d,外置部分的蝶翼针、连接管和一次性药盒不得重复使用。

（4）IDDS参数必须由训练有素的可以准确地评估疼痛的、观察细密的专业人员进行设定。药物的配制、再注药等操作应严格遵循无菌原则,推荐PCA药盒在净化环境下配制药液。

（5）经IDDS药物镇痛,患者的疼痛可能显著改善,也有可能效果欠佳,或者启用一段时间后疗效下降,因此需要全面动态评估,即治疗-再评估-治疗药物和剂量滴定。简要的评估内容包括:生命体征、运动和静息状态下的VAS/NRS评分、睡眠评分、感觉肌力评估、心理测评、患者满意度和不良反应评估等。

2. 常见不良事件的监测与处理(表23-0-2)

表23-0-2 常见不良事件的监测与处理

不良事件	可能原因	处理
皮下囊袋		
皮下积液/血肿	术后皮下出血、渗液导致肿胀	临床观察至吸收 加压包扎 手术止血
感染/皮肤糜烂	囊袋感染或浅表(皮肤)感染	培养囊袋内容物 用全身性抗生素积极治疗 观察是否有脑膜炎的症状 感染仍不消退,需要取出植入系统
囊袋积液	脑脊液沿着导管漏液,积聚在泵囊袋中 导管断开、连接脱落 囊袋渗液或漏液 周围组织渗液堆积	用X线检查验证导管和导管接入端口的方向和连接是否完好无损 局部加压包扎,B超引导下穿刺、引流。引流液送检 部件移位或断开连接,需采用手术方法修复

续表

不良事件	可能原因	处理
怀疑脑脊液漏 下述症状可能表明脑脊液漏（内部漏液）： 头痛、眩晕、恶心 沿导管路径的和囊袋位点处肿胀 在脊柱导管位点的肿胀、红肿、疼痛和/或漏液	在脊柱内插入位点导管周围组织的愈合不全 在导管放置步骤过程中多次蛛网膜下穿刺，或在导管放置过程中从针头和导管 反流引起脑脊液流失 导管移位或迁移而脱出鞘内间隙 导管断开连接、破裂或穿刺	用 X 线导管造影剂检查导管放置和畅通情况。 漏液检查或培养 如果脑脊液漏持续存在： 在 X 线透视下，行硬膜外腔血液填补 手术修正导管
怀疑的炎性包块 炎性包块导致神经损害发生前几天至几个月期间，可能发生下述症状： 每天药物需要剂量增大、药物效应减小甚至丧失、疼痛程度加剧 导管尖端皮肤水平或附近区域出现新的神经痛 新的或不同的感觉症状（例如：麻木、刺痛、灼烧感、感觉过敏和痛觉过敏）。 新的、偶发的或间歇性的排便功能障碍和/或膀胱括约肌功能障碍 新的运动乏力、步态改变和/或行走困难 与基线时不同的任何神经症状或体征（如反射改变）	可能的原因包括： 所输注的一种或几种药物的性质 感染伴惰性细胞或难养细胞 对导管材质过敏 与脊柱导管植入有关的创伤	核查患者的病史和神经疾病。 进行神经成像检查：如造影剂增强磁共振成像术（MRI）、CT 脊髓造影术、或采用放射标记铟的导管造影剂检查（如果 MRI 是禁忌的） 手术干预。完全或部分切除椎管内包块，可以恢复神经功能或防止进一步的神经功能退化

八、要　点

1. IDDS 历经一个多世纪的发展，广泛用于治疗顽固性慢性癌痛和非癌痛，是疼痛科的核心技术之一。

2. 脊柱脊髓解剖、药物的理化特性对药物在鞘内的扩散和分布具有重要的影响。脊髓后角与疼痛相关的离子通道和受体是药物产生脊髓镇痛作用的靶点，如吗啡和氢吗啡酮主要作用于脊髓后角突触前膜和脊髓神经元的 μ 受体发挥镇痛作用。

3. IDDS 主要分为外置、部分外置和全植入的 IDDS，可根据治疗目的、疗程长短、支付能力和潜在风险等因素选择不同的 IDDS。外置系统多用于鞘内测试或中晚期癌痛患者的治疗（疗程数周）；部分外置系统主要用于晚期癌痛患者和非癌痛患者的短期治疗（疗程 1 个月以上至数月）；全植入系统一般用于预计生存期长于 3 个月的癌痛患者或难治性非癌痛的患者。

4. 不同系统的植入流程主要包括了术前准备、手术植入和术后管理三个方面。充分的术前评估与准备、规范细致的手术操作、完善的术后管理，以及对可能并发症的严密监测和预防，是保证 IDDS 有效治疗的关键。

5. 药物选择参照 PACC 和 CRPC 相关指南和专家共识。

九、循 证 医 学

迄今为止,全植入式 IDDS 用于治疗慢性非癌性疼痛循证及卫生经济学证据较少,但已有不少文献支持全植入 IDDS 有益于慢性顽固性疼痛治疗的观点。英国伯明翰大学流行病学和卫生经济学教授 Rui Duarte 和 Lazaros Andronis 首次对鞘内全植入式程控泵用于治疗非肿瘤性疼痛的卫生经济学和治疗效果的循证医学作了系统分析。他们从 4 464 条文献中筛查出符合条件的 7 条有效文献,除了一条文献不支持外,其余 6 条文献均表明鞘内全植入式程控泵治疗慢性非肿瘤性疼痛比常规非鞘内泵治疗或者更省钱或者更有效。

癌痛严重影响肿瘤患者的生活质量和尊严,干扰患者的社会功能,造成其抑郁和绝望。5%～15% 的恶性肿瘤患者疼痛十分剧烈,口服镇痛药和微创治疗无法有效地控制疼痛。大剂量口服阿片类药物造成多系统的毒副作用和药物滥用。因此 IDDS 对这些患者具备极大的优越性。Smith 等研究表明,鞘内全植入式程控泵植入 4～12 周以后,肿瘤患者的疼痛显著减轻、药物副作用减少、生活质量明显提高,且 6 个月以后生存率提高。有研究表明,全植入式 IDDS 能使恶性肿瘤患者疼痛减轻 60%、降低阿片类药物的副作用达 50%,同时明显改善患者的情绪和心理状态。众多临床资料表明,全植入式 IDDS 对胰腺癌,结肠癌,乳腺癌,前列腺癌等多种肿瘤相关性疼痛均有明显的治疗效果。中国与西方国家具体国情迥异,全植入式 IDDS 价格昂贵,鞘内镇痛可用药品种类稀缺,且晚期癌痛患者生存期有限,因此国内多采用部分外置的 IDDS,数千例晚期难治性癌痛患者因此受益,但多中心、随机对照的临床循证证据较少,尤其缺乏相关卫生经济学证据,需要进一步研究。

(马柯 金毅 黑光)

参考文献

[1] RIZVI S,KUMAR K. History and present state of targeted intrathecal drug delivery[J]. Current Pain & Headache Reports,2015,19(2):1-7.

[2] DE A J,ASENSIOSAMPER J M,FABREGATCID G. Advances in intrathecal drug delivery[J]. Current Opinion in Anesthesiology,2013,26(5):594-599.

[3] KEVIN M T,YING H,DAVID C Z,et al. CNS wide simulation of flow resistance and drug transport due to spinal microanatomy[J]. Journal of Biomechanics,2015,48:2144-2154.

[4] SWEETMAN B. Cerebrospinal fluid flow dynamics in the central nervous system[J]. Annals of biomedical engineering,2011,39(1):484-496.

[5] MARK SANFORD. Intrathecal ziconotide:a review of its use in patients with chronic pain refractory to other systemic or intrathecal analgesics[J]. CNS drugs,2013,27(11):989-1002.

[6] POPE JE. Ziconotide:a clinical update and pharmacologic review[J]. Expert opinion on pharmacotherapy,2013,14(7):957-966.

[7] SPARLIN J A,LEON-CASASOLA. OAD:Intrathecal pump implantation techniques[J]. Techniques in Regional Anesthesia & Pain Management,2011,15(4):158-161.

[8] DEER TR,PHD SHM,POPE J E,et al. The polyanalgesic consensus conference (PACC):recommendations for trialing of intrathecal drug delivery infusion[J]. Therapy Neuromodulation,2017,20(2):133-154.

[9] DEER T R,POPE J E,HAYEK S,et al. The polyanalgesic consensus conference (PACC):recommendations for intrathecal drug delivery:guidance for improving safety and mitigating risks[J]. Neuromodulation,2017,20(2):155-176.

[10] DEER T R,POPE J E,HAYEK S,et al. The polyanalgesic consensus conference (PACC):recommendations on intrathecal drug infusion systems best practices and guidelines[J]. Neuromodulation,2017,20(2):96.

[11] 王昆,金毅. 难治性癌痛专家共识(2017 年版)[J]. 中国肿瘤临床,2017,44(16):787-793.

[12] DUARTE R V,LAMBE T,RAPHAEL J H,et al. Intrathecal drug delivery systems for the management of chronic noncancer

pain：a systematic review of economic evaluations［J］．Bmj Open，2016，6（7）：e012285.

［13］ KLEINMANN B，WOLTER T. Intrathecal opioid therapy for non-malignant chronic pain：a long-term perspective ［J］．Neuro-modulation，2017，20（7）：719-726.

［14］ LIU HJ，LI WY，CHEN HF，et al. Long-term intrathecal analgesia with a wireless analgesia pump system in the home care of patients with advanced cancer［J］．American Journal of Hospice & Palliative Medicine，2015，4：1-6.

第二十四章　经皮骨成形术

一、概述及历史沿革

经皮骨成形术（percutaneous osteoplasty，POP）作为经皮椎体成形术（percutaneous vertebroplasty，PVP）的延伸和扩展，泛指全身各部位骨骼（脊椎及其他骨）病变的经皮骨水泥注射技术。POP 是在 CT 或 C 臂 X 线机引导下经皮穿刺病损骨骼之病灶，注射适量骨水泥（甲基丙烯酸甲酯，polymethylmethacrylate，PMMA），以达到增加病损骨骼强度和稳定性，防止骨骼进一步塌陷和破坏，缓解或消除疼痛的一种微创介入治疗技术。POP 是目前治疗骨质疏松性椎体压缩性骨折和某些外伤性脊椎骨折、骨肿瘤及肿瘤骨转移、椎体血管瘤产生疼痛的有效方法之一，可加固病损骨骼，迅速缓解或消除疼痛，部分灭活局部肿瘤细胞，降低或预防椎体压缩性骨折进一步发展和阻止局部骨破坏的进一步发生，改善患者行动，提高生活质量。

PVP 于 1984 年首先由法国 Amiens 大学医学放射科 Galibert 和 Deramond 开展，在 X 线引导下经皮穿刺注射骨水泥，成功治愈 1 例 C2 椎体血管瘤患者，开创了 PVP 的先河。法国里昂大学附属医院神经放射科和神经外科医师使用一种略加改良的技术（18G 穿刺针）给 7 例患者椎体内注射骨水泥，其中 2 例为椎体血管瘤，1 例脊椎转移性肿瘤，4 例骨质疏松性椎体压缩性骨折。结果 7 例患者疼痛缓解，良 1 例，优 6 例。1989 年，Kaemmerlen 等报道了采用该技术治疗 20 例椎体转移瘤，16 例取得显著疗效，2 例无效，2 例出现并发症。溶骨性椎体转移瘤不伴有椎弓根周围侵犯是 PVP 最佳手术适应证之一。1994 年，PVP（应用 Deramond 方法）被弗吉尼亚大学率先介绍到美国。从那时开始，PVP 成为一种治疗疼痛性椎体疾病的常用方法。近年来，PVP 的应用逐渐推广，除了骨髓瘤、溶骨性转移瘤、椎体血管瘤外，更多应用于骨质疏松性椎体压缩骨折伴有顽固性疼痛的患者。随着肿瘤转移患者生存时间延长，生活质量和在疾病最后阶段能够活动的需求也随之提高。在脊椎转移瘤患者中，PVP 能够缓解疼痛并且在结构上加强被溶骨破坏的椎体，使患者痛苦减轻而且能够继续日常活动。2000 年，南京东南大学滕皋军教授率先将 PVP 技术引进我国并开办学习班在全国推广。

经皮椎体后凸成形术（percutaneous kyphoplasty，PKP）是经 PVP 的改良与发展。1999 年，美国 Berkeley 骨科医师 Mark Reiley 研制出一种可膨胀性扩骨球囊（KyphXTM，inflatable bone tamp），该技术采用经皮穿刺病变椎体，置入气囊使其扩张，在椎体内形成空间，这样可减小注入骨水泥时的推力，从而减少骨水泥外漏的发生。这种方式和常规方式相比，两者生物力学性质无区别，临床应用显示其不仅可缓解或消除疼痛症状，还可部分恢复被压缩椎体的高度，增加椎体的高度和强度，使脊柱的生理曲度得到部分恢复，并可增加胸、腹腔的容积与改善脏器功能，提高患者生活质量。美国 Kyphon 公司研制生产的可膨胀性扩骨球囊（KyphXTM）费用昂贵，国内冠龙公司生产改进的可膨胀性扩骨球囊已用于临床，费用降低有利于推广应用（图 24-0-1）。

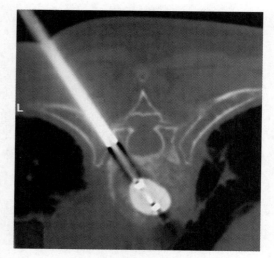

图 24-0-1　T$_9$PKP 治疗，椎体内置入球囊扩张

二、骨质疏松性椎体压缩性骨折

椎体压缩性骨折是骨质疏松症中最常见的一种临床并发症，严重的骨质疏松使患者在轻微外力作用

下即可发生椎体压缩性骨折,甚至出现脊髓损伤,伤后长时间卧床制动及自主活动受限又加重了全身骨质疏松的发展,造成恶性循环。

原发性骨质疏松是一种以骨量减少、骨微观结构退化、致使骨脆性增加而易发生骨折的一种全身代谢性骨骼疾病。骨质疏松是由于人体在其生长发育时达到的最佳峰值骨量低于正常,或者进入老年后全身骨量的丢失过快所造成。因此骨质疏松性骨折的发病原因除有不同程度的外力作用外,还包括年龄、营养状态、运动频率和幅度、激素水平及生活习惯等。先天性或后天性营养缺乏、老年人生理性激素水平降低、长期卧床或肢体运动功能障碍、较长时间使用糖皮质激素等是导致骨质疏松的常见病因。近年来研究表明遗传因素在骨质疏松性骨折的发病中起着重要作用,个体之间峰值骨量的差异也可以从遗传学的角度来说明。骨骼的正常代谢不但与体内宏量元素(钙、镁等)有关,也与多种微量元素(锌、锰、硼、氟、锶、镓、硅、锗、铅等)有关。后者直接参与骨骼生长调节,或者与骨营养素相互作用,因此直接关系到骨折局部生长愈合的速度。

椎体压缩性骨折是常见的骨质疏松性骨折类型,分为部分椎体变形性骨折及完全性椎体压缩性骨折,常见于胸腰段($T_{11} \sim L_2$),腰椎($L_{3\sim5}$)、中上段胸椎($T_{5\sim9}$)椎体,颈椎较少见。椎体骨折程度常根据病变椎体侧位 X 线平片,参照相邻椎体形态,以 Genant 半定量法评估,0 级:标准侧位 X 线平片上,如 $T_4 \sim L_4$ 椎体的形态及大小正常;1 级:椎体高度降低 20%～25% 和椎体投影面积降低 10%～20%(轻度变形或 1 度骨折);2 级:椎体高度降低 26%～40% 和椎体投影面积降低 21%～40%(中度变形或 2 度骨折);3 级:椎体高度和椎体投影面积降低大于 40%(严重变形或 3 度骨折)。

椎体压缩性骨折有随着年龄增长而增加的趋势,男性发病率随增龄而缓慢升高,女性则在 65 岁以后发病率陡然升高。在 55～64 岁之间女性与男性的发病率之比约为 4:1,而在 65～84 岁之间女性的发病率则达到男性的 7 倍。国内统计资料也表明骨质疏松性椎体压缩性骨折的发病率女性明显高于男性。我国已进入老年社会,据统计,截至 2018 年末,我国 60 周岁及以上人口 24 949 万人,占总人口的 17.9%,65 周岁及以上人口 16 658 万人,占总人口的 11.9%。据估计,在这些人群中,约有 40% 的人会经历骨质疏松性椎体骨折,而椎体压缩性骨折引起的疼痛使患者丧失劳动和活动能力,造成骨量进一步丢失和骨质疏松进一步加重,形成恶性循环。

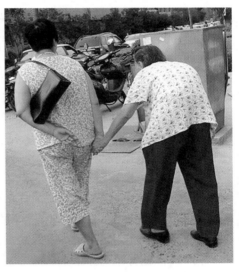

图 24-0-2　老年驼背者,可能有胸椎压缩性骨折

椎体压缩性骨折引起患者疼痛、脊柱畸形(驼背,图 24-0-2)、活动量减少,进一步导致骨量丢失,邻近椎体再骨折风险增加约 5 倍;单个胸椎椎体压缩性骨折,使肺活量减少约 9%;腹部受压,使食欲减退;还可引起睡眠失调,肋间神经痛,加重原有慢性疾病病情等。长期卧床可进一步引起肢体运动功能丧失、肺不张和肺炎、深静脉血栓形成和肺栓塞等致命并发症,死亡率增加约 23%。

三、外伤性脊椎骨折

外伤性脊椎骨折多见于青壮年。多由间接外力引起,为由高处跌落时臀部或足着地、冲击性外力向上传至胸腰段椎体发生骨折;少数由直接外力引起,如房子倒塌压伤、汽车压撞伤等。严重者可致截瘫,甚至危及生命;治疗不当的单纯脊椎压缩性骨折,可遗留慢性胸腰痛,暴力是引起胸腰椎骨折的主要原因。

每块脊椎骨分为椎体与附件两部分。可以将整个脊柱分成前、中、后三柱。前柱包含了椎体前 2/3、纤维环的前半部分和前纵韧带;中柱则包含了椎体的后 1/3、纤维环的后半部分和后纵韧带;而后柱则包含了后关节囊、黄韧带及脊椎的附件、关节突和棘上以及棘间韧带(图 24-0-3)。中柱和后柱包裹了脊髓和马尾神经,该区的损伤可累及神经系统,特别是中柱的损伤,碎骨片和髓核组织可以突入椎管前部而压迫或/和损伤脊髓,因此对每个脊椎骨折病例都必须了解有无中柱损伤。胸腰段脊柱($T_{10} \sim L_2$)处于两个生理

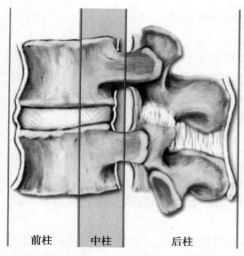

图 24-0-3　一个脊柱运动单元分为前柱、中柱和后柱

幅度的交汇处,活动度大,是应力集中之处,因此该处骨折十分常见。暴力的方向可以通过 X、Y、Z 轴,脊柱有 6 种运动:在 Y 轴上有压缩、牵拉和旋转;在 X 轴上有屈、伸和侧方移动;在 Z 轴上则有侧屈和前后方向移动。有三种力量可以作用于中轴:轴向的压缩,轴向的牵拉和在横面上的移动。三种病因不会同时存在,例如轴向的压缩和轴向的牵拉就不可能同时存在。

（一）单纯性楔形压缩性骨折

这是脊柱前柱损伤的结果。暴力来自沿着 X 轴旋转的力量使脊柱向前屈曲所致,后方的结构很少受影响,椎体通常呈楔形。该型骨折不损伤中柱,脊柱仍保持其稳定性。此类骨折通常为高空坠落伤,足或臀部着地,身体猛烈屈曲,产生了椎体前半部分压缩。

（二）稳定性爆裂性骨折

这是脊柱前柱和中柱损伤的结果。暴力来自 Y 轴的轴向压缩。通常亦为高空坠落伤,足、臀部着地,脊柱保持正直,胸腰段脊柱的椎体受力最大,因而挤压破碎,由于不存在旋转力量,后柱不受影响,因而仍保留了脊柱的稳定性,但破碎的椎体与椎间盘可以突出于椎管前方,压迫或/和损伤脊髓而产生神经症状。

（三）不稳定性爆裂性骨折

这是前、中、后三柱同时损伤的结果。暴力来自 Y 轴的轴向压缩以及顺时针的旋转,可能还有沿着 Z 轴的旋转力量参与使后柱亦出现断裂,由于脊柱不稳定,会出现创伤后脊柱后凸和进行性神经症状。

（四）Chance 骨折

为椎体水平撕裂性损伤。以往认为暴力来自沿着 Y 轴旋转的力最大,使脊柱过伸而产生损伤,例如从高空仰面落下,着地时背部被物体阻挡,使脊柱过伸,前纵韧带断裂,椎体横形裂开,棘突互相挤压而断裂,可以发生上一节椎体向后移位。而目前亦有人认为是脊柱屈曲的后果,而屈曲轴则应在前纵韧带的前方,因此认为是脊柱受来自 Y 轴轴向牵拉的结果,同时还有沿着 X 轴旋转力量的参与,这种骨折也是不稳定性骨折。临床上比较少见。

（五）屈曲-牵拉型损伤

屈曲轴在前纵韧带的后方,前柱部分因压缩力损伤,而中、后柱则因牵拉张力而损伤,中柱部分损伤表现为脊椎关节囊破裂,关节突脱位、半脱位或骨折,这种损伤往往还有来自 Y 轴旋转力参与,因此这类损伤往往是潜在性不稳定型骨折,原因是黄韧带、棘间韧带和棘上韧带都有撕裂。

（六）脊柱骨折-脱位

又名移动性损伤。暴力来自 Z 轴,如车祸时暴力直接来自背部后方的撞击,或弯腰工作时,重物自高空坠落直接打击背部,在强大暴力作用下,椎管的对线位已经完全被破坏,在损伤平面,椎体沿横面产生移位,通常前、中、后三柱均毁于剪力,损伤平面通常通过椎间盘,同时还有旋转力量的参与,因此脱位程度重于骨折,当关节突完全脱位时,下关节突移至下一节脊椎骨上关节突的前方,互相阻挡,称关节突交锁,造成极为严重的脊髓损伤,预后差。

（七）其他

还有一些单纯性附件骨折,如椎板骨折和横突骨折,不出现脊柱不稳定,称为稳定型骨折,特别是横突骨折,往往是背部受到撞击后腰部肌肉猛烈收缩而产生的撕脱性骨折。

外伤性脊椎骨折患者疼痛难忍,尤其是活动极其困难,只能卧床强迫体位。对于单纯性楔形压缩性骨折和稳定性爆裂性骨折(图 24-0-4,图 24-0-5)可行 PVP 或 PKP 治疗,而且几乎有立竿见影的临床效果,术后疼痛即刻减轻至消失,而其他类型的骨折应由骨科解决。

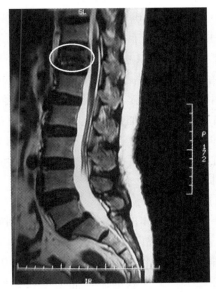

图 24-0-4　MRI:T$_{12}$ 外伤性压缩性骨折

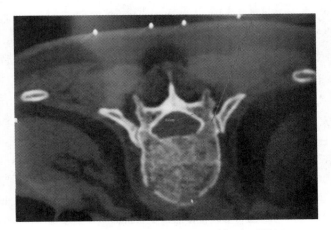

图 24-0-5　CT:T$_{12}$ 椎体前柱爆裂稳定型骨折

四、椎体血管瘤

椎体血管瘤(hemangioma)是一种脊椎的常见病变,约占脊椎原发肿瘤的 2%~3%。在人群中的发病率为 10%~12%,而出现临床症状的只有 1%~2%。60% 的椎体血管瘤在胸椎、30% 在腰椎、10% 左右在颈椎和骶骨。椎体血管瘤是一种常见的脊椎良性肿瘤,是由于椎体内血管生长紊乱所造成,是一种发生在椎体内的血管错构瘤,因为从病理角度来看,它是由一些周围排列着扁平上皮细胞的不规则血管腔组成,是血管和血管成分在骨内的类肿瘤性增生,根据形态可以分为海绵状血管瘤、毛细血管瘤及混合性血管瘤。椎体血管瘤可发生于任何年龄,多发现于 40~50 岁,病灶多累及椎体,大部分为单发,少数为多发。

(一) 影像学诊断

X 线平片是基础的检查方法,椎体破坏达 30%~50% 时才能显示。X 线侧位片上可见病变椎体内呈栅栏状改变;CT 对评价椎体血管瘤骨内病变是最有效的,CT 在横断面上表现为高密度的"圆点征"或"蜂巢样改变"(图 24-0-6),在矢状面上呈"栅栏样"改变,其周围伴有骨质吸收破坏后造成的局限性低密度区。MRI 在 T1WI 呈中等信号、T2WI 呈高信号影多见(图 24-0-7)。MRI 可以用来评价周围软组织扩张程度、脂肪成分和脊髓受压程度。

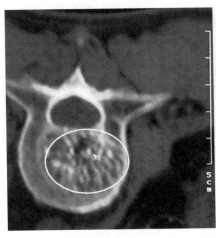
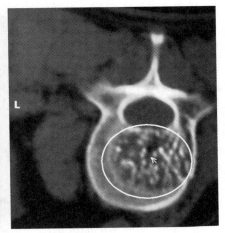

图 24-0-6　CT:L$_2$ 血管瘤,椎体成"蜂巢样改变"

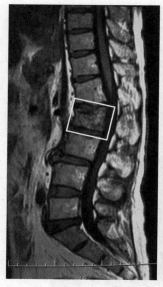
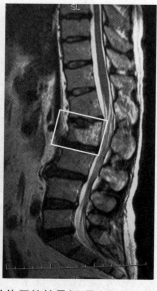

图 24-0-7　MRI：L$_2$ 血管瘤致椎体压缩性骨折，T1WI 呈中等信号、T2WI 呈高信号影

（二）组织活检和病理诊断

大块病理可明确血管瘤的诊断，常需切开活检或手术切除才能获得。也可在 CT 引导下穿刺活检，但存在取材失败、出血多、硬脊膜外腔血肿等风险，一般属于穿刺活检的相对禁忌证。在单纯依靠影像学检查难以区分侵袭性血管瘤（血管畸形）与血管肉瘤和血管内皮瘤（恶性）时，可再行 PVP 治疗时穿刺活检，做好各种防治出血准备，活检后立即注射骨水泥可达到止血效果。

（三）临床表现

由于瘤体在椎体内的膨胀性生长及周围骨质的破坏，患者可出现以局部疼痛为主的临床症状，部分患者甚至出现椎体压缩性骨折（图 24-0-7）及神经损害症状。更少数的血管瘤会生长到椎体以外，如果压迫神经根会导致躯干或肢体放射性疼痛，压迫脊髓则导致肢体无力，甚至瘫痪。

根据临床表现，将脊椎血管瘤分类为：无症状无压迫、有压迫无症状、有疼痛症状、有神经损害表现（特殊类型：妊娠期急速进展）四种。结合影像学和临床表现，可将有侵袭性和有侵袭潜能的血管瘤分为以上四种。根据病变部位，还可将血管瘤分为：局限于脊椎椎体骨质内（单纯位于前柱、后柱或前柱+后柱）和侵入软组织（椎旁和/或椎管内）两种。分型：Ⅰ型，无临床症状，无影像学侵袭性表现；Ⅱ型，背部疼痛，无影像学侵袭性表现；Ⅲ型，无临床症状，影像学具有侵袭性表现；Ⅳ型，既有临床疼痛症状又有侵袭性表现。

（四）治疗原则

Ⅰ型不需要治疗；Ⅱ型可以考虑治疗；Ⅲ型长期随访，每年进行一次 MRI 检查；Ⅳ型需要治疗。

（五）治疗方法

以往的治疗方法包括外科治疗、放疗、动脉栓塞、无水乙醇注射等，效果均不满意，而 PVP 的出现，使椎体血管瘤治疗取得突破性进展。PVP 操作简单，创伤小，住院时间短，治疗后 24~72h 内疼痛症状能够得到大部或完全缓解。

自 1984 年法国医师 Galibert 首次采用经皮注入骨水泥（PMMA）治疗 C$_2$ 椎体血管瘤取得良好的临床疗效后，PVP 已成为治疗椎体后壁完整，无神经症状椎体血管瘤的主要方式，它具有微创，出血少及疗效确切等优点。术前详细阅读影像学资料，明确瘤体在椎体内的位置，通过控制穿刺针的角度及方向实现术中靶向穿刺，将骨水泥准确注入瘤体位置。椎体血管瘤经 PVP 治疗后，不仅能够减轻甚至解除局部疼痛，而且椎体经骨水泥增强后可以有效预防病理性骨折的发生（图 24-0-8）。

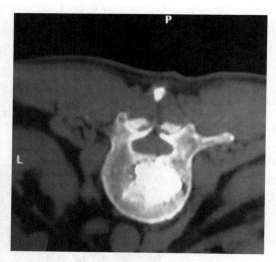

图 24-0-8　CT：L$_2$ 血管瘤 PVP 后，病灶被骨水泥填充、加固

五、癌 性 骨 痛

癌（肿瘤）侵蚀或转移至骨骼产生的疼痛称之为癌性骨痛（bone cancer pain），是恶性肿瘤晚期致痛的常见原因之一。据统计，产生癌性骨痛的原发肿瘤依次为骨髓瘤、乳腺癌、肺癌、前列腺癌、膀胱癌、食管

癌、颈部癌及其他癌,好发于脊椎(胸椎、腰椎、骶椎和颈椎)和不规则骨骼(髂骨、肩胛骨、肋骨、耻骨、颅骨、胸骨等)。肿瘤侵犯骨骼时,不管是原发性骨肿瘤还是骨转移肿瘤,均产生难以忍受的疼痛。骨膜内存在与痛觉有关的感觉神经末梢,骨髓和哈佛氏管中也有感觉神经纤维,骨髓腔内压的变化、骨髓受到刺激是产生骨性疼痛的原因。肿瘤细胞瀑布式分泌细胞因子、前列腺素、肽类等致痛物质,促使其周围骨质破坏、吸收或钙盐沉积,造成破骨或/和成骨性骨破坏,刺激和压迫神经系统,致敏神经末梢而产生剧烈疼痛,瘤体牵拉骨膜也是致痛原因之一,一旦引起病理性骨折时疼痛加剧。肿瘤转移到颅骨(图 24-0-9)、椎体可产生相应的头痛、腰腿痛和根性神经痛。除有骨骼本身疼痛之外,还有邻近神经根刺激所致的体表性疼痛。

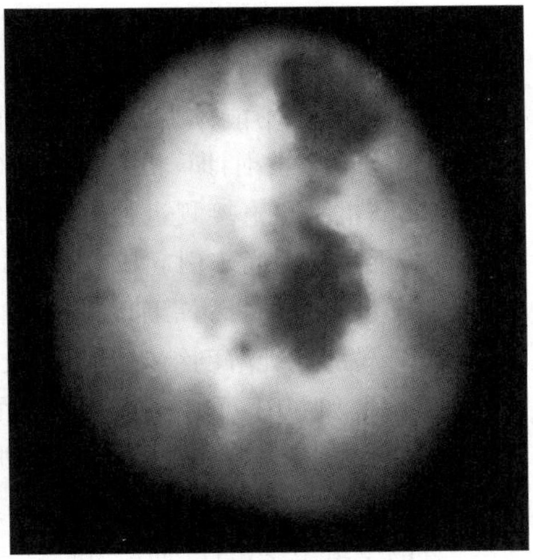

图 24-0-9　CT:颅骨转移被肿瘤侵蚀破坏

(一) 医师治疗选择的困惑

Abrams HL 在 1950 年报道:27% 癌症患者最终会出现骨转移。随着现代医疗诊治技术的不断发展,肿瘤患者的寿命明显延长,75% 晚期癌症患者经受着疼痛的折磨,25%~30% 患者疼痛严重而难以忍受,顽固性癌痛成为影响患者生活质量的重要因素之一。尽管现在已经有很多药物和治疗手段来缓解疼痛,但顽固性癌痛仍是目前医学界所面临的严峻挑战。当肿瘤患者出现脊椎、骨盆等骨转移,出现难以忍受的剧烈疼痛,活动困难,随时有瘫痪的风险,镇痛药物治疗效果不佳时,医师亦经常是束手无策、无可奈何,给治疗带来极大的困惑。最佳的治疗选择是什么?经皮骨成形术(POP)具有微创、安全、有效、经济的特点,可消除或缓解疼痛,有效率达 75%~97%,不失为治疗癌性骨痛的一种有益选择和补充。而且实施 POP 的时机应当提前,一旦发现有骨转移所致疼痛即可实施,并且可以和治疗肿瘤的其他方法(放、化疗)同步进行。

(二) 作用机制

POP 治疗癌性骨痛主要作用机制有下列几种:

1. 加固骨骼　由于骨水泥抗压力强、硬度高,注入病变骨骼病灶后,可增加局部骨骼强度,起到一定的支撑作用,从而预防微骨折,防止局部骨骼进一步破坏,比较适合治疗承重骨的骨破坏及大多数骨骼的病理性骨折;

2. 缓解疼痛　骨水泥聚合时一过性产热——聚合热(70~85℃),使骨水泥周围的神经末梢和肿瘤细胞灭活、坏死,骨水泥单体的毒性也可能产生一定的抗肿瘤作用,使肿瘤体积缩小,从而缓解患者疼痛;

3. 骨水泥的机械作用　可截断骨转移瘤及骨肿瘤供血,使局部血流中断,从而抑制肿瘤的局部生长。

(三) 诊断

部分癌性骨痛患者行 POP 前已经明确诊断,而有些则是以疼痛首诊,可能首先发现的就是肿瘤骨转移,而原发灶难以寻踪。癌性骨痛的性质多为钝痛,常伴有阵发性刺痛、撕裂痛,进行性加重,持续存在或/和阵发性加剧,定位不明确,常伴有深部压痛。疼痛程度多为中至重度,发生在脊椎的骨髓瘤或骨转移瘤活动时疼痛加剧,翻身困难。通常夜间疼痛加重导致患者不能入睡或入睡后痛醒,各种镇痛药物难以奏效。癌性骨痛的诊断主要根据患者主诉、体检、病史加影像学检查,包括 X 线平片、ECT、MRI、CT 及 PET-CT 等。

1. 常见影像学检查　各种影像学检查对于骨转移瘤及骨肿瘤的诊断均有其局限性。

(1) X 线平片:敏感性低,当骨转移病灶直径达 1~2cm,局部脱钙量达 30%~50% 时,X 线才能发现骨小梁的破坏性病变。

(2) 放射学核素全身扫描(ECT):敏感性较高但特异性较低,可有 94% 的骨转移瘤患者为阳性,较 X线早 3~6 个月,较 CT 或 MRI 早 2~3 个月。20%~30% 没有明显骨痛的肿瘤患者可用 ECT 发现骨转移。但 ECT 诊断存在假阳性和假阴性,对单发病灶、老年人、体力劳动者、有外伤史没有明确原发灶患者易出现假阳性,对以破骨为主的小病灶易遗漏。单纯 ECT 对疗效评价有限,疼痛缓解与其变化经常不一致,不能判断骨骼旁组织的转移和压迫情况,不能正确显示肿块的大小等。ECT 主要用于肿瘤骨转移的筛查。注意:ECT 阳性者不能作为诊断依据和疗效评价指标。

(3) 正电子发射计算机断层成像(PET-CT):PET-CT 于 20 世纪 90 年代被用于骨转移瘤的诊断和疗效跟踪。其机制是直接测定肿瘤细胞本身对葡萄糖的摄入,可能较 ECT 的敏感性更好,特异性更高,对那些仅局限于骨髓内尚未引起成骨或溶骨反应的骨转移瘤也可显示;从葡萄糖代谢变化的角度显示骨转移瘤,避免了许多良性骨病带来的假阳性,有影像和代谢双重显示功能,可以显示治疗效果。其缺点除成本过高外,对局部病灶解剖结构显示不及 CT 和 MRI。

(4) CT 和 MRI:可以了解骨转移的范围以及与周围组织关系,准确显示肿瘤大小,侵犯范围和关节及血管有无累及,准确显示脊髓硬膜囊、神经根、脊椎骨及其附件侵蚀情况,决定局部治疗方案的选择;对部分 ECT 冷区的病变,可以发现骨破坏,其灵敏度高于 ECT,有助于明确诊断;某些肿瘤有较特异性的信号改变,有助于组织学定性,如原发性肿瘤或转移瘤,某些特异性肿瘤,如脂肪瘤、动脉瘤、软骨瘤等,有助于鉴别诊断。CT 可以了解骨转移瘤或骨肿瘤造成骨破坏的性质是破骨型、成骨型还是混合型,MRI 可以较早期发现骨转移病灶,所以对骨肿瘤或骨转移瘤的检查 CT 和 MRI 一个都不能少。

(5) 骨穿刺活检:属于创伤性检查,阳性率为 70% 左右,但脊椎骨的穿刺活检比较困难,可以再行 PVP 治疗时进行,根据需要加以选择。

2. 诊断要点　ECT 是初步诊断骨转移瘤的筛查方法,进一步确诊还须根据情况选择 X 线平片、MRI、CT、PET-CT 扫描等方法,必要时考虑骨骼穿刺活检。

3. 诊断标准　需同时具备以下两项诊断条件:

(1) 经组织病理学或细胞学检查诊断为恶性肿瘤,或骨病灶穿刺活检或细胞学诊断为恶性肿瘤骨转移;

(2) 骨病灶经 X 线平片、MRI、CT 或 PET-CT 扫描诊断为恶性肿瘤骨转移。

诊断还须明确骨转移瘤及骨肿瘤病灶的部位、大小、类型(破骨、成骨或混合型)、形状(椎体后缘有无破坏)及其与周边组织的关系等。还要对患者的疼痛程度、身体及心理状态作出适当评估,对其运动功能、感觉障碍、是否有脏器功能失调等情况也应了解,与肿瘤无关的疼痛亦要加以鉴别。一般骨转移瘤及骨肿瘤的诊断均基于病史加影像学诊断,有骨转移瘤病灶的病理学诊断较少,甚至有些骨转移瘤很难找到原发灶,但这并不影响实施 POP 治疗。

(四) 适应证

1. 诊断明确的全身各部位骨骼的骨转移瘤、骨肿瘤伴有疼痛。

2. MRI 及 CT 提示骨转移瘤,但原发病灶尚不明确。

3. 经 CT 证实骨转移瘤及骨肿瘤,骨骼侵蚀病灶为破骨型或破骨与成骨混合型骨破坏。

(五) 禁忌证

1. 患者凝血机制异常。

2. 伴有拟穿刺部位感染、压疮、皮肤破损。

3. 伴有多器官功能衰竭不能耐受手术。

4. CT 显示骨转移病灶完全钙化(成骨型)。

5. CT 显示肿瘤骨转移椎体后缘完全破坏并椎管内转移、截瘫。

6. 患者及其家属不能理解与配合。

六、POP 的实施

POP 是在 CT 或 X 线机引导下实施的经皮精准穿刺微创介入治疗技术,是疼痛科医师经过学习培训可以掌握的一项核心技术,与疼痛科其他精准微创治疗技术有异曲同工之妙。分享一位 PHN 患者,并伴

有骨质疏松性 T_{12}、L_1 椎体压缩性骨折(图 24-0-10),而且 PHN 区域和椎体压缩性骨折所致疼痛区域基本吻合(图 24-0-11,图 24-0-12)。

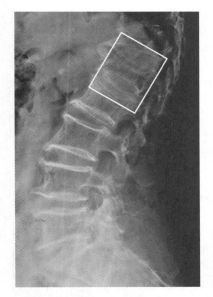

图 24-0-10　腰椎 X 线平片:T_{12}、L_1 椎体压缩性骨折

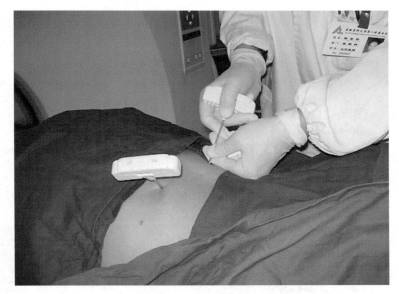

图 24-0-11　CT 引导 T_{12}、L_1 椎体穿刺

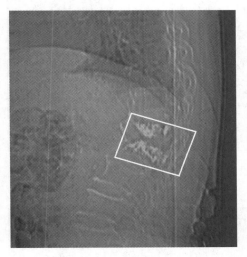

图 24-0-12　PVP 后 CT 定位片

（一）必备条件

1. 要有通过学习训练掌握该项技术的医师及其团队,包括疼痛科医师、护士、影像科医师。

2. 有良好的影像设备(CT 机或 C 臂 X 线机,笔者习惯在 CT 引导下操作)。

3. 术者熟悉注射骨水泥器械及骨水泥性能。

初学者应在有经验的老师指导下进行或经过尸体培训掌握该技术,先易后难,先自比较容易操作的腰椎开始,积累经验后再做难度较高的胸椎、颈椎及其他骨骼(髂骨、耻骨、肩胛骨、肋骨等)。

（二）适应证

骨骼的良、恶性病变伴有疼痛。

1. 骨质疏松性椎体压缩骨折。

2. 癌性骨痛(胸、腰、颈椎及其他骨转移)。

3. 骨髓瘤。

4. 椎体侵袭性血管瘤(胸、腰、颈椎)。

5. 外伤性胸、腰椎骨折(稳定型)。

（三）禁忌证

可根据术者经验和所具备条件分为绝对禁忌证和相对禁忌证。

1. 绝对禁忌证

（1）难以避开的穿刺部位感染灶。

（2）体质衰竭不能耐受微创手术治疗。

（3）难以纠正的凝血机制异常。

（4）完全成骨型骨转移(穿刺及注射骨水泥极其困难)。

（5）患者及其家属不能理解和配合治疗。

2. 相对禁忌证

（1）不能俯卧位可改为侧卧位或半侧卧位（图 24-0-13）；

（2）3 个及以上椎体的压缩性骨折可根据患者状况先做 1~2 个椎体分批进行；

（3）椎体压缩性骨折＞正常椎体高度的 75% 可在 CT 引导下用细针精准穿刺（图 24-0-14，图 24-0-15，图 24-0-16）；

（4）椎体后缘（图 24-0-17）及椎弓根（图 24-0-18）破坏可在充分沟通后小心实施；

（5）既有成骨又有破骨同时存在的骨转移（图 24-0-19）。

（四）术前准备

1. 检查三大常规，PT 系列，肝、肾功能，血糖，ESR，CRP，肿瘤相关抗原，EKG，胸片，病损骨的 MRI、CT 及 X 线检查，必要时行 ECT、PET-CT 检查。

2. 准备 POP 手术器械、骨水泥、微创手术包、急救药品及器械、生命体征监测仪、氧气等。

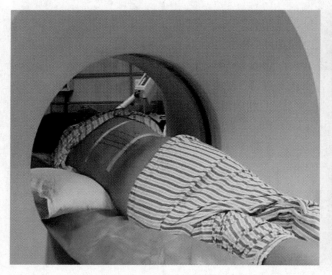

图 24-0-13 因患者不能俯卧，只能选择半侧卧位

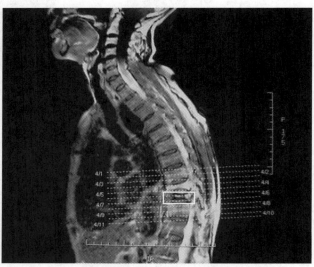

图 24-0-14 T$_{10}$ 3 度压缩性骨折，椎体高度仅 2mm

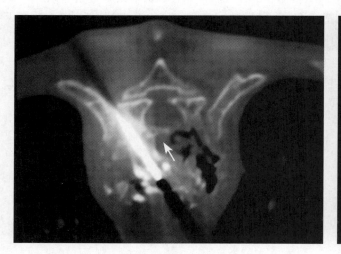

图 24-0-15 CT：用特制细针（16G）穿刺

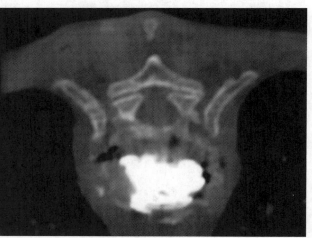

图 24-0-16 CT：注射骨水泥 2.7ml，扩散良好

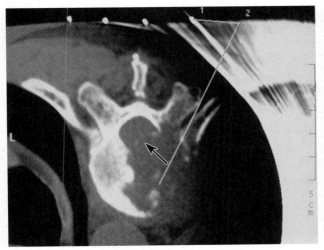

图 24-0-17　CT:T₁₁ 椎体后缘严重破坏

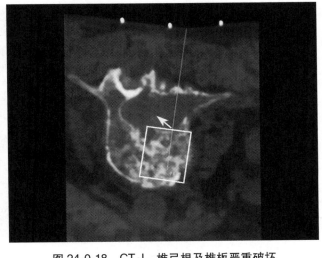

图 24-0-18　CT:L₂ 椎弓根及椎板严重破坏

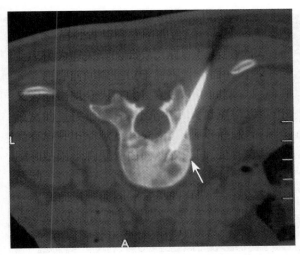

图 24-0-19　CT:L₁ 椎体肿瘤转移,有成骨和破骨改变

3. 手术场地消毒,如在 CT 室手术,一般采用紫外线照射 60min,空气过滤消毒。

4. 术前与患者及其家属谈话,告知手术方法、可能发生的风险和并发症,并签署知情同意书报医院主管部门审批。

5. 术前穿刺静脉留置针备用,术前 30min 内静脉用抗生素 1 次,静脉推注或点滴氟比洛芬酯 50mg 或肌内注射曲马多 100mg。

（五）操作步骤（CT 引导）

1. 治疗在 CT 室内进行,患者卧位于 CT 检查床上,体位根据病灶部位而定,以利于手术操作及患者舒适为原则,一般采用俯卧、仰卧、侧卧、半侧卧或某些特殊体位。无创监测生命体征、ECG,开放静脉输液。在拟穿刺部位放置栅状定位器后定位扫描（图 24-0-20）,薄层（1~2mm）轴位扫描病变骨病灶。

2. 根据 CT 图像选择拟穿刺层面,设计拟穿刺路径及测量其深度和角度（图 24-0-21）,标记穿刺点（图 24-0-20）。

3. 打开微创穿刺包,手消毒戴无菌手套,手术野常规消毒、铺巾,用 0.5% 利多卡因 5~8ml 自标记点行局部浸润麻醉,用骨穿针按拟设计路径穿刺,在 CT 引导下调整穿刺针位置,确认针尖位于病灶前中 1/3 处（图 24-0-22）。

4. 调制、注射骨水泥,手术前应仔细阅读骨水泥说明书,了解骨水泥的特性和成形时间。骨水泥的粉剂和溶剂需要在注射前临时调制,大部分有固定的比例,将溶剂倒入装有粉剂的容器中充分调匀即可,有时需要根据注射容量按比例调制,一般按溶液:粉剂=1:2配制,即 5ml 溶剂配 10ml 粉剂,必须充分调匀,将稀薄期的骨水泥注入推杆或特制注射器中备用。待骨水泥呈块状即牙膏前期时用特制注射器或经工作通道缓慢推注 1.0~1.5ml,立即 CT 扫描显示骨水泥扩散分布情况,若骨水泥扩散分布良好无外漏时,再继续推注骨水泥,注射容量根据病损椎体病灶大小而定。一般颈椎（C₁~₇）及高、中位胸椎（T₁~₈）注射骨水泥 1.5~3.0ml/椎体,低位胸椎及腰椎（T₉~L₅）3.0~5.0ml,其他扁骨、长骨和不规则骨应根据病灶大小注射 1.0~12.0ml 不等（图 24-0-23,图 24-0-24）。特别提醒:注射骨水泥时,术者应不断与患者进行交流,及时了解患者感觉与疼痛情况。若患者感觉到注射部位有灼热、疼痛剧烈时,应停止注射,立即 CT 扫描,若发现有骨水泥外漏,应停止注射或调整工作通道后再注射。骨水泥注射结束时,推杆须留在工作通道中,或即刻将针芯插入骨穿针中将其中的骨水泥推入病灶中,以免拔除工作通道或骨穿针时出现骨水泥拖尾现象（图 24-0-25）。顺、逆时针旋转工作

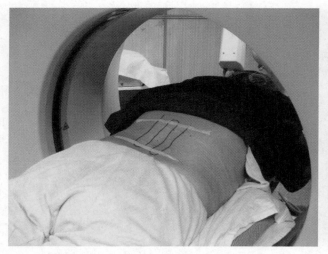

图 24-0-20　拟行 L_3 椎体 PVP 治疗 CT 定位

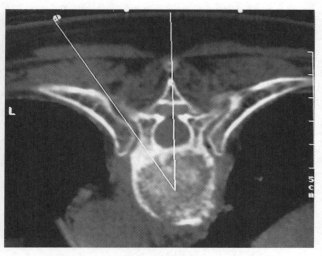

图 24-0-21　选择拟穿刺图像,设计拟穿刺路径

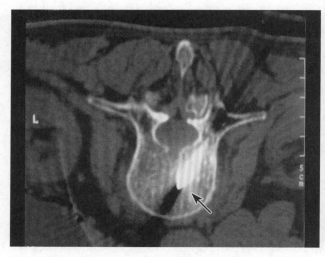

图 24-0-22　CT:穿针尖位于椎体前中 1/3 处

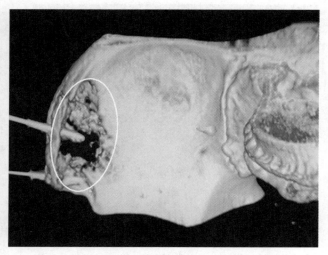

图 24-0-23　CT 3D 成像,前列腺癌右髂骨转移破坏

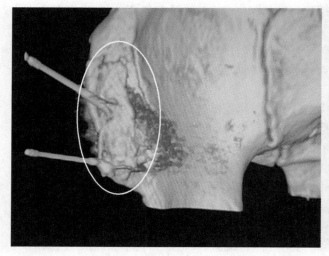

图 24-0-24　双针穿刺,注射骨水泥 12ml,病灶填充良好

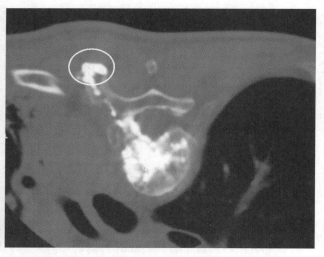

图 24-0-25　T_6 PVP 后左侧针道外骨水泥拖尾

通道或骨穿针数次,待体外骨水泥成形后拔除,用无菌纱布按压穿刺针眼片刻,观察针眼无出血后贴无菌敷料。CT 扫描评判骨水泥填充效果及有无骨水泥外漏(图 24-0-26)。观察患者无异常反应、生命体征平稳 5min 后,卧位于推床上送回病房。

5. 用骨穿针或其他穿刺针行 POP 时,不用建立工作通道,直接将骨穿针或其他穿刺针穿刺到病变骨病灶的前中 1/3 处,用特制注射器将牙膏状骨水泥经骨穿针或其他穿刺针分次注入病灶,其余步骤与上述相同(图 24-0-27)。

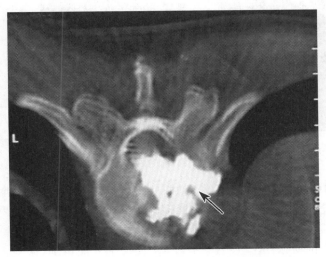

图 24-0-26　CT 评判骨水泥填充效果及有无骨水泥外漏

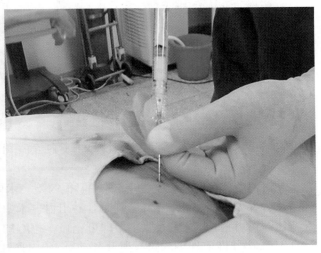

图 24-0-27　T$_{10}$ 椎体高度仅 2mm,用 16G 针穿刺注射骨水泥

(六)术后处理

1. 患者回病房后仰卧或侧卧位,检查穿刺针眼有无出血,卧床 2h,无创监测生命体征 2h 至平稳,检查双下肢感觉、运动状况。

2. 颈椎行 POP 后,应严密观察术后出血情况,床旁备气管切开包以应急需。

3. 术后 2h 后可下床适应性活动,逐渐过渡到正常。

4. 术后局部可有酸胀疼痛不适,给予镇痛药对症处理。

5. 术后继续抗骨质疏松、抗肿瘤药物及其他治疗。

(七)并发症及其防治

1. 骨水泥外漏　据报道发生率约 20%,其中 95% 患者无临床症状,3% 有脊髓损伤表现,1% 发生肺栓塞。预防其发生的关键是掌握以下几点:

(1)穿刺精准到位,CT 显示穿刺针尖位于病灶前中 1/3 处。

(2)注射骨水泥时机恰当,稀薄期禁止注射,牙膏前期开始注射,牙膏期赶紧注射(骨水泥稍稀薄时注射扩散较好,但容易外漏;牙膏黏稠期注射外漏风险相对少一些,但扩散差一些,甚至注射一管(杆)后就再难以注射。须根据患者情况、术者的经验灵活掌握)。

(3)注射骨水泥速度合适,掌握先慢后快的原则,牙膏前期注射宜慢,牙膏期注射稍快。

(4)注射骨水泥时推力合适用特制注射器或推杆注射时应掌握好注射力度,骨水泥较稀薄时注射阻力较小,推注的力度亦较小,随着骨水泥粘稠度及椎体内骨水泥量的增加,注射阻力增加,推注的力度也随之增加,如注射阻力突然减小,应立即停止注射,CT 扫描看看有无骨水泥外漏。用螺旋推进器注射就难以感知推注时的阻力变化。

(5)注射骨水泥容量合适,根据病灶大小、部位及与周围脏器的关系决定注射骨水泥的容量,量大易外漏,量小可能效果欠佳,在安全的前提下以量较大为好。在 CT 引导下穿刺可确保穿刺部位精准,注射骨水泥时应密切观察患者反应,第一管(杆)注射后立即扫描判断骨水泥扩散情况,一旦发现有骨水泥外漏,立即停止注射。少量无症状的骨水泥外漏无需处理,如果骨水泥漏到椎管内引起神经压迫症状、体征时应立即经手术取出(图 24-0-28,图 24-0-29)。

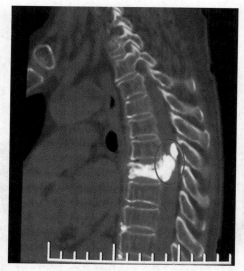

图 24-0-28 T$_7$ 注射骨水泥时严重外漏至椎管内

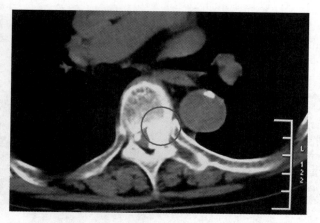

图 24-0-29 导致 T$_7$ 椎管狭窄、截瘫,立即手术后有所恢复

2. 术中、术后出血 发生率较低,但很凶险。术中、术后出血均与手术穿刺有关,因骨转移瘤、椎体血管瘤及骨髓瘤本身血供丰富,穿刺时容易出血。术中若仅发现穿刺针或工作通道出血,可用针芯或推杆插入堵住即可,待骨水泥注入填塞后即可止血。担心的是穿刺致病损骨骼周围血管损伤出血(图 24-0-30,图 24-0-31),如颈椎前外侧入路应避开颈动脉、颈内静脉、椎动脉,这些血管只有在 CT 图像上才能辨别,穿刺时尽量避开。而在 CT 图像上亦不能辨别的是甲状腺血管,尤其是甲状腺上、下动脉,有些患者甲状腺较大,穿刺时为避开颈动脉,穿刺针有可能自甲状腺内穿过致局部出血,少量出血经局部按压可止血,若穿刺时误伤甲状腺动脉可致较大量出血,血块压迫气管致呼吸困难而发生灾难性后果。遇到此种紧急情况时,应果断请外科医师急会诊协助手术解决,决不可心存侥幸、坐失良机(图 24-0-32~图 24-0-38)。

3. 椎间隙感染 发生率约 1‰~8‰,与患者免疫力下降,术前存在轻度椎间隙感染或泌尿系统感染,手术操作及手术室环境等因素有关。术前检查如发现有感染迹象应积极治疗,术前 30min 内给予静脉点滴抗生素 1 次,术后 4h 内可追加 1 次。术中严格执行无菌操作原则,术后如判断有椎间隙感染时应请相关科室(骨科、感染科)会诊,给予积极有效抗感染治疗。

4. 神经损伤 发生率约 1‰,与术中操作误伤或骨水泥外漏灼伤、压迫有关。在 CT 引导下穿刺可最大限度避免损伤神经,穿刺时应动作轻柔,与患者交谈,一旦发生异感立即停止穿刺,扫描针尖位置予以调整。术后如发现有神经损伤,可给予营养神经药物和功能锻炼康复治疗。

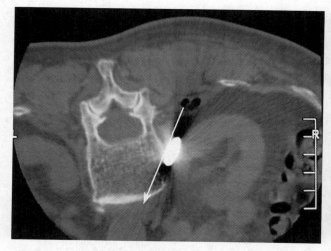

图 24-0-30 L$_1$ 拟自右侧经椎体穿刺,穿刺针自椎体外滑过

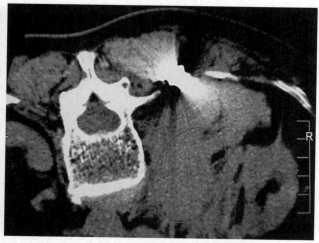

图 24-0-31 腹膜后血肿将右侧肾脏推移

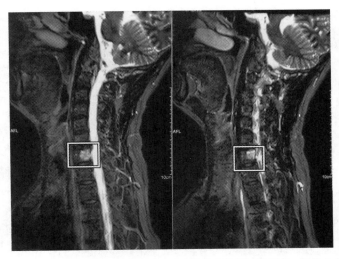

图 24-0-32 颈椎 MRI 抑脂像显示，C$_7$ 椎体高信号，提示 C$_7$ 椎体血管瘤

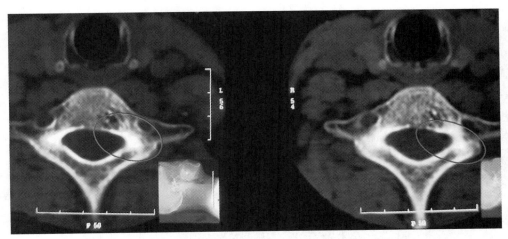

图 24-0-33 CT：C$_7$ 椎体低信号，提示 C$_7$ 椎体血管瘤，紧挨着左侧椎动脉孔

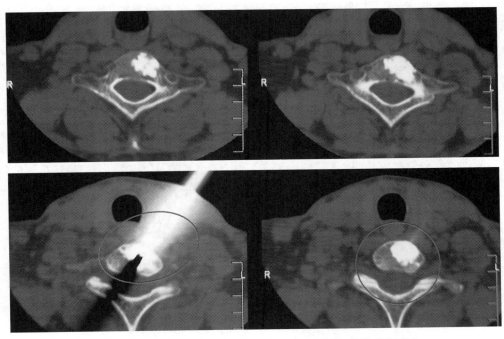

图 24-0-34 CT：骨水泥扩散满意，无骨水泥外漏，椎体旁无出血

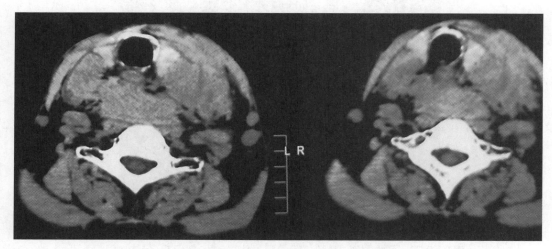

图 24-0-35 CT:C₇ 水平左胸锁乳突肌内侧及椎体前大片异常信号,考虑为血肿,气管未受压

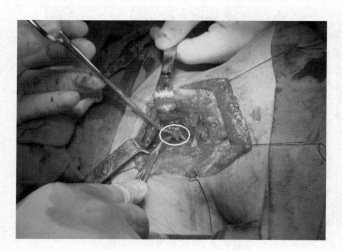

图 24-0-36 术中发现,左侧甲状腺下动脉损伤断裂

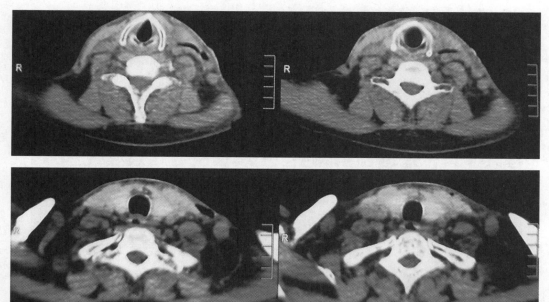

图 24-0-37 术后 1 周复查 CT 显示,C₇~T₁ 颈部及椎体前血肿消失

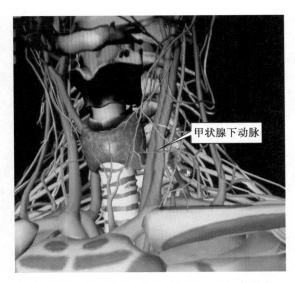

图 24-0-38　颈部血管、神经、甲状腺与 C₇ 椎体关系示意图

5. 气胸及其他脏器损伤　发生率较低，与穿刺操作不当有关，在 CT 引导下穿刺可最大限度避免其发生，胸椎穿刺时应特别小心。若术中发生气胸及其他脏器损伤，应沉着冷静，对症处理，首先维持生命体征平稳，必要时应请相关科室急会诊协助处理。

6. 骨水泥植入综合征（bone cement implantation syndrome，BCIS）　BCIS 是发生在注射骨水泥过程中出现的以低氧、低血压、心律失常、肺血管阻力升高和心搏骤停的急性综合征，虽然其机制尚未完全明了，但和注射骨水泥过程中发生的肺栓塞、过敏反应、补体激活等因素有关。BCIS 分级：1 级-轻度低氧（SpO₂<94%），轻度低血压（收缩压下降>20%）；2 级-重度低氧（SpO₂<88%），重度低血压（收缩压下降>40%）或突发意识消失；3 级-呼吸循环衰竭，需紧急心肺复苏治疗。BCIS 重在防范，术中严密监测患者生命体征，一旦发现低氧、低血压、心律失常，应立即停止注射骨水泥对症处理，维护呼吸循环系统平稳，最重要的是防止骨水泥外漏尤其是经椎旁静脉（图 24-0-39）进入肺循环引起肺栓塞（图 24-0-40），极少量的肺栓塞可能影响不大，严重的肺栓塞可导致呼吸循环衰竭患者即刻死亡的灾难性后果。

（八）注意事项

1. 术中严密观察患者生命体征　尤其是推注骨水泥时要不断与患者交流，以便及时发现异常情况予以处理，确保安全。

2. 注射骨水泥的量因病灶大小和位置而异，适可而止，一次注射骨水泥总量为 1.0~12ml 不等。

3. 治疗骨质疏松性椎体压缩性骨折、骨肿瘤及骨转移瘤病灶的多少因人而异，一次最多不超过 3 个，在确保安全的前提下根据患者的全身状况而定，因以上患者一般情况均较差。

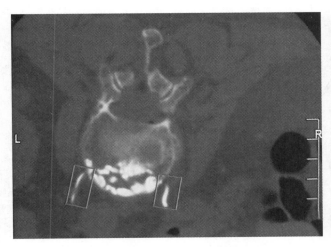

图 24-0-39　L₂ PVP 骨水泥经椎静脉少量外漏

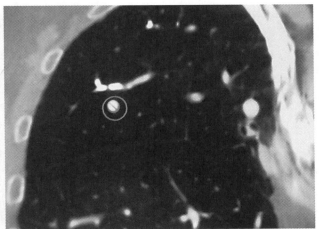

图 24-0-40　患者体检时，发现右侧肺少量高密度影，考虑为骨水泥外漏所致肺栓塞

（陈家骅）

参考文献

[1] 周兵,吴春根,程永德,等. 经皮骨成形术治疗椎体外恶性溶骨性病变的疗效分析[J]. 介入放射学杂志,2009,18:29-33.
[2] 田庆华,吴春根,程永德. 经皮骨成形术治疗椎外骨肿瘤的现状与展望[J]. 介入放射学杂志,2012,21:340-343.

［3］ 黄蓓晖,李娟,赵莹,等.经皮椎体后凸成形术治疗 10 例多发性骨髓瘤的临床体会[J].临床血液学杂志,2009,22：582-584.

［4］ 王东(综述),宋西正,王文军(审校).经皮椎体成形术骨水泥渗漏的原因分析与防治[J].医学临床研究,2010,27：551-553.

［5］ 高粱斌,陈嘉裕,张亮,等.经皮椎体成形术中骨水泥注射量与疗效和并发症的相关性研究[J].中华创伤骨科杂志,2009,11：532-534.

第二十五章　功能神经外科疼痛治疗技术

第一节　神经调控治疗技术

神经调控是利用植入性和非植入性技术,依靠电或化学手段,来改善中枢、周围或自主神经系统的功能。神经电刺激术是近十多年来才逐渐得到广泛认可和专业推崇的微创外科止痛术式,通过体内植入刺激电极和脉冲发生器,采用电刺激的形式对疼痛感觉的传导、呈递、形成等环节进行调制,达到减轻或消除疼痛的效果。根据电刺激部位的不同,可以分为周围神经电刺激术、脊髓电刺激术、脑深部电刺激术和运动皮质电刺激术等不同的术式。神经电刺激术不仅具有手术微创,不毁损破坏神经的优点,而且还具有可程控、可测试、可逆转等优点。

一、外周神经电刺激

(一) 概述

最早的外周神经电刺激(peripheral nerve stimulation,PNS)是 TENS。真正意义上的 PNS 始于 19 世纪 60 年代,Wall 等发现刺激大的神经纤维可以抑制痛觉神经冲动的传导,并开始尝试采用 PNS 治疗外周神经损伤所致的慢性疼痛。随着永久性植入刺激系统的出现,PNS 得到了进一步的发展,其适应证也有所扩大。近年来,在 PNS 的基础上延伸出外周区域电刺激(peripheral nerve field stimulation,PNFS),即将电极植入疼痛部位的皮下组织,通过刺激末梢神经使疼痛缓解。随着神经调控技术和对疾病认识的不断发展,PNS 和 PNFS 将迎来更广阔的应用前景。

PNS 和 PNFS 镇痛的机制与闸门控制激活有关,大的外周神经纤维的刺激抑制了 C 类纤维的活性,从而降低了脊髓后角神经元对伤害性刺激的反应。此外,还发现 PNS 影响了由 5-羟色胺、脑腓肽、γ-氨基丁酸和谷氨酸等介导的脊髓下行调制系统。

(二) 手术适应证和禁忌证

1. 适应证

(1) 主要适用于单个外周神经损伤或病变所致的慢性顽固性疼痛,疼痛应局限于某根外周神经支配的区域,如外伤、CRPS、枕神经痛、PHN 等。

(2) 选择性神经阻滞可使疼痛暂时缓解。

(3) 部分偏头痛患者适合枕神经刺激治疗。

2. 禁忌证

(1) 凝血功能异常。

(2) 手术区域有感染灶。

(3) 药物成瘾。

(4) 有严重的精神心理问题。

(三) 手术方法

1. 根据不同的手术部位选择合适的体位,通常采用局部麻醉。常选择的外周神经有枕神经、脊神经背根、尺神经、正中神经、桡神经、胫后神经、腓总神经等。

2. 在植入 PNS 电极时,应将电极植入神经损伤部位的近端。

3. 若使用外科电极,应分离显露病变的外周神经近端,在电极上覆盖薄层结缔组织,使电极的触点位于外周神经附近。

4. 若使用穿刺电极,应在皮下脂肪内穿刺植入电极,使电极与所刺激的神经相交叉。

5. 手术技术电极植入后,应连接体外刺激器进行测试,调整电极位置,使刺激所产生的麻木感覆盖整个疼痛区域。然后,将电极固定缝合在肌肉筋膜或皮下,连接延长线和体外刺激器。

6. 患者经过 1 周左右体外刺激器的测试,对 PNS 的疗效和副作用进行初步判断。测试满意后(疼痛缓解>50% ,没有明显的不适感),可植入脉冲发生器。脉冲发生器植入的部位常选择所刺激的外周神经附近的皮下,如腹壁、腋中线胸壁、髂后上棘下方、大腿外侧等。

(四) 注意事项

1. 术前应对患者进行仔细地评估,打消患者不切实际的治疗愿望,使患者明确该手术只能使疼痛减轻而不能彻底治愈。

2. 术前应进行刺激部位的选择性神经阻滞,疼痛缓解>50% ,才能考虑进行手术植入电极。

3. 若有明确的神经损伤或病变,应将电极植入神经损伤或病变部位的近端。

4. 在选择电极接口和脉冲发生器植入部位时,应充分考虑患者的意见,选择不易受到压迫和摩擦,并且不会给患者带来心理障碍的部位。

5. 并发症包括与手术相关的和与机械相关的并发症。与手术相关的并发症包括神经损伤、感染、排异反应等;与机械相关的并发症包括电极移位、电极断裂、失连接、脉冲发生器不工作等。最常见的是局部感染,尤其是电极接口和脉冲发生器植入部位的感染,若发生,可考虑更换植入部位,必要时需取出电刺激系统。

(五) 应用评价

PNS/PNFS 治疗慢性顽固性疼痛的应用范围较为广泛,可以用于头面部、腰背部、胸部、腹部、腹股沟等全身各个部位,操作简便,安全有效,总有效率可以达到 72% 左右。几年来,PNS/PNFS 更多是用于头面痛的治疗,可以选择枕神经、眶上神经或眶下神经进行刺激,72% 的患者经测试有效后接受刺激脉冲器植入,其中有 68% 的患者经过长期治疗疼痛缓解超过 50% ,81% 的患者镇痛药用量减少。枕神经刺激作为治疗慢性偏头痛的一个新手段,得到了更为广泛的应用和认可,长期疗效也最为满意。随着神经调控技术和对疾病认识的不断发展,外周神经电刺激将迎来更广阔的应用前景。

二、脊髓电刺激

(一) 概述

脊髓电刺激(spinal cord stimulation,SCS)是将刺激电极植入脊髓硬膜外,通过电流刺激脊髓后柱的传导束和后角感觉神经元达到止痛的效果。最早的脊髓电刺激镇痛术是 Shealy 在 1967 年报道的,经椎板切除后将电极放置在脊髓后柱处的蛛网膜下腔内,电刺激脊髓后柱治疗慢性疼痛,取得较好的镇痛效果。1975 年,Dooley 报道了经皮穿刺脊髓电刺激技术,将电极穿刺植入脊髓后柱附近的硬脊膜外,使手术的创伤变得更小,操作更为简便。SCS 止痛的主要理论依据是疼痛的闸门控制学说,低电流刺激脊髓后柱可以活化疼痛抑制神经纤维,关闭疼痛信息的传递,进而缓解和阻断疼痛感觉。

(二) 手术适应证和禁忌证

1. 适应证

(1) 外周神经损伤后疼痛或外周神经病理性疼痛。

(2) 腰椎手术后疼痛综合征。

(3) 复杂性区域性疼痛综合征。

(4) 交感神经功能失调和周围缺血性病变引起的疼痛。

(5) PHN。

(6) 残肢痛。

(7) 功能性心绞痛。

2. 禁忌证

(1) 一般状况差,严重的呼吸、循环功能障碍以及有肝脏、肾脏或凝血功能障碍而不能耐受手术者。

（2）手术部位或其附近存在感染灶、血管畸形等病变。

（3）疼痛范围、性质和程度等变化不定者。

（三）手术方法

1. 根据疼痛的部位确定电极植入的脊髓节段。电极种类包括经皮穿刺针状电极和外科植入片状电极,神经外科主要采用外科电极（图25-1-1）。外科电极可选择的长短、宽窄、触点数量和触点组合模式更多,可以达到更为精确的镇痛覆盖范围。

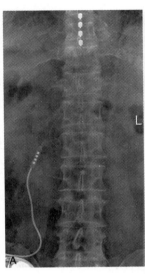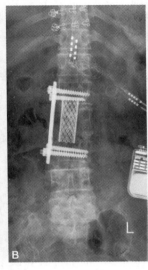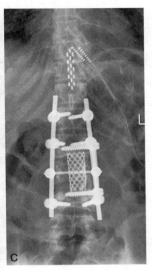

图 25-1-1　常用的 SCS 外科电极
A. 1×4 单排 4 触点电极；B. 2×4 双排 8 触点电极；C. 5-6-5 三排 16 触点电极。

2. 患者取俯卧位,局部麻醉下手术,一般切除部分棘突和椎体间的黄韧带,即可植入刺激电极。如果需要,也可以切除部分椎板,以便有足够的空间植入不同规格的刺激电极。

3. 将刺激电极连接测试用延长导线,进行试验性 SCS 治疗,观察 1 周评估止痛疗效。

4. 如果测试效果满意,二期手术植入永久性刺激脉冲发生器。如果测试效果不满意,可以二期手术取出刺激电极。

（四）注意事项

1. 建议尽量采用外科电极,与经皮穿刺针状电极相比较,外科电极的覆盖贴合程度更高、刺激效果更好、耗电量更小、可选择的电极种类更多。

2. 术中植入电极可以在 C 臂监测下进行,来帮助确认植入的位置,但更重要的是术中的刺激测试,应该以刺激产生的麻木范围能够完全覆盖疼痛范围为准。

3. 术中应注意将刺激电极与附近的韧带、肌肉或筋膜进行稳妥地固定,以免术后电极位置移动影响测试结果和治疗效果。

4. 术后测试或治疗的刺激参数有时候个体差异较大,一般情况多选用频率 40Hz,波宽 210μs,电压 2~4V。

5. 术后应注意对患者持续随访,部分患者接受 SCS 治疗一段时间后,疗效可能会有波动,但是及时进行程控调整刺激参数后绝大多数仍能获得满意的疗效。

（五）应用评价

SCS 的近期止痛效果一般比较满意,当远期疗效不会进一步改善或减退,需要及时进行刺激参数的调整。North 等总结了 171 例接受脊髓电刺激治疗的长期随访结果,平均随访 7 年,疼痛减轻超过 50% 的患者占 52%,另外大约 60% 的患者减少了镇痛剂的用量。SCS 具有创伤小、疗效好、可程控、可测试、可逆转等优点,在欧美发达国家的疼痛手术治疗中已经得到了广泛应用,甚至已成为有些类型疼痛治疗的首选术式。

三、脑深部电刺激

（一）概述

早在 1954 年和 1956 年，Heath 和 PooL 在精神外科手术中分别发现电刺激隔区前部和穹窿前柱的外侧能够使患者的疼痛减轻。1960 年，Heath 等最先报道了脑深部电刺激术（deep brain stimulation，DBS），通过电刺激隔区治疗慢性疼痛取得确切疗效；同年，Mazars 等报道电刺激丘脑腹后外侧核（VPL）也能减轻疼痛。此后，不断有学者研究发现电刺激脑内的一些神经核团或结构，均能够不同程度地起到镇痛作用，已证实有效的刺激部位有：丘脑腹后外侧核（VPL）、腹后内侧核（VPM）、背侧中间核（DM）、中央中核（CM）、束旁核（PF）等丘脑的感觉中继核，以及尾状核头部、隔区、穹窿、三脑室后下部脑室旁灰质（periventricular gray，PVG）、导水管周围灰质（periaqueductal gray，PAG）、内囊后肢、杏仁核、视上核和桥脑中缝核等部位。目前，最常用的刺激靶点为 VPL、VPM、PVG 和 PAG。DBS 的具体镇痛机制尚不明确，可能与电刺激会激发内啡肽的产生和暂时阻断或抑制痛觉传导有关。

（二）手术适应证和禁忌证

1. 适应证　适用于各种范围较大的顽固性伤害感受性疼痛和神经病理性疼痛，伤害感受性疼痛一般选择刺激 PVG 或 PAG，神经病理性疼痛常选择刺激 VPL 或 VPM。

2. 禁忌证

（1）一般状况差，严重的呼吸、循环功能障碍以及有肝脏、肾脏或凝血功能障碍而不能耐受手术者。

（2）手术部位或其附近存在感染灶、血管畸形等病变。

（三）手术方法

1. 术前给患者安装立体定向头架，MRI 扫描，计算刺激电极植入的靶点坐标。各靶点的参考定位坐标为 PVG：PC 前方 2~8mmm，AC-PC 线上方 0~8mm，AC-PC 线旁开 2~3mm；PAG：PC 前方 3mm~PC 后方 2mm，AC-PC 线上方 3mm~AC-PC 线下方 7mm，AC-PC 线旁开 2~3mm；VPL：PC 前方 3~4mm，AC-PC 线上方 4mm，AC-PC 线旁开 15~17mm；VPM：PC 前方 4~5mm，AC-PC 线上方 4mm，AC-PC 线旁开 8~10mm。VPL 或 VPM 刺激一般选择在疼痛的对侧，PAG 或 PVG 刺激可选择疼痛的对侧或双侧，为避免在主侧大脑半球手术，也可以选择在疼痛的同侧。

2. 患者取仰卧位，头部抬高。在局部麻醉下常规额部头皮直切口，颅骨钻孔，切开硬脑膜，将电极植入预定靶点位置。

3. 连接刺激发生器，进行试验性电刺激，调整电极的位置直至电刺激能够产生满意的镇痛效果，切实固定电极。

4. 可以同期植入脉冲发生器，也可以试验性电刺激治疗 1~2 周，确实有效后再植入脉冲发生器。

5. 脉冲发生器一般埋植在患者同侧锁骨下的皮下组织内，经头部-耳后-颈部的皮下隧道，将导线与刺激电极的尾端稳妥连接。

（四）注意事项

1. 刺激电极的固定一定要牢固和稳妥，避免电极移位造成刺激位置变化或损伤脑深部的重要结构。

2. 不同患者和不同靶点的刺激参数多有不同，PVG 或 PAG 的常用刺激参数为：频率 25~50Hz，脉宽 0.1~1ms，强度 0.5~2mA。为减少刺激耐受性，多主张每 24h 内刺激 2~3 次，每次刺激持续 20~25min。VPL 或 VPM 的常用刺激参数为：频率 30~100Hz，脉宽 0.2~1ms，强度 0.1~0.5mA，多采用持续刺激。

（五）应用评价

DBS 的近期止痛疗效较为满意，远期效果多逐渐变差。Siegfried 分析了 96 例神经性疼痛采用 VPL 慢性电刺激术的治疗结果，近期镇痛满意率为 69.8%，远期镇痛满意率降为 51%。1993 年，Young 等总结了电刺激 VPL/PVG 治疗 79 例神经性疼痛和电刺激 PVG/VPL 治疗 99 例伤害感受性疼痛的长期随访结果，平均随访 90 个月，神经性疼痛的镇痛疗效良好者占 49.4%，伤害感受性疼痛的镇痛效果良好率由术后当时的 100% 降至 69.7%。1997 年，Kumar 等对采用 PVG、丘脑和内囊刺激术治疗各种顽固性疼痛的结果进行了回顾,平均随访 78 个月,镇痛有效率为 62%。Nandi 进一步发现刺激对侧 PVG 或 PVG+VPL 的镇痛要明显好于单纯刺激对侧 VPL 的效果。

四、运动皮质电刺激

(一) 概述

1991 年,Tsubokawa 等首次报道采用运动皮质电刺激术(motor cortex stimulation,MCS)治疗 12 例中枢性疼痛,取得肯定疗效。1993 年,Meyerson 等发现 MCS 治疗三叉神经源性疼痛也有效。此后,不断有学者应用该手术治疗各种顽固性疼痛,特别是对于中枢性疼痛、去传入性疼痛,具有良好的镇痛效果。MCS 的具体止痛机制,目前尚未完全清楚。Tsubokawa 等之所以尝试 MCS 治疗疼痛,主要是基于他们在动物实验中发现,切断三叉神经之后会出现三叉神经脊束核尾侧亚核的神经元兴奋性增强,刺激运动-感觉皮质能够抑制这种兴奋性,而且刺激运动皮质比刺激感觉皮质所产生的抑制作用要更强。同样,切断脊髓丘脑束后,丘脑神经元的兴奋性也会增强,刺激运动皮质也能够使其得到抑制,而且比刺激感觉皮质的抑制作用更强。此外,Lefaucheur 等选取两例经脊髓电刺激术治疗无效后改用 MCS 治疗有效的上肢神经病理性疼痛患者,利用原已植入的脊髓刺激电极作为记录电极,发现 MCS 电极刺激运动皮质时,能够在脊髓记录到下行的特异性波形。低强度阳极单极刺激运动皮质,脊髓可以记录到 D 波,显示了皮质脊髓束纤维的直接激活;低强度阴极单极刺激运动皮质,脊髓可记录到 I2 波,表示了皮质脊髓束的跨突触间接激活;而镇痛效果最好的运动皮质双极刺激,则可以在脊髓记录到皮质脊髓束的跨突触 I3 波。这说明 MCS 的镇痛作用不在于直接刺激锥体束,而主要是由于电刺激在皮质下横行纤维或中间神经元传导产生的下行抑制所产生的镇痛效果。

(二) 手术适应证和禁忌证

1. 适应证　适用于各种中枢性疼痛、去传入性疼痛、幻肢痛等神经病理性疼痛。

2. 禁忌证

(1) 一般状况差,严重的呼吸、循环功能障碍以及有肝脏、肾脏或凝血功能障碍而不能耐受手术者。

(2) 手术部位或其附近存在感染灶、血管畸形等病变。

(三) 手术方法

1. 术前常规 MRI 扫描,神经导航下在头皮上标记中央沟和中央前回的走行位置,设计皮瓣切口及骨瓣。也可以术前行经颅磁刺激,确定运动皮质的对应位置。

2. 患者侧卧位或仰卧头侧位,一般在全身麻醉下手术,有时术中可能需要唤醒或减轻麻醉深度。

3. 常规骨瓣开颅,术中的关键问题是如何准确定位运动皮质,一般将常用的多种方法结合使用,综合判断进行定位:

(1) 中央前回立体定向定位坐标;

(2) 术中神经导航;

(3) 正中神经体感诱发电位 N20 记录,在感觉皮质与运动皮质的交界区,N20 波会发生位相逆转;

(4) 术中直接电刺激运动皮质,能够诱发对侧肢体的肌肉收缩,从而确定运动皮质的位置。

4. 将刺激电极直接覆盖在运动皮质的表面或埋植在运动皮质对应部位的硬膜上,电极与硬膜要稳妥固定。连接刺激发生器,进行试验性电刺激。可同期植入脉冲发生器,也可先行试验性电刺激 1~2 周,确实有效后再永久植入脉冲发生器。

5. 脉冲发生器一般埋植在患者同侧锁骨下的皮下组织内,导线经头部-耳后-颈部的皮下隧道,与刺激电极稳妥连接。术后使用体外遥控调试装置,调整并确定脉冲发生器的最佳刺激参数,进行长期电刺激治疗。

(四) 注意事项

1. 刺激电极一般放置在疼痛的对侧的运动皮质,根据躯体、头面部在中央前回的投影代表关系,选择具体的电极埋植部位和方式。下肢疼痛,电极应放在对侧中央前回靠近中线的对应区域,电极多数需要深入到纵裂内才能保持与运动皮质接触良好,所以最好埋植到硬膜下。上肢或头面部疼痛,对应的是对侧中央前回的外侧凸面部分,电极一般埋植在硬膜外即可。

2. MCS 的刺激参数可选择的范围较大,不同学者习惯使用的刺激参数有所差异,不同患者的有效刺激参数也不相同。常用的参数范围为频率 40~130Hz,刺激脉冲持续时间 60~350μs,刺激强度以引起肢体肌肉运动的最低值的 30%~60% 为宜,一般为 2~6 伏特。刺激循环模式亦有多种选择,可以刺激开 3min、关 3min 循环,也可以刺激开 30min、关 3h 循环,或者根据不同患者的具体情况进行选择。

3. MCS 电极不需要植入脑组织内,而且在直视下操作,相对创伤较小,一般不会出现严重并发症。但是,由于刺激运动皮质,有诱发癫痫的可能。术后需常规需要服用抗癫痫药物 1 个月,预防出现癫痫发作。

4. 注意及时进行调整术后刺激参数的调整,以免长期刺激出现不敏感和疗效减退的问题。

（五）应用评价

MCS 治疗中枢性疼痛和三叉神经源性疼痛的疗效最为肯定。1999 年,法国 Nguyen 等报道 77% 的中枢性疼痛和 75% 的三叉神经源性疼痛患者经 MCS 治疗后,能够获得满意的镇痛疗效。2001 年,法国 Sindou 等回顾分析了已有文献报道的 127 例 MCS 手术,发现在接受 MCS 治疗的脑中风后疼痛和三叉神经源性疼痛患者中,术后随访 1 年以上、疼痛缓解超过 50% 的比例均为 2/3。近期的文献也可总结出类似的结论,中枢性疼痛和三叉神经源性疼痛的 MCS 治疗有效率一般在 60%~85%。

MCS 对幻肢痛也有一定的治疗效果,但总体上来讲文献报道的治疗例数并不是太多。2000 年,英国 Carroll 等报道 MCS 治疗幻肢痛 3 例,2 例患者止痛疗效满意。Saitoh 等采用 MCS 治疗 2 例幻肢痛和 2 例臂丛神经撕脱后疼痛,4 例患者全部有效。

我们应用 MCS 治疗脑卒中后疼痛 28 例、脊髓损伤后疼痛 3 例、幻肢痛 2 例、非典型面痛 1 例。根据疼痛的具体部位不同,采用了不同的刺激电极埋置位置和方式,包括对侧硬膜外单电极、对侧硬膜下单电极、对侧硬膜外+硬膜下双电极、双侧硬膜下双电极,不同电极埋置方式的术后 X 线平片见图 25-1-2。结果 34 例患者术后疼痛均不同程度减轻,1 个月以内镇痛疗效较满意,VAS 评分 1~5,较术前显著降低（P<0.01）。随访 1~5 年发现,患者镇痛疗效时有波动,VAS 评分 2~9,经多次调整刺激参数,大部分仍能获得镇痛疗效,疼痛较术前减轻 10%~90%,脑卒中后疼痛患者的长期镇痛疗效要好于脊髓损伤后疼痛和幻肢痛。最早 1 例 MCS 因长期止痛疗效满意,已先后于术后 5 年、术后 9 年和术后 13 年三次更换刺激脉冲发生器,继续进行慢性 MCS 治疗。

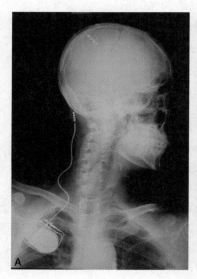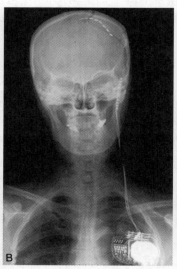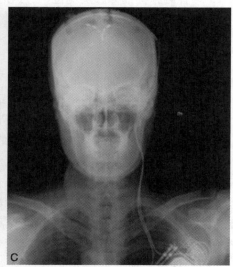

图 25-1-2 MCS 刺激电极不同的埋置部位和方式
A. 单侧硬膜外单电极;B. 单侧硬膜下+硬膜外双电极;C. 双侧硬膜下双电极。

五、程控药物持续输注泵

（一）概述

自 20 世纪 80 年代开始，Brazenor 开始采用持续性药物输注系统治疗癌性疼痛。随着科技的进步，药物输注系统的仪器和药物种类不断发展。早期的产品通过气压持续向鞘内输注药物，后期气压下降导致流速改变后可以通过调节药物浓度来代偿。Medtronic 公司生产可植入的程控药物持续输注泵通过微电子控制泵的流速，能够更精确、更灵活地输出药物。此外，药剂学和工艺的进步也使用于鞘内药物输注的药物种类也不断增加，包括阿片类、局部麻醉药物和激素；这些药理各异的制剂组合在一起可以更好地缓解多种类型的疼痛。

临床上常用的药物包括吗啡和巴氯芬，吗啡主要用于治疗癌性疼痛，巴氯芬主要用于治疗中枢神经系统外伤或其他病变后出现的异常肌张力增高。

（二）手术适应证和禁忌证

1. 适应证

（1）癌痛患者口服足量的镇痛药物疗效仍然无法有效缓解疼痛，或者患者出现严重的副作用。

（2）预期生存期大于 3 个月的癌症患者。

2. 禁忌证

（1）一般状况差，严重的呼吸、循环功能障碍以及有肝脏、肾脏或凝血功能障碍而不能耐受手术者。

（2）手术部位或其附近存在感染灶、血管畸形等病变。

（3）椎管有占位性病变。

（4）心因性疼痛。

（三）手术方法

1. 患者多采用侧卧位，手术区域常规消毒铺巾，X 线透视定位 $L_{2/3}$ 棘突间隙，标记后正中线，在后中线旁开 2~4cm 处斜向头侧经皮穿刺进针，经椎板间隙进入蛛网膜下腔。

2. 确认导管位置无误后，于腰部做一皮肤切口，将导管固定在背部筋膜。用导引器制作皮下隧道将导管引至腹部切口。

3. 药物泵植入肋骨下缘的皮下组织。

（四）注意事项

1. 导管头端通常置于 $L_{1/2}$ 水平，这样能够保证导管进入蛛网膜下腔后药物能与腰大池中的脑脊液充分混匀，也避免导管牵拉脱出蛛网膜下腔，同时还能防止导管头端炎性包块形成压迫脊髓。

2. 注意避免泵与肋骨、髂骨摩擦出现皮肤破损或者疼痛。

3. 注意泵植入皮下的深度不宜超过 2cm，否则会减弱程控仪信号及增加术后注药的难度。

4. 术中需要连接导管时反复确认输注系统的通畅，如果脑脊液回流不畅，可注入造影剂观察导管头端的位置是否移位。

（五）应用评价

持续性药物输注系统治疗癌性疼痛至今已经有 30 余年的历史，它能够有效地控制难治性疼痛，同时避免口服药物的副作用，从而提高癌痛患者的生活质量。持续性药物输注系统手术操作相对简便，但输注药物的配伍要选择恰当，尤其是对于神经病理性疼痛。

第二节 毁损性手术治疗技术

一、脊髓后正中点状切开术

（一）概述

顽固性内脏疼痛一直缺乏一种安全有效的微侵袭手术治疗方法，传统的脊神经后根切断术、脊髓前外侧束切断术及脊髓前连合切开术等脊髓止痛手术对于躯干和四肢疼痛的治疗效果较好,对内脏痛的治疗效果则多不满意,而且手术创伤较大,容易出现大小便功能障碍、肢体运动功能或感觉功能障碍等较严重的并发症。20世纪90年代,有研究证实内脏痛觉的传导主要经同侧脊髓背柱的中间部向上传导至延髓薄束核,然后再经丘脑腹后外侧核投射到大脑皮质中央后回;进一步研究发现盆腔和下腹部的内脏痛觉传导,更主要是经由DC上传的。根据这一理论,1997年美国的Nauta等最早报道了脊髓后正中点状切开术(punctate midline myelotomy,PMM),治疗宫颈癌引起的盆腔痛,取得满意疗效,患者术后除了出现暂时性下肢麻木,无其他并发症发生。1999年,Becker等报道了第二例PMM,行胸4节段PMM治疗肺癌术后患者出现顽固性上腹部和中腹部疼痛,疼痛明显缓解。随后,国际上陆续又有一些PMM的临床应用报道,治疗各种内脏肿瘤导致的盆腔和腹腔疼痛,术后患者疼痛均消失或明显缓解、停用阿片类药物或用量明显减少,进一步证明了PMM是治疗癌性内脏痛的一种安全有效的新术式。此后,PMM在临床上不断得到应用,主要治疗盆腔、腹腔或胸腔各种肿瘤引起癌性内脏痛。PMM正是选择性地切断了DC中间部传导内脏痛觉的神经纤维,而不损伤脊髓丘脑束等其他重要结构。手术在显微镜下操作,精确度高、创伤很小、操作简便、疗效肯定、安全性高、并发症少,患者易于接受,能够有效控制疼痛症状,减少麻醉止痛剂的用量,明显改善患者生存质量,为肿瘤患者的放疗、化疗、免疫治疗、生物治疗等其他治疗创造条件,是治疗各种顽固性内脏痛的有效方法。

(二)适应证和禁忌证

1. 适应证

(1) 各种盆腔、腹腔、胸腔脏器肿瘤引起的癌性内脏痛。

(2) 慢性炎症、放射治疗、化学治疗等其他原因所致的顽固性内脏痛。

2. 禁忌证

(1) 肿瘤晚期心脏、肺脏、肝脏、肾脏、胃肠道等器官严重功能障碍、严重出血倾向、一般状况衰竭不能耐受手术者。

(2) 手术部位附近有肿瘤转移或浸润、局部存在感染、溃疡或坏死者。

(三)手术方法

1. 手术在全身麻醉下进行,患者俯卧位。根据疼痛部位及范围不同,选择PMM手术节段:盆腔痛一般在脊椎$T_{7\sim8}$节段施行,下腹部痛选择$T_{4\sim5}$节段,上腹部痛则选择$T_{2\sim3}$节段。

2. 咬除相应脊椎的棘突,椎板正中开窗约2cm×3cm大小,沿中线纵行切开硬脊膜。

3. 在手术显微镜下用锋利的尖刀片在脊髓后正中沟的两侧分别各做一个宽约2mm,深约5mm的点状切开,以切断DC中间部的内脏痛觉传导纤维。

(四)注意事项

1. 手术时要注意保护脊髓后正中静脉,需先将其分离并向一侧牵拉后再切开脊髓后正中。

2. 脊髓切开的角度要与脊髓表面垂直,注意不要过多偏离中线或切开过深,以免损伤脊髓的其他重要结构。

3. 胸腔痛由于对应的脊髓节段在高颈髓,手术可能造成呼吸肌麻痹等严重并发症,一般主张慎重采用PMM。

(五)应用评价

PMM治疗癌性内脏痛的疗效确切,1999年,德国Becker等报道一例肺癌术后出现上腹部和中腹部疼痛,行T_4 PMM后疼痛明显缓解。2000年,韩国Kim等报道成功施行$T_{1\sim2}$节段PMM 8例,均为胃癌引起的腹部内脏痛,63%的患者疼痛缓解满意。美国Nauta等总结6例PMM治疗内脏痛,随访3~31个月,直至患者死亡,全部患者均无疼痛复发。2001年,Vilela-Filho等报道了采用CT监测下的经皮穿刺技术,成功治疗2例顽固性盆腔痛。近年来,Hwang等和我们自己的临床经验,也表明PMM能够长期稳定地消除癌性内脏痛。

笔者团队应用PMM治疗顽固性癌性内脏痛共6例,男4例,女2例。年龄51~70岁,平均年龄58.6岁。原发肿瘤包括胰腺癌2例,肝癌1例,膀胱癌1例,子宫内膜癌2例。疼痛部位分为单纯腹腔痛1例,单纯盆腔痛2例,腹腔痛合并盆腔痛3例。疼痛病程8~18个月,平均14个月。疼痛性质为持续性钝痛、胀痛、绞痛或烧灼样痛,曾先后服用曲马多、强痛定、美施康定等药物,镇痛效果不理想。入院手术前,均已经肌内注射吗啡镇痛,最大用量30~90mg,连续肌内注射吗啡时间1~8个月,仍不能满意控制癌性内脏痛。术前直观模拟疼痛量表评分9.5~10.0,McGill疼痛问卷量表评分50~58。5例PMM术后疼痛完全消失,1例疼痛显著缓解,VAS评分和MPQ评分较术前均显著降低($P<0.01$)。2例因对吗啡依赖术后仍需要每天肌内注射吗啡5~10mg,另4例不再使用吗啡。随访5~20个月,直至患者死亡,术后不同时间的VAS评分和MPQ评分较术前降低均有显著性差异($P<0.01$)。

二、脊髓背根入髓区切开术

(一)概述

在20世纪60年代,人们发现脊髓背根入髓区(dorsal root entry zone,DREZ)与痛觉传导有关,并开始探讨将其作为疼痛手术治疗的靶点。1975年,Nashold完成了第一例脊神经后根入髓区射频毁损术,治疗臂丛神经撕脱伤后引起的疼痛,取得了较满意的止痛疗效。他在脊神经后根根丝撕脱的位置上,沿着脊髓后外侧沟用射频电凝间隔2~3mm做了一系列的灶状毁损。1979年,他和Ostdahl一起报道了应用DREZ毁损术治疗18例臂丛神经撕脱伤后疼痛,均获得了肯定疗效。

随着对脊髓解剖结构的进一步研究和科学技术的发展,一些学者对该手术进行了改良,在显微外科切开术的基础上,又发展了射频、激光和超声毁损术;并且,随着脊髓电生理监测的开展,手术并发症发生率显著下降,使得DREZ毁损术的应用得到了推广。

手术毁损切开DREZ,可以毁损脊髓后角Rexed Ⅰ~Ⅳ板层,而痛觉传导的二级神经元都集中在此区域,毁损后可以部分破坏脊髓丘脑束和脊髓网状束,减少疼痛冲动的上行传入。另外,位于脊髓后柱的脊髓后外束(Lissauer束)也与疼痛关系密切,它在脊髓上下相邻多个节段内与周围的神经元之间均有抑制和易化作用,DREZ毁损后,Lissauer束的调节功能发生改变,也有一定的止痛作用。

(二)手术适应证和禁忌证

1. 适应证

(1)臂丛神经撕脱伤后疼痛或腰丛神经撕脱伤后疼痛。

(2)脊髓或马尾神经损伤后疼痛。

(3)截肢后的残肢痛或幻肢痛。

(4)PHN。

(5)痉挛状态合并疼痛。

2. 禁忌证

(1)一般状况差,严重的呼吸、循环功能障碍以及有肝脏、肾脏或凝血功能障碍而不能耐受手术者。

(2)手术部位或其附近存在感染灶、血管畸形等病变。

(三)手术方法

1. 手术在气管插管全身麻醉下进行,患者俯卧位。

2. 行相应脊椎节段半椎板或全椎板切除,纵行切开硬脊膜,显露患侧或双侧相对应脊髓节段的后外侧面。

3. 在手术显微镜下,在选定的脊髓节段,沿着脊神经背根小根支进入后外侧沟入口的腹外侧纵向切开软脊膜,用显微剥离子沿DREZ区钝性分离,直达后角,显微镜下可通过脊髓白质和灰质颜色的变化加以辨别。用显微双极电凝镊子低功率烧灼,进行DREZ的连续毁损切开(图25-2-1),一般深度约3mm。

4. 也可以采用射频热凝的方法毁损DREZ,将尖端裸露约2mm的射频电极沿后外侧沟插入DREZ,深度约2mm,75℃毁损15~30s。然后向上或向下间隔2~3mm再做另一个毁损灶,从而在相应的脊髓节段形成一系列的毁损灶。

5. 严密缝合硬脊膜,酌情进行椎板修补成形和脊椎内固定,常规放置引流管后逐层缝合肌肉、皮下和皮肤。

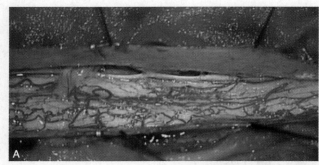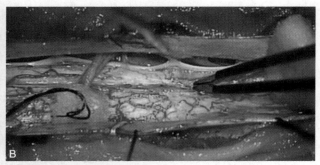

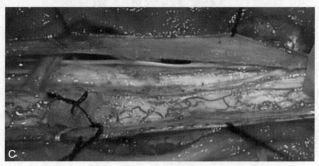

图 25-2-1   DREZ 切开术治疗臂丛神经根撕脱后疼痛

A. 术中见患侧颈髓明显萎缩变细、脊神经后根和前根撕脱、有个别后根残留；B. 用显微双极电凝镊子行 DREZ 毁损切开；C. 术后形成的 DREZ 的连续切开。

（四）注意事项

1. 正确辨认和识别脊髓背外侧沟至关重要。神经根撕脱的患者中，相应节段的脊髓严重萎缩变性，使背外侧沟的辨别有一定的难度，这时可以通过神经根撕脱区域上下相邻的正常背根来进行辨认；此外，根据进入脊髓的细小的根血管也可帮助确定后背外侧沟的位置。

2. DREZ 切开的节段一般要延续到背根撕脱处上方和下方的第一个正常根丝处，或者根据疼痛对应的脊髓节段来确定毁损切开的 DREZ 节段范围。

3. 术中要注意控制毁损的深度和范围，尽量避免损伤脊髓后连合、皮质脊髓束等其他重要结构。

4. 由于脊髓后角的方向是倾斜的，为了实施满意的 DREZ 毁损切开，并避免损伤锥体束及后柱，必须将双极电凝调整角度，或将脊髓旋转一定角度。

5. 术中要注意保护脊髓血管，尽量避免损伤脊髓表面的血管，这样可以显著减少并发症的发生。

6. 术后可能出现的并发症   DREZ 切开术造成同侧肢体对应区域的深浅感觉缺失和肌张力降低几乎不可避免，但患者大多能够耐受，特别是对于脊髓损伤、臂丛或腰丛神经撕脱伤的患者，绝大多数术前已存在相应肢体明显的感觉和运动功能障碍，上述并发症并无多大影响。真正严重的并发症是手术对皮质脊髓束的损伤，可造成同侧肢体肌力减退、呼吸肌或括约肌功能障碍，甚至可能出现肢体瘫痪、截瘫等。

颈段 DREZ 切开术的严重并发症，例如同侧下肢深感觉障碍或肌力降低，其发生率因手术方法的不同而有所不同。激光和超声毁损约为 10%，射频热凝 4.2%～43%，而显微镜直视下双极电凝仅为 1.8%～4.7%。腰骶髓 DREZ 切开时，同侧下肢的感觉及肌力亦可能出现不同程度的减退，当涉及鞍区的疼痛时，损毁 S$_{2-4}$ DREZ 时可能会出现大小便功能障碍。腰骶髓 DREZ 切开会造成下肢肌张力的明显下降，若为非完全性截瘫时，应注意损毁的范围不宜太大。

除此之外，其他的并发症可能有同侧躯体深浅感觉减退、脑脊液漏、感染等。

（五）应用评价

1. 治疗臂丛神经撕脱后疼痛   DREZ 切开术在国外已经得到了较广泛的应用，逐渐成为治疗臂丛神经撕脱后疼痛首选的成熟术式，取得了比其他各种方法都要令人满意的止痛疗效。2005 年，Sindou 等报道 55 例临床经验，94.6% 的患者在出院时止痛疗效满意，术后 3 个月时疗效优秀和良好占 81.8%，随访超过 1 年的患者中有 65.9% 的疗效优秀或满意。有学者报道 DREZ 切开术疗效良好和优秀的在术后 1 年以内为 96.2%,超过 3 年为 83.3%。还有学者报道随访时间最长的一例患者,在 DREZ 术后 26 年仍有满意的止痛效果。

2. 治疗脊髓损伤后的疼痛　DREZ 切开术治疗脊髓损伤后的疼痛疗效比较满意,能够缓解截瘫后或四肢瘫后疼痛,尤其是出现在正常皮肤和无感觉皮肤之间过渡区域的疼痛。有学者在脊髓损伤节段以下疼痛的患者中,术中应用电极记录 DREZ 的放电情况,约 62% 能在损伤节段以上 3~5 个脊髓节段的 DREZ 记录到过度放电,这说明既往的 DREZ 切开术治疗此类疼痛疗效差的原因可能是由于脊髓切开节段范围不够所致。2002 年,Falci 等报道 DREZ 切开术治疗 26 例脊髓损伤节段以下疼痛,其中 81% 疼痛完全缓解,85% 取得良好疗效。

3. 治疗幻肢痛　DREZ 切开术治疗幻肢痛的疗效还是比较确切的,且术后幻肢痛的变化可能与疗效相关。早期就有报道 DREZ 切开术治疗合并臂丛神经撕脱的幻肢痛的有效率高达 83%,单纯幻肢痛的有效率亦可达 67%。术后长期疗效(随访 10~28 个月)也不错,疼痛缓解可达 50%~70%。

4. 治疗 PHN　DREZ 切开术对 PHN 的疗效尚不明确。1984 年,Friedman 等首先采用 DREZ 切开术治疗 PHN,短期疗效较好,但大部分患者疼痛于术后 6~12 个月内复发,4 年后他们再次报道 90%(n=32)的患者短期内疼痛缓解良好,但大约 2 年后只有 25% 的患者取得良好的疼痛缓解。他们认为 PHN 可分为两种疼痛性质:一种为表浅的灼热痛、痒痛并有痛觉过敏,另一种则为深部的疼痛并有阵发性加剧,DREZ 切开术似乎对前一种疼痛性质的带状疱疹后疼痛疗效更好,但取得良好长期疼痛缓解的患者也无法超过 50%。在疼痛复发的患者中,约一半的患者认为疼痛性质较术前不同,其中 80% 术前的灼热痛被一种寒冷的搏动性疼痛所代替,这也提示了 DREZ 切开术后存在出现新的神经病理性改变的可能,部分解释了 DREZ 切开术治疗带状疱疹后疼痛疗效逐渐下降的原因。此外,胸段 DREZ 切开术发生后索或皮质脊髓束损伤概率也较高,发生率约为 5%。

5. 笔者团队应用体会　笔者团队自 2005 年开始,至 2016 年底共完成 DREZ 切开术 302 例,这是目前国内例数最多的一组病例,主要用于治疗臂丛神经撕脱伤后疼痛(包括臂丛神经撕脱伤后截肢合并出现的幻肢痛)和脊髓损伤后疼痛(部分合并马尾神经损伤后疼痛),此外还包括少量单纯幻肢痛、残肢痛、PHN等病例。经过 6 个月以上长期随访,发现近 90% 的患者疼痛缓解依然超过 50%。

作为止痛手术而言,DREZ 切开术的止痛效果足够强大和持久,对于各种原因导致的损害水平在脊髓后角以远的脊髓、脊神经节、脊神经及外周神经损害后出现的疼痛,理论上讲都会有不错的效果。DREZ 切开术在临床上之所以更多地应用于臂丛神经撕脱伤后疼痛和脊髓损伤后疼痛,是因为这两类疼痛的疼痛部位肢体的感觉和运动功能绝大多数均已丧失,不必顾虑 DREZ 切开术造成的疼痛部位肢体深浅感觉缺失和肌张力下降,能够进行比较充分的 DREZ 毁损。

需要特别注意的是臂丛神经撕脱伤后疼痛患者的脊髓均存在不同程度的萎缩、变细,甚至发生变性软化,此时再进行 DREZ 毁损切开,既想要最大限度地消除疼痛,又希望不要影响到患者下肢的感觉和运动功能,如何恰到好处地掌握 DREZ 毁损切开的深度和角度确实比较困难。往往由于顾虑手术并发症,使得DREZ 毁损切开的程度可能不够充分,这在一定程度上会影响部分患者的术后止痛效果,可能术后还会残留部分疼痛。绝大多数臂丛神经撕脱伤后疼痛患者对于下肢的功能非常看重,而且部分患者在臂丛神经撕脱伤后本来下肢功能就有一定程度的损害,此时应该把下肢功能的安全放在首位考虑,不必过于追求DREZ 切开术完全消除疼痛。

随着手术技术熟练程度的不断提高和术中神经电生理监测技术的广泛应用,DREZ 切开术严重并发症的发生率已经很低,但是一些其他的并发症如重度的上肢下坠感、重度的腿部麻木以及头部活动相关的不适等对患者的生活质量也会造成一定的影响。

综上所述,有充分的依据可以明确 DREZ 切开术的止痛效果确切而持久,安全性较高,是治疗臂丛神经撕脱后疼痛和脊髓损伤后疼痛的首选术式,也是神经外科止痛手术的重要术式。

三、立体定向中脑痛觉传导束毁损术

（一）概述

中脑的脊髓丘脑束和三叉丘束分别是躯体和头面部的痛觉传导到达丘脑之前在脑内走行最集中的部位，也是切断疼痛的脊髓-丘脑通路的理想部位，可以用较小的毁损灶比较完整地阻断疼痛通路，所以毁损中脑传导束引起了学者们的极大兴趣和关注。最早的中脑传导束切断术是 1942 年由 Walke 在开放性手术直视下完成的，1947 年 Spiegel 和 Wycis 率先应用立体定向中脑毁损术治疗难治性面部疼痛取得成功。此后，虽然仍有学者在不断地尝试这种术式，但由于受到技术条件的限制，手术靶点定位往往不够精确，加之中脑结构重要而复杂，周围与许多神经和血管毗邻，手术容易出现比较严重的并发症，所以影响了中脑毁损术的广泛应用。直到 20 世纪 80 年代以后，随着神经影像学、立体定向技术和微电极技术的发展，脑内靶点定位的精确度有了极大提高，中脑毁损术的准确性和安全性大大改善，并发症的发生率显著降低，中脑毁损术重新受到重视。

（二）手术适应证和禁忌证

1. 适应证　偏侧性范围较大的躯体或头面部各种顽固性疼痛，躯体疼痛选择对侧中脑脊髓丘脑束，头面部疼痛选择对侧中脑三叉丘束。

2. 禁忌证

（1）一般状况差，严重的呼吸、循环功能障碍以及有肝脏、肾脏或凝血功能障碍而不能耐受手术者。

（2）手术部位或其附近存在感染灶、血管畸形等病变。

（三）手术方法

1. 术前给患者安装立体定向头架，然后行颅脑 MRI 扫描，计算靶点坐标。中脑脊髓丘脑束的参考定位坐标为：PC 后方 5mm，AC-PC 线下方 5mm，AC-PC 线旁开 7~10mm；三叉丘束位于脊髓丘脑束的内侧，其参考定位坐标为：PC 后方 5mm，AC-PC 线下方 5mm，AC-PC 线旁开 4~6mm。

2. 手术在局部麻醉下进行，患者仰卧位，头部抬高。电极导入靶点毁损前要注意进行电刺激，当刺激脊髓丘脑束时，会出现对侧躯体的疼痛、麻木、电灼或发凉等感觉；刺激三叉丘束时，则会出现对侧头面部的异常感觉。根据电刺激的结果来确定最终的毁损靶点位置。

3. 选择射频毁损电极应该直径小于 1.1mm、尖端裸露 2mm 以内，70~75℃毁损 40~60s。

（四）注意事项

1. 术中要注意保持患者意识清醒并能很好地与医师交流和配合，随时监测患者生命体征的变化。

2. 在预计靶点附近反复进行电刺激，观察电刺激时患者对侧躯干或头面部感觉变化情况以及患者的眼球活动情况，术中电刺激结果是判断毁损靶点位置准确与否的最重要依据。

3. 毁损时要注意控制毁损的温度和时间，使毁损灶的直径不超过 3mm，以避免或减少对中脑其他结构的损伤（图 25-2-2）。

（五）应用评价

借助于神经影像学、立体定向技术和微电极技术的发展，脑内靶点定位的精确度有了极大提高，中脑毁损术的准确性和安全性大大改善，并发症的发生率显著降低，在各种顽固性疼痛的治疗研究中显示出了较好的应用前景。Frank 等报道中脑毁损术治疗 109 例癌性疼痛，有 83.5% 的患者疼痛缓解 2~7 个月，术后 10.1% 出现凝视麻痹，长期感觉缺失只有 3 例，死亡率为 1.8%。Bosch 等报道中脑毁损术治疗 33 例癌性疼痛和 7 例其他顽固性疼痛的随访结果，发现癌性疼痛组术后疼痛的近期缓解率和长期缓解率分别为 87.9% 和 59.3%，而非癌性疼痛组术后疼痛的近期缓解率为 57.1%。

四、立体定向扣带回前部切开术

（一）概述

扣带回在解剖上联系着纹状体、前丘脑、隔区、穹窿、海马、边缘系统和额叶皮质，功能上对控制各种行为、精神状态和情绪反应具有重要作用。早期的扣带回手术主要是用于治疗精神病的焦虑、抑郁、恐惧与

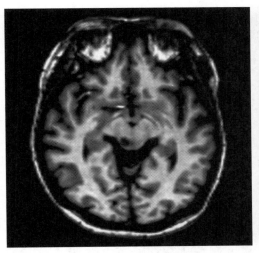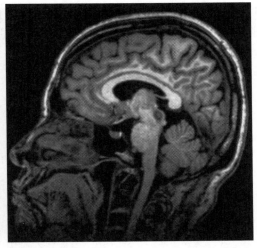

图 25-2-2　右侧中脑三叉丘束毁损术后的 MRI 图像

强迫等症状。1962 年,Foltz 等开始应用扣带回前部毁损术治疗伴有抑郁的慢性疼痛,发现不仅能够显著改善疼痛患者的情感反应,而且可以明显缓解疼痛。由于慢性疼痛患者往往伴有情绪和精神状态的异常,而且疼痛与情绪的关系也非常密切,因此扣带回毁损切开后疼痛患者的焦虑、忧郁、恐惧与强迫等症状得到改善,疼痛也会有明显缓解。

（二）手术适应证和禁忌证

1. 适应证　适用于治疗各种伴有焦虑、抑郁、恐惧、强迫观念或行为等明显精神、情感异常的顽固性疼痛。

2. 禁忌证

（1）一般状况差,严重的呼吸、循环功能障碍以及有肝脏、肾脏或凝血功能障碍而不能耐受手术者。

（2）手术部位或其附近存在感染灶、血管畸形等病变。

（三）手术方法

1. 术前常规安装立体定向头架,MRI 扫描,计算靶点坐标。扣带回前部的参考定位坐标为:侧脑室额角前端的后方 20~25mm,侧脑室顶上方 10~15mm,AC-PC 线旁开 1~2mm,中心靶点选择扣带回的中央部。

2. 患者取仰卧位,头部抬高。手术一般在局部麻醉下进行,取冠状缝前、矢状窦旁头皮直切口,颅骨钻孔,电灼切开硬脑膜及皮质。

3. 宜选用直径 1.6mm 或较粗的射频毁损电极,毁损时分别在扣带回的中心靶点及其上方和下方做一系列的毁损灶,每个点 80~85℃毁损 60~120s,使毁损的范围能够达到 10~15mm 长、4~6mm 宽,达到完全切开扣带回的效果。

（四）注意事项

1. 由于两侧扣带回的纤维有直接的交叉和联系,应该同时进行双侧扣带回前部的毁损,才能获得较好的止痛效果(图 25-2-3)。

2. 术中要注意保持患者意识清醒并能很好地与医师交流和配合。

（五）应用评价

Ballantine 等总结了对 390 位患者所施行的 557 次扣带回毁损术,发现对焦虑症状缓解最明显,由术前的 80% 降到术后的 38%;对疼痛的治疗价值也较大,由术前的 34% 降到术后的 15%。Wilkinson 等的研究进一步证实双侧扣带回前部毁损切开对慢性非癌性疼痛有确切而持久的止痛疗效。2005 年,Yen 等报道采用双侧扣带回前部切开术治疗 15 例癌性疼痛和 7 例非癌性疼痛的长期疗效观察,50% 的癌性患者术后 6 个月时疼痛控制满意。

近年来,我们完成脑立体定向止痛手术治疗中枢性疼痛 14 例,包括单纯毁损右侧中脑脊髓丘脑束 1 例、左侧 VPL1 例、双侧扣带回前部 2 例,分期毁损左侧中脑三叉丘束+双侧扣带回前部 1 例,同期联合毁损疼痛对侧中脑脊髓丘脑束+双侧扣带回前部 5 例和对侧中脑三叉丘束+双侧扣带回前部 4 例(图 25-2-4)。

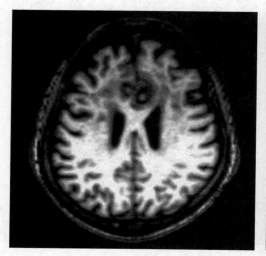
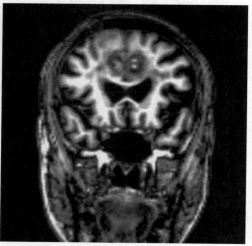

图 25-2-3 双侧扣带回前部毁损术后的 MRI 图像

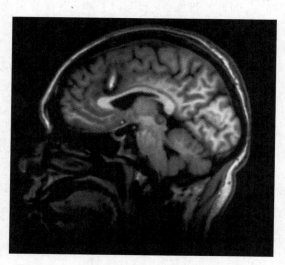

图 25-2-4 双侧扣带回前部+右侧中脑三叉丘束
毁损术后的 MRI 图像

我们发现单纯毁损一侧丘脑、中脑或双侧扣带回前部的长期疗效不稳定,考虑可能与手术未将痛觉传导通路完全切断或术后又形成了新的痛觉传导通路有关。比较而言,联合毁损对侧中脑传导束+双侧扣带回前部的长期止痛效果较为满意。我们认为顽固性疼痛的形成可能存在两个主要有关通路,一个是躯体感觉通路,一个是情感反应通路,毁损一侧中脑的传导束能够阻断对侧头面部或躯体的疼痛躯体感觉通路,而毁损双侧扣带回前部能够阻断疼痛的情感反应通路,这样我们将一侧中脑和双侧扣带回前部联合毁损,就可以把上述两个通路同时阻断,因而会获得更为确切持久的止痛效果。

(胡永生 李勇杰)

参考文献

[1] BOCCARD S G, PEREIRA E A, AZIZ T Z. Deep brain stimulation for chronic pain[J]. J Clin Neurosci, 2015, 22(10): 1537-1543.

［2］BURKE D,FULLEN B M,STOKES D,et al. Neuropathic pain prevalence following spinal cord injury:A systematic review and meta-analysis[J]. Eur J Pain,2017,21(1):29-44.

［3］CHIVUKULA S,TEMPEL Z J,CHEN C J,et al. Spinal and nucleus caudalis dorsal root entry zone lesioning for chronic pain:efficacy and outcomes[J]. World Neurosurg,2015,84(2):494-504.

［4］CHOI J H,CHOI S C,KIM D K,et al. Combined spinal cord stimulation and peripheral nerve stimulation for brachial plexopathy:a case report[J]. Pain Physician,2016,19(3):E459-463.

［5］DUARTE R,RAPHAEL J,ELDABE S. Intrathecal drug delivery for the management of pain and spasticity in adults:an executive summary of the British Pain Society's recommendations for best clinical practice[J]. Br J Pain,2016,10:67-69.

［6］ELDABE S,BURGER K,MOSER H,et al. Dorsal Root Ganglion (DRG) Stimulation in the Treatment of Phantom Limb Pain (PLP) [J]. Neuromodulation,2015,18:610-617.

［7］KAPURAL L,JOLLY S. Interventional pain management approaches for control of chronic pancreatic pain[J]. Curr Treat Options Gastroenterol,2016,14:360-370.

［8］MILLER S,WATKINS L,MATHARU M. Long-term outcomes of occipital nerve stimulation for chronic migraine:a cohort of 53 patients[J]. J Headache Pain,2016,17:68.

［9］NAGAR V R,BIRTHI P,GRIDER J S,et al. Systematic review of radiofrequency ablation and pulsed radiofrequency for management of cervicogenic headache[J]. Pain Physician,2015,18(2):109-130.

［10］SANTANA M V,BINA M T,PAZ M G,et al. High prevalence of neuropathic pain in the hand of patients with traumatic brachial plexus injury:a cross-sectional study[J]. Arq Neuropsiquiatr,2016,74:895-901.

［11］SCHWEDT T J,GREEN A L,DODICK D W. Occipital nerve stimulation for migraine:update from recent multicenter trials [J]. Prog Neurol Surg,2015,29:117-126.

［12］SHAH R,BAQAI-STERN A,GULATI A. Managing intrathecal drug delivery (ITDD) in cancer patients[J]. Curr Pain Headache Rep,2015,19:20-25.

［13］TEIXEIRA M J,DA PAZ M G,BINA M T,et al. Neuropathic pain after brachial plexus avulsion--central and peripheral mechanisms[J]. BMC Neurol,2015,15:73-82.

［14］XIAOLEI ZHANG,YONGSHENG H U,WEI TAO,et al. The effect of motor cortex stimulation on central poststroke pain in a series of 16 patients with a mean follow-up of 28 months[J]. Neuromodulation,2017,20:492-496.

［15］胡永生,李勇杰,陶蔚,等.运动皮质电刺激术治疗顽固性神经病理性疼痛[J].中国微侵袭神经外科杂志,2013,18:53-56.

［16］胡永生.中枢性疼痛与神经外科止痛手术[J].中国微侵袭神经外科杂志,2013,18:49-52.

［17］陶蔚,胡永生,李勇杰.脊髓背根入髓区毁损术治疗脊髓和马尾神经损伤后疼痛的长期疗效分析[J].中国微侵袭神经外科杂志,2013,18:63-65.

第二十六章　3D 打印导航技术

随着数字医学技术的快速发展，标准化、微创化、精准化、个性化逐渐成为外科手术的重要发展方向，临床诊疗的行为模式发生了深刻的变革。近年来，3D 打印作为代表性的数字化技术，凭借其个体化、精准化、低成本的优势，已迅速拓展至医疗行业并在精准治疗领域取得一定进步。微创介入治疗是慢性疼痛治疗的重要手段，对精准化、个性化、标准化方面有着极高的要求，而 3D 打印导航技术及其他导航技术在该领域有广阔的应用前景，值得疼痛科医师深入地研究和推广。

第一节　3D 打印技术简介

3D 打印（3D printing，3DP），又称"增材制造"（addictive manufacturing，AM），是快速制造（rapid prototyping，RP）技术的一种，是基于计算机三维数字成像技术，采用逐层制造的方式将打印材料结合起来的工艺。1984 年，Chuck Hull 设计出了立体平板印刷（stereolithography，SLA）技术，即利用固化光敏聚合物与紫外光激光器，通过逐层添加的方式制造立体模型，自此，3D 打印的概念便被引入工业制造领域，并逐步拓展至其他领域，包括医疗行业。与传统的制造工艺相比，它省去了大量的复杂烦琐的产品制造流程（包括模型制作、模具制作、不同结构的拆分制作与组装等），以一种简洁、直接的方式将数字化模型转换成三维实体，这不仅节省材料、简单快捷、降低单个产品的制作成本，更重要的是，随着 3D 打印软硬设备的升级，整体的设计制作流程将逐渐从工厂搬迁至办公室，使人们更容易将其应用到工作中。

基于计算机软件设计的数字化手术方案可以通过 3D 打印转化至手术导板上，使用时只需将导板放置在术前规划标记点即可引导手术者将术前规划方案，包括定点、方向、深度等参数准确地实施，使手术操作的精准性和安全性大大提高、手术时间缩短、术中出血和副损伤减少，同时降低了传统困难手术的难度，提升诊疗的同质性。目前，3D 打印技术逐渐在精准治疗领域推广应用，特别是在疼痛科微创介入治疗的应用中更有很大的应用前景和广泛推广的重要价值。

第二节　3D 打印技术类型

一、立体平板印刷技术

最早用以制造生物实体模型的打印技术，采用紫外线曝光光敏树脂使其固化的原理。SLA 技术是 3D 生物模型打印的金标准，其打印厚度最薄可达到 0.025mm，越是大体积的模型，其打印的效率优势越能显现，此外，该打印模式可以精细地显示内部细节。但是，由于打印后需要手工处理支撑结构，不仅增加了人力劳动，还增加了打印材料成本。近来，在传统的 SLA 技术上发展出了新的打印模式 CLIP（continuous liquid interface production），在曝光池中加入了抑制液态光敏树脂聚合的氧气，以平衡紫外线曝光固化作用，可直接立体式地打印出模型整体，摆脱了逐层打印的弊端，极大提高了打印的速度与质量。

二、多喷头打印

多喷头打印（MJM）类似于 SLA，通过喷头处喷出液态光敏树脂并利用紫外光使其快速固化实现打印，其优势在于打印过程由溶于水中的凝胶样材料提供支撑，避免了打印后支撑的处理。该打印技术不仅可以达到 SLA 的打印精度，而且可以根据需要针对不同部位使用不同的打印材料。

三、选择性激光烧结

选择性激光烧结（SLS）同样采用逐层打印的方式，利用高能激光束将粉末状的塑料、金属、玻璃以及陶瓷材料烧结成三维实体。类似于 SLA，未烧结的多余部分需要打印后处理，但该部分去除的材料仍可继续利用。该模式打印的模型表面光滑，结构精致，具有更高的精度，但打印操作更复杂，价格也更加昂贵。

四、黏合剂喷射技术

黏合剂喷射技术（BJT）是第一项用于降低 3D 打印成本的技术，因而受到广泛推广。它设置专门喷射黏合剂的喷嘴，逐层将打印粉末粘合起来，同样，该技术也不需要使用打印支撑，但是由于打印模型的强度以及表面光滑程度远不如 SLA 和 SLS，打印后需要进一步加工强化。

五、熔融沉积成型技术

熔融沉积成型技术（fused deposition modeling，FDM）是当前使用最普遍的消费级打印模式，最具价格优势。根据数字化模型的空间坐标，打印喷嘴在打印平台上逐层喷射出融化的热塑材料，该材料可在喷出后快速固化成型。目前，用于 FDM 打印的材料最常见的是丙烯腈、丁二烯、苯乙烯共聚物（acrylonitrile butadiene styrene，ABS）和聚乳酸（polylactic acid，PLA）材料，价格低廉，但该打印技术的缺陷在于支撑结构损害了模型原有的光滑表面。

第三节　3D 打印个性化导航技术的临床应用

3D 打印技术在临床中有巨大的应用前景以及丰富的应用范围，如利用 3D 打印技术显示手术目标与周围血管、神经的复杂解剖关系，提供可视化手术计划方案；3D 打印个性化植入物实现个性化缺损重塑；3D 打印个性化手术导板，精准引导数字化手术方案的实施；利用细胞 3D 打印技术制造出集功能生物支架、目标细胞和血管单元为一体的组织，实现组织修复等。本章节将主要围绕疼痛科常用的 3D 打印个性化导板技术的应用进行阐述。

一、3D 打印手术导板简介

（一）手术导板的特征

3D 打印手术导板是根据术中需要采用计算机辅助设计（computeraided design，CAD）并 3D 打印制备的一种具有引导作用个性化手术板器械，主要用于术中准确定位点、线的位置、引导方向和深度，辅助术中精确建立手术通道等操作。根据具体的手术需求，可以个性化设计贴合部分和引导部分的结构以实现精准与稳定。

（二）适用范围

目前 3D 打印手术导板在疼痛疾病的诊治中具有广泛的使用范围，微创介入治疗是疼痛科的核心技术，需要进行复杂空间穿刺等操作时均可以应用该项技术，以解决临床需求，已见报道的有椎体成形术、放射性粒子植入、卵圆孔、（圆孔）穿刺、骶后孔穿刺等。

3D 打印手术导板主要针对但不局限于以下需求：引导手术工具或手术通道穿刺至手术目标位置、优化手术路径、减少穿刺以及透视次数、缩短手术时间、提高精准度等。但使用者需要权衡患者获益与设计手术导板需要的透视辐射、费用支出及因制作导板可能的住院时间延长等问题。

二、手术导板的设计、制作、应用流程

（一）数据获取

目前常用的数据资料为 CT 和 MRI。利用 CT 和 MRI 采集数据时，应针对不同组织与不同目的需求合理选择扫描部位、范围及扫描参数。

（二）导板设计

手术导板主要包含两个部分,贴合部分是利用人体固定解剖部位确定位置的模块,引导部分是引导术者进行操作的模块。设计方法是选择导板合适的贴附手术区域,增厚成为实体后进行外形改良以避开重要解剖结构、方便贴附和稳固,然后设计各种导航管或导向槽,确定最佳进钉通道角度、深度等参数,两部分组合形成导板,完成 CAD 设计,最后根据手术操作需要选择合适的 3D 打印工艺制作。

（三）导板打印

将设计完成的三维导板数据转换成 3D 打印机可识别的文件格式,根据临床需求选择合适的 3D 打印方式、材料及参数,完成导板制备。依据临床使用目的和部位的不同,需对导板进行适当的后处理,如去除支撑、打磨导板表面、金属部件的热处理去除内应力等。消毒包装,用于术中引导精准手术操作。

（四）导板应用

使用前评估导板是否存在设计偏差、尺寸偏差、材料偏差;掌握导板的正确使用方法,提前准备与导板配合使用的手术器械工具。手术中需要将导板放置到固定的位置,通过引导部分进行手术操作,导板只是一个辅助工具,术中应用需由具备一定手术操作经验的医师进行。如出现导板断裂、贴合区域偏差、进针点微动或移位造成实际引导方向与设计方向存在差异等问题,应根据术中实际情况随时调整,术中应用的导板需要依据导板材质确定消毒方式。

三、手术导板技术标准

（一）制作 3D 打印手术导板准备

首先需要采集患者 CT 或 MRI 等断层扫描影像数据,由于慢性疼痛微创介入治疗多采用局部麻醉,因此要对患者及手术部位做好固定,防止体位变动导致的导板移位。

（二）CT 数据要求（参考 3D 打印骨科手术导板技术标准专家共识-2019）

1. 设备选择 推荐使用螺距小的多排螺旋 CT,不推荐使用传统的级进式 CT 或单排螺旋 CT。

2. 扫描范围 以能够满足临床需要为准。

3. 扫描间距 推荐≤1mm。

4. CT 扫描参数设定 依据临床需要。

5. 分辨率 推荐像素矩阵为 512×512、像素尺寸范围为 0.1~0.5mm 的 CT 设备。

6. 扫描体位 扫描体位摆放正确对以后进行三维设计、测量有益处。

7. 造影剂 根据临床需要可以选择使用。

8. 金属异物 CT 扫描过程中会产生伪影,对骨骼影像精确性将产生误差,采集数据时应该采用能够有效去除伪影的扫描参数,同时尽量去除体表金属异物,或者移开有金属的肢体。

（三）设计所使用的三维设计软件具备的条件

1. 兼容 Dicom 格式图像文件,符合 PACS 系统要求;

2. 具备 2D 视图、3D 重建轮廓视图;

3. 具备基础测量、不同阈值分割、兴趣区修改、三维重建、改变光滑度等基本功能;

4. 能够生成 STL(standard tessellation language)、AMF(additive manufacturing file format)等三维格式文件;

5. 支持基于 STL 模型文件进行修改设计,能够生成基本几何体和参考几何体,具备基本的 CAD 功能(拉伸、旋转、镜像、中空、布尔运算和逆向工程软件所具有的良好的点云分析、处理,曲线、曲面建立、修剪、拉伸、对齐等功能)。

强烈建议导板的设计过程,必须有临床医师全程参与、监控;保证设计和真实实施位置的一致性和术中操作的可行性。导板设计完成后,最终由临床医师审核确认后签字通过。

（四）材料选择及加工方式

3D 打印的材料种类繁多,较为常见的有 ABS、PLA、光敏树脂、尼龙、金属等。各种材料的理化性质及所对应的加工方式不尽相同。3D 打印手术导板的制备,要根据实际需要选择材料及其相对应的加工方式。

1. ABS 树脂材料和设备:较为便宜,加工速度适中,成型的材料在一定方向具有韧性,但精度较低,推荐用于打印体积较大的导板,如脊柱经皮导板;

2. 光敏树脂材料和设备:成本适中,加工速度快,成型精度极高,具有一定强度,强烈推荐使用光敏树脂材料作为导板材料的首选;

3. 尼龙材料和设备:成本较贵,加工速度适中,成型精度高,强度较大,推荐用于体积较小、有一定强度要求的导板;多金属材料:包括钛合金、医用不锈钢、铝合金,其材料和设备价格高昂,操作及维护成本均较高,加工周期较长,精度高,强度极高。

(五)3D 打印设备性能要求

对于同一种材料,目前市场有许多设备可以完成 3D 打印加工,但不同设备的技术参数差异较大。强烈推荐制备 3D 打印骨科导板的设备为具有资质的厂家生产的合格商业产品,并需要满足以下条件:①层厚≤0.2mm;②多打印精度≤0.1mm;③打印误差(形变率、三维偏移)≤5%。

四、注意事项

1. 选定合适的应用目标。

2. 3D 打印手术导板的设计,对于手术的成功与手术质量至关重要。3D 打印个性化导板由于设计者往往非手术执行者,因此导板的设计方案要与手术者做好沟通,设计者在提供手术导板的同时,要提供手术方式、固定位置、穿刺路径、深度等导板参数。对于如背部等缺少特征性固定位置的部位,可在术前扫描是粘贴标记点。

3. 为了维持导板的强度,根据材质、用途、部位、手术操作的不同,建议设计的导板厚度需符合力学强度要求,避免术中出现变形、甚至断裂。

4. 在导板进入临床应用前,保留模型的主要技术参数(如患者信息、设计人员信息、加工设备型号、加工参数和设计参数等),以便查询和监管,做到导板生产设计的可追溯性。

5. 建议根据临床需求确定消毒方式并依据导板不同的制备材料进行分类消毒、灭菌:①金属类:对于耐高温、耐湿度的 3D 打印金属导板,强烈推荐压力蒸气灭菌;②非金属类:对于 ABS、PLA、尼龙和光敏树脂等不耐高温、不耐湿热的 3D 打印非金属类导板,强烈推荐使用低温等离子和环氧乙烷消毒法对 3D 打印导板进行消毒灭菌。

总之,数字化技术在临床诊疗中的广泛应用,已悄然改变着现代医学的模式,以"个性化、标准化、微创化"为基础的精准治疗成为临床工作者的追求。3D 打印是代表性的数字化技术,在临床中具有巨大的应用潜能。微创介入治疗是慢性疼痛治疗的重要手段,在疼痛诊疗中起着举足轻重的作用,3D 打印手术导板的技术特征完好地贴合微创介入治疗的需求,对于提升介入治疗的准确性、减少患者手术损伤、降低复杂手术难度及风险、同质化手术效果具有重大价值。目前,3D 打印导航技术在疼痛微创介入治疗中的应用还处于初期阶段,具体的使用范围、使用标准还需要进一步的探索与研究。

(陆丽娟)

参考文献

[1] 中华医学会医学工程学分会数字骨科学组,国际矫形与创伤外科学会(SICOT)中国部数字骨科学组.3D 打印骨科手术导板技术标准专家共识[J].中华创伤骨科杂志,2019,21(1):6-9.

[2] 王然,陆丽娟,林建.3D 打印技术在精准微创治疗中的应用进展[J].中国疼痛医学杂志,2017,02:81-85.

[3] 钟世镇,尹庆水.临床数字骨科学:创新理论体系与临床应用[M].北京:人民军医出版社,2011.

[4] YU C,OU Y,XIE C,et al. Pedicle screw placement in spinal neurosurgery using a 3D-printed drill guide template:a systematic review and meta-analysis[J].J Orthop Surg Res,2020,15(1):1-11.

[5] LI J,LIN J,YANG Y,et al. 3-Dimensional printing guide template assisted percutaneous vertebroplasty:Technical note[J]. J Clin Neurosci,2018,52:159-164.

［6］ WANG R,HAN Y,LU L. Computer-assisted design template guided percutaneous radiofrequency thermocoagulation through foramen rotundum for treatment of isolated V2 trigeminal neuralgia:a retrospective case-control study［J］. Pain Research & Management. 2019,2019:9784020.

［7］ HONGWEI WANG,YUSHENG LIU,YIWEN ZHAO,et al. Feasibility and accuracy of computer-assisted individual drill guide template for minimally invasive lumbar pedicle screw placement trajectory［J］. Injury,2018,49(3):644-648.

［8］ HUANG W,LU J,CHEN K M,et al. Preliminary application of 3D-printed coplanar template for iodine-125 seed implantation therapy in patients with advanced pancreatic cancer［J］. World Journal of Gastroenterology,2018,24(46):5280-5287.

［9］ JI Z,JIANG Y,GUO F,et al. Safety and efficacy of CT-guided radioactive iodine-125 seed implantation assisted by a 3D printing template for the treatment of thoracic malignancies［J］. Journal of Cancer Research and Clinical Oncology,2020,146(1):229-236.

［10］ 王俊杰,柴树德,王若雨. 北京大学放射肿瘤学临床规范系列 3D 打印技术与精准穿刺学［M］. 北京:北京大学医学出版社,2017.

第二十七章　体外冲击波治疗技术

一、历 史 背 景

体外冲击波疗法(extracorporeal shock wave therapy,ESWT)在20世纪60年代末期就已经开始进行了研究,德国多尼尔公司1970年最先开发出医用冲击波,用于人类体外碎石(如肾结石、胆结石等)。在其后的十多年中,专家们在上踝炎、跟骨骨刺和肩部钙化性肌腱炎上进行了大量的基础研究和科学认证,发现体外冲击波用于以上炎症的疗效远远比其他任何保守治疗方法的疗效要好的多。于是,1999年,发散式冲击波开始更多地改变体外冲击波的适应证范围,治疗过程也发生了明显变化,开始进行扳机点治疗。如今,发散式冲击波和聚焦式冲击波的联合治疗可以运用于整个慢性疼痛方面的治疗,形成了新的治疗系统。发散式冲击波用于放松紧张的肌肉,而聚焦式冲击波用于系统地消除位于不同组织深度的扳机点。

二、物 理 原 理

(一) 冲击波的定义和产生

冲击波是一种不连续峰在介质中的传播,这种峰导致介质的压强、温度、密度等物理性质的跳跃式改变。在自然界,当出现爆炸时,比如火山爆发、雷击等,冲击波就会出现,其特点是与环境压力相比之下的正高压振幅和急剧上升的压力。这样的能量能从波源传至更深更远的地方,从而导致物质的毁损(图27-0-1)。冲击波总是在物质膨胀速度变得大于局域声速时发生。当波源S,以超波速的速度Vs向前运动时,波源(物体)本身的运动会激起介质的扰动,从而激起另一种波。这时的运动物体充当了另一种波的波源,这种波是种以运动物体的运动轨迹为中心的一系列球面波。由于球面波的波速u比物体的速度Vs小,所以就会形成以波源为顶点的"V"字形波,这种波就是冲击波。若它的马赫数和雷诺数足够大,频率足够小,媒质中的扰动就可能形成间断面,使该面的两侧有关的物理量产生跃变,间断面的运动又会形成冲击波。如果介质存在耗散(如黏滞、热传导等),间断面就不是出现在一个面上,而是在一个薄层中,称之为间断层,因此利用冲击波这一物理原理进行了医疗使用。

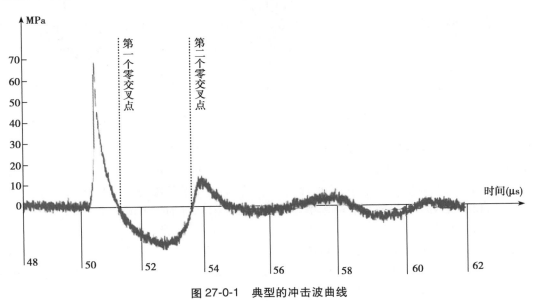

图27-0-1　典型的冲击波曲线

（二）两种类型冲击波的比较

1. 聚焦式冲击波 聚焦式冲击波具有光的传播特性,是冲击波发生器产生的冲击波经过半球形反射装置聚焦,通过水囊内液体传播,最后作用于患者治疗部位。其治疗波能量极高、聚集性强、靶向性较强,在极短时间内波源能量达到最大值,因而一般需要借助影像定位系统,如 X 线或超声定位。需要说明的是,此类治疗仪器体积庞大,结构复杂,价格较高,损伤性较大,不良反应较多。软组织疼痛病灶往往是一个或多个立体致痛区,聚焦式冲击波无法覆盖整个区域,因此治疗不彻底。目前主要应用于骨不连、骨折延迟愈合、股骨头坏死、位置较深的骨软骨损伤性疾病等治疗。冲击波的聚

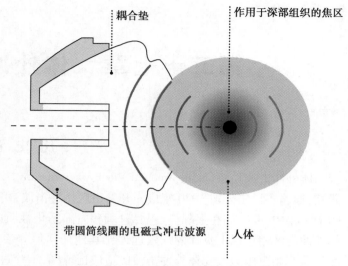

图 27-0-2 聚焦式冲击波在人体内的释放

焦是利用旋转抛物面完成的。冲击波能量可以通过一个较大的耦合区域温和地进入人体,仅有轻微的疼痛感,而大量的能量将释放在体内一个较小的聚焦部位中(图 27-0-2)。

从物理上来说,聚焦区(-6dB)是冲击波场内压力测量值大于或等于峰值压力的区域,而冲击波在体内的治疗区(5MPa)往往取决于能量强度的调节,通常会大于聚焦区(如图 27-0-3)。

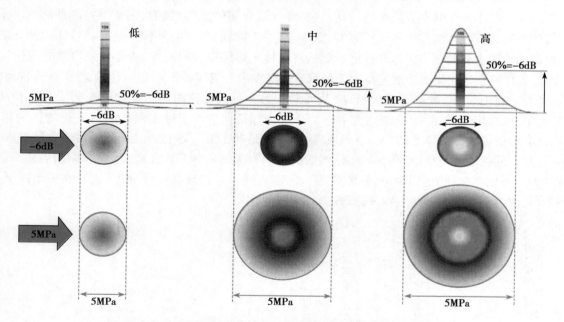

图 27-0-3 不同能量强度下的-6dB 聚焦区和 5MPa 治疗区示意图

2. 放散式冲击波 放散式冲击波的传播方式是发散式的,故也称为发散式冲击波。放散式冲击波是通过空气压缩机不断压缩空气,进而反复推动子弹体,经过力学传递,冲击治疗头,最后作用于治疗部位。其治疗波较聚焦式冲击波波形较为平坦,峰值能量较小,但平均能量足够高,不但可以达到治疗目的,而且减少了组织损伤和不良反应。目前主要应用于足跟痛、肩周炎、网球肘等肌腱末端病。

（三）冲击波的物理效应

1. 直接效应 冲击波在介质中传播时,由于其能量性和方向性,当遇到障碍时就会产生应力作用。这种障碍就是冲击波在传播过程中由于介质密度变化面引起的声阻抗变化。声阻抗是物质的密度和声速的乘积,是物质的国有属性。如果两种介质的界面声阻抗接近,那么冲击波通过界面处的能量将无明显损失;如果两种介质的声阻抗差异很大,那么在界面处传播时,入射冲击波一部分继续向前继续传播进入第

二种介质,而另一部分被反射回来,造成部分能量损失。因此,当冲击波向前冲力时,作用于界面的力主要会发生声阻抗瞬间上升的界面,但却不会发生于同质介质之间例如组织或水,所以,冲击波在深部组织中会产生疗效而不影响周围组织。由量子力学的波粒二象性可知,微观粒子的能量 E、波的频率 v关系为 E=hv(h 为普朗克常数),冲击波具有很高的频率,因而冲击波与物体作用时具有很强的机械作用。冲击波在组织传播时,通过调节能量强度(图 27-0-4)可以引起膜组织、细胞、骨小梁的机械破坏以及伴有细胞膜可逆变形的细胞刺激,让细胞出现弹性变形,使细胞膜通透性增加及病灶组织细胞发生物理变化,产生细胞毛细血管微循环加速,细胞吸氧功能增强等一系列生理变化,从而引导机体开始自我愈合。

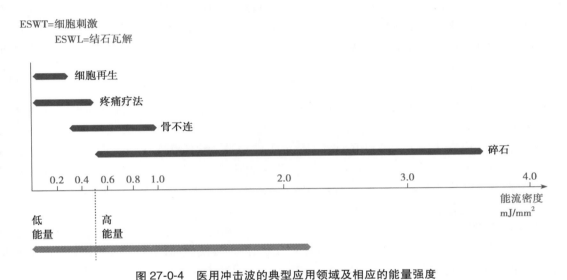

图 27-0-4　医用冲击波的典型应用领域及相应的能量强度

2. 间接效应-空化效应　空化效应发生于诸如水、组织等介质中。冲击波在介质中传播产生压应力的同时还会产生张应力(负压),汇聚的冲击波强度足够大时,就会发生空化现象。在常态下,液体中往往存在大量的微细空腔和杂质性颗粒,起着空化核的作用。空化气泡的溃灭产生的微射流具有很高的能量和穿透力。在冲击波张应力作用下,液体爆裂而形成大量气泡或水泡。当气泡表面的压力快速下降时,气泡突然破裂,产生高速的液体微喷射,直接作用于组织表面。微喷射所产生的撞击力是组织损伤的重要原因。在骨组织和软组织治疗时,病灶范围内的大量气泡的空化效应是打通生理性关闭的微血管、松解关节软组织粘连的有利因素。空化效应并非只发生于聚焦区,只是在聚焦区更为明显(图27-0-5)。

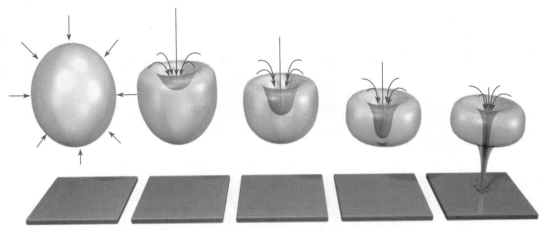

图 27-0-5　空化气泡溃灭导致微射流的产生

（四）冲击波的生物效应

冲击波作用于机体的不同部位,会产生不同的生物学效应:①作用于肌肉和纤维组织时,促进血管生长及增殖相关因子的表达;②作用于溃疡创面时,增加创面愈合速度;③作用于受损神经时,促进损伤神经轴突再生;④作用于骨组织时,在骨的表面释放机械能,触发骨折愈合机制,促进骨折愈合;⑤作用于钙化肌腱组织时,促进钙化灶分解、吸收;⑥作用于淋巴组织时,通过降解脂肪组织减少氧化应激等改善淋巴水肿。

三、体外冲击波技术治疗慢性疼痛病的原则

目前体外冲击波的治疗方法尚未标准化,临床应用规范和治疗指南亟待出台。美国 FDA 批准体外冲击波的适应证主要在肌腱末端病,欧洲一些国家体外冲击波的治疗范围则相对广泛。体外冲击波临床治疗中应注意观察,及时判断,防止意外发生。体外冲击波治疗应该遵循适应证合理应用,不能将体外冲击波技术作为万能方法使用。

（一）治疗次数和剂量

体外冲击波治疗通常需要进行 3~5 次治疗,每次治疗间隔为 1~2 周。扳机点冲击波疗法通常需要6~8 次,每次治疗间隔为 5~10 天。在体外冲击波治疗过程中,受个体差异性影响比较大,所以正确的剂量是因人而异。治疗应该从最大的痛点开始。主要痛点在经过大约 400 次发散式或 200 次聚焦式脉冲冲击波治疗后会逐渐消失,但其他不曾发现的痛点往往与主要痛点在同一区域。这个时候,治疗的范围应该是建立在与患者不断交流的基础上,以"扫描式"进行,治疗以低能量级开始,随着每次治疗的深入而递增。

（二）疼痛点与扳机点的定位治疗

值得注意的是,在慢性疼痛发生时,疼痛点往往与扳机点不一致,这需要医患交流和触诊来定位。体外冲击波治疗下容易找到一些深部和弥漫性的痛点。组织内的疼痛区越深就需要使用聚焦式冲击波来进行治疗。治疗时一定要使用足量的超声耦合剂,这样可以确保冲击波在组织内传导的能效。

1. 发散式冲击波(RSW)治疗骨骼肌的肌筋膜疼痛综合征　发散式冲击波对于治疗大面积和硬化的肌肉群疼痛是非常有效的。一般而言,以 2~3.5bar 压力开始进行治疗,以低频率开始,再逐渐调高频率。根据不同深度的肌肉疼痛区,可以加大手柄压力,以便利用剪切力的作用,刺激神经血管物质的释放。使用 12~15Hz 频率治疗疼痛的扳机点,如果是平滑肌肉则可加大到 18~21Hz,脉冲数通常在 1 200~2 400 次之间。

2. 聚焦式冲击波(FSW)治疗肌腱附着点疾病和钙化　聚焦式冲击波特别适合治疗肌腱附着点疾病、钙化、扳机点和深层肌肉的痛点。通过使用不同的间隙保持器,可改变穿透的深度,使聚焦区和治疗区相重合。聚焦式冲击波的治疗深度最大可达到 12.5cm。

开始治疗时,使用 0.10mJ/mm^2 能量来定位痛点,大约在脉冲 200 次后,可以根据患者描述的疼痛感,将能量逐渐调高到患者的耐受水平。一般在 0.10~0.35mJ/mm^2 之间。在使用聚焦式冲击波治疗痛点时,在 2~4Hz 频率为最佳。

3. 发散式与聚焦式冲击波联合疗法　发散式和聚焦式冲击波在治疗中各有其优势和对应症状,两者结合可以聚集其优势。在进行联合冲击波治疗时,应先应用聚焦式冲击波治疗最明显的疼痛点和扳机点,然后使用发散式冲击波进行肌肉的放松并消除浅表性扳机点。

四、体外冲击波技术的临床应用

（一）肩部钙化性肌腱炎治疗

1. 病因　具体病因尚不明确,但在绝大多数的病例中,冈上肌腱、冈下肌腱和肩胛下肌腱损伤是形成钙化的原因。钙化性肌腱炎的发展一般分为 4 个阶段:

第 1 阶段　由于组织缺氧,腱细胞变形成为软骨细胞,形成转化期;

第 2 阶段　由于低氧,软骨细胞的胞间质内羟基磷灰石晶体开始形成沉积物,形成钙化点;

第 3 阶段　为再吸收期,血管新生,这个时候如果进行冲击波治疗可以加快细胞更新和血管新生;

第4阶段　肌腱纤维新生,此为修复期。

往往在第2、3阶段是慢性疼痛和急性疼痛发生的时期,如果在第2阶段不进行治疗干预,钙化期可能会持续数年之久,这将会造成很大的影响。

2. 诊断

（1）肩部检查。

（2）诊断性影像检查。

（3）体位检查:仰卧位是喙突处胸小肌治疗的理想体位。侧卧位是治疗冈上肌的理想体位。

3. 鉴别诊断　需与肩袖损伤、椎间盘源性、血管性、神经血管性病因、肩部神经痛性肌萎缩等相鉴别,并排除继发性或功能性撞击。

4. 治疗

（1）寻找扳机点（图27-0-6~图27-0-8）

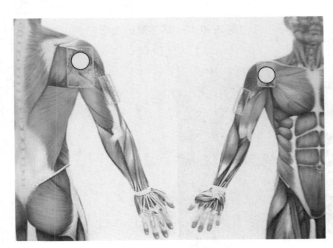

图27-0-6　三角肌的扳机点

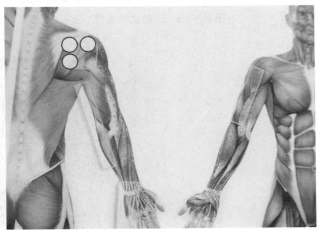

图27-0-7　冈下肌的扳机点

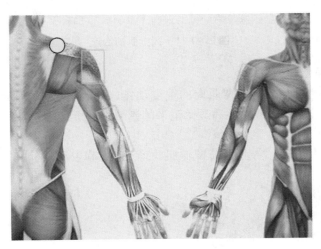

图27-0-8　冈上肌的扳机点

（2）使用冲击波治疗:首先采用聚焦式冲击波,能级在 0.18~0.32mJ/mm² ,频率 4~6Hz,脉冲数 1 500~1 800 次,治疗间隔 7~14 天,治疗次数 3~4 次。

然后使用发散式冲击波,能级 2~3bar,频率 11~15Hz,脉冲数 300~500/区域,治疗间隔 8 天,治疗次数 3~4 次（图27-0-9~27-0-11）。

最后,肌肉组织的附加治疗,除了治疗钙化部位以外,还应使用聚焦式冲击波进行肌肉附着点的治疗。

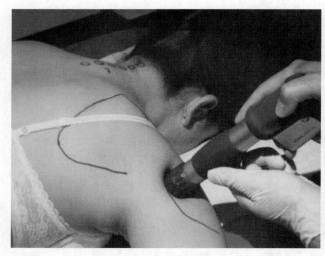

图 27-0-9 三角肌的治疗

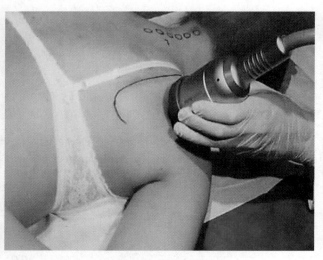

图 27-0-10 冈下肌的治疗

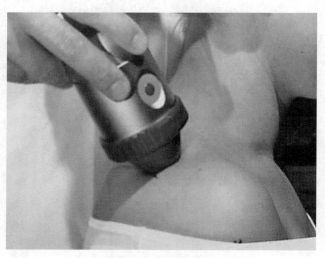

图 27-0-11 冈上肌的治疗

（二）前臂桡侧伸屈肌治疗

1. 病因 过度的非生理性应力和前臂肌肉的重复动作（涉及骨膜内敏感神经末梢的过度牵张）造成肌肉的退行性病变和疼痛增加。黏液变性和显微镜下的撕裂出现于骨膜或骨性的腱锚附着部位。

2. 诊断

（1）肱骨外上髁压痛及触痛。特点在前臂伸肌收紧、腕关节主动外伸和手臂翻转时有疼痛感，并且在受力和屈肘时疼痛加强。

（2）超声波、X线、MRI等检查。

3. 鉴别诊断

（1）肩部肌肉硬结牵涉的外上髁疼痛。

（2）C_6颈椎神经根刺激。

（3）斜角肌综合征。

（4）肿瘤。

（5）骨髓炎。

（6）肘关节骨关节炎。

（7）桡骨头及肱骨小头的软骨缺损。

（8）滑液病变。

4. 治疗

（1）利用超声定位。

（2）触诊定位痛点。

（3）利用冲击波手柄定位最大痛点。

（4）首先采用聚焦式冲击波，能级在 0.15~0.35mJ/mm²，频率 4~6Hz，脉冲数 1 800~2 100 次，治疗间隔 7~14 天，治疗次数 3~5 次。

然后使用发散式冲击波，能级 2~3bar，频率 12~15Hz，脉冲数 1 800~2 000/区域，治疗间隔 5~8 天，治疗次数 5~8 次（图 27-0-12~图 27-0-14）。

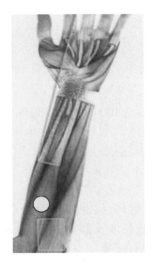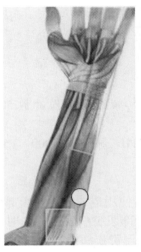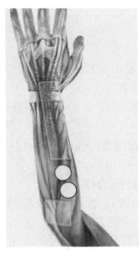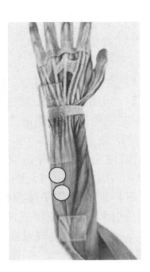

图 27-0-12　扳机点

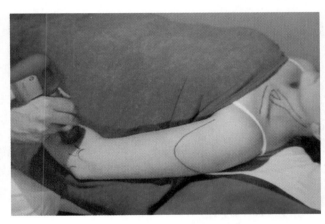

图 27-0-13　治疗区（1）

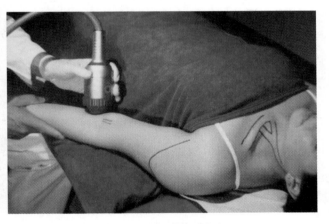

图 27-0-14　治疗区（2）

（三）足底肌肉群治疗

足底肌肉群的病变包括足底筋膜炎、跟骨骨刺和跟腱痛。

1. 病因　足底筋膜炎患者常有足跟疼痛感，往往在站立和行走时间过长时疼痛加剧。一部分患者表现为早晨起床下地时疼痛加剧。当然，所有足跟痛的患者都有可能患此病，尤其是弓形足和扁平足更容易。由于压力分布不均、运动过量或者体重超标，导致韧带起止点钙化肌产生跟骨骨刺。跟腱痛病因往往与拉伸强度有关，例如跳跃时产生的过度应力或者截面改变等。同时，肥胖、韧带不稳定、跟骨骨刺、肌肉原因、训练错误、代谢紊乱等均会引起跟腱痛。

2. 诊断

（1）临床检查：望诊、触诊、功能试验等。

（2）影像诊断：X 线、超声波、MRI 等检查,会显示筋膜撕裂,特别是曾经接受过可的松注射治疗的患者。如果影像检查发现有骨挫伤或跟腱破裂的情况就不能进行冲击波治疗。

3. 鉴别诊断

（1）S_1 骶神经刺激。

（2）胫神经及其足跟内侧区域分支受到刺激和压迫。

（3）创伤后静脉曲张。

（4）腱鞘囊肿。

（5）跟腱撕裂。

（6）风湿性疾病。

（7）滑囊炎。

（8）黄瘤病。

4. 治疗

（1）患者采用俯卧位,受累足下放置一卷形垫。

（2）采用体外冲击波进行治疗

首先采用聚焦式冲击波,能级在 0.2~0.3mJ/mm^2,频率 4Hz,脉冲数 500~2 100 次,治疗间隔 8~14 天,治疗次数 3~6 次。

然后使用发散式冲击波,能级 2~3bar,频率 12~21Hz,脉冲数 1 000~3 500/区域,治疗间隔 1 周,治疗次数 3~5 次（图 27-0-15,图 27-0-16）。

（四）股骨大转子疼痛综合征治疗

1. 病因 骨盆倾斜或两条腿长短不一的长期过度使用造成股骨粗隆部肌腱病,引起肌腱附着点紧张和发炎。在人工髋关节置换术后也常见此病。在粗隆部肌腱病发生疼痛时,总是涉及髋关节的主要外旋肌。另外,骶髂关节障碍、髋关节骨关节炎和全身性风湿类疾病中,此肌肉也会有疼痛的发生。

2. 诊断

（1）股骨粗隆部局部压时有疼痛感,夜间侧卧时疼痛加剧,髂胫束内投射发生疼痛,在跨步或摆动腿部时发生活动性疼痛,翘腿时有较强疼痛感。

（2）诊断性影像学检查:利用 X 线、MRI、超声波等检查进行鉴别诊断及深度评估。

3. 鉴别诊断

（1）髋关节疾病。

（2）梨状肌综合征。

（3）假性坐骨神经痛。

（4）腰椎退行性病变。

（5）骶髂关节病变。

（6）风湿性多肌痛。

（7）肿瘤。

4. 治疗

（1）侧卧位,受累髋部 70°屈曲,30°内收及内旋

（2）首先采用聚焦式冲击波,能级在 0.15~0.3mJ/mm^2,频率 4~5Hz,脉冲数 1 500~2 500 次,治疗间隔 1 周,治疗次数 3~5 次。

然后使用发散式冲击波,能级 2.8~3.5bar,频率 15~20Hz,脉冲数 1 500~2 000/区域,治疗间隔 1 周,治疗次数 6~8 次（图 27-0-17~图 27-0-20）。

（五）冲击波治疗髌骨肌腱炎——跳跃膝

髌骨肌腱炎是影响运动员的一种常见肌腱附着点疾病,经常进行跳跃动作的人员常发此病。

1. 病因 涉及跳跃的体育活动反复施加应力于髌腱,导致髌骨下部、胫骨附着点区域和髌骨的退行性病变。由于血管形成不足,常会出现钙化。肌腱内会出现微小撕裂、黏液变性区域和纤维素样坏死,特别是在附着点区。

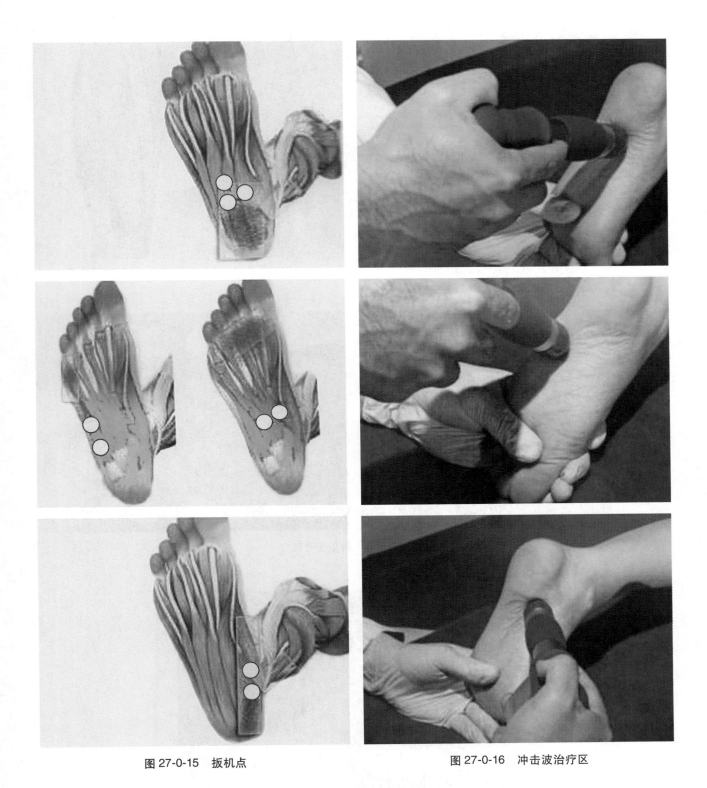

图 27-0-15　扳机点　　　　　　图 27-0-16　冲击波治疗区

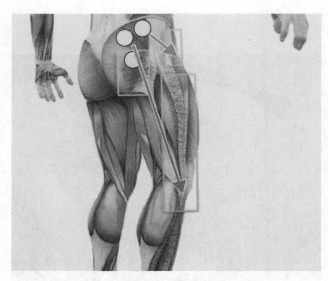

图 27-0-17　臀肌扳机点

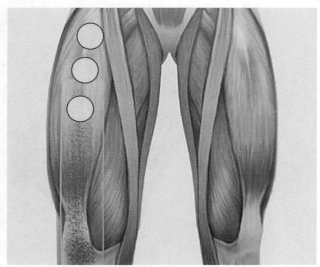

图 27-0-18　大腿肌肉群扳机点

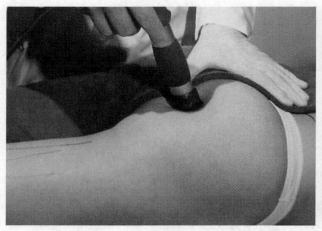

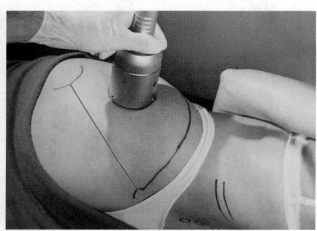

图 27-0-19　臀肌治疗区

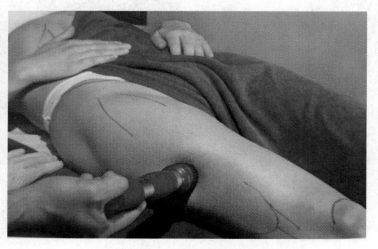

图 27-0-20　大腿肌肉群治疗区

2.诊断

（1）刺激实验：如下蹲、膝关节活动程度、收缩拉伸能力、上下楼梯等。

（2）肌腱和附着点触诊：触诊时屈伸肌硬化和短缩处触痛。

（3）诊断性影像学检查：X线检查是否有骨病变和钙化点。超声波检查可以检测到疾病的不同阶段：肌腱附着点的回声高低可查到肌腱扩大的情况，可以很容易诊断出完全或部分肌腱撕裂，也可以分出是否有骨撕裂和肌腱内撕裂的情况，是否存在滑囊炎等。

3.鉴别诊断

（1）关节腔内膝关节损伤。

（2）软骨损伤。

（3）髌骨疼痛综合征。

（4）髌骨不稳定。

（5）奥斯戈德氏病。

（6）髌骨内滑囊炎。

4.治疗

（1）患者采用仰卧位。

（2）首先采用聚焦式冲击波，能级在 $0.15\sim0.3mJ/mm^2$，频率3Hz，脉冲数1 800~2 000次，治疗间隔10~14d，治疗次数3~5次。

然后使用发散式冲击波，能级1.8~2.2bar，频率8~10Hz，脉冲数1 500~2 000/区域，治疗间隔10~14d，治疗次数3~5次。

主要治疗在髌底、髌尖和胫腱附着点三个部位。

五、体外冲击波治疗要领、手法及注意事项

（一）治疗要领

患者软组织损害的严重程度迥异，体质强弱不一，年龄差异不同，对治疗的耐受力亦有差别。医用体外冲击波治疗探头的选择、能量的大小、频率的快慢亦需因人、因病而异。要使所有的治疗都到达深层软组织附着处进行松解，而不能单单是让探头在肌肉表面"走"一遍。

1.关注患者治疗过程　患者对体外冲击波治疗有一个适应过程，在这一过程中主要观察以下几种反应：

（1）患者对医用体外冲击波治疗的耐受度：应根据患者的耐受程度及肌肉强度来掌握冲击波的轻重。冲击波治疗时，患者局部有明显的酸胀、麻木或微痛的感觉，均为正常的治疗反应。通常可根据酸胀的程度判断该肌群的劳损程度，但治疗过程中，诱发这种反应必须以患者能够耐受为上限，避免诱发痛性晕厥等不良的临床事件。

（2）注意疼痛变化：冲击波治疗后出现短暂疼痛加重，甚至超过治疗前的情况，在2天内逐渐消退并获得原有病情的缓解，属于正常反应。如果疼痛反应经过休息不见好转，甚至加剧，则是不良反应，应考虑诊断错误，并检查治疗区域有无骨折等情况发生，尽快查找原因，并及时处理。

（3）有无肿胀、皮下出血或皮肤破损：对于体外冲击波治疗的患者在复诊时应密切关注这些情况，如有肿胀或皮下出血，体外冲击波治疗可适当推迟数日，或先行治疗其他相关肌群，必要时可配合药物对症处理。

（4）部分患者在冲击波治疗后疼痛明显缓解，但是维持不久，症状复旧。

2.常见原因和处理方法

（1）冲击波松解治疗后，患者体质虚弱，自身吸收代谢无菌性炎症的能力不足，软组织再次痉挛。处理方法：临床上对于体质虚弱所致疼痛复发，可继续反复治疗，直至疗效稳定。

（2）治疗的是继发部位，不是原发部位。处理方法：应加强诊断，识别原发部位，做到重点明确。

（3）软组织严重挛缩，疗效短暂。处理方法：建议改用软组织松解手术进行治疗。

（二）体外冲击波治疗原则

在人体各个部位和关节，一般均有常规冲击波治疗和压痛点治疗二种方法。但由于病情往往复杂多变，在常规治疗中须根据病情特点调整治疗方法，特别要以软组织压痛点检查来寻找潜在压痛点，并结合发病经过及既往的外伤或劳损史，予以综合评估。体外冲击波治疗原则如下：

1. 要有整体观的理念　患者主诉疼痛就诊，医师通常要详细了解患者的工作性质、生活习惯、业余爱好，既往有无明显的外伤及劳损情况，确定发病的病因和疼痛部位的因果关系；体外冲击波治疗主要矛盾的同时，也要照顾到次要矛盾，既往劳损区域的治疗，以及治疗后的功能锻炼。治疗过程中，通过与患者的交流，进行心理引导也很重要。在短短的治疗间期应该教育患者保持良好的生活习惯及科学锻炼习惯，并在下一次治疗的时候予以监督。

2. 分辨主要矛盾和次要矛盾　治疗前要注意原发性压痛点的识别，传导痛的问题需要引起重视。压痛点的制约关系检查更是对体外冲击波的治疗有很大的指导意义。医用体外冲击波治疗前应仔细了解，做到胸有成竹。根据压痛点检查变化，体外冲击波打法也要有所变化。总之，以消除原发性压痛点为准则。

3. 注意点、线、面的结合　一般要求，凡是疼痛集中的，应侧重使用"点"上的手法，疼痛沿着肌肉、肌筋膜之间向四周扩散放射的，而沿骨缘肌腱附着处的，均应加强"线"上的打法。如果是大面积的疼痛，应多使用"面"上的打法。根据肌肉的类型，打法的选择有以下规律：

（1）短肌：治疗短肌多侧重"点"的打法，特别是头夹肌、颈夹肌、多裂肌、回旋肌等，多适合局部点的治疗，适当可增加一些点援的技巧。

（2）长肌：治疗长肌多侧重"点"+"线"上的打法，即肌腱附着处的点+长肌肌腹的线的打法，起到彻底放松长肌的作用。

（3）阔肌：治疗阔肌，多侧重"线"+"面"上的打法，即沿阔肌肌腱附着处骨缘的"线"打法+整个阔肌膜张肌肌腹的"面"打法。因阔肌面广，并因多层肌肉交错重叠且肥厚，所以在治疗这部分肌群的"面"治疗时，应注意适当增加治疗强度，以使能量能到达病变的深处。

（三）注意事项

1. 操作者应备有良好的解剖知识，尤其是空间解剖知识。这需要操作者在临床上不断体会，进行每一个冲击波压痛区的治疗，都要细心体会内部结构，不断磨炼，形成活体的空间解剖概念。不能盲目扫打，使冲击波治疗等同于简单的推拿按摩，失去了其该有的价值。

2. 扎实的压痛点强刺激推拿基本功和正确的诊断、评估软组织损害程度的能力。学习了体外冲击波疗法，应综合分析病史，详细询问病情，以压痛点强刺激做预示性治疗。

3. 疾病的鉴别诊断能力，冲击波疗法涉及病种非常广泛，组织伤害性疼痛应与其他疾病引起的疼痛进行鉴别。

（四）冲击波治疗手法介绍

1. 基本握法

（1）执笔式。

（2）握杠式。

（3）压枪式。

2. 基本打法　常用的是点打、弹拨打法、斜打，配合其他衍生的打法，提高效率及疗效。

（1）点打：治疗枪与皮肤呈90°，特别适合乳突区、枕骨项平面区域、颞下颌关节区、肘关节区以及一些小关节区域。

优点：最普遍的打法，可以有效地缓解因肌腱附着处无菌性炎症引起的疼痛，该冲击波打法起着很重要的作用。

不足：有时因为解剖的复杂性和重叠性，使得治疗时需适当配合弹拨打法，使肌腱能从骨膜面适当剥离，这需要操作者打法熟练以及熟悉局部解剖结构。

（2）弹拨打法：治疗枪置于痛点附近，采取向内的压力及向侧方的推力两种合力；压痛点较深患者，向内力度需稍大些,向侧方的推力必须采取与皮肤下面肌纤维走向垂直的用力方向,这样在同样的力度下,组织能产生较大的位移,能使粘连的软组织得到更大程度的松解。

优点:可以有效地缓解深层粘连的无菌性炎症引起的疼痛,该冲击波打法能起到"四两拨千斤"的重要作用。

不足:因为需要快而有力,所以对操作者的灵敏度及解剖熟练度有很高的要求。

(3)斜打:治疗枪与皮肤成一定角度,特别适合不平整的软组织,包括一些小关节区域,跟后脂肪垫、低髂关节深处部位的治疗。

优点:可以有效地缓解因关节囊病变导致相关征象,特别对于肩峰下滑囊、骶髂关节、腰关节突等的松解,该手法起着很重要的作用。

不足:有时由于解剖的复杂性,很难使冲击波的能量深入到达目标靶点,需要操作者打法熟练并熟悉局部解剖。

(4)顺打:主要用于附着处周围的筋膜松解,顺着肌起点向远端发散的方向松解治疗。

优点:不易损伤正常组织,不加重疼痛。

不足:频次、时间较长。

(5)逆打:逆打方向与顺打相反。

优点:肌肉可以视为一个打死的绳结,当力的方向与打结的方向一致时,不易松动绳结。这时如果逆向用力,可以在绳结的缝隙中施加作用力,产生效果更佳的松解作用。

不足:会有轻度痛感。

(6)推打:属于加压的筋膜松解,用于常见的原发损害区域,如脊柱棘突旁竖直肌、髂腰肌等长形肌群及多裂肌、回旋肌等短小功能肌群的松解。

优点:可以快速有效的松解棘突旁及小关节附着处的长短肌群,提高疗效,避免疏漏。

不足:对某些单个深层的无菌性炎症痛点兼顾会稍差一些,但可以通过配合点打,以加强疗效。

(7)来回平移打法:主要用于肌腹的松解,作用面积较大,是减轻治疗时疼痛的一种方法。

优点:避免点打炎症部位时产生的剧烈酸胀感,用平行来回移动法,可有效减轻疼痛,缩短操作时间。

不足:因治疗力度相对较轻,对某些深处炎症痛点区域很难有效松解。

(五)冲击波治疗后患者的行为变化

一般来说,患者在接受冲击波治疗后可以做运动和工作。接受肩部治疗后的4~6周内,应避免手高过头部的运动,游泳者不能游蛙泳和仰泳,打网球在发球或接球时不能高过头部。这适用于无论业余还是专业的所有运动员。

肱骨上髁炎治疗后,打网球者应休息2~3周的时间。也可以在前臂肌肉上贴一个弹性绷带以减少张力。10~14天后,可以使用手持式器械。应避免手臂过度劳累。

应用冲击波治疗肌腱附着点病变后,必须强调放松受累的区域。足底筋膜炎或跟腱痛,要求高质量的鞋垫,以帮助缓解疼痛,特别是老年患者或易感群体。应避免涉及跳跃的运动,治疗后4~6周内,患者可进行简单运动。

(吴大胜　黄佑庆)

第二十八章　银质针治疗技术

第一节　概　　述

银质针是在中医"九针"的基础上演变而来,《黄帝内经·灵枢》中即有相关记载:"八曰长针,取法于綦针,长七寸,主取深邪远痹者也。九曰大针,取法于锋针,其锋微员,长四寸,主取大气不出关节者也。"

银质针源于上海陆氏伤科的治疗方法。陆氏伤科自清代顺治年间创立,现今由第八代传人陆念祖医师传承与推广,在骨伤科疾病诊治中独树一帜。1974年始,宣蛰人教授运用软组织外科理念,采用病灶区软组织骨骼附着处敏感压痛点密集型针刺,形成"以针代刀"理念,提炼并独创了"压痛点密集型银质针针刺疗法",将银质针用于治疗慢性顽固性疼痛,在临床上取得了显著的疗效,成为软组织外科治疗临床疼痛的主要手段之一。王福根教授鉴于艾灸燃烧对空气影响及温度不易控制等问题研发了银质针导热温控巡检仪。自此,银质针加热实施了温控,"银质针导热治疗软组织痛"成为陆氏银质针疗法的另一流派。随着材料科学的进展,采用医用合金针体,内置导热内芯,恒温加热的内热针技术在临床也广泛应用。内热针温度恒定,针的直径较细,患者的依从性较好。期待临床银质针与内热针疗效对比的研究进一步揭示针具的材料和加热方式在疼痛治疗中作用的差异,促进慢性软组织疼痛治疗理论的发展,进一步提高临床疗效。

国内对于诸如肌肉、脊柱与关节疼痛性疾病,治疗方法多样。但对于慢性顽固性严重病例,往往难以奏效。银质针治疗既有迅速的镇痛作用,又有远期的临床疗效,是目前治疗慢性顽固性软组织疼痛的一种独特方法,值得临床推广应用。

第二节　银质针治疗作用机制

银质针治疗虽然在临床上取得较好的疗效,但作用机制尚未完全清楚,目前研究认为有以下几个方面。

一、消除无菌性炎症作用

研究表明,软组织疼痛常伴有无菌性炎症,病变部位存在炎性细胞因子增高现象。银质针具有优良的导热效能,体内针体温度控制在42~43℃,这种热效应可以有效消除病灶部位的无菌性炎症。银质针可能通过调控炎性细胞因子及疼痛介质发挥镇痛作用。

二、肌筋膜松解作用

肌筋膜疼痛综合征(myofascial pain syndrome,MPS)是常见的软组织疼痛,其临床表现之一是病变局部可触及紧张带及压痛点,针刺肌电图可观察到运动单元活动电位,磁共振弹性成像可发现紧张带的硬度较周围肌肉组织高约50%。Simon提出能量危机学说,认为MPS时,运动终板释放过量的乙酰胆碱,引起静息状态自发电活动以及持续性肌纤维收缩。持续性肌纤维收缩不仅消耗肌节能量,还会压迫局部血管,引起组织缺血缺氧,进一步加剧能量危机,引发恶性循环。银质针治疗能解除肌痉挛和肌挛缩,改善患者疼痛,提示肌筋膜松解作用是银质针镇痛的机制之一。

三、改善局部血液循环

临床研究发现,经银质针治疗后,即刻局部血流量明显增加达 50% 以上,最高达 150%,甚至治疗后 1 个月也较治疗前增加 20%~40%。银质针治疗能够改善局部血液循环,推测可能是银质针近期效果与远期疗效的基础。

四、神经调控作用

伤害性信息经初级感觉神经元传递到脊髓后角,再进一步加工整合上传至高级中枢,最终形成痛觉感受。慢性疼痛会导致外周及中枢神经系统一系列变化。尤浩军等通过内热针研究,发现 46℃ 肌肉内热刺激能同时激活痛觉内源性下行易化和抑制作用,而 43℃ 非伤害性肌肉内热刺激仅激活下行抑制系统。银质针疗法治疗过程中针尖温度在 43℃ 左右,因此推测银质针疗法也可能通过激活下行抑制系统产生镇痛作用。

五、艾灸加热的作用

灸法产生于中国远古时代,因为作用机制与针疗相似,并且与针疗有相辅相成的治疗作用,通常针、灸并用,故称针灸。传统的银质针疗法保留艾叶加热,目前临床仍有医者沿用。现代研究发现,艾灸的光谱在近红外和远红外都有分布,近红外线波长短,具有较高的穿透能力,可直接渗透到深层组织达 10mm 左右,能改善微循环、稳定和协调机体细胞免疫系统。中医认为,艾热进入人体后,具有祛除湿气,将湿寒气排出体外的作用。

近年来,在国家"863"计划"数字虚拟人"科研成果的基础上,"筋膜学"理论取得了重大进展,筋膜学有关人体结构的"双系理论"、肌筋膜整体张拉结构的力学传导模型、神经的本体感受与姿势平衡代偿等都极大地丰富了软组织疼痛治疗的基础,在临床实践中得到广泛应用,并取得良好的效果,值得进一步深入研究。

第三节　银质针治疗的适应证和禁忌证

一、适　应　证

各种慢性顽固性软组织疼痛。

二、禁　忌　证

1. 糖尿病血糖未控制者。
2. 严重的心脑血管疾病。
3. 出血性疾病,如血友病、血小板减少性紫癜等。
4. 针刺部位局部皮肤有明显感染者。
5. 身体极度虚弱者。
6. 孕妇的腰腹部。
7. 精神异常、理解困难和不合作者。

第四节　银质针技术实施方法

一、相关针具和仪器介绍

（一）银质针

1. 宣氏银质针　按长度分为Ⅰ号 24cm、Ⅱ号 21cm、Ⅲ号 18cm 和Ⅳ号 16cm。针柄长度均为 6cm。

2. 传统银质针   有两种型号：

（1）粗针：直径 1.1mm，针柄长度为 5cm，针身长度分为 6cm、8cm、10cm、12cm 四种规格。

（2）细针：直径 0.6mm，针柄长度为 3cm，针身长分别为 5.5cm、8cm、10cm 三种规格。

将不同型号、规格的针 20~30 枚一组打包，高压蒸汽消毒备用。根据人体治疗部位的深度，选择适合的型号。

（二）加热设备

1. 艾加热   艾球若干、95% 酒精（助燃艾球用）、生理盐水（降温或灭火用）、容纳酒精与生理盐水的喷壶等。

2. 银质针导热巡检仪加热   导热巡检仪 1 台。

二、针刺基本操作

银质针穿刺路径经皮肤、皮下组织、筋膜、肌肉，直至骨骼表面骨膜或肌附着处。宣蛰人将密集型银质针的技术操作分为直刺、平刺、斜刺、骨膜下刺、钻刺和围刺，共六种。

1. 直刺   针身垂直水平线刺入皮肤称为直刺。

2. 平刺   平行水平线刺入皮肤称为平刺。

3. 斜刺   针身刺入与水平线成角者称为斜刺。

4. 骨膜下刺   针身直刺达骨面，然后倾斜一定角度，将针尖刺入骨骼表面骨膜下并继续推进进入病灶区者，称为骨膜下刺。

5. 钻刺   针对局部软组织变性严重、单纯手力直刺不易穿透皮肤和筋膜者，运用针柄快速左右旋转同时向下发力进针达骨面称为钻刺。

6. 围刺   以一病灶区为中心，由其周围皮肤相隔适当距离作深至骨面的扇面状多针斜刺或骨膜下刺者，称为围刺。

三、针刺操作的基本步骤

（一）术前准备

1. 询问评估患者的身体情况，了解病史，如患者有无发热或病毒感染，无治疗禁忌证。

2. 有心脑血管疾病者，针刺前应按时口服相关药物。

3. 及时进餐，避免空腹进针，造成晕针。

4. 及时排空大小便。

5. 准备舒适明亮的房间。

6. 妥善安排好患者的体位。

（二）术中过程

1. 定点   根据病变部位确定针刺点，以记号笔标记。针距 1.5cm 左右。

2. 消毒   用 2% 碘伏常规皮肤消毒。

3. 麻醉   用 0.5% 盐酸利多卡因溶液，每个标记点作皮内麻醉。

4. 针刺操作   采用双手执针，均匀用力，避免进针过程针身弯曲。根据针刺部位的不同采取直刺、斜刺、围刺、平刺等。穿刺到位后能够引出较强烈的酸沉胀麻痛等针感为佳。通常软组织病变愈严重，其针感愈强。

（三）艾加热步骤

1. 针群之间垫布   将消毒软棉布块衬垫于针间，压紧垫布，不要暴露皮肤，以免艾球燃烧时的辐射热灼伤皮肤。

2. 针尾装艾球   将艾球装于针球上，给艾球滴注酒精使其处于半湿状态，避免酒精过多沿针柄流下引燃垫布。

3. 点燃艾球   术者一手持吸满水的喷注器，另一手持夹有酒精棉球的止血钳点燃艾球，如有火星落于垫布上,应用喷注器立即喷灭。艾球燃烧如出现剧烈皮肤灼痛时,应在此针体上喷水降温,减轻患者的不适感。

4. 去艾灰、起针和术野消毒　待艾球燃烧完毕,余热散尽后,清理艾灰,去掉垫布,快速拔出银针,灭菌纱布块按压针孔止血。碘伏棉签涂抹针孔消毒,双层无菌敷料敷贴术野,起床下地活动。

(四) 导热巡检仪加热步骤

1. 针刺完成后,将加热探头套入针尾即可。

2. 导热巡检仪　为外加热方式,需根据各枚针具不同留针长度调节加热的温度和加热时间,以免皮肤发生烫伤,常规设置温度 110~120℃,加热时间 15~20min 后自动关机。

3. 内热针加热仪　采用恒温技术,针身内部均匀加热,设定温度 42~43℃,加热时间 20~30min,直接开始加热并导热即可。

4. 加热完成,后续拔针操作同前。

说明:艾加热因其温度可控性差,且操作烦琐,滴落的艾球容易灼伤皮肤,且燃烧的烟雾对周围环境的影响,使用者逐渐减少。近年来,采用导热仪加热的方式日益普及。

第五节　银质针治疗不良反应、并发症和注意事项

一、血　肿

(一) 产生原因

1. 刺破血管,可能为针尖太锐,可将针尖磨钝一些,虽然增加进针难度,但血肿出现的概率会明显下降。

2. 做骨膜下刺时,没有刺到骨膜下,而是在骨膜上滑行,损伤血管引起出血。

3. 血管变异或针刺到滋养动脉。

(二) 处理方法

1. 拔针后常规按压针刺部位 5min,可明显减少血肿形成的机会。拔针后轻摸针刺部位有无硬结和明显压痛,如有,应按压 15min,可减少血肿扩大的机会。

2. 一般小血肿多可在 3d 内自行吸收,无须特殊处理。血肿较大的可出现明显的局部疼痛和相关症状。一般 24h 内冷敷,加压止血。24h 后热敷,配合活血、抗炎、脱水药物,一周左右多数可自行吸收。

二、烫　伤

(一) 产生原因

烫伤多由艾加热引起。

1. 露于皮肤外的针身太短,常规皮肤距针球的距离在 10cm 左右。

2. 皮肤定点的距离太近,应将针距控制在 1.5~2cm 左右。

3. 针刺后,针体之间有交叉,此时装艾球应使艾球均匀排布,不必每支针都装艾球。

4. 针身贴皮,平刺或斜刺时,有些针身与皮肤呈锐角,导致针身与皮肤接触面积增大,此时用无菌干棉球填塞使其翘起。

5. 艾球直径过大。一般艾球直径在 2cm 左右较合适。应根据环境温度调整艾球大小,使患者感到温热舒适为宜,尽量减少产生灼痛。

(二) 处理方法

一旦针刺部位出现烫伤,应用碘伏消毒皮肤,轻症可在 5~7d 后结痂愈合,较重病例应局部涂抹烫伤膏,并口服抗生素,避免烫伤感染恶化。如针刺后 2~3d,针孔处出现白疱,可用无菌干棉签将其挤开、干燥,可自愈。

三、感 染

感染少见,严格无菌操作规范,把握好禁忌证。针具高压灭菌,排除皮肤感染的潜在因素,尽可能避免感染的发生。

四、术后注意事项

遗留针孔疼痛,2d 后可自行消失。3d 内不浸洗患部或不与水接触,以免针点皮肤感染。嘱患者多运动,如每天 2~4km 的走路或慢跑。密集型银质针疗法在同一部位治疗时间间隔 5~7d,在两个进针点之间取点。不同部位针刺,如身体条件允许,可连续进行针刺,一天中可以治疗 2~3 个部位。

第六节 不同解剖部位的布针规律

本节参照《宣蛰人软组织外科学》理论,按照部位阐述密集型银质针针刺疗法的操作过程及注意事项,诊治医师可以根据对患者病情的评估、压痛点的分布、软组织病变的程度等,灵活选择布针的密度和部位。

一、头 颈 部

(一) 项平面

项平面为枕骨上项线与下项线之间的骨面,其上有斜方肌、头夹肌、项韧带、头后大小直肌等附着,是针刺治疗头颈痛的重要位置。

定点方法:患者俯卧胸部垫枕,头前屈位。在枕外隆凸处定上排第①点,然后沿上项线向两侧定 3~5 点,针距 1.5~2cm。于上下项线中间定下排进针点,每点位于上排进针点之间,两侧定点可延伸至乳突部位(图 28-6-1)。

(二) 下颌角咬肌附着处

下颌角咬肌附着处是下颌角骨面的外侧粗糙部分,参与咀嚼的咬肌附着在此处,并有翼内肌附着在下颌角边缘,此处软组织损害可出现牙痛或三叉神经痛的临床表现。

定点方法:患者侧卧位,患病侧在上,以下颌角为中心定点,可采取扇形定点或平行定点的方法。针距 1cm,排距 1cm,两排针点各自互补(图 28-6-2)。

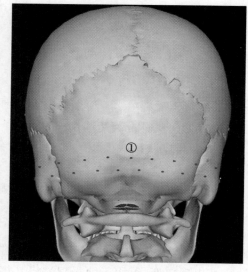

图 28-6-1 项平面针刺

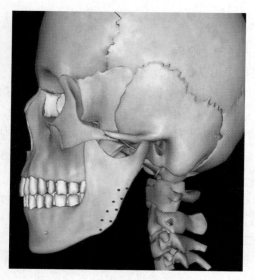

图 28-6-2 下颌角咬肌附着处针刺

（三）颈脊柱段

颈脊柱段针刺包括 $C_2 \sim T_2$ 的棘突、椎板、关节突在内的软组织附着处，可以 C_2 棘突和 C_7 棘突为骨性标志。颈椎有头夹肌、颈夹肌、斜方肌、旋椎肌、多裂肌等附着。颈椎横突短小有前后两个结节，形成半圆管状，内有颈丛神经根通过，$C_{2\sim7}$ 或 $C_{2\sim6}$ 的横突有横突孔，内有椎动脉通过，其后方为关节突关节。

定点方法：患者俯卧胸部垫枕头低位。自 C_2 至 T_2 定内外两排进针点，排距 2cm，内排针定在颈椎棘突旁，外排针定在内排进针点中间，针距 1.5～2cm（图 28-6-3）。

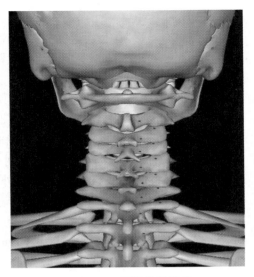

图 28-6-3　颈脊柱段针刺

二、肩背部

（一）胸脊柱段

胸脊柱段包括 $T_{2\sim12}$ 的棘突、椎板、关节突、横突、肋横突关节在内的软组织附着处。包括斜方肌下部、背阔肌、菱形肌、胸夹肌、多裂肌、旋椎肌等。

定点方法：胸脊柱段的针刺一般采取分段针刺或分侧针刺的方法。分段针刺可将胸脊柱段分为上胸段和下胸段，分侧针刺是将胸脊柱段分左右两侧进行针刺。这样在针刺过程中不易产生胸闷、憋气等情况或胸闷、憋气症状较轻，便于患者耐受。患者俯卧位或侧卧位，在胸椎棘突旁定内排进针点，针距 1.5～2cm，外排进针点定在内排进针点之间，排距 2cm（图 28-6-4）。

（二）冈上窝、肩胛内上角

肩胛骨是一块不规则骨，由肩胛冈将肩胛骨背面分成冈上窝和冈下窝，肩胛冈是斜方肌的着力集中位置。肩胛内上角有肩胛提肌附着，冈上窝有冈上肌附着。

定点方法：患者俯卧胸部垫枕位，双臂上举或臂自然垂于床下或侧卧位前臂前屈位。俯卧位可进行双侧的针刺操作，针刺角度易掌握。侧卧位对不能俯卧或肥胖患者较适用。先触摸骨缘标记出冈上窝周围骨缘的轮廓，即肩胛内上角边缘，肩胛冈上缘骨面直到肩峰。然后在轮廓内定出进针点群，针距 1.5～2cm。一般肩胛骨内上角处定 5～6 个进针点，肩胛冈上缘自肩胛冈根部向肩峰定 6 个进针点，最外进针点约在肩胛上动脉绕肩胛冈外侧切迹的内侧，即肩峰内 3～4cm 处，以免针刺损伤肩胛上动脉及肩胛上神经（图 28-6-5）。

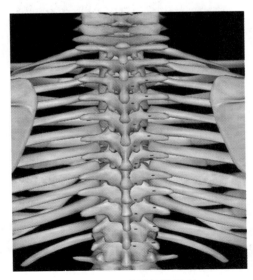

图 28-6-4　胸脊柱段针刺

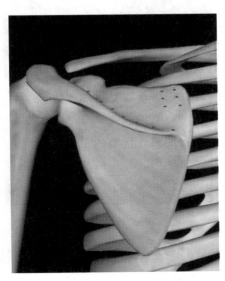

图 28-6-5　冈上窝和肩胛内上角针刺

（三）冈下窝

内侧缘有菱形肌附着,包括肩胛骨背面肩胛冈以下的骨面和骨骼边缘,有斜方肌的下半部、冈下肌、大圆肌、小圆肌和小部分背阔肌附着。

定点方法:患者俯卧位双臂前伸抱枕也可放于治疗床两侧,如俯卧困难的可采取侧卧位,治疗侧在上,但不利于针刺操作。沿肩胛冈下缘,肩胛骨内侧缘、肩胛骨外侧缘画出所需针刺部位的轮廓。在冈下窝内上部,肩胛冈根部用可摸到一个凹陷处。在此处定①点,横向沿肩胛冈下缘定 6~7 个点,最外进针点位于肩峰向肩胛冈的移行处。纵向沿肩胛骨内侧缘定 7 个进针点,最下一点定在肩胛下角。沿肩胛骨外侧缘定 6~7 个进针点,以上定点针距为 1.5cm 左右。关节盂下缘定 3~4 个点,针距为 1cm。在上述进针点围成的区域内排针,排距均为 1.5cm 的进针点群,下排针定在上排进针点的中间部(图 28-6-6)。

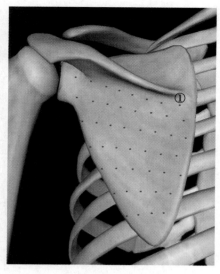

图 28-6-6　冈下窝区针刺

（四）肩峰周围

习惯称为"肩峰上三针"。为了弥补肩胛冈上缘外侧段,锁骨外侧段针刺的不足而设计的进针点,对斜颈患者有显著治疗作用。

定点方法:俯卧位或侧卧位,于肩锁关节内侧夹角处定内侧点,肩峰前外侧终点处定前外侧点,肩峰后外侧终点处定后外侧点(图 28-6-7)。

（五）肩外侧

肩外侧是传统冻结肩经常关注的部位,是三角肌的所在部位,也涉及冈上肌、冈下肌、大、小圆肌、背阔肌、肩胛下肌、肱三头肌的起止点。此处软组织损害为继发性,当针刺完肩胛骨背面诸肌之后,肩部症状多可自行消失,只有病变严重时,才可造成肩外侧的无菌性炎症,导致疼痛不消,需要治疗。

定点方法:患者侧卧位,患肩在上,充分暴露肩部。视压痛分布情况定点,一般定点 2~3 排,肩前起自喙突向后至腋后线,针距 1.5cm,排距 1.5cm,各排进针点中间互补(图 28-6-8)。

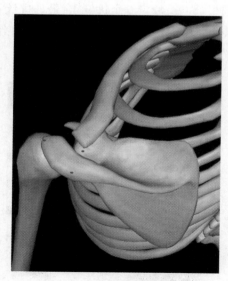

图 28-6-7　肩峰周围针刺

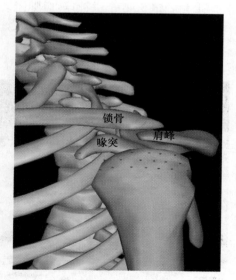

图 28-6-8　肩外侧针刺

三、上 肢 部

（一）肘内侧

肱骨内髁附着有前臂屈肌总腱,肱骨内髁背侧有尺神经沟,尺神经及伴行血管由其中通过。肘内侧为肘部疼痛的好发部位之一,以肱骨内髁为中心形成立体致痛区。

定位方法:患者仰卧或侧卧位,前臂屈曲外展外旋放于床面上,使肘内侧完全暴露。以肱骨内髁骨突起最明显处定点,视压痛存在的范围在其周围定针距和排距均为1cm的6~8个进针点,可视压痛点的多少对进针点进行增减(图28-6-9)。

（二）肘外侧

肘外侧由肱骨外髁和桡骨小头构成肱桡关节,有前臂伸肌总腱及肱桡肌附着,有桡侧副韧带及桡骨环状韧带限制肘外侧活动。此处无大的血管和神经通过,发生无菌性炎症时会出现肘外侧痛、前臂外侧痛、麻木等症状。

定点方法:患者坐位屈肘或俯卧前臂放于头前屈肘位,以肱骨外髁骨性突起最明显处为中心,在其远端定两排弧形进针点,针距1cm,约6~7针,在其近端肱骨外髁向上延伸部位定2~3个进针点,针距1cm,可视压痛点的多少对进针点进行增减(图28-6-10)。

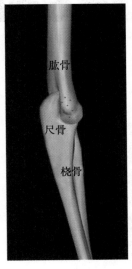

图28-6-9　肘内侧针刺

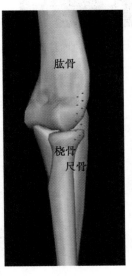

图28-6-10　肘外侧针刺

（三）腕关节

腕关节由尺桡骨远端,八块腕骨构成空间性结构,掌侧有指屈肌腱,背侧有指伸肌腱通过,以腕管约束各条肌腱。腕掌侧有尺动脉和桡动脉通过,并有相应神经伴行。在腕管中间位置有正中神经通过,所以腕掌侧不宜针刺。

定点方法:腕背朝上,放于舒适部位。可分部位操作:①尺骨茎突:以腕背侧尺骨远端骨性突起为标志。在远端定4~5个进针点,针距1cm。②腕背中部:以腕背横纹位中线,在其两侧各定点4~6个,针距1cm。两排进针点中间互补。③桡骨茎突:以桡骨远端骨性突起为标志,在其远端定点4~5个,针距1cm(图28-6-11,图28-6-12)。

四、腰臀部

（一）腰骶后部

腰骶后部包括骶骨背面、骶髂关节、髂后上棘内上缘至髂嵴的骨面及尾骨周围。髂后上棘为重要体表标志,可在体表扪及。此空间骨性结构内主要有多裂肌、旋椎肌、骶棘肌、腰方肌、背阔肌和腹肌等附着。

定点方法:患者俯卧位,可于下腹部垫枕至舒适体位。在髂后上棘最明显骨性凸起部位稍内侧定第①点,然后循其两侧骨骼边缘标记为外排进针点,针距1.5cm。距外排进针点群2~3cm处定点,形成内排进针点群(图28-6-13)。

（二）臀旁侧

臀旁侧即髂骨翼外面的臀中肌、臀小肌、阔筋膜张肌附着位置,简称髂翼外三肌附着处。

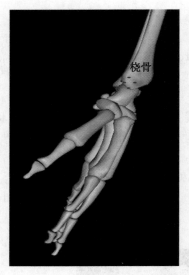

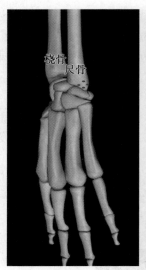

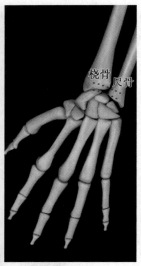

图 28-6-11 桡骨茎突针刺　　　　　　图 28-6-12 尺骨茎突和腕背部针刺

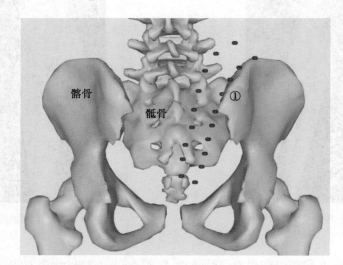

图 28-6-13 腰骶后部（髂后上棘内上缘、骶髂关节内侧缘和部分髂嵴缘）针刺图

　　定点方法：患者健侧卧位，下方腿屈曲，上方腿伸直，两腿之间垫枕。①第一排针：股骨大转子顶端上1.5cm 定第一排针共 4~6 针，每针间距 1cm。②第二排针：髂嵴最高点（髂结节）下 1cm，沿水平方向定第二排针，共 5~8 针，针间距 1.5cm。③第三、四、五排针：第二排下间隔 1cm、2cm、3cm 各布一排针，每排 5~8 针，针间距 1.5cm。

　　布针前缘不超过髂前上棘。通过髂嵴最高点与脊柱做一条平行线，布针的内侧缘不超过此线（图 28-6-14）。

　　（三）臀内侧

　　臀内侧由骶骨外侧、髂骨形成骨性空间结构，包括骶髂关节外侧，髂后上棘外侧，骶骨外缘，主要由臀大肌附着，在髂后上棘外侧有部分臀中肌重叠于臀大肌下面，无重要的血管神经通过，是密集型银质针针刺相对安全的部位。

　　定点方法：一般患者取俯卧位，不能平卧者取患侧朝上的侧卧位，沿骶髂关节外侧，骶骨外侧，髂后上棘外侧缘均匀布针 2~3 排，针距 2cm，排距 2cm，外排进针点定于两个内排进针点的中间（图 28-6-15）。

　　（四）臀后侧

　　臀后侧涉及髂骨外面的中间部分，其上附着臀中肌和部分臀大肌、臀小肌，有臀上皮神经，臀上动脉，臀上神经分布。针刺不当易发生血肿。

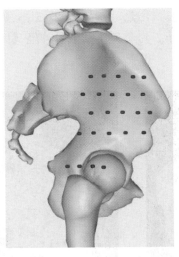

图 28-6-14 臀旁侧针刺

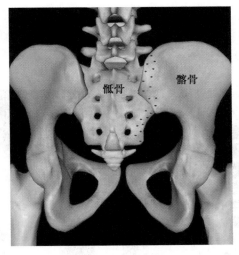

图 28-6-15 臀内侧针刺

定点方法:患者俯卧位,沿髂后上棘与髂嵴所夹的骨缘外 0.5cm 定一排进针点,针距 1.5~2cm,然后向下定排距 2cm 的 3~5 排进针点群,下排进针点定在上排两进针点的中间(图 28-6-16)。

该部位有一重要结构坐骨大切迹,大切迹下有梨状肌穿出,并涉及坐骨神经,臀上动静脉、臀上神经、臀下动静脉、臀下神经。坐骨大切迹处软组织易出现继发炎症而发生粘连,是臀部残余痛较易发生部位。通常臀后侧治疗与坐骨大切迹治疗同时进行。

定点方法:患者俯卧位,体型较瘦者可于髂嵴向下 10cm 左右以拇指深压触及坐骨切迹所在位置。体型较胖者,坐骨大切迹不易用手摸到,可采取体表定位的方法,以臀沟在骶骨背面的近端定点,与脊柱做一垂直线,通过髂嵴最高点与脊柱做平行线,两线相交的位置,即坐骨切迹所在位置。坐骨大切迹一般定内、中、外 3 点。有些患者坐骨大切迹粘连严重可增加 1~2 点,也可在 3 点的基础上加两排进针点,最终以松解粘连完善为目的。同时也可以在坐骨大切迹的外侧缘竖排 1~2 点与横排点形成"7"字形图案,用来松解坐骨切迹的外侧缘。各排进针点间距为 1.5~2cm,排距 2cm,下一排在上排两进针点中间(图 28-6-16)。

(五)腰骶段

腰椎背侧骨面有多裂肌、旋椎肌、横突间肌、棘间韧带附着,协同完成腰椎的各种活动,对腰椎脊柱有良好的加固稳定作用。腰椎骨间以上下关节突形成关节突关节,关节突关节是神经根管的重要组成部分。腰椎脊柱背面有脊神经后支分布,无重要血管。

定点方法:患者取俯卧位或侧卧位,在棘突、棘突旁定点,针距 2cm 形成内排进针点,在内排进针点外 3cm 定外排进针点。加强治疗时,可在内外两排进针点中间再定一排进针点(图 28-6-17)。有顽固的横突尖疼痛,可在外排进针点外 1cm 划与脊柱的平行线,两棘突之间划与脊柱交叉的垂直线,两线交点处定为横突的进针点。

(六)髂骨腹肌附着处

髂骨腹肌附着处为髂骨的髂嵴至髂前上棘的骨缘部

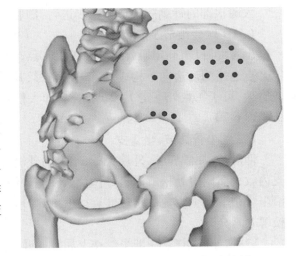

图 28-6-16 臀后侧及坐骨大切迹针刺

分,其上有腹内斜肌、腹外斜肌和腹横肌等附着,此处软组织损害可出现侧腹痛、侧臀痛、两肋下收紧感。

定点方法:患者俯卧或侧卧位,紧贴髂骨边缘定点,针距 1cm,此处骨缘较薄,一般采取单排定点(图 28-6-18)。

(七)臀中肌与臀小肌交界处

臀中肌与臀小肌交界处即髂嵴与股骨大转子后 2cm 连线两侧的位置。在系统针刺后,此处可后遗残余压痛点,出现臀后痛、下肢残余痛、腘窝痛等,这是系统针刺后残余痛的常见补针部位。

定点方法:患者俯卧位,自髂嵴至股骨大转子后 2cm 处标记进针点,一般定点 2~3 排,针距 2cm,排距 2cm,进针点中间互补。下方定点到低于股骨大转子尖 2~3cm 处。为避免伤及坐骨神经,针刺定点不可过低(图 28-6-19)。

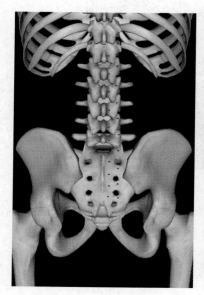
图 28-6-17 腰骶段针刺

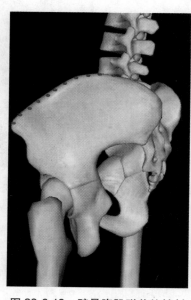
图 28-6-18 髂骨腹肌附着处针刺

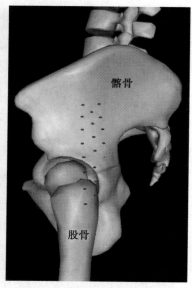
图 28-6-19 臀中肌、臀小肌交界处针刺

五、大 腿 根 部

大腿根部由耻骨结节、耻骨上下支、坐骨结节、坐骨支形成一"C"形结构,即闭孔的内侧半骨面。其上有长收肌、短收肌、大收肌、股薄肌、耻骨肌、股二头肌、半腱肌、半膜肌附着,外有闭孔,其内发出闭孔动脉和闭孔神经,耻骨下支骨面相对窄小,外侧有股动脉通过,男性有精索通过,解剖结构复杂。

大腿根部的针刺一般分成两步进行,即耻骨结节、耻骨上下支和坐骨结节,坐骨支两个部位。

(一)耻骨结节及耻骨上下支

患者仰卧位,确定耻骨结节位置定①点,同一水平方向向外摸到股动脉搏动处,在此处外侧定②点,以①②点连线为底边向下构成一等边三角形,其顶点为③点,在等边三角形的中心定④点。如患者耻骨结节较宽大,可于①点外下定 1~2 点,若需加大松解力度,于耻骨下支处加 1~2 点。点⑤为臀小肌针刺部位(图 28-6-20)。

(二)坐骨结节、坐骨支

仰卧位,屈髋屈膝,外展大腿,于会阴外侧可触及坐骨结节和整个坐骨支,这个体位是坐骨结节、坐骨支内收大肌附着处松解的最好体位。在坐骨结节最明显凸起处定点,然后沿坐骨结节边缘定一排进针点,沿坐骨结节向上再定数排进针点(图 28-6-21)。这种定位方法对坐骨结节外侧面坐骨支软组织附着处的松解非常充分。

侧卧,屈膝屈髋位,即患侧在上屈膝屈髋,膝下垫一枕,使患者处于侧卧略向前倾体位,这个体位可充分暴露坐骨结节外侧面。于坐骨结节最高点定①点,然后以①点为中心画一个圈,定出周围各点或做两排弧形进针点群(图 28-6-22)。对于大腿不能充分旋外或不愿暴露会阴的患者适用。

(三)耻骨联合上缘

耻骨联合上缘由耻骨结节、耻骨联合和耻骨上支构成的骨性空间结构,是骨盆上口的前缘。其上有耻骨肌、棱椎肌、腹直肌附着,此处软组织损害可出现腹痛、月经痛、前列腺炎、经期乳房痛、腰痛等相关症状。

定点方法:患者仰卧位,以耻骨结节为标记,在耻骨联合上缘,定第①点,向两侧循按耻骨上支,在其上缘定 6~8 个进针点,针距 1cm(图 28-6-23)。最外侧点在股动脉搏动处以内。

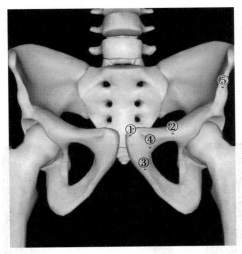

图 28-6-20　耻骨结节及耻骨上下支针刺

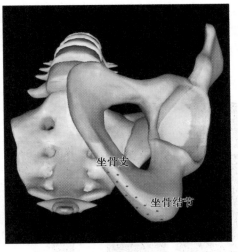

图 28-6-21　坐骨结节及坐骨支针刺

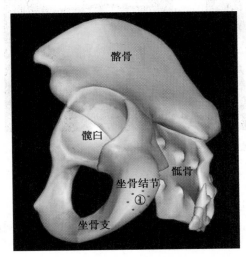

图 28-6-22　坐骨结节后外侧面针刺(侧卧位)

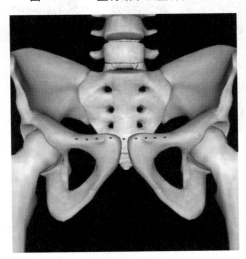

图 28-6-23　耻骨联合上缘针刺

六、下　肢　部

(一) 大腿外侧

需要针刺大腿外侧的机会较少,一般只在髂翼外三肌针刺时,针对臀大肌股骨粗隆附着点进行 1~2 点的针刺操作。但有少数顽固病例,病程日久,在大腿的外侧软组织附着处,可产生继发性病变。

定点方法:患者侧卧位,自股骨粗隆至股骨外侧髁上方沿股骨干两侧定点,针距 2cm,排距 3~4cm,对股骨的前后侧同时进行针刺(图 28-6-24)。

针刺操作:垂直皮肤进针,针尖触及骨面后分别向股骨的前后侧提插至骨缘后,做骨膜下刺。此时会产生剧烈疼痛,操作应轻柔。针刺过程应紧贴骨面,避免伤及血管神经。

(二) 膝前下方

膝前下方由髌骨、髌韧带、股骨、胫骨构成空间结构,中间容纳髌下脂肪垫,髌下脂肪垫为一矢状面成三角形的脂肪组织,对缓冲髌骨、髌胫间压力起重要作用,也是容易损伤的部位。髌下脂肪垫附着于髌尖下缘骨面,这是髌下脂肪垫损害的针刺部位。

定点方法:患者仰卧伸膝位,如伸膝障碍者可于膝下垫一薄枕,使患者处于舒适体位。术者以一手拇指向下推压髌底,使髌尖翘起,在髌尖稍下方定第一点,髌骨两侧缘 1/2 处定内外两点,此三点连接形成一开口向头侧的弧线,即髌下脂肪垫围刺常用的弧形进针点群。一般布 15~20 针。因髌尖是一个立体结构,有时一排进针点的针刺不能彻底松解髌下脂肪垫,可在此基础上,增加一排弧形进针点群(图 28-6-25)。

由于膝关节结构复杂,在髌下脂肪垫围刺后会遗留一些残余痛问题,需要对这些部位进行针刺。

髌尖的针刺:髌下脂肪垫围刺后,可有部分患者遗留跪膝痛,可在髌尖骨面补针,解决跪膝动作的残余痛。

定点方法:患者仰卧伸膝位,在髌尖骨缘稍上方定点,针距为1cm的一排弧形点群,10针左右(图28-6-26)。

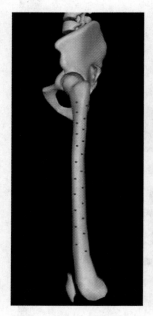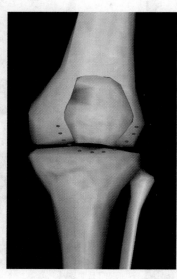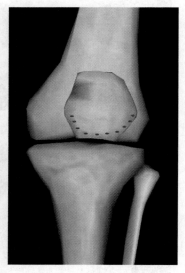

| 图28-6-24 大腿外侧针刺 | 图28-6-25 膝前下方针刺 | 图28-6-26 髌尖针刺 |

(三)膝内侧

膝内侧由股骨的内侧髁和胫骨平台内缘构成空间骨性结构。股骨内上髁有内收肌附着,胫骨平台前下方有鹅掌肌腱附着,股胫之间有膝关节内侧副韧带附着,膝关节内侧半月板也附着在股胫内侧间隙的关节囊壁上,这些部位是常见的疼痛部位。

定点方法:以内收肌结节为顶点向膝关节内侧间隙方向扇形定点,针距1cm,排距1cm,也可自膝关节内侧间隙向内收肌结节方向平行定点,针距1cm,排距1cm。还可以压痛点的分布进行弥散定点或围绕内收肌结节做弧形定点,使股骨内侧髁骨面布满进针点(图28-6-27)。

(四)膝外侧

膝外侧由股骨外侧髁、胫骨平台外侧缘及腓骨小头构成空间骨性结构,其上有髂胫束、膝关节外侧副韧带、腘肌和股二头肌等附着,此处疼痛多由腰臀部软组织损害传导而来,治疗腰臀部的软组织,膝外侧疼痛多可自行消失,少数患者病程已久,此处可出现继发性软组织损害。腰臀部软组织完成系统性针刺后,髂胫束在膝外侧附着处仍有压痛应针刺此处。

定点方法:患者仰卧微屈膝大腿内旋位。按压髂胫束的胫骨及股骨外侧髁附着处,明显压痛点处定位,一般定三排进针点,每排3针,可以根据压痛点的范围增加针数,针距1.5~2cm(图28-6-28)。

(五)踝外侧

踝外侧由腓骨头、距骨、跟骨和骰骨形成骨性空间结构。其上有跟腱、腓骨肌、上下支持带附着,外踝沟皮下有小隐静脉及其深部的腓骨长、短肌腱穿行。距、跟、骰骨于踝外前方形成一深窝,即足跗骨窦。此处是外踝痛的常见发痛部位,可向足背外侧传导,出现足背外侧痛及感觉障碍。跟腱与跟、腓骨所夹的部位为踝后脂肪垫向跟底移行为衬垫,此处的无菌性炎症病变常会出现足跟两侧或整个足跟痛。

腓骨头骨缘的针刺:腓骨头为外踝关节的组成部分,其边缘有关节囊附着在踝关节外侧支持带,足踝扭伤常会损伤此处,经久未愈即形成慢性损害出现疼痛。

定点方法:以压痛点确定针刺范围,患者侧卧屈膝位暴露足踝部,沿腓骨头骨缘定点,起点上距腓骨头约6~7cm处,围绕腓骨头至踝前关节囊距腓骨头约4~6cm处,针距1cm(图28-6-29)。

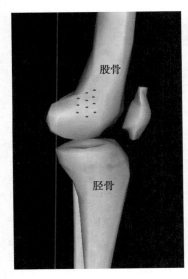

图 28-6-27　股骨内上髁内收肌附着处针刺

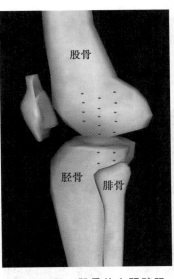

图 28-6-28　股骨外上髁髂胫束附着处针刺

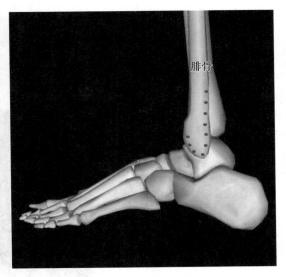

图 28-6-29　腓骨头骨缘针刺

跗骨窦的针刺:跗骨窦为距、跟、骰骨围成的一圆锥形结构,内有脂肪可缓冲踝关节内压力,易损害,是常见发痛部位。

定位方法:患者侧卧位,于跗骨窦中心定①点,在窦边缘画一个圆形进针点群。若跗骨窦较宽大者,可在圈内再定几个进针点(图 28-6-30)。

踝后脂肪垫在行走、跑、跳等踝部参与运动时,起缓冲各组织间压力的作用,损害后出现踝后跟底痛、水肿。压力显著增高时会出现足底麻木。

定点方法:患者侧卧或俯卧下肢翘起位,在跟骨的中上缘定第一排进针点,共 3 个,针距 1cm。然后在第一排的基础上定一个三角形进针点群,排距 1cm。

(六) 踝内侧

踝内侧有分裂韧带与内踝、跟骨内侧面构成踝管。其中有胫骨后肌腱、姆长屈肌腱、趾长屈肌腱、胫后动静脉和胫神经通过,是小腿后区通向足底的重要路径。另外,内踝有内侧韧带附着。踝后侧有踝后脂肪垫,其针刺方法同踝外侧。

定点方法:患者侧卧,暴露内踝,在胫骨头边缘定点,沿胫骨后侧定至距胫骨头 5~6cm,前侧定至距胫骨头 3~4cm 的踝前关节囊,针距 1cm,若舟骨、第一跖骨有压痛可一并定点(图 28-6-31)。

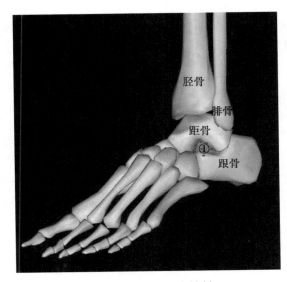

图 28-6-30　跗骨窦针刺

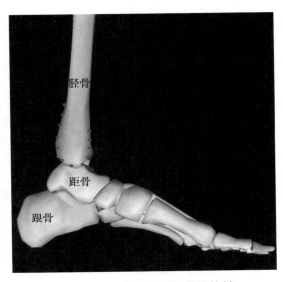

图 28-6-31　踝内侧胫骨骨缘针刺

（七）跟骨结节

跟骨结节为跟腱的附着处，部分患者在此处出现肿胀疼痛，常规治疗方法难以解决，银质针针刺效果显著。

定点方法：患者俯卧暴露足跟，垂直跟腱定点 2~3 排，针距 1cm，一般定点 10 个左右（图 28-6-32）。

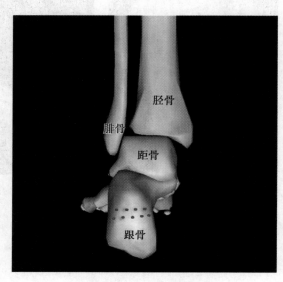

图 28-6-32　跟骨结节针刺

（王林　庄志刚　刘荣国　王芳）

参考文献

［1］宣蛰人.宣蛰人软组织外科学［M］.上海：文汇出版社，2002.

［2］徐振涛，秦乐，王林等.银质针导热疗法对肌筋膜疼痛综合征大鼠的疗效及对 SP、NGF、IL-1β、TNF-α 表达的影响［J］.实用疼痛学杂志，2016，12（4）：248-253.

［3］冯传有，陈华、王福根，等.热传导银质针治疗对股四头肌慢性损伤兔骨骼肌白介素 8 水平的影响［J］.中国临床康复，2005，9（18）：98-99.

［4］BOTWIN K P，PATEL B C. Electromyographically guided trigger point injections in the cervicothoracic musculature of obese patients：a new and unreported technique［J］. Pain Physician，2007，10（6）：753-756.

［5］CHEN Q，BENSAMOUN S，BASFORD J R，et al. Identification and quantification of myofascial taut bands with magnetic resonance elastography［J］. Arch Phys Med Rehabil，2007，88（12）：1658-1661.

［6］江亿平，侯京山，王福根.耻骨结节处银质针松解术治疗股内侧、膝关节内侧疼痛的疗效评估［J］.中国临床康复，2005，9（18）：1-3.

［7］王福根.银质针导热治疗软组织痛［M］.郑州：河南科学技术出版社，2008.

［8］崔东，李泽华，宋学军.慢性疼痛的脊髓机制［J］.中国疼痛医学杂志，2017，23（9）：641-647.

［9］秦乐，徐振涛，王林等.银质针导热治疗对 MPS 大鼠脊髓中枢神经递质的影响［J］.中国疼痛医学杂志，2016，22（6）：417-421.

［10］原林，王军.筋膜学［M］.北京：人民卫生出版社，2018.

［11］宋莉，宋学军.慢性疼痛的研究模型、外周和脊髓机制及临床治疗进展［J］.中国疼痛医学杂志，2015，21（01）：2-7.

第二十九章 疼痛的物理治疗

第一节 概 述

应用物理因子治疗疼痛类疾病或缓解疼痛的方法称为疼痛的物理治疗。随着现代科学技术的飞速发展，应用在医学领域里的人工物理因子及理疗设备也在不断地推陈出新。本章仅就疼痛医学里常用的几种物理治疗方法进行阐述。

一、物理因子

治疗疼痛类疾病常用的物理因子有电、光、磁、声、热、冷等。

二、作用机制

按照物理因子的不同性质以及与机体的作用规律，物理因子作用于人体后，能被吸收，并发生能量转换，引起一系列的生物学效应，产生局部或全身性的生理生化作用或生物化学反应，从而产生治疗作用。物理因子作用可分局部和全身两种，即直接作用和间接作用。

（一）直接作用

物理因子直接作用于局部组织，对局部的致病因素产生作用，如电磁场疗法使机体中的电离子及偶极子产生高频振荡，改善组织血液循环，达到消炎镇痛的治疗目的；低中频电通过直接的神经肌肉刺激达到镇痛的作用；紫外线照射皮肤，毁损表皮的神经末梢，可起到降低带状疱疹后皮肤触痛的作用等。

（二）间接作用

物理因子通过不同水平的神经反射机制、体液内分泌调节机制，实现对远程效应器官发挥治疗作用。

1. 神经反射作用 物理因子作用于皮肤，可刺激人体各种感受器产生冲动，从而通过完整神经反射弧、节段反射、轴突反射及皮肤内脏反射等引起机体的反应，即物理因子→感受器→传入神经纤维→中枢神经系统→传出神经纤维→效应器（皮肤、血管、肌肉、内脏、腺体等）。

2. 体液内分泌作用 物理因子作用于机体，通过血液、淋巴、激素等起作用，如超短波作用于患有支气管哮喘的患者脑垂体附近，可起到明显控制哮喘的作用。其可能的作用机制是因为超短波为电磁场，作用于脑垂体一定时间后，兴奋了下丘脑-腺垂体-肾上腺素皮质轴系统，使促肾上腺皮质激素（adrenocorticotropic hormone，ACTH）分泌增加，ACTH 作用于肾上腺，使肾上腺素分泌增加，肾上腺素作用于细支气管平滑肌 β 受体，解除平滑肌痉挛而达到治疗哮喘的目的。同样，超短波直接作用于肾上腺部位，也可起到同样的治疗作用。

三、物理能量和反应关系的一般规律

（一）Grothus-Draper 规律

又称能量吸收规律，物理因子作用于机体，只有能量被吸收才能发生作用，吸收的多少决定作用的大小，100% 不吸收或穿透则无作用。

（二）Bunsen-Roscoe 规律

又称能量与作用时间规律，反应强度 = 吸收能量强度×时间，若达到同样效果，吸收能量强度大，可缩短作用时间，反之亦然。

（三） Arndt-Schulze 规律

又称强度与兴奋性规律,一般认为弱刺激可激起生命活动,中等刺激可提高组织兴奋性,强刺激可抑制组织兴奋性。

四、一般作用(非特异性作用)

目前,临床上常用的物理因子,除有其各自的独特性治疗作用外,更有其共性的非特异性一般作用。为此,在治疗上为达到良好的治疗效果,选择物理因子既要考虑到它们的独特性,更要注意到它们的共同性。物理因子的一般性作用主要有下列几种:

（一） 扩张血管、改善血液循环

几乎所有的物理因子,都有使机体发生血管扩张、改善血液循环的作用,如电磁场疗法、光疗、磁疗、热疗等。

（二） 充血消炎作用

由于物理因子作用于炎症组织可产生血管扩张的充血反应,使局部血液循环旺盛,免疫细胞渗出聚集,而使免疫功能增强,达到消炎作用,如超短波疗法、紫外线疗法等。

（三） 镇静镇痛作用

许多物理因子可使神经系统兴奋性和传导性下降,达到镇静镇痛作用,如低频电疗法、中频电疗法、静电场疗法等,能引起患者瞌睡,以致睡眠,并对疼痛性痉挛性疾病有缓解作用。

（四） 改善神经系统功能作用

许多物理因子可因使用方法不同、剂量不同而对神经系统兴奋性有所影响,且有调节自主神经系统功能作用。

第二节 静电场疗法

一、概 念

静电场疗法是将人体置于静电场中,以调整机体组织细胞的电活动,改善细胞代谢,调整自主神经,促进机体微循环,从而达到治疗相关疾病的疗法。

二、作 用 机 制

人体是电的良好导体,因为人体是由水、蛋白质、无机盐等构成,其中人体蛋白质多带负电荷,水在人体内的含量约占 60%,这些物质溶解在水中而形成电解质,为电流的通过、产生治疗作用创造了良好的条件。

在正常情况下,人体各组织中的电偶极子按特定方向排列,各组织之间保持一定的电位。当组织受伤时,电偶极子的定向排列被破坏,改变了人体各部位之间的正常电位,从而导致包括疼痛在内的一系列功能紊乱。在整体或患处局部外加一静电场,使机体处于静电场中,有降低血浆中中分子中毒物质的作用,调节组织中无机物及蛋白质的电位,促进钠离子主动跨膜转运,促进细胞膜电性物质交流,促进细胞的吸收和排出作用,从而促进新陈代谢,促进细胞的复活功能,使被破坏的电偶极子的排列方向转向正常化,恢复正常时的电平衡。有研究认为,静电场可降低大脑皮质的兴奋性,并加强其抑制过程,从而降低周围感觉神经末梢的兴奋性,提高痛阈。同时,局部静电场刺激作用,改变了组织表面神经细纤维的受体和离子通道,选择性阻断疼痛信息传递,也扩张局部血管,改善局部血液循环,使致痛化学物质迅速排出,从而减轻或消除疼痛。

三、分 类

有高电位、低电位、负电位三种;按作用方式,可分整体和局部两种。

四、适　应　证

静电场疗法适应证较广,在疼痛领域的治疗有头痛、颈椎病、肩周炎、肋间神经痛、LDH、PHN 等。

五、禁　忌　证

对患有心律失常、体内植入心脏起搏器、严重心脏病及体质虚弱者禁用。

第三节　低频电疗法

一、概　述

　　低频电疗法(low frequency electrotherapy)是指采用频率在 1 000Hz 以下,电压在 100V 以下、电流为数十毫安以下的强度按一定规律从零或某一电位水平上瞬间出现,然后降低或消失的电流治疗疾病的方法。
　　医用物理治疗学上将电疗分为低频、中频及高频,是根据电生理学特征来定的。将 1 000Hz 定为低频电疗法的频率上限,是因为哺乳类运动神经的绝对不应期多在 1ms 左右,为引起运动反应只能每隔 1ms 给予一次刺激,也就是说频率不能大于 1 000Hz,这就是低频电流的周期同步原则。电生理实验证实,对于运动神经,1~10Hz 可引起肌肉单个收缩,10~50Hz 可引起肌肉完全强直收缩;对于自主神经,1~10Hz 可兴奋交感神经;对于感觉神经,50~100Hz 可以镇静镇痛。

二、生物学效应

(一)镇痛效应

　　低频脉冲电流作用于机体后,可通过周围传入神经纤维兴奋脊髓后角胶质细胞及产生 5-HT 及吗啡样镇痛物质以及干扰大脑皮质细胞等因素产生镇痛作用。

(二)兴奋神经肌肉组织

　　哺乳类动物神经纤维的动作电位绝对不应期多在 1ms 左右,而低频电的频率在 1 000Hz 以下,故可使电刺激作用于约 1ms 左右的绝对不应期之外而兴奋神经肌肉组织,此乃低频电流的周期同步原则。

(三)改善局部血液循环

　　低频脉冲电流作用于机体可通过肌肉收缩的泵作用、轴突反射、三联反应、抑制交感神经等因素,促进血液回流和血管扩张而改善血液循环。

三、常　用　方　法

　　主要用于镇痛或促进局部血液循环的方法有感应电疗法、经皮神经电刺激、间动电疗法、超刺激电疗法、低频脉冲电疗法、脊髓电刺激疗法等。

四、适　应　证

　　头痛、枕大神经痛、三叉神经痛、颞颌关节功能紊乱、肋间神经痛、坐骨神经痛、交感神经综合征、扭挫伤、肩周炎、幻肢痛、残肢痛、癌痛、动脉内膜炎、雷诺病、尿潴留、尿失禁、神经损伤、麻痹、肌肉萎缩等。

五、禁　忌　证

　　禁用于严重心功能衰竭、安装心脏起搏器者、出血性疾病、化脓性疾病、肿瘤、痉挛性瘫痪、多发性硬化病进展期、肌萎缩侧索硬化症等。

第四节 中频电疗法

一、概 述

中频电疗法（medium frequency electrotherapy）是指采用 1 000~100 000Hz 的电流治疗疾病的方法。

二、生物学效应

（一）低阻抗、无电解效应

作用于机体上的电流频率越高，则机体组织对其阻抗越小。中频电一般常选用 2 000~8 000Hz 的交流电，因其频率较低频电高许多，更不同于直流电。所以，其对机体具有低阻抗、无电解效应。

（二）连续增强综合效应

中频电有综合多个连续波的作用，在达到足够强度时，对于某些已变性的神经，仍可引出神经肌肉的兴奋性而起到治疗作用。

（三）镇痛效应

对周围感觉神经粗纤维的非痛性刺激可产生镇痛效应。

（四）改善微循环效应

中频电可提高细胞膜的通透性，扩大细胞间隙，使开放的毛细血管增多，增强营养和代谢。

三、常 用 方 法

常用的有等幅中频电、干扰电、正弦调制中频电疗法等。

（一）等幅中频电疗法

等幅中频电疗法是应用频率在 1 000~2 000Hz 连续可调的等幅正弦交流电治疗疾病的方法。因其频率在声频范围内，所以也叫音频电流疗法。

（二）干扰电疗法

干扰电疗法是同时应用两组或两组以上频率差在 0~100Hz 的中频正弦电流，交叉输入人体，在交叉处形成干扰电场，此时体内会产生频率在 0~100Hz 的低频调制中频电流，即干扰电流，以此治疗疾病的方法，称为干扰电疗法，又可分动态干扰电疗法、立体干扰电疗法和三联干扰电疗法。

（三）正弦调制中频电疗法

正弦调制中频电疗法是以频率在 10~150Hz 的低频调制频率在 2 000~5 000Hz 的中频电流治疗疾病的方法。调幅度 0~100%，常用的调制波形有连续调制波、等幅调制波、断续调制波及变频调制波四种。

四、适 应 证

有关疼痛治疗方面的应用有下运动神经元损害引起的弛缓性麻痹、废用性肌萎缩、缺血性肌痉挛、血栓闭塞性脉管炎、软组织扭挫伤、腱鞘炎、关节炎、颈肩腰腿痛、神经痛、神经炎等。

五、禁 忌 证

禁用于恶性肿瘤、出血倾向、急性炎症、局部有金属、已安装心脏起搏器者等。

第五节 高频电疗法（电磁场疗法）

一、概 述

高频电疗法（high frequency electrotherapy）是指应用频率在 100 000Hz~300 000MHz 的电流治疗疾病的方

法。因其是以电磁场的方式作用于人体而起治疗作用,不同于直流电、低频电和中频电直接作用于人体皮肤。

二、分 类

根据波长,高频电疗法通常可分为长波、中波、短波、超短波及微波疗法 5 种,其中微波又可细分为分米波、厘米波和毫米波 3 种疗法。

三、生物学效应

高频电疗法频率较高,以电磁场的形式作用于人体,具有电场和磁场的双重效应,机体对其电阻抗极小,作用较深,更无电解作用。

(一) 改善局部血液循环、消炎散肿

中小剂量可通过毛细血管壁的神经末梢或轴突反射,也可使组织蛋白微量变性,分解产生组胺、血管活性肽等物质,使血管扩张,改善血液循环。但是,大剂量时,会发生血管麻痹、血液淤滞,甚至毛细血管内栓塞、血管周围出血,应特别慎重。

(二) 镇痛

中小剂量时可降低感觉神经的兴奋性,干扰痛觉的传入而起镇痛作用;可以缓解肌肉痉挛,减轻痉挛性疼痛;可以加强血液循环,改善组织氧供,加速致痛物质的排出,减轻缺血性疼痛;可以改善静脉和淋巴回流,降低组织张力,减轻因水肿而引起的张力性疼痛。

(三) 提高免疫力

高频电可以使网状内皮系统功能增强,吞噬细胞增多,血液中白细胞数、中性粒细胞数增多,吞噬活动增强,抗体补体增加;作用于肾上腺时可使肾上腺皮质功能增强。

(四) 促进组织生长和修复

血液循环改善,氧和营养物质增多,促使蛋白质等物质的合成加快,促进组织的生长和修复。

(五) 降低肌肉张力

中等剂量可使骨骼肌和平滑肌的张力降低,缓解痉挛,还可以使结缔组织张力降低,弹性增加。

四、适 应 证

各种炎症、创伤、神经痛、神经炎、血栓性静脉炎、类风湿性关节炎等。

五、禁 忌 证

恶性肿瘤、出血倾向、妊娠、活动性肺结核、心肺功能衰竭、有金属异物、已安装心脏起搏器者等。

第六节 光 学 疗 法

一、概 述

(一) 定义

光学疗法(optical therapy)是指应用某光学仪器发出的光束照射人体以治疗疾病的方法。

(二) 光的本质

光具有两个本质,即具有两重性。

1. 第一个本质 光是一种波,一种电磁场,一种波长小于 1 000μm 的电磁场。光作为一种波,具有传播速度、频率和波长三要素。其传播速度也就是光速,与电磁场的传播速度相同,30 万 km/s。光速、频率和波长三要素存在如下固定的对应关系:

$$波长(λ) = 光速(C,30 万 km/s)/光的频率(f)$$

由以上公式可以看出,频率与波长存在固定的对应关系。若已知其一,就可以确定其二。光的频率 f 数值很大,使用不方便。因此通常采用波长 λ 来表示光线的特性。如波长为 1.0μm 的光线是红外线,波长为 0.7μm 左右的光线是红光,波长为 0.55μm 左右的光线是绿光,波长为 0.30μm 左右的光线是紫外线等。

2. 第二个本质 光是一种粒子,一种以光速移动的带有不同能量的粒子,被称为光子。其能量 E 与光的频率 f 成正比,与波长 λ 成反比。具体计算公式如下:

$$光子能量(E) = 普朗克常数(h) \times 光速(C) / 光的波长(\lambda)$$

因此波长 λ 越大,光子的能量越小。如远红外线的光子能量比较小,表现得比较温和,没有穿透力,只能温热人体表皮肤;紫外线的光子能量比较大,表现得比较厉害,能够杀菌。

(三)光的成分分布

光的成分是根据波长 λ 来区分的。光的波长不同,其性质也不同,种类也不同。光的成分是分紫外线、可见光、红外线三个大区域分布的,具体分布如下(表 29-6-1):

表 29-6-1 紫外线、可见光、红外线波长区域

紫外线的波长	可见光的波长	红外线的波长
0.18~0.40μm	0.40~0.76μm	0.76~1 000μm

其中紫外线分远紫外线、中紫外线和近紫外线三个区域分布的,具体分布如下(表 29-6-2):

表 29-6-2 紫外线波长区域

远紫外线的波长	中紫外线的波长	近紫外线的波长
0.18~0.275μm	0.275~0.32μm	0.32~0.40μm

其中可见光分七种颜色区域分布,具体分布如下(表 29-6-3):

表 29-6-3 七种可见光波长区域

紫	蓝	青	绿	黄	橙	红
0.40~0.43μm	0.43~0.45μm	0.45~0.50μm	0.50~0.57μm	0.57~0.60μm	0.60~0.63μm	0.63~0.76μm

其中红外线分近红外线、中红外线和远红外线三个区域分布,具体分布如下(表 29-6-4):

表 29-6-4 红外线波长区域

近红外线的波长	中红外线的波长	远红外线的波长
0.76~1.50μm	1.50~4.0μm	4.0~1 000μm

(四)最具穿透力的光线成分

0.6~1.6μm 范围内的光线最能穿透皮肤和皮下软组织,穿透深度可达 40mm,主要包含橙色光线、红色光线和近红外线。

(五)临床常用的光源发光机制分类

1. 热辐射光源 包括白炽灯、碘钨灯、烤灯、远红外线治疗仪等,光谱分布比较广,其中主要是红外线的比重大。如在白炽灯、碘钨灯、烤灯发出的光束中包含有可见光、近红外线和少量中红外线,峰值在近红外线的区域内。热辐射光源发出的光束的波长主要取决于发光物质的温度,其温度越高,波长越短。

2. 气体放电辐射光源 包括日光灯、各种气体灯,特别是紫外线光源。在气体放电辐射光源发出的光束中,紫外线的比重大。

3. 受激辐射的光源 就是激光器。激光的波长取决于激光器里的受激辐射发光物质的特性。

(六)临床常用的光学治疗仪的光学特性与治疗特性

1. 烤灯 烤灯是典型的热辐射光源,还有白炽灯、碘钨灯。它们发出的光束光谱成分均分布在可见光、近红外线、部分中红外线的范围里,峰值落在近红外线的范围里。以上光源发出的光束相当一部分落在最具穿透力的波长(0.6~1.6μm)范围里。因此它的优点是一部分光线具有较强穿透力,直接穿透皮肤与部分皮下软组织,直接到达较深层组织,并被吸收,变成热能,发挥较深层热疗作用。

2. 远红外线　发光物质的温度比较低,一般几百摄氏度,发出的光线比较柔和,主要起温热皮肤表面的作用。对于皮肤与皮下软组织没有穿透力。

3. 超激光　超激光是利用特制的滤光片和抛物面反光镜、透镜等光学器件将烤灯、白炽灯、碘钨灯发出的光线进行处理,将0.6~1.6μm范围以外的光线吸收掉,最后发出0.6~1.6μm范围内的具有一定方向性的光线。它的优点是全部光束对于皮肤与皮下软组织的穿透力很强,直接到达深层组织,并被吸收,变成热能,发挥深层热疗作用,而且作用面比较大。

4. 激光　激光的基本特点是单色性、方向性、高亮度与相干性。激光的单色性是指光束的光谱分布非常狭窄,也就是光谱成分非常纯洁。如其颜色非常单一、纯洁。它的优点是光的照射点很小、能量密度很高、治疗作用很强。

二、临床常用的光学疗法

(一) 红外线疗法

1. 定义　应用光谱波长在0.76~1000μm的辐射线照射人体以治疗疾病的方法,称为红外线疗法(infrared therapy)。

根据波长不同又分近红外线、中红外线和远红外线,同上表。其中近红外线对机体组织穿透力较强,治疗作用也较强。

2. 生物学效应及治疗作用

(1) 镇痛:由于热作用可降低感觉神经的兴奋性,使痛觉传导迟缓。

(2) 改善血液循环、消炎:热作用使局部血管扩张,改善血液循环,促进炎症消除。

(3) 缓解痉挛:温和的热能可降低肌纤维的兴奋作用,使肌张力降低,肌肉松弛,从而缓解疼痛。

(4) 促进组织的修复:主要机制为改善局部血液循环,营养充足,代谢加快,组织的再生修复能力增强。

(5) 红斑反应与色素反应:红外线照射若干min后即可出现局部充血反应,中心最红,周围较弱,有时边界不清,停止照射后红斑仍可持续数min至1h,出现红斑的意义:①改善局部循环,达到了治疗作用;②剂量指标,出现红斑即为治疗剂量合适。长期进行红外线辐射后皮肤可出现色素沉着,色素可吸收光能,特别是紫外线能。

3. 临床应用　适用于亚急性、慢性软组织扭挫伤、劳损、神经炎、关节炎、淋巴结炎、慢性胃炎、胃溃疡、冻伤、冻疮、伤口愈合不良等。禁用于出血、恶性肿瘤、活动性结核、高热患者、动脉硬化严重、心功能代偿不全者等。

(二) 紫外线疗法

1. 定义　应用光谱波长在0.18~0.40μm的辐射线照射人体以治疗疾病的方法,称为紫外线疗法(ultraviolet therapy)。

2. 生物学效应　临床上又将远紫外线、中紫外线、近紫外线分别称为短波紫外线、中波紫外线和长波紫外线。

(1) 短波紫外线:波长0.18~0.275μm。主要是以杀菌作用为主,其原因是短波紫外线可改变细胞蛋白质和类脂体结构,破坏染色体的酸代谢而产生"阻活作用",故对细菌和病毒有显著的杀灭和抑制其生长繁殖作用。

(2) 中波紫外线:波长0.275~0.32μm。其生物活性最强,可加速再生、促进上皮生长、促进维生素D合成,也有杀菌作用。

(3) 长波紫外线:波长0.32~0.40μm。其生物学作用弱,对某些物质和微生物(芽孢)产生荧光反应,紫外线照射后皮肤有色素沉着与其有关。

3. 治疗作用 应用一定量的紫外线照射皮肤,一般在 2~6h 后,照射处可出现均匀、边界清晰的红斑,称为"紫外线红斑"。红斑的出现是皮肤对紫外线的一种特殊反应,其机制较为复杂。目前多认为与组胺、激肽、前列腺素、NO、溶酶体等增多以及神经调节因素有关。出现红斑就达到了紫外线的治疗作用。

（1）杀菌作用:短波紫外线杀菌作用最强,可破坏细菌、病毒 DNA 复制、转录功能,使细菌、病毒代谢生长、繁殖能力受抑制而死亡。

（2）消炎作用:紫外线照射后,血管扩张、血流量增加,炎细胞浸润增加,吞噬能力、抗体、补体增加。

（3）镇痛作用:大量紫外线可破坏感觉神经末梢,有止痛作用。

（4）脱敏作用:多次小量紫外线照射可使组织中产生少量组胺,组胺进入血液后刺激细胞产生组胺酶,组胺酶可分解过敏时血中过量的组胺,用于治疗各种过敏性疾病。

（5）促进细胞生长:小剂量紫外线可刺激细胞分解产生生物活性物质——类组胺物质,加速细胞分裂增殖,促进肉芽和上皮细胞生长,加速伤口愈合;相反,大剂量照射紫外线(ultraviolet ray,UV),则抑制 DNA 的合成和细胞分裂,使细胞核碎裂,蛋白质破坏,细胞死亡而剥离脱落,可用于增生性肉芽肿的治疗。

（6）促进维生素 D3(VitD3)形成:人体皮肤内的 7-脱氧胆固醇经中波紫外线照射后,生成内源性 VitD3,再经肝、肾代谢生成有生物活性的 VitD3。活性 VitD3 可促进肠道钙磷的吸收,促进肾脏对钙磷的重吸收,保证血钙、磷浓度,促进骨盐沉积,从而达到治疗和预防小儿佝偻病,成人骨质疏松症的作用。

（7）调速机体免疫功能:紫外线照射对人体细胞免疫功能有激活作用,可使吞噬细胞数量增多,吞噬能力增强。紫外线也可增强人体体液免疫功能,使补体、凝集素、调理素增加。

（8）光致敏作用:为加强紫外线对某种疾病如银屑病或白癜风治疗作用,临床上常采用某些光敏物质,如呋喃香豆精(又称补骨脂素 8-MOP)口服或外用如煤焦油,以加强紫外线抑制 DNA 合成作用,因为这些物质可加强紫外线的吸收,对紫外线敏感。

4. 适应证 适用于各种开放和闭合的皮肤创伤、局部化脓性感染、静脉炎、肋软骨炎、急性神经痛、急性关节炎、伤口愈合不良;佝偻病、软骨病、骨质疏松症;银屑病、白癜风;免疫功能障碍性疾病、变态反应性疾病;带状疱疹及带状疱疹后神经痛等。

5. 禁忌证 禁用于恶性肿瘤、出血倾向、脏器衰竭、活动性肺结核、甲亢、严重的动脉硬化、红斑性狼疮、急性湿疹、光敏性疾病、应用光过敏药等。

（三）激光疗法

1. 定义 应用激光治疗疾病的方法称为激光疗法(laser therapy)。激光是受激辐射的光,与一般光线比,具有单色性好、方向性强、亮度大、相干性好等特点。目前常见的医用激光有氦-氖激光、Nd-YAG 激光(掺钕钇铝石榴石激光疗 neody-mium glass-yttrium aluminum garnet laser)、氩离子激光、二氧化碳激光、铜蒸气激光、半导体激光、红宝石激光等。疼痛医学主要应用的是低强度和中强度激光,如氦-氖激光、半导体激光、二氧化碳激光等,而高强度激光主要用于外科手术治疗。随着近年来疼痛医学微创技术的快速发展,高强度激光也应用在微创治疗领域,如应用于颈、腰椎间盘突出症的微创治疗。

2. 生物学效应 激光治疗的生物学效应有热效应、压强效应、光化学效应、电磁效应等。

3. 治疗作用

（1）低强度激光:主要为刺激作用,对机体无热损伤,少有光化学反应和不良反应,却有良好的医疗效果,具有改善血液循环、消炎散肿、镇痛、增强功能、促进伤口的愈合和损伤神经的修复、加速骨折的愈合、促进红细胞的再生等。

（2）中强度激光:中强度激光散焦或离焦可产生温热效应,具有镇痛、消炎散肿、促进创面愈合、止痒的作用。

（3）高强度激光:高强度激光具有燃烧、汽化、变性和凝固机体组织的作用,用其治疗颈椎、腰椎间盘突出症,是将靶椎间盘的髓核消融,以降低椎间盘内部压力,回缩突出的纤维环,解除其对脊髓和/或神经根的压迫,达到治疗的目的。

4. 适应证

（1）低强度激光：临床应用较为广泛，如氦-氖激光治疗局部炎症、伤口不愈合、慢性溃疡、神经炎、神经痛、胃肠功能紊乱等。

（2）中强度激光：如二氧化碳激光散焦照射治疗关节炎、扭挫伤、神经性皮炎、支气管炎、压疮等。

（3）高强度激光：用于治疗颈椎、腰椎间盘突出症等。

5. 禁忌证　系统性红斑狼疮、光照性皮炎、口腔黏膜白斑及其增生疾病者等。

（四）氙光疗法

1. 定义　氙光疗法是指采用氙光疼痛治疗仪治疗各种神经痛、软组织痛及关节疼痛的光疗法。

氙光疼痛治疗仪是采用氙灯作为治疗光源，光谱在 200~1 200nm 之间，其中涵盖多种有效治疗谱段。该疗法采用独特的脉冲光照射法，这种方法治疗能量较高、穿透力较深，又避免了皮肤灼伤的副作用，是目前国外，特别是日本，应用较多的治疗手段。在我国，少数医疗机构也有应用，相信不久的将来，在我国也会普及开来。

2. 生物学效应　线粒体吸收光能后，加速了氧化磷酸化过程，从而增加了腺苷三磷酸（adenosine triphosphate，ATP）转化、蛋白的合成、白细胞的吞噬作用，并减少了 5-HT 等引起疼痛的介质数量，减少交感神经的兴奋。

3. 治疗作用　光能照射人体后，具有修复组织损伤、改善神经功能、改善血液循环、提升免疫及治疗各种慢性疼痛类疾病的作用。

4. 适应证

（1）神经痛：颈椎病、腰椎间盘突出症、PHN 等神经病理性疼痛。

（2）关节炎：肩关节周围炎、风湿、类风湿性关节炎等。

（3）肌筋膜炎：颈、胸、腰背部肌筋膜炎，软组织损伤及退行性病变等。

5. 禁忌证　同紫外线禁忌证。

第七节　超声波疗法

一、概　　述

声是因物体机械振动而产生的一种波，每秒钟振动的次数即为频率（f），单位用 Hz 表示，即每秒钟振动一次称为 1Hz。

根据频率，声波分为次声波，其频率<20Hz，是人耳听不到的声波，对人体有害；声波，其频率在 20~20 000Hz 之间，为人耳能听到的声音；超声波，其频率>2 万 Hz 以上，也是人耳听不到的声波，故称为超声波。

应用超声波作用于人体达到治疗疾病的方法称为超声波疗法（ultrasound therapy）。

声波也是一种能量，又称声能，能量的大小受频率的影响，也决定超声波的传播速度、穿透能力、吸收作用及理化作用等。

二、生物学效应

（一）机械松解效应

超声波的机械振动可使细胞组织按照超声波的频率周期性压缩、舒张，同时，不同组织界面波的反射以及液体空化等作用，使局部瘢痕挛缩组织、结缔组织及粘连组织在一定程度上得到松解。

（二）温热效应

超声波在体内传播过程中可使细胞内外的物质间、不同组织间相互摩擦，使其振动能量不断地被吸收转变成热能，而使机体温度上升，称为超声波的温热效应。

（三）易化与抑制效应

超声波可加速或抑制化学反应，聚合或解聚高分子化合物，形成或破坏某些大分子。

（四）空化效应

超声波作用于一些含有气体微泡的液体上时，含有不同电荷的空泡的两侧不仅剧烈地碰撞，同时还发光、产热、放电，这就是超声波的空化效应。

三、治 疗 作 用

（一）松解粘连作用

利用超声波的机械松解效应可使局部瘢痕挛缩组织、结缔组织及粘连组织在一定程度上得到松解、解痉，增加结缔组织的延展性而起治疗作用。

（二）消炎镇痛作用

超声波的温热效应可使局部组织温度升高，引起血管扩张，改善细胞的通透性，增强细胞内外的物质交换，加速免疫细胞在炎症组织中的聚集，同时还可以加速局部致痛物质的排出而起到消炎镇痛、增强细胞再生能力，促进伤口修复等。

（三）其他作用

应用超声波的空化作用，可进行肿瘤、结石、皮肤给药等治疗。

四、适 应 证

适用于软组织扭挫伤、瘢痕组织、注射后硬结、神经损伤、神经炎、骨关节病、乳腺炎、外周微血管病变等。

五、禁 忌 证

禁用于局部溃疡、活动性肺结核、出血倾向、孕妇、心力衰竭等。

第八节 磁 场 疗 法

一、概 述

应用磁场作用于人体以治疗疾病的方法，称为磁场疗法（magnetic field therapy），简称磁疗。按磁场的类型和作用方式可分为静磁场疗法、动磁场疗法、磁针疗法、磁处理水疗法等。

二、生物学效应

磁场作用于机体，产生感应电动势，使组织内分子极化和电荷重新分布，形成位移电流，致使细胞内外离子的分布浓度和运动速度都将发生改变，从而影响神经的兴奋性、细胞膜的通透性，加强物质交换和生物化学过程等。此外，磁场对大分子空间结构也产生影响，从而影响蛋白质或酶的活性。

三、治 疗 作 用

磁疗具有消炎、镇痛、镇静、解痉、调整神经系统功能等作用。

四、适 应 证

适用于软组织扭挫伤、劳损、骨关节病、瘢痕组织、注射后硬结、神经炎、神经痛、神经衰弱、血管瘤、带状疱疹、盆腔炎等。

五、禁 忌 证

禁用于极度衰弱、孕妇、严重脏器功能衰竭、已安装心脏起搏器者等。

第九节　热疗法和冷疗法

一、概　　念

以各种热源为介质,将热直接传至机体以达到治疗疾病的方法称热疗法(heat therapy);应用低于人体温度的低温介质作用于人体治疗疾病的方法称为冷疗法(cold therapy)。常用的热疗介质有石蜡、泥沙、铁沙、湿热敷料等;常用的冷疗介质有冷水、冰块、氯乙烷等。一般冷疗温度在0℃以上,不会引起细胞死亡、组织破坏等危险。

二、生物学效应

温度缓解疼痛的机制可能是与其改变了神经肌肉的兴奋性和敏感性有关。温度主要是通过直接作用于周围神经和神经末梢或间接的"反刺激"(counterirritant)效应来缓解疼痛,"反刺激"效应是指温度(加热或冷却)作用于远离疼痛部位的非疼痛区时,同样也可以缓解疼痛部位疼痛的现象。如用冰按摩手的拇指和示指可以减轻牙痛;将手指置于2℃水中10s,可以明显减轻痒感等。其作用机制可能与温度刺激后,中枢神经系统的吗啡受体、脑啡肽及内啡肽系统变化有关。

三、治　疗　作　用

加热可使组织局部血管扩张,改善血液循环,具有消炎、消肿、镇痛等作用。相反,冷疗可使局部血管收缩,温度降低,减少渗出,达到止血和防止水肿的目的。因此,冷疗一般用于炎症或组织损伤的早期48h内,然后改为热疗。冷疗对运动神经和感觉神经均有阻滞传导的作用。同时,二者均有镇痛、解痉作用。

四、适　应　证

加热和冷却治疗常常用于神经、肌肉、关节等系统的疼痛类疾病,如软组织损伤、肌肉痉挛、关节功能障碍以及急、慢性炎症等。

五、禁　忌　证

禁用于高热虚弱、恶性肿瘤、活动性肺结核、出血倾向、甲亢、皮肤破溃、糖尿病酮症、肾功能不全等;慎用于浅感觉障碍、血液循环障碍、雷诺病、冻疮以及阵发性冷性蛋白尿者等。

第十节　体外冲击波疗法

一、概　　念

冲击波是一种新兴的物理治疗手段,它是一种机械波,具有声学、光学和力学的性质,机械能作用于患处可以起到松解粘连、促进血液循环及镇痛作用。

二、治　疗　原　理

(一) 应力作用

冲击波在传播过程中具备一定的声学特性,在不同的声阻抗界面会产生拉力与压力,对材料产生机械破坏作用,有助于松解组织粘连,粉碎骨刺。

(二) 空化效应

冲击波在介质中传播时会产生一系列的空化泡,这些空化泡在过程中生长、震荡、溃破,释放出大量能量。

（三）镇痛效应

激活产生 P 物质,持续作用一段时间后,疼痛阈值提高,且 P 物质产生减少。

（四）代谢激活

冲击波改变细胞膜的通透性,加速膜内外离子交换过程,并加快代谢分解产物清除与吸收。

（五）其他作用

成骨效应,促血管生长因子的产生等。

三、适 应 证

（一）骨关节疾病

肩关节炎、肱骨内外髁炎、膝关节炎及股骨头无菌性缺血性坏死等。

（二）肌腱炎

肱二头肌长头肌腱炎、足底腱膜炎、跟腱炎等。

四、禁 忌 证

1. 出血性疾病,如血小板低下、出凝血时间异常等血液疾病患者等。
2. 儿童、孕妇及严重认知障碍和精神病患者等。
3. 多脏器功能障碍者,如心衰、肝肾功能严重障碍者等。
4. 恶性肿瘤转移患者等。
5. 骨折早期、软组织外伤急性期等。

（李兴志）

参考文献

[1] 傅少琪,尤浩军,雷静,等. 激光疗法在肌肉骨骼疼痛中的应用及机制研究[J]. 中国疼痛医学杂志,2023(8):608-613.

[2] 杨烨,曾超,邓桢翰,等. 超声疗法治疗膝骨关节炎疼痛的荟萃分析[J]. 中国组织工程研究,2014,18(33):5396-5401.

[3] KHESHIE A R, ALAYAT M S, ALI M M. High-intensity versus low-level laser therapy in the treatment of patients with knee osteoarthritis:a randomized controlled trial[J]. Lasers Med Sci,2014,29(4):1371-1376.

[4] 王天辰,王一,张志文,等. 体外冲击波在肩关节运动损伤治疗中的应用[J],中国骨与关节损伤杂志,2017,32(3):1672-9935.

[5] NABARAWY E E. The use of narrow band ultraviolet light B in the prevention and treatment of postherpetic neuralgia (a pilot study)[J]. Indian J Dermatol,2011,56:44-47.

第三十章　传统医学疼痛治疗技术

第一节　中医对疼痛的认识

一、中国传统医学治疗疼痛的历史

中国传统医学已有数千年的历史,其起源与发展,无时无刻不伴随着与疼痛的抗争。早在旧石器时代,我们的先人就已经能够用稍经加工的天然石块治病了。新石器时代的砭石,已是一种制作比较精细的锐利石器,主要用来破开痈肿,排脓放血,或刺激身体的某些部位以消除疼痛。这可以说是史上最早的治痛工具和方法。

随着时代的进步、技术的发展以及冶炼技术的日益成熟,治疗工具也日渐完善,春秋战国之际九针的出现,标志着中医治疗疼痛的水平上升到了一个新的高度。在当时,针灸治疗疼痛已经是很普遍的事。

在医疗管理上,出现了专门诊治外科疾病的"疡医",《周礼·医师章》云:"疡医掌肿疡、溃疡、金疡、折疡之祝药、刮杀之剂。"又说:"凡疗疡,以五毒攻之,以五气养之,以五药疗之,以五味节之。"这可以说是最早的见诸文字的外科疼痛治疗方案。

不仅如此,对疼痛性疾病发生发展变化及治疗的认识也上升到了理论的高度,2000多年前的《黄帝内经》中就有关于疼痛病因病机以及诊疗方法的详细论述。《内经·素问》中的《举痛论》《刺腰痛论》《痹论》《厥论》,《内经·灵枢》中的《周痹》《痛论》等更是讨论疼痛性疾病的专篇。《内经》提出的"不通则痛""不荣则痛"的致痛理论,是对因实因虚两种不同致痛机制的高度概括,这一理论一直指导着中医对疼痛性疾病的诊断与治疗。

关于疼痛的诊断,《内经》中有望色的方法,即通过观察面色、舌色、皮肤表面络脉的颜色来诊断疼痛,如《素问·皮部论篇》:"视其部中有浮络者,……其色多青则痛"。从脉象上也可判断疼痛的性质,《素问·脉要精微论篇》有脉"涩则心痛"之说。

关于疼痛的治疗,《内经》的记载更为详细,以《素问·刺腰痛篇》为例,该篇讨论了14种不同经脉腰痛和4种特殊腰痛的主症及刺法,如"足太阳脉令人腰痛,引项脊尻背如重状,刺其郄中,太阳正经出血,春无见血。""会阴之脉令人腰痛,痛上漯漯然汗出,汗干令人欲饮,饮已欲走,刺直阳之脉上三痏,在跷上郄下五寸横居,视其盛者出血"。不仅形象描绘了疼痛的状态,而且将针刺部位和方法以及禁忌描写得十分具体。可以说,《内经》是全面系统论述腰痛的第一部古代医籍。

东汉时期的名医华佗(生卒年不可确考),在外科手术方面的成就在当时达到了世界最高水平,他首创了外科手术麻醉用的麻沸散,使疼痛的治疗达到了新的高度。与华佗同时代的另一位医学巨擘张仲景(约公元150—219年)的划时代巨著《伤寒杂病论》,在讨论外感热病与杂病的诊疗时,对某些疼痛做了详细的描述,并根据疼痛产生的机制、疼痛的性质等的不同,确立了治疗的基本原则,并创立了发汗、和解、攻下、温里、活血化瘀等不同的方法。其中的《金匮要略》一书更是以病为纲,疼痛一症独成体系,专方治疗,如对痉病、湿病、暍病、历节、胸痹、心痛、腹满、寒疝、疮、痈、肠痈等都做了专门论述,治疗上则根据疼痛的不同病机创立了不同的方剂,如对胸痹一证,就有栝楼薤白半夏汤、栝楼薤白白酒汤、枳实薤白桂枝汤、人参汤、茯苓杏仁甘草汤、橘枳姜汤、薏苡附子散等方剂。

晋代皇甫谧(公元215—282年)所著的《针灸甲乙经》,是一部针灸学专书,该书将痛证做了较细的分类,如头痛、腰痛、胸胁痛、卒心痛、咽痛等,在每类中又细分出不同的证型和相应的针灸处方。其处方的特点一是单方多,多为一病一穴或一症一穴,二是多先取近穴,后取远穴,且前者多而后者少。该书使得疼痛的针灸治疗较为规范和系统,为后世针灸治疗疼痛奠定了基础。另一位医家葛洪(公元284—363年)所著的《肘后备急方》,记述了急性腹痛的按摩方法,以及霍乱腹痛的灸法,其书对灸法的运用,扭转了晋以前重针刺而轻灸治的偏向,丰富了灸法的内容。

隋代巢元方的《诸病源候论》(公元610年)将腹痛分为急腹痛与少腹痛,并提出以脉象定病之所在与判断预后。对急腹痛的转归论述颇详。

《千金要方》和《千金翼方》是唐代著名医学家孙思邈(公元581—682年)的医学著作,二书集唐以前医方之大成,汇集医方6 500余首,其中不少为治疗疼痛的专方。如治疗妇女产后心腹痛有20方,其中羊肉类方就有羊肉汤、羊肉当归汤、羊肉杜仲汤和羊肉生地黄汤等方剂。《千金要方》每一门都涉及疼痛内容,在心痛病中,将心痛细分为肾心痛、胃心痛、脾心痛、肝心痛、肺心痛等。还根据张仲景论述的九种心痛,使用桂心、乌头、蜀椒、干姜等药物进行治疗。在针灸治痛上,最有影响的是创立"以痛为腧"的"阿是穴"取穴法,此取穴法至今仍在疼痛的针刺治疗中被广泛使用。

金元时期,名家辈出,许多医学大家都为疼痛的治疗留下了宝贵经验。李杲(公元1180—1251年)提出"通则不痛"和"痛随利减"的观点,他尤其重视脾胃在疼痛发病中作用,用调理脾胃之法治疗疼痛。他创立的治疗大头瘟的普济消毒饮至今仍在临床常用。王好古(公元1200—1264年)对阴证的研究颇有成就,他特别重视饮食生冷对人体的伤害,对由此造成的胸腹疼痛治疗很有心得。张从正(公元1150—1228年)为攻下派代表人物,强调邪留则正伤,邪去则正安之理,这一特点也体现在他对疼痛的治疗中,如一妇人患偏头痛日久,每痛时伴大便秘结如弹丸,目赤、眩晕,虽予多种治头痛药并针灸,却不见效。张氏诊断其症结不在肝而在阳明,阳明燥金胜乘肝,肝郁气滞致气血壅阻,以大承气汤荡涤肠垢,三剂后"目豁首轻"。朱震亨(公元1281—1358年)为"养阴学派"的代表,他以腹痛的新久虚实来确定治则,还有"痛忌补气"之说,在临床上擅长治疗气、血、痰、郁火等杂病,对因痰湿感寒所致的疼痛治疗有独到之处。

明清是中国医学发展史上又一重要时期,出现了许多身怀绝技的医学大家,对疼痛的治疗也颇有特色。如汪机(公元1463—1539年)善用参芪治疗内伤杂病,其中也包括疼痛的治疗。薛己(公元1488—1559年)的《薛氏医案》给后世留下了大量治痛方法与验方。龚廷贤(公元1522—1619年)的《寿世保元》运用八纲辨证,提纲挈领地将腹痛归纳为寒热虚实四类。张介宾(公元1563—1640年)对阴阳、命门学说研究最为突出,其治疗疼痛也多体现出这一特点。他还对"痛无补法"的偏见提出不同见解,在《论诸痛不宜补气》一文中说:"治心脾受伤也,非补中不可;下虚而痛,脱泄亡阴也,非速救脾肾,温补命门不可"。叶桂(公元1667—1745年)是清代中期的著名温病学家,在疼痛的病机上提出了"久病入络"的理论,对此宜选用活血通络之品治之。王清任(公元1768—1831年)研究脏腑解剖达42年,著有《医林改错》一书,对中医解剖学有很大贡献,临床善用活血化瘀法治疗疼痛,其所制的血府逐瘀汤、膈下逐瘀汤、少腹逐瘀汤、补阳还五汤等著名方剂,至今仍广泛用于各种痛症。吴师机(公元1806—1886年)为中医外治法之集大成者,著有《理瀹骈文》一书。对疼痛的治疗有独到之处,如治疗风热头痛、赤眼、喉肿、牙痛等,用药物吹鼻法;治疗大头瘟用取嚏法;治霍乱用热敷法;还有膏药法、熏脐法、熏洗法、拔罐法、刮痧法、推拿法等二十余法,该书都有详细记载,丰富了疼痛的治疗方法。清末刘恒端的《经历杂论·诸痛论》除以部位分类命名外,还提出了痞块痛、走窜痛、流注痛等病名。随着医学的进步,对疼痛研究的日趋深入,又有了以疼痛性质命名的提法,如热痛、冷痛、胀痛、绞痛、隐痛、坠痛、麻痛、跳痛、灼痛、闷痛、暴痛等,大大丰富了疼痛命名分类内容。

二、中医对疼痛的认识

(一)病因

在长期的医疗实践中,中医对疾病形成的原因有了比较全面的认识,逐渐形成了自己独特的"三因学说",即内因、外因和不内外因,这同时也是疼痛的病因学说。

三因学说的具体内容是:七情(喜、怒、忧、思、悲、恐、惊)所伤为内因;六淫(风、寒、暑、湿、燥、火)所伤为外因;饮食不节、劳倦太过、跌扑损伤等为不内外因。

1. 内因 人之所以生病与体内气机运行失常有关,故有"百病生于气"(《素问·举痛论》)之说。疼痛也不例外,七情失常,可影响气机的正常运行而发生疼痛,《素问·举痛论》云:"怒则气上,喜则气缓,悲则气消,恐则气下……惊则气乱,劳则气耗,思则气结"。气机逆乱正是疼痛产生的原因。

2. 外因 风、寒、暑、湿、燥、火是为自然界之六气,六气太过,人体感之而为病则为六淫,六淫是疼痛的常见致病因素。《素问·痹论》明确指出风、寒、湿邪侵犯人体可致疼痛性疾病,其云:"风寒湿三气杂至,合而为痹也。其风气胜者为行痹,寒气胜者为痛痹,湿气胜者为着痹"。又说:"痛者,寒气多也,有寒故痛也"。《素问·至真要大论》则提出了火热为患致痛说,云:"诸病胕肿,疼酸惊骇皆属于火"。《河间六书》对暑邪致痛也有论述:"中暑之证,身热头痛"。燥邪伤人,多从口鼻而入,易侵犯肺脏,而出现肺系疼痛,临床最多见的就是咽喉肿痛,干咳无痰,胸胁疼痛。

3. 不内外因 凡跌扑损伤、饮食劳倦、痰饮瘀血等都可造成疼痛。《类证活人书》说:"有痰饮停伏,窒碍不通而痛。"是为痰饮作痛之说。《证治汇补·腹痛》:"盖暴伤饮食,则胃脘先痛而后入腹……"指出食积亦可作痛。《仁斋直指方》说:"脾寒虫动,其为痛也居多。"是虫积作痛。至于跌打损伤致痛,《圣济总录·折伤门》:"因折伤内动经络,血行之道不得宣通,瘀积不散,则为肿为痛。"

（二）病机

中医对疼痛的病机有自己独特的解释,概括起来有以下三条,即"不通则痛""不荣则痛"和"不调则痛"。

1. 不通则痛 不通则痛主要是因气滞或血瘀或二者并存。气为血之帅,气行则血行,气滞则血瘀。情志不遂,肝气郁结,气失条达,横逆犯脾,可致气滞腹痛;外邪侵袭,气机不畅,经络痹阻,血液瘀滞,可造成头身疼痛,如《素问·举痛论》所说:"寒气入经而稽迟,泣而不行,……客于脉中则气不通,故卒然而痛"。各种邪气如痰浊、饮食、虫积等稽留体内,阻于经络脏腑,气机不通,或血液、水液瘀滞而疼痛由生;跌扑损伤后血液溢出脉外,留滞患处,也可造成疼痛。《丹溪心法·腹痛》云:"如颠仆损伤而腹痛者,乃是瘀血"。

2. 不荣则痛 因阴阳气血不足,经脉脏腑组织失却温煦和濡养而产生疼痛。阳气是人体维持生命活动的原动力,阳气虚则卫外不固,外邪入侵可致风、寒、湿痹,如《素问·疟论》说:"巨阳虚,则腰背头项痛""三阳俱虚,则阴气胜,阴气胜则骨寒而痛"。阴血主滋润濡养,如果津、血、阴精不足,脏腑经络、四肢百骸,五官九窍失养,也会产生疼痛。如《素问·举痛论》所云:"脉泣则血虚,血虚则痛";《质疑录·论肝血补法》也说:"肝血不足则为筋挛……为头痛、为胁肋痛、为少腹痛、为疝痛诸症。凡此皆肝血不荣也。"《灵枢·五癃津液别》则对阴精不足致痛做了说明:"阴阳不和,则使液溢而下流于阴,髓液皆减而下,下过度则虚,虚故腰背痛而胫酸。"

3. 不调则痛 因气机不循常规运行或阴阳平衡失调而引起疼痛。人体气机升降出入,各脏腑都有自己的气机运动方式,如肝气应舒畅条达,脾气应升、胃气应降、肺气宣发与肃降并存等,如果人体气机逆乱,不循常道,则可产生疼痛,临床上以气逆致痛较为多见。如《素问·玉机真脏论》云:"气逆,则头痛耳聋不聪颊肿"。《素问·方盛衰论》也说:"气上不下,头痛巅疾"。《金匮要略》所说的奔豚病,其症状"气上冲胸,腹痛,往来寒热",也是气逆致痛的典型表现。另外阴阳平衡是维持人体正常生理活动的基础,如阴阳失调,阴虚无以制阳,使阳气上亢,则导致头痛发作,如临床上常见的肝阳上亢导致的头痛。

（三）分类

1. 按疼痛缓急分类

（1）急性疼痛:起病急、病程短、疼痛剧。

（2）慢性疼痛:起病缓、病程长、疼痛不剧。

2. 按病因分类

（1）外感疼痛:感受外邪而致,同时伴有外感症状,如恶寒、发热等。

1）风邪致痛:疼痛多发于人体上部,以头面部为主;多呈游走性,痛无定处。

2）寒邪致痛:疼痛较剧烈,部位固定;得温痛减,遇寒痛重,可发于任何部位。

3）湿邪致痛:疼痛多发于人体下部,疼痛重着不移;病程较长,缠绵不愈。

4）火邪致痛:红肿热痛,或自觉灼热,得凉则痛减;疼痛剧烈,周身可见,以上部为多。

5) 燥邪致痛:疼痛多伴干涩之象,疼痛部位多为肺系(鼻、喉、胸胁等);季节性强,多见于秋冬季。

6) 疫疠致痛:疼痛剧烈,发病急骤,病情较重,易于流行,症状相似。

(2) 内伤疼痛:多由内因引起,主要包括七情过极、饮食不节、劳倦、痰饮、瘀血等。

1) 七情内伤致痛:疼痛与情志波动密切相关,多胀痛走窜,多见于胸胁部、腹部、头部。

2) 饮食不节致痛:暴饮暴食后多见,痛而拒按,得矢气或排便痛减。

3) 劳逸失度致痛:疲劳过度致痛,多为隐痛、空痛、绵痛;安逸过度致痛则多为闷痛、胀痛。

4) 痰饮致痛:疼痛较剧而憋胀,可发于任何部位且多固定,流饮可痛无定处。

5) 瘀血致痛:痛如针刺,痛处固定,夜间尤甚,痛处或见肿物,疼痛拒按,病程较长;可有手术、损伤等病史。

(3) 外伤致痛:由外伤引起,如跌打损伤、冻伤、烫伤、常伴局部症状。

3. 按病性分类

(1) 寒痛:疼痛剧烈,得温则减,遇寒则重,临床以冷痛最为多见。

(2) 热痛:疼痛或剧或缓,得冷则减,临床以灼痛最为多见。

(3) 虚痛:疼痛绵绵,喜温喜按,休息后稍减,临床以隐痛、空痛、绵痛、坠痛为多见。

(4) 实痛:疼痛较剧,拒按。

4. 按病位分类

(1) 脏腑经络定位:脏腑功能异常而致的疼痛,主要表现在相应的经络循行部位上。

1) 病位在心(小肠):手少阴心经与手太阳小肠经循行部位发生疼痛,见于两眼内外眦、颜面、胸部正中、肩及上肢内侧沿中指、小指线上。

2) 病位在肝(胆):足厥阴肝经和足少阳胆经循行部位发生疼痛,见于头部两侧、巅顶、耳周、少腹、阴器等。

3) 病位在肺(大肠):手太阴肺经与手阳明大肠经循行部位发生疼痛,见于鼻咽部、下齿、肩背部、胸部、肛门及上肢相应部位等。

4) 病位在脾(胃):足太阴脾经和足阳明胃经循行部位发生疼痛,见于头角、前额、鼻根、上齿、舌、胃脘、腹部、股骨、胫骨外侧等。

5) 病位在肾(膀胱):足少阴肾经和足太阳膀胱经循行部位发生疼痛,见于人体巅顶、枕项、脊背、腰骶、膝腘、足跟、足心及外阴等。

(2) 气血津液定位

1) 痛发于气 A. 气虚疼痛:空痛或绵绵作痛,伴肢倦神疲,动则汗出,气短懒言等;B. 气滞疼痛:胀痛,痛处攻窜不定,常因情志不畅而加重;C. 气陷疼痛:小腹、肛门坠痛,伴倦怠少气;D. 气逆疼痛:头痛伴眩晕、胸脘攻冲疼痛,可伴咳喘或呕哕。

2) 痛发于血 A. 血虚疼痛:隐痛或酸痛,伴头晕、心悸、面白无华等;B. 血瘀疼痛:痛如针刺刀割,固定不移,拒按,夜间加重,伴肌肤甲错,面唇青紫;C. 血寒疼痛:疼痛遇寒加重,得温痛减,肤色紫暗发凉,形寒肢冷。

3) 痛发于津液 A. 津亏血少:隐隐作痛,痛势绵绵,伴咽干口渴,肌肤乏津之症;B. 痰气交阻:胸痛咳喘,头痛昏蒙,瘰疬、乳核作痛;C. 饮邪流泛:胸胁咳嗽引痛,或肌体重痛。

(3) 按发病部位分类:可分为头面及五官疼痛、颈项部疼痛、胸胁部疼痛、肩背部疼痛、腰部疼痛、腹部疼痛、前后阴疼痛、肢体关节疼痛。

(4) 按疼痛形式分类:可分为痛如被杖、痛无定处、麻痛、烦痛、刺痛、热痛、冷痛、闷痛、胀痛、重痛、绞痛、掣痛、隐痛、空痛、暴痛、坠痛、跳痛、灼痛、卒痛等。

第二节 疼痛的中医诊断方法

一、四诊——采集信息的方法

在长期的医疗实践中,中医学在疼痛的诊断上积累了丰富的经验,《素问·举痛论》中就有通过问诊、望诊、扪诊等多种方法来诊断和鉴别痛证的论述。与其他疾病的诊断方法一样，痛证的诊断也要望、闻、问、切四诊合参，然后依据中医理论，对其病因、病机、病位、病性做出判断，从而为确定治疗原则和选择治疗方法打下基础。由于疼痛是一个常见证（症）、多发证（症），各种疼痛表现不一，所以需从发生的部位、临床特征、时间久暂、伴随症状等多方面加以综合判断，方不致误诊、漏诊。

（一）望诊

疼痛的望诊主要包括望形态和望色，由于疼痛患者往往采取强迫体位以缓解疼痛，因此可以通过查看患者的形态来判断疼痛的性质或部位。如患者蹙额捧头，俯不欲伸，多为头痛；手捧腮颊，痛苦面容，多为齿痛；两手护乳，唯恐触碰，多见于乳痛；以手护腹，俯身前倾，多为腹痛，此即所谓"护处必痛"。如患者不能转动颈项，如欲转动必连上身，为落枕项痛；以手叉腰，不能俯仰转侧，必是急性腰痛；上肢不能上举，多为肩痛；跛行伛偻，多为腿足痛。

望色是中医诊法的重要内容。疼痛的病因、性质不同，在外查颜色上亦有差异，《灵枢·五色》有"青黑为痛，黄赤为热，白为寒"之说。《金匮要略·脏腑经络先后病脉证并治篇》云："鼻头色青，腹中痛，苦冷者死。"《素问·皮部论》："皮有分部，脉有经纪，……视其部中有浮络者，皆阳明之络也，其色多青则痛"。传统上以色青主痛，但验之临床，五色皆与痛有关。

1. 红色　主热证。如鼻头红肿疼痛，为温毒蕴蒸所致；皮肤发红，色如涂丹，为丹毒。又如腹部痞满胀痛，大便不通，面色潮红，头胀烦渴者，为阳明腑实证；关节皮肤处环形结节色红者，为风湿热痹。

2. 黄色　主湿证、虚证。面目一身俱黄，为黄疸。黄而鲜明如橘子色为"阳黄"，为湿热熏蒸之故；黄而晦暗如烟熏为"阴黄"，为寒湿郁阻之故。不论"阴黄""阳黄"，均可有胁肋胀痛。

3. 青色　主寒证、瘀血和惊风，面色青，见于寒冷腹痛；面色青灰，口唇青紫，冷汗出，手足冷，见于真心痛，为心阳不振，心血瘀阻；小儿眉间、鼻柱、口唇四周显现青色，多为惊风先兆；面乍青乍白，为虫积腹痛；妇女面青，经期腹痛为痛经；全身或局部皮肤青紫或紫暗，多为瘀血；若局部肿胀多为跌打损伤。

4. 黑色　主寒证、水饮和瘀血，面黑见于各种痛证。面黑，不可俯仰，见于痹证腰痛；面色黧黑，肌肤甲错，为瘀血之痛，或为肠痈之腹中痛；唇色黑青，见于各种寒痛；耳部黑青，见于剧痛患者；足趾色黑，溃烂疼痛，见于坏疽。

5. 白色　主虚证、寒证、脱血、夺气。面色苍白，见于脘腹冷痛面色㿠白，有时可见痛及睾丸，为寒滞肝脉；腰部冷痛重着，连及下肢，阴雨天加重，为寒湿腰痛；四肢冷痛为脾阳虚衰，温煦无力。

（二）闻诊

通过听其声音、闻其气息，可了解其所病所苦，疼痛轻者可默默不语，痛重者必有呻吟、喊叫。石寿棠在《闻声须察明论》中说："五间之应五脏也。燥邪干涩，声多属仄，或咳则牵痛，……化火则多言，其声似破似哑。……湿邪重浊，声必低平，壅塞不宣，……周身酸痛，沉重难展，……一派重浊不清之象，流露于呼吸之间。"呻吟声高亢有力，多为实证、剧痛；久病而呻吟低微无力，多为虚证。临床可结合姿态变化判断疼痛部位，如呻吟伴扪心护腹者，多为胸脘痛或腹痛；呻吟不能行走，抚摸腰腿者，多为腰腿痛等。《通俗伤寒论》说："攒眉呻吟者，头痛也，……呻吟不能转身，坐而下一脚者，腰痛也，……呻吟不能步行者，腰脚痛也。"惊呼喊叫则多为剧烈疼痛。小儿啼哭不止或夜啼，多属过食生冷，或有虫积而脘腹疼痛。

（三）问诊

问诊是通过询问患者疼痛的性质、部位、程度等，以此诊病的方法。问诊中，疼痛性质是最有价值、最有代表性的内容。

1. 胀痛　胀痛多为气滞所致，与气机不畅有密切关系。如胁下胀痛为肝气郁结，腹部胀痛多为脾虚不运。但头目胀痛则多见于肝阳上亢或肝火上炎。

2. 刺痛　刺痛多为血瘀所致，为血脉痹阻之候。如胸中刺痛为心脉痹阻；小腹刺痛为下焦血瘀；头部刺痛，经久不愈为瘀阻头络。

3. 冷痛　冷痛即寒痛，为寒邪凝滞气机或阳气虚衰所致。如肩部冷痛，伴关节活动障碍为"肩凝症"；两胁拘急冷痛，痛连少腹阴器者，为寒邪凝滞肝脉，多见于寒疝；大腹冷痛暴作，为寒邪直入腹中。

4. 热痛　热痛多为实热塞滞或虚热内灼。头部疼痛，伴见恶风、汗出、咽痛，为风热外感；若热痛而沉重,为热壅湿遍;若热痛而胀,目赤口苦,为肝火上炎;若体表肌肤红肿高起,伴有疼痛,为热毒聚于肌表,非疔即痛。

5. 绞痛　绞痛多属实证。腰部绞痛,为砂石阻于肾脏;右上腹绞痛为砂石或蛔虫阻于胆系;小腹绞痛,为砂石阻于茎中;胸部绞痛为瘀血阻于心脉;妇人产后腹中绞痛为寒邪阻于胞宫。

6. 隐痛　隐痛多为虚证。头部隐痛,为阴血亏虚,清窍失养;胸部隐痛,为心之气血虚弱,心脉失养;胁部隐痛,为肝阴不足;胃脘隐痛,为胃阴不足,或脾胃阳虚;小腹隐痛为下焦虚寒;腰部隐痛,为肾气亏虚,或劳伤气血;牙齿隐痛,为虚火上炎,或气血亏虚。

7. 牵引痛　又称掣痛,多为实证。常见有头痛牵引项背,为太阳受寒,经输不利;齿痛牵引头面,为胃火上炎;胸痛牵引两胁,为水热互结于胸之结胸证;少腹疼痛牵引睾丸,为寒凝肝脉。

8. 放射痛　多为实证。若心痛彻背、背痛彻心,多为胸阳不振,痰浊内阻;左侧胸痛,放射至肩、左臂内侧甚至小指,为心血瘀阻;右上腹痛放射至背部,为肝胆湿热;腰部绞痛放射至小腹,为砂石阻滞肾系;手臂及手指的放射痛也常由颈项部疾病引起;下肢放射痛,则多为腰部及臀部疾病引起。

9. 游走痛　多为风、气二邪为患,四肢关节游走痛多由风邪所致;胁肋、腹部的游走痛多由气机不畅所致。

10. 酸痛　多由湿邪所致。全身酸痛,为湿着肌表;四肢酸痛为湿着肌肉关节或阳气虚衰;腰部酸痛为肾气衰弱,或湿留肾之府。

11. 坠痛　多见于中气下陷之证。如小腹坠痛、肛门坠痛等。

12. 空痛　疼痛有空虚之感,多由气血精髓亏虚,组织器官失却荣养所致,一般多见于头部或小腹部。

（四）切诊

切诊是中医学诊断疾病的重要方法,包括脉诊与按诊。

1. 脉诊　脉诊是中医学的独特方法,又称"切脉",是医师用手指切按患者动脉,根据脉动应指的形象,以了解病情,辨别病证的方法。

疼痛常见的脉象有弦、紧、迟、沉等。如《濒湖脉学》云:"紧为诸痛主于寒……","寸弦头痛膈多痰,寒热癥瘕察左关,关右胃寒心腹痛,尺中阴疝脚拘挛。"头痛多见弦脉,外感风邪头痛脉浮弦,外感寒邪头痛脉弦紧,湿邪头痛脉弦细,伤暑头痛脉弦缓弱,痰浊头痛脉弦滑,气虚头痛脉弦软,热病头痛脉洪,血虚头痛脉微涩,肝气厥逆头痛脉弦坚,真头痛脉短涩。心腹痛（实指胃脘痛）正气不足,邪气亦不盛时脉来细迟;正气虚衰,邪亦盛时,脉来浮大。疝气痛,脉弦紧有力。如阴寒实邪在里脉实急,阳气大虚,寒湿阴邪亦盛脉弱中带急。腰痛脉沉而弦,风邪腰痛脉沉弦兼见浮脉,寒邪腰痛脉沉紧,痰饮腰痛脉沉弦滑,肾着腰痛（肾阳虚）脉沉软细,肾虚腰痛脉虚大,闪挫伤腰痛脉沉实。痹病脉浮、紧、涩。痈疽发热疼痛脉数,肺痈虚证脉短涩,肺痈热盛脉浮大,肠痈实证脉滑数,肠痈溃脓血虚脉数而无力或芤虚,肠痈湿浊凝聚脉微涩,肠痈溃脓脉紧数。

2. 按诊　按诊与现代医学的触诊相似,但又有中医学的特点。按诊带有表里、寒热、虚实、阴阳的八纲辨证思维在内,具有较强的辨证目的性。

具体来说,胁痛喜按,胁下按之空虚无力为肝虚,胁下肿块,刺痛拒按为气滞血瘀。右胁下肿块,按之表面凹凸不平,应注意排除肝癌。胃脘痞满,按之较硬而疼痛者属实证,按之濡软而无痛属虚,脘部按之有形而胀痛,推之漉漉有声者为胃中有水饮。腹痛喜按者多属虚证,腹痛拒按者多属实证。左少腹作痛,按之累累有硬块者,多为肠中有宿粪,右少腹作痛拒按,按之有包块应手者,常见于肠痈。通过触按肌肤疼痛的程度,可以分辨疾病的虚实,一般来说,肌肤濡软,按之痛减者,为虚证,硬痛拒按者,为实证,轻按即痛者并在表浅,重按方痛者,病在深部。

二、辨证——认识疼痛的方法

中医学的特点之一是辨证论治,所谓辨证,就是将四诊所收集的资料、临床症状和体征,通过归纳、分析与综合,辨清疾病的原因、性质、部位以及邪正之间的关系、概况、判断为某种性质的证。论治,又称施治,是根据辨证的结果,确定相应的治疗原则与方法。辨证是论治的前提与依据,能否采取合适的治疗原则和制定正确的治疗方法,辨证是关键。中医的辨证方法是根据疾病的种类和性质决定的,不同的辨证方法适用于不同类型的疾病。中医的辨证方法有八纲辨证、脏腑辨证、经络辨证、六经辨证、卫气营血辨证、三焦辨证、气血辨证、津液辨证等,其中八纲辨证与气血辨证是疼痛性疾病常用的辨证方法。

(一) 八纲辨证

八纲,就是表、里、寒、热、虚、实、阴、阳八个辨证的纲领。通过四诊获得的病情信息,运用八纲进行分析综合,从而辨别病变部位的浅深、病情性质的寒热、邪正斗争的盛衰和病证类别的阴阳,以作为辨证纲领的方法,就是八纲辨证。

1. 表里辨证 表里是辨别病位内外浅深的一对纲领,一般而论,外有病属表,病情较轻;内有病属里,病较深重。任何疾病的辨证都应分辨病位的表里,而对外感病来说,其意义更为重要。

(1) 表证:表证是六淫、厉气、虫毒等邪气经皮毛、口鼻侵入肌体,正气(卫气)抗邪所表现轻浅证候的概括。表证主要见于疾病初起阶段。临床上表证一般具有起病急、病情较轻、病程较短的特点。头身疼痛是表证常见的症状,但同时应有恶寒(或恶风)发热(或自觉无发热)的基本症状,即所谓"有一分恶寒便有一分表证"。

表证因所受外邪的不同而有不同的类型,不同类型的表证其疼痛也有不同的特点。如常见的风寒束表证,其痛多为头、身、骨节疼痛,疼痛较剧;风热犯表证除头身疼痛外,还常伴有咽喉肿痛;风湿遏表证的疼痛为头痛如裹,头身沉重疼痛;燥邪犯表证则疼痛伴有口鼻干燥等症状。

(2) 里证:里证是泛指病变部位在内,由脏腑、气血、骨髓等受病所反映的证候。《景岳全书·传忠录》说:"里证者,病之在内在脏也。凡病自内生,则或因七情,或因劳倦,或因饮食所伤,或为酒色所困,皆为里证"。

里证的范围极为广泛,不同的里证可表现为不同的证候,但其基本特点是无新起恶寒发热并见,以脏腑症状为主要表现,其疼痛也表现各异,将在相关章节中介绍。

2. 寒热辨证 寒热是辨别疾病性质的纲领。阳邪致病导致机体阳气偏盛而阴液受伤,或是阴液受伤而阳气偏亢,均可表现为热证;阴邪致病导致机体阴气偏盛而阳气受损,或是阳气虚衰而阴寒内盛,均可表现为寒证。所谓"阳盛则热,阴盛则寒"(《素问·阴阳应象大论》),"阳虚则外寒,阴虚则内热"(《素问·调经论》)即是此意。

(1) 寒证:阴盛和阳虚皆可表现为寒的证候,前者为实寒,后者为虚寒。感受外寒,或饮食生冷,起病急骤,体质壮实者,多为实寒证;内伤久病,阳气耗伤而阴寒偏胜者,多为虚寒,即阳虚证。寒邪袭于体表,多为表寒证;寒邪客于脏腑,或阳气亏损者,多为里寒证。

表寒证的疼痛已如前所述,里寒实证的疼痛多为较重的冷痛,甚至是绞痛或掣痛,得热痛减,遇冷加重。虚寒(阳虚)证的疼痛则多为隐痛,痛势较缓,同时伴见肢冷蜷卧,喜暖畏寒,小便清长,大便溏薄,舌淡苔白而润,脉紧、迟或弦等。

(2) 热证:阳盛和阴虚皆可表现为热的证候,故热证有实热证、虚热证之分,火热阳邪侵袭,或过服辛辣温热之品,或体内阳热之气过盛所致,病势急而形体壮者,多为实热证,因内伤久病,阴液耗损而虚阳偏胜者,多为虚热证,即阴虚证。风热之邪袭于肤表,多为表热证;热邪盛于脏腑,或因阴液亏虚所致者,多为里热证。

表热证的疼痛已如上述,里热证的疼痛有虚实之分,实证的疼痛多为热痛或肿痛,常伴有全身或局部发热,恶热喜冷,口渴欲饮,面赤,烦躁不宁,小便短黄,大便干结,舌红苔黄、干燥少津,脉数等。

3. 虚实辨证 虚实是辨别邪正盛衰的纲领。《素问·通评虚实论》说:"邪气盛则实,精气夺则虚。"《景岳全书·传忠录》亦说:"虚实者,有余不足也。"实主要指邪气盛实,虚主要指正气不足。

(1) 实证:实证以邪气充盛、停积为主,但正气尚未虚衰,有充分的抗邪能力,故邪正斗争一般较为剧烈,临床表现为有余、强烈、停聚的特点。因此实证的疼痛也具有发病急、痛势剧、或有形可见、拒按等的特点,从疼痛形式上看,胀痛、刺痛、灼痛、冷痛、掣痛、绞痛、放射痛等多见。

(2) 虚证:虚证反映人体正气虚弱、不足而邪气并不明显。临床一般是久病、势缓者、耗损过多者、体质素弱者多虚证,《难经·四十八难》说"缓者为虚",《类经·疾病类》亦说:"内出之病多不足,如七情伤气,劳倦伤精之类也。"虚证疼痛也因此而表现得比较缓和,一般具有发病较缓、病势较轻、多无形、喜按等特点,从疼痛形式上看,以隐痛、坠痛、麻痛等多见。

4. 阴阳辨证　阴阳学说在辨证诊断上的应用,主要有两个方面。

（1）阴阳是类证的纲领:由于阴、阳分别代表事物相互对立的两个方面,故疾病的性质、临床的证候,一般都可归属于阴或阳的范畴,因而阴阳辨证是基本的辨证大法。《素问·阴阳应象大论》说:"善诊者,察色按脉,先别阴阳。"《类经·阴阳类》说:"人之疾病,……必有所本,或本于阴,或本于阳,病变虽多,其本则一。"足见古人对阴阳辨证的重视。根据阴阳学说中阴与阳的基本属性,临床上凡见兴奋、躁动、亢进、明亮等表现的表证、热证、实证以及症状表现于外的、向上的、容易发现的,病邪性质为阳邪致病,病情变化较快等,一般都可归属为阳证。凡见抑制、沉静、衰退、晦暗等表现的里证、寒证、虚证以及症状表现于内的、向下的、不易发现的,病邪性质为阴邪致病,病情变化较慢等,可归属为阴证。由于阴阳是对各种病情从整体上作出最基本的概括,八纲中的阴阳两纲又可以概括其余六纲,所以说阴阳是证候分类的总纲,阴阳是辨证归类的最基本纲领。

（2）阴阳有具体的辨证内容:中医学中的阴阳不仅是抽象的哲学概念,还有许多如阳气、阴液、心阴、脾阳等具有实际内容的医学概念。所以,阴阳辨证又包含有具体的辨证内容,其主要有阳虚证、阴虚证、阴盛证、阳盛证,以及亡阳证、亡阴证等。此外,阳亢证、虚阳浮越证等,亦可是阴阳失调的病理变化。所谓阴盛证实际是指实寒证,所谓阳盛证实际是指实热证。

1）阳虚证:阳虚证是指体内阳气亏损,机体失却温煦,推动、蒸腾、气化等作用减退所表现的虚寒证候。属虚证、寒证的性质。其疼痛形式以冷痛、隐痛、空痛为多见,同时伴有阳虚证的临床表现,如畏冷,四肢不温,口淡不渴,或渴喜热饮,小便清长或尿少浮肿,大便溏薄,面色白,舌淡胖,苔白滑,脉沉迟(或为细数)无力等。

2）阴虚证:阴虚证是指体内津液精血等阴液亏少而无以制阳,滋润、濡养等作用减退所表现的虚热证候。属虚证、热证的性质。其疼痛形式以隐痛为主,同时伴有阴虚证的临床表现,如形体消瘦,口燥咽干,潮热颧红,五心烦热,盗汗,小便短黄,大便干结,舌红少津少苔,脉细数等。

（二）气血辨证

气血辨证就是分析、判断疾病中有无气血的亏损或运行障碍的证候存在。"气血不和,百病乃变化而生"（《素问·调经论》）。气血病的证候,一方面为气血的亏损,主要有气虚、血虚,一般属虚证的范畴;一方面为气血运行失常,主要表现为气滞、血瘀,一般属实证的范畴。

1. 气的辨证　气的辨证主要有气虚、气滞与气逆三种。

（1）气虚:是指元气不足,气的推动、温煦、固摄、防御、气化功能减退,或脏腑组织的机能活动减退所表现出的虚弱证候。气虚可导致多种病理变化,如生化不足可致血虚、阳虚;气化机能减退可致水湿潴留而生痰、生湿;气的推动无力,可使气血运行不畅而致气滞血瘀。

（2）气滞:是指人体某一部分或某一脏腑经络的气机阻滞、运行不畅所表现的证候。气的运行受阻,不通则痛,故气滞以胀闷疼痛为主要临床表现,疼痛性质可为窜痛、胀痛、攻痛等,症状时轻时重,部位不固定,按之无形,痛胀常随嗳气、肠鸣、矢气后减轻,或随情绪的变化而加重或减轻。由于引起气滞的原因不同,病变脏腑之部位的差异,故其证候表现尚有各自的特点。临床常见的气滞证有肝气郁滞、胃肠气滞、肝胃气滞等。

（3）气逆证:是指气机升降失常,气上冲逆而不调所表现的症候。与气滞的运行不畅不同,气逆是气机反常运行。气逆也是造成疼痛的一个原因,如肝气失调,升发太过而无制,可以表现为头痛、眩晕。

2. 血的辨证　血的辨证主要有血虚、血瘀、血热与血寒四种。

（1）血虚证:是指血液亏少,不能濡养脏腑、经络、组织而表现的虚弱证候。临床上可见面色苍白或萎黄,口唇、眼睑、爪甲淡白,头晕眼花,心悸多梦等症状,而且还可有脑内空痛、肢体麻痛的表现,《质疑录·论肝血补法》说:"肝血不足则为筋挛……为头痛、为胁肋痛、为少腹痛、为疝痛诸症,凡此皆肝血不荣也。"《素问·举痛论》的"血虚则痛"也是说的这种情况。

（2）血瘀证:凡离开经脉的血液未能及时排出或消散而停留于某一处或血液运行受阻,壅积于经脉或器官之内,呈凝滞状态,失去生理功能者,均属瘀血。由瘀血内阻而产生的证候,是为血瘀证。

血瘀证有疼痛、肿块、出血、瘀血色脉征等方面的证候,其疼痛特点是刺痛、痛处拒按、固定不移、常在夜间痛甚。肿块在体表者,常呈青紫色包块,在腹内者,质硬而推之不移。出血的特征是出血色紫暗或夹有血块,或大便色黑如柏油状。或妇女血崩漏下。可见经闭,或为血崩、漏下、瘀血色脉征主要有面色黧黑,或唇甲青紫,或皮下紫斑,或肌肤甲错,或腹部青筋显露,或皮肤出现丝状红缕(皮肤显露红色脉络)。舌质紫暗或见紫斑、紫点,或舌下脉络曲张,或舌边有青紫色条状线。脉象多细涩,或结、代,或无脉。

根据瘀血阻滞部位的不同,临床上主要有心脉瘀阻证、瘀阻脑络证、胃肠血瘀证、肝经血瘀证、瘀阻胞宫证、瘀滞胸膈证、下焦瘀血证、瘀滞脉络证、瘀滞肌肤证、瘀滞筋骨证等。

血瘀与气滞可互为因果,或相兼为病,见气滞血瘀证或血瘀气滞证。血瘀可与痰、热等病性合并为病,而为瘀痰互结、瘀热互结等证。瘀血既成,正常之血必少,新血的化生亦受影响,故血瘀可致血虚。血瘀而阻碍气化,影响水液的输布,可成血瘀水停证。

(3) 血热证:血热证是指脏腑火热炽盛,热迫血分所表现的实热证候,即血分的热证。由于热在血分,必然迫血妄行,或使血行壅聚,伤阴耗液,故表现热盛动血或局部血行壅滞的证候特点。血热证既可见于外感温热病中,即温热邪毒内传,深入血分,形成卫气营血辨证中的"血分证",又可见于其他杂病中,如咳血,吐血,衄血,尿血、月经量多,崩漏等;外科疮疡病中所表现的皮肤、肌腠等组织的疮疖疔痈及内脏的痈肿等,皆可由血热所致。

(4) 血寒证:血寒证是指寒邪客于血脉,凝滞气机,血液运行不畅所表现的实寒证候,即血分的寒证。由于寒在血脉,必然阻滞血液运行,故表现为手足冷痛、肤色紫暗发凉,或少腹拘急疼痛,或月经衍期、经色紫暗、夹有血块等症。由于血寒证属实寒证的范畴,故实寒证中的寒滞肝脉证、寒凝胞宫证以及寒凝脉络证等,都可视为血寒证。血寒证以见寒证,局部拘急剧痛、得温痛减,舌淡紫、舌苔白,脉沉迟弦涩等为审证的主要依据。

第三节　疼痛的中医治疗原则

与其他疾病的中医治疗原则一样,疼痛性疾病的治疗也是建立在整体观念和辨证论治基础上的,由于各种疼痛的病因不一,病理变化的复杂,病势轻重缓急各异,邪正力量对比千变万化。因此必须结合病变局部与整体的关系,局部治疗与整体调理相结合;在复杂多变的疾病中抓住病变的本质,治痛求本;根据邪正双方斗争的虚实变化,扶正祛邪;把握精神状态与疼痛的关系,治痛与治神相结合。下面分述之。

一、整体与局部合参

中医学的特点之一是整体观念。其含义有二,其一,人生活在自然之中,人与自然是一个整体,人是自然的一部分,自然界的变化必然会对人体的生理病理造成影响;其二,人体是一个有机整体,各脏腑、组织、器官都是人体的一部分,他们的生理病理变化与人体的整体变化密切相关,往往这些变化是人体整体变化的局部反应。基于以上理论,在疼痛治疗时就要考虑自然界对人体的影响和人体的整体机能状态对某个脏腑、组织、器官的影响。例如风寒湿痹的疼痛症状在阴冷潮湿的季节会加重,治疗时就要考虑到气候对疾病的影响。再如气血不足之人常常表现在某个部位的疼痛,此时就应在治疗局部症状的同时,补益调理全身的气血。只有局部与整体合参,才会取得良好的治疗效果。

二、急则治标,缓则治本

"急则治标,缓则治本"是中医学治疗原则之一,中医学讲求"治病求本"。认为治疗疾病时必须探求疾病的根本原因,才能取得良好效果。例如头痛可由外感、血虚、痰湿、瘀血、肝阳上亢等多种原因引起,治疗时就不能简单地采取对症止痛的方法,而是要根据头痛的临床表现,找出致病原因,分别用解表、养血、燥湿化痰、活血化瘀、平肝潜阳等方法进行治疗,这就是"治病求本"的含义。但是,在某些疼痛发作较急、痛势较剧的情况下,为尽快解除疼痛,还应"急则治标",以迅速减轻患者痛苦为主,待疼痛缓解后,再"缓则治本",进行病因治疗。如胆绞痛、心绞痛、肾绞痛等急性发作时,必须首先采取有效措施止痛,待病情平稳后,再做进一步治疗。

三、祛邪以通,扶正以荣

扶正祛邪是中医治疗疾病的原则之一,在疼痛的治疗中也同样适用,具体体现就是"祛邪以通,扶正以荣"。"不通则痛""不荣则痛"是疼痛的两大病机,不通多为邪作祟,不荣则为气血虚,因此在疼痛的治疗中也要扶正祛邪。由于邪气留滞于脏腑组织经络中,阻碍气血的运行,治疗上应用通利的方法祛除邪气;由于气血不足,经脉失于温养、濡润,治疗上应用补益气血,滋阴助阳的方法来扶正。祛邪止痛法包括行气止痛法、活血止痛法、解表止痛法、逐寒止痛法、驱寒逐湿止痛法、清热泻火止痛法、清热利湿止痛法、通腑攻下止痛法、逐水止痛法、化痰散结止痛法等。扶正止痛法包括温阳散寒止痛法、滋阴润燥止痛法、益气止痛法、养血止痛法等。临床上可根据邪正力量的对比,在不同阶段采取不同的方法,或在同一阶段几种方法配合使用。

四、治痛与治神相结合

如前所述,七情不调是导致疼痛的重要原因。现代医学也证实,精神因素对疼痛的产生有不可忽视的作用。因此调畅情志就成为中医疼痛治疗重要的方法。这就是治痛与治神相结合的原则。治神的目的在于通过改善紧张、恐惧、忧愁、思虑等负面情绪,使人体气机通畅,血脉调和,从而使疼痛缓解以至消失。常用的治法有疏肝解郁法、清心安神法、镇惊安神法、豁痰宁心法等,治疗手段有药物和非药物两类,药物疗法是采用具有以上功能的中草药口服,非药物疗法则有心理治疗、针灸、拔罐、刺络放血、按摩导引等,应根据患者的具体情况分别或配合使用。

第四节　中医治疗疼痛方法

一、药物疗法

(一) 中药基本知识

止痛中药的使用历史悠久,临床应用十分广泛。它不仅能减轻和消除患者的痛苦,而且能在一定程度上消除疼痛病因,标本兼治,特别对某些重度顽固性疼痛疗效卓著,因而受到历代医家的重视。下面介绍一些中药的基本知识:

1. 四气五味　就是药物的性味,代表药物的药性和滋味两个方面。

(1) 四气:就是寒、热、温、凉四种药性。程度上温次于热、凉次于寒。一般来说是,寒凉药大多具有清热、泻火、解毒等作用,常用来治疗热性病症。温热药大多具有温中、助阳、散寒等作用,常用来治疗寒性病症。此外,还有一些药物的药性较为平和,称为"平"性。由于平性药没有寒凉药或温热药的作用显著,所以在实际上虽有寒、热、温、凉、平五气,而一般仍称为四气。

(2) 五味:就是辛、甘、酸、苦、咸五种不同的滋味。

1) 辛:有发散、行气或润养等作用。一般发汗的药物与行气的药物,大多数有辛味;某些补养的药物,也有辛味。

2) 甘:有滋补、和中或缓急的作用。一般滋补性的药物及调和药性的药物,大多数有甘味。

3) 酸:有收敛、固涩等作用。一般带有酸味的药物,大都具有止汗、止渴等作用。

4) 苦:有泻火、燥湿、通泄、下降等作用。一般具有清热、燥湿、泻下和降逆作用的药物,大多数有苦味。

5) 咸:有软坚、散结或泻下等作用。一般能消散结块的药物和一部分泻下通便的药物,带有咸味。

2. 归经　归经是指药物对于机体某部分的选择性作用,掌握归经便于临床辨证用药,提高用药的针对性。如病属热证,有肺热,心火,胃火,肝火等的不同,治疗时用药也应各不相同。若肺热咳喘,当用桑白皮、地骨皮等归肺经药来泻肺平喘;若胃火牙痛当用石膏、黄连等归胃经药来清泻胃火;若心火亢盛心悸失眠,当用朱砂、丹参等归心经药以清心安神;若肝热目赤,当用夏枯草、龙胆草等归肝经药以清肝明目。

3. 升降浮沉　升降浮沉是指药物作用于人体的不同趋向。由于疾病在病势上常常表现出向上(如呕吐、呃逆、喘息)、向下(如脱肛、遗尿、崩漏)、向外(如自汗、盗汗)、向内(表证未解而入里);在病位上有在表(如外感表证)、在里(如里实便秘)、在上(如目赤肿痛)、在下(如腹水、尿闭)等的不同,因而能够针对病情,改善或消除这些病证的药物,相对来说也就分别具有升降浮沉的作用趋向了。

药物的升降浮沉性能,主要是以改善脏腑气机升降紊乱和病势顺逆的功效为依据,但与药物的四气五味、气味厚薄和其质地的轻重及药用部位等也有着密切联系,此外还受炮制和配伍的影响。

就药物的性味及厚薄而言,凡味属辛、甘(味之薄者),气属温、热(气之厚者)的药物,大都属升浮药,如麻黄、升麻、黄芪等药;凡味属苦、酸、咸(味之厚者),性属寒、凉(气之薄者)的药物,大都属沉降药,如大黄、芒硝、山楂等。

从药物的质地、部位与升降浮沉的关系来看,一般花、叶、皮、枝等质轻的药物大多为升浮药,如苏叶、菊花、蝉衣等;而种子、果实、矿物、贝壳及质重者大多属沉降药,如苏子、枳实、牡蛎、代赭石等。除上述一般规律外,某些药物也有特殊性,旋覆花虽然是花,但能降气消痰、止呕止噫,药性沉降而不升浮;苍耳子虽然是果实,但功能通窍发汗、散风除湿、药性升浮而不沉降。

一般来讲,升浮药性趋向于上行向外,具有升阳举陷、发散表邪、宣毒透疹、涌吐开窍等作用;而沉降药性则趋向于下行向内,具有清热泻下、潜阳息风、降逆止呕、止呃、利水渗湿、重镇安神、降气平喘等作用。具体来说,病变部位在上在表者宜升浮不宜沉降,如外感风热则应选用薄荷、菊花等升浮药来疏散风热;病变部位在下在里者宜沉降不宜升浮,如热结肠燥大便秘结者则应选用大黄、芒硝等沉降药来泻热通便;病势上逆者,宜降不宜升,如肝阳上亢头晕目眩则应选用代赭石、石决明等沉降药来平肝潜阳;病热下陷者,宜升不宜降,如气虚下陷久泻脱肛,则应用黄芪、升麻、柴胡等升浮药来升阳举陷。

4. 补泻　补泻是针对虚实病情起作用的两种药性。疾病的过程,尽管是千变万化的,但简而言之,都是邪正斗争的反应。虽然疾病的症状表现非常复杂,但都可用"虚""实"加以概括。能够改善虚实病情,减轻或消除虚实证的药性作用,就以补泻概之。补泻的药性作用,甚为广泛复杂,但简而言之,仍可从两方面加以概括:

补性药物的作用:主要是补益人体的亏损,增强机体的功能,提高机体的抗病机能,改善虚弱症状。诸如益气、补血、滋阴、壮阳、生津、安神、填精、益髓等类药物,都是属于补性的药物。

泻性药物的作用:主要是祛除外邪与致病因素,调整机体和脏腑功能,以制止病势的发展。诸如解表、泻下、行气、活血祛瘀、利水渗湿、祛痰、消导等类药物,都是属于泻性的药物。

5. 七情　前人把单味药的应用同药与药之间的配伍关系总结为七个方面,称为药物的"七情"。

(1) 单行:即单用一味药来治疗某种病情单一的疾病。如马齿苋治疗痢疾,益母草膏调经止痛,丹参片剂治疗心绞痛等。

(2) 相须:即两种功效类似的药物配合使用,可以增强原有药物的功效。如全蝎配蜈蚣,能明显地增强平肝熄风、止痉定搐的功效;大黄与芒硝配合,能明显地增强攻下泻热的功效。

(3) 相使:即以一种药物为主,另一种药物为辅,两药相合,辅药可以提高主药物的功效。如石膏配牛膝治胃火牙痛,白芍配甘草治血虚失养、痉挛作痛等。

(4) 相畏:即一种药物的毒副作用能被另一种药物所抑制。如半夏畏生姜,熟地畏砂仁。

(5) 相杀:即一种药物能消除另一种药物的毒副作用。如金钱草杀雷公藤毒,绿豆杀巴豆毒等。

(6) 相恶:即一种药物能够破坏另一种药物功效。如人参恶莱菔子,因莱菔子能削弱人参的补气作用。

(7) 相反:即两种药物合用能产生剧烈毒副作用。如"十八反""十九畏"中的若干药物(见"用药禁忌")。

除单行外,上述相互配合的六个方面,其变化关系可以概括为四项,即在配伍应用的情况下:①有些药物因产生协同作用而增进疗效,是临床用药时要充分利用的;②有些药物可能互相拮抗而抵消,削弱原有功效,用药时应加以注意;③有些药物则由于相互作用,而能减轻或消除原有的毒副作用,在应用毒性药或剧烈药时必须考虑选用;④另一些本来单用无害的药物,却因相互作用而产生毒性反应或强烈的副作用,则属于配伍禁忌,原则上应避免配用。

6. 关于中草药的熬制方法

(1) 煎药器具:最好用砂锅、砂壶或搪瓷锅,可用不锈钢锅,铝锅较差,避免用铁锅。

(2) 煎药用水:洁净的冷水,勿用开水;药物一般不要清洗。

(3) 煎前浸泡:首次煎煮(一煎)一般药物浸泡 30min,以种子、果实为的主的药物可浸泡 1h;再次煎煮(二煎)时,不用再浸泡。一煎加水量超过药物 2~5cm,二煎加水液面淹没药物即可。

(4) 煎煮次数:一般煎煮两次。一次久煎不能代替两次分煎。可把两次煎的药混合到一起分两次服。

(5) 煎煮火候:一般未沸前用大火(武火),沸后用小火(文火)保持微沸状态。对于解表、芳香类药物等,宜用大火急煎,以免药性挥发,药效降低;对于滋补药,多宜小火久煎,使药物有效成分尽出。

(6) 煎煮时间:一般药物,一煎应沸后再小火煎 20~25min,二煎沸后再小火煎 15~20min;解表、芳香类药一煎 10~15min,二煎 10min;滋补药一煎 30~40min,二煎 25~30min。煎药并非越久越好。

(7) 特殊煎服:药包中注有"先煎"的小包药,先煎 30min,再加入群药;注有"后下"的小包药,在群药煎好前 5~10min 投入再煎;注有"包煎"的小包药,用纱布包扎好投入药群中一起煎;注有"烊化"的小包药,用煎好的药液与"烊化"药物煎煮溶解后服用;注有"冲服"的小包药,用煎好的药汤冲服。

煎好的药分早晚两次服用,每次应服 150~200ml,儿童减半,特殊情况请遵医嘱。

(二) 中药内服法

1. 常用止痛中药

(1) 活血祛瘀止痛药:川芎、延胡索、郁金、莪术、丹参、虎杖、益母草、桃仁、红花、牛膝、水蛭、乳香、没药、三棱、鸡血藤、五灵脂、穿山甲、姜黄、赤芍等,适用于外伤瘀肿,瘀阻经脉,瘀血内停之痛证。

(2) 理气止痛药:橘皮、枳实、木香、香附、沉香、川楝子、薤白、青皮、佛手、乌药、荔核、青木香等,适用于气机郁结或气逆不降所致的诸痛证。

(3) 温里止痛药:附子、干姜、肉桂、吴茱萸、细辛、花椒、丁香、高良姜、小茴香等,适用于阴寒之邪在里所致的诸痛证。

(4) 祛风湿止痛药:独活、威灵仙、防己、秦艽、木瓜、桑寄生、五加皮、白花蛇舌草、豨莶草、络石藤、徐长卿、桑枝、制川乌、制草乌、羌活、淫羊藿、海风藤、青风藤、制狗脊、骨碎补、防风、虎杖、香加皮、秦艽、鸡血藤、忍冬藤、续断、槲寄生、制南星等,适用于外感风湿所致的头痛、身痛、腰膝顽麻痹痛证。

(5) 清热解毒止痛药:金银花、连翘、蒲公英、大青叶、板蓝根、牛黄、鱼腥草、射干、白头翁、败酱草、青黛、穿心莲、蚤休、半边莲、土茯苓、山豆根、红藤、马齿苋、白花蛇舌草、紫花地丁、垂盆草、马勃等,适用于三焦火毒热盛所致的诸痛证。

2. 常用止痛方剂

(1) 芍药甘草汤(《伤寒论》)

1) 组成:白芍 30g、炙甘草 15g。

2) 用法:日 1 剂水煎服。

3) 功能:酸甘化阴、解痉止痛

4) 主治:适用于四肢及腹部痉挛性疼痛、三叉神经痛等。

5) 备注:本方为缓急止痛之良方。现代药理研究表明:本方对中枢性、末梢性横纹肌痉挛有显著的镇静作用,对躯体和四肢或深部的平滑肌脏器如胃肠、胆囊、膀胱、输尿管、子宫及血管痉挛均有很好的双向调节作用。

(2) 金铃子散(《素问病机气宜保命集》)

1) 组成:川楝子、玄胡各 9g。

2) 用法:为细末,每服 9g,酒调下。

3) 功能:行气疏肝、活血止痛,是气郁血滞而致诸痛的基本方。

4）主治:常用于胸胁痛。

5）注意事项:因本方具有活血作用,孕妇慎用。

（3）天台乌药散(《医学发明》)

1）组成:乌药 12g,木香 6g,小茴香 6g,青皮 6g,高良姜 9g,槟榔 9g,川楝子 12g,巴豆 12g。

2）用法:先将巴豆微打破,同川楝子用麸炒黑,去巴豆及麸皮不用,合余药共研为末,和匀,每服 3g,温酒送下。

3）功能:理气散寒止痛。

4）主治:寒凝气滞之腹痛。小肠疝气,少腹引控睾丸而痛,偏坠肿胀,或少腹疼痛,苔白,脉弦。

（4）失笑散(《太平惠民和剂局方》)

1）组成:五灵脂、蒲黄各等分。

2）用法:上药研末。每服 6g,先用酽醋 30ml,熬药成膏,以水 150ml,煎至 100ml,热服。

3）功能:活血祛瘀、散结止痛。

4）主治:小肠气及心腹痛,或产后恶露不行,或月经不调,少腹急痛。现用于心绞痛、胃痛、痛经、产后腹痛、宫外孕等属于瘀血停滞者。

（5）活络效灵丹(《医学衷中参西录》)

1）组成:当归、丹参、生乳香、生没药各 15g。

2）用法:上四味,作汤服。若为散剂,一剂分作 4 次服,温酒送下。

3）功能:活血化瘀、通络镇痛。

4）主治:用于各种瘀血阻滞之痛症,尤适合跌打损伤,症见伤处疼痛,伤筋动骨或麻木酸胀,或内伤血瘀,心腹疼痛,肢臂疼痛等症。

（6）身痛逐瘀汤(《医林改错》)

1）组成:秦艽 3g,川芎 6g,桃仁 9g,红花 9g,甘草 6g,羌活 3g,没药 6g,当归 9g,灵脂 6g(炒),香附 3g,牛膝 9g,地龙 6g(去土)

2）用法:水煎服

3）功能:活血行气,祛瘀通络、通痹止痛。

4）主治:瘀血挟风湿,经络痹阻,肩痛、臂痛、腰腿痛,或周身疼痛,经久不愈者。

（7）川芎茶调散(《太平惠民和剂局方》)

1）组成:薄荷叶 240g,川芎、荆芥各 120g,香附子(炒)250g,防风 45g,白芷、羌活、甘草各 60g。

2）用法:上药研为细末。每服 6g,食后用茶清调下。

3）功能:疏风止痛。

4）主治:风邪头痛,或偏或正,或巅顶作痛,作止无时,或见恶寒发热,目眩鼻塞,舌苔薄白,脉浮者。

（8）自然铜散(《世医得效方》)

1）组成:自然铜、乳香、没药、苏木、降香、川乌、松节各 30g,地龙 15g,血竭 9g,龙骨 15g,螃蚱 10 枚。

2）用法:为末,一次服 5g,一日服 3 次,用米酒调下;如病在上食后服,病在下空心服。

3）功能:活血止痛、接骨续筋。

4）主治:跌打损挫,骨折筋伤,瘀滞疼痛。

3. 常用中成药

（1）复方丹参片

1）组成:丹参、三七、冰片。

2）功能:活血化瘀,芳香开窍,理气止痛。

3）主治:心脉瘀阻,气血凝滞所致胸痹、胸闷、心悸、气短、面色苍白及心绞痛等症。临床常用于治疗冠心病、心绞痛等病症。

4）用法用量:口服,每次 3 片(每片 0.25g),每天 3 次,温开水送服。

（2）冠心片

1）组成：丹参、红花、川芎、赤芍、降香。

2）功能：活血化瘀，行气止痛。

3）主治：气滞血淤所胸闷、心痛、痛连肩痛。

4）用法用量：口服，每次 6~8 片（每片 0.5g），每天 3 次，温开水送服。

（3）七厘散

1）组成：血竭、乳香、没药、红花、麝香、朱砂、儿茶、冰片。

2）功能：活血化瘀，消肿生肌，止痛止血。

3）主治：跌打损伤，血淤疼痛，外伤出血，烧伤烫，以及一切无名肿痛。

4）用法用量：口服，每次 1~1.5g，每天 1~3 次，温开水或黄酒送服。外用，烧酒调涂患处。孕妇忌服。内服切忌过量。

（4）小金丹

1）组成：麝香、草乌、五灵脂、乳香、没药、当归、地龙、白胶香、木鳖子、香墨。

2）功能：活血止痛，解毒消肿。

3）主治：寒湿痰淤阻滞结所引起的痰核流注、痈疽肿毒、乳岩瘰疬、癌肿恶疮、无名肿毒、痈疽初起等。本品对多发性脓肿、甲状腺瘤、淋巴结炎、淋巴结结核、慢性囊性乳腺病均有疗效。

4）用法用量：口服，每次 2~5 丸（每丸 0.6g），每天 2 次，黄酒或温开水送服。孕妇忌服。体弱者慎服。

（5）益母草膏

1）组成：益母草。

2）功能：活血调经，祛淤生新。

3）主治：气血不和，淤血内阻引起的月经紊乱、经期腹痛及产后淤血不净等。

4）用法用量：口服，膏剂，每次 10ml，每天 1~2 次；丸剂，每次 1 丸（每丸 9g），每天 2 次，温开水送服；冲剂，每次 1 袋（每袋 12g），每天 2~3 次，温开水冲服。孕妇忌服。

（6）乌鸡白凤丸

1）组成：乌鸡、白芍、当归、鹿角胶、生地黄、熟地黄、川芎、丹参、香附、人参、黄芪、山药、甘草、鳖甲、天门冬、银柴胡、牡蛎、芡实、鹿角霜、桑螵蛸。

2）功能：补气生血，调经止带。

3）主治：气血两虚引起的身体瘦弱、腰膝酸软、阴虚盗汗、月经不调、子宫虚寒、行经腹痛、崩漏带下及产后失血过多、头晕等。

4）用法用量：口服，每次 1 丸（每丸 9g），一日 2 次，温开水送服。湿热，实证者忌服。本品可治疗慢性活动性肝炎、青春期无排卵性功血。

（7）七制香附丸

1）组成：香附、当归、赤芍、川芎、三棱、莪术、地黄、元胡、青皮、乌药、桃仁、蒲黄、益母草、地骨皮、红花、木香。

2）功能：理气止痛，活血调经。

3）主治：气滞血淤所致两胁胀痛、月经不调、行经腹痛、赤白带下。

4）用法用量：口服，每次 6g，每天 2~3 次，温开水送服。孕妇慎服。

（8）痛经丸

1）组成：益母草、茺蔚子、香附、川芎、当归、白芍、熟地黄、丹参、延胡索、红花、五灵脂、山楂、木香、青皮、炮姜、肉桂。

2）功能：行气活血，温经止痛。

3）主治：气滞寒凝引起的经行腹痛、形寒肢冷、冷血不调等。

4）用法用量：口服，每次 6g，每天 1~2 次，温开水送服。

（9）云南白药

1）组成：三七、草乌、麝香、重楼等。

2）功能：止血愈伤，活血化瘀，消肿化痛，排脓去毒。

3）主治：刀伤、枪伤、创伤出血，跌打损伤，红肿毒疮，咽喉肿痛，胃脘痛，以及妇科诸症，如痛经、闭经、月经不调、经血过多、崩漏、白带、产后血淤等。

4）用法用量：①刀伤、跌打损伤，无论轻重。出血者用开水调服。若淤血肿痛与未流血者，用酒调服。②妇科各症，适用酒调服，唯月经过多、崩漏，用开水调服。③疮毒初起内服 0.2~0.3g，并以少许酒调匀涂擦，患处如已化脓，只需内服。成人每次量为 0.2~0.3g，病情较重及身体壮实者可酌情增服，但最多每次不得超过 0.5g（每瓶不得少于 8 次服用）。4h 服 1 次，无反应，可连服。小儿 2 岁以内每次服 0.03g，5 岁以内服 0.06g。瓶内有保险子 1 粒，凡遇较重之跌打损伤，可用酒送服。服后一日内忌食蚕豆、鱼类、酸冷等物。孕妇忌服。对本药有中毒、过敏史者忌服。伴有严重心律失常者亦须慎用。

（10）元胡止痛片

1）组成：延胡索、白芷。

2）功能：理气，活血，止痛。

3）主治：气滞血瘀引起的胃痛、胁痛、头痛及痛经。

4）用法用量：口服，每次 4~6 片，每天 3 次，温开水送服。

（11）西黄丸

1）组成：牛黄、乳香（醋制）、没药（醋制）、麝香。

2）功能：具有清热解毒、消肿止痛等功效。

3）主治：用于痈疽疔毒，瘰疬，流注，癌肿等。

（12）小活络丹

1）组成：川乌、草乌、地龙、天南星、乳香、没药。

2）功能：具有活血化瘀、舒筋通络、行气止痛等功效，镇痛作用明显。

3）主治：风寒湿痹。肢体筋脉疼痛，麻木拘挛，关节屈伸不利，疼痛游走不定。亦治中风，手足不仁，日久不愈，经络中湿痰瘀血，而见腰腿沉重，或腿臂间作痛。

4）用法用量：用陈酒或温开水送服，一次 1 丸（3g），一日 2 次。

5）注意事项：方中药力较峻烈，以体实气壮者为宜，对阴虚有热者及孕妇慎用。

（13）正红花油

1）组成：松节油、桂醛、冬青油、血竭、白油、人造桂油、白樟油等。

2）功能：消炎消肿，止血止痛。

3）主治：心腹诸痛、四肢麻木、风湿骨痛、腰酸背痛、扭伤淤肿、跌打刀伤、烫火烧伤、蚊叮蜂咬、恶毒阴疽。

4）用法用量：跌打损伤、外科诸痛，抹擦患处；烫火刀伤、流血不止，用纱布药棉浸油敷患处。

（14）跌打万花油

1）组成：野菊花，乌药，水翁花，徐长卿，大蒜，马齿苋，葱，金银花叶，黑老虎，威灵仙，木棉皮，土细辛，葛花，声色草，伸筋藤，蛇床子，铁包金，倒扣草，苏木，大黄，山白芷，朱砂根，过塘蛇，九节茶，地耳草，一点红，两面针，泽兰，红花，谷精草，土田七，木棉花，鸭脚艾，防风，侧柏叶，马钱子，大风艾，蜡梅花，墨旱莲，九层塔，柳枝，栀子，蓖麻子，三棱（制），辣蓼，莪术（制），大风子（仁），荷叶，卷柏，蔓荆子，皂角，白芷，骨碎补，桃仁，牡丹皮，川芎（制），化橘红，青皮，陈皮，白及，黄连，赤芍，蒲黄，苍耳子，生天南星，紫草茸，白胡椒，香附（制），肉豆蔻，砂仁，紫草，羌活，草豆蔻，独活，干姜，荜茇，白胶香，冰片，薄荷油，松节油，水杨酸甲酯，樟脑油，桉油，丁香罗勒油，茴香油，桂皮油等 86 味。

2）功能：止血止痛，消炎生肌。

3）主治：跌打伤痛，刀伤烫伤。

4）用法用量：跌打伤痛，用药棉蘸油搽患处，每天搽 2~3 次；刀伤、烫伤用药棉浸润药油涂敷患处，每天换敷 1 次。

（三）中药外治法

中药外治疗法是中药外用的一种方法,主要有贴、掺、敷、熏、蒸、洗、抹、熨等疗法。贴,一般指的是贴膏药,适用于肿疡、肿痛、风湿痛、瘰疬、肿块等症。掺,一般指的是掺药面,适用于溃疡、破伤,用于生肌收口等症。敷,一般指的是用软膏制剂或药面调剂贴敷于伤口上。熏,是用中药的烟雾来达到治病目的的方法。蒸,即是用煎熬中药的蒸气来治病。洗,即用中药的煎剂洗患处。抹,即将药膏或中药调剂直接涂抹患处。熨,即是对患处的一种热敷疗法。下面介绍常用的熏洗疗法和穴位贴敷疗法。

1. 熏洗疗法 熏洗疗法是以药物煎汤,趁热在皮肤患部进行熏蒸、淋洗的一种治疗方法。其作用原理主要是借温度、机械和药物的作用,通过肌肤孔窍等进入腠理脏腑,由经络作用于局部或全身,用以扩张血管,促进局部和全身血液循环。熏洗所用的方药视病情不同组成,有疏通经络、解毒消肿、行气止痛、活血化瘀、消毒杀菌、祛风燥湿、清洁伤口、杀虫止痒等作用。熏洗疗法适用于疖、痈、化脓性指头炎、血栓闭塞性脉管炎、软组织损伤、骨折、痔疮、沙眼急性发作、急性结膜炎等疾病。熏洗疗法的种类有多种。

（1）塌渍法:将药物放纱布袋内缝好,放入搪瓷盆内加水煮20~30min,再将患肢架在盆上熏蒸,待药汤不烫手时,用纱布蘸药汤热渍在患处。这种方法适用于四肢或头面部。

（2）淋洗法:将药汤趁热倒入小喷壶内,不断淋洗患处。这种方法多用于疖、痈破溃流脓或创伤感染、皮肤溃疡等。

（3）熏洗法:熏洗法分全身熏洗与局部熏洗两种。全身熏洗是将药汤倒入浴缸后淋浴。先在浴缸内放一只小木凳,以高出水面10cm为宜,患者坐在木凳上用布单从上面盖住,露出头部,待药汤不烫人时,人浸在药汤内淋浴。局部熏洗是先将药汤趁热倒在脸盆或脚桶,用布单盖严要熏的手(脚、臀、脸),进行熏蒸,待药汤不烫手时,再将手(脚、臀)浸入药汤中;眼熏洗法则将药汤倒入杯子内,趁热熏眼,继后用棉花蘸药汤频频热洗患眼。

熏洗疗法一般每天2次,每次1~2h,15~30天为1个疗程。全身熏洗,洗浴时间可适当延长,以全身发汗,有舒服感为度。

应用熏洗疗法时,在冬季要注意保暖,夏季要避风。全身熏洗后要待汗解和穿好衣服后再外出。熏洗时间较长,药汤稍凉时,可加温后再熏洗,只有持续温热,熏洗才能有较好疗效。熏洗的药汤温度要适宜,当心烫伤皮肤;药汤当日煎当日用,不宜过夜。对于一些急性传染病、重症心脏病、高血压病、动脉硬化症、肾脏疾病以及饱食、饥饿、过度疲劳时不宜用全身熏洗法;妊娠或月经期也不宜用全身熏洗或坐浴。常用熏洗方如下:

1）舒筋活血洗方(《中医伤科学讲义》)

A. 组成:伸筋草9g,海桐皮9g,秦艽9g,独活9g,当归9g,钩藤9g,乳香6g,没药6g,川红花6g。

B. 功能:舒筋活血止痛。

C. 主治:损伤后筋络挛缩疼痛。

D. 用法:水煎,温洗患处。

2）上肢损伤洗方(《中医伤科学讲义》)

A. 组成:伸筋草15g,透骨草15g,荆芥9g,防风9g,红花9g,千年健12g,刘寄奴9g,桂枝12g,苏木9g,川芎9g,威灵仙9g。

B. 功能:活血舒筋。

C. 主治:用于上肢骨折、脱位、扭挫伤后筋络挛缩疼痛。

D. 用法:煎水熏洗患肢。

3）下肢损伤洗方(《中医伤科学讲义》)

A. 组成:伸筋草15g,透骨草15g,五加皮12g,三棱12g,莪术12g,海桐皮12g,秦艽12g,红花10g,苏木10g,牛膝10g,木瓜10g。

B. 功能:活血舒筋。

C. 主治:用于下肢骨折、脱位、扭挫伤后筋络挛缩疼痛。

D. 用法:煎水熏洗患肢。

2. 穴位贴药疗法　穴位贴药疗法是以中医经络学说为依据,利用温热芳香、具有一定刺激作用的药物贴敷于穴位上而达到治病目的的一种方法。其作用原理主要为:①通过药物对经穴的刺激,温通经脉,促进气血运行。②通过药物刺激,使局部血管扩张,促进血液循环,改善周围组织营养,消炎退肿。③通过神经反射,激发机体的调节作用,使机体某些抗体形成,从而提高机体的免疫机能,对某些过敏性疾病起防治作用。④所用药物通过皮肤渗透至皮下组织,在局部保持药物浓度的相对优势,发挥较强的药理作用。

常见病症治疗:

（1）胃痛

1）取穴:胃俞、脾俞、肝俞、胆俞、足三里、内关。

2）药物组成:吴茱萸 5g,白胡椒 2g,丁香 1.5g,肉桂 1.5g。

3）功效:温中,降逆,止痛。

4）药物配制:上述药物捣碎为末,密封备用。

5）治疗方法:取药末 10g 加酒炒热,分贴穴位,外加胶布固定,每天换药 1 次。每次取穴两个,交替使用。10 次为 1 个疗程,休息 5 天后可继续进行第 2 个疗程,直至症状缓解。

6）说明:偏于脾胃虚寒者取中脘、胃俞、脾俞为主穴,偏于肝气犯胃者取肝俞、脾俞为主穴。

（2）心绞痛

1）取穴:膻中、内关、心俞。

2）药物组成:降香 1g,檀香 1g,田七 1g,冰片 0.25g,胡椒 1g,麝香 0.1g。

3）功效:开窍镇痉,行瘀活血,散火止痛。

4）药物配制:将上药研末,密封备用。

5）治疗方法:取药末 2g,调酒成药饼,分成 5 小块,贴于上述穴位,2 天换药 1 次,5 次为 1 个疗程。

（3）痹证

1）取穴:大椎、肩髃、曲池、外关、环跳、阳陵泉、足三里、绝骨、解溪、肾俞、委中。

2）药物组成:细辛、炮山甲、白胡椒。

3）功效:温经活络止痛。

4）药物配制:取上药各等份研末,密藏备用。

5）治疗方法:取药粉 15g,调酒炒热做成 3 个药饼,并于药饼面放少许麝香,贴痛处穴位,或配合循经取穴。贴敷后,用塑料薄膜封盖,再以胶布固定,每天换药 1 次,交替选用穴位,直至疼痛缓解。

（4）坐骨神经痛

1）取穴:环跳、殷门、承山、委中等穴。

2）药物组成:草乌(炒)60g,干姜(煨)60g,赤芍(炒)20g,白芷 20g,南星(煨)20g,肉桂 10g。

3）功效:温经活血,散寒止痛。

4）药物配制:将上药研为细末,装瓶备用。

5）治疗方法:取药末 50g 加酒适量,再加水调成膏状,炒热贴敷患侧穴位,外以纱布覆盖,胶布固定,每次 4~6h,每周 2~3 次。

（5）扭挫伤疼痛

1）取穴:天柱、曲池、阳池、肾俞、解溪等穴。

2）药物组成:桂枝、伸筋草、乳香、没药、羌活、川牛膝、淫羊藿、当归、补骨脂各 10g,独活、透骨草各 12g,川红花、川木瓜各 6g。

3）功效:活血散瘀,通络消肿止痛。

4）药物配制:将上药共研为末,备用。

5）治疗方法:将上药末加适量的白酒炒热贴敷上述穴位,外用塑料薄膜和胶布固定,两天换药 1 次。

6）说明:根据扭挫伤发生的部位不同,使用穴位时也应不同。如发生在腰部,则以肾俞为主穴,若发生在颈项部,则以天柱穴为主穴,发生在踝部,则以解溪穴为主穴。

（6）风湿性关节炎

1）取穴：大椎、曲池、外关、环跳、阳陵泉、足三里、解溪、肾俞、委中等穴。

2）药物组成：生草乌、生川乌、乳香、没药、马钱子、丁香各1g，肉桂、荆芥、防风、老鹳草、五加皮、积雪草、骨碎补各2g，白芷、山奈、干姜各3g。

3）功效：祛风除湿，活血止痛。

4）药物配制：取上药共研为末，备用。

5）治疗方法：取药粉15g，调酒炒热做成3个药饼，使用时按痛处选穴位外敷。每次2～3个穴位，每天换药1次，交替选用穴位，直至疼痛缓解。

（7）腰痛

1）取穴：肾俞、命门、次髎。

2）药物组成：肉桂5g，川乌、乳香、蜀椒各10g，樟脑1g。

3）功效：活血祛瘀，祛风除湿，温经镇痛。

4）药物配制：将上药研末，装瓶备用。

5）治疗方法：加适量白酒炒热贴敷上述穴位，外用玻璃纸和胶布固定。两天换药1次，直至症状缓解为止。

（8）痛经

1）取穴：神阙。

2）药物组成：乳香、没药。

3）功效：活血祛瘀，消肿止痛。

4）药物配制：乳香、没药各等份研末，装瓶备用。

5）治疗方法：于经前取3g调水成药饼贴神阙穴，外用胶布固定即可。

二、针刺疗法

针刺疗法是中医最有特色的治疗方法之一，已有数千年的历史。疼痛是针刺疗法的主要治疗病症，针刺镇痛的作用机制也是历代医家都在不断探索的课题。传统中医理论认为，针刺可以疏通人体经络，行气导滞，活血化瘀，促进气血正常运行，通则不痛。现代医学对针刺镇痛的原理的研究证实，针刺信号是通过穴位深部的感受器及神经末梢的兴奋传入中枢的，中枢神经系统的多个层级都参与了针刺与疼痛信号的整合。针刺镇痛原理的研究，第一次用现代科学的理论和方法证明了针刺疗法的科学性，这极大地推动了针灸学科的现代化进程，使针灸疗法逐渐被世界主流医学所认同。1997年11月，在美国国立卫生研究院主持召开的针灸听证会上，韩济生教授作了《针刺镇痛的神经化学原理》的报告，会议认为针刺镇痛是有科学根据的有效治疗方法，使针刺疗法在美国主流医学中占有了一席之地。现在在世界范围内针刺疗法已大行其道，许多国家都将其作为治疗疼痛的常用方法，据《医学补充疗法》所刊登的数据显示，美国50个州中的47个州，和华盛顿区都已通过立法将针灸合法化，且截至2018年1月1日，美国有执照的针灸师数量比20年前增长了257%，达37 886名，相当于每10万名美国人中有11.63名针灸师。

（一）毫针

毫针是临床最常用的针具，因其针身纤细有如毫毛，故称为"毫针"。

1. 适应证

（1）精神、神经系统疾病：肋间神经痛、脑血管疾病、头痛、三叉神经痛、枕神经痛、周围性面神经炎、坐骨神经痛、股外侧皮神经炎。

（2）运动系统疾病：颈椎病、肩关节周围炎、腰椎间盘脱出症、腰肌劳损、踝关节扭伤、颞颌关节功能紊乱症、急性腰扭伤、老年性膝关节炎。

（3）内科疾病：心绞痛、胃脘痛、腹痛、胆囊炎。

（4）妇科疾病：原发性痛经、更年期综合征。

（5）儿科疾病：婴幼儿腹泻。

（6）外科疾病：急性乳腺炎，腱鞘囊肿，胆绞痛，肾绞痛，急、慢性阑尾炎。

（7）皮肤科疾病：带状疱疹。

2. 针具介绍　选择针具应以具有一定的硬度、弹性和韧性，临床上有金质、银质和不锈钢三种。

毫针分为5个部分：以铜丝或铅丝紧密缠绕的一端为针柄；针柄的末端多缠绕成圆筒状称针尾；针的尖端锋锐的部分称针尖；针柄与针尖之间的部分称针身；针柄与针身的连接之处为针根。毫针的长短、粗细规格，是指针身而言（其规格见表30-4-1和表30-4-2）。

表30-4-1　毫针的长短规格

寸	0.5	1	1.5	2	2.5	3	3.5	4	4.5	5
毫米	15	25	40	50	65	75	90	100	115	125

表30-4-2　毫针的粗细规格

号数	26	27	28	29	30	31	32	33	34	35
直径（毫米）	0.45	0.42	0.38	0.34	0.32	0.30	0.28	0.26	0.23	0.22

选择针具应根据患者的性别、年龄、形体的肥瘦、体质的强弱、病情的虚实、病变部位的表里浅深和所取腧穴所在的具体部位，选择长短、粗细适宜的针具。如男性、体壮、形肥，且病变部位较深者，可选稍粗稍长的毫针。若女性、体弱、形瘦，而病变部位较浅者，就应选用较短、较细的针具。皮薄肉少之处和针刺较浅的腧穴，选针宜短而细；皮厚肉多而针刺宜深的腧穴，选针宜长而粗。临床上选针常以将针刺入腧穴至之深度，而针身还应露在皮肤上为宜。

3. 操作方法

（1）进针法：在针刺时，一般用右手持针操作，称"刺手"，右手爪切按压所刺部位或辅助针身，称"押手"。具体方法有以下几种：

1）指切进针法：又称爪切进针法，用左手拇指或示指端切按在腧穴位置旁，右手持针，紧靠左手指甲面将针刺入。此法适宜于短针的进针（图30-4-1）。

2）夹持进针法：用左手拇、食二指持捏消毒干棉球，夹住针身下端，将针尖固定在腧穴表面，右手捻动针柄，将针刺入腧穴，此法适用于长针的进针（图30-4-2）。

3）舒张进针法：用左手食、拇指将所刺腧穴部位的皮肤向两侧撑开，使皮肤绷紧，右手持针，使针从左手拇、食二指的中间刺入。此法主要用于皮肤松弛部位的腧穴（图30-4-3）。

4）提捏进针法：用左手拇、食二指将针刺部位的皮肤捏起，右手持针，从捏起的上端将针刺入。此法主要用于皮肉薄部位的进针，如印堂等（图30-4-4）。

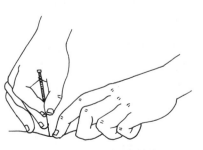

图30-4-1　指切进针法

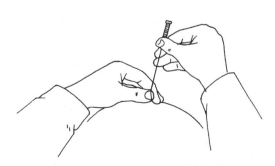

图30-4-2　夹持进针法

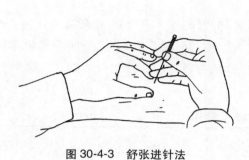

图 30-4-3 舒张进针法

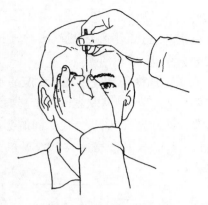

图 30-4-4 提捏进针法

（2）针刺的角度和深度：在针刺过程中，掌握正确的针刺角度、方向和深度，是增强针感、提高疗效、防止意外事故发生的重要环节。同一腧穴，由于针刺角度、方向、深度的不同，所产生的针感强弱、方向和疗效常有明显差异。

1）角度：指进针时的针身与皮肤表面所形成的夹角。它是根据腧穴所在位置和医者针刺时所要达到的目的结合而定，一般有：

A. 直刺：针身与皮肤表面呈 90°角左右垂直刺入。此法适于大部分腧穴。

B. 斜刺：针身与皮肤表面呈 45°角左右倾斜刺入。此法适用于肌肉较浅薄处或内在重要脏器或不宜于直刺、深刺的穴位。

C. 平刺：横刺、沿皮刺。是针身与皮肤表面 15°角左右沿皮刺入。此法适于皮薄肉少的部位，如头部的腧穴等。

2）深度：指针身刺入人体内的深浅程度。每个腧穴的针刺深度，在腧穴各论中已有详述，在此仅根据下列情况作介绍。

A. 体质：身体瘦弱浅刺，身强体肥者深刺。

B. 年龄：年老体弱及小儿娇嫩之体宜浅刺；中青年身强体壮者宜深刺。

C. 病情：阳证、新病宜浅刺；阴证、久病宜深刺。

D. 部位：头面和胸背及皮薄肉少处宜浅刺，四肢、臀、腹及肌肉丰满处宜深刺。

针刺的角度和深度关系极为密切，一般来说，深刺多用直刺；浅刺多用斜刺或平刺。对天突、哑门、风府等穴及眼区，胸背和重要脏器如心、肝、肺等部位的腧穴，尤其要注意掌握好针刺角度和深度。

（3）行针与得气：行针也叫运针，是指将针刺入腧穴后，为了使之得气而施行的各种刺针手法。得气也称针感，是指将针刺入腧穴后所产生的经气感应。当产生得气时，医者会感到针下有徐和或沉紧的感觉，同时患者也会在针下有相应的酸、麻、胀、重感，甚或沿着一定部位，向一定方向扩散传导的感觉。若没有得气，则医者感到针下空虚无物，患者亦无酸、胀、麻、重等感觉。正如窦汉卿在《标幽赋》中所说："轻滑慢而未来，沉涩紧而已至……气之至也，如鱼吞钩饵之浮沉；气未至也，如闲处幽堂之深。"

得气与否及气至的迟速直接关系到疗效，一般是得气迅速时，疗效较好；得气较慢时效果就差；若不得气，则可能无效。《金针赋》也说："气速效速，气迟效迟"。因此，临床上若刺之而不得气时，就要分析原因，或因取穴不准，手法运用不当，或为针刺角度有误，深浅失度。此时就要重新调整针刺部位、角度深度、运用必要的手法，再次行针，一般即可得气。如患者病久体虚，以致经气不足，或因其他病理因素致局部感觉迟钝，而不易得气时，可采用行针推气，或留针候气，或用温针，或加艾灸，以助经气的来复，易促使得气，或因治疗，经气逐步得到恢复，则可迅速得气。若用上法而仍不得气者，多为脏腑经络之气虚衰已极。对此，当考虑配合或改用其他疗法。

（4）行针手法：行针手法分为基本手法和辅助手法两类。

1）基本手法有以下两种：

A. 提插法是将针刺入腧穴的一定深度后，使针在穴内进行上下进退的操作方法。把针从浅层向下刺入深层为插；由深层向上退到浅层为提。

B. 捻转法是将针刺入腧穴的一定深度后，以右手拇指和中、食二指持住针柄，进行一前一后的来回旋转捻动的操作方法。

以上两种手法，既可单独应用，也可相互配合运用，可根据情况灵活运用。

2）辅助手法：辅助手法是针刺时用以辅助行针的操作方法，常用的有以下几种：

A. 循法是以左手或右手于所刺腧穴的四周或沿经脉的循行部位，进行徐和的循按或循摄的方法。此法在未得气时用之可通气活血，有行气、催气之功，若针下过于沉紧时，用之可宣散气血，使针下徐和。

B. 刮柄法是将针刺入一定深度后，用拇指或示指的指腹抵住针尾，用拇指、示指或中指爪甲，由下而上地频频刮动针柄的方法。此法在不得气时，用之可激发经气，促使得气。

C. 弹针法是将针刺入腧穴后，以手指轻轻弹针柄，使针身产生轻微的震动，而使经气速行。

D. 搓柄法是将针刺入后，以右手拇、示、中指三指持针柄单向捻转，如搓线状，每次搓 2~3 周或 3~5 周，但搓时应与提插法同时配合使用，以免针身缠绕肌肉纤维。此法有行气、催气和补虚泻实的作用。

E. 摇柄法是将针刺入腧穴后，手持针柄进行摇动，如摇橹或摇辘轳之状，可起行气作用。

F. 震颤法　针刺入腧穴后，右手持针柄，用小幅度、快频度的提插捻转动作。使针身产生轻微的震颤，以促使得气或增强祛邪、扶正的作用。

（5）针刺补泻：针刺补泻是根据《灵枢·经脉》："盛则泻之，虚则补之，热则疾之，寒则留之，陷下则灸之"的理论原则而确立的两种不同的治疗方法。是针刺治病的一个重要环节，也是毫针刺法的核心内容。补法，是泛指能鼓舞人体正气，使低下的功能恢复旺盛的方法。泻法，是泛指能疏泄病邪、使亢进的功能恢复正常的方法。针刺补泻就是通过针刺腧穴，采用适当的手法激发经气以补益正气，疏泄病邪而调节人体脏腑经络功能，促使阴阳平衡而恢复健康。

补泻效果的产生主要取决于以下三个方面：

1）功能状态：当机体处于虚惫状态而呈虚证时，针刺可以起到补虚的作用。若机体处于邪盛而呈实热、闭证的实证情况下，针刺又可以泻邪，而起清热启闭的泻实作用。如胃肠痉挛疼痛时，针刺可以止痉而使疼痛缓解。胃肠蠕动缓慢而呈弛缓时，针刺可以增强肠胃蠕动而使其功能恢复正常。

2）腧穴特性：腧穴的功能不仅具有普遍性，而且有些腧穴具有相对特性，如有的适于补虚，如足三里、关元等；有的适宜泻实如十宣、少商等。

3）针刺手法：是促使人体内在因素转化的条件，是实现补虚泻实的重要环节。

（6）留针与出针：留针，是指进针后，将针置穴内不动，以加强针感和针刺的持续作用，留针与否和留针时间的长短依病情而定。一般病症，只要针下得气，施术完毕后即可出针或留 10~20min。但对一些慢性、顽固性、疼痛性、痉挛性病证，可适当增加留针时间，并在留针中间间歇行针，以增强疗效。留针还可起到候气的作用。

出针，出针时以左手拇、示指按住针孔周围皮肤，右手持针轻微捻转并慢慢提至皮下，然后迅速拔出并用干棉球按压针孔防止出血，最后检查针数，防止遗漏。

4. 禁忌证与注意事项

（1）禁忌证

1）患者在过度饥饿、暴饮暴食、醉酒后及精神过度紧张时，禁止针刺。

2）孕妇的少腹部、腰骶部、会阴部及身体其他部位具有通气行血功效，针刺后会产生较强针感的穴位（如合谷、足三里、风池、环跳、三阴交、血海等），禁止针刺。月经期禁止针刺。

3）患者严重的过敏性、感染性皮肤病者，以及患有出血性疾病（如血小板减少性紫癜、血友病等）。

4）小儿囟门未闭时头顶部禁止针刺。

5）重要脏器所在处，如胁肋部、背部、肾区、肝区不宜直刺、深刺；大血管走行处及皮下静脉部位的腧穴如需针刺时，则应避开血管，使针刺斜刺入穴位。

6）对于儿童、破伤风、癫痫发作期、躁狂型精神分裂症发作期等，针刺时不宜留针。

（2）注意事项：在针刺治疗过程中，由于患者心理准备不足等多种原因，可能出现如下异常情况，应及时处理。

1）晕针：晕针是针刺治疗中较常见的异常情况

A. 表现：突然出现头晕、恶心、心慌、面色苍白、出冷汗等

B. 原因：患者心理准备不足，对针刺过度紧张，或者患者在针刺前处于饥饿、劳累等虚弱状态，或患者取姿不舒适，术者针刺手法不熟练等。

C. 处置：立即停止针刺，起出全部留针，令患者平卧，闭目休息，并饮少量温开水，周围环境应避免嘈杂。若症状较重，则可针刺人中、内关、足三里、素髎等穴，促其恢复。经上述方法处理后如不见效并出现心跳无力，呼吸微弱，脉搏细弱，应采取相应急救措施。

D. 预防：针刺前应先与患者交代针刺疗法的作用，可能出现的针感，消除患者的恐惧心理。对于过度饥饿，体质过度虚弱者，应先饮少量水后再行针刺；对于刚从事重体力劳动者，应令其休息片刻后再针刺。

2）滞针

A. 表现：在针刺行针及起针时，术者发现穴位内的针体有涩滞、牵拉、包裹的感觉。针体不易被提插、捻转，不易起针。

B. 原因：患者过度紧张或针刺手法不当或留针时间过长，针刺处发生肌肉强直性收缩，致肌纤维缠裹在针体上。

C. 处置：不要强行行针、起针。应令患者全身放松，并用手按摩针刺部位，使局部肌肉松弛。然后，轻缓向初时行针相反方向捻转，提动针体，缓慢将针起出。

D. 预防：针刺前应向患者做好解释工作，不使患者在针刺时产生紧张，并在针刺前将针体擦净，不可使用针体不光滑，甚至有锈斑或者弯曲的毫针。针刺时一旦出现局部肌肉挛缩造成体位移动时，应注意术者手不能离开针柄，此时可用左手按摩针刺部位，缓慢使患者恢复原来体位，轻捻针体同时向外起针，不得留针。另外，在行针时应注意不要大幅度向单方向捻转针体，避免在行针时发生滞针。

3）弯针

A. 表现：针刺在穴位中的针体，于皮下或在皮外发生弯曲。

B. 原因：在皮外的弯针多是由于留针被其他物体压弯、扭弯。发生在皮下的弯针，多在走针时被发现，是由于患者在留针，或行针时变动了体位，或肌肉发生挛缩，致使针刺在关节腔内、骨缝中、两组反向收缩的肌群中的针体发生弯曲。另是由于选穴不准确，手法过重、过猛，使针刺在骨组织上也会发生针尖弯曲或针尖弯成钩状。

C. 处置：起针时应注意用手或镊子持住弯针曲角以下的针体，缓慢将针起出。若皮下弯针，应先令患者将变动的肢体缓慢恢复到原来进针时姿态，并在针刺穴位旁适当按摩，同时用右手捏住针柄做试探性、小幅度捻转，找到针体弯曲的方向后，顺着针体弯曲的方向起针；若针尖部弯曲，应注意一边小幅度捻转，一边慢慢提针，同时按摩针刺部位，减少疼痛。切忌强行起针，以免钩撕肌肉纤维或发生断针。

D. 预防：针刺前应先使患者有舒适的体位姿势，全身放松。留针时，针柄上方不要覆盖过重的衣物，不要碰撞针柄，不得变动体位或旋转屈伸肢体。

4）断针

A. 表现：针体部分或全部折断在针刺穴位内。

B. 原因：针根部锈蚀，在针刺时折断，或因滞针、弯针处理不当或强行起针。

C. 处置：如果自针根部折断，部分针体仍暴露在皮肤外，可立即用手或镊子起出残针。如是因滞针、弯针处理不当或强行起针造成，应令患者肢体放松，不得移动体位，对于皮下断针，可用左手拇指、示指垂直下压针孔旁的软组织，使皮下断针的残端退出针孔外，并用右手持镊子捏住断针残端起出断针。若针体折断在较深的部位时，则需借助于 X 线定位，手术取针。

D. 预防：针刺前仔细检查针具，对于针柄松动、针根部有锈斑、针体曾有硬性弯曲的针，应剔弃不用。针刺时，切忌用力过猛。留针期间患者不应随意变动体位，当发生滞针、弯针时，应及时正确处理。

5）血肿

A. 表现：出针后针刺部位出现皮下出血，皮肤隆起。

B. 原因：刺伤血管，出针时未及时有效按压针孔。

C. 处置：先持消毒干棉球压按在针孔处的血肿上，轻揉片刻。如血肿不再增大，不需处理。局部皮肤青紫可逐渐消退。如经上述按揉血肿继续增大，可加大按压并冷敷，然后加压包扎，48h 后局部改为热敷，消散瘀血。

D. 预防：针刺前应仔细检查针具，针尖有钩的不能使用。针刺时一定要注意仔细察看皮下血管走行，避开血管再行针刺。进针过程中询问患者的感觉，如果患者诉痛感，有可能是针刺到血管上，应立即提针变换进针方向。

（二）三棱针

三棱针疗法是用特制的三棱形针具，刺破穴位或浅表血络，放出少量血液，以治疗疾病的一种方法，又称刺络放血疗法。本法由古代砭石刺络法发展而来。《内经》所记载的九针中的"锋针"，就是近代三棱针的雏形，"络刺""赞针""豹文刺"等法，都属于刺络放血法的范围。三棱针疗法在临床的应用十分普遍。

1. 适应证

（1）神经性疼痛：如三叉神经痛、偏头痛、肋间神经痛等。

（2）软组织损伤所致的疼痛：如急性腰扭伤、膝关节炎、腕踝关节扭伤等。

（3）五官科疾病：牙痛、咽喉肿痛、目赤肿痛、口舌肿痛等。

（4）皮肤科疾病：各种痈、肿、疖、疔等。

2. 针具介绍　三棱针用不锈钢制成，针长约6cm，针柄较粗，呈圆柱形，针身呈三棱形，三面有刃，针尖锋利。针具使用前可用高压消毒，也可在75%的酒精内浸泡30min。

3. 操作方法　根据病情及部位的需要，可选用下列各种刺法。

（1）点刺法：手持三棱针，对准所要放血的部位或络脉迅速刺入0.05~0.1寸，随后迅速退出，以出血为度。出针后不要按闭针孔，让血液流出，并可轻轻挤压穴位，以助排血。随后，以消毒干棉球压住针孔，按揉止血。

（2）挑刺法：用三棱针挑破治疗部位的小血管，挤出少量血液。

（3）丛刺法：用三棱针集中在一个较小的部位上点刺，使之微微出血。

（4）散刺法：用三棱针在病变局部的周围进行点刺，根据病变部位大小，可刺10~20针以上，针刺深浅须依据局部肌肉厚薄、血管深浅而定。由病变外围向中心环形点刺，达到祛瘀生新，疏经活络的目的。

（5）泻血法：以橡皮管结扎于针刺部位上端，令局部静脉充盈，左手拇指按压于被刺部位到此为下端，局部消毒后，右手持三棱针对准被刺部位的静脉，迅速刺入0.05~0.1寸左右深，即将针迅速退出，使血液流出，亦可轻按静脉上端，以助瘀血排出。

三棱针疗法强度与点刺的深浅、范围以及出血的多少有关。病情轻的、范围小的、体质差的患者，宜采用浅刺、少刺、微出血的轻刺激。反之，病情重的、范围大的、体质好的患者，应采用深刺、多刺、多出血的强刺激。

疗程也要看出血多少和病情轻重而定。一般浅刺微出血，可每天2次或1次；如深刺多出血，每周可放血2~3次，可每隔1~2周放血1次。

4. 注意事项

（1）有自发性出血倾向者，不宜使用本法。

（2）身体瘦弱、气血亏虚的患者，不宜采用本疗法。

（三）皮肤针

皮肤针是以多支短针组合而成，用来叩刺人体一定部位或腧穴的一种针具。由于刺得浅，所谓"刺皮不伤肉"，故称"皮肤针"。此疗法具有操作简单、安全有效、适应范围广等优点。

1. 适应证　皮肤针的适应范围很广，临床各种病证均可应用，如近视、视神经萎缩、急性扁桃体炎、感冒、咳嗽、慢性肠胃炎、便秘、头痛、皮神经炎、斑秃、痛经等。

2. 针具介绍　皮肤针的针头呈小锤形，针柄一般长15~19cm，一端附有莲蓬状的针盘，针盘下面散嵌着不锈钢短针，根据所嵌短针的数目不同，可分别称为"梅花针"（5支）、"七星针"（7支）和"罗汉针"（18支）等。

3. 操作方法

（1）叩刺部位：皮肤针叩刺的部位一般分循经叩刺、重点部位叩刺和局部叩刺 3 种。

1）循经叩刺：是指循着经脉进行叩刺，常用于项背腰骶的督脉和足太阳膀胱经。督脉为阳脉之海，能调节一身之阳气；五脏六腑之背俞穴皆分布于膀胱经，故其治疗作用广泛；其次是四肢肘膝以下的经络，因其分布着各经原穴、络穴、郄穴等，可治疗各相应脏腑经络的疾病。

2）重点部位叩刺：是指在一些重点部位（包括穴位）进行叩刺。主要是根据患者出现的病理反应点、阳性物如结节、条索状物及局部的酸、麻、胀感在相应部位叩刺。如慢性肝炎患者可在肝俞穴附近摸到结节或条索状物，肺结核患者可见肺俞穴或中府穴有明显压痛。再有就是在各种特定穴、华佗夹脊等叩刺。

3）局部叩刺：即在患部进行叩刺，如扭伤后局部的瘀肿疼痛、急性乳腺炎、顽癣等，可在局部叩刺。

（2）刺激强度与疗程：刺激强度要根据刺激的部位、患者的体质和病情的不同而灵活选择，一般分轻、中、重 3 种。

1）轻刺：用力稍小，以皮肤仅现潮红、充血为度。适用于头面部、老弱妇女患者，以及属虚证、久病者。

2）重刺：用力较大，以皮肤有明显潮红，并有微出血为度。适用于压痛点、背部、臀部、年轻体壮患者，以及病属实证、新病者。

3）中刺：介于轻刺与重刺之间，以局部有较明显潮红，但不出血为度。适用于一般部位，以及一般患者。

每天或隔天 1 次，10 次为 1 个疗程，疗程间隔 3~5d。

（3）操作：针具及叩刺部位以 75% 酒精消毒。以右手拇指、中指和无名指握住针柄，示指直接按住针柄中段，针头对准皮肤叩击，用手腕的弹力，把针尖叩刺在皮肤上，随即借着反弹力作用，把针提起，如此连续叩打。刺时落针要稳准。针尖与皮肤呈垂直接触，提针要快。不能慢刺、压刺、斜刺和拖刺。频率不宜过快或过慢，一般每分钟叩打 70~90 次。

4. 注意事项

（1）针具要严格消毒，最好是 1 人 1 针具。避免交叉感染。

（2）经常检查，注意针尖有无钩毛，针面是否平齐。

（3）动作要轻捷，正直无偏斜，以免造成患者疼痛。

（4）局部如有溃疡或损伤者不宜使用本法；急性传染性疾病和急腹症也不宜使用本法。

（5）叩刺局部和穴位，若手法重而出血者，应进行清洁和消毒，防止感染。

（四）电针

在毫针针刺得气的基础上，用电针仪通以微量低频脉冲电流，对机体导入不同性质的电流，以加强穴位针刺作用的治疗方法。其优点是：针与电两种刺激相结合，能够提高某些疾病的疗效，并代替手法运针，节省人力，且能比较客观地控制刺激量。

1. 适应证　电针有调整人体生理功能，止痛、镇静、促进气血循环、调整肌张力的作用。电针的适应范围基本和毫针相同，临床常用于各种痛症和心、胃、膀胱、子宫等器官功能失调，以及运动系统损伤性疾病等，并可用于针刺麻醉。

2. 操作方法

（1）配穴处方：电针的处方配穴与毫针同，一般选用其中的主穴，配用相应的辅穴，多取同侧肢体的 1~3 对穴位为宜。

（2）电针方法：毫针刺入穴位有针感之后，将输出电位器调至"0"位，负极接主穴，正极接配穴，也有不分正负，将两根导线任意接在两个针柄的。然后打开电源开关，选好波型，慢慢调高至所需电流量。通电时间一般为 5~20min 左右，针麻可相应延长时间。如感觉弱时，可适当加大输出电流量，或暂时断电 1~2min 后再行通电。当到达预定时间后，先将输出点位器退回至"0"位，然后关闭电源开关，取下导线，最后按一般起针方法将针取出。

（3）电流的刺激强度：当电流开到一定强度时，患者有麻刺感，此时电流称为"感觉阈"。若电流强度再增加，患者突然产生刺痛感，并引起疼痛感觉的电流强度，称为电流的"痛阈"，脉冲电流的痛阈强度因人而异,在各种病态情况下差异也较大。一般情况下,感觉阈和痛觉之间的电流强度,是治疗的最适宜强度。但此间范围较小,须仔细调节。

3. 注意事项

(1) 电针刺激量大,需防止晕针,体质虚弱、精神过敏者,尤应注意电流不宜过大。

(2) 调节电流时,不可突然增强,以防引起肌肉强烈收缩,造成弯针或断针。

(3) 电针器最大输电压在 40V 以上者,最大输出电流应限制在 1mA 以内,防止触电。

(4) 心脏病患者应避免电流回路通过心脏。近延髓、脊髓部位使用电针时,电流输出量宜小,切勿通电过强,以免发生意外。孕妇慎用。

(五) 水针

在经络腧穴、压痛点,或皮下反应物上,注射适量的药液,以治疗疾病的方法。又称腧穴注射疗法、穴位注射疗法。由于应用药液剂量较常规小,故又名小剂量药物穴位注射。如采用麻醉性药物(如普鲁卡因)者,则称为穴位封闭疗法。

1. 适应证　凡针灸治疗的适应证大部分均可采用本法治疗,尤以腰腿痛、痹证、神经系统疾病为宜。

2. 常用药物　凡可肌内注射的药物,都可用于水针疗法。常用的中药注射液有:当归、红花、复方当归、板蓝根、徐长卿、灯盏花、补骨脂、肿节风、柴胡、鱼腥草、复方丹参、川芎等;西药有 25% 硫酸镁,维生素 B_1、维生素 B_{12}、维生素 C、维生素 K_3、0.25% ~ 2% 盐酸利多卡因、阿托品、利血平、肾上腺色腙(安络血)、麻黄素、腺苷钴胺、曲安奈德、生理盐水等。

3. 操作方法

(1) 器械:经消毒的注射器和针头,1、2、5、20ml 注射器,一般穴位用牙科 5 号针头、4~6 号普通针头,深部注射可用 9 号长针头。

(2) 选穴处方:根据病情选择有效主治穴位。选穴要精练,一般以 2~4 穴(针)为宜,并选择肌肉较丰满处的穴位,也可选择阿是穴,或触诊时触到的结节、条索状的阳性反应点。

(3) 注射剂量:应根据药物说明书规定的剂量,不能超量。作小剂量注射时,可用原药物剂量的 1/5 ~ 1/2。一般以穴位部位来分,头面部可注射 0.3~0.5ml;耳穴可注射 0.1ml;四肢可注射 1~2ml;胸背部可注射 0.5~1ml;腰臀部可注射 2.5ml;如用 5% ~ 10% 葡萄糖液可注射 10~20ml。

(4) 操作:患者取舒适体位,用经过严密消毒所需的注射器和针头,抽好药液,穴位局部消毒后,右手持注射器,对准穴位(或阳性反应点),快速刺入皮下,然后缓慢进针,得气后回抽无血,即可将药液注入。

(5) 疗程:急症每天 1~2 次;慢性病一般每天或隔天 1 次,6~10 次为 1 个疗程。

4. 注意事项

(1) 注意药物的性能、药理、剂量、性质、有效期、配伍禁忌、副作用及过敏反应。凡能引起过敏反应的药物,必须先做皮试。副作用严重的药物不宜采用;刺激性强的药物应慎用。

(2) 颈项、胸背部注射时,切勿过深,药物也必须控制剂量,注射宜缓慢。避开神经干,以免损伤神经。

(3) 避开血管,注射时回抽有血,应重新注射。一般药物不能注入关节腔、脊髓腔。

(4) 孕妇的下腹部、腰骶部和三阴交、合谷穴为禁针穴。年老体弱者,选穴须少,剂量酌减。

(5) 注射器、针头及注射部位,要严格消毒。

三、灸　　法

灸法是用艾绒为主要材料制成的艾炷或艾条点燃以后,在体表的一定部位熏灼,给人体以温热性刺激以防治疾病的一种疗法,也是针灸学的一个重要组成部分。《灵枢·官能》篇指出"针所不为,灸之所宜。"《医学入门》也说,凡病"药之不及,针之不到,必须灸之。"均说明灸法可以弥补针刺之不足。

(一) 艾炷灸

将纯净的艾绒放在平板上,用手指搓捏成圆锥形状,称为艾炷(图 30-4-5)。每燃烧一个艾炷称为一壮。艾炷灸分为直接灸和间接灸两类。

1. 直接灸　将艾炷直接放在皮肤上施灸称直接灸(图 30-4-6)。分为瘢痕灸和无瘢痕灸。

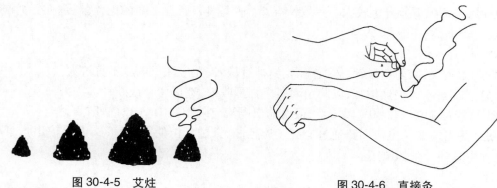

图 30-4-5　艾炷　　　　　　　　　　　　图 30-4-6　直接灸

（1）无瘢痕灸：将艾炷置于穴位上点燃，当艾炷燃到 2/5 左右，患者感到灼痛时，即更换艾炷再灸。一般灸 3～5 壮，使局部皮肤充血起红晕为度。

（2）瘢痕灸：又称"化脓灸"，施灸前用大蒜捣汁涂敷施灸部位后，放置艾炷施灸。每炷必须燃尽方可继续加炷施灸，一般灸 5～10 壮。因施灸时疼痛较剧，灸后产生化脓并留有瘢痕，所以灸前必须征得患者的同意。对施灸中的疼痛，可用手在施灸部周围轻轻拍打，以缓解灼疼。在正常情况下，灸后 1 周左右，施术部位化脓（称"灸疮"），5～6 周后，灸疮自行痊愈，结痂脱落，留下瘢痕。

2. 间接灸　艾炷不直接放在皮肤上，而用药物隔开放在皮肤上施灸。

（1）隔姜灸：用鲜生姜切成约 1 分厚的薄片中间以针刺数孔，置于施术处，上面再放艾炷灸之（图 30-4-7）。

（2）隔附子饼灸：用附子粉末和酒，做成小硬币大的附子饼，中间以针刺数孔，置于施术处，上面放艾炷灸之。

（3）隔盐灸：用食盐填敷于脐部，上置大艾炷连续施灸，至证候改善为止。

（二）艾条灸

艾条是取艾绒 24g，平铺在 26cm 长、20cm 宽，质地柔软疏松而又坚韧的桑皮纸上，将其卷成直径约 1.5cm 的圆柱形封口而成。也有在艾绒中掺入其他药物粉末的，称药条（图 30-4-8）。

1. 药条处方　肉桂、干姜、丁香、木香、独活、细辛、白芷、雄黄、苍术、没药、乳香、川椒各等分，研为细末，每支药条在艾绒中掺药 6g。

2. 分类　艾条灸分温和灸、雀啄灸两类。

（1）温和灸：将艾条的一端点燃，对准施灸处，距 0.5～1 寸左右进行熏烤，使患者局部有温热感而无灼痛。一般每处灸 3～5min，至皮肤稍起红晕为度。

（2）雀啄灸：艾条燃着的一端，与施灸处不固定距离，而是像鸟雀啄食一样，上下移动或均匀地向左右方向移动或反复旋转施灸。

（三）温针灸

温针灸是针刺与艾灸结合使用的一种方法，适用于既需要留针又必须施灸的疾病，方法是，先针刺得气后，将毫针留在适当深度，再将艾绒捏在针柄上点燃直到艾绒燃完为止。或在针柄上穿置一段长约 1～2cm 的艾条施灸，使热力通过针身传入体内，达到治疗目的（图 30-4-9）。

（四）天灸

天灸又称药物灸、发泡灸。是将一些具有刺激性的药物涂抹于穴位或患处，使局部皮肤发红充血，甚至起疱，以激发经络、调整气血而防治疾病的一种方法。天灸可使药物持续刺激穴位，通经入络，达到温经散寒，疏通经络，活血通脉，调节脏腑功能的效果，既可改善临床症状，又可提高机体免疫力。现在临床常用的三伏灸（贴）就属于天灸。

1. 适应证　天灸适用于风寒湿邪久留不去以及久病阳虚体质的患者，如虚寒胃痛、肾虚腰痛、风湿与类风湿性关节炎、强直性脊柱炎、颈椎病、肩周炎、腰椎间盘突出症、膝关节骨性关节炎等。

2. 天灸的种类及操作方法　临床常用的方法有以下几种：

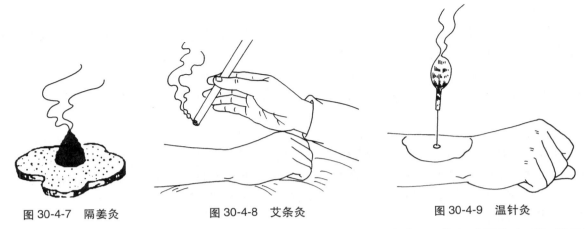

图 30-4-7　隔姜灸　　　　　　图 30-4-8　艾条灸　　　　　　图 30-4-9　温针灸

（1）蒜泥灸：将大蒜（以紫皮蒜为优）捣烂如泥，取 3~5g 涂敷于穴位上，敷灸时间为 1~3h，以局部皮肤发痒、变红起泡为度。如敷灸合谷穴可治扁桃体炎；敷灸鱼际穴可治喉痹等。

（2）斑蝥灸：取斑蝥适量研为细末。使用时先取胶布一块，中间剪一小孔如黄豆大，贴在施灸穴位上，以暴露穴位并保护周围皮肤，将斑蝥粉少许置于孔中，上面再贴胶布固定，以局部发痒、变红、起泡为度，然后去除胶布与药粉；也可用适量斑蝥粉，以甘油调和外敷；或将斑蝥浸于醋或 95% 酒精中，10 天后擦涂患处。适用关节疼痛、胃痛等病症。

（3）白芥子灸：将白芥子研末，醋调为糊膏状，取 5~10g 敷贴穴位上，用油纸覆盖，胶布固定；或将白芥子末 1g，放置于 5cm 直径的圆形胶布中央，直接敷贴在穴位上，敷灸时间为 2~4h，以局部充血、潮红或皮肤起泡为度。适用于风寒湿痹痛。

（五）注意事项

1. 施灸的程序　临床操作一般先灸上部、背部，后灸下部、腹部；先灸头身，后灸四肢。但在特殊情况下，必须灵活运用，不可拘泥。

2. 施灸的禁忌

（1）施灸时，应注意安全，防止艾绒脱落，烧损皮肤或衣物。

（2）凡实证、热证及阴虚发热者，一般不宜用灸法。

（3）颜面五官和大血管的部位不宜施瘢痕灸。

（4）孕妇的腹部和腰骶部不宜施灸。

（5）天灸所用中药有些为有毒之品，有些对皮肤有强烈的刺激作用，故孕妇、年老体弱、皮肤过敏等患者应慎用或禁用。

3. 灸后的处理　施灸后，局部皮肤出现微红灼热的，属正常现象，无需处理，很快即可自行消失。如因施灸过量，时间过长，局部出现小水疱，只要注意不擦破，可任其自然吸收。如水疱较大，可用消毒毫针刺破水疱，放出水液，或用注射器抽出水液，再涂伤膏或湿润烧伤膏，并以纱布包裹（湿润烧伤膏勿包扎）。如行化脓灸者，灸疱化脓期间，要注意适当休息，保持局部清洁，防止污染，可用敷料保护灸疮，待其自然愈合。

四、拔罐疗法

拔罐法古称"角法"，又称"吸筒法"。这是一种以杯罐作为工具，借热力排去其中的空气产生负压，使吸着于体表，是局部皮肤充血、瘀血，以达到防治疾病目的的方法。古代医家在治疗疮疡脓肿时用它来吸血排脓，后来又扩大应用于肺痨、风湿等内科疾病。随着医疗实践的不断发展，治疗的范围也逐渐扩大，并经常和针刺配合使用，已成为针灸治疗中的一种重要方法。

（一）拔罐的作用和适应证

拔罐疗法具有通经活络、行气活血、消肿止痛、祛风散寒等作用，其适应证较为广泛，如风湿痹痛、急慢性软组织损伤疼痛、腹痛、胃脘痛、腰背痛、头痛、痛经等。

（二）器材设备

1. 竹罐 取坚实成熟的竹筒，一头开口，一头留节作底，罐口直径分 3、4、5cm 三种，长短约 8～10cm。口径大的，用于面积较大的腰背及臀部。口径小的，用于四肢关节部位。至于日久不常用的竹火罐，过于干燥，容易透进空气。临用前，可用温水浸泡几分钟，使竹罐质地紧密不漏空气然后再用。

2. 陶瓷罐 用陶土烧制而成，口圆肚大，状如磁鼓，有大、中、小和特小的几种。这种罐吸拔力大，经济实用。

3. 玻璃罐 用耐热硬质玻璃烧制而成。形似笆斗，肚大口小，罐口边缘略突向外，分 1、2、3、4、5 五种号型，清晰透明，便于观察，罐口光滑吸拔力好，因此已被临床广泛使用。

4. 抽气罐 用青、链霉素药瓶或类似的小药瓶，将瓶底切去磨平，切口须光洁，瓶口的橡皮塞须保留完整，便于抽气时应用。现有用透明塑料制成，不易破碎。上置活塞，便于抽气。

（三）拔罐方法

1. 吸拔的方法 拔罐的方法目前常用的有以下几种。

（1）火罐法：利用燃烧时的火焰的热力，排去空气，使罐内形成负压，将罐吸着在皮肤上。有下列几种方法：

1）投火法：将薄纸卷成纸卷，或裁成薄纸条，燃着到 1/3 时，投入罐里，将火罐迅速扣在选定的部位上。投火时，不论使用纸卷和纸条，都必须高出罐口一寸多，等到燃烧一寸左右后，纸卷和纸条，都能斜立罐里一边，火焰不会烧着皮肤。初学投火法，还可在被拔地方，放一层湿纸，或涂点水，让其吸收热力，可以保护皮肤。

2）闪火法：镊子夹 95% 酒精棉球，点燃后在罐内快速绕 1～3 圈后抽出，迅速将火罐扣在应拔的部位上，此时罐内已成负压即可吸住。闪火法的优点是：当闪动酒精棒时火焰已离开火罐，罐内无火，可避免烫伤，优于投火法。

3）滴酒法：向罐子内壁中部，滴 1～2 滴酒精，将罐子转动一周，使酒精均匀地附着于罐子的内壁上（不要沾罐口），然后用火柴将酒精燃着，将罐口朝下，迅速将罐子扣在选定的部位上。

4）贴棉法：扯取大约 0.5cm 见方的脱脂棉一小块，薄蘸酒精，紧贴在罐壁中段，用火柴燃着，马上将罐扣在选定的部位上。

5）架火法：准备一个不易燃烧及传热的块状物，直径 2～3cm，放在应拔的部位上，上置小块酒精棉球，将棉球燃着，马上将罐子扣上，立刻吸住，可产生较强的吸力。

（2）煮罐法：一般适用于竹罐。即先将罐子放在锅内加水煮沸，使用时将罐子倾倒用镊子夹出，甩去水液，或用折叠的毛巾紧扪罐口，趁热按在皮肤上，即能吸住。

（3）抽气法：先将青、链霉素等废瓶磨成的抽气罐紧扣在需要拔罐的部位上，用注射器从橡皮塞抽出瓶内空气，使产生负压，即能吸住。或用抽气筒套在塑料杯罐活塞上，将空气抽出，即能吸附在选定的部位上。

2. **各种拔罐法的运用**

（1）单罐：用于病变范围较小或压痛点。可按病变的或压痛的范围大小，选用适当口径的火罐。如胃脘痛在中脘穴拔罐；冈上肌肌腱炎在肩髃穴拔罐等。

（2）多罐：用于病变范围比较广泛的疾病。可按病变部位的解剖形态等情况，酌量吸拔数个乃至十几个。如某一肌束劳损时可按肌束的位置成行排列吸拔多个火罐，称为"排罐法"。治疗某些内脏或器官的淤血时，可按脏器的解剖部位的范围在相应的体表部位纵横并列吸拔几个罐子。

（3）闪罐：罐子拔上后，立即起下，反复吸拔多次，至皮肤潮红为止。多用于局部皮肤麻木或机能减退的虚证病例。

（4）留罐：拔罐后，留置一定的时间，一般留置 5～15min。罐大吸拔力强的应适当减少留罐时间，夏季及肌肤薄处，留罐时间也不宜过长，以免损伤皮肤。

（5）走罐：一般用于面积较大，肌肉丰富的部位，如腰背、大腿等部位，须选口径较大的罐子，罐口要求平滑，最好用玻璃罐，先在罐口涂一些润滑油脂，将罐吸上后，以手握住罐底，稍倾斜，即后半边着力，前半边略提起,慢慢向前推动,这样在皮肤表面上下或左右来回推拉移动数次,至皮肤潮红为止。

（6）药罐

1）煮药罐:将配制成的药物装入布袋内,扎紧袋口,放入清水煮至适当浓度,再把竹罐投入药汁内煮15min,使用时,按水罐法吸拔在需要的部位上,多用于风湿痛等病。常用药物处方:麻黄、蕲艾、羌活、独活、防风、秦艽、木瓜、川椒、生乌头、曼陀罗花、刘寄奴、乳香、没药各6g。

2）贮药罐:在抽气罐内事先盛贮一定的药液(约为罐子的1/2~2/3)。常用的为辣椒水、两面针酊、生姜汁、风湿酒等。然后按抽气罐操作法,抽去空气,使吸在皮肤上。也有在玻璃罐内盛贮1/3~1/2的药液,然后用火罐法吸拔在皮肤上。常用于风湿痛、哮喘、咳嗽、感冒、溃疡病、慢性胃炎、消化不良、牛皮癣等。

（7）针罐:先在一定的部位施行针刺,待达到一定的刺激量后,将针留在原处,再以针刺处为中心,拔上火罐。如果与药罐结合,称为"针药罐",多用于风湿病。

（8）刺血(刺络)拔罐法:用三棱针、陶瓷片、粗毫针、小眉刀、皮肤针、滚刺筒等,先按病变部位的大小和出血要求,按刺血法刺破小血管,然后拔以火罐,可以加强刺血法的效果。适用于各种急慢性软组织损伤、神经性皮炎、皮肤瘙痒、丹毒、神经衰弱、胃肠神经官能症等。

（四）操作方法

1. 准备材料 玻璃火罐2个(1个备用),根据部位,选择号型,镊子1把,95%酒精1小瓶(大口的),棉花球1瓶,火柴1盒,新毛巾1条,香皂1块,脸盆1个。

2. 术前检查 检查病情,明确诊断,是否合乎适应证。检查拔罐的部位和患者体位,是否合适。检查罐口是否光滑和有无残角破口。

3. 操作方法 先用干净毛巾,蘸热水将拔罐部位擦洗干净,然后用镊子镊紧棉球稍蘸酒精,火柴燃着,用闪火法,往玻璃火罐里一闪,迅速将罐子扣住在皮肤上。

4. 起罐 左手轻按罐子,向左倾斜,右手示、中二指按准倾斜对方罐口的肌肉处,轻轻下按,使罐口漏出空隙,透入空气,吸力消失,罐子自然脱落。

5. 间隔时间 可根据病情来决定。一般来讲,慢性病或病情缓和的,可隔日一次。病情急的可每天1次,例如发高烧,急性类风湿,或急性胃肠炎等病,每进行一次、二次,甚至三次,皆不为过,但留罐时间却不可过长。

6. 疗程 一般以10次为1个疗程,如病情需要,可再继续几个疗程。

（五）注意事项

1. 体位须适当,局部皮肉如有皱纹、松弛、瘢痕凹凸不平及体位移动等,火罐易脱落。

2. 根据不同部位,选用大小合适的罐。应用投火法拔罐时,火焰须旺,动作要快,使罐口向上倾斜,避免火源掉下烫伤皮肤。应用闪火法时,棉花棒蘸酒精不要太多,以防酒精滴下烧、伤皮肤。用贴棉法时,须防止燃着的棉花脱下。用架火法时,扣罩要准确,不要把燃着的火架撞翻。用煮水罐时,应甩去罐中的热水,以免烫伤患者的皮肤。

3. 在应用针罐时,须防止肌肉收缩,发生弯针,并避免将针撞压入深处,造成损伤。胸背部腧穴均宜慎用。

4. 在应用刺血拔罐时,针刺皮肤出血的面积,要等于或略大于火罐口径。出血量须适当,每次总量成人以不超过10ml为宜。

5. 在使用多罐时,火罐排列的距离一般不宜太近,否则因皮肤被火罐牵拉会产生疼痛,同时因罐子互相排挤,也不宜拔牢。

6. 在应用走罐时,不能在骨突出处推拉,以免损伤皮肤,或火罐漏气脱落。

7. 起罐时手法要轻缓,以一手抵住罐边皮肤,按压一下,使气漏入,罐子即能脱下,不可硬拉或旋动。

8. 拔罐后针孔如有出血,可用干棉球拭去。一般局部呈现红晕或紫绀色(淤血),为正常现象,会自行消退。如局部瘀血严重者,不宜在原位再拔。如留罐时间过长,皮肤会起水疱,小的不需处理,防止擦破引起感染;大的可以用针刺破,流出疱内液体,涂以龙胆紫药水,覆盖消毒敷料,防止感染。

五、刮痧疗法

刮痧疗法是用边缘光滑的嫩竹板、瓷器片、小汤匙、铜钱、硬币、玻璃，或头发、苎麻等工具，蘸食油或清水在体表部位进行由上而下、由内向外反复刮动，用以治疗有关的疾病。本疗法是临床常用的一种简易治疗方法，流传甚久。多用于治疗夏秋季时病，如中暑、外感、肠胃道疾病。由于本疗法无需药物，见效也快，故现仍在民间广泛应用，我国南方地区更为流行。

（一）治疗机制

刮痧有宣通气血，发汗解表，舒筋活络，调理脾胃等功能，而五脏之俞穴皆分布于背部，刮治后可使脏腑秽浊之气通达于外，促使周身气血流畅，逐邪外出。根据现代医学分析，本疗法首先是作用于神经系统，借助神经末梢的传导以加强人体的防御功能。其次可作用于循环系统，使血液回流加快，循环增强；淋巴液的循环加快；新陈代谢旺盛。本疗法还有明显的退热镇痛作用。

（二）工具

1. 苎麻　这是较早使用的工具，选取已经成熟的苎麻，去皮和枝叶晒干，用根部较粗的纤维，捏成一团，在冷水里蘸湿即可使用。

2. 头发　取长头发，揉成一团，蘸香油，作工具使用。

3. 小蚌壳　取边缘光滑的蚌壳，多为渔民习用。

4. 铜钱　取边缘较厚而又没有缺损的铜钱。

5. 牛角药匙　即通常用于挑取药粉的牛角及其他材料制成的药匙。

6. 瓷碗、瓷酒盅、瓷汤匙、嫩竹片、玻璃棍等，选取边缘光滑而没有破损的即可。为现代所习用的工具。

7. 准备小碗或酒盅一只，盛少许植物油或清水。

（三）刮治部位

1. 背部　患者取侧卧或俯卧位，或伏坐于椅背上。先从 C_7 起，沿着督脉由上而下刮至 L_5，然后从 T_1 旁开沿肋间向外侧斜刮。此为最主要和常用的刮痧部位。

2. 头部　取眉心、太阳穴。

3. 颈部　项部两侧，双肩板筋部（胸锁乳突肌），或喉头两侧。

4. 胸部　取第 2、3、4 肋间，从胸骨向外侧刮。乳房禁刮。

5. 四肢　臂弯（在肘的屈侧面）、膝弯（腘窝）等处。

（四）操作方法

1. 先暴露患者的刮治部位，用干净毛巾蘸肥皂，将刮治部位洗擦干净。

2. 刮治手法　施术者用右手拿取操作工具，蘸植物油或清水后，在确定的体表部位，轻轻向下顺刮或从内向外反复刮动，逐渐加重，刮时要沿同一方向刮，力量要均匀，采用腕力，一般刮 10～20 次，以出现紫红色斑点或斑块为度。

3. 一般要求先刮颈项部，再刮脊椎两侧部，然后再刮胸部及四肢部位。

4. 刮痧一般约 20min 左右，或以患者能耐受为度。

（五）适应证

本疗法临床应用范围较广。以往主要用于痧症，现扩展用于呼吸系统和消化系统等疾病。

1. 痧症（多发于夏秋两季，微热形寒，头昏、恶心、呕吐，胸腹或胀或痛，甚则上吐下泻，多起病突然）：取背部脊柱两侧自上而下刮治，如见神昏可加用眉心、太阳穴。

2. 风热喉痛　取 C_7～T_1 两旁（蘸盐水）刮治，并配用拧提颈部前两侧肌肉（胸锁乳突肌）约 50 次。

3. 腹痛　取背部脊柱旁两侧刮治。也可同时刮治胸腹部。

4. 伤食所致呕吐腹泻　取脊椎两侧顺刮。如胸闷、腹胀剧痛，可在胸腹部刮治。

5. 小腿痉挛疼痛　取脊椎两旁（$T_{5～7}$）刮治，同时配用刮治腘窝。

6. 风湿痹痛　取露蜂房 100g，用酒浸 3 日后，蘸酒顺刮颈、脊柱两旁，同时取腘窝、肘部或痛处刮治，每天 2 次。

（六）注意事项

1. 凡危重病症，如急性传染病、重症心脏病、高血压、中风等，应即送医院治疗，禁用本疗法。

2. 凡刮治部位的皮肤有溃烂、损伤、炎症均不能用本疗法，如初愈也不宜采用。

3. 饱食后或饥饿时，以及对刮痧有恐惧者忌用本疗法。

4. 治疗时，室内要保持空气流通，如天气转凉或天冷时应用本疗法要注意避免感受风寒。

5. 初刮时试 3~5 下即见皮肤青紫而患者并不觉痛者，为本疗法适应证。如见皮肤发红患者呼喊疼痛，则非本方法适应证，应送医院诊治。

6. 要掌握手法轻重，由上而下顺刮，并时时蘸植物油或水保持润滑，以免刮伤皮肤。

7. 刮痧的条数多少，应视具体情况而定，一般每处刮 2~4 条，每条长 2~3 寸即可。

8. 刮完后应擦干油或水渍，并在青紫处抹少量驱风油，让患者休息片刻。如患者自觉胸中郁闷，心里发热等，再在患者胸前两侧第 3、4 肋间隙处各刮一道即可平静。

9. 如刮痧后，病情反而更加不适者，应即送医院诊治。

六、推 拿 疗 法

（一）治痛机制及适应证

1. 治痛机制　推拿直接于损伤部位或痛点施术，通过特有的机械性刺激改善局部血液循环，促进代谢，加快致痛物质的分解与清除，恢复局部电解质和酸碱平衡，增强机体对致痛物质的抵抗力，降低其对细胞与组织的伤害；同时通过理筋整复恢复损伤灶应力平衡，从而镇痛。

此外，推拿环境的安静、闲逸，以及人手的安抚性等通过作用与影响患者的心理活动，降低中枢对痛觉的敏感性，提高其中枢痛阈水平等，也是镇痛的重要机制。

2. 推拿的适应证　推拿疗法的适应证很广，包括骨伤科、内科、妇科、外科、五官科、儿科中的多种疾病，一般来说，推拿疗法主要适用于慢性疾病，但对某些疾病的急性期也有良好的疗效。如 LDH、急性腰扭伤、梨状肌综合征、急性乳腺炎等。现常用推拿疗法治疗的疾病有：

（1）骨伤科疾病：颈椎病、落枕、LDH、漏肩风、肱骨外上髁炎、腱鞘炎、滑囊炎、关节软组织扭挫伤、关节脱位、半脱位、关节非感染、感染性炎症及股骨头无菌性坏死等。

（2）内科疾病：冠心病、三叉神经痛、慢性胆囊炎。

（3）妇科疾病：痛经、急性乳腺炎、慢性盆腔炎、更年期综合征等。

（4）外科疾病：腹部手术后肠粘连、慢性前列腺炎、慢性阑尾炎等。

（5）五官科疾病：耳鸣、耳痛等。

（6）儿科疾病：肌性斜颈等。

3. 推拿禁忌证

（1）诊断不明确的急性脊柱损伤或伴有脊髓症状患者，推拿疗法可能加剧脊髓损伤。

（2）各种骨折、骨关节结核、骨髓炎、骨肿瘤、严重的老年性骨质疏松症患者，推拿疗法可使骨质破坏，感染扩散。

（3）严重心、脑、肺疾患者或体质过于虚弱者，不能承受推拿疗法的刺激。

（4）有出血倾向或有血液病的患者，推拿疗法可导致局部组织内出血。

（5）各种急性传染病、胃或十二指肠溃疡病急性穿孔患者，不能应用推拿疗法，以免贻误病情。

（6）手法治疗部位有严重皮肤破损或皮肤病患者，手法刺激可使皮肤损伤加重。

（7）妊娠 3 个月以上的腹部、腰部、髋部，手法刺激有引起流产的可能。

（8）精神病患者，不能配合医师操作，故亦当列为推拿疗法之禁忌证。

（二）常用手法

1. 推法

（1）操作方法

1）指推法：用手指指面（示、中指）或拇指偏峰的指面附贴在一定的部位，进行单方向直线推动。

2）掌推法：用手掌的掌面，手指自然伸直，附贴在治疗部位，作单方向的直线推动。

3）肘推法：肘关节屈曲，用肘尖部（鹰嘴突处），附贴在体表，进行直线推动。

4）分推法：用两手拇指螺纹面自穴中向两旁"相反方向的箭头"方向推动，又称"分法"。

指推法适用于全身各部位。肘推法、掌推法适用于腰、背部、四肢和肌肉较丰富的部位。

（2）操作要求

1）患者被治疗的部位，肌肉要放松，精神安定。

2）操作时手指、掌面、肘尖部要紧贴体表，不能滑动，直线推动，不得歪斜。

3）推动时用力要稳，速度缓慢均匀，治疗部位擦上一些润滑剂，以加强疗效，如红花油，松节油等。指推法轻快柔和，操作频率 120~180 次/min。

2. 拿法 用手把适当部位的皮肤，稍微用力拿起来，叫作拿法。临床常用的有在腿部或肌肉丰厚处的单手拿法。

（1）操作方法

1）三指拿法：用大拇指和示、中二指夹住肢体，捏住筋腱，然后拇指与示、中二指相对用力，在一定的部位或穴位上，进行一紧一松连续性地向上提拿。

2）五指拿法：用大拇指与其余四指夹住一定部位，相对用力，有节律性地进行一紧一松连续性地向上提拿。

（2）操作要求

1）拿法手法较重，操作时，用劲要灵活，动作要有连贯性，做到刚中有柔，可用双手或单手操作。

2）拿取的部位要准确，用力由轻到重，不能突然用力，切忌用暴力。

3. 按法 利用指尖或指掌，在患者身体适当部位，有节奏地一起一落按下，叫作按法。

（1）操作方法

1）掌按法：单掌或双掌，手指自然分开，在一定的部位进行按压体表。

2）指按法：用拇指指端或拇指腹，手握拳，拇指伸直，在一定的部位或穴位上进行按压体表。

3）屈指按法：用拇指、示指屈曲之指间关节突起处用力按压穴位。

4）肘按法：屈肘时用肘尖在一定的部位或穴位上进行加力按压。

指按法适用于全身各个部位及穴位。掌按法、肘按法适用于腰背及肌肉较丰富的部位。

（2）操作要求

1）按压操作的部位，要紧贴体表，不能来回移动。

2）按压的力量，要由轻到重，不能用暴力猛然按压。

3）指按法、屈指按法面积小，刺激强，力量较大，在操作穴位上按压，达到"酸、痛、胀"的感觉即停。

4）掌按法在操作时，为加强按压力量，借助体表增加压力，可双相掌相叠按压。

4. 摩法 摩，就是抚摩的意思。用手指或手掌在患者身体的适当部位，给以柔软的抚摩，叫作摩法。摩法多配合按法和推法，有常用于上肢和肩端的单手摩法，和常用于胸部的双手摩法。

（1）操作方法

1）掌摩：用手掌面贴附在治疗部位上，拇指伸开，其他四指自然并拢伸直，作环形有节律性的环旋运动。

2）指摩：用示指、中指、无名指指面贴附于体表一定部位上，手指伸直，作环形有节律性的环旋抚摩。

（2）操作要求

1）操作时肘关节微屈，腕部肌肉放松。

2）用掌摩或指摩动作要缓和协调而有节律，操作频率 20 次/min。

5. 点法 用屈曲的指间关节突起部分为力点，按压于某一治疗点上，称为点法。它由按法演化而成，可属于按法的范畴。具有力点集中，刺激性强等特点。有拇指端点法、屈拇指点法和屈示指点法三种。常用于腰腿痛等的治疗。

（1）操作方法

1）拇指端点法：用手握空拳，拇指伸直并紧贴于示指中节的桡侧面，以拇指端为力点压于治疗部位。

2）屈拇指点法：是以手握拳，拇指屈曲抵住示指中节的桡侧面，以拇指指间关节桡侧为力点压于治疗部位。

3）屈示指点法：是以手握拳并突出示指，用示指近节指间关节为力点压于治疗部位。

（2）操作要求：本法刺激较强，使用时要根据患者的具体情况和操作部位酌情用力。

6. 揉法　用手贴着患者皮肤，作轻微的旋转活动的揉拿，叫作揉法。

（1）操作方法

1）掌揉法：用手掌根附在治疗部位进行揉动。

2）大鱼际揉法：大鱼际贴附在一定的治疗部位上进行揉动。

3）指揉法：用拇指或示、中、无名指指面贴附在一定部位或穴位上进行轻柔连贯的揉动。

4）前臂揉法：用前臂附着于体表一定的部位进行灵活轻巧地揉动，常用于肩、腰、背等肌肉较丰富的部位。

5）肘揉法：肘关节屈曲，用肘尖部紧贴在体表一定部位或穴位上进行揉动。

掌根揉法、指揉法，轻柔缓和适用于全身各部位。肘揉法多用于腰背，四肢以及肌肉较丰富的部位。

（2）操作要求

1）揉法比摩法用力重，刺激性稍强。揉动时动作要缓慢，协调，有节律，着力要集中在手掌或手指上，操作时频率 120~160 次/min。

2）操作时不要在皮肤表面来回摩擦，用力揉动时由轻到重。

7. 搓法　用双手掌面挟住一定的部位，相对用力做快速揉搓，同时作上下往返移动，称搓法。

（1）操作方法：患者放松被治疗部位的肌肉，操作者用双手掌面夹住一定的部位，相对用力，作快速搓揉，进行上、下往返移动。

（2）操作要求

1）搓动时，被挟住的部位不可过紧，也不能放松。

2）双手用力时要对称，搓动要快，移动要慢。

3）搓动的动作，要轻快柔和，均匀，呼吸要自然，不可屏气。

8. 捏法　在适当部位，利用手指把皮肤和肌肉从骨面上捏起来，叫作捏法。捏法和拿法有某些类似之处，但是拿法要用手的全力，捏法则着重在手指上。拿法用力要重些，捏法用力要轻些。

（1）操作方法

1）三指捏：大拇指与示、中两指夹住肢体或治疗部位，相对用力进行有节律地摆动。

2）五指捏：大拇指与其余四指捏住肢体或治疗部位，相对用力进行挤捏。

（2）操作要求：捏法在操作时，用力要均匀柔和，有节律地作连续不断灵活轻巧地挤捏，可用双手或单手操作。切忌用力或用死劲进行挤捏。

9. 扳法　术者用双手作相反方向或同一方向用力扳动肢体称为扳法，又名搬法。常用于四肢及颈腰部。有舒展筋脉、滑利关节、松解粘连、帮助复位等作用。根据用力方向和施行方法的不同而有侧扳、后扳、斜扳等多种。常用于脊柱及四肢关节，对关节错位或关节功能障碍等病症有较好疗效。

（1）操作方法

1）颈项斜扳法：患者头部略向前屈。医师一手抵住患者头侧后部，另一手抵住对侧下颌部，使头向一侧旋转至最大限度时，两手同时用力作相反方向的扳动。适用于颈椎病。

2）胸背部扳法：患者坐位，令其两手交叉扣住，置于项部，医师在其后面，用两手从患者腋部伸入其上臂之前，前臂之后，并握住其前臂下段，同时用一侧膝部顶住患部脊柱，嘱患者身体略向前倾，医师两手同时作向后上方用力扳动。适用于胸椎关节错位。

3）腰部斜扳法：患者侧卧位，医师用一手抵住患者肩前部，另一手抵住臀部，或一手抵住患者肩后部，另一手抵住髂前上棘部，把腰被动旋转至最大限度后，两手同时用力作相反方向扳动。适用于急性腰扭伤、椎间盘病变。

4）腰部后伸扳法:患者俯卧位,医师一手托住患者两膝部,缓缓向上提起,另一手压在腰部患处,当腰后伸到最大限度时,两手同时用力作相反方向扳动。适用于急慢性腰痛、腰椎间盘病变。

（2）操作要求:操作时动作必须果断而快速,用力要稳,两手动作配合要协调,扳动幅度一般不能超过各关节的生理活动范围。

10. 摇法 使关节作被动的环转活动,称摇法。

（1）操作方法

1）颈项部摇法:用一手扶住患者头顶后部,另一手托住下颏,作左右环转摇动。

2）肩关节摇法:用一手扶住患者肩部,另一手握住腕部或托住肘部,作环绕摇动。

3）髋关节摇法:患者仰卧位,髋膝屈曲。医者一手托住患者足跟,另一手扶住膝部,作髋关节环转摇动。

4）踝关节摇法:一手握住患者足跟,另一手握住大踇趾部,作踝关节环转摇动。

5）腕关节摇法:操作者一手握其腕后,另一手握其手掌的远端,作腕关节环转活动。

（2）操作要求:摇法动作要和缓,用力要稳,摇动方向及幅度须在患者生理许可范围内进行,由小到大。

11. 擦法

（1）操作方法

1）掌擦法:用手掌面贴附在一定部位,手指及手腕部自然伸直,稍用力进行前后或上下直线来回摩擦。

2）小鱼际擦法:用小鱼际部位贴附在一定的部位上,手指自然垂直,进行前后或上下直线来回摩擦。

3）大鱼际擦法:用大鱼际贴附在治疗部位上,手指及腕自然伸直,进行前后或上下直线来回摩擦。

（2）操作要求

1）操作时对治疗的部位,手要紧贴体表,用力要稳,要均匀,动作连续。

2）操作者的呼吸要自然,切忌屏气硬擦,以避免擦破皮肤。

3）对体表的压力,幅度要大,擦的速度要均匀,操作频率 100~120 次/min。

4）治疗的部位要充分暴露,并涂适量的润滑油或按摩药膏,如红花油、松节油、冬青油等,以防擦破皮肤,通过药物的渗透来加强疗效。

12. 滚法

（1）操作方法:用手背近小指、无名指、中指的掌指关节部分紧贴于体表部位,手指要自然弯曲,依靠腕关节主动屈伸运动,带动前臂作旋前、旋后运动,使掌背在治疗部位上持续不断地来回滚动。

（2）操作要求

1）肩关节及上肢的肌肉放松,肩部自然下垂,上臂不要紧贴胸壁,肘关节微屈,肘部离开胸前壁约半尺。

2）腕关节放松,屈伸幅度要大,使掌背一半以上面积接触体表。当腕关节屈曲时,前臂相应作旋后运动,当腕关节背伸时,前臂相应作旋前运动。用掌指小指侧为着力点。着力点必须紧贴体表,不可产生拖动、跳动或碾动。

3）滚动的压力是在腕、臂连续摆动过程中自然形成的,不可单纯追求压力而使劲猛压治疗部位,造成手法失去柔和性。

4）指掌应放松,手指自然弯曲,掌背形成曲面,滚动时前后摆动的力量、压力、速度及摆动的幅度要均匀,动作要协调有节奏,不可时快时慢,时轻时重,每分钟滚动 120~160 次。

七、针 刀 疗 法

（一）概述

1. 针刀治痛机制 针刀医学是朱汉章教授历经 30 年潜心研究,将中医和西医的部分理论融合为一体,再创造而形成的一种新的医学理论体系。它是在微观解剖、立体解剖、动态解剖等知识的指导下,应用针刀来治疗多种疾病的一种治疗方法,称为针刀疗法。

针刀医学具有四大基本理论、六大组成部分和独具特色的治疗器械——小针刀,且疗效显著,痛感小、安全、经济、省时。其"关于慢性软组织损伤的病因病理新理论"认为慢性软组织损伤的根本的、第一位的病因是"动态平衡失调",根本的病理改变是各种原因损伤后引起的软组织的"变性挛缩、结疤、粘连和堵塞"。当软组织发生了这样的病理变化后,必然导致局部的血液循环障碍,血流变慢,代谢废物堆积,氧供应和营养物质缺乏,进而导致无氧代谢,动态平衡失调,功能障碍加剧,形成了恶性循环。而针刀恰好就能够解除软组织的变性挛缩、结疤、粘连,疏通血液循环,"以松治痛,通而不痛",打破恶性循环,恢复动态平衡,使病灶得到根本上的治疗。针刀在临床应用中,除了具有切开病变组织,剥离粘连,疏通阻滞等作用外,还兼有针和刀的作用,可调节局部能量、力以及机体生物电的平衡激发生物能转变成电能,促进局部细胞的新陈代谢等。

2. 刀具介绍 针刀,原名小针刀;亦有称作平刃针、刃针等名称。其是由金属材料做成的在形状上似针又似刀的一种针灸用具。是在古代九针中的针、锋针等基础上,结合现代医学外科用手术刀而发展形成的。其形状和长短略有不同,一般为 10~15cm 左右,直径为 0.4~1.2mm 不等。分针柄、针身、针刃三部分,针刀宽度一般与针体直径相等,刃口锋利。

3. 适应证

(1) 各种因慢性软组织损伤而引起四肢躯干各处的一些顽固性疼痛点:慢性软组织损伤疾病中"粘连",我们从两个方面来认识,一种是外伤性软组织粘连,一种是病理性软组织粘连。这些粘连使人体的正常活动功能受到限制,并且在粘连点均有顽固性疼痛。采用针刀切割剥离,可有效松解粘连,减缓疼痛,恢复活动功能。

(2) 部分骨刺(或骨质增生):骨刺的生成,多是关节本身压应力或周围软组织拉应力过高引起。应用针刀可有效松解紧张和挛缩的肌肉和韧带。解除关节本身及周围异常拉应力,恢复力学平衡。

(3) 滑囊炎:当滑液囊受到急、慢性损伤之后,就会引起滑液囊闭锁,而使囊内的滑液排泄障碍,造成滑囊膨胀,而出现酸、胀、疼痛、运动障碍等症状。或由于过度膨胀而挤压周围的神经、血管,出现麻木,肌肉萎缩等症状。应用针刀将滑囊从深面十字切开,针刀术后用手指迅速将滑液囊压扁,往往可立见成效。

(4) 神经血管卡压性疾病:因软组织损伤后出现的挛缩、结痂、炎症等压迫、牵拉、刺激神经血管引起的症状,通过针刀对病变软组织的切割、疏通、剥离,使神经、血管的卡压得以解除而获得疗效。如腕管综合征。

(5) 骨化性肌炎初期(包括肌肉韧带钙化):对于骨化性肌炎,当骨化还没有完全僵硬之前,即肌肉还有弹性的情况下,才适应针刀治疗,不过疗程比较长,一般要 60 天左右。骨化性肌炎的病因和骨质增生一样,是肌肉和韧带拉应力过高引起,限制了人体的正常功能。

(6) 各种腱鞘炎:针刀治疗各种腱鞘炎,如手指屈肌狭窄性腱鞘炎,桡骨茎突狭窄性腱鞘炎等。尤其对狭窄性腱鞘炎等,疗效极佳,必要时可配合一些药物。

(7) 肌肉和韧带积累性损伤:针刀治疗肌肉和韧带积累性损伤,对病损较久的疗效显著,对病损时间较短的疗效较差。

(8) 手术损伤后遗症:手术造成的肌肉筋膜及关节囊挛缩,以及结疤粘连,可导致机体功能障碍并出现术后疼痛。针刀对此施行闭合性松解术,有良好的疗效。

(9) 脊柱区带疾病:包括因脊柱关节错位,周围软组织损伤引起的一系列脊柱疼痛、功能障碍和相对应的内脏病变。

(10) 一部分肛肠病、皮肤病、妇科病、外科和内科疾病。

4. 禁忌证 针刀手术虽然是一种微创手术,但它毕竟还是手术,有较大刺激和反应,所以在有上述广泛的治疗范围的同时,也有其相对应的禁忌证范围。

(1) 全身发热,严重的内脏疾病的发作期。

(2) 施术部位有红肿、热痛或深部有脓肿,坏死者。

（3）血友病、血小板减少症等凝血功能不健全者。

（4）施术部位有重要的神经、血管或主要的脏器，进针刀时无法避免，有可能造成损伤者。

（5）急性软组织损伤。慢性损伤急性发作除外。

（6）风湿性肌炎、关节炎，以及类风湿关节炎的化验显示为阳性结果的活动期（但在静止期内针刀疗法可以缓解局部症状和恢复部分功能）。

（7）脑源性疾病所致的运动神经系统症状，部分内脏性病变，反射到体表的反射性疼痛，非针刀适应证所为。

（8）诊断不清或损伤部位不清，不能进行针刀治疗。

（9）精神紧张或晕针严重，应慎用针刀治疗。重度高血压、冠心病、心肌梗死、严重肝肾功能障碍、虚脱和严重传染病活动期、精神疾病禁用于针刀治疗。

（10）中、晚期恶性肿瘤、机体严重衰竭，不用针刀治疗。

（11）脑出血、失血性疾病或机体难以耐受者，不用针刀治疗。

（12）婴幼儿及孕妇慎用或不用针刀治疗。

（二）针刀操作方法

针刀在临床上的应用有它独特的使用方法和操作技巧，要严格执行无菌操作，针刀要高压或煮沸消毒，有条件最好使用一次性针刀。进针部位的皮肤也要严格消毒并铺无菌洞巾。

1. 体位的选择以医师操作时方便、患者被治疗时自我感觉体位舒适为原则。如在颈部治疗，多采用坐位；头部可根据病位选择仰头位或低头位。

2. 在选好体位及选好治疗点后，并做以标记，作局部无菌消毒，即先用酒精消毒，再用碘酒消毒，酒精脱碘或使用碘伏消毒2次。医师戴无菌手套，最后确认进针部位。对于身体大关节部位或操作较复杂的部位可铺无菌洞巾，以防止操作过程中的污染。为减轻局部操作时引起的疼痛，可作局部麻醉，阻断神经痛觉传导。

3. 进针四步规程

（1）定点：在确定病变部位和该处的解剖结构后，在进针部位用紫药水做一个记号，局部消毒，覆盖无菌小洞巾。

（2）定向：使针刀口线和大血管、神经及肌肉纤维走相平行，将刀口压在进针点上。

（3）加压分离：在完成第2步后，右手拇指、示指捏住针柄，其余3指推住针体，稍加压力不使刺破皮肤，使进针点处形成一个长形凹陷，刀口线和主要血管神经及肌肉纤维走行平行，这样，神经血管就会被分离在刀刃两侧。

（4）刺入：当继续加压，感到一种坚硬感时，说明刀口下皮肤已被挤到接近骨质，稍一加压，即可刺破皮肤，此时进针点凹陷基本消失，神经血管即膨起在针体两侧。此时可根据需要施行进行治疗。

4. 常用的剥离方式

（1）顺肌纤维或肌腱分布方向做铲剥，即针刀尖端紧贴着欲剥离的组织做进退推进动作（不是上下提插），使横向粘连的组织纤维断离、松解。

（2）做横向或扇形的针刀尖端的摆动动作，使纵向粘连的组织纤维断离、松解。

（3）做斜向或不定向的针刀尖端划摆动作，使无一定规律的粘连组织纤维断离松解。

剥离动作视病情有无粘连而采纳，注意各种剥离动作，切不可幅度过大，以免划伤重要组织如血管、神经等。

5. 每次每穴切割剥离2~5次即可出针，一般治疗1~5次，两次相隔时间可视情况5~7d不等。

（三）注意事项

1. 由于针刀疗法是在非直视下进行操作治疗，如果对人体解剖特别是局部解剖不熟悉，手法不当，容易造成损伤，因此医师必须做到熟悉欲刺激部位深层的解剖知识，以提高操作的准确性和提高疗效。

2. 选穴一定要准确，即选择阿是穴作为治疗点的一定要找准痛点的中心进针，进针时保持垂直（非痛点取穴可以灵活选择进针方式），如偏斜进针易在深部错离病变部位，易损伤非病变组织。

3. 注意无菌操作,特别是做深部治疗,重要关节如膝、髋、肘、颈等部位的关节深处切割时尤当注意。可在局部盖无菌洞巾,并在无菌手术室内进行。

4. 针刀进针法要速而捷,这样可以减轻进针带来的疼痛。在深部进行剥离操作时,手法宜轻,不然会加重疼痛,甚或损伤周围的组织。在关节处做纵向切剥时,注意不要损伤或切断韧带、肌腱等。

5. 术后对某些创伤不太重的治疗点可以做局部手法治疗,以促进血液循环和防止术后出血粘连。

6. 对于部分病例短期疗效很好,1~2个月后或更长一些时间,疼痛常复发,尤其是负荷较大的部位如膝关节、肩肘关节、腰部等。与以下因素有关:①患者的习惯性生活、走路姿势、工作姿势等造成复发;②手术解除了局部粘连,但术后创面因缺乏局部运动而造成粘连;③局部再次遭受风、寒、湿邪的侵袭所致。因此,生活起居尤当特别注意。

（王凡　卢世秀　吕晓耀　赵立军）

参考文献

[1] 滕佳林,米杰.外治中药的研究与应用[M].上海:上海科学技术出版社,2004.
[2] 张吉.针灸镇痛机制与临床[M].北京:人民卫生出版社,2006.
[3] 温木生.电针疗法治百病[M].北京:人民军医出版社,2005.
[4] 严隽陶.推拿学(供针灸推拿学专业用)[M].北京:中国中医药出版社,2009.

第三十一章 仿生技术和再生医学

一、仿 生 学

(一) 仿生学的概念

仿生学(bionics)是模仿生物的特殊本领的一门科学。仿生学了解生物的结构和功能原理,来研制新的机械和新技术,或解决机械技术的难题。1960 年,由美国的 J. E. Steele 首先提出仿生学。

仿生学这个名词来源于希腊文"Bio",意思是"生命",字尾"nic"有"具有……的性质"的意思。他认为仿生学是研究以模仿生物系统的方式,或是以具有生物系统特征的方式,或是以类似于生物系统方式工作的系统的科学。

(二) 仿生学的用途

仿生学主要是观察、研究和模拟自然界生物各种各样的特殊本领,包括生物本身结构、原理、行为、各种器官功能、体内的物理和化学过程、能量的供给、记忆与传递等。从而为科学技术中利用这些原理,提供新的设计思想、工作原理和系统架构的技术科学。

二、仿 生 技 术

仿生技术通过对各种生物系统所具有的功能原理和作用机制作为生物模型进行研究,最后实现新的技术设计并制造出更好的新型仪器、机械等。生命科学领域是仿生技术一个重要应用领域,如仿生骨、仿生皮肤、仿生肌腱和仿生血管。

三、再 生 医 学

(一) 再生医学(regenerative medicine)的概念

再生医学是一个涉及替代、组织工程或再生人体细胞、组织或器官以修复和重建其正常功能的学科。是制作具有功能与生命性之身体器官组织,用于修复或替换身体内老化、生病、受损所造成之不健康的器官与组织,或是以其他的方式,刺激体内组织或器官再生之方法。通常在这领域的工作者,会在实验室中,培养身体内的组织或器官后,用安全的移植方式,移植至病患身体中。它的医学产品包括细胞疗法、组织工程产品、人体细胞和组织产品,以及涉及细胞和装置的某些组合产品。

(二) 再生医学涉及的学科

再生医学是一个尖端科学领域,涉及组织工程(tissue engineering,TE)、生物学、生物化学、物理学、化学、工程学等多个学科领域。广义上是指利用生命科学、仿生学、材料科学、计算机科学和工程学等学科的原理与方法,研究和开发用于替代、修复、改善或再生人体各种组织器官的信息技术,其技术和产品可用于因疾病、创伤、衰老或遗传因素所造成的组织器官缺损或功能障碍的再生治疗。

(三) 再生医学发生的变革及历史事件

最近数十年,再生医学相关研究目前在国际范围内取得了一系列重大突破与进展,并呈现蓬勃发展态势。基于干细胞的再生医学研究代表了当代生命科学发展的前沿,正在引领现有临床治疗模式发生深刻变革,并成为新医学变革的核心,将有望帮助人类最终实现修复和制造组织器官的梦想。正如 *Nature* 在2016 年 *Outlook* 特刊中所说,再生医学是一系列大胆的技巧(techniques)和技术(technologies)的集合,其目的是使我们的生理状态得以恢复到原有状态。在这里,我们结合 2016 年 12 月 8 日 *Nature* 的 *Outlook* 特刊的综述 *Timeline：Regrowing the body*,重温一下再生医学史上的大事件：

1. 早于公元前 600 年,在一本人类历史上最早的外科教科书中,印度医师 Suśruta 介绍了用面颊部皮肤修复耳垂撕裂伤,以及用前额皮瓣进行鼻重建的方法。

2. 1740 年,再生现象的发现,被称为"生物学之父"的瑞士自然学家 Abraham Trembley 发现了水螅的再生现象。

3. 1901 年,遗传的概念,因利用果蝇研究染色体在遗传中的作用而闻名于世的美国科学家 Thomas Hunt Morgan 撰写了著作 *Regeneration*。这本书使该研究领域混乱的术语得以统一和更新。

4. 1907 年,组织工程学的起源,美国生物学家 Ross Granville Harrison 发现了在实验室培养青蛙胚胎细胞的方法。他首先实施的干细胞实验和第一个成功的组织培养方法为组织工程研究铺平了道路。

5. 1952 年,核转移克隆成功。美国科学家 Robert Briggs 和 Thomas King 首先报道了核转移克隆。他们将青蛙胚胎细胞的细胞核转移到已经去核的青蛙卵细胞中,并成功培养出了蝌蚪。实验表明即便被转移到新的细胞体中,细胞核仍能保持生物体的基因组信息。

6. 1963 年,发现了干细胞,加拿大科学家 James Till 和 Ernest McCulloch 鉴别了具有自我更新能力并可以分化为血小板、红细胞和白细胞的小鼠骨髓干细胞。

7. 1981 年,创立了胚胎干细胞技术,英国科学家 Martin Evans 和 Matthew Kaufman 首先从小鼠胚胎中分离了干细胞。同一年,美国科学家 Gail Martin 发现了使胚胎干细胞在培养皿中存活的方法,推动了干细胞技术研究的发展。

8. 1981 年,人工皮肤构建成功,生物学家 Eugene Bell 及其同事报道了用自体细胞构建的人工皮肤修复创面的方法。

9. 1997 年,小鼠背上长出的人耳获得成功,哈佛医学院科学家 Joseph Vacanti 及其团队通过组织工程技术成功使小鼠背部"长出"人耳。

10. 2006 年,诱导多能干细胞研究成功,日本东京大学的 Shinya Yamanaka 通过导入 4 个转录因子使小鼠成体细胞逆转至胚胎细胞样状态。这种诱导多能干细胞规避了胚胎干细胞的伦理问题。

11. 2016 年,由日本九州大学 Katsuhiko Hayashi 领导的日本科学家通过在胎鼠卵巢组织细胞团块(clumps)中培养小鼠皮肤细胞而使其成为卵细胞。将其转入代孕母鼠体内,这些实验获得的卵子能够发育成为健康、具有生殖能力的幼鼠。

第二节　仿生技术和再生医学在疼痛病学应用的进展

一、椎间盘退变

椎间盘能增加脊柱的灵活性和运动性。它由中央的凝胶状髓核、薄胶原质纤维构成的环形纤维环和终板构成。椎间盘退变的形成与多种因素有关,包括基因、物理、营养因子、导致退变的细胞外基质和细胞死亡。椎间盘退变的患者表现为髓核脱水、突出、环状纤维破裂、导致机械疼痛的炎症反应。椎间盘退变传统治疗通常有镇痛、物理治疗、疼痛的介入管理、腰椎融合、椎间盘置换的手术介入治疗可能对该疾病有所帮助。虽然这些治疗短时间内可以缓解疼痛,但他们不能解决根本的病原学因素,即不可逆转的椎间盘细胞和细胞外基质的减少。于是椎间盘(intervertebral disc,IVD)再生的研究引起了人们的极大兴趣。目前研究再生策略主要有三个方面:生物疗法、细胞治疗及组织支架。

(一) 生物疗法

生物活性物质具有抵抗分解代谢,诱导细胞外基质合成的特点,且拥有大量的体外及动物临床前证据。Walsh 等在小鼠体内实验中证实成骨蛋白 I、生长分化因子 V 具有促进细胞外基质合成的作用。Akeda 等将富血小板血浆(platelet-rich plasma,PRP)用于治疗 22 名受试者,半年内近 50% 的患者腰痛指数显著改善。随后,Tuakli-Wosornu 也报告了 29 例 PRP 治疗慢性腰椎间盘源性疼痛的类似治疗效果。生物制剂半衰期短暂、需重复操作等问题使该疗法的发展及应用受限,如何维持生物制剂的有效浓度、减少不必要的重复操作成为生物疗法进一步研究的核心问题。

（二）细胞治疗

细胞治疗目的是通过延缓或逆转破坏性的炎症过程和再生蛋白来解决椎间盘退变,目前拥有大量的体外及动物临床前证据。

1. 自体骨髓间充质干细胞 Yoshikawa 等对 2 例腰椎间盘退变的女性患者完成椎管减压术后,进行自体骨髓间充质干细胞(mesenchymal stem cell,MSC)移植。术后 2 年随访中,最初的症状得到有效缓解,影像学显示椎间盘退变得到改善,脊柱稳定性得到提高,MRI 中 T2 加权像信号升高提示椎间盘含水量增加。Orozco 等对 10 例患者进行自体骨髓间充质干细胞治疗,1 年后 10 例患者的腰痛全部得到有效缓解,脊柱功能得到改善,且与其他手术方式如脊柱融合术或椎体成形术相比具有明显优势,移植区椎间盘组织水含量升高,但是椎间盘高度并未恢复,该研究者认为尽管椎间盘高度并未得到改善,但患者椎间盘组织水含量在术后得到显著提高,因此干细胞疗法可作为部分伴有明显腰痛的椎间盘退行性疾病患者的另一选择。Pettine 等进行了 26 例使用自体骨髓 MSCs 治疗退行性椎间盘源性疼痛试验。第 1 年随访期间未报告不良事件,其中有 21 例显示疼痛评分和损伤统计学显著改善,所有受试者均报告疼痛减轻。随访的第 2 年和第 3 年之间,受试者 Oswestry 功能障碍指数(Oswestry disability index,ODI)和视觉模拟评分(visual analogue scale,VAS)评分持续改善。该研究者们通过与使用人工椎间盘或腰椎融合术治疗类似患者的大型研究结果进行比较,得出干细胞治疗对 ODI 和 VAS 评分改善更有利的结论。

2. 异体骨髓间充质干细胞 Noriega 等将 24 例腰椎间盘退变患者随机分为同种异体骨髓盘内注射或假注射对照组,第 1 年的随访中,未报告重大不良事件。治疗组患者于随访第 3、6 和 12 个月,VAS 和 ODI 评分显著降低。但治疗组椎间盘高度变化没有显著差异。该研究证明了同种异体移植模型相对于对照组的安全性和可行性。

3. 脂肪来源间充质干细胞 Kumar 等对 10 例慢性腰背患者进行脂肪来源间充质干细胞联合透明质酸注射后,随访 12 个月未观察到不良事件,12 月时有 6 名受试者的 VAS 和 ODI 评分下降超过 50%,影像学显示所有患者的椎间盘高度均未降低,3 例 MRI 显示椎间盘含水量增加,并且得出高、低细胞浓度对 VAS 或 ODI 评分结果均无差异。

4. 髓核细胞移植 Meisel 等通过分析 112 例椎间盘退行性疾病患者,探究与单纯髓核摘除术相比,在椎间盘髓核摘除术后 3 个月移植自体椎间盘细胞的安全性及有效性,以及能否提高髓核(nucleus pulposus,NP)细胞外基质水平。术后 2 年的随访表明,与单纯行髓核摘除术相比,复合行自体椎间盘细胞移植的患者的腰痛有更明显的改善;且椎间盘高度得到维持,椎间盘含水量更丰富。Mochida J 等证明不管在动物模型还是临床试验,NP 细胞的重新插入均减缓了椎间盘的进一步变性,并且直接与间充质干细胞进行细胞共培养,均显著上调了 NP 细胞的活力,且在一项为期 3 年的前瞻性临床研究中,9 例患者未观察到不良反应,腰痛均明显改善,MRI 成像未显示出任何有害影响。研究证实了活化的 NP 细胞移植的安全性。

5. 软骨细胞 Coric 等在一项前瞻性临床试验中,针对 2 个中心的 15 例单节段椎间盘退变导致腰痛的患者使用异体关节软骨细胞,术后 12 个月的随访中,均未出现不良反应,脊柱功能均得到一定恢复,其中 10 例在术后 6 个月的 MRI 显示椎间盘退变程度较前改善,第 12 个月的随访中,3 例因腰痛持续而接受手术治疗,持续改善 8 例,有效性(VAS,ODI,SF-36)得到明显改善。

6. 组织支架 具有促进细胞迁移、增殖和细胞外基质合成的特点。虽然各项研究已证实细胞疗法对治疗椎间盘退变有显著效果,但移植细胞在移植靶点的回漏以及其移植后的较低存活率对细胞疗法的应用产生极大限制。而近年来生物组织支架应用的兴起能够有效避免移植细胞的回漏,并提高移植细胞的生存及适应能力。Ruan 等分别在体外实验及体内实验中证实搭载聚丙交酯-乙交酯[Poly(L-lactide-co-glycolide),PLGA]支架的髓核细胞有更强的增殖能力,在犬的实验模型中能够延缓椎间盘退变的进展。然而,生物组织支架的使用同样受到生物相容性、可降解性等诸多限制。

二、神经病理性疼痛

损伤或疾病影响躯体感觉神经系统而发生神经病理性疼痛（neuropathic pain，NP）。NP 通常是慢性的，即它可能持续存在或反复发作，不仅可能导致功能丧失，而且还增加疼痛敏感性和自发痛。NP 可能由影响外周或中枢神经系统的各种病因引起。慢性神经病理性疼痛是构成全球疾病负担的主要因素，其患病率介于人群的 6.9%～10%，而疼痛程度取决于神经系统疾病类型。疼痛可能是最突出或唯一的临床表现，例如在 PHN 中，或在化疗导致的外周神经病理性疼痛中。即使在相同病因引起的 NP 患者中，疼痛症状和体征通常也不尽相同。尽管如此，当临床症状和体征存在时，NP 往往导致巨大痛苦和功能残疾，故对治疗充满挑战。目前的一线治疗药物对许多患者而言，其缓解效果并不尽如人意。因此，再生医学的兴起给了研究者新的思路，他们试图用全新的治疗方式去攻克 NP 治疗难题。

E Russell Vickers 等用自体脂肪间充质干细胞治疗 10 名患有慢性（疼痛症状持续 4 个月至 6 年零 5 个月）难治性面部神经痛女性受试者。临床结果表明，术后 6 个月时，有 5/9 名（1 名失访）受试者的疼痛强度评分和使用 NP 治疗药物均减少，平均疼痛评分从治疗前 7.5 降至 4.3，且减少了对药物的需求，未报告有不良事件。这项初步的研究表明，给予自体干细胞治疗面部神经痛可显著降低 6 个月时的疼痛强度，是一种安全且耐受良好的干预措施。

Venturi 等经会阴注射自体脂肪组织和干细胞治疗 15 名阴部神经痛的妇女。在术后 12 个月的随访期间，未报告有并发症。其中有 12 位患者完成了随访方案，VAS 显著改善以及 SF-36 评分较前缓解，而阴部神经终末运动潜伏期检测（pudendal nerve terminal motor latency，PNTML）表现出无明显改善神经传导的趋势。

三、骨 关 节 炎

骨关节炎（osteoarthritis，OA）是一种以关节软骨的变性、破坏及骨质增生为特征的慢性关节病，本病在中年以后多发。研究表明，骨关节炎在 40 岁人群的患病率为 10%～17%，发病率随着年龄增大而上升，在 75 岁以上人群中高达 80%，目前的治疗方式有药物、中医理疗、外科手术等方式，但因为疗效不确切、外科创伤大、费用高等原因，该病的最终致残率为 53%，严重影响生活质量和自我照顾能力，为家庭和社会带来巨大负担。再生医学为治疗骨关节炎或许提供了新的途径。Centeno 等早期报道了一例接受经皮关节腔内注射自体骨髓 MSC 的患者，术后表现出软骨生长，活动范围增加，疼痛评分显著下降。随后，作者报告了一项涉及 339 例各种骨科诊断患者的安全性研究，其中 41.4% 的患者疼痛缓解超过 85%。Orozco 等对 12 例膝关节患者关节内注射 MSCs 的治疗获益和安全性的研究。术后 12 个月时，日常活动期间的平均疼痛评分改善，影像学显示膝关节软骨质量改善，未报告不良事件。Jo 等报道了一组膝关节 OA 患者注射 MSC 后疼痛评分的临床改善和组织再生的证据。术后 6 个月时，接受高剂量细胞的患者报道其疼痛评分和 The Western Ontario and McMaster Universities（WOMAC）量表指数改善最大，而低剂量和中剂量患者未显示统计学显著改善。此外，发现软骨缺损尺寸减小，而总体关节软骨体积随着细胞注射而增加，高剂量组最为显著。Wakitani 等表明 24 例接受内侧开口胫骨高位截骨术（high tibial osteotomy，HTO）的患者，同时接受培养的自体骨髓间充质干细胞（MSC）移植比仅接受 HTO 的患者有更好的软骨愈合率。Wong 等通过 56 例骨髓间充质干细胞移植修复 HTO 膝内翻畸形伴软骨缺损的患者注射自体 MSC 和透明质酸注射或单独使用透明质酸，他们发现尽管两个治疗组测量的疼痛、活动和功能均有所改善，但细胞治疗组显示出更大的获益。在另一项研究中，Vangsness 等通过 55 例半月板部分切除术后患者随机注射透明质酸钠或不同剂量的 MSCs 的临床试验，随访第 2 年时，接受低剂量 MSCs 治疗的患者疼痛评分改善 27.3%。同样，高剂量组的疼痛评分改善率为 24.1%。Vega 及其同事对 30 例慢性膝关节 OA 患者进行了一项随机对照试验，他们比较了异体干细胞注射和透明质酸注射，发现细胞疗法患者描述的疼痛减轻大约 40%，而对照组为 20%。Yamasaki 等描述了关节软骨损伤的患者接受了骨髓 MSC 移植治疗后 6 个月报告疼痛和活动改善，移植后 2 年可以发现缺损已经修复并被纤维软骨替代。特发性股骨头坏死是一种进展为股骨头塌陷和髋关节破坏的疼痛性疾病。Müller 等对 5 例骨坏死患者注射 MSCs，结果显示患者日常活动的疼痛和耐受性临床改善,未发现显著并发症。

　　临床上,大多数试验均未报告显著不良事件。大多数研究报告了极轻微至无不良反应或并发症。在文献的系统综述中,Peeters 等对 844 例手术和关节注射进行了 meta 分析,评价了 8 项不同的涉及自体 MSCs 的研究。他们发现了 4 例严重不良事件(1 例骨髓穿刺相关感染、1 例肺栓塞、2 例未在注射部位的肿瘤)、22 例手术并发症和 7 例干细胞产品相关不良事件。从目前的研究来看,再生医学看似是安全的。但值得注意的是,恶性肿瘤的进展可能需要更长的时间,并且这些不良后果可能存在于研究随访范围之外。正如 Rosland 等一项研究报告自发性恶变在长期培养的骨髓间充质干细胞中,有 45.8% 的细胞在软琼脂试验中不能完全分化,显示出高致瘤性。故自发性恶性转化可能为 MSCs 带来安全性风险。

　　未来我们可能需要更多、更深入,设计更合理,更全面的临床研究和更长久的临床随访。

（马柯　庄志刚）

参考文献

[1] WILLYARD C. Timeline:regrowing the body[J]. Nature,2016,540(7632):S50-S51.

[2] LLUIS OROZCO,ANNA MUNAR,ROBERT SOLER,et al. Treatment of knee osteoarthritis with autologous mesenchymal stem cells:two-year follow-up results[J]. Transplantation,2014,97(11):e66-e68.

[3] HOHAUS C,GANEY T M,MINKUS Y,et al. Cell transplantation in lumbar spine disc degeneration disease[J]. Eur Spine J,2008,17(Suppl 4):492-503.

[4] TSCHUGG A,MICHNACS F,STROWITZKI M,et al. A prospective multicenter phase I/II clinical trial to evaluate safety and efficacy of NOVOCART Disc plus autologous disc chondrocyte transplantation in the treatment of nucleotomized and degenerative lumbar disc to avoid secondary disease:Study protocol[J]. Trials,2016,17(1):1-10.

[5] VENTURI M,BOCCASANTA P,LOMBARDI B,et al. Pudendal neuralgia:a new option for treatment? preliminary results on feasibility and efficacy[J]. Pain Med(United States),2015,16(8):1475-1481.

[6] ELABD C,CENTENO C J,SCHULTZ J R,et al. Intra-discal injection of autologous,hypoxic cultured bone marrow-derived mesenchymal stem cells in five patients with chronic lower back pain:A long-term safety and feasibility study[J]. J Transl Med,2016,14(1):1-9.

[7] J. CENTENO C,R. SCHULTZ J,CHEEVER M,et al. Safety and complications reporting update on the re-implantation of culture-expanded mesenchymal stem cells using autologous platelet lysate technique[J]. Curr Stem Cell Res Ther,2012,6(4):368-378.

[8] VANGSNESS C T,FARR J,BOYD J,et al. Adult human mesenchymal stem cells delivered via intra-articular injection to the knee following partial medial meniscectomy A Randomized,Double-Blind,Controlled Study[J]. J Bone Jt Surg-Ser A,2014,96(2):90-98.

[9] CHAKRAVARTHY K,CHEN Y,HE C,et al. Stem cell therapy for chronic pain management:review of uses,advances,and adverse effects[J]. Pain Physician,2017,20(4):293-305.

[10] PEETERS CMM,LEIJS MJC,REIJMAN M,et al. Safety of intra-articular cell-therapy with culture-expanded stem cells in humans:A systematic literature review[J]. Osteoarthritis and Cartilage,2013,21(10):1465-1473.

第三十二章 肌骨超声应用于肌肉骨骼疼痛病的诊断和治疗

第一节 肌肉与肌腱末端疼痛病超声诊断和可视化治疗

一、肱骨外上髁炎

（一）概述

肱骨外上髁炎又称"网球肘"，是由前臂桡侧腕短伸肌和尺侧腕伸肌肌腱反复或不当使用造成肌腱起点及周围出现慢性损伤性炎症而引起疼痛的一种疾病，常见于经常屈、伸肘关节的人群。主要表现为肘关节外侧疼痛，做前臂内翻、伸腕、握持动作时疼痛加重，压痛点位于桡侧腕短伸肌和尺侧腕伸肌肌腱附着处，可扪及条索状增粗肌腱，网球肘试验阳性。该病有一定的自限性，但病程较长，严重影响患者的工作能力及生活质量。肱骨外上髁炎一般采用保守及痛点注射治疗，传统技术依靠解剖定位进行盲穿，难以精准将药物注射至病灶，存在一定局限性。超声技术具有可视、精准、安全、无辐射等优点，已成为肱骨外上髁炎常用的诊断治疗方法。

（二）相关解剖

桡侧腕短伸肌、指伸肌、小指伸肌、尺侧腕伸肌组成伸肌总腱共同附着于肱骨外上髁，是肱骨外上髁炎病变靶点部位。其功能为伸腕、协助腕关节尺偏和桡偏。肱桡肌和桡侧腕长伸肌附着于外上髁近端，但并不参与构成伸肌总腱。桡神经在肱骨外上髁上方分为浅、深两支，浅支与桡动脉伴行，沿前臂向远端分布至腕关节、拇指、示指、中指背侧，深支主要支配前臂伸肌的运动。

（三）超声诊断

患者取坐位，肘关节适度屈曲。采用高频线阵探头，长轴位放置于肱桡关节体表投影位置（图 32-1-1），由浅至深为：伸肌总腱、肱骨外上髁、桡侧副韧带、肱桡关节。正常伸肌总腱为条索状高回声结构，可清晰显示肌腱内平行线状强回声肌纤维。嘱患者伸肘，扫查肱桡关节，观察关节内有无积液，关节间隙有无变窄等。肱骨外上髁炎超声表现为：伸肌总腱增厚，局限性或弥漫性回声减低、结构不清（图 32-1-2）；肌纤维内部可存在低回声撕裂区及积液；肱骨外上髁表面回声粗糙，慢性病例肌腱附着处常有钙化。

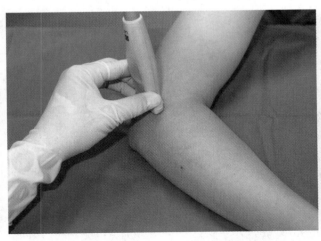

图 32-1-1 肱骨外上髁炎超声扫描图

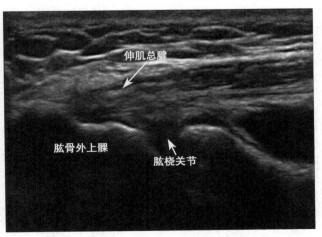

图 32-1-2 肱骨外上髁炎超声图
伸肌总腱止点撕裂，回声减低，肌纤维结构不清，筋膜增厚。

（四）可视化治疗

1. 治疗方法和原则 临床上多采用注射消炎镇痛液、针刀、细银质针、PRP 及射频等方法治疗肱骨外上髁炎。超声可较清晰地对病变部位、性质、程度、范围进行探察，针对不同的病情及适应证，制订个体化的治疗方案，选择一种或多种方法，实施可视化微创序贯治疗，以期达到最佳效果。

2. 操作规范和步骤 患者取坐位或平卧位，患侧手臂内旋，肘部适度屈曲。常规皮肤消毒，铺无菌巾。探头套无菌袖套，涂抹无菌耦合剂。使用高频线阵探头，探头纵向放置于肱桡关节体表投影处，显示伸肌总腱的长轴切面。采用平面内技术，于探头远端向近端进针。

（1）注射治疗：超声实时引导穿刺，针尖至伸肌总腱肱骨外上髁附着处，回抽无血，缓慢注射消炎镇痛液或 PRP 等，浸润至病变部位，使药液沿伸肌总腱表面及病变部位扩散（图 32-1-3，图 32-1-4）。注射药液时应无明显阻力。

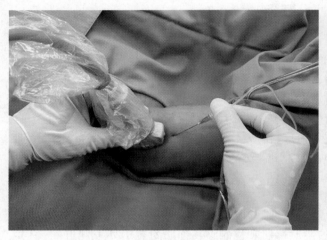

图 32-1-3 肱骨外上髁炎注射治疗图

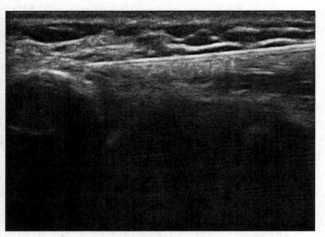

图 32-1-4 肱骨外上髁炎注射治疗超声图

（2）针刀治疗：超声实时引导针刀穿刺至伸肌总腱，使针刀与伸肌总腱肌纤维平行，纵向剥离、切割粘连组织（图 32-1-5）。患者可感觉局部酸痛、胀痛，术者刀下有明显滞刀感，继续松解粘连部位，刀下感松动后撤出针刀，局部按压。

（3）细银质针治疗：仔细扫查肱骨外上髁及病灶肌肉病变的形态特征，开启彩色多普勒模式，扫查施针范围的血流影像。采用平面内技术，穿刺点局部麻醉，超声实时引导下细银质针沿伸肌总腱表面及肌腹内穿刺至肱骨外上髁骨面。针间距 1cm，布 4～6 针（图 32-1-6～图 32-1-8）。连接温控仪，根据病情调节温度至 90～120℃，治疗时间 15～25min。术毕拔除银质针，无菌敷料按压穿刺点。穿刺部位覆盖无菌辅料。

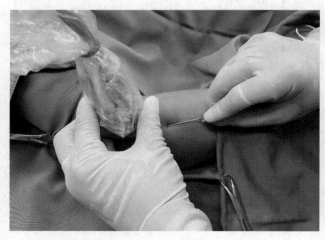

图 32-1-5 肱骨外上髁炎针刀治疗图

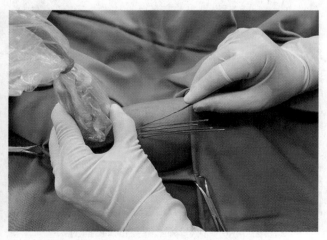

图 32-1-6 肱骨外上髁炎细银质针治疗图

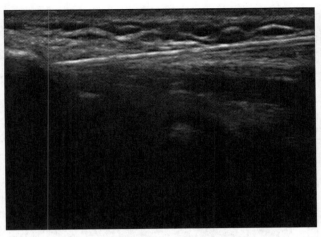

图 32-1-7　肱骨外上髁炎细银质针穿刺超声图

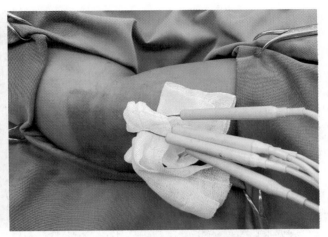

图 32-1-8　肱骨外上髁炎细银质针治疗图

（五）注意事项

1. 扫查时为避免各向异性伪像，需调整合适的探头角度，使超声声束垂直于肌腱纤维束。

2. 通过扫查对侧肢体相应部位来协助诊断，注意探头放置位置双侧应一致。

3. 常规应用彩色多普勒血流扫查病变部位，特别是能量多普勒显像可敏感显示低血流信号，用于评价炎症病变程度。

4. 行消炎镇痛液注射治疗，避免将药物注入肌腱内，以免导致肌腱钙化、变脆甚至断裂。

5. 行细银质针加热治疗，针与皮肤接触处应注意隔热以免烫伤。

二、腕管综合征

（一）概述

腕管综合征是由于腕管内正中神经受压而导致神经水肿，引起手指感觉异常、肌肉萎缩等症状。典型临床表现为手部麻木、无力、肿胀感，拇指、示指、中指及环指桡侧半的掌侧感觉减退并伴有疼痛，疼痛可向近端放射。常见于中年妇女，多数在白天剧烈劳动后发作，夜间疼痛加重，甚至在睡眠中由于剧烈疼痛而苏醒。Phalen 试验阳性高度提示腕管综合征。Phalen 试验的方法是患者双腕完全屈曲至少 30s，正中神经支配区出现感觉迟钝、疼痛或麻木即为阳性。近年来，人们生活方式的改变，使该病的发病率呈上升趋势。传统治疗方法常采用针灸、理疗、腕管内注射药物等，但腕管内注射多为盲探注射，所以疗效不确定且易复发。对于严重腕管综合征出现肌肉萎缩的患者，手术治疗是最有效的方法。然而，传统的手术方式由于切口大、术后远期并发症多而不易被患者接受。手腕部骨骼、肌腱、神经位置表浅，超声特别适合应用于手腕部疾病的诊断和治疗，超声引导下针刀松解腕横韧带治疗腕管综合征逐渐成为临床医师关注和研究的热点。

（二）相关解剖

腕管位于腕横韧带深面，是由腕骨沟和腕横韧带共同组成的一个骨性纤维性隧道，其桡侧为舟状骨及大多角骨，尺侧为豌豆骨及钩状骨，背侧为头状骨、舟状骨、小多角骨及覆盖其上的韧带，掌侧为腕横韧带。其内有 4 条指浅屈肌腱、4 条指深屈肌腱、拇长屈肌腱及正中神经通过，正中神经位于屈肌腱表面，常位于桡侧腕屈肌腱和尺侧的掌长肌之间，位置表浅。大鱼际肌、小鱼际肌起于腕横韧带，尺侧腕屈肌、桡侧腕屈肌与腕横韧带相关联，掌长肌也有很多的纤维止于腕横韧带表面。当正中神经穿过腕管，穿行在腕横韧带下方时，会受到各种物理因素卡压，从而引起周围神经卡压症状。正中神经穿掌腱膜深面至手掌，分成数支指掌侧总神经。每一指掌侧总神经又分为两支指掌侧固有神经沿手指两侧行至指尖。正中神经支配前臂屈侧及手掌内桡侧半的大部分肌肉和手掌桡侧皮肤感觉。

（三）超声诊断

患者取坐位，肘略屈曲，掌心向上，腕下垫一薄枕，使腕关节轻度伸展。选择高频线阵探头，短轴位放置于腕横纹处（图 32-1-9），显示正中神经短轴切面，其位于腕横韧带深面，屈指肌腱浅层，位置表浅且固定,呈蜂窝状椭圆形结构,回声较肌腱低,可通过手指运动和肌腱相区别,正中神经不随手指的屈伸而移动。腕管综合征患者超声短轴位显示正中神经在腕管内远端变细,近端增粗(图 32-1-10)。旋转探头,使探头与腕关节垂直,显示正中神经长轴切面(图 32-1-11),正常正中神经走行通畅,表面光滑无压迫。长轴位显示腕横韧带增厚压迫正中神经,受压处变细,表现为典型的"切迹征"(图 32-1-12)。

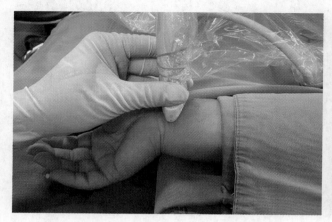

图 32-1-9　腕管综合征短轴位超声扫查图

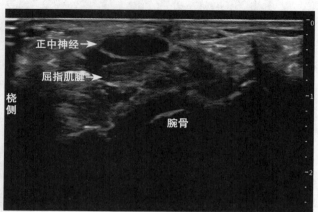

图 32-1-10　腕管综合征短轴位超声图
正中神经远端变细、近端增粗。

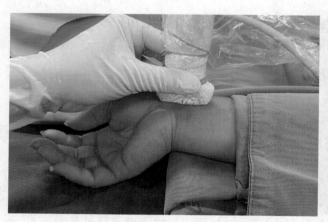

图 32-1-11　腕管综合征长轴位超声扫查图

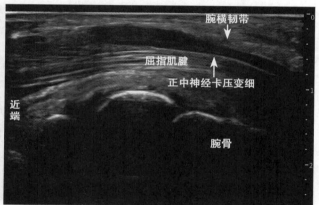

图 32-1-12　腕管综合征长轴位超声图
腕横韧带增厚压迫正中神经,受压处变细。

(四) 可视化治疗

1. 治疗方法和操作常规

(1) 操作步骤:患者取坐位或平卧位。患侧手掌向上,腕关节下方垫一薄枕。常规皮肤消毒,铺无菌巾。探头套无菌袖套,涂抹无菌耦合剂。使用高频线阵探头,根据治疗方案选择具体方法和药物、器具。

(2) 根据病情选择适宜的治疗方法:早期可行腕管内注射松解治疗,正中神经受压明显时需实施腕横韧带针刀松解术。治疗需全程在超声可视下进行,避免损伤正中神经。注意事项:穿刺路径选择近端向远端方向,穿刺方向指向中指和环指之间,可避免损伤腕横韧带感觉支。

2. 注射治疗

(1) 短轴平面内穿刺技术:探头短轴位放置于腕关节扫查,开启彩色多普勒模式,识别尺动脉。嘱患者活动手指,以区分肌腱及正中神经。尺侧进针,避开尺动脉,针尖接近正中神经(图 32-1-13),注射适量消炎镇痛液行液体松解(图 32-1-14)。注射过程中阻力较小,患者无异感。

(2) 长轴平面内穿刺技术:探头长轴位垂直于腕关节放置,识别正中神经病变部位。腕管近端进针,于正中神经表面注射消炎镇痛液行液体松解。

3. 针刀治疗 探头垂直于腕关节放置,识别正中神经、腕横韧带等腕管内结构,扫查正中神经长轴,显露正中神经受压变细部位。腕管近端穿刺,沿正中神经长轴表面注射生理盐水行液体松解。沿穿刺点进针刀(图 32-1-15),达正中神经受腕横韧带压迫处,沿神经表面切割腕横韧带(图 32-1-16),观察神经松解情况,直至压迫解除。退出针刀,局部按压。穿刺部位覆盖无菌敷料。

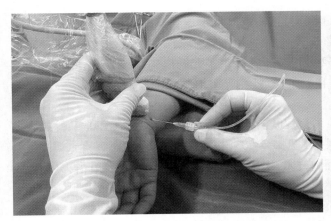

图 32-1-13 腕管综合征注射治疗穿刺图

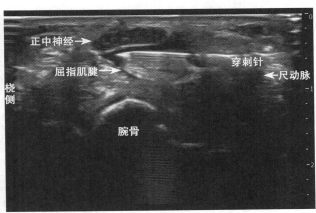

图 32-1-14 腕管综合征注射治疗超声图

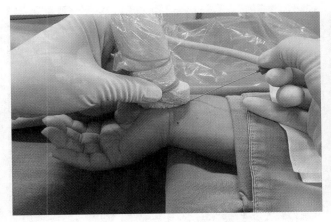

图 32-1-15 腕管综合征针刀进针图

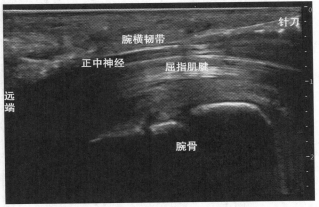

图 32-1-16 腕管综合征针刀治疗超声图

三、屈指肌腱腱鞘炎

(一)概述

1. 定义 手指在弯曲及伸直的交替动作中,肌腱在手掌和手指相连的关节处受束缚,产生疼痛及弹响声,称屈指肌腱腱鞘炎或"扳机指"。多发生于过度使用手指的人群,以拇指、示指、中指多见。"扳机指"是由屈指肌腱腱鞘的炎症引起,为手指疼痛和功能障碍的主要原因。

2. 局部解剖与病理改变

(1)局部解剖:屈指肌腱腱鞘包绕指浅屈肌腱和指深屈肌腱。腱鞘由外层的纤维层和内层的滑膜层组成,从掌骨颈延伸至末节指骨,纤维层在不同部位增厚形成宽度、厚度和形态不一的致密结缔组织支持带,维持肌腱的轴性滑动,并防止肌腱脱位,称滑车系统。包括 5 个环形滑车(分别为 A1、A2、A3、A4、A5)、4 个交叉滑车(分别为 C0、C1、C2、C3)和 1 个掌腱膜滑车,指浅屈肌腱和指深屈肌腱在滑车下滑动。绝大多数的"扳机指"由 A1 滑车增厚引起。A1 滑车也称环状韧带,位于掌指关节水平,起于掌指关节掌板,向远端延伸至近端指骨,正常情况下宽度为 8~10mm,厚度为 0.6~0.8mm。近端手指横纹可作为 A1 滑车的体表标志。

(2)病理改变:腱鞘是与肌腱长轴相垂直的环形韧带,套在肌腱的外面,对肌腱起固定作用。手指弯曲或伸直时,肌腱在腱鞘内穿梭,与腱鞘相摩擦。当过度使用时,腱鞘韧带会发生水肿、增生及粘连,形成慢性炎症,造成腱鞘的肥厚,管腔变窄,此时肌腱可被卡住不能活动,需借助外力伸直或屈曲。此病初感屈指不灵、发僵、轻微疼痛,日久则疼痛加重,尤以晨起明显。触诊可发现结节及肌腱压痛,被动屈伸扳机指可诱发出弹响声。

（二）超声诊断

患者取坐位,手腕伸直,掌心向上。选择高频线阵探头,长轴位放置于病变掌指关节(图 32-1-17),扫查 A1 滑车、屈指肌腱及掌指关节。"扳机指"超声影像表现为:A1 滑车局限性和弥漫性增厚,回声减低(图 32-1-18)。屈指肌腱腱鞘炎短轴位超声图见图 32-1-19。开启彩色多普勒模式,可见腱鞘内血流信号增多。动态下观察屈曲及伸直手指时,可见屈指肌腱在狭窄的 A1 滑车处有明显的"嵌顿"征。

（三）超声可视化治疗

1. 操作步骤　患者取坐位,手腕伸直,掌心向上。常规皮肤消毒,铺无菌巾。探头套无菌袖套,涂抹无菌耦合剂。选择高频线阵探头,长轴位放置于病变掌指关节(图 32-1-20),扫查腱鞘厚度,动态观察肌腱在腱鞘内的滑动情况,明确有无嵌顿及其严重程度。采用平面内技术,于探头近端进针,穿刺点局部麻醉,穿刺针到达腱鞘内,注射适量消炎镇痛液分离腱鞘与肌腱粘连部位(图 32-1-21)。退出穿刺针,原穿刺点进针刀。平刀松解病变腱鞘与肌腱粘连部位(图 32-1-22),再立刀松解病变腱鞘(图 32-1-23,图 32-1-24)。嘱患者屈伸手指,超声动态观察施术效果(图 32-1-25),无弹响及明显嵌顿,退出针刀,治疗结束。穿刺点覆盖无菌敷料。

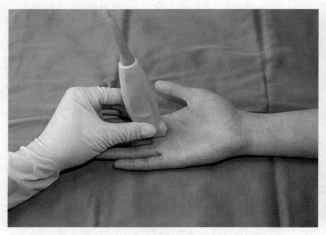

图 32-1-17　屈指肌腱腱鞘炎长轴位超声图

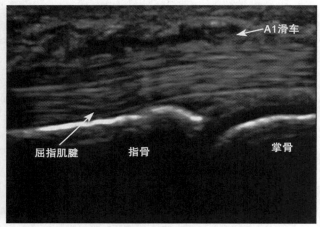

图 32-1-18　屈指肌腱腱鞘炎(扳机指)超声图
A1 滑车弥漫性增厚,回声减低。

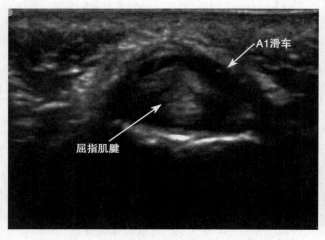

图 32-1-19　屈指肌腱腱鞘炎短轴位超声图

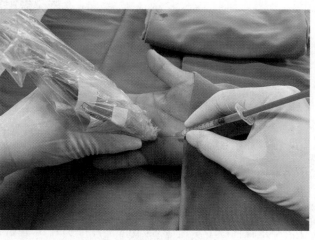

图 32-1-20　屈指肌腱腱鞘炎长轴位超声图

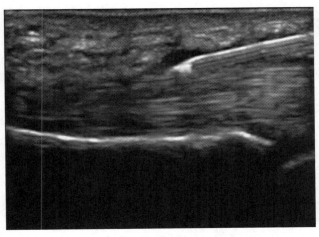

图 32-1-21　屈指肌腱腱鞘炎注射治疗超声图

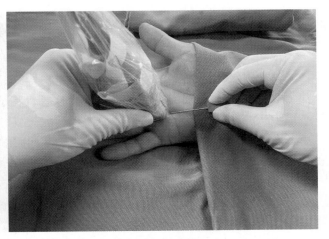

图 32-1-22　屈指肌腱腱鞘炎针刀平刀松解图

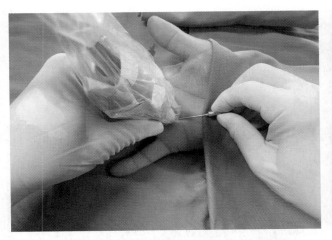

图 32-1-23　屈指肌腱腱鞘炎针刀立刀松解图

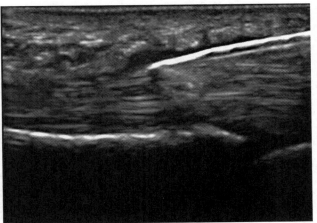

图 32-1-24　屈指肌腱腱鞘炎针刀立刀超声图

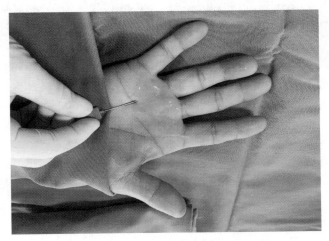

图 32-1-25　屈指肌腱腱鞘炎针刀施术效果超声图

2. 注意事项

（1）行 A1 滑车松解时，为避开指间神经，需先行短轴切面扫查。

（2）A1 滑车松解后，及时进行功能锻炼，避免再次粘连。

（3）针刀松解时需实时监测针刀运行轨迹，避免损伤肌腱。

四、跟腱周围炎

（一）概述

跟腱周围炎是以踝关节跖屈时出现尖锐、持续、严重的后踝关节疼痛为特征的一种临床综合征,常因踝关节不当或过度运动后发病,多见于体育运动爱好者。跟腱周围炎患者为避免患侧跟腱跖屈,常采取扁平足步态加以保护,但这种步态可诱发出现踝关节滑囊炎及肌腱炎。诊断跟腱周围炎可行肌腱弹响试验,患者取坐位,检查者被动的跖屈和背伸踝关节同时触诊跟腱,如检查者感到弹响感即为阳性。该病如不治疗会导致患者疼痛加重及下肢功能障碍,使后期治疗更加困难,最终可能导致跟腱断裂。

（二）相关解剖

跟腱也称腓肠肌总腱,是人体中最长、最厚、最强韧的肌腱。起始于小腿后方中部,向下附着于跟骨后,内侧、背侧、外侧均由腱旁组织包围,腓肠神经走行于跟腱的外侧。跟腱在向下延伸的过程中逐渐变窄,最窄处距跟骨附着点上方约5cm,此处易发生肌腱炎。跟骨后滑囊位于跟腱和跟骨后上角之间,该滑囊亦可因跟腱炎而导致炎症。

（三）超声诊断

患者俯卧位,足踝悬于检查床边缘。采用高频线阵探头,平行于跟腱放置,扫查跟腱至其跟骨附着处,探头缓慢向头侧移动,观察跟腱有无积液、撕裂及断裂等(图32-1-26)。跟腱炎长轴位超声影像表现为:跟腱肿胀增厚,回声减低,实质不均匀,有时见高回声的钙化灶,可累及部分或全部腱体(图32-1-27)。多继发跟骨后滑囊炎。

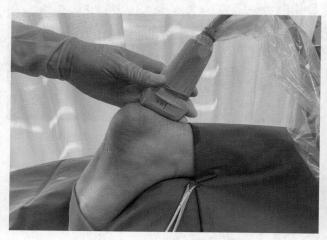

图32-1-26　跟腱炎超声扫查图

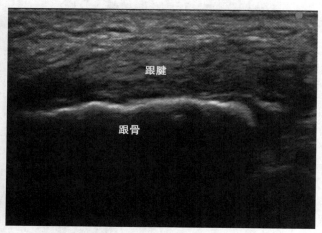

图32-1-27　跟腱炎长轴位超声图
跟腱肿胀增厚,回声减低,实质不均匀。

（四）可视化治疗

1. 操作步骤和治疗方法　患者取俯卧位,足踝悬于治疗床边缘。常规皮肤消毒,铺无菌巾。探头套无菌袖套,涂抹无菌耦合剂。选择高频线阵探头,长轴位放置于跟腱处,扫查病变部位。治疗方法如下:

（1）跟腱周围注射治疗:采用平面内技术,将穿刺针穿刺至跟腱深层面(图32-1-28),注射1%利多卡因3~5ml,随后注射30μg/ml臭氧10ml(图32-1-29)。

（2）PRP注射治疗:采用平面内技术,穿刺至超声影像下的病变部位,将PRP浸润注射跟腱表面及病变部位后,退出穿刺针。覆盖无菌敷料。

2. 注意事项

（1）PRP制备及注射:对洁净环境要求较高,需在洁净层流室内进行。

（2）治疗后避免剧烈活动,加强康复治疗。

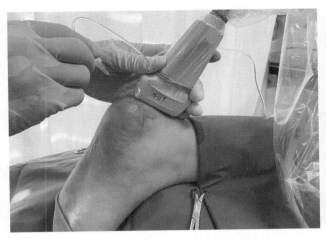

图 32-1-28　跟腱炎治疗穿刺超声图

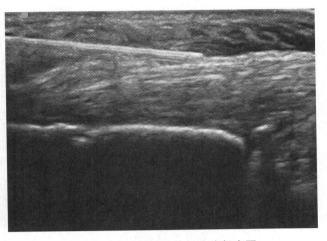

图 32-1-29　跟腱炎注射治疗超声图

五、足底筋膜炎

（一）概述

足底筋膜炎主要因过度负荷致足底筋膜损伤发生慢性炎症,临床表现为跟骨足底面疼痛和压痛,行走时疼痛加重。该病多见于中老年人,女性患者居多,高强度的跑步或长期赤脚走路也易患足底筋膜炎。触诊足底筋膜炎患者跟骨结节内侧的附着点时会有明显的疼痛,足趾主动背伸使足底筋膜拉紧时疼痛加重。足部及踝关节 MRI 检查有助于足底筋膜炎的诊断及鉴别诊断,超声动态扫查可观察筋膜有无水肿、撕裂、断裂等。体外冲击波疗法可有效缓解患者疼痛,具有操作简单、无创的优势,患者易于接受,但预后复发率较高。随着影像学技术的发展,超声引导消炎镇痛液注射治疗、针刀松解、银质针疗法等可促进炎症吸收,加快组织修复。

（二）相关解剖

足底筋膜是由厚的、纵向交织的结缔组织紧贴足底皮肤形成。足底筋膜起始于内侧跟骨结节,向远端分为内侧束、中央束和外侧束,形成 5 个分支连接每个足趾。足底筋膜为足弓提供动力支持,筋膜收紧有利于足部承载重量。

（三）超声诊断

患者取俯卧位,足踝悬于检查床边缘。选择高频线阵探头,放置于跟骨足底侧,长轴位扫查足底筋膜（图 32-1-30）。探头纵向放置于跟骨稍偏内侧,显示足底筋膜长轴,其呈粗细均匀的带状高回声,于跟骨附着处其厚度<4mm。足底筋膜炎超声影像表现为足底筋膜增厚,厚度>4mm,回声减低,有时可有钙化灶（图 32-1-31）。

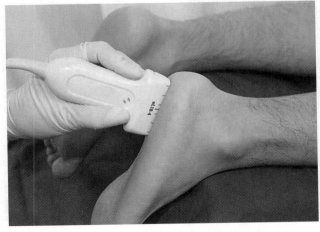

图 32-1-30　足底筋膜炎长轴位超声图

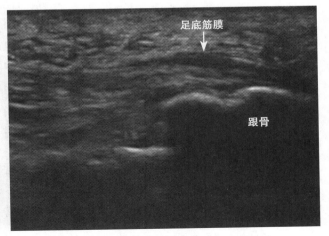

足底筋膜

跟骨

图 32-1-31　足底筋膜炎长轴位超声图
足底筋膜增厚,厚度>4mm,回声减低。

（四）可视化治疗

1. 操作步骤 患者取俯卧位，足踝悬于治疗床边缘。常规皮肤消毒，铺无菌巾。探头套无菌袖套，涂抹无菌耦合剂。选择高频线阵探头，长轴位放置于跟骨足底筋膜处，扫查足底筋膜病变特征。根据病变性质、程度、范围，选择一种或几种可视化治疗方法。

2. 治疗方法

（1）足底筋膜注射治疗：采用平面内技术，穿刺针自足跟向足趾方向穿刺，针尖到达增厚筋膜表层及深面（图32-1-32），根据病情需要选择消炎镇痛液联合臭氧（30μg/ml）注射治疗（图32-1-33，图32-1-34）。

（2）针刀治疗：观察筋膜内钙化、粘连的位置，采用平面内技术（图32-1-35），使针刀准确抵达增厚筋膜病变位置，于筋膜间行纵向疏通剥离（图32-1-36），术毕退出针刀，穿刺点及松解部位加压止血。

（3）银质针治疗：采用平面内技术，穿刺点局部麻醉，持细银质针自足跟向足趾方向穿刺，布针靶点位于跟骨结节、足底筋膜表面及筋膜内，在筋膜与骨之间走行松解，针间距1cm，呈扇形分布4~6针（图32-1-37）；同时移动探头引导银质针的行进轨迹及针尖位置，确保安全精准。连接温控仪，根据病情调节温度至90~120℃，治疗时间15~25min。术毕拔除银质针，酒精敷料按压穿刺点，覆盖无菌敷料。

3. 注意事项

（1）通过扫查对侧肢体相应部位和结构来协助诊断，对比扫查时探头放置位置应一致。

（2）能量多普勒可敏感显示低血流信号，用于评价炎症病变程度。

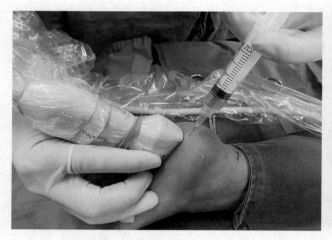

图32-1-32 足底筋膜炎治疗穿刺超声图

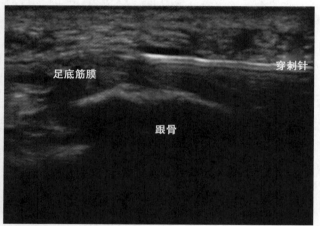

图32-1-33 足底筋膜炎注射治疗超声图

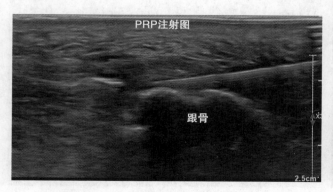

图32-1-34 足底筋膜炎注射治疗超声图

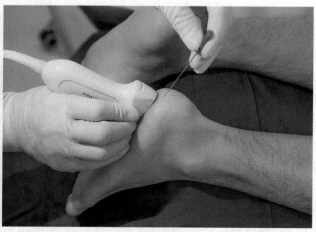

图32-1-35 足底筋膜炎针刀治疗示意图

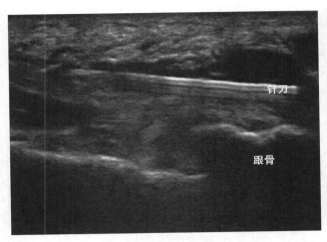

图 32-1-36　足底筋膜炎针刀治疗超声图

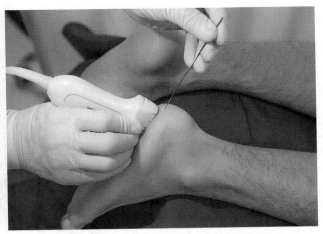

图 32-1-37　足底筋膜炎银质针治疗示意图

第二节　骨关节疼痛病超声诊断和可视化治疗

一、肩关节疼痛病

（一）概述

肩关节疼痛病是一类常见的临床疼痛性疾病，严重影响患者的生活质量。临床常见的肩关节疼痛病有肩周炎、肩袖损伤、钙化性肌腱病、滑囊炎、肱二头肌腱鞘炎、肩峰撞击综合征等。MRI 静态影像学结合超声动态影像学检查发现，很多患者往往多种肩关节疾病并存，比如：肩周炎合并肩袖损伤，肩袖损伤合并滑囊炎，肩周炎合并肱二头肌腱鞘炎、钙化性肌腱病等。因此准确的诊断是治疗的关键，超声具有无辐射、方便灵活、图像清晰、实时动态等优势，在肩关节疼痛病诊断治疗中发挥着重要作用。应用超声实时动态评估肩关节各解剖结构（肩关节断层解剖图，见图 32-2-1），观察病变部位影像，确定病灶，对制定个体化的超声可视化微创介入治疗方案尤为重要。

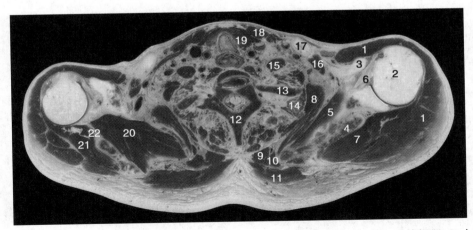

1. 三角肌；2. 肱骨头；3. 喙突；4. 肩胛骨；5. 肩胛下肌；6. 肩胛下肌腱；7. 冈下肌；8. 前锯肌；9. 大菱形肌；10. 小菱形肌；11. 斜方肌；12. 第一胸椎；13. 第一肋骨；14. 肋间外肌；15. 前斜角肌；16. 锁骨下肌；17. 锁骨；18. 胸锁乳突肌；19. 甲状腺；20. 冈上肌；21. 冈下肌；22. 肩胛上切迹。

图 32-2-1　肩关节断层解剖图

（二）超声诊断规范

肩关节超声检查，因其分辨率高、无辐射且具有良好的动态性，已成为首选的影像学检查手段。肩关节超声检查，静态下通过骨皮质、软组织间良好的声阻抗差异，可有效显示骨关节和周围软组织病变；动态下超声可检查出静态时难以发现的一些病变,且具有较高的重复性,短时间内可对多个关节做不同角度扫查,对病灶进行多切面的观察。

患者取侧卧位或坐位,一般选择 7～10MHz 高频线阵探头(图 32-2-2,图 32-2-3),体型肥胖、肌肉发达者,选择探头可适当降低频率。将探头放置于患者肩部,行连续扫查,检查过程中患者做外旋、内旋、内收、外展等动作,以患者主诉疼痛部位为重点,做主动与被动活动的动态横断面及纵断面检查。

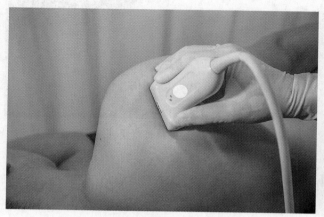

图 32-2-2　侧卧位肩关节超声扫查图

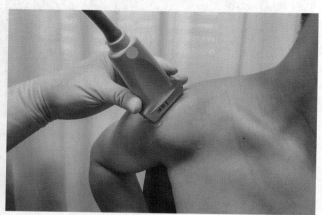

图 32-2-3　坐位肩关节超声扫查图

肩关节超声检查,要按照一定顺序进行,以确保全面而详细地检查。建议扫查顺序为:①肱二头肌长头腱;②喙突及肩胛下肌腱;③冈上肌腱;④冈下肌腱及小圆肌腱;⑤肩锁关节、肩峰-三角肌下滑囊;⑥盂肱关节及后盂唇;⑦肩胛上神经及肩胛上横韧带;⑧腋神经(四边孔部位)。重点观察肌腱连续性、滑囊积液、肌腱钙化及神经影像等。

常见的肩关节疼痛病超声影像图特征:

1. **肱二头肌长头肌腱炎表现**　为肌腱增粗、回声减低不均、腱鞘内见无回声积液,加压探头局部有痛感(图 32-2-4,图 32-2-5)。

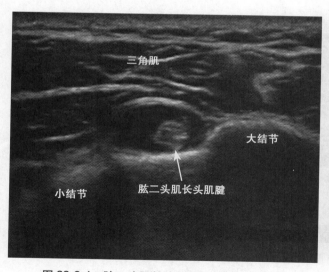

图 32-2-4　肱二头肌长头肌腱炎短轴位超声图

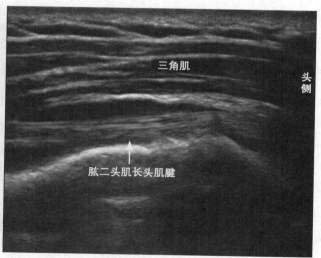

图 32-2-5　肱二头肌长头肌腱炎长轴位超声图

2. **肩袖诸肌肌腱撕裂表现**　为局部或全程肌腱回声不连续,可见裂隙样、细条样无回声改变,全程撕裂断端见回缩(图 32-2-6,图 32-2-7)。

3. **肩峰-三角肌下滑囊炎表现**　急性期可见三角肌深面的滑囊扩张,内有不同程度的无回声或低回声积液,有时有碎屑样回声或分隔,囊壁增厚不明显;慢性期可见不同程度的囊壁增厚;化脓性滑囊炎时,囊内回声明显增加,囊壁常可见丰富血流信号;钙化性滑囊炎可见强回声钙化斑(图 32-2-8)。

4. 钙化性肌腱病表现 为受累肌腱内可见点状或斑片状强回声。根据超声影像可将钙化灶分为3种类型：Ⅰ型,强回声伴边界清楚的声影;Ⅱ型,强回声伴弱声影;Ⅲ型,强回声后方无声影(图32-2-9)。

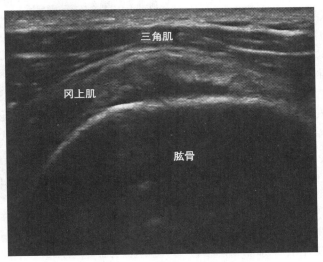

图 32-2-6 冈上肌肌腱损伤超声图

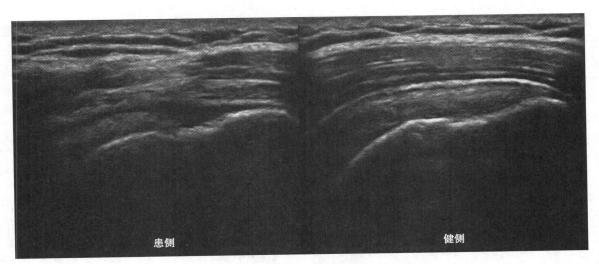

图 32-2-7 冈上肌肌腱撕裂超声对比图

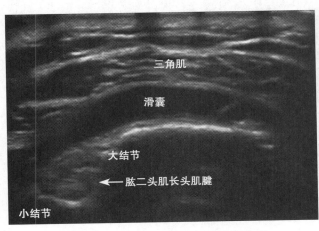

图 32-2-8 肩峰-三角肌下滑囊炎超声图

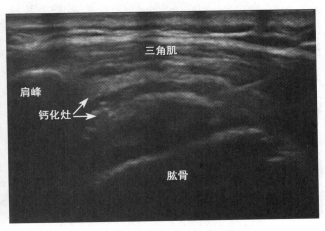

图 32-2-9 钙化性肌腱病超声图

5. 肩峰下撞击征阳性的动态超声影像 表现为肱骨大结节从肩峰下滑过受阻致二者间软组织挤压(图 32-2-10)。

(三) 可视化治疗

传统的神经阻滞、射频治疗、针刀松解、银质针治疗、PRP 注射等常规技术,既往临床上多以体表解剖为标志盲穿操作,因难度大、并发症多不易推广。超声扫查下关节、肌腱、韧带、神经及周围解剖结构清晰可视,可在精准安全的前提下行引导穿刺。根据超声扫查提供的肩关节解剖结构及病变超声影像特征,制定个体化的治疗方案,选择一种或多种方法相组合,实施可视化序贯微创介入治疗,以期达到最佳效果。

1. 超声可视化神经脉冲射频治疗

(1) 超声可视化肩胛上神经脉冲射频治疗

1) 适应证:①肩胛上神经卡压综合征;②肩周炎;③冈上肌腱损伤;④冈下肌腱损伤。

2) 体位:侧卧位,患侧上肢伸直放于体侧。

3) 器材:高频线阵探头、无菌袖套及耦合剂、22G 射频电极套管针、射频治疗仪。

4) 操作步骤:常规皮肤消毒,铺无菌巾。探头套无菌袖套,涂抹无菌耦合剂。探头短轴位放置于肩胛骨上缘外侧 1/2 体表投影部位,扫查肩胛上神经,由浅至深可见斜方肌、冈上肌、肩胛上横韧带、肩胛上切迹图像(图 32-2-11,图 32-2-12),开启彩色多普勒模式,扫查肩胛上动、静脉血流影像。肩胛上神经通常位于肩胛上动、静脉内侧,影像不易扫查。测量神经至皮肤的距离,设计穿刺路径(图 32-2-13)。采用平面内技术,于探头内侧或外侧进针均可(图 32-2-14)。穿过斜方肌及冈上肌,针尖突破肩胛上横韧带,紧贴肩胛上动脉,到达肩胛上神经位置,穿刺过程中需实时显露针尖,避免损伤血管。回抽无血,置入射频电极,开启测试模式。感觉测试需复制出患者原疼痛区域的疼痛或不适感;运动测试,1V 内引出冈上肌及冈下肌颤动,表示位置准确。建议给予脉冲射频模式(42℃),进行周期为 200s 的脉冲射频治疗,共 3 个周期(图 32-2-15)。脉冲射频治疗结束后,经射频穿刺针可视下注射适量消炎镇痛液。

肩胛上神经卡压综合征的患者,可继续实施超声可视化针刀肩胛上横韧带松解术。其操作方法如下:选择一次性针刀,采用平面内技术,于探头内侧或外侧进针刀均可(图 32-2-16)。穿过斜方肌及冈上肌,到

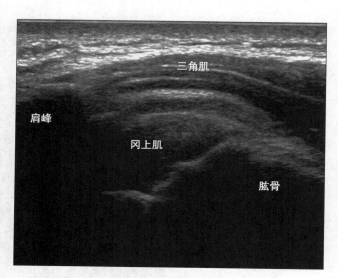

图 32-2-10 肩峰下撞击征动态超声图

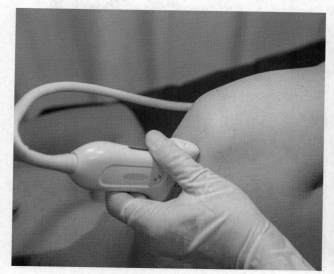

图 32-2-11 肩胛上神经超声扫查图

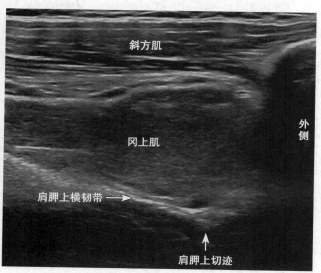

图 32-2-12 肩胛上神经超声图

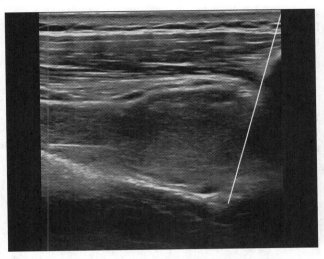

图 32-2-13　肩胛上神经穿刺路径超声示意图

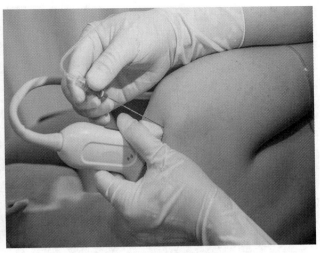

图 32-2-14　肩胛上神经穿刺示意图

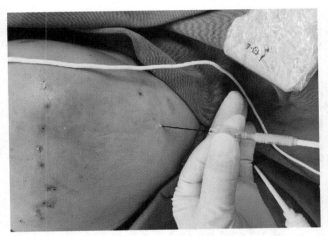

图 32-2-15　肩胛上神经脉冲射频治疗图

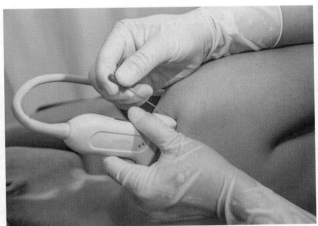

图 32-2-16　肩胛上横韧带针刀松解示意图

达肩胛骨上缘与肩胛上切迹交界处,此为肩胛上横韧带附着点,避开血管及神经,横向切割分离韧带数次,施术过程中,针刀紧贴肩胛骨面操作,感觉针刀下松动后退出针刀,覆盖无菌敷料。

（2）超声可视化腋神经（四边孔部位）脉冲射频治疗

1）适应证:①腋神经卡压综合征;②肩周炎;③三角肌腱损伤;④小圆肌腱损伤。

2）体位:侧卧位,患侧上肢伸直放于体侧。

3）器材:高频线阵探头、无菌袖套及耦合剂、22G 射频电极套管针、射频治疗仪。

4）操作步骤:常规皮肤消毒,铺无菌巾。探头套无菌袖套,涂抹无菌耦合剂。探头长轴位放置于肱骨盂下结节体表投影部位,由浅至深可见三角肌、小圆肌及肱骨干,缓慢向远端移动探头,继续扫查至小圆肌远端的肱三头肌,两者间可见搏动的旋肱后动脉（图 32-2-17,图 32-2-18）,开启彩色多普勒模式可见其血流影像,腋神经在其周围表现为蜂巢状影像（图 32-2-19）,或不易扫查。测量神经至皮肤的距离,设计穿刺路径（图 32-2-20）。采用平面外技术,平行于探头进针（图 32-2-21）。针尖到达腋神经位置后,回抽无血,置入射频电极,感觉测试需复制出患者原疼痛区域的疼痛或不适感;运动测试,1V 内引出三角肌及小圆肌颤动,表示位置准确。如未测试出上述表现,可在超声可视下轻微移动针尖位置,直至测试成功。建议给予脉冲射频模式（42℃）,进行周期为 200s 的脉冲射频治疗,共 3 个周期（图 32-2-22）。脉冲射频治疗结束后,经射频穿刺针可视下注射适量消炎镇痛液。

四边孔腋神经卡压综合征的患者,可继续实施超声可视化针刀腋神经卡压松解术。其操作方法如下:

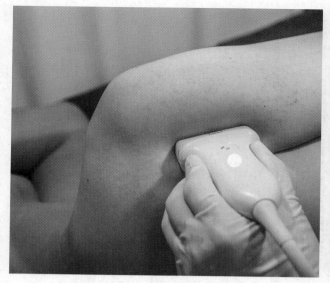

图 32-2-17 腋神经超声扫查图

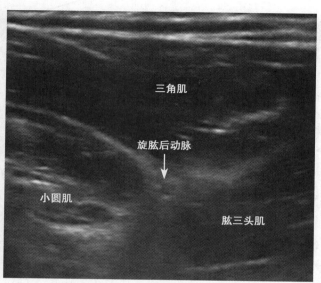

图 32-2-18 旋肱后动脉超声图

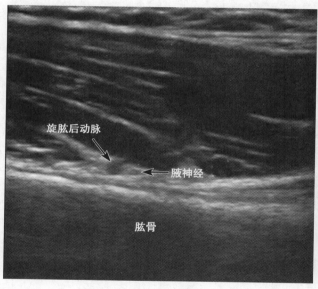

图 32-2-19 腋神经超声图

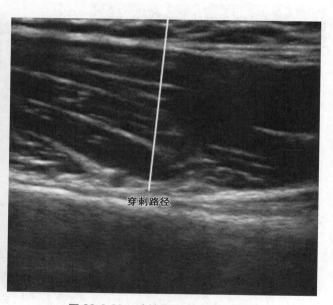

图 32-2-20 腋神经穿刺路径示意图

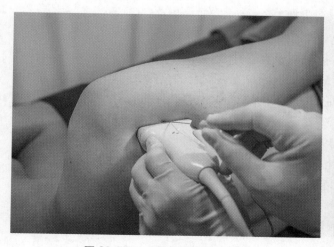

图 32-2-21 腋神经穿刺示意图

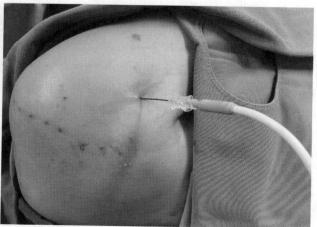

图 32-2-22 腋神经脉冲射频治疗图

选择一次性针刀,采用平面外技术,平行于探头刺入针刀。穿过三角肌,避开腋神经和旋肱后动脉,到达肱骨表面,根据腋神经周围小圆肌、大圆肌及肱三头肌的影像特征,超声可视下切割松解腋神经周围的粘连组织,感觉针刀下松动后退出针刀,覆盖无菌敷料。

2. 超声可视化盂肱关节穿刺(后侧入路)注射治疗

(1) 适应证

1) 肩周炎;

2) 类风湿性关节炎;

3) 粘连性肩关节囊炎。

(2) 操作步骤:体位呈侧卧位,患侧上肢伸直放于体侧。常规皮肤消毒,铺无菌巾。探头套无菌袖套,涂抹无菌耦合剂。选择高频线阵探头,探头短轴位放置于盂肱关节体表投影部位,由浅至深可见三角肌、冈下肌及盂肱关节。采用平面内技术,于探头外侧进针(图 32-2-23)。穿过三角肌及冈下肌,针尖到达后盂唇与肱骨头之间的关节腔,回抽无血,根据注射压力缓慢注射 15~20ml 复合镇痛药液,可见关节囊逐渐扩张(图 32-2-24)。退出穿刺针,覆盖无菌敷料。

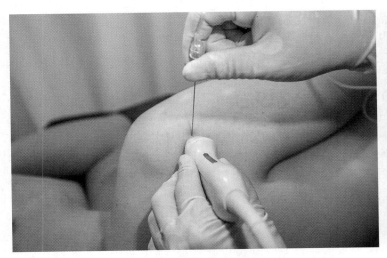

图 32-2-23　盂肱关节穿刺示意图

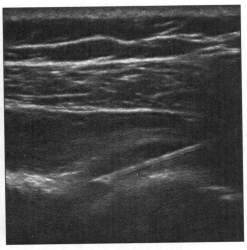

图 32-2-24　盂肱关节注射治疗超声图

3. 超声可视化针刀治疗

(1) 适应证

1) 肩周炎;

2) 肩袖损伤;

3) 肱二头肌腱鞘炎;

4) 钙化性肌腱病;

5) 肩峰撞击综合征;

6) 滑囊炎;

7) 肌腱粘连。

(2) 操作步骤:体位呈侧卧位,患侧上肢伸直放于体侧。常规皮肤消毒,铺无菌巾。探头套无菌袖套,涂抹无菌耦合剂。选择高频线阵探头,探头放置于需实施针刀松解的病变投影部位,仔细扫查粘连、瘢痕、钙化等病变,观察神经及周围正常组织的解剖结构,开启彩色多普勒模式,扫查病变周围的血流影像,设计针刀微创松解术的路径及施术范围,注意避开神经及血管。穿刺点局部麻醉,采用平面内技术刺入针刀。应用针刀切割、剥离、松解等施术过程中,超声探头不断变换扫查位置、角度,为针刀施术提供全程实时的可视化(图 32-2-25)。术毕退出针刀,覆盖无菌敷料。

4. 超声可视化银质针治疗

(1) 适应证

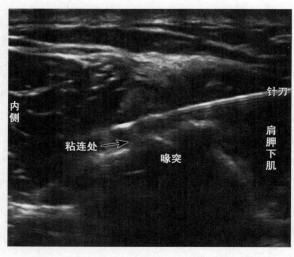

图 32-2-25　喙突粘连针刀松解超声图

1）肩周炎；

2）肩袖损伤；

3）肱二头肌腱鞘炎；

4）钙化性肌腱病；

5）肩峰撞击综合征；

6）滑囊炎；

7）肌腱粘连。

（2）操作步骤：体位呈侧卧位，患侧上肢伸直放于体侧。常规皮肤消毒，铺无菌巾。探头套无菌袖套，涂抹无菌耦合剂。银质针布针点较多，需提前制定施术方案。选择高频线阵探头，探头放置于需实施银质针松解的病变投影部位，仔细扫查施术方案的"靶点"肌肉、肌腱、筋膜形态及附着点位置，同时观察记录神经及周围组织的解剖结构，开启彩色多普勒模式，扫查施术范围的血流影像，设计银质针松解的路径及止点，注意避开神经及血管。

银质针针体较粗，即使局部麻醉完善也会给患者带来了较大的痛苦，令许多患者望而却步。为确保患者治疗无痛，在肩部银质针施术前，先实施超声引导下肌间沟臂丛神经阻滞，给予 1.3% 利多卡因 10~15ml（图 32-2-26，图 32-2-27）。

阻滞后，采用平面内技术刺入银质针（图 32-2-28），同时移动探头引导银质针的行进轨迹及针尖位置，确保安全精准。应用银质针松解施术过程中，超声探头不断变换扫查位置、角度，为银质针施术提供全程实时的可视化（图 32-2-29，图 32-2-30）。针尾连接银质针治疗仪的导热端，根据病情调节温度至 90~120℃，治疗时间 15~25min，以消除无菌性炎症达到治疗疼痛的目的。术野及银质针与皮肤接触部位覆盖无菌纱布条，防止皮肤烫伤（图 32-2-31）。术毕拔出银质针，酒精敷料按压 5min，术野覆盖无菌敷料。

5. 超声可视化滑囊冲洗治疗

（1）适应证：肩峰-三角肌下滑囊积液。

（2）操作步骤：体位呈侧卧位，患侧上肢伸直放于体侧。常规皮肤消毒，铺无菌巾。探头套无菌袖套，涂抹无菌耦合剂。以急性期肩峰-三角肌下滑囊积液为例进行介绍。选择高频线阵探头，探头短轴位放置于肩峰-三角肌下滑囊体表投影部位，可见三角肌深面的滑囊扩张，内有不同程度的无回声或低回声积液，囊壁增厚不明显。测量滑囊囊壁至皮肤的距离，设计穿刺路径。采用平面内技术，穿刺点局部麻醉，于探头外侧进针。穿过三角肌、滑囊壁后到达滑囊腔（图 32-2-32），回抽可见积液，根据积液的颜色、粘稠度，滑囊内有无分隔等，确定超声可视化冲洗方案。先将滑囊内积液抽吸干净，留取标本行实验室检查。继以适量 0.9% 氯化钠可视化下行滑囊内冲洗，助手反复挤压滑囊底部，经反复冲洗，见冲洗液清澈后，抽吸干净，注射镇痛复合液 5ml 联合 30μg/ml 臭氧 15ml。注射毕退出穿刺针，针眼覆盖无菌敷料。

6. 钙化性肌腱病超声可视化针刀治疗

（1）概念：钙化性肌腱病指肩袖内的钙化物沉淀引起肩关节疼痛及活动受限等症状的疾病，是引起肩关节疼痛的常见原因，以累及冈上肌为多见（图 32-2-33）。下面以冈上肌钙化性肌腱病为例进行介绍。

（2）适应证：钙化性肌腱病。

（3）操作步骤：体位呈侧卧位，患侧上肢伸直放于体侧。常规皮肤消毒，铺无菌巾。探头套无菌袖套，涂抹无菌耦合剂。选择高频线阵探头，探头短轴位放置于肩峰下冈上肌体表投影部位，可见三角肌深面冈上肌内有不同程度的强回声斑块。采用平面内技术，穿刺点局部麻醉，使用一次性针刀，于探头外侧刺入。进入冈上肌后，超声可视下反复切割、剥离钙化灶，直至钙化灶影像分散，退出针刀。更换含生理盐水的 20ml 注射器从原穿刺点进针达钙化灶部位，反复冲洗抽吸，直至钙化灶影像大部分消失（图 32-2-34），退出注射器，其内可见钙化物沉积（图 32-2-35），钙化物术后可以送病理检查（图 32-2-36）。之后穿刺点覆盖无菌敷料。

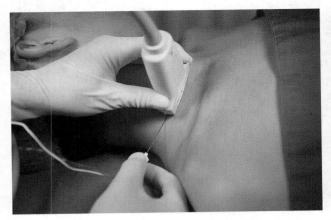

图 32-2-26　肌间沟臂丛神经阻滞图

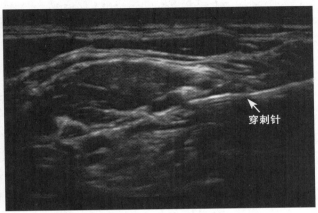

图 32-2-27　肌间沟臂丛神经阻滞超声图

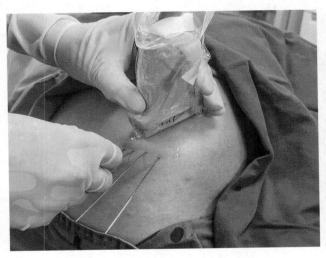

图 32-2-28　超声可视化肩关节银质针治疗图

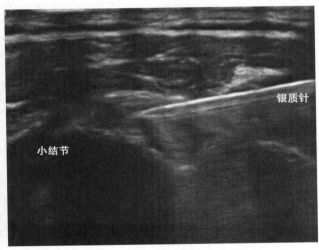

图 32-2-29　肩关节银质针治疗超声图 1

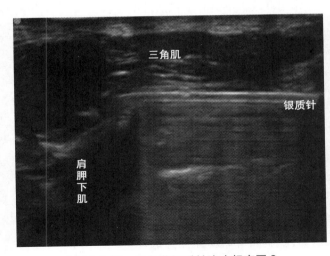

图 32-2-30　肩关节银质针治疗超声图 2

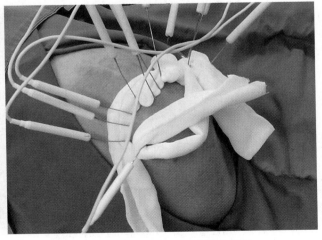

图 32-2-31　肩关节银质针治疗图

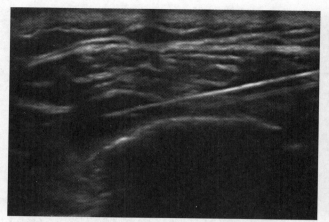

图 32-2-32 滑囊积液冲洗治疗超声图

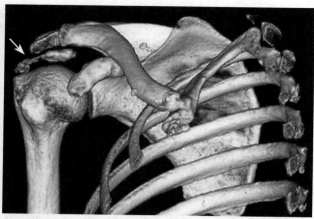

图 32-2-33 冈上肌钙化性肌腱病 CT 图

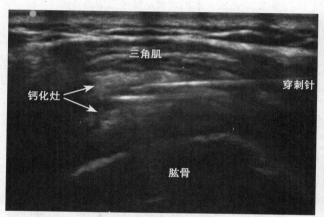

图 32-2-34 冈上肌钙化性肌腱病冲洗抽吸治疗超声图

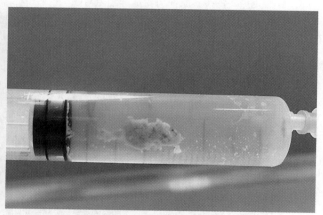

图 32-2-35 冈上肌钙化物图 1

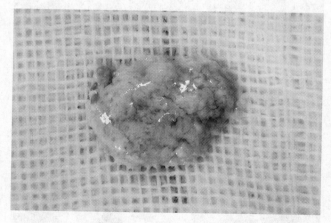

图 32-2-36 冈上肌钙化物图 2

7. 超声可视化 PRP 注射治疗

（1）概念：PRP 是自体的新鲜全血经离心后分离出的富含血小板的血浆浓缩物,血小板通过脱颗粒作用释放大量具有生物活性的生长因子促进组织修复。完全撕裂的肩袖损伤常需手术修复,对于肩袖部分损伤的患者,PRP 注射治疗具有极大的潜力。

（2）适应证：肩袖损伤;肌腱损伤;韧带损伤。

（3）操作步骤：PRP 制备及注射,对洁净环境要求较高,需在洁净层流室内进行。治疗前制备好 PRP3~5ml 备用。体位呈侧卧位,患侧上肢置于身后,屈肘,手掌贴在髂嵴上缘。

常规皮肤消毒,铺无菌巾。探头套无菌袖套,涂抹无菌耦合剂。以冈上肌损伤为例进行介绍。选择高频线阵探头,探头长轴位放置于冈上肌投影部位,观察冈上肌纵切面肌腱及附着点的病变特征,可表现为局部肌腱回声不连续;裂隙样、细条样无回声等。采用平面内技术进针,穿刺"靶点"为超声影像下的病变部位,可视化下将 PRP 精准注射至病变部位后,退出注射器,针眼覆盖无菌敷料。

（四）注意事项

1. 行超声可视化肩关节诊断及微创介入治疗,要求熟练掌握肩关节解剖结构及超声检查技术,同时还需丰富的穿刺经验。

2. 在对不同肌腱进行扫查时,要准确摆放探头,防止各向异性伪像。

3. 超声可视化穿刺前,需开启彩色多普勒模式观察施术部位的血流影像,避免血管的损伤。

二、髋关节疼痛病

(一) 概述

髋关节疼痛病包括股骨头无菌性坏死、髋关节炎、髋关节周围滑囊炎、内收肌肌腱病、股外侧皮神经卡压综合征等。近年来对髋关节疼痛病的超声诊断和治疗逐渐被临床认可。其中以股骨头无菌性坏死为例,大多数股骨头坏死不可逆转,如果不加以干预,大部分患者在几年内,会出现关节面塌陷、关节毁损、行走困难且伴有明显的疼痛,严重影响患者的生活质量。近年来,应用超声可视化微创治疗股骨头无菌性坏死取得了较大进展。对于早期坏死面积小,股骨头没有明显塌陷,但疼痛较重的患者;中晚期坏死的高龄患者,虽然坏死面积大、疼痛重,但患者身体条件不允许行髋关节置换术或拒绝手术等,超声可视化微创治疗是一种较好的选择。

(二) 超声诊断

髋部超声检查分为四区,即前部,内侧,外侧和后部。髋关节断层解剖图见(图 32-2-37,图 32-2-38)。

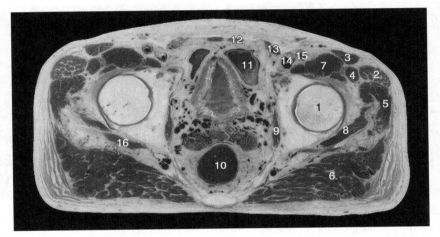

1. 股骨头;2. 阔筋膜张肌;3. 缝匠肌;4. 股直肌;5. 臀中肌;6. 臀大肌;7. 髂腰肌;8. 臀小肌;9. 闭孔内肌;10. 直肠;11. 乙状结肠;12. 锥状肌;13. 精索;14. 髂外静脉;15. 髂外动脉;16. 梨状肌。

图 32-2-37　髋关节断层解剖图 1

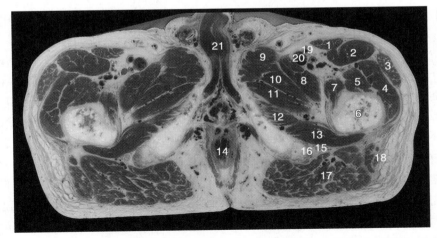

1. 缝匠肌;2. 股直肌;3. 阔筋膜张肌;4. 股外侧肌;5. 股中间肌;6. 股骨;7. 髂肌;8. 耻骨肌;9. 长收肌;10. 短收肌;11. 大收肌;12. 闭孔外肌;13. 股方肌;14. 肛管;15. 坐骨神经;16. 半膜肌;17. 臀大肌;18. 髂胫束;19. 股动脉;20. 股静脉;21. 阴茎。

图 32-2-38　髋关节断层解剖图 2

1. 髋关节前部 主要扫查股神经、髋关节腔、髂腰肌肌腱及其滑囊。患者平卧位,选择高频线阵探头,短轴位放置于腹股沟韧带位置,股神经位于股动脉外侧、髂腰肌表面,其上覆盖髂筋膜,呈梭形高回声影像。髋关节扫查需更换低频凸阵探头(图32-2-39),平行于股骨颈,斜矢状位扫查,股骨颈位于股动脉外侧,可显示股骨颈的强回声骨皮质及其上覆盖的薄的关节囊回声,向上移动探头,可显示髋臼前缘。股骨头呈圆形结构,其表面覆盖一层低回声的透明软骨,在股骨头-颈交界区,超声可显示髋关节腔积液、滑膜炎、股骨头坏死等病变(图32-2-40,图32-2-41)。

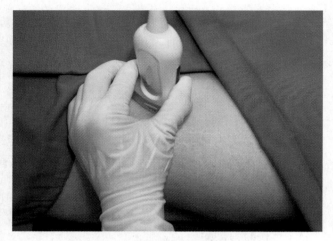

图 32-2-39 髋关节前部超声扫查图

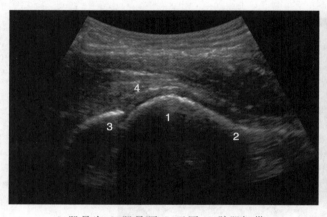

1. 股骨头;2. 股骨颈;3. 盂唇;4. 髂股韧带。

图 32-2-40 髋关节前部超声图

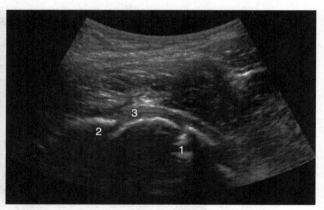

1. 股骨头坏死病灶;2. 盂唇;3. 髂股韧带。

图 32-2-41 股骨头坏死超声图

2. 髋关节内侧 主要扫查耻骨肌、长收肌、短收肌、大收肌及闭孔神经的前支、后支。患者平卧位,选择高频线阵探头,短轴位放置于腹股沟韧带下方,向头端倾斜,显露股静脉及耻骨肌,探头向大腿内侧平移(图32-2-42),可见自上而下的三条肌肉影像,分别是长收肌、短收肌、大收肌。闭孔神经的前、后支表现为筋膜间的强回声影像,内部散在低回声,分别位于长收肌和短收肌之间及短收肌和大收肌之间(图32-2-43)。

3. 髋关节外侧 主要扫查股外侧皮神经、股骨大转子及其周围的滑囊肌腱等。患者平卧位,选择高频线阵探头,先将探头短轴位放置于髂前上棘,其骨皮质表现为高回声结构,向足端缓慢移动探头(图32-2-44),可见缝匠肌起始部,其表现为一小的三角形肌肉影像,继续移动探头,可见缝匠肌外侧的阔筋膜张肌,其上覆盖有阔筋膜。在阔筋膜张肌和缝匠肌之间,阔筋膜深面可见表现为小的蜂巢状影像的股外侧皮神经(图32-2-45)。探头继续向外、向下侧移动,扫查显示为高回声的股骨大转子骨皮质影像,转子间滑囊和臀大肌肌腱位于其上,评估滑囊形态及扫查周围的肌腱,评价是否存在病变。

4. 髋关节后部 主要扫查坐骨神经、臀部诸肌及腘绳肌等。患者俯卧位,选择低频凸阵探头,短轴位放置于股骨大转子与髂后上棘连线内1/2处,髂骨为一高回声连续的线性结构,由浅至深,覆盖臀大肌、臀中肌、臀小肌,在臀中肌和臀小肌之间,可见臀上神经及伴行的臀上动脉。缓慢向足侧平移探头(图32-2-46),可见高回声线性结构分离,其内侧为骶骨,外侧为髂骨,两块骨骼之间可见高回声团状结构的骶丛神经,其上覆盖梨状肌,表现为梭形高低回声相间的肌肉结构(图32-2-47)。骶丛神经周围血运丰富,可开启多普勒模式观察血流影像。探头向远端扫查,坐骨神经自梨状肌下孔穿出后,走行于上孖肌、闭孔内肌、下孖肌、股方肌浅面。继续移动探头,可见坐骨结节的骨性标志,此为腘绳肌的起点,可评估坐骨滑囊病变及腘绳肌肌腱损伤。

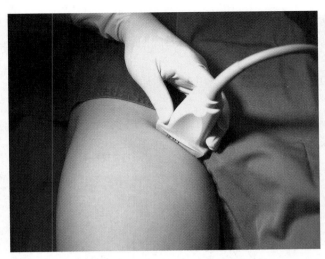

图 32-2-42　髋关节内侧超声扫查图

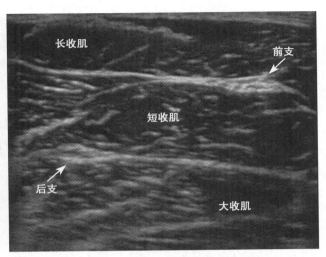

图 32-2-43　髋关节内侧超声图

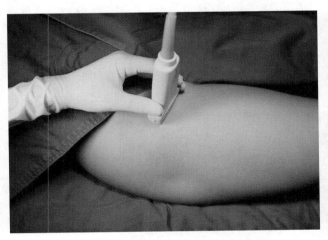

图 32-2-44　髋关节外侧超声扫查图

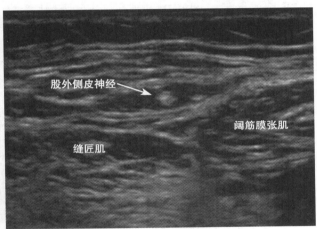

图 32-2-45　髋关节外侧超声图

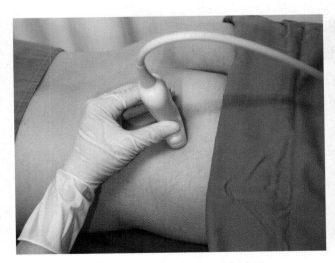

图 32-2-46　髋关节后侧超声扫查图

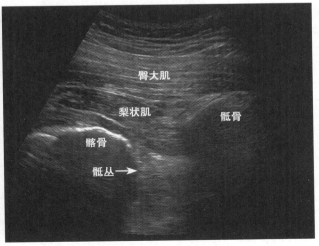

图 32-2-47　髋关节后侧超声图

605

（三）常见的髋关节疼痛病超声影像图特征

1. 滑囊炎 各种急慢性创伤及重复性微损伤等原因,均可导致滑囊的炎性病变。正常情况下滑囊呈塌陷状,超声不能显示。滑囊炎超声表现为滑囊扩张,内呈不同程度的无回声或低回声,可伴有分隔;囊内有时可见增生的滑膜,呈结节状偏高回声(图32-2-48)。

2. 髋关节积液 表现为髋关节腔呈无回声或低回声影像,其回声与积液的性质有关。应首先排除化脓性髋关节炎(图32-2-49)。

3. 肌腱病 可有多种表现,需与健侧对照。肌肉损伤表现为肌纤维局部中断,可见不规则积液,肌肉水肿区域呈低回声羽状,血肿有时呈现高回声,肌腱深层回声减低,可见钙化斑等(图32-2-50)。

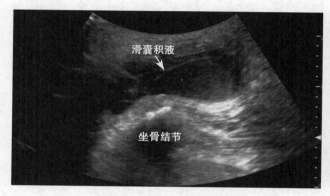

图 32-2-48 坐骨滑囊炎超声图

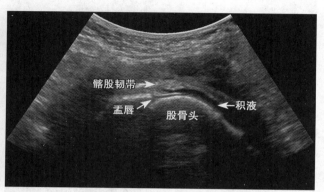

图 32-2-49 髋关节积液超声图

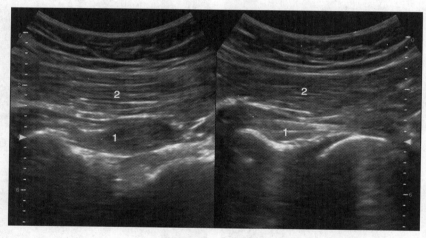

1. 梨状肌;2. 臀大肌。

图 32-2-50 梨状肌综合征超声图

（四）可视化治疗

治疗髋部疼痛病,需根据体格检查及病变影像特征,制订个体化的治疗方案,选择一种或多种方法相组合,实施可视化序贯微创治疗,以期达到最佳效果。下面以超声可视化髋关节腔注射治疗、神经脉冲射频治疗和髋关节银质针治疗为例介绍。

1. 超声可视化髋关节腔注射治疗

（1）方法:髋关节腔注射治疗可适用于股骨头无菌性坏死和髋关节炎等髋关节疼痛病,临床常用方法有消炎镇痛液联合臭氧、PRP注射治疗及髋关节腔灌注治疗等。

（2）适应证:股骨头无菌性坏死;髋关节炎;髋关节撞击综合征;髋臼盂唇撕裂。

（3）操作步骤:体外呈平卧位,下肢轻度外旋。常规皮肤消毒,铺无菌巾。选择低频凸阵探头,探头套无菌袖套,涂抹无菌耦合剂。探头放置于股骨颈体表投影部位,斜矢状位扫查,显示股骨颈及关节囊,向上移动探头,可显示髋臼前缘。股骨头呈圆形结构,在股骨头-颈交界区,超声可显示髋关节囊前隐窝。采用平面内技术,于探头外侧进针,针尖到达髋关节腔(图 32-2-51),回抽无血,注射相应的药物和制剂(图 32-2-52),具体治疗方法见相关章节。注射结束后退出穿刺针,针眼覆盖无菌敷料。

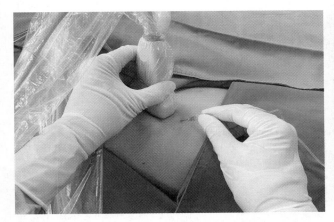

图 32-2-51　髋关节腔注射示意图

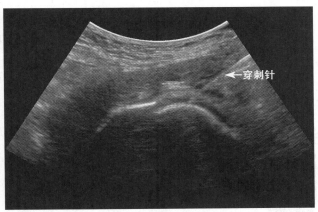

图 32-2-52　髋关节腔注射超声图

2. 超声可视化神经射频脉冲治疗

(1) 股外侧皮神经射频脉冲治疗

1) 适应证:股外侧皮神经卡压综合征;

2) 体位:患者平卧位;

3) 器材:高频线阵探头、无菌袖套及耦合剂、22G 射频电极套管针、射频治疗仪;

4) 操作步骤:常规皮肤消毒,铺无菌巾。探头套无菌袖套,涂抹无菌耦合剂。短轴位放置于髂前上棘,显露髂前上棘影像,向足端缓慢移动探头,显露股外侧皮神经。采用平面内技术,于探头外侧进针,针尖到达股外侧皮神经位置(图 32-2-53)。回抽无血,置入射频电极,开启测试模式。感觉测试需复制出患者原疼痛区疼痛及不适感,表示位置准确。常规给予射频脉冲模式(42℃),进行连续 6~15min 的射频脉冲治疗(图 32-2-54)。射频脉冲治疗结束后,超声可视下经射频穿刺针注射 30μg/ml 臭氧 10ml。

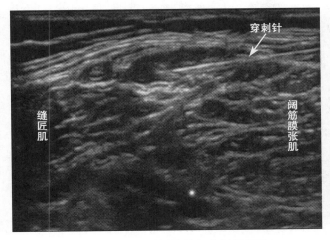

图 32-2-53　股外侧皮神经穿刺超声图

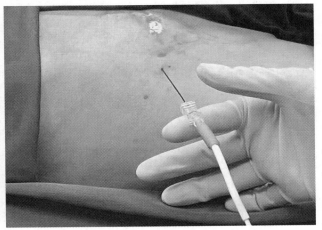

图 32-2-54　股外侧皮神经射频脉冲治疗图

(2) 闭孔神经射频脉冲治疗

1) 适应证:股骨头无菌性坏死;内收肌肌腱炎;闭孔神经卡压综合征。

2) 体位:平卧位,下肢轻微外旋;

3) 器材:高频线阵探头、无菌袖套及耦合剂、22G 射频电极套管针、双极射频治疗仪;

4）操作步骤：常规皮肤消毒，铺无菌巾。探头套无菌袖套，涂抹无菌耦合剂。探头短轴位放置于腹股沟韧带下方，向头端倾斜，显露股静脉，接着探头向大腿内侧平移，可见自上而下的三条肌肉影像，分别是长收肌、短收肌、大收肌。调整探头位置，扫查肌肉筋膜间闭孔神经的前支和后支。神经常表现为筋膜间的强回声结构，内部散在低回声。采用平面内技术，于探头外侧进针（图 32-2-55），第一根射频针针尖先到达长收肌与短收肌之间的前支（图 32-2-56），然后穿刺第二根射频针，针尖至短收肌与大收肌之间的后支（图 32-2-57）。分别回抽无血，置入射频电极，开启测试模式。感觉测试需复制出患者原疼痛区疼痛及不适感；运动测试，电压 1V 内引出内收肌颤动，表示位置准确。常规给予射频脉冲模式（42℃），进行 6 ~ 15min 的射频脉冲治疗（图 32-2-58）。射频脉冲治疗结束后，超声可视下经射频穿刺针注射 30μg/ml 臭氧 10ml。

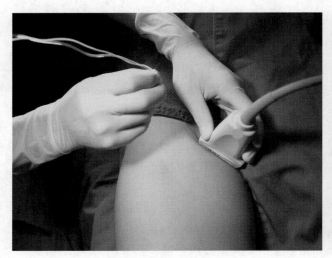

图 32-2-55 闭孔神经穿刺示意图

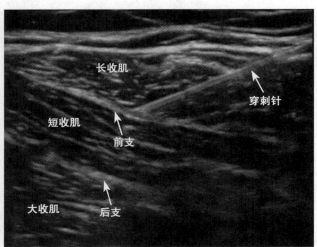

图 32-2-56 闭孔神经前支射频脉冲超声图

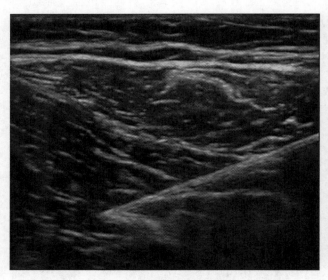

图 32-2-57 闭孔神经后支射频脉冲超声图

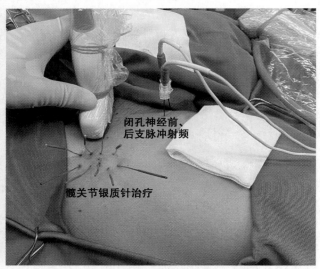

图 32-2-58 闭孔神经射频脉冲治疗图

3. 超声可视化髋关节银质针治疗

（1）适应证：股骨头无菌性坏死；各型肌腱病；梨状肌综合征；肌腱粘连。以股骨头无菌性坏死为例进行介绍。

（2）操作步骤：患者平卧位，下肢轻微外旋。常规皮肤消毒，铺无菌巾。探头套无菌袖套，涂抹无菌耦合剂。治疗股骨头无菌性坏死银质针布针点较多，需制订施术方案。选择高频线阵探头，探头放置于需实施银质针松解的病变投影部位,仔细扫查施术方案的"靶点"肌肉、肌腱、筋膜形态及附着点位置,观察记录神经及周围组织的解剖结构,开启彩色多普勒模式,扫查施术范围的血流影像,设计银质针松解的路径及止点,注意避开神经及血管。

治疗股骨头无菌性坏死银质针布针分为髋关节囊、内收肌群、股骨大转子、髂腰肌四区。

1）髋关节囊区布针点:低频凸阵探头平行于股骨颈,斜矢状位扫查显示股骨头、股骨颈及关节囊,银质针由外下斜向内上直刺4～6针,针间距1cm,止点为髋关节囊。

2）内收肌群区布针点:高频线阵探头显露内收肌群及耻骨。平面内技术进针,避开血管及神经,银质针经内收肌群穿刺,止点为耻骨。针间距1cm,布5～6针。

3）股骨大转子区:以臀大肌、臀中肌、臀小肌的止点为"靶点",银质针自前向后进针,针间距1cm,布4～6针。

4）髂腰肌区:低频凸阵探头平行于腹股沟韧带,显露髂腰肌、股神经、股动静脉,避开神经及血管,以髂骨或髂腰肌为"靶点",平面内技术自外向内进针,针间距1cm,布4～6针。为达到患者治疗无痛的效果,在髋部银质针施术前,先实施超声引导下髂筋膜阻滞,给予1.0%利多卡因20～25ml(图32-2-59,图32-2-60)。

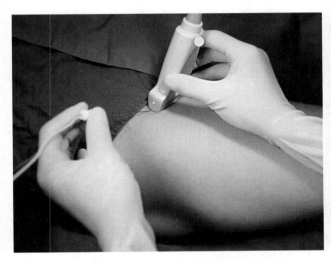

图32-2-59　超声引导下髂筋膜阻滞示意图

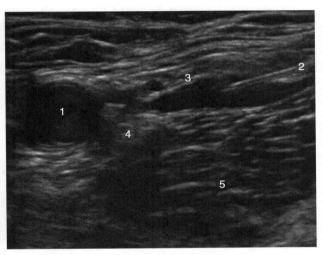

1.股动脉;2.穿刺针;3.髂筋膜;4.股神经;5.髂腰肌。

图32-2-60　超声引导下髂筋膜阻滞超声图

采用平面内技术刺入银质针(图32-2-61),同时移动探头引导银质针的穿刺松解轨迹及止点位置,确保安全精准。在银质针松解施术过程中,超声探头不断变换扫查位置、角度,为银质针施术提供全程实时的可视化(图32-2-62,图32-2-63)。针尾连接银质针治疗仪的导热端,根据病情调节温度至90～120℃,治疗时间15～25min,以消除无菌性炎症达到治疗疼痛的目的。术野及银质针与皮肤接触部位可覆盖无菌纱布条,防止皮肤烫伤(图32-2-64)。术毕拔出银质针,酒精敷料按压5min,术野覆盖无菌敷料。神经阻滞后会导致下肢肌无力,为避免患者下床跌倒,嘱卧床24h。

（3）注意事项:髋部区域血管丰富,为避免血管内注射或血管损伤,需开启彩色多普勒模式扫描,并记录血流位置。设计穿刺路径时需避开血管,减少反复穿刺,避免快速加压注射药物。

髋关节微创技术要求较高,建议由有经验的医师实施,避免导致神经损伤等严重并发症。应用抗凝治疗的患者,选择超声可视化微创治疗,需根据使用的药物种类停药一段时间。

三、膝关节疼痛病

（一）概述

膝关节是人体最大、最复杂的关节,损伤机会较多。膝关节疼痛常伴有关节肿胀,屈伸活动受限等症状,严重影响患者的生活。临床上常见的有膝骨性关节炎、髌上滑囊炎、鹅足滑囊炎、侧副韧带损伤等疾

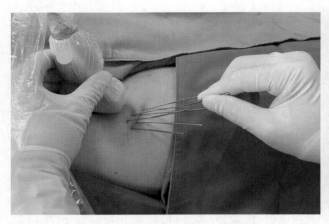

图 32-2-61 髋关节银质针治疗穿刺图

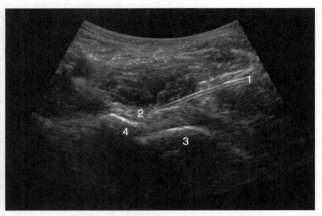

1.银质针;2.髂股韧带;3.股骨头;4.盂唇。

图 32-2-62 髋关节银质针治疗超声图 1

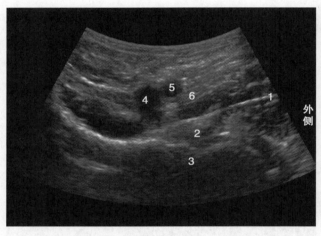

1.银质针;2.髂腰肌;3.髂骨;4.股静脉;5.股动脉;6.股神经。

图 32-2-63 髋关节银质针治疗超声图 2

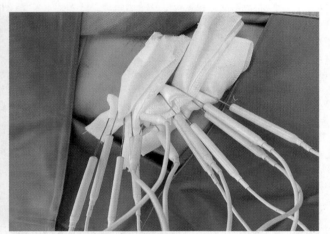

图 32-2-64 髋关节银质针治疗图

病。以膝骨性关节炎(KOA)为例,患者以中老年人为主,尤其是 50 岁以上女性。其主要病理变化是关节软骨损伤、滑膜炎性反应、代谢异常,目前发病机制尚不明确,且病因复杂。对于严重 KOA 患者,全膝关节置换术(total knee arthroplasty,TKA)成为有效的治疗方法,但膝关节假体使用寿命有限,不宜作为中年患者的首选。同时,TKA 术后,有部分患者仍存在持续性疼痛,手术并不能从根本上解决问题。近年来,应用超声诊断及可视化治疗膝关节疼痛疾病取得了较大进展,超声可实时动态评估膝关节各病变部位影像,结合磁共振静态影像,制订个体化的超声可视化微创治疗方案,有效解决了 KOA、膝关节疼痛相关疾病及 TKA 术后疼痛的难题。

(二)相关解剖

1. 膝关节 膝关节由股骨下端、胫骨上端和髌骨构成。髌骨与股骨的髌面相接,股骨的内、外侧髁分别与胫骨的内、外侧髁相对。膝关节的关节囊薄而松弛,附着于各关节面的周缘,周围有韧带加固,这些韧带增加了关节的稳定性。

2. 肌肉和韧带 半膜肌附着于胫骨内侧髁;缝匠肌、股薄肌及半腱肌附着于胫骨上端内侧面;股二头肌附着于腓骨头;髂胫束附着于胫骨上端外侧面;腓肠肌内、外侧头附着于股骨内、外侧髁。股四头肌连接髌韧带自髌骨向下止于胫骨粗隆;内侧副韧带起自股骨内上髁,向下附着于胫骨内侧髁,与关节囊和内侧半月板紧密结合;外侧副韧带起自股骨外上髁,向下延伸至腓骨头;腘斜韧带起自胫骨内侧髁,止于股骨外上髁;膝交叉韧带位于膝关节中央稍后方,非常强韧,分前、后两条。

3. 滑囊　膝关节周围有多达 15 个滑囊,是人体滑囊最多的部位。髌上滑囊炎、鹅足滑囊炎是引起膝关节疼痛的常见原因。

(1) 髌上囊位于股骨远端前面和股四头肌远端之间,起到促进股四头肌肌腱在股骨远端滑动的作用。活动过度或直接创伤可引起股四头肌肌腱及髌上囊的炎症。

(2) 鹅足滑囊位于缝匠肌、股薄肌及半腱肌的联合腱止点与内侧副韧带之间,由于三个肌腱由致密的纤维膜相连,形同鹅足而得名。过度使用或直接创伤容易引起滑膜囊的炎症。

4. 神经支配　膝关节神经支配可分为浅、深两部分:浅层为皮神经,主要由股外侧皮神经、股中间皮神经、股内侧皮神经、股后皮神经和隐神经髌下支支配。深层神经支配较复杂,按神经支配分五区。

(1) 膝关节内上区:由股内侧肌支关节支、股中间肌支关节支、膝上内侧神经支配。

(2) 膝关节内下区:由隐神经髌下支、膝下内侧神经支配。

(3) 膝关节外上区:由股外侧肌支关节支、股中间肌支关节支、膝上外侧神经支配。

(4) 膝关节外下区:由腓神经返支、膝下外侧神经支配。

(5) 膝关节后区:由闭孔神经、胫神经、腓总神经关节支支配。

其中膝上内侧神经来自胫神经(也有研究认为起源于股神经),在股骨内上髁上方发出,与膝上内侧动脉伴行,沿股内侧肌内侧、收肌管前面下行,至股骨内上髁后上分为前后两支,分布于膝关节内侧韧带和关节囊;膝下内侧神经来自胫神经(也有研究认为起源于隐神经),在关节间隙平面远端发出,与膝下内侧动脉伴行,向前下走行于缝匠肌深面,至胫骨内侧髁发出 2~3 个分支,支配内、前、下侧关节囊和内侧副韧带、鹅足腱等;膝上外侧神经起自腓总神经(也有研究认为起源于股神经),向前外沿髂胫束深面,与膝上外侧动脉伴行于股骨外上髁,支配外侧副韧带、髂胫束和外侧关节囊;膝下外侧神经起自腓总神经,沿腓肠肌外侧头和股二头肌肌腱下端斜向外下,与膝下外侧动脉伴行,走行于胫骨外侧髁支配膝关节外侧关节囊及韧带(图 32-2-65~图 32-2-67)。

(三) 超声诊断

膝关节超声检查,需熟悉相关骨性标记及解剖结构。建议分区域进行超声扫查。一般顺序为膝关节前区、内侧区、外侧区,最后检查膝关节后侧区。选择 7~10MHz 的线阵探头,检查膝关节后区及体型肥胖者,探头可适当降低频率。检查过程中静态与动态相结合,推荐双侧对照检查。根据情况嘱患者做屈伸等

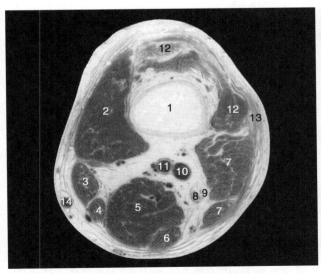

1. 股骨;2. 股内侧肌;3. 缝匠肌;4. 股薄肌;5. 半膜肌;6. 半腱肌;7. 股二头肌;8. 胫神经;9. 腓总神经;10. 股静脉;11. 股动脉;12. 股中间肌;13. 髂胫束;14. 大隐静脉。

图 32-2-65　膝关节横断面解剖图 1

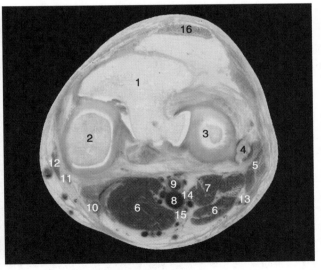

1. 胫骨;2. 股骨;3. 半月板;4. 腘肌;5. 股二头肌;6. 腓肠肌;7. 跖肌;8. 腘静脉;9. 腘动脉;10. 半腱肌;11. 股薄肌;12. 缝匠肌;13. 腓总神经;14. 膝下外侧动脉;15. 胫神经;16. 髌韧带。

图 32-2-66　膝关节横断面解剖图 2

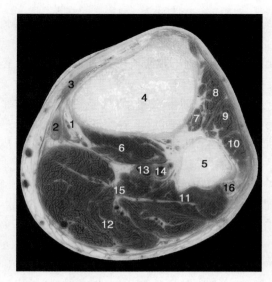

1. 膝下内侧动脉；2. 半腱肌；3. 鹅足腱；4. 胫骨；
5. 腓骨；6. 腘肌；7. 胫骨后肌；8. 胫骨前肌；9. 趾
长伸肌；10. 腓骨长肌；11. 比目鱼肌；12. 腓肠肌；
13. 腘静脉；14. 腘动脉；15. 跖肌；16. 腓总神经。

图 32-2-67　膝关节横断面解剖图 3

动作,以查体压痛部位为重点,做动态横断面及纵断面检查。充分观察肌腱、韧带、滑囊等部位的影像特征。如需实施超声可视化膝关节感觉神经射频治疗,还需扫查膝关节相应部位的感觉神经。

1. 膝关节前区　患者仰卧位,膝下垫一薄垫。探头放置于髌骨上缘,扫查股四头肌肌腱、髌上滑囊、膝前部隐窝、髌前区滑囊、髌腱等。扫查股骨髁间软骨时需屈膝,探头短轴位观察软骨的形态、厚度等。重点评估股四头肌肌腱是否存在肌腱炎、撕裂等;膝关节前区是否存在关节炎、积液、滑膜炎等;髌下间隙是否存在积液、髌下滑囊炎等。

2. 膝关节内侧区　患者仰卧位,小腿稍外旋。探头放置于膝内侧,扫查内侧支持带、内侧副韧带、内侧半月板、鹅足腱等。重点评估半月板是否存在撕裂、囊肿等;内侧副韧带是否存在撕裂;鹅足滑囊是否存在炎症等。

3. 膝关节外侧区　患者仰卧位,下肢伸直稍内旋。探头放置于膝外侧,扫查外侧副韧带、半月板和髂胫束等。重点评估半月板是否存在撕裂、囊肿等;髂胫束是否存在撕裂及增厚等。

4. 膝关节后区　患者俯卧位,踝部垫一薄垫。探头短轴位放置于腘窝,扫查股二头肌肌腱、胫神经、腓总神经、后交叉韧带和腘窝滑囊等。重点评估膝关节后区是否存在胫神经、腓总神经解剖异常及滑膜囊肿等。

(四) 常见的膝关节疼痛病超声影像图特征

1. 滑囊炎　膝部滑囊较多,各种急慢性创伤、出血、炎症、感染等,均可侵及滑囊导致炎症。其超声表现为滑囊囊壁增厚,滑囊扩张,可见不同程度无回声积液;囊内有时可见增生的滑膜,呈结节状低回声或等回声(图 32-2-68)。

2. 半月板撕裂　表现为半月板内部条形低回声区;半月板膨出或脱出表现为半月板外移隆起(图 32-2-69)。

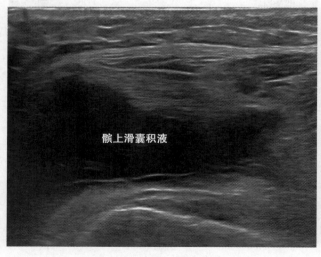

图 32-2-68　髌上滑囊炎超声图

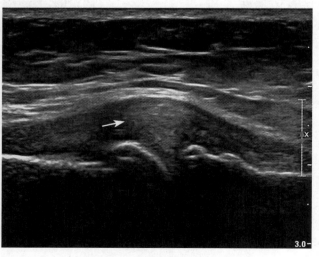

图 32-2-69　半月板膨出超声图

3. 侧副韧带损伤　超声显像分 3 度。Ⅰ度表现为韧带水肿增厚,回声减低;Ⅱ度表现为韧带增厚,局部可见无回声裂隙;Ⅲ度表现为韧带前浅层和深层连续性中断,断裂处可见低回声的积液或血肿(图 32-2-70)。

4. 肌腱病　常累及髌腱上段中部的深层肌腱组织,超声显像示局部肌腱增厚,回声减低,可伴有小的撕裂。慢性期病变内血流信号增多,可见钙化,受累肌腱内可见点状或斑片状强回声(图 32-2-71)。

（五）常见膝关节感觉神经的超声影像图特征

1. 膝上内侧神经　患者平卧位,探头纵向放置于股骨内上髁与股骨交界体表投影位置,可见股内侧肌及股骨影像,在股骨表面扫查搏动的膝上内侧动脉,开启彩色多普勒模式,扫查其血流影像(图 32-2-72)。膝上内侧神经位于膝上内侧动脉附近,不易扫查。

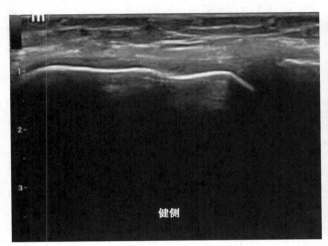
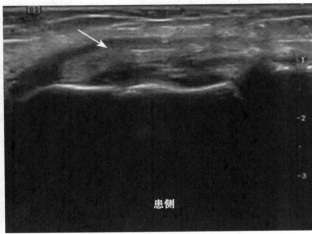

图 32-2-70　内侧副韧带损伤超声图

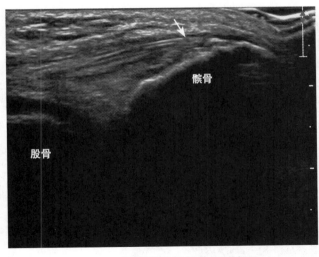

图 32-2-71　股四头肌肌腱病超声图

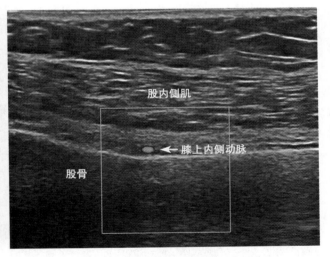

图 32-2-72　膝上内侧神经超声图

2. 膝下内侧神经　患者平卧位,探头纵向放置于胫骨内侧髁与胫骨交界体表投影位置,可见内侧副韧带及胫骨影像,在内侧副韧带及胫骨之间,扫查搏动的膝下内侧动脉,开启彩色多普勒模式,扫查其血流影像(图 32-2-73)。膝下内侧神经位于膝下内侧动脉附近,不易扫查。

3. 膝上外侧神经　患者平卧位,探头纵向放置于股骨外上髁与股骨交界体表投影位置,可见股外侧肌及股骨影像,在股骨表面扫查搏动的膝上外侧动脉,开启彩色多普勒模式,扫查其血流影像(图 32-2-74)。膝上外侧神经位于膝上外侧动脉附近,不易扫查。

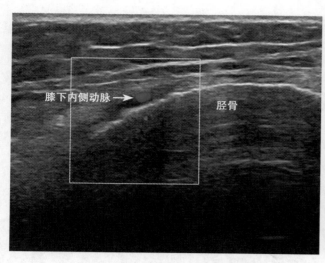

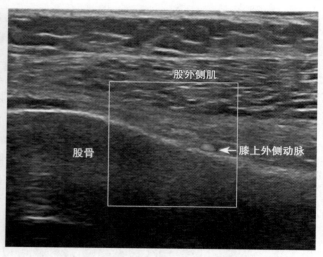

图 32-2-73 膝下内侧神经超声图　　　　　　图 32-2-74 膝上外侧神经超声图

4. 膝下外侧神经　患者平卧位,探头纵向放置于胫骨外侧髁与股骨外上髁交界体表投影位置,可见外侧副韧带、胫骨、外侧半月板及股骨影像,在外侧副韧带深面,扫查搏动的膝下外侧动脉,开启彩色多普勒模式,扫查其血流影像(图 32-2-75)。膝下外侧神经位于膝下外侧动脉附近,不易扫查。

（六）可视化治疗

膝关节疼痛病的治疗,需根据超声检查及病变特点,制订个体化的治疗方案,选择一种或多种方法相组合,实施可视化序贯微创治疗,以期达到最佳效果。

1. 膝关节腔注射治疗

（1）治疗方法:膝关节腔注射可用于治疗包括骨性膝关节炎在内的多种膝关节疼痛病,临床常用的有注射臭氧、消炎镇痛液、PRP、膝关节腔灌注等。超声可视化膝关节腔注射有多种路径。下面主要介绍经膝关节内下注射路径。

（2）适应证:骨性膝关节炎;髌骨软化症;膝关节滑膜皱襞综合征。

（3）操作步骤:平卧位,膝下垫一薄枕。常规皮肤消毒,铺无菌巾。探头套无菌袖套,涂抹无菌耦合剂。选择高频线阵探头,探头短轴位放置于髌韧带外侧胫骨平台与髌骨之间,可见髌骨内下缘及膝关节脂肪垫影像。向头侧移动探头至髌骨位置。采用平面内技术穿刺,将穿刺针从髌骨内下缘刺入,到达关节腔,回抽无血,注射药物(图 32-2-76)。退出穿刺针,覆盖无菌敷料。

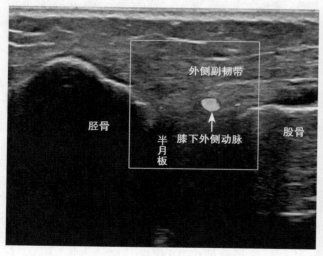

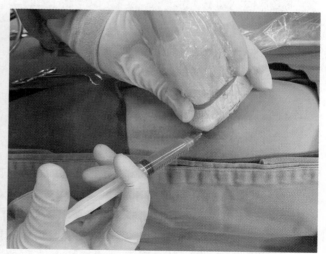

图 32-2-75 膝下外侧神经超声图　　　　　　图 32-2-76 膝关节腔注射治疗超声图

2. 超声可视化滑囊冲洗治疗

（1）适应证：膝关节各部位滑囊积液。下面以髌上滑囊积液为例进行介绍。

（2）体位：患者平卧位，膝下垫一薄枕。

（3）器材及药品：高频线阵探头、无菌袖套及耦合剂、18～20G 穿刺针、20～50ml 注射器、输液器、2% 利多卡因 5ml、地塞米松棕榈酸酯注射液、0.9% 氯化钠 500ml。

（4）操作步骤：常规皮肤消毒，铺无菌巾。探头套无菌袖套，涂抹无菌耦合剂。探头放置于髌骨上方滑囊投影部位，可见髌上滑囊扩张，内有不同程度的无回声或低回声积液（图 32-2-77），有时有碎屑样回声、分隔或强回声钙化斑。探头短轴位观察测量滑囊囊壁内、外侧至皮肤的距离，设计两点法穿刺路径。采用平面内技术，穿刺点局部麻醉，使用 18G 穿刺针，于探头外侧和内侧分别穿刺。穿刺针可视下到达滑囊腔，回抽可见积液（图 32-2-78），根据积液的颜色、黏稠度，滑囊壁有无分隔等，确定超声可视化冲洗方案。先将滑囊内积液抽吸干净，留取标本行实验室检查。将内侧的穿刺针连接输液器，以 0.9% 氯化钠 500ml 行可视化滑囊内冲洗（图 32-2-79，图 32-2-80），冲洗期间，适当封堵外侧穿刺针，反复挤压滑囊，见冲洗液清澈后，抽净滑囊内液体，注射 2% 利多卡因 2ml、地塞米松棕榈酸酯注射液 4mg 和生理盐水 2ml 的混合液，随后注射 30μg/ml 臭氧 10ml。注射毕退出穿刺针，覆盖无菌敷料。

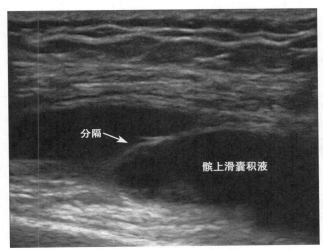

图 32-2-77　髌上滑囊积液超声图

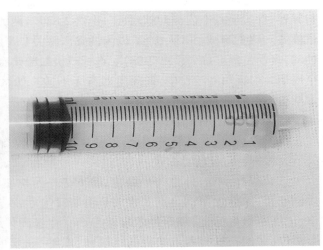

图 32-2-78　髌上滑囊积液图

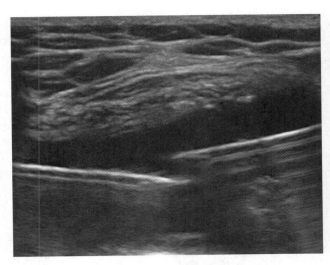

图 32-2-79　髌上滑囊冲洗超声图

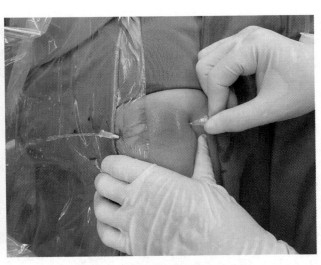

图 32-2-80　髌上滑囊冲洗图

3. 选择性膝关节感觉神经射频治疗

（1）概述：膝关节感觉神经射频是治疗骨性膝关节炎和术后顽固性膝关节疼痛（persistent post-surgical pain，PPSP）的一种新型有效的方法，近年来逐渐受到重视。目前，保守治疗对膝关节 OA 引起的疼痛没有较好的效果。膝关节 PPSP 仍有超过 40% 的患者存在慢性疼痛，15% 的患者表现为重度疼痛。解剖学研究发现，膝关节不同部位的疼痛由相应的感觉神经支配。根据膝关节疼痛的具体部位，在"可视、精准、安全"的前提下，实施超声可视化选择性膝关节感觉神经射频热凝术，极大地缓解了膝关节 OA 和 PPSP 患者的疼痛，具有较高的临床应用价值。

（2）适应证：骨性膝关节炎；膝关节术后顽固性疼痛综合征；隐神经髌下支卡压综合征。

（3）体位：一般选择平卧位，行膝关节后侧感觉神经射频选择俯卧位。

（4）器材：高频线阵探头、无菌袖套及耦合剂、22G 10mm 裸露端射频电极套管针、双极射频治疗仪。

（5）操作步骤：常规皮肤消毒，铺无菌巾。探头套无菌袖套，涂抹无菌耦合剂。根据膝关节疼痛部位，选择需实施射频治疗的感觉神经。以膝上内侧神经射频热凝治疗为例进行介绍。探头纵向放置于股骨内上髁与股骨交界体表投影位置，可见股内侧肌及股骨影像，在股骨表面扫查搏动的膝上内侧动脉，开启彩色多普勒模式，扫查其血流影像。膝上内侧神经位于膝上内侧动脉附近，不易被扫查。采用平面内技术，于探头远端进针，第一根射频针针尖到达股骨表面的膝上内侧动脉附近（图 32-2-81），然后穿刺第二根射频针，针尖至膝上内侧动脉附近（图 32-2-82）。两针尖间距 5mm。分别回抽无血，连接射频电极，开启测试模式。感觉测试，50Hz，0.6V 以内诱发出膝关节疼痛部位的不适或疼痛；运动测试，2Hz，1.2V 内无肌肉抽动，表示位置准确（图 32-2-83）。选择双极射频热凝模式，调节参数为 60℃、70℃、80℃，各 120s，共计三个周期。射频热凝治疗中，询问患者有无不适。如患者疼痛较重，可经射频针注射 2% 利多卡因 0.5ml。术毕退出射频针，覆盖无菌敷料。

4. 膝关节银质针治疗

（1）适应证：骨性膝关节炎；髂胫束综合征；髌腱病；内、外侧副韧带损伤；肌腱粘连。下面以骨性膝关节炎为例进行介绍。

（2）操作步骤：体位为平卧位，膝下垫一薄枕使膝关节稍屈曲。常规皮肤消毒，铺无菌巾。探头套无菌袖套，涂抹无菌耦合剂。膝关节银质针治疗，实施前需仔细查体及阅读磁共振影像图，确定病变部位，压痛点做好标记，制定施术布针方案。选择高频线阵探头，探头放置于需实施银质针松解的病变投影部位，仔细扫查施术方案的病灶肌肉、肌腱、筋膜形态及附着点位置，观察记录神经及周围组织的解剖结构，开启彩色多普勒模式，扫查施术范围的血流影像，设计银质针松解的路径及止点，注意避开神经及血管。

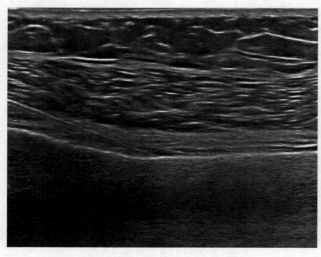

图 32-2-81　膝上内侧神经射频穿刺超声图

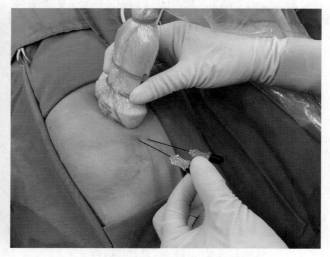

图 32-2-82　膝上内侧神经射频穿刺图

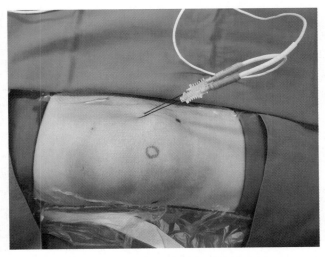

图 32-2-83　膝上内侧神经射频治疗图

膝关节银质针布针分为膝上、下、左、右、后五区。上区布针点：以髌上滑囊与股四头肌之间、髌上滑囊与股骨之间为穿刺路径。银质针由外向内直刺 4 针，针间距 1cm，止点为髌骨上缘；下区布针点：银质针自胫、腓骨上缘向上穿刺，止点为髌骨下缘粗面和关节腔，针间距 1cm，布 5~7 针；内侧区布针点：以内侧副韧带、支持带、半月板、鹅足腱为"靶点"，银质针自下而上或自上而下均可，可视下沿韧带纵向穿刺，在韧带与骨之间走行松解，针间距 1cm，布 4~6 针；外侧区布针点：以外侧副韧带、腘肌、半月板、髂胫束为"靶点"，银质针自下而上或自上而下均可，可视下沿韧带纵向穿刺，在韧带与骨之间走行松解，针间距 1cm，布 4~6 针；后侧区布针点：以半腱肌、半膜肌、腘肌、股二头肌、腓肠肌等为"靶点"，银质针自内向外或自上而下穿刺，针间距 1cm，布 4~6 针，布针路径注意避开坐骨神经及分支。后侧区在俯卧位下实施，需与前四区分开施术。为缓解患者治疗疼痛，在膝部银质针施术前，根据需要先实施超声引导下髂筋膜阻滞和/或坐骨神经阻滞，给予 1.3% 利多卡因 10~20ml。

采用平面内技术刺入银质针，移动探头引导银质针的松解路径及针尖位置，确保安全精准。应用银质针松解施术过程中，超声探头不断变换扫查角度及位置，为银质针施术提供全程实时的可视化（图 32-2-84，图 32-2-85）。针尾连接银质针治疗仪的导热端，根据病情调节温度至 90~120℃，治疗时间 15~25min，以消除无菌性炎症达到治疗疼痛的目的。术野及银质针与皮肤接触部位覆盖无菌纱布条，防止皮肤烫伤（图 32-2-86）。术毕拔出银质针，酒精敷料按压 5min，术野覆盖无菌敷料。神经阻滞后会导致下肢肌无力，为避免患者下床跌倒，嘱卧床 24h。

5. 超声可视化针刀治疗

（1）适应证：骨性膝关节炎；髂胫束综合征；髌腱病；内、外侧副韧带损伤；肌腱粘连等。下面以髌腱病为例进行介绍。

（2）器材：无菌袖套及耦合剂、一次性针刀。

（3）操作步骤：体位为平卧位，膝下垫一薄枕使膝关节屈曲 30°~45°。常规皮肤消毒，铺无菌巾。探头套无菌袖套，涂抹无菌耦合剂。选择高频线阵探头，探头长轴位放置于髌骨下方，可显示髌腱的纵向影像，向足侧移动探头，检查髌腱在胫骨粗隆的附着点，旋转探头行短轴位检查，髌腱病常发生于髌腱的起止

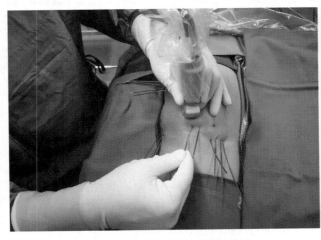

图 32-2-84　膝关节银质针穿刺图

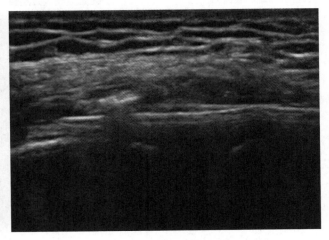

图 32-2-85　膝关节银质针穿刺超声图

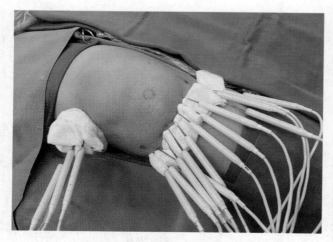

图 32-2-86　膝关节银质针治疗图

点。仔细扫查,可见局部肌腱增厚,回声减低及程度不等的撕裂、钙化等。开启彩色多普勒模式,扫查病变周围的血流影像。以病变部位为"靶点",设计针刀微创松解的路径及施术范围。穿刺点局部麻醉,采用平面内技术刺入针刀(图 32-2-87)。刀刃平行于肌腱纵切面方向剥离、松解,注意不可横向切断肌腱。施术过程中,超声探头不断变换扫查位置、角度,为针刀施术提供全程实时的可视化(图 32-2-88)。术毕退出针刀,覆盖无菌敷料。

（七）注意事项

1. 膝关节解剖结构较复杂。行超声可视化膝关节诊断及微创介入治疗,要求扫查医师熟练掌握膝关节断层及立体解剖结构,同时还需丰富的检查及穿刺经验。

2. 在对不同肌腱进行扫查时,要准确摆放探头,防止各向异性伪像。

3. 超声可视化穿刺前,需开启彩色多普勒模式观察施术部位的血流影像,避免血管损伤。

4. 严格执行无菌操作,杜绝膝关节感染。

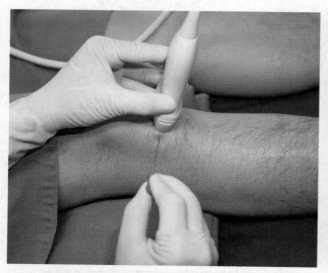

图 32-2-87　髌腱病针刀穿刺示意图

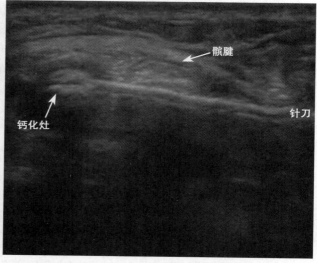

图 32-2-88　髌腱病针刀治疗超声图

第三节　软组织疼痛病超声诊断和可视化治疗

一、背部肌筋膜疼痛综合征

（一）概述

背部肌筋膜疼痛综合征又称背部肌筋膜炎,是一种常见的慢性肌肉骨骼疾病,多因长期肌肉劳损、受凉、睡姿不当或外伤治疗不及时形成,其特征是存在肌筋膜触发点,表现为检查骨骼肌时可触及带状或条索状结构,按压可引起局部疼痛和/或牵涉痛。该病女性多于男性,发病率随年龄增长而增加。目前治疗肌筋膜疼痛综合征主要采用口服药物及康复疗法,但治疗效果欠佳。近年来,随着超声技术的发展,对于保守治疗效果差,或疼痛反复发作迁延不愈的患者,在超声可视下定位肌筋膜触发点,采用注射水分离、银质针松解导热、针刀松解、射频热凝等方式治疗,取得了较好的效果。

（二）相关解剖

1. 背肌　由浅肌和深肌组成。背浅肌可分为两层,浅层有斜方肌和背阔肌,深层有肩胛提肌和菱形肌,均起自脊柱的不同部位,止于上肢骨。背深肌位于脊柱两侧,分长肌和短肌。长肌位置较浅,主要有竖脊肌和夹肌。短肌位置较深,有枕下肌、棘间肌、横突间肌、多裂肌和肋提肌等。长、短肌对维持人体直立姿势起重要作用,短肌还与脊柱韧带共同保证各椎骨间的稳固连接。竖脊肌是背肌中最长、最大的肌,纵列于躯干背面、脊柱两侧的沟内,临床常见的"腰肌劳损"亦多因此肌受累所致。

背部深筋膜在斜方肌和背阔肌表面较薄弱,但在竖脊肌周围特别发达,称胸腰筋膜。此筋膜包裹在竖脊肌和腰方肌的周围,在腰部明显增厚,可分为3层。浅层在竖脊肌后面,内侧附于棘上韧带,外侧附于肋角,下方附于髂嵴,也是背阔肌的起始腱膜;中层分隔竖脊肌与腰方肌,并在竖脊肌外侧缘与浅层会合,构成竖脊肌鞘;深层在腰方肌前面,并与中层构成腰方肌鞘。3层筋膜在腰方肌外侧缘会合,成为腹内斜肌和腹横肌的起点。因腰部活动度大,胸腰筋膜在剧烈运动中常可扭伤,为腰背疼痛常见病因之一（图 32-3-1,图 32-3-2）。

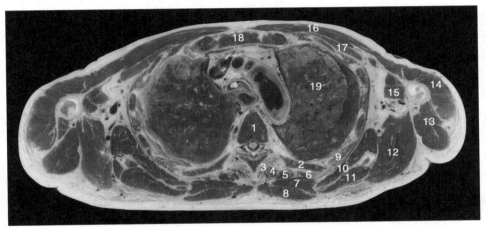

1. 第四胸椎;2. 第五肋骨;3. 多裂肌;4. 胸半棘肌;5. 胸最长肌;6. 髂肋肌;7. 大菱形肌;8. 斜方肌;9. 肋间外肌;10. 肩胛下肌;11. 冈下肌;12. 大圆肌;13. 肱三头肌;14. 三角肌;15. 喙肱肌;16. 胸大肌;17. 胸小肌;18. 胸骨;19. 肺脏。

图 32-3-1　背部横断面解剖图

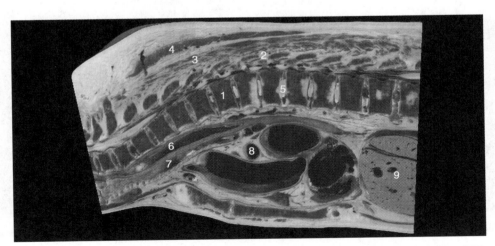

1. 第六胸椎;2. 关节突关节;3. 多裂肌;4. 斜方肌;5. 椎间盘;6. 食管;7. 气管;8. 肺动脉;9. 肝脏。

图 32-3-2　背部纵断面解剖图

2. 神经支配

（1）皮肤神经支配：背部主要由脊神经背侧支支配,其中 T_6 以上背部皮肤主要由内侧支支配,T_6 以下背部皮肤主要由外侧支支配。侧胸壁主要由肋间神经外侧皮支支配,外侧皮支穿出后分为外支和内支。胸廓前方,两侧锁骨中线之间主要由前皮支支配。

（2）脊神经分支与走行：脊髓发出前根和后根,在椎间孔部位汇合形成脊神经,汇合前可见 DRG。脊神经出椎间孔后发出分支,前支沿肋间走行形成肋间神经,肋间神经走行至侧胸壁发出外侧皮支,继续向胸廓前方走行至胸骨旁发出前皮支。脊神经后支也是竖脊肌平面阻滞的靶神经。

（三）超声诊断

目前尚无常规实验室和影像学检查证实激痛点或肌紧张的客观存在。实验室检查血沉、C-反应蛋白表现可升高亦可正常,MRI 可见局部肌肉或筋膜间 T2 加权高信号表现。MRI 为静态成像,不能动态观察肌肉形态的变化。肌骨超声可实时进行动态检查（图 32-3-3）,提高了激痛点检测的可靠性,且可观察其周围组织的结构及血流影像等信息。激痛点是因肌纤维收缩形成的结节样结构,呈"圆形"或"椭圆形",密度高,超声波穿透激痛点能力较弱,常为低回声结构。肌肉纤维化或钙化,表现为强回声结构。急性期和慢性期的激痛点超声影像可有不同表现,需结合不同切面的扫查来评估激痛点及其周围软组织病变情况（图 32-3-4,图 32-3-5）。

（四）可视化治疗

1. 肌筋膜注射臭氧、消炎镇痛液联合针刀治疗

（1）体位：俯卧位,上肢伸直放于体侧。放松背部肌肉,充分暴露背部。

（2）器材：根据治疗深度选择超声探头、无菌袖套及耦合剂、相应治疗器具。

（3）操作步骤：常规皮肤消毒,铺无菌巾。探头套无菌袖套,涂抹无菌耦合剂。探头放置于患者背部压痛点或可触及结节、条索表面,实施纵切面及横切面扫查,观察肌肉及筋膜的形态、回声、厚度及动态下粘连的情况。激痛点一般表现为低回声圆形或椭圆形结构。采用平面内技术穿刺。针尖到达激痛点及粘连的筋膜位置,注射适量消炎镇痛液和 $30\mu g/ml$ 臭氧 5ml/每点,观察激痛点及筋膜与周围组织分离的效果。根据激痛点有无钙化及筋膜粘连的情况,实施针刀松解。选择大小适中的针刀,采用平面内技术穿刺（图 32-3-6）,针刀到达激痛点后,实施可视化切割、剥离、疏通等手法治疗（图 32-3-7）。术毕穿刺部位覆盖无菌敷料。

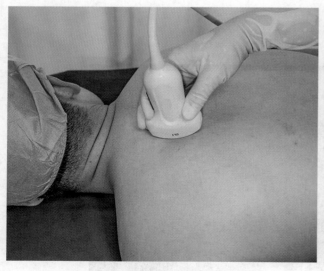

图 32-3-3　背部肌肉筋膜超声扫查图

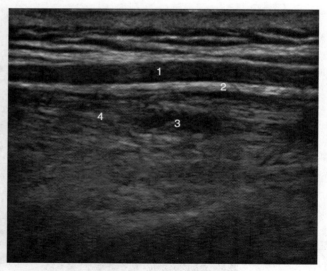

1. 斜方肌；2. 增厚的筋膜；3. 激痛点；4. 大菱形肌。

图 32-3-4　背部肌筋膜炎超声图 1

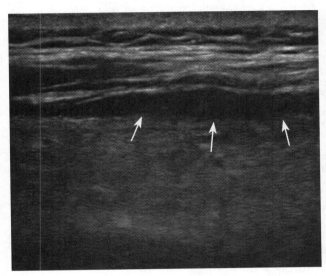

图 32-3-5　背部肌筋膜炎超声图 2

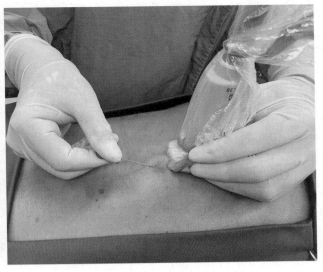

图 32-3-6　背部肌筋膜炎针刀治疗图

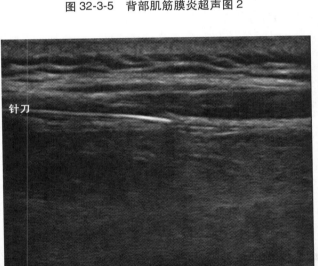

图 32-3-7　背部肌筋膜炎针刀治疗超声图

2. 银质针治疗

（1）概述：银质针疗法主要用于经其他治疗效果不佳的中度或重度疼痛患者。针刺的形式包括直刺、斜刺、骨膜下刺、钻刺、围刺等。下面以胸椎小关节银质针治疗为例进行介绍。

（2）体位：俯卧位，患侧上肢伸直放于体侧。放松背部肌肉，充分暴露背部。

（3）器材：低频凸阵探头、无菌袖套及耦合剂、灭菌银质针套装、银质针治疗仪。

（4）操作步骤：常规皮肤消毒，铺无菌巾。探头套无菌袖套，涂抹无菌耦合剂。探头纵向放置于目标节段胸椎位置，扫查双侧关节突关节影像，其表现为"驼峰征"。向外侧移动探头，扫查横突根部、肋横突关节、竖脊肌及邻近肌肉等影像。设计银质针松解的路径及止点位置，注意避开神经、血管及脏器间斜刺入关节突关节（图 32-3-8）。自下而上双侧依次布针。根据需要可在横突根部、肋横突关节、竖脊肌及邻近肌肉等其他靶点分别布针（图 32-3-9）。穿刺时探头应实时引导银质针的松解轨迹及针尖位置，确保安全精准。布针后针尾连接银质针治疗仪的导热端，根据病情调节温度至 90～120℃，治疗时间 15～25min，以消除无菌性炎症达到治疗疼痛的目的。术野及银质针与皮肤接触部位覆盖无菌纱布条，防止皮肤烫伤。术毕拔出银质针，酒精敷料按压止血，术野覆盖无菌敷料。

3. 超声可视化脊神经后支脉冲射频治疗。

（五）注意事项

1. 注意区分原发部位和继发部位疼痛及牵涉痛。先治疗原发性压痛点，后治疗继发性压痛点，才能达到治愈的目的。

2. 行超声可视化治疗需熟悉应用解剖及具有丰富的穿刺经验，进针过程中实时监测进针路径，在确保安全的前提下，治疗效果最大化。

3. 在对病变肌肉及筋膜等结构进行扫查时，需多方位旋转探头，防止各向异性伪像并进行全面动态的检查。

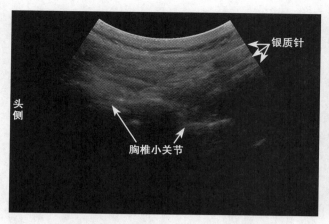

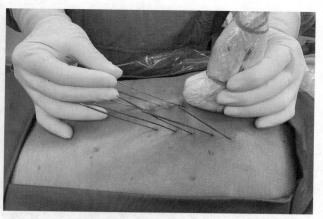

图 32-3-8 背部肌筋膜炎银质针穿刺超声图   图 32-3-9 背部肌筋膜炎银质针治疗图

4. 超声可视化穿刺前,需开启彩色多普勒模式观察施术部位的血流影像,避免神经、血管及内脏的损伤。治疗完毕后需仰卧位休息,防止深部组织出血发生血肿。

二、腰方肌源性疼痛综合征

(一) 概述

既往 L_3 横突综合征(third lumbar transverse process syndrome)的概念是因 L_3 横突尖端的急慢性损伤而引起的腰痛或腰骶部疼痛。临床实践发现, L_3 横突综合征主要是因 L_3 横突末端与腰方肌及其筋膜的机械摩擦或病理改变所致,疼痛并非局限于 L_3 横突末端,更多在腰方肌起止点处甚至腰方肌全长均存在压痛或牵涉痛,故而提出腰方肌源性疼痛(quadratus lumborum myogenic pain)概念,以期明确这种疼痛疾病的诊断与治疗。

(二) 相关解剖

腰方肌(quadratus lumborum)呈长方形,位于腹后壁,分居脊柱两侧,起源于髂嵴后内侧及髂腰韧带,止于第 12 肋骨内侧缘和 $L_{1~4}$ 椎横突,其内侧为腰大肌,后方为竖脊肌,前外侧壁由内向外依次为腹横肌、腹内斜肌和腹外斜肌,向下连结髂腰韧带、髂嵴内缘,向上穿过横膈膜外侧弓状韧带到达第 12 肋内侧和 $L_{1~4}$ 横突,受腰丛发出的 T_{12} ~ L_4 神经支配(图 32-3-10)。

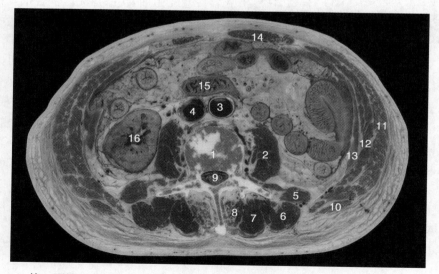

1. 第三腰椎;2. 腰大肌;3. 腹主动脉;4. 下腔静脉;5. 腰方肌;6. 髂肋肌;7. 胸最长肌;8. 多裂肌;9. 马尾神经;10. 背阔肌;11. 腹外斜肌;12. 腹内斜肌;13. 腹横肌;14. 腹直肌;15. 十二指肠;16. 肾脏。

图 32-3-10 T_3 断层解剖图

（三）超声诊断

观察腰方肌的形态结构需进行双侧对比。患者取俯卧位。选择低频凸阵探头，放置于患侧髂后上棘体表投影部位，可显示臀大肌及高回声弧形结构的髂骨。探头向头侧移动，直至髂骨消失，可见腰方肌影像，此处为腰方肌的起点位置。自下而上对腰方肌进行扫查（图 32-3-11）。腰方肌于起止点处易发生病变。急性期腰方肌起点表现为低回声影像（图 32-3-12），随病程进展进入慢性期，可见低回声影像转变为高回声影像，有时可见髂骨起点部位的骨皮质毛糙。超声扫查至横突时见"三叶草"征象（图 32-3-13，图 32-3-14），腰方肌与横突间发生病变时，可见横突尖部高亮回声范围增大。患侧腰方肌病变部位筋膜厚于健侧，肌外膜亦增厚，轮廓欠清。

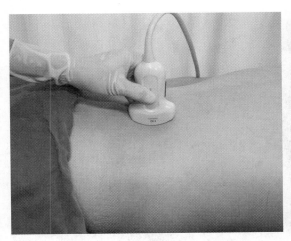

图 32-3-11 腰方肌超声扫查图

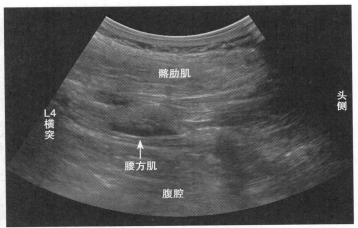

图 32-3-12 腰方肌病变超声图
腰方肌于 L_2、L_3、L_4 横突交界部位表现为条带样低回声影像。

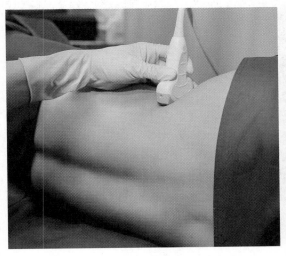

图 32-3-13 "三叶草"腰方肌超声扫查图

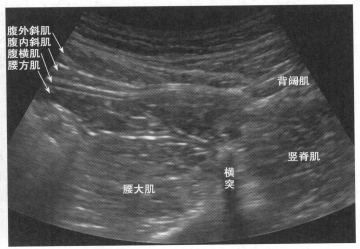

图 32-3-14 腰方肌超声图

（四）可视化治疗

1. 体位 患者取俯卧位。

2. 器材 低频凸阵探头、无菌袖套及耦合剂、24G 注射针、一次性针刀、灭菌银质针套装、银质针治疗仪、22G 射频电极套管针、射频治疗仪、2% 利多卡因、地塞米松棕榈酸酯注射液 4mg。

3. 操作步骤 常规皮肤消毒，铺无菌巾。探头套无菌袖套，涂抹无菌耦合剂。探头放置于患侧腰方肌体表投影处,行腰方肌纵切面及横切面扫查,明确病变区域。结合查体压痛部位及病变情况,制订合适的治疗方案。病变较轻者,可采用超声引导水分离及针刀松解治疗。设计施术路径及范围,注意避开神经、血管及肾脏。采用平面外或平面内技术穿刺(图32-3-15,图32-3-16),针尖置于病变部位,回抽无血,注射适量消炎镇痛液。实施水分离后,继续行针刀松解。采用平面外或平面内技术刺入针刀,进行切割、剥离、松解(图32-3-17,图32-3-18)。施术过程中,探头不断变换扫查位置、角度,为针刀施术提供全程实时的可视化。病变较重者,需行射频治疗。腰方肌源性疼痛的射频治疗可行疼痛相应节段的脊神经后内侧支射频治疗,若病变处位于横突及髂嵴等起止点,亦可对此处行局部射频热凝治疗。

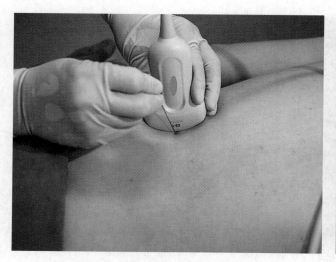

图 32-3-15 腰方肌平面外技术治疗示意图

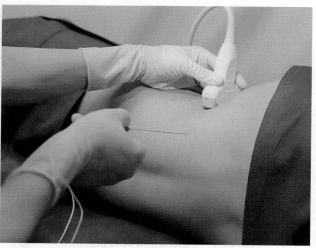

图 32-3-16 腰方肌平面内技术治疗示意图

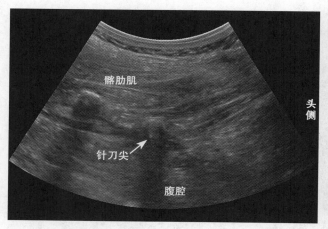

图 32-3-17 腰方肌平面外技术针刀治疗超声图

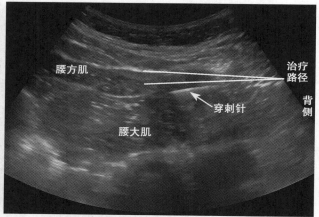

图 32-3-18 腰方肌平面内技术治疗超声图

(五) 注意事项

1. 腰方肌解剖结构涉及胸腰筋膜,诊断时需注意胸腰筋膜的病变情况。

2. 对腰方肌及周围肌肉筋膜等结构超声扫查时,需多方位旋转探头进行全面动态的检查。

3. 超声引导的平面外穿刺技术需实时显露针尖,对于操作医师要求较高。初学者可采用"三叶草"扫查方式,实施平面内可视化治疗。

三、梨状肌综合征

（一）概述

梨状肌综合征是由于梨状肌的急、慢性损伤或解剖变异等引起的梨状肌充血、水肿、肥厚、痉挛压迫和/或刺激坐骨神经而导致的一组临床综合征。多表现为患侧的臀部疼痛、酸胀，常伴有大腿后侧或小腿后外侧的放射性疼痛，严重者导致下肢活动受限及功能障碍。本病是引起干性坐骨神经痛常见的原因之一。久坐、臀部受凉、双腿不等长及过度地外展外旋等均易损伤梨状肌。肌骨超声检查为梨状肌综合征的常用检查手段，可为临床提供精确的诊断依据，同时可行精准的可视化治疗。

（二）相关解剖

梨状肌（图 32-3-19）是臀部深面的一块肌肉，由骶丛发出的梨状肌神经支配。其外形似梨形，位于骶骨及骶髂关节囊前方。起自第 2~4 骶前孔的外侧缘，沿骨盆壁向外下走行，经坐骨大孔后，再向外走行进入臀部，其肌腱止于股骨大转子的内后上方。梨状肌穿过坐骨大孔时，将该孔分为梨状肌上孔及梨状肌下孔，其中穿过梨状肌上孔的有臀上动静脉及臀上神经，穿过梨状肌下孔的有臀下动静脉、坐骨神经、臀下神经、阴部神经和股后皮神经等，坐骨神经经梨状肌下孔出骨盆后下行。当梨状肌损伤或发生解剖变异时易压迫坐骨神经引起梨状肌综合征。

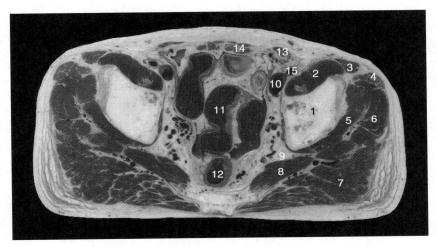

1. 髂骨；2. 髂腰肌；3. 缝匠肌；4. 阔筋膜张肌；5. 臀小肌；6. 臀中肌；7. 臀大肌；8. 梨状肌；
9. 骶丛神经；10. 髂外静脉；11. 乙状结肠；12. 直肠；13. 腹内斜肌；14. 腹直肌；15. 髂外动脉。

图 32-3-19 梨状肌断层解剖图

（三）超声诊断

患者取俯卧位，充分暴露臀部，放松肌肉。选择低频凸阵探头，短轴位放置于股骨大转子与髂后上棘连线内 1/2 处，髂骨为高回声连续的线性结构，缓慢向足侧平移探头，可见高回声线性结构分离（图 32-3-20），其内侧为骶骨，外侧为髂骨，两块骨骼之间，由浅至深，依次为臀大肌、梨状肌纵断面及坐骨神经横断面。梨状肌纵断面呈斜行带状结构，肌肉轮廓显示清晰，肌外膜平滑纤细，内部肌纹理回声均匀。坐骨神经横断面表现为高回声的椭圆形结构，内部可见点状低回声，其内侧为臀下动静脉。坐骨神经穿出梨状肌下孔后，走行于上孖肌、闭孔内肌、下孖肌、股方肌浅面。诊断梨状肌综合征需与健侧进行对比，多方位观察梨状肌及坐骨神经周围是否存在病变及异常结构。梨状肌综合征表现为患侧梨状肌厚于健侧，肌外膜亦增厚，轮廓欠清，内部结构紊乱，肌纹理显示不清，可见弥漫性或局限性回声减低或增高区，分布不均匀等（图 32-3-21）。梨状肌后方的坐骨神经显示欠清，蜂窝状结构显示模糊。研究认为梨状肌与坐骨神经的解剖关系共有 6 种，正常型为坐骨神经以总干穿梨状肌下孔，其余 5 种解剖关系均为变异型，表现为以总干或分支穿梨状肌肌腹或梨状肌上孔均易致梨状肌综合征。因臀部的坐骨神经位置较深，若有较细分支通过梨状肌内或梨状肌上孔时，受仪器分辨力及深度的影响，超声检查因显示不清晰易导致假阴性。

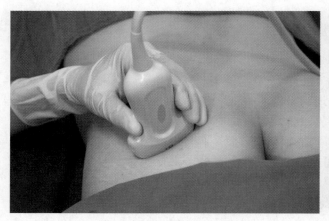

图 32-3-20 梨状肌超声扫查图

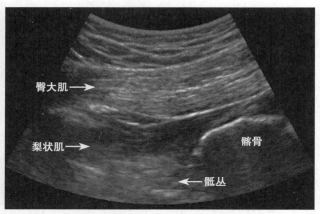

图 32-3-21 梨状肌综合征超声图
梨状肌增厚,弥漫性回声减低,肌纹理显示不清。

(四)可视化治疗

1. 概述 可采用注射消炎镇痛液、针刀松解、银质针疗法及脉冲射频调节等方法治疗梨状肌综合征。根据超声检查发现的病变部位、性质、程度、范围等,制定个体化的方案,选择一种或多种方法相组合,实施可视化微创序贯治疗,以期达到最佳效果。

2. 治疗方法和操作步骤 体位为俯卧位,放松臀部肌肉,充分暴露臀部。常规皮肤消毒,铺无菌巾。探头套无菌袖套,涂抹无菌耦合剂。选择低频探头,探头放置于梨状肌体表投影处,显露梨状肌及坐骨神经,查找病变区域。

(1)注射治疗:采用平面内技术(图 32-3-22),于探头外侧向内侧进针,穿过臀大肌,针尖到达梨状肌与臀大肌之间的筋膜,注射适量消炎镇痛液,可见筋膜层逐渐分离。继续进针至梨状肌肌内病变区域及梨状肌深面与坐骨神经之间,分别常规注射消炎镇痛液。

(2)针刀治疗:实施针刀梨状肌松解,需仔细观察坐骨神经与梨状肌的解剖结构,开启彩色多普勒模式,扫查施术周围的血流影像,设计针刀松解的路径及施术范围,避开神经及血管(图 32-3-23)。针刀先松解梨状肌与臀大肌之间的筋膜层,再松解梨状肌内病变部位(图 32-3-24)。应用针刀切割、剥离、松解等施术过程中,超声探头需不断变换扫查位置、角度,为针刀施术提供全程实时的可视化,同时询问患者有无下肢异感或疼痛。

(3)银质针治疗:银质针治疗需提前制定施术方案。探头放置于梨状肌病变投影部位,扫查梨状肌及筋膜病变形态。梨状肌布针点:银质针由外向内斜刺 6~8 针,针间距 1cm,经梨状肌筋膜及肌腹,止点为

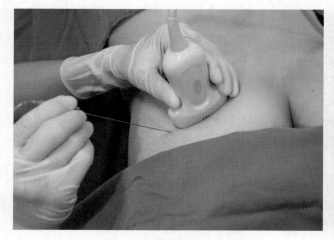

图 32-3-22 梨状肌注射示意图

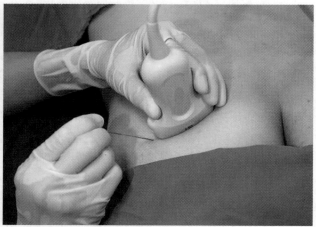

图 32-3-23 梨状肌针刀治疗示意图

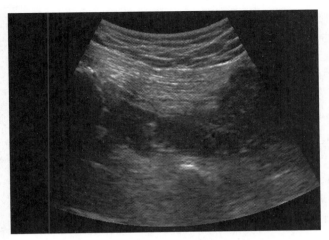

图 32-3-24　梨状肌穿刺超声示意图

骶骨。采用平面内技术刺入银质针,同时移动探头引导银质针的松解轨迹及针尖位置,注意避开坐骨神经及血管,确保安全精准。应用银质针松解施术过程中,超声探头不断变换扫查位置、角度,为银质针施术提供全程实时的可视化。针尾连接银质针治疗仪的导热端,根据病情调节温度至 90~120℃,治疗时间 15~25min,以消除无菌性炎症达到治疗疼痛的目的。术野及银质针与皮肤接触部位覆盖无菌纱布条,防止皮肤烫伤。术毕拔出银质针,酒精敷料按压止血,术野覆盖无菌敷料。

（4）坐骨神经射频脉冲治疗:探头放置于梨状肌投影部位扫查坐骨神经。其表现为高回声的椭圆形结构,内部可见点状低回声。测量神经至皮肤的距离,设计穿刺路径。采用平面内技术,于探头外侧进针。穿过臀大肌、梨状肌,针尖沿髂骨内侧壁下滑,到达坐骨神经外侧。回抽无血,置入射频电极,开启测试模式。感觉测试,部分患者可引出原疼痛区疼痛或不适感;运动测试,1V 内引出小腿的前群、外侧群以及后侧群等肌肉颤动,表示位置准确。给予射频脉冲模式（42℃）,进行射频脉冲治疗 6~15min。射频脉冲治疗结束后,经射频穿刺针注射 30μg/ml 臭氧 15ml。

（五）注意事项

1. 因坐骨神经走行存在变异,实施穿刺时,需关注患者下肢有无异感或疼痛,避免坐骨神经损伤。

2. 应用抗凝药物的患者,应根据使用抗凝药物种类停药后再行治疗。

第四节　脊柱源性疼痛病超声引导下微创介入治疗

一、脊神经后支神经痛

（一）概述

脊神经后支神经痛是引起颈肩腰背部疼痛椎管外因素的主要原因。脊神经后支所支配的结构,包括小关节、椎旁肌、棘间韧带等,这些结构的紊乱可使脊神经后支长期受牵拉、卡压等机械刺激,并导致脱髓鞘改变,产生自发性传入冲动,引起相应支配区域的疼痛,如颈脊神经后支神经痛、胸脊神经后支神经痛、腰脊神经后支神经痛、骶尾脊神经后支神经痛等。传统的脊神经后支阻滞技术存在穿刺损伤等风险,虽然辅助 X 线技术提高了穿刺的准确性,但其操作复杂且具放射性,导致临床使用受限。超声具有实时可视化,安全无辐射等优势,可精准引导穿刺器械到达目标,避免了反复穿刺导致的血管脏器等损伤,提高了治疗效果,降低了并发症,缩短了治疗时间,被广泛应用于脊柱源性疼痛病的微创介入治疗中。

（二）局部解剖

脊神经的前根和后根在椎间孔处合为脊神经后,立即分为前支、后支、脊膜支和交通支。后支是脊神经干发出的向躯干背面走行,分布于颈项部、背部和腰骶部的分支,较前支细小,经相邻脊椎骨横突之间或骶后孔向后走行,绕上关节突外侧向后行至相邻横突之间分为内侧支和外侧支。

部分脊神经后支形成较粗大的神经干,分布范围较广,一旦发生损伤和病变,就会出现明显的临床症状。

（三）超声解剖定位

实施超声引导的脊神经后支微创介入治疗,必须熟练掌握脊神经后支的精细解剖结构和超声扫查方法。下面以颈脊神经后支和腰脊神经后支为例进行介绍。

1. 颈脊神经后支

（1）C_2 背根神经节及枕大神经（图 32-4-1）:患者侧卧位。选择低频凸阵探头,纵向放置于颈椎侧方（图 32-4-2）,扫查可见枕骨、C_1 侧块及 C_2 外侧平台等超声影像。在 C_2 平台头侧,高回声的声影突然中断,呈"断崖征",此处为头下斜肌短轴(图32-4-3),旋转探头至头下斜肌长轴位(图32-4-4),可见头半棘肌与头下斜肌之间的枕大神经(图32-4-5)。头下斜肌深面即为C_2背根神经节。开启彩色多普勒模式,观察椎动脉血流影像(图32-4-6)。

(2) $C_{3\sim8}$脊神经后支

1)纵向扫描:患者侧卧位。选择高频线阵探头,纵向放置于$C_{2\sim3}$关节突关节位置(图32-4-7),可见C_2下关节突、C_3上关节突构成的"波峰"状。C_3脊神经后内侧支浅支(第三枕神经)从C_2、C_3关节突关节表面经过,C_2、C_3关节突关节远端为C_3侧块,其呈"波谷"状,为C_3脊神经后内侧深支位置。探头向足侧扫查,依次定位$C_{4\sim7}$脊神经后内侧支(图32-4-8)。

2)横向扫描:以C_6脊神经后支为例进行介绍(图32-4-9)。患者侧卧位,选择高频线阵探头,短轴位放置于C_6横突位置(图32-4-10),识别C_6前、后结节及C_6神经根,缓慢向背侧移动探头,后结节背侧可见C_6侧块,后内侧支穿过后结节与侧块的夹角,走行于侧块表面(图32-4-11)。

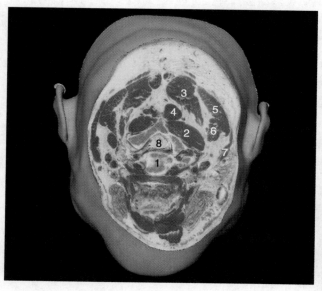

1.枢椎;2.头下斜肌;3.头半棘肌;4.头后大直肌;5.头夹肌;6.头最长肌;7.胸锁乳突肌;8.脊髓。

图32-4-1 C_2断层超声解剖定位图

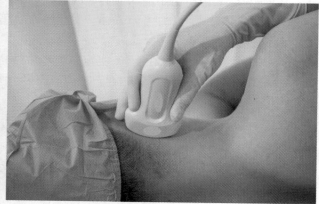

图32-4-2 颈椎超声扫查图

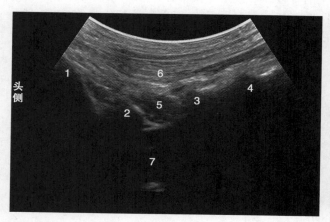

1.枕骨;2.C_1侧块;3.C_2、C_3关节突关节;4.C_3、C_4关节突关节;5.头下斜肌;6.头半棘肌;7.脊髓。

图32-4-3 颈椎超声图

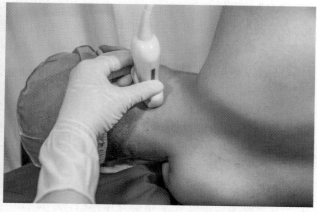

图32-4-4 C_2背根神经节超声扫查图

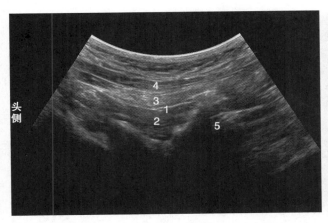

1. 枕大神经；2. 头下斜肌；3. 头半棘肌；4. 头夹肌；
5. C$_2$棘突。

图 32-4-5　枕大神经超声图

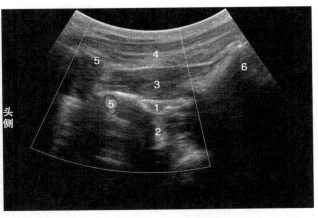

1. C$_2$背根神经节；2. 脊髓；3. 头下斜肌；4. 头半棘肌与头
夹肌间筋膜；5. 椎动脉；6. C$_2$棘突。

图 32-4-6　C$_2$背根神经节超声图

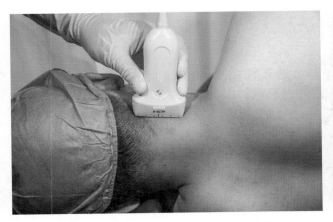

图 32-4-7　颈脊神经后支超声纵向扫查图

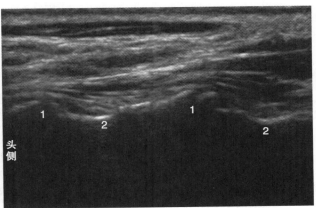

1. 颈椎关节突关节（波峰征）；2. 颈椎侧块（波谷征）。

图 32-4-8　颈脊神经后支超声图

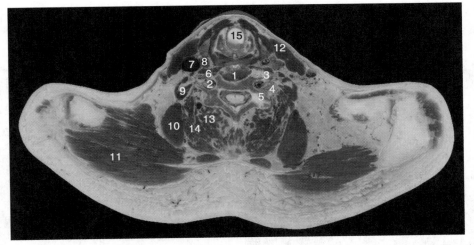

1. 第 6 颈椎；2. 椎动脉；3. 前结节；4. 后结节；5. C$_6$后内侧支；6. 颈长肌；7. 颈内静脉；
8. 颈总动脉；9. 后斜角肌；10. 肩胛提肌；11. 斜方肌；12. 胸锁乳突肌；13. 多裂肌；14. 头
半棘肌；15. 气管。

图 32-4-9　C$_6$断层解剖图

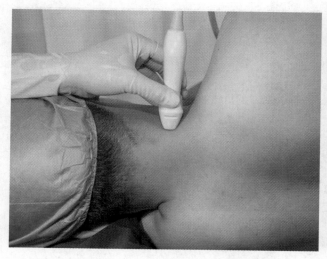

图 32-4-10 C₆脊神经后支超声扫查图

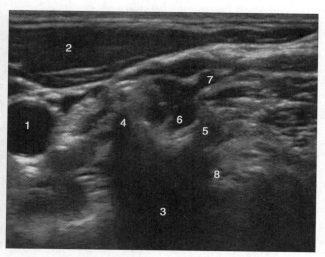

1. 颈总动脉;2. 胸锁乳突肌;3. C₆横突;4. 前结节;5. 后结节;6. C₆神经根;7. C₅神经;8. 侧块。

图 32-4-11 C₆脊神经后支超声图

2. 腰脊神经后支

(1)定位腰椎节段:选择低频凸阵探头,纵向放置于患侧第12肋骨体表投影部位(图 32-4-12),识别第12肋骨、胸膜等影像(图 32-4-13)。向脊柱中线滑动探头,识别 L₁横突(图 32-4-14,图 32-4-15),向足侧移动探头依次识别 L₂₋₅横突及骶骨(图 32-4-16,图 32-4-17),进行标记。

(2)定位腰脊神经后支:以 L₃脊神经后支为例进行介绍。探头横向放置于 L₃棘突体表投影部位(图 32-4-18),缓慢移动、倾斜探头,依次识别棘突、椎板、关节突关节、横突、椎管、椎间孔等结构超声影像,脊神经后支位于横突根部上缘与上关节突交界处(图 32-4-19)。

(四)可视化治疗

1. 超声引导枕大神经射频脉冲治疗

(1)适应证:颈源性头痛;枕大神经痛(包括带状疱疹枕大神经痛)。

(2)体位:侧卧位。操作者位于患者背侧,超声仪放置于对侧。

(3)器材:低频凸阵探头、无菌袖套及耦合剂、22G 射频电极套管针、射频治疗仪。

(4)操作步骤:常规皮肤消毒,铺无菌巾。探头套无菌袖套,涂抹无菌耦合剂。探头斜轴位放置于头下斜肌投影部位,在头半棘肌及头下斜肌之间,可见枕大神经,其表现为低回声的"小眼睛"状,头下斜肌

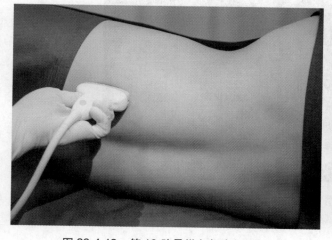

图 32-4-12 第12肋骨纵向超声扫查图

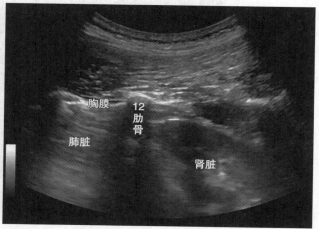

图 32-4-13 第12肋骨超声图

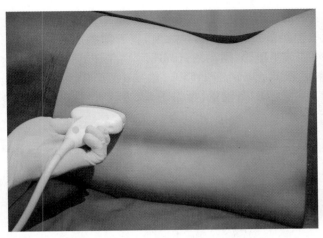

图 32-4-14　L₁ 横突纵向超声扫查图

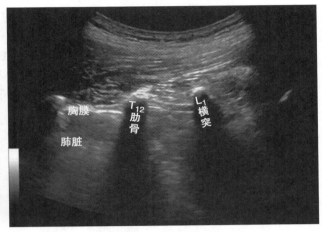

图 32-4-15　L₁ 横突超声图

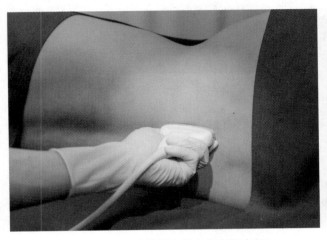

图 32-4-16　腰椎横突纵向超声扫查图

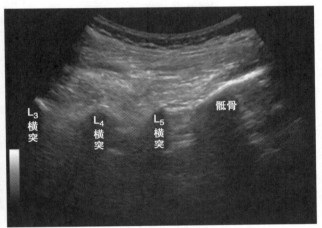

图 32-4-17　腰椎横突纵向超声图

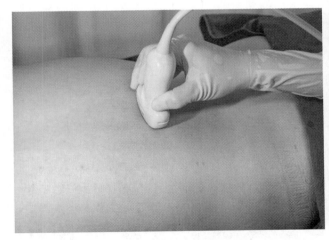

图 32-4-18　L₃ 超声横向扫查图

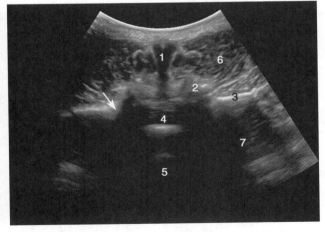

1. 棘突；2. 关节突关节；3. 横突；4. 椎管；5. 椎体；6. 竖脊肌；7. 腰大肌；箭头 L₃ 神经后支。

图 32-4-19　L₃ 横向超声图

深面即为 C_2 背根神经节、寰枢关节。测量神经至皮肤之间的距离,设计穿刺路径,开启彩色多普勒模式,扫查穿刺路径有无血流影像。采用平面内技术,穿过头半棘肌到达枕大神经位置(图 32-4-20)。穿刺过程中需实时显露穿刺针(图 32-4-21),避免损伤血管、背根神经节及脊髓。回抽无血,置入射频电极,开启测试模式。感觉测试,50Hz,0.5V 内复制出原疼痛区域疼痛或不适感;运动测试,2Hz,1V 内引出头下斜肌颤动,表示位置准确。可建议给予高电压长时程脉冲射频模式,调节温度 55℃,输出电压 90V,脉冲宽度 20ms,进行周期为 200s 的脉冲射频治疗,共 3 个周期。如患者疼痛较重,可给予 2% 利多卡因 0.5ml。治疗结束后,经射频穿刺针常规注射消炎镇痛液。

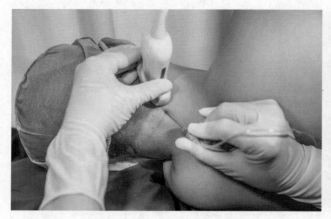

图 32-4-20 枕大神经穿刺示意图

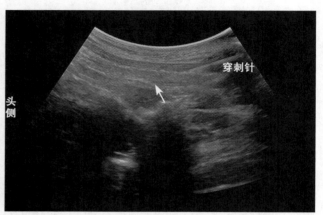

图 32-4-21 枕大神经穿刺超声图

2. 超声引导颈脊神经后支射频脉冲治疗

(1)适应证:颈椎小关节紊乱综合征;颈脊神经后支卡压综合征;颈肩部肌筋膜炎。

(2)体位:侧卧位,头下垫薄枕。

(3)器材:高频线阵探头、无菌袖套及耦合剂、22G 射频电极套管针、射频治疗仪。

(4)操作步骤:常规皮肤消毒,铺无菌巾。探头套无菌袖套,涂抹无菌耦合剂。以 C_4 神经后支射频为例进行介绍。探头纵向放置于乳突与 C_1 横突之间,自上而下扫查,定位 C_3、C_4 关节突关节,其远端为 C_4 侧块,呈"波谷"状,此为穿刺针尖"靶点"位置。开启彩色多普勒模式,扫查穿刺路径有无血流影像。采用平面内技术(图 32-4-22),穿刺针到达 C_5 神经后支位置(图 32-4-23)。穿刺过程中需实时显露针尖,避免损伤血管、脊髓等。回抽无血,置入射频电极,开启测试模式。感觉测试,50Hz,0.5V 内复制出原疼痛区域疼痛或不适感;运动测试,2Hz,1V 内引出颈肩部肌肉颤动,表示位置准确。建议给予高电压长时程脉冲

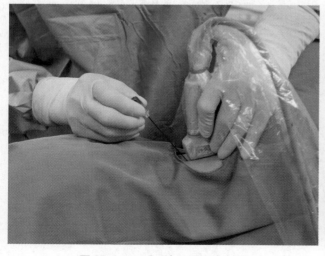

图 32-4-22 C_4 神经后支穿刺图

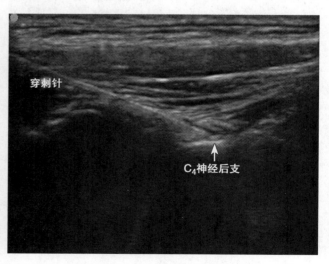

图 32-4-23 C_4 神经后支穿刺超声图

射频模式,调节温度55℃,输出电压90V,脉冲宽度20ms,进行周期为200s的脉冲射频治疗,共3个周期。治疗结束后,经射频穿刺针常规注射消炎镇痛液。

3. 超声引导腰脊神经后支射频脉冲治疗

(1)适应证:腰椎小关节紊乱综合征;腰脊神经后支卡压综合征;腰背部肌筋膜炎。

(2)体位:俯卧位,腹下垫薄枕。

(3)器材:低频凸阵探头、无菌袖套及耦合剂、22G射频电极套管针、射频治疗仪。

(4)操作步骤:常规皮肤消毒,铺无菌巾。探头套无菌袖套,涂抹无菌耦合剂。以L₃神经后支射频为例进行介绍。探头横向放置于已标记的L₃横突位置,缓慢移动、倾斜探头,识别关节突关节及横突的骨性影像,向头侧移动探头,观察横突消失后椎间孔的影像。穿刺靶点为横突根部上缘与上关节突交界部位。测量神经至皮肤之间的距离,设计穿刺路径。开启彩色多普勒模式,扫查穿刺路径有无血流影像。采用平面内技术(图32-4-24),穿过竖脊肌到达L₃脊神经后支位置(图32-4-25,图32-4-26),穿刺中需实时显露针尖,避免损伤神经、血管及腹腔脏器。回抽无血,置入射频电极,感觉测试,50Hz,0.6V内复制出原疼痛区域疼痛或不适感;运动测试,2Hz,1V内引出多裂肌、竖脊肌颤动,表示位置准确。可给予高电压长时程射频脉冲模式,调节温度55℃,输出电压90V,脉冲宽度20ms,进行射频脉冲治疗15min。如患者疼痛较重,可经穿刺针给予2%利多卡因0.5ml局部麻醉镇痛。治疗结束后,经射频穿刺针常规注射消炎镇痛液。

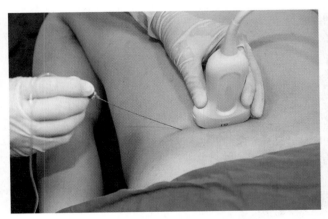

图32-4-24 L₃脊神经后支穿刺图

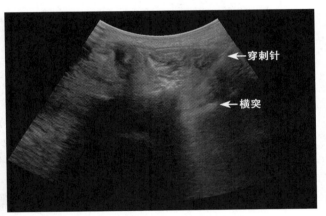

图32-4-25 L₃脊神经后支穿刺超声图

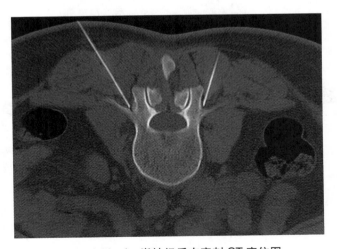

图32-4-26 L₃脊神经后支穿刺CT定位图

（五）注意事项

1. 行超声引导脊神经后支微创介入治疗，需熟练掌握脊柱超声断层及立体解剖结构，建议由有经验的医师实施操作。遇有超声显示不清晰时，可辅助 C 臂 X 线机或 CT 定位。

2. 超声引导穿刺前，需开启彩色多普勒模式扫查穿刺路径有无血流影像，避免血管损伤，穿刺过程中需实时显示穿刺针针尖，避免损伤邻近脏器。

3. 严格手术部位无菌操作，避免穿刺部位感染。

二、腰椎间盘源性疼痛

（一）概述

腰椎间盘源性疼痛是指不涉及腰椎间盘突出症，由椎间盘内部病变刺激盘内感受器所引起的临床症状。经典腰椎间盘造影及臭氧 CT 造影（CT discography，CTD）有助于诊断腰椎间盘源性疼痛。在注射过程中，可见造影剂通过纤维环裂隙放射状分布，或通过放射状终板撕裂流向椎体，并可诱发出患者平时的腰痛，出现复制痛阳性反应。腰椎 MRI 检查，T2 加权像可见椎间盘后缘的高信号区（high-intensity zone，HIZ），是诊断腰椎间盘源性疼痛的重要影像特征。超声在引导腰椎间盘源性疼痛微创介入治疗的穿刺中也有一定的帮助。

（二）超声解剖定位

实施超声引导下腰椎间盘微创介入治疗穿刺操作，必须熟悉腰椎间盘及周围结构的精细解剖和神经支配（图 32-4-27）。同时必须熟练掌握腰椎间盘穿刺引导的超声扫查方法。

1. 定位腰椎节段　以第三腰椎超声解剖为例进行介绍。选择低频凸阵探头，纵向放置于第 12 肋骨位置，识别第 12 肋骨、胸膜等影像。向脊柱中线滑动探头，识别 L_1 横突并做标记。向足侧移动探头，依次标记 L_2、L_3 横突，即定位第三腰椎（图 32-4-19）。

2. L_3 扫查　探头横向放置于 L_3 扫查，识别棘突、椎板、关节突关节及横突的骨性影像（图 32-4-28）。探头向头侧略移动扫查，即为 $L_{2/3}$ 椎间盘影像（图 32-4-29）；探头向足侧略移动扫查，即为 $L_{2/3}$ 椎间孔影像（图 32-4-30）；探头向侧方移动扫查，识别竖脊肌、腰方肌、腰大肌。

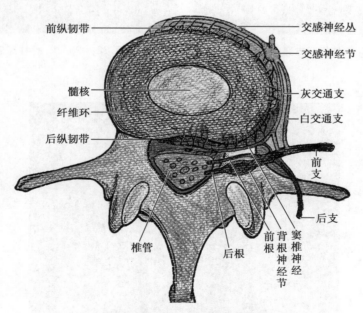

图 32-4-27　椎间盘神经支配图

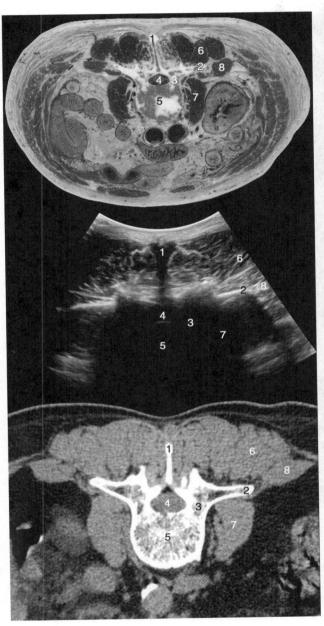

1. 棘突；2. 横突；3. 椎弓根；4. 椎管；5. 椎体；6. 竖脊肌；
7. 腰大肌；8. 腰方肌。

图 32-4-28　L₃ 椎体断层解剖、超声、CT 图

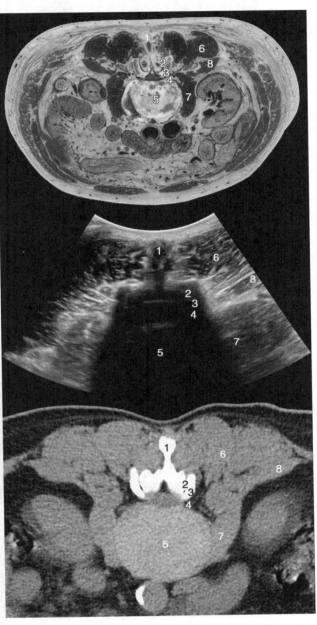

1. 棘突；2. 关节囊；3. 上关节突；4. 椎间孔；5. 椎间盘；6. 竖
脊肌；7. 腰大肌；8. 腰方肌。

图 32-4-29　L₂/₃ 椎间盘断层解剖、CT、超声图

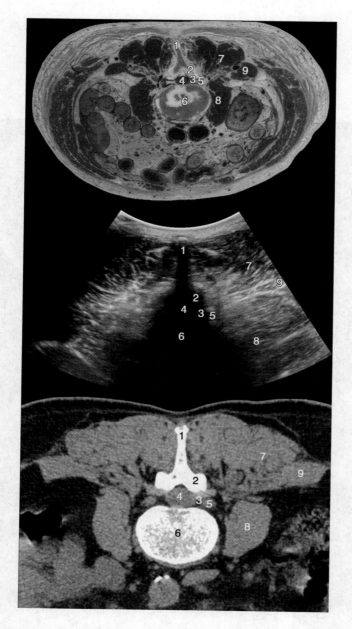

1. 棘突;2. 椎板;3. 椎间孔;4. 椎管;5. 神经根;6. 椎体;7. 竖脊肌;8. 腰大肌;9. 腰方肌。

图 32-4-30　$L_{2/3}$ 椎间孔断层解剖、CT、超声图

（三）超声引导辅助 CT 定位腰椎间盘低温等离子髓核成形术

1. 体位　俯卧位,腹部放置软垫。

2. 器材　低频凸阵探头、无菌袖套及耦合剂、一次性手术包、低温等离子穿刺针、低温等离子治疗仪。

3. 操作步骤　以 $L_{4/5}$ 椎间盘源性腰痛为例进行介绍（图 32-4-31）。CT 定位 $L_{4/5}$ 椎间盘病变穿刺靶点。常规皮肤消毒,铺无菌巾。探头套无菌袖套,涂抹无菌耦合剂。选择低频凸阵探头,横向放置于 L_5 椎体位置,识别穿刺侧关节突关节及横突。缓慢向头侧移动探头,见横突消失,此处为 $L_{4/5}$ 椎间盘切面。识别上关节突尖部及腰椎间盘位置。开启彩色多普勒模式,观察腰动、静脉血流影像（图 32-4-32）。采用"安全三角入路",测量腰椎间盘后缘至穿刺点距离,设计进针路径,注意避开血管和脏器。穿刺部位局部麻醉,采用平面内技术进针（图 32-4-33）,动态引导穿刺针行进轨迹,针尖经竖脊肌滑过上关节突尖部,到达 $L_{4/5}$ 椎间盘内（图 32-4-34）。CT 定位穿刺针进入椎间盘深度及针尖位置是否为穿刺靶点。如有误差,超声引导 CT 定位下调整直至位置精准（图 32-4-35）。退出针芯,套管针注入少量生理盐水,置入低温等离子刀头,CT 定位等离子刀头位置（图 32-4-36）。脚踏测试 0.5s,如出现刺激症状时,调整刀头尖端与椎间盘后缘距离,确认无刺激症状,即为安全区域。能量设为 3 挡进行消融,一般消融时间为 200~300s,消融时可见到气泡经针尾逸出。消融结束退出穿刺针,穿刺点覆盖无菌敷料。

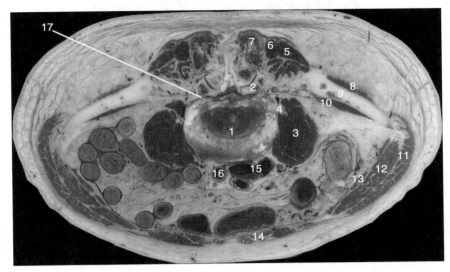

1. L_{4/5} 椎间盘;2. 第5腰椎上关节突;3. 腰大肌;4. 腰丛神经;5. 髂肋肌;6. 胸最长肌;7. 多裂肌;8. 臀中肌;9. 髂骨;10. 髂肌;11. 腹外斜肌;12. 腹内斜肌;13. 腹横肌;14. 腹直肌;15. 下腔静脉;16. 髂内动脉;17. 穿刺路径。

图 32-4-31　L₄/₅ 椎间盘断层解剖超声图

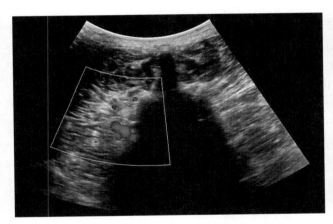

图 32-4-32　腰动脉血流超声图

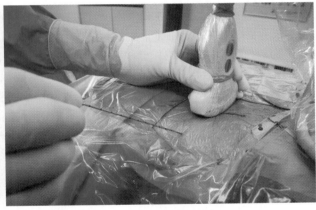

图 32-4-33　超声引导下 L₄/₅ 椎间盘穿刺图

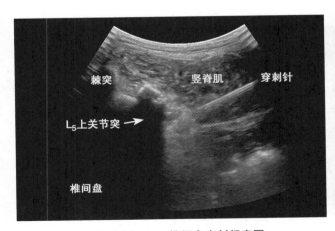

图 32-4-34　L₄/₅ 椎间盘穿刺超声图

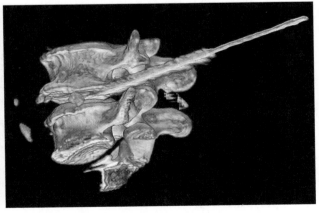

图 32-4-35　L₄/₅ 椎间盘穿刺 CT 定位图

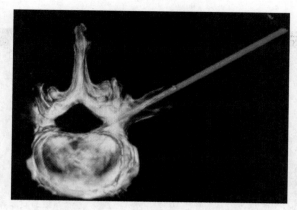

图 32-4-36　$L_{4/5}$ 椎间盘等离子刀头 CT 定位图

（四）注意事项

1. 腰椎间盘微创介入治疗难度较大，建议由有经验的医师实施操作。

2. 超声扫查过程中，需横向与纵向相结合，构建三维立体影像。

3. 肥胖或高龄患者，超声图像不清晰。显露穿刺针困难时，可注射少量生理盐水，同时开启彩色多普勒模式，观察血流信号，确定针尖位置。

三、腰椎间盘突出症

（一）概述

LDH 是因椎间盘变性，纤维环破裂，髓核突出刺激或压迫脊神经根、马尾神经出现一系列的临床表现，是临床常见病，也是腰腿痛常见病因之一。本病具有病史长、复发率高的特点，严重影响患者的生活质量。LDH 的治疗方法较多，随着脊柱微创治疗理念的发展，部分该类患者运用椎间孔镜下腰椎间盘髓核摘除术进行治疗。传统椎间孔镜穿刺多在 C 臂定位下实施，但穿刺过程中无法明确穿刺针的具体位置，对术者穿刺技术及临床经验要求较高，有时需多次穿刺才能到位，透视次数多，穿铅衣负重疲劳，且盲穿易导致脏器、血管等损伤，使很多计划开展这项技术的医师望而却步。随着超声可视化技术的发展，超声引导辅助 C 臂定位椎间孔镜下腰椎间盘微创介入治疗，可对穿刺过程进行实时观察，一旦发生位置偏离，能及时调整，因此极大地减少了穿刺和透视次数，提高一次性穿刺成功率，具有重要的临床应用价值。

（二）超声解剖定位

见图 32-4-31。

（三）超声引导辅助 C 臂定位腰椎椎间孔镜穿刺技术

1. **适应证**　LDH。

2. **体位**　俯卧位，腹下垫枕，膝关节略屈曲。

3. **器材**　低频凸阵探头、无菌袖套及耦合剂、穿刺套管针。

4. **操作步骤**　以 L_5/S_1 椎间盘突出症为例进行介绍。常规皮肤消毒，铺无菌巾。探头套无菌袖套，涂抹无菌耦合剂。探头横向放置于 L_5 椎体位置，识别 L_5 关节突关节及横突。缓慢向足侧移动探头，见横突消失，此处为 L_5/S_1 椎间孔，继续移动探头至 L_5/S_1 椎间盘切面。识别 S_1 上关节突尖部及腰椎间盘位置。探头向外侧移动，可见髂骨影像。探头以 S_1 上关节突尖部为靶点，缓慢向头侧旋转，直至髂骨影像消失。开启彩色多普勒模式，观察血流影像。采用"安全三角入路"，测量 S_1 上关节突尖部至穿刺点距离，设计进针路径，注意避开血管和脏器。穿刺部位局部麻醉，应用平面内技术进针（图 32-4-37），动态引导穿刺针行进轨迹，针尖经竖脊肌滑过 S_1 上关节突尖部，到达 L_5/S_1 椎间盘后缘（图 32-4-38）。C 臂定位穿刺针位置，如有误差，超声引导下微调直至位置精准（图 32-4-39，图 32-4-40）。

（四）注意事项

1. 超声引导腰椎椎间孔镜穿刺术，需熟练掌握腰椎超声解剖，并具备构建三维立体成像的能力方可实施。

2. 识别上关节突尖部是穿刺成功的关键，可采用横向与纵向相结合的方式扫查。

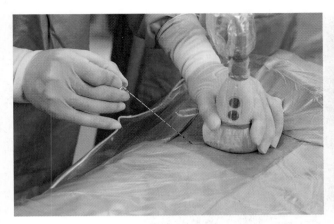

图 32-4-37　超声引导下 L_5/S_1 椎间孔镜穿刺图

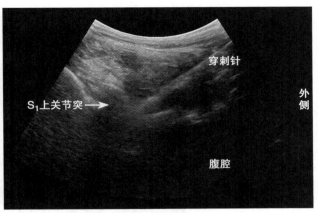

图 32-4-38　L_5/S_1 椎间孔镜穿刺超声图

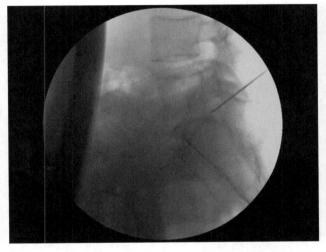

图 32-4-39　L_5/S_1 椎间孔镜穿刺侧位 X 线图

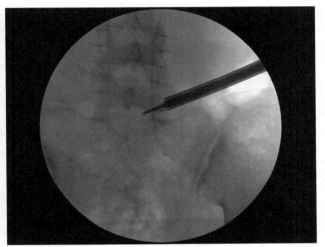

图 32-4-40　L_5/S_1 椎间孔镜穿刺正位 X 线图

四、胸椎背根神经节微创介入治疗

（一）概述

背根神经节是脊神经后根上的神经节,为躯干、四肢痛觉的初级传入神经元,亦是躯体疼痛与脊髓中枢联系的纽带,在神经病理性疼痛的发生机制中起着重要作用,目前已成为神经病理性疼痛治疗研究的重要靶区。背根神经节位于椎间孔内,接近脊髓,且胸段背根神经节毗邻胸膜,经胸椎旁椎间孔穿刺极易造成气胸、脊髓损伤等严重并发症。超声引导技术可帮助确认胸椎椎旁间隙及穿刺位置,避免损伤胸膜及肺脏,但胸椎背根神经节微创介入治疗,需将穿刺针引导至椎间孔,由于超声束不易穿透骨组织,需辅助 CT 定位确认针尖位置,两种技术相结合,取长补短,使穿刺更加精准、手术疗效更好,达到优势互补的效果。

（二）局部解剖

1. 背根神经节　脊神经共 31 对。每对脊神经连于一个脊髓节段,由前根和后根组成。前根由运动性神经根丝构成,后根由感觉性神经根丝构成。脊神经后根在椎间孔处有椭圆形的膨大,称脊神经节或背根神经节。大于 60% 的胸背根神经节起始于椎间孔中部,终止于椎间孔外口。

2. 椎间孔　相邻两椎骨椎弓根之间的孔形管道。由四壁围成:前壁为上、下椎体和椎间盘后面及后纵韧带外侧部;后壁为关节突关节和黄韧带;上壁为上位椎弓根下切迹;下壁为下位椎弓根上切迹。

3. 胸椎旁间隙　邻近椎体的三角形解剖结构。该间隙的前侧壁为壁层胸膜;内侧壁为椎体、椎间盘、椎间孔;后壁为横突和肋横突上韧带(图 32-4-41)。

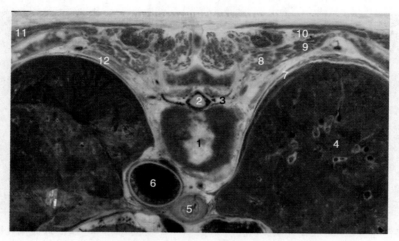

1.第 9 胸椎;2.脊髓;3.背根神经节;4.肺脏;5.食管;6.降主动脉;7.胸膜;8.肋提肌;9.肋间外肌;10.髂肋肌;11.背阔肌;12.第 9 肋骨。

图 32-4-41 T₉ 断层解剖超声图

（三）超声解剖定位

1. 定位胸椎节段 以 T₉ 背根神经节为例进行介绍。选择低频凸阵探头,纵向放置于第 12 肋骨位置,识别第 12 肋骨、胸膜等影像。向头侧移动探头,依次识别第 11、10、9 肋骨并做标记。在第 9、10 肋骨间隙向中线移动探头,肋骨逐渐演变为矩形结构的横突,即为 T₉、T₁₀ 椎旁间隙。旋转探头至横向扫查,于第 9 胸椎横突位置做标记。

2. T₉ 横突超声扫查 探头横向放置于 T₉ 横突位置扫查(图 32-4-42),超声下由内至外依次可显示棘突、椎板、横突、肋横突关节等骨性影像。横突外侧可见高回声线性结构的胸膜,随呼吸滑动(图 32-4-43)。将探头向足侧移动至肋骨、横突消失,可显示 T₉、T₁₀ 椎旁间隙、椎板及 T₉ 下关节突外侧缘,T₉ 下关节突深面即为椎间孔上 1/2 位置(图 32-4-44)。

（四）可视化治疗

1. 适应证 急性带状疱疹神经痛;PHN;晚期癌痛。

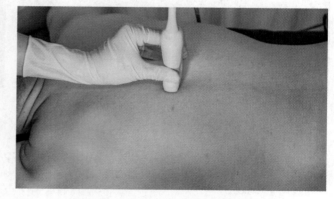

图 32-4-42 T₉ 横向超声扫查图

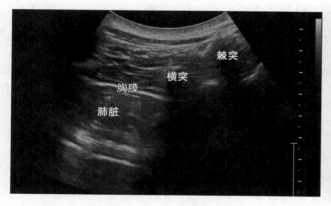

图 32-4-43 T₉ 横突超声图

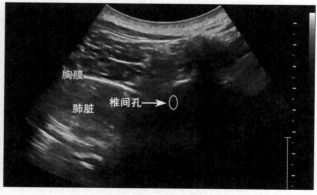

图 32-4-44 T₉ 椎间孔超声图

2. 体位　呈俯卧位。

3. 器材　低频凸阵探头、无菌袖套及耦合剂、一次性手术包、22G 射频电极套管针、射频治疗仪。

4. 操作步骤　以 T9 背根神经节射频脉冲治疗为例进行介绍。常规皮肤消毒,铺无菌巾。探头套无菌袖套,涂抹无菌耦合剂。探头短轴位放置于 T₉ 横突位置,观察横突及胸膜等影像结构。向足侧移动探头至横突消失,可显示 T₉ 椎板及下关节突外侧缘,其深面为穿刺靶点,外侧为胸膜及肺脏。设计穿刺路径(图 32-4-45),测量穿刺点至下关节突外侧缘距离。采用平面内技术,于探头外侧进针(图 32-4-46),实时监测穿刺针行进轨迹,避免损伤胸膜及肺脏。针尖触及下关节突后外侧缘,或针尖不清晰时,行 CT 扫查,确认针尖位置及方向,测量针尖至靶点的距离。继续超声引导下缓慢进针,使针尖位于椎间孔上 1/2。如有误差,超声引导 CT 定位下调整直至位置精准(图 32-4-47,图 32-4-48)。回抽无血,置入射频电极。开启测试模式,感觉测试,50Hz,0.6V 内复制出原疼痛区域疼痛或不适感;运动测试,2Hz,1.2V 内不产生相应节段神经支配区域肌肉的颤动时,表示针尖位置接近感觉神经,远离运动神经。可以给予高电压长时程射频脉冲治疗。参数设置,调节温度为 55℃,输出电压 90V,脉冲宽度 20ms,时间共计 15min。治疗结束后,经射频穿刺针常规注射消炎镇痛液和 30μg/ml 臭氧 10ml。

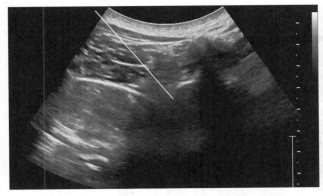

图 32-4-45　背根神经节穿刺路径示意图

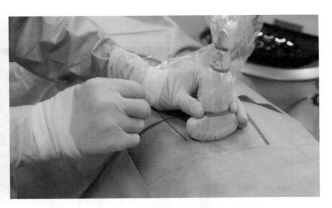

图 32-4-46　胸椎背根神经节穿刺图

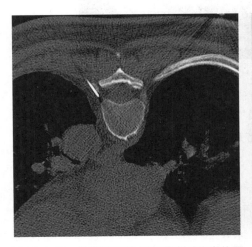

图 32-4-47　胸椎背根神经节穿刺 CT 定位图

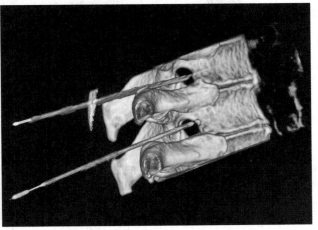

图 32-4-48　胸椎背根神经节穿刺 CT 定位图

（五）注意事项

1. 胸椎背根神经节微创介入治疗难度较大,建议由有经验的医师实施操作。

2. 超声可视化穿刺前,需开启彩色多普勒模式观察施术部位的血流影像,避免血管损伤。

五、腰交感神经节微创介入治疗

（一）概述

腰交感神经节微创介入治疗是临床上诊断和治疗与交感神经相关的血管源性疼痛、神经病理性疼痛、内脏痛及肌肉骨骼痛的一种重要手段。腰交感神经节微创介入治疗操作难度较高，其主要困难在于腰交感神经节位置较深，且紧邻大血管及腹腔脏器。传统盲法操作，无法保证安全性和有效性，虽然 CT 或 X 线定位可提高准确性，但仍无法避免周围血管和脏器的损伤。超声引导的腰交感神经节微创介入治疗，具有实时可视化，通过识别周围血管、脏器等标志确定靶目标，观察动态的穿刺过程，辅助 CT 定位技术，使穿刺更加精准并达到优势互补的效果。

（二）局部解剖

腰部约有 4 对腰交感神经节，位于腰椎椎体前外侧与腰大肌内侧缘之间。其分布位置变异较大，左右两侧数目不等，每个神经节大小不同。L_2 交感神经节位置较为固定，位于 L_2 椎体的下 1/3 跨过椎间盘至 L_3 椎体的上 1/3 位置之间（图 32-4-49），而且 L_2 以下各交感神经节前纤维，均经 L_2 交感神经节向下走行，然后经灰交通支返回腰神经，支配下肢。因此，临床上常选择对 L_2 交感神经节进行微创介入治疗，以期达到阻滞下肢的交感神经纤维，产生血管扩张作用。

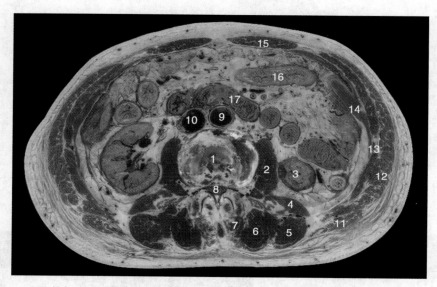

1. $L_{2/3}$ 椎间盘；2. 腰大肌；3. 左肾；4. 腰方肌；5. 髂肋肌；6. 胸最长肌；7. 多裂肌；8. 马尾神经；9. 腹主动脉；10. 下腔静脉；11. 背阔肌；12. 腹外斜肌；13. 腹内斜肌；14. 腹横肌；15. 腹直肌；16. 横结肠；17. 十二直肠。

图 32-4-49　$L_{2/3}$ 椎间盘断层解剖图

（三）超声解剖定位

实施超声引导的腰交感神经节微创介入治疗，必须熟练掌握腰椎及周围结构的精细解剖结构和超声扫查。根据探头与脊柱的方向，探头与脊柱平行放置称纵向扫描，探头与脊柱垂直放置称横向扫描。

定位腰椎节段：选择 $L_{2/3}$ 横突为定位标记使用低频凸阵探头，横向放置于 $L_{2/3}$ 位置扫描，识别棘突、椎板、关节突关节及横突的骨性影像，探头向外侧移动扫查（图 32-4-50），识别竖脊肌、腰方肌、腰大肌、椎体及肾脏等影像（图 32-4-51）。调节至合适的扫描深度，开启彩色多普勒模式，左侧可见腹主动脉血流影像，右侧可见下腔静脉血流影像。这些标志，为实施腰交感神经节穿刺提供了丰富的信息（图 32-4-52）。

（四）可视化治疗

1. 适应证

（1）血栓闭塞性脉管炎；

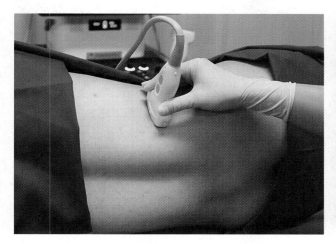

图 32-4-50　腰椎横向超声扫查图

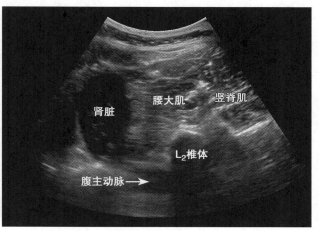

图 32-4-51　L₂交感神经节横向扫查超声图

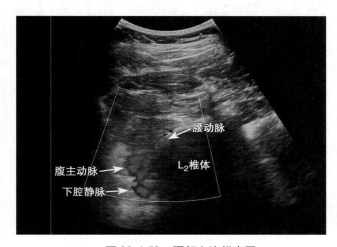

图 32-4-52　腰部血流超声图

（2）糖尿病周围神经病变；

（3）PHN；

（4）复杂区域性疼痛综合征；

（5）残肢痛、幻肢痛；

（6）腰椎病变导致的下肢血运障碍。

根据病种及病情需要，可选择超声引导 CT 定位下腰交感神经节阻滞治疗、化学毁损治疗、射频热凝治疗、低温等离子消融治疗等方法。

2. 操作步骤　以超声引导辅助 CT 定位 L₂ 交感神经节化学毁损治疗为例进行介绍。CT 扫描定位穿刺靶点并做标记。患者俯卧位，常规皮肤消毒，铺无菌巾。探头套无菌袖套，涂抹无菌耦合剂。选择低频凸阵探头，探头横向放置于 L₂/₃ 位置扫描，调节至合适的深度，缓慢向外侧移动探头，依次辨识竖脊肌、腰方肌、腰大肌、关节突关节、椎体及肾脏。开启彩色多普勒模式，观察下腔静脉或腹主动脉血流影像。以椎体前外侧与腰大肌内侧缘之间，腹主动脉或下腔静脉外侧为穿刺靶点，设计进针路径，注意避开血管和脏器（图 32-4-53）。穿刺部位局部麻醉，使用平面内技术进针（图 32-4-54），观察针尖突破腰大肌到达椎体前外侧，停止进针。经 CT 扫描确认针尖到达 L₂ 交感神经节位置后（图 32-4-55），回抽无血及液体，缓慢注入适量造影剂，再次 CT 扫描观察造影剂扩散范围（图 32-4-56），计算化学性药物使用剂量。缓慢注射后观察双侧下肢皮温的变化（图 32-4-57），保持俯卧位 12h。

（五）注意事项

1. 腰交感神经节位置较深，超声引导有时并不能清晰显示针尖。可小幅度抖动穿刺针，观察组织的变化，或注射少量生理盐水，以确认针尖的位置。

2. 行化学性腰交感神经节毁损时，需 CT 扫描药物扩散范围。L₁ 交感神经节阻滞可引起射精功能障碍，所以药物扩散范围不能超过 L₂ 椎体上缘，药物的扩散范围应在椎体的前侧方，如果向外侧或沿椎体向后侧椎间孔方向扩散，可导致腰丛神经或腰脊神经根损伤。

3. 腰交感神经节存在特殊解剖因素，可沿交感链上行或下行；左、右腰交感神经干之间有横向的交通支，故行腰交感神经节射频热凝术可能出现术后疗效欠佳甚至失败的情况。

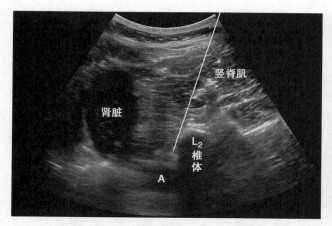

图 32-4-53　腰交感神经节穿刺路径示意图

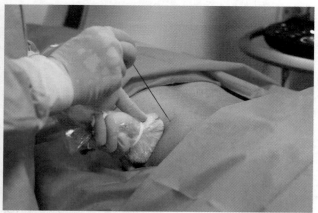

图 32-4-54　超声引导腰交感神经节穿刺图

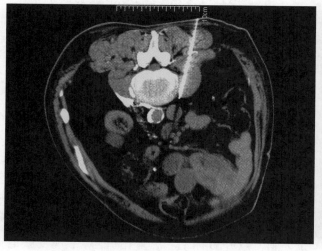

图 32-4-55　腰交感神经节穿刺 CT 扫描图

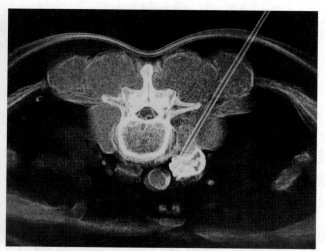

图 32-4-56　腰交感神经节造影 CT 扫描图

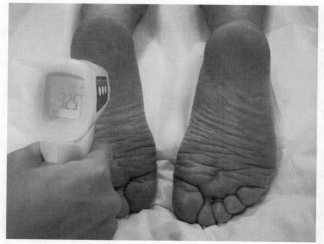

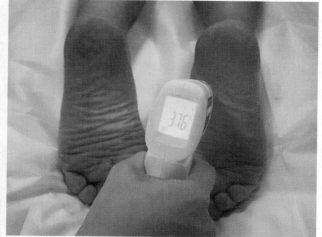

图 32-4-57　腰交感神经节治疗后皮温观察图

（肖建民　田新民　刘堂华　张志刚　苏娜　杨婷婷　王亚丽　李鹏）

参考文献

［1］ OH D S,KANG T H,KIM H J. Pulsed radiofrequency on radial nerve under ultrasound guidance for treatment of intractable lateral epicondylitis［J］. J Anesth,2016,30(3):498-502.

［2］ LUFFY L,GROSEL J,THOMAS R,SO E. Plantar fasciitis:a review of treatments［J］. JAAPA,2018,31(1):20-24.

［3］ 王云,杨克勤,吴安石. 疼痛超声诊断图解［M］. 北京:中国科学技术出版社,2020.

［4］ 艾登斌,谢平,肖建民,等. 实用疼痛治疗技术手册［M］. 北京:人民卫生出版社,2019.

［5］ 宓士军,郭瑞君,郭长青. 整体思路下超声可视化针刀精准治疗肌骨疾病［M］. 北京:科学技术文献出版社,2021.

［6］ 王月香,曲文春,陈定章. 肌骨超声诊断［M］. 北京:科学出版社,2021.

［7］ 王爱忠,范坤,赵达强. 超声引导下的神经阻滞技术［M］. 上海:上海交通大学出版社,2019.

第二篇

各　论

第三十三章　颈肩部疼痛病

第一节　颈椎间盘源性疼痛

颈椎间盘源性疼痛（cervical discogenic pain）是指"肩胛区痛，并向头、颈、肩及上臂放散，常伴有麻木，但无沿皮节分布的运动、感觉神经障碍为特点的一种颈椎间盘退行性疾病"。

颈椎间盘源性疼痛是慢性的、间歇性颈肩痛的常见原因之一。广义上颈椎间盘源性疼痛可包括所有因颈椎间盘病变导致的颈肩臂疼痛，但许多引起类似疼痛症状者已有相应的病名，如颈椎间盘突出症、颈椎管狭窄症、骨源性颈椎病等。近年来所指的颈椎间盘源性疼痛局限在椎间盘内部病变引起的疼痛，无放射痛及节段性神经障碍，不涉及相邻的脊髓和神经根。病理改变表现属于颈椎间盘退行性病变的早期。

一、发病机制

研究发现，纤维环（特别是外 1/3）是由窦椎神经及脊神经供应。窦椎神经起自灰交通支（交感节后纤维）与脊神经后支结合处的交通支上，进入椎间孔后走行于脊神经节的腹侧，发出细支分布到其上和下的 2~3 个椎节范围的硬膜囊前部、后纵韧带及纤维环的背外侧。窦椎神经纤维被认为是由灰交通支发出的交感神经纤维和同节段脊神经后支的纤维共同组成。窦椎神经节后纤维和颈神经通过颈神经节与脑神经广泛接触，其接受的痛觉刺激可感应到头、颈、上背、肩及臂部。

Turek 曾描述，刺激 $C_{3\sim7}$ 椎间盘前方一侧的纤维环，患者感到肩胛骨的脊柱缘疼痛，高位颈椎间盘受刺激则疼痛局限在肩胛骨脊柱缘的上部，刺激下段颈椎间盘则疼痛在脊柱缘下部。向正常颈椎间盘内注射造影剂 0.2~0.3ml，不产生痛感，但内层纤维环撕裂，则注射造影剂容量可增多，渗到纤维环表层可产生疼痛。表层纤维环未破裂者，疼痛只感应到肩胛骨内缘，并扩散到肩部、上臂后面及肘部，是一种深在的、钝性的痛，可以是剧痛。注射后 5~10min 疼痛减轻。窦椎神经末梢纤维可以分布到纤维环的外层纤维中。Copper 等研究发现退变纤维环中的神经纤维密度高于正常的纤维环。有人认为髓核退变、内层纤维环撕裂产生的肉芽带可深入到纤维环深层，窦椎神经的末梢纤维是无髓鞘纤维，容易受刺激产生疼痛。髓核是身体最大的无血管组织，正常的血管同样不分布到纤维环表层，中央退变的无血管髓核可作为抗原，刺激机体发生免疫反应，产生许多炎症介质，如白细胞介素-6（interleukin-6，IL-6）、一氧化氮（nitric oxide，NO）、肿瘤坏死因子（tumor necrosis factor，TNF）、磷脂酶 A_2（phospholipase A_2，PLA_2）、乳酸（lactic acid，LA）等。这些炎症介质通过退变椎间盘的放射状裂隙到达外侧纤维环，使窦椎神经末梢处于超敏状态，引起疼痛。所以颈椎间盘源性疼痛是由化学刺激感受器和机械刺激感受器介导的来自纤维环本身结构病变引起的疼痛。这种病变属于颈椎间盘退行性病变的早期阶段，既往由于对其发病机制认识不足，临床常被误诊为其他疾病，导致临床治疗效果不佳。随着对本病发病机制和临床表现的深入研究和临床实践的积极探索，目前本病在疼痛界的知晓度和认知度有了很大的提高，临床治疗方法和效果也有明显的进步。

二、临床表现

颈椎间盘源性疼痛是局限在椎间盘内部结构病变引起的肩胛区疼痛，并向头、颈、肩及上臂放散，无放射痛及节段性神经功能障碍，不涉及相邻的脊髓和神经根，常无特异性的临床表现。导致颈肩臂痛的原因很多，接诊时必须问明病史，仔细地体检，以排除炎症、外伤、肿瘤等特殊疾病导致的持续性颈肩臂痛，常见的有颈椎间盘突出症导致的根性痛及脊神经后支痛，骨关节病变引起的晨僵及钝痛等，临床上还要仔细区别体位性扭伤等病变。影像学检查有助于鉴别上述常见的颈椎退行性病变和骨关节病变。

三、辅 助 检 查

（一）颈椎 X 线平片

颈椎 X 线平片可确定颈椎的病理性或生理性改变,如损伤、炎症、退变、肿瘤等。颈椎退行性病变是颈椎 X 线最常见的改变。常见的颈椎退行性改变虽也有椎间隙狭窄、颈椎曲度失常等与颈椎间盘源性疼痛共有的改变,但因颈椎间盘退变是中老年人的普遍现象,仅有此种 X 线改变,对颈椎间盘源性疼痛无诊断意义。

（二）颈椎 CT

颈椎 CT 可提示颈椎间盘突出症、颈椎管狭窄、骨源性颈椎病等诊断,但对无神经根、脊髓压迫的椎间盘膨出,是否是产生颈椎间盘源性疼痛的原因,同样无法确定。

（三）颈椎 MRI

MRI 是无放射线辐射的三维成像系统,对软组织的分辨率好。MRI 可提供椎间盘水分的生理学或病理学改变,从而显示椎间盘退变程度。退变椎间盘 T_2 加权像表现为信号降低(黑盘征),相邻正常椎间盘信号正常。然而椎间盘信号降低只是退变的现象,很难确定哪个退变的椎间盘就是引起颈椎病变的责任盘。若同时见到 T_2 加权像椎间盘纤维环后缘出现高信号区(HIZ),结合临床表现,则多数可确定为病变椎间盘(图 33-1-1 和 33-1-2),一般不需要再行椎间盘造影。

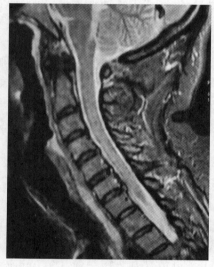

图 33-1-1　MRI 矢状位:示 $C_{5/6}$ 椎间盘黑盘征,纤维环后缘高信号区(HIZ)

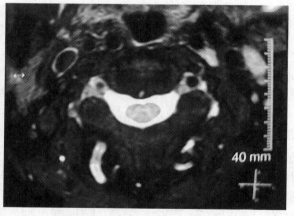

图 33-1-2　MRI 轴位:椎间盘黑盘征,纤维环后缘高信号区(HIZ)

（四）椎间盘造影

颈前外侧入路,常规做正侧位 X 线平片,以确定针的位置。造影剂平均 0.5ml(0.15～1ml)注入椎间盘内,记录疼痛反应。造影时出现诱发疼痛或复制疼痛者,视为椎间盘造影阳性,疼痛严重者常为纤维环内层、外层皆有撕裂的表现。CT 椎间盘扫描造影图像主要表现有:①造影剂在髓核内呈白色均匀团块状;②表现为纤维环内层有撕裂影像;③造影剂通过纤维环后方表层的裂隙溢出。

Haranta 等发现 CT 椎间盘造影剂可对 80% 具有退变性椎间盘疾病而又没有髓核突出和放射痛的病例做出诊断。Roth 指出无痛性椎间盘造影能更精确地判断及确定产生疼痛的病变椎间盘,即造影时在诱发疼痛的椎间盘内注射局部麻醉药(1% 利多卡因 0.5～1ml)可立即止痛,称为无痛性椎间盘造影阳性,这是对病变椎间盘确诊和定位最有效的试验,是诊断颈椎间盘源性疼痛的可靠手段。

四、诊　断

颈椎间盘源性疼痛的诊断可借用腰椎间盘源性疼痛的诊断标准作为参考,北美脊柱协会执行委员会认为只有椎间盘造影诱发疼痛阳性才能明确椎间盘源性疼痛的诊断。IASP 分类协会制定的诊断标准,明确诊断颈椎间盘源性疼痛应具备以下条件:

1. 病变椎间盘造影疼痛诱发试验导致患者出现诱发痛或复制痛。
2. 邻近椎间盘疼痛诱发试验不出现这种疼痛。
3. 颈椎影像学检查具有椎间盘内部结构前述的异常改变,结合临床表现,则可诊断。

五、治　疗

(一)保守治疗

1. 改变活动量,配合颈肌功能锻炼。
2. 联合应用抗炎镇痛药和中枢性肌松药,如草乌甲素、洛芬待因、替扎尼定、乙哌立松等。
3. 局部麻醉药复合糖皮质激素神经阻滞治疗,常用超声引导下选择性颈神经根阻滞、星状神经节阻滞、局部痛点神经阻滞等。
4. 物理治疗,包括颈椎牵引、光疗、电疗、磁疗、超声电刺激、高能量激光、体外冲击波治疗等。

保守治疗应最少持续 6~8 周,效果不佳可转为微创介入治疗。

(二)微创介入治疗

1. 可用于颈椎间盘突出症治疗,但不适用于颈椎间盘源性疼痛治疗的方法有胶原酶髓核化学溶解术、经皮椎间盘切吸术等。
2. 用于颈椎间盘源性疼痛的微创介入治疗的方法主要有椎间盘射频热凝术、等离子纤维环成形术、臭氧髓核溶解术等,必要时前两种方法中任一种都可以与臭氧髓核溶解术联合使用,联合治疗效果优于单一方法。近年来临床推广使用低能量激光修复术用于治疗本病,获得了比较满意的疗效,但需要进一步临床研究来证实其远期疗效。以上各种方法的具体介绍见本书相关章节。

第二节　颈椎间盘突出症

颈椎间盘突出症常见于 30~50 岁青壮年,患者多有明显的颈部外伤史或有长期维持伏案低头姿势病史,典型症状为急慢性颈项痛、上肢麻木疼痛或头痛、眩晕、心悸、胸闷、步态失稳、四肢无力等,严重时可发生高位截瘫,危及生命。

一、发病机制

(一)颈椎间盘的解剖结构及生物力学

颈椎由 7 个颈椎骨及椎间盘和韧带构成,承接颅底与胸椎,椎间盘较厚,椎板不相重叠,关节囊松弛,故屈伸及旋转运动的幅度较大。颈椎呈生理性前凸,具有支撑头部正常生理活动和保护颈部血管、脊髓等生物力学功能。椎体、椎间盘和前后韧带组成运动节段的前部,椎弓、椎间关节、棘突和韧带组成其后部,前后之间为椎孔,各椎孔上下贯通,构成容纳脊髓的椎管。椎体是椎骨受力的主体,随着年龄的增长,椎体的韧性在不断地降低,而脆性不断升高。颈椎间盘主要由髓核、纤维环和软骨终板三部分构成。髓核是一种凝胶状团块,由含有大量亲水性氨基葡萄糖聚糖的凝胶组成,位于椎间盘的中央。纤维环由纤维软骨组成,纤维软骨内有多层相互交叉的胶原纤维束。在椎体与纤维环、髓核之间为软骨终板,由透明软骨构成,在脊柱的正常生理活动中承受着很大的压力。椎间盘的主要生物力学功能是对抗压缩力并对脊柱的活动具有决定性影响。颈部活动主要集中在下段颈椎,因而颈椎间盘突出症以 $C_{5/6}$ 和 $C_{6/7}$ 为好发部位,其次为 $C_{4/5}$。

（二） 颈椎间盘突出症发病机制

随着年龄的增长，髓核逐渐脱水、变性、弹性减低，纤维环发生裂隙，周围韧带松弛等退行性改变，成为椎间盘突出症的内因；急性或慢性损伤造成椎间盘内压增加，为纤维环及髓核突出的外因。除急性外伤所致颈椎间盘突出症外，颈椎间盘突出症常在椎间盘退变的基础上发生。一旦颈椎间盘突出症以后，颈椎的退行性改变将会不断加重。

髓核水分减少使椎间盘充盈度下降，纤维环弹性减低，椎间盘对压力吸收减弱，形成纵行或环行裂隙，最后造成纤维周边撕裂、髓核突出而引起相邻的脊神经根、椎动脉、硬膜囊或脊髓受压。撕裂通常发生在纤维环最薄弱的后部，髓核突出的方向决定了椎间盘突出症的分型，位于中线为中央型，偏离中线一侧向椎管内突出为侧方型。

临床上根据向后中央突出型患者的表现及程度的不同，将其分为轻度、中度和重度。临床表现为硬膜囊前缘受压为轻度突出；如硬膜囊前后缘同时受压为中度突出；如硬膜囊前后缘与脊髓同时受压，则为重度突出。

根据颈椎间盘突出症物的性状，可将突出分为软性突出和硬性突出。软性突出主要由髓核组织组成，硬性突出主要由纤维环的部分或未钙化的弹力纤维组织构成，硬性椎间盘突出症较为常见。当其向后外侧突出时，常难以分辨膨出团块是钙化的椎间盘组织，还是钩椎关节肥大增生的骨性物质。

二、临 床 表 现

外伤性、年龄较轻的颈椎间盘突出症患者多局限于一个椎间盘，而老年患者由于颈椎间盘的广泛性退变，常为多节段突出。临床表现因椎间盘压迫的位置不同而有差异。

（一） 脊髓受压

中央型突出的椎间盘压迫硬膜囊及脊髓，可出现四肢不完全性或完全性瘫痪，肌张力增高，大小便异常。与此同时，四肢腱反射异常，步态失稳，走路有踩棉花样感觉，甚至可造成高位截瘫，严重者可危及生命。屈颈试验（脊髓张力试验）、膝踝阵挛、Wartenberg 征及 Hoffmann 征、Babinski 征等病理反射征阳性。

（二） 神经根受压

侧方型突出的椎间盘可刺激或压迫神经根，临床表现以单侧的根性症状为主，主要为颈痛、活动受限，犹如落枕，疼痛可放射至肩部或枕部，一侧上肢有疼痛和麻木、痛觉过敏、感觉减弱等感觉障碍。感觉障碍因椎间盘突出症平面不同而异，但很少两侧同时发生，肌力改变不明显。在发作间隙期，可以毫无症状。查体见头颈部常处于僵直位，下颈椎棘突及肩胛部有压痛，牵拉患侧上肢可引起疼痛，评估握力有减退情况，表现为持物坠落。臂丛神经牵拉试验、压顶试验、Spurling 试验及 Jackson 试验皆为阳性。

（三） 椎动脉受压

椎间盘压迫椎动脉时，会影响椎动脉血液供应，出现心悸、眩晕、头痛等。颈椎活动加大时，头晕加重，甚至在突然转头时发生猝倒等症状。

（四） 食管受压

椎间盘向前方突出可刺激或压迫食管，出现吞咽障碍。早期主要为吞咽硬质食物时有困难感及进食后胸骨后的异感（烧灼、刺痛等），后期会影响吞咽软食和流质饮食。

三、辅 助 检 查

（一） X 线平片

X 线平片可除外骨质破坏性病变，并发现一些非特异性的征象，如骨质增生、颈椎前后缘连线成角、椎体前倾或后倾、颈椎滑脱、病变椎间隙改变等，但椎体或钩突关节骨质赘生并不明显。

（二） CT

CT 可直接显示椎间盘突出症的位置、大小、形态及与周围结构的关系，对椎间盘退行性变的显示方便、准确，对椎间盘钙化诊断敏感性高于 MRI，且具有扫描时间短、费用低、成像快等优点，是临床上诊断椎间盘突出症的主要手段。但 CT 受节段性限制,不能分辨髓核与纤维环,分不清鞘内神经根及脑脊液,不能区别韧带下型或穿韧带型椎间盘突出症。

(三) MRI

MRI 可显示突出椎间盘组织与神经根、硬膜囊及脊髓之间的关系,脊髓有无变性等细节,能够对脊髓受压情况进行准确评估,在髓核、脑脊液等低密度组织显影方面可以弥补 CT 检查的不足。

(四) 神经电生理检查

肌电图、神经传导速度及诱发电位,可协助确定神经损害的范围及程度,评价治疗效果,临床主要用于推断颈髓神经受损的节段,以及鉴别诊断等。

四、诊 断

颈椎间盘突出症具有典型的临床症状和体征,根据体格检查、影像学检查等可以确诊。MRI 可直接显示颈椎间盘突出症的部位、类型,以及颈髓和神经根受压的情况。不能做 MRI 检查时,可行脊髓造影,经颈脊髓造影 CT(CTM)检查可明确诊断。中央型 CT 显示椎间盘正中突出,压迫硬膜囊前缘或脊髓,使之变平或凹陷;侧方型 CT 对椎管狭窄、钩椎关节增生及后纵韧带、黄韧带增厚、钙化或骨化等均能做出准确的诊断。

五、鉴 别 诊 断

临床上多种疾病的临床表现与颈椎间盘突出症相似,均可造成神经根、脊髓等受压症状,易于混淆,需要仔细鉴别。

(一) 颈椎病

1. 概念 颈椎病是颈椎骨关节炎、增生性颈椎炎、颈神经根综合征及颈椎间盘突出症的总称,是由于颈椎长期劳损、骨质增生,或椎间盘突出、韧带增厚,致使颈椎脊髓、神经根或椎动脉受压,出现一系列功能障碍的临床综合征。表现为椎节失稳、松动;髓核突出或脱出;骨刺形成;韧带肥厚和继发性椎管狭窄等,刺激或压迫邻近的神经根、脊髓、椎动脉及颈部交感神经等组织,引起一系列症状和体征。临床上颈椎病可分为颈型颈椎病、神经根型颈椎病、脊髓型颈椎病、椎动脉型颈椎病、交感神经型颈椎病、混合型颈椎病等。

颈椎病是一种综合征,几乎包含了由慢性劳损所致的所有颈椎疾病,范围较广,其中神经根型、脊髓型、椎动脉型颈椎病的压迫物是纤维环、髓核、增生骨赘、肥厚韧带等,颈椎间盘突出症是一种独立疾病,其压迫物仅指纤维环与髓核。广义上来看,颈椎间盘突出症包含在颈椎病范畴之内。

2. 发病年龄 颈椎间盘突出症的发病年龄偏低,大多在 30~50 岁,而颈椎病的发病年龄多在 50 岁以上,以 50~60 岁多见。

3. 临床表现 颈椎间盘突出症起病多急骤,病情发展较快,外力的作用,如创伤及头颈部持久非生理姿势均可诱发本病,可因受压的神经或脊髓水肿减轻而存在间歇性缓解,及时治疗恢复也快。大部分颈椎病患者起病较缓慢,病情多数逐渐加剧恶化,间歇缓解不明显,治疗恢复慢。与颈椎病相比,颈椎间盘突出症简单易辨,通过病史、临床表现、查体及影像学检查不难鉴别。

(二) 颈肩部肌筋膜炎和肩关节周围炎

颈肩部肌筋膜炎和肩关节周围炎均为慢性劳损性疾病,主要表现为非特异性的颈、肩、臂、背部疼痛,活动受限,通过体格检查即可鉴别。

(三) 胸廓出口综合征

胸廓出口综合征是指锁骨下动、静脉和臂丛神经在胸廓上口受压迫而产生的一系列症状。臂丛神经受压时会出现颈肩臂部的疼痛、麻木、运动无力等神经源性症状,容易与颈椎间盘突出症相混淆,通过影像学检查可予鉴别。

(四) 椎管内肿瘤

椎管内肿瘤是指生长于脊髓及与脊髓相近的组织(包括神经根、硬脊膜、血管、脊髓及脂肪组织等)的原发性肿瘤或继发性肿瘤。因肿瘤生长压迫神经根、脊髓而出现与颈椎间盘突出症相似的症状,特点是夜间痛和平卧痛,通过影像学检查不难鉴别。

（五）周围神经卡压综合征

周围神经卡压综合征是指周围神经受到周围组织的压迫而引起疼痛、感觉障碍、运动障碍及电生理学改变,如肘管综合征、腕管综合征等,通过体格检查、神经电生理检查及影像学检查有助于鉴别。

（六）臂丛神经损伤

臂丛神经损伤多由牵拉、骨折等外伤造成,引起上肢感觉、运动功能受损,从病史、体格检查、影像学检查等不难鉴别。

六、治　　疗

颈椎间盘突出症治疗分为保守治疗、微创介入治疗和开放性手术治疗。

（一）保守治疗

轻型颈椎间盘突出症通过保守治疗,如药物、针灸推拿、物理治疗等,能够有效减轻患者的症状。

1. 药物治疗

（1）NSAIDs：常用有布洛芬、双氯芬酸、美洛昔康等。

（2）活血止痛药：如复方丹参制剂等。

（3）阿片类镇痛药：如氨酚羟考酮等。

（4）肌肉松弛药：乙哌立松片、替扎尼定片等肌肉松弛药联合抗炎镇痛药用于肌肉痉挛性疼痛,效果较好。

（5）脱水药：考虑存在神经根水肿时,可使用脱水药,如甘露醇等。

（6）营养神经药：常用有甲钴胺、腺苷钴胺等。

（7）伴有神经功能障碍者：可服用神经妥乐平片等。

（8）糖皮质激素：可有效缓解炎症反应性疼痛,但不可长期使用。颈部硬膜外腔注射糖皮质激素是效果最快和最好的保守治疗方法。

2. 中医传统治疗　如针灸、推拿等。

3. 物理治疗　物理治疗是临床上应用较多的一种非损伤性治疗。治疗时痛苦较小,患者易于接受,对颈椎间盘突出症的治疗起到了很好的辅助作用。

（1）牵引疗法：牵引和颈托可减少颈椎活动度,减轻神经根受压和刺激,纠正颈椎失稳。

（2）电疗。

（3）光疗。

（4）热疗。

（5）麦肯基疗法：该疗法融合了多项技术,包括纠正不良姿势、关节松动术、自我运动等,纠正患者错误姿势,并根据患者病情予以针对性的运动,进而改善患者疼痛程度。

（6）本体感觉神经肌肉促进(proprioceptive neuromuscular facilitation,PNF)技术：经扩散、抗阻、节律旋转等方式将患者的神经及肌群放松,进而起到重建本体感觉的目的。

（二）微创介入治疗

经过系统的保守治疗3个月,如果症状不改善或改善不明显以及症状反复者,应进行微创介入治疗。常见的微创介入技术如下(具体技术细节见本书相关章节)：

1. 胶原酶髓核溶解术。

2. 射频热凝消融术。

3. 经皮穿刺盘内注射臭氧消融术。

4. 经皮穿刺椎间盘切吸术。

5. 经皮穿刺激光气化椎间盘减压术。

6. 射频椎间盘髓核成形术。

7. 低温等离子髓核消融术。

8. 全内镜下颈椎间盘突出症髓核摘除术。

9. 经显微镜下颈前路椎间盘切除植骨融合术。

（三）手术治疗

微创介入治疗不能达到治疗目的者,可行开放手术,往往可获得满意疗效。目前治疗颈椎间盘突出症较为人们所认可的手术方法主要有颈前路减压植骨融合术、颈后路椎板成形椎管扩大术、颈后路切除椎间盘术、人工颈椎间盘置换术等。

七、康复和预后

颈椎间盘突出症治疗后的康复阶段也可以辅以中医针灸等手段,尽可能制动,避免颈部受压。保守治疗的患者可因诱发因素而复发,而微创介入治疗及手术治疗患者预后相对良好。

第三节 颈椎小关节紊乱综合征

颈部疼痛在普通人群中很常见,患病率30%~50%。颈部疼痛可导致2%~11%患者无法进行日常活动。据报道,在患有颈部疼痛的人群中,小关节疼痛患病率为25%~65%。在疼痛门诊中,有超过50%颈痛患者的疼痛原因可能来源于颈椎小关节。颈椎小关节紊乱综合征多见于中、青年,较易复发,而长期反复发作可加速颈椎退行性改变,促进颈椎病的发展。

一、发病机制

除寰枕关节和寰枢关节外,颈椎小关节均由相邻椎体的上、下关节突构成。上、下关节突起始于椎板和椎弓根的交界处侧块。颈椎小关节均为真性关节,每个小关节被纤维囊包裹,滑膜内衬,并包含关节软骨和半月板。每个关节囊内包含不同形状的纤维结缔组织和脂肪形成的充填物,并在此基础上形成滑膜皱襞。尸体解剖研究中,在颈椎小关节囊内发现三种类型滑膜褶皱,各类型滑膜褶皱中纤维组织和脂肪组织的组成比例各不相同,即脂肪组织含量为主、脂肪和纤维组织混合,以及纤维组织为主。颈椎伸屈活动施加了不同水平的机械应力,导致滑膜褶皱移动,含脂高的或体积小的褶皱回缩困难形成关节囊卡压,这表明滑膜褶皱可能在颈椎小关节疼痛发生中起重要作用。

颈椎的关节突较低,上关节面朝上,偏于后方,下关节突朝下,偏于前方,关节囊较松弛,可以滑动,横突之间往往缺乏横突韧带。由于颈椎小关节解剖结构的特点,稳定性较差,容易错位,引发颈椎小关节超出正常活动范围,颈椎失稳,导致疼痛。

寰枕关节和寰枢关节并不由颈脊神经内侧支支配,而是由相应的 C_1 和 C_2 腹支支配。$C_{2/3}$ 小关节则主要由来自第 3 颈脊神经后支的内侧支即第 3 枕神经支配。从 $C_{3/4}$ 到 C_8/T_1 节段,每个颈椎小关节均被相邻两个脊髓节段的颈脊神经支配,包括同一椎体水平和上一椎体水平的颈脊神经后内侧支。上述相应支配神经游离和包裹神经末梢连接伤害感受器和机械感受器,在炎症刺激、卡压、牵拉及损伤时,会导致颈部疼痛、头部及上肢牵涉痛。

二、临床表现

目前尚无高质量的研究表明颈椎小关节功能紊乱与任何特定体征或症状的存在密切相关。颈椎小关节疼痛的临床表现与其他病因的轴向颈椎疼痛相似,包括脊椎狭窄、颈椎劳损、颈椎间盘源性疼痛等。颈椎小关节疼痛的典型特征是轴向颈痛,可能会从枕下放射到肩部或中背。通常有颈部过度伸展损伤或其他外伤史。

（一）症状

起病较急,表现为颈部疼痛、肌肉僵直,活动受限。颈椎屈曲、伸展、旋转和侧弯时诱发疼痛,并且颈部疼痛可能扩散到肩部和上背部,伴有其他症状,如头痛、视物不清、眼震、面部麻木、肢体刺痛和麻木等。不同部位小关节病变,疼痛部位会有所差异(图 33-3-1)。

1. $C_{1/2}$ 小关节病变 疼痛累及枕后和耳后区域。

2. $C_{2/3}$ 小关节病变 疼痛位于枕后、耳后,并可放射到前额及眶周。

3. $C_{3/4}$ 小关节病变 疼痛常累及枕下区和颈部后外侧。

4. $C_{4/5}$ 小关节病变 疼痛会放射至下颈部侧后方。

5. $C_{5/6}$ 小关节病变 疼痛导致肩部至肩胛之间区域。

6. $C_{6/7}$ 小关节病变 疼痛可放射至肩胛冈上窝、冈下窝及肩胛间区。

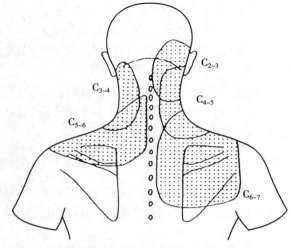

图 33-3-1 颈脊神经后支病变累及体表疼痛区域

(二)体征

多为被动体位,颈部活动受限、僵硬、肌肉痉挛。棘突的一侧隆起或偏歪,棘突旁肌肉软组织可有固定压痛点,严重者可出现斜颈样外观。颈部活动时有小关节弹响声,颈部触诊有条索状、结节状、粘连增厚点,棘突偏歪。患者一般不会有运动或感觉障碍,除非同时合并颈神经根或颈丛神经病变,或者外周神经卡压性病变。

三、影像学检查

(一)颈部 X 线

生理曲度变直,颈椎前凸减少、消失或反屈,椎间隙后缘增宽,正位片可示颈椎侧弯畸形,病变棘突偏歪;侧位片可见患侧椎体有旋转表现、双边影。图 33-3-2 考虑为颈椎小关节紊乱综合征,经治疗后,棘突偏歪得到纠正,症状消失或明显好转,即可确立颈椎小关节紊乱综合征诊断。

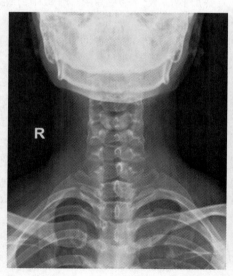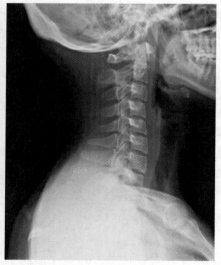

图 33-3-2 颈椎小关节紊乱颈部 X 线表现

(二)颈椎 CT

小关节突增生肥大、硬化,关节间隙变窄,关节周围韧带骨化为主,无明显椎间盘突出症及椎管狭窄。增生肥大的钩椎关节突超过相应的关节面,并伴有关节间隙狭窄、消失,导致椎间孔及横突孔变性、狭窄。双侧侧隐窝变尖细;关节突肥大增生亦可导致神经孔狭窄、硬膜囊和脊髓受压。

后纵韧带骨化,椎管前壁紧贴椎体后缘的高密度影,向后突入椎管内,边缘清楚,可呈小圆块影、横条形、半圆形、卵圆形、飞鸟形、三角形、两半卷发形等多种形态。颈椎后纵韧带骨化可造成椎管狭窄外，并可致侧隐窝和椎间孔狭窄。

（三）颈椎 MRI

可排除椎间盘突出症、血肿、肿瘤等椎管内病变所致的疾病。

四、诊　　断

1. 有长期低头工作的劳损史，或有颈部过度前屈、过度扭转的外伤史。

2. 颈部有酸痛不适感，项韧带及两侧有压痛点。

3. 触诊可有颈椎侧弯。

4. 颈部活动受限、僵硬，颈后部有固定压痛点，颈部活动时有小关节弹响声，颈部可触及条索状、结节状、粘连增厚点。

5. X 线平片显示生理曲度变直，颈椎前凸减少、消失或反弓，椎间隙后缘增宽，椎体可侧方移位。侧位片示双边影。

根据病史、临床特点、体格检查及辅助检查，诊断多无困难。

五、鉴　别　诊　断

（一）颈椎间盘突出症

颈椎间盘突出症是在椎间盘发生退行性病变的基础上，受到一定的外力作用后，使纤维环和后纵韧带破裂，髓核突出而引起颈髓或神经根受压。好发于中老年人，男性多于女性，以 $C_{4/5}$ 和 $C_{5/6}$ 突出多见。根据突出物压迫部位不同，其症状可表现为颈部不适、疼痛伴肩部酸痛疲劳，单侧上肢或手部无力、疼痛和/或麻木，跨步无力、步态不稳、下肢无力等。查体可见颈部活动受限，臂丛牵拉试验阳性，椎间孔挤压试验阳性，肌力减弱，受压神经支配区域皮肤浅感觉减弱，病理征阳性。颈椎间盘 CT、MRI 等影像学检查可显示病变部位。

（二）颈肩肌肉劳损

肌肉劳损常见原因是肌肉急性扭伤及慢性累积性损伤，多出现在肌肉活动过多或肌肉在静态姿势下持久紧张部位，导致肌纤维充血水肿，乳酸等代谢产物堆积，持续劳损甚至引起部分肌纤维变性、坏死及纤维化。长期伏案低头工作可导致颈肩肌肉劳损，表现为颈肩肌肉出现持续性疼痛、酸胀、无力。查体可表现为颈肩软组织局部压痛，活动范围受限。

（三）肌筋膜疼痛综合征

肌筋膜疼痛综合征是一种常见的与软组织损伤或发育不良相关的局部慢性疼痛综合征，可见于任何年龄段，中年发病率高。疼痛部位几乎遍布全身，以颈项部、上背部、上臂及腰臀部等区域最常发生。多数患者往往固定同一姿势过久，或精神压力过大、肌肉长期紧绷，或长期姿势不良，导致肌肉慢性损伤。按压疼痛区肌肉和筋膜可发现肌肉紧张及多个激痛点。

（四）胸廓出口综合征

胸廓出口综合征是指锁骨下动、静脉和臂丛神经在胸廓上口受压迫而产生的受累神经支配区疼痛、麻木、肌萎缩和/或上肢和手部皮肤冷、疼痛、无力、雷诺现象等一系列动脉受压症状。病因多见于异常骨质，如颈肋、C_7 横突过长、外生骨疣等；斜角肌痉挛、纤维化，肩带下垂和上肢过度外展均可引起胸廓出口变狭窄，产生锁骨下血管及臂丛神经受压迫症状。神经源性症状较血管受压的症状常见。疼痛发生在颈肩部，也可累及上臂、前臂和手。疼痛和麻木，可因过度用力，伴上肢外展和颈部过伸体位时出现或加重。根据病史、临床表现、胸部和颈椎 X 线平片和尺神经传导速度测定，一般可以明确诊断。

（五）纤维肌痛症

纤维肌痛症属于风湿免疫性疾病的一种，多见于女性，最常见的发病年龄为 25～60 岁。最突出的症状是全身弥漫性疼痛，尤以中轴骨骼（颈、胸椎、下背部）及肩胛带、骨盆带等处为常见，持续在 3 个月以上，同时会合并一些其他临床表现，常见的包括睡眠障碍、躯体僵硬感、疲劳、认知功能障碍等。查体可发现肌腱、肌肉及其他组织中对称分布的压痛点。常见特定 18 个（9 对）压痛点部位是：枕骨下肌肉附着处；斜方肌上缘中点；$C_{5～7}$ 横突间隙的前面；冈上肌起始部，肩胛棘上方近内侧缘；肱骨外上髁远端 2cm 处；第 2 肋骨与软骨交界处；臀外上象限，臀肌前皱襞处；大粗隆后方；膝内侧脂肪垫关节折皱线的近侧。

（六）皮肌炎

皮肌炎是一种主要累及横纹肌，以淋巴细胞浸润为主的非化脓性炎症病变，可伴有或不伴有多种皮肤损害。临床可有发热、颜面（尤其眼睑）红斑、肌肉疼痛、肌无力等表现。以对称性肢带肌、颈肌及咽肌无力为特征，常累及多种脏器，亦可伴发肿瘤和其他结缔组织病。本病肌肉受累通常是双侧对称性的，以肩胛带和骨盆带肌受累最常见，其次为颈肌和咽喉肌。约半数患者伴肌痛和/或肌肉压痛。颈肌，特别是颈屈肌受累时，除疼痛外可表现为平卧时抬头困难，坐位时无力仰头等肌无力症状。

六、治　疗

（一）一般治疗

1. 药物治疗　包括 NSAIDs、肌松药、消肿药、神经营养药等。

2. 康复理疗治疗　包括推拿、手法、针灸、针刀等以及各种理疗方法。轻度的颈椎脱位，如果没有神经损伤症状，可以颅骨牵引或颈托、颈领、头部外支架等。

（二）微创介入治疗

一般治疗无效或严重者，需要进行微创介入治疗。

1. 神经阻滞疗法　既有诊断疾病作用，又可起到止痛、缓解局部肌肉痉挛等治疗性作用。无论是急性加重期还是慢性期，神经阻滞疗法都是一种缓解疼痛的有效手段。在基于临床表现和影像学诊断颈椎小关节源性疼痛，为明确责任小关节，可以通过在疑似责任小关节内或其相对应的脊神经后支进行诊断性阻滞来确定。

值得注意的是，目前没有针对颈椎小关节相关疼痛诊断性阻滞治疗有效性的统一共识。有学者认为，神经阻滞后须 100% 疼痛缓解才可认为有效。有研究报道称，在诊断性阻滞后疼痛缓解程度大于 50% 的患者行射频治疗后，疼痛缓解程度大于 80%。在日常临床实践中，如果行诊断性阻滞后疼痛缓解程度超过 50%，则认为诊断性阻滞是成功的。

2. 小关节注射法　既是有效的诊断手段，更是一种疗效颇佳的治疗方法，该法对神经阻滞试验阳性者均可使用。

3. 脊神经后内侧支射频热凝术　这种治疗方法操作简单，创伤较少，但远期效果较差，治愈率约 40%，又需专门设备。有人提出该疗法可能会加速小关节退化，因而目前这种治疗方法开展得并不多，主要适用于诊断明确、神经阻滞试验阳性、保守治疗及关节内注射疗法无效者。

4. 内镜下脊神经后内侧支切断术　该疗法主要应用于诊断明确、神经阻滞试验阳性、保守治疗无效、疼痛顽固发作，影响工作和生活的患者。

七、康复和预后

本病预后良好，有反复发作趋势。

第四节　肩部撞击综合征

肩部撞击综合征，又称肩部创伤性肌腱炎，是肩关节外展活动时，肩峰下间隙内结构与喙肩穹之间反复摩擦、撞击而产生的一种慢性肩部疼痛综合征。肩袖疾病和肩峰下区功能紊乱通常被认为是肩关节疼痛最常见的致病原因。

一、临 床 表 现

（一）症状

主要症状是肩痛,其次是肩活动受限、肌肉痉挛和肌肉萎缩。症状往往因病程的早晚及发病缓急而表现程度不同。

1. 慢性期　肩关节无明显疼痛,只有在做某一特殊动作时才会诱发疼痛。

2. 亚急性期　上臂外展至60°~120°时或内外旋时可诱发疼痛,但上臂被动外展超过120°或用力牵拉上臂时疼痛消失或减轻。肱骨大结节处可有压痛,肩关节前方外展受限。

3. 急性期　有明显的扭伤或运动过度病史,主要表现为急性肩峰下滑囊炎,肩部剧烈疼痛,活动受限,肩峰下可有剧烈压痛。

（二）体征

1. 压痛　多位于肩峰前下及肱骨大结节。

2. 肩关节被动活动时可闻及破裂声或捻发音。

3. 疼痛弧征阳性。

4. 肩关节活动受限,多表现为外展、外旋和后伸受限。

5. 撞击试验(Neer 征)阳性。

二、辅 助 检 查

X 线检查可发现肩峰下缘有骨赘形成;肩关节造影或 MRI 检查有助于鉴别肩袖部分撕裂或完全撕裂。

三、诊断与鉴别诊断

（一）诊断标准

1. 肩峰前外缘压痛。

2. 上肢外展时,疼痛弧征阳性。

3. 与被动活动时相比,肩关节主动活动时疼痛明显。

4. Neer 撞击试验结果为阳性。

5. 肩峰骨赘、肩袖部分或全层撕裂。

满足其中 3 项即可明确诊断。

（二）鉴别诊断

1. 冻结肩　肩周炎晚期形成冻结肩主要是肩肱关节囊及其周围韧带、肌腱和滑囊的退变引起的慢性非特异性炎症,肩关节周围有广泛的压痛,而肩部撞击综合征压痛主要局限在肩峰前外侧;冻结肩造成的外展上举受限呈持续性,而肩部撞击综合征的外展受限明显,上举反而减轻。冻结肩患者 X 线平片可见肩峰及肱骨大结节有骨质疏松改变,而肩部撞击综合征的 X 线平片可见肩峰处韧带骨化,甚至形成骨赘。

2. 颈椎病　颈椎病也可有单纯肩痛,但一般多与颈部活动相关,不伴有肩关节活动受限,查体的典型神经根性体征及影像学表现,均可加以鉴别。

四、治 疗

治疗的目的是减轻患者疼痛和恢复肩关节功能。

（一）保守治疗

1. 固定　急性炎症时疼痛剧烈,应注意休息,并将上臂外展30°固定,减少肌肉活动,以减轻疼痛。

2. 功能锻炼　当疼痛减轻时,适时适量加强肩关节的活动,使关节囊和肩袖周围肌肉力量得到提高,恢复肩关节稳定性和运动功能,但要注意减少肩峰下撞击。

3. 药物治疗　NSAIDs 能够减轻肩关节囊及肩袖组织的炎性反应,缓解疼痛。

4. 局部注射　可在压痛点及滑囊内行局部注射治疗。超声引导穿刺技术要点:患者取常规坐位,肩部放松,前臂自然置于同侧大腿上。常规消毒后铺单,用线阵高频超声探头取冠状面观察肩锁关节。确认肩锁关节位置后,侧向缓慢移动超声探头,辨认并确认肩峰的高回声边缘,运用平面外技术进行穿刺,穿刺针在肩峰下方进入肩峰下间隙,注入局部麻醉药和糖皮质激素。注药时进一步确认针尖位置,注药阻力应很小。

5. 物理治疗 如超激光照射、经皮神经电刺激、离子导入、体外冲击波等治疗。

(二)微创治疗或手术治疗

肩峰下韧带骨化可应用针刀进行微创治疗,必要时可行肩关节镜等手术治疗。

第五节 胸廓出口综合征

胸廓出口综合征(thoracic outlet syndrome,TOS)是指在胸廓出口处,由于某种原因导致臂丛神经、锁骨下动脉或锁骨下静脉受压迫而产生的一系列上肢神经和血管症状的统称。

一、解 剖 特 点

胸廓出口是指锁骨与第 1 肋骨之间,锁骨上窝至腋窝之间的区域,包含了三个可能受压迫的重要结构:臂丛神经、锁骨下动脉及锁骨下静脉。压迫可发生在胸廓出口上的三个不同区域:斜角肌三角间隙、肋锁间隙及胸小肌后间隙。

(一)斜角肌三角间隙

斜角肌三角间隙由前方前斜角肌、后方中斜角肌和底部第 1 肋骨构成,包含臂丛的上、中、下干和锁骨下动脉。该间隙是神经型 TOS 最常见的压迫部位。斜角肌近端肌纤维完全包绕 C_5 和 C_6 神经根,两者相互交叉造成神经的动态压迫,最终出现上臂丛神经卡压症状。

(二)肋锁间隙

肋锁间隙由前方的锁骨、锁骨下肌、肋喙韧带,后方的第 1 肋骨和前、中斜角肌,侧方的肩胛骨构成,包含臂丛的各个股、锁骨下动脉和静脉。该间隙是动脉型 TOS 最常见的压迫部位,锁骨下动脉位于锁骨下静脉前方,并被臂丛的三个束包绕。

(三)胸小肌后间隙

胸小肌后间隙位于喙突下方,前方为胸小肌,后方为肩胛下肌,底部为第 2~4 肋骨,该间隙包含臂丛的各个束、腋动脉和静脉。

二、发 病 机 制

目前认为,大多数 TOS 病因是基于解剖因素基础上,合并颈部损伤,包括单次的急性创伤或反复的慢性损伤。造成 TOS 的解剖因素可分为两类,一类是软组织性异常,约占 70%;另一类是骨性异常,约占 30%。

(一)软组织性异常

斜角肌起止点变异、斜角肌肥厚、小斜角肌、异常韧带或束带、软组织肿块、创伤后瘢痕形成等,都可使胸廓出口间隙狭窄,使神经、血管受到卡压。小斜角肌起于 C_6、C_7 横突前后结节,穿过第 1 肋、锁骨下动脉和 T_1 神经根,止于第 1 肋内侧缘、中斜角肌的后内侧,胸小肌的出现率约为 7.8%~74.7%。运动后不恰当地反复按摩导致胸壁前锯肌骨化性肌炎,也可引起 TOS 的发生。

(二)骨性异常

包括颈肋、C_7 横突过长、第 1 肋骨形态异常、锁骨或第 1 肋骨骨折畸形愈合、肩锁关节或胸锁关节创伤性脱位、骨肿瘤等。颈肋是 TOS 的诱发因素,但并非一定导致 TOS 发生。80% 伴颈肋的 TOS 患者在外伤后出现症状加重,通常有巨大颈肋,并与第 1 肋骨相融合。肋骨一般不会导致压迫,但是附着在肋骨上的韧带或束带可能会导致压迫。

三、临 床 表 现

TOS 临床表现多样且缺乏特异性,由于神经和血管受压部位及程度的不同,症状各异,主要有肩臂及手部出现疼痛、麻木、无力,甚至肌萎缩,手部发冷、青紫,桡动脉搏动减弱、消失等。临床上,TOS 可分为神经型 TOS、血管型 TOS 和非典型 TOS。神经型 TOS 占 90% ~ 95%;血管型 TOS 又分为静脉型 TOS 和动脉型 TOS,其中静脉型约占 5%,与锁骨下静脉血栓形成有关,通常由某种形式的创伤所诱发。动脉型非常少见,占 1% 以下。

(一) 神经型 TOS

神经型 TOS 可根据具体受压部位分为上干型、下干型、全臂丛型和交感型 TOS。下干型 TOS 即为典型的 TOS,因受压部位多横跨第 1 肋处,受到第 1 肋、小斜角肌和异常束带的拱顶,主要表现为前臂尺侧及环、小指麻木,手内在肌萎缩,肌力减退及患肢发冷、发白。上干型 TOS 主要是 $C_{5,6}$ 神经根出椎间孔后被前斜、中斜角肌交叉起点的腱性纤维包绕。这些纤维收缩时,对其产生钳夹作用,表现为肩肘部肌力减退及上肢桡侧的感觉障碍。症状通常持续存在,反复上举活动或持续性使用上肢可加重症状。

(二) 静脉型 TOS

以上肢极度肿胀为特征性表现。锁骨下静脉受压时可出现患肢肿胀,手和前臂发绀变色,上肢和胸壁浅静脉曲张,通常有上肢、胸部、肩部深部痛,伴随上肢活动后沉重感加重。腋静脉创伤性血栓形成综合征(Paget-Schroetter syndrome)是静脉型 TOS 的一种,多见于年轻患者及需要重复进行上臂和肩部活动的竞技运动员,因锁骨下静脉反复损伤而导致血栓形成。

(三) 动脉型 TOS

十分少见,一旦发生,后果较为严重。锁骨下动脉受压时可出现患肢疼痛、无力、湿冷、苍白、感觉异常、桡动脉搏动减弱等。长时间受压引起动脉内膜损伤,继发血栓形成、远端血管栓塞、动脉瘤形成,严重者甚至出现肢体缺血坏死。动脉型 TOS 也可表现为单侧肢体的雷诺样现象,即患肢出现不定期苍白、红斑及手部或手指远端发绀。

四、辅 助 检 查

(一) X 线和 CT

颈椎和胸部 X 线能明确颈椎退行性变、颈肋、C_7 横突过长、下沉的肩胛带等骨性异常,也可出现骨化性肌炎改变,表现为锁骨后下方团块状高密度影。三维/四维 CT 可有效识别胸廓出口先天性异常、占位性病变、肋骨及锁骨骨折畸形愈合以及肋锁关节骨性卡压导致的 TOS 等。

(二) B 超

B 超检查,费用低、无创伤、无辐射,对血管狭窄、阻塞具有高度特异性,尤其适用于血管型 TOS 的诊断,也能应用于一些胸廓出口臂丛变异的非典型性神经型 TOS。B 超在静脉型 TOS 诊断中具有 93% ~ 96% 特异性和 84% ~ 97% 敏感性。激发试验联合超声检查,可动态地将患者症状和超声血流速度的改变相互关联,提高诊断准确性。

(三) MRI

MRI 能可靠地识别胸廓出口的解剖结构,如斜角肌、胸小肌、锁骨下肌肥大,胸小肌以及异常的纤维束带,常见臂丛神经非创伤性病变的部位、累及范围及与邻近组织结构的关系等。高分辨率 MRI 能将神经的形态和信号可视化,并提供精致的解剖细节,更精准地识别病变神经的部位。因此,MRI 尤其适用于神经型 TOS 的诊断。例如出现中斜角肌后缘骨化性肌炎,可侵犯前锯肌,轻度压迫臂丛神经上干,颈部 MRI 可显示一侧胸壁前锯肌内异常信号。

(四) 血管造影

传统的动脉或静脉造影能准确发现血管受压的部位,却不能呈现血管周围组织结构,且为有创操作,因此应用渐少。CT 及 MRI 血管造影技术更多应用于血管型 TOS 的诊断,前者能较好地评估血管与骨性结构之间的关系,后者能提供动脉和静脉周围软组织对其受压的全面信息,更有效地发现肌肉肥大、异常肌肉及纤维束带等,但需要上肢内收位和外展位下,至少采集两次影像,分别注射 2 次造影剂,且只能评估大多数单侧症状的患者。动态 CT 只需单次注射造影剂,并能在头部旋转过程中同时对双侧胸廓出口进行评估。3D MRI 血管神经融合技术对臂丛神经及血管同时显像,并进行三维重建,能够形象、可靠地显示臂丛神经、血管位置,立体化多角度呈现血管神经与周围重要解剖结构的立体关系。

(五) 神经电生理检查

神经电生理检查可发现受累及神经纤维传导速度下降,客观地将神经型 TOS 和类似的疼痛病症区分,排除其他节段性或系统性的神经病变。神经肌电图可显示三角肌和冈上、下肌纤颤电位、手内在肌失神经支配电位等。对神经型 TOS 患者,可因正中神经受累导致传导功能障碍而出现 F 波异常,因为正中神经的神经纤维虽来源于全臂丛神经根,但支配拇短展肌的运动神经纤维来源于 C_8/T_1 神经根,当其受损时也可出现正中神经支配拇短展肌的运动纤维受损。因此,正中神经和尺神经 F 波异常可作为神经型 TOS 临床诊断指标之一。神经肌电图的其他异常还包括:①尺神经腋部以下感觉神经动作电位(sensory nerve active potential,SNAP)或复合肌肉动作电位(compound motor action potential,CMAP)消失,或波幅较正常值下降超过 25%;②手部肌肉肌电图检查有失神经改变;③尺神经 F 波异常;④前臂内侧皮神经 SNAP 消失或波幅较正常值降低超过 25%。检查时双侧对比并与健侧对照,有助于确诊。

运动诱发电位(motor evoked potential,MEP)分段检测技术可明显提高神经型 TOS 的诊断率,也可提高双卡综合征的鉴别率。三重刺激技术(triple stimulation technique,TST)应用于神经型 TOS 的诊断,发现神经型 TOS 患者的波幅比率显著低于正常人,能检测臂丛神经传导阻滞以及定位神经卡压部位。

五、诊 断

TOS 较为少见,临床表现复杂多样,容易误诊。诊断应基于病史和体格检查,并结合影像学检查和特殊试验,以明确诊断和受压迫部位。

(一) 激发试验

激发试验是最主要的早期诊断方法,机制可能与影响胸廓出口神经血管束有关。

1. Adson 试验　可明确斜角肌三角间隙的狭窄情况,假阳性率达 13.5%。

2. Wright 试验　能拉伸喙突下神经血管束,出现患侧桡动脉搏动减弱或消失,敏感性 70%~90%,特异性 29%~53%,假阳性率 7%。

3. Roos 试验　能缩小肋锁间隙,反映上肢目前的功能。

4. Eden 试验　通过增加肋锁间隙的闭合程度并使胸小肌处于紧张状态,诱发神经血管性疼痛。Eden 试验阳性也见于 48% 腕管综合征患者。

激发试验依赖于患者的主观症状,因此假阳性率较高。多种试验联合能增加特异性,降低假阳性率,如 Adson 试验和 Roos 试验联合应用可增加其特异性。

(二) 诊断性阻滞

1. 诊断性前斜角肌阻滞　该试验是将 0.5%~2% 利多卡因 1~2ml(有时混合 0.25% 布比卡因 0.5ml 和甲强龙 20mg)或者肉毒毒素(15~20U)在 CT、超声或透视引导下注射至前斜角肌的不同部位,注射 4h 后,受累肢体在激惹位症状缓解超过 50%(肉毒毒素注射后 2 周,症状缓解且无需重复注射)为阳性,即可证实诊断,且往往提示术后效果良好。

2. 诊断性胸锁乳突肌后缘阻滞　患侧胸锁乳突肌后缘中点压痛明显处用复方倍他米松 1mg+罗哌卡因 2ml+生理盐水 1ml(共 4ml),对准痛点相应的横突结节进针达骨质,回抽无血后将药物缓缓注入。注射完成后即令患者坐起,压迫注射点 2~3min。患者颈肩麻痛短时间内(约 2~3min)几乎完全消失,患肢肌力明显好转;血管型 TOS 患者,患侧面颊可出现异常潮红,患肢转暖,可进一步确诊。

六、鉴 别 诊 断

(一) 颈椎病或椎管内病变

TOS 可有颈肩痛、手麻、肌肉萎缩以及患肢冷白等临床表现,与颈椎病或椎管内病变相似,可依据以下几点进行鉴别。

1. 神经卡压部位不同　TOS 为椎间孔外神经受卡压所致,而颈椎病或椎管内病变为椎间孔或椎管内神经受损。

2. 好发人群不同　TOS 在老年、壮年、青少年均可发病,颈椎病则以老年、壮年多见。

3. 典型症状不同　TOS 患者睡觉时"患侧上肢不知放何处为好",胸锁乳突肌后缘中点上下常有压痛点;颈椎病患者睡觉时"头不知放何处为好",棘突间、颈后正中线处及其两侧常有压痛点。

4. 其他表现不同　神经根型颈椎病多以颈肩部不适为主,麻木以上肢桡侧多见,很少有手内在肌萎缩,无血管受压体征;TOS 多见手尺侧麻木,手内在肌萎缩,有锁骨下动脉受压体征,颈椎正位片多见 C_7 横突过长或颈肋存在。

5. 诊断性阻滞结果不同　行胸锁乳突肌后缘中点压痛明显处诊断性阻滞,局部阻滞后 $2\sim3min$ 症状明显减轻或消失,感觉、肌力均明显改善者,支持椎间孔外神经根卡压即 TOS,症状几乎没有改变则为颈椎病或椎管内病变。

(二) 肘管综合征及腕尺管综合征

前臂内侧无感觉障碍及血管受压体征,而 TOS 多有。

(三) 双卡综合征

即胸廓出口和肘管腕管同时存在神经卡压,除了上述临床表现不同外,借助神经肌电图检查有助于鉴别。

(四) 上运动神经元病

肌萎缩呈进行性加重,不伴感觉障碍,无血管受压体征。

七、治　疗

TOS 应对因治疗。大部分神经型 TOS 首选保守治疗,预后多良好。对于有症状的血管型 TOS 和经保守治疗 3 个月后症状仍持续存在的神经型 TOS,以及出现肌萎缩或者肌肉功能进一步缺失的患者,应采取手术治疗。目前 TOS 治疗分为保守治疗、微创治疗和手术治疗三大类。

(一) 保守治疗

1. 整体治疗　通过健康教育(放松技巧、姿势力学和体重控制)、姿势纠正(限制肩部反复活动及超负荷活动)、物理治疗(热敷、按摩、松弛斜角肌,强化胸肌和肩部后方肌肉,降低胸廓出口神经血管的压力、经皮神经电刺激、水疗等),结合心理和社会因素,对 TOS 患者进行整体治疗。

2. 药物治疗

(1) NSAIDs:如选择性 COX-2 抑制剂等。

(2) 肌松药:如乙哌立松、替扎尼定、马来酸氟吡汀等,有助于缓解疼痛和解除肌肉紧张和痉挛,改善局部血液循环。

(3) 改善微循环药物:如地巴唑等。

(4) 神经营养药:如甲钴胺、神经妥乐平等。

(二) 微创治疗

1. 局部神经阻滞　患者取仰卧位,头转向健侧,以胸乳突肌后缘和颈外静脉交叉点附近的压痛点为目标,垂直穿刺,抵横突结节处,缓慢注射 0.25% 布比卡因 2ml 和复方倍他米松 1ml 的混合液。每周 1 次,连续 $3\sim4$ 次。

2. 超声引导颈部肌间沟注射治疗　超声引导下药物精准到达前、中斜角肌间隙,消除局部炎症,受累于此的臂丛神经得以松解,进而改善疼痛症状,适用于非特异性神经型 TOS。操作方法要点:超声检查确认患侧颈部肌间沟,明确臂丛神经和血管,探头置于环状软骨水平,以平面内或平面外方式缓慢进针,到达肌间沟后,回抽无血后,注射药物。

3. 肉毒毒素注射　前斜角肌内注射肉毒毒素 $15\sim20U$,可抑制胆碱能神经末梢释放乙酰胆碱,使肌肉松弛性麻痹,达到停止肌肉痉挛的目的。

4. 水针刀或针刀治疗 患者低头俯卧位,X 线垂直床面投射,确认 C_5、C_6 横突尖的体表投影并标记,常规消毒,采用小号圆刃水针刀依次进针至斜方肌、中斜角肌起始部、颈椎横突后结节,与颈椎纵轴一致,针身在横断面内,针刃向内与前后径呈 $10°$,经治疗点进针至骨面,向外侧移针刀至横突后结节,向前有落空感停止,再上下各 1 针。10ml 注射器抽取 1% 利多卡因 6ml 加入曲安奈德 30mg 备用,回抽无血,注入备用药液。每周治疗 4 次,连续 4 周为 1 个疗程。对卡压局部存在肌肉痉挛或结节可采用小针刀定点松解。

(三) 手术治疗

手术的目的在于解除胸廓出口软组织性或者骨性压迫。对于症状明显或伴有血管相关并发症的血管型 TOS,在减压的基础上往往还需要进行血管重建。

早期采用锁骨上入路前中斜角肌切断术能使患者疼痛和感觉异常的恢复更加显著,可能与防止手部肌肉不可逆失神经的发生有关。晚期手术虽能改善疼痛和感觉障碍,但不能有效地使受损的肌肉完全恢复,仅能防止肌无力和肌肉萎缩的进一步发展。

1. 开放手术 手术入路主要有三种。

(1) 腋路:目前最常用,能充分显露第 1 肋骨,不易造成血管神经回缩,术后瘢痕利于隐藏,缺点在于对异常纤维束带的暴露和血管重建比较困难,还需警惕医源性臂丛损伤。

(2) 锁骨上入路:与腋路相比,该入路显露更充分,能实现斜角肌、颈肋切除和臂丛神经松解,并且利于血管重建,但可能会造成第 1 肋骨切除后神经和血管回缩。

(3) 后路:能良好地暴露臂丛根部结构,有利于神经松解,适合于前路术后复发性 TOS,但术中广泛的肌肉剥离可能导致术后肩关节功能障碍和翼状肩。改良小切口后路第 1 肋骨切除术只需切断部分斜方肌和小菱形肌,就能从后方进入胸廓出口,并且在切除骨性结构过程中保持神经和血管的完整性。

2. 其他手术 如高清电视辅助内镜手术、胸腔镜(完全电视胸腔镜手术行腋下第 1 肋骨切除术或仅切断部分痉挛紧张的前中斜角肌的腱性起点,后者最佳手术入路点为胸锁乳突肌胸骨头至乳突全长 60% 处,头偏向健侧 $60°$,纵行切开 1cm,颈横动脉为镜下标志性解剖结构)、显微镜下斜角肌切断及臂丛神经外膜松解术、机器人手术等也取得了较好的手术效果,且安全可靠。

第六节 挥 鞭 伤

挥鞭伤,即 Whiplash 伤,最早于 1928 年由 Crowe 提出,用于描述类似鞭打样的外力作用于颈椎和躯干上部时,突然产生的加速和减速力对两者的影响。1995 年,挥鞭伤研究会对其重新进行了定义:"在车祸和其他事故中,颈椎受到来自后方或侧方的冲击力,所产生的突然加速和减速运动作用于颈部,这种能量转化可导致颈部的骨及各种软组织的损伤(即挥鞭伤),从而产生系列的临床症状。"挥鞭伤是以上段颈椎($C_1 \sim C_4$)为鞭条,下段颈椎($C_5 \sim C_7$)为鞭把,在车辆行驶中相撞或急刹车状态下,由于躯体加速或减速过猛,使上段颈椎随头部及车辆的惯性作用而以 C_5 为交界点,呈挥鞭样运动,造成颈椎的过度屈伸,或过屈、或过伸,此时强大的应力集中于 C_5 连接处的脊柱及相关肌肉、韧带等组织。由于相关的肌肉、韧带无法抗御骤然形成的暴力而产生过度移位,造成损伤,有时还累及脊髓和脑干。常态下,挥鞭伤以无明显外伤条件下出现颈椎以及周围相关韧带损伤为特征。据报道,由挥鞭伤所致的慢性头痛发生率为 $0 \sim 86\%$ 不等。有研究指出,挥鞭伤发生率和预后可能与经济赔偿有关。

一、发 病 机 制

(一) 椎间盘及其附属结构的损伤

实验和尸体研究证实,挥鞭伤可导致肌肉撕裂、椎间盘周缘损伤和小关节的急性骨折或损伤,其确切机制尚未阐明。脊柱韧带张力强度的解剖学研究显示,造成脊柱各韧带断裂的作用力大小不一,脊柱损伤的类型差异也很大,即使在 2 个脊柱功能单位上进行可控的屈伸压缩载荷实验也显示损伤是广泛性的,如棘上韧带、棘间韧带和黄韧带断裂或小关节囊和椎间盘的破裂等。研究表明,颈椎小关节可能是挥鞭伤后慢性颈痛的原因之一。小关节囊属非均匀性结构,背部较薄弱,腹侧部较厚并有斜行排列的弹性纤维加强。造成小关节囊韧带的损伤很可能会影响本节段的运动。

（二）椎动脉、脊髓和神经的损伤

模拟动物挥鞭伤的研究发现，下颈段的脊髓、神经节等神经组织受到明显的损伤。颈椎过伸时，椎间盘向后的力与椎管内黄韧带向前挤压的力相互作用，导致脊髓前后受压变形，可出现脊髓中央型损伤。正常情况下，部分 DRG 具有自发性兴奋。当周围神经损伤后，在损伤及损伤周围出现异常的感觉障碍，神经的兴奋阈值提高。随着时间的推移，DRG 中交感神经开始再生，这可能是挥鞭伤后出现交感神经痛或慢性痛的原因。低速撞击时，颈椎位置发生快速移动，造成 $C_2 \sim C_7$ 椎管的容积在运动过程中发生改变，出现脑脊液和中心静脉压都升高。因此，颈椎的快速移动对椎动脉、躯体神经和自主神经的功能都有一定的影响。挥鞭伤时既有周围源性的疼痛传入，又有来自颈椎关节上机械感受器的冲动。

（三）颈椎生物力学改变的影响

过伸及过屈性外力是颈椎挥鞭伤的两种主要作用力。研究表明，在颈椎挥鞭伤的过程中，过伸的作用力大于过屈的作用力，且先过伸再过屈的可能性大。椎间盘前半撕裂、后半向后突出是过伸力量导致椎间盘损伤的结果。颈椎过屈力则可导致椎体前半脱位和椎体后部小关节突脱位交锁。过伸和过屈力均可导致椎间盘损伤。在颈椎过伸过屈过程中也可能合并有颈椎侧屈或旋转的作用力，导致单侧小关节交锁、$C_{2/3}$ 椎体前脱位，同时合并枢椎基底部骨折、寰椎单侧前后弓或侧块骨折等。过度的屈伸运动导致颈椎局部的翼状韧带、前纵韧带、棘上韧带、棘间韧带以及颈长肌和关节囊、椎间盘的损伤，而诸多韧带、关节囊的损伤，又引发椎间小关节功能紊乱，严重时导致韧带断裂和椎间盘突出症。过伸运动引起食管和咽喉出血，不良刺激使患者出现吞咽不适或发音改变。椎体的过度屈伸运动产生的颈椎关节错位，造成横突孔相对变小，进而刺激椎动脉产生痉挛，出现眩晕、耳鸣症候。若损伤的组织血肿或水肿，压迫刺激颈椎神经，会出现肢端麻木和上肢及肩背疼痛。当过伸过屈力量轻微，同时不伴有侧向或旋转的力量时，则无骨折或脱位改变。研究证实，追尾撞击后的早期损伤是由颈椎曲度呈 S 形变所致，这与颈部最大过屈点上的水平加速度和速度不同，有造成扭伤危险。

（四）致伤加速度的影响

研究显示，后颈部脊髓受到的损伤与牵引加速度的大小密切相关。致伤加速度越大，颈段脊髓的传导功能受到的损伤也越大。

二、临床表现

颈椎挥鞭伤，女性多于男性。老年及有颈椎退变者更易发生挥鞭伤，因为其对抗冲击的力量减弱。临床致伤原因包括高处坠落伤、跌倒伤、交通伤（如汽车追尾、正面碰撞、侧面碰撞和翻滚致伤）等。临床特点为患者主诉多，体征少，但实际上各种隐性损伤所引发的症状又十分突出。并非所有的损伤部位可立即产生临床症状，大约 22% 乘员在碰撞损伤的当时并无任何不适症状，但随后却出现症状，以慢性颈痛常见，易复发，也可发生迟发性颈椎不稳。创伤后有 41% 颈痛患者同时伴有相同节段的椎间盘和小关节症状，单独出现椎间盘症状或仅有小关节症状者均为 20%。

（一）症状

可出现颈痛僵硬、头痛、肩痛僵硬、眩晕、头昏、疲劳、颞颌关节症状、一侧或双上肢放射痛、指端麻木或感觉异常、行走无力、踩棉花感、视力障碍、背痛、耳鸣、言语困难、吞咽不适感及声音改变等；此外，还会出现一些神经社会症状，如抑郁、愤怒、挫折、焦虑、家庭压力、工作压力、疑病、补偿性神经症、睡眠障碍、药物依赖、创伤后压力综合征、诉讼、社会孤立等。有人将症状简述为下列两种类型：

1. 颈脑综合征　特征是头痛、疲劳、眩晕、注意力不集中、调节障碍以及对光的适应能力减弱等。

2. 下颈段综合征　特征是颈痛和颈肩痛。

如未及时治疗，极有可能导致慢性不愈。有时两者可同时发生，仅从症状学上难以鉴别。

（二）体征

典型的头、颈、颜面部撞伤或擦伤痕迹。颈椎压顶试验阳性、颈椎拔伸试验阳性、排尿功能障碍、上肢/下肢深反射亢进、Hoffmann 征阳性、Babinski 征阳、上肢和（或）下肢肌张力增高等。严重者出现颅骨骨折、硬膜外血肿、损伤平面以下双侧上下肢不对称的运动和感觉不全丧失。如果损伤部位在颅颈交界处，可出现急性硬膜外血肿，压迫延髓及颈髓上段，导致中枢性呼吸功能衰竭，呈现进行性呼吸困难、紫绀、昏迷、四肢软瘫，甚至死亡。

三、辅 助 检 查

（一）X 线

可作为常规检查，但多数缺乏特异性征象，常见征象包括已发生的颈椎退变和正常的前凸曲度稍变直。采用颈椎过伸过屈功能位检查有助于发现异常。

（二）CT

对高度怀疑有颈椎骨折的患者最好行颈椎 CT 检查，可显示颈椎挥鞭伤的骨性改变，如椎体和附件的骨折、脱位，椎间隙前后不等宽等，必要时做三维骨重建成像。

（三）MRI

常规 MRI 检查不必要，如果症状持续和放射性疼痛时可行 MRI 检查。MRI 可全面反映颈椎及周围结构的各种损伤性病理改变，包括前纵韧带撕裂、椎间盘撕裂或分离、脊髓中央性损伤、硬膜外血肿，颈椎前-咽后壁肿胀、出血，椎体后部棘突周围软组织高信号改变（肿胀、出血）、椎体前半脱位及前半椎间盘压缩、损伤平面相邻小关节突移位、颈椎爆裂骨折，如椎体、棘突、横突、齿状突基部骨折、寰枢关节骨折脱位等。

（四）皮质体感诱发电位

研究显示，正常的皮质体感诱发电位为"S"形波，运动诱发电位为"M"形波，重度损伤后即刻的皮质体感诱发电位和运动诱发电位的波形都出现消失的情况，而中度损伤、轻度损伤者，波形的潜伏时间和振幅虽有一定的改变，但基本的波形仍然存在。

四、诊　　断

（一）诊断标准

由于损伤后的症状各异，并缺乏诊断学依据，以致有人怀疑挥鞭伤仅是一种功能性疾病，并无器质性损害。但依据临床病史、体征和辅助检查发现，仍可对挥鞭伤作出初步诊断。

1. 女性多于男性；老年以及有颈椎退变者好发。

2. 主诉多，体征少；早期可无明显症状，随后可出现颈部酸痛、僵硬感、功能活动明显受限，伴有一侧或双上肢放射痛、指端麻木感；眩晕、耳鸣，吞咽不适感及声音改变等。慢性颈痛很常见，如颈脑综合征、下颈段综合征等。

3. X 线、CT 或 MRI、皮质体感诱发电位检查，有助于发现颈椎和脊髓损伤。

（二）定位诊断

根据临床表现和皮肤感觉缺失部位以及 MRI 检查结果，可判断受损伤的脊髓节段水平。

（三）临床分级

魁北克工作组（The Quebec Task Force）将挥鞭伤按照临床症状的严重程度分为 5 个等级。

0 级：无颈部不适，无异常体征。

Ⅰ级：颈部疼痛，僵硬或仅有压痛，无异常体征。

Ⅱ级：颈部症状及肌肉骨骼体征（活动范围减小和局部压痛）。

Ⅲ级：颈部症状及神经学体征（深反射减弱或消失，运动和感觉损害）。

Ⅳ级：颈部症状及骨折或脱位。

五、鉴 别 诊 断

颈椎挥鞭伤的早期主诉多，体征少，后期表现为慢性颈痛较多见，有时伴有精神异常，应当与颈椎病、肩周炎、眩晕症、脊髓肿瘤、声门及食管疾病、癔病等分别进行鉴别诊断，依靠特定病史、临床表现和辅助检查结果，有助于作出鉴别。

六、治　疗

治疗原则是主动、规范和早期治疗。治疗目标是缓解疼痛和增强肌力,减轻或防止颈脊髓继发性损害,最大程度地提供脊髓损伤恢复的条件。治疗方法包括保守治疗、微创介入治疗和手术治疗三大类。

(一)保守治疗

1. 一般治疗　近期研究表明,休息和制动反而有害,不利于损伤愈合。只要伤后 96h 内情况许可,即可锻炼。规范治疗包括向患者介绍损伤机制、锻炼方法、颈围和颈部制动 2 周。需要牵引者,强度以患者能接受为宜。

早期治疗不仅可获得短期疗效,还可获得长期疗效。研究表明,挥鞭伤后慢性颈痛可能是过度休息和颈部制动所造成的局部肌肉萎缩和血流减少所致。对软组织伤后持续肌痛的研究表明,活动时正常肌肉内血流增加,而疼痛患者由于肌肉收缩而使得血流减少。

2. 药物治疗

(1)予以 20% 甘露醇和活血化瘀药物,以消除局部血肿、水肿,改善颈部血液循环,减轻不良刺激的影响。

(2)对伤后 8h 内给予大剂量糖皮质激素。

3. 中医中药治疗　葛根、忍冬藤各 30g,牛膝、茯苓,防己各 25g,泽兰 15g,桂枝 10g,生大黄、生麻黄各 8g,蜈蚣 1 条,水煎,分 3 次,饭后服,每天 1 剂。中后期可配合手法理筋,理疗。针刺(取穴以大杼、天宗、中渚、阳陵泉等穴位配合应用),并配合内服壮腰健肾丸,每次 10g,2 次/d,偏热者加服知柏地黄丸 10g。

4. 其他治疗　中后期可配合理疗及脑反射治疗。心理治疗、体育活动和作业疗法也有一定的疗效。

(二)微创介入治疗

对挥鞭伤后慢性疼痛者可采用射频神经毁损术,使造成慢性疼痛的神经变性而达到治疗的效果。

(三)手术治疗

挥鞭伤后产生的颈椎管压力,类似于“骨筋膜室综合征”的病理改变,为提高脊髓功能恢复率,必须尽早解除脊髓压迫,增加损伤椎节的稳定性。手术治疗可直观、彻底解除脊髓压迫和恢复颈椎的稳定,早期减轻脊髓水肿,降低脊髓内部压力,改善其血液循环,避免或减轻继发损害,减少并发症发生。前路次全椎体切除术可方便去除致压物,并纠正颈椎不稳,但损伤节段增多,如疗效不佳,可根据患者全身情况再行后路手术。

无骨折脱位型颈髓挥鞭伤的预后与多种因素相关。对于脊髓未见明显压迫且无椎间不稳的患者,可选择保守治疗。存在脊髓受压的患者,则根据压迫情况的不同,选择不同的手术方式,实现个体化治疗。

当挥鞭样损伤发生在颅颈交界处,可造成寰枕关节面骨质相互撞擦,产生骨折、出血,或小骨片刺破硬膜血管出血,出血瘀积于硬膜外腔而形成血肿,尽早气管切开,及时手术清除血肿是抢救该类患者的唯一可行途径。

第七节　肺尖肿瘤综合征

肺尖肿瘤综合征(Pancoast syndrome)是指因肺尖部肿瘤的浸润、压迫周围组织而引起肩痛,$C_8 \sim T_1$ 神经根受累所致的上肢尺神经分布区疼痛和同侧 Horner 综合征的一组病症。1924 年由美国放射学家 Harry Pancoast 首先提出,目前仍习惯称为 Pancoast 综合征,也有学者称为“胸廓入口部肿瘤所致 Pancoast 综合征”或“巅尖综合征”。本征预后不良,患者多因痛苦的折磨、消耗,死于恶病质或呼吸功能衰竭。

一、发病机制

在解剖学上,肺尖是指胸膜顶至锁骨上这一肺脏范围,上端钝圆,高出锁骨内、中 1/3 上方约 2~3cm,或第一肋软骨上方约 2~4cm,近似圆锥体。肺上沟是指锁骨下动脉通过胸膜对肺上叶尖部的压迹,位于肺尖顶直下约 2~3cm,从内斜向前外上方,属肺尖区内。肺尖邻近有一些重要结构,自前向后依次为锁骨下静脉和颈静脉、膈神经和迷走神经、锁骨下动脉和颈总动脉、喉返神经、第8对颈神经（C_8）和第1对胸神经（T_1）。C_8和T_1神经根主要参与构成尺神经，是手臂尺侧屈肌及手部肌肉的运动神经，也是手臂尺侧皮肤的感觉神经。胸膜顶与上述诸结构之间仅隔以一层薄的结缔组织-胸膜上筋膜（Sibson筋膜），从臂丛下干至星状神经节及喉返神经间距仅约1cm。一旦胸腔的淋巴系统受侵袭，壁层胸膜是防止癌细胞向外扩张和阻止疼痛的屏障。若病灶向外周发展并侵袭胸部的支气管壁和壁层胸膜就会产生很难控制的疼痛综合征。1932年，有报道认为，肺尖肿瘤基本源于最后鳃裂的胚芽上皮巢，其部位在肺尖部，建议名称为"肺上沟瘤"。肺尖区域的癌变称为肺尖癌，在肺上沟内发生的癌变称肺上沟癌。从解剖位置上讲，肺尖癌可包括肺上沟癌，而肺上沟癌不能代表肺尖癌。由于二者临床症状大多相似，在实际工作中难以区别开来，所以有作者认为在概念上应有所区别，而在诊断时可统称为"肺尖癌"。

肺尖肿瘤综合征是由于肺尖部的肿瘤压迫或侵犯了C_8、T_1神经根、交感神经节或星状神经节而产生一系列特殊症状和体征，表现为：①臂丛下干麻痹（Klumoke型瘫痪），即$C_8 \sim T_1$脊神经前支麻痹，表现为以尺神经麻痹的一组综合征，该神经分布区感觉与运动障碍以及该范围末梢的交感神经障碍-肢体水肿、紫绀、指甲营养障碍等。癌灶继续向内后方附近发展则可同时出现其他相应症状。②侵及颈交感神经节或星状神经节，则可出现同侧Horner综合征表现：瞳孔缩小（开大肌损伤）、眼裂缩小（上睑板肌损伤）、眼球内陷（眶肌损伤）、同侧面部潮红及无汗（面部皮肤血管和汗腺的交感神经和眼内肌交感神经同时受损）。③侵及喉返神经，则引起声音嘶哑。④侵及第1~3肋骨，则出现局部疼痛。

二、病 因

（一）原发性肿瘤

如原发性肺癌、脊柱颈肋肿瘤、喉癌、霍奇金病、胸膜间皮瘤、骨髓瘤、骨肉瘤、颈部原发癌、乳腺癌、食管癌、神经细胞瘤等。

（二）转移瘤

如胃、胰腺、肾、前列腺、甲状腺、乳腺、骨骼、食管、宫颈、卵巢等恶性肿瘤转移至肺尖部。

（三）其他非恶性病变

如良性肿瘤、结核、炎症和损伤、棘球囊肿病（hydatid cysts）等。

据分析，肺癌为最常见，其中最多见是肺上沟支气管肺癌和肺尖转移癌。肺尖癌属于周围型肺癌，其发病率仅占肺癌的3%~5%，发病年龄多为40~70岁，40岁以下约占2%；男女比例约为2:1；吸烟者是非吸烟者的15~30倍；病理上95%以上为非小细胞肺癌，鳞癌约占52%，癌腺和大细胞癌约各占23%，小细胞癌约占3%~5%。

三、临 床 表 现

肺尖肿瘤不同于其他肺肿瘤，既具有恶性肿瘤的一切特点，又有自身独特的临床表现。由于病灶在肺尖部，因此呼吸系统症状较少、较晚，而肺癌的肺外临床特殊表现较多，如剧烈的胸痛及肩部、手部疼痛和Horner综合征等。当同时出现肩和上肢疼痛、肋骨破坏和手部肌肉萎缩、Horner综合征，合称Pancoast综合征。其中约14%~50%患者可出现Horner综合征。此外，可有上腔静脉压迫综合征。因以肺外症状为主，早期易误诊，从发病到确诊一般需要6~10个月。一般认为，肿瘤侵犯壁层胸膜、肋骨肋间肌为T_3期，侵及椎体、臂丛神经、锁骨下血管为T_4期。

（一）肺内表现

咳嗽、咯血、胸闷气短、呼吸困难等。

（二）肺外表现

1. 臂丛神经综合征 由于肺尖部肿瘤易侵犯臂丛神经下干（$C_8 \sim T_1$），表现为肩关节酸胀、隐痛、剧痛，可向颈部、腋窝、肩胛内侧放射，继而扩展到手臂和肘部尺神经分布的范围，腋部、前臂尺侧和小指及环指感觉麻木、手指蚁走样感、手和臂肌肉萎缩、手握力减退等。

2. Horner综合征 Horner综合征是由于肿块压迫下颈部交感神经干及星状神经节，引起同侧瞳孔缩小、上睑下垂、眼球内陷、面颈部少汗等表现。Horner 综合征出现,提示预后较差。

3. 声音嘶哑　肿瘤侵犯喉返神经所致。

4. 膈肌矛盾运动　肿瘤侵犯膈神经所致。

5. 静脉压迫综合征　肿瘤压迫上腔静脉,引起产生头面部、颈部和上肢水肿以及胸前部淤血和静脉曲张。锁骨下静脉受肿瘤压迫导致上臂水肿。

6. 上胸部剧烈疼痛和局部压痛　因肿瘤常侵犯第 1、2、3 前肋骨所致。

7. 副癌综合征(paraneoplastic syndrome)　见于肺尖部小细胞癌,可引起包括肥大性肺性骨关节病、Cushing 综合征、抗利尿激素分泌失调综合征、神经肌肉综合征和高血钙综合征、分泌促性腺激素引起男性乳房发育。

8. 其他表现　如消瘦、乏力、发热、失眠、胸腔积液或心包积液等。当出现颅内转移瘤时,可有头痛、意识丧失、抽搐、偏身感觉障碍等。

四、辅 助 检 查

(一) X 线平片

首选正侧位 X 线胸片。由于肺尖处含气肺组织相对较少,局部肋骨、锁骨、胸骨、脊椎骨和肩胛骨交叠或毗邻,组织对比度较差,因此早期的肺尖肿瘤在后前位胸部平片上不易显示,或仅有肺尖部外侧显示模糊阴影。后期因肿块增大,呈现一侧肺尖部团块状、条带状高密度影、胸膜增厚、肺尖实变等,上胸部肋骨(1~3)被侵蚀糜烂,附近的脊椎受压而破坏。典型的 X 线表现具备三个特点,即肺尖帽(apical cap)、肺尖肿块和骨破坏。肺尖帽是指由肺尖部局限性炎症导致肺纤维瘢痕、胸膜增厚,可见于 30% 的本征病例,但也有 1%~12% 见于正常人,多为中老年,厚度在 5mm 以下。病理上是肺尖部的非特异性肺纤维瘢痕,与脏层胸膜融合,在肺尖表现为清楚的斑块,并延伸到其下的肺实质。如果肺尖胸膜单侧或双侧显著不对称,出现肺尖帽且大于 5mm 者,要考虑早期肺尖部肿瘤。

(二) CT

CT 能显示直径小至 3mm 的肿瘤,推荐薄层平扫或增强扫描。据研究,CT 扫描对该疾病的敏感性达 60%,特异性达 65%,总确诊率 63%。影像学多表现为肺内球形肿块影、片状影或模糊影,可见肺门及纵隔淋巴结肿大,需与炎症、结核、血管瘤等相鉴别。

CT 能清晰展现肿瘤对骨的破坏,而肋骨破坏是胸壁受累的最可靠征象。它不仅能显示胸壁肿块的大小和范围,重要的是能显示 X 线平片较难发现的轻微肋骨破坏,一般发生在第 1~3 肋骨,早期出现肋骨皮质虫蚀样、不规则缺损或边缘毛糙不整,均出现在肋后段,少数发展到肋侧缘,很少累及前段。进一步发展为溶骨性破坏,无骨膜反应及新生骨,严重者后肋阴影可全部消失,其中以第 2 后肋最易受累,肋间隙变窄或变形。位于椎肋角的肺尖部瘤易侵犯 C_7~T_3 椎体及附件,局部骨质可受压、糜烂、破坏,患侧椎体侧缘、横突及椎弓根可完全消失。

(三) MRI

MRI 能在矢状面和冠状面上成像,易于显示肺尖顶部正常的胸膜外脂肪线的破坏,对诊断肺尖肿瘤有决定性的意义。MRI 能更好地显示肿瘤与血管及神经的关系,了解肿瘤对肋骨头、脊柱椎体、横突侵犯的范围,排除肿瘤侵犯椎管,并可对臂丛神经受侵程度进行评估。因此,在确定肿瘤是否对臂丛及其他邻近结构的破坏上,MRI 优于 CT。据统计,CT 不能确诊者,MRI 检查可有 51% 的患者得到确诊。有研究认为,肺尖肿瘤易转移至脑部,治疗前建议行颅部 CT 或 MRI 检查。

(四) PET-CT

PET-CT 对鉴别是否存在纵隔和远处转移具有优越性。

(五) 锁骨下动脉造影

可确定是否有锁骨下动脉受累。

(六) B 超

由于肿瘤与胸壁之间基本无空气相隔,超声检查可清楚地探及肿块及边缘是否规则,有无包膜和锁骨上淋巴结肿大等,为诊断提供重要意义。有人建议所有肺尖癌患者都应该进行斜角肌区超声检查,对横径大于 1cm 的淋巴结进行经皮穿刺活检,以进行肿瘤分期;用扇形探头经锁骨上途径可显示肺尖病变,并可在超声引导下做组织学诊断,阳性率约为 91%。

（七）神经电生理检查

肌电图表现为神经源性损害,如正中神经潜伏期延长、波幅下降、传导速度减慢,而正中神经感觉传导正常,尺神经感觉传导异常,呈现典型臂丛神经下干($C_8 \sim T_1$)损害,有助于早期诊断。

（八）细胞学检查

因肺尖肿瘤发生部位的特殊性,纤维支气管镜检查常常不能提供有效证据。研究表明,在已诊断肺尖癌的患者中,痰脱落细胞检查阳性率为 11% ~ 20%,而纤维支气管镜检查阳性率为 30% ~ 40%。

（九）组织学检查

经皮肺穿刺活检(CT 引导下操作对恶性肿瘤诊断敏感性达 90% ~ 100%,特异性高)或颈内淋巴结摘除,必要时开胸或经胸腔镜取活检,均可得到活体组织,有利于病理诊断。

五、诊　　断

（一）诊断标准

依据临床表现和影像学、病理学检查结果即可做出肺尖肿瘤综合征的诊断。早期诊断对治疗极为重要。本病具备下列四大特征:

1. 一侧肩和上肢的剧烈疼痛。

2. 肋骨破坏。

3. 腕、手部的肌肉萎缩。

4. Horner 综合征同侧瞳孔缩小,上睑下垂,眼球下陷和额部少汗。

（二）病理诊断

经皮肺活检、转移性淋巴结活检或做被侵蚀的肋骨活检,可明确病变性质。

（三）如存在以下特征,应考虑肺尖结核合并肺尖肿瘤

1. 年龄大于 50 岁,肺尖结核痰菌阳性,合并单侧肩关节酸痛及上肢麻木者。

2. 经正规抗结核治疗,结核病灶逐渐吸收而肺尖阴影增浓致密,下界逐渐清晰者。

3. 锁骨上经皮肺活检可早期确诊。

4. 前弓位胸片有利于显示瘤灶轮廓。

5. 痰脱落细胞检查发现恶性肿瘤细胞。

6. 出现臂丛神经与 Horner 综合征及第 1、2、3 肋破坏者可确诊。

7. 纤维支气管镜早期不易插入,帮助不大,后期活检、支气管肺泡灌洗液检查,有助诊断。

8. CT 扫描可清楚显示肿瘤轮廓及转移情况。

六、鉴别诊断

肺尖肿瘤综合征的临床症状主要为一侧肩至手的剧烈疼痛,腕、手部的肌肉萎缩及同侧的 Horner 综合征等,应与以下疾病或症状进行鉴别。

（一）肩颈和上肢痛

几乎是所有的颈椎病、肩周炎、颈肌退行性病变等疾病的共同特点,老年人特别常见。肺尖瘤综合征患者肩部疼痛是后肩部腋窝、上肢持续性、逐日加重的放射性疼痛,可合并大小鱼际肌萎缩、进行性消瘦或 Horner 综合征。如出现 C_8 或 T_1 神经分布的尺侧疼痛,胸片显示单侧或显著不对称的肺尖帽影,即使无手部肌肉萎缩、Horner 综合征以及肋骨和脊柱破坏,也应首先考虑肺尖瘤。

（二）左侧胸闷、气急、上肢放射性疼痛

与冠心病心绞痛非常相似,中老年人既往有过冠心病史者,极易误诊。但肺尖部肿瘤患者的上肢疼痛是呈持续加重的顽固性放射痛。

（三）肺尖炎症或结核

肺尖肿瘤早期 X 线仅表现为肺尖部模糊阴影,易误诊为胸膜增厚或结核病变。肺结核好发于肺上叶尖后段,X 线阴影有其特征,且尖后段支气管引流较好,痰菌阳性较高,结核球常呈圆形、椭圆形,密度较高,有时可见钙化,边界多光滑、清楚,无肋骨、椎骨破坏。肺结核患者年龄在 30 岁以下者较多,合并低热、盗汗等,结合 PPD 试验、抗结核治疗有效等可明确诊断。假如治疗无效,反而症状加重时,应想到本病的可能性。肺尖癌患者年龄多较大,病灶增长速度较快,痰检查有时可找到癌细胞,抗结核治疗无效或病灶增大,肺尖肿块密度高均匀,无钙化,边缘可有分叶,常并有肋骨或椎骨破坏,而与肺结核表现不同。对可疑患者予常规抗炎、抗结核治疗无效,且患者进行性消瘦、肩背部放射性疼痛同时存在。若同一部位反复发作炎性改变,应高度怀疑肺尖肿瘤。

（四）长期声音嘶哑

排除声带小结或息肉等病变。

（五）心包积液

快速生长的心包积液同肿瘤性胸腔积液一样,应尽早做 CT 检查,以除外本病。

（六）神经源性肿瘤

多位于后纵隔的脊椎旁沟内,多无或仅有轻微症状,常由体检发现。正位胸片肺尖肿块密度高均匀,边缘多光滑锐利,肋间隙可增宽,侧位片肿物与脊椎相重叠,少数见椎间孔扩大。肺尖癌的肿块边缘多较模糊或有分叶,常合并后肋破坏,侧位居肺尖部。

（七）肺尖部纤维瘤和胸廓出口综合征

也可能导致与肺尖癌相似的症状,需加以鉴别。

七、治　　疗

治疗主要包括手术治疗、放射治疗和热疗、化疗和生物治疗、靶向治疗、综合治疗等。

（一）手术治疗

本病淋巴结转移相对较晚,完全切除原发灶可取得较满意疗效。因此手术在治疗非Ⅳ期肺上沟瘤起重要作用。早期病变术后中位生存期可达 36.7 个月,5 年生存率为 20%～65%。肺上沟瘤单独手术的疗效差,除发病隐蔽和早诊率低外,还与其特殊的解剖位置增加了手术难度有关。目前采用的术式有高后外侧胸廓切开术、跨颈-胸前路切开术、颈-胸联合切开术等,也可考虑电视胸腔镜辅助下手术。对于有手术指征的肺上沟瘤伴椎体侵犯患者应尽早手术,以期彻底切除原发肿瘤病灶及受侵椎体,最终达到根除肿瘤、迅速缓解疼痛、提高患者生活质量的目的。

大范围切除能增加肿瘤完全切除率,但切除范围过大,易影响手臂功能以及相应血液供应,并发症较多。单独手术治疗不仅疗效差,还有一定的风险和禁忌证。手术禁忌证包括椎体广泛受侵、椎管受侵、臂丛神经中干以上受侵、对侧纵隔和锁骨上淋巴结转移、远处转移及心肺难以耐受等。

（二）放射治疗和热疗

放射治疗不仅能缓解肿瘤所致疼痛,还可控制局部肿瘤。单纯放疗主要适用于不宜或不愿手术的患者,疼痛缓解率在 60% 以上,局部控制率为 32%～66%。单独放疗的中位生存时间为 6～10 个月,5 年生存率 0～23% 不等。放射治疗与肿瘤控制存在剂量相关性。

单纯放疗存在一些缺陷,导致疗效不满意:①高剂量存在放射性损伤的风险;②病变易累及椎体,脊髓耐受剂量限制了肿瘤放射治疗剂量;③单纯放疗对区域淋巴结转移和全身转移效果不佳。

三维适形放疗和调强放疗保证了病灶区高量,减少了周围正常组织受量,疗效和复发率优于常规和小剂量放疗。由于肺尖部活动度较小,更适合高精技术放疗。

热疗具高温细胞毒和放疗增敏作用,可与放疗联合应用。

（三）化疗和生物治疗

化疗是晚期肿瘤病变的主要治疗手段,多采用铂类和（或）紫杉醇类,但单独化疗的疗效欠佳。化疗多作为综合治疗的一部分发挥作用,放化疗结合应用于有远处转移者,目标是减症缓痛,延长生存时间。

放化疗与手术三者结合,可达协同和相互增敏的作用。

（四）靶向治疗

研究显示,有 19 号外显子碱基对缺失或 21 号外显子突变的肺腺癌对于表皮生长因子受体（epidermal growth factor receptor,EGFR）酪氨酸激酶抑制剂高度敏感,表现出高反应率和无进展生存率。EGFR 受体抑制剂,如吉非替尼等,在肺腺癌的初始治疗及远处转移的控制方面可能优于卡铂+紫杉醇联合化疗方案。

（五）综合治疗

对肺尖部肿瘤,单一疗法作用有限,综合治疗效果优于单一治疗,其中手术对疗效影响显著。

1. 术前放疗+手术　绝大多数专家认为,约有 63% 肺尖癌可进行手术切除。如对这些患者进行术前放疗,则手术切除率可达 98%。术前放疗的目的在于使病灶局限化,缩小手术范围,提高手术根治的成功率。

2. 放疗+化疗或放疗+化疗+手术　单纯放化疗结合的适用范围较窄,多用于局部晚期者。

3. 术中放疗　术中放疗只能照射 1 次,但可在直视下进行,靶区定位精确,实现小范围大剂量照射和周围组织的有效保护。文献中多使用术中放疗结合术前辅助治疗,术中放疗剂量 10~15Gy,范围为瘤床区外扩 1cm。

4. 术后放疗　多数认为术后放疗不能提高生存率,一般仅应用于切缘阳性或姑息性手术者,以提高局部控制率,可能手术损伤血运,使得残存癌细胞乏氧不敏感。术后放疗剂量多为 50~60Gy,范围为术前病变侵及区域,中位生存期 7~24 个月,5 年生存率为 11%~35%。

总之,综合治疗效果优于单一治疗,手术是综合治疗的重要组成部分,要争取肿瘤完全切除。而在综合治疗中,以同步放化疗后手术的疗效最好,已逐渐成为早中期病例的治疗选择。Ⅰ期和Ⅱ期病例尽量行上叶切除。Ⅲb 期建议行术前放化疗,术后适当加用放疗;T3 建议肿瘤整块切除及部分胸壁切除,术中发现的 N2 期应给予纵隔淋巴结清扫。Ⅳ期患者若是局部晚期,仍可行手术,但大多以放化疗为主。治疗前有淋巴结转移者可予术前同步放化疗+手术。早期病例术后病理切缘阴性、无淋巴结转移者,不需术后放疗。术后切缘阳性或有淋巴结转移,则需术后放疗。

第八节　肩关节周围炎

肩关节周围炎（periarthritis of shoulder）简称肩周炎,也叫关节囊炎、凝肩,因多发生于 50 岁左右的中年人,又有"五十肩"之称。肩周炎不是独立的疾病,而是由肩关节周围肌肉、肌腱、滑囊、关节囊等软组织的慢性炎症、粘连,引起的以肩关节周围疼痛、活动障碍为主要症状的综合征。

一、病因与病理

肩周炎是关节囊及其周围软组织广泛、慢性无菌性炎症,广泛软组织粘连的疾病。

（一）病因

任何引起上述炎症病变的因素,都可诱发肩周炎。

1. 年龄在 50 岁左右,肩关节及其周围软组织发生退行性变,软组织退行性变引起肱二头肌长头腱鞘炎、肩峰下滑囊炎、冈上肌腱炎等疾病,这些疾病可诱发肩周炎。

2. 肩关节是人体活动范围最大、最灵活,又最不稳定的关节。肩关节的稳定主要由关节周围的肌肉、肌腱和韧带维持,当长期肩关节运动时,其周围软组织容易劳损,引起软组织无菌性炎症。

3. 肱骨外科颈骨折、肱骨干骨折、肩关节脱位等外伤后,肩关节长期固定,未及时练习肩关节活动而引起。

4. 风、寒、湿可引起和加重肩关节周围软组织无菌性炎症。

5. 颈椎病、颈神经根受到刺激以及心脏、肺脏等内脏病变引起肩部感应痛。

6. 高血压症及代谢性疾病。

7. 交感神经过度紧张者。

以上都是致病因素,实际上多数患者是由以上各种综合因素而发病。

（二）病理分期

发病过程可分为三期。

1. 急性发作期（早期） 肱二头肌长头肌腱、腱鞘及结节间沟有退行性变,引起肱二头肌长头肌腱炎及腱鞘炎时,肌腱和腱鞘肿胀、增宽、腱鞘狭窄。病变发展侵犯关节囊、滑膜以及关节周围肌肉、肌腱、韧带和滑囊发生肿胀、渗液。

2. 慢性缓解期 肱二头肌长头肌腱和腱鞘肿胀消退,鞘内积液吸收。肌腱与腱鞘、腱鞘与结节间沟之间粘连,形成慢性狭窄腱鞘炎,并累及关节囊和其周围软组织。

3. 僵硬冻结期 关节囊、关节滑膜增厚、粘连,限制肩肱关节活动;肱二头肌长头肌腱与腱鞘粘连加重,并与肱骨粘连;喙肱韧带与肩胛下肌腱增厚、挛缩,限制上臂外旋活动;肩胛下肌的上、下滑膜隐窝闭塞,肩胛骨颈下方的关节囊与滑膜皱襞闭锁,关节囊与关节滑膜粘连于相对的骨骼上,上臂外展可引起撕脱;冈上肌腱、冈下肌腱与肩胛下肌腱短缩,限制肱骨头旋转,关节滑膜与肱骨头之间,肩袖与关节囊之间粘连,整个关节完全固定,处于冻结状态。

病变最终可侵犯关节囊及其周围软组织,但病变的发展时期是不一致的,病变整个进展过程是可逆的。

二、临 床 表 现

发病缓慢,开始为肩部疼痛,多半是肱二头肌长头腱鞘炎或肩峰下滑囊炎。随着病情进展,肩部疼痛加重,肩关节活动受限。肩部疼痛的特点是钝痛,疼痛可局限于肩部,也可有放射痛,向后放射到后头部、肩胛骨区,向前放射到胸部,向下放射到三角肌、肱三头肌、肱二头肌及前臂,还可放射到腕部和手指。患肩因过度活动,可引起剧烈疼痛,疼痛可影响睡眠。该病多发于 50 岁左右,40 岁以下少见,女性多于男性（为 3∶1）,左侧多于右侧,也有少数病例双侧同时发病,但在同一肩关节很少重复两次发病。

（一）症状

初为轻度肩痛,逐渐加重。疼痛性质为钝痛,部位深邃,按压时反而减轻。严重者稍一触碰,即疼痛难忍。平时患者多呈自卫姿态,将患侧上肢紧靠于体侧,并用健肢托扶,以保护患肢。夜间疼痛尤重,或夜不能眠,或半夜痛醒,多不能卧向患侧。疼痛可牵涉到颈部、肩胛部、三角肌、上臂或前臂背侧。

（二）体征

1. 压痛 主要在肌腱与骨组织的附着点及滑囊、肌腱等处,如喙突、肩峰下、结节间沟、三角肌止点、冈下肌群及其联合腱等。冈下窝、肩胛骨外缘、冈上窝处可触及硬性索条,并有明显压痛。冈下窝压痛可放射到上臂内侧及前臂背侧。

2. 肩关节活动受限 外展、上举、外旋和内旋受限,严重者不能完成提裤、扎腰带、梳头、摸背、穿衣、脱衣等动作,以致影响日常生活和劳动。

3. 肌肉萎缩 病程长者可因神经营养障碍及废用导致肌肉萎缩,尤以三角肌最明显。

4. 肌肉抗阻试验 让患者完成该肌应该完成的动作,如检查三角肌时,让患者肩外展,并给予一定的阻力,则疼痛加重,压痛点更明显,在主要发生病变的肌肉。

三、诊 断

1. 慢性发病、病程长、进行性是其特点。

2. 年龄在 40 岁以上,50~60 岁最多见。

3. 肩部疼痛,夜间加重,影响睡眠,疼痛向肩部附近放射。

4. 肩关节活动明显受限,尤其外展、外旋最明显。

5. 压痛点多在肩峰下、喙突下、胸大肌、大圆肌、小圆肌、冈上肌、冈下肌、三角肌止点和肱二头肌长头肌腱处。

6. 三角肌、冈上肌和冈下肌明显萎缩。

7. 影像学检查 X线肩部正侧位片,多数可无明显阳性发现,有的可见肩关节骨质疏松。肩关节造影,关节囊缩小,部分患者可显示肌腱钙化影像,骨质疏松或肱骨头上移及增生等。B超可探出肩部肿块。对某些病例,为排除颈椎病变,需行X线颈椎正、侧、斜位片,必要时做颈椎CT或MRI检查。

四、鉴 别 诊 断

(一) 颈椎病

1. 颈椎病病变在颈椎,肩周炎病变在肩关节及其周围软组织。

2. 颈椎病的疼痛与颈神经根的分布一致,而肩周炎的疼痛与神经的分布不一致。

3. 颈椎病颈椎活动受限,而肩周炎肩关节活动受限。

4. 肱二头肌长头肌腱试验,屈肘90°前臂旋前位,患者用力旋后,结节间沟处疼痛为阳性。肩周炎为阳性,颈椎病为阴性。

5. 肩周炎肩关节造影关节囊缩小,颈椎病(神经根型)关节囊无此变化。颈椎病X线平片显示滑膜关节和椎间隙变窄,颈椎生理前凸消失。受累的椎间隙变窄,相邻的两个椎体前缘和后缘有唇样增生。CT或MRI显示椎管狭窄,椎间孔缩小或椎间盘退变、膨出或突出,压迫神经根。

(二) 肱二头肌长头腱鞘炎

1. 肱二头肌长头腱鞘炎肩部疼痛部位在前方,也可向三角肌或上臂放射,而肩周炎疼痛范围比较广泛。

2. 肱二头肌长头腱鞘炎,压痛点在结节间沟内的肌腱及腱鞘处,而肩周炎压痛比较广泛,如肩峰下、喙突下、结节间沟及肱骨大小结节等。

3. 肱二头肌长头腱鞘炎多数患者肩关节活动无受限,少数患者肩关节上举及旋转受限。

4. 肩周炎肩关节造影显示肩关节囊缩小,而肱二头肌长头腱鞘炎肩关节囊无改变。

(三) 肩峰下滑囊炎

1. 有外伤史,多为青年人。

2. 肩部疼痛主要在肩峰部、肩峰下有压痛,当肩关节外展超过120°时,滑囊移至肩峰下,原压痛点消失。

3. 肩关节前部明显肿胀,三角肌前缘处向外突出呈哑铃形。从三角肌后缘处加压时,三角肌前部膨出,反之亦然。

(四) 冈上肌腱炎

1. 肩部疼痛在外侧,三角肌附着点和冈上肌止点处,可向肩部附近放射。

2. 上臂外展60°时,肩部开始疼痛,当上臂外展上举至120°以后疼痛消失,60°~120°为疼痛弧,上臂由外展上举放下时,在120°~60°又出现疼痛。

3. 当冈上肌腱发生钙化时,肩部疼痛加重,冈上肌腱钙化,X线平片可见冈上肌腱有钙化阴影,称钙化性冈上肌腱炎。

(五) 肩袖损伤

1. 肩袖损伤多发生在肌腱止点处,尤其是冈上肌止点处。

2. 中、老年有轻微外伤史,青年人有明显外伤史。

3. 受伤时可听到肩部有响声,肩顶部剧痛,6~12h疼痛最剧烈。

4. 上臂外展上举60°~120°有疼痛弧,上臂由外展上举放下时,在120°~60°又出现疼痛。

5. 肩关节被动活动不受限。

6. 肩关节造影显示肩峰下滑囊炎与关节腔相通,诊断肩袖完全性损伤。

五、治 疗

肩周炎虽可以自愈,但病程长、痛苦大,早期治疗可减少痛苦,缩短病期。

（一）一般治疗

口服消炎镇痛药及活血化瘀中草药,外用涂擦剂、贴敷剂、热敷及理疗、按摩等。适用于轻型及病程早期病例,或作为其他疗法的辅助方法。急性发病期,肩关节制动休息为主。

（二）体外冲击波疗法

每5~7d 1次,5次为1个疗程。

（三）针灸疗法

根据祛风寒、调经络理论,可选取同侧条口穴深刺透承山穴,不留针,平补平泻手法。对病情顽固者,可针刺膏肓穴。在胸棘突下旁开3寸,能收到较好的效果。

（四）针刀疗法

于压痛明显之滑囊、腱鞘、肌肉紧张及肌筋膜粘连等处,施以针刀治疗。可在痛点阻滞后,退针时阻滞皮内形成皮丘,经皮丘刺入针刀,达病变组织,剥离松解粘连,切割瘢痕,切碎钙化块等,可收到立竿见影的效果,但只限于病灶局限者。

（五）阻滞疗法

1. 肩胛上神经阻滞　肩胛上神经来自 $C_{4\sim6}$ 神经,由臂丛分出后,向下后外行,在斜方肌下面向后外方行至肩胛骨上缘,并于肩胛横韧带下方通过肩胛切迹而进入冈上窝,而后再由冈盂韧带下方经肩胛颈达冈下窝,支配冈上、下肌的运动和肩关节及肩锁关节的感觉。注射时要求针尖刺入肩胛切迹内。此切迹位于肩胛骨内侧缘与肩胛冈的肩峰尖端连线的中点,皮肤刺入点在上述中点外上方 2.5cm 处,进入皮肤后,寻找此切迹,找到切迹后,使针尖向深刺入约 0.3~0.4cm,回吸无血即可注入 1% 利多卡因 5~10ml 或 0.25%~0.375% 布比卡因 5~10ml,内含地塞米松和维生素 B_{12},也可在局部麻醉药中加入山莨菪碱或当归液,以改善局部微循环。注药数分钟后,肩部、上肢出现温暖感,僵硬、疼痛消失,肩关节活动范围增大。每周治疗 1次,一般需连续治疗 4~5次。

2. 腋神经阻滞　腋神经由 C_5、C_6 神经的纤维组成。该神经自臂丛后侧索分出后,伴同旋肱动脉,绕过肱骨颈向后走行,并穿过由肱三头肌、大圆肌、小圆肌及肱骨外科颈所构成的四边孔而至三角肌的深面。除分出肌支外,尚有感觉支分布于关节囊下部。腋神经阻滞一般在四边孔处进,尤其适用于肩关节后下部局限性压痛。患者取正坐位,患肩外展45°,肩峰背侧下方约4cm处为穿刺点。当针尖触及肱骨外科颈后内侧而受阻,退针少许,回吸无血即可注射上述混合液5~10ml。每周1次,连续治疗4~5次。

3. 肩关节周围压痛点阻滞　肩周炎时,常于肩关节周围找到一些较局限的压痛点,多见于肱骨大结节、小结节、肱二头肌沟、喙突、三角肌附着点、肩锁关节、肩峰下或四边孔等处。每点注入混合药液2~3ml,注药时患者针感越明显则效果越好,1~3次为1个疗程。

4. 星状神经节阻滞　对病情顽固者或因外伤性颈部症候群而引起的一侧肩关节周围炎病例,施行星状神经节阻滞术效果明显。早期施该阻滞术可以预防反射性交感神经萎缩症的发生,避免或减少发展成肩周炎。

（六）麻醉下手法松解术

对于已发展为冻结肩,功能显著受限者,可采用肌间沟臂丛或肩胛上神经阻滞,待阻滞完善后,采用手法将肩关节周围之软组织粘连松解。

操作方法:操作者一手握住患肢前臂,一手握住肩部,先将患肢外展90°,再将患肢向头部方向屈起,并徐徐向床面按压,直至将上肢贴于床面,臂上举达180°。休息数分钟后,让患者坐起,将患肢内旋,使手指触及对侧肩胛骨,手在头后摸到对侧耳轮;再内收,使肘关节达胸骨中线,掌心达对侧肩。此疗法有即刻恢复功能之效果,但松解手法本身是对肩关节周围软组织的又一次新的创伤,故松解术后应适当使局部休息,但制动又会造成新的粘连,故应注意。

（七）射频调节

肩胛上神经、腋神经及肩周痛点行脉冲射频调节治疗,穿刺方法同阻滞疗法,每周1次,一般1~2次。

（八）自我锻炼疗法

坚持正确而有效地锻炼,可防止粘连,舒筋活血,改善局部血循环,防止肌肉萎缩及痉挛。治疗一开始就应包括指导患者的患肢功能锻炼活动。已有肩关节功能受限者,应在神经阻滞后、疼痛消失时开始进行抗重力锻炼,以恢复盂肱关节的活动。

第九节　肩峰下滑囊炎

肩峰下滑囊炎(subacromial bursitis)多见于 30~40 岁男性,从事肩部经常负重职业的青壮年,也可见于老年人。右侧比左侧发病率高 2 倍,有明确外伤史、劳损史或者长期慢性肩关节周围疼痛史。大多数病例由肩关节周围组织退行性改变引起,由于机械性刺激导致肩峰下滑囊出现充血、水肿、渗出等无菌性炎症表现。肩峰下滑囊位于肩部的两层肌肉之间,上为肩峰,下为冈上肌腱止点,外层为三角肌及大圆肌,内层为肩袖,是所有滑囊中发病率最高的滑囊,在局限性的肩痛疾患中最常见,是引起肩关节周围炎的重要原因之一。

一、病因与病理

肩峰下滑囊位于冈上肌腱表面与肩峰之间,二者的病变往往同时存在。原发性肩峰下滑囊炎极少,多数继发于肩关节相邻组织的病变。肩峰下滑膜囊可随年龄增加发生退行性变,囊壁可以增厚,滑膜囊常被厚而平滑的粘连分为数个腔隙。局部的慢性刺激是引起肩峰下滑囊炎的主要原因之一,如长期的肩部机械性压迫、周围组织退行性病变的波及,偶尔也可由急性感染、外伤引起,常见于冈上肌肌腱的损伤,尤其是冈上肌断裂,使肩峰下滑囊与肩肱关节相通,上臂内收时,滑液流入关节内,肿胀不显;当外展时,液体重新流回滑膜囊,此时肱骨头直接位于肩峰下滑囊下,肱骨大结节与肩峰因经常摩擦而致囊壁增厚、水肿、硬化。抬臂时,由于肱骨大结节与肩峰的摩擦,外展和外旋动作时非常疼痛,但在开始上举与超过直角时,因为大结节不再与肩峰接触,疼痛反而减轻或消失。

二、临床表现

（一）症状

主要症状为肩部疼痛、肌肉僵直和肩关节活动受限。根据发病缓急和病程长短,临床可分为 3 期(型)。

1. 急性期　以突然疼痛起病,疼痛的特点是渐进性加重,睡眠时不敢用患肩侧卧,疼痛部位以肩峰部最剧烈,并向肩及拇指侧或颈部和肩胛方向放射。肩关节前后活动尚可,但外展和旋转时明显受限,并引发剧痛。剧烈疼痛一般持续 10~14d。急性期由于滑囊肿胀,有时肉眼也可看到肩关节前部明显肿胀,三角肌前后缘处向外突呈哑铃形,压其一侧时,另一侧则膨大突出,而且局部压痛剧烈,甚至压痛部位皮肤敏感。

2. 亚急性期　发病较缓慢,症状稍轻是其特点。此期滑囊炎可能经几个月而自愈或发展为冻结肩。

3. 慢性期　症状较轻,几乎无肌肉僵硬和运动受限,常常经过数年,症状自然消失。临床上往往难与肩关节周围炎区别,可根据发病的缓急和病程进行诊断与鉴别。该期患者由于肩部过度活动或外伤等原因,也可突然症状加重而转为急性期。

（二）体征

1. 局部压痛　压痛点多为肩峰下区、三角肌止点处及肩峰下、肱骨大结节等处。压迫痛点时,疼痛向肩胛部、颈、手等处放射。

2. 包块　肩关节前部明显肿胀,关节附近出现疼痛包块,外展时三角肌前后缘处向外突出呈哑铃形,压其一侧时另一侧膨大突出,疼痛剧烈,有波动感。位置较深时,触诊不满意。

3. 摩擦音　上臂外展 90°进行旋转活动,肩前外侧有明显的摩擦音。肩关节连续性伸屈运动可扪及关节内摩擦感。

4. 肩关节外展试验　患者站立,肩部外展时有疼痛,但达到上举时(外展达到 120°时)疼痛减轻或消失。

5. 肩外展转动试验　患者坐位,患肢外展 90°后,医师扶住患肢做前后摆动,出现肩部的疼痛。

三、辅 助 检 查

有 X 线平片可在肩关节冈上肌腱部发现钙沉着,对慢性滑囊炎有一定诊断价值。

四、鉴 别 诊 断

(一)结核性滑囊炎

可原发于滑膜,也可继发于骨结核。起病缓慢,局部疼痛,抽出脓液或干酪样物质。结核菌培养和动物接种试验阳性。部分患者 X 线检查可见邻近有骨质破坏。

(二)类风湿性滑囊炎

伴有其他关节的类风湿性关节炎表现。

(三)肩关节周围炎

慢性肩峰下滑囊炎与肩关节周围炎鉴别较困难。可根据有无肌肉僵硬和关节运动受限,受限的程度和病程的进展进行鉴别。

五、治　　疗

多数肩峰下滑囊炎病例能自愈,因而治疗目的主要是解除疼痛和预防肩关节的运动功能障碍。

(一)急性期

主要是消炎止痛。

1. 一般治疗　制动并结合物理治疗,如局部冷敷,24~48h 后改为热疗,促进炎症吸收。也可外用或口服 NSAIDs。

2. 注射治疗　急性期,囊内积液增多引起肿痛时,可在超声引导下行穿刺-抽吸-冲洗治疗:患者取平卧位,患侧手背外翻紧贴床面,局部消毒,用一次性无菌探头套包裹探头,探查肩峰下滑囊,确定进针部位,一般以冈上肌腱短轴切面显示滑囊最厚处为进针点。局部麻醉后,换用粗针头,抽出囊内积液,再以生理盐水冲洗。最后注入长效糖皮质激素,观察药液在滑囊内弥散情况。多数病例症状可立即减轻。

3. 康复治疗　在上述治疗的基础上,可适时适量进行康复治疗,以巩固疗效,促进痊愈,避免进入慢性期。

(二)慢性期

主要是在炎症消退后及早进行功能锻炼,以免肌肉和滑囊粘连。

1. 针刀治疗　在局部注射治疗后行针刀治疗,纵行切开滑囊前、后壁,在滑囊内注射长效糖皮质激素,促进滑液吸收。

2. 体外冲击波治疗　每周一次,3~5 次为 1 个疗程。

3. 功能锻炼　加强肩关节的康复性功能锻炼,促进功能恢复。

第十节　喙突下滑囊炎

单纯的喙突下滑囊炎在临床上并不多见。

一、病　　因

慢性损伤、受凉及老年退行性病变是引起喙突下滑囊炎的主要原因。

二、临床表现

（一）症状

起病缓慢，表现为局部酸痛或发作性剧痛。有受凉、慢性损伤史或可能存在老年退行性变因素。

（二）体征

局部可触及囊性肿胀物，压痛明显。

（三）特殊试验

1. 屈肘提物或做内收动作时引起剧痛，或抬举抗阻试验阳性，即上臂向前抬举时给一定阻力，会使疼痛加剧。

2. 肩关节活动无明显受限，但让患者后伸患侧上臂，并被动加大后伸幅度时疼痛加重。

三、治　疗

（一）痛点注射

喙突压痛处进针直刺到喙突，注入 1% 利多卡因或 0.375% 丁哌卡因 5ml（含地塞米松 2~5mg 或其他长效糖皮质激素），药液 3~5ml。

（二）针刀疗法

在锁骨远端稍内的前下方触及喙突，沿喙突向下滑移至尖部，即可触及明显压痛之囊性物或条索状物，此即为进针点。用 5 号细针经穿刺点快速穿透皮肤，达病变滑囊，患者有酸、胀、痛并放射到上臂内侧或胸部，注入 1% 利多卡因或 0.375% 丁哌卡因 5ml（含地塞米松 2~5mg 或其他长效糖皮质激素），退针时浸润皮内形成皮丘，然后再用针刀行囊壁切割，通透松解。

（三）物理治疗

可辅助进行痛点偏振光照射、经皮神经电刺激、离子透入或痛点体外冲击波治疗。

第十一节　肩胛上神经卡压综合征

肩胛上神经卡压是肩部疼痛常见的原因之一。本病为肩胛上神经于肩胛上切迹及其远侧部位受压，引起选择性冈上肌或冈下肌麻痹、萎缩，伴随有肩周疼痛和运动受限的综合征。

一、病因与病理

肩胛上神经在通过肩胛上切迹时神经相对固定，肩胛骨和盂肱关节的重复运动或急、慢性损伤使神经在切迹处摩擦，并发神经的炎性反应及水肿，导致神经卡压。

肩胛上切迹纤维化及局部良、恶性占位性病变，如囊肿、结节、肿瘤等，可压迫肩胛上神经的主干或肩胛下神经分支，引起卡压。肩关节脱位、肩袖损伤时的牵拉以及肩部前屈，特别是肩胛骨固定时的前屈，使肩胛上神经活动度下降，均可致肩胛上神经损伤。

二、临床表现

（一）症状

通常有创伤或劳损史，好发于中老年人，长期肩部扛、挑重物者及从事排球、篮球、网球等运动者多见。起病缓慢，早期患侧肩部酸胀，夜间尤甚，患肩有沉重感，提携物件无力。肩部疼痛位于肩后外侧部，可向颈后及上臂后侧放射，肩前屈和外旋时疼痛加剧。肩关节外展、外旋无力，晚期可有冈上肌或冈下肌萎缩。

（二）体征

肩胛上切迹部压痛或位于锁骨与肩胛冈三角间区的压痛是肩胛上神经卡压最常见的体征，斜方肌区、肩锁关节也可有压痛。部分患者可见冈上肌或冈下肌萎缩。神经卡压发生于冈盂切迹时，可见冈下肌萎缩。

三、诊　　断

根据患者临床症状、体征及辅助检查可作出诊断。

（一）神经电生理检查

肩胛上神经卡压综合征患者诱发电位潜伏期延长。冈上肌肌电图可出现正向波、纤颤波以及运动电位减少或消失。

（二）X 线检查

可协助判断有无肩胛骨骨折及骨肿瘤。肩胛骨在后前位 X 线平片上向尾部倾斜 15°~30°,可检查肩胛上切迹的形态。

四、治　　疗

（一）一般治疗

患肢适当休息,不持重物。可口服 NSAIDs 和 B 族维生素。结合物理治疗,如偏振光照射、深部炎症治疗仪照射等。

（二）体外冲击波治疗

每 5~7d 1 次,5 次为 1 个疗程。

（三）神经阻滞治疗

行肩胛上神经阻滞,选用药物为局部麻醉药、糖皮质激素,每周 1 次,治疗 2~3 次。

（四）射频调节

穿刺方法同神经阻滞疗法,射频治疗 1~2 次。

（五）手术治疗

肌电图检查显示有神经损伤患者应予以手术治疗。

第十二节　冈上肌损伤及冈上肌腱炎

本病也称肩袖损伤。肩胛下肌、冈上肌、冈下肌、小圆肌等越过盂肱关节,止于肱骨上端的前、上及后部,与关节囊紧密相连,并覆盖关节,形如关节之袖,称为肩袖。在肱骨外展过程中保持关节稳定为其主要功能。慢性劳损或急性损伤引起炎症,致肩部疼痛,外展活动受限,称为肩袖损伤。

一、病因与病理

多因摔跤、抬重物或其他体力劳动而损伤,损伤部位多在此肌起点,也有在肌腱处和肌腹部位。损伤在肌腹时,常被诊为肩痛。中医认为本病是风寒所致,常用祛风散寒来治疗。损伤在冈上窝起点时,认为是背痛。冈上肌的神经来自臂丛神经锁骨上支的肩胛上神经,受 $C_{5/6}$ 脊神经支配,所以 $C_{5/6}$ 脊神经受压迫,也可引起冈上肌疼痛。

二、临床表现

（一）症状

多有外伤史,45 岁以上男性体力劳动者和运动员多见。肩痛及关节活动受限,尤其外展受限为本病主要症状。肩关节前外侧深部和上臂外侧持续性钝痛,有时可放射到颈部、前臂桡侧手指。夜间疼痛加重,肩部变热,痛阈降低。

（二）体征

1. 压痛　在肩外侧肱骨大结节及其后下缘有深压痛,肩峰下、冈上肌也有明显压痛。

2. 肩关节活动受限　肩关节外展高举受限,以外展高举 60°~120°内疼痛,超此范围疼痛减轻或消失,肩外展 60°~120°时疼痛加重,因为在此活动范围,冈上肌腱止点处被挤压在肩峰和肱骨头之间,而在 0°~

60°时,肌腱尚未被挤压,120°以上时,大结节已深入到肩峰下也不被挤压,所以只在60°~120°时疼痛最明显,称疼痛弧。

3. 肌肉萎缩 病程长的病例,肌纤维束体积变小,力量减弱,呈废用性萎缩。

三、影像学检查

X线平片一般无异常改变,病程长者可显示晚期骨关节的继发性改变,如骨质疏松、密度不匀,也可显示肌肉、肌腱的钙化和骨化影。

四、治 疗

(一)制动休息

急性损伤病例,宜将上臂外展30°予以制动,使肩袖肌松弛,得到充分休息,避免因活动再发生损伤。短期制动,待肿胀缓解后进行功能锻炼,同时配以NSAIDs、舒筋活血等药物对症治疗。

(二)体外冲击波治疗

每5~7天治疗1次,5次为1个疗程。

(三)手法治疗

急性期以轻手法为主,慢性期手法宜稍重。施行手法时,先用拿法,拿捏冈上部、肩部、上臂自上而下,疏松经络,然后以冈上及肩部为重点,自上而下揉摩,以助舒筋活血,后用拇指反复点按冈上肌至肩部数次,最后术者一手扶住患肩,另一手托住肘部,将肩部摇转外展高举,反复操作数次,每天1次,12次为1个疗程。

(四)阻滞疗法

根据检查发现的痛点,有针对性地进行阻滞治疗,阻滞药液要注射到痉挛的肌束、变硬的条索内。也可行肩胛上神经阻滞,以缓解疼痛。

(五)射频调节

痛点射频调节治疗,每周1次,一般1~2次。

(六)针刀疗法

适用于陈旧性冈上肌损伤。患侧上肢外展90°,在痛点即冈上肌腱肱骨大结节处做好标记,常规消毒后,将针刀刀口线和冈上肌纵轴平行刺入,深度直达骨面,针体与上肢呈135°角;先纵行后横行剥离。若病变在冈上窝,患者坐位,稍弯腰,患肢自然下垂放置大腿上,针刀刀体与背部平面呈90°角,针刀刀口线和冈上肌纤维走向平行刺入,直达骨面,先纵行后横行剥离,如痛点大,提起针刀使针体呈45°角,沿肌纤维垂直方向移动0.5cm再刺至骨面,方法同上,后出针压迫针孔,用无菌纱布包扎固定,术后48h后用食醋热敷,每晚1次,每次5~10min。

第十三节 肩胛肋骨综合征

肩胛肋骨综合征是由于肩胛骨与胸壁关节的活动不协调,导致脊柱与肩胛骨之间、肩胛部同侧颈部和手臂发生疼痛的综合征。该病是一种慢性劳损性疾病,与肩关节的频繁活动有关。肩胛骨与胸壁之间的连接,虽不具备关节的结构,但具有关节活动的功能,称肩胛胸壁关节。肩胛骨与胸壁间的负压有利于保持肩胛胸壁的连接。肩胛骨与胸壁之间的狭窄间隙,称肩胛前间隙,肩胛骨沿此间隙活动。此间隙以前锯肌分为两个独立的间隙。后肩胛前间隙位于肩胛下肌和前锯肌之间,有肩胛下动脉及其分支,肩胛下静脉、肩胛下神经及胸背神经。前肩胛前间隙位于前锯肌和胸壁之间。各间隙均有蜂窝组织。前肩胛前间隙有前锯肌内滑囊(位于前锯肌深处,在肩胛骨下角的内侧缘)、前锯肌下滑囊(位于前锯肌与胸壁上外部之间的蜂窝组织中),保证肩胛骨与胸壁之间的活动。肩胛骨的活动分上提、下抑、外旋、内旋、外展及内收六种活动。正常时肩胛骨与肱骨一起活动,当上臂外展超过90°时,肩胛骨必须向上旋转。上臂在最初30°外展及60°前屈时,肩胛骨保持稳定或内外摆动,以后肩肱关节和肩胛胸壁关节的活动度比大致为2:1,肩胛骨每向上旋转 1°,肩肱关节活动 2°。因此,肩胛骨的活动在肩关节协调活动中起着重要作用。肩胛骨呈三角形。肩胛骨的各种活动以肩胛骨下角的方向为标准。

肩胛肋骨综合征是引起肩部、上肢复杂疼痛的肌筋膜病症的原因之一。患者常以肩凝或肩胛区、背部疼痛并向枕部、肩臂、前胸处扩散为主诉而来诊。本综合征临床非常多见,中年人约占 1/3,以 30~40 岁最多。

一、病因与病理

肩胛肋骨综合征发病机制尚未明了,局部原因多与上肢和躯干某些频繁不协调的劳动姿势有关,如肩胛骨不断地过度外展的姿势,致使肩胛骨经常移向肋角上面,因而使附着在肩胛骨内上角与内侧缘的肩胛提肌、大小菱形肌肌肉筋膜及其附近的骨膜,由于长期牵拉、摩擦,产生慢性挛缩、纤维组织炎、肌筋膜炎或异位的滑囊炎。

人到中年期,胸廓容易变成圆形,使肩胛骨向下侧方拽拉,加上上肢长时间重复向背后方向操作的劳动姿势,也是造成该病发生的一个原因。

二、临床表现

临床常见病,30~40 岁最多。有外伤和慢性劳损史。初期主要为肩胛骨内上缘区有局限性疼痛,随着病情发展,疼痛逐渐加重,并向颈后部、肩峰部、上肢尺侧及前胸(第 4、5 肋间)等处放射。肩关节活动时疼痛明显加重。该综合征多为间歇性病程,常反复发作,甚至可持续数年不愈,肩胛骨内上角的稍上方或稍下方,以及肩胛骨脊柱缘有明显压痛点。肩关节抗阻力活动时明显疼痛。

(一) 疼痛

初期为肩胛骨的上内缘区有局部性疼痛,随着病情发展,疼痛逐渐加重,并放射至患侧头枕部、肩峰部、上肢尺侧及前胸(第 4、5 肋间)等处。多为间歇性病程,疼痛反复发作,甚至可持续数年不愈。

(二) 压痛

在肩胛骨上内缘部(肩胛骨内上角及内缘中点),相当于肩胛提肌及大、小菱形肌处,有明显压痛区,有时可触及痛性条索或硬结。令患者将患侧手掌置于对侧肩部时,痛点更明显。

三、诊 断

有慢性劳损史。肩胛区疼痛在脊柱与肩胛骨内侧缘之间有压痛点、结节或条索状物,相当于肩胛提肌及大、小菱形肌处。检查方法是让患者双上肢在胸前交叉,双手放在对侧肩上,使肩胛骨向外移动,在脊柱与肩胛骨脊柱缘之间寻找压痛点、结节或条索状物。

四、鉴别诊断

需排除肺、肩胛骨、脊柱和肋骨结核、肿瘤等病变。

五、治 疗

(一) 阻滞疗法

一般采取痛点阻滞即可奏效,操作简便。取临床检查痛点的体位,确定痛点后,用 4cm 长的针头刺向肩胛骨下方,滑入深部,出现针感后即可注入 1% 利多卡因或 0.25%~0.375 布比卡因(内含长效糖皮质激素)3~5ml。尤其对急性期患者,该阻滞的效果非常显著。

(二) 冲击波治疗

每 5~7 天 1 次,4~5 次为 1 个疗程。

(三) 针刀疗法

对触到痛点条索或硬结的患者可采用针刀疗法。无论是阻滞疗法还是针刀疗法,都要注意避免发生气胸。该病与患者的体态与职业有密切的关系,容易复发,在治疗的同时应进行生活指导,教育患者避免长时间地在肩部内收(旋)的姿势下工作;必要时可考虑更换工种和改变习惯姿势。

(四) 其他疗法

如按摩、理疗、经皮电刺激(transcutaneous electric nerve stimulation,TENS)疗法等,也有一定效果。

(刘延青　何睿林　吴大胜　刘堂华　贺永进　傅志俭　蒋劲　高竑　林小雯　刘娜)

参考文献

[1] 刘延青.颈腰痛介入治疗学[M].郑州:河南科学技术出版社,2008.

[2] 高传果.麦肯基疗法结合 PNF 技术对颈椎间盘突出症患者上肢肌力及疼痛的影响[J].山西中医学院学报,2018,1905:61-62.

[3] SITTE I,KLOSTERHUBER M,LINDTNER R A,et al. Morphological changes in the human cervical intervertebral disc post trauma:response to fracture-type and degeneration grade over time[J]. Eur Spine J,2016,25(1):80-95.

[4] AHN Y. Percutaneous endoscopic cervical discectomy using working Channel Endoscopes [J]. Expert Rev Med Devices,2016,13(6):601-610.

[5] OH H S,HWANG B W,PARK S J,et al. Percutaneous endoscopic cervical discectomy(PECD):an analysis of outcome,causes of reoperation[J]. World Neurosurg,2017,102:583-592.

[6] TZ ORKUN,T BAHATTIN,K ORKUN,et al. Diffusion tensor imaging of cervical spinal cord:A quantitative diagnostic tool in cervical spondylotic myelopathy[J]. Journal of Craniovertebral Junction & Spine,2016,7(1):26-30.

[7] 雷晴宇,王晓英,何金莲.颈椎间盘突出症的临床治疗研究进展[J].实用中西医结合临床,2019,19(04):178-180.

[8] AL-RYALAT N T,SALEH S A,MAHAFZA W S,et al. Myelopathy associated with age-related cervical disc herniation:a retrospective review of magnetic resonance images[J]. Annals of Saudi Medicine,2017,37(2):130-137.

[9] KANG D G,ANDERSON J C,JR R AL. Return to play after cervical disc surgery[J]. Clin Sports Med,2016,35(4):529-543.

[10] GOEL A,SHAH A,PATNI N,et al. Immediate postoperative reversal of disc herniation following facetal distraction-fixation surgery:report of four cases[J]. World Neurosurg,2016,94(12):339-344.

[11] JACOBS L J,CHEN A F,KANG J D,et al. Reliable magnetic resonance imaging based grading system for cervical intervertebral disc degeneration [J]. Asian Spine J,2016,10(1):70-74.

[12] 金照峰.老年患者颈部挥鞭伤的手术治疗探讨(1)[J].中国中医药咨讯,2012,4(4):150-151.

[13] 李伟嘉,汤逊,石健,等.中老年颈椎挥鞭样损伤 122 例临床分析[J].中华实用诊断与治疗杂志,2012,26(3):269-270.

[14] 李颉,李永民,王旭,等.中青年无骨折脱位型颈髓挥鞭伤的临床治疗研究[J].世界中医药,2016,11:1492-1493.

[15] 顾扬,吴峰.8 例 Pancoast 瘤临床特点分析[J].实用临床医药杂志,2016,20(19):162,168.

[16] 夏念格,王新施,张万里,等.Pancoast 综合征临床分析及其肌电图诊断意义[J].温州医科大学学报,2014,44(11):842-845.

第三十四章 骨源性颈椎病

第一节 概 述

一、概 念

骨源性颈椎病，又称骨质增生性颈椎病，是由于增生的骨赘（骨刺）对椎管或根管内组织形成压迫所导致的一系列临床症状。本病是脊柱退行性改变发展到一定程度的必然结果，属于颈椎退行性改变的晚期病变。既往把颈椎病按临床症状分为若干类型，这是一种简易分型法，没有完全体现本病的发病本质。随着颈椎间盘退行性改变导致的颈椎间盘源性疼痛和颈椎间盘突出症临床上按照独立疾病论述，而传统颈椎病分型中的颈型、神经根型在临床表现上与前述两种独立疾病极为相似，很容易引起临床诊断上的混淆。本世纪初，以赵定麟为代表的一些骨科界学者，创新性提出现代颈椎病理论，按照颈椎退行性病变分期，分别描述了颈椎退行性病变的名称，与当前的临床疾病分类极其吻合，即颈椎间盘变性期-颈椎间盘源性疼痛、颈椎间盘髓核突出期-颈椎间盘突出症以及颈椎骨赘形成期-骨源性颈椎病。这种基于颈椎退行性病变不同阶段的分期与临床疾病发病机制高度一致，对于临床医师准确地把握疾病的本质和发病机制，以及正确地理解疾病的诊断和治疗，有很大的益处。笔者首次把这种理论推向疼痛界，与各位同道探讨，旨在对这类临床常见病有更正确的认识，使诊疗思路更加清晰，有利于临床诊疗水平的提高。

本病发生年龄大多在 50 岁以上，随着年龄的增长，骨刺常变得更为坚硬，尤其是体力劳动者。由于脊柱的病变是一个延续的过程，在同一病例的其他椎节，在同一时间内，却可出现早期的椎间盘突出症之表现与特点，尤其是在中年以上患者。需要特别强调的是，临床上切忌仅凭骨刺的多少来判定病情的轻重，因为一个病程长的患者，尤其是椎管矢状径较大者，青壮年时的骨刺到了老年以后，由于椎节的稳定与骨骼的自身改造和重塑作用，原来骨刺严重的椎节不一定压迫脊髓；相反，其他椎间盘的髓核突出和脱出病变，反而是致病的主要因素。此种情况对明确诊断及治疗方法的选择至关重要，根据临床表现和神经定位诊断多可加以鉴别，辅助 MRI 检查也有助于区别。

二、发 病 机 制

在椎间盘退变发生时，由于髓核的位移，将周边的韧带及骨膜撕裂，导致形成韧带与骨膜下间隙血肿，继而随着局部血肿的机化和钙化而逐渐形成骨质增生（骨刺）。椎体后缘的骨刺可刺激和/或压迫脊髓，椎体后外侧缘骨刺，特别是钩椎关节骨刺，可刺激和/或压迫脊神经根和椎动脉而出现一系列症状。组织受累程度并不一定与骨刺大小成正比，临床上甚至出现影像学显示较大的骨刺，却无相应的临床症状。有的临床症状明显者，骨刺反而很小。这些情况主要取决于椎管矢状径的大小。本病临床症状的发生和发展主要是由于骨刺、骨纤维管道（椎管、根管或椎动脉通过的横突孔管）与管道内组织（脊髓、脊神经根、椎动脉等）三者之间的平衡失调所致，因而小椎管者更易发生临床症状。椎管矢状径较大者，在骨刺形成的早期阶段，可因其代偿间隙较大而无临床症状，以致于骨刺发展到一定程度时才出现症状。这种在不知不觉中发病，称为隐袭性发病。

具有临床意义的多是位于椎体后缘及侧方的骨刺，当骨刺压迫到脊髓、神经根和椎动脉时，临床上出现相应的症状。脊髓实质受压并出现相应的临床症状是骨源性颈椎病的主要病变，因脊髓本身的血管，包括动、静脉以及软脊膜上的毛细血管网等，均直接参与颈椎病的病理过程。众所周知，在缺血状态下，脊髓组织对外来压力的耐受性较正常者明显降低，尤其是两根血管分布区域交界的脊髓组织，对于缺血（或缺氧)更为敏感,也更易发生病变。除此之外,骨刺也可见于椎体前方,但除非十分巨大并引起吞咽困难者外,一般没有症状。

骨源性颈椎病的发病机制很复杂,是一个连续的过程。根据临床表现和病理过程,骨源性颈椎病可分为三期。

(一) 椎间盘变性与髓核突出期

椎间盘早期退行性改变的实质是髓核及其周边组织的失水、变性、移位及继发的炎症病变,主要病理特点是椎间盘变性与椎节的松动和失稳。与此同时,相应颈椎节段的各主要韧带,如前纵韧带、后纵韧带等,也随之发生退行性改变,以致整个椎体间关节处于松动状态。颈椎不稳定状态下,出现椎间盘应力分布不均,促进椎间盘的变性和损伤以及髓核的变性,继而产生大量的炎性介质,纤维环内层至外层发生撕裂和裂隙形成,产生炎症肉芽带(图34-1-1)。这些病理改变致使分布于纤维环后缘的窦椎神经末梢感受器致敏,出现颈椎间盘源性疼痛的临床表现,这是由于椎间盘变性早期病变导致的结果。

随着椎间盘变性的进一步发展,其病理改变进入椎间盘退行性病变中期。这期的主要病理改变特点是,前纵韧带强大而后纵韧带薄弱的前提下,椎间盘的退变达到一定的阈值,髓核最易突向后方,形成髓核突出。一旦突出的髓核穿过破裂的后纵韧带,使髓核组织进入椎管内,则形成髓核脱出。无论是髓核突出或脱出,首先是刺激分布于纤维环后缘的窦椎神经,进而引起脊神经根的刺激或压迫,严重时也可出现脊髓压迫。受累的程度和临床表现,取决于髓核突出的方位和大小及有无椎管狭窄。椎节的松动和失稳,髓核突出或脱出,均可使韧带和骨膜撕裂而形成髓核-骨膜下血肿(图34-1-2)及韧带-椎间盘间隙和局部的创伤性反应(包括血肿形成),构成向下一期病理变化发展的基础。此期病变的促发因素是进一步造成椎间盘变性和椎体不稳的各种原因,如慢性劳损、外伤及炎症反复发作等。先天发育性椎管狭窄程度与是否发病及发病程度呈正相关性。

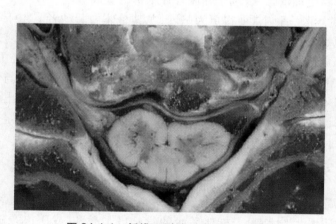

图34-1-1 纤维环裂隙形成炎症肉芽带

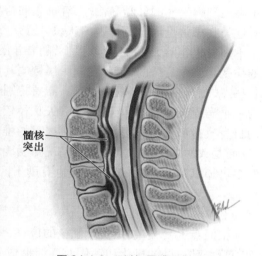

髓核
突出

图34-1-2 髓核-骨膜下血肿

(二) 骨赘形成期

此期是颈椎间盘退行性病变中期的延续,可将其视为突(脱)出到椎管的髓核进一步形成髓核-骨膜下血肿并骨化、发展成为骨赘(骨刺),这是一个持续发展的阶段。骨赘(图34-1-3)也可由后纵韧带-椎间盘间隙血肿的机化、钙化或骨化形成。

突向椎管内的骨赘(图34-1-4)是否引起症状,就像髓核突出一样,是由椎管有无狭窄等多种因素决定的。侧方的骨刺主要刺激神经根袖出现根性症状,引起椎动脉受压者则相对少见。突向后方的骨刺除了对窦椎神经刺激引起颈部症状外,主要是对脊髓本身及其伴行血管造成压迫而导致临床症状。但对于一个椎管宽大者,即便是较大的骨刺,只要其大小未超过椎管内有效间隙的临界点,一般不易发病。当骨刺突向前方,由于食管后间隙较宽,难以引起症状,只有当其十分巨大,或是食管本身有炎症的情况下,才会造成食管痉挛或机械性阻塞。

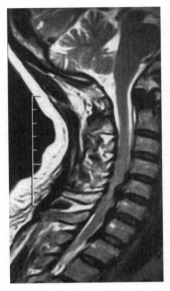

图 34-1-3　颈椎骨赘

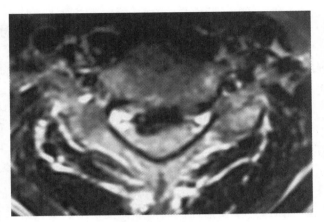

图 34-1-4　突向椎管内的骨赘

　　骨赘形成期的病理变化是椎间盘退变到一定程度的必然结果,表明颈椎的退变已到了难以逆转的阶段,属于颈椎间盘退行性病变晚期。出现此期临床表现的患者必须尽早采取措施,干预病变的继续发展,并给予积极治疗以改善症状,恢复颈椎局部力学功能并建立新的平衡关系。通过正规保守治疗仍不能彻底改变椎间盘退变所造成的所有病理改变,临床效果不容乐观时,必须积极采取外科手术治疗,以解决各种临床症状并获得满意疗效。然而病变严重或病史较长的患者,有时治疗效果不尽如人意。临床上要提倡早诊断、早治疗原则。

　　(三)　周围重要组织的继发性改变

　　在椎间盘退行性病变各期的病理改变基础上,对周围组织所引起的继发性改变是产生临床表现的重要因素,临床诊疗中必须高度重视这些继发性病理改变及其临床特点。

　　1. 脊神经根　由于椎体后缘骨刺、椎节不稳等直接对神经根的刺激或压迫,早期表现神经根炎的症状,晚期可继发粘连性蛛网膜炎。

　　2. 脊髓　除了骨赘直接对脊髓形成压迫外,加之椎体不稳,尤其伴有椎管狭窄和黄韧带肥厚时,所造成的脊髓嵌压(图 34-1-5)更易引起脊髓继发性病理改变。脊髓继发性病理改变的程度取决于脊髓嵌压的强度和持续时间,更取决于脊髓的供血。

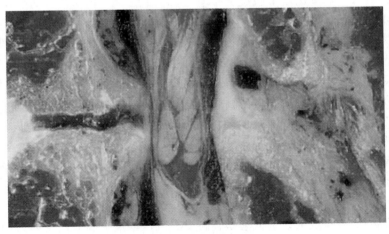

图 34-1-5　脊髓嵌压

3. 椎动脉　多表现为颅内椎-基底动脉供血减少引发的一系列症状,严重者可发生猝倒,这是由于椎体交叉处骤然缺血所致。症状的出现与钩椎关节骨刺的位置和大小有密切关系,颈椎的过度或不适当的活动常是诱发因素。临床症状变化多样,所以此型也是钩椎关节病中病理变化最复杂的一种类型,临床鉴别诊断常需除外脑血管和椎动脉本身的病变。

第二节　临床分型

骨刺的部位和受压组织本身所处的解剖位置不同,症状亦有差异。临床上依据骨刺出现的部位、范围和临床症状不同,骨源性颈椎病可分为以下四种类型。

一、脊髓型颈椎病

脊髓型颈椎病因其症状严重,在临床上表现为损害平面以下的感觉减退及上运动神经元损伤症状,出现感觉、运动、反射与排便功能障碍,故在骨源性颈椎病中占重要地位。

(一)致病因素

1. 先天性因素　主要指颈椎椎管发育性狭窄。国内外学者们均证实颈椎椎管矢状径狭窄是构成脊髓型颈椎病早发及发展的重要因素。大椎管者发病率明显比小椎管发病率低。

2. 动力性因素　椎间盘的退变导致椎节不稳与松动、后纵韧带的膨隆与内陷、黄韧带的前凸及其他有可能突向椎管的因素,都可能会对脊髓产生压迫,并且随着体位的改变而加重或减轻。

3. 机械性因素　椎体后缘骨质增生,髓核脱出钙化,尤其已形成粘连无法还纳者,这些因素对脊髓造成持续性的压迫。

4. 血管因素　脊髓血管遭受压迫刺激时,可使其痉挛狭窄,甚至血栓形成,减少或中断对脊髓的血供。脊髓前中央动脉受压引起下肢重于上肢的四肢瘫,沟动脉受压引起的脊髓中央管前方缺血而出现上肢瘫,软脊膜缺血时主要引起脊髓的刺激症状,脊髓后动脉闭塞主要引起感觉障碍,颈段大根动脉受阻则可引起脊髓的严重受损。血管因素是临床上难以察觉的因素,对脊髓的病理改变起着重要作用。因此,在临床上应充分估计脊髓血管的供血作用,尤其是对手术时机的选择、预后和判断具有重要意义。

(二)临床表现

1. 锥体束征　锥体束征是脊髓型颈椎病的主要特点,由于致压物对锥体束的直接压迫或局部血供减少与中断引起。临床上表现为开始下肢无力,双腿发软无力感,逐渐出现踩棉花感与跌倒,步态拙笨及胸、腰束带感等症状。

临床检查时,四肢多为不完全性瘫,下肢表现为上运动神经元瘫痪,即腱反射亢进,病理反射阳性。上肢为上运动神经元瘫痪或下运动神经元瘫痪。感觉障碍平面低于病变部位,且不整齐。屈颈、伸颈试验阳性:患者直立,屈颈或伸颈片刻,即出现上肢过电样麻木,并沿躯干向下肢放射到小腿及足部,称为 Lhermi 征,是颈脊髓受压的重要指征。

根据锥体束在髓内的排列顺序(从内向外依次为颈、上肢、胸、腰、下肢及骶部的神经纤维)、该束纤维受累的部位以及临床最先出现的症状不同,锥体束征可分为以下三种类型:

(1)上肢型:上肢型是锥体束深部先被累及,因症状先从上肢开始,以后延及下肢,主要是由于沟动脉受压或遭受刺激所致。一侧受压,表现为一侧症状,双侧受压,则出现双侧症状。

(2)下肢型:指压力先作用于锥体束表面而下肢先出现症状,当压力持续增加波及深部纤维时,则症状延及上肢,但其程度仍以下肢为主。

(3)四肢型:主要由于脊髓前中央动脉受累所致,通过该血管支配区造成脊髓前部缺血而产生症状。该型特点是患病快,经治疗痊愈亦快,保守治疗也可有效。

2. 反射障碍

(1)生理反射异常:四肢深反射亢进或活跃,腹壁反射、提睾反射和肛门反射减弱或消失。

(2)病理反射:Hoffmann 征及掌颏反射,出现阳性率高。病程后期,踝阵挛、髌阵挛及 Babinski 征均为阳性。

3. 排尿功能障碍　多在后期出现尿急及便秘,逐渐引起尿潴留或大小便失禁。

（三）影像学检查

1. X线平片及动力性侧位片

（1）椎管矢状径小:椎体与椎管矢状径比值大多小于 1:0.75,绝对值也多小于 14mm。

（2）骨刺形成:80% 以上病例在病变节段椎体后缘有明显的骨刺。

（3）椎体后缘台阶形成:由于椎间不稳所致,使椎体后缘的弧形连线中断,出现台阶变。

（4）其他改变:某些病例可伴有后纵韧带骨化、先天性椎体融合等。

2. CT 和 MRI 检查　对本型颈椎病十分重要,尤其是 MRI 几乎可替代所有创伤性检查。CT 主要阳性所见有椎体后缘骨赘（图 34-2-1）、椎管狭窄、椎间盘突出症或后纵韧带钙化、骨化合并黄韧带肥厚等。MRI 检查阳性所见有椎管矢状径狭小,硬膜囊、脊髓受压及脊髓异常信号（图 34-2-2）等。

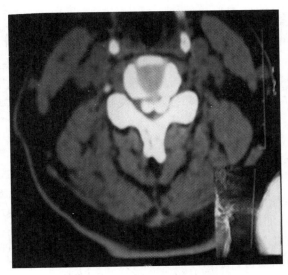

图 34-2-1　CT 示椎体后缘骨赘

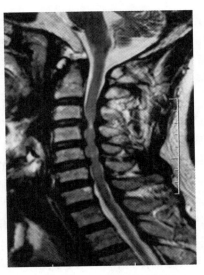

图 34-2-2　MRI 示脊髓受压

（四）诊断标准

1. 具有锥体束征、反射障碍等表现。

2. 影像学检查有脊髓受压阳性所见。

3. 排除其他疾病。

（五）鉴别诊断

1. 肌萎缩侧索硬化症　本病属于运动神经元疾病中的一种类型,病因至今不明。临床上主要以上肢为主或四肢性瘫痪,易与脊髓型颈椎病相混淆,鉴别要点如下:

（1）年龄特点:脊髓型颈椎病多为 45~50 岁以上,而本病发病年龄较早,常在 40 岁前后发病。

（2）感觉障碍:本病一般无感觉障碍,而脊髓型颈椎病则伴有感觉障碍症状和体征。

（3）起病速度:颈椎病发病缓慢,且多有诱因,而本病多无任何诱因突然发病,且病情发展快。

（4）肌萎缩情况:本病虽可发生于身体任何部位,但以上肢先发者为多,尤以手部小肌肉明显,迅速向前臂肩部发展,故对此类病例应常规检查胸锁乳突肌、肩胛提肌及颈部肌群以判定有无萎缩症。

（5）发音障碍:当侧索硬化波及延髓时,出现发音含糊,渐而影响咀嚼肌及吞咽动作,而脊髓型颈椎病无此症状。

2. 原发性侧索硬化症　本症与前者相似,较前者少见,主要表现为进行性、强直性截瘫或四肢瘫、无感觉及膀胱症状,如病变波及皮质延髓束时,可出现假性延髓性麻痹征象,鉴别与前者一致。

3. 进行性脊肌萎缩症　进行性脊肌萎缩症是指神经元变性限于脊髓前角细胞而不波及上运动神经

元者,肌萎缩症先局限于一部分肌肉,渐而累及全身,表现为肌无力、肌萎缩及肌束颤动,强直征不明显,不出现四肢腱反射亢进,这可与脊髓型颈椎病相鉴别。

（六）治疗原则与预后评估

1. 保守治疗　早期通过口服药物、理疗等保守治疗缓解症状。切忌粗暴手法复位,造成病情加重或意外情况发生。一旦病情加重,应尽快采取微创介入治疗或手术治疗,以防脊髓变性,发生肢体瘫痪。

2. 微创介入治疗　经正规保守治疗1~2个疗程无效,无明显椎管狭窄、严重骨赘和脊髓变性者,可以考虑微创介入治疗。

3. 手术治疗　病程长,症状持续加重而经以上二种方法治疗无效者,应尽早手术治疗。

4. 预后评估　椎管明显狭窄伴有较大骨刺或后纵韧带严重钙化者,愈后较差。病程长且病情严重者,尤其出现脊髓变性者,预后更差。

二、钩椎关节病

钩椎关节病是指因钩椎关节处骨质增生引起一系列症状的疾病,这是公认的一种新型又较多见的病症。解剖学上侧面观,从第二颈椎起,在椎体两侧稍后有嵴状突起,因其似钩状,故名钩突。钩突并非来自椎体,而是由椎弓的骨化中心所形成,再与椎体融合。钩突互相对着的两面有软骨,退变后钩突关节周围可发生骨刺。钩突与相对应的上一椎体下面侧方斜坡处相咬合,并构成钩椎关节(图34-2-3),亦可称为Luschka关节。此关节构成椎间孔的前壁,而其侧方与椎动脉相毗邻,故钩椎关节增生可挤压神经根或椎动脉而产生临床症状。

临床及尸体标本所见,钩椎关节属于滑膜关节,表面有一层薄薄的软骨覆盖,随着年龄的增长而出现退行性改变。钩椎关节周围有一关节囊和冠状韧带(或称钩椎韧带)位于后外侧,参与颈椎的活动,并限制椎体向侧方移位而增加椎体间的稳定性。

在钩椎关节内侧面为致密的椎间盘纤维环附着,加以钩突的隆起,阻止和减少髓核自椎体侧后方突出或脱出的机会,从而对颈脊神经根起到保护作用。前方偏内为较坚韧的前纵韧带,偏外侧为血管丰富的颈长肌,而后内缘与坚厚的后纵韧带相延续,对关节起到稳定作用。

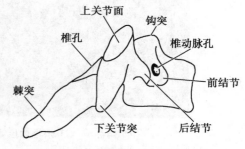

图34-2-3　钩椎关节之解剖(侧面观)

钩椎关节外前方是向颅内及脊髓供血的椎动脉和伴行的椎静脉(在 C_5 以上静脉呈丛状, C_5 以下多为2根)。此组血管一般自 C_6 横突孔的下口穿入,沿上方诸颈椎侧方的横突孔上行进入颅内。在横突孔内走行的这段椎动脉称之第2段,其与钩突之间为疏松的结缔组织充填,对来自钩椎关节的压力具有缓冲作用。血管造影中发现椎动脉口径的个体间差异较大,椎动脉的管壁上附着有丰富的交感神经节后纤维,因此当椎动脉遭受刺激与压迫时,可有交感神经症状同时出现。

在钩椎关节的外后方为颈脊神经根穿过的椎间孔,此孔与椎体矢状径呈45°角。前内壁为钩椎关节,后外壁为小关节的上关节突,上壁和下壁均为骨性的椎弓根,并于出口处形成前结节和后结节。此处的脊神经虽有软脑膜、蛛网膜和硬膜包绕形成套袖,但由于骨性管壁缺乏弹性和退缩余地。因此,凡造成钩椎关节和小关节软组织水肿、充血、炎性渗出等各种病变侵及时,均可使此孔狭窄而刺激和压迫脊神经根造成症状。

钩椎关节参与颈椎的运动,但其关节囊菲薄,易因劳损和外伤而出现松动以及创伤性炎性反应,以致刺激或压迫脊神经根或椎动脉而出现症状。随着创伤性炎症的消退,症状亦容易缓解和消失。如果病程继续发展,局部可能出现骨膜撕裂、出血等病理过程。随着局部血肿的机化、钙盐沉积和骨质增生,从而形成对邻近组织(主要是脊神经根和椎动脉)的持续性刺激和压迫,虽经治疗,但此时症状已难以彻底消除。

根据钩椎关节病变的部位、范围及程度不同,对邻近组织的压迫与刺激亦各异,临床上将其分为以下三型。

（一）椎动脉型

椎动脉型是指椎动脉第 2 段受压而引起颅脑症状者,故又称颈-脑综合征。因其症状主要是由于椎动脉的痉挛和狭窄所引起的大脑后动脉、小脑下动脉、内耳动脉等供血不全症状。

1. 发病机制　钩椎关节病椎动脉型(图 34-2-4)是由多种因素引起的,发病机制分述如下:

（1）动力因素（颈椎不稳）:寰枢椎半脱位和寰枢关节紊乱是上颈椎不稳的主要因素。由于退变和椎体不稳,轻微外力就会引起 $C_{1\sim2}$ 旋转错位,导致两侧上下横突孔错位,刺激压迫椎动脉,并引起痉挛,出现椎动脉供血不足。颈椎中下段不稳,导致椎动脉第二段受到不稳定椎节的刺激,激惹了交感神经,引起了椎-基底动脉缺血。

（2）机械压迫因素

1）钩椎关节增生:椎动脉第二段在横突孔内走行,其内侧是钩椎关节,该关节发生骨质增生时,向外侧可直接压迫椎动脉,C_5 横突孔距离椎体较近,故此处有骨刺极易压迫椎动脉,这与 $C_{5/6}$ 活动多有关。

2）钩突增生:使钩椎关节单纯向前移位,导致椎间孔缩小,椎动脉受压,其特点为头后仰症状加重,多伴有神经根受压的表现。

3）退变因素:椎间盘发生退变,颈椎高度下降,椎间隙狭窄,椎动脉相对延长,随着年龄的增加,动脉弹性发生变性,因此形成椎动脉的长度超过颈椎的长度,使椎动脉扭曲狭窄(图 34-2-5),甚至出现血流中断。

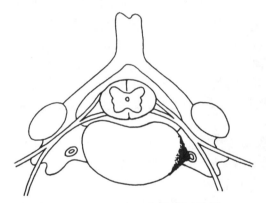

图 34-2-4　钩椎关节病-椎动脉型

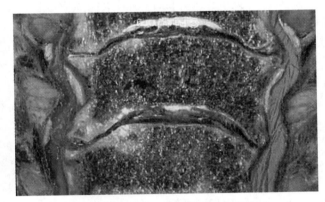

图 34-2-5　钩椎关节病-椎动脉型

2. 临床表现　此型临床特点主要表现为因椎动脉供血不全所引起的椎-基底动脉缺血症状。从病理学解剖观察,除钩椎关节局部的松动和变位可使椎动脉遭受刺激外,更多见于钩椎关节的骨质增生直接刺激和压迫导致椎动脉狭窄、折曲及痉挛性改变。本型在临床上主要表现为以下特点:

（1）椎-基底动脉供血不全症状

1）头痛:为后枕部痛和一侧性头痛,发病达 70%,与旋颈有关,仅个别患者表现为双侧头痛。

2）迷路症状:因内耳动脉缺血所致,表现为耳鸣、听力减退、复听等,约达 80%病例。

3）视力障碍:轻者视力模糊,重者视力明显下降,约占 1/3 至半数病例。

4）精神症状:约有 40%病例出现中枢神经功能紊乱症状,20%~30%患者有记忆力减退,甚至神志恍惚及大脑内一片空白感等现象。

5）发音障碍:约 20%病例出现发音吃力、嘶哑、口唇麻木感等,其特点是仰颈明显,低头时症状则可缓解,这和椎动脉的紧张和松弛有关。

6）猝倒:约 20%病例由于椎体交叉处突然缺血而出现双下肢失控,以致跌倒,多呈突发性,与旋颈有关。发作前可无任何征兆,发作时突感头昏、头痛,患者用双手抱头,自感双腿无力而跌倒在地。

（2）交感神经症状:因椎动脉周围附着有大量交感神经节后纤维,当椎动脉受累时刺激交感神经,可出现一系列自主神经紊乱症状。

3. 诊断标准　凡具有上述临床表现,特别是出现典型的椎-基底动脉缺血症状,且其发作与旋颈有关,经颅多普勒显示椎-基底动脉供血不足,即应考虑本症。

(1) 发作特点:一般均有明显的间歇期,其发作与旋颈、颈部侧弯等活动有直接关系。

(2) 应除外椎动脉本身及其他相关疾患,见下述鉴别诊断。

(3) 影像学检查:X 线平片显示钩突有明显的骨质增生,并与受累侧相一致;MRI 及 CT 检查亦有助于本病的诊断,但最后确诊需依据颅脑 MRA 和椎动脉造影。

4. 鉴别诊断

(1) 内耳疾患(梅尼埃病):内耳疾患是由于内耳淋巴回流受阻引起局部水肿所致。本病在临床上具有以下三大特点:①发作性眩晕;②波动性、进行性和感音性听力减退;③耳鸣。由于椎动脉型钩椎关节病亦可出现上述症状,所以需要二者加以区别。实际上只要到耳科检查,排除内耳前庭功能障碍,就能除外耳源性眩晕。此外,MRI、DSA 等检查均有助于二者的鉴别。

(2) 眼源性眩晕:大多因眼肌麻痹和屈光不正所致,青少年发病率高,认真行眼科检查,多可加以鉴别。鉴别要点如下:

1) 闭目难立征:阴性。

2) 眼源性眼震试验:多呈异常反应。

3) 视力检查:有屈光不正,其中以散光为多见。

4) 闭目转颈试验:阴性。

(3) 锁骨下动脉盗血综合征:锁骨下动脉盗血综合征,又称臂基底动脉供血不足综合征,是指锁骨下动脉或无名动脉的椎动脉起始处近心端,因动脉硬化、感染、先天性发育异常、外伤等,造成不完全或完全性闭塞性损害,借虹吸作用引起患侧椎动脉血液逆行,使正常情况下应流向脑干的血液倒流入锁骨下动脉的远心端,临床上表现为椎-基底动脉供血不足症状,出现眩晕、头昏、复视、肢体轻瘫等,多呈间歇性发作。还可以导致患侧上肢缺血表现,如出现麻木、乏力等,易与本病误诊。鉴别要点如下:

1) 本征患肢乏力、间歇性运动失灵等明显,甚至还有极少数引起手指发绀或坏死,患侧桡动脉搏动减弱或消失。

2) 患侧血压降低,两侧上肢收缩压相差常在 2.67~9.33kPa 之间。

3) 患侧肢体活动后使椎-基底动脉缺血症状加重,或诱发出现椎-基底动脉供血不足症状。

4) 锁骨上区可听到杂音,可行主动脉血管造影,观察颈部血管循环表现进行确诊。

(4) 脑动脉硬化:脑动脉是人体易发生硬化的三大部位之一。脑动脉硬化是中老年人常见病,二者均可出现头晕、上肢麻木等,易误诊。鉴别要点如下:

1) 本病多见 40 岁以上人群,逐步出现大脑皮质功能减退症状,如头晕、记忆力减退、睡眠障碍等,其症状与颈椎活动无明显关系。

2) 脑动脉硬化往往是全身性动脉硬化的组成部分,可能伴有眼底动脉、主动脉、冠状动脉或肾动脉硬化的征象。

3) 血压偏高或偏低,其特点是舒张压高,脉压差小。

4) 脑血流图检查,有较恒定的、定位明确的颅脑缺血性改变,而椎动脉型钩椎关节病仅见椎-基底动脉缺血性表现,临床症状多为间歇性发作,可与本病相鉴别。

5. 治疗

(1) 非手术疗法:以保守治疗为主,90% 以上可使症状缓解或消失;注意颈部活动,切勿突然转颈或颈椎侧弯;防止和避免头颈部外伤。NSAIDs、肌松药和神经营养药的联合是基本治疗方法。物理治疗也是临床上应用很多的一种保守治疗方法,治疗时无痛苦,患者易于接受,对该病的治疗起到了很好的辅助作用。常用的物理治疗有:①电疗,如离子导入、低频脉冲、中频、高频治疗等都有很好的效果。②光疗,包括红外偏振光、半导体激光、高能量激光治疗等,有消炎、消肿、改善血运和降低神经末梢兴奋性的作用。③超声疗法与温热疗法、中药熏蒸疗法等都是目前较为广泛应用的方法。通过物理治疗,能改善局部血液循环,放松痉挛的肌肉,消除局部炎症,有效缓解症状。椎节不稳的患者,牵引治疗效果不好,应慎用。

(2) 手术疗法:对反复发作,影响工作、学习和生活,经椎动脉造影证实并明确病变部位者,可行颈椎前路侧方减压术。术中对椎动脉进行减压的同时,应注意对患病关节的稳定和制动,并酌情行椎节融合术。

本型预后均较好,包括手术组病例,少有复发者。

（二）脊神经根型

颈脊神经根受累引起颈、肩、臂症状者,主要为颈脊神经根受压所致同侧上肢的运动、感觉和反射改变,如上肢疼痛、无力、沉胀感、持物易落、手指麻木、肩臂酸痛等,并视病变椎节的不同而呈现不同的定位症状。

1. 临床表现

（1）临床特点:由于脊神经根的走行是自内上后方斜向前下外方,钩椎关节恰巧位于根袖与硬脊膜囊两者夹角之间,脊神经根缺乏退缩的余地。因此,当钩椎关节或后方的小关节稍许变位和增生,就容易对脊神经根造成刺激或压迫(图34-2-6)。临床症状主要是脊神经根受累所引起的感觉、运动和反射障碍。早期为刺激症状,表现为痛觉过敏、放射性疼痛等,后期则出现神经根受压症状,分布范围与脊神经根节段相一致。

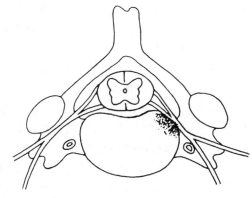

图34-2-6　钩椎关节病-脊神经根型

（2）影像学特点:X线平片和CT扫描均可发现钩突处骨质增生,MRI可清晰地显示脊神经根受压的部位、范围及程度,有利于对致压物的性质加以判定。早期多为钩椎关节囊壁水肿及局部炎症,后期则为钩椎关节钙化、骨刺形成等。

2. 诊断标准

（1）具有典型的根性症状:以手指及肩臂的疼痛、麻木等感觉异常为主,其范围与受累椎节相一致。

（2）体格检查:脊神经根牵拉试验多为阳性,诊断性阻滞试验对本病的上肢放射痛多无显效。

（3）影像学检查:X线平片在正位上显示钩椎关节增生明显,斜位片除钩椎关节骨质增生外,椎间孔矢状径和横径均减小,其部位与临床表现相一致,MRI可更清晰地显示病变特点。

3. 鉴别诊断

（1）臂丛神经炎:本病多发于青壮年,以男性多见,病因不太明确。一侧锁骨上窝和肩部出现疼痛,可放散到整个上肢,臂丛干可有压痛,出现肌力和腱反射减弱,与根型钩椎关节病易误诊,可根据以下两点相鉴别:

1）臂丛神经炎虽有上肢疼痛,但与颈椎活动无关。

2）无颈神经后支受累表现,颈椎X线、CT、MRI等检查均正常。

（2）胸廓出口综合征:本综合征是锁骨与第一肋骨间隙狭窄,引起臂丛和锁骨下动脉受压迫,出现C_8神经和T_1神经受损及血管功能障碍的表现,起病多发于患侧颈部、腋下、前臂内侧及手指。患侧手高举而不耸肩时,由于锁骨下动脉受压,可见手部皮肤变冷、苍白,出现典型雷诺现象。鉴别要点如下:

1）本综合征为下臂丛受压,即以上肢尺神经障碍为主,而根型钩椎关节病受累范围较广。

2）本综合征锁骨下动脉受压表现显著,压肩试验可使症状加重,但压顶试验为阴性。

3）本综合征主要表现为臂丛神经受累症状,无脊神经后支受累表现,二者可以区别。

（3）脊髓空洞症:脊髓空洞症主要特点是在颈胸神经分布区出现痛、温觉障碍,而触觉正常,即感觉分离现象。二者鉴别要点如下:

1）神经根型钩椎关节病出现痛温觉障碍多为不完全性,典型的脊髓空洞症温度障碍则多为完全性缺失。前者发生痛觉障碍,主要表现在皮肤浅层,深层痛觉受损轻微,脊髓空洞症则为深浅痛觉平行缺失。

2）肌电图检查对二者鉴别有重要价值。

（4）腕管综合征:腕管综合征主要是正中神经通过腕管时受压所致,本征多发生于右手,与经常干活致掌腕过度背屈有关,常见于女性。鉴别要点如下:

1）正中神经加压试验阳性:用手压迫或叩击手腕掌侧中部,即相当于腕横韧带的近侧端处,如出现1~3指麻木或刺痛,即属阳性,具有诊断本病的意义。

2）腕背屈试验阳性:让患者将患侧腕关节向背侧屈曲持续0.5~1min,若出现上述症状为阳性,支持

3）诊断性阻滞试验：用1%利多卡因1~2ml行腕部正中神经阻滞，如为阳性，则支持本病的诊断。

（5）其他：如椎管及根管处肿瘤，出现与根型钩椎关节病类似症状时，临床上应根据各自疾病特点加以鉴别。

4. 治疗原则

（1）非手术疗法：施以正规的非手术疗法，均可使症状缓解或消失。物理治疗可参照椎动脉型的治疗方法。对于炎性神经根疼痛严重患者，可施行选择性颈神经根阻滞治疗，效果良好。对此型患者，颈部持续牵引治疗，不仅疗效稳定，且复发率低。

（2）手术疗法：经正规的非手术疗法1~2个疗程后无效或残留症状影响工作、学习及生活者，可行手术减压。以颈前路侧方减压术为佳，应同时恢复颈椎的稳定性。

本型由于症状出现早、就诊早，易获得早期治疗，其预后也较佳。颈前路侧方减压术者，远期随访疗效亦稳定，少有复发者。

（三）椎动脉-神经根型

本型又称颈-脑-臂综合征，钩椎关节的病理改变多较广泛和严重，合并椎管及根管狭窄者，其发病时间可能偏早。此外，由于该处解剖关系复杂，是容易导致脊神经根与椎动脉两者同时受压的另一因素（图34-2-7）。此型临床特点如下：

1. 不平衡性 指根型和椎动脉型二者的症状轻重不一。

2. 根性症状发病为早 主要是由于感觉神经纤维远较椎动脉缺血更为敏感之故。

3. 症状较重 主要由于钩椎关节骨刺病变范围较大之故。

诊断标准和治疗方法参照椎动脉型与脊神经根型。

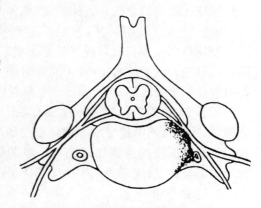

图34-2-7 钩椎关节病：椎动脉-神经根型

三、食管压迫型颈椎病

本病是指椎体前方的明显骨赘压迫刺激食管，引起机械性梗阻或食管痉挛而造成吞咽困难者（图34-2-8）。

本病临床并不多见，也无特殊处理，故不再赘述。

四、弥漫型颈椎病

弥漫型颈椎病是指椎体骨质增生广泛，并具有两型以上症状者（图34-2-9）。

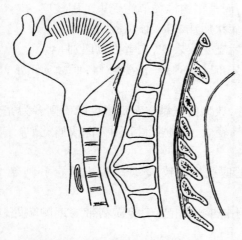

图34-2-8 食管压迫型颈椎病

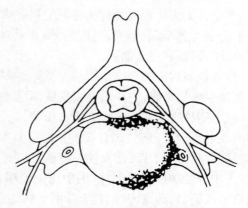

图34-2-9 弥漫型颈椎病

（一）临床特点

多见于年龄较大的体力劳动者。骨质增生范围广泛，对邻近组织的压迫亦较广泛，其症状亦较复杂，其中以脊髓型颈椎病合并钩椎关节病为多，其次为脊髓型颈椎病合并食管压迫型者。

（二）影像学特点

X 线平片、CT 及 MRI 等均可显示病变的特点。

（三）诊断要点

1. 具有两型以上的症状和体征。

2. 影像学检查显示骨质增生范围较广泛。

3. 应除外特发性、弥漫性椎骨肥大症，该病为原因不明、预后良好的独立疾病，一般无需手术。

（四）治疗原则

1. 非手术治疗　一般均应先施以非手术疗法，以便于观察病情发展，通过非手术疗法缓解或消除症状的患者可免除手术，又可为需手术者进行术前准备并使手术范围尽量局限化。具体治疗方法参照椎动脉型和神经根型。

2. 手术疗法　非手术疗法无效者，应尽早手术治疗，并根据症状特点选择前路或后路。因病程较久，骨质较坚硬，且年龄多偏向高龄，手术难度大，在手术时应注意防止意外，有手术禁忌证者切勿勉强施术。

（五）预后

视其受压部位、病程持续时间长短及病理改变特点等不同，其预后差别较大。总的来看，此型预后较其他单纯某一型者为差，手术减压亦往往难以彻底。

（刘延青）

参考文献

[1] 刘延青. 颈腰痛介入治疗学[M]. 郑州：河南科学技术出版社，2008.

[2] 赵定麟. 现代颈椎病学[M]. 北京：人民卫生出版社，2001.

第三十五章 上肢疼痛病

第一节 上臂、前臂疼痛病

一、肱二头肌长头肌腱炎

（一）病因与病理

主要与慢性劳损有关。由于肱二头肌长头腱及其腱鞘穿过狭窄的骨纤维鞘,经常在运动时发生摩擦,当肱骨头外旋时,长头腱横过肱骨头顶点,此时该肌腱起副韧带作用,所以肱二头肌长头腱腱鞘容易受伤、发炎,中老年人多见。

（二）临床表现与诊断

1. 症状　患者常诉肩关节前外侧间歇性或持续性疼痛,夜间痛更明显,肩部活动后加重,休息后好转。有的患者诉肩后痛,疼痛可沿肱二头肌向下放射到肘关节,亦可引起肩关节周围疼痛。病变早期,因疼痛而使肩关节后伸、前屈、外展受限,患者将患肘关节屈曲90°置于胸前来减轻疼痛。晚期,因有关节周围滑囊乃至关节囊粘连、肌肉萎缩,使活动进一步受限。

2. 体征　肱骨结节间沟处或肌腱上有明显压痛;有时可触及增粗的肌腱及伸、屈肘时的摩擦感。Speab 和 Yergason 试验阳性:①使患肢肘关节完全伸直,肩关节外旋,然后令患者屈曲肘关节,检查者予以对抗,若肱骨结节间沟处疼痛者为 Speab 试验阳性;②患侧肘关节屈曲 90°,腕关节背伸,前臂旋后时,若肱骨结节间沟出现疼痛时为 Yergason 试验阳性。

3. 影像学检查　X 线平片示肱骨头萎缩、囊性变、盂肱关节间隙变窄、钙质沉着等,MRI 显示肱骨结节间沟内空虚,内为积液。

（三）治疗

1. 一般治疗　急性发病期,制动休息,可用三角巾悬吊。有出血和肿胀的病例,要冷敷,加压包扎。急性损伤超过 48~72h 后,或本来就是慢性损伤者,给予热敷、理疗,外用涂擦剂、敷贴剂,口服 NSAIDs 等。

2. 体外冲击波治疗　每 5~7 天 1 次,5 次为 1 个疗程。

3. 阻滞疗法　患者仰卧位,患肢肘关节屈曲 90°,前臂置胸前,上臂略旋后。术者于肱骨大结节向内即可触及变粗、触痛明显的纤维鞘管,由此穿刺。

穿刺方法:穿刺针由前下、向上穿刺入纤维鞘管后,往往有骨性抵触感,可稍退针,即可注入含糖皮质激素的局部麻醉药液 5ml,切忌注入肌腱内(注药入肌腱阻力大)。有条件应在超声引导下操作。

4. 针刀疗法　在阻滞点进针刀,刀口线与肌腱平行,达鞘管内,纵行剥离,并横行推移,松动肌腱。

5. 射频治疗　穿刺方法同阻滞疗法,射频治疗 1~2 次。

6. 手术治疗　仅用于个别顽固性病例。手术方法是在结节间沟下方将肱二头肌长头切断,远端与短头缝合或固定于肱骨上端,以避免肌腱的摩擦,解除症状。

7. 功能锻炼　在疼痛得到控制、局部无明显肿胀后,可做功能练习,以减少肌肉萎缩等发生,可参照肩周炎自我疗法进行。

二、肱三头肌肌腱炎

（一）病因与病理

主要与长期做伸肘或后伸上臂的动作所致的慢性劳损有关。

（二）临床表现与诊断

1. 症状　肩或上臂后部疼痛，具体部位、性质均难明确表达。有些患者只在做某些动作，如投掷、抡锤、摇辘轳时，感到疼痛。

2. 体征　盂下粗隆处可有压痛，伸肘抗阻试验阳性。

3. X线平片　可显示盂下粗隆增生，密度增高。

（三）治疗

1. 阻滞疗法　可在盂下粗隆压痛点处注入 1% 利多卡因或 0.375% 布比卡因 3~5ml 联合长效糖皮质激素。有条件应在超声引导下操作。

2. 针刀疗法。

3. 偏振光照射　痛点偏振光照射，每天 1~2 次，10 天为 1 个疗程。

4. 体外冲击波治疗　每 5~7 天做 1 次，5 次为 1 个疗程。

5. 射频治疗　穿刺方法同阻滞疗法，射频治疗 1~2 次。

三、大圆肌损伤及大圆肌下滑囊炎

（一）病因与病理

主要与慢性磨损有关。大圆肌与背阔肌的生理功能完全相同，但由于两者体积差异甚大，肌纤维长短也不一样，所以当二者同时收缩时，因移动幅度不同而产生位置差，加之肌纤维彼此间走行方向不平行而呈扭转状态，运动时的剪力及彼此摩擦而易引起慢性损伤，大圆肌下滑囊也因被挤压和摩擦而发生炎性改变。

（二）临床表现与诊断

1. 症状　肩后部牵扯样酸痛或性质难以表达的疼痛。

2. 体征　常在肩胛角到腋窝之间的连线上可触及硬性条索，有深压痛。活动受限，多表现为后伸受限。

3. 抗阻运动试验阳性　用拇指压住压痛点，让患者做上臂内收、内旋、后伸的抗阻运动，疼痛加重。

（三）治疗

1. 痛点阻滞　可用含有长效糖皮质激素的 1% 利多卡因或 0.375% 布比卡因 5~8ml 注于大圆肌痛性条索处及大圆肌下滑囊。有条件应在超声引导下操作。

2. 针刀疗法　刀口线与肌纤维平行刺入，纵剥横推数次。

3. 物理治疗　如偏振光照射、体外冲击波治疗等。

4. 推拿按摩及药物治疗　患者坐位，术者用拿、搓、揉和一指禅手法治疗 10~20min。再配以舒筋活血药、NSAIDs 对症处理。

四、肱骨外上髁炎

肱骨外上髁炎，又称"网球肘""肱骨外上髁综合征""肘外侧疼痛综合征""肱骨外髁骨膜炎"等，是肱骨外上髁部伸肌总腱处的慢性损伤性肌筋膜炎，多见于 30~50 岁男性，是最常见的慢性损伤性肘部疾病。

（一）病因与病理

1. 损伤学说　长期反复或剧烈地伸指、伸腕、前臂旋转和肘关节活动引起附着于肱骨外上髁处肌群的损伤。桡侧腕长伸肌起于髁上嵴，而桡侧腕短伸肌起于外上髁，位于伸肌的最深层，与肱桡关节环状韧带联系密切。由于长期劳损，伸腕肌腱起始处肌纤维撕裂，局部轻微出血，发生无菌性炎症，产生粘连，局部刺激引起肌肉痉挛、局部疼痛和沿伸腕肌放射痛。

2. 微血管神经卡压学说 伸肌总腱深处有细小的血管神经束,从肌肉、肌腱深处发出,穿过肌腱膜或腱膜,再穿过深筋膜至皮下。当伸肌总腱损伤,出现无菌性炎症时,引起分布于肱骨外上髁的血管神经束受到卡压,导致疼痛。

前臂骨间背侧神经不单纯是运动神经,也发出分支,支配肘关节囊及肘部外侧骨膜,其末支支配腕关节。本病可能与前臂骨间背侧神经的关节支被卡压有关。

（二） 临床表现

1. 症状 患者诉肘关节外侧局限性酸痛,疼痛呈持续性,程度不一,并向前臂桡侧及腕部扩散,少数可放散至上臂及肩部,疼痛可逐渐加重。患肢不愿活动,握物不敢用力,握锹、拧毛巾、端水壶、倒水、拖地、扫地、拿电话筒、刷牙等活动均可诱发疼痛。休息时多无症状或疼痛减轻,部分患者有夜间疼痛。

2. 体征

（1） 压痛:肱骨外上髁有敏感压痛,常为锐痛,压痛点多位于伸肌总腱附着处的肱骨外上髁,以及环状韧带及肱桡关节间隙处。可在局部触及条索状及硬核状物,触痛明显。

（2） Mill 征:即伸肌牵拉试验。令患者伸直肘关节、握拳、屈腕,然后主动将前臂旋前,若诱发肱骨外上髁疼痛,为 Mill 征阳性。

（3） Gozen 征:即伸肌紧张试验。令患者屈腕、屈指,检查者将手压于各指背侧作对抗,再嘱患者抗阻力伸指及背伸腕关节,若出现肱骨外上髁疼痛,为 Gozen 征阳性。

（4） 抗肘伸腕试验:当检查者施力对抗腕关节背伸及旋后动作时,引起患处疼痛为阳性。

（5） 前臂旋后抵抗试验:患者前臂处于旋前位,令其旋后,检查者握住患者腕部并施力对抗,若引起外上髁疼痛为阳性。

（6） 肱骨外上髁无红肿现象,严重者局部可有微热及微肿胀,局部隆起。病程长者偶有肌萎缩。

（7） 肘关节活动基本正常,前臂旋转活动明显不利,旋转功能受限。严重者伸指、伸腕即可诱发疼痛。前臂旋后及屈肘时疼痛常可缓解,故患肢常强迫采取这种位置。

3. X 线检查 多为阴性,偶见肱骨外上髁处骨质密度增高,或在其附近可见浅淡之钙化斑,肱骨外上髁不光整等。

（三） 诊断

1. 患者多为长期、反复做手及腕部活动者,如网球或羽毛球运动员、钳工、木工、砖瓦工、小提琴师、洗衣工、理发师、厨师及家庭妇女等。

2. 起病缓慢,多无急性损伤史。

3. 肘关节外侧痛,可向前臂外侧放散,提物无力,提热水瓶、拧毛巾时可加重。

4. 肘关节无红肿,活动基本正常。

5. 肱骨外上髁处有一局限而敏感之压痛。

6. Mill 征阳性。

（四） 鉴别诊断

1. 肱桡滑囊炎 本病以局部显著隆起为特征。其疼痛位置较肱骨外上髁炎为低,于肱桡关节处,且该处隆起明显。肱桡关节外侧可触及一囊性肿物,伴触痛。虽疼痛可向腕部及上臂扩散,但肱骨外上髁部无压痛,Mill 征阴性。若肘关节外侧疼痛,伴局部隆起及压痛,而外上髁部压痛不明显,在髁部注射糖皮质激素及局部麻醉药无效时,应想到本病之可能。

2. 桡管综合征 本病压痛点位于桡骨头远侧,劳累后疼痛加重,休息时疼痛仍存在,甚至夜间也痛,抗伸中指试验阳性,神经电生理检查对确诊本病有帮助,但有时同肱骨外上髁炎并存。

3. 肘关节骨化性肌炎 本病有肘部骨折脱位等外伤史,关节周围软组织肿胀,压痛广泛,且伴关节功能障碍。X 线显示关节周围有云雾状阴影,或关节前后侧钙化广泛,关节间隙变窄等。

（五） 治疗

1. 一般治疗 早期患者,建议及时休息,避免患臂的伸屈动作,必要时用小夹板固定前臂于屈肘伸腕位。治疗期间,患臂要适当休息,禁止剧烈活动和重体力劳动。

2. 药物治疗 如 c 等,一般 2～3 周可明显好转。

3. 局部阻滞疗法 在压痛最明显处注射 1% 利多卡因、维生素 B_{12}、长效糖皮质激素混合液 2～3ml,每周 1 次,3 次为 1 个疗程。注射后有人可产生局部一过性肿胀和疼痛,逐渐自行消失。

4. 针刀疗法 患者取坐位,将肘关节屈曲 90°,平放于治疗桌面上,前臂置于中立位,便于肱骨外上髁的显露,常规消毒后铺洞巾,在压痛最明显处注射 2% 利多卡因 1ml,持针刀刃平行于肌纤维刺入,先行纵行疏通剥离,再用切开剥离法数次,刀下粘连组织有疏松感即止。一周后未愈可再做一次治疗,一般治疗不超过三次。

5. 物理治疗 可在压痛点处行偏振光照射、超激光、体外冲击波等治疗。

6. 手术治疗 本症极少需要手术治疗,对久治不愈或反复发作患者可采用此法。术式主要有皮下神经血管束切除术、伸肌总腱附着点松解术等。

五、肱骨内上髁炎

肱骨内上髁炎,又称"高尔夫球肘""前臂屈肌总腱劳损",是因慢性损伤所致的前臂屈肌总腱处的慢性损伤性肌筋膜炎。与肱骨外上髁炎一样,肱骨内上髁炎同属劳损性病变,但发病率远较肱骨外上髁炎为低,两者之比为 1:7。

(一) 病因与病理

在生产劳动、家务劳动及体育运动中,反复屈伸磨损,屈腕肌起点受到反复牵拉刺激,形成水肿;或腕部屈曲,前臂半旋前位时用力过猛,如击高尔夫球、直接外力碰撞时引起屈肌总腱的撕裂、水肿、粘连及纤维化等病理改变。上述原因均可致内上髁处肌筋膜的无菌性炎症,使分布于该部位的感觉神经末梢产生刺激性反应,从而表现为疼痛及压痛。本病可合并尺神经炎及肘管综合征,此类多由外力碰撞所致。

肱骨内上髁炎的病理改变与肱骨外上髁炎几乎无异,主要为前臂屈肌总腱处的充血、水肿,伴渗出、粘连;以及该部的肌腱、筋膜的撕裂,血肿形成,甚至纤维化;或局部滑膜增厚、滑膜炎等无菌性炎症的病理改变。

(二) 临床表现

1. 症状 因长期劳累引起者,起病缓慢,初始于劳累后偶感肘内侧疼痛,久则加重,诉肘内侧骨突部疼痛,以酸痛为主,疼痛可向上臂及前臂掌侧放散,劳累后该局部定位疼痛可加剧。因疼痛常影响肢体活动,患者不能提重物。本病可自愈,也可因劳累(如屈腕、屈指频繁)而反复发作。

因外伤引起者可突然发病。除肘内侧疼痛外,前臂旋前、屈腕受限。若合并肘部创伤性尺神经炎者,表现为前臂及手的尺侧疼痛及麻木,无名指、小指精细动作不灵活,重者出现尺神经支配肌肉力量减弱。

2. 体征

(1) 压痛:肱骨内上髁尖部下内侧有明显压痛,有时可触及变硬的肌腱及黄豆大小痛性硬结,后者为肌腱粘连结节。皮肤外观多无红肿,因外伤引起者局部可肿胀,甚至伴瘀斑。

(2) 前臂旋后抵抗试验:检查者握住患侧腕部,令患者前臂旋后,检查者施力对抗,若引起肱骨内上髁疼痛,则为阳性。

(3) 屈腕抵抗试验:患者在腕关节背伸状态下屈掌,检查者施力与之对抗,若诱发内上髁肌腱起始部疼痛即为阳性。

(4) 屈肌紧张试验:令患者握住检查者的示指至小指,施力伸腕握拳,检查者手指与患者握力相对抗,出现肱骨内上髁处疼痛者为阳性。

(5) Mill 征:患侧肘关节伸直,在主动用力伸指、伸腕之同时,前臂旋前,可诱发肱骨内上髁处疼痛,为 Mill 征阳性。

(三) 诊断

1. 本病多见于青壮年工人,建筑、煤矿、纺织工人及家庭妇女、高尔夫球、网球运动员亦易患本病。

2. 肘内侧疼痛,不能提重物。

3. 以肱骨内上髁为中心压痛明显。

4. 前臂旋后抵抗试验、屈腕抵抗试验、屈肌紧张试验及 Mill 征阳性。

（四）鉴别诊断

1. 骨性肘关节炎 为退行性疾病，肘关节有创伤史或多次用力累积所致。局部酸痛，尺桡两侧均有疼痛，晨起关节僵硬，肘部活动受限，屈伸运动可出现咿轧音。X 线检查示关节间隙变窄、脱钙、骨边缘硬化增生，有游离体等。

2. 骨化性肌炎 因创伤肘关节内钙化所致。本病疼痛部位广泛，伴关节功能障碍，X 线下可见沿肌腱、腱膜及肌纤维走行一致的骨化影。

3. 肘关节尺侧副韧带损伤 本病有关节扭伤史，肘部疼痛且活动后加重，肘关节肿胀，内侧关节间隙压痛明显，肘关节活动受限，屈伸外翻运动时疼痛显著，可见异常外翻活动。若外翻>30°，提示尺侧副韧带断裂。

（五）治疗

该病治疗同肱骨外上髁炎。

六、尺骨鹰嘴滑囊炎

尺骨鹰嘴滑囊炎，又称"矿工肘""矿工瘤""学生肘"等，是指肱三头肌腱附着于尺骨鹰嘴处的两个滑囊，因急慢性损伤引起的充血、水肿及囊内积液等病理改变的一种炎症性疾病。

（一）病因与病理

尺骨鹰嘴滑囊炎俗称肘后滑囊炎。正常情况下，尺骨鹰嘴滑囊有 3 个各不相同的滑液囊，即尺骨鹰嘴皮下囊、鹰嘴腱内囊和肱骨头肌腱下囊，均起到润滑肌腱的作用。经常摩擦、碰撞尺骨鹰嘴滑囊，易导致损伤性炎症。

（二）临床表现

1. 症状 该病多见于矿工，有"矿工肘"之称，工人、农民、运动员等也常见。患肘伸屈时，肘后疼痛，局部稍肿，若合并感染，可有红、肿、热、痛，患肢不能伸直，但半屈状态下可提物。有外伤和劳损史。肘后疼痛，伸屈不便。

2. 体征 尺骨鹰嘴后部可触及一囊性肿块，有滑动及波动感，鹰嘴两旁的沟消失。

（三）诊断

1. 有肘部反复摩擦史或碰撞等外伤史。矿工、雕刻工、制革工、学生、士兵、排球运动员及家庭妇女高发。

2. 慢性损伤者起病缓慢，表现为鹰嘴部囊性肿物，肘关节功能无明显受限。

3. 急性损伤后，局部肿胀，渐形成圆形包块，有囊性波动感，伴疼痛及压痛，关节活动受限。

4. X 线检查可见到肥厚、肿胀之滑囊阴影，偶有钙化阴影，形状规整，边缘光滑，无骨纹理。

（四）鉴别诊断

1. 肱三头肌腱炎 本病疼痛位于尺骨鹰嘴附近，但局部多无肿胀，无肥厚隆起的滑囊。肱三头肌抵抗试验阳性：让患者肘关节屈曲，在抗阻力下伸直肘关节，肘后疼痛者为阳性。

2. 结核性滑囊炎 本病起病缓慢，患部轻痛，出现肿块，抽出液为脓性或干酪样物质，失去黏性，结核菌培养或动物接种试验阳性。X 线平片有时可见骨质破坏。

3. 肘后脂肪瘤 肿物常于无意中发现，无痛，呈扁圆形或分叶状，质软而有弹性。呈假性波动感，穿刺无液体抽出。

4. 尺骨鹰嘴骨折 有明确外伤史，肘后弥漫性肿胀，呈浸润性，疼痛剧烈，可触及骨擦感，有时可触及撕脱骨块。X 线平片见撕脱骨块，形状不整，边缘锐利，可见骨纹理。

（五）治疗

1. 一般治疗 对早期或病程短者，建议休息，以避免患肘用力。局部湿热敷或外敷止痛药，均可减轻症状。对病情长且经上述疗法治疗效果欠佳者，可在局部麻醉下行推拿治疗。

2. 局部阻滞疗法　对于无感染者,在痛点处局部注射局部麻醉药和长效糖皮质激素混合液 5~8ml,可起到明显的效果,尤其是病程较短者,注射 1~2 次即可治愈。慢性顽固性病例需隔 1~3d 反复注射,连续数次。所用药物除 0.5%~1% 利多卡因(或普鲁卡因)外,加上长效糖皮质激素疗效更佳。部分患者注药后 7~8h,局部出现剧痛反应,对症处理,数小时后可自行消失。

3. 针刀疗法　患者坐位,患肢半屈 45°,如痛点在鹰嘴皮下囊,以痛点为进针点,使针体和尺骨背面进针刀的骨面垂直,刀口线和肱三头肌纤维走向平行刺入,直达骨面,纵行切开 2~3 刀,再横行剥离后出针,无菌纱布包扎,按压伤口片刻,再将患肢过伸、过屈 2~3 次即可。

七、前臂交叉综合征

前臂交叉综合征,又称"前臂伸肌腱周围炎""桡侧伸肌腱周围炎""桡侧腕长短肌腱鞘炎""桡侧伸腕肌群捻发音性腱鞘炎"等,是指前臂远端前臂伸肌腱及其周围组织,特别是腱交叉摩擦处滑膜组织的慢性劳损性无菌性炎症引起的一系列症状。

(一)病因与病理

当用力握物或提重物时,均需伸腕肌将腕关节固定于伸腕位。若伸腕肌活动频繁,尤其是在桡侧腕长伸肌、桡侧腕短伸肌将腕关节固定于背伸位时,用力握物或提重物,使拇长展肌、拇短伸肌与其运动方向不一致,互相摩擦,而它们之间又缺乏腱鞘保护,导致肌腱及其周围组织的劳损,产生无菌性炎症反应。长期、反复的伸腕活动,较长时间超过耐力的手工劳动以及突然改变工种从事紧张的伸腕劳动时易致本病。

前臂交叉综合征主要表现为上述肌腱及其周围筋膜的无菌性炎症反应。局部组织充血、水肿及浆液性渗出,继之出现局限性纤维性渗出,产生粘连及纤维变性,可有白细胞及浆细胞浸润,以及新生血管出现。

(二)临床表现

1. 症状　本病好发于中年以上男性,以右侧多见。病变部位或腕上部常有酸痛,特别是腕关节向尺侧偏时,局部常产生明显的疼痛,可沿前臂桡侧向上放射到肘部,向下放射到拇指。病变处可出现与肌腱走行一致的肿胀和压痛。

2. 体征　当腕部活动时,前臂下 1/4 桡伸侧出现握雪感,即嘱患者做诸指伸屈动作,并使前臂稍加旋转,可产生握雪音,为典型症状。

(三)诊断

1. 患者有手及腕部频繁活动史,本病多见于中年男性,右侧多发。

2. 前臂下 1/3 处桡侧疼痛,可向远近端放射,腕部活动后加剧。

3. 病变处出现与肌腱走行一致的肿胀及压痛。

(四)治疗

1. 一般治疗　外用涂擦剂、理疗、热敷等均有一定的疗效,但易复发。

2. 局部注射治疗　取患侧前臂略旋前位,置于操作台上,术者以左拇指滑动,触压前臂桡背侧伸肌群交叉处,寻找触痛最显著及捻发音最响处,作为进针点。在该点快速进针,达诸肌群交叉、发炎处,患者感到酸胀、疼痛,注入镇痛药 3~4ml,再退至皮下,沿各交叉肌向上、下、上内及下外各注射 1ml。

3. 针刀疗法　对已发生粘连的慢性病例,可在阻滞后退针时,浸润皮内形成皮丘,经皮丘平行肌腱刺入针刀,纵向剥离,横向推移诸肌腱,松解粘连。

4. 冲击波治疗　每 5~7 天做 1 次,一般 4~5 次为 1 个疗程。

5. 射频治疗　穿刺方法同局部注射治疗,治疗 1~2 次。

八、肱桡滑囊炎

肱桡滑囊炎是因肱桡关节过度、频繁地屈伸、旋转或外伤所致的肱桡关节滑囊的磨损性炎症,表现为肘关节外侧疼痛及肿胀。本病很难引起临床医师的注意,易与肱骨外上髁炎相混淆。

（一）病因与病理

肱桡滑囊在正常时起滑液鞘作用,少量滑液润滑可减少肌肉与韧带之间的摩擦作用。当肱桡关节过度频繁地屈伸、旋转时,使肱二头肌与桡骨小头、肱桡肌之间产生摩擦、挤压,导致损伤,引起慢性滑膜炎症,出现临床不适症状。肱桡滑囊内壁充血、水肿,炎症细胞浸润,囊内渗液增多,张力增高,甚至滑囊闭锁,病变后期滑膜肥厚,呈绒毛状,甚至纤维化。

（二）临床表现

1. 症状　肘关节外下侧酸软、肿胀、疼痛,夜间及休息时尤重。患者常自主或被动活动肘关节。多见于从事以屈伸、旋转肘关节为主要活动的人群。

2. 体征　在肱骨小头下部的外、前、后侧有压痛,可触及大小不等的囊性肿块。肘伸位时,肘关节掌面外侧、桡骨粗隆处有明显的压痛。屈肘位时,压痛不明显。

3. 特殊试验　前臂旋后抗阻试验和腕背伸抗阻试验均为阳性,Mill 征阴性。

（三）诊断

1. 以屈伸、旋转肘关节为主要活动的人员易患本病,如网球运动员、电工、管道工、木工等。

2. 肱桡关节外侧疼痛,尤以旋转时明显。

3. 肱桡关节外侧肿胀伴压痛。

4. 前臂旋转抵抗试验及腕背伸抵抗试验均阳性。

（四）鉴别诊断

本病应与肱骨外上髁炎相鉴别。后者虽多发于肘关节频繁活动的职业,肘关节外侧有疼痛及压痛,但压痛点比肱桡滑囊炎偏高,主要位于肱骨外上髁处,且肘关节外侧无肿胀,局部不能触及肿物。Mill 征为阳性。

（五）治疗

1. 一般治疗　适用于伤后 1 周左右,选用指揉法、散法、轻快拿法进行推拿按摩,用擦法治疗,以透热为度,再配合食醋和活血药热敷。

2. 局部阻滞疗法　取肘关节伸直位,平置于治疗台上,肘下垫枕,医师用左手拇指在压痛点最明显处下压,并将肱桡肌拉向外侧,将阻滞针紧贴于左拇指指甲快速刺入,达骨面时稍退针。注入镇痛药液 3～5ml,每周 1 次。

3. 针刀疗法　在痛点明显处常规消毒进针,针体和进针处皮肤呈 90° 角,达骨膜时稍退针至滑囊处,切开剥离 2~3 刀。阻滞疗法与针刀疗法结合,效果更明显。

4. 偏振光照射　每天 1~2 次,10 天为 1 个疗程。

九、肘 部 扭 伤

（一）概述

肘关节结构复杂,由多关节组成,周围韧带多。肘部扭伤多由间接外力所致,如跌倒或高处坠下时,手掌着地,肘关节处于过度外展、伸直位,造成肘部关节囊、侧副韧带、环状韧带和肌腱不同程度的损伤。扭伤常损伤尺、桡侧副韧带,而以桡侧常见。青少年和青壮年多发,男性多于女性,以右肘多发,常伴骨折或脱位。

（二）临床表现

临床以侧副韧带和肌肉扭伤多发,好发生于外侧及前侧,视扭伤程度不同而有轻重不等的肿胀和疼痛范围,损伤严重时可出现皮肤青紫、瘀斑。肘关节处于半屈伸位,屈伸活动障碍。

（三）体格检查

肘关节的内后方和内、外侧韧带附着部位压痛阳性,肘关节屈伸活动受限,伴有骨折、脱位时可有明显畸形。

（四）辅助检查

肘部正、侧位 X 线平片可排除是否有骨折或脱位。

（五）诊断与鉴别诊断

患者有明显的外伤史,严重扭伤应与骨折鉴别,环状韧带的撕裂常导致桡骨头脱位或半脱位,X线平片检查即可区别。儿童骨骺损伤有时难以区别,可同时摄健侧X线平片进行对比,予以鉴别。

（六）治疗

1. 非手术治疗　肘关节急性扭挫伤肿胀明显时,如怀疑有关节脱位,可在伸肘牵引下将肘关节做一次被动屈伸活动,起到整复作用,但不宜反复操作。肘关节扭伤严重时须制动,患肢屈肘90°,用三角巾悬吊于胸前固定肘关节2~3周,或用石膏托外固定2~3周。活血化瘀、消肿止痛、NSAIDs等药物可以缓解疼痛,促进损伤的修复。

2. 手术治疗　肘关节扭伤严重,侧副韧带完全断裂或合并有骨折时,需考虑外科手术治疗。

3. 功能锻炼　扭伤早期做握拳活动,中后期做肘关节的旋转活动,逐步练习肘关节的屈伸功能,应着重于主动功能锻炼,或辅以被动屈伸锻炼,促进粘连机化逐步松解,关节恢复正常。

（七）康复及预后

远期预后视扭伤的严重程度和患者的健康状况而定。轻微扭伤可以彻底治愈,不会出现并发症。严重扭伤可能会出现关节周围软组织的钙化、骨化,形成骨化性肌炎,导致慢性疼痛,影响肘关节活动度。

十、旋前圆肌卡压综合征

（一）概述

正中神经在臂丛神经发出后,行经上臂内侧、肘部、前臂及腕部,支配手部的内在肌群及手部桡侧半的感觉。正中神经在走行过程中,可被正常的解剖结构或占位性病变压迫,出现手的桡侧半麻木及感觉异常。正中神经通过旋前圆肌或指浅屈肌时受到卡压而导致的运动和感觉障碍等一系列症状,称为旋前圆肌综合征。

（二）临床表现

1. 男性多见,尤其好发于经常作强有力前臂旋转工作者。

2. 前臂近端疼痛,手掌桡侧和桡侧3个半手指感觉障碍。

3. 拇、示、中指屈曲力量减弱,鱼际肌萎缩。

（三）体格检查

旋前圆肌有压痛、变硬或肥大。神经激发试验阳性,Tinel征阳性。拇、示、中指屈曲力量减弱,拿笔写字无力,不能做精细动作。

（四）辅助检查

神经电生理检测有助于卡压神经的定位及定性诊断,神经电图检查优于肌电图检查。神经电图可以借助分段测定神经传导速度而发现神经卡压的部位,不仅有助于确立诊断,而且还能提供可能的手术部位。X线检查可以帮助了解神经卡压部位的骨关节情况。

（五）诊断与鉴别诊断

1. 根据临床表现诊断不难,但需与腕管综合征及骨间前神经卡压综合征相鉴别。骨间前神经卡压综合征是指正中神经在前臂的分支骨间前神经受到各种因素卡压,典型临床表现为拇、示指末节屈曲运动受限,有时累及中指,Pinch-Grip征阳性,而无感觉障碍。

2. 神经电生理检测显示前臂运动神经丛旋前圆肌的两个头开始出现传导减慢,肌电图检查可显示拇长屈肌有去神经现象。

（六）治疗

1. 急性期,患肢休息、制动,禁止前臂做过度旋前的活动。

2. 神经阻滞治疗　痛点局部阻滞疗效显著,对病程长者可连续反复进行痛点阻滞,每周2次,5次为1个疗程。

3. 早期保守治疗,如中频电刺激及神经营养药物的应用,经保守治疗3周后症状不缓解或出现肌力明显减弱,应及早行手术治疗。

4. 手术治疗   手术治疗的目的是去除卡压因素和神经外膜的松解,主要探查肱二头肌腱膜、旋前圆肌两头之间、指浅屈肌腱弓,松解需彻底,充分止血,减少血肿及瘢痕的再次压迫。

（七）康复及预后

经积极治疗后,预后良好。

十一、旋后圆肌综合征

（一）概述

旋后圆肌综合征,又称前臂骨间背侧神经卡压综合征,是指桡神经骨间背侧支因牵拉、外伤、磨擦或脂肪瘤、血管瘤、腱鞘囊肿等机械性压迫受损,导致其支配的肌肉产生不同程度的运动功能障碍。

（二）临床表现

1. 男性多发,病程缓慢。

2. 患肢伸指无力,无感觉功能障碍。

3. 患肢前臂近端疼痛,休息时加重,常有夜间痛醒史,疼痛往往是功能障碍的先兆。

（三）体格检查

1. 按压桡骨头背外侧(相当于旋后圆肌投影处)压痛明显,重压可向远端放射。

2. 伸拇肌、伸指肌或外展拇指肌的肌力减弱或消失。

3. 伸腕肌的肌力,桡侧正常,尺侧减弱或消失,腕部呈背伸并向桡侧倾斜。

（四）辅助检查

神经电生理检查发现神经传导速度减慢,伸拇伸指肌出现纤维震颤。

（五）诊断与鉴别诊断

根据临床表现、查体及神经电生理检测可明确诊断。

（六）治疗原则

1. 一般治疗   早期局部热敷、理疗能使局部水肿减退,改善局部血液循环,缓解症状。

2. 药物治疗   NSAIDs 可以减轻症状及缓解疼痛。

3. 神经阻滞治疗   局部痛点阻滞治疗,疗效明显,可重复多次阻滞治疗,每周 2 次,5 次为 1 个疗程。

4. 手术治疗   若经严格保守治疗 2~3 个月无效,需考虑手术治疗,解除压迫及粘连。

（七）康复及预后

经积极的治疗及康复锻炼,预后良好。

十二、肘管综合征

（一）概述

肘管由肱骨内上髁后下方的尺神经沟、近端表面的 Osborne 韧带及远端表面尺侧腕屈肌两个头之间的腱膜所构成。尺神经于上臂远端通过肘管进入前臂,在骨纤维通道的卡压,称为肘管综合征。肘外翻、尺神经滑脱、肘关节陈旧性骨折、骨折复位不良、肘管内骨质增生以及过度屈伸肘关节均可使尺神经在肘管内受压导致肘管综合征。

（二）临床表现

1. 肘区疼痛   表现为刺痛,向近远端放射,环指、小指多出现间歇性麻木症状,与体位有关。

2. 尺神经支配区域感觉障碍   手尺侧及尺侧一个半手指感觉异常。

3. 肌肉萎缩,肌力减退   突出表现为小指处于外展位,内收不能,握力和捏力减弱。病程长者,小鱼际肌及骨间肌萎缩,出现爪形手。

（三）体格检查

1. 尺神经支配区即环指尺侧、小指、手背尺侧的感觉刺痛减退、手内肌萎缩和肌力减退、爪形手畸形。

2. 部分患者屈肘时可扪及尺神经滑脱。

3. 肘部 Tinel 征可为阳性。

4. Wartenberg 征可为阳性　即小指处于外展位,内收不能。

5. Froment 征阳性　拇指、示指远侧指间关节不能屈曲,使两者不能捏成一个圆形的"O",即示指用力与拇指对指时,呈现示指近侧指间关节明显屈曲、远侧指间关节过伸及拇指掌指关节过伸、指间关节屈曲。

6. 屈肘实验可为阳性　肘关节极度屈曲时出现环指、小指麻木感。

（四）辅助检查

1. X 线检查　可发现肘部骨性结构异常。

2. 神经电生理检查　肌电图检查对肘管综合征的诊断与鉴别诊断有一定的参考价值。神经诱发电位检查是通过测定正中神经传导的变化进行诊断,该法优于肌电图,可以分段测定神经传导速度,发现神经卡压部位,以明确手术部位。

（五）诊断与鉴别诊断

根据临床表现、查体及辅助检查可明确诊断,但需与腕尺综合征相鉴别。

（六）治疗

1. 保守治疗　目的是减轻神经组织的炎性反应,改善神经的血液循环,以恢复神经的轴浆运输,可采用石膏或夹板将上臂固定于伸直位,配合 NSAIDs 及神经营养药,或进行理疗。

2. 神经阻滞治疗　早期可用含利多卡因的长效糖皮质激素进行肘管内注射,1~2 次/周,3 次为 1 个疗程。

3. 手术治疗　环指、小指麻木定位准确,手内在肌萎缩需考虑手术治疗。

（七）康复及预后

早期发现后,经积极的治疗及康复锻炼,预后良好。

十三、桡管综合征

（一）概述

桡神经自上臂后方绕穿外侧肌间隙,出桡神经沟开始,走行于肱肌和肱桡肌之间,然后下行至肱桡肌与桡侧腕长伸肌之间,越过肱骨外髁前方进入前臂,这一段结构称为桡管。外伤、肿瘤、骨折和脱位、类风湿关节炎、局部瘢痕、医源性损伤等原因都可导致桡管综合征。

（二）临床表现

1. 疼痛　疼痛为钝痛,肘外侧及前臂伸肌群近端疼痛为主,上肢活动可使症状加重。夜间痛比较明显,严重者常常夜间痛醒。静脉淤滞,特别是应用止血带时,可使疼痛加重。

2. 肌力减弱　感觉迟钝和麻木较少见。伸指、伸拇肌力减弱常因疼痛所致。晚期可发生肌肉萎缩。

3. 神经麻痹　有时患者因上肢突然过度用力,发生桡神经完全性麻痹,出现垂腕、垂指、垂拇症状,此现象常因肱三头肌纤维腱鞘压迫桡神经导致。

（三）体格检查

1. 桡管附近压痛,伸肘位抗阻力伸指及前臂抗阻力旋前、旋后时疼痛明显。

2. 第 1、2 指骨间背侧桡神经单一分布区的皮肤出现感觉障碍。

3. 肘部旋前位、前臂完全伸直时,使患者中指对抗阻力伸指,桡管区疼痛者为阳性。

（四）辅助检查

1. X 线检查　能排除桡骨小头脱位及孟氏骨折。

2. 神经电生理检查　通过测定桡神经传导的变化进行诊断。

（五）诊断与鉴别诊断

需与肱骨外上髁炎、骨间后神经卡压综合征相鉴别。

（六）治疗

1. 保守治疗　将患者前臂固定于伸腕、屈肘、前臂后旋位，最大限度地减轻桡管的张力，达到减轻神经卡压的目的。同时服用神经营养药、NSAIDs 或进行理疗。

2. 局部阻滞　每周 1 次，连续 2~3 次为 1 个疗程。

3. 手术治疗　诊断明确者需考虑手术治疗，沿桡管走行切开皮肤及深筋膜，分离肌间隔。神经外膜增厚者，可行神经外膜松解。

（七）康复及预后

经积极手术治疗及康复理疗，预后良好。

第二节　腕部、手部疼痛病

一、腕管综合征

（一）概述

腕管综合征是指正中神经在腕管受压缺血而产生以手指感觉异常为特征的一种综合征，是最常见的外周神经卡压综合征。由于腕管内容积减少或压力增高，使正中神经在腕管内受到卡压从而引起相应支配区域神经受压症状，受压症状包括手部的疼痛、麻木、无力及手部肿胀感。该病具有明显的易患因素，女性多于男性，老年女性多见。急性腕损伤、手腕反复操作、劳损是重要的易患因素，糖尿病周围神经病变、黏液水肿及各种急慢性滑膜炎、腱鞘炎亦为高发因素。骨源性颈椎病和腕管综合征双卡压同时发生可加重本病的症状，心理性疾病也会加重本病症状。

（二）相关解剖

腕管为腕掌侧一个骨性纤维管道，其桡侧为舟状骨及大多角骨，尺侧为豌豆骨及钩状骨，背侧为头状骨、舟状骨、小多角骨及覆盖其上的韧带，掌侧为腕横韧带。腕管内有拇长屈肌腱、指浅屈肌腱、指深屈肌腱及正中神经通过（9 条肌腱，1 条神经）。正中神经来自臂丛，由 C_5、C_6 前根组成的外侧束和 C_8、T_1 组成的内侧束，位于腋动脉浅面。出腋窝后伴肱动脉下行在肘窝，正中神经位于肱动脉内侧继续下行，正中神经分出一些运动支，支配上臂的屈肌，这些神经很容易因为韧带异常、肌肉肥大或创伤而引起神经卡压。正中神经下行接近腕部时，经过桡骨上方，当桡骨骨折或裂伤时，此处正中神经易受损伤。在腕部，正中神经穿行于掌长肌腱和桡侧腕屈肌腱深面之间，其穿过腕管时很容易受卡压。

（三）临床表现

1. 症状　早期主要表现为腕部疼痛，疼痛呈烧灼样或针刺样疼痛，屈腕动作时疼痛明显，劳累后疼痛加重，部分患者疼痛常放射至肘部及肩部，随后可出现拇指、示指、中指和环指桡侧半感觉异常或麻木，改变上肢的姿势及甩手动作时疼痛和麻木可缓解。夜间手指麻木很多时候是首发症状，随着病情加重，可出现手指感觉减退或消失，肌力减弱，大鱼际肌最桡侧肌肉萎缩，手指捏、握无力，精细动作受限。

2. 体征　腕管综合征相关的体格检查包括正中神经损伤部位 Tinel 征阳性，正中神经支配的拇指、示指、中指和无名指的桡侧感觉减退或消失（图 35-2-1），常表现为拇对掌无力。Phalen 试验阳性高度提示腕管综合征。Phalen 试验方法是患者双腕完全屈曲至少 30 秒，正中神经支配区出现感觉迟钝、疼痛或麻木，即为阳性（图 35-2-2）。体格检查常可出现背伸腕关节，压迫或叩击腕横韧带时疼痛加重。晚期腕管综合征患者可能出现大鱼际肌萎缩。

（四）辅助检查

1. 神经电生理检查　可以帮助确定诊断，腕管综合征诊断的金标准是相应的周围神经传导速度和肌电图检查，表现为腕远侧节段正中神经传导异常，传导速度延迟或有失神经支配电位。

2. 腕关节 X 线　多无异常，少数可有增生、脱位或骨折。

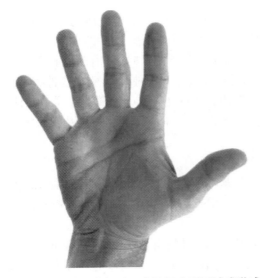

图 35-2-1　腕管综合征时正中神经支配区域感觉减退

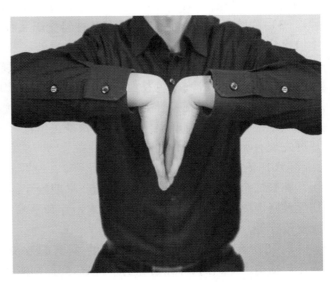

图 35-2-2　Phalen 试验

3. 超声检查　腕管综合征患者中,正中神经由于受压迫使正常的纤维结构消失。超声长轴扫描通过腕横韧带时正中神经受到压迫,会变得扁平,典型的表现就是"切迹征"(图 35-2-3)。超声短轴扫描,正中神经在穿行腕横韧带时受压,神经肿胀、充血、变粗,正中神经横截面增大,这是诊断腕管综合征的典型征象(图 35-2-4)。

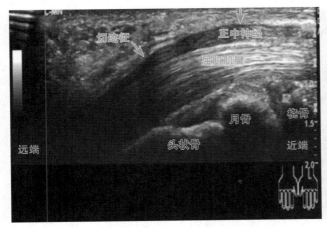

图 35-2-3　腕管综合征长轴平面超声图像

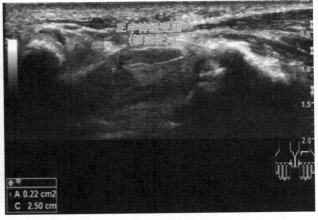

图 35-2-4　腕管综合征短轴平面超声图像

4. 腕关节 MRI　明确正中神经的形态学变化及在腕部卡压的部位和病变原因。

(五)诊断与鉴别诊断

1. 诊断　主要根据临床症状和体征,即正中神经分布区的疼痛、麻木不适,夜间加重、手指感觉减退、肌肉萎缩等。

2. 鉴别诊断

(1)颈椎间盘突出症:典型症状为脊神经根分布区一致的感觉、运动障碍及反射变化。椎间孔挤压试验(+)、压顶试验(+)、臂丛牵拉试验(+),影像学检查提示椎间盘退变、突出、硬膜囊受压等,且颈椎间盘突出症的节段与临床表现相符合。

(2)旋前圆肌综合征:症状与腕管综合征相似,相同点均表现为腕部和前臂痛,大鱼际肌肌力减弱,桡侧 3 个半手指麻木或感觉异常。但旋前圆肌综合征无夜间痛,查体时可发现旋前圆肌触痛、发硬,腕部

Tinels 征阴性,腕部神经传导速度正常,掌皮支区感觉减退。

（3）胸腔出口综合征:表现为臂丛神经受压及血管受压,臂丛神经受压以下干受压为主,患侧肩部及上肢疼痛,无力,可向前臂及手部尺侧放射,肩外展及内旋时疼痛加剧,可伴前臂及手部尺侧的感觉异常,甚至因肌肉萎缩出现爪形手,查体时前斜角肌紧张试验阳性。当病变刺激血管时,可出现上肢套状感觉异常,患肢上举时感发冷,颜色苍白,桡动脉搏动减弱,锁骨下静脉严重受压时,则出现患肢远端水肿,发绀。血管严重受压时可出现锁骨下血管血栓形成,肢体远端血运障碍,Adson 征、Roos 征等试验常为阳性。神经电生理检查可判断神经损伤的水平,颈椎正位片可发现有无颈肋及 C_7 横突过长,胸片及锁骨的切线位片可发现有无锁骨及肋骨的畸形。

（六）治疗

腕管综合征治疗原则包括早期诊断、早期治疗,及时消除发病因素,恢复腕部活动功能,避免因神经损伤导致肌肉萎缩。治疗方法包括非手术治疗和手术治疗,非手术治疗包括药物治疗、物理治疗、注射治疗、康复治疗等。

1. 药物治疗 主要以 NSAIDs 为主,具有起效快、镇痛作用强,同时具有抗炎和消肿的作用。口服药物还包括离子通道药、神经营养药,可以达到抑制痛敏、减轻水肿、营养受损神经等目的。并发神经病理性疼痛时,加用抗抑郁药物。

2. 物理治疗 采用支具制动,白天腕关节活动时利用支具将腕关节控制在背伸 30°,夜间休息时将腕关节固定在中立位,使腕管内压力降到最低,制动时间一般为 1~2 周,同时可使用体外冲击波、偏振光、中频电刺激、磁疗等物理治疗,其中体外冲击波可松解深部组织粘连,对解除正中神经卡压症状有明显效果。

3. 注射治疗 目前认为糖皮质激素联合局部麻醉药治疗效果较好,但局部注射颗粒状糖皮质激素可能引起正中神经粘连。故糖皮质激素应以水溶性或地塞米松棕榈酸酯制剂为主,可以减少局部组织粘连,且地塞米松棕榈酸酯作用时间长,可避免短效制剂需反复注射的不足。使用时应严格掌握好适应证和禁忌证,在腕管注射治疗时可以联合注射臭氧,效果更佳。

4. 中药治疗 可以采用针灸、推拿、中药熏药等方式治疗,达到活血化瘀、温通经络、祛除风湿等功效。

5. 手术治疗 非手术治疗无效、症状加重或并发大鱼际肌萎缩者,应及早进行手术治疗。手术治疗的主要目的是降低腕管内压力,解除对正中神经的压迫。

二、腕部尺管综合征

尺管也称 Guyon 管,是一个密闭的、长约 2cm 的三角形骨纤维性管道,尺神经及其浅、深支走行其中,位于腕关节的掌尺侧,主要由腕横韧带的尺侧段与腕掌侧韧带的远侧部共同构成,尺管内外侧壁分别为豌豆骨和钩骨钩,前后壁分别为腕掌侧筋膜和腕横韧带。在此管道内,尺神经分成浅感觉支和手掌深运动支。根据尺神经在尺管内的位置将尺管分为 3 个区:①尺神经干分支以前的尺管部分是第 1 区;②尺神经深支在尺管内走行的部分是第 2 区;③尺神经浅支走行的部分是第 3 区。尺神经通过腕部尺管时,受到各种因素的卡压,引起尺神经感觉、运动功能障碍的症状和体征,称为腕部尺管综合征。

（一）临床表现

结合尺管的 3 个分区,根据临床表现把尺管综合征分为单纯运动型、单纯感觉型和混合型。

1. 单纯运动型是神经受损发生在第 2 区,尺神经的手掌深运动支受损,临床表现为手内肌无力。

2. 单纯感觉型是神经受损发生在第 3 区,尺神经的浅感觉支受损,临床表现为手掌尺侧及邻近一个半指的疼痛、麻木等感觉异常。

3. 混合型是尺神经干在第 1 区受损,既有手内肌的肌力减弱,又有感觉异常,表现为尺神经在手部分布区疼痛、麻木和手指无力。

（二）体格检查

患手小指、无名指感觉异常或麻木,可出现小鱼际肌、第一骨间肌萎缩,小指展肌肌力下降。屈腕试验和腕叩诊试验(Tinel 征)可为阳性。

（三）辅助检查

常规 X 线摄片可对尺管外伤骨折提供诊断依据；部分患者 MRI 或超声检查可发现尺管内异常病变和尺神经受压程度。目前，国内外众多学者多采用神经电生理检测方法。

（四）诊断与鉴别诊断

1. 诊断　对于症状轻微的患者，传统的检测方法难以发现异常，诊断比较困难。根据手掌尺侧及邻近一个半指的疼痛、麻木或其他感觉异常，和/或小指展肌肌力下降、小鱼际肌萎缩、第一骨间肌萎缩，结合腕部 MRI 或超声、神经电生理检测进行综合判断。

2. 鉴别诊断

（1）肘管综合征：尺神经在肘部尺侧肘管内受到卡压损伤，导致肘关节和/或以下尺侧感觉异常，小指和无名指不能伸直而呈屈曲状，严重者有小鱼际和/或第一骨间肌萎缩，可伴有或不伴尺侧腕屈肌的萎缩，但拇指外展多正常。

（2）C_8 神经根病变：颈椎病或颈椎间盘突出症等导致 C_8 神经根病变，颈肩背部也有疼痛或压痛点，并向上肢放射，疼痛或麻木区域不单在手指，可有上肢内侧疼痛（上臂内侧、前臂尺侧至小指）、麻木、无力，屈腕试验与腕叩诊试验（Tinel 征）阴性。颈神经根牵拉试验可为阳性。颈椎间盘 CT 或 MRI 可见颈神经根受压。

（3）腕管综合征：本病特征性症状为正中神经分布区即桡侧三个半手指（拇指、示指、中指及环指桡侧半）的麻木、疼痛，严重者出现大鱼际肌萎缩，不能做抓、握、搓（捻）等动作，皮肤发干、发凉、色泽改变，甚至溃疡形成等。腕叩诊试验（Tinel 征）、屈腕试验（Phalen 试验）和前臂正中神经加压试验阳性。

（4）颈肋：又名胸廓出口综合征，多因 C_7 横突异常增生，使胸廓出口狭窄，导致臂丛神经、锁骨下动静脉受到压迫，从而产生一系列神经、血管症状。有手部麻木或疼痛、感觉异常、肌肉萎缩、软弱无力，患手尺侧较为多见；同时有手指发冷、紫绀，桡动脉搏动较另一侧减弱等血管症状；颈椎 X 线显示 C_7 横突增生形成颈肋可以鉴别。

（5）脊髓肿瘤：脊髓肿瘤压迫颈神经根可引起手部疼痛、麻木等症状，除了手部症状外，颈、肩、上臂等处也会有相应的临床症状，症状进行性加重。颈椎 MRI 可鉴别。

（五）治疗

治疗目的是尽量解除尺神经卡压，缓解疼痛，恢复神经功能。如病因明确且能去除者，应先去除病因。治疗包括保守治疗、疼痛专科治疗和手术治疗。

1. 保守治疗　包括局部制动休息、局部物理治疗、药物治疗（神经营养药物等）、中药内服外用、推拿、针灸、针刀松解等治疗手段。

2. 疼痛科专科治疗　包括尺神经阻滞、糖皮质激素类药物尺管内注射治疗等。

3. 手术治疗　保守治疗效果不佳、反复发作且症状严重的患者，可行手术治疗。

（六）康复和预后

有职业性创伤史患者应调整工作岗位，消除损伤因素，适当休息，避免损伤进一步加重。尺神经松解手术患者，术后应尽早开始功能锻炼。待疼痛减轻时，应加强练习各指的伸屈活动；练习腕伸屈及前臂旋转活动，防止失用性肌萎缩及粘连。腕部尺管综合征总体预后较好。

三、腕部腱鞘炎

（一）发病机制

腕部腱鞘炎为临床较为常见的腱鞘疾病，女性多于男性。肌腱在跨越关节处，转折角度或滑移幅度较大，且有坚韧的腱鞘将其约束在骨膜上，以防止肌腱弓弦样弹起或向两侧滑移。由于腕部日常活动频率较高且活动幅度较大，腕部肌腱在腱鞘长期、反复、过度机械性摩擦，引起肌腱和腱鞘的损伤性炎症，形成以腕关节局部疼痛和功能障碍为主的腱鞘炎改变。多见长期频繁活动腕部者，如洗衣服、书写文稿、电脑操作等。

（二）临床表现

1. 症状　起病多较缓慢,逐渐加重,也有在过度活动后急性发病。腕部局部可有肿胀,活动受限,背侧疼痛明显,屈曲时疼痛加重,无力提物。

2. 体征　腕关节背侧局部可有肿胀,压痛明显,腕关节屈伸活动度受限,屈曲时腕部疼痛加重。

（三）影像学检查

1. X 线检查　多无异常。

2. 超声检查　观察患腕部肌腱变性、肿胀、结节等现象。

（四）诊断

根据病史,结合临床症状及体征,如腕关节背侧局部肿胀,压痛明显,活动受限,屈曲时疼痛加重,即可确诊。

（五）鉴别诊断

1. 风湿或类风湿关节炎　常见有风湿或类风湿病史,除腕部以外其他关节也有症状,对称性发病,相关生化检查可有异常改变。

2. 腱鞘囊肿　以手腕部背侧多见。局部疼痛及活动受限不明显,病变部出现缓慢长大包块,表面光滑,不与皮肤粘连。重压包块有酸胀痛,穿刺可抽出胶冻样囊液,超声可进一步诊断。

（六）治疗

1. 一般治疗　口服或外用 NSAIDs、局部制动、局部热敷、理疗等。

2. 局部注射　局部腱鞘内注射糖皮质激素,可使腱鞘炎得到缓解,每周 1 次,3~5 次 1 个疗程。

3. 其他治疗　保守无效后,可采用针刀治疗、手术松解腱鞘等。

四、腕部腱鞘囊肿

腱鞘囊肿是腱鞘、关节囊及韧带附近鞘内部液增多的囊性肿物。囊肿由囊壁、囊液和蒂组成。囊肿可为单房或多房。上肢腱鞘囊肿常见于腕背部,也见于腕关节掌侧面、手指掌侧面等部位。腱鞘囊肿的发病机制尚不明确,多数是由于手工活较多而出现肌腱劳损所致,好发于 20~40 岁,女性多于男性。

（一）临床表现

表现为腕部半球形囊性肿物,直径大约 1~3cm 之间,表面光滑,可推动。腱鞘囊肿一般生长缓慢,可无明显的临床症状。若肿物较大,局部可有酸胀无力感,亦可伴酸痛及放射痛。发生于腕背者可致腕力减弱,若压迫正中神经及尺神经,可出现相应神经的感觉及运动功能障碍。

（二）体格检查

腕部可触及表面光滑、质韧,与皮肤无粘连,且可推动的囊性肿物,可有囊性感或波动感。肿物基底固定,与皮肤无粘连,一般不破出皮肤外。腕背部腱鞘囊肿一般比较硬,如腱鞘囊肿沿伸肌腱向近侧延伸,肿块可变得较软,呈多房,不规则。屈指肌腱腱鞘囊肿最常见的部位在掌指关节皮肤横纹处,此处的腱鞘囊肿质硬,按压时常有压痛。

（三）辅助检查

X 线和 CT 检查可排除手腕部骨折、脱位或其他骨质病变;超声及 MRI 检查有助于明确诊断。

（四）诊断与鉴别诊断

1. 诊断　结合症状、体征及辅助检查,腱鞘囊肿诊断并不难。

2. 鉴别诊断

（1）腱鞘巨细胞瘤:腱鞘巨细胞瘤是手部最常见的实体细胞良性肿瘤,通常发生在手部屈肌肌腱表面,是一种不透光的、质韧、固定的肿块。

（2）表皮样囊肿:表皮样囊肿是一种小而硬的不透光珍珠样囊肿或结节,很少大于 1cm,触诊时可自由移动。多见于示指或中指的远节指骨掌面,或在指/趾缝间。可随时间自发消失。

（3）类风湿结节:见于类风湿性关节炎患者中,出现在手或腕部时通常位于伸肌表面,质韧、非触痛性的肉色皮下病变。

（4）痛风石：见于痛风患者中，尿酸沉积物引起的质地坚硬的皮下结节。

（5）腱鞘纤维瘤：肿块生长缓慢，质地坚硬，少数可伴有疼痛或压痛。超声或 MRI 有利于诊断。标本病理检查可以确诊。

（6）腕背隆突综合征：腕背部隆突畸形，包块质地坚硬且易推动，超声检查为骨性包块。腕部 X 线平片和第 2、3 腕掌关节背侧切线位 X 线平片可有助诊断。

（7）脂肪瘤：与腱鞘囊肿不同，手和腕部脂肪瘤是一种不透光、生长缓慢、可移动的无痛软结节。

（五）治疗

1. 保守治疗

（1）没有明显症状的患者，可不予处理，50%患者腱鞘囊肿可自行吸收或消退。

（2）早期可适当休息或手腕制动并配合理疗也可缓解。

（3）对囊液进行抽吸治疗，但有复发的可能。

2. 针刀疗法　对于复发者，针刀纵切开囊肿前后壁，再纵向剥离及横向分离数次后，行手法挤压，使囊液弥散，然后加压包扎。

3. 针灸疗法　中医采用火针、温针、针刺加罐等治疗，然后加压包扎。

4. 手术治疗　对于保守治疗失败的患者，可由手足外科行手术治疗。

（六）康复和预后

保守治疗腱鞘囊肿创伤小，并发症少、方便快捷，绝大部分症状轻微患者首先选择保守治疗。由于保守治疗没有彻底破坏囊肿本身，容易复发，不过腱鞘囊肿切除手术也有一定的复发率。因此减少过度用手或反复的急慢性损伤，可以减少腱鞘囊肿的发生和复发可能。腱鞘囊肿为手腕部良性病变，预后良好。

五、腕背隆突综合征

手部第 2、3 掌骨基底部背侧的骨质增生导致第 2、3 腕掌关节背侧出现局限性骨性隆突，诱发局部疼痛、手腕无力等临床症状，称为腕背隆突综合征。本病病因和发病机制尚不明确，大多认为是因急性或慢性劳损导致的一种创伤性骨关节病。运动时，增生硬化的骨质对其上方的桡侧腕长、短伸肌腱进行长期、持续、反复的摩擦、刺激，导致肌腱慢性损伤、缺血、无菌性炎症，逐渐形成一附加滑囊，从而产生临床症状。

（一）临床表现

主要表现为腕背部逐渐隆起的骨性畸形、局部疼痛，特别是手腕用力背伸时疼痛加剧，持物或劳动时手腕部酸胀无力。

（二）体格检查

第 2、3 腕掌关节背侧可见质硬的骨性隆起，在腕掌屈时更明显，局部有压痛，腕关节活动基本正常。

（三）辅助检查

超声检查可以鉴别局部隆起为骨性或囊性包块。腕部 X 线平片可见有茎突子骨或第 2 大多角骨子骨，偶可见骨折或脱位。第 2、3 腕掌关节背侧切线位 X 线平片，可发现第 2、3 腕掌关节及小多角骨或头状骨远端背侧部出现唇样的骨质增生硬化。

（四）诊断

对于腕背部隆突畸形患者，有明确的工种史，包块质地坚硬且易推动者，行局部超声检查为骨性包块，腕部 X 线平片可发现腕掌关节间隙变窄，毗邻骨质钙化。第 2、3 腕掌关节背侧切线位 X 线平片可见第 2、3 腕掌关节及小多角骨或头状骨远端背侧部出现唇样的骨质增生硬化。

（五）鉴别诊断

1. 腕部腱鞘囊肿　多发于青壮年，女性多见。囊性肿物，囊内含有无色透明或白色、淡黄色的胶状黏液。囊肿可为单腔或多腔。超声或者 MRI 检查可以辅助诊断。

2. 腕部神经鞘瘤　腕部神经鞘瘤，又称施万细胞瘤或神经膜细胞瘤，多见于四肢屈侧大神经干，多为单发，常无自觉症状，偶伴有疼痛及压痛，如累及神经组织时，可发生感觉障碍，相应部位可发生疼痛与麻木;较少发生运动障碍,超声多表现为实性结节,肌电图及 MRI 检查有助于诊断。

3. 腱鞘巨细胞瘤 腱鞘巨细胞瘤是手部最常见的实体细胞良性肿瘤,生长缓慢,疼痛和压痛少见。多发生于示指和中指的掌侧。为坚韧的分叶状实性结节,超声或 MRI 有助于诊断。需行病理检查才能确诊。

（六）治疗

如无临床症状,可不需特殊处理。产生腕部症状时需要进一步治疗。

1. 保守治疗 如腕关节功能位固定、局部注射治疗、物理治疗等。局部注射治疗是指在隆起局部或腕关节内注射糖皮质激素类药物,可减轻疼痛,明显缓解症状。

2. 手术治疗 保守治疗无效或者局部隆起大、症状明显的患者,可由骨科医师行手术治疗。

（七）康复和预后

腕背隆突综合征经过保守治疗,劳累后易复发,总体预后良好。

六、腕关节扭伤

腕关节是连接前臂与手的传枢关节,解剖结构复杂,主要由桡腕关节、桡尺远端关节、尺腕关节和 8 块腕骨及腕骨间关节和韧带组成。腕关节可做背伸、屈曲、桡及尺侧偏斜及旋转等活动。由于活动范围广、使用频繁,加上解剖结构复杂等特点,腕关节容易受伤。腕关节扭伤多由直接或间接暴力所引起腕关节周围韧带、肌腱、关节囊等软组织损伤。

（一）临床表现

腕关节扭伤可分为急性损伤和慢性损伤。

1. 急性损伤 多有外伤史,表现为腕部肿胀、疼痛,局部有瘀血,压痛明显,功能明显受限,活动时疼痛加剧。损伤韧带牵拉试验阳性。

2. 慢性损伤 多有劳损史,可无明显外伤史,局部无明显肿胀,疼痛轻微或偶有疼痛,腕关节乏力或不灵活。做较大幅度的活动时,患处疼痛明显。

（二）体格检查

腕关节轻中度扭伤时,局部存在轻微肿胀和压痛,患手不能持重,腕关节活动时疼痛加重。若出现严重扭伤时,可能出现腕关节严重肿胀,甚至关节变形。

（三）辅助检查

X 线检查或 CT 扫描多可排除骨折和脱位,超声及 MRI 检查对腕关节韧带、肌腱及血管神经等软组织损伤的诊断有非常大的帮助。腕关节造影可诊断三角纤维软骨撕裂或骨间韧带损伤。腕关节镜检查可以对腕关节韧带损伤及稳定性进行评估。

（四）诊断与鉴别诊断

1. 诊断 曾经有外伤史或劳损史,腕部肿胀疼痛,局部压痛明显。局部有瘀血,活动受限,相应损伤韧带牵拉试验阳性,X 线平片或 CT 检查无腕部骨折或脱位。结合患者病史、症状、体征及辅助检查,基本可明确诊断。

2. 鉴别诊断

（1）桡侧或尺侧腕伸肌腱腱鞘炎:大多可有慢性劳损史或急性外伤史,腱鞘局部有压痛,可存在相应腱鞘处增厚的肿块,患臂无力,自觉桡侧或尺侧腕伸肌短缩,伸腕肌力减弱,甚至不能持物或端碗。X 线检查未见异常,局部消炎镇痛液注射治疗效果好。

（2）腕掌关节炎:腕掌骨性关节炎多由退变引起,无急性损伤史,局部隐痛,活动受限,无关节脱位。疾病活动期,疼痛明显,关节及其周围皮肤可出现红肿。X 线平片可见局部关节骨质增生,关节间隙狭窄,关节面硬化。

（3）腕部腱鞘囊肿:腕部腱鞘囊肿多发于青壮年,女性多见。工种史不明显,肿块为囊性,囊内含有无色透明或白色、淡黄色胶状黏液。囊肿可为单腔或多腔。超声或者 MRI 检查可以辅助诊断。

（4）腕管综合征:本病特征性症状为正中神经分布区即桡侧三个半手指麻木、疼痛,严重者出现大鱼际肌萎缩,不能做抓、握、搓(捻)等动作,皮肤发干、发凉、色泽改变,甚至溃疡形成等。腕叩诊试验(Tinel征)、屈腕试验(Phalen试验)、前臂正中神经加压试验阳性。

(5)尺管综合征:腕部尺管综合征是尺神经通过腕部尺管时受卡压所引起的尺神经损害,表现为手掌尺侧及邻近一个半指的疼痛、麻木和无力,可出现小鱼际肌、第一骨间肌萎缩,小指展肌肌力下降,屈腕试验与腕叩诊试验(Tinel征)可为阳性。

(五)治疗

轻度损伤,24h内,可采用冷敷、加压包扎,损伤72h后,可采用湿热敷和理疗;中重度损伤建议由骨科医师处理。

1. 药物治疗　外用消肿止痛等药物,口服NSAIDs减轻疼痛,在伤后2~3d,可服用祛瘀消肿止痛药物,以舒筋活络,活血散瘀。

2. 注射治疗　可用消炎镇痛液行局部阻滞治疗。

3. 针刺运动疗法　取阳溪、阳谷、阳池穴、三阴交等穴位进行针刺运动疗法。

4. 针刀治疗　上述治疗无效,且已发生粘连或瘢痕挛缩者,可行局部针刀松解治疗。操作中需要注意将进刀的方向与附近的肌腱平行,避免损伤神经和血管。

5. 手术治疗　如果保守治疗不佳或损伤较严重时由骨科医师手术治疗。

(六)康复和预后

腕关节复位固定的患者早期要限制腕关节的活动。对于轻度腕关节扭伤患者,一般在受伤24~48h后疼痛减轻情况下可进行适度、局部功能锻炼,以练习后不引起疼痛加重为原则。腕关节石膏固定的患者,也要尽量活动没有被固定的手指,以促进局部血液循环和防止粘连。手术治疗患者行早期康复治疗,有助于功能的恢复。腕关节扭伤预后总体较好。

七、桡骨茎突狭窄性腱鞘炎

(一)概述

桡骨茎突狭窄性腱鞘炎是临床上较常见的腱鞘炎之一,是因拇指或腕部过度活动,使拇长展肌和拇短伸肌肌腱在桡骨茎突部腱鞘内长期反复过度摩擦,导致该处肌腱和腱鞘局部发生水肿、粘连、增生,产生无菌性炎症反应,局部出现渗出、水肿和纤维化,鞘管壁变厚,肌腱局部变粗,造成肌腱在腱鞘内滑动受阻而引起的腕部拇指一侧的骨突(桡骨茎突)处及拇指周围疼痛。本病女性较男性多见,好发于家庭妇女及手工劳作者。

(二)临床表现

1. 症状　表现为腕部拇指一侧的骨突及拇指周围疼痛。拇指活动受限,活动时疼痛加重。疼痛可放射到手、肘或肩臂部。

2. 体征　患侧桡骨茎突压痛及摩擦感,有些患者可有轻微隆起的豌豆大小结节,局部可轻度肿胀。握拇指试验阳性:把患侧拇指紧握在其他四指内,并向腕的尺侧做曲腕活动时,桡骨茎突处出现剧烈疼痛。

(三)辅助检查

1. X线　多无异常。

2. 高频超声　在腕背第1伸肌间隙内腱鞘组织增厚,回声减低;有时合并肌腱增厚;腱鞘积液;血流显像可检测到增厚肌腱及腱鞘内血流信号明显较正常侧丰富。

3. MRI　腕关节MRI示肌腱增厚、腱鞘积液、腱鞘狭窄。

(四)诊断与鉴别诊断

1. 诊断　主要依靠病史、症状和体征,有拇指和腕部过度频繁活动病史,桡骨茎突逐渐发生疼痛、肿胀、弹响,伴活动受限及压痛等,即可诊断。

2. 鉴别诊断

(1)风湿性关节炎或类风湿关节炎:患者除手腕部外,其他四肢关节也有症状,且呈对称性发病。一般先累及小关节,后累及大关节,可有类风湿因子、抗环瓜氨酸抗体阳性等实验室检查异常,MRI可早期发现关节、软组织及软骨等破坏。

（2）腕部腱鞘囊肿：女性多见，主要表现为手腕背侧逐渐出现的一圆形包块，边界清楚，表面光滑，活动性差，有囊性感，可伴局部轻压痛，但不影响手腕部的活动功能，不伴活动障碍，穿刺可抽出胶冻样囊液。

（五）治疗

治疗原则主要是消除患者的疼痛，恢复腕部及拇指的活动功能。

1. 非手术治疗

（1）局部制动：早期或症状较轻的患者尽可能减少手部活动，限制肌腱与鞘管壁的摩擦，使炎症容易吸收，有利于肿胀的消除，缓解肌腱与腱鞘之间的粘连。

（2）理疗：体外冲击波、激光、微波等。

（3）口服或外敷药物：NSAIDs、中药等。

（4）局部注射：目前被普遍认为是治疗腱鞘炎的一种有效治疗方法，以注射长效糖皮质激素配合利多卡因为主。

（5）针刀疗法：切开、松解腱鞘起到缓解功能障碍的作用。

（6）其他治疗：针灸、推拿、按摩、高压氧、玻璃酸钠注射等。

2. 手术治疗　非手术治疗无效或症状加重或反复发作的患者，应做腱鞘切开。

八、尺骨茎突狭窄性腱鞘炎

（一）概述

尺骨茎突狭窄性腱鞘炎与其他部位的腱鞘炎相比，发生率较低，在临床上相对比较少见，又名尺侧伸腕肌腱腱鞘炎，好发人群是腕部用力过多者。尺骨茎突狭窄性腱鞘炎是指因腕部尺侧过度活动，使尺侧伸腕肌腱在尺骨茎突部腱鞘内长期反复过度摩擦，导致该处肌腱与腱鞘局部发生水肿、粘连、增生和产生无菌性炎症反应，局部出现渗出、水肿和纤维化，鞘管壁变厚，肌腱局部变粗，造成肌腱在腱鞘内滑动受阻而引起的腕部尺骨茎突疼痛的一组临床症状。

（二）临床表现

患者常有腕部外伤史，或腕关节过伸扭转劳作的工作史，女性较男性多见，好发于家庭妇女及手工劳作者，如纺织工人、木工、抄写员等。

1. 症状　主要表现为尺骨茎突后外侧疼痛，前臂旋后或腕关节过度背伸等牵扯腕伸肌的动作可使疼痛加重。疼痛可沿尺侧肘部放射，或沿尺侧放射至第3~5手指及相应的腕背部。

2. 体征　患侧尺骨茎突后外侧可扪及因腱鞘增厚形成的突起，伴压痛及酸胀感，局部可轻度肿胀。伸腕桡倾试验阳性：使腕背伸10°，再向桡侧倾斜，尺骨茎突处疼痛；老鹰回头试验阳性：使患者五指并拢呈鹰嘴状，在屈腕的同时旋后，尺骨茎突处出现剧痛，甚至患侧手臂可出现捏物及端碗困难。

（三）辅助检查

1. X线　多无异常。

2. 腕关节超声或MRI　尺侧肌腱增厚、腱鞘积液、腱鞘狭窄等。

（四）诊断与鉴别诊断

1. 诊断　主要依靠病史、症状和体征，有腕部过度背伸频繁活动病史，尺骨茎突逐渐发生疼痛，前臂旋后或腕关节过度背伸等牵扯腕伸肌的动作可使疼痛加重，疼痛可沿尺侧肘部放射，或沿尺侧放射至第3~5手指及相应的腕背部，患侧手臂可出现捏物及端碗困难，伸腕桡倾试验及老鹰回头试验阳性。

2. 鉴别诊断

（1）类风湿关节炎：患者除手腕部外，其他四肢关节也有症状，且是对称性发病，一般先累及小关节，后累及大关节，可有类风湿因子、抗环瓜氨酸抗体阳性等实验室检查异常，MRI可早期发现关节、软组织及软骨等破坏。

（2）风湿性关节炎：有链球菌感染史，抗O高，以单侧大关节发病为主，临床表现为单一关节的红肿热痛。

（3）腕部腱鞘囊肿：女性多见，主要表现为手腕背侧逐渐出现的一圆形包块，边界清楚，表面光滑，活动性差，有囊性感，可伴局部轻压痛，不影响手腕部的活动功能，不伴活动障碍，穿刺可抽出胶冻样囊液。

（4）腕管综合征：疼痛呈烧灼样疼痛或针刺样疼痛，曲腕动作时疼痛明显，劳累后疼痛加重，部分患者疼痛常放射至肘部及肩部，随后可出现拇指、示指、中指和环指桡侧半感觉异常或麻木。改变上肢的姿势及甩手动作时，疼痛和麻木可缓解。随着病情加重，可出现拇指肌力减弱，手指捏、握无力，精细动作受限。

（五）治疗

治疗原则主要是消除患者的疼痛，恢复腕部及拇指的活动功能。

1. 非手术治疗

（1）局部制动：可以限制肌腱与鞘管壁的摩擦，使炎症容易吸收，有利于肿胀的消除，缓解肌腱与腱鞘之间的粘连。

（2）理疗：体外冲击波、深部炎症治疗仪等。

（3）口服或外敷药物：NSAIDs、中药等。

（4）局部注射：目前被普遍认为是治疗腱鞘炎的一种有效治疗方法，主要以糖皮质激素配合利多卡因为主。

（5）针刀疗法：切开、松解腱鞘，起到缓解功能障碍的作用。

（6）其他治疗：针灸、推拿、按摩、高压氧、玻璃酸钠注射等治疗。

2. 手术治疗　非手术治疗无效或症状加重或反复发作的应做腱鞘切开术。

九、拇指基底关节综合征

拇指在人类长期的进化发育中发生了许多结构性变化，形成了拇指腕掌关节的鞍状结构关节、周围的肌肉及韧带、肌腱系统，以利于手部活动。拇指基底关节是指第一掌骨与大多角骨的腕掌关节，是拇指对掌功能特殊化的鞍状结构关节，可做伸、屈、内收、外展及旋转等动作，是拇指稳定的基石。拇指基底关节综合征是由于该关节周围退行性变引起的一系列临床症状，多因急性损伤或 Bennett 骨折后遗症引起，是骨关节病变最常见发病部位之一。

（一）发病机制

拇指基底关节囊周围被桡侧副韧带、尺侧前斜副韧带、背侧后斜副韧带及第 1~2 掌骨前后骨间韧带等 5 个韧带所增强。该关节周围又有桡侧屈腕肌腱通过大多角骨内侧沟止于第 2 掌骨底、拇长屈肌腱跨越关节内一侧、拇短展屈肌腱性起始部跨越关节前方、拇长展肌腱跨越关节外侧、拇短伸肌腱跨越关节后方，使第 1 掌腕关节囊既松弛而又很坚固。

本病多因急、慢性损伤或 Bennett 骨折后遗症发生，主要的病理变化是第 1 掌骨与大多角骨间关节发生退变性骨关节炎，可累及毗邻关节，如大、小多角骨关节，舟骨与大多角骨关节等，使以拇指腕掌关节为中心的关节软骨变性。原来透明光滑的关节软骨退变成致密混浊、少弹性的纤维软骨，表面粗糙不平、裂纹，甚至囊样变，进而机体代偿性修复，使软骨下骨质增生，形成关节边缘唇状骨赘及关节面增厚或硬化。

（二）临床表现

1. 症状　拇指基底关节综合征早期表现为关节肿胀、疼痛，随着病变发展，症状逐渐加重，可出现骨关节膨大、活动受限、活动时伴有摩擦音。晚期可转为持续性疼痛、关节畸形、活动严重受限。患者多有慢性劳损、急性损伤或 Bennett 骨折病史。因失去拇指基底关节周围韧带的有效固定，出现关节不稳、握物无力等症状。疼痛是多数患者的主诉症状。

Bennett 骨折是一种关节内骨折，占成人第一腕掌关节骨折的 1/3。Bennett 骨折后患者易伴发拇指基底关节综合征。

2. 体征

（1）屈曲内收试验：检查者持患手第一掌骨，使之向掌侧屈曲，并同时向尺侧偏斜，如腕掌关节产生疼痛或发生弹响,或两者均具,则为阳性。

（2）研磨试验:将患侧拇指沿第一掌骨向下压,在尽量使腕掌关节间隙缩小的情况下,旋转第一掌骨、拇指基底关节,若该关节产生疼痛,则为阳性。

（三）影像学检查

X线检查可排除其他指关节病变。其他检查并无特异性。

（四）诊断与鉴别诊断

1. 诊断

（1）症状:有腕部桡侧外伤或劳损史,因韧带松弛而关节不稳,握物无力,局限性疼痛及压痛明显。

（2）体征:拇指基底部肿胀、疼痛及压痛,有时放射到肘关节、掌指关节,抓握物时症状加重。

（3）特殊试验

1）屈曲内收试验:检查者持患手第一掌骨,使之向掌侧屈曲,并同时向尺侧偏斜,如腕掌关节产生疼痛或发生弹响,或两者均具,则为阳性。

2）研磨试验:将患侧拇指沿第一掌骨向下压,在尽量使腕掌关节间隙缩小的情况下,旋转第一掌骨、拇指基底关节,若该关节产生疼痛,则为阳性。

2. 鉴别诊断

（1）拇长屈肌狭窄性腱鞘炎:掌指关节屈曲可有压痛,有时可触到增厚的腱鞘,状如豌豆大小的结节,多伴有"扳机指"。

（2）手部捻发音肌腱炎:掌指关节背侧肿胀疼痛,其肿胀与肌腱走向一致,触压痛明显,运动稍受限,伴典型捻发音。

（3）腕管综合征:患侧手部麻木,夜间尤甚,在拇指、示指、中指、无名指桡侧半。

（4）桡骨茎突狭窄性腱鞘炎:桡骨茎突处疼痛比拇指基底部强烈。

（五）治疗

1. 一般治疗　针灸、理疗、中药外敷等,均有一定疗效。

2. 局部注射治疗　取患侧腕关节鼻烟窝远侧,可触及第一掌骨与大多角骨的关节间隙。针刺后抽出少许滑液,证明穿刺无误,即可注入局部麻醉药和糖皮质激素。

3. 手术治疗　第一腕掌关节融合术的有效性尚存争议。

（六）康复和预后

Bennett 骨折后导致拇指基底关节综合征的部分患者因接受大多角骨切除,术后拇指腕掌关节失稳,导致握物无力症状长期存在,需要较长时间康复。

十、指关节侧副韧带损伤

（一）发病机制

手指关节侧副韧带损伤是手部常见的一种闭合性损伤,多由于关节遭到暴力后过度背伸、扭转或侧方遭到挤压、打击、纵向牵拉等造成侧副韧带断裂和附着部撕脱,后者常并发指骨头或基底的撕脱骨折。因其特殊的解剖结构和形态特点,为手指提供了多种方向的功能活动。如治疗不当或根本不治疗,将会造成关节长期疼痛和不稳定,晚期会造成创伤性关节炎和关节僵硬。

侧副韧带损伤按部位分为掌指关节副韧带损伤和指间关节副韧带损伤。拇指掌指关节侧副韧带损伤较多见。尺侧副韧带损伤多于桡侧。

侧副韧带断裂有中间撕裂、近节指骨头起始部撕裂、中节指骨基底部远侧撕裂和侧副韧带伸入掌板部撕脱骨折四种类型。

（二）临床表现

伤后局部肿胀、疼痛,手指侧向不稳定,无力,影响握、捏功能。查体可有被动侧向异常活动度,伴疼痛。

（三）影像学检查

X 线平片多正常。可伴有小块撕脱骨折,被动外展或内收位。平片可见韧带撕脱一侧关节间隙增宽,关节呈半脱位。

（四）诊断与鉴别诊断

本病诊断相对简单,一般有明显的手指关节扭挫伤史,可行 X 线或 MRI 检查,与骨折及关节脱位进行鉴别诊断。

（五）治疗

1. 韧带不完全断裂处理　韧带不完全断裂,关节稳定,侧向无异常活动者,用石膏固定断裂韧带于松弛位 3~4 周。

2. 韧带完全断裂处理

（1）拇指掌指关节侧副韧带损伤韧带完全断裂时,断裂韧带回缩,卷曲,拇内收肌腱膜嵌入回缩的韧带之间,使韧带两端不能接触,宜早期手术。陈旧性完全断裂者,则需手术重建韧带。必要时行关节融合术。

（2）第二到五指指关节侧副韧带损伤韧带完全断裂时,除急性期疼痛外,多无症状。因邻指及手内肌的支持,无关节不稳定,不需手术。陈旧损伤不需处理。

（3）指间关节侧副韧带断裂者,可固定患指 3 周。陈旧性韧带断裂,有关节不稳和疼痛者,可手术治疗。

3. 药物治疗

（1）镇痛药:必要时可口服或外用 NSAIDs、消肿药等。

（2）物理治疗:可配合偏振光、微波等物理治疗。

（六）康复和预后

局部肿胀消除后,可进行适当屈伸活动,适度功能锻炼。

十一、指关节扭伤

手指在伸直位或掌指关节在屈曲位,遭遇顶撞、扭伤等外力,发生关节面及滑膜的损伤,出现局部疼痛、压痛和活动障碍,称指关节扭伤。在日常生活、劳动、体育锻炼中,手指受伤的机会较多。虽损伤不重,若不及时治疗,将会遗留疼痛、功能障碍等,给患者生活造成不便。

（一）发病机制

指关节包括掌指关节和指骨间关节。掌指关节共 5 个,由掌骨头和近节指骨底构成。关节囊薄而松弛,其前后有韧带增强,掌侧韧带较坚韧,并含有纤维软骨板。囊的两侧有侧副韧带,从掌骨头两侧延向下附于指骨底两侧。此韧带在屈指时紧张,伸指时松弛。指骨间关节共 9 个,由各指相邻两节指骨的底和滑车构成,是典型的滑车关节,关节囊松弛,两侧有韧带加强。手指在伸直位或掌指关节在屈曲位,骤然遭受顶撞、扭伤之外力,韧带受到过度牵拉而超出正常的生理负荷,导致其部分损伤或完全断裂,可同时发生关节面及滑膜的损伤,出现局部疼痛、压痛和活动障碍。

（二）临床表现

指间关节剧烈疼痛、肿胀,如有骨折可能会出现形态改变,应注意保护,不应盲目进行体格检查。伤指处于半屈曲位,作伸屈活动时疼痛加剧。指间关节有明显的压痛,做被动侧方活动时,疼痛加重。若侧副韧带断裂时,有侧向异常活动。关节做各个方向运动时均会不同程度受限,如急性指关节扭伤未进行恰当处理,延展为慢性指关节损伤,并累及支配的神经,可能会导致指部肌肉萎缩,影响长期的手部、指部运动功能。

（三）辅助检查

1. X 线平片　可查看是否存在较明显的骨折。但普通 X 线平片密度和空间分辨率低,部分解剖部位重叠,并受投照条件的影响,对细微无移位的骨折容易漏诊,必要时行 MRI 检查。

2. MRI　MRI 软组织分辨率高,可多方位成像,清晰地显示关节的细微解剖结构,对关节各组成结构的损伤、复杂的复合伤具有极高的敏感性。

（四）诊断与鉴别诊断

本病诊断相对简单，一般有明显的手指关节扭挫伤史，可行经 X 线或 MRI 检查，与骨折及关节脱位进行鉴别诊断。

（五）治疗

1. 急性指关节扭伤的一般处理

（1）保护性制动：运动损伤常采用"RICE"原则治疗，即休息（rest）、冰敷（ice）、加压包扎（compression）和抬高患肢（elevation）。Tiemstra 在该原则基础上提出"PRICE"理念，即在上述方法之前增加了保护性制动（protection）。

（2）冰敷：伤后立即用冷水或冷毛巾外敷，越早越好。此时冷敷能使血管收缩，减轻局部充血，降低组织温度，起到止血、消肿、镇痛的作用，为后期治疗提供良好基础。

（3）早期按摩治疗：伤后 24h 后方可开始进行手法治疗，注意手法要轻柔。也可联合中药熏蒸等治疗方法。

2. 药物治疗

（1）镇痛药：必要时可服用或外用 NSAIDs。

（2）消肿药：如迈之灵等。

3. 神经阻滞治疗　必要时可行局部痛点阻滞治疗，给予利多卡因+少量长效糖皮质激素进行阻滞治疗，每周 1 次，3~5 次 1 个疗程。可减少患者疼痛，加速恢复。

4. 臭氧关节腔注射　适当浓度的臭氧能在人体内产生氧化产物，作为激活因子，刺激人体产生多种生物学效应，能够改善细胞代谢及供氧。臭氧关节腔内注射可以消除炎症、减轻疼痛，能够有效改善踝关节腔内环境。

5. 物理治疗　可配合中频、超短波等物理治疗。

6. 手术治疗　急性指关节扭伤的手术指征临床尚无统一标准，但对于韧带损伤程度较严重、对运动功能要求较高及非手术疗法治疗无效的患者，手术治疗仍是首选。

（六）康复和预后

本病主要是由于外伤性因素引起，平时应注意安全，尤其活动前应做好准备运动。另外，关节扭伤后应及时处理，原则是止痛和消肿散淤，使损伤的组织得到良好的修复。本病预后一般较好，如果不及时处理容易再次扭伤。

十二、掌、指关节炎

骨关节炎是临床常见的以关节软骨变性和骨质增生为特征的慢性退行性骨关节疾病。手部掌、指关节是骨性关节炎最易被累及的部位之一。本病女性多发，起病隐匿，进展缓慢，症状多见于 40 岁以上，发病随年龄增长而增多，主要临床表现为逐渐缓慢出现的掌指关节骨赘形成、僵硬、疼痛、肿大、畸形伴活动受限。发病机制还不完全清楚，目前认为与年龄、性别、体质、既往创伤史、代谢障碍、细胞因子等多因素有关。关节承重和过度使用磨损是常见病因。

（一）临床表现

1. 症状　疼痛，可为持续性隐痛、胀痛，休息后减轻，活动劳累后加重，清晨起床或者静息较长时间后出现掌指关节僵硬、活动困难并伴有疼痛，需要反复活动后僵硬现象才能消失。但一般晨僵时间≤30min。症状加重时可出现关节红肿、肿胀。受累关节周围压痛明显。部分关节因骨质增生、骨赘形成导致关节肥大变形，严重者出现关节畸形和半脱位。

2. 体征　关节肿胀伴局部皮温升高，有压痛，活动受限，活动时关节可有弹响，严重者可见关节畸形、半脱位。

（二）辅助检查

1. 实验室检查　血常规、类风湿因子、血沉、C 反应蛋白（C-reactive protein，CRP）可正常，急性发作时血沉可增高。

2. 影像学检查　X 线平片、CT 显示骨质增生、关节缘骨赘形成,关节间隙狭窄、软骨下骨硬化和/或囊性变、关节周围软组织肿胀等。早期 X 线表现可不明显,中晚期可见关节间隙变窄,关节面硬化致密,关节内骨赘,软骨下囊性病变,晚期可出现关节畸形和半脱位。MRI 具有良好软组织分辨及断层能力,能够明确显示活动性滑膜炎以及关节周围软组织炎性渗出改变。

3. 超声检查　超声检查在滑膜炎、关节积液、关节间隙狭窄以及骨赘形成时有较好的分辨能力。

4. 关节镜检查　关节镜检查可以直观地提供关节内部信息,还可用于治疗。

（三）诊断与鉴别诊断

1. 诊断　根据患者年龄、疼痛特点、症状、体征及辅助检查,诊断并不困难。

2. 鉴别诊断

（1）类风湿关节炎:手部小关节对称性、游走性肿痛,可有鹅颈样畸形。类风湿因子阳性,血沉和 CRP 多升高。关节滑液有异常。

（2）痛风性关节炎:本病起病急骤,可在夜间痛醒。大多侵犯单个关节,常见于第 1 跖趾关节,其次是足背、足跟及其他关节。受累关节肿痛明显,关节周围可见痛风石,血尿酸多升高。X 线可见关节骨面有虫蚀状或穿凿状缺损,在痛风石钙化者可见钙化影。

（3）银屑病关节炎:可有银屑病皮损。非对称性的四肢末梢关节受累,整个手指可产生梭形肿胀,特异性变化是指甲从甲床分离,并在其远侧缘出现白色片状色素脱失。

（4）腱鞘炎:可有慢性劳损史或急性外伤史,腱鞘局部有压痛和肿块,可有弹响,X 线检查未见异常,局部消炎镇痛液注射治疗效果好。

（5）感染性关节炎:可有全身或局部感染史,关节肿痛明显,多伴随有全身感染症状,如体温升高。关节囊肿胀,按压可有波动感。查血常规白细胞计数增多,血沉和 CRP 多升高,关节滑液中可发现大量白细胞,滑液细菌培养可阳性。

（四）治疗

1. 非药物治疗

（1）患者教育:对患者进行健康教育,使其能充分认识自己的疾病,消除心理负担,树立战胜疾病的信心;教育患者了解所用药品的用法和可能出现的不良反应,提高治疗依从性;教育患者避免不合理运动和不良生活习惯,减少受累关节的应力和创伤,避免病情反复和加重。

（2）物理治疗:包括热疗、超短波、红外线照射、电疗、磁疗、超声波等。

（3）中医疗法:手法按摩、针灸、针刀等。

2. 药物治疗　药物治疗主要是改善临床症状,提高患者生活质量。

（1）局部用药:NSAIDs 或辣椒碱外用;中成药物贴剂外用,中草药局部熏洗、熏蒸、敷贴等。小剂量糖皮质激素关节腔内注射治疗。但要注意局部皮肤是否完整,注射部位有感染、严重心脑血管疾病或糖尿病者禁用。

（2）全身用药:主要为抗炎镇痛药物。首选口服对乙酰氨基酚,其次为 NSAIDs,有胃肠道风险者加用质子泵抑制剂或者选择环氧酶-2 抑制剂。对于病情严重或者有其他合并症不能耐受 NSAIDs 患者,可使用曲马多等。氨基葡萄糖及硫酸软骨素酌情使用。

3. 手术治疗　根据病情严重程度、患者个体情况,制订个性化的手术方案。

（五）康复和预后

积极防治能引起骨关节病的各种原发疾病。加强患者自我管理和宣教,尽量避免过度劳损,避免创伤、扭伤或挫伤,以免加重原有的病变。适度功能锻炼,注意保暖,避免寒湿。掌指关节炎患者大多预后良好。

（吴大胜　刘金锋　黄佑庆　姚旌　于建设　舒雅　郑婧）

参考文献

［1］　张晓星,马军,宋潇潇.肌电图对无名指和小指麻木诊断的研究进展［J］.现代电生理学杂志,2017,24(4):223-225.

［2］　DIMITROVA ALEXANDRA,MURCHISON CHARLES,OKEN BARRY. Local effects of acupuncture on the median and ulnar nerves in patients with carpal tunnel syndrome:a pilot mechanistic study protocol［J］. Trials,2019,20(1):8.

［3］　陈孝平,汪建平,赵继宗.外科学［M］.9版.北京:人民卫生出版社,2018.

［4］　胥少汀,葛宝丰,徐印坎.实用骨科学［M］.4版.郑州:河南科学技术出版社,2019.

［5］　SHE C,ZHONG H,LIU M L,et al. Clinical observation on wheat grain-sized cone moxibustion combined with fire needle for dorsalwrist ganglion［J］. J Acupunct Tuina Sci,2017,15(2):145-148.

［6］　SANDERSON MARK,MOHR BRUCE,ABRAHAM MICHAEL K. The emergent evaluation and treatment of hand and wrist injuries:an update［J］. Emergency medicine clinics of North America,2020,38(1):61-79.

［7］　SHRESTHA SHILU,TAMRAKAR SUBIDHA,BANSKOTA ASHOK K. Outline of Hand and Wrist Injuries Presenting to an Emergency of a Tertiary Care Centre in Nepal［J］. Journal of Nepal Health Research Council,2019,17(3):340-344.

［8］　EVA LLOPIS,RODRIGO RESTREPO,ARA KASSARJIAN,et al. Overuse injuries of the wrist［J］. Radiologic Clinics of North America,2019,57(5):957-976.

［9］　丁文龙,刘学政.系统解剖学［M］.9版.北京:人民卫生出版社,2018.

［10］　卫彦强,石继祥,纪斌等.骨性关节炎发病机制的研究进展［J］.医学综述,2018,24(5):838-841.

［11］　中国中医药研究促进会骨科专业委员会,中国中西医结合学会骨伤科专业委员会关节工作委员会.膝骨关节炎中医诊疗专家共识(2015年版)［J］.中医正骨,2015,27(7):4-5.

第三十六章　胸、背部疼痛病

Crock 首先提出椎间盘源性疼痛,主要是指椎间盘结构和功能紊乱刺激椎间盘疼痛感受器而引起疼痛。胸椎间盘源性胸痛(Thoracic discogenic pain)是指胸椎间盘退行性病变刺激窦椎神经末梢而引起的胸部疼痛,不伴有胸椎神经根性症状和体征,影像学上无明显的神经受压及节段失稳表现。

一、发病机制

由于胸椎与颈椎和腰椎在脊柱中的方向、结构和功能上有所不同,较少承受人体的重量,再加上两侧与肋骨相连及保护,多见于中年以后发生退变。目前关于椎间盘源性疼痛发病机制的研究主要集中在椎间盘变性、神经纤维的异常增殖、生物化学因素、生理学因素等,这些引发椎间盘源性疼痛的因素之间是相互促进、密不可分。

(一) 椎间盘变性因素

健康的椎间感觉神经分布于纤维环的外三分之一。变性的椎间盘,神经分布更深、更广泛,一些纤维甚至渗入到髓核。随着年龄的增长,髓核脱水、背部异常姿势等,椎间盘会变得非常脆弱,纤维环及周围会发生裂隙或撕裂。纤维环内部撕裂扩展至纤维环外三分之一时就会导致慢性疼痛,外层纤维环的破裂可能会刺激炎性介质渗漏到相邻的硬膜外结构,如后纵韧带、硬脑膜及脊神经节的背根神经,刺激并损害DRG,也会刺激血管向内延伸,疼痛感受器向内进入到椎间盘的内部,通过多样的炎性修复机制,使得疼痛感受器的敏感性增强,导致慢性椎间盘源性疼痛。

(二) 生物化学因素

疼痛与巨噬细胞所释放的炎性介质密切相关,前列腺素、一氧化二氮、磷脂酶 A2、环加氧酶-2 等炎性细胞因子可能与机械性受压引起的椎间盘炎有关。

(三) 心理因素

背痛与情绪的相关性已经被证实。在生理学情况下,慢性压力作为一种长期的刺激因素,影响 Th1 表达,经常伴随抑郁,同时激活免疫/炎性反应系统,导致细胞因子过度分泌,引起患者椎间盘源性疼痛症状。

(四) 遗传学因素

从遗传学角度来看,基因多态性与椎间盘变性密切相关,遗传性因素与患者椎间盘源性疼痛的关系比环境因素更加密切。

二、临床表现

(一) 症状
1. 反复发作的胸背部疼痛,劳累后加重。
2. 久坐或长时间站立后胸背痛症状加重。

(二) 体征
1. 常见胸椎脊旁肌肉紧张,有些患者棘突两侧肌肉突起高于棘突。
2. 胸椎棘突旁有压痛和放射痛,叩击时疼痛加重。
3. 神经支配区内皮肤感觉减退,温度觉异常。

4. 一般不出现胸椎神经根性体征。

（三）特殊检查

目前椎间盘源性胸背痛缺乏客观神经定位检查。

三、影像学检查

（一）X 线

正侧位 X 线平片能显示胸椎退变、突入椎管的骨赘及椎管狭窄影像，但轻度椎管狭窄及椎管韧带钙化不易显示，故 X 线检查对确诊无决定作用，但可排除椎体肿瘤、结核等疾病。

（二）CT

对定性、定位、确诊有重要意义。CT 横断扫描对突入椎管的骨赘及后纵韧带骨化显示特别清楚，还能清楚地显示椎弓根、关节突及其组成的椎间孔，但对多节段胸椎间盘突出症及合并胸椎黄韧带骨化者易漏诊。

（三）MRI

可直接获取无衰变的多维影像，在轴位、矢状位上可建立清晰的立体概念，显示突出物的位置及其与周围结构的关系，尤其是与脊髓的关系。MRI 的 T2 加权像病变椎间盘表现典型的间盘低信号（黑盘征），纤维环后部出现高信号区（HIZ）。

（四）椎间盘造影

在椎间盘退变及损伤方面，椎间盘造影比 MRI 更精确和敏感，是目前椎间盘源性疼痛诊断的"金标准"。

四、诊　　断

主要依靠病史、症状、体格检查、影像学检查、椎间盘造影等，排除其他病变，综合评估，明确诊断。刺激性的椎间盘造影激发试验一直是诊断椎间盘源性疼痛的"金标准"。进行椎间盘造影时，对比剂输注速度不应该超过 0.05ml/s。如果输注速度过快，过量的增压，终板上及后纵韧带上正常静止的疼痛感受器及机械性感受器可能受压而受刺激，导致假阳性的椎间盘造影。

五、鉴 别 诊 断

（一）髓外硬膜外肿瘤

为椎管常见肿瘤，以淋巴瘤、转移瘤为主，常见于中老年群体，病情进展快，疼痛为根性剧痛，疼痛部位与肿瘤位置一致。感觉障碍自下向上发展，无明显的感觉分离。常合并 Brown-Sequard 综合征。早期出现蛛网膜下腔梗阻，晚期可出现括约肌功能障碍。患者多有脊髓压迫症，累及胸椎、腰椎，表现为神经根、脊髓受压，随后可能出现下肢感觉、运动功能障碍，或伴括约肌功能失调。脊柱 X 线平片骨质有改变。脊髓造影呈杯口状充盈缺损。MRI 和 CT 检查片见肿瘤在脊髓外，脊髓有明显移位。MRI 可有效诊断髓外硬膜外病变。

（二）心源性胸痛

主要表现为胸部不适或胸骨后痛，心血管病变于相应区域体表的传入神经进入脊髓同一节段并在后角直接激发脊髓体表感觉神经元，引起相应体表区域的痛感。根据典型胸痛症状、心电图、心肌酶谱、心脏彩超等检查结果，可明确心源性胸痛病因。

（三）胸椎间盘突出症

首先出现胸背痛，休息后疼痛症状可减轻，继之出现感觉障碍、下肢无力和大小便功能障碍。脊柱可有轻度侧弯及椎间节局限性疼痛、压痛及叩击痛。疼痛可为腰痛、胸壁痛或一侧、两侧下肢痛，咳嗽、打喷嚏或活动增加均可致使疼痛症状加重，休息后上述症状可减轻。存在感觉障碍、肌力减退、括约肌功能障碍等。MRI 检查可精确地进行定位和评估脊髓受压的程度。

六、治　疗

一般首先进行短期的保守治疗。持续性的受压可能会导致神经根不可逆的结构学变化,这可能是慢性神经性疼痛的原因。研究发现,结构变化可能会出现在神经根受压1个月以后,不可逆变化发生在持续性受压3个月以后。患者保守治疗1~3个月无效后,为防止椎间盘进一步退行性变及结构的不稳定性加剧,应考虑更加有效的治疗方式。

(一) 一般治疗

制动、物理疗法、支具疗法等。

(二) 药物治疗

应用脱水剂、NSAIDs、肌松剂、神经营养药、糖皮质激素等。

(三) 神经阻滞治疗

胸椎旁神经阻滞和胸椎脊神经后支阻滞疗法。

(四) 微创介入治疗

经皮激光间盘修补术、射频消融术、椎间盘电热疗法、等离子髓核成形术、臭氧髓核消融术、化学溶解术等。

(五) 手术治疗

包括融合和非融合手术治疗。

七、康复和预后

临床上胸椎间盘源性胸背痛比较少见,经保守治疗和微创治疗后症状会明显缓解或痊愈。工作中注意劳逸结合,姿势正确,不宜久坐久站。剧烈体力活动前先做准备活动,平时应加强锻炼,提高胸椎稳定性。

第二节　胸椎根性神经痛

胸椎根性神经痛(thoracic radicular neuralgia)又称胸神经痛,是指胸段脊神经前后支及分支病变或潜在损伤所导致的沿神经走行分布的放射性疼痛综合征,常可累及胸椎旁交感神经及血管。胸椎根性神经痛是胸椎间盘突出症最常见的临床症状,严重影响患者的生活质量。

一、发 病 机 制

胸椎根性神经痛病因包括创伤、感染、肿瘤、退行性变等多种因素。胸椎骨与软骨及肌肉韧带的退行性病变可卡压或刺激胸脊神经引起疼痛;重度骨质疏松胸椎压缩骨折刺激胸脊神经也会引发神经痛。细菌感染、脊柱结核、脊椎旁组织感染等均可合并胸神经痛。胸神经(T1-12)是在PHN中最常见的区域,发生率约为50%。潜伏在胸DRG的水痘-带状疱疹病毒重新复制繁殖,损伤胸脊神经而引起的胸神经痛是病因明确的胸椎根性神经痛。胸椎良恶性肿瘤与转移瘤累及胸脊神经时发生剧烈的顽固性疼痛。创伤所致的胸神经痛往往合并有其他表现,与原发性胸脊髓病变所导致的胸神经痛,需要进行鉴别。

(一) 机械压迫学说

髓核突入椎管,压迫邻近的神经根,使神经根处于牵张状态,导致神经根静脉回流受阻、水肿变性,产生临床症状。机械压迫学说可以解释大部分患者的临床表现,但临床中有些患者影像学检查有明显的椎间盘突出症,却没有任何临床不适症状。有些患者并未找到椎间盘突出症的证据,却表现为严重的根性神经痛。

(二) 免疫学说

突出的髓核组织突破包绕的纤维环或后纵韧带,暴露在椎间盘基质外,机体把髓核的蛋白多糖当作

"异己"成分,持续的抗原刺激引起周围自身免疫反应。但具体免疫机制仍不清楚,这给椎间盘突出症的对因治疗带来困难。

二、临 床 表 现

(一) 症状

临床表现依病因不同而出现不同的临床症状。

1. 疼痛部位 自胸背部开始沿着受侵袭的胸脊神经至前胸、肋弓下或者前腹壁,呈半环形或者环形条带样分布的一过性剧烈放射性疼痛。由于胸部躯体神经与胸交感神经链邻近的结构特点,交感神经往往同时受累,因此常合并某些内脏症状,如心前区疼痛、胃部不适、腹痛等。

2. 疼痛性质 临床表现复杂多样,包括自觉症状和诱发症状。病程长,疼痛部位与其受损区域一致,以针刺样痛、牵扯样痛、电击样痛、撕裂样痛、烧灼样痛、重压性痛、膨胀样痛及麻木样痛比较多见,常常伴有情感障碍。如果神经本身发生损伤或者受到长时间卡压,疼痛性质可表现为刀割样、烧灼样、抽搐样疼痛,同时伴有或不伴有局部浅感觉减退。

3. 影响因素 变动体位、深呼吸、咳嗽、寒冷等加重疼痛;平卧静止体位或者热疗能缓解。患者常常表现为小心翼翼,不敢大声说笑。但带状疱疹性胸神经痛,因长时间静止不动,脊神经血供减少,神经水肿加重,表现为夜间疼痛加重。

(二) 体征

患者常常表现为小心翼翼,以手掌覆盖保护胸肋部疼痛部位。

1. 胸椎棘突、棘突旁、胸椎旁、肋骨间或肋缘有压痛;有时在胸椎旁可触及肌纤维索条。有脊柱后凸畸形时,注意有无胸椎压缩性骨折。

2. 胸椎转移瘤、胸椎终板炎及椎间盘炎时,胸椎叩击痛多为阳性,可与压痛同时存在,需行 MRI 进一步检查。

3. 带状疱疹性胸神经痛在受损神经支配区皮肤上可见红斑、簇集样丘疹及水疱,疱疹在脊柱部位在所侵神经节段下移 1~2 个节段,轻微的刺激可引起疼痛发作。疼痛表现为发作性的沿肋间神经走向的刺痛或灼痛。

4. 受累神经分布区常有浅感觉减退、痛觉过敏。

(三) 特殊检查

多数实验室检查无异常,但根据原发病不同,可能具有相应异常的实验室检查指标。感染、疼痛剧烈者白细胞增高;带状疱疹患者免疫球蛋白及淋巴细胞亚群异常;脊柱转移瘤患者会有肿瘤指标异常。

三、影像学检查

(一) X 线平片

胸片和脊柱正侧位片可以明确骨质损伤。椎体压缩骨折可发现椎体高度丧失,前低后高,楔形改变则为椎体压缩骨折。

(二) 胸椎 CT

区别良恶性椎体骨折,辨别椎体及附属结构的异常。

(三) 胸椎 MRI

明确胸椎间盘病变、黄韧带肥厚以及脊椎关节退行性变、炎性改变、神经鞘膜瘤及椎管内和髓内肿瘤。

(四) 红外热成像检查

功能影像检查手段。通过对比,比较组织的热辐射,反映组织代谢强度,与结构影像结合,可以明确病变的部位和性质。椎体转移瘤时表现为脊柱旁另一条与脊柱凹陷相平行的热条带改变。在带状疱疹早期疼痛皮疹未出现时及急性期,应用红外热成像检查可显示脊柱区及周围神经分布区均明显高温表现,而肌筋膜炎或退行性脊柱病变所致胸神经痛表现为椎旁冷热不均区,周围冷区;有助于早期诊断(图 36-2-1~图 36-2-3)。

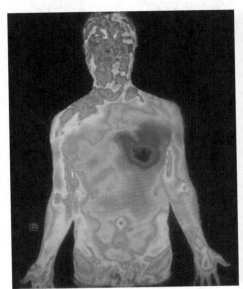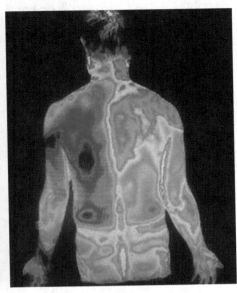

图 36-2-1　带状疱疹性胸脊神经痛急性期红外热图,右侧胸肋部带状疱疹性肋间神经痛早期红外热成像:右侧胸椎旁及右侧肋胁部偏热改变,提示炎症与充血

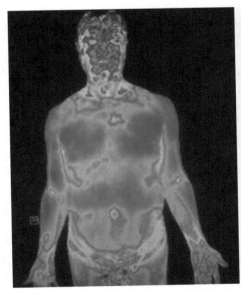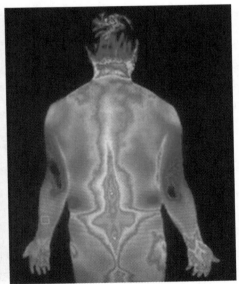

图 36-2-2　这是图 36-2-1 中患者治愈后的红外热图:双侧胸背部热图基本对称

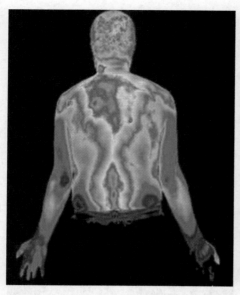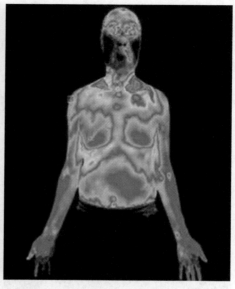

图 36-2-3 肌筋膜炎肩背部疼痛患者红外热图,肌筋膜炎肩背部疼痛红外热图:表现为左侧椎旁冷热不均片状热区,周围冷区

四、诊 断

根据临床特征,结合体格检查和辅助检查可以确诊。由于不同病因所致胸神经痛治疗方法各异,需要进行病因诊断。

(一)根据病程和疼痛是否进行性加重,区别良恶性胸神经痛。

(二)根据有无感觉、运动平面,鉴别胸神经痛是否为脊髓病变的症状,排除椎管内及髓内肿瘤。

五、鉴 别 诊 断

(一)心源性胸背痛

心前区疼痛合并胸背痛,要与心脏病鉴别,要点为心脏疾患,查体无胸椎叩击痛及椎旁压痛。

(二)心理性背痛

精神心理因素和功能性胸背痛有关。潜在作用复杂,通过精神心理调节可以明显缓解。

六、治 疗

注重对因治疗和促进神经功能修复,目的是缓解疼痛,提高生活质量。

(一)一般治疗

胸椎压缩性骨折所致神经痛急性发作期需要卧床休息。感染所致者需要抗感染治疗。

(二)药物治疗

神经痛以离子通道调节剂加巴喷丁、普瑞巴林为主,神经受损者可以配合使用 B 族维生素,局部应用贴膏,如 5% 利多卡因贴、8% 辣椒素软膏等;需使用三环类抗抑郁药(TCAs)、SSRIs 及 5-羟色胺去甲肾上腺素再摄取抑制药(serotonin-norepinephrine reuptake inhibitor,SNRIs)药物。

(三)物理治疗

怀疑肿瘤者严禁进行物理治疗。

(四)选择性神经阻滞

推荐使用胸椎旁神经阻滞(图 36-2-4),对胸背部压痛点同时进行注射治疗效果很好。带状疱疹急性期应用干扰素行脊椎旁神经阻滞可以有效缓解疼痛、缩短病程并极大降低疱疹后神经痛的发病率。

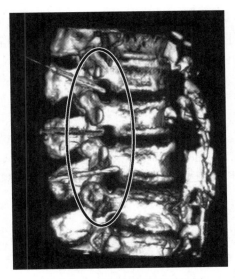

图 36-2-4 CT 胸椎旁穿刺位置

（五）针法疗法

对于软组织挛缩引起的顽固性胸背痛可进行针法松解。

（六）神经调控技术

TENS、DRG 脉冲射频术（PRF）、SCS 等。近年来脉冲射频神经调控技术在顽固性根性神经痛方面的应用得到业界广泛认可，例如 DRG PRF 在带状疱疹性神经痛和 PHN 的应用，上胸段要求在 CT 引导下穿刺。在肋角处穿刺行 PRF 治疗胸部 PHN，其效果与 DRG PRF 相近，却可以降低诸如气胸等穿刺损伤。

（七）胸背根神经节毁损

胸椎转移瘤引起的胸神经痛，影像引导下经皮穿刺 DRG 射频毁损，效果较好。

七、康复和预后

胸椎根性神经痛由于病因不同，预后差别较大。总体来说，退行性病变及带状疱疹性神经痛预后良好，但是高龄患者并发 PHN 者病程长，部分患者疼痛控制不理想，可定期行 DRG 或者肋间神经的脉冲射频治疗。肿瘤性疼痛首先要处理病因，然后根据患者个体情况采用不同的疼痛治疗方案。

第三节 胸背肌筋膜疼痛综合征

胸背肌筋膜疼痛综合征（Chest back myofascial pain syndrome）是一类较为复杂的临床常见疾病，多由胸背部骨骼肌无菌性炎症导致，引起颈肩胸背部疼痛、软组织疼痛及关节周围疼痛等，发病率随年龄增加而增长，近年来有年轻化趋势，严重影响患者的工作、学习及生活。

一、发病机制

风寒侵袭、疲劳、外伤或睡眠位置不当等外界不良因素刺激机体，导致或诱发肌肉筋膜炎的急性发作，胸背部肌肉、韧带、关节囊的急性或慢性损伤、劳损等，引起胸背肌筋膜纤维结缔组织水肿、血管痉挛及肌纤维收缩，生成大量致痛物质，刺激肌肉筋膜的痛觉感受器引起疼痛，形成粘连。

（一）肌肉能量代谢紊乱

各种诱发因子和易感因子造成肌肉损伤，导致局部运动终板功能异常，出现乙酰胆碱在终板处漏出现象，使终板处的肌细胞膜持续去极化，大量钙离子从肌浆网释放，引起肌纤维持续性收缩。肌肉持续收缩导致局部缺氧和局部高代谢状态，形成了局部的能量代谢危机和局部 5-HT、组织胺、缓激肽和 P 物质的释放，刺激传入神经末梢，引发触发点疼痛，刺激交感神经产生局部交感症状。

（二）肌梭异常电位

交感神经兴奋，刺激肌梭内纤维，导致其收缩，引起激痛点的出现，这个学说解释了胸背肌筋膜疼痛综合征患者具有放射痛和自主神经功能紊乱的现象。然而有些学者认为肌电图检查使用的银针很难穿入肌梭被膜，记录的电位是否为肌梭电位值得怀疑。

（三）中枢敏化

肌筋膜疼痛综合征由急性变成慢性状态，持续的伤害性输入会造成脊髓后角神经元敏化。后角神经元兴奋性增高，改变骨骼肌张力，局部生物力学失衡，出现过度的局部痛觉敏感和特征性的触发点局部抽搐反应。激痛点可以诱导中枢敏化，中枢敏化也可以促进激痛点的活跃，同时可引起患者皮层 GABAA 受体浓度的上调。

（四）肌组织纤维化

肌筋膜触发点的条索、硬结为组织纤维化，肌筋膜疼痛综合征中受累肌肉可能类似瘢痕组织。人体软组织受急性或慢性损伤后一系列病理和生理过程的变化会对被破坏组织产生修复和对被扰乱的生理功能进行恢复,产生瘢痕、粘连、挛缩、堵塞等。在急性期如果没有得到彻底的治疗可转为慢性病变,或者患者受到反复的劳损、风寒等不良刺激,以致反复出现持续或者间断的慢性肌肉疼痛、酸软无力等症状。

二、临 床 表 现

（一）症状

有明显的诱因,包括局部或邻近部位的损伤或慢性劳损病史。女性发病多于男性。主要表现为胸背部慢性持续性酸胀痛或钝痛,疼痛呈紧束感或重物压迫感,麻木感,疼痛晨起加重,活动后减轻,过度活动又加重。可因局部受凉或全身疲劳、天气变冷等诱发疼痛或加重疼痛,遇热可减轻。重者可睡眠中痛醒。有时出现弹响。伴有情绪紧张。少数患者有感觉过敏、感觉减退、感觉过度等症状。

（二）体征

通过体格检查进行诊断,包括骨骼肌生物力学检查、神经系统检查、激痛点检查等。触诊确定激痛点诊断准确性较高。

1. 激痛点多位于运动神经终板区,触诊时疼痛最剧烈且可引发牵涉痛,分为活跃性激痛点（active trigger point）和隐性激痛点（latent trigger point）。活跃性激痛点可出现自发性疼痛,隐性激痛点只有在受压下才会出现疼痛。

2. 胸背肌包括表层的胸背筋膜,分别为斜方肌、大菱形肌和小菱形肌,这些肌肉都与肩胛带的冈上肌、冈下肌、小圆肌一样,以肩胛骨为附着点。

3. 常见背肌激痛点好发次序　①斜方肌下胸部的斜行肌纤维,以左侧常见。②左肩胛内缘附近的胸髂肋肌及肌筋膜。③大小菱形肌。④胸段棘肌及胸最长肌。

4. 紧绷肌带　医师用手指横向肌纤维的方向,轻微地拨弄肌纤维,会感觉到肌肉的激痛点里像绳索般的硬结,紧绷肌带的范围是从这个硬结延伸到肌肉两端的附着处,呈颗粒型、索样、块状等多形态化表现。

5. 局部抽搐反应　弹拨式触诊激痛点会使紧绷肌带纤维引起短暂性的抽搐反应。

6. 触诊特点　①查体触及病灶时的异常感与患者产生同步知觉。②病情的敏感期和麻痹期在同一患者身上产生不同反应,麻痹期患者反应迟钝,敏感期患者特别敏感。

7. 伴有或不伴有脊柱侧弯,相应的肌肉痉挛、疼痛和活动受限。可触及局部皮肤和皮下组织增厚,可触及条索、痛性结节和激痛点。0.5%利多卡因痛点注射可使疼痛消失。

（三）特殊检查

1. 针刺肌电图　将针与肌电图仪器相连并缓慢刺入治疗区域,观察到运动单元活动电位（motor unit action potentials,MUAPs）时,即表明针位于激痛点附近,其形态与肌束震颤相似。

2. MRI　紧张带的硬度较周围肌肉组织约高 50% 左右。

3. 多普勒弹性超声成像　随着超声诊断技术的发展,多普勒弹性超声成像在本病的诊断方面取得了较好进展。

4. 红外热像图　红外热成像是一种比较灵敏、快速、方便、无创的显像技术。当机体发生某些病变时,红外热像图会随温度的变化发生相应的变化。一般炎症或急性软组织损伤时,往往局部温度升高。长期慢性劳损时,往往局部温度降低。肿瘤细胞因代谢旺盛,多数温度升高,而血管病变因病变部位的供血情况不同而异。肌筋膜炎患者胸背部患侧与健侧的温差明显高于正常人。目前缺乏调查评估红外热成像法的准确性和可靠性,很难在诊断和评估中达成共识。

三、影像学检查

至今没有充分证据表明常规实验室和影像学检查可证实肌肉紧张带或激痛点的客观存在。

四、诊　　断

1. 主诉区域性疼痛。

2. 激痛点诊断　①可触及骨骼肌压痛紧张带；②紧张带上有高度敏感点；③弹拨紧张带可引起局部抽搐反应；④按压激痛点可使症状再现；⑤存在自发性牵涉痛或经常引发牵涉痛。

3. 诊断性治疗　在激痛点注射小剂量局部麻醉药可使疼痛消失。

4. 气温降低或疲劳时，疼痛加重。

5. 增加肌肉血流的药物、理疗或者锻炼可使疼痛减轻。

6. 排除心肺疾病及局部占位性或破坏性病变。

7. 影像学 X 线和血清学检查无异常。

五、鉴 别 诊 断

（一）脊柱结核

虽然比较少见，但是临床上早期有可能被误诊为胸背部肌筋膜炎。脊柱结核的疼痛特点为持续性、进行性加重，无缓解期，疼痛位置较深，位于脊柱区域，有叩击痛。肌强直使局部脊柱屈伸活动受限，晚期可出现椎间隙破坏、骨破坏、病理性骨折，伴有椎旁脓肿等。

（二）胸椎小关节紊乱

该病常伴有背部肌筋膜炎，主要表现为劳动后加重，压痛点较深，局部肌肉无条索状，浅层的痛点注射局部麻醉药多不能缓解疼痛，与气温变化无关。胸椎 CT 可观察胸椎小关节的形态和结构，以及骨质增生情况。临床上有时难以区分。

（三）脊柱原发肿瘤和转移性肿瘤

肿瘤可引起胸背部疼痛，多表现持续性夜间痛。患者就诊时需详细询问病史，胸椎 MRI 可帮助鉴别诊断。

（四）其他

需与胸膜炎、肺部疾病等相鉴别。

六、治　　疗

治疗原则是减轻疼痛，缓解骨骼肌的持续收缩和改善周围的血液循环。

（一）药物治疗

主要应用 NSAIDs、抗抑郁药物、肌松药等进行对症治疗。NSAIDs 虽能减轻疼痛，但长期治疗存在胃肠道风险，且停药后病情易复发，临床中应用该类药物不宜时间过长。可以加用肌肉松弛药，以缓解肌肉紧张。促进睡眠、抗焦虑等药物可以辅助镇痛。

（二）物理治疗

热疗对中央性激痛点效果较好，经皮神经电刺激可缓解局部疼痛。直流电疗法能够改变局部离子浓度，改善循环和营养情况。体外冲击波疗法可直接影响病变深部组织，通过诱导组织微创伤，间接刺激其重新修复、改善局部微循环、提高痛阈、改善炎性介质等，最终达到缓解疼痛的作用。

（三）注射治疗

主要包括局部麻醉药、糖皮质激素、肉毒素、臭氧等注射治疗。局部麻醉药和糖皮质激素联合应用注射激痛点，能够获得疼痛缓解。肉毒杆菌毒素 A 激痛点注射，常通过抑制乙酰胆碱释放，使肌肉放松，可数周或数月持续缓解疼痛。臭氧能产生氧化能力极强的原子，具有强氧化性，可清除肌筋膜无菌性炎症，也可以分解生成氧气，增加局部组织的氧供和循环，还可以通过局部注射分离肌筋膜粘连。

（四）针具治疗

各种针都可用来穿刺定位的触发点。准确刺到触发点，肌肉会有抽搐反应（跳动）或扎（针）牵涉痛。

1. 湿针疗法　对触发点反复穿刺，尽量引出肌肉的跳动。当患者感觉难忍的酸胀痛时，给予 $0.1 \sim 0.2$ml 局部麻醉药，以减轻穿刺时的疼痛。一般情况下用直径 0.4mm 注射针头，可以减少针后针眼处的疼痛感。

2. 干针疗法　不加任何局部麻醉药进行针刺触发点，可以反复针刺，引出跳动。为了减轻患者的疼痛,可用直径 0.3mm 细针,引出抽搐反应后,留针 8~15min。

3. 针刀疗法　在触发点治疗中,针刀用于对增厚和挛缩的触发点上肌筋膜横向切割予以松解,也可直接穿刺触发点。同时可以在局部麻醉下用于对肌肉附着处触发点和附着处粘连以及挛缩硬化关节囊和韧带进行松解。

4. 微创技术　射频肌肉松解术,疗效稳定,因为触发点在温度 45℃ 左右可被灭活,在超声引导下定位触发点,使针尖进入触发点。

七、康复和预后

现代人的生活节奏越来越快,工作压力也越来越大,许多人长时间维持同一姿势工作,导致该病有年轻化趋势。临床上该病已有多种治疗方法且疗效确切,其中急性期治疗较慢性期更易见效,应尽量在急性期进行早期治疗,避免发展为慢性疼痛。初步治疗获得好转后,更重要的是改善生活方式、工作习惯,改变坐姿,保证适当和适量地运动,避免焦虑、忧郁等负面情绪,才可有效预防胸背部肌筋膜疼痛综合征的再次发作。

1. 防止潮湿、寒冷受凉。
2. 急性扭伤应积极治疗,安心休息,防止转成慢性。
3. 体育运动或剧烈活动时,要做好准备活动。
4. 纠正不良的工作姿势,如弯腰过久或伏案过低等。
5. 不要久站、久坐、长时间保持一个固定的姿势。
6. 防止过劳,在各项工作或劳动中注意有劳有逸。
7. 注意饮食,控制体重。
8. 注意劳动习惯和劳作姿势。
9. 不要睡太软的床铺。

第四节　胸椎小关节紊乱综合征

胸椎小关节紊乱综合征(thoracic facet joint disorder syndrome),又称胸椎后关节紊乱征,是指胸椎的关节突关节、肋骨小头关节、肋横突关节及肋椎关节(肋骨小头关节和肋横突关节)因急慢性损伤、胸椎退变等因素,导致关节面不对称、滑膜嵌顿、关节囊及关节周围韧带损伤,压迫或刺激神经,引起相应的背痛、胸腹放射痛或不适。

一、发病机制

胸椎结构相对稳定,但周围软组织比较薄弱,胸椎小关节紊乱征是疼痛科的常见病和多发病,多见于中青年,以 $T_{3~7}$ 多见,女性多于男性。可伴有肋间神经痛或胸腹部脏器功能紊乱,极大地影响患者正常的工作和生活。根据病变节段,分为上胸椎($T_{1~5}$)型、中胸椎($T_{6~9}$)型和下胸椎($T_{10~12}$)型。

（一）胸椎解剖

人体有 12 个胸椎,位于脊柱的中段。胸椎小关节由三个关节组成,即胸椎关节突关节、胸肋关节及肋横突关节。胸椎关节突关节是由相邻对应上、下关节突组成,构成椎间孔后壁。胸肋关节由肋骨小头与椎体的肋凹及椎间盘关节组成,胸交感神经节位于肋骨小头前方。肋横突关节是由肋结节关节面与相应胸椎的横突肋凹构成。

（二）胸神经解剖

脊神经共有 31 对,其中胸段 12 对,每对脊神经借前根和后根与脊髓相连。脊神经穿出椎间孔后分为前支和后支。后支细小,向后走行,呈节段分布于项背部肌肉和皮肤;前支较粗大,即肋间神经,呈节段性分布于躯干,不但支配相关肋间肌,同时支配胸、腹壁皮肤和肋间韧带。

（三）胸椎关节

属微动关节,胸椎关节活动范围小,相对稳定,但在扭转外伤史或长期不良姿势(坐立姿势、行走姿势、睡眠姿势等）、负重过大或不当、用力过猛、锻炼动作不当等情况下，发生急慢性损伤，造成关节紊乱，导致一个或多个胸椎的受力不均，致使单个或/和多个椎体发生轻微失稳，造成胸椎小关节错位或半错位，产生背肌疼痛等。

（四）胸椎软组织

局部肌肉、韧带的痉挛收缩、僵硬，脊柱受到牵拉或反射性保护导致关节面不对称，关节囊充血水肿，滑膜嵌顿及关节周围的韧带、神经组织损伤刺激而出现的胸肋部疼痛，导致呼吸活动阻碍，甚至出现胸腔、腹腔脏器的功能性改变。

二、临床表现

（一）症状

1. 急性损伤　患者多有躯干用力扭转或挤压性外伤史，在过度扭转或外力撞击后出现症状。

（1）单侧或双侧背肌疼痛、肌肉痉挛、功能受限，沿肋间神经放射痛、心前区疼痛等。

（2）胸廓活动范围小，不敢深呼吸，咳嗽伴有肋间神经痛或胸壁串痛。

（3）患者常不能平卧休息，或有些患者呈前倾强迫体位，翻身转体困难，深呼吸或咳嗽时疼痛加剧。

（4）心律失常：胸椎小关节紊乱可以使椎管内外的交感神经受到激惹而引起复杂的交感神经症状。胸椎小关节紊乱使椎间孔变形变窄、软组织病变、骨质增生突入到椎管、椎间孔内等，不同程度地影响到椎管内外或走行于椎间孔的交感神经，引起不同形式的心律失常。

2. 慢性损伤　多有长期不良的坐姿或睡姿习惯。

（1）胸闷、胸痛、憋气、背痛、沉重或心前区压迫感，吸气时疼痛加重。

（2）一般无放射性疼痛，偶伴胸腹腔脏器功能紊乱等。

（3）久站久坐、弯腰活动，加重疼痛。

（4）自主神经功能紊乱：脊柱水平面有关内脏反射痛，呃逆、胃部疼痛等胃肠功能紊乱。

（二）体征

1. 急性期　患者疼痛剧烈，痛苦面容，重者呈现固定体位，转体困难；患椎棘突间或椎旁可有压痛或叩击痛，较重者可触及患椎棘突偏离脊柱中心轴线；椎旁局部肌肉紧张，可有局部硬性结节或条索。如胸脊神经受累，在患椎棘突旁按压时，可出现向患侧相应的区域放射痛。

2. 慢性期　椎旁局部肌肉紧张，一般无运动障碍。触诊时患侧棘突旁压痛，受累椎体棘突有偏歪或后突，棘上韧带有急性或慢性损伤的体征。患椎棘突旁压痛，附近肌肉紧张或有硬性条索。伴发肠道症状者则以 $T_{9～12}$ 病理性棘突偏移为主。

三、影像学检查

由于胸椎小关节紊乱属于小关节解剖位置上的细微变化，影像学检查不易显示明显改变，但 X 线、CT、MRI 等影像学检查可排除胸椎间盘突出症、胸椎肿瘤、结核、骨折等疾病。左右旋转式错位正位片能显示错位脊椎的棘突与左右椎弓根之间的距离，宽度不等。侧位片上观察到个别椎体后缘有双边征和关节突的双突征。

四、诊　断

（一）病史

外伤史或长期不良姿势病史，如突然上举、过度转体、长期伏案、坐卧姿势不当等。

（二）症状

不同程度的急慢性背部疼痛、肋间神经痛及腰腹部相应部位放射性疼痛和胸腹腔内脏器功能紊乱。单侧或双侧背部剧烈疼痛，疼痛可向前胸、腹部放射，患者多不能平卧，变换体位时疼痛加重。急性期多有活动受限，慢性期可无活动受限和放射性疼痛。

（三）体征

胸椎棘突的压痛、叩痛或偏歪、隆起、凹陷等阳性体征。

（四）X线平片

显示胸椎椎体侧弯，棘突旋转偏歪，脊柱不稳、椎体滑移、椎间隙变窄、骨质增生、韧带钙化等

五、鉴　别　诊　断

（一）胸背肌筋膜疼痛综合征

为局部肌筋膜性疼痛，常具有激发点，触及激发点可引起典型的转移痛，临床症状与胸椎小关节紊乱综合征类似，一般无沿神经分布放射痛，少有转体活动受限。慢性患者多晨起症状较重，活动后减轻，过度劳累后再加重。查体发现受累肌肉紧张，可触及压痛点和痛性结节，压迫痛性结节可向局部扩散，一般不沿神经节段分布。

（二）椎间盘源性胸痛

多为反复发作的胸背部疼痛，呈放射痛，脊柱负重或垂直负荷增加会加重症状，可有局部皮肤感觉异常。MRI检查的"黑盘征"和CT下椎间盘造影阳性可予以鉴别。

（三）冠心病

冠心病患者常在劳累或体力活动后，疼痛在胸骨后，呈压榨性、闷胀性疼痛，有窒息感，疼痛可波及心前区，并向左肩、左上肢内侧放射。胸痛、胸闷不适，可有肩背部放射痛，但多在休息后或口服血管活性药物后好转，无翻身转体困难或受限，胸背部无压痛，心电图、心肌损伤标记物和冠脉CT或造影可辅助鉴别。

（四）其他

胸椎或椎管内肿瘤、胸椎结核、胸椎骨折等疾病，疼痛多为持续性，局部可有叩击痛，常见夜间痛和静息痛，可通过X线、CT、MRI等影像学检查进行鉴别。

六、治　　疗

（一）药物治疗

以药物治疗为主，主要为NSAIDs、中枢性骨骼肌松弛剂、营养神经、改善微循环药物等，必要时加用糖皮质激素。

（二）神经阻滞治疗

确定责任胸神经后支和肋横关节，行神经阻滞或射频治疗。

1. 神经阻滞　0.25%利多卡因联合长效糖皮质激素进行局部注射，每周在责任胸神经后支和肋横关节注射1~2次，每3次1个疗程。

2. 射频治疗　见本书相关章节。

（三）手法治疗

如侧扳复位法、膝顶扩胸扳法、旋转推法、双手重叠按压法、冲压法、抱胸挤压法等，前三种方法对中下段胸椎小关节紊乱疗效较好。

（四）其他治疗

如物理治疗、针灸、针刀、推拿等。

七、康复和预后

通过注意休息、避免过度剧烈动作、纠正不良姿势和微创治疗，大部分患者预后较好，这是康复和预防的关键。胸椎小关节紊乱较难自行复位。手法复位对慢性椎旁肌肉痉挛和炎症反应导致脊柱生物力学改变的患者有效，仍易于复发，因而复位不能过于频繁。结合适当的肌肉拉伸锻炼、针灸、推拿、按摩及理疗措施等，有助于缓解症状，促进功能恢复。治疗后期，鼓励患者用力做最大限度的耸肩和扩胸运动，持续时间以患者能忍受为宜，使胸椎小关节囊及其附近的筋膜结缔组织和肌肉得到最大限度松弛，刺激关节囊内深感觉感受器，通过神经调节使关节附近肌肉充分松弛，矫正关节活动的生物力学缺陷，增强肌力。

第五节　胸椎棘间、棘上韧带炎

胸椎棘上韧带（superior thoracic spine ligament）和胸椎棘间韧带（interthoracic spine ligament）剥脱、撕裂、分离、出血和炎症改变，引起胸背部或下腰部局部的固定性疼痛和压痛，迁延不愈，表现为腰背部中线酸痛。

一、发病机制

胸椎棘上韧带和胸椎棘间韧带连接胸脊椎骨各棘突，防止脊柱的过度前屈。棘上韧带是相邻胸椎棘突之间由棘间韧带相连接，附着在棘突表面的索状纤维组织。棘上韧带长，位于浅层，从枕骨粗隆向下一直到 L_5 棘突。颈段棘上韧带宽而厚，称为项韧带。胸段棘上韧带变得纤细，腰段又较为增宽，故中胸段棘上韧带易于损伤。棘间韧带是连接两个棘突之间的腱性组织，位于深层，由三层纤维组成，纤维之间交叉排列，易产生磨损。这两种韧带主要是防止脊柱的过度前屈。如果人长期处于埋头弯腰工作而不注意定时改变姿势，这两条韧带就会经常处于紧张状态，久之可出现韧带的剥脱、撕裂、分离、出血和炎症改变。当炎症物质堆积到一定程度，患者会有胸背部或下腰部局部的固定性疼痛和压痛，迁延不愈，以弯腰时明显，但在躯干过度向后仰时也出现疼痛。部分患者疼痛可向骶部或臀部放射。

二、临床表现

（一）症状

1. 慢性劳损、受凉等诱因。

2. 腰背中线酸痛，疼痛可向椎旁或臀部扩散，重者可影响翻身、仰卧甚至呼吸动作。迁延不愈，以弯腰时明显，但在躯干过度向后仰时出现疼痛。

3. 棘上或其周围压痛明显，以下胸椎、腰椎多见，但叩击痛不明显。

4. X 线脊柱片无明显阳性发现，可协助排除胸椎椎间盘突出症、骨折、脊柱肿瘤、结核等。

（二）体征

棘间韧带和脊突间有明显局限性压痛，多见于中下胸段、胸腰交界处，有时可涉及上下多个节段。挺胸、伸展背时疼痛可减轻。

三、影像学检查

X 线检查及实验室检查无特殊异常表现。

四、诊　　断

根据明确的病史、典型的症状及局部压痛的体征，可明确诊断。

五、鉴别诊断

（一）胸背肌筋膜疼痛综合征

为局部肌筋膜性疼痛，常具有激发点，触及此激发点可引起典型的转移痛，表现为患者多晨起症状较重，活动后减轻，过度劳累后再加重。查体受累肌肉紧张，可触及压痛点和痛性结节，压迫痛性结节可向局部扩散。

（二）心因性疼痛

这类疼痛的特点在于除了背部疼痛的主诉外，还伴有情绪低落、愉快感丧失、睡眠障碍、食欲下降、体重下降、精力减退以及抑郁性认知观念或行为等。

六、治 疗

（一）一般治疗

适当休息,注意劳逸结合,尽可能避免过度弯腰动作。

（二）物理治疗

可改善血液循环,加快组织修复,可辅以局部外用消炎止痛药。

（三）药物治疗

如 NSAIDs 等。

（四）注射治疗

由于棘上韧带炎病变部位局限,有局部的压痛点,可采用局部阻滞治疗。局部阻滞治疗方案:2% 利多卡因 5ml 联合长效糖皮质激素,于痛点穿过棘间,从棘上韧带开始注药,直至黄韧带,然后退针时,分层注药 5ml,再在棘上、棘间韧带棘突间中线旁开 1cm 两侧各注药 2ml,每个间隙共注射 5~10ml,间隔 5~7d 注射一次,3 次为 1 个疗程。病程长、高龄、寒湿停留较久、压痛点较多,气血虚弱者,治疗次数多,见效较慢;病程短、年壮、压痛点少者,治疗次数少,疗效好。

七、康复和预后

年壮者多有疼痛好转一段时间后又反复的情况,这与引起患者腰痛的因素未消除有关,如腰背部受凉、久坐、经常弯腰或形体偏瘦又久卧硬板床等,因此在工作和生活中一定要注意保持正确的姿势,避免发生棘间韧带、棘上韧带紧张以致损伤,尤其要弯腰提重物,加强背部肌肉的锻炼。

第六节 剑 突 痛

一、概 述

剑突是胸骨最下面的部分,对心脏起保护作用。以剑突疼痛为主的胸部疼痛疾病,可单独出现,也可继发于内脏或代谢疾患。临床常见剑突受到外伤损害引起剑突痛。

二、临 床 表 现

疼痛为剑突后深在持续性痛感,程度多不剧烈,扭体、扩胸、剧烈咳嗽等使剑突活动时疼痛加重,有时可向胸部、腹部和内脏放射。

三、体 格 检 查

剑突处压痛,严重可向心前区、肩背部等处放射。

四、诊断及鉴别诊断

根据有无局部外伤病史、疼痛主要位于剑突周围、局部明显压痛等进行诊断,部分患者 X 线提示剑突较长或胸骨过度成角,老年患者可见剑突增生。

注意与内脏或代谢性疾病相鉴别,如胃肠疾病引起的上腹痛、纵隔占位引起的胸骨后疼痛、剑突软骨瘤等。

五、治疗方案及原则

1. 本病有自愈性,通过休息、抗炎镇痛药物和局部理疗在数周至数月自愈。

2. 一般治疗无效或疼痛严重者可以行局部阻滞治疗。治疗时穿刺针触及剑突表面注射,并向剑突两侧浸润,注射 0.5%~1% 利多卡因和长效糖皮质激素混合液 3~5ml,两周 1 次,患者多在 2~3 周后痊愈。

第七节 乳 腺 痛

一、概　述

乳腺痛（乳房疼痛）在女性中较为常见，偶尔也发生于男性。多数属于良性病变，少数是乳腺癌的症状。70%女性在一生中经历过乳腺痛。乳腺疼痛可能呈周期性或非周期性。周期性乳房疼痛往往与月经周期中激素水平变化有关；非周期性乳腺疼痛更可能与乳房或胸壁病变有关。乳腺痛最常见的危险因素为高饱和脂肪饮食、巨乳症和激素替代治疗。

二、临 床 表 现

周期性乳腺疼痛通常在月经来潮前1周发生，并随着月经来潮而消失，通常为双侧弥漫性酸痛，伴沉重感，定位常不清晰，但乳房外上象限疼痛最为严重。

非周期性乳腺疼痛可呈持续性或间歇性，可为单侧乳房疼痛，尖锐、烧灼样疼痛为主，定位较为清晰，位置多变。孤立性囊肿通常会引起疼痛。

三、体 格 检 查

检查要点是寻找提示乳房恶性肿瘤的其他体征，例如局部压痛、肿块、皮肤改变、血性乳头溢液、腋窝及锁骨上下淋巴结肿大等。注意识别压痛的局部区域，并将其与患者指出的疼痛区域及其他体格检查发现联系起来。

四、辅 助 检 查

（一）影像学检查

在有可疑表现的情况下，任何年龄女性都应接受乳腺X线钼靶摄影检查。

（二）特殊检查

乳溢现象以及甲状腺功能低下患者，注意垂体瘤可能，并注意溢液细胞学检查。

（三）活检

没有特殊发现的患者不推荐做手术活检，活检可建立在检查和造影的基础上。囊肿可经皮抽吸行诊断学检查。

五、诊断与鉴别诊断

（一）诊断

大而下垂的乳房牵拉Cooper韧带，可能造成乳房疼痛。患者可能出现颈部、背部、肩部疼痛和头痛。

接受绝经后激素替代治疗的绝经期女性中有多达三分之一出现一定程度的非周期性乳房疼痛，疼痛可能随时间推移而自行缓解。

乳腺导管扩张的特点是炎症引起乳晕下导管扩张。导管扩张的部位和程度与非周期性乳房疼痛的强度有关。

乳腺炎或乳房脓肿最常见于产后1个月的哺乳女性，也可发生于非哺乳女性。通常由乳腺导管堵塞引起。

新发的炎性乳腺癌女性可能出现乳房疼痛和快速进展的乳房压痛、变硬、变大。乳房表面皮肤发热并且增厚，呈现橘皮样外观（"橘皮征"），但患者通常无发热和白细胞增多。

化脓性汗腺炎可累及乳房，表现为乳房结节和疼痛。

其他引起乳房疼痛的原因包括妊娠、血栓性静脉炎、创伤、巨大囊肿、既往乳房手术和多种药物（激素类药物和部分抗抑郁药物、心血管类药物及抗生素等）。

（二）鉴别诊断

某些乳房疼痛实际上是来源于乳房外的牵涉痛。乳房外疼痛可能为肌肉骨骼来源,例如胸壁疼痛、脊柱或脊柱旁问题、创伤或既往活检造成的瘢痕形成。创伤或创伤引起的脂肪坏死导致的胸壁疼痛。呼吸系统感染引起的肋间神经痛,以及潜在的胸膜炎病变可出现类似于良性乳房疾病引起的疼痛。

乳房疼痛还可能与一些躯体疾病有关,例如胆源性疾病、肺部疾病、食管疾病或心脏疾病等。

六、治 疗

（一）建立合理饮食和生活方式

低脂肪(15%卡路里)高复合碳水化合物饮食对缓解乳房疼痛有效。戒烟可能会减少乳腺痛。对于乳房下垂和疼痛显著的女性使用带钢圈支持的胸罩可缓解乳腺痛。

（二）药物治疗

明确诊断后使用对乙酰氨基酚或 NSAIDs 以缓解乳房疼痛。绝经后激素治疗可引起乳房疼痛,条件许可时,需要减少或停止使用。

1. 达那唑是美国 FDA 批准用于治疗乳腺痛的唯一药物。使用时注意痤疮、脱发、声音改变、体重增加、多毛、抑郁等副作用。有剂量依赖性。

2. 溴隐亭和促性腺激素释放激素(gonadotropin-releasing hormone,GNRH)激动剂,因其存在显著的副作用,并不提倡用于严重乳腺痛患者。

（三）神经阻滞治疗

肋间神经阻滞等对乳腺外乳腺痛,如胸壁触痛等,可能有效。

（四）手术治疗

外科手术效果很小,有些巨乳患者可考虑施行乳房修复成形术。

七、康复和预后

饮食调节,运动时佩戴运动型胸罩。乳腺疼痛通常为良性病变,呈慢性病程,可复发。仅表现为乳房疼痛患者存在相关乳腺癌的概率极低,但乳房疼痛也可发生在乳腺癌出现症状时,注意检查乳腺局部情况和必要的辅助检查非常重要。

第八节 肋横突关节炎

肋横突关节炎是胸椎小关节紊乱综合征涉及的关节病变之一,多因急慢性损伤、退变等因素导致关节面不对称、错位、关节囊充血水肿、滑膜嵌顿及关节周围韧带、神经阻滞损伤或受刺激而出现背痛、胸肋部疼痛等症状,临床多见。

一、解 剖 特 点

肋横突关节是由肋骨结节的关节面与横突肋凹构成,并与肋头关节共同构成肋椎关节,与肋头关节在功能上属联合关节。肋小头关节和肋横突关节均为平面关节,关节囊较松弛。

二、病 因

因不良姿势、负重过度或不当、身体过分扭转或遭受外力冲击时关节的活动不协调,发生关节错位(半脱位)或使松弛的关节滑膜嵌,肋横突关节的解剖位置发生微小位移,且不能自行复位,造成胸神经后支及肋间神经的刺激症状,引起急慢性背部疼痛、活动受限等。

三、临床表现

（一）症状

单侧或双侧背部剧烈疼痛并沿肋间向前胸放散,使身体僵持在某一体位,动则疼痛加剧。深吸气、咳嗽、大便时疼痛加重,因而患者呼吸浅促、食欲减退、不能平卧。久坐、久站或变化体位时加重。急性期活动受限,慢性期可无活动障碍,患者多有受伤或劳累史。

（二）体征

胸椎棘突间及椎旁压痛并向相应节段胸壁放散,椎旁肌肉紧张,可触及痛性索条。牵拉患侧上肢可激发或加重疼痛。

四、诊　　断

X线、CT、MRI等辅助检查排除胸椎间盘突出症、胸椎肿瘤、结核等,实验室检查无异常。结合外伤、劳累等病史、症状及体征可以明确诊断。

五、治　　疗

（一）一般治疗

休息、制动、理疗,可缓解肌肉痉挛,减轻疼痛。

（二）药物治疗

可用NSAIDs、中枢性骨骼肌松弛药、营养神经药、改善微循环药等。

（三）神经阻滞治疗

常用1%利多卡因联合长效糖皮质激素,患侧胸神经后支和肋横突关节处注射。1~2周一次,3次1个疗程。

（四）手法复位、仰卧牵引治疗

可起到良好效果。

（五）物理治疗

选用红外线、超短波、中频、体外冲击波等治疗。

（六）中药治疗

1. 内治法　本病中医学认为属"伤气"范畴。气机运行失畅,进而气滞血瘀,治宜行气活血、祛瘀通络,可选用血府逐瘀汤、桃红四物汤等加减。

2. 外治法　可选用消炎止痛膏、麝香镇痛膏等外贴,也可用坎离砂或具有活血祛瘀止痛特性的中药作热熨或湿热敷,常用当归、红花、白芷、石菖蒲、伸筋草、川桂枝、川椒、五加皮等。

第九节　胸锁关节炎

胸锁关节是由锁骨的胸骨端与胸骨的锁骨切迹及第一肋软骨的上面共同构成,是锁骨与中轴骨骼之间的唯一真正的衔接。胸锁关节的关节表面覆盖透明软骨,两侧关节面高度匹配,其间有一个纤维软骨盘。锁骨的大关节面呈"鞍"形(前后平面呈凸面,垂直平面呈凹面)的形状,而胸骨柄的小关节面是一个典型的凸面。由于只有锁骨内侧的一半与胸骨相接,这种结构使胸锁关节高度不稳定。因此,胸锁关节必须依赖于软组织和韧带保持稳定。关节周围韧带包括关节囊韧带、关节间盘韧带、锁骨间韧带及肋锁韧带。

一、病　　因

（一）系统性关节炎

如骨性关节炎、类风湿性关节炎、血清阴性脊柱关节病、结晶性关节病等。

（二）感染性疾病

如化脓性关节炎、骨髓炎、骨关节结核等。

（三）特异性累及胸锁关节的疾病

如SAPHO综合征、锁骨内端致密性骨炎、锁骨胸骨端无菌性坏死（Friedrich病）等。

（四）其他

如非特异性关节炎、胸骨上端及锁骨内侧肿瘤等。

二、临 床 表 现

胸锁关节炎多发于单侧，也可同时累及双侧。

（一）症状

主要表现为局部疼痛，起初阵发性疼痛，多为慢性发作，以后疼痛逐渐加重，劳累或受到外力撞击可加重疼痛。深呼吸及咳嗽侧身时疼痛明显。随着病情进展，肩关节向各个方向的活动也受到影响。

（二）体征

胸锁关节处皮肤隆起，可伴有红热，多数患者局部压痛明显，部分患者胸锁乳突肌、前斜角肌处亦有明显压痛。伸展上肢时，胸锁关节处可出现弹响、疼痛。通过主动伸展和收缩肩膀及抬高手臂可以复制出疼痛。

三、辅 助 检 查

影像学和实验室检查主要用来确诊原发疾病和进行鉴别诊断。

（一）影像学检查

胸锁关节正位X线平片、CT或MRI、B超等。

（二）实验室检查

血常规、血培养、生化、血沉、CRP、类风湿因子、自身抗体等。

四、诊断与鉴别诊断

（一）诊断

根据疼痛发生在胸锁关节部位、局部皮肤隆起、压痛等特征，再结合病史、症状、影像学检查、实验室检查等进行病因诊断。

（二）鉴别诊断

1. 骨性关节炎　最常见，多见于女性，通常病程较长，CT可发现骨赘增生、骨端硬化。

2. 骨肿瘤　CT平扫可诊断。

3. 痛风性关节炎　常突然发生，数天后消失，血尿酸增高可确诊。

4. 细菌感染性关节炎　包括金黄色葡萄球菌、链球菌、大肠杆菌、结核杆菌、布氏杆菌等感染。布氏杆菌性关节炎一般有家畜接触史，伴有间断发热，平板凝集试验、试管凝集试验、补体结合试验有助于鉴别诊断，细菌培养阳性是确诊本病的重要依据。

5. 免疫性疾病　类风湿性关节炎、干燥综合征、附着点炎、SAPHO综合征等。

6. 胸锁关节半脱位　CT可见关节对合关系异常。

五、治 疗

（一）保守治疗

主要包括休息、局部冷敷、改变活动习惯、NSAIDs等。疼痛期间，避免过度活动患侧上肢，避免重体力劳动。假如效果不佳，可选用糖皮质激素局部注射治疗。

（二）手术治疗

对于非手术治疗效果欠佳患者，可采用胸锁关节切除成形术，伴或不伴胸锁韧带重建，切除锁骨内侧，一般可有效缓解疼痛并恢复正常功能。

第十节　肋间神经痛

肋间神经痛是指因肋间神经受到损害而产生的一个或多个肋间神经支配区的疼痛症状,表现为阵发性或持续性疼痛,多在胸部或腹部呈带状分布。肋间神经痛可分为原发性肋间神经痛和继发性肋间神经痛,临床上多为继发性肋间神经痛,原发性肋间神经痛极少,其病因不明。继发性肋间神经痛可根据病变损害部位分为根性肋间神经痛和干性肋间神经痛两类。根性肋间神经痛病变累及胸部脊神经根,干性肋间神经痛病变只累及肋间神经。

一、病　因

胸神经有 12 对,从相应胸段脊髓发出,出椎间孔后分为前支、后支、脊膜返支和灰白交通支。后支支配脊背部皮肤感觉和椎旁肌群的运动。胸神经前 11 对的前支进入肋间,位于肋间内、外侧肌之间,肋间动脉之下,称为肋间神经。第 12 对胸神经前支位于第 12 肋下,被称为肋下神经。胸神经从椎间孔分出的前支进入肋间后受到损害而引起的疼痛,是狭义的肋间神经痛。广义上讲,只要病变涉及胸神经并引发包含肋间神经疼痛在内的疼痛症状,都可称为肋间神经痛。在肋间神经从脊髓发出、向前走行的过程中,附近组织或器官的损伤病变都可以引起继发性肋间神经痛。

(一)胸椎病变

胸椎侧弯畸形、胸椎椎间盘突出症、胸椎骨质增生、老年性脊柱骨性关节炎、强直性脊柱炎、胸椎结核、胸肋关节错位等。

(二)胸部软组织损伤压迫刺激

肋间部软组织的纤维织炎、脊椎周围组织病变刺激、神经周围瘢痕压迫等。

(三)手术创伤

胸壁和胸腔内器官手术,如肋骨骨折复位、乳腺癌切除术、肺癌切除术等,均可损伤肋间神经。

(四)感染或非感染炎症

感染性胸神经根炎、胸段脊膜炎、带状疱疹病毒引起的肋间神经炎等。

(五)肿瘤

椎管内外肺、纵隔等部位原发性或转移性肿瘤,特别是髓外瘤,常压迫神经根产生肋间神经痛症状。椎管内原发肿瘤以胸段最常见,首发症状多为沿肋间神经分布的根性神经痛。

(六)物理或化学性损害

乙醇中毒、对神经有害性药物(如氯丙嗪、青霉素等)直接注射神经上、意外触电、放射性损伤(X 线、镭、钴照射)等。

二、发　病　机　制

原发性肋间神经痛是由原因不明的肋间神经炎症引起,临床上少见。继发性肋间神经痛源于胸神经根自身发生病变,或受外伤损害、肿瘤侵蚀、胸椎椎间盘突出症压迫等因素影响,进而脊髓和肋间神经都产生一系列电生理改变,致使伤害感受性神经末梢敏感性增强。

(一)神经细胞病理变化

神经纤维遭到断伤等损害后,无论位于脊神经节内的感觉细胞或位于脊髓前角的运动细胞,都将发生一系列病理变化。特别是损伤平面邻近细胞体,病理变化更明显。伤后数小时内细胞体的病理变化开始发生,细胞体增大、变圆,尼氏小体裂解,染色质溶解,核糖核酸合成蛋白增多,为轴突再生创造物质条件,而神经递质功能所需的物质合成减少。神经胞膜的电生理特性发生改变,神经元兴奋性增高,异位自发性节律放电增加。这些主动性异常电信号在神经系统内传导、放大,形成慢性疼痛的病理生理过程。表现为皮肤、肌肉、骨骼等组织对机械、物理、化学、代谢等刺激异常敏感,出现自发性疼痛。

（二）神经纤维病理变化

神经损伤后，损伤远端神经纤维以瓦勒变性为主，即施万细胞增殖，轴突和髓鞘崩解，碎屑被施万细胞吞噬溶解，形成神经内膜空管。这一过程在1~3个月内完成。这一空管对吻接后的轴突生长起引导作用。近侧断端的轴突在细胞体提供的营养物质滋养下，轴芽再生，修复后轴芽在远端神经内膜管选择性引导作用下，长入空管直至神经终器。如果神经未吻接或吻合不好，再生的轴芽生长受阻，则在髓鞘内卷曲成团形成神经瘤。神经瘤多在一月后形成，触之坚硬，压之麻痛。

三、临床表现

（一）症状

疼痛区域自背部胸椎开始，沿肋间神经走向前胸部或腹部，呈半环形带状。疼痛可为呼吸动作所诱发，为阵发性或持续性针刺样、电击样疼痛。发作时常伴有病变神经区域肌肉痉挛。咳嗽、打喷嚏或脊柱活动时疼痛加重。疼痛剧烈时可向患侧腰背放射。长期严重疼痛患者多伴有食欲减退、活动受限、失眠抑郁等。疼痛大多局限于一侧单个肋间。某些感染性胸神经根炎或胸段脊膜炎等，可累及双侧多支肋间神经。

肋间神经炎引起的疼痛，多为刺痛或烧灼样，脊柱旁、腋中线可有明显压痛。肿瘤引发的肋间神经痛，疼痛多持续存在，间歇性加重，伴有明显的局部肿瘤症状。神经根受压和炎性刺激引起的肋间神经痛，如感染和中毒性神经根炎、胸肋关节畸形等，压迫刺激肋间神经，疼痛常为刺痛，可放射至肩部。

肋间神经痛比较常见的原因是发生于肋间神经分布区域的带状疱疹，以中胸段最多见。按肋间神经分布排列成带状，同时伴有一个或几个邻近肋间神经分布区的神经痛。发病时多有低热、疲倦、食欲不振等前驱症状，继而皮肤局部出现感觉过敏，烧灼感。疼痛发生至疱疹出现，可达1~3周，有些患者也可不出现疱疹，应注意正确诊断。PHN诊断并不困难，临床上主要依据病史和体征。

（二）体征

体格检查可见沿肋间神经支配区域的相应皮肤呈束带状感觉过敏或减退。相应肋骨边缘压痛，特别是肋间神经穿出椎间孔处、胸侧壁和前胸部更加明显。相应节段的胸椎棘突、棘间和棘突旁也可有压痛。叩击棘突可引发向胸腹部放射的电击样疼痛。继发性肋间神经痛患者可表现出原发病变的相应症状和体征，如原发性或肿瘤转移所致者，可有脊椎骨破坏、恶病质等。

四、辅助检查

肋间神经痛诊断主要依据临床症状和体征，而影像学和实验室检查主要用来确诊原发疾病和进行鉴别诊断。胸椎X线平片可以显示胸椎和部分肋骨改变，对于胸椎结核、胸椎癌转移、肋骨病变等有一定的诊断价值。CT和MRI对椎管内病变有更好的诊断作用，特别适合X线平片无改变，但根性痛症状显著的患者，可以确诊胸椎间盘突出症、胸椎脊髓瘤等椎管内病变。

五、诊　断

依据患者典型的肋间神经痛症状，即自胸背部沿肋间神经走行方向，向胸腹部放射样、刀割样疼痛，肋间神经分布区域皮肤感觉过敏或减退，应考虑为肋间神经痛。进一步进行相应的体格检查，如患部的胸椎叩击痛，棘突、棘突旁、肋间隙或胸壁有压痛可证实。

肋间神经痛还是其他一些疾病的主要临床表现之一，因而必须确定原发性疾病，才可明确诊断，进行治疗。排除胸椎等部位病变引起肋间神经疼痛，仍然查不出任何阳性神经体征，则可诊断为原发性肋间神经痛。

六、鉴别诊断

（一）胸椎结核

有些早期胸椎结核患者是以肋间神经痛为首发症状，且就诊时脊柱并无疼痛症状，临床上易造成误诊。胸椎结核引发沿肋间神经走向的胸、背部疼痛,活动或咳嗽时疼痛加重,但疾病早期无乏力、盗汗、消瘦、午后潮热等典型结核中毒症状。细致的体格检查可以发现大多数脊柱结核患者都有明显的局部叩痛、压痛和颠簸痛。结合实验室检查和胸椎 MRI,可以明确诊断。

(二) 肋骨尖端综合征

第 8、9、10 肋骨前端固定不牢,缺乏纤维组织附着,在胸部受挤压性外伤时,可使肋骨前端发生较大幅度移动。刺激肋骨下缘肋间神经而引起季肋部的持续性刺痛、灼痛,向背部放射,随呼吸运动加剧。检查第 8、9、10 肋骨前端有压痛及移动性。

(三) 肋骨骨纤维异常增殖症

肋骨骨纤维异常增殖症又称骨纤维性结构不良、骨纤维瘤或纤维性骨瘤,是一种比较常见的肋骨良性肿瘤,病变处正常骨质被增生的纤维组织代替。一般无症状,也可因病变压迫肋间神经引起胸痛或不适。患处肋骨膨大,皮质变薄,边缘呈波浪形或锯齿状。多位于肋骨的后段或中段,可累及一根或数根肋骨。肋骨骨纤维异常增殖症在 X 线平片和 CT 上表现为囊状膨胀性骨质破坏、磨玻璃样改变、丝瓜络样改变和不规则钙化。

(四) 脊髓肿瘤

脊髓肿瘤中约 1/2 原发于胸髓部,原发性肿瘤以良性居多,因位于椎管内,四周为骨性组织,极易造成脊髓的压迫障碍。胸椎脊神经疼痛是胸部脊髓肿瘤早期多见的症状,常因咳嗽和身体活动而诱发。

七、治　疗

原发性肋间神经痛主要是对症治疗,而继发性肋间神经痛,首先应明确诊断,在对病因治疗的同时,进行对症治疗。

(一) 药物治疗

1. NSAIDs　肋间神经痛常包含炎性痛和神经病理性疼痛,早期药物治疗一般先从 NSAIDs 开始。应用此类药物要注意消化道和心血管不良反应的发生。如果效果不佳,要及时换用抗癫痫药和 TCAs。

2. 抗癫痫药　钙离子通道调节剂加巴喷丁和普瑞巴林对肋间神经痛都有止痛效果。对以感觉异常和自发性疼痛为特征的神经病变(如 PHN),以及主要以自发性灼痛为特征的神经病变(如痛性糖尿病性周围神经病变),止痛效果较好。

3. 抗抑郁药　以 TCAs 阿米替林较常用。阿米替林可作用于疼痛传导通路的多个环节,阻断多种离子通道,抑制 5-羟色胺和去甲肾上腺素的重吸收,主要在疼痛传导途径中的下行通路发挥作用,目前是治疗神经病理性疼痛的一线用药。成人口服一般从小剂量开始,12.5~25mg,首剂应睡前服用,每晚一次。严重心脏病、青光眼、尿潴留、甲状腺功能亢进等患者禁用。

4. 阿片类镇痛药　常作为二线药,可单独使用,或与一线药联合使用,常用药物有吗啡、羟考酮、芬太尼等。速释剂型用于暴发痛,缓释剂型用于慢性疼痛的长期治疗。未用过阿片类药物的患者起始量应从小剂量开始,个体量化。

5. 其他药物　除上述药物外,还有其他辅助用药。在使用药物治疗肋间神经痛时,药物剂量宜从小剂量开始,根据疗效和副作用逐渐加量,具体方法见本书相关章节。

(二) 神经阻滞治疗

神经阻滞疗法是目前治疗肋间神经痛的较好方法,主要包括肋间神经阻滞、胸椎旁神经阻滞和硬膜外腔阻滞。

1. 肋间神经阻滞治疗　肋间神经阻滞治疗是沿肋间神经走行的任何部位都可进行阻滞治疗,但常用的阻滞部位是肋角和腋后线。在肋角处做阻滞,除胸神经背支外,全部肋间神经分布区均被阻滞。在腋后线阻滞,则指阻滞点后的肋间神经,包括相应侧皮神经和前皮神经分布区均出现阻滞效果。如果阻滞部位超过腋前线则指能阻滞前皮神经分布区。

(1) 定位:肋间神经阻滞可在该神经的不同部位实施。一般应按手术和疼痛治疗的范围确定阻滞的部位。因肋间神经皮支有重叠分布,为保障治疗效果,阻滞范围应多包括镇痛区域上下各 1 个节段。常用的阻滞部位及优缺点如下：

1）肋角处：通常取后正中线旁开7~8cm，骶脊肌外侧的肋角处。在其侧方肋间内膜变为肋间内肌。在肋角处肋骨和肋间隙较宽，间隙较大，一般不致穿透胸膜，因此在这里穿刺更容易，但不能阻滞胸神经后皮支及交感神经交通支。椎旁神经阻滞可以同时阻滞这两个神经。

2）腋后线处：在此处做肋间神经阻滞能阻滞外侧皮支和前皮支，但不能阻滞后侧皮支。

3）腋前线处：在此处可阻滞肋间神经的前皮支，故适用于腋前线前面胸骨骨折的疼痛治疗。

4）肋骨远端：在肋骨神经末梢端阻滞，可消除胸前肋区局部的疼痛。

（2）操作要点：肋间神经阻滞，患者取患侧向上侧卧位，患侧上臂抬高至头，使肩胛骨高举，或俯卧位，双下肢下垂置于床外。从 T_{12} 向上，或从颈部向下，或以两侧肩胛下角连线（为 $T_{7~8}$ 间隙）来确定欲阻滞节段的神经。所确定神经阻滞穿刺点应沿腋后线和肋角之间常规消毒后，术者左手用拇指、示指固定进针点，用3.5cm长7号短针于拇、示指间，沿肋骨下缘向头侧约20°方向先刺及肋骨，标记深度，再将软组织和针尖向肋缘下推，并保持针尖与肋骨接触。当术者感觉针尖离开肋骨下缘后，再向前进针 2~3mm 将针尖刺入肋骨下沟，有时可出现向胸腹侧放射性异感。仔细回吸无血、无气，注入 3~5ml 局部麻醉药。

（3）注意事项：肋间神经阻滞的效果多较满意。疗效欠佳的原因有以下几种。

1）注药表浅：从后肋骨至胸膜的平均距离8mm，因此针头滑过肋下缘2~3mm是安全的。防止注射部位过浅，不能接触肋间神经。

2）操作错误：正确的操作方法是向下推移皮肤，使针头滑过肋缘后，向头端倾斜15°~20°，保持针头直接朝向肋间沟，此处肋间隙最窄。如沿针长轴拔针向尾端斜进，药物将注射到肋间隙表面，而不能浸润肋间神经。

3）防止药物进入血管：由于肋间血管神经束位于肋骨下方，穿刺时应先将针触及肋骨下1/4部骨面，然后将针尖滑至肋骨下方软组织，控制进针深度，针尖到达肋骨下缘下方即抽吸，避免针尖进入胸腔或肋间血管内。

2. **胸椎旁神经阻滞** 患者俯卧或患侧在上侧卧，确认并做好体表骨性标记，如棘突、横突及相应肋骨。在棘突旁 3~4cm 处进针穿刺。垂直进针触及骨质，找到横突近端，在穿刺针皮肤外 1cm 处进行标记。然后退针到皮下，将针尖向上向内25°缓慢进针，往往会有一阻力减低点，表示已到椎间孔附近，不要超过标记点。回吸无血、脑脊液或气体，即可进行注射。

3. **硬膜外腔阻滞** 对于难以辨别根性或干性肋间神经痛者，硬膜外腔阻滞是一种安全有效的治疗方法。对于慢性顽固性肋间神经痛患者，可保留硬膜外导管进行连续或定期注药。为避免硬膜外腔感染或导管脱出，可从穿刺点（最好采用椎旁入路）做一皮下隧道，将硬膜外导管从椎管经皮下在距离穿刺点 6cm 以上处皮肤引出，妥善固定。硬膜外导管外口通过连接管与输液泵相连，持续注入药物，或以肝素帽封闭，并以无菌敷料保护，每次注药时打开并再次妥善保护。采用这种方法，可以避免反复硬膜外腔穿刺，并保留导管数周至数月。

（三）神经毁损治疗

1. **肋间神经射频热凝毁损** 自椎间孔穿出后，肋间神经最重要的分支是外侧皮支，在腋中线前面自肋间神经分出，穿过外层肋间肌和前锯肌，再分出前、后皮支。在进行肋间神经毁损治疗时，应在腋后线或其后侧近神经根处进行，否则容易遗漏外侧皮支，不能彻底止痛。

操作方法与单侧肋间神经阻滞相似，进针点在腋后线和其后部位，用记号笔确定穿刺部位后，常规皮肤消毒，铺无菌单，戴无菌手套后，手持 3.5cm 长7号短针在标记点做皮肤和皮下利多卡因浸润麻醉。另一手拇指、示指固定进针点，穿刺针于拇、示指间进入，沿肋骨下缘向头侧约20°方向先刺至肋骨，标记进针深度指导射频针的进针深度和方向。然后用射频针刺入，针尖首先触及肋骨，稍提起射频针沿肋骨下缘滑过，再刺入 2~3mm。根据射频治疗仪的阻抗值，再通过感觉刺激和运动刺激，确定针尖已经到达毁损肋间神经的合适位置后，仔细回吸无血、无气后，注入 1% 利多卡因 2ml，观察患者疼痛消失，进行热凝毁损。退针后用创可贴贴敷。

对于病情轻、病程短的患者，初次可以采用脉冲射频进行治疗，部分患者可以达到有效止痛。这种方法可以保留患者皮肤的所有感觉和运动功能,更易于为患者接受。

2. 肋间神经化学毁损治疗　对剧烈顽固的带状疱疹后肋间神经痛、胸椎转移癌引起的肋间神经痛等,可对相应神经根或神经干进行永久性化学破坏,止痛效果非常满意。通常用无水乙醇或 6% ~ 10% 酚甘油。先用神经刺激器确定穿刺针针尖触及或贴近肋间神经,然后注射利多卡因进行试验性阻滞,在判断阻滞效果良好且无明显并发症后,每支肋间神经注射无水乙醇或酚甘油 1ml,退针后用创可贴粘敷。部分患者注射后出现局部肿胀疼痛,可采用间断冰袋冷敷,症状很快消失。

3. 胸椎神经节毁损治疗　对于肿瘤转移到胸壁,侵犯肋间神经导致的胸壁剧烈疼痛,行胸椎 DRG 毁损治疗可有效地控制胸壁疼痛。此治疗应在 CT 引导下完成。治疗时患者侧卧,患侧向上,确定疼痛部位,在相应的胸椎棘突旁 1.5~2cm 处做出穿刺标记。无菌手术条件下用 7 号针垂直刺入并用利多卡因逐层浸润麻醉,触及胸椎椎板或横突后,标记穿刺深度。换射频针或神经刺激定位针,沿原进针方向与深度刺入,针刺到达胸椎椎板或横突后,根据 CT 影像调整进针方向,使针尖在横突下滑过 1~1.5cm,回吸无血、无气、无脑脊液后进行神经刺激定位和 CT 定位。确认针尖位置准确无误后,每部位注入无水乙醇或 0.5% 阿霉素 1ml,注射后同体位侧卧 4~6h。

4. 椎管内神经毁损治疗　硬膜外腔注药治疗对带状疱疹患者具有满意的止痛效果,并能缩短病程,但对于 PHN,效果不确切。国内有人采用无水乙醇硬膜外腔注射治疗 PHN,有效率达 92%。但这类药物有很强的腐蚀性和刺激性,应用不当易造成组织毁损,反而会导致疼痛或运动障碍,故临床上应用逐渐减少。

（四）SCS

SCS 是将电极植入椎管的硬膜外腔内,通过脉冲电流刺激脊髓后柱传导束和后角感觉神经元,以减轻或缓解疼痛的方法,对于慢性顽固性肋间神经痛是一种很好的选择。具体操作见本书相关章节。

（五）外科治疗

对于射频热凝神经毁损或化学神经毁损效果不佳者,可行病损区肋间神经、脊神经根、交感神经和脊髓前外侧索切断术。由于脊神经根切断对 PHN 和晚期癌痛的长期缓解率分别为 29% 和 47%;对原发性肋间神经痛和不能根治的肿瘤引起的肋间神经痛常需多节段神经节切断才能得到缓解。基础疾病和疼痛部位不同,效果差别很大,因而不首先推荐施行肋间神经外科手术治疗。

第十一节　肋软骨炎

肋软骨炎是肋软骨部位的炎症,分为非特异性肋软骨炎和感染性肋软骨炎,Tietze 在 1921 年首先报道,又称为 Tietze 病。非特异性肋软骨炎是临床上胸壁疼痛的常见病因,占肋软骨炎的 95%,是肋软骨病变引起的以局部疼痛、肿胀为主的常见病,常发生于肋骨和胸骨交界处,具有自限性。多见 25~35 岁成年女性。

一、病　因

（一）非特异性肋软骨炎

病因不明,可能与上呼吸道病毒感染、胸肋关节韧带慢性劳损和免疫、内分泌异常引起的肋软骨营养障碍有关,被称为营养障碍性肋软骨萎缩症。还与结核、胸肋关节半脱位、全身营养不良、胸部外伤、受凉与劳累有关。

（二）感染性肋软骨炎

病因为细菌、病毒和真菌,由全身其他部位的感染经血液携带至肋软骨而致病。胸部外科手术后感染、肋弓开放性损伤后感染。

软骨本身无血管,其血供主要来自软骨膜。软骨膜感染后,软骨因缺血而坏死,使感染迁延不愈,并可能穿透皮肤形成窦道。由于解剖上第 1~4 肋软骨单独存在,感染发生后不向邻近的肋软骨蔓延。第 5~10 肋软骨,由于相邻的软骨互相连接,并借胸骨剑突与对侧相连,感染后炎症可蔓延,使同侧多根肋软骨受累,并向对侧扩散,使感染范围扩大。

二、发 病 机 制

（一）炎症

炎症使 IL-1β 和 TNFα 表达上调，而 IL-1β 和 TNFα 使软骨细胞产生活性氧和一氧化氮，致线粒体 DNA 损伤、Caspase 9 水平增加，经线粒体依赖途径引起软骨细胞凋亡。IL-1β 和 TNFα 致软骨细胞发生内质网应激，激活 CHOP 通路、Caspase 12 水平升高，引起软骨细胞凋亡。

（二）代谢失调

炎症抑制软骨细胞合成 II 型胶原、蛋白聚糖等软骨基质蛋白、降解细胞外基质、上调环氧化酶-2 表达、提高下游酶促反应产物前列腺素水平、致软骨细胞合成和分解代谢失衡。炎症引起的软骨细胞生物学改变，可能与其介导的 NF-κB、PI3K/Akt、JAK2/STAT3、WNT/β-catenin、Smad2/3、Hedgehog 等信号传导通路过度活化或过度抑制有关。

三、临 床 表 现

（一）非特异性肋软骨炎

1. **症状** 初期胸痛，数日后可出现肿胀、隆起伴有钝痛或锐痛，70%~80% 为单侧且单发病变，无显著性别倾向。多发于第 2~4 肋软骨或肋弓，局部压痛明显，疼痛为持续性、时轻时重，疼痛剧烈地向后背肩胛部或侧肩、上臂、乳腺、腋窝处放射，女性患者误以为乳腺疼痛而就诊，深呼吸、咳嗽、活动后疼痛加剧。病程可持续几小时或几天，可反复发作，常在数月内自愈，个别可持续数年。

2. **体征** 局部为非化脓性肋软骨肿胀、受累肋软骨肿大隆起，质硬，光滑而边界不清，局部压痛明显，但局部皮肤无红肿、热征，挤压胸廓时疼痛加剧。

（二）感染性肋软骨炎

肋弓部剧烈疼痛，呈持续性，病变区皮肤红肿热。局部隆起，肋弓部伤口长期不愈，窦道形成、局部压痛。部分患者体温升高，白细胞正常或偏高。

四、辅 助 检 查

（一）X 线检查

X 射线检查对本病没有诊断价值，但可与其他疾病相鉴别。非特异性肋软骨炎胸部 X 线检查无异常征象，但有助排除胸内病变、胸壁结核、肋骨骨髓炎等。感染性肋软骨炎胸部 X 线平片可显示局部软组织肿胀及骨质破坏，还可排除局限性脓胸，X 线碘油窦道造影可显示病变的范围。

（二）超声

超声可显示肋软骨肿胀，双侧观察可对比差异。可观察到肋软骨增厚、回声改变、形态改变、患处周围的肌肉、筋膜改变。

（三）CT

显示病变部位软组织增厚，肌层下积液、肋软骨破坏、软骨肿胀骨化、周围有脓液及肉芽组织形成、缺血坏死的肋软骨表面不光滑、呈虫蚀样改变，有的变细呈鼠尾状，有的可完全被吸收。

（四）MRI

能显示骨、软骨、滑膜及骨髓的活动性炎性改变，特异性和敏感性较高。

（五）实验室检查

血常规、血磷、血钙、血沉、碱性磷酸酶等均可正常。

五、诊   断

依据病史、临床表现、胸部 X 线平片、CT 检查等进行诊断。青年人，近期有呼吸道感染史，胸前区持续性钝痛、胀痛，活动后加剧。肋骨与肋软骨交界处局限性肿胀、压痛、X 线检查胸壁无异常，症状不典型者注意与胸壁结核、冠心病、心绞痛和老年性肋软骨钙化相鉴别。

六、治　疗

（一）非特异性肋软骨炎

一般只对症治疗，口服 NSAIDs，物理治疗（热敷、激光、红外线、磁疗、体外冲击波等）；疼痛剧烈者，可用局部注射疗法、肋间神经阻滞等。

（二）感染性肋软骨炎

控制全身感染，手术切除病变肋软骨。因第 1~4 肋软骨互相不连接，感染后单根肋软骨病变，切除单根肋软骨即可治愈。第 5~10 肋软骨互相连接构成肋弓，一旦感染会波及肋弓，手术时切除时，要切除肋弓的全部肋软骨。

七、预　防

非特异性肋软骨炎，注意保暖，避免感染；多锻炼，增强自身抵抗力；避免经常熬夜、过劳、外伤。感染性肋软骨炎以预防为主，手术时严格无菌操作、尽量避免或减少损伤肋软骨膜。

第十二节　胸部骨骼肌疼痛

根据 ICD-11 版慢性疼痛分类，慢性胸部骨骼肌疼痛归属于慢性肌肉骨骼疼痛，是侵袭胸部肌肉软组织，作为某一疾病过程的组成部分出现的迁延不愈、反复发作的疼痛。临床上胸部骨骼肌疼痛的常见病因有：①急性创伤或运动损伤及其后遗症；②原发性感染性肌炎；③炎性肌病；④肌肉能量代谢受损；⑤药物性肌痛等。本节论述的是指前者，即急性创伤或运动损伤及其后遗症引起的胸部骨骼肌疼痛，如胸大肌筋膜炎、胸背筋膜炎等。

一、发病机制

临床发现，原发于胸部骨骼、肌肉、筋膜的疼痛较少，多来自胸椎旁软组织损害，也就是脊柱源性胸痛，而这类疾病经常由于认识不足，容易出现漏诊、误诊。

由于颈、胸椎的退行性改变，使其在一定诱因作用下可发生脊柱小关节错位、骨质增生、椎间盘突出症或周围软组织发生炎症等，都可直接或间接地刺激、压迫心脏的运动和感觉神经，进而表现出类似心脏病的症状。颈椎及上段胸椎病变能刺激交感神经节前纤维。有学者提出交感神经节前纤维损伤不能引起交感功能的紊乱，只有节后纤维受损才能出现心脏病的症状，此结论尚未达成最终的共识，有待进一步研究。在心脏自主神经受刺激的同时，颈、胸段的脊神经同样受到刺激，并引起胸前区疼痛，例如 $C_{5~7}$ 构成胸内侧神经、C_8～T_1 构成胸外侧神经，两神经支受无菌性炎症刺激引起胸痛；尤其 $T_{1~5}$ 受脊柱周围软组织无菌性炎症刺激，形成胸部憋闷感，甚至窒息感，有时可随呼吸出现胸前放射痛，这些症状更容易被误诊为心脏病。解除颈、胸椎及周围软组织对相关神经的直接及间接刺激，可以解除或缓解胸痛症状。

二、临床表现

（一）症状

胸部骨骼肌疼痛多呈钝痛、胀痛或隐痛，锐痛和撕裂样痛少见，可伴有敏感性触痛点并诱发出传导痛。不同部位的胸部骨骼肌疼痛表现如下：

1. 胸廓前部（胸大肌、胸小肌、斜角肌及肋间肌）胸前部疼痛，可伴皮肤麻木，夜间明显，活动时加重，类似心绞痛症状。

2. 胸廓外侧（前锯肌、肋间肌）胸壁外侧痛，可自腋窝下至第 6 或第 7 肋骨范围的深部、持续性疼痛；疼痛可在肩胛下角区出现，咳嗽或深呼吸时加重。

3. 胸廓后部（菱形肌、背阔肌、上后锯肌、胸髂肋肌）根据不同受累肌肉，在背部各不同部位出现疼痛，背部肌肉活动时疼痛加重，身体活动不受限。

（二）体征

局部压痛明显，常为酸痛感，无红肿，无发热，肌肉可见轻度萎缩，有时可触及筋膜结节。胸脊柱段旁往往有高度敏感压痛点，滑动按压部分压痛点可诱发出传导至疼痛区域的主诉痛。

三、辅 助 检 查

胸透、CT、血常规等检查常无特殊发现。MRI 检查则体现出优越性，受累肌群 T1WI 多为低至中间强度信号，而 T2WI 抑脂多为异常高强度信号。

四、诊 断

与健侧对比，患者胸部疼痛部位为明显的局部疼痛及压痛，小剂量局部麻醉药注射后，疼痛可缓解。通过患者的症状、体征、MRI 检查和试验性肌肉压痛点阻滞可以明确诊断。

五、鉴 别 诊 断

导致胸部疼痛的病因很多，可通过实验室检查、心电图、影像学等检查排除血液病、骨折及其他疾患，特别是要注意排除急性冠脉综合征、肺栓塞、主动脉夹层、自发性气胸等危及生命的疾病。

（一）肋软骨炎

肋软骨炎又称 Tieze 病或 Tieze 综合征、肋软骨疼痛性非化脓性肿胀、胸软骨痛、软骨增生病，是一种常见的疾病，临床中最常见的是非特异性肋软骨炎，表现为局限性疼痛伴肿胀的自限性疾病。好发于第 2~5 肋软骨交界处，一般为多发性，见于一侧胸骨旁，或为两侧对称性。局部压痛明显，疼痛剧烈地向后背肩胛部或侧肩、上臂、腋窝处放射，深呼吸、咳嗽、活动、挺胸与疲劳后疼痛加剧。患处肋软骨可有肿胀，隆起并压痛。

（二）肋间神经痛

肋间神经痛是指一个或几个肋间部位从背部沿肋间向胸腹前壁放射，呈半环状分布。多为单侧受累，也可以双侧同时受累。咳嗽、深呼吸或打喷嚏往往使疼痛加重。查体可有胸椎棘突、棘突间或椎旁压痛和叩痛，少数患者沿肋间有压痛，受累神经支配区可有感觉异常。疼痛性质多为刺痛或灼痛，沿肋间神经放射。大多数肋间神经痛为继发性，如某些感染、糖尿病、外伤或肋间组织的炎症、肿瘤及转移病灶等。根据特殊的疼痛部位及性质可进行鉴别。

（三）隐匿性抑郁症

慢性胸痛是多数隐匿性抑郁症患者就诊的主要原因之一，也是来门诊之后的第一主诉，但是除了主诉慢性胸痛之外，其他伴随症状也十分明显，主要包括疑病、睡眠问题、全身不适、情绪异常、自信心降低、性淡漠、工作能力降低等。临床体检与患者主诉程度不符合，多数无明显的阳性体征发现。

六、治 疗

胸部骨骼肌疼痛患者多原发于胸椎旁软组织损害，治疗前注意胸椎旁压痛点检查，勿遗漏胸椎旁软组织损害的治疗。

（一）药物治疗

急性发作期休息、口服 NSAIDs，严重者加用糖皮质激素。对于肌肉痉挛或因疼痛影响睡眠者，可睡前口服镇静催眠药物。舒筋活血、祛风散寒类中药内服或外用也有一定的效果。

（二）非手术治疗

热疗、电疗、超声波等能促进局部血液循环，推拿整脊、体外冲击波疗法可缓解肌肉痉挛。

1. 推拿整脊疗法　脊椎间关节错位时应以正骨手法为主，如有骨质增生可配合牵引治疗。正骨推拿和牵引纠正脊椎关节错位，使变窄的椎间隙增宽，椎周软组织被拉直，从而解除对心交感神经的机械和化学刺激，是直接的病因治疗。对诊断明确或怀疑为稳定型心绞痛患者采用整脊疗法 4 周后，问卷调查显示患者疼痛和整体健康状况明显改善。

2. 体外冲击波疗法　重视对颈、上胸椎棘突、椎板、关节突、横突、菱形肌、冈下三肌等软组织附着处的松解。当患者疗效不佳时,需要进一步寻找原发部位或是否胸部筋膜已经形成继发性无菌性炎症,再根据腰骶部深层肌、胸肋关节、锁骨下缘胸大肌附着处等部位的敏感压痛点进一步治疗。

（三）微创治疗

局部痛点和胸椎旁注射医用臭氧、针刀、密集型银质针针刺、细银针针刺等均有一定效果。

1. 针刺治疗　以密集型银质针为例,其他针刺方式可参照进行。

（1）胸脊柱段定点方法:胸脊柱段的针刺一般采取分段针刺或分侧针刺的方法。这样在针刺过程中不易产生胸闷、憋气等情况或胸闷、憋气症状较轻,便于患者耐受。患者俯卧位,在胸椎棘突旁定内排进针点,针距 1.5~2cm,外排进针点定在两内排进针点之间,排距 2cm。

（2）针刺操作:内排进针点垂直皮肤进针,直刺胸椎棘突骨面后,调整针体,沿棘突向下直刺下一胸椎椎板,行小幅度提插,外排针由后外向前内斜刺内排针尖所在椎板后向外小幅度提插至胸椎关节突关节或胸椎的肋横突关节处。此过程要针循骨面,避免针落入胸腔出现气胸。胸椎后关节突距中线距离较小,外排针进针时针体倾斜角度较大,应缓慢进针,针刺深度若超过内排针深度时,应稍将针提起,再加大针体倾斜度缓慢进针,触及骨面后小幅度向外提插至关节突后侧骨面敏感点。初学者可将外排针体向外上倾斜 60° 左右进针,因胸椎椎板呈叠瓦状结构,此角度针刺不易刺入椎板间隙伤及椎管内组织。

2. 局部注射或神经阻滞　病变早期,压痛部位注射或者肋间神经阻滞含有长效糖皮质激素的消炎镇痛液,操作中应避免穿刺过深导致气胸。

（四）手术治疗

经过上述治疗,多数胸部骨骼肌疼痛可以有效缓解。值得注意的是,病程较长,治疗不彻底的患者,疼痛容易复发,需要多次治疗,方可消灭压痛点,从而达到稳定的远期疗效。经系统保守治疗无效可进行软组织松解手术。

第十三节　菱形肌综合征

菱形肌综合征是指位于肩胛骨内侧缘和脊柱之间的菱形肌区域的疼痛综合征。菱形肌解剖位置处于斜方肌的深层,受肩胛背神经支配,肌纤维起自 C_6 至 T_4 棘突,斜形向下抵止于肩胛骨内侧缘,上部为小菱形肌,下部为大菱形肌。

一、发病机制

菱形肌收缩可使颈部后伸,或上提肩胛骨,并与肩胛提肌共同作用使肩胛骨旋转。现代医学认为,菱形肌综合征多因慢性持续性肩胛骨运动致使菱形肌劳损,或遭受风寒、睡姿不当等诱发菱形肌痉挛或炎症反应而发病。祖国医学中,菱形肌综合征属"痹症"范畴,其劳损及感受风寒湿邪,造成气血瘀阻,经络不通,发为疼痛。

二、临床表现

（一）症状

患者常有肩挑、手提、背运、伏案等长期劳损史或急性损伤经过。表现为肩胛骨内侧缘和脊柱之间有沉紧、酸胀、疼痛感,疼痛呈钝痛和隐痛,仰头、耸肩、平卧过久时疼痛明显,夜间及劳累后加剧,扩胸体位则减轻。少数患者疼痛可扩散至颈项部及前胸部,病程长的患者可出现阵发性心悸或胸闷,严重者可出现呼吸时疼痛,翻身困难,夜间不能入睡。

（二）体征

肩胛骨内侧缘和脊柱之间有明显而深在的压痛,有时可扪及痛性条索,上胸段脊柱旁常有叩击痛。

（三）特殊检查

1. 耸肩抗阻试验　患者取坐位,检查者在背后将两手按压患者双肩,让患者耸肩,肩背部出现疼痛为阳性。

2. 仰头挺胸背伸抗阻试验　患者仰卧,双上肢放于身体两侧,让患者做仰头挺胸、双肩向后扩展的动作,肩背部出现疼痛为阳性。

三、辅 助 检 查

（一）胸部 X 线

常无骨质异常,偶尔有肩胛内侧组织密度增高影。

（二）胸部 MRI 或 CT

未见肿瘤等占位性病变,排除内脏病变引起的肩部牵扯痛。

（三）心电图检查

病程长的患者可出现阵发性心悸或胸闷,心电图检查一般无异常。

四、诊 断 要 点

1. 常有急性损伤后遗症或者慢性劳损史。
2. 在脊柱与肩胛骨内侧缘的后背部疼痛,如负重物感。
3. 低头双手抱胸时疼痛加重,即菱形肌牵拉试验阳性。
4. 头后伸挺胸、双上肢后伸时诱发疼痛,即菱形肌收缩试验阳性。
5. 在其起止点或中点可扪及痛性结节。

五、鉴 别 诊 断

（一）颈椎病

常表现为颈肩背疼痛、头痛、头晕、颈部僵硬、四肢麻木等。检查颈部活动受限,可有上肢肌力减弱和肌肉萎缩,臂丛牵拉试验阳性,压头试验阳性。CT 及 MRI 检查对定性定位诊断有意义。

（二）肩周炎

病变在肩肱关节周围的软组织,特别是肩胛骨背面冈下三肌(冈下肌、大圆肌和小圆肌),主要症状和体征是肩关节疼痛及功能受限,有自愈倾向。

（三）肩胛提肌综合征

颈侧上部呈酸胀性疲乏困倦,并有重压感觉。肩胛上区不适,多于劳累、外感受凉时症状加重。颈部不适,伸侧颈部,感觉局部僵紧。可于上颈侧,自乳突后下方起,延沿颈椎横突外缘,触到贴紧性的索样筋结。肩胛内上角,可触及粗糙状的筋结点,异常敏感。下颈肌外侧束,可见索样筋结。

（四）强直性脊柱炎

胸椎受累时,表现为背痛、前胸和侧胸痛,最常见为驼背畸形。如肋椎关节、胸骨柄体关节、胸锁关节及肋软骨间关节受累时,则呈束带状胸痛,胸廓扩张受限,吸气咳嗽或打喷嚏时胸痛加重。严重者胸廓保持在呼气状态。由于胸腹腔容量缩小,造成心肺功能和消化功能障碍。

六、治　　疗

治疗目的是积极去除病因,缓解疼痛,恢复菱形肌活动功能。

（一）药物治疗

包括 NSAIDs、中药止痛舒筋膏药等。

（二）非手术治疗

1. 手法推拿

（1）痛点拇揉法:用拇指指腹揉压痛点,先轻后重,注意指腹紧贴皮肤。

（2）弹拨:用拇指在菱形肌垂直线或在条索状隆起处左右弹拨。

（3）提拿:用拇指和其他四指作对称用力,局部提拿痉挛肌肉。

（4）擦动：以小指、无名指、中指掌指关节在菱形肌部位施以一定压力,前后不断擦动。

（5）叩击：以空拳拍击该区。

结束时,患者辅以扩胸运动5~6次。

2. 体外冲击波疗法　治疗的关键部位是菱形肌的起止点及痛性结节处,治疗风险小且疗效确切。如果是由于腰骶臀部或者颈肩部软组织损害引起菱形肌区域的传导痛,要针对以上部位治疗,方可达到稳定的远期疗效。

（三）微创治疗

包括针灸、密集型银质针松解、针刀治疗、胸椎旁阻滞、射频等。密集型银质针针刺或针刀可对病变软组织进行松解、剥离,消除对神经血管的压迫或牵拉,减轻局部炎症反应,修复组织结构,从而达到治疗效果。

1. 针刀治疗　患者取俯卧位于处置床上,放松肩背部肌肉及双上肢置于躯体两侧,注意避免肩部的活动。根据查体情况选择菱形肌压痛点,如肋骨面点、棘突旁点,后用龙胆紫标记。术野部位常规碘伏消毒,铺消毒巾,术者严格遵守无菌操作,用1%利多卡因麻醉,麻醉方式为局部麻醉,按朱氏三部进针刀法刺入,切割、疏通、分离、松动后出针刀。创可贴覆盖针眼。5~7天后再行针刀治疗,2次为1个疗程。

2. 密集型银质针　菱形肌损害多是整个肩背部软组织损害中的一部分,需要针对胸脊柱旁、肩胛背三肌全面松解,才能逆转菱形肌损害。胸脊柱旁针刺要点于胸部骨骼肌疼痛章节提及,这里主要介绍肩胛背三肌的松解。

（1）定点方法：患者俯卧位双臂前伸抱枕也可放于治疗床两侧,沿肩胛冈下缘,肩胛骨内侧缘、肩胛骨外侧缘画出所需针刺部位的轮廓。在冈下窝内上部,肩胛冈根部用手可摸到一个凹陷处。在此处定点,横向沿肩胛冈下缘定针距为1.5cm的6~7个进针点,最外进针点位于肩峰向肩胛冈的移行处。纵向沿肩胛骨内侧缘定针距为1.5cm左右的7个进针点,最下一点定在肩胛下角。沿肩胛骨外侧缘定针距为1.5cm左右的6~7个进针点。关节盂下缘定针距为1cm的3~4个进针点。在此上述进针点群围成的区域内定针距,排距均为1.5cm的进针点群,使下排针定在上排两进针点的中间部。

（2）针刺操作：先于定点处垂直皮肤进针,针尖到达骨面后向肩胛冈根部小幅度提插并向肩胛冈下的深窝内做长距离骨膜下刺,横向其余各针均直刺肩胛冈下缘小幅度提插松解斜方肌下部肩胛冈附着处后向冈下深凹做稍向外的骨膜下刺,最外点,进针过程中如针下有落空,应将针提起,调整针尖稍向内做骨膜下刺,避免落空后损伤自此处转向冈下窝的肩胛上动脉,纵向进针点针尖稍向外刺至骨面后向肩胛骨内侧缘小幅度提插到骨缘并自此处向外侧做广泛的骨膜下刺。肩胛下角进针点针刺骨面后可向冈下窝中心或针尖稍向外针对大圆肌附着处做广泛骨膜下刺。肩胛骨外缘及关节盂下缘各进针点,均直刺骨面后向外小幅度提插至骨缘做贯穿骨缘的骨膜下刺,使大圆肌、小圆肌的肩胛骨外侧缘附着处和肱三头肌盂下结节附着处得到松解。其余各进针点均直刺骨面后向下或向外做短距离骨膜下刺。

3. 浮针　用一次性使用无菌浮针,规格为0.6mm×32mm中号,用碘伏消毒以进针为中心的皮肤,离疼痛点约6~10cm处,针体和皮肤夹角呈15°~25°角快速刺入皮下,提起针尖沿皮下疏松结缔组织向痛点方向推进平刺,约深25~35cm,以进针点为支点,手握针柄,使针体做扇形运动以行扫散运动,扫散时间一般不超过2min。在整个运针过程中,医者动作要稳、要匀及要柔软。患者疼痛症状消失或减轻时,抽出针芯,留置软管,用医用胶布贴附于针座固定,8~24h内拔出。1d后再行1次浮针治疗,4次为1个疗程,2个疗程后评价疗效。

4. 神经阻滞　胸椎旁阻滞治疗,注射长效糖皮质激素、医用臭氧等。

5. 神经射频　经药物、推拿按摩、体外冲击波、密集型银质针松解、针刀等治疗后,多数患者疼痛可缓解。若疼痛顽固,可在影像引导下行下颈、上胸椎旁的脊神经后支射频治疗,有一定的疗效。

第十四节　自发性胸痛

自发性胸痛,又称原发性胸痛,是指病因不明且辅助检查正常的胸部疼痛性疾病。该病无明显的器质性改变,大多为良性非致命性胸痛,多发于儿童及青少年,在儿童胸痛门诊发病率大约为20%~45%。疼痛症状无明显特异性,随着病程延长,疼痛可消失。病程持续时间差异较大,一般长达 6 个月以上。

胸痛是儿童期和青春期的常见病,约占 10% 的学龄儿童,虽然自发性胸痛为良性非致命性疾病,但 90% 患者报告疼痛"有时"或"频繁"干扰了他们的正常活动,44% 患者报道胸痛改变了行为。此外,由于可能会出现严重疼痛并常伴有与疼痛有关的恐惧和忧虑,患者及家人往往担心存在严重危害性疾病(如心源性胸痛等)可能性,临床也需要通过多种检查,以排除其他可能的胸痛疾病,常引起较严重忧虑和困扰,导致频繁、多次到医疗机构就诊、检查,造成家庭和社会较大负担。

一、发病机制

大多数病例无明确的医学病因,具体发病机制不明确,可能与患者心理、生物、社会环境、家庭、发育等因素有关。

自发性胸痛患者心理障碍主要表现在普遍担心和焦虑,对身体感觉过敏等。患者胸痛的同时常伴有明显的情绪困扰,且往往会持续存在。由于担心胸痛预示着灾难性危险,患者经历的许多忧虑和困扰可被增强。这种情绪困扰可能导致胸痛发作的频率、强度和/或持续时间增加。存在担心、焦虑症状,特别是焦虑身体症状的患者,习惯上更加警惕和注意身体感觉,这种担忧亦可能导致胸痛感觉加重。医学流行病学研究发现,74% 自发性胸痛患者符合 DSM-III-R[《精神疾病诊断与统计手册》(第 3 版)]精神病标准,其中焦虑症是最常见的诊断,发生在 20% 患者中。

生物因素与患者遗传性疼痛特征、生理反应性、疾病或伤害有关。与儿童疼痛相关的遗传风险因素可能包括气质反应性和不稳定性及行为抑制,同时脑化学、神经生理学等生物学过程可能会使一些患者易患此病。在少数情况下,自发性胸痛可能是广泛躯体化症状的反映,Asnes 等报告 55% 患者在医师访谈期间报告了其他身体不适的病史,Rowlands 和 Richards 发现大约 30% 病例伴随头痛、腹痛、疲劳、头晕等不适。

社会环境和家庭因素主要反映在患者家庭社会经济地位、媒体对心脏事件的描述、父母心理状态及行为。临床医师观察到,年轻运动员因心脏疾病而罕见但广为人知的突然死亡可能人为地使患者及其父母焦虑,有关心脏病的公共健康教育也会增加患者及其家属对胸痛危险的恐惧。

随着患儿生长发育、对疾病知识的了解、生理变化、认知发展等会对本病造成一定影响。在青春期,快速的身体变化以及正常的自我意识和自我专注力可能会增加和加深对身体疼痛感和身体症状的认识。

此外,有研究认为维生素 D 缺乏症与患者胸痛的持续时间和频率之间存在显著关联。药物滥用、吸烟、熬夜、过劳、饮水过少、肥胖、冠心病家族史及高血脂患者的患病比例高。

二、临床表现

(一)症状

疼痛部位无明显特异性,疼痛性质多呈锐痛,无明显诱发、加重及缓解因素,疼痛持续时间不定,可数分钟至数小时,而大多数患者疼痛发作持续 1~15min。病程长短不一,1 周到数年不等。随时间延长,疼痛症状可消失或缓解。疼痛常影响患者参与一般的社会活动,如上学、运动等,少部分患者可伴气促、头晕、恶心、腹痛等症状,多数应用 NSAIDs 治疗有效。

(二)体征

胸部外观无明显异常,疼痛发作时可出现呼吸活动度增加。胸部压痛可阳性或阴性,压痛部位不规律,可广泛或局限。心肺叩诊及听诊正常。无明显其他阳性体征。

三、辅助检查

(一)心电图

心源性胸痛在青少年及儿童人群中发病率低,但后果相对严重。胸痛患者,不论青少年或成年,都应该行常规心电图检查,必要时加做动态心电图或运动平板试验行心电图检查,以初步辅助判断是否存在心源性胸痛。

（二）心肌酶谱

用于鉴别心肌损伤导致的胸痛。对于青少年胸痛患者，不作常规推荐，需优先排除其他病因。

（三）心脏彩超

可监测心脏血流动力学，鉴别诊断先天心脏病等因素导致的胸痛。

（四）胸部影像学

胸部 X 线、胸部 CT 或血管造影可协助病因诊断。根据患者症状，选择性地做此项检查。若首次检查为阴性，但患者伴气促、气喘、咳嗽等症状时，则需密切随访，必要时复查。

（五）腹部及食管影像学

部分胸痛可由食管或上腹部病变引起，该项检查可用于排除性诊断原发性胸痛。根据需要，相应选择CT、MRI、超声或消化道内镜检查。

四、诊　　断

多种病因可引起胸痛，尤其心源性胸痛等，虽然发生率低，但可能造成严重后果，因此常规胸痛患者诊断，除明确病因外，需评估安全性。

自发性胸痛是在排除其他病因性胸痛基础上作出的诊断。经过全面的病史、体格检查和适当的实验室检查，未发现原因，则可诊断为自发性胸痛。

患者常无特定阳性体征及检查结果，病史提问应该注重患者胸部疼痛的性质、发作特点、部位等。

五、鉴 别 诊 断

（一）心源性胸痛

心源性胸痛是由心脏器质性病因，如冠心病、心律失常、先天性心脏病、主动脉病变等引起的胸痛，常表现为胸前区压榨样痛。疼痛与活动、情绪变化等有关，如果合并晕厥，应强烈怀疑是心脏起源。心源性胸痛可能危及生命，应优先进行鉴别诊断，行心电图、心肌酶谱、心脏彩超、冠脉造影等检查有助于鉴别。

（二）呼吸源性胸痛

常见于胸膜炎、自发性气胸等，胸痛可与呼吸活动相关，常伴咳嗽、咳痰、气喘等呼吸道症状，肺部听诊可有干湿啰音，胸膜增厚时可有胸膜摩擦音，行胸部影像学及血液学检查有助于鉴别诊断。

（三）肌肉骨骼因素源性胸痛

多由胸部肌肉拉伤或由局部直接创伤因素导致，少数可与胸椎病变相关，如肋软骨炎、肋骨骨折等。疼痛多与胸部活动相关，局部存在明显的固定压痛点，胸部 X 线或 CT 可表现为阴性，必要时行 MRI 检查。

（四）消化道因素源性胸痛

胃食管反流性疾病、食管炎等是最常见消化道因素，常表现为胸骨后烧灼样疼痛，腹压增加时疼痛加重，胃食管钡餐显影可有助于鉴别诊断，必要时可行胃镜检查。

（五）心理因素性胸痛

此类胸痛患者常伴有忧虑、焦虑、恐慌等情绪表现，常有多部位不适症状、头痛、腹痛、乏力等，可有过度通气综合征。辅助检查均为阴性。心理因素性胸痛极易与自发性胸痛相混淆，应用心理因素评估表（如PSC-17 等）评价患者行为和情绪，有利于进行鉴别诊断。

（六）神经因素源性胸痛

如带状疱疹、脊神经损伤及其他原因导致的神经病理性疼痛。带状疱疹性神经痛常表现为受累神经节段皮区剧烈样疼痛，可呈烧灼感或蚂蚁咬样不适，触摸皮区可诱发疼痛，皮肤表面可出现水疱样皮疹。脊髓或脊神经受压或损伤时，可伴相应神经节段疼痛及浅感觉下降等症状，脊柱 MRI 检查有助于鉴别诊断。

（七）肿瘤学因素源性胸痛

胸部原发性肿瘤或转移瘤均可导致胸痛。疼痛起病较缓慢、逐渐加重，伴随体重减轻，晚期表现为恶病质，胸部影像学检查和肿瘤活检有助于诊断。

六、治 疗

自发性胸痛因无明确病因,目前治疗主要为对症治疗。对于轻度疼痛患者可不需药物治疗,通过密切随访,此类患者症状多可逐渐消失。对于中、重度疼痛患者,可常规应用 NSAIDs 控制症状,同时给予心理治疗,并关注患者的生活方式,减少不良生活方式对本疾病的可能影响。

七、康复和预后

自发性胸痛多为良性胸痛,多数患者症状可逐渐消失,预后较好。有研究发现随访 3 年以上的患者中 81% 的疼痛消失。对于部分病程较长患者,需密切随访,关注患者生活方式,给予心理安慰,注意可能存在的病因。

(刘广召　王祥瑞　刘荣国　马柯　郭永清　巨辉　魏俊)

参考文献

[1] BELAVY D L,QUITTNER M,LING Y,et al. Cervical and thoracic intervertebral disc hydration increases with recumbency:a study in 101 healthy volunteers[J]. Spine J,2018,18(2):314-320.

[2] CHEATHAM S W,KOLBER M J,MOKHA G M,et al. Concurrent validation of a pressure pain threshold scale for individuals with myofascial pain syndrome and fibromyalgia[J]. J Man Manip Ther,2018;26(1):25-35.

[3] CHEN J,XIE J J,SHI K S,et al. Glucagon-like peptide-1 receptor regulates endoplasmic reticulum stress-induced apoptosis and the associated inflammatory response in chondrocytes and the progres-sion of osteoarthritis in rat[J]. Cell Death Dis,2018,9(2):212.

[4] DING Y,LI H,HONG T,et al. Efficacy and safety of computed tomography-guided pulsed radiofrequency modulation of thoracic dorsal root ganglion on herpes zoster neuralgia[J]. Neuromodulation,2019,22(1):108-114.

[5] KHURANA B ,PREVEDELLO L M ,BONO C M,et al. CT for thoracic and lumbar spine fractures:Can CT findings accurately predict posterior ligament complex injury? [J] Eur Spine J,2018,27(12):3007-3015.

[6] LI K,ZHANG Y,ZHANG Y,et al. Tyrosine kinase Fyn promotes osteo-arthritis by activating the β-catenin pathway[J]. Ann Rheumatic Dis,2018,77(6):935-943.

[7] 郭政,王国年. 疼痛诊疗学[M]. 4 版. 北京:人民卫生出版社,2016.

[8] 刘延青,刘金锋,陆丽娟. 疼痛病学诊疗手册:骨骼肌与关节疼痛病分册[M]. 北京:人民卫生出版社,2017.

[9] 刘延青,崔健君. 实用疼痛学[M]. 北京:人民卫生出版社,2013.

[10] 司马蕾,樊碧发. 疼痛诊疗手册[M]. 北京:高等教育出版社,2017.

第三十七章　腰骶部疼痛病

第一节　腰椎间盘源性疼痛

　　腰椎间盘退行性疾病是腰痛的主要因素,常见疾病有腰椎间盘源性疼痛、腰椎间盘突出症、腰椎间盘炎症/感染、腰椎管狭窄症、腰椎先天性/发育性变异等。腰椎间盘突出症和腰椎管狭窄症的诊断和治疗已被广泛研究,长期以来,腰椎间盘突出症被认为是腰椎间盘疾病导致疼痛的先决条件。

　　近年来,许多学者对椎间盘退变或损伤前后的神经解剖、生物化学、生物力学等进行了深入研究,人们逐渐认识到在没有腰椎间盘突出症的情况下,发生于腰椎间盘内部的病变也能引起腰痛,称为腰椎间盘源性疼痛。椎间盘结构损伤的病理变化包括纤维环撕裂和/或炎性反应(椎间盘炎),这些病理变化称为椎间盘内破裂(internal disc disruption,IDD),可分为原发性 IDD 或继发性 IDD。腰椎间盘源性疼痛的致痛病理机制为:①椎间盘外层纤维环受损,形成裂隙及椎间盘炎症,引起窦椎神经的刺激,导致窦椎神经末梢感受器超敏;②椎间盘纤维环内层撕裂,形成炎性肉芽带。

一、发病机制

　　椎间盘的基质是一个动态的结构。原有成分不断退化,同时新成分不断合成,共同产生了椎间盘基质的动态变化。基质分子合成、降解和聚集的平衡,取决于椎间盘基质的质量和完整性,该平衡是基质蛋白适应性变化导致内环境改变的前提。

　　绝大多数健康成人的椎间盘是无血管的。最接近椎间盘基质的血管是相邻椎体的毛细血管床和纤维环最外层部分的小毛细血管。椎间盘细胞的营养运输和代谢废物的清除全部依赖于扩散作用,主要是依靠相邻椎体的血管床扩散完成。在椎间盘的内部和周围区域建立了一个非常低的葡萄糖和含氧水平,并与内部产生的高水平乳酸形成了梯度。随着椎间盘细胞对氧和葡萄糖的利用以及乳酸的产生,进一步加剧了这一梯度的形成。乳酸聚集不断形成的酸性环境和营养运输的受限,被认为是限制细胞生长能力和影响椎间盘基质完整性的主要因素。椎间盘细胞的营养供应不足已被认为是导致椎间盘退变的一个主要因素。椎间盘代谢的改变导致细胞改变和基质的降解。伴随着降解过程,椎间盘细胞连接的形态改变会触发炎症反应,这是导致椎间盘源性疼痛的决定因素。

　　研究发现,纤维环,特别是外 1/3,由窦椎神经及脊神经支配。窦椎神经起自灰交通支(交感节后纤维)与脊神经结合处的交通支上,进入椎间孔后走行于脊神经节的腹侧,发出细支分布到其上和下的 2~3个椎节范围的硬膜囊前部、后纵韧带及纤维环的后外侧。窦椎神经纤维被认为是灰交通支发出的交感神经纤维和同节段脊神经的脊膜返支共同组成(图 37-1-1)。窦椎神经的末梢纤维可以分布到纤维环的外层纤维中。Copper 等研究发现,退变纤维环中的神经纤维密度高于正常的纤维环。有人认为,髓核退变和内层纤维环撕裂产生的炎性肉芽带可延伸到纤维环外层,窦椎神经的末梢纤维是无髓鞘纤维,容易受刺激产生疼痛。

　　髓核是身体最大的无血管组织,正常的血管也不分布到纤维环表层,其中央退变的无血管髓核可作为抗原,刺激机体产生免疫反应,产生许多炎症介质,如白细胞介素-6、一氧化氮、肿瘤坏死因子、磷脂酶 A2、乳酸等。这些炎症介质通过退变椎间盘的放射状裂隙到达外层纤维环,使窦椎神经末梢感受器处于超敏状态,引起疼痛。因此,腰椎间盘源性疼痛的发病机制是由于椎体终板压缩损伤后,导致椎间盘生物化学性退变,产生椎间盘纤维环内破裂并形成炎性肉芽带,刺激窦椎神经末梢感受器超敏所致的化学介导性腰痛(图 37-1-2)。

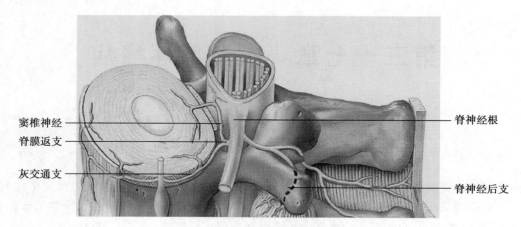

窦椎神经
脊膜返支
灰交通支

脊神经根

脊神经后支

图 37-1-1 窦椎神经示意图

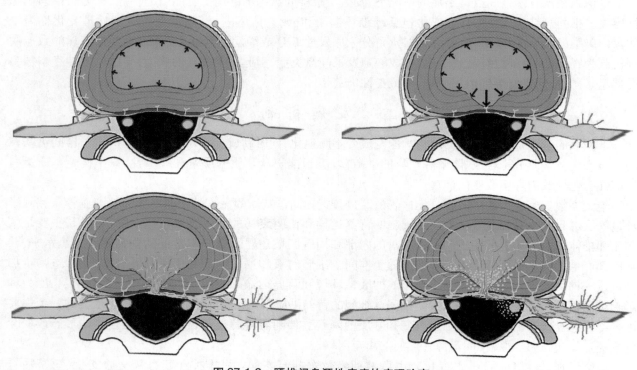

图 37-1-2 腰椎间盘源性疼痛的病理改变

据国外流行病学研究报道,吸烟、高血压和冠心病都是发生腰椎间盘源性疼痛的危险因素,这可能与动脉粥样硬化或动脉栓塞有关,因为以上诱发腰椎间盘源性疼痛的危险因素同时都伴有高胆固醇血症。这些发现支持动脉粥样硬化是引起腰椎间盘源性疼痛和椎间盘退行性改变的一个原因的假说,具体发病机制可能是椎间盘和小关节周围血管结构受损,导致腰椎间盘退行性改变的发生。

二、临床表现

(一)临床症状

1. 临床特点 最主要临床特点是坐的耐受性下降,疼痛常在坐位时加剧。患者通常只能坐 20min 左右,必须起立或行走,以减轻疼痛。其原因是坐位,尤其是坐位前倾时,椎间盘内压力最高。

2. 疼痛部位 主要位于腰部,有时也可以向下肢放散,65% 患者伴有下肢膝以下的疼痛,可为单侧。坐位疼痛症状重于站立位和行走时。

3. 加重因素　最常见的加重因素是久坐和久站后。

（二）影像学特点

1. X 线表现　常规 X 线检查多呈阴性,有时可见椎间隙稍狭窄、骨赘形成或椎间失稳。

2. MRI　MRI 的 T2 加权像显示退变椎间盘低信号(黑盘征)及纤维环后方高信号区(图 37-1-3),被认为是 IDD 的敏感表现,但不能作为诊断纤维环撕裂和腰椎间盘源性疼痛的黄金标准,因有 10%~20% 椎间盘撕裂患者 MRI 可以正常。

纤维环撕裂在 MRI 检查中分为三种类型:

Ⅰ 型裂隙表现是新月形裂隙或裂缝,与髓核不相连,特征表现为在裂隙间充满液体。

Ⅱ 型裂隙表现是放射状撕裂,特征为髓核与椎间盘外层的纤维环全层撕裂。

Ⅲ 型裂隙表现是水平撕裂,特征为纤维环周围的夏贝氏纤维的撕裂。

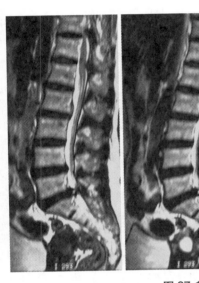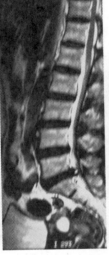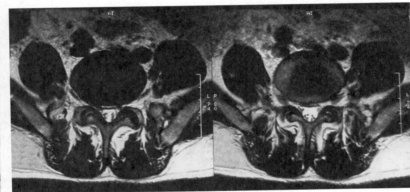

图 37-1-3　病变椎间盘低信号(黑盘征)及纤维环后方高信号区

3. 椎间盘造影　椎间盘造影是目前诊断腰椎间盘源性疼痛的最可靠手段。椎间盘造影阳性表现为椎间盘造影时诱发、复制腰部疼痛,显示纤维环撕裂。

（1）正常的椎间盘内造影剂分布可呈棉球形、双极形或长方形,造影剂限于髓核之内。

（2）病变椎间盘髓核内造影剂形态不规则,密度不均匀,边缘毛糙,占据整个或大部分椎间隙。常见的椎间盘撕裂形状有放射形、同心圆形、横贯形等。椎间盘内造影时显示髓核容积(含造影剂量)增大,注入造影剂超过 2ml。纤维环破裂时,造影剂外溢,沿后纵韧带往下流或直接进入硬膜外间隙。

（3）诱发痛与复制痛试验:在患者椎间盘造影主诉疼痛的同时,通常可见纤维环撕裂影像。在低压力和小剂量的情况下诱发出疼痛称为诱发痛阳性,复制出与平时同样的疼痛称为复制痛试验阳性,这对诊断腰椎间盘源性疼痛有重要的临床价值。如果椎间盘造影仅有纤维环撕裂影像,患者没发生诱发痛或复制痛,说明该椎间盘与患者的疼痛可能无关。

三、诊　断

目前尚无腰椎间盘源性疼痛诊断的金标准,一般认为必须满足下列几个条件才可以诊断。

1. 有或无外伤史,腰痛症状反复发作,持续时间大于 6 个月。

2. 有上述典型临床表现。

3. 腰椎间盘造影阳性或 MRI 表现典型的腰椎间盘低信号和纤维环后部出现高信号区。

4. 排除其他已知的导致慢性腰痛的病因。

四、治　疗

（一）保守治疗

保守治疗基本原则:减轻椎间盘压力,增强腰背肌力量;联合、足疗程用药,有效缓解疼痛;中西医结合治疗,促进炎性物质吸收,减除肌肉痉挛,安全有效止痛。

1. 改变活动量,配合腰背肌功能锻炼。

2. 联合服用抗炎镇痛药和中枢性肌松药,如草乌甲素片、洛芬待因片、盐酸替扎尼定片、盐酸乙哌立松片等。

3. 局部麻醉药复合糖皮质激素神经阻滞,常用选择性 L_2 神经根阻滞和局部痛点神经阻滞。

4. 物理治疗,包括腰椎牵引、光疗、电疗、磁疗、超声电刺激、高能量激光、冲击波治疗等。

5. 传统医学治疗,包括中药、针灸、推拿、拔罐、外敷药、熏蒸疗法等。

6. 保守治疗应最少持续 6~8 周,效果不佳可转为微创介入治疗。

（二）微创介入治疗

1. 胶原酶髓核化学溶解术、经皮椎间盘切吸术等方法不适用于腰椎间盘源性疼痛的患者。

2. 适用于腰椎间盘源性疼痛的微创介入治疗方法主要有椎间盘射频热凝术、等离子纤维环成形术及臭氧髓核溶解术。前两种方法也可以联合臭氧髓核溶解术治疗,据国内文献报道,联合方法的疗效优于以上单一方法。具体治疗方法介绍详见本书相关章节。

（三）手术治疗

传统的椎间盘摘除术不适用于腰椎间盘源性疼痛的患者。有报道用椎体融合术治疗,但临床未见推广应用。

第二节　腰椎间盘突出症

腰椎间盘突出症(lumbar disc herniation,LDH)最常见于 30~50 岁青壮年,多数患者既往有腰痛史,最常见于 $L_{4/5}$ 和 L_5/S_1 椎间盘。典型症状是腰痛伴单侧或双侧下肢痛。中央型腰椎间盘突出症患者在腹压急增时(如打喷嚏、咳嗽、解大便、搬重物等),可能发生马尾神经损伤症状。经常抬重物、经常扭腰和弯腰、久坐、驾驶等职业,增加了椎间盘突出症的危险。遗传因素对椎间盘突出症和坐骨神经痛影响很大。

一、发病机制

（一）椎间盘突出症引起无菌性炎症

1. 髓核组织的致炎症作用　动物实验将犬自体髓核组织匀浆注入硬膜外隙引起邻近组织明显的炎症反应。

（1）硬膜及硬膜外隙脂肪水肿。

（2）纤维蛋白沉积。

（3）多核细胞、组织细胞、淋巴细胞及浆细胞浸润。

表明自体髓核组织可引起硬膜外隙及神经根化学性无菌性炎症。

2. 髓核组织漏出与临床表现　当腰椎间盘只有退行性改变,无造影剂漏出时,患者多无下肢放射性疼痛。反之,当椎间盘造影显示有造影剂漏出时,患者多有明显的下肢放射性疼痛症状和体征,表明漏出的髓核物质可引起无菌性炎症。临床观察也发现髓核组织的致炎性物质释放时,经影像学检查和手术探查未发现椎间盘机械性压迫神经根,却有明显神经根性疼痛。进一步证实纤维环破裂漏出的髓核物质中含有内源性炎症介质,导致神经根无菌性炎症,产生疼痛。由炎症而产生的神经根炎是临床上出现下肢放射性疼痛、麻木等症状的主要原因之一。

3. 突出椎间盘组织中的炎症物质　神经生理学研究表明,椎间盘对机械刺激不敏感。椎间盘含有"静止伤害感受器",在正常情况下不易被激发兴奋,但在组织损伤或炎症时易被致痛化学物质所激发。

这些致痛化学物质来源于椎间盘组织。

（1）磷脂酶 A_2 是炎症启动物：①Saal 首先证实突出椎间盘组织中含有高活性水平磷脂酶 A_2（PLA_2）。因切除的椎间盘提取液中 PLA_2 活性很高，高浓度 PLA_2 可引起神经痛。PLA_2 注入鼠硬膜外隙，3d 后局部神经根脱髓鞘，此时机械刺激可有神经根异位放电；21d 后髓鞘再生，再行机械刺激神经根，仅有短暂的异常放电。坐骨神经痛是由于高浓度 PLA_2 损伤神经根，使神经处于超敏状态，如同时存在椎间盘的机械压力，则引起持续坐骨神经痛；②PLA_2 对神经电生理影响：低剂量 PLA_2，无神经电生理反应；中剂量 PLA_2，神经处于致敏状态，各电位延长；高剂量 PLA_2，神经毒性反应，自发放电消失，对机械刺激无反应。高浓度 PLA_2 存在于突出椎间盘中，漏出到邻近组织，直接引起无菌性神经根炎；③PLA_2 引起小关节周围炎。Ozaktay 将 PLA_2 注射到兔小关节周围，发现广泛白细胞浸润和血浆渗出。此项研究提示突出的腰椎间盘组织中存在高浓度的 PLA_2，在损伤性外力作用下，可从椎间盘退变形成的纤维环裂隙或破裂的椎间盘中漏到邻近组织中，引起椎管内外的无菌性炎症。

（2）前列腺素：Willberger 首先在突出的椎间盘中检测到前列腺素 E_2（PGE_2）。PGE_2 临床特点有：①坐骨神经痛患者椎间盘中含量高；②直腿抬高试验阳性者高于阴性者；③游离型比脱出型含量高；④突出型比膨出型高；⑤PGE_2 提高组织对组织胺、5-HT、缓激肽等致痛因子的敏感性；⑥延长和增强致痛因子对感觉神经末梢的致痛作用。

（3）其他致痛物质：突出的髓核中乳酸增多，PH 降低。纤维环破裂突出的髓核导致神经根周围有大量糖蛋白，含有密集负电荷，直接影响神经末梢的静息电位，导致动作电位发放。来自椎间盘的糖蛋白直接刺激神经根产生炎症水肿，引起疼痛。

4. 神经源性炎性介质　背根神经节（dorsal root ganglion，DRG）是腰痛的调节器，合成及释放神经源性多肽。P 物质参与介导炎症反应，诱导释放组织胺，导致血管扩张、血浆渗出。降钙素基因相关肽在 DRG 中含量最多，扩张血管比 P 物质更强烈。血管活性肠肽亦参与炎症反应。神经肽与炎症反应关系描述为：突出的椎间盘细胞释放炎症介质→纤维环外层伤害感受器致敏或激活→进一步促进神经肽释放→在感觉神经元和炎症细胞间形成正反馈回路→反复加重炎症和疼痛。

5. 细胞因子

（1）突出的椎间盘组织可自发产生 NO、IL-1、IL-6、MMP3、TNF-α 等：在这些炎性介质中，TNF-α 在引起坐骨神经痛的级联反应中起主导作用。椎间盘突出症后的神经根周围组织中的 IL-1 和 IL-6 明显增加。IL-1 又可显著促进 PGE_2 的产生。

（2）细胞因子与炎症的关系：退化椎间盘的生化改变产生细胞因子，MMP3 及各种细胞因子引发椎间盘突出症，椎间盘突出症后又刺激各种炎性细胞因子的产生，椎间盘细胞产生更多炎性介质和细胞因子，又加重炎症反应，形成恶性循环。

（二）免疫性炎症

突出的椎间盘物质作为生物化学或免疫学刺激物，引起化学和免疫性炎症反应。神经根受椎间盘机械压迫和自身免疫反应性炎症改变，可导致血神经屏障的破坏，神经根内的毛细血管通透性增加，血浆蛋白可渗入脑脊液；神经根损害引起的脱髓鞘变性物质和椎间盘抗原物质进入脑脊液可刺激中枢神经系统免疫活性细胞产生免疫球蛋白。

1. 神经损伤后免疫反应　Schwartz 报道坐骨神经损伤后，血液中出现抗神经节苷脂抗体和抗髓鞘自身抗体。Ansselin 证实束膜和内膜屏障受损，神经性抗原漏出，进入血液，引发免疫反应。有研究认为，局部神经损伤重，免疫球蛋白 IgG 沉积多，神经再生和功能恢复差，免疫反应抑制神经再生。Medinceli 指出，损伤后免疫反应的强度与损伤程度和修复关系密切。

2. 免疫性炎症产生机制　椎间盘中 Ⅰ、Ⅱ 型胶原、糖蛋白是潜在自身抗原，可激发机体产生迟发变态反应 T 淋巴细胞和细胞毒性 T 细胞介导的细胞免疫反应，导致椎间盘的早期退变。在 T、B 淋巴细胞和椎间盘抗原的不断作用下，促进发生免疫反应，表现为血清免疫球蛋白升高，患者体液免疫和细胞免疫处于异常状态。实验研究有以下发现：

（1）IgG 和 IgM 在突出的椎间盘中出现和增加，认为椎间盘组织发生自身免疫反应。

（2）随着腰椎间盘突出症病理变化加重,脑脊液和血清免疫球蛋白也逐渐增高。

（3）突出型患者仅有脑脊液免疫球蛋白的增高。

（4）脱出型和游离型患者脑脊液和血清中免疫球蛋白都明显升高。

（三）腰椎间盘突出症形成机械性压迫

1934 年,Mixter 和 Barr 指出腰椎间盘组织突出进入椎管,压迫和刺激神经根,引起坐骨神经痛。这一概念被广泛接受,形成腰椎间盘突出症的机械性压迫学说。机械性压迫学说是腰椎间盘突出症手术治疗的理论基础。椎间孔先天畸形易发生神经根受压,当椎间盘突出症使椎间孔的容积减小,极易发生神经根卡压。后侧方椎间盘突出症可侵犯 DRG。

1. 慢性神经卡压损伤的分期

（1）发病初期:血-神经屏障紊乱→神经内膜和束膜下水肿→神经内压升高。

（2）发病晚期:神经慢性缺血→神经外膜和束膜进行性增厚→局部神经纤维节段性脱髓鞘→轴索变性。

2. 神经卡压损伤的病理变化

（1）神经根内压升高导致神经根慢性损伤:神经根动脉存在螺旋状结构,可改善脊柱运动的血管被牵拉,防止缺血。神经根全长存在大量的动脉与静脉吻合,可在压力变化时调节血液压力,保持相对平衡。

正常神经内膜间隙内毛细血管灌注压为 7kPa。当神经根受压迫,使神经根内压比正常升高达 0.6~1.3kPa 时,产生静脉淤血;神经根内压升高达 6.7~9.6kPa 时,出现动脉缺血,导致毛细血管通透性增加,血浆外渗,神经根内纤维组织增生。当神经根内压大于 12kPa 时,动脉灌流阻断,局部缺血,髓鞘代谢抑制,电镜可见施万细胞水肿、变性坏死、线粒体空化、坏死和崩解。神经根内压达 27kPa 持续 6h,蛋白质经神经内膜间隙漏出,神经束间压力增加,神经根内电解质浓度改变,内环境紊乱。神经根内压高达 53kPa,压迫 2h 以上,神经根即发生不可逆损伤。

（2）神经根卡压发生代谢障碍:50% 神经根的营养来自周围的脑脊液,而根鞘的薄膜结构保证营养物质渗透。Parke 研究发现慢性压迫引起神经根内溶质流动速度降低,发生节段性代谢障碍。

综上所述,腰椎间盘突出症的发病机制如下:

1. 椎间盘退行性改变是椎间盘突出症基本发病机制,椎间盘细胞外基质发生与年龄相关的退行性改变,这种病理改变导致纤维环损害,使之出现裂隙或撕裂,并产生各种化学性致炎物质。

2. 椎间盘退变进一步导致纤维环破裂,突出髓核引发神经根无菌性和免疫性炎症。

3. 椎间盘突出症机械性压迫(图 37-2-1)或骨畸型压迫引起脊神经根慢性损伤,出现坐骨神经痛。

上述表明脊神经根受到炎症刺激和机械压迫是腰椎间盘突出症的主要发病机制。

二、临床表现

腰椎间盘突出症的主要症状为腰痛和下肢放射痛。据统计,约 1/2~2/3 的患者表现为先腰痛后腿痛,约 1/3 表现为腰痛和腿痛同时发生,另外一些患者先腿痛后腰痛。

腰部慢性损伤常诱发腰椎间盘突出症,而此病症主要是发生在椎间盘退变的基础上,而慢性损伤是促使椎间盘退变的诱因之一。临床上也有一部分患者否认或不能回忆起既往有外伤史。

（一）症状

1. 腰痛 腰痛(low back pain,LBP)是指局限于肋缘以下,臀横纹以上的疼痛和不适,伴或不伴下肢痛。腰部疼痛的部位和性质与突出髓核大小和纤维环的完整性密切相关。①纤维环完整,突出的髓核较小,仅刺激分布于外层纤维环、后纵韧带和硬膜囊腹侧的窦椎神经,疼痛部位主要在腰部、腰骶部、臀部,偶尔累及腹股沟部,一般为钝痛、酸痛或隐痛,多数为放散痛,很少发生神经根疼痛;②如果纤维环大部分,甚至完全破裂,髓核突出,刺激、压迫神经根,常出现腰背部疼痛伴下肢根性痛,疼痛早期表现为钝痛、酸胀痛,渐进性加重并出现痉挛性痛、刺痛或刀割样痛,疼痛常出现急性发作,持续时间长,疼痛剧烈,不能久站和行走困难,卧床可暂时缓解或减轻,咳嗽、打喷嚏、用力大便等腹内压力增高时,疼痛明显加重,随之脊柱

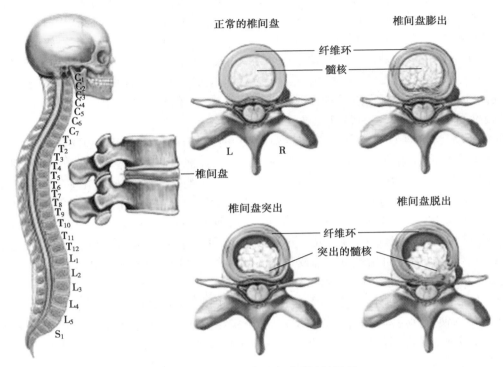

正常的椎间盘　　　　椎间盘膨出

纤维环
髓核

L　　R

椎间盘

椎间盘突出　　　　椎间盘脱出

纤维环
突出的髓核

图 37-2-1　腰椎间盘突出症压迫神经根

可出现代偿性侧弯,严重者不能起床。临床上所见的腰痛可分为三种类型:

(1) 急性腰痛:指发生在 6 周以内的腰痛,这种急性腰痛的发作往往并不是由于做重体力劳动扭伤引起,而是做一些轻微的动作而诱发。例如弯腰去拣东西或弯腰洗脸,突然腰部剧痛而不敢活动,患者常认为自己是"闪了腰"或"扭了腰"。轻者还能勉强小心翼翼地行走,重者则卧床不起。这种发作,经过卧床休息或服用止痛药物,甚至不经治疗可自愈;但若腰痛发病急骤,症状甚为严重,腰背部肌肉痉挛,可出现姿势性侧弯,腰背部各种活动均受到限制,严重影响生活和工作。这种急性腰痛在发病初几天为重,以后可逐渐减轻。一般持续时间较长,要经过 3~4 周才能缓解。

(2) 慢性持续性腰痛:指持续 3 个月以上的腰痛,腰背部广泛的钝痛。腰痛起病缓慢,每当活动过多加重,或者是较长时间取一种姿势时腰痛加重,但休息或卧床后疼痛可减轻。也可以是既往几年反复发作的急性腰痛病史,以后逐渐转成慢性持续性腰痛。患者在日常生活中稍不注意或劳累就会引起腰痛加重,故而对每一种动作都需十分小心。

(3) 腰痛的反复发作:大多数患者表现为腰痛间歇性反复发作,腰痛急性发病后症状缓解,但间隔不同时间后又复发,其疼痛程度也有变化;每次发作持续几天至几个月,间歇期为几个月甚至几年,间歇期无腰痛。有时腰痛发作时伴有姿势性侧弯。

这三类疼痛,以后两者为多,前者较少。

儿童和青少年的临床症状与成年人明显不同。在年轻群体中,患者常表现为明显的腰部疼痛,有或没有下肢放射性痛,常伴有腘绳肌紧张,弯腰和拾物困难,跑跳受限,步幅缩小。

2. 坐骨神经痛　由于 95% 的腰椎间盘突出症发生在 $L_{4/5}$ 或者 L_5/S_1 椎间盘,所以腰椎间盘突出症患者多伴有典型坐骨神经痛。典型坐骨神经痛的表现多为疼痛逐渐发生,开始疼痛为钝痛并逐渐加重,疼痛多呈放射性,常向腰骶部、臀后部、大腿后外侧、小腿后外侧直至外踝、足跟、足背或足底部放射、常伴麻木感。少数病例可出现由下往上的放射,先由足、小腿外侧、大腿后外侧至臀部。单侧坐骨神经痛是腰椎间盘突出症的重要临床特点,但少数累及双侧神经根则出现双侧根性痛或交替性根性痛。若腰椎间盘突出症合并腰椎管狭窄症时,椎管容积减小,神经根退避空间减小,压迫或牵张性损伤更重,很容易累及双侧坐骨神经,引起双侧下肢放射痛和麻木;腹压增加,如弯腰、喷嚏、咳嗽、用力解大便等,可导致脑脊液压力升高使神经根扩张，刺激受压的神经根，疼痛症状加重。有的患者为了减轻疼痛采取腰部前屈、屈髋位，以达到松弛坐骨神经紧张度的目的，因而患者在行走时愿意取前倾位，休息卧床时愿取弯腰侧卧屈髋屈膝的"三屈位"。严重的患者则取胸膝卧位的姿势睡觉。因活动或腹压增加而加重或出现放射痛，由腰部向下肢放射，这种疼痛属于皮节源性疼痛。此种疼痛可分"快痛"和"慢痛"两型。"快痛"在一定的皮区产生锐痛或撕裂痛，刺激后即刻引起疼痛，刺激停止后，疼痛立即消失。"慢痛"部位较广泛，部位不甚明确，刺激反应慢，疼痛消失也不完全。因而患者常表现既有持续性痛，又有突发性加重。先腰痛后腿痛，最后腿痛重于腰痛是腰椎间盘突出症患者的典型表现。

3. 下腹部、腹股沟区疼痛　在高位腰椎间盘突出症时，突出的椎间盘可压迫腰丛的 L_{1-3} 神经根出现相应神经根支配的下腹部、腹股沟区或大腿内侧放射性疼痛。部分低位腰椎间盘突出症，也可出现腹股沟区或下腹部疼痛。$L_{4/5}$ 和 L_5/S_1 椎间盘突出症可出现腹股沟区痛。一般认为，伴有腹股沟区外侧痛为 $L_{4/5}$ 椎间盘突出症，而腹股沟区内侧和会阴部痛为 L_5/S_1 椎间盘突出症。这是由于窦椎神经由 2/3 交感神经及 1/3 脊神经组成，这种疼痛是由于刺激了交感神经纤维所致，为牵涉痛，而非根性疼痛症状。也有认为，当 $L_{4/5}$ 和 L_5/S_1 腰椎间盘突出症时，压迫或刺激腰骶丛，出现坐骨神经痛。若此腰骶神经根与上位腰神经根有交通支或神经变异时，也可出现下腹部或腹股沟区疼痛。此类由腰椎病变引起的腹痛，临床上称为腰椎源性腹痛或脊柱源性腹痛，需与内脏源性下腹痛相鉴别。

4. 间歇性跛行　当患者行走时，随着行走距离增多，因其腰痛或不适，同时感患肢出现疼痛麻木加重，需要暂时蹲位后使症状逐渐消失，方能再次行走，行走距离从数十米至数百米不等，这种症状称为间歇性跛行。此症状多见于腰椎间盘突出症合并腰椎管狭窄症患者，并且多出现于多节段病变，由此病症引起间歇性跛行者约占 30%～35%。

间歇性跛行的病理基础是各种原因导致椎管狭窄、椎管容积减少，硬脊膜和神经根受到压力或牵张性应力的损伤。再加之行走时，椎管内受阻的椎静脉丛逐渐充血，加重了神经根的充血程度，影响了神经根血液循环和氧含量，引起下肢疼痛加重和麻木。

5. 下肢麻木、肌无力　部分腰椎间盘突出症患者不出现下肢疼痛而发生肢体麻木感，多为椎间盘组织压迫刺激了本体感觉和触觉纤维引起麻木。麻木感觉区域仍按神经根受累区域分布，麻木与神经根受压的严重程度无密切关系，但伴肌力下降者麻木较重。大腿外侧为常见麻木区域，当穿衣裤接触时可有烧灼感，长时间站立可加重麻木。

腰椎间盘突出症压迫神经根严重时，可出现神经麻痹、肌无力。较多见的是 $L_{4/5}$ 椎间盘突出症，L_5 神经麻痹所致的胫前肌、腓骨长短肌、伸拇长肌和伸趾长肌麻痹，表现为足下垂。S_1 神经麻痹所致小腿三头肌无力，临床较少见，但是肌力减弱仍然常见。另外，还有 $L_{3/4}$ 椎间盘突出症导致股四头肌无力者。

6. 马尾综合征　腰椎间盘突出症引起的马尾综合征（cauda equina syndrome，CES），主要是指马尾神经上部（L_2～S_2）部分或全部受到突出椎间盘压迫或牵张应力的损伤，出现直肠、膀胱功能障碍，鞍区及下肢感觉、运动功能减退或丧失的一组症状，发病率为 1%～2%。病因多为突出髓核游离到椎管内或巨大型椎间盘突出症，尤其是中央巨大型椎间盘突出症，产生压力或牵张性损伤以及冲击力，伤及马尾神经所致。早期出现鞍区和会阴区感觉减弱甚至消失，如应力作用和/或缺血时间过长，可引起瘫痪。马尾神经损伤的程度取决于压迫或牵张性应力的大小、作用力的速度和时间。根据发病的缓急，马尾综合征可分为三型：

（1）急性发作型：特点是速度快、损伤力大、时间长，损伤重，预后差。发病患者群多为主要从事重体力劳动或竞技运动的青壮年。有严重的腰背痛和下肢痛，强迫体位，多为单侧下肢痛，也可有双侧或先单侧后双侧痛。最早出现鞍区和会阴区感觉功能障碍，可累及臀部、小腿外侧和足部。出现小腿和足部肌肉不完全性或完全性瘫痪，甚至足下垂等运动功能障碍，跟腱反射、提睾反射或肛门反射减弱或消失。发生急性尿潴留和肛门括约肌肌力降低，排便不能控制，严重者便秘，少数重症患者出现肛门括约肌麻痹，出现大便失禁。有完全性或不全性尿失禁，以女性多见，男性患者多出现明显阳痿，个别患者出现阴茎异常勃起。中央型腰椎间盘突出症合并马尾综合征患者，因膀胱麻痹、肛门括约肌无力常表现明显的膀胱、直肠功能障碍。此时测定直肠压力、膀胱压力和尿流量，表现为压力较低，残余尿量较多。

（2）慢性发作型：此型起病隐匿，病史可数月或数年。患者多为 50 岁以上者，最常见于 $L_{4/5}$ 和 L_5/S_1

椎间盘突出症。由轻度损伤逐渐加重,缓慢发展,最终形成马尾综合征,多伴有腰椎管狭窄,在早期常为马尾神经不全性损伤,及时减压,效果相对好。

(3) 亚急性发作型:在腰腿痛的基础上,经数天或数周,出现马尾神经损伤的表现。

临床上怀疑马尾综合征时,首要选择 MRI 检查。手术减压是神经功能恢复的前提,当明确诊断后,应立即手术减压治疗。

7. 脊髓圆锥综合征　发生高位腰椎间盘突出症时,骶部脊髓 $S_{3\sim5}$ 节段和尾髓 1 节段的病损可出现典型的脊髓圆锥综合征。临床表现包括会阴部及肛门周围的皮肤感觉缺失,膀胱平滑肌的松弛性瘫痪(无膀胱充盈感觉,无憋胀痛)和不能自动排空的征象。由于横纹肌系统对外肛门括约肌控制的相应丧失,腹压增大时,出现大便失禁或不能自主排便,勃起和射精能力完全丧失。

8. 颈腰综合征　当出现颈、腰椎间盘一并退变,同时引起颈部和腰部脊神经和/或脊髓症状时,称为颈腰综合征。出现颈腰综合征时,患者常主述全身疼痛,因颈部痛可放射到头枕部、肩胛间区、双肩,且可向上肢放射,有时还可放射到胸部和腋下。腰痛常伴有双下肢疼痛。这种情况常使临床医师感到非常困惑,无从考虑,往往会不得要领而造成漏诊或误诊。

遇到此情况,需仔细询问病史和细致查体,结合颈椎和腰椎的影像学检查,必要时做电生理检查。结合病史、查体、影像学及电生理检查结果,分析患者的症状和体征,明确当前以颈椎间盘突出症表现为主还是以腰椎间盘突出症表现为主,或两者并重。临床上见到这种病例在诊断和治疗上都将造成较大困难,需从以下两个方面认真考虑。

(1) 高位颈椎间盘突出症的临床表现常掩盖腰椎间盘突出症的表现:患者多出现四肢或双下肢症状,表现为四肢无力、步态不稳、大小便功能障碍,而无明显的腰痛和下肢痛。查体可见高平面的感觉运动障碍及锥体束征。影像学 CT 和 MRI 检查难以证实哪一节段椎间盘病变是致病因素,有必要做电生理检查,明确定位诊断。患者应做体感诱发电位或运动诱发电位,以确定颈髓或高位胸髓受压损害的程度,肌电图检查确定腰骶神经根受压部位,是单侧或双侧以及受压的严重程度,并与临床症状和体征相对照。最后明确引起临床症状和体征的责任椎间盘。避免单凭经验或影像学检查结果做出诊断而导致临床误诊、误治的错误。

(2) 以腰椎间盘突出症表现为主的病例要关注有无合并脊柱骨性结构病变:此类患者多发于中老年,除椎间盘突出症病变以外,常合并有脊柱骨性结构较重的病变,表现为关节突关节增生、黄韧带肥厚、椎管狭窄,在颈椎可合并后纵韧带及黄韧带骨化。所以患者并未出现或仅表现为较轻的颈神经根和颈髓受压症状,而主要表现是腰椎间盘突出症为主的症状。此时应仔细阅读 CT 或 MRI 影像学检查,以确定除腰椎间盘突出症外,有无并发腰椎管狭窄等脊柱骨性结构的病变,防止因漏诊造成治疗失败。

9. 其他特殊症状

(1) 下肢肌肉痉挛:腰椎间盘突出症引起下肢肌肉痉挛发生于神经根长期受压后,可能是神经外膜或神经束间纤维化,使神经根的感觉纤维应激阈值升高。肌肉痉挛程度与椎间盘的类型、部位和大小无关。S_1 神经根发生率最高,次之为 L_5 神经根。最常发生肌肉痉挛的为小腿三头肌、腘绳肌和跖肌。通常发生在夜间持续数秒至数分钟。在白天肌肉痉挛发生在肌肉收缩之后,发生频率不定,可一日数次,也可间隔数周后发生。有些患者用叩诊锤反复叩击小腿肌肉可出现肌肉纤颤,也可自发肌肉纤颤,但此情况较为少见。肌肉纤颤为脊髓前角退行性疾病的典型体征,也是运动神经元的某一部分异常应激性升高的表现。在椎间盘突出症时,神经根机械性受压或化学性刺激可发生肌肉纤颤。当高位椎间盘突出症引起脊髓积累刺激可导致单节段或多节段的脊髓反射向周围传导,出现阵挛性肌肉收缩。

(2) 患肢发凉:几乎所有腰椎间盘突出症患者自感患肢发凉,这是因为腰椎间盘突出症刺激椎旁的交感神经纤维,反射性引起下肢血管壁的收缩而致,同时也与受压的神经根严重程度有关。热成像及血液流速图检查,表现为患者温度低,以足趾的远端为著。检查时足背动脉仍正常。

(3) 小腿及足踝部水肿:腰椎间盘突出症腰骶神经根严重受压时,可出现小腿及足踝部的水肿,可能是神经根在受到机械性及局部无菌炎症的化学性刺激时粘连水肿,影响交感神经的传导功能;也可能是窦椎神经发生异常短路,使下肢相应的血管神经功能障碍,但具体发生机制仍然不明。

（4）骶、尾部痛：腰椎间盘突出症的临床症状可表现为骶、尾部痛，主要是突出的椎间盘髓核移入骶管，刺激骶神经所致。

（二）体征

1. 姿势与步态　症状轻者无明显异常；较重者步行缓慢；重者，正常负重行走困难，有的需要扶拐才能行走；严重者，依赖他人扶持方可歪臀行走。卧床时常采用弯腰侧卧、屈髋、屈膝位，即"三屈卧位"和其他特殊体位，以松解坐骨神经的紧张度，减轻疼痛。

2. 腰椎形态与活动度　腰椎正常的活动度为，前屈90°，后伸30°，左、右侧屈20°～30°，左、右旋转30°。老年人活动度略小，体操运动员、特种兵、舞蹈演员等特殊职业者活动度可超出以上范围。为减轻突出髓核对坐骨神经的压力或牵张应力使疼痛缓解而出现腰椎生理前凸变浅、消失，甚至后凸畸形。90%以上的腰椎间盘突出症患者出现不同程度的功能性脊柱侧弯，原因是竖脊肌痉挛，使脊柱侧弯，限制其活动，减轻神经根张力，以缓解疼痛。腰椎前凸畸形多见于中央型腰椎间盘突出症。

3. 压痛点　棘突旁压痛点，即在病变椎板间隙的患侧有深压痛，该压痛点为神经根与突出髓核的体表部位。棘突间压痛点，多见于游离型或中央型腰椎间盘突出症。神经干所属神经分支压痛点，可引起疼痛沿坐骨神经分布区向下肢放射。

4. 肌肉萎缩和肌力减弱　腰椎间盘突出症引起的肌肉萎缩，为下运动神经元损伤，有明显受累神经所支配的肌肉，如胫前肌、腓骨长短肌、伸趾长肌等，均可有不同程度的肌肉萎缩和肌力减弱。

5. 感觉功能　对受累神经的定位诊断十分重要。在病变早期，皮支分布感觉区常出现感觉过敏，但时间短暂。随着突出髓核压迫加重，时间延长，就发生麻木、迟钝、减弱甚至消失。

6. 腱反射改变　以反射减弱最常见，反射功能检查与感觉神经检查结果一样，能反映相应受累神经根的病变。$L_{3/4}$椎间盘突出症时，出现膝反射减弱或消失；L_5/S_1椎间盘突出症时，出现跟腱反射减弱或消失。

（三）特殊检查

1. 胸腹垫枕试验　患者全身放松，两上肢伸直置于身旁，检查者在病侧$L_3 \sim S_1$各节椎间隙的深层肌上用手指深压，寻找深层压痛点。若在腹部垫枕腰椎过度前屈位上测定，使原有在超伸展位上（胸部垫枕）引起的深压痛、放射痛或下肢酸麻感完全消失或明显减轻者，则可判定为腰椎管内发病因素。

2. 直腿抬高试验　患者仰卧，双上肢置于躯干两侧，双下肢伸直。检查者一手将患者足跟抬起，另一手保持膝关节伸直，缓慢抬高下肢，若在70°范围内发生坐骨神经放射痛为阳性，阳性率约为90%。目前临床上常直接注明出现疼痛时的角度，如直腿抬高试验右30°，这样书写具体、明确。由于椎间盘突出症时神经根袖受到卡压，限制其在椎管内的移动。因此，在做患侧直腿抬高试验时，因牵拉受压的神经根而产生放射痛症状。

3. 直腿抬高加强试验　将患肢抬高到一定程度而出现坐骨神经痛，然后降低患肢使疼痛症状消失（通常为5°），保持此直腿抬高角度不变，将足快速背伸，若再次出现下肢放射痛时为阳性。该试验可鉴别引起直腿抬高试验阳性的原因是椎管内因素还是椎管外因素。椎管外因素（除外腓肠肌）引起的下肢疼痛，直腿抬高加强试验一定是阴性。

4. 健肢直腿抬高试验　患者仰卧，四肢自然放平，健侧下肢直腿抬高，若发生患侧下肢根性痛，为阳性。该体征阳性常见于突出髓核位于神经根的内侧、中央型腰椎间盘突出症、腰椎间盘突出症合并腰椎管狭窄症或合并有神经根粘连者。此种情况多表明椎间盘突出症为"腋下型"突出。

5. 股神经牵拉试验　患者俯卧，两下肢伸直。检查者一手按压骨盆，另一手将患侧下肢抬起，使膝关节屈曲，髋关节过伸，如产生腹股沟或大腿前方、前内侧放射痛为阳性。对高位椎间盘突出症（如$L_{2/3}$和$L_{3/4}$）的患者，股神经牵拉试验常为阳性。但临床上较多见的$L_{4/5}$和L_5/S_1椎间盘突出症，该试验为阴性。

6. 屈颈试验　患者仰卧，四肢自然放平，主动或被动前屈颈部，使下颌触及胸骨上凹，如出现下肢放射性疼痛为阳性。

三、影像学检查

（一）X线平片

标准X线平片是脊柱影像学的最基本检查。正、侧位X线平片是腰椎影像学检查的基础。有些患者的X线平片在侧位片上可见病变的椎间隙狭窄，正位片可见轻度侧弯。X线平片的意义不在于明确诊断，而在于了解脊柱形态，排除其他脊柱特殊性疾病。

（二）腰椎管造影术

腰椎椎管造影术是诊断腰椎间盘突出症的一项重要检查方法。目前常用的非离子碘造影剂可以很好地充盈于蛛网膜下腔，通过正、侧、斜位X线平片，直观地了解到任何对硬膜和神经根的压迫。腰椎管造影后再做CT断层扫描，能提高诊断的准确性，尤其对侧隐窝和神经根袖受压情况的了解，具有单纯CT检查无法替代的优势。

（三）腰椎间盘造影术

此项检查适合于鉴别腰椎间盘源性疼痛的患者。在病变椎间盘内注入造影剂，既可以看到椎间盘撕裂、破裂及造影剂外溢的影像，又可以在注射的过程中观察诱发痛试验。若注射造影剂可诱发出疼痛或复制与患者以往相同的疼痛，即为诱发痛或复制痛试验阳性。再结合临床表现可诊断为腰椎间盘源性疼痛，可与本病鉴别。椎间盘造影过程中诱发疼痛是目前仅有的证实椎间盘疼痛来源的方法。

（四）CT检查

CT可清楚地显示椎间盘突出症的部位、大小、形态及神经根、硬膜囊受压的情况（图37-2-2）。同时可显示黄韧带肥厚、关节内聚、后纵韧带钙化、椎管狭窄等情况（图37-2-3）。

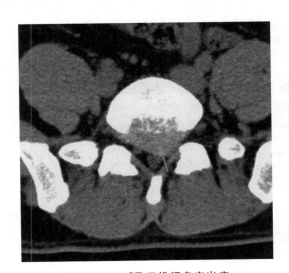

图37-2-2　CT示椎间盘突出症

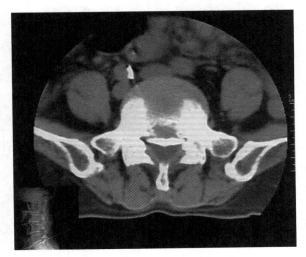

图37-2-3　CT示后纵韧带钙化

（五）CT椎间盘造影（CTD）

CTD可明确椎间盘裂隙的影像及突出物的大小、部位和造影剂漏出情况（图37-2-4，图37-2-5），对本病与腰椎间盘源性疼痛的鉴别诊断很有价值。也可为介入治疗方法的选择和手术方法的设计提供影像学依据。

临床常用CTD-Dallas分级对椎间盘退变进行影像学评估，是临床判断椎间盘退变程度和分级评估的经典方法。刘堂华等报道臭氧CTD与常规CTD检查结果高度一致，特别是臭氧CTD与经典的CTD-Dallas分级对椎间盘退变影像学评估非常一致，临床应用对准确判断椎间盘病变分型，为选择椎间盘微创介入治疗方法提供精准的影像学依据（具体方法见本书相关章节）。

（六）MRI检查

该项检查可更好地对脊髓内病变和椎间盘退变、脱水及病变类型进行显影（图37-2-6）。可清晰显示椎管内、外组织结构及其相互位置关系和病理学改变,尤其对软组织的显影比 CT 更加清晰,所以其椎间盘病变诊断正确率优于脊髓造影和 CT 扫描,MRI 对腰椎间盘突出症的诊断有重要意义。

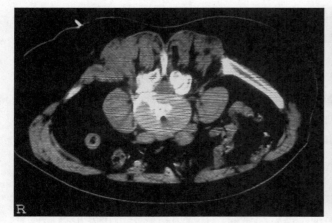

图 37-2-4　CTD:外侧型椎间盘突出症

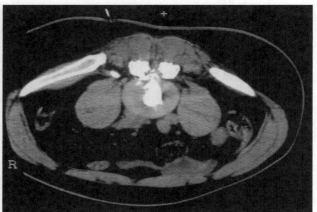

图 37-2-5　CTD:中央型椎间盘突出症

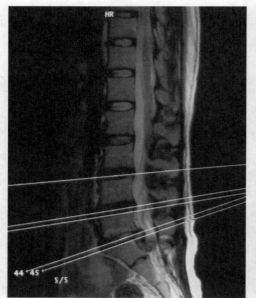

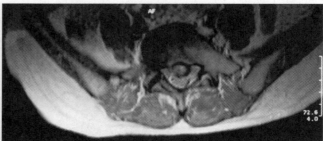

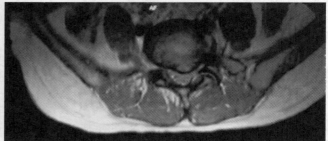

图 37-2-6　MRI 示腰椎间盘突出症

四、诊　　断

（一）诊断标准

依据以下临床病史、体征和影像学检查要点做出腰椎间盘突出症的诊断。

1. 腰痛伴或不伴下肢痛,常表现为下肢痛重于腰痛。

2. 腰部活动受限,病侧椎间隙、棘突旁有压痛,有时出现放射痛。

3. 按神经分布区域表现肌肉萎缩、肌力减弱、感觉异常和反射改变四种神经障碍体征中的两种征象。

4. 神经根张力试验中直腿抬高试验或股神经牵拉试验为阳性。

5. 影像学检查包括 X 线、CT、MRI、特殊造影等异常征象与临床表现一致,排除脊柱结核、肿瘤等其他脊柱特殊疾病。

满足诊断标准 1~4 项中的两项以上,加第 5 项即可确诊腰椎间盘突出症。

（二）定位诊断

腰椎间盘突出症神经根病变引起的运动、感觉障碍呈节段性,在体表与皮节神经分布相一致(图37-2-7)。

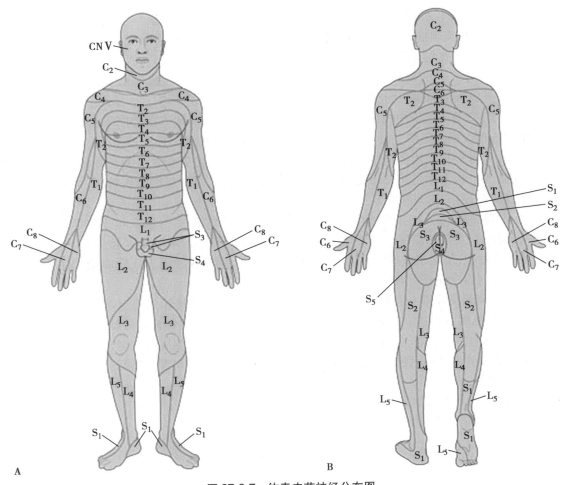

图 37-2-7　体表皮节神经分布图

1. T_{12}/L_1 椎间盘突出症 L_1 神经根受累,出现下腹部、腹股沟区及下方疼痛。在此区域可以出现麻木、疼痛减退,下腹壁、提睾反射减弱或者消失。

2. $L_{1/2}$ 椎间盘突出症 L_2 神经根受压,出现大腿前、外、后侧上 1/2 疼痛,也可感到大腿前内侧近端疼痛,在同一区域感觉减退。当神经根严重受累时出现麻木或感觉消失。屈髋肌力有不同程度的减弱,内收肌反射减弱。

3. $L_{2/3}$ 椎间盘突出症 L_3 神经根受压,出现大腿前内侧疼痛,少数病例感腹股沟区或膝痛,可感膝内侧麻木,当神经受累严重时,可感大腿前内侧麻木。内收肌或股四头肌有不同程度的减弱,内收肌反射减弱或消失。

4. $L_{3/4}$ 椎间盘突出症 L_4 神经根受压,出现骶髂部、髋部疼痛、大腿前外侧痛及小腿前侧痛。小腿前内侧麻木,股四头肌无力,膝反射减弱或消失。

5. $L_{4/5}$ 椎间盘突出症 L_5 神经根受压,出现骶髂部、髋部疼痛,向下放射至大腿和小腿后外侧疼痛。可伴有小腿外侧、拇趾、足背的麻木,严重时偶发足下垂。膝反射和踝反射一般无改变。

6. L_5/S_1 椎间盘突出症 S_1 神经根受压,出现骶髂部、髋部痛,向下放射至大腿、小腿后侧及足跟痛。可伴有小腿后侧及包含外侧 3 个足趾的足背麻木。肌力减弱不多见,若有肌力改变,则表现为足的跖屈及屈拇无力。踝反射一般减弱或消失。

7. 中央型腰椎间盘突出症　一般在 $L_{4/5}$ 或 L_5/S_1 之间。也可以为高位腰椎间盘突出症压迫马尾神经，出现腰痛、双侧大腿及小腿后侧疼痛、双侧大腿、小腿后侧、足底及会阴区麻木，其特点是鞍区感觉减弱或消失，膀胱、肛门括约肌无力或麻痹，踝反射和肛门反射消失。

（三）临床分类诊断

最常用的分类方法是根据椎间盘突出症 MRI 形态学表现进行如下分型。

1. 突出型腰椎间盘突出症　此型患者多按突出部位分为以下几种类型：

（1）中央型：指椎间盘向椎管后方中央突出。由于后纵韧带坚韧，真正从后正中突出者少，而多数中央型突出是后正中偏于一侧的突出，出现偏于一侧的下肢根性痛。有时可出现正中央型突出，因累及双侧神经根，可出现双下肢根性痛或两侧交替出现根性痛。

（2）后外侧型：指髓核位于中线偏外，向椎管的后方外侧突出。此型在腰椎间盘突出症中占 90% 以上。根据突出物与神经根的毗邻关系，可分为根肩型、根腋型和根前型。根肩型是指突出的髓核位于神经根的外侧（肩部），将神经根向内侧挤压而出现下肢放射痛；根腋型位置和根肩型正好相反，突出髓核位于神经根的内侧（腋部）；根前型是指突出的髓核位于神经根的前方，将神经根向后挤压，常出现腰椎前后活动受限，腰椎生理前凸消失和剧烈的下肢根性痛。

（3）外侧型（椎间孔型）：指突出髓核位于神经根的外侧，椎弓根内、外缘之间，即椎间孔内。

（4）极外侧型：指突出的髓核位于椎弓根外缘以外，即椎间孔外。该型临床上少见。

以上 2 型一旦发生，下肢根性痛非常明显，常需立即处理，解除神经根卡压造成的炎症、水肿，必要时尽早行椎间孔镜微创治疗或开窗减压手术。

2. 脱出型腰椎间盘突出症　指纤维环完全破裂，髓核、纤维环及其碎片甚至部分软骨板向后外侧或后方突出，仅有蒂与椎间盘相连。根据脱出程度分为后纵韧带下型和后纵韧带后型。

3. 游离型腰椎间盘突出症　指脱出的髓核、纤维环碎片等向后外侧或后方突出，与椎间盘完全分离，游离于椎管内。根据游离椎间盘位置，可分为上行性游离型、中央型游离型、硬膜囊内游离、后外侧游离型和硬膜囊背侧游离型。

突出型腰椎间盘突出症临床较常见，占发病的大多数。后 2 型少见，但病变和症状都较严重，常需临床上积极处理，防止病情加重，影响患者的预后和康复。

五、鉴 别 诊 断

（一）腰痛的鉴别

1. 先天性骨发育异常

（1）腰骶椎隐裂：S_1 及 L_5 椎弓不愈合，这是脊柱腰骶椎最常见的先天性异常。一般隐裂不会导致腰痛，但隐裂重者，局部构造较弱，易因劳损而产生慢性腰痛。骶裂伴游离棘突者在弯腰时可刺激硬膜造成腰痛。对于临床有隐性脊椎裂而伴有明显坐骨神经痛者，应仔细分析隐裂的性质，分析其症状与体征，如有明显的神经根定位体征，应考虑有椎间盘突出症的可能。

（2）移行椎：脊椎分为颈椎、胸椎、腰椎、骶椎和尾椎五段，各段相邻处的椎骨有时具有另一段的特征，称为移行椎。移行椎在腰骶处表现为腰椎骶化或骶椎腰化。移行椎是产生腰痛的原因之一。因移行椎产生的腰痛与骨关节近似，疼痛在劳动后加重，休息后减轻，腰部向某一方向活动时可加重。疼痛时可有腰骶部肌肉强直，腰椎不侧凸，疼痛不放射至小腿。结合临床表现与腰椎间盘突出症引起的腰腿痛不难鉴别。移行椎合并腰椎间盘突出症的概率很高，当同时出现典型的腰椎间盘突出症临床表现时，应考虑移行椎合并腰椎间盘突出症的诊断。

2. 脊神经后支源性腰痛　临床表现为急慢性发作的腰骶部疼痛，可伴有臀部及下肢痛，但下肢痛局限于大腿，向下不超过膝关节。腰腿痛特点表现为腰痛大于腿痛，腰痛严重时不能翻身，活动受限，长久平卧后感觉腰部不适，诉晨起后疼痛不适加重，不能继续躺着，起床活动后反而腰痛减轻，这是一个重要的鉴别要点。

查体特征为椎体棘突、痛侧小关节、痛侧横突部位压痛，疼痛可向主诉区放散，但无下肢放射痛；直腿抬高试验阴性,无下肢感觉、反射及肌力异常。患病横突根部压痛点(邵氏点)对该病诊断具有特殊意义,该点为腰脊神经后支跨过下位椎体横突根部的体表投影点。急性发作腰痛时,可在影像学引导下在该点予以少量局部麻醉药注射,行诊断性阻滞即能收到良好镇痛效果,而且可持续一周以上。这可以支持本病的诊断,结合腰椎影像学检查无明显异常,除外其他非特异性腰痛,多可确诊。腰椎间盘突出症可出现椎间隙变窄,造成相邻两关节突关节的重叠加大、椎体不稳,有时可以累及腰脊神经后支,可并发腰脊神经后支痛的症状,临床上要注意加以鉴别。

脊神经后支源性腰痛,包括以往的急慢性腰肌劳损、棘上韧带炎、棘间韧带炎、腰椎小关节紊乱综合征、臀上皮神经炎、股外侧皮神经炎等非特异性腰痛的病症。

3. 腰椎间盘源性疼痛 临床表现为腰痛和下肢牵涉痛,即非根性下肢痛,为腰脊神经皮神经分布区酸痛不适或者下肢发凉等感觉异常表现。下肢牵涉痛65%可超过膝部。椎间盘源性腰痛在腰椎前屈和弯腰搬重物时腰痛加重,平卧休息腰痛缓解。这些患者常诉说坐位,尤其是坐着同时又振动刺激时(例如坐车时),疼痛特别明显。这是因为坐位时椎间盘内压力相对较高所致。

体格检查时,神经系统检查通常是正常,偶有感觉障碍,但并非按皮节神经分布。脊旁压痛但无下肢放射痛,直腿抬高试验阴性,常可作为鉴别要点。普通X线平片多正常,也可见椎间隙变窄,但没有特异性,没有椎管狭窄或畸形;MRI典型表现为T2加权像显示椎间盘黑盘征和纤维环后缘高信号区的特征。腰椎间盘造影时诱发痛或复制痛试验阳性,可以明确本病的诊断。

4. 椎弓崩裂与腰椎滑脱 椎弓崩裂指椎弓峡部缺损或断裂。崩裂性滑脱又称真性滑脱,系腰椎弓崩裂或椎弓部缺陷,使相邻上一椎体向前滑脱。椎弓崩裂多为双侧性,约45%椎弓崩裂病例合并有腰椎滑脱,多为Ⅰ°滑脱。

椎弓崩裂及崩裂并腰椎滑脱与腰椎间盘突出症,通过临床表现及X线检查,两者不难鉴别。本病症病程一般较长,平日无明显加重或缓解期,对神经根的影响不如腰椎间盘突出症明显,且常涉及两侧或一侧轻。劳累后痛加重,休息后腰部发板。腰椎间盘突出症多压迫下一节段神经根,而椎弓崩裂则多侵及同一节段神经根,这是二者鉴别的特点。

5. 脊柱肿瘤 脊柱肿瘤可分为原发性肿瘤及转移癌。原发性骨肿瘤包括脊柱、骨盆或下肢的肿瘤;转移癌多发生于前列腺癌、肺癌、乳腺癌、肾癌等继发转移。

脊柱肿瘤的早期症状为腰背痛,持续性进行性加重,夜间明显,卧床不能减轻。90%脊柱转移癌患者首发腰背痛,比其他症状早约1个月。转移癌往往在中年以上或老年人,较腰椎间盘突出症发病年龄高,患者较早出现贫血及恶病质。恶性肿瘤患者实验室检查往往有贫血、血沉增快、碱性磷酸酶或酸性磷酸酶(前列腺癌骨转移)增高。全身骨扫描可早期发现肿瘤。腰椎间盘突出症引起疼痛为间歇性,卧床休息能使症状减轻。结合病史、临床表现及影像学检查多可以鉴别诊断。

6. 骨质疏松症 引起腰痛的代谢性疾病最常见的是原发性骨质疏松症,此病多发生于女性绝经期后和老年人,常见的临床症状表现为背部广泛的慢性深部钝痛,常伴腰腿乏力、弯腰、翻身、下蹲、行走等活动困难或受限制,老年人可有身高变矮,驼背畸形,轻微外力可引起骨折,但很少有根性神经痛。骨矿含量(BMC)测定或骨密度(BMD)测量是目前诊断骨质疏松症的重要手段,结合临床可以鉴别。

出现典型的骨质疏松表现,X线检查进行诊断时,其骨矿含量的丢失已达到30%以上,因此X线不适用于骨质疏松的早期评估。

7. 脊柱特异性疾病

(1)腰椎结核:腰椎结核患者可有全身结核中毒症状,有长期的腰部钝痛,休息稍好,但无完全缓解的间歇期,而呈持续性加重。体格检查可见腰部保护性强直,所有活动受限,活动时疼痛加重。出现腰椎后凸畸形。髂凹部或腰三角处能扪及寒性脓肿。椎骨破坏严重或脓肿压迫马尾神经,可有区域性感觉运动障碍,腱反射改变及肌萎缩。实验室检查血沉增快。X线平片示椎体相邻缘破坏,椎间隙狭窄。腰大肌影增宽或边缘不清(冷脓肿影像)。CT可显示椎体破坏和死骨。依据以上要点,与腰椎间盘突出症可以鉴别。

(2)强直性脊柱炎:强直性脊柱炎有别于类风湿性关节炎。发病早期常先侵犯骶髂关节及腰椎小关节,然后向上发展。本病早期即可产生腰痛及腿痛。这些情况有利于鉴别:①慢性腰背痛;②隐匿发生;③20~40 岁男性发病;④有家族史;⑤活动和锻炼后疼痛缓解;⑥临床上缺乏感觉及运动障碍体征;⑦化验检查 80% 血沉可以增快,10% 类风湿因子阳性,90% 人类白细胞抗原 B27(HLA-B27)阳性;⑧X 线可见侵及的骶髂关节初期可增宽,边缘呈锯齿状,软骨下骨有硬化,以后关节面模糊,关节间隙狭窄直到完全融合。椎间小关节也可发生类似变化。椎间纤维环、前后纵韧带也可钙化和骨化,最后脊柱强直。强直性脊柱炎出现以上临床特点再加之骶髂关节已有明显 X 线改变或腰椎已有竹节样改变时,与腰椎间盘突出症不难鉴别。

8. 血管性和内脏牵涉性腰痛

(1) 内脏疾病:腹腔脏器和肿瘤可以引起腰痛,如胰腺炎、胆囊炎和消化道溃疡等,但这些疾病一般都有腹部症状,常伴恶心、呕吐和体重减轻。

盆腔内脏疾病,特别是女性附件炎、盆腔炎等产生的腰痛,常为钝痛、坠痛。患者常指不出具体疼痛部位,腰部和下肢检查无明显体征,盆腔检查可提供疼痛的位置。单纯由盆腔疾病所产生的疼痛与腰椎间盘突出症易于鉴别,但当有椎间盘突出症而又有盆腔脏器疾患时,则必须辨清各种症状性质,以免影响治疗效果。

(2) 血管源性腰痛:腰痛的一种灾难性原因是腹主动脉瘤,发生于中老年男性,一般有周围血管瘤,疼痛为腰背深部钻心样疼痛,与活动无关。体格检查可发现搏动性腹部包块,有杂音,下肢脉搏波动消失。X 线平片偶尔可发现椎体前方的侵蚀,CT 和 MRI 显示膨胀的动脉瘤和椎体侵蚀。以上特点可以与腰椎间盘突出症鉴别。

(二) 坐骨神经痛的鉴别

尽管腰椎间盘突出症是引起坐骨神经痛最常见的原因,但仍有其他病症可引起坐骨神经痛,包括一些脊柱的器质性疾病。

1. 椎管内肿瘤 椎管内肿瘤是指生长于脊髓、神经根及附属组织的肿瘤。因肿瘤刺激压迫可产生根性痛,以及长传导束涉及下肢,可与腰椎间盘突出症的根性痛相似,特别是发生于神经根上的神经鞘瘤。若肿瘤压迫产生马尾综合征,也与中央型腰椎间盘突出症的马尾压迫症状相似。

椎管肿瘤的症状是渐发的,57.5% 的首发症状为根性痛,而根性痛的产生以神经鞘瘤居多(60%),另外 45% 的患者首发症状为长传导束征,表现为足部发麻,走长路时下肢无力或跛行。肿瘤生长是持续进行的,症状逐渐加重,不因休息而减轻。足部发麻自下而上发展,且由一侧扩展到另一侧腿。最终导致两腿自下而上的麻木及直肠膀胱功能障碍,与中央型腰椎间盘突出症马尾神经障碍不同。在体征方面,椎管肿瘤对于脊柱的影响较少,压痛区不明显,直腿抬高试验也不典型。感觉、运动、反射障碍往往不限于一条神经根支配区。椎管内肿瘤较腰椎间盘突出症发病缓慢,痛及下肢麻木是进展性的,不因休息而缓解,也不会出现间歇期,且最终很少只影响一条神经根。马尾神经障碍也是缓慢发生。

MRI 和脊髓造影对脊柱肿瘤的诊断意义较大,既可确定肿瘤水平,又可从影像表现确定肿瘤在硬膜外、硬膜下或髓内。结合以上临床特点和辅助检查,常可以与腰椎间盘突出症相鉴别。

2. 椎管内蛛网膜囊肿 临床上比较少见,但对合并腰腿痛的患者仍要加以鉴别。该囊肿常常有蒂与蛛网膜相连,由于脑脊液循环的残留或本身分泌脑脊液而逐渐增大,压迫神经根出现腰痛或下肢疼痛,疼痛可因囊肿内压力增加而加重;患者也可有会阴部的发胀感,或受累神经根的感觉运动障碍和鞍区的感觉异常。MRI 对蛛网膜囊肿(图 37-2-8)有较大的诊断价值,囊肿在 MRI 上出现高信号表现。这可与腰椎间盘突出症鉴别。

3. 腰椎管狭窄症 腰椎管狭窄症(图 37-2-9)是导致腰腿痛的常见病症之一,目前认为本病发生的原因系在椎管发育性狭小的基础上,因椎管退变增生,导致椎管容量进一步狭小,压迫其中的神经根和马尾神经产生的病症。腰椎管狭窄症多发生于中年以上的人,起病缓慢,与中央型腰椎间盘突出症常为突然发病不同。主要症状是腰痛、腿痛和间歇性跛行。腰椎管狭窄症患者常无明显体征,因在卧床检查时往往已缓解。症状重,体征少是本病的特点之一,直腿抬高试验阳性者较少,这与腰椎间盘突出症明显不同,有助于二者的鉴别。

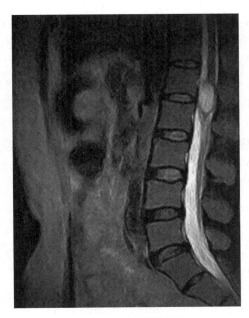

图 37-2-8　蛛网膜囊肿

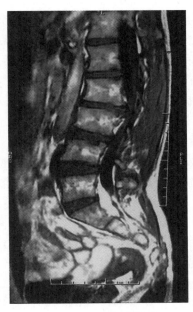

图 37-2-9　腰椎管狭窄

4. 硬膜外脓肿　有少数慢性硬膜外脓肿在无先驱症状下,先出现坐骨神经痛,但仍很快出现感染征象。如果患者有坐骨神经痛的症状,但有不明原因的发热,也未发现有腰椎间盘的病理改变,患者可有感染史或合并糖尿病,应考虑硬膜外脓肿的可能。进行实验室检查和 MRI 检查,结合临床表现,二者可以鉴别。

（三）根性痛与牵涉痛的鉴别

牵涉痛表现为腰背部、臀部和下肢的钝痛,是因韧带、骨膜、关节囊、纤维环等中胚层结构受到刺激而引起的,不按照神经根的支配区域分布,很少放射至膝关节下方,神经系统检查正常。常见引起腰腿部牵涉痛的疾病有腰椎间盘源性疼痛、腰脊神经后支痛、骶髂关节病变、髋关节病变和大粗隆滑囊炎等。牵涉痛与根性痛的鉴别见表 37-2-1。

表 37-2-1　牵涉痛与根性痛的鉴别

检查	牵涉痛	根性痛
症状	深部钝痛,部位不明确	锐痛、电刺激感,位置明确
放射	放射至腰骶部、大腿后外侧、小腿,很少放射到足部	沿坐骨神经和股神经分布区放射,可以到小腿和足部
感觉	很少有感觉改变	神经根分布区感觉改变
运动	可能有主观的无力,但客观检查肌力正常,无肌萎缩	病史长者可有肌肉无力或肌萎缩
反射	很少有反射异常	常有
神经根牵张试验	阴性,可表现为腰背肌或感觉大腿后部肌肉紧张	阳性,坐骨神经区、胫神经和腓总神经疼痛

（四）其他症状的鉴别

1. 腹股沟及大腿前侧痛的鉴别　在高位腰椎间盘突出症时,突出的椎间盘可压迫 L_1、L_2、L_3 神经根,出现相应神经根支配区的腹股沟区或大腿前内侧疼痛。部分低位腰椎间盘突出症,也可出现腹股沟区或下腹部疼痛,一般认为这种疼痛多为牵涉痛,而非神经根受压症状。

遇到这种情况时要与髋关节疾病鉴别。髋关节病变时,疼痛主要位于髋关节周围,尤其是腹股沟区,患者自髋关节痛,且穿鞋袜困难,行走跛行;体格检查髋关节内旋最早受限,"4"字试验阳性,无神经系统阳性体征。辅助检查,可摄髋关节 X 线平片,必要时行 CT 和 MRI 检查,二者不难鉴别。

2. 下肢麻木无力的鉴别　腰椎间盘突出症时,有部分患者下肢疼痛不重,而主要感觉肢体麻木。神经根受压严重时,可出现神经麻痹,肌肉无力甚至瘫痪。要与神经系统疾病鉴别。很多神经系统疾病可以引起下肢麻木无力,如脊髓病变、前角神经元病变、周围神经病变等,此处不再分别叙述。

鉴别诊断要点:如麻木无力伴有明显下肢放射痛,且按神经根分布,提示腰椎间盘突出症引起的神经根压迫症状。如麻木无力为主要症状,而无明显下肢疼痛,可能是神经系统疾病,肌电图检查有助于鉴别。

3. 精神性因素的鉴别　少数情况下,腰腿痛是由于精神因素引起的,这类患者过去通常有情感问题的病史,或是药物和酒精依赖者。就诊时有明显的情感症状,主诉症状严重,可能已就诊多家医院,体格检查无阳性发现,有时腰背局部压痛和感觉减退,但无下肢放射痛和神经根体征,很少出现肌肉萎缩和反射改变。鉴别的要点是体格检查结果与患者的主诉明显不符。

六、治　疗

治疗的基本原则是缓解疼痛、恢复神经功能和日常工作生活能力。治疗方法可分为保守治疗、微创介入治疗和手术治疗三大类。

（一）保守治疗

保守治疗方法有多种,不同专业医师的经验不同,在治疗措施上可能会使用不同的方法。常见的方法有药物治疗、针灸、推拿、牵引、理疗、神经阻滞治疗等。

1. 药物治疗

（1）口服药物

1）抗炎镇痛药:常用草乌甲素、洛芬待因片等,中重度以上疼痛可使用氨酚羟考酮片等。NSAIDs 因不良反应,临床上应慎用或短期使用。

2）肌肉松弛药:常用盐酸替扎尼定片、盐酸乙哌立松片等。

3）神经营养药:如甲钴胺、腺苷钴胺等。

4）伴有神经功能障碍者:可服用神经妥乐平片等。

（2）静脉输液:神经根症状严重者,常用七叶皂苷钠 20mg 或甘露醇 250ml,每天一次,静脉滴注一周。肾功能不良者慎用甘露醇。

2. 针灸、推拿治疗　见传统医学疼痛治疗技术章节。

3. 物理治疗　物理治疗是临床上应用最多的一种非损伤性治疗。治疗时无痛苦,患者易于接受,对腰椎间盘突出症的治疗起到很好的辅助作用。

（1）电疗:超声波、低频脉冲、中频、高频治疗仪等都有很好的效果。

（2）光疗:红外偏振光、高能量激光等,可有消炎镇痛、改善血液循环、降低神经末梢兴奋性等功效。

（3）超声电刺激治疗。

（4）离子导入、温热疗法等。

（5）磁疗、体外冲击波治疗等。

以上这些物理治疗方法都是目前较为广泛应用的方法。通过物理治疗,能改善局部血液循环,松弛痉挛的肌肉,消除组织炎症水肿,修复神经功能,从而达到缓解症状的目的。

4. 神经阻滞治疗　对于症状轻微,无明显神经功能障碍的患者,可选择神经阻滞治疗。常用利多卡因复合糖皮质激素进行周围神经、神经根或硬膜外隙阻滞,起到消炎镇痛、改善局部血液循环及解痉作用。神经阻滞不仅可以解除无菌性炎症引起的疼痛,而且诊断性神经阻滞还可以用于鉴别诊断。糖尿病患者可改用利多卡因联合臭氧椎间孔注射治疗。

（二）微创介入治疗

1. 适应证

（1）正规保守治疗 6~8 周无效的腰椎间盘突出症所致的坐骨神经痛。

（2）持续性的轻微感觉运动障碍（肌力<3 级）合并坐骨神经痛时间超过 6 周。

（3）持续的根性痛合并轻度腰椎管狭窄者。

2. 微创介入治疗的优势　对腰椎局部结构损伤小,适应证选择合理则治疗效果好、并发症少、治疗后恢复快、住院时间短等优势,但需严格选择病例。常用微创介入治疗方法有射频椎间盘热凝术、低能量激光椎间盘修复术、经皮椎间盘旋切术、椎间盘髓核化学溶解术等,这些方法的具体介绍见本书有关章节。

（三）外科手术治疗

McMulloch 认为,对于保守治疗无效的腰椎间盘突出症并发急性神经根痛,在发病后 3 个月内进行手术治疗,可避免神经根出现慢性病理改变。

第三节　腰椎管狭窄症

一、概　念

腰椎管狭窄症(lumbar spinal stenosis,LSS)是指由于腰椎中央椎管、侧隐窝及椎间孔的直径减小而导致的一类疾病。LSS 可发生于某种疾病的发病过程中,出现在腰椎各管孔的不同部位和节段。导致上述管孔直径减小的原因可归纳为骨质增生、韧带肥厚、椎间盘突出症、腰椎滑脱等。神经根受压及缺血导致的腰腿痛和间歇性跛行是腰椎管狭窄的主要症状。

二、临　床　分　型

（一）根据病因学分型

腰椎管狭窄症可以分为原发性腰椎管狭窄症和继发性腰椎管狭窄症。

1. 原发性腰椎管狭窄(congenital stenosis)病因包括先天性畸形和发育异常。先天性畸形包括椎弓封闭不全、椎体分节不良、软骨发育不全、骨质硬化症等。先天性狭窄常见于软骨发育不良或其他身材矮小综合征(short statue syndrome),也包括身材正常但先天性短椎弓根伴多节段椎间盘膨出,后者一般在 30~40 岁出现症状。发育异常包括椎弓过早骨化、椎弓根短小、胸腰椎后凸畸形、楔形椎、外生性骨疣等。

2. 继发性(获得性)腰椎管狭窄(acquired stenosis)主要是继发于腰椎退行性变、医源性因素、全身性疾病及外伤。退变包括椎间盘退变突出、小关节增生、黄韧带肥厚、脊柱滑脱等造成中央椎管和两侧通道的狭窄。医源性包括全椎板切除、腰椎融合、椎间盘髓核摘除术等。全身性疾病造成腰椎管狭窄的有 Paget 病、氟中毒、肢端肥大症、肿瘤、强直性脊柱炎等。其中以退行性狭窄最常见,多发生在老年人,女性发病年龄平均为 73 岁,男性发病年龄稍小些。女性比男性易发生脊柱滑脱,而退行性滑脱也是引起椎管狭窄症状的原因之一。

（二）根据解剖学分型

分为中央椎管狭窄和侧方通道狭窄。

1. 中央椎管狭窄(central stenosis)　通常发生在椎间盘水平,即椎管前后矢状径减小并可能由此导致神经性间歇性跛行以及臀部、大腿或小腿疼痛。狭窄的原因通常是由于黄韧带肥厚、上位椎小关节增生内聚、椎体边缘骨质增生、椎间盘突出症等。

2. 侧方通道狭窄(lateral stenosis)　包括侧隐窝狭窄、根管狭窄、椎间孔狭窄等,其标准是上关节突与椎体后缘的距离小于 3~4mm。这些部位的狭窄都可以挤压神经根并引起放射痛。侧方通道的狭窄可以再分为 4 个区,即入口区、中间区、出口区和极外侧区(图 37-3-1)。

（1）入口区:位于椎弓根和上关节突的内侧。上关节突的增生可以引起该区的狭窄。另外,发育性椎弓根短小、小关节形态异常、椎体边缘骨质增生、椎间盘突出症等也可以引起该区狭窄。通常受压的神经根和受累腰椎位于同一平面,即 L_5 上关节突压迫的是 L_5 神经根。

（2）中间区:即从椎弓根的内侧缘到外侧缘。通常由一对小关节增生引起狭窄,同时也可能是滑囊增生或脊柱滑移后纤维软骨的增生引起。

（3）出口区:即椎间孔周围的区域,通常由小关节增生或半脱位和临近椎间盘的边缘骨质增生引起,

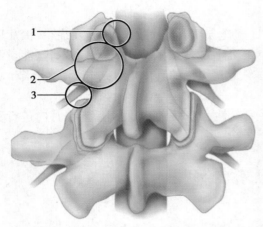

1.入口区,由侧隐窝的头侧和内侧构成,起于硬膜囊外侧,斜向下到椎间孔;2.中间区,上面是椎弓,后面是峡部,前面是椎体后面;3.出口区,由椎间孔形成。

图37-3-1 侧方通道狭窄

这种区域的狭窄通常影响的是出口根。

（4）极外侧区:在出口区的外侧,由于神经根受压位置偏外,通常可能由椎体终板的骨质增生引起。对于L₅神经根,也可能是由髂骨翼压迫而造成。

Keim等简化了腰椎管狭窄的解剖分类:①外侧型,继发于上关节突增生;②中间型,继发于下关节突增生;③中央型,继发于骨质增生、黄韧带肥厚及椎板增厚;④三叶草型,椎板增厚同时伴有侧后方的椎间盘突出症。

三、发病机制

先天性椎管狭窄是由发育不良和特发性引起的狭窄。后天性椎管狭窄通常是退行性的,但也可能是由先天性和退行性狭窄、脊椎滑脱或滑脱性狭窄、医源性狭窄（如椎板切除术后狭窄）、创伤后狭窄、代谢性狭窄（如Paget disease）等共同引起的。

最常见的椎管狭窄是由脊椎退行性关节炎引起的。退变的部位通常是X射线显示的小关节关节炎和MRI显示的黄韧带肥厚。退变性腰椎管狭窄是由三关节复合体的改变引起的,包括椎间盘、上下椎体和双侧小关节。退变可以在任何一个关节（椎间盘或小关节）开始,但最终涉及所有三个关节。关节突关节是运动关节,从滑膜炎开始退化。随着滑膜炎的进展,关节软骨变薄,小关节囊松动。这种松动可以增加脊柱运动,导致椎间盘负荷加重。随着运动的增加,骨赘随之增大。虽然骨赘可以稳定运动节段,但同时也在缩小椎管。上关节面上骨赘使外侧隐窝缩小,下关节面上的骨赘缩小中央管。L₄/₅是腰椎管狭窄发生最常见的节段。

根据受影响脊柱的解剖区域,可分为中央型和外侧型。中央型椎管狭窄是指小关节之间受累的区域。中央型椎管狭窄最常见的症状是神经源性间歇性跛行（neurogenic intermitent claudication,NIC）。Lee等将神经根管分为三个区域,以阐明其解剖和描述神经根受压的病理结构,包括侧隐窝区、孔内区和孔外狭窄区。侧隐窝,也叫"Lee氏"入口区,从硬膜囊的外侧边界开始,延伸到椎弓根的内侧边界。这是神经根离开硬膜囊的地方,从上关节突下向远侧和外侧地走行。中区为椎间孔区,DRG和腹侧运动根占此间隙的30%。这部分狭窄的原因是峡部裂引起纤维软骨增生或外侧椎间盘突出症。椎间孔狭窄发生率为8%~11%。最常见的是L₅神经根（75%）,其次是L₄神经根（15%）及L₃神经根（5.3%）。L₄和L₅DRG多见于孔内,S₁DRG椎管内多见。正常椎间孔高度为20~23mm,上孔宽度为8~10mm。椎间孔狭窄的客观标准是其高度15mm以下。出口区为关节突关节外侧的区域。神经根就在这个位置,可以被极外侧突出的椎间盘及腰椎滑脱脱位压迫。中心型椎管狭窄是由于下关节突肥大所致。侧隐窝和椎间孔狭窄是尾侧椎体的上关节突增生肥大的结果。NIC是由于神经根、神经根周围的动静脉受到机械压迫而引起的高压所致的静脉充血或动脉缺血所致。这种血管损害导致缺血性神经炎,导致椎管狭窄临床症状。实验证明,马尾神经受压可导致神经根脱髓鞘,可引起持续顽固性疼痛。

四、临床表现与诊断标准

（一）病史

典型的腰椎管狭窄易发生于50岁以上人群,青年人患此病非常少见,除非患有先天性椎管狭窄、曾受过外伤及接受过手术、椎体滑脱、脊柱侧弯等。中央椎管狭窄的典型症状为假性跛行,如神经性跛行。患者通常表现为疼痛、感觉异常、无力,行走及久站时,从臀部放射至下肢末端的沉重感,脊柱屈曲及坐位时,症状缓解。尽管许多患者由于小关节退变及椎间盘变性导致严重的腰痛,但很多表现为下肢不适。神经性跛行最重要的方面表现在症状与姿势的关系。脊柱伸展时症状出现,屈曲时症状缓解。当患者坐位或仰卧位时通常没有症状或仅有轻微不适,保持脊柱前屈位步行较长距离,疼痛较轻,例如推手推车时（手推车式)。这些患者以屈曲坐位骑固定自行车锻炼的时间明显长于以直立姿势在踏板上步行的时间。有研究通过脊髓造影和手术证实为椎管狭窄症的68名患者最常见的症状为假性跛行及站立不适(94%),其次为麻木(63%)、无力(43%)。症状为双侧的为68%。膝上及膝下均不适的占78%,臀部或大腿不适的仅占15%,膝下不适的只占7%。

(二) 体格检查

查体中最重要的部分是运动、反射和触诊检查。LSS患者查体常表现为正常或仅有非特征性表现。许多老年人脊柱活动度减低,可伴有或不伴有椎管狭窄症。腰椎管狭窄可使脊柱的伸展度比弯曲度更加受限。椎管狭窄患者通常有腰部、椎旁肌或臀肌无力,可能与潜在的退行性改变、骨骼肌痉挛和不良姿势有关。一些患者体态呈现猿类动物的形态,臀部、膝部微弯,躯干向前弯曲。这种半屈曲的姿势可以帮助患者站立及步行较长的距离。患者由于腘腱过紧可导致直腿抬高试验呈现假阳性,神经查体正常或仅有轻微异常,例如轻度无力、感觉异常和反射异常。如果患者采取坐位休息后接受查体,检查结果就会出现上述表现。如患者行走后直到出现臀部、腿部症状后查体便可发现微小的异常体征。其中43%~65%患者有不同程度跟腱反射减弱,18%~42%患者存在膝腱反射异常。直腿抬高试验及其他神经根紧张性试验,排除椎间盘突出症外通常表现为阴性。所以要进行详细的肌力检查,否则L_4、L_5、S_1神经根受压导致的腿部无力会很轻微或无法发现。椎管狭窄大约50%患者证实存在无力的客观证据。最常见的肌无力是L_5神经根支配的肌肉,还可以发现踇长伸肌无力和臀外展肌无力。由于脚趾无力导致的行走困难说明S_1神经根受累,而足跟无力导致的行走困难说明L_4或L_5神经根功能受损。椎管狭窄患者术前大约46%~51%存在感觉异常。Katz等发现腰椎伸展试验强阳性可考虑存在椎管狭窄,该试验让患者站立状态下腰椎过伸30~60s,臀部或腿部出现疼痛为阳性。Katz曾评价过病史与查体对退行性LSS诊断的价值。在这项研究中,40岁以上有腰痛症状的93名患者接受查体,最终均诊断患者为LSS。严重的下肢疼痛,坐位时疼痛消失,弯腰步态、腰椎后伸30s后的疼痛以及神经肌肉功能受损均与腰椎管狭窄有关。坐位时无疼痛和弯腰步态具有高度的特异性,臀下疼痛占88%,脊柱屈曲时无疼痛占79%。

Fritz利用踏板试验来鉴别由类似症状的不同疾病(包括LSS在内)引起的神经性跛行。行走时使脊柱后伸或负重可导致椎管狭窄及加重狭窄症状。坐立时脊柱屈曲或免负重可增大椎管内径及减轻症状。踏板试验包括在水平板和斜板上持续行走,症状一出现,对于不同平板的步行总时间以及症状恢复到原始水平的时间将被记录下来。在斜板上行走可使脊柱屈曲,故可使患者长时间耐受。通过踏板试验,如果水平板行走出现症状越早,那么在斜板行走的时间就越长,恢复期就将延长(水平板行走后),均高度提示患者患有腰椎管狭窄。LSS患者水平板行走时早期即出现症状的敏感性和特异性分别为68%、83.3%,斜板行走时间越长的敏感性和特异性分别为50%、92.3%,水平板行走后恢复期延长的敏感性和特异性分别为81.8%、68.4%。研究人员认为两种状态下的踏板试验对于患者自述姿势下腰椎管狭窄的鉴别诊断有很高的作用。Tenhula等检验了踏板-骑车试验对于神经性跛行鉴别诊断的作用。在这项研究中,对32名已被证实为LSS的患者在术前和术后进行了评价。在踏板试验开始到结束时患者均出现症状明显加重,而在骑车试验中,很少有患者出现明显的症状。术后两年,患者在踏板试验中的状况有了明显的症状,而在骑车试验中没有什么变化。研究者认为踏板-骑车试验是神经性跛行鉴别诊断的有效方法。

(三) 中央椎管狭窄与侧方狭窄的对比

间歇性跛行的症状最初与中央腰椎管狭窄有关,而单纯性侧隐窝狭窄表现为:

1. 常无神经性跛行症状。

2. 在特定的皮肤区域出现典型的放射性症状。

3. 休息、夜间时常出现疼痛。

4. 通常比中央椎管狭窄的患者年轻。

(四) 诊断与鉴别诊断

1. 诊断要点 LSS诊断主要依据临床表现:慢性腰痛以及一侧或双侧根性疼痛、直立或行走时加重、腰后伸试验阳性,弯腰蹲下、屈膝侧卧时可以缓解,骑自行车时不痛,间歇性跛行但足背动脉、胫后动脉搏动良好。如果具有症状较重而体征较少的特点,即可初步诊断为 LSS。中央椎管狭窄有上述的典型症状,而侧隐窝或者神经根管狭窄则多表现为单侧严重的根性痛或者感觉障碍。影像学检查包括 X 线平片、CT、MRI 和椎管造影,有助于确定诊断、狭窄的部位及程度。

2. 鉴别诊断 LSS 与其他腰腿及骶部疼痛疾病可能表现出相同的症状,需要通过不同疾病的临床特点、附加试验及辅助检查进行鉴别诊断。

(1) 恶性肿瘤:有恶性肿瘤病史、夜间痛、体重减少以及疼痛并不随体位的变化或服用止痛药物而减轻者,需要高度怀疑恶性肿瘤的存在。

(2) 感染:腰部的局限性压痛伴发热、邻近系统的感染、脊柱创伤的病史都会增加脊柱感染的可能性。

(3) 血管性跛行:对于有腿痛和跛行的中老年患者,神经性跛行必须同血管性跛行加以鉴别(表37-3-1)。

表 37-3-1 神经性跛行与血管性跛行的区别

	神经性跛行	血管性跛行
行走症状	有	有
站立症状	有	无
症状是否与行走有关	是	否
肢体屈曲时症状缓解	是	否
坐位时症状缓解	是	是
外周血管搏动减弱	无	有

(4) 周围神经性疾病:其表面征象与腰椎管狭窄很相似。但这类患者通常存在类似长袜与手套样分布区的疼痛、麻木,还有双侧对称性反射丧失,肢体振动感减弱。持续性麻木是周围性神经性疾病的典型症状。

(5) 髋关节疾病:此类疾病通常有步态异常和腿部症状。髋关节及周围软组织的详细检查有助于排除髋关节炎、臀部或大转子滑囊炎。

尽管病史、查体、影像学检查相结合是诊断 LSS 的有效方法,但没有病史和查体的客观标准供参考。与诊断信息有关的定量证据是影像学检查结果。

临床诊断和治疗应基于各种信息的收集,包括病史、查体结果、功能状态、影像学检查、电生理检查及其他辅助检查。

五、影像学检查

(一)腰椎平片

通常认为绝对椎管狭窄是椎管的中线前后矢状径的绝对值小于或等于 10mm,相对狭窄是 10~13mm。如果椎管前后矢状径的绝对值小于 15mm 或椎弓根距离小于 20mm 应视为异常。如果后方椎间隙高度小于 4mm,或椎间孔高度小于 15mm,则可能存在椎间孔狭窄。但影像学应与临床相结合,目前没有足够的证据表明临床表现和影像学发现有明确的相关性。同样,体格检查结果和影像学发现也不一定完全吻合。腰椎过伸过区位 X 线平片可以发现腰椎滑脱和不稳定,左右斜位片可以发现腰椎峡部裂。

(二)CT 检查

CT 可以清楚地看到中央椎管和两侧的神经根通道,也可以清楚地区别椎间盘、黄韧带和硬脊膜。中央旁 CT 重建可以清楚地看到椎间孔内有无椎体增生或小关节增生产生压迫。因此,CT 对诊断腰椎管狭窄有重要的价值,缺点是假阳性率很高(35.4%)。

（三）MRI 检查

MRI 是腰椎管狭窄的重要辅助检查之一。Fritz 等认为 MRI 可以从解剖学上有效地诊断或排除腰椎管狭窄。MRI 优点是无放射性，可以进行多平面的观察，显示软组织清楚，没有骨性结构的影响。从 MRI 上看，三叶草形椎管往往比圆形或椭圆形椎管症状更重。

在 T1 像 MRI 上，可以清楚地看到椎间孔、神经根、腹侧神经节以及外层的脂肪组织轮廓。在偏中央的矢状位片上，如果存在腰椎管狭窄，可以见到椎间孔缩小以及神经根外周脂肪组织减少。但 MRI 也会有 20% 假阳性率，即没有客观症状的患者，MRI 检查也可能有异常的表现。

（四）脊髓造影

该检查对诊断中央椎管的狭窄十分有效，该检查的优点是可以全程显示椎管，在过伸位可使狭窄处更为明确。但可能会漏诊侧方的椎间盘突出症和根管狭窄，因为硬膜延续只到达侧方的中间区，造影剂无法显示更侧方的结构。如果在脊髓造影后进行 CT 扫描（CTM），检查结果较单纯的造影效果明显改善。

（五）CT、MRI 和 CTM 的应用选择

CT 和 MRI 可以清晰地显示正常健康脊柱的大部分结构。CT 扫描时如不用造影剂，则无法显示神经根，但 MRI 和 CTM 可以做到这一点。有趣的是，这三种检查方法的准确度极为相似，并且互相补充。当然，选择时应优先考虑微创或无创的方法。MRI 是首选，因为没有放射线，也不需要造影剂，而且能清楚地显示所有结构。

（六）神经电生理检查

神经电生理检查包括肌电图（electromyogram，EMG）、神经传导速度测定（nerveconduction study，NCS）、体感诱发电位（somatosensory evoked potential，SSEP）等，用来测定神经根和外周神经的功能状况。

1. EMG　肌电图可以用来评估腰骶神经的损害。如果出现插入性电位增强，自发电位（阳性波、纤颤、慢性放电）或运动神经恢复时间延长，都意味着神经根受损，但它不能测定感觉和上运动神经元损害。由于肌运动元的代偿，测定多节段肌电时可能会出现假阴性。Johnsson 等认为脊髓造影发现的腰椎管狭窄严重程度与多节段的肌电图异常有一定的相关性。

在诊断上，EMG 是 MRI 诊断椎管狭窄的有益补充，尤其是对于有神经根症状的患者。EMG 假阳性率低，特异性为 85%。相反，腰椎 MRI 敏感性很高，但特异性差，约为 50%。有人建议如果影像学上有异常，需进一步进行 EMG 测定，以此来判定是否是影像学上的改变引起相应的临床症状，从而避免不必要的手术治疗。Keim 等发现腰椎管狭窄的患者中，胫后神经受累的比例约为 95%，腓总神经受累的比例为 90%，腓肠神经受累约 60%。L_4、L_5 和 S_1 为最主要的受累神经根。

2. NCS　NCS 主要功能是将腰椎管狭窄与其他神经本身的病变区别开来，如腰骶神经病变、全身性神经病变、单根神经病变、腓骨头处腓总神经病变、踝管综合征等。腰椎管狭窄可以压迫马尾神经，引起多节段的神经根症状，通常为双侧，不对称，有时可能会有 NCS 的异常。表现为胫神经或腓总神经受累，但体感诱发电位通常正常，这是因为椎管狭窄病变未影响到腹侧神经节。

3. SSEP　SSEP 主要通过较大的有髓神经纤维进行传导，而对较细的神经影响不大。外周神经病变后，诱发电位的潜伏期和持续时间延长。神经根或脊髓的病变最终将导致形态学上的变化。SEEP 还可以用于腰椎减压手术中帮助确定诊断，对于评估腰椎管狭窄引起的神经根受压较其他电生理诊断更有意义。

六、治　疗

（一）保守治疗

通常腰椎管狭窄的患者经过 1 个疗程的保守治疗后，症状都会有所好转。保守治疗虽然不能解除神经组织受到的压迫，但可以消除或减轻神经根、马尾、硬膜以及硬膜外组织的炎性反应和水肿，从而减轻或缓解症状。

1. 功能锻炼　建议锻炼腹肌，使腰椎保持一定的屈曲位，使黄韧带伸展，减轻对神经的压迫，改善临床症状。

2. 药物治疗

（1）NSAIDs

（2）糖皮质激素

（3）局部麻醉药

（4）其他：如肌松药、抗抑郁药物、降钙素等。肌松药能够短暂的缓解疼痛导致的肌肉痉挛，但老年人可能会取得相反的效果。抗抑郁药物能够缓解肢体麻木和下肢疼痛，有利于恢复患者的正常睡眠。

3. 物理疗法 主要有中低频电疗、磁疗、经皮神经电刺激、体外冲击波等。

4. 神经阻滞治疗 神经阻滞是一种侵袭性的用于治疗腰椎管狭窄的方法。通过局部麻醉药复合糖皮质激素注射到受压的马尾神经和神经根的周围，减轻下肢疼痛、麻木和跛行。

（二）手术治疗

对于保守治疗不能改善或有严重症状和硬膜囊受压迫的患者，一般建议进行手术治疗。当保守治疗 3~6 个月无效的时候，应采取积极的手术治疗。治疗 LSS 有很多不同的手术方法，包括开放、微创和内镜手术。最佳的手术选择应根据狭窄的解剖位置、所涉及的水平、胸腰段的受累程度和腰椎前凸角度来确定。各种手术方法的目的应该是解除压迫、稳定脊柱。

1. 脊柱患者转归研究试验(The Spine Patient Outcomes Research Trial，SPORT) 该试验是比较标准的椎板切除减压术与非手术治疗 LSS 无腰椎滑脱患者的转归情况。接受手术治疗的患者术后两年疼痛和功能有了很大改善。术后四年随访，数据显示手术治疗的患者疼痛和功能持续改善。除了减压外，脊柱融合术的作用目前仍有争议。两项小样本试验表明，椎板切除加融合治疗 LSS 合并退变性滑脱(degenerative spondylolisthesis，DS)的患者有较好的效果。随后，椎板切除和融合成为治疗 LSS 合并 DS 的标准治疗方法，腰椎融合率显著提高。然而，2013 年公布的一项大型队列研究(5 390 名患者)显示，减压融合组与单纯减压组患者满意度没有差异。2016 年，发表了两份随机临床试验(RCT)，结果相互矛盾。瑞典椎管狭窄的大型 RCT 比较减压加融合与单纯减压组，两组在两、五年的随访中，无论是否存在 DS，其临床转归和再手术率均无显著性差异($P>0.05$)。然而，椎板切除联合椎弓根螺钉内固定，特别针对 DS 和 LSS 患者，发现减压加融合术能改善健康相关的生活质量指标和较低的再手术率。两项研究都发现，融合手术增加成本、增加失血量和延长住院时间。

2. 手术方法 包括单纯减压和减压后融合或非融合固定。近年来，微创减压和固定技术有较快发展。棘突间固定治疗 LSS 可以使部分患者临床症状得到改善。外科技术传统上是通过开放的双侧椎板切除术来实现的。然而，最近流行的微创手术方法可以保持脊柱旁肌的稳定。这些技术通常是通过较小的单侧肌肉切口，并使用管状拉钩和显微镜或内镜寻求实现双侧椎板减压。2016 年发表包括 5 个随机临床试验和 7 项观察性研究，比较微创和开放椎板切除术治疗 LSS。发现微创减压术有更高的满意度和较低的疼痛评分，相似的并发症，较低的失血量，缩短住院时间等优点，但手术时间较长。另一种微创治疗 LSS 的方法是棘突间内固定装置，通过增加相邻棘突之间的间隙来间接地使神经根减压，使腰椎处于屈曲状态，通常可以减轻患者的症状。可以作为单独的干预或与外科减压联合使用。棘突间内固定与标准常规手术减压的 RCT 比较在症状缓解方面有相似的结果，但再手术率也高。LSS 手术后预后有一些预测因素。年龄和性别对预后无显著影响，术前抑郁的患者预后欠佳。吸烟者和肥胖患者手术后的改善也不理想。此外，以腿部疼痛为主要症状的患者经手术治疗后明显改善。

此外，皮质骨螺钉的应用，可以减少对椎旁肌的干扰；弹性内固定可以部分保留腰椎的活动度。导航和手术机器人的应用可以提高椎弓根螺钉的准确性，减少医师的 X 线照射。对于高龄，有全身疾病，不能耐受全身麻醉的 LSS，也可采用包括激光、射频等介入治疗，达到缓解症状的目的。

七、总 结

退变性腰椎管狭窄症是导致老年人出现腰背疼痛和下肢疼痛的常见原因。它通常是腰椎活动节段的退行性改变，导致神经节段的隐匿性压迫。只有很少的一部分老年患者有严重的症状，需要进行外科手术治疗。大部分患者只需要药物和理疗来缓解症状，不需要外科手术干预。但是，目前尚没有任何证据表明非手术治疗能够改变疾病的自然进程。已有的研究表明，手术治疗能够在术后短期和中长期内改善患者的疾病进程。如果非手术治疗无效,准备手术治疗时,必须考虑到疾病的所有病理改变。术前和手术中发现存在腰椎不稳定的需要进行植骨融合。对腰椎管狭窄合并退行性腰椎侧凸和滑脱时,在减压术后同时行融合术是妥当的。减压后行椎弓根短节段固定,可提高融合率,避免了长范围固定。最好的方法是选择对患者有利的术式、降低手术并发症和提高疗效。关于手术治疗的长期疗效还需要回顾性研究进一步得到证实。

第四节　腰背肌筋膜疼痛综合征

腰背肌筋膜疼痛综合征(lumbodorsal myofascial pain syndrome,LMPS)是一种常见的与软组织损伤或发育不良有关的局部慢性疼痛综合征。其临床表现以局部肌肉束带紧张且易激惹的扳机点(trigger points,TP)及其他区域的牵涉痛或牵涉性抑制为主要特征,发病率高,易复发。

一、发病机制

肌筋膜疼痛综合征(myofascial pain syndrome,MPS)发病机制尚不明确,肌筋膜扳机点的形成机制目前仍有争议,但不可否认,扳机点已成为诊断、治疗肌筋膜痛的关键。

(一)形态学改变

扳机点又称激痛点、触痛点、触发点,为肌肉触痛点,可触及带状或条索状结节,僵硬度明显升高。

(二)神经递质改变

Shah 等从细胞水平对 MPS 扳机点产生的机制进行研究,发现扳机点处肌肉组织内的神经肽(如 P 物质等)和促炎症细胞因子(如 TNF-α、IL-1β、5-HT 等)水平显著升高,pH 值显著降低。

(三)神经功能异常

Barnes 等提出"肌梭异常电位学说",Hong 等认为扳机点产生是脊髓通过整合机制对终板异常的敏感神经纤维的反应。谢鹏认为扳机点产生的原因为肌内神经密集区的功能紊乱、大脑微结构的改变及脑功能出现异常。Eloqayli 认为皮下附属疼痛系统与扳机点的产生有关。

二、临床表现

(一)腰背部肌肉痛

患者腰背部肌肉出现慢性持续性酸胀痛或钝痛,疼痛呈紧束感或重物压迫感,对刺激敏感,周围部位可出现牵涉痛。

(二)缺血性疼痛

腰背部受凉、全身疲劳或天气变冷会诱发或加重疼痛,深夜睡眠中会痛醒,晨起患部僵硬疼痛,活动后疼痛减轻。久坐久站或傍晚时加重。

(三)固定压痛点或扳机点

体检时发现患者腰背部肌群一侧或局部肌肉紧张、痉挛、隆起、挛缩或僵硬,出现小结节或条索状硬物,刺激时条索出现颤动,按压扳机点时出现牵涉痛。此外,可有局部或邻近部位损伤史。

三、诊断与鉴别诊断

(一)诊断

腰背肌筋膜疼痛综合征的诊断是依据临床症状和体征,目前缺乏公认的辅助检查指标。国内尚无公认的诊断标准,美国 MPS 诊断标准如下:

1. 肌腱附着点或肌腹上有固定疼痛区和压痛点。按压痛点可引发区域性的不按神经根分布的分散痛。

2. 气温降低或疲劳时疼痛加重。

3. 增加肌肉血流的治疗可使疼痛减轻。

4. 排除局部占位性或破坏性病变。

（二）鉴别诊断

需与风湿性多肌痛、慢性疲劳综合征、纤维肌痛综合征、类风湿关节炎、恶性肿瘤等相鉴别。

四、治 疗

（一）一般治疗

注意休息、保暖、戒烟酒、适当锻炼等。

（二）药物治疗

常用的有 NSAIDs、肌松药、抗抑郁药等。

（三）非药物治疗

包括痛点糖皮质激素类药物注射、神经阻滞、电刺激、磁刺激理疗、高能超声波、激光疗法、体外冲击波、密集型温热银质针松解、射频热凝松解等。

（四）中医治疗

常用的方法有针刺、艾灸、中药外治、推拿、针刀硬结松解等。

第五节 第三腰椎横突综合征

第三腰椎横突综合征是指腰椎第三横突及周围软组织急慢性损伤所导致的以腰、臀、腿部疼痛为主要临床表现的综合征,并且以第三腰椎横突尖部明显压痛为主要特征。第三腰椎横突综合征是临床上十分常见的腰腿痛病因之一,好发于青壮年,尤其以从事体力劳动者多见。随着社会发展,生活节奏加快和环境变化,该病发病率呈逐年上升趋势,临床上漏诊及误诊屡见不鲜,引起越来越多的学者重视。

一、发病机制

第三腰椎位于腰椎中部,是腰前凸曲线的顶点,也是腰椎左右旋转以及前屈和侧弯时的活动枢纽,同时第三腰椎横突通常较其他腰椎横突要长,横突末端附着许多与躯干活动有密切关系的肌肉及筋膜,其中主要包括腹横肌、腰方肌、腰大肌、骶棘肌、腰背筋膜等。因此,相较于其他腰椎,第三腰椎横突平日所受应力最大,当人体过多而持久的弯腰屈伸活动,而腰肌肉欠发达时,横突上的肌肉、韧带和筋膜持续出现异常收缩,附着处承受拉力上升,导致该部位反复撕脱损伤,并出现渗出、出血、水肿,引起横突周围软组织粘连、增厚等病理变化,从而产生无菌性炎症反应,使穿过其中的神经血管受到炎性刺激和机械性挤压而产生疼痛刺激症状,引起急慢性腰痛、运动功能障碍等症状。

从中国传统医学理论来看,第三腰椎横突综合征属于"腰痛""痹证"范畴,从经络而言,第三腰椎横突综合征属于足太阳、足少阳经筋病,与气血、经络功能失调有密切关系,常因劳损、外伤、肝肾亏虚、外感风寒湿热邪气等引起经络痹阻、气血凝滞、经筋挛缩,久而成痹发所致。

二、临床表现

（一）症状

1. 多见于从事体力劳动的青壮年,男性多发,常诉有负重或轻重不等的腰部外伤史。

2. 本征主要症状是腰部疼痛,主要为一侧为主的慢性腰痛,有的疼痛非常剧烈,有的则为持续性钝痛。疼痛性质一般为牵扯样疼痛,也可为酸痛。疼痛常常晨起后加重,略加腰部活动后减轻,但在久坐、久站以后再次加重,对侧腰部也可有牵涉痛,有些症状重者还可沿大腿向下放射的疼痛,至膝关节以上,但极少数病例疼痛也可延伸至小腿外侧,但并不会因椎间盘压力增高(如咳嗽、喷嚏等)而加重。

3. 腰部活动受限,腰椎俯仰转侧活动受限,健侧侧屈或旋转时尤甚。

（二）体征

1. 第三腰椎横突尖端有明显的局部压痛,定位固定,这是本综合征最重要的特点。有的病例可扪及第三腰椎横突较长,尖端处可触及局限性的肌紧张、肌痉挛,在臀大肌前缘有时可触及紧张痉挛的臀中肌,局部压痛明显。

2. 直腿抬高试验可为阳性,但加强试验为阴性。

3. 患侧股内侧肌张力常增高,髋关节外展受限。

三、影像学检查

第三腰椎横突综合征诊断通常无需依靠特殊的辅助检查,但 X 线检查可能发现患侧第三腰椎横突肥大,但仅发现肥大者,并不能确诊第三腰椎横突综合征,但可作鉴别诊断之用。

四、诊　断

第三腰椎横突综合征目前主要依据临床症状和体征,尤其根据查体时第三腰椎横突尖端压痛做出诊断,可通过对于压痛点注射局部麻醉药后疼痛消失、压痛消失,进一步精确诊断。临床上需要注意排除其他慢性腰背痛疾病。实际工作中,由于医师的技能水平和专科业务发展的局限性,经常会出现误诊和误治,如何建立一个专业、精确的诊断标准至关重要。

五、鉴别诊断

第三腰椎横突综合征常出现误诊病例,因此必须结合临床症状和体征,仔细鉴别其他急慢性腰背疼痛有关疾病,包括腰椎管狭窄、腰椎间盘突出症、腰肌劳损、骨关节炎、肿瘤、妇科疾病、阑尾炎等,必要时需要通过 X 线、CT、MRI 等检查来排除和确诊。

(一) 梨状肌综合征

一般疼痛从臀部开始,沿坐骨神经走行区域放射,常无腰痛症状,患者常常自觉患侧下肢短缩,步履跛行。压痛局限在梨状肌臀部体表投影点,按压时常向下肢放射,梨状肌紧张试验阳性。

(二) 慢性腰肌劳损

常表现为腰骶部疼痛,活动和劳累后加重,晨起可伴发僵,活动后缓解。压痛范围广泛,除腰部外,腰骶部和臀部有时也可有压痛。第三腰椎横突综合征压痛较为局限。

(三) 腰椎间盘突出症

常表现为腰痛伴下肢放射性疼痛,呈阵发性加重,腰部活动明显受限,腰部棘突间和椎旁可有压痛、叩击痛,可出现受累神经根支配区域肌力感觉减退,直腿抬高试验或股神经牵拉试验阳性。CT 和 MRI 可见椎间盘突出症压迫神经。

(四) 腰椎管狭窄症

常表现为间歇性跛行,症状重,但体征较少,CT 和 MRI 可见相应椎管狭窄,神经受压。

六、治　疗

目前治疗可分为保守治疗、微创介入治疗和手术治疗三大类。

(一) 保守治疗

保守治疗方法有多种,且不同专业医师的经验不同,在治疗措施上可能会使用不同的方法,常用的方法有药物治疗、手法治疗、针刺治疗、物理治疗、神经阻滞治疗等。

1. 药物治疗　主要包括消炎镇痛药、肌肉松弛药、祖国传统草药等。药物可达到消炎镇痛、松解痉挛肌肉、舒经活血等目的。

2. 手法治疗　推拿手法治疗可以缓解腰背部肌肉紧张,起到舒筋活血、解痉止痛的效果。恰当的推拿手法可以使痉挛的肌肉放松,解除病变组织对神经的"卡压"和刺激,改善腰部症状。另外也可通过手法对腰椎紊乱的小关节进行矫正,纠正力学失衡,修复和改善腰肌功能,增强脊柱稳定性,有利于纠正脊柱生物力学平衡。

3. 针刺治疗　主要包括传统针灸、触发点针刺治疗等,能够疏通经络,松解粘连,加速气血流通,促进局部软组织炎症物质的吸收,从而消除各种病理因素对神经末梢的刺激或压迫。

4. 物理治疗   物理治疗是临床上应用最多的一种非损伤性治疗。治疗时无痛苦,患者易于接受,对第三腰椎横突综合征的治疗起到了很好的辅助作用。常用的有电疗、光疗、超声波治疗、温热疗法、磁疗、体外冲击波等。通过物理治疗,能改善局部血液循环,松弛痉挛的肌肉,消除组织炎症水肿和局部硬结,达到缓解症状的目的。

5. 神经阻滞   通过局部麻醉药复合糖皮质激素对第三横突尖部及周围软组织阻滞,起到消炎镇痛、改善局部血液循环及解痉作用。

(二)微创介入治疗

1. 针刀疗法   针刀属于闭合式手术,非直视状态下通过定点、定向、定位和一定入路直接刺入腰三横突尖部,对粘连、瘢痕和痉挛的软组织进行松解,解除神经血管的卡压,使局部血液改善,消除无菌性炎症。

2. 射频治疗   目前有学者采用射频治疗第三腰椎横突综合征。射频主要通过电流刺激神经,使分子摩擦产生微热量,改变神经细胞的功能,选择性阻断痛觉神经纤维传导支,从而干扰疼痛传导通路,进而达到镇痛目的。此外,射频热凝加温可达到深部热疗作用,有效改善病变部位的缺血状态,同时松解周围慢性粘连,且对神经组织无明显损伤。

第六节 腰椎棘间韧带、棘上韧带炎

脊椎骨各棘突之间有棘上韧带和棘间韧带,使其相互连接。棘上韧带位于浅层,棘间韧带位于深层。在胸椎或腰椎,由于慢性劳损等原因,棘上韧带可出现炎症反应,部分从棘突上剥脱或分离,患者可有局部的固定性疼痛和压痛,称为棘上韧带炎。棘上韧带炎常常发生在胸腰交界部位。棘上韧带炎是长期慢性腰痛的常见原因,劳累或者受凉后腰痛加重,弯腰时腰痛加重,休息后症状可以缓解。

一、发 病 机 制

(一)慢性劳损引起无菌性炎症

棘上韧带和棘间韧带炎多发于中年以上人群,因为此类人群大多长期弯腰,造成腰背部棘上韧带、棘间韧带的慢性损伤,在弯腰负重、后伸直腰的时候发病,腰痛的时候活动受到限制。发病年龄有年轻化趋势,可能与长期伏案工作或坐姿不良相关(图37-6-1),更易发生胸段和腰段的棘上韧带炎。脊柱屈曲时,骶棘肌松弛,由腰背部韧带承担重量,棘上韧带在凸面的最外层,承担的张力最大,主要集中在棘上韧带的起止点处,即棘突的上、下缘,因而棘突处最容易损伤,日积月累形成慢性无菌性炎症,诱发慢性疼痛。也有患者是因为先天性棘上韧带薄弱,再结合久坐、久站或负重姿势不良等生活习惯,造成棘上韧带炎。上述原因造成韧带长时间受到牵拉而产生多发微小损伤,局部有出血、渗液,修复后可有瘢痕阻滞和组织增生、增厚,镜下可见淋巴细胞浸润和小血管壁增厚、软组织内神经变性及钙盐沉积等无菌性炎症表现。

(二)腰部外伤

棘上韧带受直接暴力或间接暴力作用,超过负荷时可发生韧带撕裂或断裂。直接暴力,如石块、木棍、铁棒等,击打腰背部,也有患者是在中医推拿按摩后出现韧带损伤,进而出现疼痛;间接暴力,如从高处坠下,足臀部着地后,胸腰段脊柱过度前屈,棘上韧带受强力牵拉而损伤。棘突尖部的上下缘,应力最集中,受力最大处易受牵拉损伤,韧带撕裂,局部出血、水肿,如果没有得到及时恰当的治疗,局部机化粘连、结疤,进而出现疼痛。

(三)继发性损伤

腰椎间盘突出症、椎体滑脱、脊柱侧弯等病变,可使某段脊柱失去骨性稳定,椎体的一切异常活动将由该节段的肌肉和该节段的棘上韧带承受,进而发生损伤。其次是突出椎间盘组织中的炎症物质。研究提示,突出的腰椎间盘组织中高浓度 PLA_2,在损伤性外力作用下,可从退变后形成裂隙的纤维环或破裂的纤维环中漏出到邻近组织中,引起无菌性炎症。

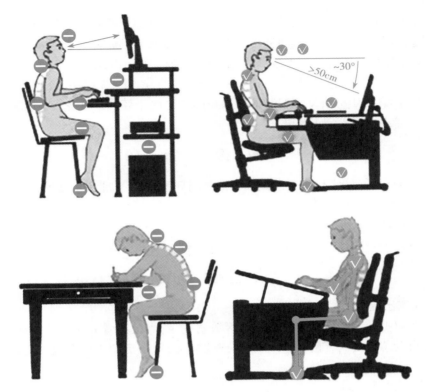

图 37-6-1　不同坐姿

二、临床表现

（一）症状

急性损伤后，只表现在胸腰段伤处棘突局部疼痛，伤后次日，疼痛反而加重，疼痛程度较重者，腰部活动受限，腰部不能伸直，弯腰亦受限，疼痛可沿着脊柱向上向下扩展，由损伤的一个棘突发展到数个，严重者咳嗽、打喷嚏时均感损伤部位疼痛加重，一些患者可出现步伐短小，行走谨慎的症状。

慢性损伤者多有长期伏案低头、弯腰提物等慢性导致韧带劳损的病史，主诉腰背中线由酸困不适而经由数周或数月逐渐发展为疼痛。疼痛以酸痛为多，有时也会有针刺样疼痛，或诉憋胀感。可向颈部或臀部扩散，重者不敢仰卧，特别是伏案和弯腰时症状明显。

（二）体征

1. 压痛点　在病变棘突及棘突间隙有压痛，通常较为固定。疼痛可沿脊柱发散。

2. 腰椎活动度受限　腰椎在各个方向上均有不同程度的活动受限。一般来讲，前屈后伸运动受限明显。

3. 韧带剥脱　有明显外伤史患者，触摸时可发现棘上韧带成片或条索状，与下面剥离而浮起，拇指按压患处，向两侧移动时，如感纤维束在棘突上滑动者，则韧带已从棘突上剥脱，大多为陈旧性损伤，此时无明显压痛，只有酸胀感。

4. 拾物实验阳性　患者弯腰至手摸地时疼痛逐渐加重为阳性。

三、影像学检查

（一）X线平片

X线平片为所有腰痛患者必需的最基本检查，X线平片可了解脊柱形态，有无曲度改变、侧弯等发病因素，亦排除其他疾病。

（二）超声检查

患者棘上韧带纵切面测量厚度比正常组明显增厚，累及 2 个或 2 个以上椎体的病例，相邻棘突间凹陷不明显，甚至稍隆起，可能与合并慢性棘间韧带炎有关。与相邻无压痛棘突表面棘上韧带厚度比较，明显增加，再结合患者局部压痛和固定性压痛，可以作出棘上韧带炎的超声诊断。

（三）MRI

MRI 凭借其优异的软组织分辨率能够清晰显示棘间韧带的主要病理变化，可为临床进一步研究腰椎棘间韧带退变提供可靠的影像学评价标准。

四、诊 断

依据临床病史、体征和影像学检查要点做出腰椎棘间韧带、棘上韧带炎的诊断。

1. 有急性或慢性损伤病史。
2. 背痛，且有相对固定的压痛点。
3. X 线、超声、MRI 等影像学检查异常征象与临床表现一致。

五、鉴 别 诊 断

（一）腰椎间盘突出症

腰椎间盘突出症典型症状为腰痛伴坐骨神经区放射痛，约半数患者先腰痛后腿痛。腰痛可为广泛地钝痛，起病缓慢，也可为急性发病，部位主要在腰部或腰骶部，每当活动或长期取一姿势时疼痛加重，休息或卧床后疼痛缓解。

（二）脊神经后支源性腰痛

临床表现为急慢性发作的腰骶部疼痛，可伴有臀部及下肢痛，但下肢痛局限于大腿，向下不超过膝关节。腰腿痛特点表现为腰痛大于腿痛，腰痛严重时不能翻身，活动受限，长久平卧后感觉腰部不适，诉晨起后疼痛不适加重，不能继续躺着；慢性患者喜欢佝偻着腰背部，疼痛可以减轻，急性患者腰部常被动僵直样。

（三）腰椎间盘源性疼痛

临床表现为腰痛和下肢牵涉痛，即非根性下肢痛，为腰脊神经皮神经分布区酸痛不适或者下肢发凉等感觉异常表现。典型疼痛在腰带部位，头端不超过胸腰交界，下肢牵涉痛 65% 可超过膝部。患者可有腰部外伤也可无外伤史。腰椎间盘源性疼痛多在咳嗽、喷嚏等腹压增加时疼痛加重，腰椎前屈和弯腰搬重物时腰痛加重，平卧休息腰痛缓解。这些患者常诉说坐位，尤其是坐着同时又振动刺激时（例如坐车时），疼痛特别明显，在伸腰时疼痛减轻。也有患者主诉行走或卧位时疼痛改善。这是因为坐位较站立和卧位时椎间盘内压力相对较高。相反，腰椎后结构引起的疼痛（关节突或椎弓崩裂）患者常喜欢腰部屈曲位，且坐位时疼痛改善。

（四）肌纤维组织炎

又称肌筋膜炎，其特征为软组织疼痛和压痛。本病常继发于腰肌外伤、劳损，治疗不彻底及潮湿后，也常与脊柱退行性疾病交织在一起。患者常感腰骶部不同程度的疼痛，皮肤麻木，不能久坐，夜间翻身困难，晨起加重，腰部发板酸痛，在稍活动后疼痛减轻，且有的在劳动时不受影响，但过劳后晚上或次日症状加重。阴雨时重，温暖时轻，遇热及按摩后舒适。脊神经脊膜支受到刺激时可引起下肢的牵涉痛。此种腰背痛病程长短不一，短者几天，长者可数年，常在首次发病后反复发作。

（五）脊柱肿瘤

脊柱肿瘤可分为原发性肿瘤及转移癌。原发性骨肿瘤包括脊柱、胸廓、骨盆或下肢的肿瘤；转移癌多发生于前列腺癌、肺癌、乳腺癌、肾癌等继发转移。脊柱肿瘤早期症状为腰背痛，持续性进行性加重，夜间明显，卧床不能减轻。有人报道脊柱转移癌患者 90% 首发腰背痛，比其他症状早约 1 个月。转移癌往往在中年以上或老年人，较椎间盘突出症发病年龄高，患者较早出现贫血及恶病质。腰椎间盘突出症疼痛为间歇性，卧床休息能使症状减轻。在腰骶段脊柱肿瘤更易出现腰椎间盘突出症症状，表现为腰骶部疼痛，也可压迫神经根产生放射痛,甚至压迫马尾神经引起瘫痪。

(六)骨质疏松症

原发性骨质疏松症多发生于女性绝经期后和老年人,常见的临床症状表现为背部广泛的慢性深部钝痛,常常伴有腰腿乏力、弯腰、翻身、下蹲、行走等活动困难或受限制,老年人可有身高变矮,驼背畸形,轻微外力可引起骨折,但很少有根性神经痛。

(七)血管性和内脏牵涉性腰痛

1. 内脏疾病　腹腔脏器和肿瘤可以引起腰痛,如胰腺炎、胆囊炎和消化道溃疡等。这些疾病一般都有腹部症状,常伴有恶心、呕吐和体重减轻。盆腔内脏疾病,特别是女性附件炎、盆腔炎等产生的腰痛,常为钝痛、坠痛。患者常指不出具体疼痛部位,腰部和下肢检查无明显体征,盆腔检查可提供疼痛的位置。单纯由盆腔疾病所产生的疼痛与腰椎间盘突出症易于鉴别,但当有椎间盘突出症又伴有盆腔脏器疾患时,则必须辨清各种症状性质,以免影响治疗效果。

2. 血管源性腰痛　腰痛的一种灾难性原因是腹主动脉瘤,发生于中老年男性,一般有周围血管瘤,疼痛为腰背深部钻心样疼痛,与活动无关。体格检查可发现搏动性腹部包块,有杂音,下肢脉搏波动消失。

六、治　疗

(一)保守治疗

保守治疗方法有多种,常见的方法有药物、针灸、理疗、神经阻滞等。

1. 药物治疗

(1)抗炎镇痛药:常用有 NSAIDs,如依托考昔、塞来昔布等。疼痛剧烈的患者可选择氨酚羟考酮片、氨酚曲马多片等。

(2)肌肉松弛药:盐酸乙哌立松片和抗炎镇痛药合用于肌肉痉挛性疼痛效果较好。

(3)神经营养药:甲钴胺、腺苷钴胺等可作为辅助用药。

(4)精神类药品:度洛西汀可用于伴有慢性骨骼肌肉疼痛的患者。

2. 针灸、针刀　可缓解患者症状。

3. 物理治疗　物理治疗是临床上应用最多的一种非损伤性治疗。治疗时无痛苦,患者易于接受,对棘上韧带、棘间韧带炎的治疗起到很好的辅助作用。

4. 神经阻滞　用利多卡因复合糖皮质激素进行周围神经、神经根或硬膜外隙阻滞,起到消炎镇痛、改善局部血液循环及解痉作用。神经阻滞不仅可以解除无菌性炎症引起的疼痛,而且诊断性神经阻滞还可以用于鉴别诊断。

第七节　急性腰扭伤

一、概　述

急性腰扭伤俗称"闪腰""岔气""惊腰"等,常见于劳动、锻炼时遭受巨大暴力冲击,或姿势不良,运动前准备不足,有时虽有准备,但因所搬物体过重、过远,以及意外伤、滑倒踏空等导致。机体遭受难以承受的外力作用,使腰部的肌肉、筋膜、肌腱和韧带发生不同程度的纤维断裂,继之产生水肿、炎症、肌肉痉挛等,导致以腰痛为主的一系列临床症状。本病常多见于腰背筋膜、臀筋膜、骶棘肌和臀大肌的附着点,髂腰韧带、棘上韧带、黄韧带、后纵韧带、纤维环等处不同程度的扭伤。

该病在疼痛科门诊就诊患者中较高,但随着劳动条件的改善,发生率逐步降低。男性多见于女性。以青壮年为主,年幼及老年患者较少。60% 以上为重体力劳动者、运动员等活动量较大的患者。本病发病的范围主要在下背部至骶髂部的肌筋膜组织。

二、发病机制

脊柱为承重支柱的结构,在胸椎由肋骨及胸骨所构成的胸廓在其两侧及前方起保护作用。因此,胸椎不易发生扭伤。腰椎由于无其他骨骼支架支撑,前方为较松弛的腹腔,腰椎稳定性主要依靠韧带和肌肉。在人体肩负重物,由于路滑、跳跃等突发因素使身体失去平衡,沉重物体通过脊柱的杠杆作用产生强大的压力或拉力,使腰椎所附着的韧带、筋膜、肌肉、关节囊遭受损伤。通常是在韧带、筋膜附着的骨骼处引起撕裂伤。此时,大部或一部分纤维断裂,局部有出血、水肿、渗出等病理改变。

另一方面,从生物力学的观点观察,腰背部任何活动均受力学关系的制约与协调,在保持腰背部内、外平衡的同时完成各种动作。例如在提携重物时,如果物体的重量、提物方式及用力程序均相适应,则易于完成。反之物体重量过大,或体积过大、提物时距中线过远、未采用膝关节先屈曲的方式,则不仅增加胸腰段及腰椎的负荷,且椎旁肌组也容易出现扭伤。

临床上急性腰扭伤常见的原因有:

(一) 活动前准备不充分

无论是体力劳动或其他竞技活动,如果在正式开始前能对脊柱及四肢进行由慢到快、由小幅度到大幅度的准备活动,则不易发生损伤。反之,无准备活动情况下突然开始加重脊柱负载量,则易引起扭伤及韧带撕裂,严重的甚至骨折,特别是平日无暇体力劳动及体育锻炼者。

(二) 活动姿势不当

各项运动均有其十分科学的训练程序,教练及运动员均应重视并按程序操作,从而可大大降低腰部损伤的发生率。但日常活动,尤其是平日很少进行重体力劳动的家庭妇女或脑力劳动者,当遇到一较重物体需搬动时,往往不习惯先将身体向前靠拢、屈膝、屈髋,再双手持物,并在抬起的同时,膝及髋关节逐渐伸直这一步骤,以致用力不当,将腰背部扭伤。

(三) 活动方式不当

除由于不同劳动条件造成的被迫劳动体位而难以纠正外,某些劳动者不能自行掌握的劳动方式,例如操纵接送患者的推车,如果不是采用"推",而是"拉"的方式,则由于椎旁纵向肌群用力较大而易引起腰背部扭伤。诸如此类的动作,在日常生活及工作中十分多见。

(四) 相互配合不当

两人以上的劳动或体育运动项目比赛中,如其中一方动作不协调,则由于重力的偏移易引起另一人的腰背部扭伤或其他部位的损伤。尤其在精神和体力准备不足的情况下更易发生腰扭伤。

(五) 其他原因

包括自高处跌下、平地滑倒、交通意外或其他意外等,均可以引起腰部的扭伤。

三、临 床 表 现

(一) 症状

青壮年多见。患者伤后立即出现腰部疼痛,呈持续性剧痛,腰部活动受限,不能挺直,俯、仰、扭转等动作较困难,咳嗽、喷嚏、大小便时可使疼痛加重。站立时往往需用手扶住腰部,坐位时用双手撑于椅子,以减轻疼痛。腰肌扭伤后一侧或两侧当即发生疼痛,有时受伤后半天或隔夜才出现疼痛。检查时局部肌肉紧张、压痛及牵引痛明显,但无淤血现象。主要表现在以下几点:

1. 被迫体位　最为多见,且程度轻重不一,其中严重者可卧床不起。一般腰背部扭伤的患者虽可起床下地活动,但由于患者肌纤维痉挛而使患者胸腰段及腰椎前凸消失,并呈现向患侧屈曲状的被迫体位。这实际上是机体的防卫性反射,以保护患侧肌群免受拉应力的继续作业。

2. 疼痛　由于大部分是突然损伤,患者自觉局部疼痛十分剧烈,随着局部活动、振动而加剧,平卧后可减轻。痛点较固定,与肌肉撕裂的部位一致,以髂后上棘及胸腰段棘突旁为多见,亦可见于椎旁横突处。压痛明显、局限,有时可向大腿后部放射,并随腹压增加而加剧。传导叩痛多为阴性,并与下肢抬举无明显关系。局部神经阻滞后可缓解。

3. 活动受限　由于腰背部活动可使损伤组织的拉应力增加及疼痛加剧而明显受限,尤其是向健侧的侧弯、旋转及前屈为甚。向患侧弯曲,由于可使损伤组织放松,仍可做小范围活动。

4. 肌肉痉挛　受损肌肉由于疼痛及其他各种病理因素而反射地引起痉挛,用手触摸,呈条索状,一般较明显。处于痉挛状态下的肌肉,由于肌肉纤维频繁地收缩,使其代谢产物增加,可使疼痛加剧,再度使肌肉痉挛,以致形成恶性循环,应设法将其阻断。

5. 其他　除注意各种体征与症状外,因本病易与腰椎间盘突出症等相混淆,因此应注意其不易出现的阴性体征,例如屈颈试验、下肢直腿抬高试验、坐骨神经放射痛、下肢反射异常等,均应进行检查。

（二）体征

腰部触诊有"扳机点"或"触发点"。局部肌肉紧张甚至痉挛,压痛及叩击痛多可阳性,疼痛位于脊柱两侧,棘突间一般无明显压痛。直腿抬高试验可阳性,加强试验阴性。

（三）神经阻滞试验

腰部痛点注射后局部疼痛立即明显减轻或消失即为阳性,无明显缓解为阴性。该方法不仅可用于对腰痛扭伤的诊断,也是与腰椎间盘突出症鉴别的要点之一。因腰椎间盘突出症所引起的下肢放射痛系沿坐骨神经放射,神经阻滞治疗后多无改变。而腰背肌扭伤者,有部分病例亦可以出现相类似的下肢放射痛,但其属反射性,范围较小,无坐骨神经受牵拉之体征,且经神经阻滞后即可消失。

四、影像学检查

本病的辅助检查方法主要是 X 线检查。急性腰扭伤损伤较轻者,X 线平片无异常表现。损伤严重者,X 线表现可见腰椎生理前突消失。棘上和棘间韧带断裂者,侧位片表现棘突间距离增大或合并棘突及关节突骨折。MRI 检查可显示肌组织受损范围及程度,可酌情选用。CT 扫描仅用于伴有骨关节损伤者。

五、诊　断

本病通过询问病史及结合体征可明确诊断,检查膝反射、跟腱反射及感觉均正常。X 线辅助检查和实验室检查多为阴性,某些损伤,如黄韧带、棘间韧带损伤,局部行影像学检查可无异常发现,但可见明显的肌肉痉挛。急性腰扭伤诊断多不困难,但应与盘源性腰痛、棘上韧带损伤、棘间韧带损伤、腰椎小关节紊乱、腰骶关节损伤、横突或棘突骨折、腰椎间盘突出症、脊神经后支疼痛、腰部椎管内肿瘤等器质性病变相鉴别。另外,还应与病毒感染相鉴别,以防误诊。本病诊断的主要依据有以下几点:

（一）外伤史

大部分患者都有明显的外伤史。少数患者外伤轻微,例如床上翻转时的用力不当,由坐位或蹲位站立起来时用力过猛,高处取物时姿势平衡失调等,则易被忽视或遗忘,因此应注意询问病史。

（二）临床表现

主要包括患者症状、体征、压痛、活动受限及腰背肌痉挛,均应认真检查,并加以判断。

（三）神经阻滞试验

腰部痛点注射后局部疼痛立即减轻或消失即为阳性,无明显缓解为阴性。

（四）影像学检查

急性腰扭伤损伤较轻者,X 线平片无异常表现。损伤严重者,X 线表现可见腰椎生理前突消失。MRI 检查可显示肌组织受损范围及程度,可酌情选用。CT 扫描仅用于伴有骨关节损伤者。

六、鉴别诊断

（一）腰椎间盘源性疼痛

临床表现为腰痛和下肢牵涉痛,即非根性下肢痛,为腰脊神经皮神经分布区酸痛不适或者下肢发凉等感觉异常表现。典型疼痛在腰带部位,头端不超过胸腰交界,下肢牵涉痛 65% 可超过膝部。患者可有腰部外伤也可无外伤史。腰椎间盘源性疼痛多在咳嗽、喷嚏等腹压增加时疼痛加重,腰椎前屈和弯腰搬重物时腰痛加重,平卧休息腰痛缓解。也有患者主诉行走或卧位时疼痛改善。腰椎 CT 检查可见椎间盘膨出,MRI 检查多可见椎间盘后缘高信号或加权相变黑。

（二）棘上韧带损伤

棘上韧带是附着在各椎骨棘突上的索状纤维组织，表面与皮肤相连，起保持躯干直立姿势，以及限制脊柱过度前屈的作用。腰部棘上韧带较强大，但在 L_5/S_1 处常缺如或较为薄弱，而腰部活动范围较大，易造成损伤。本病疼痛部位主要位于棘突间，压痛明显，腰椎活动常无明显受限。

（三）棘间韧带损伤

棘间韧带位于相邻的两个棘突之间，位于棘上韧带的深部，其腹侧与黄韧带相连，背侧与脊肌的筋膜和棘上韧带融合在一起，形成脊柱活动的强大约束。腰部屈伸动作使棘突分开和挤压，棘间韧带的纤维之间相互摩擦，日久可引起变性。在此基础上，加之外伤因素，棘间韧带可发生断裂或松弛。

（四）腰椎小关节紊乱

每节腰椎均有三个关节，即两个后滑膜关节和一个前椎间盘关节。相邻椎体上下关节突的关节面相吻合，构成关节突关节，周围被一层薄而坚的关节囊所包裹，可从事屈伸和旋转运动，起着稳定脊柱和防止椎体滑移的作用。当腰部突然过度前屈并向一侧旋转时，可使关节突关节间隙变大，滑膜进入关节间隙，直腰时将滑膜嵌住，发生急性腰痛。

（五）腰骶关节损伤

人体上半身重量依靠腰骶间的椎间盘和小关节支撑在下半身上，腰骶部是整个脊柱中负重最大的部分。当脊柱发生屈曲、后伸和旋转运动时，都作用于关节突关节上，而关节有关节囊、韧带相连，允许一定的活动，但在过伸时遭到牵拉伤、撕裂和半脱位，导致腰骶关节损伤。另外，腰骶部的异常结构，如隐性脊柱裂、腰椎骶化等，也是诱发因素。

（六）横突或棘突骨折

该病与急性腰扭伤一样，多有明显的外伤史，局部压痛明显，受伤后活动明显受限。X 线检查可见横突或棘突有骨折，三维 CT 图片更为清楚，可鉴别诊断。

（七）腰椎间盘突出症

急性期可出现腰部活动受限，严重者行动困难。但该病一般有腰椎间盘突出症病史，体格检查腰椎间隙及椎旁可有压痛，严重的可向臀部及下肢放射，直腿抬高试验及加强试验多阳性，部分患者腱反射可减弱或加强，有的患者可出现下肢麻木或肌力下降。CT 或 MRI 检查可有明显的椎间盘突出症及神经根受压影像。

（八）脊神经后支源性腰痛

临床表现为急慢性发作的腰骶部疼痛，可伴有臀部及下肢痛，但下肢痛局限于大腿，向下不超过膝关节。腰腿痛特点表现为腰痛大于腿痛，腰痛严重时不能翻身，活动受限，长久平卧后感觉腰部不适，诉晨起后疼痛不适加重，不能继续躺着，急性患者腰部常被动僵直样。

（九）腰部椎管内肿瘤

该病多有肿瘤病史，一般慢性起病，少数患者可以急性发作。起病一般无明显的外伤史或扭伤史，活动受限不明显，疼痛发作时卧床休息多无明显缓解，疼痛往往夜间加重。局部注射缓解多不明显。腰椎 CT 或 MRI 检查可见局部骨质破坏等。

七、治 疗

（一）腰背部制动

局部制动是任何创伤组织修复的基本条件。腰背部肌腹或附着点处的撕裂范围一般较大，因此局部更需要制动，有利于损伤组织获得正常愈合。否则，过多的活动，不仅延长病程且易转入慢性腰痛，使治疗复杂化。

严重损伤者，应嘱其绝对卧床休息 2~3 周，原则上不应少于 7~10 天，而后行石膏腰围固定 3~4 周，并在不增加患侧拉力情况下适当活动。中度扭伤者可采用卧床休息外亦可选用石膏制动的方式，这对需坚持工作而难以卧床休息的患者更容易接受。石膏固定一般持续 3~4 周。对病情较轻者，休息数天后，再戴一般腰围或胸背支架，或简易腰围，起床活动即可。

手法推拿及各种促使腰部活动的疗法,对早期及损伤严重者不适用,以免延长病程或转入慢性。

（二）物理治疗

物理治疗是临床上应用最多的一种非损伤性治疗。治疗时无痛苦,患者易于接受,对急性腰扭伤的患者的治疗起到了很好的辅助作用。通过物理治疗,能改善局部血液循环,松弛痉挛的肌肉,消除组织炎症水肿和局部硬结,达到缓解症状的目的。

（三）药物治疗

根据病情需要可给予止痛、镇静、安眠药等,常用有塞来昔布、乙哌立松等。此外,可口服复方丹参片、云南白药、活络丹及红花等。亦可以选用一些改善血液循环的药物及各种外敷,包括各种跌打损伤膏药、药酒等均有一定作用。

（四）针灸

针灸方便易行,有一定疗效。

（五）局部按摩

以轻手法为宜,重手法可能加重损伤,不宜选用。

（六）神经阻滞治疗

用利多卡因复合糖皮质激素进行周围神经、神经根或硬膜外隙阻滞,起到消炎镇痛、改善局部血液循环及解痉作用。神经阻滞不仅可以解除无菌性炎症引起的疼痛,而且诊断性神经阻滞还可以用于鉴别诊断。

对急性扭伤、疼痛剧烈伴有肌肉痉挛者,可采用神经阻滞治疗。每间隔 1~3 天注射一次,4~5 次为 1 个疗程。

（七）康复期功能锻炼

急性腰扭伤患者约 3~4 周后损伤即逐渐愈合,可开始腰背肌功能锻炼,及早恢复肌力。早期锻炼不宜过多,先从静止状态下肌肉自主收缩开始,无明显活动后再增加活动量。

八、预　后

经正规保守治疗者,95% 以上可以完全愈合而不遗留有任何后遗症。治疗不当时,则易转入慢性劳损性腰背痛,主要是由于撕裂处愈合不良、活动过多、肌肉松弛等因素引起。预防主要是尽可能改善劳动条件,掌握正确的劳动姿势,如扛抬重物时要尽量让胸腰部挺直,髋膝部屈曲,起身应以下肢用力为主,站稳后再迈步,搬提重物时应取半蹲位,使物体尽量贴近身体。加强劳动保护,进行扛、抬、搬、提等重体力劳动时应使用护腰带,以协助稳定腰部脊柱,增强腹压,提高肌肉工作效能。对于需要弯腰性强迫姿势职业的工作,尽量避免工作时间过长。

第八节　腰椎滑脱症

一、概　念

腰椎滑脱症(spondylolisthesis)是指腰椎峡部裂导致脊柱不稳,椎体向前滑移,引起腰腿疼痛、麻木等临床症状的病症。

二、分型和自然史

对于儿童青少年,众多专家提出了不同的分类系统,其中应用最广泛的是 Wiltse-Newman-Macnab 分类法(1976)

Ⅰ发育不良型:骶骨上部或 L_5 椎弓先天性发育异常。

Ⅱ峡部裂型:峡部发生损伤,可进一步分为 3 种类型。

A. 峡部发生溶解,疲劳骨折。

B. 峡部完整但发育时间延长。

C. 峡部发生急性骨折。

Ⅲ退变型：这种损伤由长期的脊柱节段性不稳定所致。

Ⅳ创伤型：这种类型由骨折引起，骨折发生在小关节，而不是发生在关节突峡部。

Ⅴ病理型：发生在全身或局部骨疾病时。

Marchetli-Baitolozzi 认为以上分类有一定的局限性，它是建立在病因学、影像学混合标准的基础上，不能对所有病例做出准确的分类（表 37-8-1）。为此，1982 年提出了新的分类法，并在 1994 年进行了修改完善。

表 37-8-1　Marchetli-Baitolozzi 分类

发育性	高度发育不良	合并崩裂
		合并延长
	低度发育不良	合并崩裂
		合并延长
获得性	创伤性	急性骨折，应力骨折
		手术后（直接手术、间接手术）
	病理性	局部病变、全身性疾病
	退行性	原发、继发

这一分类没有把峡部裂滑脱作为单独的一种类型，其中一部分峡部裂归为发育不良性滑脱，而其他部分则属于获得性滑脱。

成人脊柱椎体滑脱主要包括峡部类型和退变型，本节主要论述峡部裂引起的滑脱。

三、病　理　改　变

（一）发病率

腰椎峡部裂发病率占普通人口的 4% ~ 6%，男性多发，部位在 L_5/S_1 常见。一半患者仅有峡部裂，没有椎体滑移。发病有一定遗传因素，不同种族发病率有差别。爱斯基摩尔人发病率最高，可达 50%。超过 40 岁的女性更易发生椎间盘退变和椎体滑移。

（二）形成原因

峡部裂是脊柱滑脱症的重要发病原因，而峡部裂的形成较为复杂，一般认为是在遗传性发育不良的基础上关节突峡部受到反复的应力所造成，Wiltse 将峡部裂引起的滑脱分三种类型：

1. 疲劳性骨折　椎弓发育不良的峡部相对细小，正常情况下，L_5 椎间盘向前倾斜，L_5 椎体存在向前滑移的剪力，背伸时椎弓临近的棘突受背伸肌和韧带的向下拉力，增加了下关节突抵抗滑移的应力，在运动或外伤时，尤其是后伸位时，容易发生疲劳骨折，由于症状轻而忽视治疗，导致骨不连，形成峡部裂。

2. 峡部延长　峡部反复微骨折，逐渐愈合，导致峡部延长，滑脱发生。

3. 急性峡部骨折　腰椎峡部因外伤，特别是后伸损伤，常可造成骨折，导致继发性腰椎滑脱。

（三）病理改变

1. 峡部裂型脊柱滑脱的病理改变　正常情况下，L_5 下关节突能够防止其在骶骨上向前移位。双侧峡部缺损使得椎弓成为一个松动的节段，致使 L_5 椎体与下关节突之间失去骨性连接，L_5 椎体逐渐向前脱位。与此同时，在椎体滑移过程中，椎间孔变得长而扁平，引起椎间孔狭窄。当去除松动的椎弓后，可以发现由于峡部缺损的骨性修复，在峡部缺损的近端形成明显的残端肥大，这种过度生长或延长就像"钩子"一样直接压迫神经根。如果要解除患者的根性症状，就必须去除这种"钩子"。

峡部不连导致椎弓的异常活动、瘢痕形成导致对神经根的刺激与压迫、合并椎间盘的变性与突出，是造成腰部与下肢痛的常见原因。

2. 腰椎退行性滑脱的病理改变　首先椎间盘退行性变,椎间隙变窄,纤维环向椎管内膨出,椎间异常活动增加,椎体边缘骨赘形成,关节突增生肥大,关节面磨损。滑移下位椎体的上关节突后面磨损,前面增生,因而关节突向前倾斜,侵占椎管和侧隐窝,椎体向前滑移时,椎板也前移,侵占了椎管的后份,常引起马尾和神经根压迫。退行性滑脱在患者脊柱屈曲时滑移加重,过伸时滑移程度减轻,然而过伸时椎间孔变小,仍有可能使神经根卡压症状加重。患者椎管横径、前后径均变小,双侧关节突肥大,侧隐窝狭窄,导致腰椎管狭窄进行性加重。

四、临 床 表 现

(一)症状

主要症状是慢性腰痛,表现为两种类型:

1. 椎弓不连或轻度滑脱者,表现为下腰部轻度酸痛,偶尔放射到臀部或大腿,症状的产生与过度活动或劳动有关,限制活动后疼痛减轻。腰痛是受累节段的机械性不稳定所致。

2. 腰痛伴有根性放散痛,常见于滑脱程度重的患者。根性痛是由于峡部裂处形成的纤维软骨痂造成的,L_5 向前滑移时骶神经根在骶骨顶上受压、黄韧带增生、椎间盘突出症、侧隐窝狭窄也是引起疼痛的常见原因。严重的滑脱(3度或4度),也可引起马尾神经损伤症状。

(二)体征

主要表现为站立时腰椎生理前凸增加,严重时骶骨因骨盆向后旋而突出,背伸肌紧张,常常屈膝并使脊柱胸腰椎过伸来维持站立位。

棘突及上下韧带常有压痛。重度滑脱棘突间或腰骶交界区可看到或扪到阶梯。腰部伸屈活动稍受限,直腿抬高多不受限,下肢的运动感觉及反射多正常。

五、影像学检查

(一)X 线平片

常规应包括正侧位、双斜位,以及过伸过屈位,以便发现椎弓峡部的骨缺损,以及确定病变为单侧或双侧。腰椎斜位片是发现峡部缺损的最好方法(图 37-8-1),阳性率可达84%。在上下关节突与椎弓之间,出现骨缺损性裂隙,为确诊此病的直接 X 线征象。正常椎弓附件投影像一"狗头"状,"狗头"表示同侧横突,"狗耳"表示上关节突,"狗眼"为椎弓根纵切面影,"狗颈"为关节间部即峡部,"前后腿"为同侧和对侧的下关节突,"狗体"为椎板,"狗尾"为对侧的横突。当峡部裂时,"狗颈部"出现裂隙,"狗头低垂"或"狗戴项链"。

侧位片在椎弓根的后下方,上下关节突之间,可见一透亮裂隙,移位越明显则显示越清楚(图 37-8-1)。有40%可以见到裂隙,但不能鉴别单侧或双侧。有时侧位片还可以鉴别真性滑脱还是假性滑脱:前者脊柱的前后径增大(椎体前缘到棘突的直径)而后者不变,前者受累棘突与下位椎体保留不动,仅受累椎体前移,而后者的椎体和棘突同时前移。正位片多不易发现,阳性率约为 11.6%,表现为椎弓环形阴影下方出现斜行或水平的裂隙,宽约2mm,多为两侧。伸屈侧位平片可显示出脊柱不稳。

(二)CT

CT 在鉴别脊柱滑脱时不如 X 线平片有效,但 CT 扫描可提供多层面的信息,对诊断是有帮助的。CT 的主要表现有椎弓峡部的骨缺损,边缘不规则呈锯齿状,也可能为局部膨大,密度增高,有骨痂生成。合并滑脱时滑脱层面椎管前后径增大,呈双管状,硬膜呈纺锤形,滑脱层面上下侧椎管及侧隐窝狭窄,神经根孔畸形,有时可见合并椎间盘突出症。矢状位和冠状位 CT 扫描可判断神经根受压是来源于软组织还是来源于骨组织,是在椎管内受压还是在椎管外受压(图 37-8-2)。

(三)MRI

MRI 对椎间盘病变有诊断意义,有助于确定是脊柱融合还是单纯峡部裂固定,矢状位也可看出峡部裂(图 37-8-3)。

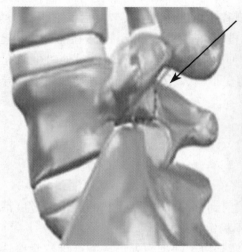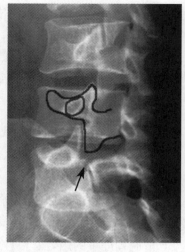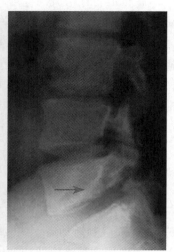

图 37-8-1　腰椎斜位平片发现峡部缺损

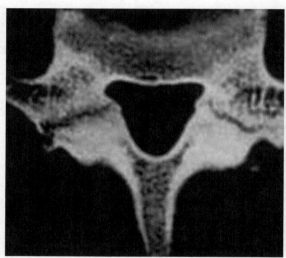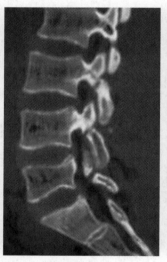

图 37-8-2　CT 横切面显示峡部裂，矢状位 L₃、L₄、L₅ 三节段峡部裂

图 37-8-3　MRI 矢状位显示峡部裂

（四）骨扫描

骨扫描（single photon emission computed tomography，SPECT）局部核素浓聚能够帮助鉴别峡部裂是否由急性骨折引起。

六、脊柱滑脱分度及测量

在滑脱严重程度的测量方面，国内目前多采用 Meyerding 分级系统。依据上位椎体相对下位椎体滑移的严重程度，脊柱滑脱可分为Ⅰ、Ⅱ、Ⅲ、Ⅳ、Ⅴ度。Ⅰ度滑脱椎体向前移位为下位椎体前后径的 25% 以下，Ⅱ度为 25%～50%，Ⅲ度为 50%～75%，Ⅳ度为>75%，Ⅴ度（脊柱前移）为上位椎体与下位椎体完全分离。

七、鉴 别 诊 断

包括椎间盘源性下腰痛、椎间盘突出症、椎间盘炎、脊柱关节病等。

八、治　疗

有腰椎滑脱的患者是否需要手术？滑脱的椎体是否需要复位？对这两个问题一直是有争议的。不同专家根据自己的经验及擅长的手段有不同的看法。对保守治疗失败者，应选手术治疗。

峡部裂性滑脱是外科处理中最常见的一种，对症状和滑脱程度不同的患者应采用不同的处理方法。

（一）单节段复位固定及双侧峡部融合术

该手术直接修复峡部裂不造成骨组织缺损，也不影响相邻椎间盘，是较理想的一种手术。该方法适用于青壮年 0-I 度滑脱并伴有严重腰痛，无下肢放射痛，MRI 显示椎间盘无明显退变者。主要手术方式有拉力螺钉直接固定（Buck 螺钉）、钩螺钉固定（Morscher 钩螺钉）、横突棘突 scott 钢丝环形固定（Scott）、椎弓根螺钉钩固定、椎弓根螺钉棒固定等。各种技术均需取髂骨块峡部植骨。

1. Buck 螺钉峡部裂固定术　见图 37-8-4。

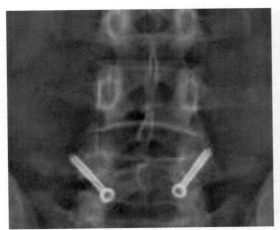
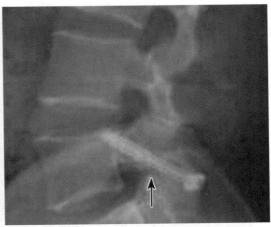

图 37-8-4　X 线平片显示 Buck 螺钉从椎板下内，向上内通过峡部裂固定到椎弓

2. 钩螺钉固定（Morscher 钩螺钉）　见图 37-8-5。

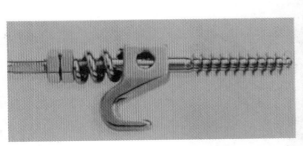
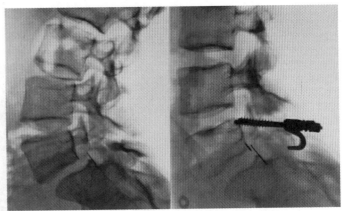

图 37-8-5　Morscher 钩螺钉的外观，X 线平片显示通过钩助椎板，通过螺钉固定到上关节突

3. 横突棘突 Scott 钢丝环形固定术和改良固定技术　见图 37-8-6。

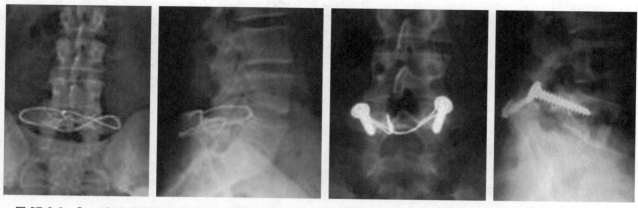

图 37-8-6 Scott 钢丝将横突和棘突环扎使峡部固定,后两张图为改良技术,通过钢丝横过棘突下与椎弓植入螺钉固定

4. 钉钩系统内固定术 见图 37-8-7。

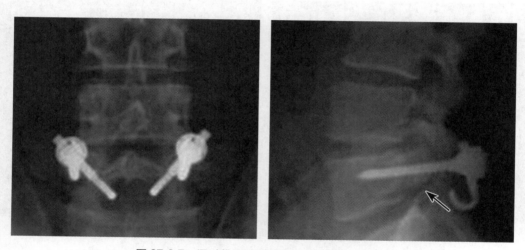

图 37-8-7 通过椎弓根螺钉和椎板钩固定峡部裂

5. 椎弓根螺钉弧形棍固定 见图 37-8-8。

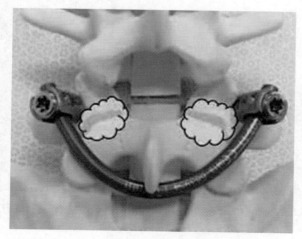

图 37-8-8 通过椎弓根螺钉和弧形棒固定

（二）滑脱复位、椎间融合、椎弓根螺钉内固定、椎管减压术

适用于椎间盘退变明显，合并有椎间盘突出症、重症滑脱患者，在减压后安置椎弓根复位固定器械，将滑脱椎体复位后，行椎间融合或横突间融合。目前有关椎弓根螺钉，融合器种类很多，各有特点。使用哪种器械取决于术者对手术器械的了解、熟悉程度与习惯，短节段固定是今后的发展趋势。

（三）滑脱椎体切除，相邻椎体短节段内固定融合术

适用于Ⅳ度极严重的脊椎滑脱。先从前路切除滑脱椎体，再从后路行脱位椎体上下邻近椎体的内固定及融合手术。Ⅴ度滑脱患者罕见，有关Ⅴ度滑脱复位的报道很少。治疗通常很困难，任何复位的努力都可能会引起神经并发症。

第九节　梨状肌综合征

梨状肌综合征又称梨状肌损伤综合征，是指梨状肌充血、炎症、水肿、痉挛、肥厚等刺激或压迫坐骨神经，引起一侧或双侧臀部酸胀、疼痛，伴大腿后侧或小腿后外侧放射性疼痛，甚至活动功能受限的临床综合征。

一、发　病　机　制

（一）解剖基础

梨状肌起自小骨盆的后壁，肌纤维发自$S_{2\sim5}$椎体的前面，骶前孔的外侧，并有一部分发自骶结节韧带。发出的肌纤维向外走行并集中，出坐骨大孔及骨盆，移行为肌腱，紧贴髋关节囊的后部走行，止于大转子上缘的后部。梨状肌受骶丛神经的支配，伸髋时可使髋外旋，屈髋时可使髋外展。正常人坐骨神经通常经梨状肌的下缘出坐骨大孔至下肢。由于解剖上的变异，坐骨神经主干可穿过梨状肌或经其上缘出骨盆，少数人股神经在骨盆内提前分支为腓总神经和胫神经，这时的腓总神经或胫神经可穿过梨状肌的上缘或下缘出骨盆。坐骨神经和梨状肌的这种关系决定了梨状肌病变对坐骨神经的影响最大。

（二）发病原因

发病原因分为内在因素和外部因素，前者主要指上述梨状肌与坐骨神经的关系发生变异而压迫坐骨神经，后者指受到外伤、慢性劳损、炎症等不良刺激的梨状肌水肿或肌痉挛等压迫或牵扯坐骨神经；变异的梨状肌及其肌腱和坐骨神经更容易受到炎症、外伤的刺激而患病。

二、临　床　表　现

（一）症状

常有过度旋转髋关节病史或夜间受凉病史，臀部疼痛，可沿大腿后侧和小腿外侧放射；增加梨状肌压力的动作（如排便、咳嗽、髋关节内旋、内收）时疼痛加重；严重者自觉臀部、下肢刀割样、烧灼样疼痛。

（二）体征

臀部梨状肌体表投影区有深压痛，可触及痉挛的肌肉或条索状隆起的坚韧肌束，臀部可有萎缩，坐骨神经体表投影区可有深压痛。

（三）特殊检查

1. 直腿抬高试验　直腿抬高在60°以下出现放射痛为阳性（令患者仰卧做直腿抬举试验，患侧下肢抬高30°~60°时出现自臀部向下的传导痛逐渐加重）。

2. 梨状肌紧张试验　这是检查梨状肌损伤的一种方法，具体步骤是患者仰卧位于检查床上，患肢伸直，做内收、内旋动作，如坐骨神经有放射性疼痛，再迅速将患肢外展外旋，疼痛随即缓解，即为梨状肌紧张试验阳性。

三、辅 助 检 查

（一）B 超检查

梨状肌横径增大、外膜增厚、回声不均匀，梨状肌下孔狭窄或消失，坐骨神经变异或显示不清。

（二）X 线检查

排除局部畸形、骶髂关节及髋关节病变、骨折、结核、肿瘤、骨质增生等明显压迫坐骨神经者。

（三）MRI 检查

急性期患者梨状肌较对侧肥大，并呈炎性改变（T2WI 及 STIR 呈高信号改变），周边可见肌间积液、筋膜炎性改变。

四、诊 断

根据上述临床表现、体格检查及辅助检查，梨状肌综合征不难诊断。梨状肌综合征常见有四个特征：①臀部疼痛；②坐位加重；③坐骨大切迹附近压痛，增加梨状肌压力的动作导致疼痛发作或加重；④直腿抬高受限。

五、鉴 别 诊 断

（一）腰椎间盘突出症

坐骨神经疼痛是源于刺激受压的神经根，脊椎旁可有压痛和放射痛，严重者脊柱生理曲度改变，并有侧弯，X 线常有椎间隙变窄表现。椎管造影、CT 和 MRI 检查有助于明确诊断。梨状肌局部注射治疗不能缓解神经根疼痛。

（二）坐骨神经炎

坐骨神经炎多由细菌、病毒、真菌等感染及维生素 B 族缺乏（如维生素 B_1、B_{12}）而使神经产生炎症水肿所致，除有坐骨神经痛体征外，还有沿坐骨神经径路的压痛。

（三）坐骨神经鞘瘤

很少见，坐骨神经鞘瘤是骨内神经鞘细胞所产生的良性肿瘤，肿瘤发展缓慢，一般是发生在中年男性人群之中，主要症状表现为局部出现疼痛和麻木感，虽然症状并不严重但病程时间长。施加压力时，背部腰部会产生痛感或者坐骨神经痛，此症状通常容易被误诊。可行 MRI 等检查予以鉴别。

六、治 疗

治疗原则是去除病因、有效镇痛、稳定疗效、避免复发。

（一）药物治疗

急性疼痛患者可口服 NSAIDs。

（二）非手术治疗

1. 手法治疗 常用的手法有按摩揉推法，具体做法是术者将双手交叉用力揉按臀部痛点，患者可有发热舒适感。弹拨点拨法需术者将双手拇指相叠压，在钝厚或变硬的梨状肌部位用力深压并来回拨动，弹拨方向应与梨状肌纤维方向垂直，弹拨 10~20 次左右。若拇指力量不够，不能深达梨状肌，术者可用肘尖替代进行治疗。按压法是需要医者双手交叉，按压痛点 1min 左右。以上手法可循序渐进。按压后，术者双手握住患者踝部，微用力做连续小幅度的上下牵抖 10~20 次左右而结束。

2. 物理治疗 包括体外冲击波、超声波等。以体外冲击波治疗为例，首先是定位，患者可取俯卧位，术者自髂后上棘到股骨大粗隆做一连线，连线中点直下 2cm 处即为坐骨神经出梨状肌下孔部位，其两侧为梨状肌。治疗时令患者屈膝，检查者一手握踝部使大腿内旋，使腰臀部肌肉放松的同时，拉紧梨状肌，另一手持枪柄加压治疗。

（三）微创治疗

1. 密集型银质针 反复发作者，可用密集型银质针进行梨状肌周围的针刺导热治疗。

（1）定点方法：患者俯卧位，体型较瘦者可于髂嵴向下 10cm 左右以拇指深压触及坐骨切迹所在位置。体型较胖者，坐骨大切迹不易用手摸到，可采取体表定位的方法，以臀沟在骶骨背面的近端定点，做一与脊柱垂直的直线，再做一通过髂嵴最高点与脊柱平行的直线，两线相交的位置，即坐骨切迹所在位置。坐骨大切迹一般定内、中、外三点。可以在坐骨大切迹的外侧缘竖排的 1~2 排进针点和横排点形成"7"字形图案，用来松解坐骨切迹的外侧缘。各排进针点间距为 1.5~2cm，排距 2cm，下一排在上排两进针点中间。

（2）针刺操作：先于三定点的中间点进针，针尖略向上刺到坐骨大切迹上方的骨面，再小幅度提插至坐骨大切迹外缘，下滑到中缘，向坐骨切迹中内缘做骨膜下刺，可刺入 0.5~1cm，不可过深，针下若有落空感则不要再进针，以免脱离骨面刺入盆腔，应将针稍提起，紧贴坐骨大切迹骨面针刺。炎症粘连明显的患者，针下会有韧性感觉，若无炎症粘连，坐骨切迹处会有光滑感。其余两针与第一针操作相同。若坐骨大切迹处做三排针刺，则针下松解的位置就涉及外缘、中缘和内缘的全部骨面。坐骨大切迹外侧缘的针刺，将针先刺到坐骨切迹外侧骨面，即髋关节盂后侧骨面，再小幅度提插到坐骨切迹外侧缘后向内侧做骨膜下刺。

2. 针刀疗法

（1）定点：股骨大转子尖为 A 点。髂后上棘与尾骨尖连线的上、中 1/3 交点及中、下 1/3 交点分别为 B 和 C 点，A、B、C 三点的连线所围成的三角形即为梨状肌的体表投影。在此范围内的压痛点、硬结及条索状物作为进针点。

（2）操作：患者俯卧位，腹部垫一小枕，术区常规消毒、铺洞巾。选用长针刀，垂直于局部皮肤，刀口线与坐骨神经走行一致，快速刺入皮肤，然后缓慢深入，当患者有明显酸胀感或针刀下触及硬结、条索时。表明针刀已到达病灶部位，此时行纵切、横切、横摆 3~4 下，患者出现明显的酸胀感或向下肢的放射感即可，出针按压 2min，创可贴外敷治疗点。每 7 天治疗 1 次，2 次为 1 个疗程。

3. 注射治疗　糖皮质激素（复方倍他米松、曲安奈德等）、臭氧等臀部注射治疗或者 B 超引导下的坐骨神经阻滞治疗。

（四）手术治疗

大部分梨状肌综合征患者经推拿、针灸、体外冲击波疗法、局部注射消炎镇痛液等治疗后，疼痛可有效缓解。若疼痛顽固，可行臀髋部密集型银质针针刺治疗。以上方法失败者，可以选择包含梨状肌在内的臀部软组织松解手术。

第十节　骶髂关节炎

骶髂关节是连接骶骨和髂骨之间的关节，该关节活动度较小，但承受了全部上半身的重量，比较容易产生退行性变。骶髂关节炎是产生腰痛的原因之一，约占腰痛来源的 5%~10%，常常被人们所忽略。

一、发病机制

在正常情况下，骶髂关节的关节面覆以透明软骨，有滑膜关节间隙及滑液，活动相对较小。髂骨关节软骨面的厚度仅为骶骨关节软骨面的 1/3，较小的一般性损伤即可引起骶髂关节炎。骶髂关节在 30 岁以前可保持其正常关节结构，30 岁以后，由于重复的一般性外伤或超额负载，使透明软骨面变成纤维软骨面。此种退行性变过程可促使骶髂关节出现骨性关节炎样改变，严重者可发展至骨化强直病。老年人骶髂关节软骨下骨质可形成硬化性改变，并于关节下端有骨质增生甚至有骨刺形成，有时可发生小的囊样变区域。在盆腔内，由于骶丛的腰骶干跨越骶髂关节前方下 1/3 处，其间只有关节囊相隔，当骶髂关节骨质增生或有肿瘤及炎症时，可刺激坐骨神经而引起下肢的放射痛。

骶髂关节炎分为原发性骶髂关节炎和继发性骶髂关节炎。原发性骶髂关节炎是骶髂关节的无菌性炎症,各种脊柱关节病或未分化脊柱关节病的早期病症,疼痛是主要症状,慢性起病,以夜间或晨起较重,活动后多可减轻。继发性骶髂关节炎常继发于强直性脊柱炎、股骨头病变、医源性因素、髋关节受损、内分泌失调和代谢功能障碍、髋关节结核等。本节主要讲述前者,即原发性骶髂关节炎。

二、临床表现

（一）症状

表现为腰骶部疼痛及僵硬,严重时可放射至臀髋部、腹股沟甚至大腿内侧。

1. 疼痛　疼痛是主要症状,也是导致功能障碍的主要原因。隐匿发作、持续钝痛,多在夜间休息时明显,体位改变时加重,活动后缓解。随着病情进展,可以痛醒,关节活动可因疼痛而受限。

2. 晨僵和粘着感　晨僵提示滑膜炎的存在。但与类风湿性关节炎不同,时间比较短暂,一般不超过30min。粘着感指关节静止一段时间后,开始活动时感到僵硬,如粘住一般,稍活动即可缓解。

3. 其他症状　随着病情进展,可出现关节挛曲、不稳定,负重时疼痛加重,发生功能障碍等。

（二）体征

骶髂关节区叩击痛、压痛明显。屈髋屈膝分腿加压试验可引发腰骶痛,"4"字征试验阳性。

三、辅助检查

（一）影像学检查

在X线平片上可有致密性改变,CT对骶髂关节早期骨质病变更为敏感。活动性骶髂关节炎的关节区MRI改变表现为关节区结构不同程度的破坏,软骨线影增粗、扭曲、皮质中断、凹陷等,以及骶髂关节的关节旁脂肪沉积、水肿、硬化等。关节旁水肿仅见于骶髂关节炎,位于关节周围的髓腔内,以髂骨侧略多见,呈局限、小片状(轻度),或弥漫或大片状(重度)。关节旁水肿与MRI强化相关,且骶髂关节旁骨质(髓)有多处水肿出现时,水肿越重,强化越明显。关节旁水肿的出现,直接或间接提示有炎症活动。

（二）实验室检查

血沉、CRP可有增快表现。自身免疫全套、HLA-B27、RF、布鲁氏杆菌抗体等实验室检查,有助于进一步明确病因。

四、诊　断

主要依据以下几个要点进行诊断:

1. 腰骶部疼痛及僵硬。

2. 骶髂关节区叩痛、压痛明显。

3. 骶髂关节MRI示炎症性改变。

本病诊断多无困难,在诊断骶髂关节炎的基础上,更应积极地去寻找原发的和继发的因素。

五、鉴别诊断

（一）腰椎间盘突出症

表现为腰痛伴有明显的神经根性症状,及腰椎旁软组织明显压痛、叩击痛,CT、MRI等影像学检查有助于进一步鉴别。

（二）腰椎小关节紊乱

腰椎小关节接近矢状位,有利于腰椎前屈、后伸运动,当超过运动范围不能复位时,就会嵌压滑膜和关节囊,引起腰痛、腰椎活动受限等临床症状,称腰椎小关节紊乱症。影像学检查可见关节突增生、关节间隙增宽、对合不良、关节突关节退变、软骨下硬化、关节内碎骨、积液、积气等改变。

（三）致密性骨炎

致密性骨炎是一种骨质硬化性疾病,好发于20~25岁青年,女性多见,易累及髂骨、腰椎和骶骨邻近关节边缘部,单侧或双侧同时(先后)发病。主要表现为腰骶部或下腰部疼痛,偶尔在臀下部及大腿后侧出现向臀部的放射痛。X线和CT上,髂骨耳状面下均匀性高密度硬化,骨结构不清,骨小梁间隙消失。骨质硬化区表现为三角形、新月形或梨形,尖端向上,宽基向下。

(四) 股骨头缺血性坏死

股骨头缺血性坏死,又称股骨头坏死,是股骨头血供中断或受损,引起骨细胞及骨髓成分死亡及随后的修复,继而导致股骨头结构改变、股骨头塌陷、关节功能障碍的疾病,可出现髋关节疼痛、活动范围受限。局部深压痛,内收肌止点压痛,"4"字试验阳性等。骨盆MRI可见股骨头残存骨骺线,临近或穿越骨骺线的蜿蜒带状低信号区,以及低信号带包绕高信号区或混合信号区。T2加权像可出现双线征。

(五) 纤维肌痛症

纤维肌痛症是一种非关节风湿病,表现为慢性广泛的肌肉和关节疼痛,伴有疲劳、抑郁、焦虑、睡眠障碍和多发性压痛点,多见于35~55岁女性,与该病鉴别要点在于无明显影像学改变及全身征象较多。

(六) 风湿性多肌痛

风湿性多肌痛是一种病因不明,持续性颈肩胛带或骨盆带肌疼痛、僵硬感为特征的临床综合征,常伴血沉明显增快(>40mm/h),CRP升高,诊断及鉴别上无明显特异性。

六、治　　疗

治疗目的是缓解疼痛、增强免疫力、减少或者延缓复发。

(一) 药物治疗

1. NSAIDs等药物缓解疼痛。

2. 人工微量元素铽与亚甲基二膦酸(MDP)的螯合物能抑制巨噬细胞产生IL-1,具有抗炎、抗风湿作用。亚甲基二膦酸通过螯合金属离子可降低胶原酶对关节滑膜组织的破坏作用。人工微量元素铽可以清除人体内自由基,调节人体自身免疫。该螯合物能抑制前列腺素合成,发挥镇痛作用,对骨关节部位有明显的靶向性,可以治疗关节炎等骨关节疾病。

(二) 物理治疗

如热疗、牵引、体外冲击波等多种治疗方法。体外冲击波因其安全、松解纵深长等特点,在骶髂关节治疗方面有一定优势。体外冲击波治疗骶骨背面及骶髂关节区部位,以骶骨中线为中心,选用痛点结合解剖定位法治疗。治疗时,暴露病患处,取俯卧位,腹部垫一薄枕,使腰部变平坦,充分打开骶髂关节囊,使冲击波能量能更有效地深入,在此范围寻找触痛点、扳机点,以此为冲击点,避开重要的血管、神经,选择适宜治疗头,一般频率10~12Hz,输出强度2.0~3.0Bar。一般于骶骨背面及髂后上棘内上缘区酸胀感最为明显,有时诱发出临床表现一致的传导痛,如会阴区、肛门口、大腿前后侧、膝关节外侧,甚至双足底区。肥胖患者及髂骨高患者往往治疗的力度、角度及深度要更好地把握。

(三) 微创治疗

1. 局部注射疗法　予骶髂关节腔内注入消炎镇痛液(含有复方倍他米松、曲安奈德等糖皮质激素)等治疗。

2. 介入治疗　对于症状较重,反复发作,保守症状缓解不明显者,可采用骶髂关节射频热凝、注射臭氧治疗等。

3. 银质针治疗　骶髂关节犹如起重机吊塔的中轴负重,旋转,承接着很多上半身肌群的协调作用。对于该处银质针松解,需要尽可能规范、彻底,有利于后续部位(腰部、骶髂关节区、大腿根部内收肌群、髋臀部等)的治疗。选取双侧或单侧腰骶后部起自腰三角区外段髂嵴、髂后上棘内上缘、骶髂关节内侧缘止于S_4水平的皮肤区域,行密集型银质针针刺导热治疗,针刺范围符合骶棘肌下端附着处的深浅层压痛区域。

(四) 手术治疗

大部分患者经药物镇痛、骶髂关节射频热凝、关节腔内臭氧或消炎镇痛液注射、密集型银质针针刺等方法治疗后,疼痛可获得缓解。对于个别严重的病例,可考虑行外科骶髂关节融合术。手术治疗相比保守治疗能更直接、更显著地缓解疼痛,但对功能的破坏也相对较大,应在权衡利弊后实施。

第十一节 骶髂关节错位

骶髂关节错位,又称"骶髂关节半脱位""骶髂关节错缝""骶髂关节紊乱""骨盆旋移综合征""落小胯""骶髂关节滑膜嵌顿",是指骶骨与髂骨的耳状关节在外力和其他致病因素的作用下,造成其周围韧带肌肉损伤和超出生理活动范围,使耳状关节面产生微小移动(最微小者只有 1~2mm 错移)而不能自行复位,导致该关节内外力学环境失衡和相关软组织损伤,并出现临床症状者,即骶髂关节面的对应关系发生轻微改变而导致局部疼痛和功能障碍者。10%~27%腰痛是由骶髂关节病变所引起。

一、发 病 机 制

骶髂关节错位多由于长期软组织的侧面牵拉、慢性累积性外力造成,或由突然的旋转力/牵拉力/侧向传导力等急性间接外力造成。外力强大,超出约束骶髂关节的韧带和肌肉固定力时,就可能引起骶髂关节错位。

妇女妊娠或产后过早负重,由于内分泌变化或滑膜嵌入关节间隙,造成骶髂关节不稳,分娩前后骨盆的旋转外力作用于骶髂关节也是关节错位的外因。

二、临 床 表 现

1. 腰正中、单侧或双侧骶髂关节处,臀上方、梨状肌处、股后外侧、腹股沟部疼痛,病史较长的患者,疼痛部位多变,界限模糊不清。

2. 可呈现持续性钝痛或针刺痛,也可有酸胀沉重感,偶向下肢窜痛或有麻木感。患者痛苦万分,呈屈髋屈膝状,坐立不安。

3. 腹胀痛、腹泻、便秘等消化功能障碍。

4. 慢性盆腔炎、外阴营养不良性萎缩,增生、瘙痒、痛经等妇科病症。

三、体 格 检 查

患侧骶髂关节处压痛,髂后上棘不等高、髂峰不等高、下肢不等长、腰椎侧弯、骨盆分离试验、"4"字试验和床边试验阳性。

四、辅 助 检 查

(一) 实验室检查
多有 γ 球蛋白、ESR、CRP、碱性磷酸酶等升高。

(二) X 线
骨盆正位片是骶髂关节 X 线检查的首选,也是最佳检查位置。骨盆错位主要是以骶骨为轴心的髂骨运动,临床上多将本病分为前错位和后错位两型。

(三) 骶髂关节 CT 或 MRI
用于炎性、结核性、创伤性、肿瘤性等所致的骶髂关节病变的诊断。

五、诊断与鉴别诊断

(一) 诊断
临床上引起腰骶部出现类似骶髂关节错位的疾病很多,按照发病率高低,依次为臀中肌筋膜炎、强直性脊柱炎、致密性骨炎、腰椎间盘突出症等。此外,还有骶髂关节结核、肿瘤以及少数原因不明的骶髂关节损伤或病变等。临床上出现以顽固性腰骶部疼痛为主,骶髂关节部位有局部明显压痛及叩击痛,两侧髂后上棘不等高、"4"字试验、骨盆挤压或分离试验阳性等,排除其他疾病后可以确诊。

（二）鉴别诊断

1. 腰部慢性软组织损伤　这类疾病主要病因大多与退变、超负荷运动及长时间不良姿势有关，退变使软组织的抗损伤能力下降，长期超负荷运动使组织代偿性增生、肥大，甚至出现纤维样增生。长时间的不良姿势使小血管受压，造成组织缺血、缺氧，代谢产物堆积，形成无菌性炎症。腰痛是这类疾病共有的症状。疼痛可以放射到腹壁、臀部或下肢，出现牵涉痛或感应痛。腰部慢性软组织损伤大多有固定的明显压痛点，患者在俯卧位，放松肌肉后较容易找准压痛点。不同部位的损伤都有其特定的部位，用利多卡因做压痛点局部阻滞后，疼痛可立刻减轻或消失。

2. 炎症性腰骶痛　结核性脊椎炎、类风湿关节炎、肠病性关节病、Reiter 综合征、银屑病关节炎、肿瘤等疾病引起的腰骶部疼痛。

3. 椎间盘源性疼痛　椎间盘退变、纤维环内裂、椎间盘炎等刺激椎间盘内疼痛感受器引起的慢性下腰痛，不伴根性症状，无神经根受压或椎体节段过度移位的影像学证据。

4. 退行性骨关节病　以中老年多见，关节软骨发生变性后，继之以邻近软骨增生、增厚，血管增生并侵入软骨细胞退变区，形成新骨。关节软骨不断增生，骨化不断进展，因而关节增大，关节骨皮质致密硬化，关节边缘软骨增生形成骨赘，预后良好。

5. 致密性髂骨炎　以髂骨和/或髂骨骨质硬化为特点的非特异性炎症，尤以髂骨下 2/3 更为明显，出现高度致密的骨硬化现象，但关节间隙无改变，预后良好。

6. 强直性脊柱炎　本病起病隐袭，进展缓慢，全身症状较轻。早期常有下背痛和晨起僵硬，活动后减轻，早期骶髂关节 MRI 结合 HLA-B27 检查有助于鉴别诊断。

经上述药物和手术治疗后疗效不佳时，应建议考虑骶髂关节错位的因素。

六、治　疗

治疗骶髂关节错位的目的是缓解疼痛，使错位关节复位，恢复患者日常活动。如病因明确且能去除者，应先去除病因。

骶髂关节临床治疗流程图：确诊为骶髂关节错位患者→手法复位（无效或效果不佳者）→牵引、理疗（无效或效果不佳者）→手术治疗。

疼痛治疗：口服镇痛类药物（无效或不可耐受者）→神经阻滞（无效或效果不佳者）→骶髂关节微创介入治疗，包括臭氧、射频等。

（一）非手术治疗

1. 休息，功能锻炼，配合关节稳定性训练、石膏、腰围等来缓解或治疗骶髂关节疼痛。

2. 药物治疗　根据疼痛评分及患者药物禁忌，选择合适的一、二、三阶梯类镇痛药物。

3. 针灸治疗　在痛点处直刺，疏通瘀滞，亦能更好地促使局部微循环改善，加速炎症吸收，改善症状。

4. 针刀及电针治疗　针刀应用于骶髂关节错位方面，侧重于局部粘连组织的松解，常常能够起到立竿见影的效果。临床上有医者使用电针来进行复位治疗，就是利用电针产生的电流刺激，使得筋、肌肉被动收缩，从而促使骶髂关节进行复位，可以满足对于复位有恐惧感的病患人群，并加速炎症吸收，改善症状。

5. 手法治疗

（1）传统推拿手法整复：国内手法治疗一般先以中医传统的推拿手法松解局部紧张的肌肉组织并运用整复手法将错位的关节恢复到正常的解剖位置。常用的复位手法主要有"斜扳法""单髋过伸复位法""单髋过屈复位法""屈髋屈膝按压法""足蹬过伸法""蛙式四步扳法"等。目前国内临床较为常用，但仍有一小部分患者对于复位感到恐惧。

（2）现代外传手法整复：日式骨盆压按旋法复位较为可靠安全，简单实用；美式整脊床冲击手法治疗骶髂关节错位，运用整脊床的瞬间顿压的落板效应，将力量渗透到骶髂关节内部而达到复位的效果，器械的协助，能使治疗过程更加简便、快速、安全；矫正枪等器械辅助治疗，能一定程度将错位关节往正常的解剖位置归复，解除疼痛，用在骶髂关节错位的复位同样可行。

（二）微创介入治疗

1. 骶髂关节药物注射治疗 骶髂关节药物治疗方案包括关节内、关节外局部麻醉药物和/或激素注射,必要时可重复操作。

2. 射频治疗 将射频穿刺针在 DSA 或超声引导下穿刺至骶髂关节破坏较为严重的层面,采用单极连续射频治疗,每侧 2~3 个穿刺点,插入电极针后,无需进行电生理测试,采用连续射频模式进行治疗。射频热凝术具有微创、安全、迅速等特点。但对于病程较长、病情较重的中晚期患者,治疗效果不够理想。

（三）手术治疗

治疗骶髂关节疼痛的手术方式主要为骶髂关节融合,包括经皮螺钉（钢板）内固定、后路骶髂关节螺钉（钢板）内固定、前路钢板（螺钉）内固定等。手术入路包括开放手术和微创手术。

（四）其他治疗

如牵引疗法、微波治疗仪局部治疗、中药熏蒸、冷止痛等治疗方法均有一定效果,但文献报道较少,具体疗效不详,不作为常规治疗手段。

七、康复和预后

骶髂关节错位的康复和预后主要取决于早期诊断和治疗,关键是判断骶髂关节的错位程度、类型及方向,然后早期康复治疗使其恢复正常解剖位置,再辅以对应的疼痛治疗。一般预后良好。临床中多根据患者主观症状的改善程度进行疗效评估,缺乏客观标准。

1. 治愈 骶髂关节疼痛及腰腿痛消失,行走等活动功能恢复正常,"4"字试验（-）。

2. 好转 骶髂关节疼痛及腰腿痛减轻,行走等活动功能改善,"4"字试验（±）。

3. 无效 骶髂关节疼痛及腰腿痛无减轻或加重,活动功能及体征无改善。

第十二节 下肢周围神经卡压综合征

一、股神经卡压综合征

股神经来自 $L_{2\sim4}$ 神经,是腰丛的主要分支,由腰大肌外缘穿出,在腰大肌与髂肌之间下行,经腹股沟韧带深面、髂腰肌表面,走行于股动脉的外侧。股神经穿过腹股沟后 2~3cm,分出前支和后支,前支支配股前内侧皮肤、缝匠肌和耻骨肌;后支发出股四头肌肌支和隐神经。隐神经伴随股动脉、股静脉由股三角进入收肌管,自该管下端穿出筋膜,在膝部位于缝匠肌之后,然后与大隐静脉伴行到达内踝。

从广义上来讲,因各种原因卡压股神经而出现的症状称为股神经卡压综合征。引发股神经卡压综合征的原因很多,在股神经走行的各个节段均可发生,症状也各不相同。最常见的原因是过度伸髋动作导致髂腰肌肿胀、损伤,引起股神经卡压。

（一）临床表现

1. 疼痛 位于股前侧至小腿内侧放射性疼痛,常伴有髂腰肌或腰丛神经损伤的其他症状,如下腹痛、阴囊痛等。

2. 压痛 腹股沟韧带中点靠近股动脉外侧及膝内侧可有明显压痛。腰丛受损时,经腹壁压迫腰椎旁时,可有明显的压痛。

3. 大腿前内侧至小腿前内侧麻木,伸膝无力,股四头肌紧张、肌束颤动、肌力减弱,膝腱反射减弱或消失。重者出现股四头肌萎缩。

（二）诊断

1. 多有外伤史、手术史、慢性劳损史及其他疾病症状,发病突然且逐渐加重。

2. 大腿前侧及小腿内侧疼痛和/或伴有麻木。

3. 对于症状较重和病因不明确的患者,可进一步行 X 线、CT、MRI、B 超等检查,排除器质性疾病。如有血友病病史患者,高度怀疑有股神经鞘内出血的可能。

4. 体格检查　腹股沟韧带中点压痛,股前侧皮肤浅感觉异常,股四头肌肌力减弱,膝腱反射减弱或者消失,股神经牵拉试验阳性。

5. 肌电图可见股神经电位异常。

（三）治疗原则

1. 针灸和中医康复治疗有助于神经损伤后的恢复。

2. 股神经阻滞　盲穿时,在腹股沟韧带中点下方约1cm处,可触及股动脉搏动,在股动脉搏动点的外侧0.5cm处即阻滞进皮点。进针至深筋膜深层,回抽无血,在该处可注入小剂量糖皮质激素,减轻水肿,有利于神经恢复。髂腰肌损伤者可行髂腰肌起止点的注射,以减轻水肿和压迫。

超声引导下股神经阻滞,患者仰卧位,高频线性探头放置于腹股沟韧带下,可见搏动的股动脉与髂腰肌之间的蜂窝状股神经(图37-12-1)。

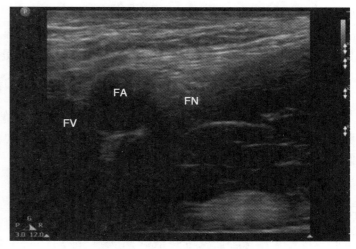

图37-12-1　股神经超声图

FA:股动脉;FV:股静脉;FN:股神经。

有明显外伤史,突然出现股神经卡压严重表现,在除外血友病后,尽快行手术减压,有利于神经功能的恢复。对手术或外伤后瘢痕引起的卡压症状,也可以微创或手术松解。

二、腓总神经卡压综合征

腓总神经卡压综合征常见于长时间下蹲、翘"二郎腿"、盘腿久坐等患者,典型症状是足和足趾不能背伸,足下垂,伴小腿外侧和足背侧皮肤感觉障碍。

（一）发病机制

慢性卡压的病理过程:暂时性神经缺血-神经屏障改变-严重的瓦勒氏变性。腓总神经在受牵拉和压迫时极易受到损伤,出现水肿、渗出、粘连和传导功能损害等。损害程度与负性作用时间成正比,最后可导致不可逆性损伤。

神经受压不仅为机械性的缺血过程,也发生炎性反应,使神经内水肿、压力增高,导致神经束内血流的变化。

1. 机械性压迫

（1）解剖性压迫:腘窝外侧沟和腓管为腓总神经容易受卡压的两处解剖学位置。在腘窝外侧沟受压时,主要表现为腓总神经受压的症状,而在腓管内,尤其是在腓管出口处受压时,则主要表现为腓深神经受压的症状。

（2）局部占位病变:如腘窝囊肿、腓骨颈部骨折或骨折后的不良愈合、腓骨上端骨软骨瘤、软组织肿瘤、神经鞘瘤、脂肪瘤、腓肠肌外侧头籽骨、股二头肌腱囊肿、外侧半月板膨出性病变、腓肠肌肌疝、腓总神经附近的曲张静脉等,此类因素直接阻碍神经的正常通道而造成卡压。此外,坐骨神经损伤会导致腓骨长肌纤维弓腱性成分增多,弹性下降,腓管内压力增高,造成腓总神经的继发性卡压。

（3）姿势和职业因素:肢体长时间维持一种使神经受压或牵拉的姿势,如双腿交叉时间过长、下蹲时间过长或工作使神经反复受压,均可引发此病。膝关节长期过度屈曲时,股二头肌肌腱处于紧张状态,腓肠肌收缩,对腓总神经挤压而产生麻痹。

（4）体重因素:体重急剧下降导致腓骨小头处缺乏脂肪等保护组织支撑,使腓总神经被周围骨组织压迫,继而出现腓总神经麻痹。

（5）外伤性因素:直接暴力撞击胫骨上段或间接暴力使膝关节旋转或脱位,小腿上端的骨关节结构紊乱,如腓骨颈骨折、胫骨平台骨折等,包括晚期骨痂形成都可直接或间接损伤腓总神经。急剧强力的踝关节内翻位扭伤,腓骨长肌及其下的腓总神经都将受到突然的牵张而受损,同时受损的腓骨长肌纤维弓的充血、水肿、局部结缔组织增生等可导致腓总神经卡压。有研究表明15%的2级和3级踝关节扭伤同时伴有腓总神经损伤。

（6）医源性因素:外科手术并发症,如腘窝以及膝关节手术时,对腓总神经的过度牵拉、麻醉、昏迷期间体位性压迫、牵引不当及暴力复位、患肢过度外旋、腓骨头处直接卡压在牵引支具上,均可使腓总神经受压或牵拉而发生此病。

2. 下肢神经病变及其他疾病

（1）糖尿病:研究表明,在糖尿病神经病变的情况下,可能由于神经组织中山梨醇而导致代谢神经组织肿胀,这种肿胀可能导致神经直径增大,加大了在上述解剖位置发生神经卡压的可能性,同时更易导致腓总神经的缺血性损伤。

（2）血管性疾病:血管炎、局部血管疾病等。

（3）特发性麻风病。

（二）临床表现

腓总神经卡压综合征患者一般起病缓慢,除局部新生物外,均有外伤史。骨折移位卡压者发病较早。

1. 症状

（1）疼痛:主要位于小腿外侧及足背,伴有烧灼、针刺和麻木感,行路多、走路快或足内翻时可加剧疼痛,还可表现为膝关节外侧疼痛。

（2）感觉障碍:小腿前外侧向下延伸到足背侧的神经支配区皮肤感觉减退或有其他异样感觉。

2. 体征

（1）Tinel征阳性:局部按压或叩击腓骨头神经干出现针刺样疼痛,并有麻痛感向该小腿外侧区及足背侧放射,需注意的是,早期轻度及重度者可呈阴性。若系腱鞘囊肿,局部可触及囊性包块。严重者局部肌肉紧张,可触及痛性结节和条索状包块。

（2）肌力减退:足背伸、趾背伸乏力甚至无力,直至足下垂。检查时可见胫骨前肌、踇长伸肌、趾长伸肌、腓骨长肌、短肌等肌力减弱。

（3）足下垂:腓总神经严重损伤的患者会出现足下垂,形成一种特殊步态,即行走时要高抬膝、髋关节,足向外上甩动划圈式走路,称"跨阈步态"。

（三）辅助检查

1. B超 正常腓总神经的超声图像表现为纵切呈条索状的束状结构,横切为类圆形的巢状结构。神经腱性卡压时,神经节段变细,两端或近心端神经增粗、回声减低。神经瘢痕粘连卡压时,神经与低回声瘢痕紧粘或为之包绕,两端神经增粗、回声减低。可判断引起卡压的原因,如腱鞘囊肿、软组织肿瘤、骨软骨瘤、膝关节周围包块等。相对于MRI,B超具有更高的分辨率,并能在动态和静态下对神经组织进行检查,对明确卡压病因有不可替代的作用。

2. X线 膝关节X线平片可诊断骨骼是否存在病变。

3. MRI 腓总神经受到卡压时,T2加权像和STIR信号会加强。早期失神经支配小腿前群和侧群肌肉在MRI成像表现为反应性肌炎(减低T1加权像和增高T2加权像)和肌萎缩(增高的T1加权像和增高的T2加权像)。MRI能清晰地展现神经周围的软组织损伤和异常的解剖结构,为诊断和手术提供依据。

4. 神经电生理检查 神经电生理检查主要是指肌电图和神经传导测定,是诊断腓总神经卡压的重要检查,帮助确定神经损伤的部位、范围、严重程度和预后,并可监测神经恢复情况。可发现腓总神经的传导速度减慢,潜伏期延长,神经传导速度的下降提示运动损害,显著的感觉电位幅度下降提示感觉损害;于病变上段刺激神经时诱发电位幅度下降,复合肌肉动作电位(compound muscle action potential,CMAP)波幅降低。周围神经损伤后3天内测定CMAP有助于发现急性轴突损伤,2周后应做肌电图来发现运动神经的轴突损伤。

（四）诊断

依据病史、临床表现、神经肌电图、影像学检查要点作出腓总神经卡压综合征的诊断。

1. 病史　询问病史时一定要注意患者发病前的姿势，如深蹲、习惯性盘腿等，这类姿势较易造成腓总神经损伤。

2. 临床表现　小腿外侧酸胀麻木、疼痛，快走、受凉及足内翻时加重，后可进一步发展为小腿及足外侧部分或完全的感觉丧失，Tinel 征阳性。小腿胫骨前肌、姆长伸肌、趾长伸肌和腓骨长、短肌肌力减退，甚至足趾不能背伸、下垂内翻。

3. 神经肌电图检查　提示神经源性腓总神经损害，神经传导速度降低，潜伏期延长。

4. 影像学检查　包括膝关节 X 线、B 超、MRI 可进一步明确病因，对疾病诊断有重要意义。

所有可疑腓总神经功能障碍的患者都应进行神经电生理检查；同时应检查代谢情况和甲状腺功能，以排除其他可能导致神经损伤的全身疾病，如糖尿病等；如怀疑有胶原血管性疾病，则需要进行抗核抗体等检测。

（五）鉴别诊断

1. 小腿外侧疼痛的鉴别

（1）腰椎间盘突出症：好发于中老年人，多为腰痛伴一侧下肢麻木、疼痛，小腿及足背症状与腓总神经卡压类似，但其无膝部外伤史，足下垂少见，腰椎 CT 或 MRI 检查可鉴别。

（2）髌下脂肪垫劳损（髌下脂肪垫炎）：好发于中青年女性、步行者和登山运动员。多为膝前部酸痛，当膝关节过伸时，髌腱深面及两侧疼痛加剧。与健侧相比，脂肪垫肥厚，膝眼饱满。膝关节侧位 X 线平片、髌腱松弛压痛试验、膝过伸试验、伸膝挤压试验等检查可鉴别。

（3）胫骨内侧压力综合征：好发于运动员，多为小腿胫腓骨疼痛，走路、前脚掌蹬地时疼痛。小腿骨面上压痛，局部软组织有轻度凹陷性水肿。询问病史与体格检查可鉴别。

（4）腰椎管狭窄症：好发于老年人，男多于女，主要表现为腰腿痛和间歇性跛行。腰痛在前屈时减轻、后伸时加重，多为双侧，下肢肌肉萎缩，腱反射减弱。腰椎 CT、MRI 检查可帮助鉴别。

（5）腘动脉压迫综合征：好发于青年人，多从间歇性跛行开始。运动时小腿麻木、无力和痉挛性疼痛，休息症状消失。患肢可出现畏寒、皮色苍白和肌肉萎缩等典型的缺血表现。如果静脉同时受到挤压，患足和小腿会出现浮肿。临床可通过病史和体格检查进行鉴别。

（6）慢性劳累性室间隔综合征：好发于运动员，多表现为局部区域性疼痛、肌肉紧绷、抽筋或无力、跑步、步行甚至在休息时均可发生，诊断标准是动态室间压力。通过临床症状、体征和肌电图可鉴别。

（7）神经纤维瘤：极少见，可发生于胫骨等，表现为局部疼痛、压痛和肿块，经 X 线及病理检查不难鉴别。

2. 足下垂的鉴别

（1）脊髓灰质炎：好发于 1~6 岁儿童，主要表现为发热、全身不适、肢体疼痛，由于脊髓前角运动神经元受损，与之有关的肌肉失去了神经的调节作用而发生萎缩，发生分布不规则和轻重不等的弛缓性瘫痪，下肢及大肌群易受累，因而可引起足下垂、肌肉萎缩，脑脊液检查及病毒分离可鉴别。

（2）坐骨神经炎：主要表现为臀部、大腿后侧及小腿后外侧的疼痛，在某些情况下，疼痛加重可以导致行走困难。可出现坐骨神经支配区域的皮肤感觉异常，其所支配肌群无力、足下垂、跛行等症状。直腿抬高试验阳性，可通过 X 线、CT、MRI 及电生理检查等鉴别。

3. 小腿外侧及足背感觉减退的鉴别

（1）糖尿病性周围神经病变：好发于老年人，多为双下肢对称性感觉障碍、反射消失和下肢无力，但很少出现疼痛，不难与腓总神经卡压综合征鉴别。单侧根性痛比较少见。患者一般无足下垂，血糖和肌电图检查有助于鉴别。

（2）多发性神经病：主要表现为肌无力、肌萎缩和肌束颤动等，远端重于近端；下肢肌萎缩，行走时有手足下垂和跨阈步态。四肢腱反射减弱及消失。可通过血常规、脑脊液检查、神经电生理及周围神经活检相鉴别。

（六）治疗

对于腓总神经卡压综合征的治疗,关键在于早期诊断、早期治疗。症状较轻者去除外因常可自行恢复。治疗分为保守治疗、微创治疗和手术治疗三大类。

1. 保守治疗　保守治疗常见的方法包括口服药物、按摩推拿、直流电疗法、中医针灸治疗等。

（1）口服药物:NSAIDs、神经营养药物、SSRIs、抗癫痫药、阿片类药物等。

（2）按摩推拿:舒筋活血、通利关节、解除挛缩,加强患者肌肉力量,维持其正常的生理功能。

（3）直流电疗法:直流电的理疗作用与药物作用协同,刺激神经肌肉兴奋,加快血液循环,改善神经肌肉营养供给。

（4）中医针灸治疗:常取穴足三里、阳陵泉、悬钟、陵后、解溪,每天 1 次,10 次为 1 个疗程。

2. 微创治疗

（1）注射疗法:糖皮质激素加神经营养药局部注射,联合保守治疗等综合治疗。

（2）针刀治疗:对于存在粘连、瘢痕挛缩者可局部使用针刀进行松解。

（3）银质针（内热针）治疗:可对软组织进行松解、修复痉挛变性的肌肉组织,促进局部血液循环,减轻肌筋膜张力和无菌性炎症。

3. 手术治疗

（1）适应证

1）诊断明确,保守治疗后症状持续存在或保持不完全恢复状态超过 3~4 个月则行手术治疗。

2）腓总神经完全瘫痪及开放性损伤应在受伤后 2~3 天内进行手术探查。

3）症状较重,致病因素明确（如腓骨小头骨折而致神经卡压或损伤）应立即手术松解。

（2）禁忌证

1）多发性神经病（末梢神经炎）:主要表现为四肢远端对称性感觉障碍,下肢运动神经元瘫痪和/或自主神经障碍的临床综合征。

2）感觉症状存在超过 24 个月的患者也应该慎重考虑手术。

（3）手术方式

1）神经松解（减压）术。

2）神经移植和肌腱移位:对于发病 2 年以上或神经松解无效者,可在显微外科操作下使用神经移植和肌腱移位以平衡足的运动功能。神经移植和肌腱移位是对神经、肌腱不可逆损害的一种替代修复,重建腓总神经的功能,使患者在一定程度上达到正常行走的状态。

（七）预后

此病预后取决于腓总神经的受损程度及解除压迫是否彻底,嵌压时间越长预后越差。根据慢性神经卡压的病理过程,若能在受压神经未产生 Wallerian 变性之前,解除卡压因素,松解神经,功能可较快完全恢复;若受压神经已产生 Wallerian 变性,肌肉明显萎缩,即便进行了神经松解术,效果也常不尽如人意。

第十三节　马尾神经损伤综合征

一、概　　述

马尾神经损伤综合征,简称马尾综合征（cauda equine syndrome）,是一种严重的神经急症,指由于外力或内在病因的机械性压迫和/或血运阻断,造成马尾神经丛不可逆性损伤而引起的一系列症状,包括腰骶神经痛、下肢运动与感觉障碍、鞍区感觉障碍、膀胱与肛门括约肌麻痹、性功能障碍等。其常见的病因有胸腰椎创伤、急性腰椎间盘突出症、腰椎管狭窄、椎管肿瘤、脊髓血管畸形、脊柱感染、脊髓炎症等,以及不当外力或化学溶媒神经毒性等医源性损伤。

二、临　床　表　现

马尾神经损伤综合征主要表现为以下症状或体征的多种组合:腰背痛和/或神经根性疼痛、下肢肌力减退、鞍区和/或下肢感觉障碍、无痛性尿潴留和/或尿失禁、排便无力或大便失禁,以及性功能障碍等。临床起病有急性发作和慢性进展两种方式。根据临床表现常有三种主要类型:

1. 突然发病且既往无腰背痛病史。
2. 在下背部疼痛和/或下肢神经根性疼痛基础上出现急性膀胱功能障碍。
3. 慢性下背部疼痛和/或下肢神经根性疼痛并发缓慢且隐匿的膀胱或直肠功能损害。

三、体 格 检 查

鞍区感觉麻痹是本病的特征性体征之一,即 $S_{3\sim5}$ 皮节范围的感觉减退或丧失,范围包括会阴、外阴及肛门,伴随球-肛门反射的减退或消失,以及男性阴茎勃起障碍,肛门指检提示肛门括约肌张力降低。因膀胱逼尿肌无力,导致排尿困难及尿潴留体征,晚期因充盈性尿失禁被迫穿戴纸尿裤。本病神经根性疼痛程度较重,腰背痛范围为下腰痛为主,下肢疼痛为坐骨神经分布区放射性疼痛,多为双侧或先单侧后双侧,伴随下肢肌力下降,双侧跟腱反射下降或消失。

四、辅 助 检 查

1. 大部分患者,通过 CT 及 MRI 扫描,可见硬膜囊及马尾神经受压、脑脊液循环中断的影像学特征,腰椎间盘突出症以中央型或旁中央型为主,或大型游离性突出髓核,椎管狭窄以多节段韧带增生及关节、骨赘增生为主。对于硬膜内、外的肿瘤 MRI 检查多可见腰骶段椎管内占位性病变,脊髓血管畸形则可见椎管内迂曲血管流空影。

2. 脑脊液检查对于排除脊髓蛛网膜炎、脊髓种植转移性肿瘤等病变有意义。

3. 阴部诱发电位及球海绵体肌诱发电位等神经电生理监测技术,对于疾病诊断与严重程度评估有协助作用。

五、诊断与鉴别诊断

（一）诊断

临床表现和体征的特征,结合 CT 和 MRI 影像学检查,多可明确诊断。在腰背痛及下肢神经根性痛基础上,新发膀胱功能障碍的患者,急诊 MRI 和/或 CT 检查是必要的。应将双侧严重的坐骨神经痛和/或主观的膀胱或直肠括约肌功能障碍以及鞍区感觉障碍作为诊断的警示体征,当客观性的鞍区感觉减退、丧失或排尿异常出现,则应考虑病情进展及马尾神经不可逆性损伤出现的可能。

（二）鉴别诊断

1. 病因上　主要依据其特征性的临床表现与体征,如鞍区回避是髓外硬膜下肿瘤病情进展的特征性表现,间歇性跛行及下肢感觉减退、鞍区感觉异常是椎管狭窄的表现,结合发病和病情进展的诱因等,必要时可结合影像学进行鉴别诊断。

2. 定位上　主要是与圆锥综合征鉴别,圆锥综合征也同样可有鞍区感觉异常、直肠失禁及弛缓性膀胱伴尿失禁、阴茎勃起功能障碍、球-肛门反射消失等表现,但在病情早期这些表现($S_{3\sim5}$)更重,且下肢肌力减退或瘫痪出现相对较晚,并且跟腱反射($L_5\sim S_2$)存在,MRI 影像学检查提示病变位于脊髓圆锥部水平。

六、治　　疗

马尾神经损伤综合征是神经急症,早期诊断与及时手术减压是最主要的治疗原则。对于椎间盘突出症、椎管狭窄等病情急性加重的患者,急诊手术是必要的。

手术方式主要是致压物的摘除与椎管扩容减压,显微镜下的精细操作有助于神经根的辨别和保护,必要时需在显微镜下切开硬膜囊进行硬膜下探查,发现离断的马尾神经,条件允许,应予以解剖性缝合。是否进行腰椎稳定性重建,需要根据术前影像学评估脊柱稳定性,并结合术中减压范围而定。对于病情早期,突出髓核体积较小的椎间盘突出症患者,在诊断明确且技术条件充足的情况下,可酌情采用微创内镜下减压操作。对于发病时间超过24h的患者,手术减压仍有可能对于神经功能的恢复有所帮助。

药物可作为辅助性治疗,主要是渗透性脱水剂、改善微循环药物、维生素B1等,大剂量糖皮质激素的应用尚有争议。

七、康复和预后

马尾神经损伤综合征的预后与手术前神经功能的状态以及手术干预时机直接相关。出现不可逆性马尾神经损伤的体征时,神经功能恢复的预后较差,多数遗留有膀胱、直肠功能障碍及性功能障碍。功能性康复训练及无创神经调控治疗可以作为康复期治疗的选择。

第十四节　骶尾部疼痛

骶尾部疼痛是临床常见的一类疾病,女性患者多,严重影响患者的日常生活与工作。其典型症状通常表现为尾骨和骶骨周围区域的疼痛,不伴有腰背痛或放射痛。有不到1%患者可能会合并有腰背痛。疼痛与坐姿明显相关,坐位站起或坐位后倾时疼痛加重。

一、发　病　机　制

骶尾骨处于人体躯干的最下端,坐位、跌倒时此部位较易受到损伤。骶尾部疼痛具体发病机制尚不清楚,但多数病例都与创伤有关。急性外伤、慢性劳损、产伤等因素均可导致骶尾部软组织损伤、尾骨过度活动或半脱位所导致的骶尾关节慢性炎症,引起疼痛。有部分病例疼痛与肛周脓肿、痔疮、盆腔器官疾病、骶尾部肿瘤等有关。仍有30%骶尾部疼痛无明显病因,称为特发性骶尾部疼痛。

（一）急性外伤

临床多见,包括撞击伤、踢伤、骑跨伤、落地伤、车祸等,致骶尾部软组织淤血、水肿,炎性物质渗出,甚者发生骨折、脱位,有些患者后期会转为慢性疼痛。

（二）慢性劳损

长期坐位工作致骶尾部局部肌肉韧带紧张,而骶尾骨背侧软组织覆盖较少,更易受到影响,致使血液循环代谢不畅,导致骶尾部疼痛症状迁延难愈。女性由于骶尾部脂肪相对较少,更易发生损伤。

各种急、慢性因素导致骶尾骨周围肌肉、筋膜、韧带产生不同程度的炎性反应,出现渗血、水肿、机化、痉挛、变性等过程,以致周围软组织分泌炎性物质,引起疼痛。另一方面,在外伤或慢性劳损的过程中,可以引起尾骨正常生理弧度改变,如出现尾骨向内过度弯曲的形态,又会加重以上的病理反应。在骶尾骨周围的解剖关系中,有许多肌肉与韧带附着,这些肌肉和韧带从前方及侧方牵拉稳定骶尾骨。当骶尾骨受到外部撞击或长期劳损后,附着在骶尾骨周围的肌肉发生失衡性挛缩,导致尾骨不稳定或变形而引起疼痛。由于女性尾骨较男性尾骨位置偏低,骶尾关节生理性向后突出较大,更易于受到损伤而引起疼痛。

（三）产伤

女性分娩时,由于胎儿过度挤压骶尾骨,可导致骶尾骨周围的韧带、肌肉受到过度牵拉而损伤。另外,由于妊娠期妇女激素分泌量的影响,会使骶尾骨周围韧带相对松弛,骶尾关节活动度较产前明显增大,利于分娩。有研究发现,妇女分娩时尾椎关节会向后移30mm左右,如果孕妇分娩时胎儿头颅与妇女骨盆活动不相协调,加之孕妇育龄过大导致激素分泌量不正常,骶尾部及骨盆周围肌肉、韧带劳损退变,这些原因均容易造成分娩时韧带撕裂,骶尾关节后脱位而引起疼痛。

（四）慢性盆腔炎症

肛周脓肿、痔疮、直肠乙状结肠炎症、泌尿生殖系统疾病等可出现骶尾部的牵涉痛,或是感染性炎症蔓延、侵蚀到尾骨,出现骶尾部疼痛。

（五）骶尾部肿瘤

如脊索瘤、转移性恶性肿瘤等,少见的还有骶尾部椎管内尤文氏肉瘤等,均可引起骶尾部疼痛,往往还伴随有其他症状。

（六）其他

巨大椎间盘脱出、游离，压迫刺激到骶尾神经；体重指数增加；手术因素，如骶尾关节融合术等。

二、临床表现

（一）症状

表现为尾骨和骶骨周围区域的疼痛，一般不伴有腰背痛或放射痛，但有不超过 1% 病例会伴有腰背部疼痛。疼痛与坐姿明显相关，坐位站起或坐位后倾时疼痛加重。在骶尾骨不受压力，比如站立、行走时，疼痛可缓解。排便、性交可能会引起疼痛。

（二）体征

尾骨触诊有局部触痛。

（三）特殊检查

肛门指诊被认为是必需的，可以检查尾骨的活动度、是否有明显疼痛感、是否有肌肉压痛及痉挛。同时，可以排除痔疮、前列腺增生及部分肿瘤病变。

三、影像学检查

（一）X 线检查

动态 X 线检查比较站立位和坐位时的尾骨侧位像。正常情况下，尾骨会有 5°~20° 旋转来支撑身体坐站时的平衡。骶尾部疼痛患者可能存在旋转<5°（不动）或>20°（过度活动或移位）。

（二）CT、MRI 检查

CT 或 MRI 检查可以发现急性骨盆创伤、尾骨骨折、肿瘤、脓肿等。

（三）功能 MRI 检查

功能 MRI 检查可以发现骶尾部肌肉、韧带等软组织的炎症、功能失调等。

四、诊　　断

骶尾部疼痛诊断仍然是临床诊断，主要依靠病史、典型症状以及体格检查，并需排除心理因素的影响。

1. 骶尾部有急性或慢性创伤的病史。
2. 尾骨和骶骨周围区域的疼痛，一般不伴有腰背痛或放射痛。
3. 疼痛与坐姿明显相关，坐位站起或坐位后倾时疼痛加重。
4. 在骶尾骨不受压力，比如站立、行走时，疼痛可缓解。
5. 尾骨触诊有局部触痛。

五、鉴　别　诊　断

（一）骶尾骨骨折

一般具有明确的外伤史，外伤后局部疼痛剧烈，拒按，活动后疼痛明显加重，重者移位的骶尾骨会刺激、压迫前方直肠，导致排便疼痛、不畅等症状。X 线或 CT 检查可发现骨皮质不连续，骶骨或尾骨脱位等情况。

（二）腰椎间盘突出症

患者一般无外伤史，突然发病，腰骶部疼痛，急性期可出现强迫体位，脊柱侧弯。体格检查可发现在骶尾部无明显压痛，于腰部棘上、棘间或棘旁一侧或两侧可有压痛，或可向臀部、下肢放射，甚者出现大小便功能障碍，鞍区麻木等症状，咳嗽征阳性，直腿抬高试验阳性，相应下肢腱反射减弱，可有相应下肢肌力下降。腰椎 CT、MRI 等检查可发现突出的椎间盘，可帮助鉴别诊断。

（三）骶尾骨及其周围肿瘤

疼痛明显，夜间疼痛尤甚，疼痛与身体活动无关，甚者一般药物止痛无效。实验室检查可伴有尿血、便秘、便潜血阳性等,骶尾周围影像学检查可发现肿瘤病灶。

六、治 疗

治疗目前分为保守治疗、微创介入治疗和手术治疗三大类。

(一)保守治疗

保守治疗方法有多种,常见的方法有一般治疗、药物治疗等对症治疗,针灸、推拿等中医治疗,理疗、神经阻滞治疗等。

1. 一般治疗 指常规治疗,包括日常生活方式的改变以缓解骶尾疼痛症状。对于骶尾部疼痛初期、疼痛较轻的患者,可采取一般治疗的方法来缓解疼痛,比如减少坐位时间;坐位时臀部垫一柔软的垫圈(如环形圈或 U 形垫)或稍前倾坐位,以使尾骨部空虚,免受坐位的挤压;温水坐浴等。坚持治疗 1~2 个月以上,待骶尾韧带损伤或劳损完全恢复后才可恢复正常坐姿。

2. 药物治疗

(1)口服药物

1)镇痛药:常用有 NSAIDs、氨酚曲马多片、草乌甲素片等。应注意 NSAIDs 心血管和胃肠道不良反应,尤其对老年人需谨慎用药。疼痛剧烈可考虑阿片类药物,比如氨酚羟考酮片、吗啡缓释片、羟考酮缓释片等。

2)肌肉松弛药:盐酸乙哌立松片和 NSAIDs 合用于肌肉痉挛性疼痛效果良好。

3)抗焦虑抑郁药:长期慢性疼痛可引起患者情绪、心理状态的改变,尤其是女性患者多见。可联合使用抗焦虑抑郁药,如度洛西汀、文拉法辛等。

(2)外用药物:可局部涂抹药膏。疼痛剧烈者可考虑丁丙诺啡透皮贴剂、芬太尼透皮贴剂等。

3. 中医治疗

(1)手法治疗:中医手法能放松局部软组织,起到理筋正骨、舒筋通络的作用。一般分为两种,一是以中医按摩推拿手法为主的于骶尾部外部进行治疗的方法;二是以肛门内手法复位及按摩为主的方法。一般每周宜行 2~3 次,不超过 5 次。

(2)针灸、针刀:可以松解肌肉,疏通阻滞,使局部血液循环重新恢复,以达到解痉止痛的目的。

4. 物理治疗 物理治疗是临床上应用最多的一种非损伤性治疗。治疗时无痛苦,患者易于接受,可以起到很好的辅助作用。通过物理治疗,能改善局部血液循环,松弛痉挛的肌肉,消除组织炎症水肿,达到缓解症状的目的。

体外冲击波治疗被用于治疗各种肌肉骨骼疾病。冲击波的应力作用有助于松解组织粘连,空化效应可以产生大量能量。冲击波治疗可以降低局部炎症水平、促进受伤组织的血管形成,通过作用于 P 物质调节疼痛的传递。一般为每周 1 次,4 周 1 个疗程。

5. 神经阻滞 用利多卡因复合糖皮质激素进行骶尾部神经、神经根、骶尾部硬膜外隙或奇神经节阻滞,起到消炎镇痛、改善局部血液循环、调节交感神经功能等作用。神经阻滞不仅可以解除无菌性炎症引起的疼痛,而且诊断性神经阻滞还可以用于鉴别诊断。

(二)微创介入治疗

1. 骶神经根或节射频治疗 由于骶尾部疼痛感觉由 S_5 脊神经后根传入。选择性对 S_5 神经后根或节进行射频热凝治疗可达到镇痛作用。如果进行标准射频治疗,存在损伤 S_5 脊神经前根,影响患者大小便功能的风险。建议对 S_5 神经后根或节进行脉冲射频治疗,既可缓解疼痛,又不影响运动功能。

2. 奇神经节射频治疗 奇神经节是两个椎旁交感神经链终端汇合形成的交感神经节,接受腰骶部的交感和副交感神经纤维,并提供盆腔脏器及肛门、会阴区域的交感神经支配。奇神经节位于尾骨腹侧表面,但位置和形状不定,经典位置是位于骶尾关节水平。通常在放射线引导或超声引导下经骶尾关节入路穿刺至尾骨腹侧,造影剂沿骶尾骨腹侧头尾侧弥散,即可进行奇神经节射频治疗。一般建议行脉冲射频治疗。

（三）手术治疗

如果常规保守治疗和微创治疗不能缓解症状，或是急性创伤，伴有尾骨骨折等，可考虑行全尾骨切除术。但在术前需评估患者的心理、精神状态。

（刘延青　彭宝淦　张小梅　刘堂华　林章雅　傅志俭　王应德　李水清

王礼彬　刘荣国　鲍文强　廖琴　郑小斌　李荣春　周伶）

参考文献

[1] ELOQAYLI H. Subcutaneous accessory pain system(SAPS):a novel pain pathway for myofascial trigger points[J]. Med Hypotheses,2018,111:55-57.

[2] ENDER SİR,SAMI EKSERT. Comparison of block and pulsed radiofrequency of the ganglion impar in coccygodynia[J]. Turk J Med Sci,2019,49:1555-1559.

[3] FORTIN M,LAZARY A,VARGA P P,et al. Association between paraspinal muscle morphology,clinical symptoms and functional status in patients with lumbar spinal stenosis[J]. Eur Spine J,2017,26(10):2543-2551.

[4] GAGNET P,KERN K,ANDREWS K,et al. Spondylolysis and spondylolisthesis:a review of the literature[J]. J Orthop,2018,15(2):404-407.

[5] GROSMAN-RIMON L,CLARKE H,CHAN A K,et al. Clinicians'perspective of the current diagnostic criteria for myofascial pain syndrome[J]. J Back Musculoskelet Rehabil,2017,30(3):509-514.

[6] KEVORK HOPAYIAN,ARMINE DANIELYAN. Four symptoms define the piriformis syndrome:an update systematic review of its clinical features[J]. Eur J Orthop Surg Traumatol,2018,(28):155-164.

[7] KLEIMEYER J P,WOOD K B,LØNNE G,et al. Surgery for Refractory Coccygodynia:Operative Versus Nonoperative Treatment[J]. Spine(Phila Pa 1976),2017,42(16):1214-1219.

[8] MARWAN Y,DAHRAB B,ESMAEEL A,et al. Extracorporeal shock wave therapy for the treatment of coccydynia:a series of 23 cases[J]. Eur J Orthop Surg Traumatol,2017,27(5):591-598.

[9] SENCAN S,CUCE I,KARABIYIK O,et al. The influence of coccygeal dynamic patterns on ganglion impar block treatment results in chronic coccygodynia[J]. Interv Neuroradiol,2018,24(5):580-585.

[10] SENCAN S,KENIS-COSKUN O,DEMIR FGU,et al. Ganglion impar block improves neuropathic pain in coccygodynia:a preliminary report[J]. Neurol Neurochir Pol,2018,52(5):612-617.

[11] STEVEN D. WALDMAN. Atlas of common pain syndromes[M]. Fourth Edition. Philadelphia,PA :Elsevier,2019.

[12] TANGHUA L I U,XIAOQIN W E N,FANG X I E,et al. A Comparative study of ozone CT discography and dallas-CT discography[J]. J Orthop Ther,2019,10:1133.

[13] WINTERS MARINUS. The diagnosis and management of medial tibial stress syndrome:an evidence update-German version[J]. Der Unfallchirurg,2019,122(11):848-853.

[14] YAMASHITA K,HIGASHINO K,SAKAI T,et al. The reduction and direct repair of isthmic spondylolisthesis using the smiley face rod method in adolescent athlete:Technical note[J]. J Med Invest,2017,64(12):168-172.

[15] YASMIN ELKHASHAB, ANDREW N G. A review of current treatment options for coccygodynia[J]. Curr Pain Headache Rep,2018,22(4):28.

[16] 陈坚,温干军,刘红,等.肌筋膜疼痛综合征扳机点的形成机制和病理特点及治疗的研究进展[J].中医正骨,2019,31(1):36-37,40.

[17] 黄俊能,何育风,刘昊,等.骶髂关节错位的诊断、治疗及研究进展[J].中国组织工程研究,2019,23(20):3201-3206.

[18] 叶玲,曾友华.腰臀部肌筋膜痛患者激痛点针刺治疗的疼痛及功能改善分析[J].浙江创伤外科,2018,23(2):390-392.

[19] 张少群,李乃奇,祁冀,等.基于文献计量学分析骶髂关节错位的历史沿革[J].中国组织工程研究,2018,27,4316-4321.

第三十八章　下肢疼痛病

第一节　髋臀部疼痛疾病

一、髋骨关节炎

随着年龄的增加,各种关节都可发生退行性改变。当髋关节出现退行性改变,如关节骨质增生、间隙狭窄时,可出现一系列症状,包括髋关节活动性疼痛伴关节功能受限,在老年人以及 50 岁以上肥胖患者更易发生,称为髋骨关节炎,又称为老年退行性髋关节炎、增生性髋关节炎。髋骨关节炎多由于衰老、肥胖、遗传因素、先天性关节发育异常、创伤等引起,病理变化以关节软骨破坏、关节表面软骨磨损、关节面硬化、滑膜增厚、关节间隙变窄及髋臼边缘骨质增生为特征,导致髋关节疼痛伴功能受限的一类骨关节炎性疾病。

（一）发病机制

病因未明,一般认为与衰老、创伤、炎症、肥胖、代谢等因素有关。

1. 肥胖　体重的增加与髋关节炎的发病成正比关系。肥胖是病情加重的因素。肥胖者的体重下降可以减少髋关节炎的发病。

2. 软骨构造　当软骨变薄、变僵硬时,其承受压力的耐受性减少,出现髋关节炎的概率就增多。

3. 外伤和外力的承受　当关节承受肌力不平衡并加上局部压力,就会出现软骨的退行性变。正常的关节活动甚至剧烈运动后是不会出现骨性关节炎。

4. 饮酒　一些研究显示,长期喝啤酒会增加髋骨性关节炎的发病率。

5. 代谢性疾病和风湿免疫性疾病　某些风湿免疫性疾病或某些影响骨代谢的内分泌疾病可增加髋骨性关节炎的发生。

6. 遗传因素　遗传因素对骨关节炎的影响可能包括先天性结构异常和缺陷(如先天性髋关节脱位、股骨头骨骺脱位等)、软骨或骨的代谢异常肥胖、骨质疏松症等。

（二）临床表现

1. 症状　本病起病隐袭,发病缓慢,有长期劳损史,多见于中老年患者。主要症状为在活动或承重时引起步态异常和髋部疼痛。疼痛是髋关节炎的早期症状,最初并不严重,在活动多发时发生,休息后好转,严重者休息时也会疼痛。可受寒冷、潮湿及负重的影响而加重,疼痛常伴跛行。髋部疼痛可经股神经、闭孔神经和坐骨神经放射至腹股沟、大腿前面、侧方或内侧,以及臀部,甚至可放射至膝关节周围。当病情发展严重时,髋关节屈曲内收,代偿性腰椎前凸,此时可有严重的下背部疼痛,甚至不能行走。

2. 体征　患侧腹股沟中点(股骨头)压痛,"4"字试验阳性,可有髂腰肌及股四头肌萎缩无力。

（1）"4"字试验:患者仰卧,一侧下肢伸直,另一侧下肢以"4"字形状放在伸直下肢近膝关节处,并一手按住膝关节,另一手按压对侧髂嵴上,两手同时下压,髋部出现痛者,或者曲侧膝关节不能触及床面为阳性,是诊断髋骨性关节炎、股骨头坏死及骶髂关节炎的重要体征。

（2）髋关节活动范围测定:可出现屈髋、外旋等功能受限。

（3）30schair-stand 试验、4 square step 试验、step 试验及肌力测定都有助于髋骨性关节炎的诊断。

（三）特殊检查

1. X 线检查　关节间隙变窄、关节面硬化、髋臼边缘骨质增生、关节周围软组织影增大等变化。

2. 髋关节 MRI 检查　关节腔积液、滑膜增生、股骨头软骨破坏及骨髓损害水肿,以及软骨下有无囊性变等改变。

（四）诊断与鉴别诊断

1. 诊断　根据典型的髋部、腹股沟及大腿区域疼痛，伴跛行及功能受限，结合体征及影像学变化，并排除引起类似症状的其他疾病，即可诊断。

2. 鉴别诊断

（1）股骨头坏死：具有股骨头坏死的高危因素，如严重骨质疏松、先天性髋臼不良、股骨颈骨折、长期服用糖皮质激素、长期酗酒等。短缩跛行步态，X线平片、CT及MRI可发现股骨头坏死征象，尤其是MRI对早期股骨头坏死有特异性诊断作用。

（2）先天性髋臼发育不良：多见于女性，在早期表现为走路步态异常，盘腿或踢毽子等动作受限。随着年龄的增加可出现类似于髋骨性关节炎的症状和体征，X线平片可表现为髋臼发育不良伴骨质增生，股骨头外移及关节间隙变窄、关节面磨损等表现。

（3）高位腰椎间盘突出症：$L_{1\sim2}$，$L_{2\sim3}$ 及 $L_{3\sim4}$ 的椎间盘突出症可表现与髋骨性关节炎相似部位的疼痛，但膝腱反射减弱、股神经牵拉试验阳性，伴神经分布区感觉减退或/和痛觉异常，而"4"字试验为阴性。

（4）椎间盘源性腰痛：表现为腰骶部、腹股沟及大腿区域疼痛，坐位加重，MRI显示腰椎间盘纤维环内撕裂伴盘圆后高信号，股神经牵拉试验阴性，膝腱反射正常，"4"字试验阴性。椎间盘造影诱发试验可确诊此病。

（5）腰椎小关节紊乱综合征：表现为腰痛及膝关节以上区域疼痛，直腰及翻身时疼痛加重，影像学检查可见腰椎小关节增生模糊，查体腰椎小关节及臀上皮神经压痛可向膝关节以上区域放射，无神经反射异常，"4"字试验阴性，行小关节诊断性阻滞可鉴别。

（6）骶髂关节炎：表现为腰骶部疼痛，体位变动时可加重，疼痛可放射至下肢。患者往往有强直性脊柱炎等风湿免疫性疾病或怀孕及分娩史，查体"4"字试验阳性，骨盆分离及挤压试验阳性。影像学表现为骶髂关节面破坏或硬化，关节间隙异常。

（7）髂胫束摩擦综合征：表现为大腿外侧、膝部以上外侧区域疼痛，屈髋屈膝可诱发疼痛，多见于长期长距离慢跑或慢走人员和特殊职业人员。查体股骨粗隆及胫骨髁有压痛，髂胫束肥厚紧张。

（8）其他疾病：髂腰肌肿瘤及脓肿、髂窝肿瘤及脓肿等，可出现髋骨性关节炎症状，但可能还有其他病史及发热等症状，实验室检查及影像学检查可有助于诊断。

（五）治疗

治疗可分为保守治疗、关节腔注射治疗和手术治疗三大类。

1. 保守治疗

（1）一般治疗：包括患者健康教育、关节活动度训练、肌力训练、助行工具的使用、关节保护等。

（2）药物治疗

1）NSAIDs：抑制环氧化酶和前列腺素的合成，对抗炎症反应，缓解关节水肿和疼痛，可选用布洛芬、氨糖美辛、尼美舒利等。

2）氨基葡萄糖：为构成关节软骨基质中氨基聚糖和蛋白多糖的最重要单糖，可阻断骨关节炎的发病机制，促使软骨细胞合成具有正常结构的蛋白多糖，并抑制损伤组织和软骨的酶（如胶原酶、磷脂酶A2）的产生，减少软骨细胞的损坏，改善关节活动，缓解关节疼痛，延缓骨关节炎病程。

（3）针灸治疗：对缓解症状有一定疗效。

（4）物理治疗：物理治疗是临床上应用最多的一种非损伤性治疗。治疗时无痛苦，患者易于接受，对髋骨性关节炎治疗起到了很好的辅助作用。

2. 髋关节腔注射治疗　给予局部麻醉药+少量糖皮质激素或臭氧+润滑剂，如透明质酸钠、几丁糖等。

3. 手术治疗　关节炎症状十分严重、药物治疗无效的，且影响患者的日常生活，应该考虑手术治疗。

二、大转子疼痛综合征

大转子疼痛综合征（greater trochanteric pain syndrome，GTPS），又称股骨大转子综合征、大粗隆疼痛综合征,是指以股骨大转子区域疼痛或明显压痛为主要临床表现的综合征。

（一）发病机制

目前多认为该病是因为大转子附近软组织受到长期反复的过度牵拉而发生慢性损伤及继发性无菌性炎症所致,与网球肘等疾病类似。

（二）临床表现

1. 症状　髋部疼痛,尤其是髋关节外侧面疼痛,是该病最常见也是最典型的症状。疼痛可向下扩展至膝关节。患者在长距离行走、负重、侧卧(患侧髋部受压)体位时疼痛加重,部分患者因疼痛出现跛行、跌倒。

2. 体征

（1）压痛点:患者侧卧位,患侧在上,在股骨大转子周围有局部压痛点。当患侧髋关节旋转时,由于附着于大转子的肌肉、肌腱等受累,压痛点可变化。

（2）活动痛:患侧髋关节对抗阻力外展时出现疼痛,患侧髋关节旋转、外展或内收时疼痛加重。

（3）特殊检查:"4"字试验(又称 Fabere 试验)阳性。试验方法是患者仰卧,一侧下肢伸直,另一侧下肢以"4"字形状放在伸直下肢近膝关节处,并一手按住膝关节,另一手按压对侧髂嵴上,两手同时下压。下压时,骶髂关节出现痛者,或者曲侧膝关节不能触及床面为阳性。

（三）影像学及实验室检查

1. X 线平片　往往有阳性表现,大转子顶端上方有软组织钙化影或大转子皮质出现不规则改变。

2. MRI 检查　可见臀中肌和臀小肌远端附着点肌腱的撕裂或变质等改变。

3. 实验室检查　血常规、血沉、CRP 检查可帮助排除其他髋关节疾病的可能。

（四）诊断

大转子疼痛综合征诊断标准如下:

1. 髋关节外侧酸痛。

2. 股骨大转子周围压痛。

3. 髋关节旋转、外展或内收时疼痛加重,"4 字试验"阳性。

4. 关节抗阻力外展时诱发疼痛。

5. 疼痛放散至大腿外侧。

符合以上 1、2 项,并同时具备其他 3 项中任何一项即可确诊。

（五）鉴别诊断

1. 梨状肌综合征　典型症状是臀髋部疼痛,常伴随向下肢后外侧放射痛以及小腿的后外侧和足底部感觉异常或麻木感。

2. 骶髂关节炎　多数患者为双侧疼痛,疼痛多表现在病变骶髂局部,部分患者疼痛可放射至同侧的股骨外侧及大腿上 1/3,局部查体可有压痛及叩击痛,多数患者 X 线平片或 CT 可见骶髂关节异常。

3. 股外侧皮神经炎　多见于 20~50 岁较肥胖男性。常为单侧受累,表现为股前外侧下 2/3 区域感觉异常,体力劳动、站立过久时加剧,休息后症状缓解。查体可有程度不等的浅感觉减退或缺失,主要是痛觉与温度觉减退而压觉存在。皮节刺激体感诱发电位检查阳性。

（六）治疗

1. 保守治疗　适当卧床休息,局部理疗、热敷或中药贴敷等,可改善局部血液循环,减轻症状,促进炎症消退。

2. 体外冲击波治疗　可取得较为满意的疗效。

3. 药物治疗　疼痛严重时给予 NSAIDs 等治疗。

4. 注射治疗　局部糖皮质激素复合低浓度局部麻醉药,如利多卡因或布比卡因,区域注射或髋关节囊内注射,能使症状明显缓解。超声等影像引导下穿刺可以提高注射的准确性和安全性。

5. **肌肉训练**　臀中肌无力是造成大转子部位疼痛的常见病因,针对性的臀中肌激活力量训练及动作模式纠正训练是缓解疼痛的方案之一。

6. **外科手术**　顽固性疼痛患者,可外科手术,使紧张的筋膜松解。

大转子疼痛综合征常因患者休息、活动不当而发生症状迁延、反复。疾病确诊后应尽可能避免做诱发疼痛的动作。注意患处保暖,避免局部受凉。该病预后良好,但对部分活动不便,尤其老年患者,患病后应特别注意预防活动时因突发髋部疼痛跌倒而造成其他严重损伤。

三、股外侧皮神经卡压综合征

股外侧皮神经为躯体感觉神经,来自腰神经,在腰大肌外缘向外下方走行,经髂肌前面从髂前上棘内侧穿过腹股沟韧带的下方至股部,并在缝匠肌前、后或穿过该肌的上部分成前、后2支。其前支在髂前上棘下约1~2cm处穿出阔筋膜,支配髋、膝及大腿前方的皮肤感觉。后支在前支的稍上方穿出,支配大腿外侧的皮肤感觉。

股外侧皮神经卡压综合征是指股外侧皮神经,在行走过程中受某些物理、化学或机械因素刺激或压迫,导致其支配区的感觉异常和股前外侧表皮疼痛的综合征。临床上以腹股沟区和腰大肌深面病变造成对该神经的压迫和刺激者占较大比例。

该病为临床常见疾病,常见于中年以上,肥胖男性,尤多见于喜穿紧窄短裤者;女性也可发病。男女之比为2.8:1。有腿部外伤、糖尿病、妊娠者较易发病。

（一）临床表现

1. 多数为一侧发病,起病可急可缓,患者以中年以上为主。

2. 该征主要表现为大腿前外侧皮肤麻木、刺痛或烧灼样疼痛,初期疼痛为间歇性,逐渐成为持续性痛,且因持久站立、远距离行走、衣服摩擦、仰卧位大腿过度伸展等动作使疼痛加剧。坐位、卧位时疼痛减轻或消失;髋关节过伸时疼痛加重。

3. 髂前上棘内侧并沿此向下约2cm处有压痛点,向下放射,但不超过膝部。股前外侧皮肤可有局限性感觉减退。

（二）诊断

1. 根据大腿前外侧疼痛、麻木等感觉异常,可初步诊断。

2. 髂前上棘内侧直下约2cm处(股外侧皮神经投影处)出现局限性压痛点,压之有向肢体远端放射感,更有利于诊断。

3. 膝腱反射存在,不出现股四头肌萎缩。

4. 对症状严重的病例,应行腰椎X线平片及盆腔脏器检查,以排除器质性病变。

（三）鉴别诊断

本病在诊断上应与腰椎间盘突出症、椎管狭窄症及其他引起大腿前外侧痛的疾病相鉴别。

（四）治疗

1. **病因治疗**　去除致病因素或进行病因治疗,如避免腰带、紧裤等各种理化因素刺激,改变生活习惯,矫正脊柱畸形。

2. **药物治疗**　可给予NSAIDs等。

3. **物理治疗**　HANS疗法、激光、红外偏振光照射、体外冲击波等治疗。

4. **神经阻滞治疗**　盲穿时,可在髂前上棘内下1~1.5cm处,用短注射针头垂直进针至筋膜下,出现异感后,抽吸无血可注射药液。若找不到异感,可做与腹股沟韧带平行的扇形浸润。

5. **超声引导下神经阻滞**　患者仰卧位,将线性高频探头放置于腹股沟韧带上,一侧置于髂前上棘上,另一侧指向耻骨联合,超声可见强回声的髂前上棘,向下方移动探头可见位于阔筋膜与缝匠肌之间的股外侧皮神经呈蜂窝状高回声,内侧可见股动静脉和股神经(图38-1-1)。

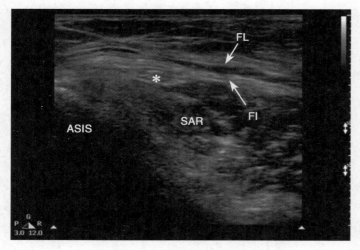

图 38-1-1 股外侧皮神经超声图
ASIS:髂前上棘;SAR:缝匠肌;FI:髂筋膜;FL:阔筋膜;＊:股外侧皮神经。

四、臀上皮神经卡压综合征

臀上皮神经卡压综合征是指臀上皮神经经过臀部骨纤维性管道过程中,由于各种原因引起管道变形、缩窄,压迫神经引起的一系列症状,是引起腰髋臀及大腿的疼痛疾病之一。该综合征于 1959 年由 Stong 第一次提出,采用手术切断臀上皮神经的方法取得良好的治疗效果。

（一）发病机制

臀上皮神经为感觉神经,由 T_{12}、$L_{1\sim3}$ 脊神经后外侧支发出,跨越髂骨嵴进入臀部时,被坚强的骶棘肌和腰背筋膜在髂嵴上缘附着处形成的扁圆形骨纤维管固定,神经由此隧道穿过,骨纤维管有保护神经的作用,但如果组成此管的骨或纤维组织损伤、炎症等病变会造成管道的变形、缩窄,从而压迫神经,或在急性腰扭伤时被牢固固定的神经受到牵拉,均可出现髋臀部疼痛。臀上皮神经入臀后继续在浅筋膜中行走,可达到腘窝,因此疼痛可牵涉到腘窝部位。

（二）临床表现

1. 本病多见于青壮年体力劳动者,男性多于女性。

2. 常为一侧腰臀部弥漫性疼痛,疼痛位置较深,呈钝痛、酸痛或刺痛,少数可出现撕裂样疼痛,向臀部下方及腘窝放射,行走、站立均痛,起坐困难,腰部功能活动受限无法用力,需扶物或由人帮助。

3. 急性期疼痛较剧烈,向大腿后外侧放射,一般不超过膝关节;慢性期可见臀部麻木,但无下肢麻木。

4. 体检时可触及病变侧髂后上棘的外下方有一索状物,按压时有胀痛或麻木感,并向大腿后下方放射。直腿抬高试验大部分阴性,但有 10% 的患者可出现直腿抬高试验阳性,加强试验阴性,屈髋屈膝试验阳性,腱反射正常。

（三）影像学检查

X 线、CT、MRI 及脊髓造影检查均无明显异常。

（四）诊断

根据患者的工作性质及可能存在的腰肌扭伤史,加上典型的临床症状和体征,可以明确诊断。

（五）鉴别诊断

1. 腰椎间盘突出症 患者腰部常有疼痛及压痛点,可放射至下肢,直腿抬高试验及加强试验阳性,一般不受环境变化的影响,结合 CT、MRI 等检查可进行鉴别。

2. 梨状肌综合征 在臀中部可找到条索状的病变,该部位有明显压痛,髋关节内收和内旋受限并加重疼痛。

3. 第三腰椎横突综合征 该疾病具有特征性压痛点,第三腰椎横突尖部压痛阳性可作鉴别。

4. 腰椎管狭窄症 有典型的间歇性跛行、神经反射异常的体征,腰后伸试验阳性,结合 CT、MRI 可进行鉴别。

（六）治疗

1. 一般治疗 多数患者采用休息、理疗、针灸、按摩等治疗能缓解症状。

2. 药物治疗 NSAIDs、神经营养药物等。

3. 臀上皮神经阻滞 臀上部压痛点为穿刺点,多位于髂嵴中点下方 2~3 横指处,或在超声引导下注射局部麻醉药加糖皮质激素等镇痛复合液,大部分患者均能明显好转。药物为 0.25%~0.5% 利多卡因加长效糖皮质激素。1 个疗程 2~3 次,间隔 2 周。目前多采用镇痛复合液联合臭氧注射的方法,浓度 30μg/

ml,10~15ml臭氧联合镇痛复合液病灶注射,治疗效果满意。

4. 针刀治疗　对局部可能触及明显条索状物,并疑有粘连者可行针刀松解术,效果明显。

5. 手术治疗　对顽固性疼痛,经非手术治疗无效者,采取手术方法,在直视下探查,找到压迫或牵拉该臀上皮神经的病变,解除压迫或牵拉,必要时行神经切断术。

五、股骨头缺血性坏死

股骨头缺血性坏死具有较高的发病率,近几十年来国内外学者对股骨头坏死的病因、流行病学、组织病理学、骨微循环及临床方面进行了深入研究。对股骨头血液供应损害在其发病机制中的作用有了明确、肯定的结论。早诊断和早治疗能终止或逆转病变,保留股骨头和髋关节的功能。

(一) 发病机制

1. 病因

(1) 创伤:创伤性股骨头坏死是由于外伤导致股骨头血供中断,包括股骨颈骨折、髋关节脱位、股骨头骨折、髋臼骨折等。有统计报道,创伤后坏死的发病率为15%~45%,妇女和有移位骨折的患者,坏死发生率更高。髋关节脱位是造成股骨头坏死的另一原因,脱位后坏死发病率为10%~26%。

(2) 非创伤性因素

1) 激素:长期超生理剂量、阶段性应用激素总剂量过大、短期过大剂量使用糖皮质激素等,能引起骨质疏松、血液黏稠度增大、血管炎症及高血脂,造成微循环障碍,导致股骨头缺血性坏死。

2) 感染:感染使关节腔内渗出液增多,关节腔和骨髓腔内压力增高,股骨头血运障碍,使骨髓中心部软骨细胞坏死。

3) 乙醇中毒:乙醇中毒在骨坏死病因中占10%~42%。

4) 辐射损伤:辐射包括X线、γ射线及中子流电离辐射。临床上使用放射治疗肿瘤可出现骨坏死。

5) 减压病:由于环境压力改变,减压不当,即减压速度过快,幅度过大,以致减压前已溶解于体内的气体脱离溶解状态,形成气泡而栓塞脉管或压迫组织所引起。

6) 先天性髋关节发育畸形:如先天性髋脱位、先天性髋内翻和髋臼发育不良。

7) 自身免疫学说:本病患者中IgG明显升高、血小板聚集异常。

8) 其他:如长时间植入金属材料的刺激、产妇在生产时和产后的变化等,均有发生股骨头缺血性坏死的可能。

2. 病理

(1) 发病过程:股骨头缺血性坏死发病过程可分为四个阶段:

Ⅰ期:临床上无症状。X线无异常发现,通过病理活检或骨髓显影才能做出诊断。

Ⅱ期:患者显示异常不规则骨质密度增高影,主要为死骨区相对增高、周围骨质疏松结果。

Ⅲ期:以股骨头塌陷并伴有患区明显不规则骨质密度增高,为新骨形成修复的表现。

Ⅳ期:为晚期变化,股骨头明显变形,X线见斑块状骨质疏松区及硬化区变化,伴有继发性骨关节的改变。

(2) 病理分型:股骨头缺血性坏死的病理形态学上分为四期:

Ⅰ期(坏死期):此期骨骺血液供应阻断,早期骨细胞呈变形坏死,在陷窝内消失,但骨小梁结果未见改变。骨骺成分见造血细胞出现颗粒状坏死,静脉窦充血,间质出血或水肿,骨小梁开始呈灶状坏死、骨溶解吸收、陷窝扩大。

Ⅱ期(修复期):此期可见新生血管及新生纤维组织长入坏死区,形成肉芽组织。在坏死骨小梁一侧,出现破骨细胞,骨质出现吸收现象,而另一侧出现成骨细胞及开始新骨形成,构成所谓潜行性代替现象。

Ⅲ期(坏死骨组织主要修复期):此期修复从坏死区向内扩展,坏死骨小梁间有较多增生的间叶细胞,新生毛细血管及胶原纤维填充,同时坏死区的间叶细胞可分化成骨母细胞及形成新骨,坏死骨组织逐渐吸收,为新生骨所替代,从而完成爬行替代。

Ⅳ期(股骨头塌陷、髋关节骨性关节炎):爬行替代过程中,新生血管长入,肉芽组织变为纤维组织,新生骨逐渐变为成熟骨,一般坏死不明显。如果坏死区较明显,特别是关节软骨的坏死由纤维组织或纤维软骨所替代,不能承担负荷,可引起畸形。一般认为新修复的骨组织受压力作用后发生塌陷,往往修复能力越强,范围越大,塌陷率越高,多在坏死骨与正常骨交界处。

（二）临床表现

1. 病史　有外伤、应用激素、饮酒史等(也有无明显诱因者)。

2. 疼痛　有髋关节疼痛,可向膝关节放散。疼痛可呈持续性或间歇性,如果是双侧病变,可呈交替性疼痛,疼痛逐渐加重。疼痛可为刺痛、钝痛或酸胀不适等。

3. 跛行　早期为疼痛性跛行,中期为进行性缩短性跛行,晚期为永久性跛行。

4. 髋关节活动　早期为轻度受限。随着病情进展,活动受限加重,尤其是髋关节外展、内旋及外旋明显受限。

5. 髋关节检查　髋关节周围压痛、叩痛,压痛部位一般位于腹股沟,内收肌止点及臀部,叩击大转子及足跟可引起髋部疼痛。可伴下肢短缩畸形、骨盆代偿性倾斜。早期 Thomas 征及"4"字试验阳性。晚期由于股骨头塌陷、髋关节半脱位,Allis 征及单腿独立试验阳性。

（三）影像学检查

1. X 线　根据发病时间的长短和骨质改变的轻重,X 线表现可分为早、中、晚三期。

(1) 早期:可见骨质弥漫性稀疏,股骨头无变形,关节间隙不窄,但骨密度不均匀,有局限性骨密度增高、硬化,范围不等。在骨密度增高区的边缘有斑片状密度减低区,或股骨头持重区的软骨下骨折,表现为新月形或带形透光区,典型者呈削苹果皮样改变,对早期诊断很有帮助。

(2) 中期:股骨头轻度变形,关节面塌陷,正常的弧形曲线消失,出现台阶征。骨密度仍不均匀,出现囊样破坏区,周围可有新骨增生,此期关节间隙可正常或变窄。

(3) 晚期:股骨头明显变形、塌陷、压缩、变平、密度不均匀,常见骨质硬化及囊状相间。股骨颈粗短,关节间隙变窄,关节周围如髋臼缘及股骨头边缘有明显骨赘形成,且伴有脱位。

2. 核素扫描　根据目测及定量比值结果,将核素髋关节显像分成五期。

0 期:股骨头、股骨干放射性分布正常,头干比值为 2.49±0.7。

Ⅰ期:股骨头可见局限性放射性分布减低区,头干比值低于正常。

Ⅱ期:股骨头可见局限性减低区,周边有环形或新月形放射浓聚带,头干比值减低区接近或低于正常,浓聚带高于正常。

Ⅲ期:整个股骨头呈球形或类球形明显浓聚,头干比值明显增高。

Ⅳ期:股骨头、颈呈不规则浓聚,有时内侧不对称,头干比值也明显增高。

3. MRI 表现(图 38-1-2)

0 期:MRI 检查呈阴性,但骨缺血性坏死改变已存在。

Ⅰ期:髋关节间隙正常,股骨头外形正常。典型的 MRI 表现为股骨头前上部负重区在 T1WI 上为条带状低信号;T2WI 为低信号或内高外低两条并行信号线,即"双线征"。

Ⅱ期:髋关节间隙正常,股骨头外形正常。在 T1WI 上,股骨头前上部负重区,硬化缘围绕得较低、不均匀信号的新月形坏死区。在 T2WI 上,病灶为新月形高信号区。

Ⅲ期:髋关节间隙正常,股骨头表面毛糙、开始变形。股骨头内病变区稍显不均,部分病例股骨头轻度变扁、塌陷。在 T1WI 上为带状低信号区,T2WI 上,由于细胞内液渗出或关节液充填骨折线而呈高信号。

Ⅳ期:关节软骨彻底破坏,髋关节间隙狭窄,股骨头变扁、塌陷。T1WI 与 T2WI 像上股骨头内大片不规则,不均匀信号,其间有斑点状高信号影,在 T2WI 上亦可见关节液形成的高密度影。

（四）诊断

根据上述典型的临床表现、体格检查及影像学检查即可做出明确诊断。

（五）鉴别诊断

1. 髋关节骨性关节炎　多见于中老年患者,开始髋关节僵硬、疼痛,常有轻微扭伤或遭受风寒的病史,经对症治疗疼痛消失,可恢复正常活动。随着病情进展,疼痛可变为持续性,活动后加重,但轻微活动

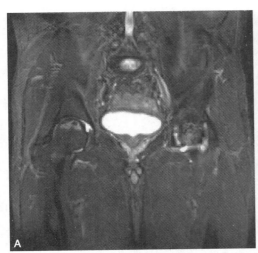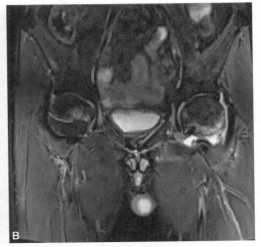
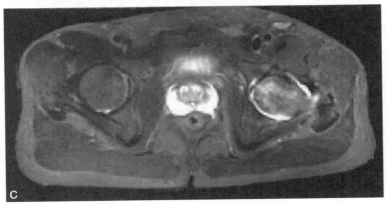

图 38-1-2　股骨头坏死 MRI 分期

A. 右侧股骨头（Ⅱ期）外上部见新月形高信号区；左侧股骨头（Ⅳ期）明显变扁、塌陷,病变累及整个股骨头；B. 右侧股骨头（Ⅲ期）轻度变扁,软骨下皮质骨折,骨折坏死区累及 2/3 以上股骨头；左侧股骨头（Ⅲ期）,病灶范围几乎累及整个股骨头,见高信号骨质坏死区,伴高信号区关节腔液；C. 右侧股骨头（Ⅰ期）上部负重区见低信号,病灶范围小于股骨头关节面 1/3；左侧股骨头（Ⅳ期）明显变扁、塌陷,关节间隙变窄、关节破坏；病变累及整个股骨头。

后可减轻疼痛。髋关节活动受限。X 线检查示髋关节有增生变化,关节间隙狭窄,关节软骨面不光滑,软骨下有小的囊性样变,其周围骨质硬化。

2. 类风湿关节炎　为全身性疾病,临床表现为多发对称性小关节疼痛、肿胀。髋关节病变是类风湿关节炎的局部表现,一般累及双侧髋关节。X 线表现可有关节间隙狭窄和消失,髋臼突出,股骨头骨质疏松、萎缩、闭孔缩小、关节强直。实验室检查红细胞沉降率快、类风湿因子阳性。

3. 强直性脊柱炎　常见于青年男性。最多见于骶髂关节和腰椎,其次为髋、膝、胸椎和颈椎。髋关节受累者大部伴有骶髂关节、腰椎病变。临床表现双髋关节对称性疼痛,活动受限,甚至强直。X 线显示早期骨质疏松、关节囊膨隆和闭孔缩小；中期关节间隙狭窄,关节边缘囊性改变或髋臼外缘和股骨头边缘骨质增生；晚期可见髋臼内陷或关节呈骨性强直。实验室检查 HLA-B27 阳性,红细胞沉降率快,血清碱性磷酸酶增高。

4. 髋关节结核　患者多为儿童和青壮年。发病部位以髋臼最常见,股骨颈次之,股骨头最少。患者有消瘦、低热、盗汗等全身症状。髋关节疼痛,活动时加重,少数患者髋关节剧烈疼痛,活动受限。髋关节有屈曲内收畸形,Thomas 征阳性。X 线示滑膜结核变化有患侧髋臼与股骨头骨质疏松,关节囊肿胀,关节间隙稍宽或稍窄。晚期全关节结核关节软骨面破坏,关节轮廓大部分破坏消失,骨破坏程度不均匀。结核菌素试验适用于 4 岁以下的儿童,髋关节穿刺液做涂片检查和化脓菌及结核菌培养对本病诊断有一定价值。

5. 髋关节滑膜炎 多数表现为髋部疼痛,出现跛行,以小儿多见,常有上呼吸道感染或过敏反应病史,经休息和对症治疗后可自愈。

6. 髋关节脱位或股骨颈骨折 常有外伤史,髋部疼痛、活动受限、出现跛行,X 线提示股骨头滑脱或骨折。

7. 髋关节肿瘤 临床较少见,有髋关节持续性疼痛病史,骨质破坏多与转移瘤有关,同时伴有消瘦、恶病质等。

(六) 治疗

1. 一般治疗 保护性负重,避免撞击性和对抗性运动,扶双拐走路可有效减轻疼痛,不主张使用轮椅,必要时患肢制动或牵引。

2. 药物治疗 如低分子肝素、前列地尔、华法林与降脂药物的联合应用等。也可联合应用抑制破骨和增加成骨的药物,如磷酸盐制剂。同时积极给予营养支持。

3. 中医治疗 以中医整体观为指导,遵循"动静结合、筋骨并重、内外兼治、医患合作"的基本原则,强调早期诊断、病证结合、早期规范治疗。对高危人群及早期无痛患者以活血化瘀为主、辅以祛痰化湿、补肾健骨等中药,具有促进坏死修复、预防塌陷的作用;对早期出现疼痛等症状的股骨头坏死,在保护性负重的基础上应用活血化瘀、利水化湿的中药,能缓解疼痛、改善关节功能;对中晚期股骨头坏死,应用活血化瘀、利水化湿中药配合外科修复。

4. 局部或神经阻滞治疗 以 2% 利多卡因、甲钴胺、VitB$_6$、长效糖皮质激素(因长期服用激素所造成股骨头缺血性坏死者不用激素)配成镇痛液。注入病变关节腔,对临床症状体征明显而无影像学改变者,一般二次注药后疼痛可减轻 50%～80%,经 2～3 次注药和配合其他治疗,症状体征可消失。也可行髋关节腔及周围臭氧注射治疗,3 天注射 1 次,3～5 次为 1 个疗程;腰椎交感阻滞和硬膜外腔阻滞可用于股骨头坏死的治疗。

5. 针刀治疗

(1) 髋关节腔内减压:取腹股沟韧带中点下、外各 2cm 处(股神经外侧)行针刀减压,刀刃平行于神经血管垂直刺入达髋关节腔,将关节腔后壁切 2～3 刀,一般每周 1 次,轻者 1 次治疗后症状改善 80%～100%,重者需 2～4 次,在针刀治疗间隔期间可单纯注入镇痛液。

(2) 骨髓腔内减压:骨内压的增高是股骨头无菌坏死的病理过程,也是引起疼痛的主要原因,降低骨髓内压,改善血运,重建微循环,可为死骨部分再血管化和细胞长入开辟道路,在大转子下 1cm 处垂直进刀(或克氏针)达骨面,稍退刀后改向股骨头方向刺入,使针刀穿透骨皮质达骨髓腔,为确保减压效果,可在同一进刀点在骨面上改换位置刺入骨髓腔 2～3 个孔。

6. 手术治疗 对股骨头坏死期,表现为关节间隙变窄和典型的骨关节炎时,以全髋置换较为适宜。

7. 其他治疗 如理疗、推拿、针灸、银质针、电刺激、介入治疗、高压氧治疗、PRP 治疗、干细胞治疗等。

六、臀肌筋膜疼痛综合征

臀肌筋膜疼痛综合征是由臀肌筋膜的急、慢性损伤引起的臀部疼痛、痛性结节、肌肉僵硬和痉挛的病症,是肌肉、韧带、腱膜及神经纤维鞘的一种无菌性炎症。本病常见于中老年人,女性多于男性。

臀部肌肉均覆盖有筋膜,臀肌筋膜上与腰背筋膜在髂嵴部交接,起于骶骨棘突,向外移行于阔筋膜。臀部筋膜下有一层脂肪组织,内含丰富的血管。臀部的臀上皮神经是由 L$_{1～3}$ 神经后外侧支所组成,行经髂嵴中部,分布于臀部皮肤;臀中神经由 S$_{1～3}$ 神经的后外侧支组成,出骶骨孔后穿筋膜分布于臀中部皮肤;臀下皮神经来自骶丛的股后皮神经,有 2～3 支,由闭孔下孔穿出支配臀中肌。

(一) 发病机制

1. 病因

(1) 损伤:外伤可引起筋膜直接撕裂、形成局部疼痛性肿块。常见于臀大肌及其筋膜在髂嵴附着点处的撕裂伤,有时甚至出现肌筋膜病,致使损伤处有明显疼痛和压痛。劳损是由于长期肌肉筋膜牵拉、摩擦、受压的积累性损害所致,继而退变及炎症形成。

（2）炎症或无菌性炎症:如风湿、类风湿、糖尿病及其他致痛因子等所致的筋膜炎。

（3）不良环境因素:如气候变化、过度寒冷、潮湿或环境污染等,均可引起筋膜炎。

2. 病理　无论是急性损伤还是慢性劳损,均以肌肉附着点、筋膜、韧带、骨膜等软组织为疼痛起始点。早期软组织仅出现一般的创伤炎症反应。后期大量致痛物质刺激会引起疼痛、粘连、纤维化或瘢痕化,进一步刺激压迫神经和小血管。

（二）临床表现

1. 大多数患者无明显的外伤史,但有受凉受湿或过分劳累病史。也可无任何原因,称自然起病。局部受凉或天气变冷可诱发疼痛;晨起僵硬疼痛,活动后减轻;长时间不活动、活动过度、情绪不佳也会出现疼痛加重。

2. 臀部肌肉慢性持续性酸胀痛或钝痛,久坐、下蹲等改变姿势困难,肌肉起止点附近或两组不同方向的肌肉交接处有固定压痛点,压痛点深部可摸到痛性硬结或痛性肌索。

3. 主动伸髋、伸膝时激发臀部疼痛,被动屈髋、屈膝、大腿内收、内旋,也可激发疼痛,患者不能全蹲。

4. 有些急性臀肌筋膜炎患者,可检及病变部位皮肤有增厚及皮下水肿,当检查捻捏皮肤时,可见有橘皮样改变,并可检出皮肤与筋膜粘连明显,疼痛也因之而加剧,皮下水肿范围与病变范围成比例,一般可有手掌大小面积。

5. 极少数患者可伴有臀及大腿麻木、酸胀、发凉等感觉。

6. 体检时发现患者一侧或局部肌肉紧张、痉挛、隆起、挛缩或僵硬。

（三）影像学检查

影像学检查无特征性,可行红外热像扫描检查。

（四）诊断

根据上述典型的临床表现及体格检查,即可做出诊断。

（五）鉴别诊断

1. 腰椎间盘突出症　患者腰部常有疼痛及压痛点,可放射至下肢,直腿抬高试验及加强试验阳性,一般不受环境变化的影响,结合 CT、MRI 可进行鉴别。

2. 腰椎管狭窄症　有典型的间歇性跛行、神经反射异常的体征,腰后伸试验阳性,结合 CT、MRI 可进行鉴别。

（六）治疗

1. 一般治疗　红外偏振光、超声波、离子透入、火罐等治疗,每天 1 次,5~7 天为 1 个疗程。

2. 阻滞疗法

（1）局部痛点阻滞治疗:局部痛点注射 0.25%~0.5% 利多卡因与长效糖皮质激素;此镇痛复合液也可联合 30μg/ml 臭氧 10ml 注射治疗,3 次为 1 个疗程,间隔 1~2 周。

（2）臀上皮神经阻滞:当患者有臀上皮神经损伤时,臀部疼痛比较弥散,可行臀上皮神经阻滞。

3. 针刀、内热针或银质针等传统治疗　对于病史长、症状重,痛点阻滞效果不明显者,可用中医传统方法治疗。针刀对臀部痛性结节或条索进行剥离、松解。刀口线应与臀部肌纤维、血管、神经走向相平行。

4. 脉冲射频治疗　对阻滞治疗效果不确切者可单独或联合使用脉冲射频治疗。

5. 手术治疗　对非手术治疗无效或经常复发、疼痛严重影响工作者,可行软组织松解术。

七、闭孔神经痛

闭孔神经痛是由于闭孔神经在通过闭孔管时受压而引起的一系列闭孔神经支配区损伤的症状和体征。

闭孔管是闭孔上外侧的一个骨-纤维管道,从盆腔内向前向内斜行而出,长 1~2cm,宽 1cm,管顶为耻骨的闭孔骨沟,管底为闭孔膜和闭孔内、外肌。闭孔膜的纤维缘和纤维包膜是影响闭孔神经的主要部位。闭孔神经为含感觉、运动的混合神经,由 $L_{1\sim4}$ 的前支构成,在穿越闭孔管后分为前、后两支,前支下行支配股薄肌、短收肌、长收肌及其表面皮肤;后支支配大收肌。

（一）病因与发病机制

1. 闭孔神经本身的病变 闭孔内、外肌损伤或挫伤,当髋关节处于内旋、外展位时,闭孔内、外肌紧张,用力对抗外旋时,可引起闭孔内、外肌损伤,产生出血、肿胀,日久形成纤维条索,压迫闭孔神经。

2. 闭孔神经周围组织结构病变 如盆腔炎、耻骨炎及强直性脊柱炎等周围炎症刺激,闭孔管狭窄、骨盆骨折畸形挤压以及疝等的卡压;髋关节前脱位、股骨头缺血坏死、髋关节结核、髋关节内收、内旋肌痉挛,当髋关节变为中立位或外展位时,可使闭膜管变形压迫神经;会阴部直接外伤,引起闭孔神经卡压。

（二）临床表现

闭孔神经所支配区域的肌肉持续性疼痛、无力,髋关节活动时加重;闭孔处有深压痛并向下肢内侧放射,腹压增高时加重;晚期伴有相应区域的皮肤感觉减退及肌萎缩,股内收肌肌力下降。随着病情进展,部分患者会出现间歇性跛行,也可出现髋关节酸沉、疼痛、内收和外旋无力,坐姿时患侧小腿不能盘腿等症状。耻骨结节下方 $1\sim2cm$ 处有明显压痛,向股内侧放射。髋关节"4"字试验阳性,可诱发大腿内侧部疼痛。

（三）影像学检查

1. X 线检查 无明显异常。

2. 肌电图检查 提示闭孔神经损伤。

（四）诊断

根据髋关节扭伤史或会阴部直接外伤史等,加上临床症状和体检阳性体征,并结合肌电图改变及闭孔神经阻滞的诊断性治疗,可明确诊断本病。

（五）鉴别诊断

1. 股神经卡压综合征 表现为髂窝部疼痛,患髋不能伸直,股四头肌萎缩、无力,大腿前内侧直至膝及小腿前内侧麻木,膝反射减弱、消失。腰骶部 CT、MRI、B 超等检查可明确诊断。

2. 股骨头缺血坏死 表现为髋部疼痛且疼痛常局限于髋关节周围,可放射至膝关节,根据 X 射线、CT、MRI 等检查可明确不同时期的诊断。

3. 耻骨炎 表现为耻骨联合处局限性压痛,沿两侧腹直肌向外下方放射,影响行走,甚至出现跛行,骨盆分离试验和"4"字试验均呈阳性。

4. 骨盆骨折 表现为活动障碍,骨盆及会阴区肿胀,局部皮下淤血,骨盆分离试验和挤压试验均呈阳性。

（六）治疗

1. 一般治疗 NSAIDs、理疗、针灸等治疗。

2. 闭孔神经阻滞 闭孔神经皮肤投影点注射局部麻醉药和糖皮质激素复合镇痛液。使用 0.5% 利多卡因或 0.25% 罗哌卡因加糖皮质激素 1ml、用生理盐水稀释为 10ml 镇痛复合液。

3. 针刀疗法 仰卧位,皮肤常规消毒,耻骨结节下压痛点为进针点。刀口线与肌纤维走行方向平行,深达骨面,纵行剥离。

4. 手术疗法 长期非手术治疗无效,考虑做闭孔神经切断术。

第二节 膝部疼痛病

一、膝前区疼痛病

（一）髌骨软化症

1. 概述 髌骨软化症又称髌骨软骨病,是膝关节外伤或劳损导致髌股关节的生物力学关系紊乱,髌骨向外侧倾或半脱位,导致髌骨下软骨损伤。髌骨软化症是引起膝前疼痛的常见原因之一,女性发病率高于男性,病因尚不清楚,可能与运动、职业疲劳、创伤、肿瘤等多种因素有关。

2. 发病机制　目前发病机制尚有争议,一般认为髌骨外伤、不稳定等引起,但很多患者没有具体病因,称为原发性髌骨软化症。

3. 临床表现

(1) 症状:表现为"前膝痛""髌骨痛"及"髌后痛",以上下楼无力、爬坡、下蹲、下跪及久坐后疼痛明显,剧烈运动后加重。

(2) 体征

1) 髌骨压痛,90%以上为阳性。

2) 髌周压痛,以内侧缘为多。

3) 抗阻力伸膝痛。

4) 单足半蹲试验阳性。

5) 髌骨摩擦音多见。

6) 病程长的股四头肌萎缩,关节积液。

4. 辅助检查

(1) X线:有不同程度骨质增生,轴位可见髌骨侧倾或半脱位,外侧间隙变窄。髌骨切线位X线平片对诊断髌股关节排列错乱及股骨髁发育不良具有十分重要的诊断价值,这是髌骨软化症病因诊断较为可靠的方法。

(2) CT:对诊断髌股关节排列错乱及股骨髁发育不良有诊断价值,可作为X线平片诊断的补充手段。

(3) MRI:对髌骨软化症有较大的诊断价值。

(4) 关节镜:关节镜是髌骨软化症确诊和治疗的有效手段之一。

5. 诊断与鉴别诊断

(1) 诊断:依靠临床表现和辅助检查可诊断此病。

(2) 鉴别诊断

1) 半月板损伤:多由扭转外力引起,多数有明显外伤史;在半月板损伤处有固定压痛点,回旋挤压试验阳性,强力过伸或过屈试验阳性;有弹响、绞锁,MRI检查和关节镜检查可明确半月板病变。

2) 膝骨性关节炎:年龄常大于40岁,主要表现是疼痛、肿胀、僵硬、行走多后疼痛明显,晚期可表现为持续性疼痛,关节活动受限、畸形及功能障碍,膝关节骨端肥大伴骨质增生。

6. 治疗

(1) 避免引起疼痛的各种活动和长期屈膝、下跪和下蹲。

(2) 依托考昔、布洛芬、双氯芬酸等药物治疗。

(3) 理疗、休息、热敷及股四头肌肉力量训练。

(4) 手术治疗改善髌骨向外侧倾或半脱位,解除病因。

(二) 髌腱损伤

髌腱起于髌骨下极,远端止于胫骨结节,膝关节伸直位最松弛。髌腱损伤通常发生在40岁以下,主要见于运动员,但非运动员外伤性、病理性及医源性损伤也日渐增多。通常在猝然猛伸膝关节或外力强制屈曲膝关节时,因股四头肌急剧收缩,强作用力牵拉髌腱,从髌腱被动拉长超过其载荷导致损伤;或由于运动时反复牵拉引起损伤。髌腱损伤多为骨性交接处部分纤维撕脱或撕裂伤,或髌腱起止两侧的部分纤维和血管受损,导致伸膝功能紊乱。损伤通常发生在髌骨下极腱-骨交接处,亦可见于髌腱远端的胫骨结节处,髌腱中部断裂相对较少。

髌腱损伤一般分为急性损伤和慢性损伤。急性损伤是由于髌腱受到单次偏心超负荷或直接打击,慢性损伤则多发生于髌腱长期受到伤害刺激,导致反复微小创伤造成的慢性肌腱变性的结果。

1. 发病机制

(1) 血管学说:体内和体外实验都显示,新生血管化和某些特异性蛋白和酶上调可导致髌腱的退行性变。反复出现的微小创伤可影响肌腱细胞,改变蛋白质和酶以及使细胞核变形。肌腱成纤维细胞长期过负荷增加了前列腺素 E_2 和白三烯 B_4 的产生,这两者都可促进肌腱退行性变。体外研究表明,血管内皮生长因子和基质金属蛋白酶活性也与肌腱断裂有关。体内研究表明,血管内皮生长因子可能在新生血管形成过程中起作用,由于新生神经伴随新生血管再生从而引发疼痛。尽管一些研究表明新生血管与髌腱病变相关,但目前也有一些反对意见,认为髌腱退行性变与新生血管化并无相关性。

(2)机械学说:髌腱慢性反复长期过负荷是目前最常用的机制学说。肌腱过负荷可导致其功能逐渐减弱,最终导致功能丧失。在高负荷下肌腱内发生微观破坏,并最终导致细胞水平的改变,从而破坏其机械性能。由于肌腱受到压力,肌腱的微小损伤会导致单个肌纤维变性,随着肌纤维变性的不断加剧,就会导致髌腱病变的发生。

(3)撞击相关学说:第二种机械病因是膝关节屈曲时在 MRI 上显示的髌骨下极撞击。尽管生物力学尚未得到证实,但这可能是为什么髌骨下极切除可以改善症状的原因。然而,在 MRI 中对有症状和无症状患者髌骨进行观测时,发现两者形态上无显著差异,因此撞击学说还存在争议。

(4)神经系统相关学说:Sanchis-Alfonso 等发现,髌腱近端的骨腱区具有神经再生的组织学形态,并伴有一些神经瘤特征。动脉管壁上分布着有髓神经末梢,以髌腱近端脂肪垫尤为显著。这种血管壁的神经分布可通过神经介质如 P 物质的释放,从而解释髌腱痛的可能机制。遗憾的是,这些发现并没有对照分析。Cook 等通过 111 例排球运动员志愿者参与的研究表明,具有血管神经再生现象的髌腱痛患者,比起没有此现象的患者,在相同的保守治疗手段下,膝关节运动功能更低,疼痛程度更高。说明血管神经再生对髌腱痛患者的症状及预后具有负面影响。

2. 临床表现

(1)症状:损伤后患者出现典型的伸膝功能障碍,膝关节肿胀,不能负重,损伤处疼痛、积液。

1)多有跳跃、下蹲、跌倒等股四头肌强力收缩拉伤史。

2)髌腱附着点、胫骨粗隆处疼痛。

3)股四头肌收缩可引起疼痛,下楼困难。

4)伸膝力弱,伸直受限或完全不能伸直,走路可有跛行。如膝关节活动时可以完全伸直,仅出现无力和疼痛时,表明为髌腱纤维部分损伤。

5)长期病情加重后可能发生髌骨应力骨折或髌腱断裂。

Ferretti 等根据症状将髌腱损伤分类改良为 6 期:

0 期 无疼痛。

1 期 剧烈运动后疼痛,无功能障碍。

2 期 活动初始及活动后疼痛,关节功能可满足剧烈运动要求。

3 期 运动全程疼痛,剧烈运动疼痛加剧。

4 期 运动全程疼痛,关节功能不能满足剧烈运动要求。

5 期 日常活动即疼痛,不能参加任何级别的运动。

(2)体征:可见髌腱变粗,触及腱围增厚,腱变粗、硬韧,压痛阳性。有时可触及腱内退变的条索状物。患者髌骨下极髌腱起、止点处有压痛,伴髌骨轨道异常,或下肢力线异常。髌尖增高加长,压痛阳性。严重者膝前区弥漫性肿胀并伴有瘀斑,关节血肿,还可见高位髌骨。膝前区肿胀不明显时,通常髌腱出现不连续的空虚,甚至可直接触及髌腱的缺损。

(3)特殊检查:抗阻伸膝痛一般以 90°左右最甚,如用普鲁卡因痛点注射,则抗阻伸膝痛及压痛消失。

3. 影像学检查 影像学诊断主要依据超声和 MRI。超声具有经济、非侵入性、可重复性、定位准确及允许动态检测的优点,对评价髌腱状态及引导治疗较为适用。利用超声可检测出 0.1mm 大小异常改变。与超声相比,MRI 定位精确度更高,病变区域在 T1、T2 像上均有损伤性改变。X 线平片可以显示与之相关的骨性改变。

(1)X 线平片:双侧 X 线平片(前后位,侧位和切线位)是必需的。损伤早期可发现患病部位透射性增强。随病程延长后,损伤的髌骨和肌腱连接部可能被拉长,出现明显的髌骨前表面骨膜反应("齿状征")和肌腱钙化。侧位有助于确定是否发生了髌骨破裂,通常可见髌骨上移。切线位视图有助于确定是否存在既存的髌股关节炎,这可能影响疾病康复和预后。

(2) MRI:MRI 是目前最有效的评估髌腱的无创性检查方法,可以帮助定义损伤的程度、范围以及局部病理。急性完全性髌腱断裂 MRI 表现为髌腱连续性中断,呈波浪状改变,局部缺损,断端完全分离,游离端水肿并扭曲变形,裂隙大小不一,其内存在液体,压脂像呈明显的高信号。慢性髌腱损伤表现为髌腱局限性变薄,腱内见条索状中等信号,伸膝装置内侧局灶性增厚,并在髌腱近 1/3 部有异常的信号增强。

(3) 超声:高分辨率超声检查可用于髌腱损伤的诊断。低回声与急性撕裂相关,而慢性撕裂可观察到损伤部位肌腱增厚和正常回声模式被破坏。

4. 诊断 髌腱病变主要是通过详细的病史和细致体格检查作出临床诊断,患者常表现为膝局部疼痛和髌骨下尖部压痛,影像学检查也可以帮助诊断。

(1) 多数患者无急性创伤史,但多有专项训练史,长期从事膝半蹲发力、跳跃史。髌腱痛的主要症状为跳痛、上下楼痛、半蹲发力痛、打软腿等。

(2) 查体可见髌腱变粗,压痛阳性。髌腱起、止点处有压痛。髌尖增高加长,压痛阳性等。

(3) 影像学诊断主要依据超声和 MRI。超声表现为髌腱近端低回声损伤等;MRI 定位准确,病变区域在 T1、T2 像上均有损伤性改变。

5. 鉴别诊断

(1) 髌骨骨折:以髌骨局部肿胀、疼痛、膝关节不能自主伸直,常有皮下瘀斑以及膝部皮肤擦伤为主要表现的骨折。髌骨骨折发生年龄一般在 20~50 岁之间,男性多于女性,约为 2:1。髌骨正侧位 X 线可确诊。

(2) 胫骨平台骨折:外伤后膝关节肿胀疼痛、活动障碍,因关节内骨折均有关节内积血,应注意询问受伤史,是外翻或内翻损伤,注意检查有无侧副韧带损伤。关节稳定性检查常受到疼痛、肌肉紧张的限制,特别是双髁粉碎骨折者。单髁骨折者,其侧副韧带损伤在对侧该侧副韧带的压痛点即为其损伤的部位;断裂者,侧方稳定性试验阳性,清晰的膝正侧位 X 线平片可显示骨折情况,特别对于无移位骨折。

(3) 交叉韧带损伤:新鲜和陈旧性前交叉韧带断裂在临床表现上有所不同。新鲜前交叉韧带断裂主要表现为:韧带撕裂时伴有撕裂声和关节错动感,关节内出血,导致关节肿胀,疼痛,多数不能继续从事原来的运动,甚至伸直和过屈活动受限;查体时浮髌试验阳性,Lachman 检查松弛、无抵抗;膝关节 MRI 提示:关节内积血,前交叉韧带肿胀或连续性中断,可以看到残端,股骨髁间窝外侧壁或股骨外髁后方和相对应的胫骨平台骨挫伤表现。陈旧性前交叉韧带断裂主要表现为:关节松弛不稳,患者在运动中有膝关节错动感或打软腿,不能急停急转,不能用患腿单腿支撑;运动中膝关节容易反复扭伤,疼痛,造成半月板损伤后出现反复交锁;查体:Lachman 检查松弛无抵抗,前抽屉试验阳性;膝关节 MRI 检查提示:前交叉韧带连续性中断,可以看到残端、股骨外髁和胫骨平台骨挫伤表现。时间较长的,韧带形态消失,出现骨质增生表现。后交叉韧带断裂主要表现为膝关节后向不稳;查体:后抽屉试验阳性,胫骨结节塌陷;膝关节 MRI 检查提示:后交叉韧带连续性中断。

(4) 膝关节脱位:膝关节骨性结构虽不稳定,但关节周围和关节内有较坚强的韧带和肌肉保护,故膝关节脱位较为少见。偶有脱位也是在强大的直接暴力撞击胫骨上端或间接暴力使膝关节受旋转或过伸性损伤,致胫骨上端向后、向前两侧脱位。完全脱位时,不仅关节囊破裂,MRI 韧带、内外侧副韧带、半月板以及周围肌肉的撕裂;甚至合并胫骨棘、胫骨结节撕脱性骨折和股骨髁骨折。内侧脱位严重者可发生腓总神经牵拉性损伤。严重后脱位者,可致腘动、静脉破裂、栓塞、压迫,引起肢体坏死和缺血性挛缩。标准正、侧位 X 线平片有助于诊断及鉴别诊断,若需进一步明确韧带损伤情况,可借助于 MRI 检查;CT 扫描有助于对骨折情况的判定。

6. 治疗 治疗基本原则是根据髌腱损伤分期不同采取相应的治疗方法,0~4 期保守及疼痛专科治疗为主,5 期手术治疗为主。

(1) 一般治疗:临床阶段 0~4 期患者和确定为髌腱部分损伤患者的保守治疗效果良好,包括休息、适当限制活动、冰敷、软组织按摩和使用抗炎镇痛药物。完全伸膝位制动 3~6 周,在症状缓解后可应用功能性物理治疗。

1）NSAIDs：NSAIDs 是目前治疗肌腱病变疼痛的主要方法，除了抗炎和镇痛作用外，NSAIDs 或许还有其他治疗作用。NSAIDs 在肌腱愈合过程中可能具有潜在的疗效。

2）偏心运动疗法：偏心运动是一种伴随疼痛的锻炼，患者站立于 25°斜面上，靠患肢支持身体重量，缓缓屈膝至 70°，再由健侧或上肢支持体重使身体直立，如此反复 15 次为 1 组，每次 3 组，每天 2 次。待锻炼过程中疼痛减轻或消失，就用一负重背包增加负荷。Rio 等认为偏心运动自身有局限性，会给患者带来疼痛，所以推荐等长练习。在等长练习过程中患者未出现疼痛，表明等长练习可能比偏心运动更适合髌腱末端病患者。

（2）疼痛专科治疗：上述治疗无效者，可考虑疼痛专科治疗。4 期患者在此基础上需延长休息期，保守治疗疗程必须足够，才能使髌腱愈合。

1）糖皮质激素注射治疗：糖皮质激素注射有良好的短期止痛效果以及髌骨腱病变肿胀和血管化的减少，也是最有争议的治疗手段。研究表明，糖皮质激素注射的长期疗效不仅没有提升，反而会存在肌腱断裂的风险，必须谨慎注射髌骨肌腱。

2）体外冲击波疗法：体外冲击波疗法短期、长期疗效都不错，但治疗的具体方案，目前没有统一的说法，从能量角度来看，均为中低能量（$\leq 0.28 mJ/mm^2$）。

3）PRP 疗法：PRP 富含高浓度血小板，能分泌转化生长因子、血小板源性生长因子、成纤维细胞生长因子、血管内皮生长因子和表皮生长因子等多种细胞生长因子，通过这些细胞生长因子调节肌腱区基质和血管再生治疗髌腱病变。PRP 治疗髌腱病变的方式一般可分为两类：一类是 PRP 作为辅助手段（在手术治疗后注射）；另一类是直接注射 PRP 用于治疗，目前后者较多见。

4）透明质酸疗法：透明质酸在人体中分布较为广泛（多在关节滑液中），对人体起多种生理作用，临床上也被用来促进修复，防止组织粘连，目前常用浓度为 1%，单次注射量约在 0.5~1ml 之间。在临床、基础研究层面均表明透明质酸能修复病变区，且主要发挥短期效应（2~4 周）。与 PRP 类似的是，透明质酸也兼具辅助（手术治疗后注射）和单独治疗（直接注射用于治疗）的特点，这也是化学疗法的共性所在。

5）其他：中医疗法（如小针刀、针灸和推拿）、再生医学疗法（如自体骨髓干细胞疗法）、抑肽酶注射剂、具有化学刺激性的硬化注射（例如聚多卡醇）、甘油三硝酸酯补片等。

（3）手术治疗：临床阶段 5 期患者及保守治疗后症状不能缓解的 4 期患者，还有急性完全性髌腱断裂患者需要手术治疗。最新研究表明，损伤后应尽快进行修复，以限制股四头肌萎缩的程度，防止挛缩导致手术更加困难甚至需要施行重建手术。若髌腱损伤合并其他相关韧带撕裂，应延缓手术直至炎症开始消退可能会更安全。术后膝关节常规固定 6 周。

国外主张对非手术治疗 6~9 个月仍无效的病例进行手术治疗，但手术方法较多，手术效果差异很大。手术治疗的原则为切除坏死组织和减压。手术方式包括肉眼可见的病变组织清除、肉眼可见的缺损修补、腱减压（包括纵向腱切开、腱成形、经皮纵向腱切开经皮腱钻孔）、髌骨下极钻孔、髌腱远端重排列术等。手术治疗虽见效快，但多数将会在不同程度上带来原有组织结构的变化，留下手术后遗症，给运动员的运动成绩和运动寿命带来负面影响。

7. 康复与预后　重视后期的康复治疗，以达到膝关节最大的活动度和肌力的恢复，防止关节粘连，则预后良好。功能性恢复训练应从术后至少 3 个月开始，在指导下进行循序渐进的运动训练，或膝关节的功能锻炼。最新研究显示，离心运动和慢速重度阻力训练可能有利于髌腱损伤的康复。股四头肌的恢复通常是延迟的，应早期进行股四头肌收缩练习，踝关节的背伸、跖屈锻炼，过程可能需要 9~12 个月。

（三）髌前滑囊炎（图 38-2-1）

膝关节周围有多处滑囊，滑囊是充满液体的囊状结构，内有滑膜，滑囊位于肌肉骨骼系统中活动结构间的缝隙中，可以减少软组织和骨突之间的摩擦。位于髌骨前方有 3 个重叠的滑囊：髌前皮下滑囊（在皮肤和浅筋膜层之间）；髌前筋膜下滑囊（在浅筋膜层和中间斜腱膜之间）；髌前肌腱下滑囊（中间斜腱膜和股直肌前纤维之间）。长时间不适当的运动、外伤、炎症、化学物质刺激等因素都可以导致髌前滑囊炎的发生，髌前皮下滑囊在髌前滑囊炎中最常受累。髌前滑囊炎年发病率为 10/10 万，主要是 40~60 岁男性患者（80%）。

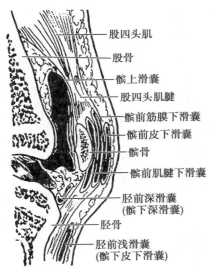

股四头肌
股骨
髌上滑囊
股四头肌腱
髌前筋膜下滑囊
髌前皮下滑囊
髌骨
髌前肌腱下滑囊
胫前深滑囊
（髌下深滑囊）
胫骨
胫前浅滑囊
（髌下皮下滑囊）

图38-2-1　髌骨周围滑囊示意图

1. 发病机制　髌前滑囊炎发病有两个决定性因素，一是髌前滑囊的上覆皮肤比较薄，如果有长期糖皮质激素治疗史和高龄将变得更加薄弱；二是肢端皮肤的神经分布稀少，髌前皮肤对疼痛刺激不敏感，肢端皮下滑囊位置也比较表浅，易因职业和娱乐活动发生创伤。

髌前滑囊炎常见的病因有急性或慢性外伤；急性或慢性化脓感染；低毒性炎症，如痛风、结核、类风湿等。一般根据临床表现和滑囊内容物的特点分为感染性和非感染性炎症，有助于临床治疗、预防。髌前滑囊炎的非感染性病因包括创伤、痛风、结节、特发性钙化、钙质沉着、雷诺现象、食管动力障碍、指状硬化症和毛细血管扩张综合征。创伤性损伤是非感染性滑囊炎的主要致病因素，分为急性损伤和慢性损伤。

（1）慢性损伤：较为多见，是由长期、持续、反复、集中和力量稍大的摩擦引起。多发生在长期"跪姿"工作者。矿井下工作工人发病率最高，因此有"矿工膝"之称。也多见于一些职业运动员，如摔跤选手、足球运动员、排球、冰球运动员等。慢性损伤性滑囊炎初期由于血性渗出液导致滑囊膨胀，以后出现急性炎症改变、滑囊水肿、充血、增厚或呈绒毛状，囊壁增厚和纤维化，有大量纤维蛋白凝集物附着。光镜下可见中性粒细胞和淋巴细胞浸润。

（2）急性损伤：有两种情况，一是慢性损伤引起的急性发作，滑囊水肿，呈急性损伤性炎性变化，滑膜囊内积液淡黄透明；二是因一次偶然的急性外伤后出现，滑囊积液通常是血性，色淡红。关节晶体疾病（最常见的是痛风）也可引起滑囊炎。急性痛风性滑囊炎通常以急性肿胀，红色发炎为特征滑囊，在极少数情况下，可以发展为慢性滑囊炎。炎症性关节炎，例如类风湿性关节炎，虽然罕见，但也可引起滑囊炎。

2. 临床表现　根据疾病进程的急性和慢性特征不同，临床表现也有所不同。急性髌前滑囊炎患者，通常由创伤、微晶体疾病或感染引起，在滑囊上有直接压痛，任何使用受累滑囊邻近肌肉的主动运动时都会引起疼痛。不对受累滑囊邻近肌肉施加外力时的被动运动则正常，除非运动牵拉或压缩滑囊达到使滑囊内压力升高的程度，因此髌前滑囊炎患者在完全伸展膝部时通常最舒适，而膝部屈曲时则感到不舒适。慢性髌前滑囊炎由反复过度使用、微创伤或炎症性关节病引起。在这些情况下，滑囊已经有时间扩张并适应增加的囊内压力。因此，慢性滑囊炎患者通常疼痛轻微，但有与疼痛不成比例的更严重的浅表滑囊肿胀和增厚。

（1）症状

1）患者通常有外伤、感染、炎症性关节炎或膝部长期劳损史。

2）急性髌前滑囊炎表现为髌骨或髌腱前局部发热、肿胀，明显压痛。慢性髌前滑囊炎表现为髌骨或髌腱前存在柔软、无压痛且充满积液的球状肿块。触摸肿块皮温可能冰冷或略升高。触诊几乎无压痛。皮肤炎症通常很轻微。

3）交感神经性膝关节积液：交感神经性积液常见于化脓性髌前滑囊炎。滑液通常为非炎性或炎症程度很轻微。患者通常能够完全伸直膝关节，不会增加不适感。

4）膝关节弥漫性肿胀：急性髌前滑囊炎通常是化脓性疾病，可引起膝关节周围严重的炎症反应，与脓毒性关节炎非常相似。但如果患者能够完全伸展下肢且没有不适，那就更有可能为急性滑囊炎，这是因为急性膝关节炎患者会在清醒时自动将膝关节处于半屈位，因为该体位可使有一定积液的关节处于内压最低状态。

5）滑囊破裂：腔体压力因积液升高，屈曲关节的力量可进一步升高滑囊内压力，可能会导致滑囊破裂。滑囊破裂会引起蜂窝织炎，快速扩散至膝关节两侧并在腿部蔓延。随着蜂窝织炎蔓延，先前的髌前或髌腱前肿胀消失。

6）其他：可能包括约30%化脓性患者出现菌血症。脓毒性休克极其少见。还可自发形成瘘管，或在皮肤没有弹力的位置通过滑囊顶端抽吸形成。有时可发生骨筋膜室综合征。

（2）体征：体格检查应重点关注肿胀及炎症程度、囊液量和膝关节活动度。

1）髌骨正上方可触及有波动感的囊性积液。炎症症状（红斑、皮温升高）存在个体差异，具体取决于病因和症状的持续时间。

2）急性髌前滑囊炎的特征为整个滑囊区域都存在压痛，而慢性髌前滑囊炎压痛可能极轻微。

3）慢性髌前滑囊炎伴有特征性的鹅卵石样粗糙感或可触及的滑囊增厚。可用两根手指夹挤滑囊并与另一侧滑囊的厚度进行比较。

4）肿胀完全位于关节外，无并发症的髌前滑囊炎不影响膝关节活动度，而急性膝关节积液常见关节屈曲受限。

3. 实验室检查　所有髌前滑囊炎患者都应进行血常规、血清葡萄糖和血清尿酸检查。如患者存在发热、中毒症状或诉曾有发热或寒战，应行血培养。

4. 影像学检查　通常不需要进行影像学检查，尤其在体格检查就证实有髌前滑囊炎症体征的情况下。

（1）X线：可行膝关节平片前后位和侧位片，若为化脓性髌前滑囊炎，软组织肿胀和皮下脂肪堆积是主要的影像学特征。

（2）超声：超声检查可用于髌前滑囊炎的诊断和治疗，超声检查不能区分化脓性滑囊炎和由于晶体沉积疾病、炎性风湿病或慢性创伤后改变引起的滑囊炎。

（3）MRI：MRI很少用于髌前滑囊炎的诊断，但在有严重症状的患者中可能有助于寻找脓肿的证据。

5. 诊断

（1）患者多有膝部慢性损伤史和与致病相关的职业史。

（2）髌前疼痛，有肿块，位于髌骨周围。

（3）压痛明显，肿块有波动感或囊性感。

（4）如果怀疑感染，应进行滑囊抽吸，并使用革兰氏染色、晶体分析、葡萄糖测定、血细胞计数和培养对液体进行检查。

（5）所有急性髌前滑囊炎患者均应行膝关节平片前后位和侧位片，以记录关节外肿胀的位置、有无膝关节积液和/或无定形钙化或骨刺。高频彩色多普勒和MRI可协助本病诊断。

（6）超声检查有助于区分滑囊炎和蜂窝组织炎。血液检测（白细胞计数、炎症标志物）和MRI可以帮助区分感染性和非感染性病因。

6. 鉴别诊断

（1）化脓性关节炎：好发于儿童、老年体弱和慢性关节病患者，男性居多。X线检查仅见关节肿胀；稍晚可有骨质脱钙，因软骨及骨质破坏而有关节间隙狭窄，晚期可发生关节骨性或纤维强硬及畸形等，有新骨增生现象，但死骨形成较少。

（2）蜂窝织炎：多因皮肤、黏膜损伤后，皮下疏松结缔组织受病菌感染所致。白细胞计数升高，脓液的细胞学检查有助于诊断。蜂窝织炎可能先于或伴随化脓性滑囊炎出现。鉴别伴或不伴滑囊炎的蜂窝织炎时，关键在于有无熟练的触诊技术。怀疑髌前滑囊受累时可能需要超声检查。

7. 治疗　以非手术治疗为主，具体治疗方案则要根据滑囊内容物的性质决定。除感染性和痛风性膝关节滑囊炎外，髌前滑囊炎通常是一种自限性疾病。治疗目的是缓解症状，防止重复创伤。治疗可分为保守治疗、微创治疗和手术治疗三大类。

（1）保守治疗

1）关节保护：对于日常活动易使髌前滑囊受到机械性损伤的患者，可使用护膝保护膝关节。

2）药物治疗

A. NSAIDs：对于没有相对禁忌证的患者，推荐规律使用非选择性NSAIDs，如布洛芬或萘普生，持续数日，作为急性非脓毒性滑囊炎的初治治疗。对于有全身性NSAIDs治疗禁忌证的患者，可选择局部应用NSAIDs（如局部应用双氯芬酸）治疗。对于有急性微晶性滑囊炎且有使用NSAIDs禁忌证的患者，可用

20mg 左右的泼尼松短期治疗,并在 10~14d 内逐渐减量至停药。

B. 抗生素:对于化脓性滑囊炎,一经确诊,在保守治疗的同时,可全身用抗生素,要覆盖金黄色葡萄球菌和链球菌。根据培养后确定的致病微生物选择合适的抗生素。一般全身应用抗生素是有效的,感染较轻的少数患者仅口服抗生素,对大多数患者应静脉注射抗生素。滑囊局部注射可以获得满意疗效。对于严重的患者需反复吸出积液或切开引流。

3)物理治疗

A. 冰敷、抬高患肢、休息。创伤性滑囊炎患者可通过冰敷、抬高患肢、休息和给予适当消炎镇痛药进行保守治疗。

B. 超短波治疗对缓解关节压痛很明显。

C. 推拿、针灸、中药治疗、中医定向透药治疗等。

(2)微创治疗

1)针刀疗法:针刀疗法切开滑囊壁,使滑液外排通畅,可起到内引流的作用。纵行、横行的疏通剥离,使滑囊间粘连得以松解,又使滑液解排通道扩大,防止再次闭塞。针刀疗法改善膝部局部循环,促进滑液循环,从而达到治疗目的。

2)臭氧注射:采用 35~40μg/ml 臭氧清洗滑囊,疗效显著。

3)滑囊内糖皮质激素注射:对于痛风患者,推荐进行关节内糖皮质激素注射。对于慢性无菌性滑囊炎,糖皮质激素不推荐常规使用。

(3)手术治疗:对于非手术治疗无效,长期肿胀积液,或反复发作者应手术切除滑囊。慢性滑囊增厚患者的手术应个体化。滑囊增厚本身不干扰膝关节的正常功能。反复下跪导致持续性疼痛和刺激的患者(如铺地毯工、水泥工等)应考虑手术。滑囊切除术可在关节镜下进行,是治疗保守治疗失败后创伤性髌前滑囊炎的有效方法,美容效果和功能效果均令人满意。

(四)髌下脂肪垫炎

髌下脂肪垫炎,又称髌下脂肪垫夹挤综合征和 Hoffa 病,是导致膝关节疼痛的常见疾病。

1. 发病机制　由于急性损伤、慢性劳损等因素导致炎症造成脂肪垫增生、肥大、变硬,脂肪垫位于胫股关节前方和髌骨下方,受到夹挤和撞击后将后方的滑膜向关节内推挤,突入髌股关节内的滑膜绒毛或滑膜边缘受到挤夹造成膝痛。

根据发病原因分为原发性和继发性髌下脂肪垫损害。前者为脂肪垫髌尖粗面附着处因急性损伤后遗或慢性劳损形成的原发性无菌性炎症病变;后者由髋外侧阔筋膜张肌和臀中、臀小肌髂翼附着处损害之原发性疼痛向外下方传导引起的膝外侧痛,结合大腿根部内收肌群损害的原发性疼痛向内下方传导引起的膝内侧痛,两者汇集于膝前下方的髌下脂肪垫上,日久形成髌尖粗面脂肪垫附着处的继发性无菌性炎症病变。

2. 临床表现

(1)症状:该病起病缓慢,时轻时重,初为膝部不适、酸胀、凉感及隐痛,最后发展为持续性膝前痛,关节不稳,运动无力,易跌跤。膝前痛,尤其在上下楼梯时突出,严重者膝关节不能伸屈,静息时也痛,夜间更甚,以致影响睡眠。

髌下脂肪垫炎可引起膝关节五个方向传导痛:向前上方传导,引起股四头肌不适、酸胀感;向前下方传导,引起沿胫骨起直至足背和第 2~4 趾背面酸痛、麻木、麻刺感等不适;向后传导,引起腘窝不适、酸痛,吊紧感等,影响行走。腘窝征象又可向后上方和后下方传导,前者引起大腿后方酸胀不适感,后者引起腓肠肌不适、酸胀、吊紧感、跟腱痛、后跟痛、跟底痛(常误诊为"跟骨骨刺痛")等。

(2)体征:检查时令患者仰卧,放松股四头肌,检查者站于患者右侧,左手拇、示指分别按住髌骨的内外缘并将髌骨推向远侧,使髌骨尖向前突出,右拇指掌面向上,用指尖按压髌骨粗面,压痛点多位于髌骨下缘,而不是在髌韧带的两侧;滑动按压髌骨尖时,可引出髌尖部难忍之剧痛。

3. 辅助检查

(1)X 线及 CT:对于诊断髌下脂肪垫损伤的程度、范围及其他合并症存在很大的局限性。

（2）MRI：膝关节 MRI 检查具有多方位、多序列成像及较高的软组织对比度，对髌下脂肪垫损伤以及合并韧带、关节囊、骨髓的病变也显示清楚，有利于鉴别诊断。髌下脂肪垫损伤程度轻者，形态正常，边缘规整，T1WI 及 T2WI 序列见条片状、斑片状低信号，T2WSPAIR 序列呈条片状、斑片状高信号，边缘模糊，以后下缘多见。损伤程度重者，明显变形，边缘可见撕裂征，以后缘明显。损伤后期，可见囊性变，部分与关节腔相通。

（3）膝关节镜：膝关节镜对于髌下脂肪垫的后缘撕裂观察较为明确，而对于损伤的全局性观察不理想。

4. 诊断　髌下脂肪垫炎多根据临床症状及体征进行诊断，一般局部可检得高度敏感性压痛点。由于髌下脂肪垫的解剖学特点，许多累及到膝关节的病变，如退行性骨关节炎和髌骨软化症等，也会出现髌下脂肪垫炎的临床表现。实际上，单纯的髌下脂肪垫炎为少见，常合并有其他膝关节病变或继发于其他部位病变。故需注意与关节损伤、韧带损伤、滑膜炎、类风湿性关节炎、痛风、结核及肿瘤等相鉴别。

5. 鉴别诊断

（1）半月板损伤：膝关节有外伤史，膝关节疼痛、弹响、绞锁、疼痛部位在关节间隙。半月板损伤处关节间隙有压痛，麦氏征阳性，膝关节造影、超声检查、MRI 检查和关节镜检查可明确半月板病变。

（2）髌骨软骨软化症：有长期慢性劳损史，如膝关节长期半屈位运动或活动。膝关节疼痛以半屈位，上下楼梯时加重。压痛点在髌骨周围，以髌骨内侧缘为多，髌骨下缘很少。髌骨下有摩擦音或捻发音。抗阻力试验阳性。X 线平片显示髌骨关节面硬化、粗糙、囊样变、骨质增生等。

（3）类风湿性关节炎：类风湿性关节炎是一种以炎性滑膜炎为主的慢性系统性疾病，是手、足小关节的多关节、对称性、侵袭性关节炎症，可累及双侧膝关节，髌下脂肪垫区常可触及敏感压痛点，可能与滑膜浸润有关，经常伴有关节外器官受累及血清类风湿因子阳性，可导致关节畸形及功能丧失。

（4）痛风性关节炎：痛风性关节炎是由于尿酸盐沉积在关节囊、滑囊、软骨、骨质和其他组织中而引起病损及炎性反应，多有遗传因素，好发于 40 岁以上男性，多见于第一跖趾关节，也可发生于膝关节，在髌下脂肪垫区也可触及敏感压痛，血尿酸指标多可升高。

（5）股骨髁剥脱性骨软骨炎：膝关节疼痛，绞锁。上下楼梯、膝关节半屈位时疼痛加重。髌骨下方、髌腱及其两侧无压痛。X 线检查、MRI 及关节镜检查可以鉴别。

（6）脂肪垫区占位性病变：如半月板前角退行性囊变、脂肪瘤、滑膜瘤、血管瘤等。X 线、MRI 及关节镜检查可鉴别。

6. 治疗　对于早期、病变较轻，病损仅限于炎症反应与炎症粘连时，以非手术疗法为主。

（1）药物治疗：中药、NSAIDs 等。

（2）非手术治疗

1）手法治疗：点按梁丘、血海、膝眼、阴陵泉、阳陵泉、足三里。拇、示二指点按两处膝眼，手掌根部在患处做轻柔按摩，铲刮髌尖处髌韧带附着点两侧疼痛敏感区。可暂时缓解症状和控制病情发展。

2）物理疗法：包括体外冲击波、偏振光照射、红外线照射、超声波等。目前体外冲击波疗法因其松解力度强，运用广泛，为了更好地提高疗效，注意以宣蛰人软组织外科学理论为指导，鉴别出原发性还是继发性髌下脂肪垫炎，实施不同部位体外冲击波治疗。根据部位选择相应探头。5~7d 1 次，4 次为 1 个疗程。

（3）微创治疗

1）银质针疗法：此法对部分病例可代替手术疗法。具体操作是用 8~15 支银质针分别沿髌骨下 1/2 段边缘，针尖到达髌尖粗面后，针尾呈扇形刺入，在每一针的圆球形针尾装一艾球后点燃，或用巡检仪加热，待针体完全冷却之后起针。绝大多数病例经 2~3 次治疗能够治愈。

2）针灸：取穴内外膝眼，及其与髌韧带连线的中点各取一穴。用毫针针尖刺达髌尖粗面脂肪垫附着区，得气后每穴行捻转法，可辅以艾条针尾加热。

3）针刀治疗：局部麻醉后，在髌骨下缘和胫骨粗隆间的压痛点上进针刀，刀口线方向和髌韧带轴平行刺入，针体与髌韧带平面垂直，快速刺入皮肤，深度达髌韧带下与脂肪垫之间，分别在脂肪垫的正中线上和内外侧膝眼方向，由上而下纵行切开剥离脂肪垫。操作时注意刀锋深度不可透过脂肪垫损伤膝关节滑膜和软骨。

4）局部注射疗法：通过髌下病灶局部注射可消除炎症、松解粘连、解除对神经末梢的炎症刺激，阻断疼痛,症状得以改善。患者仰卧,患膝尽量伸直,放松股四头肌,自髌尖及髌骨内外侧缘进针,针尖达髌下刺中脂肪垫时产生剧烈的疼痛反应,此时回吸无血液及液体后,注入包含糖皮质激素的消炎镇痛液。

（4）手术疗法:在诊断正确的前提下,经过局部注射、体外冲击波疗法、密集型银质针针刺等治疗,髌下脂肪垫炎症状常可明显改善。经多种非手术疗法而不能治愈者,可能由于脂肪垫附着处病变严重或脂肪垫本身已挛缩变性,应考虑施行髌下脂肪垫松解术。该手术虽小,出血极少,但必须严格掌握手术指征,以确保疗效。

（五）髌尖末端病

髌尖末端病,又称为"跳跃膝""篮球膝",是指髌尖下端髌腱附着点处及周围组织的创伤性或劳损性病变,以髌尖、髌腱附着点处疼痛为特点,运动员为多发人群,与长期高负荷的运动有关。该病的实质是髌骨下极的骨软骨炎。这是一种慢性起病的疼痛性、活动限制性疾病,难以痊愈,治疗缓解之后容易反复发作,会对患者的运动能力产生长期的影响。

针对运动员人群调查显示,体重、基础代谢率、股四头肌肌腱柔韧性及力量等因素与髌尖末端病发病相关,男性患病率高于女性,发病率随年龄增加。此外,有调查显示专业运动员的发病率高于业余运动员。该病的病因以慢性劳损为主,还与单次猛力活动和直接撞击引起的损伤有关。

1. 发病机制　长期反复伸膝运动引起的髌腱附着点处血供不足及增生变性是髌尖末梢病的主要发病机制。一次性暴力起跳或者髌尖部直接撞击引起微小的撕脱性骨折、镜下骨折等也与其发病有关。其病理改变包括正常髌腱组织被波浪状无血管的腱组织取代,髌腱病变,肉芽增生,潮线上涨是其典型改变,随着钙化软骨范围的扩大,出现骨刺,腱周围组织炎性水肿,并逐渐瘢痕化。髌尖末梢病的发病机制可以概括为以下两个方面:

（1）髌尖末梢结构对长期负荷的适应性改变:在较大负荷作用下,髌尖末梢结构中纤维软骨增多并长入骨内,增加纤维软骨与骨的接触面积,以适应高负荷运动。但这种适应性改变是有限度的,持续高负荷会导致失代偿发生病理改变,包括潮线的上涨以及肌腱纤维的结构改变。潮线是纤维软骨与钙化软骨的分界线,HE 染色呈蓝色。在髌尖末端病的发病过程中,潮线由于负荷的作用发生不均匀的钙化,呈现"火焰"状不规则改变,这种改变可以进一步形成为骨刺。肌腱纤维在正常状态下呈波浪形,可以在外力作用下拉伸起到缓冲作用,高强度运动下肌腱纤维持续拉伸不能松弛,久而久之缓冲作用下降,在强作用力下容易断裂。此外,对病变的末梢结构观察发现,正常情况下椭圆形纤维软骨细胞在长期外力作用下变成了梭形,进一步减弱了缓冲作用。

（2）髌尖末梢局部微循环障碍及炎性因子的作用:髌尖末梢结构血供较差,主要通过弥散作用供给营养物质。在持续负荷的紧张状态下,弥散作用受到影响而减少,同时组织耗氧耗能增加,使得该处组织处于缺氧及营养不良的状态,引起无菌性炎症及组织坏死,激活炎性物质产生,例如 NO、IL-1、TNF-α 等,促进炎性水肿及肉芽增生。

2. 临床表现

（1）症状:主要表现为逐渐加重的与跳跃、上下楼、下蹲等动作相关的疼痛,疼痛位置位于髌骨下极,可伴有下肢腿软乏力,早期为活动相关的隐痛,后期在行走、跑步时出现明显疼痛,甚至在休息时有疼痛,疼痛部位可伴肿胀。

（2）体征:体格检查时可见股四头肌萎缩、髌尖变长以及髌骨下极压痛,膝关节处于弯曲状态时,这种压痛会减轻,髌腱末端增粗,髌尖叩痛阳性,抗阻伸膝试验阳性,下蹲试验阳性。

3. 辅助检查

（1）X 线:多数患者正常,可见髌尖延长、骨质疏松,有时可见撕脱骨折。

（2）超声检查:有利于疾病的早期诊断,可以观察到髌腱末端回声增强,腱周毛糙,分界不清。

（3）MRI:可见髌腱局部异常信号,同时排除其他损伤。

4. 诊断　主要依据病史、症状及体征,结合影像学检查要点,就可以做出诊断。

（1）病史:长期进行使髌腱承受较高负荷的跳跃等运动,逐渐起病。

（2）症状:髌骨下极疼痛,跳跃、下蹲时明显。

（3）体征:查体可触及髌腱末端增粗,髌尖叩痛阳性,抗阻伸膝试验阳性,下蹲试验阳性。

（4）影像学检查:X 线可见髌尖延长,超声检查髌腱末端回声增强,边界毛躁,MRI 检查排除其他病变。

（5）局部注射:疼痛部位局部注射麻醉药物后,若症状缓解、体征消失,有助于明确诊断。

（6）采用维多利亚运动评估学会的 VISA-P 问卷进行评分(表 38-2-1),有助于疾病诊断和严重程度的判断。

表 38-2-1 维多利亚运动评估量表

坐姿下能保持多长时间无痛?

	0	1	2	3	4	5	6	7	8	9	10	
0min												100min

以正常步态下楼时有疼痛吗?

	0	1	2	3	4	5	6	7	8	9	10	
强烈疼痛												无疼痛

在无负重的情况下膝关节完全伸展时有疼痛吗?

	0	1	2	3	4	5	6	7	8	9	10	
强烈疼痛												无疼痛

在完全负重的情况下做前扑动作时有疼痛吗?

	0	1	2	3	4	5	6	7	8	9	10	
强烈疼痛												无疼痛

做下蹲运动有困难吗?

	0	1	2	3	4	5	6	7	8	9	10	
完全不能												可以

进行 10 次单腿跳跃时或者跳跃之后有疼痛吗?

	0	1	2	3	4	5	6	7	8	9	10	
强烈疼痛												无疼痛

或不能完成

目前正在进行任何运动项目或者体育活动吗?

0 分:完全没有。

4 分:进行较缓和的训练或比赛。

7 分:进行正常训练和比赛,但在有症状时不能保持正常的运动水平。

10 分:在有症状时也能保持正常甚至更高的运动水平。

如果运动时没有疼痛请回答问题 8a;如果运动时有疼痛但仍能继续完成体育活动请回答问题 8b;如果疼痛使得不能完成体育活动请回答问题 8c。

8a. 如果运动时没有疼痛,你可以运动多长时间?

0min:0 分;0~5min:7 分;6~10min:14 分;11~15min:21 分;>15min:30 分。

8b. 如果运动时有疼痛但仍能继续完成体育活动,你可以运动多长时间?

0min:0 分;0~5min:4 分;6~10min:10 分;11~15min:14 分;>15min:20 分。

8c. 如果疼痛使得不能完成体育活动,你可以运动多长时间?

0min:0 分;0~5min:2 分;6~10min:5 分;11~15min:7 分;>15min:10 分。

5. 鉴别诊断

（1）髌下脂肪垫炎：好发于 30 岁以上女性，膝前下方疼痛，疼痛部位位于髌腱后方及两侧，可放射至腘窝及小腿后侧，X 线可见髌下脂肪垫混浊现象，髌腱结构无异常。

（2）髌骨软化症：以膝关节半屈位疼痛为主要特点，疼痛位于髌骨后方，关节有肿胀，浮髌试验可为阳性，髌骨压痛，髌骨软骨出现影像学改变。

（3）髌腱损伤：有股四头肌强烈收缩运动引起拉伤的病史，髌韧带附着点及胫骨粗隆疼痛及压痛，膝关节伸直运动受限，MRI 可见髌腱部分或完全撕裂。

6. 治疗　以保守治疗为主，必要时可施行微创治疗。对于长期保守治疗无效者可考虑手术治疗。

（1）保守治疗

1）药物治疗：NSAIDs 物及糖皮质激素局部注射有助于缓解局部疼痛。局部糖皮质激素注射时应当注射至深筋膜与髌腱之间，切忌注射到腱组织内。由于糖皮质激素抑制胶原合成，可能引起腱萎缩，反复使用应当谨慎，次数应控制在 3~5 次以内，每次之间的间隔时间不少于 5 天。

2）体外冲击波疗法：体外冲击波可以一定程度上缓解患处疼痛症状，但远期疗效仍有待观察。建议治疗压力参数为 2~3bar，冲击次数为 2 000 次，3~5 次 1 个疗程，每次间隔 1 周。

3）热敷理疗：以湿热敷为宜，蜡疗及超短波也有效果。

4）按摩疗法：对部分患者有一定疗效，方法是点按梁丘、血海、内外膝眼、鹤眼、鹤顶、足三里等穴位，揉按髌下脂肪垫，提拿髌腱，掐揉髌腱附着点两侧，铲刮痛点，或用分抹、揉、按等方法。

5）针灸：常用穴位为梁丘、血海、内外膝眼、足三里、阳陵泉、阴陵泉及阿是穴，髌尖处髌腱两侧相互透刺，或向髌骨方向针刺。

6）TENS：有一定效果。

（2）微创治疗

1）针刀：从髌腱上点两旁进针，平行于髌腱在其深面下进行划割，在髌腱附着点后面向髌骨下极刮剥。判断髌腱两缘可让患者主动伸膝收缩，以显示出髌腱轮廓，在髌骨尖处髌腱宽大约 3.0cm，厚 0.7cm，据此可在髌腱周围施以针刀松解术。

2）PRP 疗法：将富含多种生长因子的 PRP 进行注射，既可作为手术后的辅助治疗，也可以直接用于髌尖末梢病的治疗，后者运用较多。

（3）手术治疗：包括变性组织切除、腱围剥离、腱纵行切开等，用于保守治疗长期无效者，能够较快缓解症状，有一定的并发症风险。髌尖切除术后石膏固定 3 周，3 个月后再恢复跑步运动。

7. 康复及预后　髌尖末端病保守及手术治疗效果往往不太理想，易于复发，康复训练对于巩固治疗效果和维持长期缓解非常重要。康复训练主要通过调整运动时长以及运动强度，减少负荷因素，恢复期应当循序渐进地进行运动，适当进行离心力量训练有利于髌腱组织恢复，建议佩戴髌腱保护带进行训练。

（六）剥脱性骨软骨病

剥脱性骨软骨病（osteochondritis dissecans，OCD）是指各种致病因素引起的关节软骨及其软骨下骨无菌性坏死的病变，随着病情进展，病变部位逐渐与周围正常骨组织分离。1887 年 Konig 首次描述该病，故又称为 Konig 病。该病好发于青年男性，尤其是运动量较大的人群，常发生在负重较多的部位，比如膝关节，股骨内髁、外髁、股骨头、肱骨小头、距骨滑车部、距骨、髌骨及足舟状骨等处。该病多为单侧发病，也有双侧受累者。

根据骨骺的成熟情况将该病分为骺板未闭的青少年型（juvenile osteochondritis dissecans，JOCD）和骺板闭合的成人型（adult osteochondritis dissecans，AOCD）。JOCD 多为稳定型，而 AOCD 多倾向于不稳定型。OCD 发病原因尚不清楚，目前认为反复的慢性损伤引起骨软骨变性、剥离导致发病，内分泌及遗传因素也与其相关。

Cahill 根据病理改变将之分为 4 级：

Ⅰ级：关节软骨软化，软骨下骨水肿，但关节面尚完整。

Ⅱ级：骨软骨部分分离，部分与周围骨相连。

Ⅲ级:骨软骨分离,但还位于缺损位置。

Ⅳ级:骨软骨分离脱落合并游离体形成。

1. 发病机制

(1) 创伤学说:目前多认为该疾病由创伤引起。该学说认为,长期反复的轻微创伤引起软骨下骨的压力性骨折,产生坏死组织碎片。由于运动频繁以及关节液侵入坏死组织间隙,长期不能愈合,使得骨软骨逐渐剥离,导致剥脱性骨软骨炎发生。有一半以上的患者有长期且规律的运动史。此外,急性创伤也可能导致该病发生。但是创伤学说不能很好解释非负重部位发生的病变。

(2) 缺血学说:缺血学说认为终末动脉吻合支被淤血、结核或者脂肪栓子等栓塞,或者由于血液瘀滞引起血流动力学异常,导致关节软骨及软骨下骨的微循环障碍,引起缺血坏死,并逐渐与健康骨质分离。但也有研究发现股骨远端侧支循环丰富,病理检查也未见明显的缺血改变,因此该学说受到了较多的质疑,有待进一步证实。

(3) 遗传性、先天性因素:有一些文献报道了 OCD 发病的家族倾向,且与侏儒症、Perthes 病等并发,但由于案例较少,目前还只能将其作为一种潜在的病因。

(4) 其他:炎症、激素、缺血等因素也可能参与 OCD 的发生。

2. 临床表现 多发生于青年男性,疾病早期多无明显症状,单侧发病为主,无全身症状,部分患者有外伤史。

(1) 症状:表现为单个关节的钝痛,在疾病早期可能无症状或者活动后出现疼痛,休息后减轻。随着疾病进展,关节疼痛明显并伴有关节肿胀、积液及关节内骨软骨碎片(游离体),可见关节僵硬、关节交锁以及血肿。

(2) 体征:早期无明显体征,有时可触及局部皮温升高。病史较长者可有患肢肌肉萎缩,关节肿胀、积液及功能受限,有时可以触及游离骨块。发生于膝关节者查体时有步态改变(防痛步态),游离骨块来源于髌骨关节面时,屈伸患膝可触及捻发样摩擦感,下压髌骨引起疼痛,可见 Axhausen 征阳性(膝关节屈曲时触及股骨髁的局限性压痛),部分患者 Wilson 征阳性(屈膝 90° 到伸直的过程中在约 30° 时出现疼痛)。

3. 辅助检查

(1) X 线、CT 检查:疾病早期无明显改变,有时可见关节面局部密度增高。在疾病进展期,碎片未分离时可见碎片与关节面间透亮的分界线,呈新月形线状影,剥离之后见关节面剥离的小骨块,密度高,完全剥离时可见关节面下的透亮缺损区,关节腔内见游离体。X 线不能评估软骨的病变情况,也不能判断是否为稳定型病变,需要与其他影像学结果结合判断病情。

(2) MRI 检查:较 X 线及 CT 更为敏感,可以直接显示软骨组织,便于发现早期微小病变,准确显示剥离的软骨片与骨床的关系,尤其适合于膝关节 OCD 的早期诊断,可以显示关节积液以及半月板改变。

Hefti 根据 OCD 的 MRI 影像学表现,提出了一种分期方法:

Ⅰ期:骨软骨片边缘不清但信号变化不明显。

Ⅱ期:骨软骨片边缘清晰,但与母骨之间无明显液性信号。

Ⅲ期:骨软骨片与母骨之间可见部分液性信号。

Ⅳ期:液性信号完全包绕骨软骨片,但骨软骨片仍在原位。

Ⅴ期:骨软骨片完全游离移位。

(3) 关节镜检查:可以直接镜下观察损伤程度,有利于疾病诊断和病情分期,评估病变是否稳定,被认为是 OCD 诊断的“金标准”,根据关节镜检查的结果可以进行 Cahill 分级。关节镜检查的同时还可以进行手术治疗。但是由于关节镜无法看到软骨深层的潜在病变,对疾病早期改变的敏感性不如 MRI 检查。

4. 诊断 OCD 诊断基于病史描述以及体格检查,然后通过影像学检查进一步明确。长期运动量较大者出现相应运动关节的进行性加重的钝痛应当考虑此病,体格检查应当特别注意患者疼痛部位及步态改变,X 线及 CT 检查可以观察到进展期的改变,MRI 检查则对于早期微小病变比较敏感且有助于疾病分级,关节镜检查是 OCD 诊断的金标准。

5. 鉴别诊断

（1）撕脱性骨折：往往有明确的外伤史，局部肿胀及活动受限明显，撕脱的骨片较为锐利。

（2）退行性骨关节病：多发于中老年患者，休息时出现疼痛，活动后可减轻，但活动量较大时疼痛加剧，影像学可见关节间隙缩窄、软骨下骨硬化、骨赘生成等。

（3）骨端无菌性坏死：该病累及整个骨端松质骨，起初时骨质致密，之后发生碎裂。OCD 骨质破坏只发生在骨端的一部分。

（4）早期边缘性骨结核：患者往往有结核接触史或结核病史，结核菌素试验阳性，血沉增高，影像学上骨破坏为多发性。

6. 治疗

（1）保守治疗：对于稳定型病变，尤其是青少年患者，碎片尚未分离，且碎片和破损边缘无硬化者，首选非手术治疗。非手术治疗包括进行石膏或者外固定器固定，消除高负荷因素，同时进行相关肌肉收缩训练，根据恢复情况逐步增加关节承重运动，疗程通常为 3~6 个月。保守治疗对于 16 岁以下患者成功率较高。

针对膝关节 JOCD，有学者推荐分为三个阶段的保守治疗方案：

第一阶段，第 1~6 周，固定膝关节，在拐杖支撑下允许部分负重活动。

第二阶段，第 6~12 周，解除膝关节的固定，进行低强度的训练，增强股四头肌等肌群力量。

第三阶段，根据症状体征的改善以及影像学检查的恢复情况，在密切监护下进行跑步、跳跃等活动。在复查时发现症状反复或者影像学进展，可以考虑重复固定处理，但固定时间不宜超过 16 周，以免发生关节僵硬、肌萎缩等并发症。

（2）疼痛专科治疗：对关节腔及周围痛点进行糖皮质激素注射可以有效缓解疼痛，但是一周不宜超过 1 次，总次数不超过 4 次。中药外敷、熏蒸以及超短波疗法对于稳定型、骨片未分离的患者也有较好的效果。

（3）手术治疗：对于不稳定型、非手术治疗效果不佳及骨软骨分离的患者建议早期手术治疗。手术治疗目的在于碎片固定、修补缺损、恢复关节的协调性，包括关节镜下钻孔术、内固定术、自体或同种异体软骨移植术等。

1）关节镜下钻孔术：包括通过骨骺的逆行钻孔和通过关节软骨的顺行钻孔两种方式，适用于 Cahill 分级Ⅰ级、Ⅱ级损伤，此时损伤主要位于软骨下骨，钻孔术有助于软骨修复。

2）内固定术：适用于 Cahill 分级Ⅲ级、Ⅳ级病变，在剩余软骨量较多的情况下疗效较好，首选在关节镜下进行。

3）自体或异体骨软骨移植术：对于缺损范围较大、剩余软骨量较少者，可以考虑自体或同种异体软骨移植、自体软骨细胞移植以及仿生软骨支架植入，目前的临床研究显示有一定疗效，但也存在一些并发症，还有待长期临床观察。

7. 康复及预后　JOCD 经早期治疗预后较好，年龄较大者 OCD 预后相对较差，预后受损伤程度、部位及关节的力学稳定性等因素影响，手术治疗后的康复训练应当在术后六周之后。

二、膝内侧区疼痛病

（一）膝关节内侧副韧带损伤

膝关节内侧副韧带损伤是指膝关节过度外翻时，内侧副韧带发生撕裂、断裂等损伤，导致膝关节出现肿胀、疼痛、功能障碍等临床表现的一种疾病。

根据韧带损伤程度，将其分为三度：

Ⅰ度损伤为少量韧带纤维撕裂伴局部压痛，但无关节不稳。

Ⅱ度损伤为较多的韧带纤维断裂并伴有较严重的功能丧失和关节反应，有轻到中度的关节不稳。

Ⅲ度损伤为韧带的完全断裂，并产生明显的关节不稳定。

1. 病因　膝关节内侧副韧带损伤多由于膝关节轻度屈曲位时，小腿强力外展所引起，如足球运动员用足内侧踢球用力过猛,或运动时突然有强大外力撞击膝关节或股下端外侧。

2. 临床表现　本病一般都有明显外伤史。膝部伤侧局部疼痛、肿胀、皮下淤血、青紫等。如果损伤严重,膝关节内侧副韧带完全断裂时,患肢不能负重。膝活动障碍常见于韧带完全断裂合并内侧半月板撕裂引起的膝交锁,有时也因韧带深层的断端嵌入关节内而发生。

3. 检查

(1) X 线检查:X 线检查对诊断膝内侧副韧带断裂有重要价值。在局部麻醉下,患者平卧,伸直膝关节,强力使膝外展,拍正位 X 线平片,如侧副韧带完全断裂,则伤侧关节间隙增宽。

(2) MRI:可清晰显示膝内侧副韧带的情况及隐藏的骨折线。

(3) 关节镜检查:关节镜检查是诊断膝内侧副损伤的金标准。

(4) 特殊检查

分离试验:使膝关节处于轻度屈曲位,检查者轻轻用力外展小腿。如内侧副韧带部分损伤,外展时因牵扯损伤的韧带引起疼痛;如完全断裂,则有异常外展活动度。

4. 诊断　根据病因、临床表现、查体及影像学、关节镜检查即可做出诊断。

5. 治疗　膝关节内侧副韧带损伤的治疗主要以损伤时间及分型作为依据。

(1) 新鲜内侧副韧带损伤治疗:受伤在 1~2 周以内的损伤属于新鲜损伤。

1) 部分断裂:将膝置于 150°~160° 屈曲位,用直夹板将膝关节固定(不包括足踝部),可带夹板下地行走,6 周后去除夹板,练习膝关节屈伸活动。固定期间注意锻炼股四头肌。

2) 完全断裂:内侧副韧带对膝关节的稳定有着重要作用。韧带完全断裂应该行手术治疗,修复断裂的韧带,同时探查半月板及交叉韧带。术后用直夹板固定 6 周。如合并交叉韧带损伤,应同期修复交叉韧带和内侧副韧带;如合并半月板损伤,应先切除损伤的半月板,然后修损伤的韧带。

(2) 陈旧性内侧副韧带损伤治疗:韧带损伤超过 2~3 周,属于陈旧性损伤。陈旧性内侧副韧带损伤的疼痛治疗可分为无创和有创两种方法。

1) 无创治疗方法:包括药物治疗、超声导入、针灸疗法、理疗等。适用于病程短、疼痛较轻的患者,也可作为有创治疗方法的补充治疗。同时,应加强股四头肌锻炼,以增强膝关节的稳定性。

2) 有创治疗方法:包括注射治疗、银质针和射频治疗。如膝关节开口征阳性,则应行内侧副韧带修复手术。

(二) 膝关节滑膜皱襞综合征

膝关节滑膜皱襞反复受到损伤、炎症或刺激后,出现滑膜皱襞增生、肥厚而引起的一系列膝关节功能障碍、弹响、疼痛等病变,称为膝关节滑膜皱襞综合征(plica syndrome)。膝关节滑膜皱襞按部位可分为髌上皱襞、髌下皱襞、髌内侧皱襞和髌外侧皱襞四种,其中最常见的为髌上和髌下皱襞,但髌内侧皱襞易引发临床症状,故成为临床重点。

1. 病因　膝关节滑膜皱襞综合征主要是由于膝关节反复大运动量训练、外伤、半月板损伤、滑膜炎等原因,刺激滑膜皱襞使之水肿、增生、肥厚,从而挤压、摩擦关节面软骨所引起的。

2. 临床表现　表现为膝部疼痛,尤其以膝关节上内侧间隙疼痛为主,多为钝痛,久坐后站起疼痛明显。跳跃、上下楼梯,由蹲位骤然站起时疼痛加重,甚至蹲下后不能站起。部分患者伸屈膝关节有交锁现象(卡住的感觉)。膝关节活动时,可触摸到滑膜皱襞滑过股骨内侧髁及髌骨一过性抖动,伴低弱的弹响声,活动后好转。病程较长时,可出现膝周肌肉、韧带萎缩,膝关节发软无力,少数患者关节腔内有积液。

3. 诊断

(1) 外伤、劳损病史。

(2) 膝关节疼痛反复发作,有弹响声和关节摩擦感,膝关节周围肌肉萎缩变松弛。

(3) 髌骨上方压痛,以内侧多见,有时膝关节活动时,可在髌骨内侧缘摸到在股骨关节面上滑动的痛性条索物。

(4) 由外向内推动或下压髌骨,可诱发疼痛或摩擦感。

(5) B 超诊断帮助较大,关节造影可见皱襞异常。

（6）关节镜检查可确诊。

4. 治疗　关节镜下切除和松解是治疗膝关节滑膜皱襞综合征最有效的方法。术中应仔细检查膝关节,排除关节其他病变,然后行滑膜皱襞切除。

（三）隐神经痛

隐神经痛是指疼痛及感觉异常的范围局限于隐神经分布区域,无其他下肢病变的症状和体征的一种疾病。隐神经区域疼痛常常继发于其他疾病,自发性隐神经痛非常少见。因此,诊断隐神经痛应比较慎重,仔细检查,排除如膝关节、大隐静脉等部位的病变。

1. 临床表现　主要表现为膝关节内侧或小腿内侧的疼痛,疼痛性质为烧灼样、酸胀样等。可伴有隐神经分布区域皮肤的痛觉过敏。

2. 诊断　隐神经痛诊断主要依据患者的临床表现及查体,同时排除引起隐神经支配区域疼痛的其他疾病。

3. 治疗　隐神经痛治疗分为无创和有创两种。无创治疗方法包括药物治疗、中医中药、针灸疗法、理疗等,适用于病程短、疼痛较轻的患者,也可作为有创治疗方法的补充治疗。有创治疗方法包括注射治疗、射频治疗等。

（四）脂膜炎

脂膜炎是指一种特发性的主要累及躯干和大腿皮下脂肪组织的炎性疾病。皮下脂肪层由脂肪细胞所构成的小叶及小叶间的结缔组织间隔所组成。按炎症的主要发生部位可将脂膜炎分为小叶性脂膜炎和间隔性脂膜炎两大类。

1. 病因　引起脂膜炎的因素较多。局部因素如外伤、寒冷等,全身因素如结核感染、扁桃腺炎、系统性红斑狼疮、硬皮病、皮下脂肪血管病变等,均可导致脂膜炎。临床常见类型包括结节性发热性非化脓性脂膜炎、寒冷性脂膜炎、皮脂糖皮质激素后脂膜炎、外伤性脂膜炎、狼疮性脂膜炎等。

2. 临床表现　脂膜炎临床上呈急性或亚急性经过,以反复全身不适、关节疼痛、发热、皮下结节为特征。脂膜炎根据受累部位,可分为皮肤型和系统型。

（1）皮肤型

1）发热:在皮损出现数天后就开始发热,体温逐渐上升,有时可高达40℃以上,呈弛张热,持续1~2周后,体温开始下降。除弛张热外,还可为间歇热和不规则热。

2）皮损:好发于四肢和躯干,以臀部和股部最多见。皮损为成批发生的坚实皮下结节,大小不一。皮下结节经数天或数周后可逐渐消失,患处皮肤略凹陷或有褐色素沉着。

3）关节疼痛:呈对称性、持续性或反复性,关节局部可红肿,但不出现关节畸形。以双膝关节疼痛最常见,其次为腕关节、踝关节,也可表现为游走性关节疼痛。

（2）系统型:除具有上述皮肤型表现外,还有内脏受累。各种脏器均可受累,包括肝、小肠、肠系膜、大网膜、腹膜后脂肪组织、骨髓、肺、胸膜、心肌、心包、脾、肾和肾上腺等。

1）呼吸系统:患者有胸痛、呼吸困难症状。查体可闻及水泡音、胸膜摩擦音等。

2）消化系统:可出现厌食、恶心、腹痛、腹泻、黄疸、消化道出血及肝、脾大。病变如累及肠系膜、网膜、后腹膜和骨盆脂肪组织,可引起上腹部疼痛、触痛和肠蠕动不良,听诊示肠鸣音减弱。

3）心血管系统:可表现心肌炎、心肌肥大、心动过速,病程后期可发生心力衰竭。

4）中枢神经系统:可表现为精神障碍、意识障碍、昏迷、脑膜炎症状和颅内高压征。

3. 诊断

（1）临床特征

1）好发于青壮年女性。

2）以反复发作与成批出现的皮下结节为特征,结节消退后,局部皮肤出现程度不等的凹陷和色素沉着。

3）常伴发热、关节痛、肌痛等全身症状。

4）当病变侵犯内脏脂肪组织,视受累部位不同,出现不同症状。

（2）病理诊断:皮肤结节活检,其组织病理学改变是诊断的主要依据,可分为三期:

1）第一期（急性炎症期）:在小叶内脂肪组织变性坏死,有中性粒细胞、淋巴细胞和组织细胞浸润,部分伴有血管炎改变。

2）第二期（吞噬期）:在变性坏死的脂肪组织中有大量巨噬细胞浸润,吞噬变性的脂肪细胞,形成具有特征性的"泡沫细胞"。

3）第三期（纤维化期）:泡沫细胞大量减少或消失,被纤维母细胞取代;炎症反应被纤维组织取代,最后形成纤维化。

4. 治疗 本病尚无特效治疗。纤维蛋白溶解药、氯化奎宁、硫唑嘌呤、环磷酰胺等有一定疗效。在急性炎症期或有高热等情况下,糖皮质激素和 NSAIDs 有明显效果。如膝关节疼痛明显,可行关节腔内注射治疗。如果患者还有其他自身免疫病,首先应积极正确治疗已有的免疫病,可以用糖皮质激素控制急性症状。

三、膝外侧区疼痛病

（一）髂胫束摩擦综合征

髂胫束摩擦综合征（iliotibial band friction syndrome, ITBFS）是 1975 年首次由 Renne 提出,20 世纪 80 年代后,随着跑步和其他耐力性运动的盛行,ITBFS 越来越常见,是指由于不正确的运动方式或解剖上的结构异常,引起膝关节外侧疼痛或不适。患者往往没有外伤史,在跑步达几千米后可出现疼痛,并随着跑步行程加长疼痛加剧,多见于长跑、骑行、橄榄球等运动者及军人,其中长跑和骑行运动员的发病率为 1.6%～12%。

1. 解剖 髂胫束（iliotibial band, ITB）起源于阔筋膜张肌和臀大肌,位于阔筋膜外侧部,是包绕大腿深筋膜阔筋膜的外侧增厚部分。起自髂嵴前份的外侧,其上分为两层,包裹阔筋膜张肌,并与之紧密结合不易分离。下部纵行纤维明显增厚呈扁带状,后缘于臀大肌肌腱相延续。其远段跨过股骨外侧髁,下端附着于胫骨外侧髁、腓骨头和膝关节囊,可分为浅层、深层和被膜骨性层,是膝后外侧复合结构（posterior lateral complex, PLC）浅层的一部分。髂胫束附着于骨盆、股骨和胫骨的中段,被动地抵抗髋关节的内收内旋,其功能在膝关节运动时除了屈膝以外,还协同静力装置,限制胫骨外旋及膝内翻,加强膝关节后外侧的稳定性,其损伤将导致膝关节后外侧旋转不稳定。其典型临床表现为膝关节外侧股骨外侧髁部疼痛,在膝关节屈曲 30°时疼痛最剧烈。

2. 发病机制 导致 ITBFS 的病因和发病机制并不清楚,有内外两个因素共同作用。目前关于髂胫束的发病机制主要有以下几种观点:

（1）摩擦和压力理论:解剖学上,髂胫束有 2 个重要附件,第 1 个附件进入远端股骨外侧髁的上边缘,第 2 个附件插入胫骨 Gerdy 结节成为韧带的一部分,故 ITB 常在这两个位置受到挤压和摩擦,导致发病。当膝关节反复做高强度、长时间屈伸运动时,髂胫束在股骨外上髁前后来回滑动,这一"摩擦撞击区域"在膝关节屈曲 30°时最为明显,就是足刚刚触地时,这也是为什么在足落地时膝外侧疼痛最为明显的原因。在上坡、下坡、步速较慢的情况下,膝关节屈曲角度减小,在撞击区花费更多的时间,从而经历更严重的 ITBFS 症状。与跑步者相比,骑自行车爱好者 ITBFS 在撞击区的时间减少了 50%,在撞击区的受力减少 17%～19%,这可能解释在这一人群中 ITBFS 的患病率较低。近年来,通过 MRI 发现髂胫束并非容易滑动的疏松结构,认为摩擦并不是引起 ITBFS 的主因。

（2）阔筋膜压迫综合征:对 ITB 和股骨外侧髁之间的组织进行组织学检查,发现了高度血管化和神经化的脂肪组织,当膝关节弯曲 20°～30°,ITB 最容易摩擦和压迫深部组织。跑下坡时最容易诱发 ITBFS,这可能是由于向下跑时,膝关节弯曲的角度较大,ITB 与外侧股骨外上髁的摩擦增大或者对深部软组织的压力增大。ITBFS 更可能是一种"阔筋膜压迫综合征",而不是一个重复的摩擦问题。

（3）外侧上髁上囊:ITB 和股外侧上髁之间潜在空间与临床 ITB 患者 MRI 扫描所见的高信号强度一致。ITBFS 炎性滑囊理论通常引用 ITB 下腔手术切除滑囊的积极结果作为支持证据。

（4）生物力线因素:研究发现,较大的髋关节内收角度、膝关节内翻过度、胫骨内旋过度、脚内旋及股骨外旋均可导致下肢力线改变,引起 ITB 和膝外侧张力增加。通过评估患有 ITBFS 的跑步者和无症状的对照者发现,最大的生物力学差异在髋关节,且患有 ITBFS 的跑步者患侧髋外展肌明显弱于未患侧和无症状对照组。髋部前侧运动范围、最大髋关节转动速度和最大膝关节转动速度的差异也与 ITBFS 有关。

(5) 其他:有研究发现臀部肌肉性能下降也是病因之一,包括肌肉(髋关节外展肌,臀中肌)强度、耐久性、灵活性和节段协调性改变。由于先天或工作等因素造成过度髋内收、膝内翻或外翻均可引起力线异常而致病。下肢长度差异(损伤侧下肢长于健侧)亦是 ITBFS 的病因之一。另外,下坡跑、穿旧鞋、单侧弧形路段长跑、足部过度旋转、ITB 持续性紧张、臀中肌无力等已被确定为引起 ITBFS 的潜在因素。

3. 临床表现　ITBFS 患者多有长期运动史和膝部外伤史。

(1) 症状

1) 膝关节外侧股骨外上髁处或其周围组织肿胀、疼痛,以刺痛为主,膝关节屈曲 20°~30°时或伸直时疼痛最明显,通过反复屈伸膝关节(如跑步)、单腿站立或下坡时可引起疼痛加重,疼痛可从膝关节向近端或远端放射,休息时缓解。

2) 局部充血或后期髂胫束变性,伸屈膝关节时常伴有摩擦感或弹响。

3) 髋关节外展肌力不足,表现臀中肌步态。

4) 一般疼痛只出现在运动期间,但随着疾病进展,可能出现步行疼痛,病程较长者甚至出现股四头肌萎缩。

(2) 体征

1) 患者取站立位,观察关节是否有肿胀、畸形、积液或者皮肤改变。关节积液是区别于 ITBFS 的重要表现,如果存在关节积液提示可能是关节内病变。

2) 在外侧关节线上 2~3cm 处可触及明显压痛点,当膝关节屈曲 30°时,股骨外上髁处可有捻发感。患侧臀部及胫骨外侧疼痛可放射至膝部。

3) 触诊髂胫束明显紧张,严重者可出现结节。患侧大腿外侧沿髂胫束走行部位均有压痛,位置表浅,内收大腿时疼痛加重。

4) 如果腓肠肌和比目鱼肌紧绷,患者踝关节背屈会减少,导致踝关节旋屈和膝关节屈曲增加。

5) 检查其他导致踝关节过度旋前的原因,包括扁平足、前脚内翻的补偿、跗骨内收,或股骨或胫骨扭转。这些畸形会增加腿部和大腿的内旋力矩,并放大表现不佳的外展肌和髋关节外旋肌所产生的内收肌力矩。

6) 腿长差异也会导致 ITBFS,应作为常规检查的一部分进行评估。

(3) 特殊检查

1) Noble 试验:患者仰卧,膝关节屈曲 90°,医师首先触诊股骨外侧上股骨髁,用大拇指在髂胫束上方施加压力,然后将膝盖从 90°屈曲伸展到 0°,再屈曲到 30°时出现疼痛为阳性试验。

2) Ober 试验:患者侧卧,健侧在下,屈髋屈膝 90°,检查者一手固定骨盆,另一只手握住患肢踝部,之后屈髋、外展再伸直,此时放松握踝的手,正常时可自然下落到健肢后方,如不能落下或者在健肢前方则为阳性。

3) Thomas 试验:患者仰卧,将健侧髋膝关节尽量屈曲,大腿紧贴腹壁,使腰部接触床面,以消除腰前凸增加的代偿作用。再让其伸直患侧下肢,若患肢随之翘起而不能伸直平放于床面上,即为阳性体征。用于检查髂腰肌、股直肌和 ITB 的紧张度。

4. 影像学检查

(1) X 线:有时可见股骨外上髁处软组织肿胀影,目前应用较少。

(2) MRI:对 ITBFS 具有较高的诊断敏感度,采用常规 SE 序列 T1WI、TSE 序列 T2WI 及冠状位、横轴位 STIR 序列除可以清楚地显示髂胫束外,更可显示合并的其他结构如半月板、韧带损伤等。MRI 表现包括:①股骨外侧髁侧方、近侧或远侧的境界不清的异常信号;②髂胫束表面或深部的异常信号;③髂胫束与股骨外侧髁侧方、近侧或远侧之间局限性积液;④髂胫束位于股骨外髁水平的部分增厚、呈波浪状或连续性中断,常伴有胫骨 Gerdy 结节撕脱骨折和髂胫束附着处水肿;⑤关节腔积液;⑥其他异常(如半月板撕裂),其中①~③最具特征性。

(3)超声检查:可以帮助临床确诊 ITBFS,鉴于 ITB 末端在解剖上呈"鸟嘴样",患者 ITB 常在股骨外侧髁处、Gerdy 结节上缘 0.5cm 处发生增厚与病变。还可用于评估外侧滑膜凹陷中囊性肿块和液体,外侧滑膜凹陷组织可表现出增生和炎症。通过膝关节屈曲和伸展可有效显示髂胫束的动态运动。

5. 诊断 通过运动史、临床症状和体格检查,可以作出 ITBFS 诊断。MRI 和超声检查有助于鉴别邻近的其他结构的损伤。

(1)临床上 ITBFS 患者多以膝关节外侧伸屈疼痛(在膝关节屈曲 20°~30°或伸直时最明显)为主要症状,跑步时加重。

(2)触诊髂胫束明显紧张,患侧大腿外侧沿髂胫束走行部位均有压痛,Ober 试验阳性。

(3)影像学诊断主要依据超声和 MRI。

6. 鉴别诊断 ITBFS 由于部分病例疼痛部位不确定,而与邻近的其他结构,如外侧副韧带、半月板、髌骨软化症等损伤临床表现相似,诊断常易混淆而影响治疗的针对性,需鉴别诊断(表 38-2-2)。

表 38-2-2 髂胫束摩擦综合征与膝部常见疾病区别

项目	髂胫束摩擦综合征	髌骨软化症	膝关节外侧半月板损伤	膝关节外侧副韧带损伤
临床症状	均可以有膝部外伤史,主要表现为膝关节外侧疼痛、屈伸膝关节时疼痛加重等。主要依赖于体格检查鉴别			
Ober 征	+	−	−	−
髌骨研磨实验	−	+	−	−
McMurray Fouche 试验	−	−	+	−
侧方应力试验	−	−	−	+

7. 治疗 ITBFS 治疗是一个长期的综合过程,目前以疼痛管理为主,通过口服药物、药物注射、功能锻炼等保守治疗来有效缩短疼痛时间,改善关节活动障碍,矫正下肢生物力线,缓解局部症状。只有保守治疗失败后才考虑外科介入。治疗的基本原则包括控制炎症、改善活动、纠正潜在的缺陷。

(1)保守治疗:Federicson 等基于炎症的病理生理学和 ITB 的力学因素,提出分阶段(急性、亚急性、恢复强化)治疗方案,具体如下:

1)急性期治疗以控制炎症反应为主:急性阶段以休息、消炎、消肿、减轻疼痛为主。在治疗的前 6 周,避免诱发疼痛的任何运动并局部固定;在损伤 24~48h 内冰敷,每次时间不超过 20min;用弹力绷带加压;口服 NSAIDs,可用于有功能障碍的患者。急性期口服药物控制炎症失败或肿胀持续超过 3 天,可以使用糖皮质激素局部注射或超声透药;使用偏振光照射、红外线、超声波等辅助理疗,还有体外冲击波和 TENS 治疗等。

2)亚急性期以无痛力量训练为主

A. 急性炎症消退后,开始进行伸展运动。当臀外侧肌群薄弱而无法发挥其功能时,其他肌肉必须代偿。可以通过收缩-放松训练加强薄弱肌群,练习分为三组,每组 7s/次最大收缩,然后拉伸 15s。

B. 一旦急性炎症消退,就应开始松解肌筋膜,这是对物理治疗的补充,应先于强化肌肉训练。手法治疗可以有效松解髂胫束及其相关组织。在韧带中进行触发点治疗有很大作用。顽固性疼痛病例还可在局部麻醉下行针刀松解。

3)恢复强化期以多平面闭链运动加强局部肌肉群力量为主:一旦关节活动度和肌筋膜限制得到解决,就可以开始强化训练。建议进行侧卧髋关节外展、单腿活动、骨盆下落、多平面弓步等肌肉训练。对于所有训练,建议从 5~8 次重复开始,逐渐建立 2~3 组,每组 15 次重复。即使只有一侧有症状,也要双腿重复练习。

4)恢复跑步阶段:恢复跑步取决于病情的严重程度和慢性程度以及患者之前的功能。大多数患者在 6 周左右完全康复。一般来说,只要患者能以适当的形式进行所有的强化训练,而且没有疼痛,就可以恢复跑步。我们建议在第一周每隔一天跑步一次，从在平地上轻松冲刺开始，跑步距离不宜过长，也不要在硬的地面上跑步，并在头几周避免任何下坡跑。在接下来的 3~4 周内，逐渐增加距离和频率。

（2）局部注射治疗：急性期或者股骨外侧髁伸展以及活动调整训练达 6 周后，可考虑行糖皮质激素的局部治疗。在髂胫束周围注射糖皮质激素可有效地缓解新发 ITBFS 患者跑步时的症状。通过超声将糖皮质激素精准注射至股骨外侧髁和髂束之间，可取得良好治疗效果。

（3）手术治疗：如果保守治疗 6 个月以上仍效果不好，就要考虑手术治疗。可选择开放手术或关节镜技术，包括切除滑囊或外侧滑膜凹陷，松解或延长髂胫束，以减轻对股骨的摩擦。

8. 预后　大约 50%~90% 患者通过 4~8 周非手术治疗后会好转。同样，所有的手术方式都报告了良好的结果。ITB 通常遵循一个波动的过程，并且可能在治疗进展的任何时候复发或恢复活动。

（二）膝外侧副韧带损伤

膝外侧副韧带（lateral collateral ligament，LCL）是维持膝关节稳定的重要结构，主要是防止膝关节内翻成角，限制外旋以及胫骨后移位。膝外侧副韧带损伤是由于膝关节过度内翻及前伸时，被牵拉的韧带超出生理负荷而发生撕裂、断裂等损伤，以膝关节肿胀、疼痛、功能障碍等为主要表现的疾病。单纯的外侧副韧带损伤较少见，常合并膝后外侧结构损伤、前后交叉韧带损伤。

1. 解剖　LCL 损伤的治疗方案主要由损伤的程度来决定，以往对 LCL 解剖认识不清晰，往往导致治疗效果不佳和重建手术失败。所以，清楚地了解 LCL 的解剖结构是成功治疗 LCL 损伤的关键。LCL 是坚固的条索状结构，宽 4~5mm，厚 2.6mm，长 69.9mm，起于股骨外侧髁粗隆，下端与股二头肌腱联合，呈"V"字形排列于腓骨小头的前面和侧面，覆盖了腓骨小头 38% 的宽度。LCL 的神经支配：大腿远端 1/3 的部分受支配股二头肌肌腱的胫神经分支支配，腘窝水平部分和腓骨近端部分受腓总神经支配。LCL 的血供主要由膝下外侧动脉和胫前返动脉供应。其功能是防止膝关节内翻成角，限制胫骨外旋，同时联合前交叉韧带防止胫骨的前移位，伸直时紧张，屈曲时松弛。

2. 发病机制　膝外侧副韧带损伤包括急性损伤和慢性损伤。

（1）常见的急性损伤机制

1）对胫骨近端前内侧方向的后外侧冲击，导致膝关节过度内收。

2）对弯曲膝盖的直接打击。

3）关节周围急性钙化沉积，临床上较为罕见。

（2）慢性损伤机制：包括长期不当的运动姿势、负重、爬山等造成外侧副韧带与软组织反复摩擦受损，出现慢性疲劳性损伤。

外侧副韧带急性损伤治疗不当或不及时，发展成慢性无菌性炎症，慢性炎症改变为大量绒毛及结节增生，肌肉纤维化变，结缔组织增生，毛细血管减少，血液循环减弱，代谢产物在局部堆积，刺激末梢神经和小血管，引起疼痛和血管痉挛，形成恶性循环。

3. 临床表现　一般都有明显外伤史，主要症状为膝关节周围疼痛伴关节功能障碍。部分患者合并其他结构损伤时，常出现一些特有的表现。

（1）症状：单纯的膝外侧副韧带损伤多发生在韧带止点处，伴有腓骨小头撕脱骨折，疼痛部位主要局限于膝关节外侧，伴局部肿胀、皮下淤血、膝关节活动障碍。

合并有腓总神经损伤，可出现足和足趾不能背屈，足下垂，行走时呈跨阈步态，小腿外侧及足背皮肤感觉减退或缺失。

如果损伤严重，波及关节囊或关节内交叉韧带损伤，则可伴有撕裂声和关节错动感，关节内出血，导致关节肿胀、疼痛，甚至伸直和过屈活动受限。

（2）体格检查：检查膝关节韧带损伤时，要常规进行外侧副韧带的查体和损伤评估，因为这些病变很少单独发生，常合并其他结构和韧带损伤。

1）视诊：患者常出现膝关节外侧、腓骨小头附近肿胀、皮下淤血、瘀斑。另外，还需注意胫骨前方是否存在瘀伤，因为这是膝关节后外侧角损伤导致血肿的常见部位。

检查时还应观察患者肢体对齐情况，外侧副韧带损伤时患者出现膝关节站立内翻，一般认为：内翻关节间隙≤5mm,提示轻度的副韧带损伤,6~10mm提示中度损伤,而>10mm则提示重度损伤。如果出现更严重的损伤,提示可能存在其他韧带损伤。若完全伸展的膝关节内翻常表示合并一个或两个交叉韧带的损伤。

2)触诊:触诊应从正常侧开始,使用恰当的力量有序地触诊皮肤、软组织和骨骼,以区分正常和改变的解剖结构。压痛点与关节线和韧带附着物的精确关系对于确定病变部位具有指导意义。膝关节外侧压痛常提示外侧副韧带损伤,将腿放置在"4"位置更容易识别和触诊膝盖的侧部结构(图38-2-2),可以很好地评估外侧副韧带的完整性,如果LCL未断裂,可触摸到完整的条索样结构。若出现腓骨肌及胫骨集群肌力下降,足背皮肤感觉减退,需考虑合并腓总神经损伤。

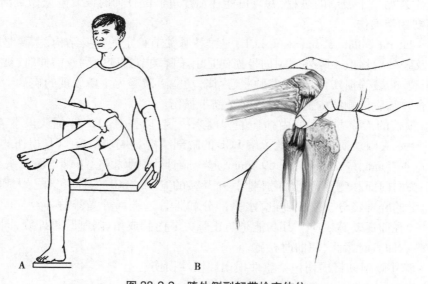

图38-2-2 膝外侧副韧带检查体位
A. 检查时嘱患者摆的体位;B. 检查者可触诊到完整的外侧副韧带。

3)内翻应力试验:①当伸直位试验阴性,屈曲30°位阳性者,表示膝关节外侧副韧带断裂合并外侧关节囊韧带的后1/3、弓形韧带、腘肌腱损伤;②当伸直位和屈曲30°位均为阳性者,表示膝关节外侧副韧带断裂同时合并交叉韧带断裂;③当伸直位阳性,屈曲30°位阴性者,表示单纯膝关节外侧副韧带断裂或松弛。

4)膝关节后外侧角评估:诊断LCL损伤时,同时必须评估膝关节的后外侧角,包括胫骨外旋试验、后外侧抽屉试验和反屈试验。

4. 影像学检查

(1)X线:膝内收位拍膝关节正位X线平片,患侧膝外侧间隙较健侧明显加宽,合并有腓骨小头撕脱骨折时,可见腓骨小头撕脱骨折,骨折片向上移位。

(2)MRI:MRI是评价及诊断膝关节损伤的重要影像学检查,诊断膝关节韧带损伤准确度高,可清晰显示膝关节内外侧副韧带、内外侧半月板、前后交叉韧带及周边肌腱韧带等软组织结构的损伤与隐藏的骨折线。

膝关节外侧副韧带损伤程度通常根据MRI结果进行分级:

Ⅰ级:韧带损伤最轻,在MRI冠状面成像上仍为平行于骨皮质的低带信号影,形态和厚度未见明显改变,仅在皮下的浅层副韧带内出现平行的1~2条高信号线影。

Ⅱ级:外侧副韧带纤维形态破坏,韧带纤维部分撕裂,水肿增加。韧带内和/或韧带周围的囊液内可见内部高信号,邻近皮下脂肪的分界缺失。

Ⅲ级:为最严重的韧带损伤,韧带纤维完全撕裂,韧带断裂处血肿形成,组织周围水肿严重。

(3)CT:CT在评估伴有骨折或撕脱的韧带损伤时诊断价值最大。另外,在修复手术中,CT扫描,特别是三维重建可以准确地评估隧道的位置和大小。

（4）B超：当轻微外侧副韧带拉伤时，仅表现为韧带局部或弥漫性肿胀、回声偏低、内部结构不清；当发生部分断裂时表现为局部肿胀、回声偏低，其浅方或深方可见积液；当完全断裂时表现为断端肿胀、回缩，断端回声偏低，断端之间可见低回声积血填充；合并腓骨小头撕脱性骨折时，表现为腓骨表面骨质不光滑，周边软组织内可见散在的斑片状强回声，伴声影。B超可对外侧副韧带上下整体观察，通过与健侧对比、通过伸屈患侧肢体对所观察目标进行比较分析，可以得出明确的结论，再加上超声方便快捷、廉价、软组织分辨率高等特点。因此，B超可以作为膝关节侧副韧带损伤初步检查的首选方式，并可对损伤程度做出初步判断。

（5）关节镜：关节镜是应用于关节腔内部检查的一种内镜，可以直接观察韧带、半月板、滑膜及软骨等组织，对诊断和治疗韧带损伤起着十分重要的作用。但关节镜是有创伤的检查，因此一般都应在详细采集病史、全面体格检查及必要的辅助检查（包括关节液分析）之后，仍不能明确诊断时应用。

5. 诊断　依据以下临床病史、体征和影像学检查要点做出膝外侧副韧带损伤的诊断。

（1）膝关节内翻受伤史。

（2）膝关节外侧肿胀、疼痛、瘀斑和腓骨小头附近压痛、活动受限。

（3）内翻应力试验阳性。

（4）膝关节内收位正位X线平片显示膝外侧副韧带间隙明显增宽，B超可见韧带局部肿胀、断裂等。MRI、CT可鉴别膝关节及其他复合伤。

临床上有时不能早期诊断或漏诊，主要原因是急性膝关节损伤的肌痉挛和保护可能掩盖关节不稳及伤后患者疼痛剧烈不配合，使内、外翻试验出现假阴性；详细询问病史、受伤方向及暴力大小，有助于诊断。

6. 鉴别诊断

（1）膝关节疼痛伴活动受限的鉴别诊断

1）膝关节韧带损伤

A. 膝内侧副韧带损伤：膝内侧副韧带起自股骨内上髁，下行分为前后两束。前束向下至胫骨粗隆水平，后束与关节囊、内侧半月板及斜韧带的起点紧密相连。膝关节遭受外翻暴力时易引起内侧副韧带损伤。伤后表现为膝关节疼痛、局部肿胀、关节不稳定、关节交锁、功能受限、皮下淤血。外翻应力试验时，屈膝30°阳性为单纯膝内侧副韧带损伤，伸直位阳性为合并前交叉韧带及后内侧角损伤。Slocum试验阳性提示后内侧关节囊撕裂。

B. 前交叉韧带损伤：膝关节伸直位内翻和膝关节屈曲位外翻受暴力撞击时易造成前交叉韧带断裂，患侧膝关节可出现肿胀、压痛与积血，关节功能障碍。抽屉实验膝关节前移增加。

C. 后交叉韧带损伤：屈膝位时胫骨近端受到直接向后的暴力易致后交叉韧带损伤。伤后患者膝后侧淤紫、肿胀、压痛，常伴有下蹲无力、胫骨后移位。抽屉实验膝关节后移增加。膝关节MRI表现为后交叉韧带消失、变细、不连续、水肿增粗和信号异常。单纯后交叉韧带损伤少见，常合并前交叉韧带损伤和/或侧副韧带损伤。

2）膝关节半月板损伤：半月板损伤多见于运动员与体力劳动者，可由一次性暴力引起（急性损伤），也可由慢性劳损或自然老化引起（慢性损伤）。急性损伤后患侧膝关节剧痛、肿胀、伸直困难，关节腔内可有积血。慢性阶段关节肿胀消退，功能恢复，仍有关节疼痛、关节间隙固定压痛、活动时有弹响。膝关节过伸/过曲实验、半月板旋转挤压实验（McMurray-Fouche实验）、研磨试验（Apley试验）或蹲走试验可发现阳性体征，并可初步判断损伤部位。MRI可明确诊断。

3）膝关节相关骨骨折

A. 股骨远端骨折：股骨远端骨折包括股骨髁上骨折、股骨髁间骨折和股骨髁骨骨折，好发于高能量损伤的年轻人或低能量损伤、伴有骨质疏松的老年人，在不同人群中呈双峰状分布。临床上表现为膝关节和股骨远端肿胀、畸形及压痛，骨折端有异常活动和骨擦感。股骨髁上骨折远端骨折块向后移位，可能损伤神经和血管。股骨外侧髁的外侧面有外侧副韧带的起点，部分股骨远端骨折可伴有外侧副韧带损伤。结合病史、临床表现及X线平片不难鉴别。

B. 胫骨平台骨折：足先着地的高空坠落或暴力直接打击膝内外侧时，易发生胫骨内外侧平台损伤。

胫骨平台内外侧分别有内、外侧副韧带附着,骨折时可伴有副韧带和半月板损伤。伤后表现为膝关节疼痛、肿胀、不能负重、主动及被动活动受限,胫骨近端及膝关节局部触痛。正侧位 X 线平片可见骨折线。MRI 可清晰显示损伤的韧带、半月板、关节软骨及周围组织。

股骨远端及胫骨近端骨折都需警惕骨筋膜室综合征的发生,应仔细检查患肢张力是否增高,是否有静息痛、被动牵拉相关肌肉诱发剧痛及足部感觉减退体征。单纯外侧副韧带损伤一般不会出现骨筋膜室综合征。

C. 髌骨骨折:跪地跌倒等暴力直接作用于髌骨或股四头肌强力收缩的肌肉牵拉暴力均可造成髌骨骨折。伤后膝前疼痛、肿胀,有时可触及髌骨骨折分离后的凹陷。膝关节正侧位 X 线平片可明确诊断。

4）炎症性疾病

A. 膝关节结核:膝关节结核以儿童和青少年多见。起病缓慢,伴有全身症状,如低热、乏力、疲倦、食欲下降、消瘦、贫血等。早期结核病杆菌侵犯滑膜,以炎性浸润和渗出为主,表现为膝关节肿胀和积液。查体可见膝眼饱满、髌上囊肿大,浮髌试验阳性。X 线平片仅见髌上囊肿大和局限性骨质疏松。膝外侧副韧带损伤起病急、有外伤史且一般不伴全身症状,易与膝关节结核早期相鉴别。膝关节结核病变进展可侵及骨骼,X 线平片可见关节间隙变窄和边缘骨性侵蚀。临床表现为膝关节疼痛、畸形。后期骨性破坏加重,关节间隙消失,寒性脓肿形成。

B. 骨关节炎:好发于 50 岁以上者,女性多见。主要累及膝关节、髋关节、脊柱等负重关节及远端指间关节。起病缓慢,累及膝关节出现膝关节疼痛,初为钝痛,随病变进展疼痛逐渐加剧。活动时疼痛加重,休息后好转。关节局部压痛、肿胀、积液,关节僵硬一般不超过 30min。红细胞沉降率轻度升高。X 线平片表现为关节边缘增生或骨疣形成,关节间隙非对称性狭窄。

C. 类风湿性关节炎:多发生在 20~45 岁,女性多见。主要累及近端指间关节、掌指、腕、足趾等小关节,其次是膝、踝、肘、肩等大关节。临床表现为全身多发性和对称性慢性骨性关节炎。特征表现为关节疼痛、压痛、肿胀、晨僵长达 1h 以上及关节畸形。最为常见的关节畸形为腕、肘关节强直、指关节半脱位、手指向尺侧偏斜和呈"天鹅颈"及"纽花扣"样表现。

D. 痛风:尿酸沉积在膝关节,急性期表现为膝关节疼痛,呈撕裂样、刀割样或咬噬样痛,红肿、局部皮温升高及关节活动受限。患者发病前多有高嘌呤饮食、饮酒、受寒、劳累、感染、外伤等病史,且血生化检查可见尿酸升高。通过仔细询问病史及血尿酸检查,不难与膝外侧副韧带损伤相鉴别。慢性期膝关节内大量沉积的痛风石导致膝关节骨质破坏、关节周围组织纤维化、继发退行性改变等。临床上表现为膝关节畸形、持续性疼痛、压痛、功能障碍。X 线平片可见软骨缘破坏、关节面不规则、骨质透明缺损。

5）膝关节相关骨占位性病变

A. 骨肉瘤:多见于青少年。好发于股骨远端、胫骨近端及肱骨近端的干骺端。当病变出现股骨远端、胫骨近端时表现为膝关节疼痛和活动受限,需与膝外侧副韧带损伤相鉴别。骨肉瘤所致局部疼痛,多为持续性,逐渐加重,夜间尤甚。可伴有局部肿块、表面皮温升高、静脉怒张,全身恶病质表现及病理性骨折等。X 线平片表现骨质破坏、骨膜反应明显,可见 Codman 三角或"日光射线"形态。

B. 骨巨细胞瘤:多发生在 20~40 岁,女性稍多。好发于股骨远端和胫骨近端。临床表现为局部疼痛、压痛、邻近关节活动受限。局部肿块压之有乒乓球样感。特征性 X 线平片为骨端偏心位、溶骨性、囊性破坏,呈肥皂泡样改变,无骨膜反应。

（2）腓总神经损伤相关鉴别诊断

1）腓骨近端骨折:腓总神经在腘窝近端由坐骨神经发出后,沿腘窝上外缘经股二头肌内缘下行,至腓骨头后方并绕过腓骨颈,向前穿腓骨长肌,分为腓浅神经及腓深神经两终支。小腿外侧遭受直接暴力,如车祸撞击、重物砸伤等导致的腓骨上端骨折易损伤腓总神经损伤,出现足下垂、跨阈步态,小腿外侧及足背皮肤感觉减退或缺失等。腓骨近端骨折后有骨折特征性表现(如畸形、骨擦音或骨擦感)及 X 线平片显示的骨折线,可与膝外侧副韧带损伤相鉴别。

2）腓骨肌萎缩症:亦称遗传性运动感觉神经病,是临床最常见的具有高度临床异质性和遗传异质性的周围神经系统单基因遗传病,患病率约为 1/2 500。本病患者多在 10 岁前发病,少数患者在成年发病,病程进展缓慢。主要表现为慢性进行性四肢远端肌无力和肌萎缩、感觉减退、腱反射减弱或消失,伴高弓足和脊柱侧弯等骨骼畸形。肌肉萎缩常由下肢开始,逐渐蔓延至上肢。下肢肌肉萎缩可出现行走、跑步困难,跨阈步态。手部骨间肌和大小鱼际肌萎缩,可出现爪形手或猿手畸形。

3）其他病因所致的腓总神经卡压综合征:如腓骨上端骨软骨瘤、腓肠肌外侧头籽骨、股二头肌腱囊肿、外侧半月板膨出性病变、腓总神经附近的曲张静脉、膝关节长时间屈曲或强力性反复屈伸运动等。

7. 治疗　治疗目前分为非手术治疗和手术治疗。LCL 损伤后是采用哪种治疗方式取决于 LCL 受损的程度以及是否合并有其他韧带的损伤。如果合并有其他韧带的损伤,早期手术干预治疗是有利的,已经证明撕裂的外侧副韧带不会像内侧副韧带损伤一样愈合,因此,主张外科手术干预的阈值更低。LCL 损伤的治疗原则是确切诊断、早期处理、全面修复。

（1）非手术治疗:单纯的膝关节外侧副韧带 Ⅰ 级和 Ⅱ 级损伤通常可以通过非手术治疗和早期动员来进行治疗。

1）制动:适用于损伤较轻的单纯膝外侧副韧带损伤者。膝内收应力拍片,关节间隙开大 0.4cm,可用弹性绷带加压包扎;关节间隙开大为 0.5～1.2cm,给予抽尽膝关节内积血加压包扎,屈膝 20°～30°位前后长腿石膏托固定,6 周后拆除石膏,开始练习膝关节活动。石膏固定期间,应加强股四头肌收缩训练。

2）药物治疗:NSAIDs 治疗,必要时加用抗生素抗感染治疗。

3）理疗:急性期后可用热敷、偏振红外光等物理治疗。

4）局部注射和针刀治疗:病变后期,在韧带损伤后修复过程中,由于瘢痕粘连,韧带局部弹性降低,不能自由滑动而影响膝关节功能或者因为牵拉而引起疼痛时,可行关节腔穿刺,抽取积液以及痛点治疗及针刀治疗。

5）银质针治疗:治疗单纯软组织受损者,银质针可以进行有效松解治疗,降低神经末梢兴奋性,扩张周围小血管,改善局部循环,促进炎症吸收,缓解肌肉痉挛,恢复关节力学平衡。

（2）手术治疗:膝外侧副韧带完全断裂,过去认为可以不必进行修补,但近年来观察,未进行修补者,有的后遗症明显,常导致膝关节前外侧旋转不稳定,如合并前交叉韧带损伤,则更为明显。当合并后交叉韧带损伤时,则发生后外侧旋转不稳定,出现胫骨外髁向后旋转半脱位。所以,近年来对严重外侧副韧带断裂一经确诊,即决定尽快手术修复或重建。

（三）腘肌腱炎

腘肌腱（popliteus tendon,PT）是膝关节后外侧复合体（posterolateral complex,PLC）的重要组成部分。腘肌腱起自股骨外侧髁压迹,腓侧副韧带（fibular collateral ligament,FCL）股骨附着处的前下方,斜向内下方穿股二头肌腱和 FCL 深面,并有纤维与外侧半月板相连形成腘半月板纤维束,抵于胫骨平台下与腘肌肌腹连接。腘肌腱位于关节囊内,是人体仅有的位于关节囊内的两个肌腱之一（另一个是肱二头肌长腱）。作为膝关节的"第五韧带",腘肌腱重要性不亚于交叉韧带和侧副韧带,其主要功能是牵拉股骨及半月板外旋,或使胫骨内旋,具有限制膝关节内翻、胫骨外旋及胫骨前、后移动的功能。反复滑脱、损伤未愈或劳损,使腘肌腱与外侧副韧带相互摩擦,均可导致腘肌腱炎（图 38-2-3）。

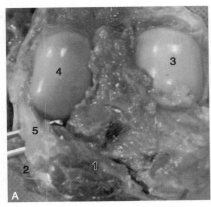
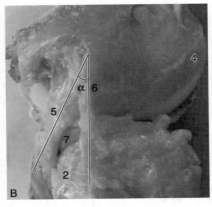
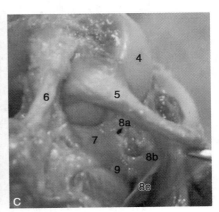

图 38-2-3　腘肌腱解剖位置、形态特点及与周围关系

A. 腘肌腱解剖位置;B. 腘肌腱与腓侧副韧带关系;C. 腘半月板纤维束解剖位置。

1. 腘肌;2. 腘腓韧带（PFL）;3. 股骨内髁;4. 股骨外髁;5. 腘肌腱（PT）;6. 腓侧副韧带（FCL）;7. 外侧半月板;8a. 腘半月板前下纤维束;8b. 腘半月板后上纤维束;8c. 腘半月板后下纤维束;9. 外侧半月板-腘肌腱切迹;∠α. 腘肌腱与腓侧副韧带夹角。

1. 病因 腘肌腱炎是一种以肌腱增厚和慢性局限性肌腱疼痛为特征的疾病,其原因可为急性创伤(如肌腱撕裂或断裂),但更常见的病因是过度使用。此外,膝关节外伤、退行性病变、下肢肌肉用力不当、运动方式不正确等,也会造成腘肌腱炎的发生。

肌腱炎发展往往是多因素的结果,主要为内在因素和外在因素。内在因素主要与个人的肌腱特性或愈合能力有关,而外在因素与作用于肌腱的负荷有关。在大多数慢性肌腱损伤的患者中,往往是内因和外因共同导致损伤。在许多情况下,患者具有内在的易感性,随后暴露于外在因素,导致肌腱损伤。

2. 发病机制 腘肌腱炎通常是指由于肌肉纤维过度使用,反复强烈牵拉而引起腘肌腱胶原纤维退行性病变,除了累及肌腱本身,还可以累及腱鞘。以往诊断常用肌腱炎,但事实上并非单一的炎症,大多数情况下常合并受累肌腱胶原组织变性,因此现在通称为肌腱病。此外,肌腱、韧带和肌肉起止点部位,由于损伤引起局部充血、渗出、水肿,继而由于未能完全吸收,代谢产物在局部滞留,形成粘连、增厚,引发纤维化、骨化乃至钙化等一系列病理变化。

3. 临床表现 腘肌腱炎常表现为活动相关的膝后疼痛,一般是膝关节后外侧疼痛、肿胀,膝关节弯曲或运动时疼痛加重,休息后缓解,有一些患者膝部皮肤可有发热,可出现麻木或刺痛,疼痛的关节僵硬限制受累关节的运动。随着病情加重,疼痛可进一步发展为持续性剧烈疼痛,活动时膝关节外侧还会出现滑动、弹响。

4. 影像学检查

(1) X线检查:常可见肌腱及其腱鞘有钙质沉积,同时可以排除膝关节骨质增生、骨损伤等病变,对腘肌腱炎诊断有重要意义。

(2) MRI:MRI可帮助确定肌腱损伤的严重程度且在肌腱完全撕裂时能够准确地显示出来,这对鉴别诊断具有一定的意义。

5. 诊断 腘肌腱炎的诊断主要根据临床表现和影像学检查结果。

(1) 仔细询问患者的个人史,多有膝部使用过度的情况。

(2) 患者常表现为膝关节后外侧疼痛、肿胀,活动时还会出现滑动、弹响。

(3) 患者坐位时将患侧足跟置于健侧膝关节上,可以感觉到患侧膝关节疼痛。

(4) 通过X线检查,排除膝关节骨质增生、骨损伤导致的疼痛。

(5) 超声或MRI检查中的肌腱外观特征性改变,可用于确诊肌腱变性、识别肉眼可见的撕裂(或许可以通过手术修复)和确定相关结构的受累范围(如有无骨刺或骨碎片、盂唇病变、滑囊病理改变)。

6. 鉴别诊断

(1) 半月板损伤:多由暴力突然扭转所致,伤后关节疼痛肿胀,关节侧方间隙压痛明显,麦氏征阳性,半月板挤压试验阳性。

(2) 创伤性膝关节血肿:膝关节受伤后立即发生关节内积血,但无关节不稳定,侧副韧带分离试验阳性。

(3) 膝关节退行性关节炎:好发于负重较大的膝关节,主要表现膝关节开始活动时疼痛明显,稍活动后疼痛减轻,然而负重和膝关节活动过多时,疼痛又会加重,这是骨关节病的特点。

(4) 创伤性滑囊炎:膝关节受伤几个小时后发生关节积液,疼痛较轻,无关节失稳现象。

7. 治疗 由于腘肌腱炎的发病机制十分复杂,涉及到多种生物学现象,肌腱愈合机制的研究相对较少,治疗方法十分有限,治疗目前分为保守治疗、微创治疗和手术治疗三大类。

(1) 保守治疗

1) 活动调整:调整限制施加于腘肌腱的负荷量和负荷强度,避免加重症状的活动。

2) 抗炎药物治疗

A. NSAIDs:口服NSAIDs,或对乙酰氨基酚,可能有助于短期(如5~7d)缓解疼痛。避免长期使用NSAIDs来治疗腘肌腱炎,因为大多数患者没有炎症且长期使用NSAIDs有副作用。

B. 糖皮质激素:糖皮质激素治疗腘肌腱炎的有效性和相关风险似乎随症状持续时间和给药方式(如局部注射与全身性治疗)的不同而有所差异。糖皮质激素可能对急性肌腱炎患者有用。在慢性肌腱炎中,糖皮质激素可能有害,因为糖皮质激素能抑制胶原合成,可能会增加肌腱断裂的风险,并不能改善长期结局。

3）物理治疗

A. 体外冲击波疗法:通过诱导组织新生血管和改善组织的血液供应,并通过组织再生启动慢性炎症组织的修复,从而缓解肌腱病引起的疼痛。

B. 低能量激光疗法:通过产生 ATP、增加蛋白质合成和血管生成刺激胶原蛋白生成,促进修复。

C. TENS。

（2）微创治疗

1）PRP 注射:PRP 可促进细胞增殖,并诱导肌腱干细胞分化,还能促进胶原蛋白生成,有助于肌腱愈合过程中组织重塑。PRP 通过血小板内的生长因子和细胞因子发挥作用,安全性好,是很有前景的治疗方法。

2）针刺疗法:如果使用针刺疗法,应将其作为对直接刺激肌腱修复疗法的一种辅助方法。

3）超声引导下糖皮质激素药物注射:在超声引导下在腘肌腱周围注射糖皮质激素药物,注意不能把药物注射入肌腱内,因为此类药物可抑制胶原的合成,易导致腱组织部分撕裂或完全断裂。糖皮质激素的注射治疗只能提供短期效果,症状很容易复发。

4）超声引导下臭氧注射治疗:在超声引导下在腘肌腱周围注射臭氧。

（3）手术治疗:手术治疗主要通过切除纤维化粘连、缝合撕裂的肌腱组织从而恢复血管,刺激活跃的肌腱细胞,重启蛋白合成促进其修复。手术治疗的优势在于成功率较高,约85%,复发率不超过6%,术后机体动员早、恢复快。但手术缝合是一个侵入性过程,手术伤口处皮肤坏死、切口感染、积液、血肿、非吸收性缝线等会引发炎症及复杂并发症,且术后并发症发生率高达21%。术后制动容易引起纤维粘连,导致愈合肌腱的生物力学及机械性能明显弱于正常肌腱。因此,手术治疗一般作为保守治疗超过 6 个月且疗效欠佳患者的备选治疗手段。

（四）股二头肌腱腱鞘炎

股二头肌腱有长短两个头,近端长头附着于坐骨结节,短头附着于股骨嵴。远端长头在膝关节分为两个主要部分,前臂和直臂。直臂附着在腓骨头的后外侧,前臂附着在腓骨头的外侧,与腓骨侧副韧带交叉,部分附着于胫骨前外侧横向 Gerdy 结节。远端短头有一个直臂,附着在腓骨头茎突上,横向茎突的尖端。附着在腓骨茎突上的股二头肌腱的主要组成部分是长短头的直臂。股二头肌腱复杂的附着结构,随膝关节伸屈,股二头肌腱可向前后移动,使它成为伸展髋关节、屈曲及外旋膝关节最有力的肌腱,在膝关节外侧稳定中起着重要的作用。生物力学研究报告,如果肌腱被切除并转移到大腿前部,屈曲活动减少 75%。股二头肌肌腱老化或损伤、长短头肌腱附着异常、腓骨头畸形（如外生骨疣）等易导致股二头肌腱鞘炎,长期深蹲或过度屈曲膝关节的高强度训练,反复摩擦或牵拉损伤是该病的主要病因,运动员较常见,但人群整体发病率不高。

1. 发病机制　股二头肌肌腱由于长期反复摩擦或牵拉损伤等过负荷,功能逐渐减弱,最终导致功能丧失。在高负荷下,肌腱内发生微观破坏,并导致细胞水平的改变,引起腱鞘发生充血、水肿、增厚,造成腱鞘的滑膜层发生急性水肿或慢性损伤性炎症。由于肌腱受到了压力,肌腱的微小损伤会导致单个肌纤维变性,随着肌纤维变性的不断加剧,破坏其机械性能,股二头肌在腱鞘内的滑动功能发生障碍,导致了股二头肌腱腱鞘病变的发生。

2. 临床表现

（1）症状

1）膝关节外侧疼痛,位于腓骨小头上方,疼痛沿股二头肌腱呈纵行方向放射,屈膝（如跑跳及足用力后蹬地）时疼痛明显,疼痛的程度与肌腱损伤的程度有关。

2）创伤性肌腱滑脱或半脱位,或肌腱附着点异常,或附近有外生骨疣时,肌腱在其上面越过,可产生弹响。

（2）体征:可见沿股二头肌腱压痛,并有轻度肿胀。检查压痛时,压痛点可随膝的伸屈、股二头肌腱的移动而前后变化,伸膝时向前,屈膝时股二头肌腱移向腓骨小头后面,压痛点也相应移动。

3. 影像学检查

(1) X线检查:一般不作为常规检查。常规膝关节正侧位常无明显异常。部分患者可见膝关节外侧骨刺形成。

(2) MRI检查:易分辨肌腱血肿、炎症、脱位、半脱位以及肌腱断裂等病理性改变,腱鞘炎时常伴有腱鞘内积液或滑膜炎,表现为肌腱组织内T1WI出现中等信号强度异常信号,T2WI为弱于水信号的增高信号,肌腱组织可见增粗,周围可伴有水信号强度异常信号灶。

(3) 超声检查:超声具有较高的特异性与敏感性,尤其是对肌腱病变,有实时动态、无创、费用低等优点。

4. 诊断 依据以下临床病史、体征和影像学检查要点做出股二头肌腱腱鞘炎的诊断。

(1) 患者有膝部急性外伤史、长期深蹲或过度屈曲膝关节的高强度训练史或受凉史。

(2) 膝部外侧疼痛,位于腓骨小头上方,疼痛沿股二头肌腱呈纵行方向放射,屈膝(如跑跳及足用力后蹬地)时疼痛明显。

(3) 沿股二头肌腱压痛,并有轻度肿胀。压痛点随膝的伸屈、股二头肌腱的移动而前后变化。

(4) 膝关节MRI或B超有助于诊断股二头肌肌腱腱鞘炎。

5. 鉴别诊断

(1) 髂胫束综合征:多有膝部外伤史,弹响或摩擦感,局部充血或后期髂胫束变性,伸屈膝关节时常伴有局部摩擦感或弹响,弹响多呈低调钝声,于股骨外上髁部有明显的肿胀、压痛。

(2) 膝外侧副韧带损伤:有膝关节内翻受伤史,膝关节外侧疼痛、肿胀及皮下淤血和局限性压痛,在腓骨小头附近明显,膝关节内翻应力试验阳性,膝关节内收位正位X线平片显示膝外侧副韧带间隙明显增宽。

(3) 腓总神经鞘内囊肿:在腓骨小头后面,沿腓总神经走行有囊性肿胀,并向近侧发展,有时可见多发性囊肿。按压该囊肿可引起小腿前外侧和足背部疼痛,胫前神经支配区小腿前面及足背疼痛和感觉障碍,胫前间隔肌肉受累可产生垂足畸形。

6. 治疗 股二头肌腱腱鞘炎临床并不常见,较难诊断,易误诊,常常导致治疗效果不佳。股二头肌腱在膝关节稳定起着重要的作用。建议尽早修复肌腱,防止肌腱断裂。目前治疗分为保守治疗、微创介入治疗和手术治疗三大类。

(1) 保守治疗:保守治疗方法主要有制动、药物治疗、针灸、推拿治疗、理疗等。

1) 制动:减少膝关节活动,急性损伤24h以内,局部冷敷,加压包扎,避免损伤组织发生内出血和组织水肿;24~48h后改为热疗,促进炎症吸收,对于症状较重者,在治疗期间石膏或夹板外固定限制膝活动。

2) 药物治疗:口服或外用消炎镇痛药物,常用口服药有对乙酰氨基酚、塞来昔布等,外用氟比洛芬酯等,还有外用中药熏洗等。

3) 手法治疗:可用揉、弹拨、推捋、一指禅推法、摇膝扳牵、摩擦法等手法。

4) 针灸、推拿治疗:见中医治疗章节。

5) 物理治疗:物理治疗是临床上应用最多的一种非损伤性治疗。通过物理治疗,能改善局部血液循环,松弛痉挛的肌肉,消除组织炎症水肿和局部硬结,达到缓解症状的目的。治疗时无痛苦,患者易于接受,对股二头肌腱炎的治疗起到了很好的辅助作用。

(2) 微创介入治疗:常用的是针刀疗法、痛点阻滞、超声介入下精准注射治疗、臭氧治疗、PRP疗法、具有化学刺激性的硬化注射(例如聚多卡醇)、再生医学疗法(如自体骨髓干细胞疗法)、抑肽酶注射剂等。

1) 超声介入下精准注射治疗:针对股二头肌腱腱鞘炎,在B超引导下局部注射糖皮质激素及注射臭氧治疗,5~7d一次,3次为1个疗程。糖皮质激素注射有良好的短期止痛效果以及肌腱病变肿胀和血管化的减少,几乎也是最有争议的治疗手段。研究表明,糖皮质激素注射的长期疗效不仅没有提升,反而会存在肌腱断裂的风险,因此注射时药物宜注射在肌腱周围。

2) 针刀疗法:对于股二头肌腱腱鞘炎可行针刀疗法。一般消毒后痛点进针,在股二头肌腱鞘上作切开,剥离2~3刀,覆盖好无菌纱布,用拇指按压针孔,使腱鞘平复,即可起到治疗性作用。

3）PRP疗法：PRP富含高浓度血小板,能分泌多种细胞生长因子,通过这些细胞生长因子调节肌腱区基质和血管再生治疗股二头肌腱病变。PRP治疗股二头肌腱腱鞘炎的方式一般可分为两类：一类是PRP作为辅助手段(在超声引导下微创介入治疗后注射)；另一类是直接在超声引导下注射PRP用于治疗,目前后者较多见。

（3）手术治疗：非手术治疗无效,建议尽早修复肌腱,防止肌腱断裂。如腓骨头部分切除、肌腱附着重新定位等,解剖上修复股二头肌腱长短头直臂,使附着点还原至腓骨头茎突后外侧,能减轻患者的症状。弹响伴有疼痛者,可行手术治疗或行肌腱固定术。因外生骨疣所致者,可切除骨疣。

7. 预防　健康宣教,适当运动、健康营养的正确生活方式,减少运动的强度,避免过屈及长时间下蹲,控制体重,加强伸展和躯干稳定训练。

（五）膝关节外侧滑囊炎

膝部是滑囊最集中的部位,有的与关节相通,有的与关节不通。膝关节外侧滑囊包括股二头肌与腓肠肌之间的滑囊、腓肠肌外侧滑囊、腘肌腱与外侧副韧带间滑囊、腘肌滑囊,正常情况下只有腘肌滑囊、腓肠肌滑囊与关节腔直接连通。膝关节外侧滑囊炎常见于经常暴露在下跪、蹲姿、重体力劳动等职业中的患者,长跑运动员、类风湿关节炎、痛风性关节炎及长期血液透析患者,中年男性发病率较高。

1. 发病机制　滑囊,又称滑膜囊或黏液囊,为一结缔组织扁囊,多位于组织结构经常摩擦的部位。滑囊壁分为两层,外层为薄的致密纤维结缔组织,内膜为滑膜,其腔为裂隙状,内有少许滑液,有增加润滑、减少摩擦、促进活动灵活性等作用。膝关节外侧滑囊炎常因急性损伤、感染、慢性损伤(如长期摩擦、挤压、碰撞等)、关节炎、化学物质刺激等直接或间接使滑膜囊受损,滑囊壁发生轻度的炎症反应,滑液分泌增多,同时液体渗出,甚至出现囊壁水肿、肥厚或纤维化,引起膝关节外侧肿胀、疼痛,外伤较重者可致囊内积血,影响膝关节活动,亦可由类风湿关节炎、痛风性关节炎引起。

2. 临床表现

（1）症状：膝关节外侧疼痛、肿胀伴功能障碍,活动时加重,休息可缓解,可反复发作。感染性滑囊炎与非感染性滑囊炎相比,疼痛剧烈,且肿块表面皮肤有红肿热表现。创面严重者可有囊内积血,可伴有软组织挫伤和皮下淤血。

（2）体征：局部可触及囊肿,有波动感、压痛感或局部隆起有小结节,多数较硬,界限清楚；少数柔软,界限不清。常因加压摩擦而出现疼痛加重,为绞痛,休息后能缓解,膝关节伸屈抗阻力试验阳性。各滑囊炎压痛位置稍有区别,股二头肌与腓肠肌之间滑囊炎的压痛位置,在伸膝时平髌上缘向外侧股骨外髁略偏后处,且常常在提足跟和用力屈膝时加重疼痛。腓肠肌外侧头滑囊炎,在股骨外侧髁部膝关节囊股骨髁止点稍上有压痛,在屈膝活动时可加重疼痛。腘肌腱与外侧副韧带之间的滑囊炎,在膝关节外侧略偏后有压痛,易与外侧半月板后角损伤混淆,但后者有半月板损伤的特有体征,经常伴有膝关节内肿胀或积液。有时滑囊炎会被膝内半月板损伤体征掩盖。

3. 影像学检查

（1）X线检查：偶可见骨质改变、骨髓炎或局部骨刺。

（2）MRI检查：可帮助明确诊断滑囊炎,但不能明确是否存在感染。

（3）超声检查：敏感性较MRI低,可快速诊断,费用低,也可用于不能行MRI检查的患者。

（4）穿刺检查：肿胀部位穿刺,可抽取液体进行生化检查,可鉴别感染性和非感染性滑囊炎。

4. 诊断　依据以下临床病史、体征和影像学检查要点做出膝关节外侧滑囊炎的诊断。

（1）患者有膝部受伤史或长期劳损史。

（2）膝部疼痛,有肿块,位于膝关节外侧。

（3）压痛明显,肿块有波动感或囊性感。

（4）X线摄片示骨关节异常改变,膝关节MRI或B超有助于诊断滑囊炎。

5. 鉴别诊断

（1）化脓性关节炎：好发于儿童、老年体弱和慢性关节病患者,男性居多。X线检查仅见关节肿胀；稍晚可有骨质脱钙,因软骨及骨质破坏而有关节间隙狭窄,晚期可发生关节骨性或纤维僵硬及畸形等,有新骨增生现象,但死骨形成较少。

(2)膝外侧副韧带损伤:有膝关节内翻受伤史,膝关节外侧疼痛、肿胀及皮下淤血和局限性压痛,在腓骨小头附近明显,膝关节内翻应力试验阳性,膝关节内收位正位 X 线平片显示膝外侧副韧带间隙明显增宽。

(3)腓总神经鞘内囊肿:在腓骨小头后面,沿腓总神经走行有囊性肿胀,并向近侧发展,有时可见多发性囊肿。按压该囊肿可引起小腿前外侧和足背部疼痛,胫前神经支配区小腿前面及足背疼痛和感觉障碍,胫前间隔肌肉受累可产生垂足畸形。

6. 治疗

(1)保守治疗:保守治疗方法有多种,且不同专业医师的经验不同,在治疗措施上可能会使用不同的方法。常见的方法有制动、药物治疗、针灸、推拿、理疗等。

1)制动:减少膝关节活动,急性损伤 24h 以内,局部冷敷,加压包扎,避免损伤组织发生内出血和组织水肿;24~48h 后改为热疗,促进炎症吸收,对于症状较重者,在治疗期间石膏或夹板外固定限制膝活动。

2)药物治疗

A. 消炎镇痛药物:常用口服药有对乙酰氨基酚、塞来昔布等,外用氟比洛芬酯等。

B. 抗感染药物:对于化脓性滑囊炎患者,可口服抗生素抗感染。

3)针灸、推拿治疗:见中医治疗章节。

4)物理治疗:物理治疗是临床上应用最多的一种非损伤性治疗。通过物理治疗,能改善局部血液循环,松弛痉挛的肌肉,消除组织炎症水肿和局部硬结,达到缓解症状的目的,对膝关节外侧滑囊炎的治疗起到很好的辅助作用。

(2)微创介入治疗

1)B 超引导下介入治疗:针对非化脓性滑囊炎,在 B 超引导下局部注射糖皮质激素及注射臭氧治疗,防止囊液机化而形成关节内粘连;对于化脓性滑囊炎,必要时 B 超引导下切开排脓。糖皮质激素注射有良好的短期止痛效果以及减少滑囊病变肿胀和血管化的作用,但它几乎是最有争议的治疗手段。

2)穿刺抽液及加压包扎:在无菌操作下,抽出积液,同时用生理盐水冲洗,至无血性物为止,行关节内注射,每周 1 次,5 次为 1 个疗程,适用于非化脓性急性发病或病程短者。

3)针刀疗法:对于慢性滑囊炎有滑膜增厚,滑液不能排出而出现滑囊积液者,可行针刀疗法。一般消毒后痛点进针,在囊壁上作切开,剥离 2~3 刀,覆盖好无菌纱布,用拇指按压针孔,使积液囊平复,即可起到治疗性作用。

(3)手术治疗:适用于保守治疗效果不佳,反复复发,疼痛较重,出现并发症,影响活动或关节功能,滑囊较厚或钙化和病期较长的患者,常见的方法有内镜下滑囊切除术、开放性滑囊切除术、部分骨性物切除术等。

7. 预防

(1)健康宣教,适当运动、健康营养的正确生活方式,控制体重。

(2)神经肌肉训练可以提高肌肉的速度和效率,还可增加膝关节的稳定。

(3)减少风险因素,减少运动的强度、速度,选择合适的鞋子。

第三节 踝部疼痛病

一、踝部腱鞘炎

踝部腱鞘炎是踝部常见病之一,常见病因有外伤、慢性劳损、退行性改变等,多见于经常运动或长途行走者,由于经常跑跳、长距离行走或踝部受寒湿的刺激导致,严重者可影响正常活动,任何年龄均可发病。

（一）发病机制

1. 由于频繁活动引起肌腱与腱鞘过度摩擦而发生充血、水肿、炎性渗出,继之腱鞘机化、鞘壁肥厚,管腔狭窄,肿胀的肌腱在狭窄腱鞘内滑动时发生疼痛。

2. 由于跟骨、距骨、胫腓骨局部骨性隆起或肌膜走行方向发生改变形成角度,加大了肌腱和腱鞘之间的机械摩擦,使腱鞘在早期发生充血、水肿、渗出等无菌性炎症反应,长久后可发生慢性纤维结缔组织增生、肥厚、粘连等变化,致使腱鞘狭窄。当肌腱通过狭窄的腱鞘时,会发生疼痛、压痛、弹响或绞锁,影响运动功能。

（二）临床表现

1. 症状　关节活动不灵活、酸胀,活动时伴有疼痛发作,可在关节屈伸时产生弹响,并不会随着活动频繁而明显缓解。

2. 体征　局部压痛,可触及硬结,局部按压硬结可诱发疼痛症状,严重时肿胀,关节交锁时,关节不能伸直或屈曲。

（三）影像学检查

影像学检查使用较少,一般通过查体即可诊断,常见的为肌腱触诊,触诊肌腱或者腱鞘时可触及硬结,伴有明显触痛;也可通过 X 线检查可见肌腱、腱鞘钙质沉积。

（四）诊断

1. 病史　有踝部劳损病史。

2. 症状及体征　起病多较缓慢,早期在跖趾关节掌侧局限性酸痛,晨起或工作劳累后、用凉水后加重,热敷后症状减轻,活动稍受限,随后疼痛可向踝及足趾远侧放散。随着腱鞘狭窄和肌腱变性增粗的发展,肌腱滑动越来越困难,并可扪及硬结,足趾屈伸时可感到结节状物滑动及弹跳感,产生扳机样动作及弹响。可有急性发作,严重时足趾不能主动屈曲或绞锁在屈曲位不能伸直。

3. 影像学检查 MRI 可明确趾屈肌腱腱鞘炎的部位、性质和韧带-骨隧道等情况,但无骨及骨关节结构改变。

4. 超声检查　高频超声检查可用于腱鞘炎的诊断,声像特征:探头按压肌腱肿胀部位患者触痛明显,肌腱体积增大、增厚,呈"梭形"改变,肌腱与周围组织粘连,肌腱纤维之间低回声间隙增宽,肌腱回声减弱,轮廓模糊,边缘不光滑。

（五）鉴别诊断

1. 腓骨长、短肌腱滑脱　有较明显的外伤史,外踝后下方可见水肿,踝关节活动时有疼痛、可触及滑移的肌腱。一般不难鉴别。

2. 跖管综合征　一般在外伤后或长时间活动后发生,常见于内踝后下方疼痛,并伴有局部麻木感,严重者可出现足底皮肤干燥及肌肉萎缩等。

3. 踝关节扭伤　具有活动史或外伤史,局部水肿严重,疼痛显著,主要集中在内外踝前下部,可见皮下淤血,严重时伴有活动困难。

（六）治疗

1. 保守治疗

（1）口服药物:常用 NSAIDs 等。

（2）物理治疗

1）电疗:如低频脉冲、中频、高频治疗仪等都有很好的效果。

2）光疗:包括红外偏振光及半导体激光等。

3）超声波治疗等。

4）温热治疗等。

（3）中医治疗:针灸、推拿治疗等。

2. 微创治疗　药物局部注射(利多卡因复合糖皮质激素腱鞘内注射)、针刀等经皮松解治疗。

3. 手术治疗　外科手术治疗,主要对腱鞘切开,松解减压。

二、胫后神经痛

胫后神经痛是沿着胫后神经分布区域而引起的疼痛。胫后神经于踝关节平面,穿出穿过伞状韧带内的纤维骨管后,分为足底内侧神经、足底外侧神经和跟支,支配足第 1~5 趾以及足跟,当相应神经因不同原因发生病理性改变时,可引起相应支配区域疼痛,造成胫后神经痛。

(一) 发病机制

1. 内部原因 胫后神经或其上位神经胫神经病变,如带状疱疹累及胫后神经或其他原因引起的神经病变,从而引起神经痛症状;也可由于外伤直接引起神经破坏,此类情况除有神经支配区域疼痛外,还伴有神经支配区域足部活动受限、严重者肌肉萎缩等。

2. 外部原因 外伤或穿刺伤造成胫后神经损伤、纤维骨管狭窄,引起胫后神经卡压、胫后神经走行路径上任何卡压情况,如静脉淤滞水肿、比目鱼肌肿胀等,均可引起胫后神经痛,严重或时间较长者可造成严重神经损伤,可伴有肌肉萎缩、活动受限等情况。

(二) 临床表现

1. 症状 主要表现为踝内、踝关节周围、足底(常扩展到足趾)烧灼或针刺样锐痛,活动时(如行走、穿鞋等)疼痛加重,休息时并无明显减轻,严重者可出现肌无力情况,足跟离地困难,不能快走。

2. 体征 单纯内部原因引起者,可存在沿神经支配区的疼痛,因外部卡压引起,查体触及明显压痛点,并伴随放射痛,轻叩或触诊胫后神经在内踝下侧受压或外伤的部位时,常产生远端的刺麻感(Tinel征)。严重者可出现足不能跖屈和内翻,仰趾外翻畸形,足内肌瘫痪引起弓状足和爪状趾畸形;小腿后外侧、足外侧缘、足跟及各趾的跖侧和背侧皮肤感觉减退。

(三) 辅助检查

神经电生理检查,如肌电图、神经传导速度等,可提示胫后神经相应部位的神经源性损害;局部卡压引起的神经损伤,可通过超声发现局部卡压区域。

(四) 诊断

1. 症状及体征 发病时间短,疼痛较剧烈,主要表现为踝内、踝关节周围、足底(常扩展到足趾)烧灼或针刺样锐痛,活动时(如行走、穿鞋等)疼痛加重,休息时并无明显减轻,严重者可出现肌无力情况,足跟离地困难,不能快走,可出现肌肉萎缩,神经支配区域皮肤感觉减退。

2. 辅助检查 一般神经电生理检查提示胫后神经相应部位的神经源性损害,但无骨及骨关节结构改变。

3. 其他检查 轻叩或触诊胫后神经在内踝下侧受压或外伤的部位时,常产生远端的刺麻感(Tinel征);外伤引起的可见神经走行路径上的穿刺伤,局部卡压引起可通过超声提示局部卡压区域。

(五) 鉴别诊断

1. 糖尿病周围神经病变 一般患者有多年糖尿病病史,且血糖控制欠佳,主要位于趾末端,触痛阳性,无沿神经走行区域疼痛发作。

2. 带状疱疹相关性神经痛 患者既往患带状疱疹,疼痛区域皮肤可见色素沉着,沿神经走行,疼痛剧烈,夜间白天无明显区别。

3. 腓总神经痛 主要表现为小腿外侧疼痛,行走时加重,休息后减轻;随后渐出现小腿酸胀无力、易疲劳,小腿外侧及足背感觉减退或消失,通过神经电生理检查可鉴别。

4. 神经根性痛 主要表现为腰痛伴下肢放射性痛,可表现为小腿外侧及足背感觉障碍,腰椎 CT 或 MRI 可鉴别。

(六) 治疗

1. 保守治疗

(1) 止痛药物:常用 NSAIDs 等,也可联合应用加巴喷丁或普瑞巴林。

(2) 营养神经:常用的有甲钴胺等。

(3) 物理治疗:固定患足于自然位置或轻度内翻、足部矫正器保持足部轻度内翻;超声波治疗、体外冲击波治疗等。

（4）中医治疗：针灸、推拿治疗等。

2. 微创治疗　药物局部注射（利多卡因复合糖皮质激素腱鞘内注射），对于局部卡压引起的可选择针刀等经皮松解治疗。

3. 手术治疗　外伤引起的神经损伤，首选外科手术治疗。

三、踝关节滑膜炎

踝关节滑膜炎即踝关节周围滑膜的无菌性炎症。滑膜炎可由多种疾病，如创伤、风湿类疾病、关节退行性变、结核、色素绒毛结节性滑膜炎等引起，踝关节长期负重慢性劳损、间接踝关节扭伤、不正确的习惯动作，关节本身退变，甚至穿鞋不当也可引起。任何年龄均可发生。

（一）病因

1. 感染　病毒感染常见于小儿，一般由感冒病毒或其他病毒引起，属于病毒感染性滑膜炎，也称一过性滑膜炎。

结核也可以感染滑膜。本来滑膜内血管丰富，血液循环良好，对细菌抵抗力较强，但在感染结核菌的情况下，病情会缓慢进展，形成慢性滑膜炎。

2. 急慢性创伤　常见于青壮年人，多因急性创伤和慢性损伤所致，关节内积液或有时积血，主要是因关节内损伤而造成的。

3. 退变　常见于老年人，主要是因软骨退变与骨质增生产生的机械性生物化学性刺激，继发滑膜水肿、渗出、积液等。

（二）发病机制

创伤后滑膜充血水肿，血浆和细胞外渗产生大量渗出液，渗出液中含有红细胞、白细胞、胆红素、脂肪、黏液素和纤维素等，严重者关节积液呈血性，长期炎症刺激反应，促使滑膜逐渐增厚、纤维化，引起粘连，引起关节肿胀及活动受限，晚期可发生滑膜肥厚、关节内粘连和软骨变性等。

（三）临床表现

1. 症状　主要表现为踝关节疼痛，功能受限，活动后加重，休息后可缓解，严重者可有关节肿胀。关节腔有积液，提示有滑膜炎症；外伤引起者，初期可有轻度水肿、疼痛、活动受限及跛行，伤后6~8h出现滑膜反应性积液，踝关节明显肿胀、发热。

2. 体征　一般情况下，关节被动活动可诱发疼痛，严重者关节肿胀，伴有局部皮温发热，穿刺可抽出积液。

（四）影像学检查

踝关节X线平扫能提示滑囊钙化和肌腱相关结构存在慢性炎症，X线检查滑膜炎骨质无异常，或者有退行性改变，或者有关节内游离体，骨关节边缘有骨刺；如果怀疑有占位，可做MRI检查。必要时可行关节腔抽液行常规、生化、细菌培养等检查。

（五）诊断

1. 关节镜检查，同时进行关节液的细菌培养和滑膜的病理学检查，是确定滑膜炎性质的最好方法，或称为"金标准"。

2. 一般情况下，结合症状及体征：关节疼痛、功能受限、活动后加重，休息后可缓解，严重者可有关节肿胀、皮温升高，并通过影像学检查，即可做出诊断。

（六）鉴别诊断

1. 急性化脓性关节炎　肿胀、压痛在关节间隙而不在骨端，关节活动度几乎完全消失，有疑问时，关节腔穿刺抽液检查可明确诊断。

2. 蜂窝组织炎　全身中毒症状较轻，局部炎症较广泛，压痛范围也较大。

3. 风湿性关节炎　一般病情较轻，发热较低，局部症状亦较轻，病变部位在关节，且常有多个关节受累。

（七）治疗

1. 药物治疗　治疗滑膜炎的药物主要为消炎镇痛药,可通过消除炎症来缓解症状。

2. 固定与康复疗法　早期应卧床休息,抬高患肢,可用弹力绷带加压包扎,禁止负重。治疗期间可做腓肠肌舒缩活动锻炼,后期应加强踝关节屈伸锻炼,这对消除关节积液,预防滑膜炎反复发作,恢复踝关节伸屈功能有积极作用。

3. 中医疗法　治疗滑膜炎主要是调理微循环系统,只要消除炎症/微循环畅通,积液就会逐步消失。积液期间尽量不要劳累,减少抽液注射的频率,过多的抽液注射会刺激滑膜下结缔组织的纤维增生,以及滑膜组织老化等,使滑膜组织再生与修复能力显著降低,影响后续治疗效果。

4. 穿刺疗法　关节腔内穿刺注入是一种最直接有效的疗法,根据患者不同病情,通过关节腔穿刺将不同浓度的臭氧注射到病灶处,以达到治疗的目的:

（1）关节腔内穿刺,用生理盐水反复多次冲洗病变关节腔,将原病变关节液中的炎性渗出物和脱落的细小病变组织碎屑排除,减少致炎物质。

（2）通过在关节周围和关节腔内注入浓度为 $20\sim40\mu g/ml$ 臭氧 5ml,消除关节滑膜的炎症和渗出。关节腔内臭氧注射疗法能够在 $6\sim24h$ 内消除关节肿胀,缓解关节疼痛,达到治疗关节炎,恢复关节功能的目的。

（3）根据病情可酌情配合药物同时注射,向关节腔内给予适当补充机体内生理需要物质,如透明质酸钠,增加其润滑和抵抗机械力作用的生物学功能。

四、踝骨关节炎

足踝关节发生骨关节炎时,称为踝骨关节炎,主要是以软骨退行性变、关节边缘骨赘形成、关节畸形、软骨下骨质硬化为特征的慢性关节疾病。踝关节骨关节炎是临床中很常见的慢性退行性疾病,发病率要低于膝关节骨关节炎和髋关节骨关节炎,临床发病患者数逐年增多。

（一）发病机制

1. 直接或间接的压力和摩擦损伤,激活关节软骨细胞,引起蛋白酶和炎性细胞因子的分泌,进而导致软骨及其周围组织中胶原蛋白的降解及炎性介质的增加。

2. 随着年龄增大,关节周围韧带松弛、神经反射减缓及外伤等均可致关节不稳,造成软骨压力的不平衡,出现软骨细胞激活、蛋白酶类及炎性细胞因子分泌增加等骨性关节炎的病理变化。

3. COL2A1 基因突变与家族性关节炎密切相关。

（二）临床表现

1. 症状　踝部僵硬,但持续时间一般在 30min 以内,多与天气变化有关;疼痛主要为休息痛,稍微活动后可有好转;可伴有关节肿胀和积液,严重时候可有跛行症状(急促、步幅小、平足趋进)。

2. 体征　局部压痛明显,关节活动受限。

（三）影像学检查

负重位踝关节的正、侧及踝穴位 X 线平片,主要阳性征象为关节间隙变窄(非对称性)、软骨下骨硬化及囊性变、骨赘形成、关节游离体、力线改变等。

（四）诊断

临床表现结合影像学检查,即可作出诊断。症状与 X 线平片表现不正相关。当足踝部合并有其他病变时,也可能引起疼痛;可行诊断性踝关节内注射利多卡因进行鉴别,如果疼痛消失,则疼痛应归咎于踝关节的病变。经典的注射方法为采用前外侧(第 3 腓骨肌外侧)或前内侧(胫前肌腱内侧)入路注射 1% 利多卡因。

（五）鉴别诊断

1. 创伤性关节炎　有外伤史,早期以关节疼痛为主,活动后可减轻,晚期出现关节肿胀、关节畸形。

2. 痛风性关节炎 肿痛明显,除关节疼痛外,可伴发热、寒颤等症状,患者可有痛风病史。

3. 风湿性关节炎 多伴有大关节的游走性疼痛,检查可发现抗O、血沉偏高,但类风湿因子为阴性。

（六）治疗

1. 非手术治疗 非手术治疗主要着眼于消除或减轻疼痛,改善关节活动,增加关节稳定性,防止畸形发生。

（1）休息:关节急性炎症发作时,应卧床休息。

（2）减轻负重:使用助步器、支具,减肥。

（3）牵引、加强关节周围肌力练习。

（4）理疗、热敷、按摩等。

（5）药物治疗:主要包括 NSAIDs、糖皮质激素、玻璃酸钠、氨基葡萄糖、硫酸软骨素等。当骨关节炎有明显滑膜炎关节积液肿胀时,关节腔内注射糖皮质激素能收到快速的良好效果。关节腔注射长效糖皮质激素可缓解疼痛、减少渗出,疗效持续数周至数月,但在同一关节不应反复注射,注射间隔时间不应短于4~6个月。

2. 手术治疗 Takakura 分级 2 级以上,经系统保守治疗无效,疼痛症状日渐加重,活动障碍、畸形和关节紊乱严重影响关节功能时,建议行手术治疗。

手术方式主要有增生炎性滑膜切除、骨赘切除、游离体摘除、关节面软骨修整、关节牵开术、关节成形、矫正关节力线不正引起局灶性的关节外截骨术,严重的终末期骨性关节炎者可行人工关节置换或踝关节融合。关节镜技术以及踝关节置换术的日渐成熟,给踝关节骨关节炎治疗带来了新的思路。

第四节 足跟疼痛疾病

一、跟骨骨刺

（一）概述

跟骨是人体足部最大的一块跗骨,形态不规则,有三个关节面,即前距、中距和后距关节面。三者分别与距骨的前跟、中跟、后跟关节面组成距下关节。中与后距下关节间有一向外侧开口较宽的沟,称跗骨窦。跟骨外侧皮下组织薄,骨面宽广平坦。前面有一结节为腓骨滑车,其后下方和前上方各有一斜沟,分别为腓骨长、短肌腱通过。跟骨内侧面皮下软组织厚,骨面呈弧形凹陷。中 1/3 有一扁平突起,为载距,骨皮质厚而坚硬。载距突上有三角韧带,跟舟足底韧带等附着。跟骨内侧有血管神经束通过。跟骨后部宽大,向下移行于跟骨结节,跟腱附着于跟骨结节。其跖侧面有两个突起,分别为内侧突和外侧突,是跖筋膜和足底小肌肉起点。

跟骨骨刺,又称足跟骨刺,与足跟长期负重和磨损有关,大多认为是趾长韧带和跖腱膜挛缩引起跟骨附着点处持续性牵拉损伤,进一步造成软骨的磨损、破坏,并促成根骨本身的修补、硬化与增生,从而形成足跟骨刺,也是一种自然的老化现象。多发于中老年,多数人因跟骨骨刺引起滑囊无菌性炎症造成疼痛。

（二）临床表现

临床表现与骨刺的大小、病程时间的长短、有无炎症等有关系。一般起病缓慢,老年人多发,可伴有平足畸形。足跟部疼痛,晨起较重,起床或久坐后因疼痛明显不敢踩地,活动后疼痛可减轻。骨刺在早期形成阶段即可引起疼痛,此时骨刺很小,甚至 X 线检查也不能发现。足跟痛有间断性加重或减轻的特点,可能与足跟的适应性变化有关。

（三）体格检查

足跟中央可有明确压痛点。

（四）辅助检查

X 线上发现有骨刺可作出诊断,但早期跟骨骨刺 X 线检查不明显或表现为绒毛状新骨形成影像。

（五）诊断与鉴别诊断

依据上述临床表现及 X 线检查,排除其他原因引起的足跟痛,即可确诊。

临床上需要与类风湿性关节炎、强直性脊柱炎、痛风、跟骨骨髓炎、跟骨结核等相鉴别。

（六）治疗

1. 一般治疗

（1）药物治疗：NSAIDs、中药消痛贴膏等。

（2）物理疗法：如体外冲击波、超短波等。

（3）按摩疗法

2. 疼痛专科治疗

（1）局部阻滞：每周 1 次,3~4 次为 1 个疗程。

（2）针刀治疗：患者俯卧于治疗床上,踝关节前方垫一小枕头或沙袋,足跟朝上,在压痛点最明显处进针刀,即在骨刺的尖部,可结合 X 线平片,刀口线与足纵轴垂直,针体与足跟底平面呈 60°~80°角刺入,深达骨刺尖部,作横行切开 3~4 次,稍加剥离即可出针,术后用创可贴包扎伤口,术者一手握住患者患足跟部,另一手握住足前部,用力被动背伸 3~5 次即可,可在治疗前注射适量局部麻醉药。

（七）康复和预后

1. 合适鞋子,避免鞋跟过高。软底宽松的鞋子利于康复。

2. 减少足的剧烈运动,跳跑等是诱发足跟疼痛的因素,可多做跖屈运动,使跖腱膜张力减小,减轻骨刺对周围组织的刺激和损伤,促进无菌性炎症消退,减轻疼痛。

3. 科学饮食,保持适当的体重,避免肥胖、减轻体重,防止骨质增生。

二、跟腱周围炎

（一）概述

跟腱是人体最大的肌腱之一,由连接小腿后方肌群与跟骨的带状肌腱纤维组成。腓肠肌和比目鱼肌向下走行合并为跟腱,止于跟骨结节的后上方,在人体直立行走功能上起重要作用。跟腱炎是由急、慢性劳损引起跟腱的无菌性炎症,多由剧烈运动损伤、锻炼过度、外伤等引起。此外,扁平足也是跟腱炎易发原因之一。

（二）临床表现

主要是跟腱疼痛,行走、跑步、上台阶等运动加重。跟腱局部可有肿胀、皮肤发红等改变。

（三）体格检查

1. 压痛点 沿跟腱周围有压痛。若周围组织增生粘连,可感到跟腱增粗。

2. 摩擦感 手握跟腱两侧,患者踝关节过度伸屈,可感到跟腱周围有摩擦感。过度伸屈疼痛加重。

（四）辅助检查

1. X 线平片 足踝正侧位 X 线平片,可发现跟腱硬化、跟骨增生等。

2. MRI MRI 对判断跟腱断裂或增粗有帮助。

（五）诊断与鉴别诊断

根据病史、临床表现及体征可明确诊断。

（六）治疗

1. 非手术治疗

（1）休息制动：穿宽松舒适休闲鞋,减少运动,热水泡脚。

（2）药物治疗：NSAIDs、舒筋活血药物等。

（3）手法治疗。

（4）物理疗法：可选用偏振光照射、红外线、超短波、体外冲击波等治疗。

2. 微创治疗

（1）局部注射或阻滞。

（2）软组织射频治疗。

3. 手术治疗 必要时跟腱粘连松解。

（七）康复和预后

1. 预防措施

（1）运动前热身,运动后做放松活动。

（2）注意休息,避免负重,合理运动。

（3）选择合适的鞋子。

2. 使用支撑垫 跟腱断裂或病情严重者可选用支撑垫或步行靴,有利于跟腱修复。

3. 坚持热水浸泡脚和自我进行局部按摩 对预防跟腱周围炎的发生具有一定的作用。

三、跟骨滑囊炎

（一）概述

跟骨滑囊炎是指跟骨滑囊的急性或慢性炎症。滑囊是结缔组织中的囊状间隙,由内皮细胞组成的封闭性囊,内壁为滑膜,有少许滑液,起到润滑减少摩擦的作用。足跟部共有三个滑囊:一个位于皮肤与跟腱之间,叫跟腱后滑囊;一个位于跟腱与跟骨后上角之间,称跟骨后滑囊;另外一个位于跟骨结节下方,叫跟下滑囊。跟骨滑囊炎与直接压迫、摩擦有关。过量运动是造成滑囊炎直接原因,鞋帮过硬、过紧加重滑囊的损伤。

（二）临床表现

跟骨后上缘疼痛,活动时疼痛加重,休息可减轻。早期在足跟后上方可见到一个小的微红发硬压痛区,患者常在此处贴上胶布,以减轻压迫。当发炎的滑囊增大时,在跟腱部皮肤就会出现红肿疼痛,有时肿胀扩展到跟腱两侧。慢性病例的滑囊可形成永久性纤维化。

（三）体格检查

跟骨后上方肿胀、压痛。局部皮色正常或潮红,皮温可略增高。反复发作的慢性患者,有发生跟腱滑囊钙化或骨化的可能。

（四）辅助检查

X线早期无改变,晚期可有跟骨结节脱钙、囊样变,也可有骨质增生。

（五）诊断

根据病史、临床症状和体征,排除其他可能引起跟骨疼痛的疾病后,可以明确诊断。

（六）治疗

1. 休息 急性疼痛期要注意休息和局部保护。

2. 冰敷 如果局部皮肤红热,可以使用冰敷的方法。以10min冰敷,10min休息的方式交替。

3. 药物治疗 NSAIDs、活血化瘀药物等。

4. 物理疗法 可选用偏振光照射、红外线、超短波、体外冲击波等治疗。

5. 局部阻滞 每周1次,3~4次为1个疗程。

（七）康复和预后

1. 休息制动,避免剧烈运动。

2. 选择合适鞋子,坚持热水泡脚。

3. 适当的防护措施以及功能锻炼。

四、跖腱膜炎

跖腱膜炎,又称跖筋膜炎、跟骨下疼痛、赛跑者足跟、慢性足跟痛等,是跟痛症最常见的原因,占全部跟痛症患者的80%。足底跖腱膜炎以跟骨结节内下侧疼痛和压痛为主要特征。跖腱膜发达而坚韧,附着于跟骨的跖面,向前分别附着于各跖趾关节跖侧皮下深筋膜、屈肌腱和腱纤维鞘,在保持足部正常形态和维持足部纵弓中起着重要的作用,受到风寒侵袭、疲劳、外伤等外界不良刺激时,可以诱发足底筋膜炎。

（一）跖腱膜解剖

跖腱膜解剖分为浅层和深层。

1. 跖腱膜浅层 跖腱膜浅层是足底筋膜发出，贯穿于浅筋膜内，并与皮肤连接致密的纤维结构，有脂肪组织填充。

（1）足底腱膜浅层外侧部由外侧部纤维发出，较为疏松，其内脂肪颗粒较大。

（2）足底腱膜浅层前部，位于前脚掌相当于跖骨头部与1~5近节趾骨之间，腱膜浅层较为密集，发出纤维呈螺旋状如蜂窝样的纤维隔，内填脂肪形成跖垫。

2. 跖腱膜深层 足底腱膜深层分为3个部分，即中间部、外侧部和内侧部。

（1）足底腱膜中间部最厚又称跖腱膜，呈三角形，后端厚而狭窄，位于趾短屈肌的浅面，起于跟骨结节，并向前逐渐变宽、变薄，于跖骨头处分成5束，各束之间有横行的纤维束相连接，近跖趾关节处最为密集并形成韧带结构与趾背腱膜相续。

（2）足底腱膜外侧部也起于跟骨结节，覆于小趾展肌的浅面，近端厚，远端薄，在跟骨结节和第5跖骨基底部之间形成跟跖韧带。

（3）足底腱膜内侧部最薄，覆于踇展肌浅面，内侧部内侧与足底腱膜中间部相连，外侧与屈肌支持带相续。

（二）病因与病理

跖腱膜炎是足底筋膜与骨止点退变、反复微损伤所致的无菌性炎症，多见于跖趾关节背伸，牵拉跖腱膜。运动方法不正确、运动量过大、在过硬的地面上跑步、穿不合适鞋、长时间行走、登山、徒步旅行等，长期反复牵拉，使跖腱膜起点部发生微小撕裂，继发无菌性炎症，尤其是肥胖、长时间负重站立、扁平足、有骨刺者等，更容易发生足底筋膜炎。

（三）临床表现

跖腱膜炎好发于40~70岁中老年人，男女无明显差异。跖腱膜炎表现为靠近足跟或足底中央部有疼痛，向内前侧扩散痛。赤脚步行、上楼、在早晨下床或负重行走时出现疼痛加重，步行数步后疼痛可减轻，休息可缓解。表现为灼痛、刺痛、抽动痛或刀割样疼痛。顽固疼痛者可长达几个月甚至几年。

（四）体格检查

可见足跟部前内侧肿胀，较健侧平足。压痛点位于足底近足跟处为多见，将足趾背屈可加重疼痛。在跟骨内侧结节及跖腱膜起点2~3cm处有明显压痛。还要观察有无足部力线异常，如胫骨内翻、足内翻、平足、高弓足、跟腱有无挛缩等。

（五）辅助检查

1. X线检查 负重位足部X线平片有助于排除跟骨骨折或其他骨性病理性改变，了解足弓结构有无异常。观察足跟部有无钙化、骨赘、骨刺等。

2. 超声检查 超声检查是诊断和评价跖腱膜炎治疗效果非常敏感的指标，检查足底筋膜跟骨止点厚度，正常小于4mm，超过4~5mm，回声减低，有筋膜周围渗出为跖腱膜炎。跖腱膜炎急性期，筋膜及周围软组织的血管过度形成可在彩色超声上显示。

3. MRI检查 可见跖腱膜增厚、水肿等影像。

（六）诊断与鉴别诊断

典型症状是晨起下床足部触地后或久坐后步行时出现剧烈疼痛，在行走数步后有所缓解。应与足底胼胝、"鸡眼"、冻疮、屈趾腱鞘炎等疾病相鉴别。

（七）治疗

1. 保守治疗

（1）药物治疗：采用口服肌松药、NSAIDs等。

（2）中医中药疗法：中医疗法有膏药贴剂，热汤外洗等，中药有乌梅、川芎、鲜苍洱叶、夏枯草、海桐皮、花椒、归尾、透骨草、红花、白芷等，可根据不同的药物配伍用药。

（3）阻滞治疗：保守无效时可考虑糖皮质激素阻滞治疗，1次/1~2周，共2~3次即可，短期内疼痛明显缓解。

（4）物理治疗：包括冰敷、热疗、按摩、超声波、体外冲击波等。

（5）足部矫形器和夜间夹板的应用：有畸形者，可用矫形靴或矫形垫治疗3个月，80%疼痛将得到缓解。

（6）牵张训练：足底腱膜和其他足部内在肌肉牵张训练已被证明可以减少足底跖腱膜炎的疼痛症状。牵张训练可分为跟腱牵张训练和足底腱膜牵张训练，目前大多数医师主张将跟腱和足底腱膜的训练整合在一起。

2. 手术治疗

（1）足底筋膜切开术：切断足底筋膜内侧束，可用骨锉将骨刺磨平，游离踇展肌，预防神经卡压。筋膜切开不大于40%~50%，可避免外侧柱不稳及外侧韧带压力增加等问题。

（2）经皮足底筋膜切开术：足底筋膜切开后，足延长，足弓高度降低，引起前足和足底韧带的负荷增加，筋膜松解应小于40%。

（3）射频或银质针足底筋膜松解术：术后休息1~2周，术后4~6周恢复正常活动。

（4）跟骨截骨术：跟骨截骨能降低足底筋膜跟骨止点的张力并能够保证筋膜的完整性。截骨后近侧骨块向跖面移位5mm，不引起足纵弓高度的变化，但跟骨截骨对原有扁平足患者无效。

（八）康复和预后

足底按摩促进慢性足底筋膜炎的康复。此外，屈肌牵拉运动可促进足底筋膜炎的康复。

五、跖管综合征

跖管综合征（metatarsal tunnel syndrome），又称踝管综合征、跗管综合征，是胫神经、血管和肌腱在通过内踝后下方的骨纤维管道时，受到损伤或机械性卡压伤后发生无菌性炎症和跖管内压力增加所引起的一系列临床症状和体征。该病多发于青壮年、从事强体力劳动者或长跑运动员。

（一）跖管解剖

跖管位于内踝后下方，长约2.0~2.5cm，厚1.0cm，后口宽，前口窄，横断面呈梭形，是一种封闭的纤维骨性通道。跖管由屈肌支持带（分裂韧带）、跟骨内侧壁、距骨后内侧面、胫骨远端后内侧和跟腱组成。

屈肌支持带，又叫分裂韧带，位于踝关节内侧，是踝部深筋膜在内踝后下方增厚形成。屈肌支持带向深面发出3个纤维隔，将跖管分为4个通道，由前向后依次通过分别为胫骨后肌腱、趾长屈肌腱、胫后动脉与静脉和胫神经、踇长屈肌腱。

跖管顶部为内踝下方，由屈肌支持带形成间隔，胫神经上方有趾长屈肌腱间隔，下方有踇长屈肌腱间隔，胫神经在它们之间通过，位置比较固定。跖管受任何压迫，均会挤压胫神经而发生跖管综合征。

胫神经感觉支经屈肌支持带分布于足跟内侧皮肤。在屈肌支持带下方或远侧，胫神经分为足底内侧神经与足底外侧神经。足底内侧神经支配踇展肌、趾短屈肌、踇短屈肌、第1蚓状肌。足底外侧神经支配趾短伸肌以外的足内在肌。这两支神经均经过踇展肌近侧缘的骨纤维开口，此处易受卡压，如挤压足跟并使前脚外翻，则屈肌支持带与踇展肌绷紧并压迫胫后神经而引起神经卡压症状。

（二）病因

踝管本质上是一段封闭、无弹性、狭长的骨纤维结构，任何引起踝管内压增加的因素都可直接或间接压迫胫神经及其分支导致足底麻木、疼痛等临床症状，踝管解剖学容量与整体压力水平在病理中具有决定性的作用。踝管整体容量减少或者压力增加，都可能导致神经血管束的压迫，使胫神经血管发生障碍，导致局部缺血，直接影响到神经轴突传导动作电位的能力而引发临床症状。胫神经及其分支形成卡压的解剖学因素主要与屈肌支持带、踇展肌腱性部分、足底内外侧管之间的纤维间隔及跟管表面的致密组织等相关。

1. 先天因素　踇外展肌肥大或副踇外展肌、扁平足、跟骨外翻畸形等可致跖管容积减小，导致胫神经卡压而发病。

2. 慢性损伤 从事强体力劳动者、长跑运动员、踝关节频繁高强度跖屈背伸工作者等,肌腱滑动增多,易发生损伤。类风湿关节炎、骨性关节病等可形成骨赘,压迫胫神经。

3. 跖管内因素 腱鞘囊肿、脂肪瘤、血管曲张等可导致胫神经卡压。

4. 骨折畸形愈合 跟骨及踝部骨折,如果复位不良、畸形愈合,会导致压迫摩擦而损伤胫神经。

（三）临床表现

1. 患者有局部神经性和血管性表现特征,可同时出现或单独出现,与从事强体力或体育活动有关。发病与性别无明显相关性。

2. 患者起病缓慢,多发于一侧,早期表现为夜间烧灼痛是本病最常见症状。

3. 间歇性足底、足跟和足趾烧灼痛、刺痛或麻木、紧缩,肿胀不适。疼痛有时向小腿放射,有时沿足弓有抽搐,久站或行走后加重,有夜间痛醒史,疼痛常逐步加重。

4. 足跟内侧痛并向小腿放射痛,多见于胫神经跟骨支损伤所致。

5. 内侧足底神经和外侧足底神经分布区感觉丧失,远侧足趾背面感觉丧失,足背感觉正常,针刺感觉减退,晚期可出现足趾皮肤发亮,汗毛脱落、少汗等自主神经功能紊乱征象。

6. 严重时出现运动力弱,甚至发生足内在肌萎缩。

（四）诊断要点

1. 症状 患肢夜间烧灼痛明显,久走久站后出现足趾刺痛、麻木等。

2. 体格检查 两点间距离辨别力消失是早期诊断的重要依据。内踝后下方 Tinel 征常阳性,将足外翻外旋时可诱发疼痛。跖管部或足的内侧缘压痛。

3. 驱血带试验 向血压计袖带充气时使静脉充血可以诱发症状发作为阳性,表明该病存在。

4. 神经电生理检查 可发现腓总神经传导时间延长;内侧足底神经潜伏期>6.1ms,外侧足底神经>6.7ms。

5. X 线平片 除外距骨内侧骨刺生长。

（五）鉴别诊断

1. 跖痛 多见于 30 岁左右女性,以穿高跟鞋者为多,早期症状是前足掌部疼痛,灼痛或束紧感,严重者疼痛可累及足趾或小腿,多在更换鞋子后缓解,检查跖骨头有压痛,可伴有胼胝,足趾可呈屈曲畸形。

2. 糖尿病足 患者有糖尿病史,患者小血管多受累,出现小血管硬化、变性,使累及的组织血供不足,引起神经缺血缺氧、代谢退化。在足部表现为足趾缺血性疼痛,小趾多见,足部的振动觉,痛温觉消失,足内在肌萎缩,近趾间关节背侧(蚓状肌)中跖趾关节跖趾屈(骨间肌)障碍,从而形成爪状趾畸形,严重者可有小趾坏死、感染,X 线平片可见跖部血管钙化阴影,足部骨质溶解疏松等。

3. 足部类风湿关节炎 为全身性病变的局部表现,女性多见,局部表现为足底部痛,行走时痛重,跖趾关节最易受累,此后可侵及足的任何部位,可伴发腱鞘炎,关节周围沿腱鞘有肿胀,疼痛,晚期可出现前足畸形,如尖足、足内翻、足外翻、蹬外翻等,发作时 ESR 增快,X 线平片可见关节间隙狭窄、骨质疏松、关节破坏及脱位等。

4. 足部痛风性关节炎 多见于男性,初发时多在第 1 跖趾关节,发病急骤,疼痛剧烈,压痛明显,局部皮肤有红肿,发作时疼痛可持续几天到几周,常反复发作,间歇期无任何症状,发作期血尿酸可增高,关节穿刺液中如找到尿酸钙结晶可明确诊断。慢性患者 X 线平片可见关节面附近有虫蚀样阴影。

（六）治疗

1. 一般疗法 适当固定跖关节,并适当减少患肢活动,局部物理治疗,宜穿高筒靴。

2. 药物治疗 口服 NSAIDs、维生素 B 等药物。

3. 注射疗法 抗炎镇痛液 8~12ml 跖管内注射,每周 1 次。

4. 手术疗法 对于大多数患者,应首先采用非手术疗法,如上述方法效果不佳,可行手术减压治疗,神经松解。手术后应早期活动,以防止发生粘连。

六、趾间神经瘤

趾间神经瘤,又称莫顿(Morton)综合征、跖骨痛、趾神经痛、跖骨间神经瘤等。在4个足趾间隙均有发生,更多发生在第3、4足趾间,约占80%~95%,第2、3足趾间的发生率为15%~20%。单发居多,极少出现多个趾间神经瘤。患者中年女性患病高达90%,好发于40~60岁。

(一) 病因与病理

趾间神经瘤系由跖神经的趾间分支发生局限性退行性变及其周围纤维结缔组织增生所致的足底疼痛,是趾总神经的反应性退行性变。趾间神经瘤是导致前足疼痛的常见原因,尽管临床上多使用趾间神经瘤这一诊断,但多认为它属于神经卡压综合征的范畴。

(二) 临床表现

1. 早期仅穿鞋时出现症状,脱鞋后疼痛程度减轻。表现为以跖骨头部为中心的足前部相应跖间隙不适,轻微疼痛,足前部不能负重。疼痛可沿着一只或多支足部神经向足趾放射痛。

2. 最常见的部位为第3、4跖骨头区,其次是第2、3跖骨头区。

3. 呈针刺感、烧灼感或刀割样痛,疼痛难忍。有的夜间疼痛,有的安静时疼痛,有的发展为长期疼痛、趾间麻木或感觉异常。

4. 如合并有踇外翻者则有畸形、踇囊炎等相应表现。

(三) 体格检查

患者穿鞋时疼痛,行走跛行,足前部相应跖间隙压痛,尤其是前足横向挤压疼痛,前足部分皮肤感觉异常。当横向挤压跖骨头时,偶尔听到一声弹响称 Mulder 征阳性。

(四) 辅助检查

1. B超检查　见足前部趾间非赘生性软组织包块3~8mm不等;近跖骨头处椭圆形低回声结节,结节边界清晰,不伴后方回声增强。病变处常表现为血流信号增多。横向挤压时低回声结节(瘤体)可随挤压而呈上下移动。

2. X线平片检查　除外骨骼疾病。

3. CT检查　对软组织病变的分辨率较高,容易发现包块。

4. MRI检查　包块清晰可见。

(五) 诊断与鉴别诊断

1. 行走时前足疼痛,足前部趾间压痛,感觉异常。

2. B超结果阳性可作为可靠的诊断依据。B超会出现较高的假阴性率,结果阴性也不能除外趾间神经瘤。

3. 趾间神经瘤可伴有前足的其他疾患,如弓形足、腱鞘炎、滑囊炎、踇外翻等应注意鉴别。

(六) 治疗

1. 保守综合治疗

(1) 穿舒适鞋,能有效缓解症状。

(2) 药物治疗:NSAIDs、肌松药等。

(3) 神经阻滞疗法:用利多卡因或布比卡因与长效糖皮质激素混合液,神经瘤内阻滞,每周1次,共3~7次,70%以上的患者症状缓解。

(4) 体外冲击波疗法:有止痛作用和松弛退变的软组织而缓解疼痛,每周1~2次。

2. 手术治疗

(1) 神经松解术:对慢性神经卡压综合征者,神经松解术为首选。

(2) 神经瘤切除术:经保守治疗或神经松解术无效的严重患者,选择神经瘤切除术,该手术有可能发生神经功能缺失。

(七) 康复和预后

1. 对早期轻微疼痛患者施行保守治疗,预后是好的。对手术松解或神经瘤切除的患者,也应改变原有穿戴习惯才能保证术后疗效。

2. 改变或调节足部活动条件：对后天性神经瘤患者或有穿高跟鞋习惯的中年女性,应改变穿戴时间和机会,如应酬时穿戴高跟鞋,其他时间穿戴中跟鞋或平跟鞋。对先天发育不良者应更换鞋及鞋垫,用护具支撑跖趾关节,预防足趾背屈用护具和衬垫沿跖骨横向支撑和矫正足前部内翻。

（黄东　王锁良　马民玉　王宏沛　傅志俭　张挺杰　姚旌　刘荣国　姚本礼

刘传圣　胡蓉　朱谦　王珺楠　阎雪彬　廖琴　倪云成）

参考文献

[1] 刘延青,崔健君.实用疼痛学[M].北京:人民卫生出版社,2013.

[2] 郭政,王国年.疼痛诊疗学[M].4版.北京:人民卫生出版社,2016.

[3] ANDREWS K,LU A,MCKEAN L,et al. Review:medial collateral ligament injuries[J]. J Orthop,2017,14:550-554.

[4] RESORLU M,DONER D,KARATAG O,et al. The relationship between chondromalacia patella,medial meniscal tear and medial periarticular bursitis in patients with osteoarthritis[J]. Radiol Oncol,2017,51(4):401-406.

[5] KHOSRAWI S,TAHERI P,KETABI M. Investigating the effect of extracorporeal shock wave therapy on reducing chronic pain in patients with pes anserine bursitis:A Randomized,Clinical-Controlled Trial[J]. Adv Biomed Res,2017,6:70.

[6] 邵鸿,戴刚,李玉吉,等.腘肌腱损伤的临床研究进展[J].中国老年学杂志,2019,39(03):761-764.

[7] 杨金娟,谢敏豪,黄伟平,等.运动性肌腱损伤研究进展[J].中国运动医学杂志,2019,38(09):809-815.

[8] 苏文财,赵茂胜,邓银栓,等.肌腱病炎性机制的研究进展[J].中国医药,2019,14(04):633-636.

[9] 严凯,张帝,郝跃峰.肌腱干细胞对肌腱病发病机制及治疗策略的影响[J].国际骨科学杂志,2018,39(05):299-303.

[10] SHI Y,ZHOU K,ZHANG W,et al. Microgrooved topographical surface directs tenogenic lineage specific differentiation of mouse tendon derived stem cells[J]. Biomed Mater,2017,12(1):15013.

[11] 周静,郝跃峰.富血小板血浆治疗肌腱病的研究进展[J].国际骨科学杂志,2019,40(03):155-159.

[12] BRODSKY J W,ZIDE J R,KANE J M. Acute peroneal injury[J]. Foot Ankle Clin,2017,22(4):833-841.

[13] ELSAMAN A M,MOSTAFA E S,RADWAN A R. Ankle evaluation in active rheumatoid arthritis by ultrasound:a cross-sectional study[J]. Ultrasound Med Biol,2017,43(12):2806-2813.

[14] STUTZIG N,RYAN D,WAKELING J M,et al. Impact of transversal calf muscle loading on plantar flexion[J]. J Biomech,2019,85:37-42.

[15] MIRMIRAN R,BUSH T,CERRA M M,et al. Joint clinical consensus statement of the American college of foot and ankle surgeons® and the American association of nurse practitioners®:etiology,diagnosis,and treatment consensus for gouty arthritis of the foot and ankle[J]. J Foot Ankle Surg,2018,57(6):1207-1217.

[16] FRECKLINGTON M,DALBETH N,MCNAIR P,et al. Footwear interventions for foot pain,function,impairment and disability for people with foot and ankle arthritis:a literature review[J]. Semin Arthritis Rheum,2018,47(6):814-824.

[17] VANNABOUATHONG C,DEL FABBRO G,SALES B,et al. Intra-articular Injections in the treatment of symptoms from ankle arthritis:a systematic review[J]. Foot Ankle Int,2018,39(10):1141-1150.

[18] BITTERMAN A,ALLAND J,LIN J,et al. Assessment steps and treatment tips for ankle arthritis[J]. J Fam Pract,2017,66(5):288-292.

第三十九章　脊神经后支综合征

脊神经后支综合征是指由于脊神经后支主干受机械性或炎症刺激而产生的其末梢分布区域的牵扯性钝痛。临床上患者常以急慢性非特异性颈肩腰背部疼痛为主诉就诊,近年来此类患者逐年增多,并且有年轻化趋势,造成大量人群失能,因此越来越受到重视。关于脊神经后支综合征的病因有椎间小关节、肌肉韧带源性、第三腰椎横突综合征等多个学说,鉴别诊断有一定难度,发病率高,无明显发病年龄,常规疗法效果不佳且容易复发。如何正确诊断及治疗此类疾病具有重要意义。

第一节　颈脊神经后支综合征

一、概　述

颈脊神经后支综合征是指因颈脊神经后支受累导致的以头、颈、肩及邻近上肢等区域内定位不清的牵扯性钝痛为特征的一组症状与体征的总称。小关节退行性病变或小关节囊内炎性刺激是其常见病因,故也称为颈椎小关节紊乱或颈神经后支卡压综合征。颈脊神经后支属于混合性神经,穿行于椎板和上下关节突关节形成的骨纤维管内,而关节突关节活动度最大,且具备关节滑膜,可使脊柱能够进行有限的运动并有助于保持脊柱稳定。同时因容易退变或受伤,继而磨损软骨帽及滑膜等结构,可导致关节肿胀、滑膜关节炎、生成关节骨刺甚至关节粘连,对颈脊神经后支造成卡压,从而引发疼痛。由于颈椎活动度大,加上越来越多人有长期伏案工作等经历,颈脊神经后支综合征发病率逐年明显升高。

二、临床表现

颈脊神经后支综合征主要临床表现为头、颈、肩部疼痛与不适感,疼痛性质大多为酸麻、胀痛,属于牵扯性钝痛,并非根性痛,疼痛可以因颈椎屈、伸、侧屈加剧,因而颈椎活动不灵活。一般无感觉异常,无肌力减弱或肌肉萎缩,无反射异常。疼痛定位困难,但患者可明确疼痛最突出的区域。多为单侧受累,疼痛可放射向肩、背部。$C_{2/3}$ 小关节受累时,疼痛常累及到耳后部和枕部,并向额颞部放射,有时可累及肩背部。$C_{3/4}$ 小关节引起的疼痛会向上放散到枕部下方,向下放散到颈部后外侧。$C_{4/5}$ 小关节引起的疼痛会放散到颈根部。$C_{5/6}$ 小关节引起的疼痛除了颈部,还可以放散到肩部和肩胛外侧区域。$C_{6/7}$ 引起的疼痛可以放散到冈上窝、冈下窝及肩胛区域(图 39-1-1)。

C_2 脊神经后支受到激惹时可出现枕大神经痛,主要表现为枕部闪电样疼痛,向头顶部放散,有时伴有视力模糊、恶心等症状出现。

三、体格检查

患者主诉疼痛区可有或无局部压痛,大多会有相应的脊椎旁压痛、脊神经根部、椎间孔附近压痛,局部肌紧张。常有颈椎活动范围受限,在颈椎前屈、后伸、侧屈、旋转时感到疼痛。枕神经痛则多为神经放电样疼痛,一般不伴有上肢的感觉和运动神经功能障碍。

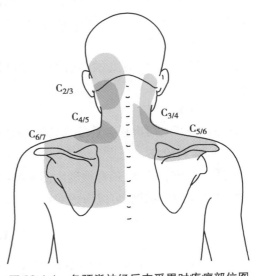

图 39-1-1　各颈脊神经后支受累时疼痛部位图

尽管颈椎体格检查尚不能成为诊断颈脊神经后支综合征的依据,但完整的体格检查有助于鉴别其他疾病,如神经根病、脊髓损伤、臂丛神经损伤、肩关节损伤等。

四、辅 助 检 查

(一)影像学检查

X线检查可无明显异常,但几乎所有50岁左右的人在颈椎X线平片上都会表现出小关节的异常。病史较久或年龄较大者,CT和MRI检查常可见关节突关节增生等特征性改变。

(二)神经电生理检查

多数患者为正常,并无特异性变化。

五、诊断与鉴别诊断

(一)诊断

颈脊神经后支综合征属于排他性诊断,需要结合病史、查体、影像学检查等。必要时可用局部麻醉药阻滞颈神经后支作为这些关节疼痛的诊断性试验。

(二)鉴别诊断

1. 颈椎间盘突出症 有慢性劳损或外伤史,颈肩背疼痛、头痛、头晕、颈部僵硬、上肢麻木、颈部活动功能受限,可有上肢肌力减弱和肌肉萎缩,臂丛神经牵拉试验阳性,X线、MRI等检查可明确颈椎间盘突出症。

2. 颈型颈椎病 一般无外伤史,多因睡眠姿势不良或颈部受凉所致。颈部疼痛、酸胀,在肌肉紧张处可触及肿块和条索状物,X线检查示颈椎退行性病变。

3. 强直性脊柱炎 强直性脊柱炎早期会表现相似的症状,晨起颈部疼痛,活动范围受限,结合骶髂关节X线、CT、MRI特征性改变、血液学检查,多能诊断强直性脊柱炎。

4. 其他 如颈部软组织疼痛、颈部滑囊炎、颈部纤维肌炎、关节炎、颈部神经功能紊乱等。

六、治 疗

治疗目的是解除颈部肌肉痉挛,改善血液循环,减轻后支在关节突/关节内的水肿及炎性刺激。如病因明确且能去除者,应先去除病因。

颈脊神经后支综合征临床治疗流程:确诊为颈脊神经后支综合征的患者→保守治疗(包括休息、药物、物理疗法及TENS等)→局部痛点阻滞、颈神经阻滞或小关节内注射治疗→颈脊神经后支射频热凝术。

(一)一般治疗

休息、物理治疗、适度颈部肌肉拉伸可缓解疼痛,而TENS可以改善肌肉及血管痉挛状态来缓解疼痛。

(二)药物治疗

包括NSAIDs、肌肉松弛药等,有睡眠障碍和抑郁的患者可使用TCAs。

(三)专科治疗

包括局部痛点阻滞、颈脊神经内侧支阻滞、颈椎小关节内注射治疗、颈脊神经后支射频热凝术等。对于药物治疗无效的病例,可以考虑专科治疗。具体操作方法见相关章节。

七、康复和预后

颈脊神经后支综合征是否复发或何时复发取决于患者的生活习惯。受凉、长期低头工作或睡姿不良是诱发因素,年龄越大越容易发病。一般预后良好,如果能坚持正确的颈部康复训练则不易复发。

第二节 胸脊神经后支综合征

一、概 述

胸脊神经后支综合征是指因胸脊神经后支受累导致的以胸背部定位不清的牵扯性钝痛为特征的一组症状与体征的总称,也称为胸椎小关节紊乱综合征。小关节退行性变和小关节囊内炎性刺激是常见病因。胸脊神经后支属于混合性神经,穿行于椎板和上下关节突关节形成的骨性纤维管内,胸椎的关节突关节退变、炎症、旋转等损伤,都会损害到关节,从而引起关节滑膜炎和关节粘连,导致胸脊神经后支卡压,引发疼痛。因胸椎呈叠瓦状排列,较颈腰椎结构稳定,活动度小,不易磨损,胸脊神经后支综合征发病率及复发率较低。

二、临床表现

胸脊神经后支综合征主要临床表现为胸背部疼痛与不适感,多发于$T_{3\sim9}$节段,部分患者以胸肋痛、呼吸痛为主诉,疼痛性质大多为钝痛、酸胀痛或烧灼样疼痛,属于牵扯性疼痛,并非根性疼痛,疼痛可因胸椎伸展时疼痛加剧,屈曲时缓解。在活动、咳嗽、喷嚏、深呼吸时可加剧。有时可累及胸脊神经前支,向相应肋间或出现胆囊、阑尾、胃区的疼痛,一般无肌力及反射的异常。

三、体格检查

患者主诉胸背部疼痛区可有局部压痛,大多会有相应的脊神经根部、椎旁深压痛,局部肌紧张,竖脊肌处可有压痛。受累区域皮肤可出现痛觉减退、痛觉过敏等。常有胸椎活动明显受限,一般不伴有运动神经功能障碍。若疼痛区域在小关节连线和后正中线中间,多为内侧支受损,而在小关节连线以外,则多为外侧支受累。若小关节两侧均出现疼痛,可考虑为两侧同时或后支主干的病变。

四、辅助检查

（一）影像学检查

胸椎X线平片一般无异常发现或发现胸椎轻度侧弯。胸椎CT或MRI检查常无明显异常,或出现关节突关节退变的改变。

（二）神经电生理检查

多数患者为正常肌电图,并无特异性变化。

五、诊断与鉴别诊断

（一）诊断

胸脊神经后支综合征属于排他性诊断,需要结合病史、查体、影像学检查等。必要时可用局部麻醉药阻滞胸脊神经后支的内侧支,作为胸脊神经后支综合征的诊断性试验。

（二）鉴别诊断

胸脊神经后支综合征应与以下疾病相鉴别,其余疾病见图39-2-1。

1. 胸椎间盘突出症 有慢性劳损或外伤史,胸肩背疼痛、头痛、头晕、胸部板硬、上肢麻木。胸部活动功能受限,X线检查胸椎退行性病变,胸椎CT或MRI检查可明确诊断胸椎间盘突出症。

2. 肋间神经痛 疼痛沿肋间神经痛分布区出现,疼痛性质为针刺样、刀割样,疼痛不固定,伴有胸部挫伤者多见。

3. 肋间关节或胸肋关节半脱位 主要表现局部明显肿胀、呼吸受限,疼痛多至胸肋部,呈放射状。

4. 强直性脊柱炎 强直性脊柱炎早期会表现相似的症状,晨起背部疼痛,活动范围受限;结合骶髂关节X线、CT、MRI特征性改变,就能诊断强直性脊柱炎。

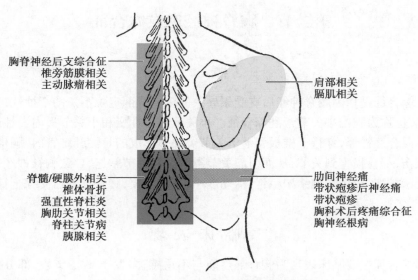

胸脊神经后支综合征
椎旁筋膜相关
主动脉瘤相关

肩部相关
膈肌相关

脊髓/硬膜外相关
椎体骨折
强直性脊柱炎
胸肋关节相关
脊柱关节病
胰腺相关

肋间神经痛
带状疱疹后神经痛
带状疱疹
胸科术后疼痛综合征
胸神经根病

图 39-2-1　背部疼痛部位鉴别诊断示意图

六、治　疗

治疗目的是解除胸背部肌肉痉挛,减轻后支在关节突关节内的水肿及炎性刺激。如病因明确且能去除者,应先去除病因。胸脊神经后支综合征临床治疗流程:确诊为胸脊神经后支综合征的患者→保守治疗(包括休息、药物、物理疗法)→局部痛点阻滞、棘上韧带阻滞、棘间韧带阻滞→胸神经阻滞或小关节内注射治疗→胸脊神经后支射频热凝术。

(一) 一般治疗

休息、物理治疗、锻炼胸背部肌肉等可一定程度上缓解疼痛,而 TENS 可以改善肌肉及血管痉挛状态来缓解疼痛。

(二) 药物治疗

如 NSAIDs、肌肉松弛药等,有睡眠障碍和抑郁的患者可使用 TCAs。

(三) 专科治疗

包括胸脊神经内侧支阻滞、胸椎小关节内注射治疗、胸脊神经后支射频热凝术等。对于药物治疗无效的病例,可以考虑专科治疗。但要求操作者对胸椎解剖结构熟悉,避免气胸、血胸、乳糜胸等并发症,建议在可视化技术手段引导下操作。具体操作方法见相关章节。

七、康复和预后

胸脊神经后支综合征治疗后是否复发或何时复发,取决于患者的生活习惯。只要患者在临床治疗后能改变不良习惯,做到劳逸结合,适当锻炼,一般胸脊神经后支综合征预后良好。

第三节　腰脊神经后支综合征

一、概　述

腰脊神经后支综合征是指因腰脊神经后支受累导致的以腰、腹股沟及邻近下肢等区域内定位不清的牵扯性钝痛为特征的一组症状与体征的总称。小关节退变或小关节囊内炎性刺激是其常见病因,因此这一综合征又称为腰椎小关节紊乱综合征。每个关节由上、下二支内侧支支配,其穿行于椎板和上下关节突关节形成的骨性纤维管内(图 39-3-1)。因腰椎关节突关节的前屈、后伸运动等活动幅度大,容易退变或外伤,从而引起关节囊内滑膜嵌顿,腰脊神经后支卡压,引发疼痛。腰脊神经后支综合征是腰痛的主要病因之一,常需要仔细鉴别,是脊神经后支综合征中发病率及复发率最高的类型。

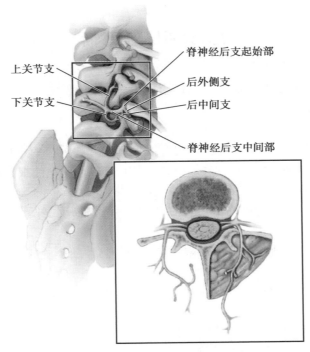

图 39-3-1 腰椎小关节解剖示意图

二、临 床 表 现

腰脊神经后支综合征以中老年人多见,常有慢性腰腿痛病史。主要临床表现为间歇发作的腰骶部疼痛,可伴有臀部疼痛,伴或不伴有腹股沟区以及大腿的疼痛,少有出现超过膝关节的下肢放射痛。疼痛性质为钝痛,属于牵扯性疼痛,并非根性疼痛,咳嗽、弯腰拾物、抬重物或久坐起身时突然发作,疼痛非常剧烈,腰部活动明显受限,翻身起床困难,不能站立或行走。一般无感觉、肌力或反射的异常。由于疼痛,多数患者腰椎变直或侧弯畸形。

三、体 格 检 查

1. 腰部活动受限,在腰椎前屈、后伸、旋转等体位变化时可诱发疼痛。
2. 无根性症状,无神经定位体征,直腿抬高时,可因腰部疼痛加重。
3. 主诉腰痛区上方 2~3 个脊椎节段有压痛点。特点是该椎体的棘突、患侧小关节、患侧横突根部三点压痛,并向主诉痛区放射。其中小关节外侧横突根部压痛最明显,该点是脊神经后支主干的体表投影点(简称邵氏点)。
4. 急性患者有时可见患侧邵氏点水平节段性的腰肌痉挛,这是因脊神经后支的运动支受到激惹引起。
5. 一般不伴有下肢的感觉和运动神经功能障碍。

四、辅 助 检 查

(一)影像学检查

多数患者 X 线平片无明显改变,有时可见生理曲度变直或椎体旋转等现象,且常见压痛处存在椎体旋转现象。部分患者可见小关节不对称、关节间隙前宽后窄、重叠、退变增生等。CT 上可见关节突增生,关节突关节退变等,但小关节疼痛与CT上可见的骨关节表现无明显关系。MRI的T2压脂像上偶尔可见腰椎小关节的炎症改变。

(二) 神经电生理检测

多数患者为正常肌电图。

五、诊断与鉴别诊断

(一) 诊断

腰脊神经后支综合征属于排他性诊断,需要结合病史、查体、影像学检查等。必要时,腰脊神经内侧支阻滞有效,作为小关节疼痛的诊断性试验。

(二) 鉴别诊断

1. 椎间盘源性腰痛 单纯小关节紊乱向下放射很少有超过膝关节的疼痛症状,复位后疼痛消失快、不易复发。椎间盘源性疼痛多持续、难以彻底缓解,在MRI上可见HIZ、终板炎等改变,可考虑椎间盘源性疼痛。另外,椎间盘造影可确定责任椎间盘。

2. 腰肌劳损 慢性腰痛,无急性外伤史。酸胀痛,休息后减轻,反复发作。肌肉起止点附近有固定压痛点。

3. 棘上、棘间韧带炎 慢性腰痛,一般局限于腰后正中区。压痛点位于棘突和棘间,一般无放射性疼痛。

4. 腰椎管狭窄症 间歇性跛行是最突出的症状,患者自诉步行一段距离后,下肢酸困、麻木、无力,必须蹲下休息后方能继续行走。少数患者有根性神经损伤的表现。严重的中央型狭窄可出现大小便失禁,脊髓造影和CT、MRI扫描等特殊检查可进一步确诊。

六、治 疗

如果病因明确且能去除者,应先去除病因。病因不明的则通过解除腰部肌肉痉挛,减轻后支在关节突关节内的水肿及炎性刺激,从而缓解疼痛。腰脊神经后支综合征临床治疗流程:确诊为腰脊神经后支综合征的患者→保守治疗(包括休息、药物及物理疗法)→局部痛点阻滞、后内侧支神经阻滞或小关节内注射治疗→腰脊神经后支射频消融术。

(一) 一般治疗

休息、物理治疗或适度锻炼核心肌群力量来缓解疼痛,TENS可以改善肌肉痉挛状态来缓解疼痛。

(二) 药物治疗

如NSAIDs、肌肉松弛药等,有睡眠障碍和抑郁的患者可使用TCAs。

(三) 专科治疗

包括局部痛点阻滞、腰脊神经内侧支阻滞、小关节内注射治疗或腰脊神经后支射频热凝术等。对于药物治疗无效的病例,可以考虑专科治疗。脊神经内侧支射频热凝术是治疗腰椎小关节综合征引发的疼痛和功能障碍的一种长期有效方法。

七、康复和预后

腰脊神经后支综合征是否复发或何时复发是难以预料的,与患者的生活习惯有很大的关系。发作后如果能积极处理,很快就能恢复,预后较好。保持良好的坐姿和适度锻炼能降低复发率。

第四节 骶尾脊神经后支综合征

一、概 述

骶尾脊神经后支综合征是指因骶尾脊神经后支受累导致的腰部或臀部区域内定位不清的牵扯性钝痛

为特征的一组症状与体征的总称。小关节退变或囊内炎性刺激是其常见病因,这一综合征也称为骶尾椎小关节紊乱综合征。由于骶髂关节是人体最大的轴性关节,极少的相对运动,但承受大部分人体重量,同时接受多个平面的冲击。腰骶小关节呈斜位,介于冠状和矢状位之间,关节囊较为松弛,可做屈伸和旋转各种运动。腰骶关节是先天性生理变异的好发部位。关节退变、炎症、外伤、腰背手术等可引起小关节的生物力学改变或滑膜嵌压等改变,造成骶尾脊神经后支卡压而产生疼痛。骶尾神经分布变异较大,骶尾脊神经后支综合征常与椎间盘源性疼痛、骶髂关节炎疼痛区域相互重叠,极容易漏诊或误诊(图 39-4-1)。

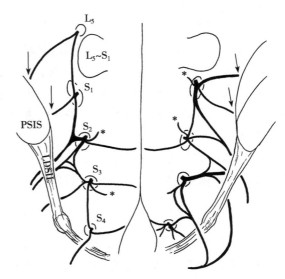

图 39-4-1 骶髂关节后部神经分布
PSIS:髂后上棘;LDSIL:骶髂后韧带。

二、临床表现

大部分患者有慢性下腰痛病史,主要临床表现为下腰痛伴或不伴有臀部区域的疼痛,疼痛偶尔可放射至会阴部、骶尾部,甚至沿大腿后侧放散,疼痛性质为钝痛,属于牵扯性疼痛,并非根性疼痛,一般无感觉、肌力及反射的异常。疼痛定位不清晰,疼痛主要区域常为腰骶部。在咳嗽、弯骶尾拾物、抬重物或久坐起身时突然发病。任何体位变化都可能会诱发出骶尾部剧烈疼痛。骶尾部活动明显受限,起立、行走或排便可加重。

三、体格检查

疼痛区可有或无局部压痛,骶尾椎活动范围受限,椎旁压痛、骶尾椎小关节处深压痛,肛门部常出现异样感觉,如顶压、排便不尽、坠胀等。在骶尾椎前屈、后伸、旋转时可感到疼痛。一般不伴有下肢感觉和运动神经功能障碍,无神经定位体征。骶尾椎体格检查有助于诊断关节突关节疼痛。

四、辅助检查

(一)影像学检查

主要用于鉴别患者有无占位性病变。大部分患者 X 线平片无任何改变,部分患者可见小关节不对称、关节间隙前宽后窄、重叠、退变增生或先天畸形等。CT 上可见关节突增生,关节突关节退变等,但小关节疼痛与 CT 上可见的骨关节表现无明显关系。MRI 的 T2 压脂像上偶尔可见骶尾椎小关节的炎症改变。

(二)神经电生理检查

多数患者为正常肌电图。

五、诊断与鉴别诊断

(一)诊断

在明确患者疼痛区域系骶尾脊神经后支支配区域,查体时可复制疼痛,可行诊断性阻滞,若阻滞后 20~30min 出现 80% 以上的疼痛缓解,可高度怀疑。但需行影像学检查鉴别有无明确病因,此外需排除与骶尾椎小关节综合征症状相似的疾病,包括腰脊神经后支综合征、强直性脊柱炎、致密性髂骨炎等,即可诊断。

（二）鉴别诊断

1. 腰脊神经后支综合征 腰部疼痛常常在 $L_1 \sim L_5$ 椎体附近及其分布区域，一般不会在 L_5 椎体以下，可利用腰骶小关节内注射局部麻醉药加以鉴别。

2. 强直性脊柱炎 需与早期强直性脊柱炎相鉴别。早期强直性脊柱炎患者一般无驼背畸形，无明显晨僵表现，影像学也可无竹节样改变。但疼痛可在活动后减轻，可利用诊断性阻滞加以鉴别。早期强直性脊柱炎可行骶髂关节 CT 或 MRI 检查，CT 示骶髂关节有囊泡或边缘不规则，MRI 示骶髂关节水肿等表现。

3. 致密性髂骨炎 常见于女性患者，多于产后发病，主要表现为腰骶部疼痛。CT 检查可显示骶髂关节髂骨侧骨质硬化，硬化区域局限于髂骨侧，骶骨侧改变轻微，关节面没有骨腐蚀。

六、治 疗

如果病因明确且能去除者，应先去除病因，其次就是解除骶尾部肌肉痉挛，减轻后支在关节突关节内的水肿及炎性刺激，从而解除疼痛。骶尾脊神经后支综合征临床治疗流程：确诊为骶尾脊神经后支综合征的患者→口服药物、物理疗法→局部痛点阻滞、神经阻滞或小关节内注射治疗→骶尾脊神经后支射频热凝术→骶髂关节融合术。

（一）一般治疗

休息、物理治疗或适度的运动可通过放松腰骶部肌肉来缓解疼痛。

（二）药物治疗

如 NSAIDs、肌肉松弛药等，有睡眠障碍和抑郁的患者可使用 TCAs。

（三）专科治疗

包括局部痛点阻滞、骶尾脊神经内侧支阻滞、骶尾椎小关节内注射治疗、骶尾脊神经后支射频热凝术等。对于药物治疗无效的病例可以考虑专科治疗。对于长期顽固性尾神经痛者，可行尾神经射频毁损治疗。对肛周部位疼痛，特别是直肠癌手术后排便通道改变后的原位肛痛，行奇神经节阻滞或毁损术，疗效显著。

（四）外科治疗

若患者骶髂关节微创介入治疗效果差，可行骶髂关节融合术，以减少关节的相对运动，或许能起到长期止痛的效果。

七、康复和预后

骶尾脊神经后支综合征经常被忽视，误诊，但明确诊断后，经治疗后恢复较快，预后良好。是否复发或何时复发与患者的生活习惯密切相关，部分患者需行外科治疗。

（肖礼祖 黄佳彬）

参考文献

[1] BOSWELL M V,MANCHIKANTI L,KAYE A D,et al. A best-evidence systematic appraisal of the diagnostic accuracy and utility of facet(zygapophysial)joint injections in chronic spinal pain[J]. Pain Physician,2015,18(4):E497:E533.

[2] MANCHIKANTI L,KAYE A D,BOSWELL M V,et al. A systematic review and best evidence synthesis of the effectiveness of therapeutic facet joint interventions in managing chronic spinal pain[J]. Pain Physician,2015,18(4):E535:E582.

[3] MANCHIKANTI L,HIRSCH J A,KAYE A D,et al. Cervical zygapophysial(facet)joint pain:effectiveness of interventional management strategies[J]. Postgrad Med,2016,128(1):54:68.

[4] FARRELL S F,OSMOTHERLY P G,CORNWALL J,et al. The anatomy and morphometry of cervical zygapophyseal joint me-

niscoids[J]. Surg Radiol Anat,2015,37(7):799:807.

[5] RUDY I S,POULOS A,OWEN L,et al. The correlation of radiographic findings and patient symptomatology in cervical degenerative joint disease:a cross-sectional study[J]. Chiropr Man Therap,2015,23:9.

[6] MANCHIKANTI L,HIRSCH J A,PAMPATI V,et al. utilization of facet joint and sacroiliac joint interventions in medicare population from 2000 to 2014:explosive growth continues![J]. Curr Pain Headache Rep,2016,20(10):58.

第四十章　周围神经病理性疼痛

带状疱疹后神经痛(postherpetic neuralgia,PHN)是指带状疱疹特征性急性皮疹愈合后,产生沿神经走向扩散的神经病理性疼痛,通常持续存在1个月及以上,是带状疱疹最常见的并发症。PHN可表现为持续或发作性剧烈疼痛,也可表现为缓解后再次出现疼痛,严重影响患者的生活质量。

一、发病机制

PHN发病率及患病率随年龄增加而逐渐升高,发生机制目前不明,神经可塑性是PHN产生的基础。

（一）神经敏化

1. 外周敏化　感觉神经损伤诱导初级感觉神经元发生神经化学、生理学和解剖学的变化,引起外周伤害性感受器敏化。

2. 中枢敏化　中枢敏化是指脊髓及脊髓以上痛觉相关神经元的兴奋性异常升高或突触传递增强。

（二）炎性反应

水痘-带状疱疹病毒的表达通过继发的炎性反应导致周围神经兴奋性及敏感性增加。

（三）去传入

初级传入纤维广泛变性坏死,中枢神经元去传入,引起继发性中枢神经元兴奋性升高。

（四）其他

涉及交感神经功能异常等。

二、临床表现

（一）疼痛性质

受累神经分布区(通常比疱疹区域有所扩大)出现剧烈疼痛,性质多样,如针刺样、烧灼样、刀割样、电击样、撕裂样或紧缩样等。可以一种疼痛为主,也可以多种疼痛并存。

（二）疼痛特征

1. 自发痛　在没有任何刺激情况下,在皮疹分布区及附近区域出现的疼痛。

2. 痛觉过敏　对伤害性刺激的反应增强或延长。

3. 痛觉超敏　非伤害性刺激引起的疼痛,如衣服、床单等轻微触碰或温度的微小变化而诱发疼痛。

4. 感觉异常　疼痛部位常伴有一些感觉异常,如紧束样感觉、麻木、蚁行感或瘙痒感,也可出现客观感觉异常,如温度觉和振动觉异常、感觉迟钝或减退。

（三）临床分型

根据浅感觉检查结果,临床上将PHN分为四种亚型:

1. 激惹型　由外周伤害性感受器过度兴奋产生触诱发痛,即表现为特征性的静态机械性痛觉超敏现象。

2. 麻痹型　主要以去传入神经支配现象为主,临床表现为疱疹区剧烈的自发性疼痛而无明显的痛觉过敏或痛觉超敏现象。

3. 混合型　临床上出现疱疹区疼痛的同时兼有激惹型和麻痹型的特征。

4. 无激惹型　极少数患者疱疹区虽然有疼痛,临床检查没有明显的浅感觉或温度觉异常。大部分

PHN 患者疱疹区伴随温度觉异常。

（四）情感、睡眠及生活质量损害

PHN 患者常伴情感、睡眠及生活质量的损害，出现多种全身症状，如慢性疲乏、厌食、体重下降、缺乏活动等。患者疼痛程度越重，活力、睡眠和总体生活质量所受影响越严重。

三、体 格 检 查

在皮肤损害区域，可见皮疹遗留的瘢痕、色素沉着或色素脱落；局部可有痛觉超敏、痛觉过敏或痛觉减退；局部可有汗多等自主神经功能紊乱的表现。

四、辅 助 检 查

在依据带状疱疹病史和临床症状的基础上，PHN 一般无需特殊的实验室检查或其他辅助检查。检查主要用于区分其他可治愈的共存疾病，如椎体压缩性骨折或排除潜在的免疫系统疾病。

（一）红外热像图

红外热像图是计算机和影像技术的结合物，本质上是全身温度分布扫描仪，能精确地探测人体全身体表部位的温度及变化。PHN 应用的主要价值是监测和评估疱疹区神经源性炎症程度和交感神经系统的功能状态，研究表明约 90% 早期 PHN 患者疱疹区域显示高温现象，而有效治疗后明显缓解。

（二）感觉定量检测

感觉定量检测（quantitative sensory testing，QST）是用于测定产生特定感觉的刺激强度的技术。QST 作为一种非侵入性神经电生理技术，可用于定量测定轻触觉、压力觉、震动觉、温度觉（冷和暖）和痛觉（热痛觉及冷痛觉）的阈值。神经痛的特征性改变是感觉减退及感觉过敏，也可用 QST 测定。疱疹期的痛觉减退是后期神经痛是否发生的判定指标。除了最初的诊断作用，阈值还可用以观察病程演变，更为重要的是进行疗效评定。

（三）皮肤活检

有利于确诊以前是否存在带状疱疹感染。

五、诊断与鉴别诊断

（一）诊断

主要依据带状疱疹病史和临床表现，一般无需特殊的实验室检查或其他辅助检查。

（二）鉴别诊断

需要与包括原发性三叉神经痛、舌咽神经痛、颈神经痛、肋间神经痛、脊柱源性胸痛、椎体压缩骨折所致神经痛、脊神经根性疼痛和椎体肿瘤等所致疼痛等相鉴别。

六、治　　疗

（一）治疗原则

1. 早期干预，积极对因治疗。

2. 有效缓解疼痛及伴随症状，促进神经修复。

3. 酌情配合康复、心理、物理等综合治疗。

4. 恢复机体功能，提高生活质量。

（二）药物治疗

1. 药物治疗是目前的主要治疗手段。早期进行药物干预，保证患者睡眠休息，可促进机体自我修复而可能达到阻止疾病进展的目的。药物治疗应建立在保证睡眠、稳定情绪的基础上，并认真评估疼痛性质、治疗前后的症状体征和治疗反应。药物治疗的目的不仅要缓解疼痛，同时也要治疗抑郁、焦虑、睡眠障碍等共患病。停药应建立在有效、稳定治疗效果的基础上并采取逐步减量的方法。

2. 一线治疗药物　钙离子通道调节剂（如普瑞巴林、加巴喷丁）、TCAs 和 SNRIs。此外，局部利多卡因可作为 PHN 的一线治疗用药。

（1）钙通道调节剂（加巴喷丁和普瑞巴林）：钙通道调节剂包括加巴喷丁和普瑞巴林，是神经病理性疼痛的一线用药。两者作用机制为调节电压门控钙通道 α2δ 亚基，减少谷氨酸、去甲肾上腺素和 P 物质释放。除可能减轻疼痛外，也可改善患者睡眠和情绪。药物的吸收受食物影响较小，不与血浆蛋白结合，基本不经肝脏代谢，没有重要的临床药物相互作用。副作用主要为剂量依赖的嗜睡和头晕，肾功能不全患者应减量。加巴喷丁通常起始剂量为每天 300mg，每天 3 次，可缓慢逐渐滴定至有效剂量，常用剂量每天 900~1 800mg。普瑞巴林是在加巴喷丁基础上研制的新一代药物，药代动力学呈线性。该药起始剂量为每天 150mg，分两次使用，常用剂量 150~600mg。为避免头晕及嗜睡，应遵循晚上开始、小量使用、逐渐加量、缓慢减量的原则。

（2）抗抑郁药

1）TCAs：最常用的为阿米替林，可作用于疼痛传导通路的多个环节，阻断多种离子通道、抑制 5-羟色胺和去甲肾上腺素的再摄取，主要在疼痛传导途径中的下行通路发挥作用，是治疗神经病理性疼痛的一线用药。阿米替林首剂应睡前服用，每次 12.5~25mg，根据患者反应可逐渐增加剂量，最大剂量每天 150mg。使用阿米替林时应注意其心脏毒性，窦性心动过速、直立性低血压、心室异位搏动增加、心肌缺血甚至心源性猝死。有缺血性心脏病或心源性猝死风险的患者应避免使用 TCAs。此外，该药可能导致或加重认知障碍和步态异常。

2）SNRIs：常用药物有文拉法辛、度洛西汀等。该类药物选择性抑制 5-羟色胺和去甲肾上腺素再摄取，提高两者在突触间隙的浓度，在疼痛传导途径中的下行通路发挥作用。文拉法辛有效剂量为每天 150~225mg，每天 1 次。度洛西汀的起始剂量为每天 30mg，一周后调整到每天 60mg，可一次服用或分两次服用。常见不良反应有恶心、口干、出汗、乏力、焦虑、震颤等。

（3）局部利多卡因：常作为带状疱疹相关神经痛的一线用药。常用剂型有利多卡因凝胶剂及贴剂。副作用包括皮肤红斑或皮疹。

3. 二线治疗药物

（1）曲马多：曲马多具有双重作用机制，可同时作用于阿片受体和去甲肾上腺素/5-羟色胺受体，以达到镇痛效果。副作用与剂量相关，常见的副作用有恶心、呕吐、头晕等，应遵循从低剂量开始，缓慢逐渐加量的原则。起始剂量每次 25~50mg，每天 1~2 次，最大量每天 400mg。应注意不与 5-羟色胺类药物（包括 SNRIs）同时使用，以避免 5-羟色胺综合征风险。该药滥用率低，但也会发生身体依赖，需逐步停药。

（2）阿片类镇痛药：常作为二线药可单独使用或与一线药联合使用，常用药物有吗啡、羟考酮、芬太尼等。未用过阿片类药物的患者起始量应从小剂量开始，个体量化。阿片类药物的副作用有恶心、呕吐、过度镇静、呼吸抑制等，在用药后 1~2 周内可能发生耐受，但便秘终身不耐受，需要加以防治，长期使用有可能导致依赖。一旦 PHN 治疗有效缓解疼痛后，应缓慢减少药量至撤除用药。

4. 其他药物　包括 NMDA 受体拮抗剂及局部辣椒素、牛痘疫苗接种家兔皮肤炎症提取物、草乌甲素等。

5. 药物选择　PHN 治疗药物的选择，应综合考虑药物的疗效、安全性和患者的临床情况（如并发症、禁忌证、合并用药情况等）。药物选择应个体化。对于难治性 PHN 可考虑联合用药，联合用药应考虑：①药物机制不同；②药物疗效相加或协同；③药物副作用不相加。

（三）神经调控技术

神经调控技术主要包括电（磁）刺激技术和鞘内药物输注技术，是 PHN 推荐治疗技术。

1. 神经电刺激技术　神经电刺激技术的作用路径及治疗目的不尽相同。临床常用的有韩氏穴位神经电刺激（HANS）、TENS、SCS、经颅磁刺激术（rTMS）等方法。HANS 是通过对穴位区域神经电刺激，激发脑、脊髓中的阿片肽和其他神经递质释放，发挥镇痛作用。TENS 是针对传导疼痛信息有关的不同神经进行电刺激，减少疼痛信息的传导和接收，从而缓解疼痛。深部神经刺激技术可分为运动皮层电刺激、脑深部电刺激、SCS 等。SCS 在神经电刺激的领域应用最为广泛。SCS 主要应用于规范药物治疗无效或不能耐受药物副作用的 PHN。

2. 鞘内药物输注治疗　鞘内药物输注治疗是通过埋藏在患者体内的药物输注泵,将泵内的药物输注到患者蛛网膜下腔,作用于脊髓或中枢相应的位点,阻断疼痛信号向中枢传递,使疼痛信号无法到达大脑皮层,从而达到控制疼痛的目的。国内常见的鞘内泵配制的药物包括阿片类药物、局部麻醉药、钙通道阻滞剂、NMDA 受体拮抗剂等,其中吗啡的临床应用最广,被视为一线药物。常用于连续注射的吗啡剂量的预试验(剂量滴定),一般初次剂量从胃肠外剂量的 1% 开始,根据镇痛效果与患者一般情况逐渐调整,以达到最好的镇痛效果和最小的不良反应。

(四) 微创治疗

微创治疗的目的是去除感觉神经损伤的原因、增加神经血流和促进神经恢复,主要包括神经阻滞、射频治疗、神经毁损等。微创治疗也是对患者的一种新的创伤,需权衡对患者的利弊而进行。首先要明确 PHN 感觉神经损伤的原因,针对性进行微创治疗,努力促进感觉神经的恢复过程,尽量避免神经毁损治疗。

1. 神经阻滞　早期神经阻滞是 PHN 常用治疗方法,神经阻滞的药物选择必须要考虑以下几方面问题:

(1) 药物的作用机制和治疗目的。

(2) 不良反应。

(3) 联合用药的利弊。

目前得到广泛认可的神经阻滞治疗用药包括局部麻醉药、糖皮质激素、阿片类药物、神经毁损药等。神经阻滞应做好充分的患者病情评估,把握好神经阻滞的适应证,熟悉阻滞部位的解剖结构、阻滞用药的作用机制,规范的穿刺及操作技术,准确的神经阻滞效果评价,了解其可能的并发症及预防。

2. 射频治疗　射频治疗包括射频热凝术和脉冲射频,最大特点是能靠近神经,辨别神经的性质,如运动神经或感觉神经,并能评估针尖与神经的距离。最初认为射频过程中产生的温度促使神经纤维变性,阻滞疼痛的传导,但射频治疗后相应的皮肤感觉只出现短暂的缺失,疼痛的缓解时间却往往较其明显持久,因而温度可能不是改变疼痛传导的唯一机制。脉冲射频是一种神经调节治疗,激发了疼痛信号传入通路的可塑性改变,产生疼痛的抑制作用。2Hz、20ms 的脉冲式射频电流,产生的温度低于 42℃,对神经纤维解剖结构无破坏作用,但对缓解 PHN 有一定效果。

3. 医用臭氧介入治疗　臭氧是一种强氧化剂,低浓度臭氧能够有效消除 PHN 患者受损伤的脊神经根、DRG 和交感神经节周围的致痛因子和粘连,改善神经根周围的低氧状态,可以促进损伤神经系统的修复过程。

4. 阿霉素介入治疗　阿霉素是一种蒽环类抗生素,具有很强的抗肿瘤作用,可以插入细胞核内 DNA 双螺旋,使其裂解,导致细胞或神经元变性坏死。国内学者在 CT 定位下行经皮微创穿刺技术于椎间孔内注射小剂量阿霉素治疗 PHN,效果良好。

5. 神经毁损　毁损性治疗包括化学性毁损、物理性(射频、冷冻、放射)毁损、手术性毁损等,是不可逆的治疗,可能产生所支配区域的感觉麻木,甚至肌力下降等并发症,应严格掌握适应证,并取得患者的知情同意。

七、康复和预后

出现 PHN 一定要及时治疗,病程越长治疗越困难。30% ~ 50% PHN 患者的疼痛持续超过 1 年,部分病程可达 10 年或更久。

第二节　糖尿病周围神经病变

糖尿病周围神经病变(diabetic peripheral neuropathy,DPN)是指一组与原发性糖尿病(1 型或 2 型)相关的神经病变,是常见的糖尿病相关微血管并发症,可累及中枢神经和周围神经,临床上以后者多见。著名的英国糖尿病前瞻性研究(United Kingdom Prospective Diabetes Study,UKPDS)发现超过 11% 的患者在糖尿病确诊的同时就已经存在明显的糖尿病神经病变,糖尿病病程大于 12 年的患者中 71% 男性和 51% 女性已经存在明显的临床期糖尿病神经病变。患糖尿病时间越长,发生糖尿病周围神经病变可能性越大。糖尿病神经病变累及神经部位不同,临床表现差异很大,真正的发病率难以准确估计。在非创伤性截肢中 50%~75% 是由于糖尿病神经病变所致。糖尿病周围神经病变是糖尿病致残率、致死率较高的慢性并发症。

一、发病机制

糖尿病周围神经病变由多种致病因素相互作用所致,与血糖控制不佳、患糖尿病的时间、吸烟、肥胖等有关,发病机制主要有以下几种理论:

（一） 高血糖神经毒性作用

高血糖可引起非酶促糖基化终产物升高,造成神经细胞损伤;高血糖激活醛糖还原酶活性,使葡萄糖经多元醇代谢增加,山梨醇旁路代谢亢进,导致细胞内不可溶解的山梨醇增多,肌醇耗损,Na^+/K^+-ATP 酶活性下降,二酯酰甘油升高,神经细胞损伤,神经脱髓鞘;高血糖毒性导致血管内皮细胞功能异常,微血管病变造成神经营养障碍,导致神经损伤与坏死。

（二） 氧化应激反应

氧化应激导致毒性过氧化细胞因子、整合蛋白升高,NF-κB 及反应性氧自由基增多,造成神经细胞损伤、结构破坏,出现神经轴索萎缩、消失,片段性或进展性脱髓鞘。

（三） 微血管病变

神经血管梗死造成神经营养障碍,导致神经损伤与坏死。

（四） 自身免疫导致神经细胞损伤

细胞内抗原蛋白漏出,激活自身免疫反应,神经自身抗体产生,导致神经细胞死亡或凋亡。

二、临床表现

糖尿病神经病变的临床表现与受累的神经纤维数量和种类有关,自主神经和躯体感觉神经、运动神经均可受累,临床表现较为复杂。由于所累及神经种类、部位、片断、功能与程度不同,临床表现有所差异。以周围神经病变多见,分为单神经病变和弥漫性多神经病变。主要临床表现为受累区域的感觉障碍、运动障碍和自主神经功能障碍。25%~50% 糖尿病周围神经病变出现明显的神经病理性疼痛。

（一） 分类及临床表现

1. 痛性弥漫性多神经病变 痛性弥漫性多神经病变又分为近端运动神经病变和远端对称性多神经病变。

（1） 近端运动神经病变:又称为糖尿病性肌萎缩,见于老年 2 型糖尿病患者,常表现为严重的神经疼痛,可累及单侧或双侧肢体,缓慢或突然起病,以大腿、髋或骨盆疼痛为主诉,伴下肢近端肌无力,不能从坐姿站立,大腿疼痛常在夜间加重并影响睡眠,运动神经症状,如近端大腿无力和肌萎缩,伴明显的体重下降,常与远端对称性多神经病变并存,可见自发性或叩诊诱发肌束收缩。

（2） 远端对称性多神经病变:临床最常见的糖尿病周围神经病变类型,常隐匿起病,也可急性起病,既包括了感觉神经病变也可包括运动神经病变,既可累及神经小纤维也可累及大纤维,但以小纤维功能异常较早出现。患者主观肢体远端出现对称性针刺样、烧灼样疼痛,常伴袜套、手套样感觉减退,除电生理检查异常外,多无阳性检查发现。

（3） 小纤维神经病变:常表现为急性痛性神经病变和慢性痛性神经病变。急性痛性神经病变临床表现以剧烈的表浅型疼痛,如刀割样、烧灼样剧痛伴痛觉过敏,任何轻微的触摸,如衣被等均可诱发剧痛,尤以足部疼痛为主,病程多短于半年,夜晚加重,严重影响患者食欲、睡眠及日常生活,出现消瘦和严重的抑郁症,男性阳痿是最常见的伴随症状特点,伴有对温度、针刺的感觉减退,但腱反射及肌肉运动正常。慢性痛性神经病变常发生在糖尿病病程数年后,疼痛可持续半年以上,对所有治疗及麻醉药或镇痛药均不敏感,甚至耐药成瘾,患者感到异常痛苦。

（4）大纤维神经病变：累及感觉神经，也可累及运动神经，产生本体感觉、振动觉受损，出现感觉性共济失调，走路步态不稳，如鸭步行走，或有如踏棉花样感觉。四肢远端感觉如"手套袜套样"感，远端手足指（趾）间肌肉萎缩无力，腱反射减弱或消失。大纤维神经病变多数合并小纤维神经病变，也可出现疼痛，但大纤维病变的疼痛是深部钝痛，或足部骨痛、痉挛样痛。

2. 单神经局部神经病变

（1）单根脑神经病变：较少见，占糖尿病神经病变1%以下，最常累及第3对脑神经（动眼神经），动眼神经病变的典型临床表现为突然出现复视和眼睑下垂，瞳孔对光反射消失伴有同侧头痛；其次是第6对脑神经（展神经）受损。极少数情况可出现双侧性或多根脑神经损害。单根脑神经病变的诊断需排除其他潜在而严重的可引起神经病变的因素。糖尿病脑神经病变的自然病程一般为数月。

（2）单神经局部神经病变：病变累及躯体的单根神经，导致按神经分布的节段性感觉障碍，自发性疼痛及感觉障碍。常好发于老年2型糖尿病患者，起病突然，在所受累神经出现局部疼痛、感觉减退、麻木等。好发部位有正中神经、尺神经、桡神经、股神经、大腿外侧皮神经、腓神经、足跖正中与外侧神经等。主要与神经血管梗死、神经缺血有关。

（二）体征

1. 感觉减退　受累神经支配区域，皮肤针刺痛觉及温度觉明显减退。

2. 痛觉异常　部分患者出现痛觉异常，即病变区域出现触诱发痛和/或冷诱发痛。

3. 深感觉障碍　受累区域本体感觉、振动觉受损。振动感觉减弱对早期神经炎有诊断价值。用频率128Hz的音叉，拨动后放在测试部位，让患者说出震动持续时间。

4. 肌肉萎缩和肌力减弱　当疾病累及运动神经，受累神经所支配的肌肉可有不同程度的肌肉萎缩和肌力减弱。

5. 腱反射减弱　当疾病累及运动神经，可出现支配范围内的腱反射减弱。

三、辅助检查

（一）神经电生理检查
神经传导速度和肌电图检查为诊断外周神经病变提供可靠的依据。

（二）自主神经功能检查

（三）MRI检查
该项检查主要对神经根、神经干及脊髓疾病进行鉴别。

（四）神经活检和/或肌肉活检病理检查
对鉴别诊断有一定的价值。

四、诊断

根据糖尿病病史、临床症状和体格检查，以及感觉、运动与自主神经功能试验来辅助确定诊断，须排除其他原因引起的神经病变。

五、鉴别诊断

在诊断糖尿病周围神经病变之前，需排除其他原因导致的周围神经病变及疼痛性疾病。大约5%糖尿病周围神经病变最后证实由其他原因引起的。详细地询问病史、查体及必要的辅助检查有助于鉴别诊断。

（一）中毒性神经末梢炎
常有药物、重金属或农药接触史，起病较急，疼痛症状较突出。

（二）感染性多发性神经炎
常急性或亚急性起病，表现四肢对称性，弛缓性瘫痪，一般运动障碍明显，感觉障碍轻，一般之前有呼吸道感染或发热的病史，脑脊液检查蛋白定量增高，细胞数增高或正常。

（三）其他原因导致的周围性神经病理性疼痛

如周围血管疾病、甲状腺疾病、维生素 B_{12} 缺乏，以及神经压迫性、肿瘤相关和外伤性神经病理性疼痛。需要注意的是，老年患者有时可能同时存在两种不同类型的神经病理性疼痛。

（四）神经症

由精神因素引起，可能是抑郁症或焦虑症的躯体症状，临床症状多变。神经系统查体和辅助检查均为阴性。

六、治　疗

（一）病因治疗

1. 控制血糖　严格控制血糖是预防和治疗糖尿病周围神经病变的重要措施。血糖波动大的患者更容易患痛性糖尿病周围神经病变。严格控制血糖可以减少 1 型糖尿病周围神经病变的发生，在 2 型糖尿病尚缺乏相关资料。

2. 改善神经微循环　可酌情选用 PGE_2、己酮可可碱、山莨菪碱、西洛他唑、活血化瘀等药物，改善微循环，改善神经的循环血供。

3. 神经营养药　目前常用的有甲钴胺、腺苷钴胺等，疗程 2~3 个月，有一定的疗效。

4. 其他药物　如醛糖还原酶抑制剂、抗氧化剂、免疫球蛋白、亚麻酸等，在临床上有应用，尚无大规模的循证医学研究以评价疗效。

（二）对症止痛治疗

1. 抗惊厥药　加巴喷丁和普瑞巴林为钙通道调节剂，是目前临床常用的治疗神经病理性疼痛的药物。目前，FDA 推荐使用普瑞巴林治疗痛性糖尿病周围神经病变，疗效存在剂量依赖性。加巴喷丁治疗痛性糖尿病周围神经病变，尚缺乏大样本的研究，但临床使用，部分患者也有效。

2. 抗抑郁药　此类药物除了抗抑郁外还有镇痛作用，镇痛机制是阻止 NE 和 5-HT 的再摄取，影响内啡肽介导的疼痛调节通路，激活内源性止痛系统，产生镇痛作用。常用药物有阿米替林、地昔帕明、丙米嗪等，新型抗抑郁药有选择性 5-HT 再摄取抑制剂，如氟西汀、舍曲林、帕罗西汀、西酞普兰等，无心脏毒性和抗胆碱效应，疗效慢，疗程 3~4 周，适用于伴有焦虑症的慢性疼痛，疗效有待评价。度洛西汀被 FDA 推荐为痛性糖尿病周围神经病变的一线用药。

3. 外用药治疗　辣椒乳剂或贴剂可作为口服药物以外的辅助用药。辣椒素高度选择性地作用于感觉神经元无髓鞘细胞纤维及具有极薄髓鞘的 Aδ 纤维，消耗神经纤维末端的 SP、缓解从周围神经传向中枢神经的疼痛刺激。0.075% 辣椒乳剂可缓解糖尿病周围神经病变的症状，改善行走和睡眠。

4. 阿片类镇痛药　羟考酮、吗啡等可短期用于中重度疼痛，对多数糖尿病神经病理性疼痛效果并不佳。

（三）非药物治疗

1. TENS　TENS 具有无创、安全、花费低等优点，对糖尿病神经病理性疼痛有一定的缓解作用，可用于药物治疗或药物使用受限患者的辅助治疗。

2. 神经阻滞　用利多卡因复合糖皮质激素进行周围神经、神经根或硬膜外隙阻滞，起到消炎镇痛、改善局部血液循环及解痉作用。血糖高的糖尿病患者可改用利多卡因复合赖氨酸阿司匹林配方。交感神经阻滞治疗对部分痛性糖尿病周围神经病变有缓解作用，对阻滞后疼痛缓解时间不长的患者可考虑行交感神经药物或物理毁损。

3. SCS　SCS 是将电极植入硬膜外后间隙，对脊髓后柱给予刺激，从而达到镇痛的目的。作用机制目前不清楚，考虑与刺激中枢神经及周围神经系统有关。1996 年，第一次将 SCS 应用于痛性糖尿病周围神经病变的治疗，结果显示 SCS 可明显缓解背景疼痛和发作性疼痛的程度，增加了疼痛的耐受性，对痛性糖尿病周围神经病变有长期的缓解作用。对于那些疼痛严重影响生活，保守治疗效果欠佳的痛性糖尿病周围神经病变患者，可以考虑 SCS 植入术。

第三节 交感神经相关性疼痛

交感神经相关性疼痛是指由交感神经介导,与交感神经功能障碍或损伤有关,继发于创伤、医源性损伤或全身疾病,以疼痛和痛觉超敏、自主神经功能紊乱、运动功能障碍、营养异常等为特征的临床综合征。根据对交感神经阻滞的反应性分类,将阻滞后疼痛缓解的称为交感神经维持性疼痛(sympathetically maintained pain,SMP)、疼痛无缓解的称为交感神经无关性疼痛(sympathetically independent pain,SIP)、阻滞后疼痛反而加重的称为 ABC 综合征(angry backfiring c-nociceptor syndrome),此三种表现可在同一患者病情发展的不同阶段出现。其中,与 SMP 密切相关的疼痛主要有神经源性疼痛(如复杂性局部痛综合征、PHN)、缺血性疼痛(如雷诺综合征、红斑性肢痛症、手足发绀症、血栓闭塞性脉管炎等)和内脏痛(如肠易激综合征、溃疡性结肠炎、盆腔痛、会阴痛等)三大类。本节主要介绍 SMP 的共性问题,对 CRPS、PHN、血栓闭塞性脉管炎、慢性盆腔炎等与 SMP 密切相关疾病的阐述,详见本书相关章节。

一、病　　因

(一) 神经源性
外伤、卡压、感染、代谢障碍、缺血等神经损伤。

(二) 血管源性
周围血管舒缩功能障碍、血栓、栓塞、硬化等缺血性病变。

(三) 内脏源性
胸腹盆腔脏器肿瘤、慢性炎症、缺血等病变。

二、发 病 机 制

SMP 病因不同、发病机制也有所差异,但主要机制为"交感-感觉神经耦联"学说,即周围神经损伤后交感神经芽生,产生传入感觉神经元与交感神经元之间的解剖耦联(直接耦联和间接耦联),同时也形成了化学性交感-感觉耦联,这种耦联是交感神经元对初级感觉神经元敏感化和/或兴奋的重要原因。

(一) 直接耦联假说
交感神经传出末梢的曲张体释放 NE,直接作用于感觉神经元上 α 肾上腺素受体,此为周围神经损伤引起灼性神经痛的机制之一。传入神经元上功能性 α 肾上腺素受体表达或受体上调则以 α2 受体为主,对 SMP 的形成和维持起着关键作用,而 α1 受体对 SMP 的形成无影响。

(二) 间接耦联假说
交感神经末梢释放的 NA 反过来作用于神经末梢自身的 α 肾上腺素受体,引起某些非肾上腺素能化学递质的释放,从而引发外周感受器敏化。缓激肽、神经生长因子等化学物质通过促进交感神经末梢释放前列腺素,间接地对传入神经和外周感受器产生敏化。

(三) 化学性耦联假说
组织炎症后的肾上腺素能敏感化可能与 NA 作用于交感末梢 α2 肾上腺素受体,引起前列腺素、多巴胺等递质释放,从而提高伤害性感受器内环磷酸腺苷的水平有关。而神经切断损伤传入神经末梢的肾上腺素能敏感化的作用,或许是通过 α1 肾上腺素受体介导的三磷酸肌醇(IP3)和甘油二酯(DAG)第二信使系统的参与所致。受损 DRG 组织中蛋白激酶 A(PKA)活性明显增加,则可能介导了受损 DRG 神经元的自发放电。PKA 介导 NA 对受损 DRG 神经元的兴奋效应,提示 PKA 在介导损伤感觉神经元的异常兴奋性和交感-感觉耦联作用中均起到了重要作用。

三、临 床 表 现

(一) 症状
1. 疼痛　疼痛是 SMP 的主要症状,大多是突发的自发性疼痛,呈灼痛、电击痛、针刺痛等多种性质,可因机械、冷热、精神、情感等刺激而诱发异样疼痛,常有痛觉过敏及痛觉超敏。疼痛可局限于损伤部位,亦可弥漫扩散,但大多不沿神经走行。疼痛的程度常常与损伤或基础疾病的程度不一致。

2. **皮肤营养障碍**　在损伤部位及其周围组织可出现浮肿或肿胀感,随疾病进展,毛发、指甲生长速度减慢并出现皮肤菲薄、指甲卷曲且失去光泽。

3. **血管舒缩功能障碍**　血管收缩占优势时,皮肤湿冷、苍白,当血管扩张占优势时,皮肤温暖、潮红。皮肤温度可高可低,后期缺血性改变则皮温降低、动脉搏动减弱,有时可见发汗异常。

4. **运动功能障碍**　早期即可出现握力下降和精巧运动功能障碍。后期韧带和周围组织纤维化可致关节挛缩、骨质疏松,进一步加重运动功能障碍。

（二）体征

患者可有皮肤痛觉过敏、痛觉超敏。组织水肿、皮肤菲薄、皮肤温暖、干燥或湿冷、苍白、低温、出汗异常、毛发脱落、指甲卷曲无光泽、肢体动脉搏动减弱或消失。皮下及肌肉组织萎缩、肌肉僵硬、肌力减退、关节挛缩等。其他体格检查还包括眼心反射、皮肤划纹症、卧立试验、竖毛反射等。

四、辅 助 检 查

（一）影像学检查

X线、CT、MRI、超声等影像学检查,可了解内脏、血管的病变以及患肢骨质疏松情况,同时可排除肿瘤等潜在疾病。

（二）常用的自主神经功能检查方法

1. **微小神经电极法**　采用硅碳微小神经电极(尖端直径0.1μm)插入单个神经细胞,在铜网屏蔽环境下,直接引出交感神经的冲动发放,这是目前判断交感神经功能最直接的方法。

2. **微量发汗测定法**　皮肤湿度与汗腺功能相关,汗腺受胆碱能交感神经节后纤维支配。温热性出汗主要与环境温度有关,调节人体体温;神经性发汗主要由自主神经功能控制。通过监测皮肤的神经性微量汗腺分泌,可以及时判定机体交感神经的紧张度。

3. **红外热成像**　利用红外热像仪摄取机体功能温差的显像图,能够灵敏反应并较为精确地记录人体病理生理过程中体表温度的变化与分布,是通过体温变化观察研究疾病的无创性功能监测技术(图40-3-1),尤其适用于交感神经病变所致疼痛。

4. **诊断性交感神经阻滞**　选择性阻滞支配病变部位的颈、胸或腰交感神经,观察阻滞后效果。若患者主诉疼痛缓解,病变区域由多汗、潮湿、发凉转为一种舒适的温暖感、发汗减少,则表明该疼痛疾病的发

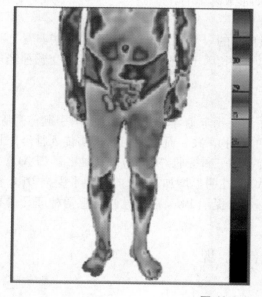
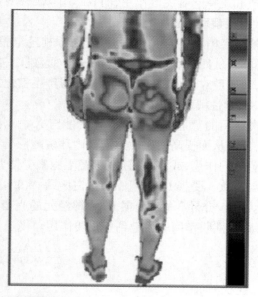

图40-3-1　红外热像图

生与交感神经高度相关。

5. 其他　还可采用心电图 R-R 间期法、血中激素浓度测定、酚妥拉明试验等检查方法。

五、诊　　断

SMP 可能有上述一项或多项辅助检查为阳性,但不能作为诊断标准,对交感神经阻滞有效才是诊断 SMP 的临床标准。

SMP 诊断要点如下:

1. 可有外伤、感染、手术或内脏相关疾病等病史。
2. 可呈烧灼样痛、针刺样痛,或伴有痛觉过敏、痛觉超敏、自发痛等症状。
3. 血管舒缩和出汗功能异常,肢体水肿或脱水,喜暖怕凉,遇冷加重。
4. 皮肤、爪甲、肌肉、骨关节等部位营养障碍。
5. 早期关节周围水肿,晚期肌肉萎缩和韧带纤维化致运动功能障碍。
6. X 线图像可见患肢骨萎缩、骨吸收。
7. 诊断性交感神经阻滞试验多为阳性。

六、鉴 别 诊 断

应根据引起 SMP 的疾病病因与相关疾病进行鉴别,而诊断性交感神经阻滞试验的结果是最重要的鉴别诊断依据。此外,还需注意完善相关检查,以排除潜在的疾病,如肿瘤性疾病常常伴有 SMP 症状,应进行必要的肿瘤相关检查。

七、治　　疗

SMP 常常是多种疾病的表现之一,故首要原则是预防本病发生,有效治疗原发病,如神经源性疼痛或周围血管病,受伤早期妥善处理创面以及充分镇痛。在充分评估患者全身或局部自主神经功能状态下,制定个体化治疗方案。

（一）药物治疗

1. 受体拮抗剂　较常用的是酚妥拉明,为竞争性、非选择性 α 受体阻滞剂,静脉或口服给药,可阻滞全身交感神经,尤其适用于全身多处 SMP 患者。应注意易引起心动过速、低血压等不良反应,静脉使用前应静脉注射普萘洛尔 2mg,以预防心动过速并全程监测心电与血压。

2. 其他药物　可根据引起 SMP 的原发疾病合理选择其他治疗药物。抗癫痫药卡马西平、加巴喷丁、普瑞巴林、苯妥英钠等对电击样疼痛有效,但需高度重视卡马西平导致 S-J 综合征、中毒性表皮坏死松解症等严重不良反应。抗抑郁药常用三环类（如阿米替林、去甲替林等）以及去甲肾上腺素或/和 5-HT 再摄取抑制剂（如度洛西汀、舍曲林等）,应从小剂量开始,睡前顿服。NSAIDs、神经妥乐平、前列腺素制剂、糖皮质激素、阿片类等药物,可根据患者实际情况使用。

（二）交感神经阻滞/毁损治疗

起效迅速、疗效确切,可扩张血管、解除肌痉挛、阻断疼痛的恶性循环。视患者疼痛与病变的部位,可选择星状神经节阻滞、胸交感神经阻滞、腰交感神经阻滞等,大多数可取得较好的中长期疗效。但需要注意的是,应根据患者病变部位、范围、性质、病情与病程,合理选择局部麻醉药、神经破坏药（无水乙醇、酚甘油等）或标准/脉冲射频进行交感神经阻滞或毁损;同时,应当在 X 线、CT、超声等影像引导下进行操作,以确保精准治疗。此外,有时还需要反复多次交感神经阻滞,以获得最佳疗效。

（三）其他神经阻滞治疗

针对不同病因所引起的 SMP,可根据患者情况选择脊神经、内脏神经阻滞以缓解疼痛。如腹腔神经丛阻滞能有效缓解顽固性上腹疼痛,有效率可达 70%～90%;上腹下神经丛阻滞主要用于来自盆腔脏器（如膀胱、直肠、子宫附件等）病变所引起的疼痛,对于盆腔良性和恶性疼痛皆有良好效果;奇神经节阻滞主要用于肛周、会阴部疼痛;硬膜外腔神经阻滞用于疼痛范围较广泛的 SMP 患者可取得较好疗效。

（四）SCS

SCS是将刺激电极通过经皮穿刺技术放置入相应节段的硬膜外腔，电刺激该脊髓节段，观察是否能覆盖相应疼痛区域，并进行一周左右的测试，若患者反应良好，则将刺激器永久埋入腹部或臀部皮下成为永久性刺激装置（图40-3-2）。SCS镇痛原理主要依据闸门理论，使用一种较温和的电刺激干扰疼痛的上传通路。

SCS治疗SMP机制主要为两个方面：①SCS对交感神经的调节作用，削弱疼痛信号的传导；②通过对交感持续血管收缩效应的抑制作用达到扩张血管、改善局部血流，促进缺血病变的愈合，减少疼痛刺激的传入。

SCS主要用于定位明确的顽固性SMP，如CRPS、PHN、血栓闭塞性脉管炎等疾病的治疗。应重视无菌性与细菌性脑膜炎、硬膜外脓肿、电极移位和电极折断等并发症的预防。

（五）鞘内药物输注镇痛

通过埋藏在患者体内的药物输注系统将镇痛药物（吗啡、局部麻醉药等）注入到蛛网膜下腔（鞘内），作用于脊髓或中枢相应的位点，阻断疼痛信号向中枢传递，从而控制疼痛。可用于癌性疼痛、FBSS、PHN等顽固性SMP的治疗（图40-3-3）。

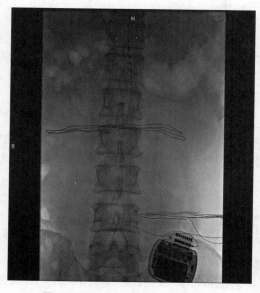

图40-3-2 SCS植入后X线平片

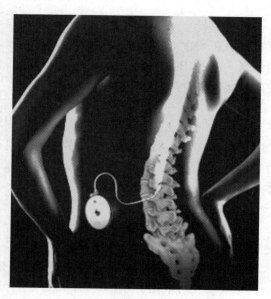

图40-3-3 鞘内镇痛植入示意图

（六）交感神经切除术

对病情严重或晚期SMP患者，在其他治疗方法无效时，可考虑行交感神经切断术。由于被切除的交感神经所支配的远端肢体可能出现交感神经切除术后疼痛等较严重的并发症，目前不太主张使用此法。

（七）心理治疗

罹患本病的患者，大多伴有不同程度的精神、心理障碍，应采取一些心理治疗，如认知疗法、生物反馈疗法、催眠疗法等。

第四节 复杂性区域疼痛综合征

1994年，IASP首次提出了复杂性区域疼痛综合征（complex regional pain syndrome，CRPS）的概念，是指继发于损伤或全身性疾病之后出现的，以患肢疼痛和痛觉超敏、运动功能受损、自主神经功能紊乱、营养异常等为特征的临床综合征。根据与交感神经的关系以及有无明确的神经损伤，将CRPS分为CRPS I型（即反射性交感神经萎缩症，reflectivity sympathetic dystrophy，RSD）和CRPS II型（即灼性神经痛，causalgia）。

CRPS Ⅰ型通常继发于最初的有害刺激,有神经损伤的可能性,但不局限于单一的外周神经分布区,表现常与刺激条件不相符。CRPS Ⅱ型则有较明确的神经损伤,常发生于手或足部某一主要外周神经部分损伤后,伴烧灼痛、感觉异常、痛觉过敏等。CRPS 患者大多存在交感神经维持性疼痛。按照 IASP 对神经病理性疼痛的最新定义,CRPS Ⅰ型不属于神经病理性疼痛范畴,但临床仍参照神经病理性疼痛的治疗原则。

一、病　　因

（一）创伤性损伤

创伤是 CRPS 最常见的病因,可以是任何类型的损伤,包括骨折、脱位、扭伤、挫伤、烧伤或枪伤。即使微小的损伤,如穿刺、注射也可能引起,大多发生在神经末梢较丰富的部位。

（二）其他疾病

脑血管意外、多发性硬化、心肌梗死、截肢后、脊髓损伤后等。

（三）其他因素

CRPS 发病还可能与心理应激、遗传、深层微血管病变等因素相关。

二、发病机制

迄今,CRPS 的发病机制尚不清楚,其形成与发展是多种因素共同或相互作用的结果,病理生理过程十分复杂,学说众多。

1. 外周与中枢敏化以及神经可塑性改变。
2. 中枢下行抑制系统功能异常。
3. 交感神经系统功能紊乱。
4. 脊髓后角神经元活动异常。
5. 神经源性炎症。
6. 自身免疫反应。
7. 表皮神经分布改变(如受累部位 C 和 A 纤维密度减少,患肢神经分布区毛囊和汗腺的改变等)。
8. 皮层组织的重组。
9. 血液中儿茶酚胺变化。
10. 其他,如缺血-再灌注损伤等。

三、临床表现

CRPS 可发生于任何年龄段,以 36~46 岁多见,儿童及青少年较少发生,男女发病比例约为 1∶2.3~1∶3。CRPS Ⅰ型年发病率约为 5~25/10^5,而 CRPS Ⅱ型则缺乏数据,有报道称约为 0.82/10^5。CRPS 好发于四肢,但躯干与头面部也可发病。CRPS Ⅰ型在上肢的发生率高于下肢,但也有研究发现踝关节骨折后引发 CRPS Ⅰ型的风险比手或足部骨折后要高。

两型 CRPS 均以感觉神经、运动神经和自主神经功能异常三联征为特征,可伴有骨骼和营养改变、血管舒缩功能异常,但在病程和临床表现上存在较大差异。CRPS Ⅰ型在受损部位及其远端有特征性的病理变化,而中枢端大多正常,但也有部分患者病理变化从损伤部位向中枢侧发展。CRPS Ⅱ型通常只在神经受损部位产生感觉障碍性的末梢病理变化。需要注意的是,有部分 CRPS 患者尽管有长达数年甚至十余年的剧烈疼痛以及痛觉超敏,但却并没有疼痛以外的其他典型表现。

（一）CRPS Ⅰ型

1. 症状　疼痛是 CRPS 患者的重要症状,在组织损伤后数天、数周或数月以后出现,大多数患者表现为自发痛和诱发痛并存。

（1）自发痛(spontaneous pain):疼痛性质多样,多为灼痛、针刺样痛、刀割样痛、电击样痛等。疼痛范围可局限于损伤部位,也可随病程进展逐渐扩大但不沿神经走行。疼痛程度往往与疾病程度不一致,在损伤治愈后疼痛仍可能继续加重。

（2）诱发痛（evoked pain）：患者存在痛觉过敏和/或痛觉超敏，可伴有感觉过敏或感觉减退，以感觉神经症状的高敏状态为主。通常会因机械性、温热性、精神性、情感性刺激而诱发患者痛觉超敏。

2. 体征

（1）运动功能障碍：患者早期即可出现握力下降和精巧运动功能降低（图40-4-1，图40-4-2）。病变受累部位肌肉僵硬、主动运动减少、肌力减退，若病程迁延可出现废用性肌萎缩、关节僵直，导致肢体运动受限及骨质疏松。部分患者可有震颤和运动反射亢进。

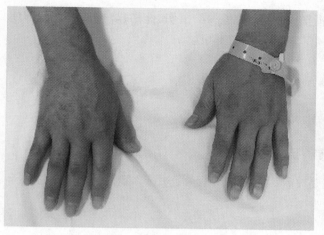

图40-4-1　右手CRPS Ⅰ型（背侧）

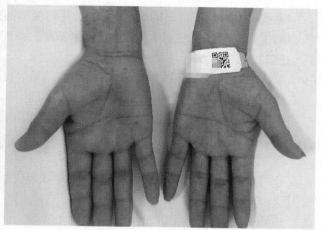

图40-4-2　右手CRPS Ⅰ型（掌侧）

（2）自主神经功能障碍：当自主神经改变导致血管舒张功能占优势时，皮肤温暖、干燥呈潮红色（图40-4-3），反之血管收缩时则表现为皮肤湿冷、苍白等缺血性变化。而发汗功能障碍在发病初期为皮肤出汗过多，随后出现皮肤皮下组织萎缩，出汗减少甚至停止。

（3）营养障碍：表现为皮肤水肿、发亮（图40-4-4）、皱纹消失、毛发脱落、指（趾）甲松脆等。

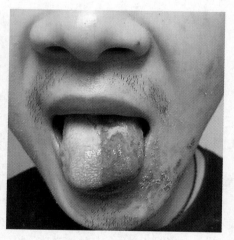

图40-4-3　左下颌、舌部CRPS

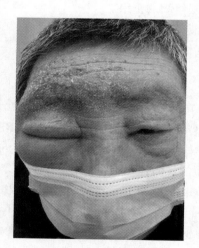

图40-4-4　右额、眼部CRPS

（二）CRPS Ⅱ型

此型多见于战伤患者，常发生于高速弹道伤后，一般为四肢的混合神经，以坐骨神经损伤为多（40%），其次是正中神经（35%）和臂丛神经中段（12%），其他神经损伤占13%。

1. 症状

（1）疼痛：疼痛发生在神经损伤后数小时至1周，多为受损神经干和大的神经分支支配区的灼痛，活动时疼痛加重，休息后减轻或消失，但疼痛程度较CRPS Ⅰ型严重。

（2）诱发痛：痛觉过敏和痛觉超敏与疼痛区域一致。

2. 体征

（1）自主神经功能障碍：局部皮肤温度和颜色改变，皮肤干燥、失去光泽。

（2）营养改变：皮肤变薄或发亮，手指关节肿胀压痛，可伴肢体运动障碍。

（3）有受损神经的相关表现。

四、辅 助 检 查

（一）X 线检查

可见患肢萎缩、骨质疏松等。

（二）核素扫描

可发现患肢骨血流增加、关节周围放射性核素聚集等。

（三）红外热成像

患肢温度可升高或降低，是早期诊断 CRPS 快速而敏感的方法。

（四）诊断性交感神经阻滞

交感神经阻滞对诊断 CRPS 及选择治疗方案都十分重要。若交感神经阻滞后患者疼痛暂时减轻，提示交感神经参与了疼痛的产生与维持，但需排除因局部麻醉药扩散到神经根、神经干等部位引起感觉神经阻滞出现假阳性的可能。

（五）酚妥拉明试验

神经节后轴突释放去甲肾上腺素，可兴奋感觉伤害性传入神经元，而酚妥拉明是 α 肾上腺素能受体拮抗药，可阻断这种兴奋。试验时，应先给患者静脉输注生理盐水，此后每隔 5min 注射 1mg、2mg、4mg、8mg、10mg 酚妥拉明，每 5min 记录 VAS 评分，直至注药结束 30min。如果患者疼痛减轻 50% 则为阳性，提示交感神经在患者疼痛的产生中起重要作用。

五、诊　　断

目前，CRPS 诊断主要依据患者病史、临床表现和辅助检查，尚缺乏生物学标记指标的"金标准"，因而详尽与规范的临床检查对诊断尤为重要。

（一）CRPS 诊断要点

1. 病史　患者有创伤史或疾病史。

2. 临床表现　以感觉神经、自主神经和运动神经功能异常为主要特点。伤后数小时即出现持续性、难以忍受的灼痛和机械性痛觉异常，可伴有痛觉过敏。

3. 辅助检查　X 线检查、热像图检查等有助于诊断。

4. 诊断性交感神经阻滞试验　多为阳性（可减轻自发痛和诱发痛）。

（二）CRPS 诊断标准

1994 年，IASP 提出了 CRPS 的诊断标准，敏感度较好但特异性较差，且多为主观性，也未纳入营养改变的临床表现。2007 年，IASP 对 CRPS 诊断标准进行了修订（布达佩斯标准），包括以下 4 条：

1. 与原发伤害性事件不相称的持续性疼痛。

2. 具有以下 4 类症状描述中的 3 类中的 1 项：

（1）感觉：痛觉过敏和/或触诱发痛。

（2）血管舒缩功能：皮肤温度不对称，和/或皮肤颜色改变，和/或皮肤颜色不对称。

（3）泌汗异常/水肿：水肿，和/或发汗改变，和/或发汗不对称。

（4）运动/营养：活动度减小，和/或运动功能障碍（肌无力、颤抖、肌张力异常），和/或营养改变（毛发、指甲、皮肤）。

3. 具有以下 2 个及以上体征分类中的 1 项：

（1）感觉：痛觉过敏（针刺），和/或异常性疼痛（对轻触，和/或温度觉，和/或躯体深压，和/或关节运动)。

（2）血管舒缩:温度不对称(>1℃),和/或皮肤颜色改变,和/或皮肤颜色不对称。

（3）泌汗异常/水肿:水肿,和/或发汗改变,和/或发汗不对称。

（4）运动/营养:活动度减小,和/或运动动能障碍(肌无力、颤抖、肌张力异常),和/或营养改变(毛发、指甲、皮肤)。

4. 没有其他诊断更好地解释这些症状和体征。

（三）CRPS 分期

根据 CRPS 病情发展的进程可分为三期,但多数患者很难有明确分期。

Ⅰ期(急性期):自组织受损伤起约 3 个月之内,以自发性、持续性、剧烈的灼烧样疼痛为特点。疼痛发生在血管和外周神经分布区。手足肿胀和发红。X 线检查初期无明显改变,6~8 周后可见肌肉萎缩。有痛觉过敏,感觉过敏或减退,局部活动受限。

Ⅱ期(营养障碍期或缺血期):组织受损伤 3 个月后,疼痛加剧,呈弥漫和持续性烧灼痛,向周围扩散。皮肤发白、干燥,皮下组织、关节以及肌肉均可出现萎缩、毛发脱落,指(趾)甲变脆和变形。

Ⅲ期(萎缩期):各种治疗对患者疼痛均无效,形成恶性循环,可出现肌萎缩和关节痉挛,导致四肢不能伸展。临床和 X 线检查均提示广泛性肌萎缩和关节痉挛。

六、治　疗

CRPS 治愈率较低而致残率高,两型患者的治疗原则基本相同,都强调早期预防、早诊早治,一旦明确诊断,尽快采取个体化、多学科合作的综合治疗,有效减轻疼痛,同时积极开展康复治疗。CRPS Ⅱ 型的疗效一般欠佳,预后差,但创伤后积极清创、抗感染和镇痛治疗,在一定程度上可预防其发展为严重的灼痛。

（一）预防性治疗

受伤早期对创面的良好处理和充分的镇痛十分重要。将疼痛控制于急性期,阻止向慢性化发展,同时结合心理治疗,一般可取得较好的疗效。

（二）物理治疗

可采用多种物理治疗以保持受伤肢体的功能,预防肌肉和关节萎缩与痉挛。其中,TENS 是一种有效的治疗方法,可通过激活内源性阿片肽镇痛,也可刺激疼痛部位的粗纤维神经,通过闸门学说的机制、改变传入中枢神经系统的感觉冲动而减轻疼痛。

（三）药物治疗

参照神经病理性疼痛药物治疗原则,联合用药。

1. 抗抑郁药　主要通过抑制突触部位的 5-羟色胺和/或去甲肾上腺素再摄取而产生抗抑郁及镇痛作用。常用的 TCAs 有阿米替林、丙米嗪、多塞平等。阿米替林从小剂量 12.5mg/d 起,睡前顿服。若效果不明显且无明显副作用,数日后可增量至 25~50mg/d,用药期间应密切注意其抗胆碱以及奎尼丁样作用等不良反应。选择性去甲肾上腺素重吸收抑制剂(如氟西汀)、SNRIs(度洛西汀、文拉法辛等)也具有较好疗效,药物不良反应主要表现为嗜睡、口干等,但较 TCAs 少(轻)。

2. 抗癫痫药　神经病理性疼痛是 CRPS 发病机制之一,治疗神经病理性疼痛的抗癫痫药被认为是治疗 CRPS 的一线药物,代表性药物有卡马西平、加巴喷丁、普瑞巴林、苯妥英钠等,对神经病理性疼痛,尤其电击样疼痛有效。在药物安全性及镇痛效果上,加巴喷丁和普瑞巴林明显优于 TCAs,尤其在减轻痛觉过敏、痛觉超敏等方面,也较其他抗癫痫药物(卡马西平、苯妥英钠等)的应用更为普遍。长期应用此类药物可能引起肝、肾及造血系统功能异常,应当密切监测或交替使用。

3. 交感神经阻滞药　CRPS 与受损部位的 α-肾上腺素能受体激活有关,故耗竭交感神经末梢的去甲肾上腺素,可有效对抗 CRPS。常用药物酚妥拉明 5mg/次,1~2 次/d。也可选用胍乙啶,初始剂量 10mg,每天 1 次,根据血压,每 7~10 天增量 10mg,至 20~30mg/d。此类药物应高度重视直立性与运动性低血压、水钠潴留、心动过缓等严重不良反应的预防与处理。

4. 氯胺酮　氯胺酮为 NMDA 受体拮抗剂,可抑制感觉神经纤维的过度兴奋,具有镇痛以及防治缺血缺氧引发神经病理损害的作用。通过不同途径或剂量给予氯胺酮,其作用机制与疗效有一定的差异。静脉输注氯胺酮可减轻 CRPS 患者的疼痛,并对 NMDA 参与的中枢敏感化起作用;局部用氯胺酮可以减少痛觉敏感和异常性疼痛;麻醉剂量的氯胺酮则可显著降低顽固性 CRPS 患者的疼痛,提高生活质量。

5. 抗心律失常药与局部麻醉药　周围神经损伤后自发性兴奋性增加是引起中枢敏感性增强和发生慢性顽固性疼痛的主要原因。受损神经组织 Na 通道敏感性亢进,神经纤维持续兴奋,通过阻滞 Na 通道就可抑制神经兴奋性从而镇痛。常用药物美西律 50~200mg,每天 3 次。利多卡因 100~300mg,缓慢静滴 1~2h,或 5% 利多卡因药膏,局部外用,也具有一定疗效。注意此类药物可引起心动过缓、房室传导阻滞等不良反应,严重心、肝、肾功能不全者禁用。

6. 糖皮质激素　糖皮质激素可抑制 TNF-α、IL-1、IL-8 等炎性细胞因子的表达,减少炎性介质的产生,对急性期 CRPS 患者局部发红、发热及水肿有较好疗效。

7. 其他药物　NSAIDs、神经妥乐平、前列腺素制剂、阿片类镇痛药、二膦酸盐类药、巴氯芬等药物,可根据 CRPS 患者的病因与临床表现,在病情的不同阶段合理选用。

（四）神经阻滞治疗

可扩张支配区域的血管、解除肌痉挛、抗炎抗过敏以及阻断疼痛的恶性循环,疗效快速而确切。常以交感神经阻滞为主,如星状神经节阻滞、胸交感神经阻滞、腰交感神经阻滞等。此外,还可根据病变部位选择局部神经阻滞、硬膜外腔神经阻滞、蛛网膜下腔阻滞等。硬膜外腔阻滞可单次或连续阻滞,也可加用吗啡等阿片类镇痛药,以达到长期镇痛并避免运动神经阻滞的目的。神经阻滞原则是使用局部麻醉药反复、持续阻滞;若阻滞后疼痛短暂改善则应考虑使用神经破坏性药物或射频性神经毁损。需要注意的是,在进行交感神经节或干阻滞时,因注射药物的交感神经本身并没有炎性病变,故只应单一使用局部麻醉药以解除支配区域血管痉挛、缓解疼痛。而在伴有炎性病变的脊神经根、干或局部进行神经阻滞时,则可根据需要,复合糖皮质激素类药物抗炎镇痛。

（五）射频治疗

对采用局部麻醉药经阻滞有效的 CRPS 患者,为获得较为持久的疗效,可根据疼痛原因及部位,对交感神经节(干)行脉冲射频治疗,以调节交感神经功能,改善患者痛觉过敏和异常性疼痛。此外,也可行脊神经根和脊神经后内侧支射频热凝治疗。

（六）SCS 技术与鞘内吗啡泵植入技术

对顽固性 CRPS 患者,可行 SCS 或鞘内吗啡泵植入术治疗,对于减轻患者慢性疼痛,促进神经功能恢复具有重要作用。

（七）手术治疗

对以上治疗方法均无效的顽固性 CRPS 患者,可考虑手术治疗。

1. 交感神经切除术　采用交感神经切除术治疗 CRPS 已有较长历史,主要基于 CRPS 重要的发病机制之一是交感神经功能失调引发了神经病理性疼痛。有报道称腔镜下腰交感神经切除术治疗 CRPS,术后 1 年随访,50% 患者症状有中等程度改善。

2. 截肢手术　即便对于顽固性 CRPS 患者,截肢手术也不应该作为缓解疼痛的治疗方法。只有那些有反复的肢体严重感染并已丧失肢体功能的 CRPS 患者,方可考虑截肢(趾)手术。

（八）心理治疗

CRPS 患者普遍存在焦虑、抑郁、恐惧等心理障碍,将增强中枢神经的敏感性,导致痛阈下降,可能会引起更长时间的慢性疼痛以及增加残疾发生率。因此,在 CRPS 患者治疗的全过程都应重视心理因素的处理,心理治疗可以有效提高患者的自主能动性和处理事情的能力。治疗方法包括认知行为治疗、催眠疗法、放松疗法、行为矫正等。

（九）康复治疗

康复治疗的主要目的是改善和恢复患肢功能。早期的康复治疗可减轻疼痛,预防肢体挛缩或萎缩,并避免不当锻炼造成二次损伤,提高肢体运动和协调能力。

第五节　放、化疗后疼痛

一、概　　述

疼痛是癌症患者最常发生的症状之一,癌痛最常见的原因除肿瘤本身以外,外科手术、放疗、化疗等也可导致疼痛。

（一）放疗后疼痛

包括放射性周围神经病变、脊髓病变、辐射诱发的周围神经肿瘤、黏膜炎症等所致的疼痛,其中最常见的是放射性周围神经病变,该病的发生与照射部位及照射剂量有密切关系,常发生的部位是臂丛、腰骶丛、舌咽神经等。

（二）化疗后疼痛

除化疗药物直接刺激局部组织外,还与化疗药物诱发的痛性周围神经病变、骨无菌性坏死等有关。可诱发痛性周围神经病变的临床常用化疗药物包括长春碱类、紫杉醇类、铂类化合物、沙利度胺等,危险因素包括并存疾病(如糖尿病和酒精中毒)、化疗药物剂量和化疗间隔,同时合用两种或多种不同化疗药物、一些遗传疾病等。

二、临 床 表 现

（一）放射性周围神经病变

疼痛多缓慢起病,少数病例在放疗后数天或数月突然起病。临床主要表现为进行性加重的感觉障碍、肌肉萎缩、肢体无力、腱反射减低、疼痛、肢体水肿等。放射性臂丛神经及腰骶丛神经损伤性疼痛多见于乳腺癌、颈部肿瘤、睾丸肿瘤和淋巴瘤患者放疗后,臂丛神经损伤首先表现为手指感觉减退或感觉异常,部分可同时伴有手指无力,随病情进展可逐渐出现受累肢体疼痛,少数患者因突发的运动障碍起病;舌咽神经痛多由鼻咽部肿瘤的放疗造成,视神经和视交叉损伤后疼痛可发生于垂体瘤和颅咽管瘤放疗后。

（二）化疗诱发的痛性周围神经病变

一般在治疗早期出现,疼痛的最高峰发生在化疗后 3 个月。临床表现主要有感觉异常、麻木、针刺感、疼痛;以肩部和椎旁肌肉为中心的痛性痉挛和肌痛最为常见;运动神经受累表现为末梢神经支配区的乏力感;自主神经病变表现为麻痹性肠梗阻、心律失常、体位性低血压等。

三、体 格 检 查

（一）放射性周围神经病变

运动感觉有异常,腱反射减弱。早期往往以臂丛损害为主,极少数患者累及膈神经引起膈肌麻痹。

（二）化疗诱发的痛性周围神经病变

表现为四肢感觉异常,呈袜套和手套样分布;在化疗早期即可出现肢端深部腱反射消失,最常见的是跟腱反射消失。

四、辅 助 检 查

（一）实验室检查

用于排除其他原因导致的痛性周围神经病变。如血糖、电解质的异常对于系统性疾病并发周围神经病变有提示意义,相关血清抗体对于原发病的诊断有重要意义。血清的毒物筛查有助于中毒性周围神经病变的诊断。感染性疾病可检查相应病原体抗体。血清免疫球蛋白的异常可提示单克隆球蛋白病或副蛋白血症。血清维生素水平检测可提示营养障碍性神经病变。血清中特异抗体的测定能辅助诊断免疫相关性周围神经病。

（二）神经电生理检查

包括肌电图、感觉神经和运动神经传导速度、感觉定量检测等，是诊断周围神经病变的常规检查方法，可以判定轴索损害和脱髓鞘病变，有助于单神经病变及多发性周围神经病变、嵌压性周围神经病变、神经根和神经丛病变的鉴别诊断。

（三）神经病理学检查

化疗诱发的痛性周围神经病变病理学检查可见大纤维缺失、轴索萎缩、继发性脱髓鞘、有髓鞘纤维数量下降及轴突和线粒体水肿；放射性周围神经病变病理学检查可见神经丛脱髓鞘和纤维化。

（四）影像学检查

MRI 和 PET 检查有助于鉴别是肿瘤复发转移侵犯神经，还是放疗后周围神经病变导致的疼痛。

五、诊断与鉴别诊断

（一）诊断

主要依靠病史和临床表现。

（二）鉴别诊断

1. 肿瘤复发或转移侵犯神经导致的疼痛，影像学检查有助于鉴别诊断，必要时可行穿刺活检明确诊断。

2. 其他原因所致痛性周围神经病变，例如糖尿病性周围神经病变、格林巴利等，相关实验室检查和神经专科检查有助于鉴别诊断。

六、治 疗

（一）药物治疗

治疗目的是缓解疼痛，提高患者生活质量。应遵循个体化原则，寻求有效的药物剂量及可耐受的药物不良反应。当单药控制欠佳，增加剂量又出现无法耐受的不良反应时，可考虑换药或联合用药，可选用不同机制的药物。常用的药物有：①抗癫痫药：加巴喷丁、普瑞巴林、卡马西平、奥卡西平等；②抗抑郁药：TCAs（如阿米替林）、SNRIs（如度洛西汀和文拉法辛）；③阿片类镇痛药：曲马多、吗啡、羟考酮等；④局部用药：5% 利多卡因贴剂、辣椒素等。

（二）神经阻滞

可对受累的外周神经进行阻滞，如臂丛神经阻滞等。

（三）神经调控

对感觉没有缺失的患者可进行神经调控治疗，包括脉冲射频、周围神经电刺激、SCS 等。

（四）神经减压和松解

适用于放射性周围神经病变，目的是阻止病情发展。尽早手术，在刚出现感觉异常但尚未有疼痛时是手术的最佳时期。

（五）神经毁损

对感觉缺失并伴有疼痛等患者可行脊髓背根入髓区毁损术。

七、预 防

主要是原发病的防治以及严格掌握放、化疗适应证；对于化疗诱发的痛性周围神经病变，可预防性应用神经生长因子、抗氧化剂、乙酰左旋肉碱等。

第六节 幻肢痛和残端痛

一、幻 肢 痛

幻肢痛是指主观感觉已被截除的肢体仍然存在，并且伴有剧烈疼痛，实际上是一种幻觉现象。

（一）发病机制

1. 外周机制 外周机制认为外周神经系统是幻肢痛产生的原因之一，包括截肢区外周神经损伤、神经瘤形成、外周 Na 通道上调以及该部位的 A 纤维和 C 纤维自发性活动增加，形成异位冲动；导致 DRG 的神经细胞自发性活动也增加；交感神经对产生的幻肢痛起到维持作用。以上因素共同构成幻肢痛的外周神经机制。

2. 中枢机制 中枢机制包括脊髓及脊髓上机制。在脊髓，外周神经损伤后，可以发生脊髓的结构重组以及敏化。同样，在皮层及皮层下（如下丘脑），也会发生重组现象。本体感觉的肢体记忆的保留和截肢后视觉的真实感觉不协调也是发生幻肢痛的中枢机制。大脑皮质功能重组和幻肢痛的发生、发展密切相关，被认为是幻肢痛发生的主要机制。

（二）临床表现

疼痛通常在截肢后就出现，部位主要在截除的肢体远端，实际上这一部分肢体已被截除。疼痛的程度和性质变化很大，可为搏动性痛、烧灼样痛、针刺样痛、钻孔样痛，或压迫感、强直感、痒感等。疼痛大多阵发性出现或加重，常于安静时或夜间发作，情绪变化、气候变化、疲劳或其他疾病可以诱发或加重疼痛。截肢残端可有瘢痕硬结或神经瘤，局部皮肤感觉过敏，轻轻触摸即可引起整个肢体的放射性疼痛。

（三）诊断

1. 截肢后感到已截除肢体依然存在并有剧烈的疼痛。

2. 具有上述幻肢痛的临床表现特点。

3. 肢体残端有明显压痛，瘢痕硬结，近侧的神经干压痛，残端的局部皮肤感觉极为敏感。

（四）治疗

1. 药物治疗 包括 NSAIDs、阿片类药物、抗抑郁药物、抗惊厥药物及 NMDA 受体拮抗剂等药物。NSAIDs 缓解幻肢痛的程度有限。目前有证据证明可能有效的药物包括加巴喷丁、普瑞巴林、阿片类药物和美金刚。

2. 镜子疗法 在患者已截肢体与健康肢体之间放一面镜子，通过观察镜子中健侧肢体的运动，让患者产生截除肢体也在运动的视觉幻觉，改善大脑皮质功能重组，缓解幻肢痛。

3. 视觉虚拟疗法 通过给患者戴上一副有虚拟视觉效果的眼镜，让患者活动健侧肢体，通过虚拟眼镜，看到的是双侧肢体的活动，从而改善大脑皮质功能重组，缓解幻肢痛。

4. 假肢安装治疗 通过安装佩戴假肢，尤其是有肌电收缩功能的假肢，维持外周神经冲动的传入，以及让患者感觉截除肢体还完整存在，改善脑皮质功能重组，缓解幻肢痛。

5. 神经阻滞治疗 神经干周围阻滞、星状神经节阻滞、腰椎旁交感神经节阻滞等。

6. 神经调控技术 感觉及运动皮层电刺激、经颅磁刺激、SCS 等神经调控技术，对部分患者有效。

7. 物理治疗 超声波、微波、体外冲击波等有一定的治疗作用。

8. 心理治疗 幻肢痛引起的疼痛，既是躯体疾患的症状，又是心理疾病的反应，临床上幻肢痛患者多伴有心理障碍，主要表现为抑郁、失眠、多疑多虑、食欲不振等。在进行各种药物治疗、阻滞治疗和手术治疗的同时，需要同时进行心理治疗。

二、残 端 痛

残端痛是指截肢后所产生的断端疼痛。截肢后周围神经干切断常形成假性神经瘤，产生疼痛。截肢残端骨刺的形成是残端痛的另一原因。

（一）临床表现

截肢痛多发生于高位截肢或肩关节、髋关节离断术后，上肢多于下肢。疼痛范围较弥散，可累及整个残端并向身体其他部位放射。疼痛性质多呈刺痛、灼痛或跳痛，常伴有异常出汗或异常血管舒缩，情绪、天气、外界声音等对疼痛影响较大。截肢残端皮肤局部异常敏感，触摸多有剧痛和明显的压痛点。

（二）诊断

1. 有截肢病史，术后残端出现疼痛等临床表现可诊断。

2. 难以确定诊断时可行诊断性局部阻滞。

3. 残端影像学检查可发现截肢残端骨刺形成的残端痛。

（三）治疗

1. 药物　NSAIDs、抗惊厥药、抗抑郁药物、利多卡因贴剂、阿片类药物等抗神经病理性疼痛药物，缓解疼痛。

2. 神经阻滞　断端压痛明显处，注射局部麻醉药和糖皮质激素。

3. 神经毁损术　断端局部疼痛部位（尤其是超声引导下）射频针刺激定位后，进行脉冲神经调节或标准射频热凝毁损。也可在浸润麻醉后，注射无水乙醇、5%酚溶液或7.5%酚甘油溶液进行神经毁损治疗。

4. 手术治疗　根据疼痛部位，重新手术切除断肢残端的神经瘤。但有时术后还会再次出现残端痛。

第七节　臂丛神经损伤后疼痛

一、概　　述

臂丛神经损伤多由外伤、肿瘤压迫、放射损伤所致，分为部分性臂丛神经损伤和完全性臂丛神经损伤，导致患肢相应神经支配区感觉和运动功能障碍，并常常伴有相应神经支配区的疼痛，是临床上常见的顽固性神经源性疼痛。文献报道约30%~90%臂丛神经损伤患者会出现慢性疼痛，其中约90%的患者为重度疼痛，药物治疗常无效，致残率较高，严重影响患者的生活质量。

二、临 床 表 现

（一）疼痛

疼痛可在臂丛神经损伤后即刻发生，亦可在伤后数个月延迟发生。疼痛累及的范围主要取决于神经根损伤的程度和范围，通常发生于前臂和手，也可包括整个上肢区域。通常表现为持续的烧灼性、痉挛性、压榨性、电击性或搏动性疼痛，阵发性加重。部分性臂丛神经损伤的患者可同时伴有触诱发痛和痛觉过敏。

（二）其他神经系统功能障碍

神经系统症状与臂丛神经损伤范围和程度相关，患者通常伴有相应损伤神经支配区的感觉减退或消失、肌力下降、肌肉萎缩、肌张力降低、腱反射减弱或消失。

三、辅 助 检 查

上肢电生理检查可明确臂丛神经损伤范围和程度。颈椎MRI可显示臂丛神经撕脱部分的脊髓萎缩、后外侧沟软化灶、神经根袖囊肿。臂丛神经MRI可显示臂丛神经撕脱的范围。

四、诊断与鉴别诊断

臂丛神经损伤后疼痛诊断主要依据病史、症状体征和辅助检查，既往有明确的臂丛神经损伤史，如外伤、颈胸部放疗史、锁骨上肿瘤压迫及侵犯等，损伤神经支配区出现疼痛、感觉和运动功能障碍，且有辅助检查支持即可诊断。

五、治　　疗

臂丛神经损伤后疼痛治疗包括药物治疗、康复物理治疗、神经调控及外科手术。药物治疗效果较差，抗惊厥药和抗抑郁药对神经源性疼痛有部分疗效，长期服用易出现耐药。神经调控主要为SCS，对臂丛神经不完全损伤的患者有一定的疗效。外科手术主要为脊髓背根入髓区毁损术，对臂丛神经完全损伤的患者疗效满意。

第八节 甲状腺功能减退症性周围神经病变

甲状腺功能减退症(简称甲减)是常见的内分泌疾病之一,甲减可引起多种症状的周围神经病变。甲减性周围神经病变在甲减患者中发生率约为 10% ~70%。临床上将甲减性周围神经病变分为单周围神经病变和多发性周围神经病变,发病机制尚未完全清楚,可能与甲减引起 Schwann 细胞病变导致的神经脱髓鞘改变和神经传导速度(NCV)减慢有关。

一、临床表现

(一)症状

1. 单周围神经病变 甲减性周围神经病变中以单周围神经病变多见,其中正中神经损害最为常见,主要表现为手部正中神经支配区域发生麻木、针刺感、灼痛或刀割样疼痛,约 1/3 患者有拇短展肌和对掌肌萎缩,呈典型腕管综合征表现,且多为双侧同时受累。少数患者可发生踝管综合征,表现为足底和内踝针刺感、麻木感及烧灼样疼痛,并向足趾或腓肠肌放射,可有足底感觉缺失及足底屈肌萎缩等症状。

2. 多发性周围神经病变 患者首发症状多为肢体远端感觉异常,常表现为手足麻木及烧灼样、刀割样疼痛,可有手套袜套样感觉障碍。同时可出现四肢近端对称性肌无力及肌萎缩,肌腱反射减弱或消失,踝反射最常受累。

(二)体征

可见患者出现以四肢麻木疼痛为主的感觉异常,以肢体远端最为明显。病情较重者可出现肢体远端肌力下降及肌肉萎缩而呈垂足。腱反射减弱或消失,尤其易见于踝反射。部分患者可因足部位置觉缺失而呈感觉性共济失调性步态。

二、辅助检查

(一)神经电生理检查

神经传导速度(NCV)可作为确诊甲减性周围神经病变的依据,可在一般神经系统检查异常之前显示出潜在的神经损伤。在单周围神经病变患者中,NCV 显示运动传导潜伏期和/或感觉传导潜伏期延长而速度减慢,F 波潜伏期延长,提示有脱髓鞘性损害,肌电图显示受损肌肉动作电位波幅降低。在多发性周围神经病变患者中,NCV 显示尺神经、正中神经及腓肠神经感觉电位波幅降低,运动传导速度减慢,末端潜伏期明显延长,可见混合肌肉动作电位显著离散。

(二)定量感觉检测(QST)

QST 是诊断疼痛相关感觉异常的敏感指标,可发现甲减性神经病变患者的热感觉阈值增加,反映出外周神经受损情况。

(三)皮肤活检

甲减性周围神经病变患者皮肤活检可见表皮内神经纤维(IENF)密度降低,能够提示小神经纤维的早期损害,且与神经失能分数呈负相关性。

三、诊 断

甲减性周围神经病变是甲减全身病变表现的一部分,尽管临床症状多种多样,但均无特异性,多种疾病均有类似症状,因此诊断甲减性周围神经病变前,首先要明确甲减的诊断,再排除其他代谢性疾病引起的周围神经病变后,同时结合神经电生理检查结果,可诊断为甲减性周围神经病变。

四、鉴别诊断

(一)其他代谢性疾病引起的周围神经病变

如糖尿病、甲亢、尿毒症、肝脏疾病等,均可出现周围神经损害症状,进一步完善生化等相关检查,明确原发疾病,可加以鉴别。

（二）坐骨神经痛

该病主要症状有下肢麻木、疼痛、腱反射减退或消失及肌力减弱等,但症状主要局限于坐骨神经所支配区域,可有直腿抬高试验阳性,影像学检查往往可发现坐骨神经受压征象。

（三）格林-巴利综合征

格林-巴利综合征是常见的脊神经和周围神经的脱髓鞘疾病。临床上表现为进行性上升性对称性麻痹,四肢软瘫,腱反射减弱或消失,以及不同程度的感觉障碍,可呈手套袜套样感觉障碍。该病起病较急,进行性加重,脑脊液检查可呈"蛋白-细胞分离"。

（四）多发性肌炎

多发性肌炎是一种以肌无力、肌痛为主要表现的自身免疫性疾病。以肢体近端进行性肌无力为主要表现,一般无感觉障碍,可有肌痛、肌酶增高。

（五）中毒性周围神经病变

以对称性远端感觉障碍为主要表现,多有药物及毒物接触史,需结合病史鉴别诊断。

（六）副肿瘤综合征

该病临床表现复杂,可表现为肢体感觉和运动障碍、肌肉无力和萎缩,可有感觉神经传导速度减慢,该病可有其他肿瘤疾病表现。

（七）血管炎性周围神经病变

该病可表现为受累肢体剧烈的灼烧样疼痛伴感觉异常,还可有肌无力、肌萎缩和感觉性共济失调,除了周围神经受累的临床表现外,往往还同时伴有其他系统的表现,如全身乏力、关节疼痛、皮肤损害以及多脏器受累的临床症状。

五、治　　疗

甲减性周围神经病变应主要治疗原发病,甲减的治疗目标是症状和体征消失,TSH、TT$_4$、FT$_4$ 值维持在正常范围内。左甲状腺素是本病的主要替代治疗药物,一般需终身服药。

六、康复及预后

早期确诊甲减并予以激素替代治疗,不但使甲减逐渐改善,并可防治周围神经损害,预后良好。对于亚临床甲减,应及时调整激素(如左旋甲状腺素)的剂量,以防出现神经肌肉损害。对长期需要替代治疗的患者,密切观察临床及血清甲状腺功能的变化非常重要。

第九节　尿毒症性周围神经病变

尿毒症性周围神经病变好发于慢性肾衰竭期,是尿毒症最常见的并发症之一,约75%尿毒症患者会发生尿毒症神经炎性病变。男性多见,常于患者 GFR 低于 12~20ml/min 或尿毒症持续 6 个月后出现。炎性病变以肢体远端为主,具有双侧对称性、混合性和多发性的特点,同时出现感觉和运动神经障碍等一系列周围神经病变的临床症状,严重者可导致瘫痪。

一、发病机制

该病的发病机制尚不明确,可能与尿毒症神经毒素在体内大量蓄积有关,如甲状腺激素(PTH)、β_2-微球蛋白(β_2-MG)、瘦素(LP)、高钾血症、游离酚、神经氨酸酶抑制(如同型半胱氨酸 Hcy)等物质对周围神经有毒性损伤。同时,炎症因子,如 TNF-α、CRP、IL-6、IL-8 等增高亦可刺激尿毒症周围神经炎性病变的发生发展。

尿毒症性神经病变为轴索型广泛神经病变,神经元代谢障碍导致了远端轴索的变性,出现广泛的运动神经和感觉神经传导速度的减慢。

二、临床表现

慢性肾衰竭 6 个月后即可发生本病,尿毒症性神经病变表现为肢体远端对称性、多发性神经病变,尤其以下肢的疼痛、麻木、无力、感觉减退等感觉障碍为主要表现。

(一) 症状

病变早期临床表现为有髓感觉神经纤维受累,引起感觉异常和麻木,患者肢体远端出现灼痛、刺痛,同时伴有感觉缺失、痛觉过敏和麻木,少数患者并发不宁腿综合征。后期出现痛觉、轻触觉、振动觉及按压感觉的消失。部分患者脑神经受损,通常为轻度暂时性,嗅觉、视觉障碍较多见,可见瞳孔改变、隐性斜视及眼震等。

(二) 体征

查体可见患者包括触觉、痛觉、振动觉、温度觉等在内的感觉受损,肢体远端最为明显。腱反射减退或消失,通常跟腱反射最早受累。病情严重者可有肌肉萎缩,肢体力量减弱。肢体单神经病变者(以正中神经损害最多)可出现腕管综合征,肘部尺神经、腓骨小头部腓总神经及桡神经的损伤和麻痹等体征。若患者合并有中枢神经长束变性,在周围神经病损恢复过程中可出现痉挛及共济失调。

三、辅助检查

(一) 脑脊液检测

提示脑脊液蛋白质轻度升高,其他生化检测指标检查正常。

(二) 神经电生理学检查

最显著的改变是胫后神经和腓神经诱发的感觉和运动电位推迟,波幅降低,而运动神经传导速度相对不受影响;肌电图检查可见感觉神经传导速度(SCV)、运动神经传导速度(MCV)及末端潜伏期(ML)发生明显变化,提示感觉和运动神经传导速度延迟。电生理学改变符合轴索神经病的特点。

四、诊 断

尿毒症性周围神经病变是尿毒症全身病变表现的一部分,尽管临床症状多种多样,但均无特异性,多种疾病均有类似症状,因此诊断尿毒症性周围神经病变前,首先要确定尿毒症的诊断,再排除其他代谢性疾病引起的周围神经病变后,可诊断为尿毒症性周围神经病变。

五、鉴 别 诊 断

(一) 糖尿病性周围神经病变

糖尿病性神经病变是糖尿病在神经系统发生多种病变的一种并发症,可累及周围神经系统任何部分,包括感觉神经、运动神经和自主神经。临床表现为肢体远端出现疼痛减退、麻木、灼热、冰凉感、肌无力等,也可表现为自发性疼痛、痛觉过敏、痛觉超敏,甚至发展至糖尿病足溃疡或需要截肢。糖尿病性周围神经病变的疼痛症状常呈“袜套”“手套”样分布。

(二) 不宁腿综合征

临床表现为双腿不适,迫使患者走动,走动后不适感缓解。患者常有双腿深部蚁走感、麻刺感、疼痛、蠕动感、抖动、紧张感及类似脑卒中的感觉等,双腿均可累及,通常首先累及小腿,症状最为显著。休息或不活动时,症状开始出现或加重,不适感常发生在晚上,或晚上比白天严重。严重时引起睡眠障碍。

(三) 血栓闭塞性脉管炎

病变主要累及四肢远端的中、小动静脉,患肢发凉、怕冷是常见的早期症状。患肢体表温度降低,尤以趾(指)端最明显。因神经末梢受缺血性影响,患肢(趾、指)可出现胼胝感、针刺感、麻木或烧灼等感觉异常。疼痛为早期症状之一,与小动脉痉挛相关,疼痛一般并不剧烈。病情继续发展,动脉缺血更加严重,疼痛剧烈而持续,即使肢体处于休息状态时,疼痛仍不止,夜间尤甚,肢体抬高时加重,下垂后疼痛可稍减轻。若并发感染,疼痛更为剧烈。

（四）中毒性末梢神经痛

表现为肢体远端对称性感觉、运动和自主神经功能障碍,亦称多发性神经炎或多发性周围神经炎。

（五）CRPS

CRPS是指继发于意外损伤、医源性损伤或全身性疾病之后出现的,以严重顽固性、多发性疼痛及营养不良和功能障碍为特征的临床综合征。

（六）格林-巴利综合征（Guillain-Barrés syndrome,GBS）

又称急性感染性多发性神经根炎,是由病毒感染以及其他原因导致的一种自身免疫性疾病。其主要病理改变是周围神经系统的广泛性炎性脱髓鞘。临床上以四肢对称性弛缓性瘫痪为主要表现。

六、治　疗

尿毒症性周围神经病变的治疗原则是积极治疗基础疾病,延缓病情进展,减少并发症,缓解疼痛。通常在内科药物治疗同时,结合血液透析滤过或血液灌流治疗。穴位注射治疗也可减轻尿毒症神经痛反应。肾移植是目前唯一能治愈尿毒症性神经病变的方法。

（一）内科药物辅助治疗

可服用TCAs（如阿米替林）、抗惊厥药（如丙戊酸钠、加巴喷丁、普瑞巴林）等,补充VitB$_6$和甲钴胺对神经痛亦有益。运用神经营养药物治疗、活血化瘀中药等改善血管微循环、促红细胞生成素（EPO）治疗等,有利于改善尿毒症及其他原因所致的神经病变。EPO治疗可改善尿毒症患者的运动神经传导速度,但对感觉功能无影响。

（二）血液净化治疗

采用血液透析滤过或血液灌流治疗。通过增加透析次数及延长透析时间与增加透析膜面积,提高对尿毒症毒素,特别是中分子物质等消除。

（三）穴位治疗

在血液净化的基础上,同时辅助穴位治疗。上肢取曲池穴、合谷穴、外关穴,下肢取足三里穴、丰隆穴、环跳穴、昆仑穴和阳陵泉穴等。

（四）肾移植

肾移植是目前唯一能治愈尿毒症神经痛的方法。肾移植后感觉功能迅速改善,即使是严重的神经病变,移植1个月后症状和体征也可得到改善,尿毒症性周围神经病变在肾移植后6~12个月可完全恢复正常。肾移植因各种原因难成为多数尿毒症患者的选择,所以仍需要血液净化治疗方法。

第十节　慢性会阴部疼痛

慢性会阴部疼痛常无器质性病变、病因不明,以会阴部疼痛为特点,是一种诊断困难,严重影响生活质量的顽固性疾病,可造成患者器官功能失调和生活质量下降。

一、概　述

目前,凡涉及会阴部组织器官的疼痛,临床各学科均有其专业命名:①妇科将无器质性病变、病因不明的阴道口、阴蒂根部、阴唇、尿道口及其周围组织剧烈疼痛定义为会阴部疼痛综合征;②男科将盆底疼痛、不适定义为慢性前列腺炎/慢性骨盆疼痛综合征;③肛肠科将一组肛周表现多样的功能性肛门、直肠和骨盆疼痛定义为功能性肛门直肠和骨盆疼痛综合征,包括肛提肌综合征、痉挛性肛部痛和尾骨痛;④泌尿外科根据疼痛与排尿关系定义为自发性泌尿生殖器和肛门直肠疼痛综合征;⑤神经内科将会阴部疼痛中缺乏明确定位并常伴会阴部烧灼感和紧迫感定义为交感型会阴部疼痛;⑥疼痛科更倾向于将那些病因和临床表现均不明确的会阴部疼痛称为慢性自发性会阴部疼痛（chronic idiopathic perineal pain）,简称慢性会阴部疼痛（chronic perineal pain,CPP）,是目前临床应用最广泛的命名。

二、发病机制

CPP 是一个较为复杂的病理生理过程,机体许多生化物质、多种神经递质、神经肽和多种中枢系统的受体都参与了疼痛的产生。目前发病机制大致有以下三种观点:

(一) 共同中枢兴奋

流行病学显示 CPP 患者心理异常高达 67%,其中人格障碍 31% ~ 59%,伴有抑郁和焦虑 40% ~ 60%,电生理学研究发现焦虑患者大脑杏仁核、海马及前额叶皮质电活动较常人增多,而激活下丘脑垂体肾上腺轴(HPA)引发疼痛和焦虑。

(二) 大脑边缘系统功能异常

分布于盆腔器官的躯体神经和内脏神经传入纤维对各类刺激敏感,盆底组织的微小创伤传至边缘系统,持续反馈作用于盆腔组织器官,导致肌肉痉挛,出现疼痛恶性循环。

(三) 雌激素水平失衡

CPP 在育龄女性占非常大比例(14.7%),这是因为雌激素可以抑制阿片介导的应激性疼痛,如果卵巢功能障碍,导致激素分泌过多,提高了大脑对疼痛的敏感。

三、会阴部疼痛诊疗思路

(一) 会阴部疼痛症状特点

CPP 表现为疼痛、睡眠障碍和情绪极度不稳定"三联征",这三者互相影响,导致临床症状复杂多变。

1. 表现为急性或慢性过程,影响各个年龄段患者的生活质量和性功能。

2. 患者有许多临床症状与主诉,但体征少。

3. 慢性、难治性会阴部疼痛在坐位时症状加重,且常伴有尿失禁、尿频、尿急、便秘、排便痛、排尿痛、性交痛、经期痛,也有自发性外阴、前列腺、睾丸、肛门疼痛。

4. 会阴部疼痛患者常合并有心理疾病,但随着年龄的增加,心理性疾病(焦虑/抑郁)表现会有所减轻。

5. 查体时注意局部的痛温触觉,有无感觉减弱,痛觉过敏。肛门指诊检查肛门括约肌的舒缩及是否诱发疼痛,让患者下蹲并行排便动作,了解局部疼痛情况。

(二) 盆底痛觉传导

1. 外周层面　指盆底痛觉纤维及其感受器,盆底筋膜和肌肉有十分丰富的感觉神经纤维,其中 43% 是感受痛觉的游离神经末梢。

2. 脊髓层面　盆底痛觉传入纤维终止的节段,即低位痛觉反射中枢。

(三) 盆底疼痛线

这是一个虚拟的解剖结构,主要强调部分盆腔脏器的痛感觉分属副交感神经和交感神经传导,从而制定不同的治疗方案。盆底疼痛线这一概念由 Wesselmann 于 2010 年提出。

1. 盆底疼痛线以下疼痛感觉由盆副交感神经传入脊髓 $S_{2\sim4}$,包括器官有膀胱颈、前列腺、输尿管、子宫颈、结肠下段等。

2. 盆底疼痛线以上疼痛感觉由盆交感神经传入脊髓 $T_{10} \sim L_2$,包括器官有子宫体、膀胱体、卵巢、输卵管、睾丸等。

3. 盆底肌筋膜及会阴区皮肤感觉纤维沿阴部神经上传至 $S_{2\sim4}$。

4. 大脑皮层是疼痛情绪整合中枢,也部分参与盆底疼痛感受信号。

四、会阴部疼痛的诊断

(一) 会阴部疼痛特点

1. 首先明确是由于肌肉、血管、神经、脏器,还是综合因素导致的疼痛。

2. 一般情况下会阴部疼痛早期不影响睡眠,在病情控制不佳或治疗效果欠佳时出现焦虑、抑郁等身心障碍,这对睡眠影响会很大,而且抑郁、焦虑及疼痛相互影响,会形成一个恶性循环。

3. 行阴部神经阻滞后疼痛会减轻。

（二）体征

在排除了脏器等其他原因导致的疼痛外,主要考虑神经源性疼痛,分为躯体神经和自主神经疼痛。如果会阴区有感觉减弱,且有明确的浅表感觉减弱区域,考虑是由于会阴神经受损出现的疼痛。如果痛觉过敏,体表没有定位体征,伴有肛门下坠感等,则考虑自主神经原因导致的疼痛。

（三）会阴部疼痛影像学检查

1. 超声诊断　可从多角度动态观察疼痛区域的解剖变化。

2. MR 诊断　此方法对于神经、血管、肌肉的关系分辨率高,对以后的治疗指导作用大。

3. CT 神经重建　对相关神经观察更加直观。

五、会阴部疼痛的治疗

1. 药物治疗　可选用 NSAIDs、钙离子通道调节剂、钠离子通道阻断剂、中枢性肌肉松弛剂等。有心理障碍者选用抗抑郁药等。

2. 诊断定位明确后选择性阴部神经阻滞、$S_{2~4}$ 神经阻滞、生殖股神经阻滞、骶管注射、奇神经节阻滞或奇神经节毁损等治疗。

3. 诊断定位明确,前述治疗效果不佳时,可选择施行 $T_{10}~L_2$、$S_{2~4}$ 节段脊髓电刺激治疗。

4. 诊断定位明确后,可行选择性奇神经节射频治疗。

第十一节　腹壁前皮神经卡压综合征

腹壁前皮神经卡压综合征(anterior cutaneous nerve entrapment syndrome,ACNES)是肋间神经前皮支由腹直肌外侧缘穿出腹壁筋膜时需要通过较为坚硬的纤维环,由于各种原因使得前皮支在此处被卡压,从而导致的疼痛综合征。30% 左右慢性腹痛患者来源于腹壁疼痛,其中 ACNES 是最常见的腹壁疼痛。很多患者往往多个医院多个科室就诊,急性发作时候到急诊室就诊时,容易被误诊为是阑尾炎、心脏病、胃溃疡、胆囊炎等,甚至给予不必要的手术治疗。往往最后到疼痛(科)门诊等才得到确诊。慢性疼痛患者痛苦不堪,甚至并发焦虑、抑郁、睡眠障碍等问题。

一、发病机制

ACNES 发病机制可以理解为其是一种肌筋膜炎,运动中、工作中或在家中过度使用腹直肌等肌肉造成的小损伤,导致扳机点和紧张带的形成,没有及早地被诊断和治疗时,逐渐加重,造成局部穿梭其中的神经卡压,发展为慢性疼痛综合征。

腹壁的感觉供应通过 $T_{7~12}$ 肋间神经的外侧支和前皮支。T_7 肋间神经位于胸骨下区,T_{10} 肋间神经位于脐水平。T_{12} 肋间神经又被称为肋下神经,发出分支和 L_1 的前支,一起支配耻骨上方的区域,即髂腹下神经。这些感觉神经位于腹内斜肌和腹横肌之间的平面上,每条神经进入腹直肌肌肉的神经血管通道,供给皮肤(图 40-11-1)。腹直肌的每根神经血管内都有纤维环,这些神经分布于前腹壁前需在腹直肌外侧缘通过纤维环通道穿出腹壁筋膜,此通道易受损,导致神经卡压,造成 ACNES(图 40-11-2)。

二、临床表现

（一）症状

多见于女性。急性或慢性疼痛,性质因人而异,常表现为单侧腹部明显疼痛,或者剧烈刀割样疼痛,皮神经分布区有触痛;疼痛可向内放射至腹白线,但大多数不超过腹壁中线;部分患者可呈束带状向腰背部放射,常伴麻木、感觉减退或痛觉过敏。在前壁神经卡压的情况下,这种疼痛的逆行放射可能类似于胸神经根病。上腹部的辐射沿着该区域胸腹神经的水平方向,而下腹部的辐射则沿着下胸腹和肋下神经的斜

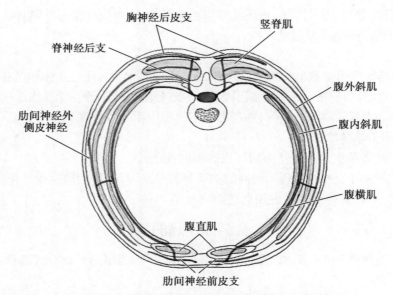

图 40-11-1 胸神经、肋间神经及其分支的解剖示意图

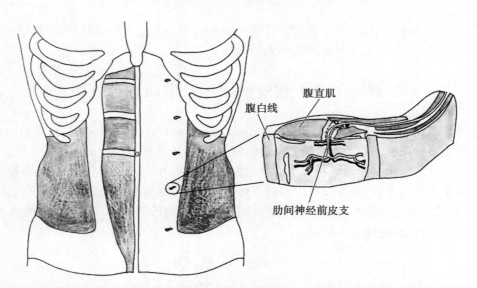

图 40-11-2 肋间神经的前皮支在腹直肌外侧缘的一纤维环通道处被卡压导致 ACNES 的示意图

向方向。患者通常能准确指出疼痛起源的部位。腹壁肌肉收缩或腹内压增加可使得疼痛发作或者加重。

（二）体征

卡奈特征（Carnett's sign）对鉴别腹壁和腹腔内病变有一定的实用价值。仔细用示指等触诊可以在疼痛相应区域触及触发点或/和紧张带，然后让患者抬起头和肩，或让双腿伸直离开床面，此时腹部肌肉紧张，若压痛会增加，Carnett's 征阳性。腹直肌等腹部肌肉收缩进一步压迫神经血管通道，导致症状加重。

压迫前皮支由腹直肌外侧缘穿出的腹壁筋膜处可以诱发疼痛。嘱患者坐起或做 Valsalva 动作（深吸气后屏气，再用力做呼气动作）也可以诱发疼痛。有的患者局部皮肤感觉障碍；用酒精棉球检测到冷痛敏感性增加。

严重的患者常保持胸腰段脊柱轻度弯曲的姿势，以避免腹部肌肉紧张，从而尽量减少神经移动。

三、辅 助 检 查

对于急慢性腹痛患者，需要提供全面的实验室检查、影像学检查等，以排除腹部内脏肿瘤、感染、子宫内膜异位症等疾病，结合患者症状、体征和诊断性治疗后，才能进一步确诊 ACNES。随着医学的发展，局部肌肉的肌电图、红外热像图、局部软组织超声等有望成为新的诊断手段。

（一）实验室检查

三大常规、血沉、大便潜血、肿瘤标志物、结核检测、抗核抗体检测等，以排除肿瘤、感染等相关性疾病。血糖等检查，以排除糖尿病及其神经病变引发的疼痛等可能。大便潜血阳性的患者，务必行直肠指检等检查。

（二）影像学检查

X 线平片用于排除肋骨骨折、肿瘤等骨骼病变。腹部和盆腔等部位超声检查、CT 或/和 MRI 等检查，排除消化系统、泌尿生殖系统病变等。胸椎等部位 MRI 检查，以排除脊髓、神经根病变等。若有肿瘤病史的患者，建议必要时行 PET-CT 等检查，以排除肿瘤转移和复发等。

（三）弹性超声检查

根据不同组织间弹性系数及受到外力压迫后发生变形的程度不同，将受压前后回声信号移动幅度的变化转化为实时彩色图像。弹性系数小、受压后位移变化大的组织显示为红色，弹性系数大、受压后位移变化小的组织显示为蓝色，弹性系数中等的组织显示为绿色，借图像色彩反映组织的硬度。与周围组织相比，超声下触发点位置的肌肉弹性和硬度较正常肌纤维差；收缩结形式的局部组织密度增加可能是由于肌纤维收缩和募集以及局部损伤增加所致。

（四）内镜学检查

必要时胃镜、肠镜、胶囊肠镜等检查，进一步排除消化系统疾病等。

（五）心理评估

心理评估等排除心理障碍等引起的慢性腹痛。同时填写纤维肌痛等量表，以排除纤维肌痛可能。

（六）肌电图

常规临床肌电图尚不能发现局部软组织疾患，但有研究提示，细针电极肌电图时候，刺入病变软组织的针头会产生一种异常电活动，即终板噪音，由神经肌肉突触前膜乙酰胆碱小囊泡自发破裂产生的，小而短暂。终板噪声的特征性肌电图放电与紧张带相关联。通过疼痛强度和压力疼痛阈值测量，终板噪声强度与触发点疼痛阈值程度直接相关。也有学者发现患肌的肌电图反应性增高，表现为当肌肉自发性收缩和负载时肌电图上增幅偏高，触发点肌肉的典型特征是在休息状态下没有运动单位活动，但是对刺激易于"过度反应"。

（七）痛觉计

虽然此方法检测受到很多因素的影响，但不失为一个客观指标。检测患病肌肉和正常肌肉之间对一定压力的痛觉计的疼痛评分，可以发现患病肌肉触发点所用的压力明显减少。

（八）红外热像图

热像图可以由红外线或液晶图测定出来。通过红外线照射和计算机分析得出的电子图像具有精确、快速、大范围，看到皮肤温度改变的特征，此技术能够证实触发点的皮肤反射现象。但有一定的局限性，而且对结果作出可靠的解释较为困难。

（九）微透析

微透析已被用于测量软组织局部环境中缓激肽、肿瘤坏死因子 α、IL-1β、IL-6、IL-8、血清素和去甲肾上腺素等，发现可增高。

四、诊　断

综合病史、体格检查、实验室检查、影像学检查等，将腹痛的其他原因排除后，可以用诊断性治疗来明确 ACNES。诊断性治疗包括痛点注射、触发点治疗或者肋间神经（前皮支）阻滞等，能立即使腹部疼痛明显减轻 50% 以上即为诊断性治疗阳性，考虑 ACNES。为排除假阳性，建议可以重复 1~2 次。超声引导下局部诊断性阻滞越来越被推荐，联合神经电刺激仪更有助于定位。

五、鉴 别 诊 断

（一）PHN

往往为老年患者或者免疫力低下患者。有明确的带状疱疹病史，沿着神经根带状分布的腹壁针刺样疼痛,往往伴随不能触摸等疼痛过敏。体检往往发现相应皮肤节段色素沉着或瘢痕;局部感觉异常。

（二）糖尿病神经病变

有明确的糖尿病史,前腹壁麻木、灼痛、部位多变,夜间及寒冷季节加重。体检发现局部痛觉过敏,肢端感觉异常。

（三）癌痛

有肿瘤病史,腹痛或者腹部腰部背部疼痛,往往范围较广,定位不清;若有神经压迫也可表现为节段分布的刀割样、烧灼样锐痛等。慢性病容,往往可触及肿块。CT、MRI、PET-CT 等提示肿瘤转移或相应脊神经受压。

（四）腹壁子宫内膜异位症

属于特殊部位的子宫内膜异位症。一般是因为在剖宫产手术时,肉眼难以发现的子宫内膜碎片,散落在腹壁切口并种植于腹壁造成。临床症状是腹壁切口处有硬结或肿块,绝大多数肿块与月经密切相关,经前及经期肿块增大,疼痛加重,经后疼痛缓解且肿块缩小。超声检查等可帮助诊断。

（五）胸椎及肌肉疾病

各种类型脊柱炎及脊椎肿瘤、脊柱旁组织病变和脊神经根病变也会有腹痛表现,一般为弥漫性疼痛、钝痛,同时伴随着背部酸胀不适等症状。体检胸椎有明显压痛或叩痛,脊柱影像学等可反映病变性质和位置。

六、治　　疗

治疗方法较多,可以采用阶梯治疗的原则。先以保守治疗为主,包括物理治疗、药物治疗等;若疼痛明显,病程较长,保守治疗无明显改善者,可建议微创介入治疗。治疗时务必关注个体化治疗和不同治疗手段的联合应用。加强运动疗法和康复治疗,以巩固疗效,减少复发。

（一）物理治疗

物理治疗是缓解 ACNES 的一种较有效方法,主要包括热疗、超短波、红外线、蜡疗、激光治疗、超声波、TENS 疗法、体外冲击波等,可增加局部血液循环、解除痉挛、缓解疼痛。积极寻找触发点,针对触发点进行物理治疗。

（二）药物治疗

对于疼痛明显的患者可以给予 NSAIDs 或者肌松药,若疗效欠佳,可加用或再选用度洛西汀等抗抑郁药物。对于更为严重的肌筋膜疼痛综合征患者,可加用曲马多或阿片类镇痛药物;若伴有神经病理性疼痛时,可辅以加巴喷丁、普瑞巴林等抗癫痫药。

（三）微创治疗

1. 触发点针法微创治疗　利用各种针具,精准作用到触发点,肌肉会有抽搐反应（跳动）或产生牵涉痛,从而灭活触发点。针具包括针灸针、浮针、注射器针、银质针、针刀等。在针刺之前,必须仔细确定触发点的精确位置以进针。可以在超声等仪器引导下进行。不良反应包括晕厥、血肿、感染、药物反应、神经损伤、血管损伤、损伤内脏或者脊神经阻滞范围过广等。建议按照微创治疗,予以签署知情同意书,治疗全程进行生命体征监测,以确保患者安全。

2. 痛点或者触发点注射治疗　对触发点反复穿刺,尽量引出肌肉的跳动。当患者感觉难忍的酸胀痛时,给予 1~2ml 局部麻醉药,以减轻穿刺时的疼痛。注射麻醉药不仅明显减轻了注射后疼痛,注射溶液也有助于暂时稀释和消散能量危机区的致敏物质。也可以酌情采用糖皮质激素、肉毒素、臭氧等,反复多次 MTrP 注射,间隔时间不一。糖皮质激素可减轻炎症,但尚无证据表明比其他药物单独使用效果更好。肉毒素作用是通过抑制乙酰胆碱释放,阻断神经肌肉传导,进而使肌肉放松。优点是可数周或数月持续缓解疼痛,建议注射一般间隔 3 个月以上,以减少肉毒素反复应用产生抗体的机会。臭氧具有一定的抗氧化、抗粘连作用。

3. 神经调控治疗

（1）神经阻滞治疗:对于急性期或者病程较短的患者,根据疼痛的范围可以分别选用腹壁前皮神经、肋间神经等。应用局部麻醉药或者局部麻醉药加糖皮质激素。实施过程中严密监测呼吸循环,以免发生意外。建议超声引导下治疗。

（2）神经射频治疗：对于中重度以上疼痛或者慢性疼痛患者，建议根据疼痛的范围分别选用腹壁前皮神经、肋间神经等脉冲射频。对于难治性慢性疼痛患者，也可以行感觉神经的标准射频，尤其是癌痛患者。

（四）外科治疗

部分反复微创治疗仍无效的顽固性疼痛患者，可外科手术以松解卡压的神经或者行相应神经切除术，以期获得长期的疼痛缓解。

（五）运动疗法和康复治疗

很多患者往往同时伴随其他核心肌群的问题，建议加强核心肌群锻炼和腹直肌拉伸等康复治疗，提高肌肉的耐力，以巩固其他疗法的效果。

第十二节　艾滋病相关疼痛

艾滋病，即获得性免疫缺陷综合征（acquired immunodeficiency syndrome，AIDS），其病原体为人类免疫缺陷病毒（human immunodeficiency virus，HIV），亦称艾滋病病毒。目前，艾滋病已成为严重威胁我国公众健康的重要公共卫生问题。疼痛是艾滋病常见的临床表现，是艾滋病患者住院的第二大原因。据报道，感染艾滋病毒的人比未感染艾滋病毒的人更常服用阿片类药物。然而，HIV 感染者比未感染者服用阿片类药物的天数更少，而且长期服用阿片类药物的可能性也更小。临床对艾滋病相关疼痛的治疗常常不足。

一、发病机制

HIV 主要侵犯人体的免疫系统，包括 CD4$^+$T 淋巴细胞、单核巨噬细胞和树突状细胞等，主要表现为 CD4$^+$ T 淋巴细胞数量不断减少，最终导致人体细胞免疫功能缺陷，引起各种机会性感染和肿瘤的发生。艾滋病相关疼痛可能是外周或中枢神经系统病毒感染的直接结果；也可能是免疫抑制导致的机会性感染所致或抗逆转录病毒治疗产生的不良反应；少数为特发性的，没有明确的病因；还可能是与 HIV 无关的其他疾病所致，因此临床表现多变，治疗也相对困难。

二、临床表现

艾滋病相关疼痛可以表现在多个系统或不同部位，以消化系统疼痛最为多见，其次为神经系统。此外，还常有赖特综合征（Reiter's Syndrome）、反应性关节炎、胸痛等表现。艾滋病相关疼痛多表现为中重度疼痛。

（一）消化系统疼痛表现

许多机会感染和新生物形成都会导致消化系统疼痛。口腔念珠菌感染常发生于 75% 以上的艾滋病患者，是最常见的 HIV 阳性患者口腔内疼痛的原因，口腔内细菌感染、坏死性牙龈炎和龈脓肿也较常见。口周或口内痛性溃疡常发生于 HIV 感染的早期，可能为病毒或机会细菌的感染所致，因此常规的口腔护理在这些患者非常必要。约 30% 艾滋病患者会出现吞咽困难和吞咽痛，食管念珠菌感染是最常见病因。此外，继发于齐多夫定（AZT）治疗的食管溃疡亦有报道。

艾滋病患者腹痛的鉴别诊断包括感染、新生物形成、药物治疗副反应，以及各种类型的腹部疾患，如消化性溃疡等。肠穿孔可出现在巨细胞病毒感染或继发于肿瘤形成，弯曲菌感染可能与肠套叠有关。HIV 阳性患者胰腺炎常与药物治疗相关，停药后即可恢复。急性胰腺炎也可由巨细胞病毒感染引起。非结石性胆囊炎和硬化性胆管炎通常与巨细胞病毒和隐孢子虫感染有关。34% 同性恋或双性恋患者会出现肛门直肠疾患，常表现为直肠周围脓肿、肛裂、肛瘘或痔。HIV 阳性同性恋患者发生直肠癌的机会有所上升。

（二）肺部疼痛表现

疼痛在肺部最常见的表现是继发于肺炎后的胸痛。病原菌包括卡氏肺囊虫、巨细胞病毒、鸟胞内分枝杆菌复合体、新型隐球菌、单纯疱疹病毒、鼠弓形体、脓性球菌（肺炎球菌，流感嗜血杆菌）及分枝杆菌等。

（三）风湿性疼痛表现

HIV 感染患者最常见的关节炎为 Rieter 综合征或反应性关节炎，常表现为严重而持续地累及下肢大关节的关节痛。此外,许多患者有关节外表现,如尿道炎、结膜炎、无痛性口腔溃疡等。此外,关节痛也可由 HIV 相关性关节炎引起,常累及下肢,持续 1 个月左右,但关节痛很不典型。HIV 阳性患者最常见的肌病为炎性肌病,即特发性血清阴性多发性肌炎。表现为近端肌无力、肌痛及肌肉痉挛,肌酸激酶升高,EMG 有肌病表现,通过肌活检可明确诊断。应用 AZT(大于 500mg/d)6~22 个月以后可出现毒性肌病,临床上与多发性肌炎不易鉴别,在停用 AZT 后通常好转。其他少见的肌病还包括坏死性非炎性病、脓性肌炎、肌肉小孢子病、线样肌病及骨化性肌炎。此外,在 HIV 急性感染期间,非特异性肌痛很常见。

(四)神经性疼痛表现

约 40% 的 HIV 阳性患者出现神经综合征,10% 患者以神经系统表现为 AIDS 的原发症状。

1. 头痛 头痛是 HIV 阳性患者最常见的主诉,在病情的不同阶段,其基础病因是不同的。通常情况下健康的 HIV 携带者头痛的原因为紧张、偏头痛或鼻窦炎。

少数的 HIV 阳性患者在急性感染期会出现无菌性脑膜炎,表现为发热、头痛、假性脑膜炎,偶尔有脑神经病或短暂的脑病。HIV 相关性脑膜炎表现为慢性头痛和脑脊液淋巴细胞增多,通常为自限性,并在几周内缓解。约 10% 艾滋病患者头痛由隐球菌性脑膜炎引起,诊断可通过脑脊液分析。HIV 阳性患者因机会感染的存在,易出现脑炎,常表现为头痛及意识状态的改变。头痛还可能由原发性中枢神经系统淋巴瘤,转移性淋巴瘤及非常少见的颅内卡帕氏肉瘤引起,也可由艾滋病的治疗引起。16% 患者出现 AZT 相关性头痛。经常出现头痛的艾滋病患者需接受腰穿,以进行鉴别诊断。与同龄的非感染者相比,艾滋病患者发生穿刺后头痛的概率较低。

2. 外周神经病变 痛性外周神经病变出现于 6%~30% 艾滋病患者,在疾病的晚期发生率明显增高,最多见的为对称性末梢性感觉性多发神经病变。患者常主诉双足烧灼样痛、接触性痛觉过敏或双足麻木,随时间的延长而逐渐向上发展。如果存在肢体乏力,一般都较轻微,局限于远端肌肉,可能看到肌肉萎缩,如足内肌萎缩,但通常不会影响运动功能。体格检查显示四肢末端震动的减弱及温度觉的改变。本体感觉和肌肉力量通常不受影响。检查常提示双侧踝腱反射抑制,趾端阵挛增强。膝关节的反射亢进情况并不少见,尤其是在合并有中枢神经系统并发症的艾滋病患者中。电生理研究证实病变为轴索缺失及脱髓鞘。

末梢多发神经病变也可继发于毒性或营养原因,对既往病史的详细询问有助于与原发性相鉴别,二者临床表现是一致的。炎性脱髓鞘性多发神经病变在患有外周神经病变的 HIV 阳性患者中约占 30%,可发生在病情的任何阶段,典型表现为严重的运动无力。感觉系统症状可先于肌无力出现,并表现为痛性感觉异常。外周神经病变也可表现为多发性单神经病变,为皮神经、混合神经或神经根分布区的多灶感觉和运动异常。另一种外周神经病变——进展性多神经根神经病变常发生于艾滋病晚期,表现为下肢和骶尾部感觉异常、马尾分布区放射痛、进展性感觉丧失等。

3. 带状疱疹 5%~10% 的 HIV 阳性患者患有疱疹性脊神经根炎。由于免疫状态低,带状疱疹病毒可潜伏于感觉神经节并于短期内反复发作。临床上患者常表现为尖锐的、烧灼样或刀刺样疼痛,受累皮节会出现感觉下降。艾滋病患者出现疱疹后神经痛的概率较高,也就是在皮损结痂以后受累皮节的疼痛仍持续 3 个月以上,临床上患者常表现为 3 种类型的疼痛:①持续而严重的疼痛或烧灼感;②自发的刺痛;③由轻触或穿衣引起的表皮感觉迟钝。

4. 其他原因所致神经病变 除上述神经痛外,艾滋病患者还可由于长期卧床出现神经压迫而导致疼痛;或由于腰椎病变及硬膜外占位而引起背痛。梅毒感染者还可由于 HIV 感染改变梅毒的自然病程,提早出现神经梅毒的表现。

三、体 格 检 查

根据患者疼痛症状行体格检查,如怀疑患者为对称性末梢性感觉性多发神经病变时,行神经系统检查,可发现踝反射减弱或消失,对称性双下肢感觉减退。

四、辅 助 检 查

根据患者疼痛症状行辅助检查,如怀疑患者为对称性末梢性感觉性多发神经病变时,行神经电生理检查,证实病变为轴索缺失及脱髓鞘。患者胸痛,一般考虑为卡氏肺囊虫肺炎引起,可行胸片、痰液检查等。

五、诊断与鉴别诊断

HIV-1/2 抗体检测是 HIV 感染诊断的金标准。诊断艾滋病相关疼痛时必须时刻想到器质性因素在疼痛的病理生理中起主导作用这一假设,掌握艾滋病的各种疼痛综合征是诊断疼痛病因的基本要求。

六、治　疗

在艾滋病患者的治疗中,多数医师将注意力集中于延长患者的生命,而对疼痛的治疗不够重视。对于艾滋病患者所出现的各种疼痛综合征的了解是对疼痛进行诊断和治疗的基础。有针对性的病因治疗是治疗疼痛的关键,但同时对症治疗也不能忽视。艾滋病患者是一个相对特殊的群体,疼痛不仅是病理生理的改变,社会心理因素也非常重要。因此对这些患者,疼痛治疗应包括药物治疗、应用麻醉技术的镇痛治疗、心理治疗及其他辅助性治疗措施。

(一) 病因治疗

艾滋病患者疼痛很多情况下是由各种机会感染引起,因此查明病原,使用针对性的药物非常重要。口腔食管念珠菌感染或隐球菌性脑膜炎应使用抗真菌药物,如两性霉素 B,可局部或全身应用。如为细菌感染,应使用敏感抗生素;病毒感染如单纯疱疹病毒等,全身应用无环鸟苷非常重要。脑内弓形体病的标准治疗用药包括乙胺嘧啶、叶酸、磺胺嘧啶,同时为减轻病灶周围水肿,可短期应用激素。如患者同时有梅毒感染,静脉应用青霉素 G 是较好的选择。

原发性颅内淋巴瘤为放疗敏感性,尽管放疗并不能延长患者生存期,但全脑照射和激素的应用能显著减轻患者头痛症状。

外周神经病变的治疗较为困难,有时通过针对自身免疫原发病的治疗可使疼痛得以缓解。某些情况下,如炎性脱髓鞘性多发神经病变可选择血浆置换治疗,反应不好时也可静脉应用免疫球蛋白或短期使用泼尼松。但这些治疗的疗效常不能肯定,有时需辅以相应的对症治疗。此外,如患者疼痛存在外科因素,如急腹症、肿瘤引起的穿孔或出血、硬膜外脓肿或血肿形成,在有外科指征时,应行手术治疗。

(二) 对症治疗

对艾滋病患者疼痛进行病因治疗的同时,对症止痛治疗亦不应拖延。有时等候病因学诊断需要一定时间,在此期间应及时应用止痛药缓解症状。

艾滋病患者疼痛的药物治疗方案与 WHO 建议的癌性疼痛药物治疗三阶梯方案类似。首选药物为非阿片类药物,如对乙酰氨基酚或 NSAIDs 治疗轻度或中度疼痛,可口服或直肠给药。最近肌肉或静脉醋氨酚也可以。如止痛不充分,可加用弱阿片药,如可待因。如疼痛仍旧持续,则换用强效阿片类药物,如吗啡,由 10mg 开始逐步加量至疼痛控制满意或出现不能耐受的副作用。不同的阿片类药物可口服、直肠给药、皮下、经皮、肌内注射、静脉、硬膜外或椎管内给药。在应用阿片类药物时,可使用缓泻剂或止吐剂治疗便秘、恶心呕吐等副作用。疼痛治疗应规律用药,如疼痛突然加重,应加用其他治疗方法。

在国外,通过使用大麻帮助艾滋病患者缓解疼痛的做法已经逐渐被广大临床医师所接受。一项研究表明,医用大麻有助于缓解 HIV 感染者/AIDS 患者的神经病理性疼痛。在实验中用滴定法从 4% 四氢大麻酚(THC)开始,根据耐受程度逐渐将剂量增至 6%~8% 或降低至 1%,并持续 4 天。结果显示患者在使用大麻 1 周后,DDS 评分明显低于使用安慰剂的对照组大麻。尽管该实验证明大麻用于治疗艾滋病患者的神经病理性疼痛确实有效,但是还有给药途径的选择、最适剂量的确定等问题有待解决。另外,使用大麻可能引起精神症状等并发症,这些情况也应当给予关注。

某些对阿片类药物反应不佳的病例,如神经源性疼痛,可应用辅助镇痛药,如 TCAs、抗惊厥药及膜稳定剂来缓解疼痛。应注意的是,辅助镇痛药应与常规应用的镇痛药共同使用。

在治疗神经病变、关节炎、肌病所致疼痛时,经常会全身应用糖皮质激素。需注意的是,这些患者本身已存在免疫抑制,用药后会增加机会感染和肿瘤发生的机会。曾有报告认为,应用激素后加速了病情的发展,但多数研究者并未发现有明显的副作用。

此外,由于局部用药没有全身副作用,是疼痛治疗的较好选择。经皮给药对治疗疱疹后疼痛很有效,而利多卡因凝胶可用于减轻口咽部溃疡所致疼痛。

如药物治疗失败,可选择应用有创的疼痛治疗措施。皮下局部麻醉、体神经阻滞或应用局部麻醉药及阿片药进行硬膜外阻滞,疗效均较好。但有创治疗可能使患者感染的概率增加,因此应严格掌握指征。只有对药物治疗无反应并排除心理因素影响,或虽有反应但出现严重副作用,患者不能耐受,以及某些特殊类型的疼痛治疗时(如腹腔神经丛阻滞治疗持续上腹痛),才考虑有创治疗。禁忌证为:①凝血功能障碍和血小板减少症;②有菌血症、真菌血症或其他血源性机会感染的表现;③血细胞减少;④穿刺点有感染灶。最后,如果药物治疗或麻醉措施的治疗都无效,可考虑手术。对难治性疱疹后神经痛,可行损伤脊髓背根传入区的手术或行脊神经根切断术。

(三) 有吸毒史的 HIV 阳性患者疼痛治疗

19%艾滋病患者为静脉吸毒者(IVDAs),但这些患者并未感受到更为强烈的疼痛,与非 IVDAs 相比所需镇痛药物也没有增加。在这些患者中,生理及心理上的依赖问题与充分的疼痛治疗一样不容忽视。

(四) HIV 阳性患者药物应用的特殊问题

艾滋病患者常表现为多器官受累,需多种药物治疗。在疼痛治疗中应充分注意到药物的副作用、使用的禁忌证和药物之间的相互作用。如 HIV 阳性患者在病情晚期常出现血小板减少,在使用阿司匹林或NSAIDs 进行疼痛治疗时会增加出血的可能。治疗用药 AZT 是经葡萄糖醛酸化后由肾排出,能竞争性抑制葡萄糖醛酸化的药物,如对乙酰氨基酚、阿司匹林、NSAIDs 和吗啡,会引发药物的毒性反应,引起骨髓抑制,使用时应特别注意。

(五) 非药物性治疗措施

研究显示,按摩、耳穴按压和情志护理可以缓解艾滋病患者的疼痛,提高生活质量。多数 HIV 阳性患者很年轻并面临着致病性疾病,心理和社会因素对疼痛的影响很大,所以在药物治疗基础上,对患者疾病表示理解和安慰非常重要。此外,物理治疗能减轻骨骼肌肉疼痛并使患者能保持活动。细致的护理和舒适的床褥能防止和减轻晚期恶病质患者的压痛。

在 HIV 阳性患者中,由于医师把主要精力用于疾病的诊断和对威胁生命的并发症治疗上,患者疼痛常常被忽视。了解 HIV 阳性患者产生疼痛的各种表现及鉴别诊断,有利于在疼痛出现后即刻开始疼痛治疗,包括对因及对症治疗,使患者能够无痛苦地度过生存期,改善患者的生活质量。

(杨晓秋 梁立双 刘慧 陶蔚 冯智英 张小梅 王立奎 肖红 师存伟 银燕)

参考文献

[1] GUPTA N,ARORA M,SHARMA R,et al. Peripheral and central nervous system involvement in recently diagnosed cases of hypothyroidism:An electrophysiological study [J]. Ann Med Health Sci Res,2016,6:261-266.

[2] COLLINS K L,RUSSELL H G,SCHUMACHER P J,et al. A review of current theories and treatments for phantom limb pain [J]. J Clin Invest,2018,128(6):2168-2176.

[3] FRANK BIRKLEIN,VIOLETA DIMOVA. Complex regional pain syndrome-up-to-date [J]. Pain,2017,2(6):624.

[4] OOR J E,ÜNLÜÇ,HAZEBROEK E J. A systematic review of the treatment for abdominal cutaneous nerve entrapment syndrome [J]. American Journal of Surgery,2016,212(1):165-174.

[5] PETER KLEIN-WEIGEL,THERESA SOPHIE VOLZ,LEONORA ZANGE,et al. Buerger's disease:providing integrated care [J]. J Multidiscip Healthc,2016,9:511-518.

[6] 带状疱疹后神经痛临床诊疗共识编写专家组. 带状疱疹后神经痛临床诊疗多学科专家共识[J]. 中国疼痛医学杂志,2016,22(3):161-167.

[7] 石小乐,柯诗文,吴锐. 复杂性区域疼痛综合征的研究进展[J]. 实用临床医学,2016,17(4):88-92.

[8] 张焱,高峰. 血液透析滤过与血液透析联合血液灌流治疗尿毒症顽固性高血压的疗效比较[J]. 中国中西医结合急救杂志,2016,23(2):203-204.

[9] 中华医学会内分泌学分会. 成人甲状腺功能减退症诊治指南[J]. 中华内分泌代谢杂志,2017,33(2):167-180.

第四十一章　中枢性神经病理性疼痛

第一节　脊髓空洞症

脊髓空洞症（syringomyelia,SM）是一种发展缓慢的进行性脊髓疾病,发生率为 25/10 万~34/10 万,最常发生的部位为下颈段及上胸段。空洞位于延髓者,称为延髓空洞症。

一、病因及发病机制

（一）病因

原因未明,多数学者认为是由多种致病因素所致,可分为先天发育异常性和继发性脊髓空洞症两类。后者少见,是指继发于脊髓肿瘤、外伤、炎症等引起脊髓中央组织的软化和囊性变。

（二）发病机制

1. 先天性发育异常　本病常合并小脑扁桃体下疝、脊柱裂、脑积水、颈肋、弓形足等畸形。有学者认为胚胎期脊髓神经管闭合不全或脊髓内先天性神经胶质增生导致脊髓中心变性可致脊髓空洞症。

2. 脑脊液动力学异常　颈枕区先天性异常影响脑脊液自第四脑室进入蛛网膜下腔,脑室压力搏动性增高,不断冲击脊髓中央管使之逐渐扩大,导致与中央管相通的交通型脊髓空洞症。

3. 血液循环障碍　脊髓血管畸形、脊髓损伤、脊髓炎伴中央管软化扩张及蛛网膜炎等引起脊髓血液循环异常,产生脊髓缺血、坏死、液化形成空洞。

二、病　理

脊髓外形呈梭形膨大或萎缩变细,主要病理改变为脊髓灰质内的空洞形成和胶质增生,空洞内有透明液体或黄色液体,其成分和蛋白含量与脑脊液基本相同,若为黄色液体提示蛋白含量增高。洞壁由环形排列的胶质细胞及胶质纤维组成。在脊髓的横断面上空洞大小不一,大者侵及该平面脊髓的大部分,周围仅由剩下薄层脊髓组织围绕。在脊髓的纵轴上,空洞可局限于数个节段或纵贯脊髓全长。病变多首先侵犯灰质前联合,对称或不对称地向后角和前角扩展。延髓空洞多呈单侧纵裂状,可累及内侧丘系交叉纤维、舌下神经核及迷走神经核。陈旧性空洞可见周围胶质增生形成 1~2mm 厚致密囊壁,空洞周围有时可见管壁异常透明变性的血管。

脊髓空洞症根据病理状况可分为两种类型：

（一）交通性脊髓空洞症

脊髓空洞与第四脑室、蛛网膜下腔脑脊液相交通,常合并小脑扁桃体下疝 I 型和 II 型畸形。

（二）非交通性脊髓空洞症

空洞与脑脊液循环通路不相通。它的形成与髓内肿瘤、外伤性截瘫和一些变性疾病有一定关系。

三、临床表现

（一）症状

发病年龄多见于 20~30 岁,也可见于儿童和青少年。临床症状取决于空洞的部位、大小、受损的结构及空洞症的类型。

1. 节段性分离性感觉障碍　病变脊髓节段相应躯体和肢体痛、温觉缺失,而触觉及深部感觉正常或相对保留。痛觉缺失区出现刀割样、烧灼样等难以忍受的自发性疼痛或感觉异常。

2. 运动障碍 脊髓空洞症多有下运动神经元瘫痪体征,表现为一侧或两侧手部肌肉及前臂尺侧肌肉萎缩、无力等,可累及上肢和肩胛带肌肉,这是由于颈下段和胸上段空洞及胶质增生累及前角细胞所致。若病变压迫或破坏皮质脊髓束时,也可表现为病变以下一侧或两侧上运动神经元瘫痪体征。

3. 自主神经和营养障碍 痛觉缺失及自主神经(脊髓侧角)受损导致。

(1) 一侧或两侧上肢皮肤发绀、菲薄或过度角化、增厚、多汗或少汗,局限性皮下组织萎缩,大疱性皮疹,肢端青黑、色素沉着,指甲粗糙。

(2) 肢体痛觉缺失区常有顽固性溃疡,甚至指、趾关节末端发生无痛性坏死、脱失,构成莫旺(Morvan)综合征。

(3) 神经源性关节病:由于营养障碍及关节痛觉缺失引起关节磨损、萎缩和畸形;关节肿大、活动度增加,运动时有摩擦音而无痛觉。

(4) 霍纳综合征:由于 $C_8 \sim T_1$ 节段侧角细胞受损所致。

(5) 膀胱、直肠功能障碍:在疾病晚期可出现。

4. 其他症状和并发症 约 2/3 的患者合并 Arnold-Chiari 畸形。另外,脊髓内胶质瘤、枕大孔肿瘤和囊肿以及蛛网膜炎也偶可并发,这些神经系统并发症使得脊髓空洞症的临床表现复杂且不典型。

脊髓空洞症向上延伸可达延髓,称延髓空洞症,偶达脑桥及中脑。

(二) 体征

体征取决于空洞的部位、大小及受损的结构。

1. 节段性分离性感觉障碍 痛、温觉缺失,而触觉及深部感觉正常或相对保留。

2. 多有下运动神经元瘫痪体征 表现为一侧或两侧手部肌肉及前臂尺侧肌肉萎缩、无力等,或有病变以下一侧或两侧上运动神经元瘫痪体征。

四、影像学检查

(一) X 线检查

可发现脊柱侧凸、Charcot 关节、颈枕区、脊柱、肢体等部位骨骼畸形。

(二) MRI 检查

MRI 是确诊本病的检查手段,不仅可准确地定位、确定其大小,还可了解有无 Arnold-Chiari 畸形和其他并发的神经系统疾病。

五、诊   断

根据患者特征性的临床表现、体格检查和辅助检查可以确诊。

六、鉴 别 诊 断

(一) 脊髓肿瘤

髓内肿瘤进展较快,所累及脊髓病变节段较短,膀胱直肠功能障碍出现早,锥体束征多为双侧,脑脊液蛋白含量增高,脊髓造影及 MRI 有助于鉴别诊断。一般病变节段较短,早期出现括约肌症状,椎管梗阻现象常较明显。

(二) 脑干肿瘤

脑干肿瘤常起自脑桥下部,进展较快,临床早期表现脑神经损害,以展神经、面神经麻痹多见,晚期可出现交叉性瘫痪,可有颅压增高现象。

(三) 颈椎病

多见于中老年,神经根痛常见,感觉障碍多呈根性分布,手及上肢出现轻度肌无力及肌萎缩,一般无营养障碍,颈部活动受限或后仰时疼痛。颈椎 CT、MRI 有助于鉴别诊断。

(四) 肌萎缩侧索硬化症

多在中年起病,上下运动神经元同时受累,严重的肌无力、肌萎缩与腱反射亢进、病理反射并存,无感觉障碍和营养障碍,MRI 无特异性发现。

七、治 疗

本病尚无特效疗法,一般首选药物镇痛治疗,适时进行微创治疗或神经调控治疗。药物治疗应建立在保证睡眠、稳定情绪的基础上,并认真评估疼痛性质、治疗前后的症状体征和治疗反应。

(一)药物治疗

药物治疗的目的,不仅要缓解疼痛,同时也要治疗抑郁、焦虑、睡眠障碍等症状。药物的选择应个体化,考虑疗效、安全性和患者的临床情况(如并发症、禁忌证、合并用药情况等)。对于难治性疼痛可考虑联合用药,联合用药应考虑:①药物机制不同;②药物疗效相加或协同;③药物副作用不相加。停药应建立在有效、稳定治疗效果的基础上并采取逐步减量的方法。

一线治疗药物包括钙通道调节剂(如加巴喷丁、普瑞巴林等),抗抑郁药(如阿米替林、文拉法辛等)。二线治疗药物包括曲马多、阿片类药物等。

(二)手术治疗

对严重患者可考虑手术治疗,手术治疗根据具体情况可行单纯抽吸空洞囊液和持续引流,如合并Chiari 畸形、脊髓内肿瘤等,应一并手术处理。对有脊柱和肢体畸形者,应由专科医师施以矫形等处理。

八、康复和预后

对痛觉缺失患者,要防止外伤、烫伤等。病情进展缓慢,可稳定多年不发展,或呈间歇性加重。

第二节 多发性硬化

多发性硬化(multiple sclerosis,MS)是一种以中枢神经系统白质炎症性脱髓鞘病变为主要特点的免疫介导性疾病。MRI 表现为中枢神经系统白质广泛髓鞘脱失并伴有少突胶质细胞坏死变性,也可伴有神经细胞及其轴索坏变。MS 病变具有时间多发和空间多发特点。MS 好发于青壮年,女性更多见,男女患病比率为 1 : 1.5~1 : 2。

一、发病机制

病因尚不明确,可能与遗传、环境、病毒感染等多种因素相关,导致神经髓鞘损害,影响脑和脊髓的神经传导。

二、临床表现

中枢神经系统各个部位均可受累,临床表现多样。常见症状包括视力下降、复视、肢体感觉障碍、肢体运动障碍、共济失调、膀胱或直肠功能障碍等。根据不同的受累部位,可表现为不同的体征,如孤立的视神经炎、脑干脑炎、脊髓炎或多部位同时受累的复合表现。伴有神经病理性疼痛的患者,疼痛与感觉异常区域应该符合躯体感觉神经的解剖分布,与确定的病变部位一致。

根据病程,临床上将 MS 分为几种不同类型:

(一)复发缓解型 MS(relapsing remitting multiple sclerosis,RRMS)

此型疾病表现为明显的复发和缓解过程,每次发作后均基本恢复,不留或仅留下轻微后遗症。80%~85% MS 患者最初病程中表现为本类型。

(二)继发进展型 MS(secondary progressive multiple sclerosis,SPMS)

约 50% RRMS 患者在患病 10~15 年后,疾病不再有复发缓解,呈缓慢进行性加重。

(三)原发进展型 MS(primary progressive multiple sclerosis,PPMS)

此型病程大于 1 年,疾病呈缓慢进行性加重,无缓解复发过程。约 10% MS 患者表现为本类型。

（四）其他类型

根据 MS 发病及预后情况,有以下两种少见临床类型作为补充,与前面国际通用临床病程分型存在一定交叉。

1. 良性型 MS(benign MS) 少部分 MS 患者在发病 15 年内几乎不留任何神经系统残留症状及体征,日常生活和工作无明显影响。目前对良性型 MS 无法做出早期预测。

2. 恶性型 MS(malignant MS) 又名爆发型 MS(fulminant MS)或 Marburg 变异型 MS(Marburg variant MS),疾病呈爆发起病,短时间内迅速达到高峰,神经功能严重受损,甚至死亡。

三、辅 助 检 查

（一）MRI

MRI 在 MS 诊断中很重要,中枢神经系统可见多发的 T1 低信号、T2 高信号病灶。

（二）神经电生理等检查

包括视、听和躯体感觉诱发反应;电眼图;瞬目反射改变;视成像的闪光融合变化。

四、诊断与鉴别诊断

（一）诊断

首先,应以客观病史和临床体征为基本依据。

其次,应充分结合辅助检查,特别是 MRI 特点,寻找病变的时间多发及空间多发证据。

再次,还需排除其他可能疾病。

此外,除满足以上 3 项条件外,应尽可能寻找神经电生理、免疫学等辅助证据。

1. 成人 MS 推荐使用 McDonald MS 诊断标准。

2. 儿童 MS 95% 儿童 MS 为 RRMS,80% 儿童 MS 与成人 MS 特点相似。

3. 临床孤立综合征 指由单次发作的中枢神经系统炎性脱髓鞘事件而组成的临床综合征。临床上既可表现为孤立的视神经炎、脑干脑炎、脊髓炎或某个解剖部位受累后导致的临床事件,亦可出现多部位同时受累的复合临床表现。

（二）鉴别诊断

1. 其他炎性脱髓鞘病 视神经脊髓炎及视神经脊髓炎谱系疾病、急性播散性脑脊髓炎、脊髓炎、脱髓鞘假瘤等。

2. 脑血管病 常染色体显性遗传病合并皮质下梗死和白质脑病、多发腔隙性脑梗死、烟雾病、血管畸形等。

3. 感染性疾病 莱姆病、梅毒、脑囊虫、热带痉挛性截瘫、艾滋病、Whipple 病、进行性多灶性白质脑病等。

4. 结缔组织病 系统性红斑狼疮、白塞病、干燥综合征、系统性血管炎、原发性中枢神经系统血管炎等。

5. 肉芽肿性疾病 结节病、Wegener 肉芽肿、淋巴瘤样肉芽肿等。

6. 肿瘤类疾病 胶质瘤病、淋巴瘤等。

7. 遗传代谢性疾病 肾上腺脑白质营养不良、异染性脑白质营养不良、线粒体脑肌病、维生素 B_{12} 缺乏、叶酸缺乏等。

8. 功能性疾病 焦虑症等。

五、治 疗

（一）急性期治疗

1. 糖皮质激素 一线治疗,推荐大剂量、短疗程甲泼尼龙冲击治疗。

2. 血浆置换 二线治疗,急性重症或对激素治疗无效者,可于起病 2~3 周内应用 5~7d 的血浆置换。

3. 静脉注射用丙种球蛋白 尚缺乏有效证据,仅作为一种可选择的治疗手段,用于妊娠或哺乳期妇女、不能应用糖皮质激素的成人患者或对激素治疗无效的儿童患者。

(二) 缓解期治疗

控制疾病进展为主要目标,推荐使用注射用重组人干扰素 β_{1b} 和重组人干扰素 β_{1a}。

(三) 对症治疗

1. 痛性痉挛 可应用卡马西平、加巴喷丁、巴氯芬等药物治疗。

2. 慢性疼痛、感觉异常 一般首选药物镇痛治疗,适时进行微创治疗或神经调控治疗。一线治疗药物钙通道调节剂(加巴喷丁、普瑞巴林)及抗抑郁药;二线治疗药物包括曲马多、阿片类药物等。

3. 焦虑、抑郁 可应用 SSRIs、SNRIs 及心理辅导治疗。

4. 乏力、疲劳 MS 患者较明显的症状,可用莫达非尼、金刚烷胺等。

5. 震颤 可应用盐酸苯海索、盐酸阿罗洛尔等药物。

6. 膀胱直肠功能障碍 配合药物治疗或借助导尿等处理。

7. 性功能障碍 可应用改善性功能药物等。

8. 认知障碍 可应用胆碱酯酶抑制剂等。

第三节 肌萎缩侧索硬化症

肌萎缩侧索硬化症(amyotrophic lateral sclerosis,ALS),俗称"渐冻人",一般中老年发病多见,好发于男性,生存期通常 3~5 年。ALS 是一种上运动神经元和下运动神经元损伤导致的神经系统疾病,以进行性加重的骨骼肌无力、萎缩、肌束颤动、延髓麻痹和锥体束征为主要临床表现。

一、病因及发病机制

病因尚不明,可能与下列因素相关,主要学说有病毒感染学说、环境学说、遗传学说、氧化自由基学说、免疫学说、神经生长因子缺乏学说、神经元蛋白及神经微丝的新陈代谢异常学说以及兴奋性氨基酸毒性学说等。

(一) 病毒感染学说

有研究发现脊髓灰质炎病毒与 ALS 有联系。部分脊髓灰质炎患者数年后,可出现进行性肌肉萎缩,十分类似 ALS。然而在运动神经元病的病理中,从未发现病毒颗粒和感染后炎性变化,而且也无法将 ALS 组织转染到动物中。

(二) 环境因素学说

环境因素包括暴露于重金属、杀虫剂及其他有害化学物质及植物毒素。在关岛、巴布亚新几内亚及日本的某些地区发现在本病高发病地区的土壤内钙及镁的含量低,而低发病率地区钙镁含量高,在上述三个地区都发现饮水及土壤中钙镁浓度低,而其他金属浓度高造成铝、锰、硅等沉积在中枢神经系统内,破坏了神经元细胞骨架,产生过量的神经纤维聚积。这种破坏作用可能也与透明样体形成和近端轴索肿胀有关。

(三) 代谢、营养障碍

包括糖耐量异常、钙代谢异常,尤其是甲状旁腺功能障碍的患者,部分患者细胞内某些酶存在缺陷,一些患者中可发现氨基酸尿。

(四) 自身免疫学说

ALS 患者血清内存在抑制突触可塑能力的抗体活因子,发现 2/3 患者在脊髓内有淋巴细胞浸润,主要为 Tn,细胞免疫功能明显降低,SOD 也较正常值明显降低,自身抗体检查发现多数抗横纹肌抗体阳性,抗体自身变态反应引起线粒体结构与功能的损害,认为抗体与钙通道相互作用,选择性引起运动神经元变性。在病情迅速恶化的 ALS 患者的肾小球基底膜上有免疫复合物沉积。

（五）遗传学说

大约 5%～10% ALS 为家族型 ALS，超过 30 种基因与该型有关，目前已知有 22 个亚型。家族型 ALS 呈常染色体显性遗传。

（六）兴奋性氨基酸毒性学说

兴奋性氨基酸包括谷氨酸、天冬氨酸及其衍生物红藻氨酸、使君子氨酸、鹅膏氨酸和 N-甲基 d-天冬氨酸。兴奋性氨基酸的兴奋毒性可能参与 ALS 的发病。

二、临 床 表 现

（一）症状

1. 起病隐匿，缓慢进展。

2. 50% 患者首发症状为肢体无力伴肌萎缩和肌束颤动，上肢远端尤为突出。随着病情的发展，患者逐渐出现广泛而严重的肌肉萎缩，肌张力增高。

3. 约 30% ALS 患者以脑干运动神经核受累起病，表现为吞咽困难、构音不清、呼吸困难、舌肌萎缩和纤颤，以后逐渐累及四肢和躯干。

4. 情绪不稳定（强哭强笑）是上运动神经元受累及假性球麻痹的征象，以脊髓侧索受累为首发症状的 ALS 罕见。

5. 9% ALS 患者可有痛性痉挛。

（二）体征

在同一区域内，同时存在上、下运动神经元受累体征，这是诊断 ALS 要点。

1. 下运动神经元受累体征 主要包括肌肉无力、萎缩和肌束颤动。通常检查舌肌、面肌、咽喉肌、颈肌、四肢不同肌群、背肌和胸腹肌。

2. 上运动神经元受累体征 主要包括肌张力增高、腱反射亢进、阵挛、病理征阳性等。通常检查吸吮反射、咽反射、下颌反射、掌颌反射，四肢腱反射、肌张力，Hoffmann 征、下肢病理征、腹壁反射，以及有无强哭强笑等假性延髓麻痹表现。

3. 体格检查 临床体检是发现上运动神经元受累的主要方法。在出现明显肌肉萎缩、无力的区域，如果腱反射不低或活跃，即使没有病理征，也可以提示锥体束受损。

4. 随诊 对患者进行随诊，动态观察体征的变化，可以反映出疾病进行性发展过程。

三、辅 助 检 查

（一）神经电生理检查

肌电图是发现临床及亚临床下运动神经元损害的有效检查方法，提高了 ALS 的早期诊断。在 ALS 目前尚无有效生物学诊断标记物的情况下，电生理检查作为临床查体的延伸，对 ALS 的诊断起到了不可替代的作用。ALS 常规神经电生理检查包括运动及感觉神经传导和针电极肌电图。

1. 常规神经传导检测 主要是用来诊断或排除周围神经疾病。

2. 肌电图检测 在电生理检查中，针电极肌电图对于判断 ALS 的下运动神经元损害极为重要，主要是寻找活动期神经源性损害及慢性期神经源性损害的电生理证据。电生理检查结果应该密切结合临床进行分析，避免孤立地对肌电图结果进行解释。

3. 运动诱发电位 有助于发现 ALS 上运动神经元病变，但敏感度不高。

（二）神经影像学检查

头颅和脊髓 MRI 是诊断 ALS 时不可或缺的检查，虽然不能对 ALS 诊断提供确诊依据，但有助于 ALS 与其他疾病鉴别，排除结构性损害。

（三）实验室检查

目前尚无有效的确诊 ALS 的生物学标记物，相关实验室检查主要是用来排除 ALS 相似疾病。对于临床上疑似 ALS 的患者，应该进行检查的项目包括血沉、肌酸激酶、血肌酐、尿酸、甲状腺功能、蛋白电泳、肿瘤标志物、脑脊液常规等。

四、诊 断

详细的病史、细致的体格检查和规范的神经电生理检查对于早期诊断 ALS 具有关键性的作用,影像学等其他辅助检查在鉴别诊断中具有一定价值。临床诊断过程中,确定上、下运动神经元受累范围是诊断的关键步骤。

ALS 诊断的基本条件:

1. 病情进行性发展 通过病史、体格检查或电生理检查,证实临床症状或体征在一个区域内进行性发展,或从一个区域发展到其他区域。

2. 体格检查、神经电生理检查或病理学检查证实有下运动神经元受累的证据。

3. 体格检查证实有上运动神经元受累的证据。

4. 排除其他疾病。

五、鉴 别 诊 断

在 ALS 诊断过程中,根据症状和体征的不同,需要与多种疾病进行鉴别,常见的有颈椎病、腰椎病、多灶性运动神经病、平山病、脊髓性肌萎缩、肯尼迪病、遗传性痉挛性截瘫、副肿瘤综合征等。

六、治 疗

尽管目前 ALS 仍是一种无法治愈的疾病,但有许多方法可以改善患者的生活质量,应早期诊断、早期治疗,尽可能延长生存期。治疗中除了使用延缓病情发展的药物外,还包括营养管理、呼吸支持、心理治疗等综合治疗。

(一) 延缓病情发展的药物

1. 利鲁唑(riluzole) 化学名为 2-氨基-6-三氟甲氧基苯并噻唑,其作用机制包括稳定电压门控钠通道的非激活状态、抑制突触前谷氨酸释放、激活突触后谷氨酸受体以促进谷氨酸的摄取等。1994 年法国开展的一项临床研究首次报道该药能减缓 ALS 病情进展。1996 年美国 FDA 批准,利鲁唑片(力如太)用于 ALS 治疗。该药是目前唯一经多项临床研究证实,可以在一定程度上延缓病情发展的药物。晚期患者已经使用有创呼吸机辅助呼吸时,不建议继续服用。

2. 其他药物 在动物实验中,尽管有多个药物在 ALS 动物模型的治疗中显示出一定的疗效,如肌酸、大剂量维生素 E、辅酶 Q_{10}、碳酸锂、睫状神经营养因子、胰岛素样生长因子、拉莫三嗪等,但在针对 ALS 患者的临床研究中均未能证实有效。

(二) 营养管理

1. 在能够正常进食时,应采用均衡饮食。吞咽困难时,宜采用高蛋白、高热量饮食,以保证营养摄入。

2. 对于咀嚼和吞咽困难的患者,应改变食谱,进食软食、半流食,少食多餐,对于肢体或颈部无力者可调整进食姿势和用具。当患者吞咽明显困难、体重下降、脱水或存在呛咳误吸风险时,应尽早行经皮内镜胃造瘘术,可以保证营养摄取,稳定体重,延长生存期。

(三) 呼吸支持

1. 建议定期检查肺功能。

2. 注意患者呼吸肌无力的早期表现。

3. 当患者咳嗽无力时,应使用吸痰器或人工辅助咳嗽,排除呼吸道分泌物。

4. 当 ALS 病情进展,无创通气不能维持血氧饱和度>90%,二氧化碳分压小于 50mmHg,或分泌物过多无法排出时,可以选择有创呼吸机辅助呼吸。在采用有创呼吸机辅助呼吸后,通常难以脱机。

(四) 综合治疗

在 ALS 病程的不同阶段,患者所面临的问题有所不同,如抑郁、焦虑、失眠、流涎、构音障碍、交流困难、肢体痉挛、疼痛等,应根据患者具体情况给予针对性的指导和治疗,选择适当的药物和辅助设施,提高生活质量,加强护理,预防各种并发症。

七、预 后

ALS 病程多为 3~5 年,有时可长达 10 年以上。少数患者呼吸肌和吞咽肌较早受累,病情进展迅速,1~2 年内死亡。50% ALS 患者平均存活时间 2.5 年。

第四节 脊髓损伤后疼痛

一、概 述

脊髓损伤后疼痛(spinal cord injury pain,SCIP)是脊髓损伤常见的后遗症之一,大量研究表明大约 2/3 脊髓损伤患者会发生 SCIP。除了运动功能障碍和括约肌功能障碍,SCIP 往往是脊髓损伤患者的最大烦恼和痛苦。11% 脊髓损伤患者认为疼痛对伤后工作的影响超过运动功能障碍的影响,37% 颈段或高胸段脊髓损伤患者、23% 低胸段或腰段脊髓损伤患者宁愿丧失大小便功能和性功能,也不愿意忍受 SCIP 的折磨。

SCIP 发生与否和轻重程度与多种因素有关,例如脊髓损伤原因、损伤节段、损伤严重程度等。一般认为枪击伤、机械性损伤等引起 SCIP 的概率较大。至于脊髓损伤节段与 SCIP 的关系似乎并不明确,有研究证实脊髓各个节段的损伤都能导致 SCIP,不同节段的脊髓损伤引起 SCIP 的发生率并没有显著性差异。脊髓损伤分为完全性损伤和不完全性损伤,哪种损伤更容易引起 SCIP,目前也尚未得出广泛认可的结论,一直存有争议。

二、临 床 表 现

(一)疼痛

2000 年,Siddall 等在综合考虑 SCIP 的病理生理、发病机制、临床表现等因素的基础上,提出了一种 SCIP 分类方法,得到 IASP 的认可和推荐,也被大多数学者所采用。该分类方法将 SCIP 分为两大类:伤害感受性疼痛和神经病理性疼痛,这两大类又进一步细分为 5 种类型,伤害感受性疼痛分为肌肉骨骼疼痛和内脏疼痛,神经病理性疼痛分为损伤平面以上疼痛、损伤平面疼痛和损伤平面以下疼痛。

1. 肌肉骨骼疼痛 肌肉骨骼疼痛是脊髓损伤后急性期最常出现的疼痛,表现为肌肉、骨骼、韧带、椎间盘、关节的急性疼痛,疼痛发作多与肌肉收缩、肢体活动、体位变化有关,有时疼痛甚至会放射传导至四肢和躯干。

这类疼痛对 NSAIDs 和阿片类药物敏感,药物能够有效消除和控制疼痛。此外,受伤部位或疼痛部位的有效制动、稳妥固定、适当休息都能够缓解疼痛。

2. 内脏疼痛 脊髓损伤后的内脏疼痛主要表现为胸腔、腹腔或盆腔的疼痛,往往范围较弥散,定位不精确,性质多为钝痛、绞痛、隐痛等,强度较肌肉骨骼疼痛要轻。

这种内脏疼痛多在脊髓损伤后数月或数年才出现,一般是间断性出现。NSAIDs 和阿片类药物有一定的治疗效果,但比对肌肉骨骼疼痛的治疗效果差。如果内脏疼痛长期存在,治疗无效,应注意排除是否存在神经病理性疼痛。

3. 损伤平面以上神经病理性疼痛 脊髓损伤后可能会出现损伤平面以上身体的部分或全部区域的神经病理性疼痛,可表现为复杂区域性疼痛、反射性交感神经功能紊乱、灼性神经痛、肩-手综合征等形式,特别是颈髓损伤的患者,更容易出现上肢的复杂区域性疼痛。

4. 损伤平面神经病理性疼痛 此类疼痛多表现为比较锐利、剧烈的电击样、枪击样、烧灼样、刀割样或针刺样痛,有时会合并束带样感觉异常,主要分布在脊髓损伤平面对应节段性的神经分布区域,上下累及范围一般不超过损伤平面上下 2 个脊髓节段。

5. 损伤平面以下神经病理性疼痛 疼痛位于脊髓损伤平面以下的身体部分或全部区域,常伴有中枢性感觉减退,可表现为自发性疼痛,也可表现为诱发性疼痛,情绪波动、感染甚至外界声音变化等因素常可诱发疼痛,而体位变化、肢体活动等对疼痛影响往往较小。这种损伤平面以下神经病理性疼痛多在脊髓损伤后很早出现,大多数为烧灼样、刀割样、针刺样、电击样等性质疼痛,常伴有感觉过敏。脊髓完全性损伤或不完全性损伤都能引起这种疼痛。

（二）其他神经系统功能障碍

神经系统症状与脊髓损伤节段和程度相关,通常伴有脊髓损伤平面下的感觉减退或消失,肌力下降,肌肉萎缩。上运动神经元损伤还表现为肌张力增高,腱反射亢进;下运动神经元损伤还表现为肌张力降低,腱反射减弱或消失。此外,还可以伴有大小便功能障碍和性功能障碍等。

三、体 格 检 查

患者脊髓损伤节段及损伤程度不同,体征存在差异。患者通常有脊髓损伤平面下的感觉减退,肌力下降,肌肉萎缩。上运动神经元损伤患者有肌张力增高,腱反射亢进;下运动神经元损伤患者有肌张力降低,腱反射减弱或消失。

四、辅 助 检 查

脊柱 X 线平片和脊柱 CT 可用于判断椎体及其附属结构的损伤情况,脊柱 MRI 可显示脊髓受压、脊髓软化灶、继发性脊髓空洞、脊髓囊性变等。

五、诊断与鉴别诊断

脊髓损伤后疼痛诊断主要依据病史、症状体征和辅助检查,既往有明确的脊髓损伤史,如脊髓外伤、医源性脊髓损伤、椎管内肿瘤压迫及侵犯等,脊髓损伤节段的神经分布区域出现疼痛,且有辅助检查支持即可诊断。

根据国际疼痛学会对于神经病理性疼痛的诊断标准,拟确诊脊髓损伤后疼痛的条件如下:

1. 既往有明确的脊髓损伤史,脊髓外伤、脊髓医源性损伤等。
2. 疼痛范围位于损伤脊髓节段分布范围,可超过损伤节段以上或以下 2 个节段分布范围。
3. 至少 1 项辅助检查证实疼痛符合神经解剖范围。
4. 至少 1 项辅助检查证实存在相关的损害或疾病。

脊髓损伤后疼痛有时需与脊柱退行性疾病、神经根性疼痛相鉴别,可通过病史和影像学检查明确诊断。

六、治 疗

治疗原则是减轻疼痛,提高患者生活质量,治疗方法主要有药物治疗、康复物理治疗、神经调控治疗、外科治疗等。

（一）药物治疗

NSAIDs 和阿片类药物对肌肉骨骼痛和内脏痛有效,对神经病理性疼痛效果差,而抗惊厥药和抗抑郁药对神经病理性疼痛有效。

（二）功能锻炼、理疗、热疗

对肌肉骨骼痛有效。

（三）神经调控治疗

包括 SCS、鞘内输注系统植入术等,对脊髓不完全损伤的患者疗效较好。

（四）外科治疗

包括脊髓背根入髓区毁损术等,对脊髓完全损伤的患者疗效满意。

七、预 后

脊髓损伤后疼痛应早期治疗,尽早就诊,明确疼痛类型,并根据疼痛类型制订相应的治疗方案,提高患者生存质量。由于长期的疼痛可导致患者出现抑郁、焦虑、睡眠及社会功能障碍,影响患者康复和功能锻炼,所以早期有效地减轻疼痛,有助于患者更好地接受康复和功能锻炼治疗,获得更高的生活质量。

第五节　脑卒中后中枢性疼痛

一、概　　述

脑卒中后中枢性疼痛(central post-stroke pain,CPSP)是最常见的中枢性疼痛,是继发于出血或缺血性脑卒中的躯体瘫痪部位持续或间歇性疼痛,并伴有疼痛部位的感觉异常。脑卒中部位与 CPSP 发生有一定的关系,常见能够导致 CPSP 的部位包括延髓背外侧、丘脑、内囊后肢、中央后回皮层或皮层下,其中延髓背外侧和丘脑最常见。

二、临　床　表　现

(一) 疼痛出现时间

CPSP 一般不是在卒中后立即出现,大多会延迟出现。大约一半发生在卒中后数天至 1 月之内,有的出现在卒中 1 月以后,最长可延迟至卒中后 34 个月。

(二) 疼痛部位

CPSP 累及的范围一般较大,常常累及半身、半侧躯体或半侧头面部。如果卒中部位在丘脑或内囊后肢,根据卒中影响的具体范围不同,CPSP 可能会出现在卒中对侧整个半侧身体,包括头面部和躯干;也可能只出现在对侧躯干,不包括头面部;还可能只累及对侧头面部,不包括躯干。如果中风部位在延髓背外侧,可能会出现 Wallenberg 综合征,出现身体双侧不同部位的 CPSP,表现为卒中同侧头面部和对侧躯干疼痛。至于单纯皮层下卒中,CPSP 累及范围一般较小,可以局限在对侧头面部或躯干的某一区域内。

(三) 疼痛性质

CPSP 性质可表现为烧灼样、刀割样、钻凿样、击穿样、跳动样、针刺样、撕裂样、压榨样等多种性质,可以单独出现,或多种疼痛性质合并存在。其中,烧灼样痛最为常见,超过 60% CPSP 患者会出现烧灼样痛,有时会合并 1~2 种其他性质疼痛。对于皮层下中风患者,CPSP 则很少表现为烧灼样疼痛。

CPSP 绝大多数持续存在,随着病程的延长,有进行性加重的趋势。此外,多种因素可以使 CPSP 在持续存在的基础上,出现阵发性疼痛加剧。例如情绪变化、肌肉收缩、肢体运动、冷热刺激,甚至触摸、风吹等因素,就能够诱发或加重疼痛。

(四) 疼痛伴随症状体征

除了疼痛症状以外,CPSP 几乎都会伴有其他神经系统阳性症状和体征,最常见的是感觉异常,其他还可能会出现肢体瘫痪、共济失调、吞咽呛咳、声音嘶哑、复视、失语、锥体束征阳性等。

三、体　格　检　查

不同脑卒中部位体征不同,包括脑卒中部位支配区感觉减退、痛觉过敏、肌力下降、肌张力增高、共济失调、锥体束征等。

四、辅　助　检　查

CT 和 MRI,证实患者有脑出血或梗死病史,并明确脑卒中部位。

五、诊断与鉴别诊断

(一) 诊断

患者需有明确的脑卒中病史,且疼痛在卒中后发生;疼痛部位与中枢神经系统病灶部位相符,体格检查发现与病灶相符的神经系统阳性体征;排除其他疾病引起的疼痛后即可诊断。

（二）鉴别诊断

1. 脑卒中后肩痛　多发生在卒中后 2 周内,多为肩关节运动解剖学异常,如肩胛骨位置改变、肩袖撕裂、肩关节半脱位、反射性交感神经性营养不良、肌痉挛、关节囊粘连等,致使肩关节病理学发生改变并进一步恶化,造成软组织损伤的恶性循环,导致慢性肩痛的发生。康复治疗有效。

2. 脊髓损伤后疼痛　脊髓损伤后疼痛是在脊髓损伤平面以下皮肤感觉消失或减弱区域出现的疼痛,影像学检查有助于明确诊断。

六、治　　疗

CPSP 一旦发生,往往迁延难治,临床治疗措施难以完全缓解疼痛症状。因此,基本治疗目标是缓解疼痛的同时减少患者不良反应。

（一）药物治疗

药物治疗可缓解疼痛,临床上多数情况下需要不同种类药物联合使用。

1. 抗抑郁药　TCAs 不仅可以改善 CPSP 患者的抑郁症状,本身也有一定的镇痛作用,是 CPSP 的一线治疗药物。常用的抗抑郁药物有阿米替林、帕罗西汀等。

2. 抗惊厥药　抗惊厥药物主要通过降低神经元兴奋性发挥镇痛作用,加巴喷丁、普瑞巴林、拉莫三嗪等对中枢性疼痛的疗效已得到充分证实。

3. 阿片类药物　临床上常用的阿片类药物,如吗啡等,主要通过中枢特异性受体相互作用缓解疼痛。阿片类药物对 CPSP 治疗尚无肯定疗效,目前不作为一线治疗药物。

（二）手术治疗

对于药物治疗效果不佳的患者可考虑进行外科手术治疗,CPSP 的外科治疗主要为运动皮层电刺激。

（三）其他治疗

经颅磁刺激、针刺治疗、心理治疗、康复治疗等方法对 CPSP 具有一定辅助治疗效果。

七、康复和预后

CPSP 是卒中后难以治疗的后遗症,现阶段药物治疗效果不稳定,对于该类患者不能单纯依赖药物治疗,还应强调采用综合治疗方法,在药物治疗的基础上联合手术治疗、心理支持疗法、康复治疗等方法,帮助患者缓解疼痛,使患者获得最大限度的功能恢复,提高生活质量。

第六节　丘脑疼痛综合征

丘脑疼痛综合征,又称为丘脑痛(thalamic pain),是丘脑疾病导致偏身性自发性疼痛的一种疾病,是最典型和最常见的一种中枢性疼痛,无准确固定的疼痛部位,疼痛性质多样、多变,多伴有烦躁、焦虑、失眠等。疼痛程度不一,轻微者只有在受到轻微刺激后才出现难以忍受的疼痛(痛觉过敏),正常非伤害性刺激也可引起异常不适的疼痛。

一、发病机制

各种中枢性疼痛曾笼统地被称为丘脑疼痛综合征或丘脑痛。1906 年,Dejerine 首先描述丘脑卒中后出现的疼痛,称为丘脑卒中后疼痛综合征。2004 年,Hansson 发现丘脑疼痛综合征仅占 CPSP 的 12% ~33%。并不是所有的丘脑病变患者都会出现疼痛。MacGowan 等发现脑部病变的部位不同,疼痛性质也不同。

（一）丘脑病变

丘脑是最重要的感觉传导接替站,来自全身除嗅觉外的各种感觉传导通路,均在丘脑内更换神经元,然后投射到大脑皮质,因此可以推断丘脑在中枢神经痛的潜在机制中发挥重要作用,通过 PET 研究发现丘脑代谢活动的改变与 CPSP 发生密切相关,即使在丘脑没有直接发生病变的脑卒中患者,丘脑也参与了

CPSP。在静息状态有自发性疼痛的 CPSP 患者,在丘脑都有区域性脑血流量减少。这种脑血流量减少意味着有传入神经阻滞,与 CPSP 病理生理学密切相关。痛觉超敏患者丘脑表现为过度活跃状态。

(二) 中枢敏化

脑卒中患者脑部病变导致解剖结构、神经化学物质、兴奋毒性和炎性改变,这些改变都可能激发神经兴奋性增加。这种兴奋性增加可导致伤害感受性通路神经元和环路功能的增强,使中枢神经系统在痛觉形成过程中表现出一种可塑性变化,导致中枢敏化,引起慢性疼痛。临床上一些通过降低神经兴奋性来达到止痛效果的药物的应用也支持了这一机制,比如加巴喷丁和普瑞巴林,而且目前这两种药物已经用于丘脑疼痛综合征的治疗中。

(三) 脱抑制理论

正常情况下,中枢神经系统传入纤维保持促进与抑制作用平衡,包括脑干核、脊髓和丘脑皮层之间相互作用。这种平衡的破坏可能是中枢性疼痛潜在发病机制,比如中枢痛是外侧系统病变的结果,然而这可能导致内侧系统脱抑制。中枢痛是由干扰抑制通路的丘脑外侧核病变引起,引起了内侧丘脑核脱抑制。这种脱抑制理论说明中枢性疼痛患者疼痛是由控制疼痛的正常抑制作用减弱引起的。通常继发于丘脑纹状体动脉或丘脑膝状体动脉的出血或梗死,发生率8%～17%。病变累及脊髓-丘脑通路或者后索-内侧丘系均可引起痛和感觉不适感,以脑血管病和炎性疾病多见,亦可见于丘脑肿瘤、放疗、化疗及外伤后。

二、临 床 表 现

丘脑疼痛综合征患者疼痛常位于病灶对侧,相较于其他部位病变引起中枢性疼痛患者更剧烈。丘脑内和丘脑外病变患者症状和严重程度也不同。丘脑疼痛综合征是由于躯体感觉系统混乱、病变所致,这是一种身体感觉症状,躯体感觉异常是仅有的症状和体征。丘脑痛与肌肉机能、协调、视觉、听觉、前庭机能、高级皮层机能异常无关。

(一) 症状

疼痛难以定位,大范围丘脑痛患者,相对容易描述疼痛区域。大多数疼痛是广泛分布而不是散在分布,疼痛常累及单侧手臂或腿部。疼痛性质不固定,呈多样性,且患者之间变异较大。可表现为烧灼痛、刺伤痛、割裂痛、跳痛、夹痛、刺痛、刀割痛、撕裂痛、牵拉痛、压榨痛等。疼痛强度由低到高不等,患者自主评价疼痛严重。发作时间可于病变后立即出现或延迟几年,甚至长达数年,但在卒中后早期出现疼痛的概率较大。大多数自发性疼痛持续存在。

(二) 影响中枢痛的因素

各种外界或内在刺激可诱发或加重疼痛。

1. 皮肤刺激、身体运动、内脏刺激、神经和情绪的改变均可影响疼痛。

2. 痛觉超敏 正常情况下不产生疼痛的刺激,如触、轻压、温热、稍冷而诱发疼痛,常见于中枢痛患者,休息可减轻疼痛。

(三) 体征

体格检查常有感觉系统阳性体征。躯体感觉异常可作为丘脑疼痛综合征患者的重要诊断依据,主要有感觉减退、感觉过敏、感觉异常、反应潜伏期延长等。

三、诊 断

丘脑痛综合征诊断主要依靠典型的临床表现及体征,结合患者既往病史和辅助检查,存在丘脑疾病及功能障碍,排除其他精神性及周围神经病变性疼痛,进行临床诊断。丘脑疼痛综合征是典型的中枢性疼痛,亦可参照 CPSP 的诊断标准。

(一) 病史

患者存在丘脑病变,之后出现疼痛,可即刻出现,也可延迟数月或数年发病。

（二）辅助检查

1. 影像学检查 CT、MRI、DSA、PET 等神经影像学检查多有阳性发现，如出血、梗死、肿瘤、外伤等。

2. 脑脊液检查 以排除中枢神经系统炎症及感染性疾病。

3. 神经电生理检查 当影像学检查和一般的感觉测试不能排除其他原因的疼痛时，可用定量感觉测试或神经电生理检查，由于耗时且价格昂贵，目前应用还不是很广泛。

（三）诊断标准

1. 疼痛位于与中枢神经系统病灶相符的受累躯体部位。

2. 有卒中病史，疼痛在卒中发生时或发生后出现。

3. 临床检查发现有与病灶相符的感觉障碍体征。

4. 神经影像显示相关血管病灶。

5. 排除其他可能疼痛的原因。

四、鉴 别 诊 断

（一）伤害感受性疼痛

伤害感受器感受到有害刺激引起的反应，与组织损伤有关。

（二）心因性疼痛

无器质性或无足够器质性理由可以解释的疼痛，由心理障碍引起。

五、治 疗

（一）药物治疗

NSAIDs 对丘脑疼痛综合征患者并不适用。目前常用的药物有抗抑郁药、抗惊厥药、谷氨酸能药物、阿片类药物等。

1. 抗抑郁药 TCAs 是神经病理性疼痛的一线用药，目前常用的是阿米替林，主要通过抑制去甲肾上腺素及 5-HT 再摄取而达到止痛作用。若阿米替林无效或患者不能耐受时，可选择其他肾上腺素能抗抑郁药，如去甲替林、地昔帕明、丙咪嗪、多塞平、文拉法辛、马普替林等。虽然效果不及阿米替林，但对同时患有心脏病的丘脑痛综合征患者，这些药物较安全。

2. 抗惊厥药 加巴喷丁、普瑞巴林等抗惊厥药可通过降低神经兴奋性达到镇痛效果。

3. 谷氨酸能药物 丘脑痛综合征可能因丘脑和皮质投射纤维的神经递质紊乱引起。NMDA 活性增加可使负责感受伤害的丘脑核团活动增加，产生中枢性疼痛。氯胺酮是非竞争性 NMDA 受体拮抗剂，对中枢性疼痛有一定作用。

4. 阿片类药物 目前尚无大规模临床研究证实阿片类药物是否对丘脑痛综合征有效。一些阿片类药物，如美沙酮和左啡诺，有较弱的非竞争性 NMDA 受体拮抗剂活性，除了阿片受体拮抗活性外，还有镇痛作用。

（二）神经调控疗法

神经调控疗法，如运动皮层电刺激（motor cortex stimulation，MCS）、深部脑刺激（deep brain stimulation，DBS）、经颅磁刺激（transcranial magnetic stimulation，TMS）等对难治性丘脑痛综合征有一定疗效，但由于花费较大，目前并未被患者广泛接受。

（三）星状神经节阻滞

持续慢性疼痛与交感神经支配和兴奋性密切相关，阻断相应的交感神经可导致对应区域的神经性痛觉和缺血性疼痛缓解。目前星状神经节阻滞在丘脑疼痛综合征及各种中枢性疼痛患者的治疗中取得较好疗效，但长期疗效尚有待进一步观察。

（四）脑下垂体阻滞术

脑下垂体阻滞术（neuroadenolysis of piruitary gland，NALP）镇痛机制复杂，但在癌痛、全身顽固性疼痛、CRPS 均取得一定疗效，也用于丘脑疼痛综合征的治疗。NALP 操作有一定的难度和危险性，也有发生并发症的可能,须详细交代相关情况,得到患者或家属同意和签字后进行。穿刺操作须在影像学定位下进行。术后必须密切观察和处理,常规测体温、尿量,及时发现有无视野缺损或尿崩症。

（五）功能神经外科手术

功能神经外科手术的原理是在疼痛传导通路的某个水平阻断传导,或者降低相关神经核团、大脑皮层的异常兴奋,对疼痛的形成进行干扰或抑制,从而缓解或消除疼痛。功能神经外科手术包括：①颅脑内手术,如立体定向核团毁损、伽马刀治疗、丘脑核团毁损术、中脑传导束毁损术、双侧扣带回前部毁损术等。②脊髓部位手术,如脊神经后根切断术、脊髓前外侧束切断术、脊髓前联合切开术、脊髓后根入髓区切开术等。

（六）心理支持疗法

心理治疗应贯穿治疗的全过程,注重心理治疗,常常能达到意想不到的效果。目前主要的心理疗法有森田疗法和行为疗法。

丘脑疼痛综合征治疗较困难,已证明多种治疗方法对此类型疼痛有治疗作用,且几种治疗方法联合应用,有时可取得更好治疗效果,但疼痛较难根治。

第七节 假性丘脑性疼痛

假性丘脑性疼痛（pseudo-thalamic pain）是一种发生于顶叶皮层、岛叶后部、内囊后肢、脑桥等丘脑外部位损伤或功能障碍后的神经病理性疼痛,可由脑血管损伤、脑外伤、脑脓肿、脑肿瘤等引起。

一、临 床 表 现

主要表现为病灶对侧肢体自发性疼痛,疼痛部位多累及上肢、下肢及面部,多为持续性,性质多种多样,如烧灼感、针刺感、冰冻感或难以描述的痛感等。同时可出现触觉、温度觉的损害,位置觉和震动觉也可出现减退。情绪紧张、寒冷、疲劳等刺激性因素能使疼痛加剧,休息后可减轻。

二、体 格 检 查

可发现感觉异常、痛觉过敏等现象,多伴有对侧肢体感觉减退、肌力下降、协同运动障碍等神经系统阳性体征。

三、辅 助 检 查

（一）影像学检查

CT 或 MRI 可发现顶叶皮层、岛叶后部、内囊后肢、桥脑等部位存在脑出血、梗死、外伤、占位等病变。

（二）躯体感觉诱发电位

用于评估脊柱-内侧丘系通路功能,因不能检查痛觉通路而缺乏特异性。

（三）激光诱发电位

该电位有较长的潜伏期,与温度和疼痛的敏感性异常一致,与触觉和震动觉敏感性不相符合,在检查痛觉通路方面具有较好的特异性。

（四）接触性热痛诱发电位

更详细检查躯体感觉通路的一种客观手段,并能客观证实热感觉加工的异常。

四、诊断与鉴别诊断

（一）诊断

假性丘脑性疼痛诊断需依赖全面的临床评估,同时需要排除伤害性疼痛或周围神经性疼痛,影像学检查有助于明确诊断。

（二）鉴别诊断

1. **丘脑痛**　丘脑病变后常见的临床综合征,是典型的中枢性疼痛,常继发于丘脑出血或梗死。丘脑损伤后可出现对侧肢体感觉障碍、感觉异常及轻偏瘫。感觉障碍主要特征为上肢较下肢明显,肢体远端较近端明显;表现为烧灼样、针刺样、捆绑样等疼痛,疼痛程度较假性丘脑性疼痛严重。CT 或 MRI 证实存在丘脑损伤可协助鉴别诊断。

2. **脑卒中后肩痛**　肩痛是脑卒中后常见的伤害性疼痛综合征,涉及关节半脱位、肩袖撕裂、肌痉挛等。出现严重上肢运动无力和发生痉挛之前,肩部明显松弛,特别容易损伤。最常见的体征是肱二头肌、冈上肌压痛和 Neer 征阳性(用力弯曲手臂时引起疼痛),有助于鉴别诊断。康复治疗有效。

五、治　疗

假性丘脑性疼痛常采用综合治疗。治疗目的是缓解疼痛,尽量减少不良反应。

（一）药物治疗

包括抗抑郁药、抗癫痫药、阿片类药物等。

（二）手术治疗

主要为运动皮层电刺激。

（三）其他治疗

康复、理疗、心理、针灸等治疗具有一定辅助作用。

六、康复和预后

假性丘脑性疼痛是一种可导致患者致残的慢性疼痛。为改善患者临床症状,降低疼痛程度,应积极采用包括药物治疗、康复物理治疗、心理指导、手术治疗等综合性治疗措施,帮助减轻患者疼痛程度,同时尽量避免疲劳、寒冷、情绪激动等可导致疼痛程度加重的刺激因素。

第八节　视神经脊髓炎谱系疾病

视神经脊髓炎(neuromyelitis optica,NMO),又称为 Devic 病,是免疫介导的以视神经和脊髓受累为主的中枢神经系统炎性脱髓鞘疾病,1894 年 Devic 首次描述该病。在相当长的时间内,NMO 被认为是多发性硬化(multiple sclerosis,MS)的一个亚型,现代研究发现 NMO 和 MS 是两种不同的疾病。NMO 临床上以视神经和脊髓同时或相继受累为主要特征,呈进行性或缓解与复发病程。NMO 临床也可能出现较局限的或较广泛的中枢神经系统受累,2015 年国际 NMO 诊断小组确定使用视神经脊髓炎谱系疾病(neuromyelitis optic spectrum disorder,NMOSD)这一术语代替过去的 NMO。

NMOSD 在世界范围内分布广泛,患病率全球各地区接近,为 1/100 000~5/100 000,占所有脱髓鞘病的 1%~22%,在西方国家比例偏低,非白种人群(亚洲、拉丁美洲、非洲、西班牙裔等)中枢神经系统脱髓鞘疾病中较多见。NMOSD 病变主要累及视神经、视交叉和脊髓(胸段与颈段),可同时或相继受累,累及脑部较少。NMOSD 好发于青壮年,女性发病率高于男性,男:女比例为 1:(9~11)。NMOSD 复发率较高,预后较差,可能导致患者瘫痪与失明,甚至死于呼吸衰竭。NMOSD 具有高复发率和高致残率,90% 以上患者为复发性病程,多数患者遗留较为严重的神经功能残疾。早期诊断、减少复发及残疾累积是临床关注的重点和难点。

一、发病机制

NMOSD 病因和发病机制尚不十分清楚,可能是在遗传易感性背景下,环境因素诱发的自身免疫反应所致。HLA 等位基因 DRB1 * 0501 和 DRB1 * 0301 与 NMOSD 易感性有关。信号转导和转录激活因子 4 和 CD40 基因多态性与中国 NMOSD 发病风险增加相关。血清低维生素 D 水平、感染(肺炎衣原体、带状疱疹病毒、EB 病毒等)、妊娠、疫苗接种、头部外伤,不良饮食生活方式,如缺乏重体力活动、吸烟等,是影响

NMOSD 发病的环境因素。

NMOSD 各种免疫因素构成的网络,相互促进、互为因果。机体免疫系统产生 AQP4 抗体,与星形胶质细胞足突上 AQP4 结合,激活补体、NK 细胞、T 细胞、巨噬细胞等其他免疫相关细胞与分子,引起中枢神经系统脱髓鞘及神经元变性。

二、临床表现

NMOSD 临床表现多以严重的视神经炎(optic neuritis,ON)和纵向延伸的长节段横贯性脊髓炎(longitudinally extensive transverse myelitis,LETM)为特征。NMOSD 典型临床表现:视神经炎导致眼痛、视力下降或失明、视野缺损;脊髓炎导致的横贯性脊髓损害引起脊髓相应病变平面以下传导束型深浅感觉、运动障碍及膀胱直肠功能障碍,神经根性疼痛、痛性痉挛、Lhermitte 征,高颈段受累者可出现呼吸肌麻痹症候。青壮年起病(中位数年龄为 39 岁),男女均可发病,女性居多,病程可能是单相,但 90% 患者有反复发作,一般在 2~3 年后再次发病。多数患者可遗留有严重的视力障碍和/或肢体功能障碍、大小便障碍。NMOSD 主要有视神经损害和脊髓损害两大类症状,部分患者合并有脑干损害症状。

三、辅助检查

(一)实验室检查

1. 脑脊液　大多数视神经脊髓炎患者脑脊液指标呈现异常变化,急性病程时脑脊液常出现中性粒细胞和嗜酸性粒细胞增多。脑脊液蛋白正常或轻度增高,NMOSD 患者脑脊液寡克隆区带阳性率低于 30%。NMOSD 患者脑脊液结构蛋白(胶质纤维酸性蛋白)与多发性硬化患者相比,处于较高的水平,有助于 APQ4 抗体阴性患者的 NMOSD 诊断。

2. 血清及脑脊液 AQP4-IgG　血清 AQP4-IgG 是一种特异性生物学标记物,具有诊断价值,是鉴别 NMOSD 与多发性硬化的重要参考依据之一。NMOSD 患者血清 NMO-IgG 阳性率大约 50%~75%。特异度和灵敏度均较高的 AQP4-IgG 检测方法有细胞转染免疫荧光法及流式细胞法。

3. 自身抗体　NMOSD 患者血清中可检测出一个或多个自身抗体,如抗核抗体、抗 SSA/SSB 抗体、抗心磷脂抗体、甲状腺相关抗体、乙酰胆碱受体抗体等。大约 50% 患者至少存在上述一种抗体阳性。

(二)眼科检查

1. 视敏度　视敏度是指眼分辨物体细微结构的最大能力,临床上用视力表检查视敏度。NMOSD 患者视力下降,部分患者残留视力小于 0.1。严重者仅存在光感甚至全盲。超过 30% NMOSD 患者无光感;第一次发病后 30% 患者视力低于 20/200。

2. 视野　NMOSD 患者可表现为单眼或双眼受累,可有中心及外周视野缺损。

3. 视觉诱发电位(visual evoked potential,VEP)　多数 NMOSD 患者有 VEP 异常,视觉诱发电位传导速度降低,主要表现为 P100 潜时延长、波幅降低或 P100 引不出。

4. 光学相干断层扫描(optical coherence mography,OCT)　多出现较明显的视网膜神经纤维层变薄且不易恢复。NMOSD 患者视网膜神经纤维层平均减少厚度约为 30~40μm。

(三)MRI 检查

NMOSD 患者急性视神经炎 MRI 表现为视神经增粗、T2 高信号以及异常强化。当出现双侧视神经同时受累、病变延伸至视交叉等征象则提示为 NMOSD。纵向延伸的长节段横贯性脊髓损害、脊髓病灶长度≥3 个椎体且主要累及脊髓中央灰质是 NMOSD 脊髓炎的特点。NMOSD 患者典型 MRI 表现为至少三个椎体节段脊髓长节段炎性脱髓鞘病灶,轴位像上病灶多位于脊髓中央,累及大部分灰质和部分白质,主要见于颈、胸段。病灶多位于脊髓中央,累及大部分灰质和部分白质。急性期受累脊髓肿胀,可见空洞样改变,增强扫描后病灶可强化。恢复期病变处脊髓可萎缩。受累视神经肿胀增粗,T2 加权像呈"轨道样"高信号;增强扫描可见受累视神经有小条状强化表现。发病初期头部 MRI 检查正常,随着病程的进展,80%患者最终会出现脑内脱髓鞘病灶,多位于皮质下区、下丘脑、丘脑、三脑室、四脑室周围及大脑脚等部位。

四、诊　断

NMOSD 诊断需以病史、核心临床症候和影像学特征为依据,在充分结合实验室检查(血清 AQP4-IgG)结果,并排除其他疾病后,方可确诊。

推荐使用 2015 年国际 NMO 小组制定的 NMOSD 诊断标准和中国视神经脊髓炎谱系疾病诊断与治疗指南制定的 NMOSD 诊断标准(表 41-8-1 和表 41-8-2),但 2006 年 Wingerchuk 等制定的 NMO 诊断标准同样适用(表 41-8-3)。

(一) NMOSD 诊断标准

2015 年,国际 NMO 诊断小组制定了新的 NMOSD 诊断标准,取消了 NMO 的单独定义,将 NMO 整合入 NMOSD 范畴中。NMOSD 是一组主要由体液免疫参与、抗原-抗体介导的中枢神经系统炎性脱髓鞘疾病谱。将 NMO 纳入 NMOSD 统一命名,以 AQP4-IgG 作为分层,分为 AQP4-IgG 阳性与阴性。

表 41-8-1　2015 年 AQP4-IgG 阳性的视神经脊髓炎谱系疾病诊断标准

1. 至少有 1 个核心临床特征
2. 应用最佳检测方法 AQP4-IgG 呈阳性(强烈推荐细胞学方法检测)
3. 排除其他可能的诊断

表 41-8-2　2015 年 AQP4-IgG 阴性的视神经脊髓炎谱系疾病诊断标准

1. 至少有 2 个核心临床特征,出现 1 次或多次临床发作,并符合以下所有必要条件:
必要条件
(1) 至少 1 个核心临床特征必须是视神经炎、长节段横贯性脊髓炎(LETM)或极后区综合征
(2) 空间播散性(2 个或 2 个以上不同的核心临床特征)
(3) 满足附加 MRI 诊断的必要条件*
2. 应用最佳方法检测 AQP4-IgG 为阴性或未能检测
3. 排除其他可能的诊断

* AQP4-IgG 阴性的视神经脊髓炎谱系疾病或未能检测 AQP4-IgG 视神经脊髓炎谱系疾病附加 MRI 必要条件:

(1) 急性视神经炎:要求脑 MRI 显示①正常或仅有非特异性白质改变,或者②视神经 MRI 显示 T2 高信号病灶或 T1 加权钆增强病灶延伸超过 1/2 视神经长度或病变涉及视交叉;

(2) 急性脊髓炎:要求相关的髓内 MRI 病灶延伸≥3 个连续的节段(LETM),或既往有急性脊髓炎病史,患者局灶性脊髓萎缩≥3 连续节段;

(3) 极后区综合征:要求伴发延髓背侧和极后区病灶;

(4) 急性脑干综合征:要求伴发室管膜周围的脑干病变。

(二) 2006 年 Wingerchuk 修订的 NMO 诊断标准

具备表 41-8-3 全部必要条件和支持条件中的任意 2 条,即可诊断 NMO。

表 41-8-3　Wingerchuk 修订的 NMO 诊断标准

必要条件	支持条件
(1) 视神经炎 (2) 急性脊髓炎	(1) 脊髓 MRI 异常病灶≥3 个椎体节段 (2) 头颅 MRI 不符合 MS 诊断标准 (3) 血清 AQP4-IgG 阳性

五、鉴 别 诊 断

主要是与其他中枢神经系统脱髓鞘病(如多发性硬化)相鉴别。根据多发性硬化和视神经脊髓炎谱系疾病两者不同的临床表现、影像学特征、血清 NMO-IgG 以及相应的临床诊断标准进行鉴别。MRI 和 CSF 可帮助鉴别,通常是多发性硬化症 CSF 白细胞轻微增加,寡克隆区带阳性率在 95% 以上。血清 AQP4 抗体测定更具有特异性,AQP4 抗体对神经脊髓炎具有 54%~91% 的诊断敏感度和 90% 的特异性。视神经脊髓炎较多发性硬化病情进展快,预后较差,且复发率高。

此外,NMOSD 还应与脊髓亚急性联合变性、格林-巴利综合征、重症肌无力及某些结缔组织病(如系统性红斑狼疮、干燥综合征)等伴发的脊髓损害相鉴别。

六、治　疗

NMOSD 治疗的关键是尽早治疗,以避免新的复发和远期残疾。NMOSD 治疗目标:①急性发作期,控制急性炎性反应,最大限度地减少永久性组织损伤和减轻神经功能障碍的程度,实现患者功能恢复。②缓解期治疗,维持病情的缓解状态,防止复发。

(一) 急性期治疗

早期有效的治疗可以最大限度地减少永久性组织损伤和减轻神经功能障碍的程度。糖皮质激素冲击治疗、血浆置换疗法及静脉滴注免疫球蛋白是急性期最常用的治疗方法。对合并其他自身免疫疾病的患者,可选择激素联合其他免疫抑制剂(如环磷酰胺)治疗。糖皮质激素可在全身范围内发挥免疫抑制和抗炎作用,血浆置换疗法可去除血中的抗体、补体及细胞因子,两种治疗方法均起效迅速,用于有客观神经功能缺损证据的发作或复发期患者。

1. 糖皮质激素　治疗原则是大剂量冲击,缓慢阶梯减量,小剂量长期维持。首选大剂量甲泼尼龙冲击并序贯口服激素治疗。推荐方法是甲泼尼龙 1g/d 开始,静脉滴注 3~4h,共 3~5 天,后改为口服泼尼松 60~80mg(通常根据体重按照 1mg/kg 计算),每天 1 次,酌情逐渐减量。应注意采取预防激素副作用的措施。

2. 血浆置换疗法　建议置换 3~5 次,每次用血浆 2~3L。既往对激素治疗不敏感、有激素治疗禁忌或伴有严重脊髓侵袭的患者,血浆置换可作为首选治疗。

3. 静脉滴注免疫球蛋白　无血浆置换条件的患者,可使用静脉滴注免疫球蛋白治疗。免疫球蛋白用量为 0.4g/(kg·d),静脉滴注,连续 5d 为 1 个疗程。适用于对大剂量甲基泼尼松龙冲击疗法反应差的患者和无血浆置换条件的患者。

4. 激素联合其他免疫抑制剂　在激素冲击治疗效果不佳时,因经济情况不能行静脉滴注免疫球蛋白或血浆置换疗法治疗的患者,可以联用环磷酰胺治疗。

5. 单克隆抗体药物治疗　单克隆抗体药物用于治疗 NMOSD 尚处于临床研究阶段,靶向 B 细胞消除药物利妥昔单抗、IL-6 受体阻断剂托珠单抗、补体阻滞剂依库珠单抗均有用于治疗 NMOSD 的报道。

(二) 对症治疗

1. 痛性痉挛　可选用卡马西平、加巴喷丁、普瑞巴林、巴氯芬等药物治疗。

2. 慢性疼痛、感觉异常　可选用阿米替林、普瑞巴林、SSRIs、SNRIs 等药物治疗。

3. 顽固性呃逆　可使用巴氯芬治疗。

(三) 缓解期治疗

以减少复发、延缓残疾进展为主要目标。一线药物包括硫唑嘌呤、吗替麦考酚酯、甲氨蝶呤、利妥昔单抗等。二线药物包括环磷酰胺、他克莫司、米托蒽醌等。2016 年中国治疗指南建议缓慢阶梯减量,缓解期口服泼尼松 10~15mg 长期维持治疗,可有效减少复发。免疫抑制治疗也适用于 AQP4-IgG 阳性 NMOSD 以及 AQP4-IgG 阴性复发型。NMOSD 应早期预防复发。

(四) 康复治疗

对伴有肢体、吞咽等功能障碍的患者,应早期在专业医师的指导下进行相应的功能康复训练。鼓励视神经脊髓炎谱系疾病患者适量运动,在应用大剂量激素治疗时,避免过度活动,以免加重骨质疏松及股骨头负重。当激素减量到小剂量口服时,可鼓励活动,进行相应的康复训练。重视患者及家庭成员的心理健康,对患者及家属灌输"与疾病共存"理念。

(陶蔚　刘广召　程智刚　张少勇　李靖怡)

参考文献

［1］ALAN J THOMPSON,BRENDA L BANWELL,FREDERIK BARKHOF,et al. Diagnosis of multiple sclerosis:2017 revisions of the McDonald criteria［J］. Lancet Neurol,2018,17(2):162-173.

［2］DAMATO V,EVOLI A,IORIO R. Efficacy and safety of rituximab therapy in neuromyelitis optica spectrum disorders:a systematic review and meta-analysis［J］. JAMA Neurol,2016,73(11):1342-1348.

［3］HATCH M N,CUSHING T R,CARLSON G D,et al. Neuropathic pain and SCI:Identification and treatment strategies in the 21st century［J］. Journal of the Neurological Sciences,2018,384:75-83.

［4］WINGERCHUK D M,BANWELL B,BENNETT J L,et al. International Panel for NMO Diagnosis. International consensus diagnostic criteria for neuromyelitisoptica spectrum disorders［J］. Neurology,2015,85:177-189.

［5］ZAMVIL S S,SPENCER C M,BARANZINI S E,et al. The gut microbiome in neuromyelitis optica［J］. Neurotherapeutics,2018,15(1):92-101.

［6］中国免疫学会神经免疫分会. 中国视神经脊髓炎谱系疾病诊断与治疗指南(2021版)［J］. 中国神经免疫学和神经病学杂志,2021,28(6):423-436.

［7］中国免疫学会神经免疫分会,中华医学会神经病学分会神经免疫学组. 多发性硬化诊断和治疗中国专家共识(2018版)［J］. 中国神经免疫学和神经病学杂志,2018,25(6):387-394.

第四十二章　癌　痛

第一节　癌 痛 概 述

癌痛(cancer pain)是癌症患者最常见的并发症。最新的流行病学资料显示 59% 正在治疗的、64% 晚期的以及 33% 有效治疗后的癌症患者均经历过疼痛,并且超过 1/3 的治疗后幸存癌症患者经历着慢性疼痛。

癌痛又称癌症相关性疼痛(cancer-related pain),特指癌症本身或癌症治疗引起的疼痛。癌痛绝大多数为慢性疼痛(chronic pain),但也可以表现为急性疼痛(acute pain)、持续性疼痛(persistent pain)或暴发痛(breakthrough pain,BTP)。慢性癌痛(chronic cancer pain)属于国际疾病分类(international classification of diseases,ICD)第 11 次修订版中七大类慢性疼痛之一。

未缓解的癌痛不仅导致患者功能损害、活动停止、社会孤立以及情感和精神上的痛苦,而且在某些情况下,无法控制的癌症疼痛还可能导致治疗的停止,对患者生存期产生负面影响。癌症患者对疼痛甚至比对死亡的恐惧更大,同时家人和朋友在目睹身患癌症的亲朋,所经历痛苦时遭受的煎熬。

癌痛治疗越来越受到广泛重视。WHO 关于成人和青少年癌痛药物治疗和放射治疗管理指南(2019版)指出,"疼痛缓解和姑息治疗是一项人权和全民健康覆盖的必要部分",认为在癌症治疗的同时开展以人为本的疼痛管理,可以在疼痛症状管理方面获得更好的疗效。

1986 年,WHO 用 26 种文字,包括汉语,在世界范围内推广癌痛药物治疗"三阶梯止痛原则",推动了癌痛治疗在全球的发展。经过 30 余年的发展,我国癌痛治疗取得了长足进步。1990 年卫生部组织编写"癌症患者三阶梯止痛疗法的指导原则"、中国临床肿瘤学会(Chinese Society of Clinical Oncology,CSCO)和北京希思科临床肿瘤学研究基金会启动了癌痛 GPM 示范病房(Good Pain Management Ward,GPM-Ward)项目等有力推动了我国癌痛事业的发展。从医用吗啡消耗量的增长来看,过去 30 多年间,我国从 6.7kg/年(1980 年)增长到 1 746kg/年(2017 年),但是按照国际麻醉品管制局 2018 年报,中国人均阿片消耗量全球排名在纳入统计的全球 179 个国家中位于第 95 位。因此,癌痛治疗依然任务艰巨。

目前癌痛治疗模式尚不能满足癌痛患者的需求,仍然有 10%~20% 癌痛患者通过规范化的药物治疗,疼痛仍得不到有效缓解,这与癌痛的特殊性和阿片类药物的不良反应相关,称为难治性癌痛,即"指由癌症本身或癌症治疗相关因素导致的中、重度疼痛,经过规范化药物治疗 1~2 周,疼痛缓解仍不满意和/或不良反应不可耐受"。难治性癌痛治疗和癌症治疗一样,需要多学科团队的加入。难治性癌痛诊疗需要一支专业团队,特别是疼痛专科的加入。

随着影像学的发展和微创技术的进步,微创介入治疗被越来越多地应用于癌痛治疗领域。微创介入治疗可以减少癌痛患者镇痛药物的使用剂量、减少药物的毒副作用,可以有效缓解经药物"三阶梯"治疗效果不佳的难治性癌痛,对维持癌痛患者的躯体机能,提高生活质量均起到积极作用,有时甚至是无可替代的作用。

针对癌痛患者,何时采取微创介入治疗一直存有争议,不同的学科看法不一。大多数临床医师认为,微创介入治疗不应该是药物"三阶梯"治疗无效或效果不佳时才做出的选择,而应该将其贯穿于"三阶梯"治疗的全过程。微创介入治疗是对药物"三阶梯"治疗的有益补充。但对不同的癌痛患者应当进行全面的详细评估,包括患者全身状态、肿瘤位置、类型,抗肿瘤治疗效果和肿瘤的进展情况;疼痛部位、类型和"三阶梯"药物镇痛治疗效果、药物副反应以及患者对副反应的耐受情况;患者预计生存期、家庭经济状况等。原则是微创介入治疗对癌痛患者整体来说应该是利大于弊,而且优先选择患者躯体上可以耐受,经济上可以承受的治疗技术。

除药物干预外,癌痛综合干预在弱势群体(例如虚弱、年老、儿童)中可能特别重要,这些人群对标准的药物干预可能耐受性较低或患者更偏向于采取非药物干预。综合干预需要通过团队决策,采取多种治疗手段进行疼痛管理。团队成员可能包括肿瘤科医师、护士、疼痛专科医师、姑息治疗临床医师、康复科医师、神经科医师、心理科医师、社会工作者、精神科医师、理疗师等。综合干预可采取认知手段、物理手段或介入手段,使疼痛得到缓解或功能得到改善,最终提高我国癌痛治疗水平。

第二节 癌痛的药物治疗

一、概 述

癌痛是肿瘤患者最常见和最痛苦的症状之一,癌痛治疗也是抗肿瘤治疗的重要内容。癌痛与癌症同属慢性疾病,50%~80%癌症患者伴有程度不同的疼痛,会影响患者的精神、心理、躯体功能、社会活动和生活质量。疼痛可加重病情、加速疾病进展、恶化生理功能,甚至被迫中断抗肿瘤治疗。因此,癌痛必须早期治疗,没有任何理由被忽视或拖延。消除癌痛是肿瘤患者的合理要求和基本权益,控制和消除癌痛同样是我们医护人员的职责。

(一)癌痛治疗的总体原则

从一明确癌症诊断后就应制定长期的,大多是终身的镇痛和康复治疗方案,也是肿瘤晚期和姑息治疗的主要措施。癌痛的规范化治疗需要医护人员、患者和家属共同参与,共同制订治疗方案,以便采取综合措施,有效地控制疼痛,防治毒副作用,提高患者的生活质量。

对于特殊患者,例如老年人、小儿、意识障碍的患者、心理障碍的患者,在进行癌痛治疗时,要结合特殊患者的原发疾病、全身状况,更应当注重个体化的综合治疗。癌痛治疗是对肿瘤患者的整体治疗,而非仅仅对疼痛的治疗,需要多方面的综合治疗,除了常规医疗以外,还应包括心理、社会、家庭、信仰等方面的支持。

(二)常用癌痛治疗方法

癌痛治疗可分为局部治疗和全身治疗。

1. 局部治疗 包括姑息性放疗、神经阻滞与毁损、矫形固定等方法。局部治疗方法多适用于特异性疾病和疼痛,例如脊髓压迫、内脏梗阻、病理性骨折等,这些方法适应证和作用时间虽然有限,如果选择恰当,可明显增强止痛效果。局部治疗与全身治疗均有各自的局限性和副作用,临床应用需要综合考虑,必要时联合应用。

2. 全身治疗 全身药物治疗是癌痛治疗最常用的镇痛方法,能够提供可靠的镇痛。全身治疗药物包括镇痛药物和辅助镇痛药物。镇痛药物包括 NSAIDs 及麻醉性镇痛药物;辅助镇痛药物包括镇静、催眠、抗抑郁、抗焦虑药物、解痉药物、中枢性肌松药物等。强阿片药是多数患者止痛不可缺少的药物,在中重度癌痛治疗中具有无可取代的地位。WHO 把一个国家医用吗啡消耗量作为衡量这个国家癌痛控制状况的重要指标。

(三)常用癌痛止痛药分类

第一大类为 NSAIDs,常用于各种伤害性疼痛,包括布洛芬、对乙酰氨基酚等;第二大类为吗啡类药物,主要用于中重度癌痛、术后疼痛等,包括曲马多、羟考酮、吗啡等,是癌痛治疗最常推荐使用的药物;第三大类是治疗各种类型神经痛的药物,包括卡马西平、加巴喷丁、普瑞巴林等。这些药物联合使用,往往能产生协同作用,发挥比较好的镇痛效果。

除了上述三类药物以外,抗焦虑和抗抑郁药物也可以根据病情用于癌痛患者。癌痛患者因疼痛、睡眠障碍、生活工作能力下降等,会引发情绪改变,出现抑郁状态甚至抑郁症,加用抗抑郁药物,有利于调整患者精神状态,提高镇痛效果。

对于癌痛患者,可以根据患者病情,联合使用上述四类药物,从而有效控制患者的癌痛,提高生活质量。

二、WHO"三阶梯"治疗

1986 年,WHO 提出了癌痛的"三阶梯"治疗方案,即根据疼痛程度选择不同的镇痛药物进行治疗。按照"三阶梯"治疗方案,合理地应用现有药物和治疗方法,可使 80% 左右癌症患者疼痛得到缓解或控制。但临床上,相当数量的癌痛患者并没有得到应有的诊疗,这里有医护人员的原因,有患者和家属的原因以及医疗体制的原因。缺乏疼痛的相关知识、忽视疼痛治疗、误解疼痛治疗、恐惧阿片类药物、缺乏专业的人员、场所和设备等原因,严重阻碍着癌痛的诊疗,癌痛诊疗任务仍然很艰巨。

癌痛"三阶梯"治疗方案的核心是根据疼痛程度不同,应用不同的镇痛药物和辅助镇痛药物,对于疼痛剧烈或疼痛逐渐加重者,应用强阿片类药物,将疼痛治疗形象地比喻为三个"阶梯"(图 42-2-1)。阶梯概念便于形象记忆和临床应用,但实际应用时,有许多细节和原则需要遵守,具体的用药剂量参考第四章疼痛的药物治疗。

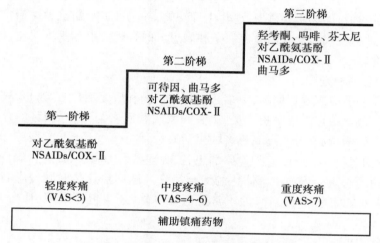

图 42-2-1 WHO 癌痛"三阶梯"治疗方案

(一)轻度疼痛(NRS 或 VAS 评分 1~3)

应用"第一阶梯"镇痛药物,以 NSAIDs 和对乙酰氨基酚为主进行治疗。NSAIDs 和对乙酰氨基酚对炎性疼痛、骨痛和某些内脏疼痛有效,长期应用需高度关注消化道、心血管和高龄患者肾功能的副作用。应用对乙酰氨基酚或布洛芬仍然不能减轻疼痛者,则需要升到第二阶梯。辅助镇痛药物包括抗惊厥、抗抑郁和抗焦虑药物,例如加巴喷丁、普瑞巴林、阿米替林、多塞平、氟哌啶醇等,这些药物对神经病理性疼痛、因疼痛引起的情绪改变、心理障碍等均有一定的疗效。

(二)中度疼痛(NRS 或 VAS 评分 4~7)

应用"第二阶梯"镇痛药物,以弱阿片类药物可待因、双氢可待因或曲马多进行治疗。这些药物多为短效,即使增加剂量,镇痛强度并不相应增加,尤其是可待因需要在体内转化成吗啡发挥作用,而许多人缺乏转换酶。临床上常将这些药物与对乙酰氨基酚做成组方药物,例如氨酚曲马多、氨酚待因等,这些组方药因含有对乙酰氨基酚而有剂量限制。辅助镇痛药物应用同上。

(三)重度疼痛(NRS 或 VAS 评分 7~10)

应用"第三阶梯"镇痛药物,主要是强阿片类药物治疗,如吗啡、羟考酮、芬太尼、美沙酮等。长期用药最好应用缓释或控释剂型,以维持有效的血药浓度,减少血药浓度的波动和毒副作用。常用药物硫酸吗啡控释片或盐酸吗啡控释片初始剂量 10~30mg,q12h;羟考酮控释片初始剂量 5~10mg,q12h,芬太尼贴剂初始剂量 2.5mg,q72h,根据个体化滴定,调整至"三 3 原则"剂量。辅助镇痛药物应用同上。

阿片类药物与 NSAIDs 联合应用是常用的方法,适于伤害感受性的躯体疼痛和内脏疼痛以及部分神经病理性疼痛。辅助镇痛药物包括抗惊厥、抗抑郁和抗焦虑药物,适用于所有的三个阶梯,尤其是神经病理性疼痛患者。阿片类药物、NSAIDs 和辅助镇痛药物是药物治疗癌痛的核心。

三、"三阶梯"药物应用原则

(一) 口服给药(无创给药)

口服给药是经典途径,方便易行,剂量易于调整,血药浓度稳定,不易产生耐药和药物依赖,患者可自行使用,依从性好,临床上多为首选。也可经皮肤或黏膜给药。

(二) 按时给药

无论给药当时患者是否有疼痛发作,按照规定的间隔时间给药,以维持稳定和有效的血药浓度,减少血药浓度的峰谷波动,保证疼痛持续缓解。

(三) 按阶梯给药

按照初次诊断时的疼痛程度选择相应"阶梯"的镇痛药物,并根据镇痛效果和疼痛的严重程度升高镇痛的"阶梯",剧烈疼痛时则需直接应用阿片类药物镇痛,而不是机械地从第一阶梯开始应用镇痛药物。

(四) 个体化用药

由于患者对阿片类镇痛药物的敏感性有明显的个体差异,对药物的治疗效果和耐受相差很大,个体化用药非常重要。个体化用药目的是提高疼痛缓解率,降低药物相关的不良反应。阿片类药物没有标准用量,个体差异非常大,需要从小剂量开始个体化滴定,凡能达到最大镇痛效果和最少副作用的最低剂量就是最佳剂量。

(五) 细节化用药

癌痛治疗的药物可能出现各种不良反应,这些副作用是限制增加药物剂量和导致镇痛失败的主要原因,有些副作用有时比疼痛更难忍受,例如顽固性便秘、恶心、呕吐、瘙痒等。应注意预防和处理镇痛药的副作用。

四、阿片类药物的使用原则

阿片类药物需要个体化滴定,首先根据患者的疼痛程度、年龄、生理功能、既往应用阿片类药物史来确定初始剂量,然后进行剂量滴定。剂量滴定方法包括固定剂量和解救剂量,固定剂量是每天按时给予的剂量,解救剂量是在按时给药期间疼痛缓解不满意或疼痛加剧时追加的剂量。对于没有应用过阿片类药物的患者,一般初始的固定剂量为即释吗啡 10mg,老年人和恶病质者 5mg,高龄和衰竭者 2.5mg,q4h,也可应用缓释吗啡 10~30mg,q12h,追加的解救剂量按照初始固定剂量的 25%~50% 给予即释吗啡,然后,计算出 24h 的总剂量(固定剂量和解救剂量),将其作为第二天的固定剂量,按照即释或缓释吗啡的给药方法按时给药,继续进行滴定,直至疼痛得以控制,一般需要 3~5 天。最后根据 24h 的总剂量,换算成长效缓释剂型给药,例如口服的缓释剂和经皮肤吸收的缓释贴剂。阿片类药物的镇痛作用个体差异很大,最佳的剂量应当是获得最大的镇痛效果和最小的副作用。口服阿片类药物的生物利用度个体差异很大,各药物之间的镇痛强度也不同。

吗啡是治疗癌痛的主要药物,绝大多数癌痛患者需要阿片类药物镇痛,尽早应用阿片类药物有利于疼痛控制和提高生活质量,强效阿片类药物并非是严重疼痛的最后希望,而是合理药物治疗所必须的组成部分。阿片类药物治疗癌痛的终点是增加剂量,直至疼痛控制或产生了不能耐受的副作用为止。鉴于 NSAIDs 作用有"封顶性(ceiling)",即增加药物的剂量,镇痛效果不再增加,但副作用会增加。弱阿片类药的镇痛强度与剂量不成比例,增加弱阿片类药物的用药剂量也不能变成强阿片类药。这些药物镇痛效果不佳时,不应再通过增加剂量,而应当升高"阶梯",使用强阿片类药物,以期达到良好的镇痛效果,又避免药物的毒副作用。WHO 不推荐哌替啶(度冷丁)用于癌痛治疗,因为哌替啶止痛作用只有吗啡的 1/10,其代谢产物去甲哌替啶具有潜在神经毒性及肾毒性,口服哌替啶吸收利用率低,多注射给药,随着应用时间的延长,效果明显降低,毒副作用明显增加。

五、阿片类药物的不良反应

（一）耐药性

指反复使用药物后，药效下降，作用时间缩短，此时需逐渐增加剂量或缩短给药时间，才能维持治疗效果。与其他药物一样，阿片类药物的耐受性是正常药理学现象，不影响药物的继续使用。

（二）躯体依赖

这是一种生理状态的改变，表现为用药一段时间后，突然停用阿片药后出现的一系列戒断症状，事实上，所有药物都有依赖现象，很容易通过逐渐减少剂量来避免戒断症状，并不妨碍继续有效地使用强阿片类药物。

（三）心理依赖

心理依赖（成瘾）的特征是患者持续地、不择手段地渴求使用阿片类药物，目的不是为了镇痛，而是为了达到"欣快感"。对心理依赖的过于担心，是导致医护人员未合理使用阿片药物的重要原因，大量国内外临床实践表明，癌症患者镇痛，合理使用阿片类药，成瘾者极其罕见。

六、顽固性癌痛的药物治疗方法

应用 WHO"三阶梯"镇痛治疗方案可使 80% 左右患者疼痛缓解，但仍有 20% 左右患者疼痛不能缓解或因药物的副作用明显不能耐受，包括神经病理性疼痛、内脏疼痛、骨转移疼痛、交感神经参与的疼痛综合征、多源性、多部位疼痛；或患者出现了消化、呼吸、循环、泌尿系统的功能异常，或有明显的心理因素。对于这些患者需要应用其他治疗方法，例如阿片类药物轮换、改变给药途径、增加辅助镇痛药物、联合用药等。

（一）改变给药途径

对于无法口服、胃肠道不能吸收、意识不清、严重恶心呕吐、药物副作用明显的患者，可选择经皮、经口腔黏膜、鼻黏膜、直肠黏膜等途径给药，也可应用 PCA。给药途径顺序一般是口服、透皮、肌肉（皮下）、静脉及椎管内。吗啡不同给药途径的剂量换算可参考口服：肌内注射：静脉注射＝3:2:1比例，例如口服吗啡 30mg，等效剂量相当于肌内注射 20mg，静脉注射 10mg。芬太尼透皮贴剂（mg/h）与口服吗啡的换算为：q72h（mg/h）剂量＝1/2 口服吗啡 mg/d 剂量，例如口服吗啡 60mg/d，则芬太尼透皮贴剂为 25mg/h。硬膜外给药是静脉剂量的 10%，蛛网膜下腔给药是静脉剂量的 1%。常用阿片类药物不同给药途径的剂量转换可参考表 42-2-1，临床应用时仍然需要重新个体化剂量滴定。

表 42-2-1　常用阿片类药物不同给药途径的剂量转换

吗啡/(mg·d⁻¹)		芬太尼/(μg·h⁻¹)		羟考酮/(mg·d⁻¹)		可待因/(mg·d⁻¹)	
静脉/皮下	口服	肠外	贴剂	静脉/皮下	口服	静脉/皮下	口服
20	60	25	25	15	30	130	200
40	120	50	50	30	60	260	400
60	180	75	75	45	90	390	600
80	240	100	100	60	120	520	800

肠外途径芬太尼转换为芬太尼贴剂的剂量为 1:1。上述剂量转换为理论估计值，患者之间存在明显个体差异，临床应用时需要滴定以获得最佳剂量。

（二）阿片类药物轮换

不同阿片类药物的临床药理学特点不尽相同，副作用也不同。长期应用一种制剂，需要不断增加剂量，如果剂量增加过快，疗效增加不明显，副作用增大，可考虑更换另一种制剂，按照等效剂量重新滴定；应用一段时间后，还可以再更换回来，此过程为阿片类药物轮换。目前有许多新剂型的阿片类药物用于临床，为有效镇痛提供了保障。

（三）联合用药

主要用于顽固性或难治性癌痛以及多病因和多机制的疼痛。根据疼痛的病因和机制选择不同的药物联合，以更好地缓解疼痛，联合用药的原则是镇痛作用协同或相加。这些药物包括 NSAIDs、抗惊厥、抗焦虑、抗抑郁和镇静药物、非阿片类镇痛药物、氯胺酮、K^+ 通道调节剂、糖皮质激素、解痉药物、中枢性肌肉松弛药物、阿片类药物等，各类药物的用量和用法、副作用和禁忌证参见有关章节。

七、药物副作用的防治

肿瘤患者的疼痛治疗需要长期，甚至终身用药，严重的副作用是限制镇痛药物临床应用的主要因素。阿片类药物副作用包括恶心、呕吐、便秘、镇静、困倦、口干、胃肠运动减弱、支气管收缩等，罕见呼吸抑制、谵妄、惊厥、非心源性肺水肿等。阿片类药物导致的不良反应和副作用几乎都为功能性，无器质性损害，多数不良反应患者在短期内可耐受，只有便秘在开始用药时就需要预防和治疗。吗啡中毒的临床表现为嗜睡、幻觉（幻视或幻听）、意识障碍、肌阵挛以及针尖样瞳孔，出现这些症状和体征后，应当及时减量或更换其他阿片类药物。NSAIDs 可导致消化道、肝脏、肾脏、抗凝血、心脑血管等方面的副作用，长期应用更明显和严重。应用前需根据患者病情、各系统功能状态、同时服用的药物等，权衡利弊、积极预防、及时治疗副作用和不良反应。有时药物的副作用比疼痛更难忍受，对患者的生活质量影响更明显，例如顽固性便秘、恶心、瘙痒等，应当引起重视。

（一）恶心、呕吐

阿片类药物引起的恶心和呕吐主要是直接刺激中枢化学感应带和延脑极后区、胃肠道梗阻或通过增加前庭敏感性等机制所致，近一半患者出现在开始阿片类药物滴定时。恶心、呕吐呈剂量依赖和自限性，一般在用药后 3~7 天可耐受，在治疗之初预防性用药有一定的作用。阿片类药物引起的恶心、呕吐与患者个体反应、不同制剂以及给药途径有关；对于严重和持续性的恶心、呕吐患者，需要更换其他剂型的阿片类药物或改变给药途径，以减轻症状。常用的口服止吐药物包括甲氧氯普胺、异丙嗪、氟哌啶醇及氯丙嗪。静脉注射格拉司琼及昂丹司琼。应当注意止吐药物本身也有许多副作用，包括镇静、精神混乱及锥体外系的症状。此外，顽固性呕吐还需要排除其他非药物原因，包括脑转移、消化道梗阻、电解质紊乱等。

（二）便秘

便秘是长期应用阿片类药物的主要副作用，发生率很高，是限制增加阿片类药物剂量、患者不容易接受和影响患者生活质量的主要因素。阿片类药物引起的便秘主要是由于周围阿片受体激动，使肠道分泌和蠕动减低，括约肌张力增高，导致大便干燥和便秘；口服给药，因药物直接与肠道阿片受体结合，更易引起便秘。患者不活动、脱水或脊髓压迫等也会引发或加重便秘。因此，用药开始就需要应用缓泻剂进行积极预防，并需长时间使用，常用的通便药物包括润滑性药物多库酯钠、番泻叶、比沙可啶、容积性药物植物纤维素、渗透性药物乳果糖以及大便软化剂。出现便秘后，应当分析原因，针对原因联合缓泻药物积极治疗，包括应用直肠栓剂、灌肠以及人工经直肠取出大便。有些非药物方法也很有效，例如增加液体摄入和活动、规律排便等；只增加食物中的纤维含量或应用植物纤维素，而减少液体摄入量，会导致大便嵌塞。

（三）呼吸抑制

开始应用阿片类药物时，治疗剂量的吗啡也会轻度抑制呼吸，包括呼吸频率和通气量，对呼吸功能损害的患者较明显。呼吸抑制为剂量依赖性，静脉注射易发生，而口服控缓释药物很少见。一般来说，开始应用药物后 5~7 天可耐受呼吸抑制，因此长期应用阿片类药物对呼吸抑制不是主要问题。患者长期使用大剂量阿片类药物，若疼痛骤然减低也可导致呼吸抑制。疼痛是呼吸抑制的有效拮抗剂，当出现呼吸抑制时，首先唤醒患者，给予疼痛刺激，可诱发呼吸。严重呼吸抑制，需应用纳洛酮拮抗，吸氧可提高氧分压，但不能纠正高二氧化碳血症。使用纳洛酮需要稀释后缓慢滴注，以免阿片类药物的作用骤然消失导致疼痛高敏和儿茶酚胺骤然释放，引起患者死亡。一般纳洛酮 0.4mg+生理盐水 20ml 缓慢静脉推注或入壶，根据呼吸恢复的情况，再次给药，直至呼吸频率恢复。

（四）尿潴留

口服阿片类药物尿潴留的发病率不高，通常是短暂的，多见于肌内或静脉注射，其主要原因是阿片类药物引起膀胱括约肌张力增加所致。临床表现可从排尿迟缓到完全尿潴留。治疗方法首先应用非药物治疗,例如听流水声、会阴部热敷、膀胱部位轻度按摩、针灸等。如果没有效果,可插管导尿,经过几次导尿,患者常可恢复排尿。如果持续尿潴留,则需更换其他药物。

(五) 瘙痒

常规应用阿片类药物偶可引起瘙痒,但鞘内给药更多见,其发生机制尚不清楚,常见于皮脂腺萎缩的老年患者和皮肤干燥、黄疸及糖尿病患者。尽管组胺在瘙痒的发生机制上的作用仍有争议,但抗组胺药物仍是治疗瘙痒的一线药物,常用药物包括苯海拉明、异丙嗪、赛庚啶等。阿片药物轮换可减轻瘙痒发生,也可应用阿片受体部分激动/抑制药物布托啡诺或纯拮抗剂纳洛酮治疗。基础治疗包括加强皮肤护理,穿着纯棉松软内衣等。

(六) 镇静、认知障碍和幻觉

镇静通常发生在开始应用阿片类药物或明显增加剂量时,发生镇痛的同时常伴有短暂的嗜睡、轻度认知障碍、幻觉和谵妄,多在1周内消失。合并其他疾病,例如代谢性脑病、脑转移、肾功能衰竭、脱水,或同时应用其他抑制药,如抗组胺药物、抗抑郁药物、抗焦虑药物,可加重上述症状。严重的镇静或认知功能障碍,需减量或更换其他阿片类药物,也可使用小剂量中枢兴奋药物治疗。

(七) 阿片类药物引起的痛觉过敏

阿片类药物不仅有耐受现象,有时还会导致疼痛高敏,称为阿片类药物导致的痛觉过敏,尤其是短效 μ 受体激动剂,在停药后容易发生。阿片类药物引起痛觉过敏的机制尚不清楚,但值得临床关注。

八、常用阿片类药物

(一) 常用阿片类药物的剂型和剂量

盐酸吗啡片　5mg、10mg、20mg、30mg/片。

盐酸吗啡缓释片　10mg、30mg/片。

硫酸吗啡控释片　10mg、30mg/片。

盐酸羟考酮控释片　10mg、20mg/片。

芬太尼透皮贴剂　12.5μg、25μg、50μg/h 释放。

吗啡注射剂　10mg/1ml。

氨酚羟考酮片　对乙酰氨基酚 325mg、羟考酮 5mg/10mg/片。

氨酚曲马多片　对乙酰氨基酚 325mg、曲马多 37.5mg/片。

氨酚待因片　1 号片　对乙酰氨基酚 500mg、硫酸可待因 8.4mg。

　　　　　　2 号片　对乙酰氨基酚 300mg、硫酸可待因 14mg。

曲马多　50mg、100mg/片,缓释片 100mg/片,注射剂 100mg/2ml。

(二) 阿片类药物

阿片是由未成熟的罂粟蒴果浆汁风干获取的干燥物,具有强烈镇痛、止咳、止泻、麻醉、镇静、催眠等作用。阿片含有 20 余种生物碱(如吗啡、可待因、蒂巴因、罂粟碱等),其中蒂巴因与吗啡和可待因作用相反,改变化学结构后能形成具有强大镇痛作用的埃托啡。罂粟碱不作用于体内阿片受体。阿片类镇痛药能作用于体内的阿片受体,包括天然阿片制剂、半合成阿片制剂和人工合成的阿片制剂。

通过激动阿片受体产生强烈的镇痛作用,连续使用易产生耐受性和成瘾性的药物称为麻醉性镇痛药,又称为阿片类镇痛药。它是中枢性镇痛药,能解除或减轻疼痛并改变患者对疼痛的情绪反应,剂量增大时可产生镇静和嗜睡作用。

1. 吗啡　吗啡(morphine)为纯粹的阿片受体激动剂,有强大的镇痛作用,同时也有明显的镇静作用及镇咳作用(因可致成瘾,并不用于临床)。皮下和肌内注射吸收迅速,皮下注射 30min 后即可吸收 60%,吸收后迅速分布至肺、肝、脾、肾等组织。成人中仅有少量吗啡透过血、脑脊液屏障,但能产生高效的镇痛作用。可通过胎盘到达胎儿体内。消除 $T_{1/2}$ 为 1.7~3h,蛋白结合率 26%~36%。一次给药镇痛作用维持 4~6h。

吗啡的剂型很多,除普通的片剂、胶囊和针剂外,还有控缓释片、高浓度口服液、栓剂等。吗啡给药途径很多,可经皮肤、口腔、鼻、胃肠道、直肠、静脉、肌肉和椎管给药。临床上常用的吗啡控释片可使药物恒定释放,口服 1h 起效,在达到稳态时,血药浓度波动较小,无峰谷现象,作用可持续 12h 左右,主要用于缓解癌痛或其他各种剧烈疼痛。

吗啡主要用于其他镇痛药无效的急性剧烈疼痛,如严重创伤、战伤、烧伤、晚期癌症等疼痛。心肌梗死而血压尚正常者,应用吗啡可使患者镇静,并减轻心脏负担。应用于心源性哮喘,可使肺水肿症状暂时有所缓解。麻醉和手术前给药可保持患者宁静进入嗜睡。因其对平滑肌的兴奋作用较强,故不能单独用于内脏绞痛(如胆绞痛等),而应与阿托品等有效的解痉药合用。

吗啡不良反应较多,主要有呼吸抑制、平滑肌激动作用、成瘾性、耐受性等。吗啡对呼吸中枢有抑制作用,对二氧化碳张力的反应性降低,过量可致呼吸衰竭而死亡。兴奋平滑肌,增加肠道、胆道、输尿管、支气管平滑肌张力引起恶心呕吐、便秘、尿潴留等症状。连用 3~5 天即产生耐药性,1 周以上可成瘾。但对于晚期中重度癌痛患者,如果治疗适当,少见依赖及成瘾现象。偶见瘙痒、荨麻疹、皮肤水肿等过敏反应。

吗啡过量可致急性中毒,成人中毒量为 60mg,致死量为 250mg。对于重度癌痛患者,吗啡使用量可超过上述剂量(即不受药典中关于吗啡极量的限制)。吗啡急性中毒的主要症状为昏迷,呼吸深度抑制,瞳孔极度缩小、两侧对称、或呈针尖样大,血压下降,发绀,尿少,体温下降,皮肤湿冷,肌无力。由于严重缺氧致休克、循环衰竭、瞳孔散大、死亡。中毒时的解救可采用人工呼吸、给氧、给予升压药提高血压、β-肾上腺素受体阻滞药减慢心率、补充液体维持循环功能。静脉注射拮抗剂纳洛酮 0.005~0.01mg/kg,成人 0.4mg。亦可用烯丙吗啡作为拮抗药。

吗啡与吩噻嗪类、镇静催眠药、单胺氧化酶抑制剂、三环抗抑郁药、抗组胺药等合用,可加剧及延长吗啡的抑制作用。吗啡可增强香豆素类药物的抗凝血作用。与西咪替丁合用,可能引起呼吸暂停、精神错乱、肌肉抽搐等。

婴儿、孕产妇、哺乳期妇女、呼吸抑制已显示紫绀、颅内压增高和颅脑损伤、慢性阻塞性肺气肿、支气管哮喘、肺源性心脏病代偿失调、甲状腺功能减退、皮质功能不全、前列腺肥大、排尿困难及严重肝功能不全、休克尚未纠正、炎性肠梗阻等患者禁用。

2. 哌替啶　哌替啶(pethidine),又名度冷丁,是目前最常用的人工合成的苯基哌啶类阿片样镇痛药。哌替啶作用机制与吗啡相同,效力约为吗啡的 1/10~1/8,与吗啡在等效剂量下可产生同样的镇痛、镇静及呼吸抑制作用,但后者维持时间较短,无吗啡的镇咳作用。有轻微的阿托品样作用,可引起心率增快。口服或注射给药均可吸收,口服时约有 50% 首先经肝脏代谢,故血药浓度较低。一次口服后,血药浓度达峰时间 1~2h,可出现两个峰值。蛋白结合率 40%~60%。主要经肝脏代谢成哌替啶酸、去甲哌替啶和去甲哌替啶酸水解物,然后与葡萄糖醛酸形成结合型或游离型,经肾脏排出,尿液 pH 值酸度大时,随尿排出的原形药和去甲基衍生物会明显增加。消除 $T_{1/2}$ 约 3~4h,肝功能不全时增至 7h 以上。可通过胎盘屏障,少量经乳汁排出。代谢物去甲哌替啶有中枢兴奋作用,因此根据给药途径的不同及药物代谢的快慢情况,中毒患者可出现抑制或兴奋现象。

哌替啶为强效镇痛药,适用于各种剧痛,如创伤性疼痛、手术后疼痛,对内脏绞痛应与阿托品配伍应用。用于分娩止痛时,须监护对新生儿的抑制呼吸作用。

成人一次 50~100mg,肌肉或静脉注射。哌替啶也可以通过椎管内给药治疗术后疼痛。急性疼痛治疗日剂量不超过 1 000mg,不推荐长时间、大剂量或反复使用。不用于慢性疼痛和癌痛治疗。

不良反应与吗啡基本相似,但程度较吗啡轻,治疗剂量时可出现轻度的眩晕、出汗、口干、恶心、呕吐、心动过速及直立性低血压等,对平滑肌的激动作用弱于吗啡,故较少引起便秘和尿潴留。哌替啶耐受性和成瘾性程度介于吗啡与可待因之间,一般不应连续使用。鉴于哌替啶作用时间较短、毒性代谢产物半衰期长,易蓄积等缺陷,WHO 提出,哌替啶不宜用于癌性疼痛等慢性疼痛的治疗。

哌替啶逾量中毒时可出现呼吸减慢、浅表而不规则,发绀、嗜睡,进而昏迷,皮肤潮湿冰冷、肌无力、脉缓及血压下降,偶尔可先出现阿托品样中毒症状,瞳孔扩大、心动过速、兴奋、谵妄,甚至惊厥,然后转入抑制。中毒解救口服者应尽早洗胃,以排出胃中毒物。人工呼吸、吸氧、给予升压药提高血压、β-肾上腺素受体阻滞药减慢心率、补充液体维持循环功能。静脉注射纳洛酮 0.005~0.01mg/kg,成人 0.4mg,亦可用烯丙吗啡作为拮抗剂。但哌替啶中毒出现的兴奋惊厥等症状,拮抗剂可使症状加重,此时只能用地西泮或巴比妥类药物解除。当血内哌替啶及其代谢产物浓度过高时,血液透析能促进排泄毒物。哌替啶与芬太尼因化学结构有相似之处,两药可有交叉敏感。哌替啶能促进双香豆素、茚满二酮等抗凝药物增效,联用时后者应按凝血酶原时间而酌减用量。

婴儿、室上性心动过速、颅脑损伤、颅内占位性病变、慢性阻塞性肺疾患、支气管哮喘、严重肺功能不全等禁用。严禁与单胺氧化酶抑制剂同用。

3. 芬太尼 芬太尼(fentanyl)是人工合成的苯基哌啶类麻醉性镇痛药,镇痛作用机制与吗啡相似,为阿片受体激动剂,作用强度为吗啡的 100~180 倍。口服经胃肠道吸收,但临床一般采用注射给药。静脉注射 1min 即起效,4min 达高峰,维持 30~60min。肌内注射时约 7~8min 发生镇痛作用,可维持 1~2h。肌内注射生物利用度为 67%,蛋白结合率为 80%,消除 $T_{1/2}$ 约 3.7h。主要在肝脏代谢,代谢产物有约 10% 的原形药由肾脏排出。

芬太尼适用于麻醉前、中、后的镇静与镇痛,是目前复合全身麻醉中常用的药物。用于麻醉前给药及诱导麻醉,并作为辅助用药与全身麻醉及局部麻醉药合用于各种手术。与氟哌利多(droperidol)合用,能使患者安静,对外界环境漠不关心,但仍能合作。亦用于围手术期各种剧烈疼痛和癌性疼痛,常通过硬膜外腔或静脉连续给药,适合用于患者自控镇痛(patient-controlled analgesia,PCA)。近年来推出的芬太尼透皮贴剂,使用方便,镇痛效果确切,每片贴剂可提供 72h 的镇痛作用,尤其适用于癌痛的治疗。

芬太尼还有许多衍生物,如舒芬太尼、阿芬太尼和瑞芬太尼,这些新一代的芬太尼制剂,舒芬太尼镇痛强度为芬太尼的 5~10 倍,作用持续时间约为其两倍;阿芬太尼的镇痛强度为芬太尼的 1/4,作用时间约为其 1/3;瑞芬太尼属短效阿片类药,具有起效快,恢复迅速,无药物蓄积等优点,其镇痛强度约是阿芬太尼的 15~30 倍。

与吗啡和哌替啶相比,芬太尼作用迅速,维持时间短,不释放组胺、对心血管功能影响小,能抑制气管插管时的应激反应。对呼吸的抑制作用弱于吗啡,但静脉注射过快则易抑制呼吸。纳洛酮等能拮抗其呼吸抑制和镇痛作用。一般不良反应为眩晕、视物模糊、恶心、呕吐、低血压、胆道括约肌痉挛、喉痉挛及出汗等。偶有肌肉抽搐。严重副反应为呼吸抑制、窒息、肌肉僵直及心动过缓,如不及时治疗,可发生呼吸停止、循环抑制及心搏骤停等。有成瘾性,但较哌替啶轻。

芬太尼与哌替啶因化学结构有相似之处,两药可有交叉敏感。与中枢抑制药,如催眠镇静药(巴比妥类、地西泮等)、抗精神病药(如吩噻嗪类)、其他麻醉性镇痛药以及全身麻醉药等有协同作用,合用时应慎重并适当调整剂量。中枢抑制剂,如巴比妥类、安定药、麻醉剂等,有加强芬太尼的作用,如联合应用,芬太尼的剂量应减少 1/4~1/3。大剂量快速静注可引起颈、胸、腹壁肌强直,胸顺应性降低影响通气功能。偶可出现心率减慢、血压下降、瞳孔极度缩小等,最后可致呼吸停止、循环抑制或心搏骤停。中毒解救:出现肌肉强直者,可用肌松药或吗啡拮抗剂(如纳洛酮、烯丙吗啡等)对抗。呼吸抑制时立即采用吸氧、人工呼吸等急救措施,必要时亦可用吗啡特效拮抗药,静脉注射纳洛酮 0.005~0.01mg/kg,成人 0.4mg。心动过缓者可用阿托品治疗。与氟哌利多合用产生的低血压,可用输液、扩容等措施处理,无效时可采用升压药,但禁用肾上腺素。

支气管哮喘、重症肌无力症的患者应禁用芬太尼。孕妇、心律失常患者应慎用。

4. 羟考酮 羟考酮(oxycodone)又称为 1,4-羟基二氢可待因酮,是从生物碱蒂巴因(thebaine)提取合成的半合成阿片类药。羟考酮主要作用于中枢神经系统和平滑肌,为阿片类激动剂,用于镇痛,没有剂量封顶效应。同时具有抗焦虑作用。羟考酮吸收良好,口服约 3h 达血药峰值浓度,药物持续作用 12h。口服生物利用度为 60%~87%。经肝脏首过效应代谢,代谢产物主要经尿液排泄。羟考酮清除半衰期较短,口服后清除半衰期约为 4.5h。临床重复给药,在第 8 周、第 40 周和第 48 周测定血药浓度,未发现羟考酮或其代谢产物蓄积现象。因而不会出现吗啡的代谢产物吗啡-3-葡萄糖醛酸酐所产生的神经激动作用。

目前临床常用的盐酸羟考酮控释片是此类药物代表。临床证据表明,羟考酮单一制剂对中、重度疼痛疗效良好,目前被作为吗啡替代药物用于晚期癌痛控制。相对吗啡而言,羟考酮控释片受肾功能的影响更小:肾功能不全的患者,吗啡的血药浓度可能增加 100% ,其活性代谢产物吗啡-6-葡萄糖醛酸酐可能增加 5 倍,而使用盐酸羟考酮控释片的患者,羟考酮的血药浓度只会增加 50% ,主要代谢产物有去甲羟考酮、羟氢吗啡酮和 3-葡萄糖醛酸酐,因量极小,无实际临床意义,因而安全性比吗啡好。羟考酮控释片用于缓解服用阿片类药物或用弱阿片类药物不能控制的中重度疼痛,初始用药剂量一般为 5mg,每 12h 服用一次。随后,根据疼痛程度仔细滴定剂量,直至理想止痛。

羟考酮可与对乙酰氨基酚制成复方制剂,即临床上常用的氨酚羟考酮,每粒胶囊含盐酸羟考酮 5mg,对乙酰氨基酚 500mg。术后疼痛患者,每次口服 1~2 粒,间隔 4~6h 可重复用药 1 次;癌性疼痛、慢性疼痛患者,每次 1~2 粒,每天 3 次。

不良反应与其他阿片类药物相似,最常见的不良反应包括便秘、恶心、呕吐、瘙痒、抑制胃肠蠕动和自主神经系统的影响。除便秘外,其他不良反应随时间延长而逐渐降低。羟考酮控释片可覆盖 WHO 推行三阶梯止痛基本原则的第二、三阶梯,是治疗中重度癌痛快速有效的纯阿片受体激动剂。

缺氧性呼吸抑制、颅脑损伤、麻痹性肠梗阻、急腹症、胃排空延迟、慢性阻塞性呼吸道疾病、肺源性心脏病、慢性支气管哮喘、高碳酸血症、已知对羟考酮过敏、中重度肝功能障碍、重度肾功能障碍(肌酐清除率<10ml/min)、慢性便秘、同时服用单胺氧化酶抑制剂,停用单胺氧化酶抑制剂<2 周者等患者禁用。孕妇或哺乳期妇女禁用。

5. 布托啡诺 布托啡诺(butorphanol)是一种新型的阿片类镇痛药,激动 κ-阿片肽受体,对 μ-受体则具激动和拮抗双重作用。布托啡诺主要与中枢神经系统中的这些受体相互作用,间接发挥镇痛等药理作用。除镇痛作用外,对中枢神经系统的影响包括减少呼吸系统自发性的呼吸、咳嗽、兴奋呕吐中枢、缩瞳、镇静等药理作用,可能是通过非中枢神经系统作用机制实现,如改变心脏血管(神经)的电阻和电容、支气管运动张力、胃肠道分泌、运动肌活动及膀胱括约肌的活动。

镇痛作用一般在静脉注射几分钟,肌内注射 10~15min 后开始作用。30~60min 达到高峰,维持时间为 3~4h,与吗啡、哌替啶及喷他佐辛相当。

布托啡诺主要用于治疗各种癌性疼痛、手术后疼痛等。

布托啡诺静脉注射量为 1mg,肌内注射剂量为 1~2mg。如需要,每 3~4h,可重复给药一次。没有充分的临床资料推荐单剂量超过 4mg,或遵医嘱。

不良反应主要为嗜睡、头晕、恶心和/或呕吐等。

对布托啡诺过敏者禁用。因阿片的拮抗特征,不宜用于依赖那可汀的患者。年龄小于 18 岁患者禁用。

(三)类阿片类镇痛药

曲马多(tramadol)为人工合成的非阿片类中枢性强效镇痛药,作用机制与阿片类药不完全相同,因而被列为非麻醉性镇痛药。曲马多至少通过两种截然不同但又互补的作用机制而产生镇痛作用,即弱阿片机制和非阿片机制。曲马多还可通过抑制神经元突触对去甲肾上腺素的再摄取,并增加神经元外 5-HT 的浓度,从而增强中枢神经系统对疼痛的下行性抑制作用而产生镇痛作用。

镇痛作用为吗啡的 1/10,不产生欣快感,镇静作用较哌替啶稍弱,治疗剂量无致平滑肌痉挛和明显呼吸抑制作用,对心血管系统基本无影响,不会引起便秘及排尿困难。口服给药后,20~30min 起效,30~45min 达峰值,镇痛作用可维持 3~6h。肌内注射后 1~2h 产生峰值效应,镇痛持续时间约为 5~6h。

主要用于癌症疼痛、骨折、术后疼痛等各种急、慢性疼痛。曲马多的剂型有胶囊、针剂、滴剂、栓剂以及缓释片剂。成人用量,一次 50~100mg,每天 2 或 3 次,日剂量不超过 400mg。

常见不良反应有恶心、呕吐、纳差、头晕、无力、嗜睡等。罕见皮疹、心悸、体位性低血压,在患者疲劳时更易产生。

酒精、安眠药、镇痛剂或其他精神药物中毒者禁用。肝肾功能不全者、心脏疾病患者、孕妇、哺乳期妇女慎用。不得与单胺氧化酶抑制剂同用。与中枢镇静剂(如安定等)合用时需减量。长期使用不能排除产生耐药性或药物依赖性的可能。因不能抑制吗啡的戒断症状,不能作为对阿片类有依赖性患者的代用品。有药物滥用或依赖性倾向的患者只能短期使用。

第三节 癌痛的微创介入治疗

一、概 述

疼痛管理是癌症治疗的必要部分,不仅与患者的生存情况和症状控制情况相关,而且有助于提高患者的生活质量。自从 1986 年推广并应用 WHO 提出的三阶梯止痛治疗指南以来,80%~90% 癌症患者的疼痛症状能够通过规范、有效的治疗得到缓解,但仍有 10%~20% 患者的疼痛,仅通过常规的药物治疗,镇痛效果不满意或出现不能耐受的不良反应。近十年来,提出微创介入治疗与 WHO 三阶梯疗法及其他疼痛治疗联用,能有效地提高整体治疗水平,对提高癌症患者的生活质量有积极的意义。微创介入治疗创伤微小、恢复快速、止痛效果肯定、副作用小。在癌痛治疗期间,根据临床推荐意见选择微创介入治疗技术,同时要掌握其适应证、禁忌证和不良反应等。目前常用的微创介入治疗技术包括 PCA 技术、神经毁损术、经皮椎体成形术、放射性粒子植入术、骨肿瘤椎体成形术、神经刺激术、鞘内药物输注系统植入术等。

(一) 适应证

1. 患者疼痛强度影响日常生活,要求通过微创介入治疗进行改善。
2. 患者不愿服用,或因病情无法服用,或因严重副作用而不能大剂量服用止痛药物。
3. 针对性的神经阻滞可以缓解疼痛。
4. 疼痛可被局限性地定位于某些责任神经,方可实施神经毁损术。

(二) 禁忌证

1. 肿瘤晚期恶病质,无法耐受手术体位和手术过程。
2. 全身状态极差,预计生存时间<1 周。
3. 微创介入治疗会引起局部感染,凝血功能严重异常。
4. 对诊断性神经阻滞反应不佳。
5. 疼痛主要由精神心理因素引起。
6. 患者或家属对微创介入止痛效果期望过高,对其并发症预计过低。

二、微创介入治疗技术

(一) PCA 技术

PCA 技术是指于硬膜外腔、蛛网膜下腔、神经丛周围、静脉或皮下植入输注导管,患者可根据自身疼痛情况"按需镇痛",通过输注泵间断或连续给药,自己控制使用镇痛药物的时机,可及时有效地控制疼痛。PCA 最大特点在于用药个体化、用药及时及起效迅速,对于暴发痛频繁的难治性癌痛、癌痛的滴定治疗、存在吞咽困难或胃肠道功能障碍的癌痛患者以及临终患者的姑息止痛治疗尤为适用,目前 PCA 已成为治疗晚期癌症患者顽固性疼痛的重要手段。

1. 分类 根据不同的使用途径,PCA 可分为静脉 PCA、皮下 PCA、鞘内 PCA、硬膜外 PCA 和区域神经阻滞 PCA,临床上应根据患者不同的需要采用不同的给药途径。其中静脉 PCA 是应用最为广泛的途径,具有起效迅速、血药浓度稳定、最大化按需给药的优点;鞘内 PCA 用药量小,镇痛效果确切,恢复快,对于顽固性癌痛及因阿片药物副作用不能耐受大剂量应用的患者有较好的镇痛效果。

2. 常用药物 PCA 常用药物主要是阿片类药物,包括吗啡、氢吗啡酮、芬太尼、舒芬太尼、羟考酮等,其他药物还包括咪达唑仑、右美托咪定等,常与阿片类药物共同使用,可以有效强化阿片类药物的镇痛效果,抗焦虑并改善睡眠。氟哌啶醇有良好的镇静和止吐作用,且对呼吸无明显的抑制作用,常与阿片类药物合用,增加止痛效果,并减少阿片类药物的恶心呕吐反应。局部麻醉药,如布比卡因、罗哌卡因,也可协同应用在 PCA 治疗中,止痛效果明显优于单用阿片类药物,但在应用时应密切注意患者有无局部麻醉药中毒的征兆。在硬膜外 PCA 和皮下 PCA 中,可乐定、氢吗啡酮、齐考诺肽、肾上腺素、新斯的明等都有联合应用的报道,应特别注意与阿片类药物及局部麻醉药物联合使用时药物之间的相互作用。此外,NSAIDs

(如氯诺昔康、氟比洛芬酯等)亦有在静脉 PCA 中应用的报道,认为效果良好,可以补充阿片类药物的镇痛不足,并减少并发症。PCA 治疗的药物选择应根据患者的具体需要而定,并随着患者的病情变化随时调整。

3. 禁忌证及不良反应　虽然 PCA 在难治性癌痛治疗中有其优越性,但不能忽视应用阿片类药物本身带来的不良反应,如恶心、呕吐、皮肤瘙痒、过度镇静、呼吸抑制及谵妄,PCA 的严重副作用及意外,如明显的呼吸抑制,多由装置出现故障、程序设置错误或使用者操作错误,导致药物持续输注引起。PCA 的其他不良反应还包括出血、感染、导管堵塞或脱落等。PCA 使用中应严格掌控药物剂量,避免机械故障及操作不当,并密切观察患者情况,及时发现相关不良反应并处理。而对于不愿意接受 PCA 技术镇痛的患者,合并有既往阿片类药物过敏史、严重血容量不足、低氧血症、严重睡眠呼吸暂停或上呼吸道阻塞、严重凝血功能障碍、菌血症,以及因精神异常、年纪过大或过小缺乏沟通评估能力导致无法自我控制 PCA 使用的患者,应谨慎应用 PCA 镇痛。由于活动受限导致无法控制按钮的患者,为相对禁忌证,必要时可由医护人员或家属进行操作。

4. 临床推荐意见　在 2017 年《难治性癌痛专家共识》中,推荐 PCA 作为传统药物镇痛的补充措施,用于癌痛患者阿片类药物的剂量滴定,频繁暴发痛的控制,吞咽困难,胃肠道功能障碍以及临终患者的持续镇痛治疗;推荐以上常用药物,不推荐 μ 受体部分激动剂或激动-拮抗剂。基于临床研究的结果,氢吗啡酮适合持续模式给药(静脉或皮下),镇痛效价优于吗啡;鉴于羟考酮注射剂缺乏临床研究,不推荐用于鞘内给药;临终患者的镇痛治疗方案中,通常需要联合镇静药物,并参考近期治疗方案,首选推荐咪达唑仑联合吗啡持续输注。

(二) 神经损毁术

神经毁损术是一种较常用的微创介入技术,指通过各种方法阻断脑神经、脊神经、交感神经及各类神经节等的神经传导功能,根据毁损的方法不同分为物理性毁损和化学性毁损,按照毁损的部位不同分为周围神经毁损和内脏神经毁损。需要指出的是,癌痛通常采用毁损技术,神经阻滞只适用于诊断性治疗,不建议长期、反复使用。

1. 常见的神经毁损术

(1) 物理性毁损:物理性神经毁损是指利用物理的方法,如热凝、冷冻、射线、压迫、切断等,使神经组织的传导功能不同程度地中断或阻滞,从而获得镇痛效果。常见的方法有射频热凝术、冷冻消融术等。

1) 射频热凝:射频热凝术是利用高频交流电磁波所产生的生物学热效应和不同神经纤维对温度耐受性的差异进行疼痛治疗的方法。射频仪发出高频率射电电流,使靶点组织内离子运动摩擦生热,当神经组织局部加热至 $70\sim75^{\circ}\text{C}$ 时,传导痛温觉的 Aδ 和 C 纤维受到破坏,而 Aα 和 β 纤维功能予以保留,使得既能够缓解疼痛同时又能够保留触觉功能。在 X 线或 CT 引导下,具有创伤小、安全性高、定位准确、疗效好、并发症少和可重复治疗的优势,目前已成为治疗顽固性癌痛的有效手段之一。

A. 射频热凝术适应证:肿瘤浸润或治疗导致的神经病理性疼痛。对脑部恶性肿瘤及转移瘤引起的头痛,可以进行蝶腭神经节射频毁损治疗。当面部癌痛经药物治疗不缓解时,可行半月神经节射频毁损治疗。颈枕部癌痛可在 C_2 脊神经 DRG 处进行射频热凝毁损。对枕骨下、耳后和下颌骨疼痛,可在 C_3 脊神经 DRG 处进行射频热凝毁损。如果疼痛由 $C_4\sim C_7$ 脊神经引起,均可在相应 DRG 处进行毁损。星状神经节支配脑和脑膜、耳、眼、舌、鼻、咽喉、泪腺、腮腺、舌下腺、肩、上肢、胸壁及头颈部皮肤等,如果癌症累及这些器官组织,可选择性进行星状神经节射频毁损。如果癌症侵犯胸壁、肋骨和胸膜时产生疼痛,可在相应胸神经的 DRG 进行射频毁损,常选择 T_1 神经,如果侵犯上肢,也可选择 T_2 神经。当癌症侵犯肺和内脏胸膜,累及相应的交感神经,可以用射频毁损胸交感神经,常在 T_2 和 T_3 平面进行。内脏器官,如升结肠、乙状结肠、直肠、子宫、卵巢、输卵管等部位的癌痛,也可用射频毁损腰交感神经来缓解,腰交感神经毁损也可缓解骨盆的疼痛。包括骶部皮区在内的癌痛,同样可以用相应骶神经选择性的热凝毁损术来治疗。

B. 射频热凝术常见的不良反应:包括气胸、感染、出血等。在进行射频热凝之前必须先行试验性神经阻滞,同时熟练掌握解剖结构,在影像学引导下完成治疗,注意避免损伤邻近血管。

C. 射频热凝术禁忌证：如果患者全身严重感染或合并严重心肺功能或凝血功能异常，不能耐受手术；或患有精神疾病或心理异常，不能进行配合；或穿刺部位感染或穿刺路径存在肿瘤侵袭，禁忌使用射频毁损。在 2017 年《难治性癌痛专家共识》中，推荐射频热凝术用于胸部节段的神经，而对于颈部及腰骶部，涉及肢体运动功能应慎用，除非已经存在肢体运动功能障碍。

2）冷冻消融术：冷冻消融术是指利用冷冻探头的低温效应，以一氧化二氮作为冷冻剂，采用冷冻系统贴近相应部位的神经，破坏髓鞘，从而阻断神经传导，达到止痛目的。神经冷冻温度一般在 -90～-70℃，60% 的患者经冷冻治疗，能立即缓解疼痛。此法适用于晚期顽固性癌痛，尤其是那些不能耐受常规手术切除实体肿瘤的患者。其禁忌证与常规手术相同，常见不良反应主要为发热、疼痛、出血、皮肤冻伤等。此法避免了乙醇和射频消融所带来的并发症，如神经炎、神经瘤的形成，费用较射频神经毁损术低。但应该注意轴突再生率受冷冻温度影响，由于轴突不能损坏，髓鞘再生发生频繁，神经功能恢复，疼痛复现。即使冷冻消融了神经轴突，异常的痛觉纤维再生，仍会导致持续性疼痛，需重复进行冷冻消融术。

（2）化学性毁损：化学性毁损是指利用神经破坏性药物对神经元或神经纤维产生化学毁损，使神经组织的传导功能发生不同程度的中断，从而获得镇痛效果。常用的神经破坏药物有苯酚和乙醇，在乙醇或苯酚毁损风险较大时，也可考虑使用亚甲蓝。化学性神经毁损的作用机制包括直接接触并损伤神经纤维和神经元，如蛋白质变性、广泛的凝固性坏死、完全性轴突缺失、髓鞘变性及出现郎飞结和雪旺细胞结节，最终引起部分或大部分细胞皱缩，细胞核缩小、染色加深、偏位，形成较大空泡。

1）苯酚：苯酚具有神经选择性，首先阻断痛觉，随后为触觉和本体感觉，最后为运动障碍。在临床运用中，通常与甘油混合，使得其在机体中扩散有限，在局部组织作用效果大。靶向给药后，苯酚再缓慢从甘油中释放，阻断神经传导，甘油本身也有神经脱髓鞘、轴突缺失、神经纤维受损等作用。适用于糖尿病足神经痛、癌性疼痛和顽固性疼痛。当苯酚浓度为 5%～6% 时，产生破坏伤害性神经纤维作用，不良反应最小；苯酚浓度低于 5% 时仅能使细胞内蛋白变性，但不凝固，虽然浸透性强，但破坏力小；苯酚浓度高于 5% 则可凝固蛋白，破坏神经，此时破坏力大，但浸透性减弱。可通过局部注射，也可从硬膜外腔、蛛网膜下腔注药，作用在鞘内、硬膜外、外周神经末梢及交感神经。如果误入血管或血管内吸收可导致暂时性耳鸣和脸部发红。需注意给药剂量如高于推荐的 600～2 000mg，可导致癫痫、中枢神经抑制和心血管意外。临床推荐苯酚不能用于较多血管附近的腹腔神经丛毁损。

2）乙醇：乙醇是最常使用和有效的神经松解剂，主要作用在神经纤维节和髓磷脂鞘上，通过脱水萃出胆固醇、磷脂、脑苷脂和黏蛋白，产生脱髓鞘，进而导致神经破坏，达到缓解疼痛的目的。能产生满意的镇痛效果而没有局部麻痹或瘫痪的乙醇最低浓度为 33%。48%～100% 乙醇可产生不完全暂时性、进行性的或持久的运动麻痹；95% 以上的乙醇阻断交感神经和混合神经的感觉和运动成分。可用于鞘内和内脏神经丛，主要适用于顽固性疼痛，如三叉神经痛、癌痛、面肌痉挛及反复发作的疼痛。无水乙醇作用于神经组织后，立即起效，镇痛作用一般维持 2～4 个月，个别可达 6～12 个月。可通过皮下给药，直接作用于周围神经节，也可经硬膜外腔、蛛网膜下腔给药，浓度一般为 50%，根据疼痛范围 0.5～5ml/次，可反复操作，直至获得满意的无痛效果。常见的不良反应包括注射部位疼痛、出血、水肿和酒精性神经炎等。根据临床推荐意见，乙醇存在导致神经及周围组织炎风险，用于外周躯体神经毁损时应慎重，避免注入参与脊髓血供的肋间及腰动脉，以防截瘫。

2. 临床上应用的神经毁损术

（1）周围神经毁损术：周围神经毁损主要适用于癌痛部位局限或神经支配明确的疼痛患者、规范化药物治疗无效或出现无法耐受的副作用的患者，以及引起疼痛的病因已经不可能或无法进行治疗的患者。临床上常用的躯体神经毁损方法可分为物理性毁损和化学性毁损。周围神经毁损术临床最常用于胸部节段的神经。

肋间神经毁损术常用于恶性肿瘤浸润或治疗引起的胸背腹部顽固性神经病理性疼痛，如肋骨转移破坏、恶性肿瘤椎体转移、椎旁转移、胸膜转移等侵犯肋间神经及开胸术后疼痛综合征等，此类疼痛药物镇痛方法很难缓解，肋间神经毁损术可提供长时间的疼痛缓解。肋间神经毁损术禁忌证与射频热凝术相同，常见的不良反应为气胸、出血、感染等。根据临床推荐建议，肋间神经毁损术用于肿瘤治疗导致疼痛的疗效优于肿瘤浸润导致的疼痛,对于胸壁疼痛的晚期肿瘤患者采用该技术可能获益。然而至今尚无高级别RCT研究证实肋间神经毁损术的疗效,因此,建议只有在临床治疗中已无有效缓解疼痛的手段时,在患者签署知情同意书后,作为一种体恤性治疗使用。

(2)内脏神经毁损术:常用的内脏神经毁损技术包括腹腔神经丛毁损术(neurolytic celiac plexus block,NCPB)、上腹下神经丛毁损术(superior hypogastric plexus neurolysis,SHPN)和奇神经节毁损术(ganglion impar neurolytic block,GINB)等,分别用于缓解上腹部、盆腔和会阴区的内脏痛。随着影像学技术的发展,采用在影像技术引导下穿刺,在提高镇痛效果的同时,可增加治疗的精准度、减少不良反应的发生。2015年一篇系统性综述分析了符合纳入指标的交感神经毁损治疗癌性内脏痛的27项对照性研究,认为无论在疼痛评分、阿片类药物用量以及阿片类药物副作用方面,与常规镇痛相比,交感神经毁损都有明显的效果,尤其指出在现有证据的基础上,腹腔神经丛毁损术对胰腺癌疼痛患者有很强的推荐作用,而上腹下神经丛毁损术的推荐作用相对较弱,该研究结论作为欧洲姑息治疗学会推荐指南。

1)腹腔神经丛毁损术:腹腔神经丛毁损术直接阻断来自内脏的交感传入神经通路,可对胰腺癌或胃癌、肝癌、食管癌等上腹部恶性肿瘤引起的疼痛,以及其他恶性肿瘤腹膜后转移导致的疼痛进行有效治疗,尤其是胰腺癌造成的慢性难治性疼痛。目前多项高质量研究已经证实腹腔神经丛毁损能缓解上腹部癌性内脏痛,循证证据级别为2A+,强烈推荐使用腹腔神经丛毁损术缓解上腹部癌痛患者疼痛。腹腔神经丛毁损术禁忌证同射频热凝术,在影像学引导下一般不会引起严重并发症,常见不良反应包括体位性低血压、腹泻和腰背部灼痛,血尿、气胸等较少见,截瘫罕见。临床推荐腹腔神经丛毁损术用于以腰背痛为主、被动体位、存在消化道功能障碍以及严重不适感觉的患者,提倡在阿片类药物使用的早期应用该技术,可减少阿片类药物用量。如果需要,可重复使用。

2)上腹下神经丛毁损术:上腹下神经丛毁损术是将相应的神经元及神经纤维破坏,可以有效地阻止盆腔癌痛向中枢的传导,明显缓解疼痛,适用于盆腔原发肿瘤或转移瘤所致的下腹部及会阴部内脏痛患者,经规范化药物治疗后仍中重度疼痛或副作用难以耐受者。一般在影像学引导下操作,总体并发症很低,可能出现的不良反应包括穿刺损伤、出血、感染等,如果毁损范围广可能导致大小便障碍,如经椎间盘路径可能导致椎间盘炎。目前为止,较少有RCT研究,循证证据级别2B+,推荐用于治疗盆腔肿瘤所致的下腹部内脏痛。

3)奇神经节毁损术:奇神经节位于骶尾部交感神经链的终端结合点,接受腰骶部的交感神经纤维并为盆腔脏器及生殖器官提供神经支配。奇神经节毁损术可抑制其支配区域的痛觉传导,同时持续性抑制节前、节后纤维的功能,且使疼痛区域交感神经支配的血管扩张,改善血液循环,从而促进脏器功能的恢复,维护机体的动态平衡,适用于直肠癌或其他恶性肿瘤导致的肛门会阴区局限性疼痛,行奇神经节毁损术之前需行诊断性阻滞。不良反应包括直肠穿孔、感染、瘘管形成、出血等,罕见毁损药物扩散至腰骶脊神经周围或进入硬膜外导致的截瘫。至今尚无高级别证据,循证证据级别0,由于奇神经节存在解剖学变异,疗效不确切,建议只有在无有效缓解疼痛的手段时,在患者签署知情同意书后,可作为一种体恤性治疗尝试使用。

4)内脏大、小神经毁损术:内脏大神经和内脏小神经传导胃、肝脏、胰腺、肾脏等实质器官和结肠左曲以上消化道的痛觉。SNB可有效缓解胰腺癌的顽固性腹痛和背痛,与腹腔神经丛毁损术相比,内脏神经毁损术穿刺位置表浅,远离腹主动脉、肾脏等重要脏器,手术风险更小,而当穿刺到位困难或药物扩散受限而使腹腔神经丛毁损术镇痛效果不佳时,内脏神经毁损术仍然有效,且由于所需药物容量小(3~5ml/侧),发生体位性低血压、顽固性腹泻等不良反应较低。内脏神经毁损术应在CT引导下进行,可有效避免毁损性药物误入椎间孔,导致神经根或脊髓损伤。

3. 神经毁损术的临床应用

(1)头颈部:周围神经毁损术,通常伴有感觉和/或运动障碍。

(2)上肢:臂丛神经毁损术。

(3)胸壁:硬膜外或鞘内阻滞、肋间神经或DRG毁损术。

(4)上腹部(内脏痛):腹腔神经丛毁损术、胸段内脏神经毁损术。

（5）盆腔：上腹下神经丛毁损术。

（6）直肠会阴区：鞘内阻滞、脊髓中线切开术、上腹下神经丛毁损术、奇神经节毁损。

（7）单侧疼痛：脊髓前侧柱切断术。

（三）经皮椎体成形术

经皮椎体成形术（percutaneous vertebroplasty，PVP）是指在影像学引导下，经皮肤通过椎弓根或椎弓根外，向椎体内注入骨水泥，以达到增加椎体强度和稳定性，防止塌陷，缓解疼痛，甚至部分恢复椎体高度为目的一种微创脊椎外科技术。1984 年法国 Amiens 大学医学放射科 Galibert 和 Deramond 首先开展了椎体成形术，经皮注射骨水泥甲基丙烯酸甲酯（polymethyl-methacrylate，PMMA）成功治疗了 1 例 C_2 椎体血管瘤患者，开创了经皮椎体成形术的先河。1999 年美国 Berkeley 骨科医师 Mark Reiley 研制出了一种可膨胀性扩骨球囊，采用经皮穿刺椎体内气囊扩张的方法使椎体复位，在椎体内部形成空间，这样可减小注入骨水泥时所需的推力，而且骨水泥置于其内不易流动，称为经皮椎体后凸成形术（percutaneous kyphoplasty，PKP）。与常规 PVP 相比，两者生物力学性质没有区别，临床应用显示，PKP 不仅可解除或缓解疼痛症状，还可以明显恢复被压缩椎体的高度，增加椎体的刚度和强度，使脊柱的生理曲度得到恢复，并可增加胸腹腔的容积与改善脏器功能，提高患者的生活质量。

1. 适应证与禁忌证　PVP 和 PKP 能有效缓解因脊柱转移瘤或椎体压缩性骨折导致的疼痛，至今为止，已有超过 100 项临床研究来评价 PVP 的临床疗效，共同结论是 PVP 能有效缓解疼痛、改善功能状态，且短期并发症少。依据 2014 年公布的美国放射学会、美国神经放射学会、美国脊柱放射学会、美国介入放射学会和美国神经介入外科学会联合公布的《椎体增强术实施临床实践参数》，肿瘤患者 PVP/PKP 的适应证包括：①恶性肿瘤所致的椎体转移性疼痛；②存在骨折风险；③经 MRI 或核素成像证实的有症状的椎体微骨折和/或 CT 提示溶骨性病变且椎体高度无明显变小；④骨转移放疗后疼痛不能缓解的患者。如果患者存在 PMMA 或造影剂过敏、椎体压缩性骨折高度>70%、脊髓压迫或出现成骨性骨转移，则禁忌使用 PVP/PKP。

总体上来讲 PVP/PKP 是一种安全的治疗手段，骨转移患者由于肿瘤破坏了椎体后部骨皮质和椎弓根下内侧皮质，有骨水泥泄漏可能。如果骨水泥泄漏到椎旁、椎间隙、骨周围软组织，可能造成疼痛；如果骨水泥泄漏到椎管，可能加重疼痛，严重者甚至压迫脊髓，需紧急行外科手术；如果骨水泥泄漏到椎旁静脉，有导致肺栓塞的可能，严重者可危及生命。PKP 的骨水泥渗漏发生率明显低于 PVP，因此建议有条件的患者采用 PKP。

2. 临床推荐意见

（1）对于肿瘤导致的椎体压缩性骨折后出现的疼痛，PVP 是一种有价值的辅助治疗手段，建议有条件的医院尽可能使用 PKP。

（2）对于混合型骨转移存在骨折风险者，可使用本技术。

（3）一次治疗不建议超过 3 个椎体。

（4）个别患者在脊髓减压术前可以行 PVP，骨折碎片向后凸入椎管引起重度椎管受累或硬膜外肿瘤明显侵犯椎管者属于相对禁忌证，操作需慎重。

（四）放射性粒子植入术

组织间放射性粒子植入术是将微型放射源（粒子）植入肿瘤内或受肿瘤浸润的组织中，通过放射性粒子源发出持续低能量的 γ 射线，破坏肿瘤细胞核内的 DNA 双链，同时电离水分子，产生自由基，自由基与生物大分子相互作用，引起肿瘤组织细胞损伤，使肿瘤组织遭受最大程度的辐射损伤和破坏，而正常组织不受损伤或仅受轻微损伤，以达到治疗目的，照射时间短，可以连续照射或者分次照射的一项技术。按粒子植入时间，可分为永久性植入和非永久性植入。近年来有研究表明，CT 引导下放射性粒子植入术安全性高，能有效治疗肿瘤及肿瘤导致的疼痛。

1. 适应证与禁忌证　放射性粒子植入术适用于肿瘤浸润神经干/丛导致的疼痛或功能损伤、溶骨性骨转移导致的疼痛以及肌肉软组织或淋巴结转移导致的疼痛，且需有合适的穿刺路径，患者一般情况可耐受该项技术，禁用于空腔脏器和邻近脊髓区域。如患者有严重出血倾向和凝血功能严重紊乱，应在粒子植入治疗前至少停 1 周抗凝治疗和/或抗血小板凝聚药物。粒子植入术并发症可分为两类:穿刺相关并发症(如疼痛、出血、气胸、血胸、咯血、空气栓塞、心律失常、消化道穿孔等)和放疗相关并发症(如局部高剂量照射造成放射性皮肤、黏膜、肺、胃肠、脊髓损伤等)。

2. 临床推荐意见

(1) 放射性粒子因存在放射性,推荐有相关资质的医疗机构,并配备接受过相关培训的专业医务人员后开展此项业务;

(2) 对于存在恶病质、一般情况差、生存期<3 个月的患者不推荐使用。

(五) 鞘内药物输注系统植入术

鞘内药物输注系统植入术(implantable drug delivery system,IDDS)是指在影像学引导下,经皮穿刺将导管放置到蛛网膜下腔,并通过皮下隧道与埋藏在患者体内的药物输注泵相连,植入后将泵内的药物输注到患者的蛛网膜下腔,作用于脊髓相应的位点,阻断疼痛信号通过脊髓向大脑传递,从而达到控制疼痛的一项微创技术。与全身用药相比,椎管内注射镇痛药物不但用量小,且不良反应更低,可在不影响运动、感觉和交感神经功能的情况下产生显著的镇痛效应,使得无数难治性疼痛患者摆脱了疼痛的困扰,明显改善生活质量。2017 年一项回顾性研究显示,与传统药物治疗相比,IDDS 能更快、更有效缓解癌痛,且毒性较小。目前国内用于癌痛的 IDDS 装置有半植入式和全植入式两种。

1. 适应证　对于癌痛,肿瘤直接侵犯浸润引起或放化疗等肿瘤治疗导致的癌痛,或患者无法耐受全身阿片类药物镇痛的不良反应,均是 IDDS 植入的适应证。以往认为鞘内镇痛(intrathecal therapy,IT)是其他保守治疗无效后的最后补救措施,2016 年欧美等国多个学科组成的镇痛专家再次撰写 IDDS 围手术期管理相关指南中首次明确提出,不应再将 IT 列为全身大剂量使用阿片类药物无效后的补救措施,而应作为难治性疼痛的首选治疗方案之一,而将"无法耐受全身使用阿片类药物副作用的癌痛患者"单独列于适应证最后一行,有指征时越早植入,越多收益。2017 年国内《难治性癌痛专家共识》明确提出,难治性癌痛是 IDDS 植入术的明确指征。

2. 禁忌证　IDDS 绝对禁忌证包括患者不愿接受、全身或手术部位局部感染、凝血功能异常、对所植入的泵或导管以及所用药物过敏等。对于肿瘤转移等原因导致脑脊液循环不通畅、椎管内转移等可能影响脑脊液循环从而影响鞘内镇痛疗效,应慎用 IDDS。

3. 不良反应　IDDS 常见的不良反应可分为:①手术操作相关并发症,包括皮下淤血和血肿、低颅压头痛、脑脊液漏、脊神经损伤、脊髓损伤、硬膜外血肿、蛛网膜下腔出血、术后感染或长期使用后椎管内感染等;②药物相关并发症,如阿片类药物的不良反应等;③输注装置相关并发症,即与 IDDS 装置有关的并发症,包括导管打折断裂脱开、装置泵故障移位等;④医源性并发症,如药物误注射、参数设置错误导致药物剂量过大继发的不良反应等;⑤导管尖端炎性肉芽肿。

4. 常用药物　IDDS 使用的药物应以单一阿片类药物为主导,并根据药物推荐表所示阶梯用药,如需混合用药,应以临床评估结果为依据,并符合伦理学要求。目前 FDA 批准允许鞘内镇痛药物仅为不含防腐剂的吗啡、齐考诺肽和巴氯芬(主要用于治疗中枢性痉挛)。《难治性癌痛专家共识》中推荐的难治性癌痛 IDDS 用药见表 42-3-1。

表 42-3-1　2017 年中国抗癌协会癌症康复与姑息治疗专业委员会难治性癌
痛学组关于癌痛患者 IDDS 植入术后鞘内镇痛药物推荐

	药物选择	适用状况
一线	吗啡或氢吗啡酮	全身痛或者疼痛范围较为弥散的患者
二线	吗啡或氢吗啡酮+(布比卡因/罗哌卡因)▲	全身痛伴剧烈节段性疼痛患者
三线	芬太尼/舒芬太尼+/(布比卡因/罗哌卡因)▲	吗啡耐受患者
四线	阿片类药物+右美托咪定△	阿片类药物耐受患者
五线	阿片类药物+(氯胺酮、新斯的明、咪达唑仑)△	癌性神经病理性疼痛、阿片类药物耐受患者

▲:未被批准用于 IDDS 系统;△:超说明书用药,需经伦理委员会批准方可使用

第四节 癌痛的姑息治疗

一、姑息治疗的概念

根据 WHO 将姑息治疗(palliative care)定义为"对那些对治愈性治疗无反应的患者完全主动地治疗和护理。而控制疼痛及其他症状,并处理心理、社会和精神问题是最为重要的部分"。临床医师对姑息治疗不断深入理解,已经在减轻患者痛苦,提高患者及家属生活质量中扮演着越来越重要的角色。

WHO 对姑息治疗理念的进一步解释包括:

1. 姑息治疗正视生命的理念,尊重死亡的正常过程,既不促进也不延缓死亡。

2. 提供有效的缓解疼痛和其他不适症状的治疗,并结合心理和精神方面的支持与治疗,尽可能帮助患者享受有活力的生活。

3. 注意对家属的帮助和支持,使其能够面对患者生存期间和死亡后的诸多问题。

晚期癌症患者最常见的症状就是疼痛,不同部位的恶性肿瘤疼痛发生率高达 52%~70%。因此,癌痛治疗是整个姑息治疗极为重要的组成部分。

二、癌痛姑息治疗的基本原则

(一) 对疼痛性质、程度及患者整体状态进行动态评估

准确的评估有助于制定合理的治疗方案。对患者来说,定期进行疼痛自我报告,是疼痛症状有效的个性化治疗的第一步。最常用的疼痛评级标准包括视觉模拟评分(VAS)、口述描绘评分法(VRS)和数值评定量表(NRS),对小儿患者的疼痛评估则需要特殊的评分标准,如 FLACC 评分等。需要特别重视与患者的沟通,鼓励患者积极参与到自身的个体化镇痛治疗中,积极报告相关的症状、治疗效果和副作用,这样能明显提高疼痛评估的准确性并改善疼痛治疗效果。

部分老年患者缺乏足够的沟通技巧,或因严重的认知功能障碍导致无法向医师和护士报告自我疼痛评分、治疗效果及相关副作用。这时对疼痛相关行为的认真观察极为重要,如面部表情、肢体运动、语言表述、人际交流、日常活动的改变等,这些能帮助医师及时准确评估疼痛并调整治疗方案。另外,精神心理状态的准确评估也是疼痛治疗的一个重要组成部分。文献表明,心理困扰与疼痛程度明显相关,甚至会相互影响,从而削弱治疗效果。

(二) 药物治疗基本原则

依据 WHO 三阶梯治疗原则,合理运用各类强阿片类、弱阿片类、NSAIDs 及各种辅助治疗药物,制定个体化的治疗方案,积极处理暴发痛、骨转移性癌痛等各种难治性疼痛,及时预防并治疗阿片类药物副作用。

三、暴发痛的治疗

根据 2009 年英国和爱尔兰姑息医学协会提出的定义,暴发痛是指在基础疼痛控制相对稳定和药量充足的前提下,自发的或由相关的可知或不可知的触发因素引发的短暂疼痛加重。

目前国外治疗暴发痛的芬太尼制剂主要有芬太尼透黏膜口含剂、芬太尼口腔泡腾片、芬太尼舌下含片、芬太尼鼻喷雾剂等。国内最常用的是口服或肌内注射速效吗啡。口服阿片类药物治疗暴发痛的推荐剂量为每天总剂量的 10%~15%。若每天暴发痛的发作次数仍超过 3 次,应适当上调缓释阿片类药物的剂量。

四、骨转移性癌痛治疗

癌症骨转移是晚期癌症患者骨痛的常见原因,尤其以肺癌、乳腺癌和前列腺癌易于发生骨转移。骨痛治疗除了参照普通癌痛镇痛药物的使用原则外,还可以将止痛药物与放射治疗、放射性同位素和靶向治疗进行联合。有文献显示,放疗对 75% 骨转移引起的肿瘤相关的脊髓压迫性疼痛疗效显著。

欧洲肿瘤医学会建议,无论出现疼痛与否,只要有骨转移出现,就应使用双磷酸盐类药物,可以延迟骨相关事件及疼痛的出现。一旦出现转移性脊髓压迫症状,建议早期使用中等剂量地塞米松(16mg/d)。

五、癌性神经性疼痛的治疗

神经性疼痛在癌症患者中较为常见且难以治疗,但是关于神经性疼痛发病率的文献并不多。单用阿片类药物对神经性癌痛效果欠佳,可以借助阿片类药物单独或辅助药物进行治疗。抗抑郁药物(阿米替林、文拉法辛、度洛西汀等)和抗惊厥药物(加巴喷丁、普瑞巴林等)都能有效协同阿片类或非阿片类药物降低癌痛评分。对于伴随神经压迫症状的患者,应使用糖皮质激素。

六、难治性癌痛的介入治疗

合理应用全身性阿片类药物能充分缓解70%~90%患者的癌痛。尽管优化了阿片类药物治疗和使用了辅助镇痛药,仍有大约10%癌痛患者未能从一线镇痛治疗中获得满意的缓解。

(一) PCA

包括硬膜外腔、鞘内或外周神经途径,可以降低阿片类药物的用药剂量。硬膜外腔和外周神经镇痛可以复合低浓度长效局部麻醉药和吗啡,而鞘内一般只用吗啡。

(二) 周围神经阻滞或毁损

神经阻滞多用于诊断性治疗,明确阻滞效果后,往往结合神经毁损术,以获得长期镇痛效果。根据毁损的方法不同分为物理性毁损和化学性毁损,按照毁损的部位不同分为躯体神经毁损和内脏神经毁损。其中腹腔神经丛毁损术经常用于胰腺癌等上腹部肿瘤造成的内脏痛,能有效控制疼痛并减少全身阿片类药物用量及相关副作用。

(三) IDDS

IDDS比硬膜外腔阿片类药物用量更少,镇痛效果确切,感染机会少。但手术操作复杂,价格昂贵,可根据患者情况选用。

需要强调的是,除了某些简单的注射(如触发点注射)外,疼痛处理的介入疗法都是由接受过专门培训的专业人员来实施。

七、小　　结

癌痛的姑息治疗本质是一种终末期治疗,治疗目的在于预防和消除患者的疼痛或其他不适症状,给予患者更多的关心和体贴,改善因疾病导致的心理健康问题,同时帮助患者家庭能够正确对待肿瘤的治疗过程,使患者能在无明显痛苦的前提下,有尊严地走完人生的最后一程。因此,需谨记癌痛姑息治疗更多的是治疗理念的改变而非治疗方法。

(刘金锋　熊源长　曾维安　金毅　贾宏彬　沈怡佳)

参考文献

[1] BETHANN M SCARBOROUGH,CARDINALE B SMITH. Optimal pain management for patients with cancer in the modern era [J]. CA Cancer J Clin,2018,68(3):182-196.

[2] BRUEL B M,BURTON A W. Intrathecal therapy for cancer-related pain[J]. Pain Medicine,2016,17(12):2404-2421.

[3] FALLON M,GIUSTI R,AIELLI F,et al. Management of cancer pain in adult patients:ESMO Clinical Practice Guidelines [J]. Annals of Oncology,2018,29(Suppl 4):166-191.

[4] LU W,DU P,YANG C,et al. The effect of computed tomography-guided 125i radioactive particle implantation in treating cancer and its pain[J]. Cancer Biother Radiopharm,2018,33(5):176-181.

[5] MARTIN E J,ROELAND E J,SHARP M B,et al. Patient-controlled analgesia for cancer-related pain:clinical predictors of patient outcomes [J]. Journal of the National Comprehensive Cancer Network Jnccn,2017,15(5):595.

[6] MATCHETT G. Intercostal nerve block and neurolysis for intractable cancer pain[J]. Journal of Pain & Palliative Care Pharma-

cotherapy,2016,30(2):114-117.

[7] MICHAELI,B,STEIN K,ANTONIA B. The IASP classification of chronic pain for ICD-11:chronic cancer-related pain[J]. PAIN,2019,160(1):38-44.

[8] ROSLAND J H,GEITUNG J T. CT guided neurolytic blockade of the coeliac plexus in patients with advanced and intractably painful pancreatic cancer[J]. Scandinavian Journal of Pain,2018,18(2):247-251.

[9] SINDT J E,BROGAN S E. Interventional treatments of cancer pain[J]. Anesthesiology Clinics,2016,34(2):317-339.

[10] SWARM R A,PAICE J A,ANGHELESCU D L,et al. Adult Cancer Pain,Version 3. 2019,NCCN Clinical Practice Guidelines in Oncology[J]. J Natl Compr Canc Netw,2019,17(8):977-1007.

[11] WORLD HEALTH ORGANIZATION(WHO). WHO Guidelines for the pharmacological and radiotherapeutic management of cancer pain in adults and adolescents[M]. WHO. 2018,12. Available at:https://www.who.int/.

[12] XING F,YONG R J,KAYE A D,et al. Intrathecal drug delivery and spinal cord stimulation for the treatment of cancer pain [J]. Current Pain and Headache Reports,2018,22(2):11.

[13] 国家卫生健康委办公厅,国家中医药局办公室. 癌症疼痛诊疗规范(2018年版)[J]. 全科医学临床与教育,2019,17(01):4-8.

[14] 刘延青,崔健君. 实用疼痛学[M]. 北京:人民卫生出版社,2013.

[15] 王昆,金毅. 难治性癌痛专家共识(2017年版)[J]. 中国肿瘤临床. 2017,44(16):787-793.

[16] 中国抗癌协会癌症康复与姑息治疗专业委员会(CRPC)难治性癌痛学组. 难治性癌痛专家共识(2017年版)[J]. 中国肿瘤临床,2017,44(16):787-793.

[17] 朱红梅,陈浩飞,程祝强,等 难治性癌痛专家共识(CRPC,2017年版)解读(二):癌性内脏痛[J]. 实用疼痛学杂志,2018,14(1):5-8.

第四十三章 内 脏 痛

第一节 功能性腹痛综合征

功能性腹痛综合征(functional abdominal pain syndrome,FAPS)是功能性胃肠病的一种,在2016年罗马Ⅳ诊断标准中,将FAPS更改为中枢介导的腹痛综合征,更加强调功能性胃肠病是一种肠-脑互动异常所致的疾病。FAPS是病史半年以上的持续性或反复发作的腹部疼痛,多无可以解释该病症的结构或代谢异常,在功能性胃肠病中属于一种较少见、症状严重的疾病。

一、发病机制

具体发病机制尚不明确。目前的观点认为,此疾病与肠道功能无关,可能与内脏高敏性、自主神经兴奋性增强和疼痛下调机制异常等内源性痛觉调节系统的改变有关。在某种心理、社会应激因素影响下,大脑将情感、中枢认知或(和)外周感知(如疼痛)、运动、分泌等功能双向连接起来,并因外周神经(如内脏神经)和中枢神经的高敏感性和致敏作用,使得疼痛、情绪、行为在神经反射各水平被放大。

二、临床表现

临床表现为反复或持续发作腹痛,不受生理活动(如进食、排便等)影响,有些患者病史可追溯到儿童时期。腹痛常定位模糊,无固定压痛点,患者描述疼痛时常用手掌而非手指在腹部划出一片疼痛区域。FAPS患者多存在精神心理及性格异常,表现为描述疼痛症状时带有强烈的感情色彩;患者常反复就诊,并让医师查明腹痛具体病因;患者对疾病一直处于高度关注状态,精神处于紧张状态,甚至影响睡眠;患者多忽略或否认心理因素在本病中的作用,分散其注意力可减轻疼痛症状,但诱导患者关注疾病,则腹痛加重。

三、影像学检查

FAPS无明确影像学表现,常规腹部CT、胃肠镜检查主要用于排除器质性疾病。

四、诊断标准

1. 持续或近乎持续的腹痛。
2. 疼痛与生理行为(即进食,排便或月经)无关或偶尔有关。
3. 日常活动能力部分丧失。
4. 疼痛不是伪装的。
5. 不符合可以解释腹痛的其他功能性胃肠病的诊断标准。

诊断前症状持续至少6个月,近3个月符合上述诊断标准。

五、鉴别诊断

(一) 需与功能性消化不良、肠易激综合征、功能性胆道疼痛及痛经等功能性疾病相鉴别

1. 功能性消化不良 指具有慢性消化不良症状,但不能用器质性、系统性或代谢性疾病等来解释产生症状原因的疾病。功能性消化不良腹痛常发生于上腹部,多为进食诱发疼痛,而FAPS腹痛范围常不固定,与进食无直接关系。

2. 肠易激综合征　肠易激综合征是一种常见的功能性肠病,患者一般以腹痛或腹部不适为主要症状,排便后腹部不适可改善,常伴有排便习惯改变。患者常为持续性或间歇性腹泻,大便量少,呈糊状,含大量黏液。肠易激综合征患者常表现为排便前腹痛、便后腹痛缓解。部分患者进食可诱发腹痛,可有腹泻与便秘交替现象。

（二） 除与功能性疾病相鉴别外,FAPS 还应与器质性疾病所致的腹痛相鉴别,如急腹症、肠道早期肿瘤、肠道憩室、肠系膜血管栓塞等

1. FAPS 患者发病时间较长,器质性疾病患者相对较短。

2. FAPS 患者描述腹痛症状时多用一些情绪化语言,器质性疾病患者疼痛性质较明确,可为绞痛、锐痛、戳痛等。

3. FAPS 患者疼痛部位弥散,可伴有躯体化症状,器质性疾病患者疼痛部位精确。

4. 体格检查　FAPS 患者闭眼征阳性(按压腹部时患者由于恐惧而闭眼)、听诊器试验阴性(将听诊器以相同压力置于用手触诊能诱发疼痛的压痛点上,并不引起疼痛)、Carnett 征阳性,而器质性疼痛则相反。

（三） 血卟啉病

血卟啉病是一种常染色体显性遗传病,临床常表现为光感性皮肤损害、腹痛、精神症状。常见诱因包括饮酒、饥饿、应激、感染和特殊用药等。胃肠道症状常为首发症状,表现为急性中腹部绞痛,类似急腹症,但腹部检查常无明显阳性体征,易被误诊为功能性腹痛。

六、治　　疗

迄今为止,FAPS 治疗均为经验性疗法。尚无一种药物或治疗具有确切的疗效,同时也缺乏客观可靠的疗效判定标准。FAPS 治疗目标是消除患者的顾虑,改善腹部疼痛症状,提高患者生活质量;治疗的基本原则是根据患者的发病特征,采取建立在良好医患关系上的个体化和循序渐进的综合治疗。

治疗策略是根据病情轻重和对治疗的反应进行个体化分级治疗。分级治疗的第一步是良好的医患沟通,包括对患者进行疾病教育和心理暗示等;第二步是对症治疗,即对第一步治疗无效的患者进行药物或心理治疗,尤其是某些症状较重的患者可以转诊到精神心理疾患专科或多学科疼痛专科;第三步,极少数症状顽固的患者可以考虑抗抑郁或抗焦虑药物治疗。

（一） 保守治疗

保守治疗方法有多种,但是在治疗前应保持良好的医患关系,增强患者信心,同情患者、教育患者,使患者做好治疗的准备。

1. 药物治疗　目前尚没有治疗功能性胃肠疾病的特效药物,临床上主要通过调节胃肠动力,纠正内脏感觉异常及改善中枢情感与痛觉的方法进行治疗,采用抑酸药、促胃肠动力药、黏膜保护剂、免疫抑制剂及抗精神病药物等,然而到目前为止,仍然没有一种药物或单一疗法对此类疾病的治疗完全有效。

（1） TCAs:TCAs 是抗抑郁类药,用于镇痛辅助治疗的首选药物。主要的常用药物有阿米替林、去甲替林、丙咪嗪、多塞平、氯丙咪嗪等。该类药物主要用于神经病理性疼痛的辅助用药。TCAs 系 5-羟色胺能药物,可提高中枢神经系统 5-HT 能张力,有助于降低疼痛感受。因此可能在低于抗抑郁剂量下利用其 5-羟色胺能特性发挥镇痛作用。

（2） SSRIs:SSRIs 适用于各类抑郁症,包括氟西汀、帕罗西汀、西酞普兰、氟伏沙明、舍曲林等药物,主要抑制突触前神经末端的 5-HT 再摄取,由于对 5-HT 的选择性高,对其他递质作用小,因而不良反应轻,几乎无心脏毒性和抗胆碱效应,依从性较好,在世界各地均被作为抗抑郁药的首选,广泛应用于临床,但未证明神经病理性疼痛的效果强于 TCAs。

（3） 阿片类镇痛药物:应避免使用麻醉类止痛药,因为不仅有使患者成瘾的可能,且可能会引起麻醉剂肠病(指长期使用麻醉剂可导致肠道动力低下,痛觉敏感性增加)。若患者腹痛难以忍受,确实需要阿片类药物,应遵循阿片类药物的用药原则。

（4） 普瑞巴林:普瑞巴林是神经递质 GABA 的类似物,主要是通过抑制中枢神经系统电压依赖性钙通道,减少钙离子内流,通过减少谷氨酸盐、去甲肾上腺素、P 物质等兴奋性神经递质的释放,抑制神经元过度兴

奋,从而减轻神经性疼痛和痛觉超敏症状。功能性腹痛和神经性疼痛之间有着非常相似之处,疼痛与外周神经的传入、脊髓兴奋传导及中枢神经系统痛觉调节紊乱有关,因此有报道应用普瑞巴林治疗 FAPS。

(5) 促胃动力药:功能性腹痛的发病机制之一是胃肠动力异常,故临床上应用促动力药,如多潘立酮、甲氧氯普胺、西沙必利、伊托必利、莫沙必利等,可改善患者腹痛症状,其中莫沙必利在临床中最为常用。一些新型胃动力药物,如 5-羟色胺受体拮抗剂、激动剂、阿片肽受体激动剂等,逐渐应用于治疗功能性腹痛,其中最具有代表性的当属 5-HT$_3$ 受体拮抗剂阿洛司琼及 5-HT$_4$ 受体激动剂舒马曲坦,前者可抑制肠道神经 5-HT$_3$ 受体进而抑制结肠运动,后者对患者胃肠道有调节动力作用。

(6) 抑制胃酸分泌药物:常见的药物包括质子泵抑制剂、H$_2$ 受体拮抗剂等,目前主要适用于胃酸分泌增加、上腹痛明显的患者。

2. 心理治疗 功能性腹痛与精神心理因素有关,除应用抗精神病药物外,进行心理干预也是一种有效的治疗方法。常见的心理治疗包含认知行为治疗、催眠疗法、应激治疗等。

3. 物理治疗

(1) 电疗:如离子导入、低频脉冲、中频、高频治疗仪等。

(2) 光疗:包括红外偏振光及半导体激光等,可有消炎镇痛、改善血液循环和降低神经末梢兴奋性等功效。

(3) 超声治疗。

(4) 温热疗法。

(5) 磁疗。

(6) 体外冲击波治疗。

4. 中国传统脊柱手法治疗 椎间盘或小关节移位会改变椎间孔的大小,进而刺激穿行于椎间孔内的脊神经。通过拇指按压胸椎和/或腰椎可以纠正椎间盘和/或椎体的移位,解决压力对神经的刺激作用。另外胃肠道受到下胸段与上腰段交感神经支配,因此腰痛和腹痛的症状可同时发生。通过中国传统手法调整脊柱力线可以治疗 FAPS。

(二) 微创介入治疗

1. 腹腔神经丛阻滞 在 DSA 引导下行腹腔神经丛阻滞,正位片下针尖位于 T$_{12}$/L$_1$ 小关节间隙处,侧位片下针尖位于 T$_{12}$/L$_1$ 椎间隙的前方约 2cm,回抽无血、气体、脑脊液及肠道内容物,注入造影剂 2ml,正位下造影剂约呈三角形扩散,侧位下造影剂沿椎体前缘上下扩散。向头侧置入硬膜外导管,导管尖端位于 T$_{12}$ 椎体中部,建立皮下隧道,以更好地固定导管,连接镇痛泵。患者经连续性腹腔神经丛治疗后,腹痛消失且食欲也有一定改善,可能与腹腔神经丛内交感神经被阻滞引起血管扩张,循环加快,减少了致痛物质局部蓄积,以及治疗后血浆 β-内啡肽及胃动素水平增高,进而起到镇痛、改善胃肠动力功能的作用有关。

2. 胸膜间阻滞 胸膜间阻滞治疗顽固性腹痛的机制是通过阻滞胸交感神经、内脏大小神经,降低内脏神经及中枢神经敏感性,阻断情感(焦虑、抑郁等)、中枢认知、外周感知(疼痛)等联系环路,阻断疼痛恶性循环。胸膜腔为潜在腔隙,常规穿刺导致气胸可能性大,肋膈隐窝是胸膜腔最宽处,宽约 2 个肋间隙,经腋中线第 9 肋上缘行胸膜腔穿刺,可有效避免气胸发生。

3. 腹横肌平面阻滞 阻滞可在超声引导下进行,把药物注射到腹内斜肌和腹横肌之间的筋膜内,产生肋缘和腹股沟韧带之间的单侧镇痛效应,其神经支配主要为同侧 T$_7$~L$_1$ 胸腰神经腹侧支。

第二节 炎性内脏痛

一、胆 绞 痛

胆绞痛主要是由胆囊结石引起的一种急性疼痛,主要见于成人,女性多于男性,40 岁后发病率随年龄增长而增高。胆囊结石为胆固醇结石或以胆固醇为主的混合性结石和黑色胆色素结石。任何影响胆固醇与胆汁酸浓度比例改变和造成胆汁淤滞的因素都能导致结石形成,诱发胆绞痛。个别地区和种族的居民、女性激素、肥胖、妊娠、高脂肪饮食、长期肠外营养、糖尿病、高脂血症、胃切除或胃肠吻合手术后、回肠末段疾病和回肠切除术后、肝硬化、溶血性贫血等因素都可引起胆囊结石。我国西北地区的胆囊结石发病率相对较高,可能与饮食习惯有关。

（一）发病机制

胆绞痛是指胆石在胆道内移动,如从胆囊移动到胆囊颈、胆囊管或胆总管,从扩张的胆总管移动到壶腹部产生嵌顿,引起胆囊或胆总管的平滑肌扩张、痉挛,最终引起的绞痛称为胆绞痛。胆绞痛位于上腹部或右上腹,可放射到肩部呈持续性绞痛,饱餐或进食油腻食物后绞痛会加重。本症是消化系统常见症状,常发生在胆囊炎、胆石症的急性发作期。女性多于男性。

胆囊与其他内脏一样,受交感神经与副交感神经支配。交感神经使胆囊平滑肌松弛,副交感神经使平滑肌收缩,人体在白天以交感神经兴奋为主,夜间以副交感神经兴奋占主导地位。夜间当副交感神经兴奋时,胆囊平滑肌收缩将结石挤到胆囊颈,引起嵌顿,致使平滑肌再次强烈收缩,于是产生胆绞痛。高脂肪饮食也是一种强烈收缩平滑肌的催化剂。

晚上入睡时,当人体仰卧,胆囊底朝上,颈朝下处于最低位置。胆囊里结石由于重力关系,容易滚到胆囊颈部并卡在那里,患者就会感到阵阵绞痛,这时若变换一下体位(坐位或侧卧),使结石滑落回到胆囊内,梗阻可以解除,疼痛即会缓解或消失。若结石一直卡在胆囊颈部不松动,胆汁排不出去,加上结石摩擦损伤黏膜,就会引起胆囊肿胀发炎,促使结石卡得更紧,最后发展成为急性胆囊炎。

（二）临床表现

大多数患者无症状,仅在体检、手术和尸检时发现,称为静止性胆囊结石。部分患者胆囊结石的典型症状为胆绞痛,表现为急性或慢性胆囊炎。

1. 胆绞痛　患者常在饱餐、进食油腻食物后或睡眠中体位改变时,由于胆囊收缩或结石移位加上迷走神经兴奋,结石嵌顿在胆囊壶腹部或颈部,胆囊排空受阻,胆囊内压力升高,胆囊强力收缩而引起绞痛。临床主要表现为右上腹季肋区绞痛、阵发性加剧。疼痛多位于上中腹或右上腹,开始时呈持续性钝痛,以后逐渐加重甚至出现难以忍受的剧痛。疼痛可持续不断,也可自然减轻;患者常坐立不安、弯腰、翻滚,紧压腹部;疼痛常放射至右肩胛处;疼痛时常伴大汗淋漓、面色苍白、恶心、呕吐、肌紧张、墨菲征(胆囊触痛征)阳性、白细胞计数增多等。部分患者因疼痛剧烈而不能准确说出疼痛部位。首次胆绞痛出现后,约70%患者一年内会复发。

2. 右上腹隐痛　多数患者仅在进食过量、吃高脂食物、工作紧张或休息不好时感到上腹部或右上腹隐痛,或者有饱胀不适、嗳气、呃逆等,易被误诊为“胃病”。

3. 胆囊积液　胆囊结石长期嵌顿或阻塞胆囊管但未合并感染时,胆囊黏膜吸收胆汁中的胆色素。分泌黏液性物质,形成胆囊积液。积液呈透明无色,又称为白胆汁。

4. 其他

（1）部分引起黄疸,较轻。

（2）小结石可通过胆囊管进入胆总管内成为胆总管结石。

（3）胆总管的结石通过 Oddi 括约肌嵌顿于壶腹部导致胰腺炎,称为胆源性胰腺炎。

（4）因结石压迫引起胆囊炎症并慢性穿孔,可造成胆囊十二指肠瘘或胆囊结肠瘘,大的结石通过瘘管进入肠道引起肠梗阻称为胆石性肠梗阻。

（5）结石及长期的炎症刺激可诱发胆囊癌。

（三）辅助检查

1. 实验室检查　一般的胆绞痛,无实验室检查的改变。急性胆囊炎常见白细胞增多和核左移。间歇性胰管梗阻造成血清淀粉酶增高。胆囊炎症和水肿可压迫胆总管,造成氨基转移酶和碱性磷酸酶的增高。

2. 影像学检查

（1）B超检查:可发现胆结石和慢性胆囊炎影像学表现,如胆囊壁增厚、胆囊扩张及胆囊周围液体渗出。

（2）腹部 X 线平片：价值不大，只有 10%～15% 胆结石含有足够的钙使射线无法透过，但通过腹部平片可排除肠穿孔导致的右上腹急性疼痛。

（3）心电图检查：老年胆绞痛患者应常规做心电图检查，以排除心肌缺血或心肌梗死。

（四）诊断

根据胆道疾病病史及临床典型的绞痛表现，影像学检查可明确诊断。首选 B 超检查，可见胆囊内有强回声团、随体位改变而移动、其后有声影，即可确诊为胆囊结石。仅有 10%～15% 胆囊结石含有钙，腹部 X 线能确诊，侧位片可与右肾结石区别。

（五）鉴别诊断

胆囊结石引起的绞痛，有时发生部位不典型，疼痛可扩散到下胸部或左胸部，老年患者易被误诊为心肌缺血或心肌梗死。高位急性阑尾炎、右侧肾绞痛、急性胰腺炎等也应与胆绞痛相鉴别。

1. 肠绞痛、肾绞痛和胆绞痛的区别

（1）三种病部位不同。

（2）痛的放射部位不同，肠绞痛一般不放射，胆绞痛一般向右背放射，肾绞痛一般向下腹部和会阴部放射。

（3）伴随症状不同，肠绞痛可能有腹泻，胆绞痛可能有发热畏寒，肾绞痛可能有小便异常。

（4）可以靠辅助检查，如尿常规、血常规、B 超、CT 等。

（5）磁共振胰胆管造影（magnetic resonance cholangiopancreatography，MRCP）是利用重 T2 加权脉冲序列来显示具有非常长 T2 弛豫时间组织结构的技术。快速流动的液体，如门静脉的血流，由于流空现象在影像上表现为信号缺失，只有静止或相对静止的液体表现为高信号。胆管系统内胆汁属于相对静止的液体，因此 MRCP 可清晰显示胆管系统的形态结构。

2. 胆绞痛需要与胃痉挛相互鉴别　胃痉挛与胆绞痛都属于急性腹痛，但是发生在两个不同的器官，由不同的疾病所致。发生的原因有多种。这两个器官均属于中空器官平滑肌强烈收缩，发生痉挛，使腔内压增高而造成。通常人们习惯称前者疼痛为"胃痉挛"，后者疼痛为"胆绞痛"。"胃痉挛"多发生在急性炎症和穿孔。这两种情况，除中上腹疼痛外，常伴呕吐与腹泻。不经治疗，一般不能缓解，更不可能突然终止疼痛。胃穿孔时，疼痛剧烈、呕吐、肠鸣音消失。虽然穿孔当时一过性疼痛减轻，但不会突然缓解，数小时后，腹痛还会重新加剧，由于胃内容物流入腹腔，并发腹膜炎，腹痛反而加重。

（六）治疗

1. 胆绞痛预防　平时在饮食上避免过饱和油腻饮食，同时口服一些消炎利胆或溶石类药物，可预防胆绞痛的发生。

2. 胆绞痛治疗

（1）一般治疗：避免进食油腻食物、过度疲劳及不良情绪刺激等。日常入睡取侧卧位，若在夜间发生胆绞痛，应立即改为侧卧位或坐位，有利于缓解胆绞痛。若疼痛始终不缓解，应及时就诊。

（2）药物治疗：胆绞痛是临床常见急腹症，胆石症、胆囊炎、胆蛔症等均可引起胆绞痛。既往对胆绞痛止痛多用吗啡与阿托品联用。由于吗啡有成瘾性，可能掩盖胆道穿孔、腹膜炎等而延误治疗，单用阿托品疗效有限，并非最佳选择。近年来临床上应用一些老药治疗胆绞痛，取得了一定疗效，副作用小，具有一定应用价值。

1）硝苯吡啶：硝苯吡啶属于钙通道拮抗剂，每次 20mg。口含，数分钟后胆绞痛可迅速缓解，再次发作时可重复用 10～20mg，有效率可达 90% 以上。

2）消炎痛：吲哚美辛 50mg 注射（5min 内注完）或 50mg 口服，每天 2～3 次。患者疼痛可在用药 10～30min 内明显减轻。

3）硝酸甘油：每次 0.3～0.6mg，每 3～4h 含化 1 次。

4）硫酸镁：将 25% 硫酸镁 20ml 溶于 5%～10% 葡萄糖液 50ml 内，以 30～50 滴/分静滴，每天 1 次；或 50% 硫酸镁 10～15ml 口服，每天 3 次。硫酸镁对胆绞痛止痛效果良好，尤以胆蛔症所致胆绞痛的治疗，效果显著，有效率可达 95% 以上。

5）维生素 K：一般是用维生素 K₃ 每次 8~12mg，1 日 2 次或每隔 6h 肌内注射 1 次，也可用维生素 K₁ 10~30mg 肌内注射，可显著缓解胆道平滑肌痉挛而止痛。

6）维生素 C：能解除胆绞痛，尤其是胆蛔症所致胆绞痛。在 50% 葡萄糖 20ml 中加入维生素 C 2.5g 缓慢静注（5min 注完），1 日 2 次，2 日内有显著效果。

7）甲氧氯普胺：可用于胆囊炎、胆石症、胆蛔症、残余胆石等多种因素所致胆绞痛的治疗，安全、低毒、副作用小，且无阿托品类不良反应，可替代阿托品缓解胆绞痛。一般使用甲氧氯普胺注射剂 20mg 肌内注射，20~30min 起效，镇痛效果可持续 2~4h。

（3）手术治疗：胆绞痛反复发作，药物治疗效果不佳者，应及时行手术治疗。

二、慢性胰腺炎

慢性胰腺炎是由多种原因导致的胰腺组织和功能不可逆改变的慢性炎症性疾病。基本病理特征包括胰腺实质慢性炎症损害和间质纤维化、胰腺实质钙化、胰管扩张及胰管结石等改变。临床表现主要为反复发作的上腹部疼痛和胰腺内、外分泌功能不全。

（一）发病机制

慢性胰腺炎致病因素较多，我国以胆道疾病为主，其次是长期酗酒。其他常见病因包括高脂血症、高钙血症、营养不良、胰腺先天性异常、胰腺外伤或手术、急性胰腺炎导致胰管狭窄、自身免疫性疾病等。致病因素不明确者称为特发性慢性胰腺炎。

1. 胆道系统疾病　在各种胆道系统疾病中以胆囊结石最多见，其他依次为胆管结石、胆囊炎、胆管不明原因狭窄和胆道蛔虫。其机制可能由炎症感染或结石引起胆总管开口部或胰胆管交界处狭窄与梗阻，胰液流出受阻，胰管压力升高，导致胰腺腺泡、胰腺小导管破裂，损伤胰腺组织与胰管系统。因此，胆道疾病所致的慢性胰腺炎，病变部位主要在胰头部，胰头部增大，纤维化，引起胰腺钙化少见，但合并阻塞性黄疸的较多见。

2. 酒精性慢性胰腺炎　乙醇及其代谢产物会增加胰液中脂质微粒体酶的分泌以及脂肪酶降解，脂质微粒体酶可以和胰液混合，激活胰蛋白酶原为胰蛋白酶，导致胰腺组织损伤。乙醇还间接通过刺激胰液的分泌，增加胰腺对缩胆囊素刺激的敏感性，胰液中胰酶和蛋白质含量增加，钙离子浓度增加，易形成胰管内蛋白沉淀，这些蛋白沉淀又与其他杂质（如脱落的上皮等）形成栓子阻塞小胰管，使胰管胰液流出受阻，胰管内压力增高，导致胰腺腺泡、胰腺小导管破裂，损伤胰腺组织及胰管系统。

3. 其他

（1）免疫疾病相关的慢性胰腺炎：自身免疫病作为慢性胰腺炎的病因之一，已逐渐引起人们的注意，系统性红斑狼疮、干燥综合征、原发性胆管炎、原发性胆汁性肝硬化等均可并发慢性胰腺炎。

（2）代谢因素：高血钙和高血脂均可导致慢性胰腺炎。

（3）特发性胰腺炎：特发性胰腺炎是指那些病因不明的慢性胰腺炎，此型慢性胰腺炎常根据发病年龄、病程、胰腺钙化和胰腺内、外分泌功能不全等特点分为早发型与迟发型。其中早发型是指发病年龄较早，平均年龄为 19 岁，病程长，发作时疼痛严重，随着病程发展，出现胰腺钙化和胰腺内、外分泌功能下降。我国特发性慢性胰腺炎约占慢性胰腺炎总数 20%~30%，但早发型较少。

（二）临床表现

1. 症状

（1）慢性胰腺炎最常见症状是腹痛，典型表现为发作性上腹部疼痛。90% 以上的患者有程度不等的腹痛。初为间歇性，后转为持续性腹痛，性质可为隐痛、钝痛、钻痛甚至剧痛，多位于上腹部剑突下或偏左，可放射至腰背部，累及全胰则呈腰带状向腰背部放射痛。患者取坐位，膝屈曲位时疼痛可有所缓解；躺下或进食时疼痛加剧。常因高脂饮食或饮酒诱发，随着胰腺外分泌功能不断下降，疼痛程度会减轻，甚至消失。饮酒诱发的胰腺炎常在醉酒后 12~48h 期间发病，出现腹痛。胆源性胰腺炎常在饱餐之后出现腹痛。

（2）恶心、呕吐常与腹痛伴发。呕吐剧烈而频繁。呕吐物为胃十二指肠内容物，偶可伴咖啡样内容物。

（3）腹胀多在饱餐之后产生。早期为反射性肠麻痹，严重时可由腹膜后蜂窝织炎刺激所致。邻近胰腺的上段小肠和横结肠麻痹扩张。腹胀以上腹为主。腹腔积液时腹胀更明显，患者排便、排气停止，肠鸣音减弱或消失。

（4）其他：初期常呈中度发热，约 38℃ 左右。合并胆管炎者可伴寒战、高热。胰腺坏死伴感染时，高热为主要症状之一。黄疸可见于胆源性胰腺炎。或者由于胆总管被水肿的胰头压迫所致。重症胰腺炎患者出现脉搏细速、血压下降，低血容量，乃至休克。外分泌功能不全患者早期无特殊症状，后期可出现脂肪泻、消瘦及营养不良表现。内分泌功能不全患者早期可出现糖耐量异常，后期表现为糖尿病症状。如合并胆道梗阻、十二指肠梗阻、胰腺假性囊肿、胰源性门静脉高压及胰源性胸腹水等并发症，则有相应的临床表现。

2. 体征 腹部压痛与腹痛不相称，多数仅有轻度压痛。当并发假性囊肿时，腹部可扪及表面光整的包块。当胰头肿大和纤维化肿块及胰腺囊肿压迫胆总管，可出现黄疸。少数患者可出现腹水和胸水、消化性溃疡和上消化道出血、多发性脂肪坏死、血栓性静脉炎或静脉血栓形成及精神症状。

腹膜炎体征：水肿性胰腺炎时，压痛只限于上腹部，常无明显肌紧张。出血坏死性胰腺炎压痛明显，并有肌紧张和反跳痛，范围较广或波及全腹。

（三）诊断

1. 诊断标准 慢性胰腺炎诊断主要依据临床表现和影像学检查，胰腺内外分泌功能检测可作为诊断的补充。病理学诊断是慢性胰腺炎诊断的确定标准。

慢性胰腺炎诊断标准包括：

（1）一种及一种以上影像学检查结果显示慢性胰腺炎特征性形态改变。

（2）组织病理学检查结果显示慢性胰腺炎特征性改变。

（3）患者有典型上腹部疼痛，或其他疾病不能解释的腹痛，伴或不伴体重减轻。

（4）血清或尿胰酶水平异常。

（5）胰腺外分泌功能异常。

（1）或（2）任何一项典型表现，或者（1）或（2）疑似表现加（3）、（4）和（5）中任何两项可以确诊。（1）或（2）任何一项疑似表现考虑为可疑患者，需要进一步临床观察和评估（诊断流程）。

2. 影像学检查

（1）X 线：胰腺区域可见钙化灶或结石影。

（2）超声与内镜超声：超声检查通常作为慢性胰腺炎的初筛检查，可显示胰腺形态改变，胰管狭窄、扩张、结石或钙化及囊肿等征象，但敏感度和特异度较差。内镜超声除显示形态特征外，还可以辅助穿刺活检组织学诊断。

（3）CT：CT 是慢性胰腺炎诊断的首选检查方法。对中晚期病变诊断准确度较高，对早期病变诊断价值有限。可见胰腺实质增大或萎缩、胰腺钙化、结石形成、主胰管扩张及假性囊肿形成等征象。

（4）MRI 和磁共振胆胰管成像：MRI 诊断价值与 CT 相似。MR 可以清晰显示胰管病变的部位、程度和范围。胰泌素增强 MR 慢性胰腺炎能间接反映胰腺的外分泌功能，有助于慢性胰腺炎的早期诊断。

（5）经内镜逆行性胰胆管造影术：主要显示胰管形态改变，以往是诊断慢性胰腺炎的重要依据，但作为有创性检查，目前多被磁共振胆胰管成像和内镜超声替代，仅在诊断困难或需要治疗操作时选用。

（6）胰管镜：可直接观察胰管内病变，同时能收集胰液、细胞刷片及组织活检等检查，对慢性胰腺炎早期诊断及胰腺癌鉴别诊断有意义。

3. 胰腺功能检查

（1）胰腺外分泌功能检查：分为直接外分泌功能和间接外分泌功能试验，包括胰泌素试验、Lundh 试验、血/尿苯甲酸-酪氨酸-对氨基苯甲酸（BT-PABA）试验、粪便弹力蛋白酶 I 测定及 13C-甘油三酯呼吸试验等。敏感度和特异度较低，仅在胰腺功能严重受损时才有阳性结果，临床应用和诊断价值有限，不常规开展。

（2）胰腺内分泌功能检查：继发于慢性胰腺炎的糖尿病现归类为ⅢC型，诊断标准为糖化血红蛋白（HbA$_1$c）≥6.5%，空腹血糖（FBG）≥7mmol/L，其他指标包括血清胰岛素、C肽等。这些指标通常在胰腺内分泌功能损失90%以上才出现变化，敏感度低。

（3）其他实验室检查：慢性胰腺炎急性发作时血清淀粉酶、脂肪酶可升高；胰源性胸腹水中淀粉酶明显升高。血清CA199值可以增高，通常升幅较小，如明显升高应警惕合并胰腺癌可能。其他指标，如IgG4、血钙、血脂、甲状旁腺素的检测，有助于慢性胰腺炎的病因诊断。

4. 胰腺活检　组织活检是慢性胰腺炎诊断的确定性标准，因其操作和临床开展受技术条件限制，不推荐常规使用，主要用于临床上与胰腺癌鉴别诊断。方法包括CT或超声引导下经皮胰腺穿刺活检；内镜超声引导下胰腺活检，包括细针穿刺抽吸及活检，较经皮穿刺安全，但取材组织量较少；手术或腹腔镜下胰腺活检，其中胰头部病变，建议经十二指肠组织行穿刺活检。

（四）治疗

治疗原则为去除病因，控制症状，纠正改善胰腺内外分泌功能不全及防治并发症。

1. 非手术治疗

（1）一般治疗：戒烟戒酒，调整饮食结构，避免高脂饮食，可补充脂溶性维生素及微量元素，营养不良者可给予肠内或肠外营养支持。

（2）胰腺外分泌功能不全治疗：患者出现脂肪泻、体重下降及营养不良表现时，需要补充外源性胰酶制剂，改善消化吸收功能障碍。

（3）胰腺内分泌功能不全治疗：根据糖尿病进展程度及并发症情况，一般首选二甲双胍控制血糖，必要时加用促胰岛素分泌药物，对于症状性高血糖、口服降糖药物疗效不佳者选择胰岛素治疗。慢性胰腺炎合并糖尿病患者对胰岛素敏感，需特别注意预防低血糖发作。

（4）镇痛治疗：镇痛治疗需要选择适合的止痛药物，初始宜选择NSAIDs，如效果不佳可选择弱阿片类药物，仍不能缓解甚至加重时选用强阿片类镇痛药物。内镜治疗或CT、内镜超声引导下腹腔神经丛阻滞可以短期缓解疼痛，如存在胰头肿块、胰管梗阻等因素，应选择手术治疗。

（5）其他治疗：自身免疫性胰腺炎是一种特殊类型的慢性胰腺炎，首选糖皮质激素治疗。治疗期间通过监测血清IgG4及影像学复查评估疗效。

2. 内镜治疗　内镜治疗主要适用于Oddi括约肌狭窄、胆总管下段狭窄、胰管狭窄、胰管结石及胰腺假性囊肿等。治疗方法包括Oddi括约肌切开成型、鼻胆管和鼻胰管引流、胰管胆管支架植入、假性囊肿引流及EST联合体外冲击波碎石等，远期效果较手术治疗差。

3. 手术治疗

（1）适应证

1）保守治疗不能缓解的顽固性疼痛，发生营养不良者。

2）胰管狭窄、胰管结石伴胰管梗阻、并发胆道梗阻、十二指肠梗阻。

3）胰源性门静脉高压、胰源性胸腹水、胰腺脓肿及假性囊肿等。

4）不能排除恶性病变。

5）瘘管形成者。

6）有脾静脉血栓形成和门脉高压症引起出血者。

（2）术式选择：手术治疗能否改善胰腺功能、延缓胰腺炎症进展以及手术时机的选择，目前尚缺乏充分的证据支持。应遵循个体化治疗原则，根据病因，胰腺、胰周脏器病变特点（炎性肿块、胰管扩张或结石、胆管或十二指肠梗阻）及手术者经验等因素，主要针对各种外科并发症选择制定合适的手术方案。

（3）神经切断手术：单纯以缓解疼痛为目的的神经切断手术目前开展较少，主要方法包括化学性内脏神经毁损术，胸腔镜下内脏神经切断术及内镜超声或经皮穿刺腹腔神经丛阻滞。短期效果较好，但远期止痛效果不理想。

（4）胰管引流手术：Partington术适用于主胰管扩张，主胰管结石为主，胰头部无炎性肿块者。沿主胰管纵向切开,清除结石,行胰管空肠侧 Roux-en-Y 吻合。术中应确保主胰管切开足够长度,充分解除主胰管狭窄和梗阻;如存在副胰管梗阻应同时处理;散在小胰管结石不能通过切开主胰管处理时,可联合切除结石所在部位的部分胰腺组织。该术式操作简单,最大限度地保留了胰腺功能,并发症少。

（5）胰腺切除手术

1）胰十二指肠切除术:适用于胰头部炎性肿块伴胰管、胆管及十二指肠梗阻;不能排除恶性病变;胰头分支胰管多发性结石;不能纠正的 Oddi 括约肌狭窄者。常用术式包括标准胰十二指肠切除术和保留幽门胰十二指肠切除术。两种术式在缓解疼痛和解除压迫梗阻方面效果确切,疼痛长期缓解率高。

2）胰体尾切除术:适用于炎性病变、主胰管狭窄或胰管结石集中于胰体尾部的慢性胰腺炎。术式包括联合脾脏切除的胰体尾切除术或保留脾脏的胰体尾切除术。

3）中段胰腺切除术:适用于胰腺颈体部局限性炎性包块,胰头组织基本正常,胰尾部病变系胰体部炎性病变导致的梗阻性改变。胰腺远侧断面与空肠行 Roux-en-Y 端侧吻合,近侧胰腺断端常规缝合关闭,部分病例可行空肠与两侧胰腺断端分别吻合（Ω 吻合）。

4）全胰切除术:适用于全胰炎性改变、胰管扩张不明显或多发分支胰管结石;其他切除术式不能缓解症状。

（6）联合术式（胰腺切除+引流术）:在保留十二指肠和胆道完整性基础上,切除胰头部病变组织,解除胰管及胆管的梗阻,同时附加胰管的引流手术。主要手术方法有 Beger 术及改良术式、Frey 术、Izbicki 术（改良 Frey 术）及 Berne 术,各种术式的应用指征应强调个体化原则。

（7）慢性胰腺炎并发症手术治疗

1）胰腺囊肿的手术治疗。

2）胆道和十二指肠梗阻的手术治疗。

3）胰源性腹水和胸水的手术治疗。

4）胰源性门静脉高压的手术治疗。

（五）随访

慢性胰腺炎确诊并经治疗后,部分患者病情相对稳定,如病变持续进展可导致胰腺内、外分泌功能不全以及恶变等情况,建议定期随访。随访内容应包括病史询问、体格检查、影像学检查（超声、CT 等）和相关实验室检查（包括 HbA1c、胰酶、肿瘤标志物等）。

三、慢性腹膜炎疼痛

腹膜炎按临床经过可分为急性、亚急性和慢性三类。其中慢性腹膜炎多发生在反复腹盆腔炎性疾病,如术后腹膜炎、真菌性腹膜炎、腹膜透析所致腹膜炎、部分自发性腹膜炎、结核性腹膜炎等。临床表现多种多样且不典型,常见有腹痛、腹胀、腹肌紧张,偶可伴有发热、恶心等症状,可发展为急性腹膜炎。

（一）发病机制

主要有小肠细菌过度生长、肠黏膜通透性改变、机体免疫力下降及病原菌移位,相互联系、互相关联。腹膜炎发生时,当病原菌进入腹腔后,机体立即发生反应,腹膜充血、水肿并失去光泽。接着产生大量清亮的浆液性渗出液,以稀释腹腔内的毒素,并出现大量的巨噬细胞、中性粒细胞,加之坏死组织、细菌和凝固的纤维蛋白,使渗出液变浑浊而成脓液。当机体抗病能力强时,可使病原菌毒力下降,使病变逐渐局限,渗出物逐渐吸收,炎症消散,趋于痊愈,发展为慢性腹膜炎。当病原菌再次侵犯时,使之循环、往复,迁延不愈。

1. 小肠细菌过度生长　对于常见的消化道细菌仅部分有移位功能,最常见的有大肠埃希菌、肺炎克雷伯杆菌和其他肠杆菌、球菌、葡萄球菌和链球菌等。近年来,随着侵入性操作、入住重症医学科病例的增多及疾病本身免疫抑制、抗生素的长期应用,使革兰氏阳性菌明显升高、真菌感染亦有所增高,发生感染源于机体免疫力下降。小肠细菌过度生长给上述病原菌的移位创造了有利条件,尤其当肠蠕动能力下降、胆汁分泌异常、低胃酸、IGA 产生异常和营养不良时更为明显。

2. 肠黏膜通透性改变　在合并严重疾病,如免疫缺陷病及肝硬化患者中,肠蠕动功能受损,局部黏膜免疫反应能力下降,巨噬细胞和中性粒细胞活性下降,使得病原菌更易通过受损部位过度增长及移位。

3. 机体免疫力下降 有研究发现肝硬化患者血清及腹水中补体浓度较正常有所下降,血清及肝脏的吞噬细胞清除细菌的水平降低,导致机体不能有效清除移位到肠外器官及其他部位的致病菌,最终导致细菌移位,发生自发性腹膜炎。

4. 病原菌移位 胃肠蠕动正常,大便通畅,协助人体排除肠道致病菌,实现肠道菌群的更新及稳定。胃肠运动功能低下,打破了肠道菌群的平衡,致病菌大量繁殖;肠黏膜免疫功能是由肠黏膜淋巴组织及其分泌性免疫球蛋白 sIgA 组成,sIgA 可包裹细菌和内毒素,形成免疫复合物,防止细菌粘附于肠黏膜,肝硬化患者由于肠黏膜淋巴细胞分泌的 sIgA 减少,导致细菌粘附于肠壁大量繁殖。

（二）临床表现

1. 主要表现 疼痛为主要临床表现,腹痛是最常见的临床表现,疼痛的程度与发病原因、炎症的轻重及身体素质有关。疼痛区别于急性腹膜炎疼痛,较轻,常较为局限,如疾病进展可引起急性腹膜炎疼痛。壁腹膜主要受体神经(肋间神经和腰神经的分支)的支配,对各种刺激敏感,痛觉定位准确。腹前壁腹膜炎症可引起局部压痛、反跳痛及肌紧张,慢性腹膜炎疼痛常仅仅表现为轻症腹痛及肌紧张,而无反跳痛。脏腹膜受自主神经(来自交感神经和迷走神经末梢)支配,对牵拉、胃肠腔内压力增加或炎症、压迫等刺激较为敏感,性质常为钝痛,定位不准确,感觉多局限于脐周和腹中部。

2. 伴随症状 恶心、发热。腹膜受刺激可引起反射性恶心,如病情加重可引起呕吐。腹胀是病情恶化的标志。腹膜炎的结局取决于两个方面,一是患者全身和局部防御能力,二是致病菌的性质、数量和时间。慢性腹膜炎可伴随或不伴有发热症状,体温常局限在低热状态。

3. 腹部体征 腹部压痛、腹肌紧张和反跳痛是腹膜炎的标志性体征,尤以原发病灶所在部位最为明显。腹肌紧张的程度随病因和患者的全身状况不同而异。慢性腹膜炎病程迁延不愈,反跳痛可不明显。

（三）诊断

主要依靠病史、临床表现、腹部影像学检查等进行诊断,需排除急性、亚急性腹膜炎。

（四）治疗

治疗原则为改善全身情况,消除炎症和营养不良,消灭致病原因。对于明确为术后腹膜炎、真菌性腹膜炎、腹膜透析所致腹膜炎、部分自发性腹膜炎、结核性腹膜炎的患者,诊断原发疾病,行相关抗感染、抗真菌、抗结核治疗。对于炎症已控制,腹痛不缓解的患者可考虑行保守对症治疗,主要有药物治疗、中医中药治疗、物理治疗、神经阻滞等。

1. 药物治疗 常用的有曲马多、氨酚羟考酮、NSAIDs 等,慎用于高龄或相关疾病患者。

2. 中医中药、针灸治疗 详见本书相关章节。

3. 物理治疗 红外偏振光、体外冲击波、电疗、磁疗等。红外偏振光因其无创、适用范围广、疗效肯定,临床应用很广。体外冲击波穿过体液和组织到达患处时,对细胞产生不同的拉应力及压应力,促使组织间松解、细胞弹性变形、促进微循环,增加细胞摄氧,从而达到镇痛目的。

4. 神经阻滞 肋间神经阻滞、腹横肌平面阻滞,可对感觉神经、交感神经进行阻滞,阻断躯体痛、内脏血管性疼痛的神经传导通路。在超声引导下操作更为精准。

四、肠易激综合征

（一）概述

肠易激综合征是一种功能性肠病,临床上常见腹痛、腹部不适伴排便习惯和/或大便性状改变,目前尚未发现可解释症状的形态学改变和生化异常。临床上根据排便特点和粪便性状可分为腹泻型、便秘型及混合型。本病发病机制尚未完全明确,可能涉及结肠动力异常、内脏敏感性增高、肠道通透性改变、肠道菌群失调、精神心理异常等。

（二）临床表现

主要表现为腹痛或腹部不适、排便习惯和粪便性状的改变。腹痛或腹部不适,以下腹部及左下腹多见,常在排便或排气后减轻。

腹泻型患者粪便呈糊状或稀水样,每天排便多达 3~5 次,可有黏液,但无脓血。便秘型多排便困难,粪便干结、量少,呈羊粪状或细杆状,亦可伴有黏液。混合型患者便秘与腹泻交替发生。均可伴有腹痛、腹部不适感,少数患者可有焦虑、抑郁、失眠等。

（三）体格检查

一般无明显体征。腹部相应部位可存在轻压痛,偶可触及腊肠样肠管。直肠指检可发现肛门痉挛、张力较高,局部可有触痛。

（四）辅助检查

常规需要完善血常规、尿常规和大便常规(红细胞、白细胞、隐血试验、寄生虫)、肝肾功能等检查,以排除可能存在的器质性病变。

如果患者具有如下报警症状或特点,包括发热、非故意的体重下降、贫血、直肠出血、炎症指标升高、腹部包块、40 岁之后出现症状、具有结肠癌、乳糜泻或炎症性肠病家族史以及其他不能用功能性疾病解释的症状和体征者,应行结肠镜等相关检查,以明确病因。

（五）诊断与鉴别诊断

1. 诊断主要采用罗马Ⅲ诊断标准

（1）病程半年以上且近 3 个月来持续存在腹部不适或腹痛,并伴有下列特点中至少两项:排便后症状改善;排便频率改变;粪便性状改变。

（2）以下症状不是诊断所必备,但这些症状越多,则越支持本病的诊断:排便频率异常(每天排便>3 次或每周排便<3 次);粪便性状异常(块状/硬便或稀/水样便);粪便排出过程异常(费力、急迫感、排便不净感);黏液便;胃肠胀气或腹部膨胀感。

（3）缺乏可解释症状的形态学改变和生化异常。

2. 鉴别诊断

（1）乳糖不耐受:常表现为进食奶制品后出现腹泻、腹胀等胃肠道症状。

（2）溃疡性结肠炎:持续或反复发作的腹泻和黏液脓血便,结肠镜可见肠黏膜明显病理改变。

（3）结直肠肿瘤:常见于老年患者,粪便潜血检查阳性,伴体重下降等。

（4）寄生虫或细菌感染导致的急性腹泻:可有腹部绞痛、黏液脓血便等,粪便检查可分离出病原体。

（5）子宫内膜异位:患者主要表现为周期性的下腹痛,阴道指检可触及增大的卵巢或宫颈背侧结节。

（6）盆腔炎性疾病:主要表现为发热、慢性下腹痛,阴道指检可触及肿胀的附件等。

（六）治疗

治疗原则是在良好的医患关系基础上,积极寻找并去除发病诱因和对症治疗。治疗以消除患者顾虑,改善症状,提高患者生活质量为目的。

1. 积极的医患交流　理解患者的症状和痛苦,对患者进行积极有效的健康宣教,减轻患者顾虑,为后续治疗奠定基础。

2. 药物治疗　针对腹痛症状,可予解痉剂,如抗胆碱能药物阿托品、东莨菪碱等;目前使用较普遍且安全性较好的药物是选择性肠道平滑肌钙离子通道拮抗剂,如匹维溴铵等。对于止痛药物的使用,对乙酰氨基酚止痛效果优于 NSAIDs;鉴于阿片类药物在此类慢性疾病中成瘾性高及对胃肠道的不良影响,应尽量避免使用。对于腹痛症状较重而上述治疗无效,特别是伴有较明显精神症状的患者,可给予 TCAs(如阿米替林等)或 SSRIs(如帕罗西汀等)治疗。

5-HT3 受体拮抗剂阿洛司琼可改善腹泻型患者腹痛症状,减少排便次数,但可引起缺血性结肠炎等严重不良反应。益生菌制剂等通过调节肠道微生态发挥治疗作用,有助于腹胀等症状的改善。腹泻轻症者可选用吸附剂,如蒙脱石散等;或可选用洛哌丁胺或复方地芬诺酯,要注意便秘、腹胀等不良反应。便秘可使用导泻药,一般主张使用作用温和的轻泻药,以减少不良反应和药物依赖性,常用的有渗透性轻泻剂,如聚乙二醇、乳果糖或山梨醇等。

3. 其他治疗

（1）调整饮食结构:避免食用可诱发症状的敏感食物,避免过量的脂肪及刺激性食物,如咖啡、浓茶、酒精等,并减少产气食物(奶制品、大豆、扁豆等)的摄入。高纤维素食物(如麸糠)可刺激结肠运动,对改善便秘有较好效果。

（2）心理干预:认知治疗、动态心理治疗和催眠疗法等均可缓解患者全身症状。

（3）中医药疗法:中药、针灸等治疗具有一定疗效。

（七）康复和预后

肠易激综合征患者症状可长期存在,但一般不会加重;少数患者症状会加重或完全恢复。与症状相关的逃避行为、焦虑状态、症状导致功能受损、病史较长及合并有某些精神疾病等可能对预后产生负面影响;良好的医患沟通可对预后产生积极影响。

五、妇科疾病相关疼痛

妇科疾病是指女性生殖系统的疾病,包括外阴、阴道、子宫、卵巢、输卵管以及盆腔疾病。许多妇科疾病常以疼痛为主要或首发症状,并分为急性疼痛和慢性疼痛。引起急性痛的主要原因有急性盆腔炎、宫外孕、卵巢肿瘤蒂扭转或破裂等,需要妇产科专科诊治。而妇科疾病引起慢性疼痛主要由慢性盆腔炎、痛经、子宫内膜异位症、子宫腺肌症、盆腔静脉淤血综合征等导致,患者多有小腹坠胀痛、腰痛、性交痛等症状,且病程较长。本节主要介绍慢性盆腔炎、痛经和子宫内膜异位症三种慢性妇科疼痛疾病。

（一）慢性盆腔炎

慢性盆腔炎是指女性内生殖器及其周围结缔组织、盆腔腹膜的慢性炎症。一般多由急性炎症未能治疗或虽治疗但不彻底迁延而来,病程往往超过6个月,部分患者无急性炎症过程直接进展为慢性。病变可累及盆腔多个部位,包括子宫肌炎、子宫内膜炎、输卵管卵巢炎、盆腔结缔组织炎及盆腔腹膜炎。

1. 病因与发病机制　盆腔炎常见病因主要为阴道、子宫感染,如宫腔不洁操作、不洁性交、产褥期感染等,病原菌大多为结核分枝杆菌、混合性厌氧菌、沙眼衣原体、淋球菌和支原体等。此外,盆腔粘连也是盆腔炎病因之一。

盆腔急性炎症时,局部组织脏器充血、水肿、炎性渗出物聚积,导致粘连,周围组织张力增高,进一步引起炎症的扩散,可出现弥漫性腹膜炎、盆腔疼痛、不孕等。细菌毒素与炎症反应释放多种化学性致痛物质(如乙酰胆碱、缓激肽、5-HT、前列腺素、组胺、P物质等)作用于盆腔脏器神经末梢引起疼痛。8%～35%急性盆腔炎患者会发展为慢性盆腔疼痛,具体机制尚不清楚,可能与盆腔组织和脏器间的粘连,组织纤维化、张力改变以及盆腔骨骼肌肉结构与功能紊乱有关。盆腔炎患者采取门诊或住院治疗并不影响其发展为慢性盆腔疼痛的概率(两者慢性盆腔痛发病率分别为34%和30%)。

2. 临床表现

（1）症状

1）腹部坠胀痛、腰痛,在月经期、性交后或劳动后加重。盆腔炎患者腹痛的定位不太明确,疼痛表现亦多样化,可局部痛或弥散痛,大多为下腹部隐痛不适、下坠感及腰骶部坠胀,严重者出现双侧大腿放射痛。盆腔炎症波及壁层腹膜可有下腹部针刺样剧痛,盆腔粘连可出现牵扯痛。

2）可有白带增多或异常、月经量增多、周期紊乱、经期延长等。

3）可伴有继发性不孕。

4）患者可出现恶心、腹胀、腹泻等消化系统症状,或尿频尿急等膀胱、直肠刺激症状。

5）全身症状大多不明显,有时仅有低热,易感疲倦。部分患者可出现自主神经功能紊乱症状,如精神不振、周身不适、失眠等。

（2）体征

1）腹部检查:盆腔炎症波及腹膜可有腹部压痛及反跳痛,患者疼痛剧烈时拒按。

2）妇科检查:盆腔炎症轻者,妇科检查大多无异常或仅有轻微宫颈举痛、宫体或附件区压痛。盆腔炎症重者,大多可扪及活动受限的后位子宫、输卵管增粗并有压痛,形成输卵管卵巢囊肿与输卵管积液时可触及囊性包块。炎症累及宫旁结缔组织则可扪及组织增厚、韧带增粗并有触痛,若病变范围广泛形成冰冻盆腔时,子宫活动则明显受限。

3. 辅助检查　慢性盆腔炎患者可行血常规、血沉、CRP 等检查,也可进行阴道、宫颈管分泌物及后穹窿穿刺抽液涂片和细菌培养。影像学、内镜和腹腔镜以及组织学检查对诊断慢性盆腔炎十分重要。

（1）影像学检查:超声、CT、MRI 等可发现盆腔的异常解剖并判断包块性质(囊性或实性),能初步排除盆腔器质性病变。当盆腔炎已形成卵巢输卵管囊肿时,B 超可见腊肠形或曲颈瓶状的包块,壁薄。

（2）内镜检查:考虑症状来源于下泌尿道或结肠、直肠,可行膀胱镜或结肠镜检查。

（3）腹腔镜检查:腹腔镜作为微创、直视的诊断工具,可直观观察到盆腔病变及其范围与程度,如输卵管、卵巢的肿胀、渗出、粘连状态(图 43-2-1),同时可于炎性病灶区抽取液体标本进行细菌培养与药敏实验,为明确病原菌、选择有效抗菌药物治疗提供依据。此外,还可在直视下取组织活检。故腹腔镜检查被视为评估慢性盆腔痛不可缺少的手段,但盆腔粘连严重者应谨慎实施。

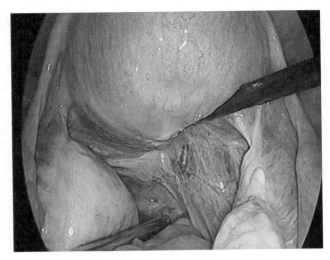

图 43-2-1　腹腔镜检查

4. 诊断

（1）依据以下典型病史、临床表现及影像学要点,即可诊断慢性盆腔炎。

1）有或无急性盆腔炎病史。

2）下腹坠胀痛、腰痛,在月经期、性交后或劳动后加重,可伴有尿频,白带增多或异味,经量增多、周期紊乱、经期延长等症状。

3）子宫后倾并活动度受限,附件区压痛,有时可触及囊性包块。

4）超声和/或腹腔镜检查见盆腔慢性炎症改变,有时可见卵巢输卵管囊肿。

（2）美国疾病控制与预防中心将慢性盆腔炎诊断标准分为三类,旨在提示医务人员在何种情况下需要考虑盆腔炎以及进一步评价盆腔炎程度,以提高诊断准确性:

1）最低诊断标准

A. 宫颈举痛。

B. 子宫压痛。

C. 附件压痛。

2）附加标准

A. 患者体温超过 38.3℃。

B. 宫颈或阴道异常黏液、脓性分泌物。

C. 阴道分泌物生理盐水涂片见到白细胞。

D. 红细胞沉降率升高。

E. CRP 升高。

F. 实验室检查证实宫颈淋病奈瑟菌或衣原体阳性。

3）特异标准

A. 子宫内膜活检证实子宫内膜炎;

B. 阴道超声或 MRI 检查显示输卵管增粗、输卵管积液,伴或不伴有盆腔积液、输卵管卵巢肿块。

C. 腹腔镜检查发现输卵管表面明显充血、输卵管壁水肿或输卵管伞端或浆膜面有脓性渗出物。

5. 鉴别诊断

（1）子宫内膜异位症:腹痛与月经周期有关,可表现为经量增多、痛经。妇科查体可触及子宫、附件触痛性包块。盆腔超声及腹腔镜检查可见异位的子宫内膜或巧克力囊肿。

（2）盆腔肿瘤：子宫内膜癌多见于绝经前后女性，可有不规则阴道流血，子宫内膜诊刮结果可鉴别。卵巢癌常发生于围绝经期妇女，晚期可出现腹水、盆腔包块及消瘦，血清 CA125 增高，超声、CT、MRI 及腹腔镜检查发现盆腔肿块有助于诊断，卵巢组织病理检查可确诊。

（3）慢性阑尾炎：患者右下腹疼痛、压痛和/或反跳痛，可有白细胞增高，超声、CT、MRI 检查有助于明确诊断。

（4）陈旧性宫外孕：育龄期女性有停经或下腹剧痛史。妇科检查可触及子宫后方或一侧边界清楚的硬性包块（机化血块）、不活动、轻微触痛。盆腔超声检查探及子宫后或侧方有完整包膜、边界清楚的异常包块则有助于明确诊断。

6. 治疗　根据慢性盆腔炎病因、病变部位、病情程度以及病程，采取多模式综合治疗，包括患者教育、药物治疗、中医中药、针灸、理疗、神经阻滞、神经介入、手术治疗及心理治疗等。

（1）一般治疗：加强患者教育，提倡均衡营养，加强锻炼，增强体质，劳逸结合。

（2）控制感染：病原菌明确者可根据药敏试验结果行抗感染治疗，但慢性盆腔炎阶段致病菌常常具有了一定耐药性且药物不易吸收，需要联合使用抗菌药物，即同时针对需氧菌及厌氧菌的广谱、高效抗菌药物，以及全身与局部用药相结合。

（3）药物治疗：对慢性盆腔炎患者的镇痛治疗需谨慎，首先应明确病因，行专科治疗；其次，在排除内脏穿孔、出血、肠梗阻等急腹症后，在专科治疗基础上适度镇痛并密切观察病情变化，切忌盲目镇痛，掩盖病情。同时，提倡联合用药，高度重视药物的相互作用并预防不良反应。主要有 NSAIDs、弱阿片类药、抗惊厥药、抗抑郁药以及醋酸甲羟孕酮（安宫黄体酮）等药物。此外，还可给予透明质酸酶或 α 糜蛋白酶肌内注射，促进粘连分解与炎症吸收。

（4）神经阻滞治疗：外周神经阻滞（如腹股沟神经、生殖股神经、阴部神经等阻滞）、腰骶椎硬膜外腔阻滞、交感神经阻滞（下腹下丛及奇神经节）以及腹壁、阴道局部注射局部麻醉药、糖皮质激素、医用臭氧等可起到抗炎止痛、改善循环、营养神经、调节交感神经功能等作用，对盆腔炎疼痛具有一定效果。

（5）物理治疗：通过温热等生物学效应改善盆腔组织局部血液循环，抗炎、止痛、促进组织修复。常用疗法有超激光、超短波、微波、TENS、离子导入、体外冲击波等。应注意经期与孕期、盆腔恶性肿瘤、合并严重心肝肾功能不全、活动性结核、高热等禁忌证。

（6）中医中药：活血化瘀、清热解毒类药物可用于盆腔炎治疗，部分患者为寒凝气滞型则需用温经散寒、行气活血类药物。

（7）神经介入/调控治疗：对经保守治疗难以缓解的重度顽固性慢性盆腔炎疼痛患者，可采取射频神经调节或毁损、鞘内药物镇痛等治疗。FDA 已批准 SCS 用于治疗盆腔脏器紊乱疾病，同时也可用于治疗盆腔疼痛的功效测试。

（8）高强度聚焦超声治疗：高强度聚焦超声能够在体外将超声波束聚焦于靶组织生热，从而对病灶神经组织产生消融作用而又不损伤周围正常组织，在超声精确定位下，骶前神经在热辐照范围内损毁。具有非侵入性、微创伤等优点，适用于盆腔炎慢性发作患者。

（9）手术治疗：治疗慢性盆腔炎的手术方式有子宫切除术、粘连松解术和神经切断术三种，应根据患者具体情况、经过全面细致地评估后选择。若慢性盆腔炎患者经保守治疗但久治不愈、患者精神抑郁，严重影响身心健康，尤其盆腔已形成包块且 40 岁以上不再生育者可考虑行全子宫切除及病灶切除术（需保留卵巢）。粘连分解术对致密粘连，尤其影响到肠管的慢性盆腔炎患者更受益，但分解术后还有再次粘连可能，手术也有肠损伤风险，不推荐常规采用。骶前神经切除术对性交痛缓解明显，主要适应证是经系统内科治疗无效的顽固性盆腔中重度疼痛，但对手术者技术要求较高，有加重便秘、尿急等风险，故需做好充分的术前评估及患者沟通。若为输卵管不通但年轻且迫切希望生育的患者，可行输卵管复通术。

（10）心理治疗：无明显器质性病变但有心理障碍者，应加强心理疏导、解除顾虑、增强治疗信心。

（11）针灸：针灸可促使机体释放内源性阿片肽类物质，对脊髓背角神经元持续抑制，从而起到镇痛效应，副作用较少，可作为慢性盆腔炎疼痛辅助治疗方法。

（二）痛经

痛经是指行经前后或月经期出现下腹部疼痛、坠胀，伴有腰酸或其他不适，分为原发性痛经和继发性痛经。原发性痛经指生殖器官无器质性病变的痛经，继发性痛经指由盆腔器质性疾病，如子宫内膜异位症、子宫腺肌病等引起的痛经。

1. 病因

（1）子宫后位、宫颈管狭窄：经血排出不畅、经血淤积产生疼痛。

（2）子宫发育不良：导致子宫血供异常，宫内缺血、缺氧而引起子宫肌肉痉挛收缩，从而出现痛经。

（3）精神高度紧张、焦虑。

（4）不良生活习惯：如经期剧烈运动、受寒、喜食生冷刺激性食物、嗜烟酒等均可刺激子宫过度痉挛性收缩。作息不规律、熬夜可引起内分泌失调。

（5）遗传因素：可能与母亲痛经有一定的关系。

2. 发病机制

（1）子宫平滑肌不协调的剧烈收缩：在雌、孕激素作用下子宫产生有节律、自发性的收缩和舒张，参与月经调控、精子输送、受精卵转运与种植等生理过程。但子宫平滑肌的病理性收缩，即不协调的剧烈收缩（痉挛性收缩），使子宫肌张力增高、收缩幅度增加、收缩间歇期子宫未能放松，致血流受阻、子宫氧供不足、代谢产物积聚，刺激感觉神经元引发痛经。

（2）感觉神经纤维受刺激：子宫肌纤维过度收缩，压迫肌层感觉神经纤维，未破碎的子宫内膜和大量月经血或小血块刺激子宫峡部及宫颈内口处的敏感神经丛，从而产生疼痛。

（3）子宫血流变化：痛经程度越重，子宫较细动脉分支血流阻力越高，增高的血流阻力可能诱发子宫血管收缩出现疼痛。

（4）体内物质表达异常：痛经患者子宫内膜和月经血中 PCF_{2a} 和 PGE_2、血管加压素、雌二醇和黄体酮、内皮素、一氧化氮等物质含量均较正常妇女明显升高，此类物质大多可引起子宫平滑肌过强收缩、血管痉挛、子宫缺血、缺氧而出现痛经。此外，细胞外 Ca^{2+} 过度内流，使细胞内 Ca^{2+} 超负荷，可引起并加重子宫缺血再灌注损伤。

3. 临床表现

（1）症状

1）原发性痛经在青春期多见，常在初潮后数月~2 年内发病，30 岁以后发生率下降。

2）腹痛伴随月经周期规律性发作、以小腹疼痛为主要症状，疼痛呈痉挛性，一般不伴有腹肌紧张或反跳痛。

3）疼痛在月经即将来潮或来潮后出现，以行经第 1 日疼痛最剧烈，持续 2~3 日缓解。

4）可伴有恶心、呕吐、腹泻、头晕、乏力等症状，严重时面色发白、出冷汗。

（2）体征：妇科盆腔检查无阳性体征。

4. 辅助检查　血常规、血沉、CRP 检查及白带细菌培养可排除盆腔感染，B 超、CT、MRI、子宫输卵管碘油造影等影像学检查以及腹腔镜、宫腔镜检查可排除子宫内膜异位症、子宫腺肌症、宫腔粘连、子宫肿瘤、子宫先天性畸形等继发性痛经。

5. 诊断

（1）青年女性，在月经初潮后数月开始出现经期下腹坠痛，有时伴腰酸胀或股内侧放射痛，腹痛可持续 48~72h。

（2）妇科盆腔检查无阳性体征。

（3）B 超、腹腔镜、宫腔镜、子宫输卵管碘油造影等辅助检查，排除继发性痛经。

6. 鉴别诊断

（1）子宫内膜异位症：育龄妇女，有进行性加剧的痛经或伴不孕史。妇检扪及盆腔内不活动包块或痛性结节，即可初步诊断为盆腔子宫内膜异位症。病情复杂者可进一步借助 CA125、EMAb 检测及超声、CT、MRI 等影像学检查明确。

（2）子宫腺肌病：痛经，月经异常（月经过多、经期延长及不规则出血），妇科检查子宫增大、压痛等，盆腔 B 超、MRI 等影像学检查及血清 CA125 等可鉴别。

（3）盆腔炎：患者大多有急性盆腔炎病史。下腹坠胀痛、腰痛，在月经期、性交后或劳动后加重，可伴有尿频，白带增多或异味，经量增多、周期紊乱、经期延长等症状。查体后位子宫并活动度受限，附件区压痛，有时可触及囊性包块。B 超和/或腹腔镜检查可见盆腔慢性炎症改变，有时可见卵巢输卵管囊肿。

7. 治疗　痛经在青年女性中是常见疾病，未婚前痛经待年长尤其是生育后，痛经会逐渐消失，可不必治疗。但疼痛程度重、时间长、已严重影响患者生活时就应当治疗。原发性痛经的治疗主要是对症治疗，以止痛、镇静为主。

（1）心理治疗：重视健康宣教，戒烟限酒，规律而良好地休息与睡眠，科学适度地锻炼，痛经时卧床休息、热敷下腹部，注意经期卫生。加强心理治疗，消除患者紧张情绪与顾虑。

（2）药物治疗

1）NSAIDs：包括乙酰水杨酸、布洛芬、洛索洛芬、塞来昔布等药物，于经前 1~2 天或经期疼痛时服用，疼痛缓解停药。使用时高度重视胃肠道、肾脏、心血管等不良反应的风险评估与预防，注意"剂量封顶"（日限制剂量）。

2）口服避孕药：包括雌激素类己烯雌酚、孕激素类黄体酮、炔诺酮或雌孕激素复合物等，适用于要求采取避孕措施的痛经妇女，有效率可达 90% 以上。此类药物服用较为复杂，可引起头晕、头痛、食欲不振、体重增加、恶心呕吐等不良反应。

3）钙离子通道阻滞剂：经前预先服用或疼痛时舌下含服硝苯地平。需注意头痛、心悸、血压下降等不良反应。

4）解痉药：痛经严重者，必要时可给予阿托品口服或皮下注射解痉镇痛。

（3）物理治疗：TENS 可用于药物治疗无效或有严重不良反应，或不愿接受药物治疗的患者。两个阴极分放在脐旁 4cm（相当于 $T_{10~11}$ 皮区），阳极放置于耻骨弓上方正中区域（T_{12} 皮区水平），刺激 $T_{10~12}$ 皮区的感觉神经，即可产生一种舒服麻刺的感觉，缓解痛经。体外冲击波疗法对痛经也有一定的疗效。

（4）神经阻滞治疗：可进行星状神经节、腰交感神经节、上腹下神经丛等阻滞。

（5）腹腔镜下子宫神经部分切除术：药物治疗、物理治疗、神经阻滞等非手术治疗无效的顽固性痛经患者，可行腹腔镜检查，了解有无器质性疾病，同时可根据需要行子宫神经部分切除。

（6）中医中药：中医中药治疗痛经也具有一定疗效。

（三）子宫内膜异位症

子宫内膜异位症是指有活性的内膜细胞在子宫内膜以外的部位生长所导致的一种常见妇科疾病，是引起盆腔疼痛最常见原因之一。多发生于育龄女性，绝经后异位病灶逐渐萎缩退化。主要病变部位为卵巢、子宫直肠陷凹、宫骶韧带，主要症状有痛经、慢性盆腔痛、月经异常和不孕。

1. 病因

（1）体腔上皮化生说：胚胎在发育过程中，体腔上皮化生为子宫内膜并严重地阻碍了子宫内膜正常的功能，最终致其异位。

（2）经血逆流说：月经不畅时，经血易发生逆流，宫内膜随经血进入腹腔，散落于卵巢或者邻近盆腔腹膜并继续生长、蔓延，最终发展成子宫内膜异位病灶。

（3）淋巴及静脉良性转移说：子宫内膜细胞像恶性肿瘤一样通过淋巴或静脉向远处转移。比如远离盆腔部位的器官，如肺、大腿皮肤等处发生的子宫内膜异位症。

（4）免疫学说：异位内膜的种植或排斥与机体的免疫功能有关，在自身免疫功能正常的情况下，免疫系统可以杀灭经期自输卵管流入腹腔的内膜细胞，若局部免疫功能不足或者内膜细胞数量过多时，免疫系统无法将其杀灭则引发子宫内膜异位症。

（5）其他：子宫内膜异位症发病的高危因素还包括遗传、不孕与妊娠、盆腔手术史等。

2. 发病机制

（1）病灶周期性出血：由于异位病灶对内分泌仍然具备反应，因而可出现周期性出血，血液中单核细胞转变成病灶中巨噬细胞,后者可诱发低级别的无菌性慢性炎症反应,触发盆腔疼痛。

（2）腹腔炎症反应:巨噬细胞释放各种细胞因子、生长因子、前列腺素等致痛活性因子,触发病灶神经生长,激活前列腺素疼痛信号途径,参与子宫内膜异位症疼痛发生过程。

（3）病灶内神经生长:异位病灶生长伴随着血管和神经的生长,这在发病机制中起着重要作用。研究发现,病灶神经纤维分布密度与患者疼痛症状的严重程度呈现显著相关性。给予孕激素等治疗后,患者疼痛症状减轻,病灶神经分布密度显著减少。

（4）外周神经敏化:外周神经敏化是子宫内膜异位症疼痛的主要发生机制。研究发现,子宫内膜异位病灶存在伤害感受器,有害刺激产生神经冲动传入至 DRG,再上传至大脑。另外,子宫内膜异位病灶上的敏化伤害感受器还可影响或作用于相邻脊髓节段的 DRG 产生痛觉敏化,进一步加剧个体痛觉过敏。

（5）中枢神经敏化:通过子宫内膜异位症动物模型发现,卵巢的子宫内膜异位囊肿可诱发阴道痛觉过敏,提示子宫内膜异位症疼痛存在内脏牵涉痛,即中枢神经敏化现象。

3. 病理　主要病理变化为异位内膜周期性出血及其周围组织纤维化、形成异位结节,病变可波及所有盆腔组织和器官,以卵巢、子宫直肠陷凹、宫骶韧带等部位最常见,也可发生于腹腔、胸腔、四肢等处。在病变区出现紫褐色斑点或小泡,最终发展为大小不等的紫褐色实质性结节或包块。镜下早期可见到典型的子宫内膜腺体及间质,晚期病灶见不到内膜细胞,但可见到含铁血黄素的巨噬细胞。

4. 临床表现

（1）症状

1）疼痛:目前认为子宫内膜异位症的疼痛是一种包括痛经、性交痛、排便痛、非经期慢性盆腹肌痛的非特异性疼痛综合征。疼痛强度及特点与子宫内膜异位症疾病的严重程度无明显相关性。

A. 痛经:子宫内膜异位症最常见、最典型的症状,发生率约为 60%,呈进行性加重,常于经前 1~2 天开始,月经第 1 天最剧烈,以后逐渐减轻,月经后停止。经期肛门坠痛或排便痛是子宫内膜异位症较为特异性的症状。

B. 性交痛:子宫直肠陷凹、阴道直肠隔的子宫内膜异位症可引起性交痛,表现为深部盆腔疼痛,经期排便次数增加、里急后重。性交痛也被认为是诊断子宫内膜异位症有价值的症状之一。

C. 慢性盆腔疼痛:盆腔疼痛至少持续 6 个月,月经期疼痛可加重。

2）月经异常:表现为月经过多、周期紊乱、经期延长或子宫不规则出血。卵巢功能失调（如排卵异常）是引起这些症状的主要原因。

3）不孕:子宫内膜异位症患者不孕率约 40%~50%,两者密切相关。不孕多因输卵管周围粘连影响卵母细胞捡拾或卵巢病变影响排卵所致。

4）其他:子宫内膜异位至身体不同部位可引起相应临床表现,异位至膀胱者,出现周期性尿频、尿痛、血尿;异位至腹壁瘢痕及脐部则出现周期性局部肿块及疼痛;异位至肠道可出现腹痛、腹泻或便秘,甚至有周期性少量便血。若异位至气管可出现月经时咯血,但较为罕见。若病情迁延患者可伴有焦虑、烦躁、易怒、失眠等表现。

（2）体征:妇科检查可发现子宫后倾粘连固定,一侧或双侧附件区扣及不活动囊性肿块、张力较大、压痛。在子宫直肠陷凹、宫骶韧带或宫颈后壁触及压痛的硬性小结节。病灶在不同部位体征表现各异,若阴道直肠隔受累,可在阴道后穹隆部位及直肠壁扣及触痛结节,严重者可看到结节突出呈黑紫色,较大的子宫内膜异位囊肿破裂时可出现腹膜刺激征。

5. 辅助检查

（1）实验室检查

1）CA125 测定:子宫内膜异位症患者 CA125 值可升高,浓度与疾病的严重程度以及临床过程相关,敏感性与特异性都较高,具有一定的诊断价值,同时还可用于疗效评估。子宫内膜异位症患者早期血清 CA125 大多正常,若卵巢子宫内膜异位囊肿浸润较深、盆腔粘连广泛则血清 CA125 呈中度升高,且在腹腔液中的表达高于血清。如果 CA125 与抗子宫内膜抗体（anti-endometrial antibody,EMAb）两者同时异常即可确诊。

2）EMAb：EMAb 是子宫内膜异位症的标志性抗体，血清 EMAb 检测是诊断此病及疗效评估的有效方法。

3）免疫学指标检测：子宫内膜异位症患者细胞免疫功能明显下降，CD_4 与 CD_8 比值下降。体液免疫指标 IgA、IgG 及与补体 C_3、C_4 均明显增高。

（2）影像学检查

1）超声检查：超声是子宫内膜异位症最常用的影像学诊断方法，可确定异位囊肿的部位、大小与形状。

2）X 线检查：盆腔充气造影、子宫输卵管碘油造影可协助诊断。

3）MRI 检查：MRI 可多平面直接成像，直观了解病变部位、范围和侵犯的组织器官以及盆腔粘连等情况，具有较大诊断价值。

4）腹腔镜检查：腹腔镜是目前诊断子宫内膜异位症的较好方法，能直观看见异位病灶并取活检明确诊断，还可根据腹腔镜检查或手术中所见情况，对子宫内膜异位症进行分期与评分。

6. 诊断　根据本病的特点，凡育龄妇女、有进行性加剧的痛经或伴不孕史，妇科查体扪及盆腔内不活动包块或痛性结节，即可初步诊断为盆腔子宫内膜异位症。病情复杂者可进一步借助 CA125、EMAb 检测及影像学检查进行诊断。

7. 鉴别诊断

（1）卵巢癌：卵巢癌早期患者大多无症状，中晚期扩散转移到子宫、大网膜、肝及胃肠道等腹盆腔器官时可出现腹痛、腹胀等临床表现。血清或腹腔液 CA125 检测，超声、MRI 等影像学及组织病理学检查可确诊。

（2）慢性盆腔炎合并盆腔包块：患者多有急性盆腔炎病史。反复出现下腹部坠痛，可伴发热。盆腔查体可扪及包块、有压痛。白细胞、CRP 可正常或升高。B 超检查发现盆腔包块且界限不清。

（3）子宫腺肌症：子宫腺肌症痛经的表现与子宫内膜异位症相似，甚至疼痛更为严重。子宫多呈对称性增大，有时呈结节状，且大多与子宫内膜异位症合并存在，不易鉴别。超声可见子宫肌层不规则强回声。

8. 治疗　子宫内膜异位症的治疗目的是缓解或消除症状、缩小或清除病灶、改善或促进生育、减少或避免复发。治疗原则与方案应根据患者年龄、病情轻重以及生育情况而有所不同。治疗方法主要有三种：用药物抑制异位内膜组织的生长发展；对症治疗；手术消除异位内膜组织。症状轻微者采用非手术治疗；病变较重但需生育者行保守手术，无生育要求者则可采用保留卵巢功能的手术再辅以药物治疗；保守性手术治疗复发者可考虑根治性手术。

（1）药物治疗：采用药物对抗或抑制卵巢的周期性内分泌刺激，被认为是治疗子宫内膜异位症的有效措施。适用于病情较轻、不愿手术及子宫内膜异位症术后的患者。药物主要有 NSAIDs、避孕药、促性腺激素释放素激动剂等。药物的选择应兼顾疗效与副作用以及既往用药情况等综合考虑。

1）假孕疗法：大剂量孕激素或雌、孕激素联合诱导，使月经停止来潮，子宫内膜及异位的子宫内膜在药物作用下发生类似妊娠的反应。此疗法至少要持续六个月才能使异位内膜停止活动、发生萎缩产生疗效。口服药物主要有醋酸甲羟孕酮、孕三烯酮等，肌内注射有己酸羟孕酮。目前多主张采用连续低剂量的口服避孕药与 NSAIDs 联合，作为一线用药治疗子宫内膜异位症不伴包块的疼痛患者。

2）假绝经疗法：药物使子宫内膜产生类似绝经妇女内膜萎缩的现象。目前广泛使用促性腺激素释放激素（gonadotropin releasing hormone agonist，GnRH）激动剂，能促进垂体细胞释放黄体生成素和卵泡刺激素，与垂体 GnRH 受体亲和力强，使垂体分泌促性腺激素减少，从而导致卵巢分泌的激素显著下降，使异位的子宫内膜明显退化。常用有长效缓释制剂戈舍瑞林，能非常强烈地抑制卵巢功能，使其几乎完全失去作用，从而达到治疗目的。只需一个月皮下注射一次，较方便。短效药布舍瑞林喷鼻或皮下注射。术前应用 GnRH 激动剂 2~3 个月，可使病灶萎缩、血管形成减少，有利于提高手术成功率。术后用 GnRH 激动剂 6 个月，可延长病灶复发时间。主要不良反应为低雌激素引起的围绝经期症状及骨质疏松。

3）对症止痛：疼痛剧烈者，可服用 NSAIDs、弱阿片类镇痛药止痛。

（2）神经阻滞治疗：子宫内膜异位症患者交感神经兴奋性增强，星状神经节阻滞可抑制交感神经兴奋性，调节自主神经、内分泌及免疫功能，维护神经内环境稳定，减少前列腺素等炎性介质的产生与释放，同时血管扩张作用可改善子宫血供，加速代谢产物排除，以减轻对痛觉神经的刺激。上腹下神经丛阻滞是治疗盆腔痛较理想的方法，应在 X 线、CT、B 超等影像引导下进行，避免血管、神经及腹腔脏器的损伤与感染。神经阻滞治疗子宫内膜异位症的长期疗效及适应证的选择尚待更深入的研究。

（3）手术治疗

1）保守性手术：只切除有内膜异位的病变，而保留子宫与卵巢功能的手术。以无创和再建为手术原则，主要适用于不孕症患者。有报道，保守性手术异位病灶完全切除术后 1 年疼痛缓解为 60% ~ 90%，术后 5 年为 50% ~ 80%，术后 10 年为 50%。保守性手术保留了生育的可能性，但复发机会较大。目前腹腔镜下手术能更精确地将深部或细小病灶切除干净，减少复发。

2）半根治性手术：手术尽量切除所有可见的异位病灶，松解所有粘连并切除子宫，保留一侧或双侧卵巢组织。适用于病灶范围广泛且无生育要求的重症患者。该手术方式因切除了子宫，阻止经血倒流，同时卵巢血供亦受到影响致功能减退，因而减少了术后复发。

3）根治性手术：需切除子宫及双侧卵巢，造成手术后绝经，达到真正永久性治愈的手术。适用于已生育过的妇女，疼痛非常剧烈或经保守性手术治疗无效的患者。

总之，子宫内膜异位症的治疗是一个综合性的复杂过程，近年来腹腔镜手术结合 GnRH 激动剂已成为常用治疗方法。此外，还应从心理、社会、情绪等多方面给予患者更多关注，以提高临床疗效，减少复发。

六、睾 丸 痛

睾丸痛是指单侧或双侧睾丸的间断或持续性疼痛，且严重影响患者的生活质量，促使其寻求医学治疗。近来，有学者认为用"慢性阴囊内容物疼痛"来替代"慢性睾丸痛"更为准确，因患者常常不仅存在睾丸疼痛，还可涉及附睾、输精管或者其他睾丸附属结构的疼痛。长期慢性睾丸痛患者常伴有焦虑、抑郁等心理问题。

（一）发病机制

睾丸痛病因复杂，但是多达 50% 患者无明显病因，被称为特发性睾丸痛。引起睾丸内容物疼痛的直接原因包括精索静脉曲张、精子肉芽肿、肿瘤、睾丸扭转、感染、鞘膜积液等。另外，直接创伤及手术（如输精管切除术和腹股沟疝修补术）等导致的医源性损伤也是引起疼痛的原因。

睾丸部位疼痛还可能是其他部位病变引起的牵涉痛，如输尿管结石、腹股沟疝、盆底肌痛或肌痉挛、椎间盘病变以及罕见的腹膜后肿瘤、结节性多动脉炎和腹主动脉瘤等。此外，部分患者可能有精神疾病包括诈病行为，应得到重视。

阴囊内神经分布主要来源于生殖股神经和髂腹股沟神经的生殖支（体神经），并且还受支配附睾和输精管的 $T_{10} \sim L_1$ 的副交感神经节的自主神经支配。需要注意的是，髂腹股沟、髂腹下和生殖股神经之间都存在着传入神经的交叉和重叠，任何与阴囊内容物共享相同传入通路的器官，比如输尿管和臀部，都可能引起睾丸区域的牵涉痛。

（二）临床表现

1. 症状 睾丸疼痛可以是自发性，也可以因体力劳动或精神压力加剧。临床表现为单侧或双侧睾丸的持续性或间断性疼痛。疼痛可局限于阴囊，可向腹股沟、下腹部、会阴部、股后部放射。

2. 体征 体格检查可有睾丸、附睾或者精索组织的触痛，但大多数患者无明显异常。

（三）辅助检查

阴囊超声检查是必查项目，对睾丸痛的诊断至关重要。有腰背痛病史的患者还建议做 MRI 或 CT 扫描。

（四）诊断

慢性睾丸痛诊断应首先筛选出有明确病因的病变，因此详细的病史采集和体格检查非常重要。问诊应当注意疼痛发生的时间、持续时间、严重程度、部位以及有无牵涉痛等。同时还应注意有无加重或缓解因素,如排尿、肠蠕动、性交、体力活动、久坐等。既往史应当了解患者过去有无感染、外伤、手术等,尤其是脊柱、腹股沟、骨盆和腹膜后区域的手术史。患者心理问题是易被忽视的一个方面,是否有与疼痛相关的身心疾病或者有无焦虑抑郁等心理问题。

精索阻滞术是重要的诊断性治疗手段。方法是将 20ml 无配伍肾上腺素的 0.25% 布比卡因在耻骨结节水平注射到精索内,如果疼痛确实发生在睾丸而不是牵涉痛,精索封闭或精索内神经的离断都应该能缓解疼痛。

(五) 鉴别诊断

对于睾丸内容物区域的疼痛首先应明确是内容物本身的疼痛还是其他部位疾病所引起的牵涉痛,精索阻滞术有助于鉴别诊断。另外,还需辨别睾丸痛是否存在病因,对于存在明确病因的睾丸痛或引起睾丸区域的牵涉痛,需要进一步针对病因进行鉴别诊断。

(六) 治疗

对于有明确病因的患者,采用针对病因的治疗方法通常能起到较好的效果。而对于特发性慢性睾丸痛的患者,主要采取对症治疗以及诊断性神经阻滞治疗。

睾丸痛治疗方法多种多样,目前尚无标准的治疗指南。主流的治疗方法包括保守治疗和手术治疗。手术治疗的预后根据不同的术式和病因也各有差别。对于能够找出明确病因的患者,应当以解决原发病变为主,辅以镇痛等对症治疗。

1. 保守治疗

(1) 药物治疗:首先考虑非侵入性和非毒性方法,如 NSAIDs 和抗生素的使用。有感染征象时,喹诺酮类抗生素常作为首选,因为喹诺酮类抗生素在睾丸组织内有较好的穿透性,疗程至少 4 周。其他口服药物包括抗抑郁药,如阿米替林、去甲替林等,这类药物能抑制初级神经元和次级神经元释放去甲肾上腺素。抗惊厥药,如加巴喷丁、普瑞巴林等,这类药物作为中枢神经系统内的钙通道调节剂,从而减少神经病理性疼痛。

(2) 物理治疗:针灸、骨盆理疗、TENS、体外冲击波等常用于慢性睾丸痛的辅助治疗。TENS 治疗慢性疼痛的原理是电刺激或可引起脊髓背角释放内啡肽,内啡肽可切断周围神经与脊髓之间的联系,从而缓解疼痛。

2. 神经阻滞治疗　运用局部麻醉药和糖皮质激素的精索阻滞术能短期甚至长期缓解疼痛症状,但疼痛复发的时间也有长有短。精索阻滞技术操作较简便,适合在门诊开展,患者易于接受。对于慢性睾丸痛,在反复药物治疗无效的情况下,精索阻滞术是一种安全性高、疗效较好的治疗方法。常见的治疗方法有盲穿法和 B 超引导下穿刺方法。一项开放性研究实验表明,肉毒杆菌毒素 A 神经阻滞对慢性阴囊疼痛的患者可提供持久的疼痛缓解。

(1) 外环口体表标志盲穿法:以耻骨结节外下方 1cm 处为穿刺进针点,触及精索后穿刺进针,注入药液。

(2) B 超引导下穿刺:将探头置于耻骨结节外下方,在超声引导下穿刺进针,辨认输精管和精索血管,在精索内输精管周围及精索两侧注入药液。

3. 脉冲射频治疗　将脉冲式电流通过穿刺电极针输出至精索与生殖股神经。这种方法对精索阻滞得到局部缓解的患者效果较好。脉冲射频能够选择性地瞄准轴突含有与伤害性刺激有关的 Aδ 神经纤维和 C 类神经纤维的神经元,从而阻断疼痛。

4. 手术治疗

(1) 附睾切除术:附睾切除术是疼痛局限于附睾患者的合理选择,特别是应用其他方法不能缓解疼痛的患者。附睾切除术在输精管结扎后疼痛的患者中预后较好。附睾切除术后疼痛缓解率在 10% ~ 92% ,不同研究对于附睾切除后有效率差别较大。附睾切除术成功的预测因素有附睾触痛和与附睾无关的轻度膀胱损伤。手术效果不良的预测因素有体检和超声无检出结构病变的慢性炎症和包括睾丸和精索在内的邻近组织的疼痛。

(2) 显微输精管复通术:对于输精管结扎术后疼痛的患者,显微输精管复通术是较好的手术治疗方法,使用这种手术治疗的输精管结扎后疼痛的患者中,大约50%～69%疼痛完全缓解,几乎均可100%得到症状改善。

(3)显微精索去神经术(microsurgical spermatic cord denervation, MSCD):MSCD 主要适用于特发性慢性睾丸痛患者,但其适应证范围无明确限定。对任何其他疗法失败的患者,在选择睾丸切除术前都应先尝试 MSCD 治疗。MSCD 最大的优势在于保留了睾丸,无论心理或是生理层面上对患者都颇为有益。对行MSCD 术式患者的主要筛选方法是精索阻滞,若患者呈现阳性反应则适合手术。手术的目的是离断精索内所有带有神经纤维的组织,仅保留动脉(睾丸动脉、提睾肌动脉、输精管动脉)和若干淋巴管,对部分患者还需保留输精管,以保证生育功能。

七、间质性膀胱炎

间质性膀胱炎(interstitial cystitis, IC),又名膀胱疼痛综合征(bladder pain syndrome, BPS),是在排除感染或其他疾病的前提下,以与膀胱相关的不适症状(疼痛、压迫感等),伴下尿路不适症状(尿频、尿急等)为主要临床表现并持续6周以上的一类盆腔疼痛综合征。其机制尚不明确,患者常常因为得不到有效治疗反复在泌尿外科、妇科、疼痛科、精神科等科室就诊。

(一)发病机制

1. 糖胺聚糖学说 糖胺聚糖(glycosaminoglycans, GAG),又称为氨基多糖、粘多糖和酸性多糖,属于杂多糖的范畴。GAG 是细胞外基质的主要成分之一,和弹性蛋白、胶原蛋白、纤维连接蛋白和层粘连蛋白等一起组成细胞外基质的框架,在蛋白功能调节、生长因子和细胞因子的信号传递、蛋白酶抑制剂的生成等方面具有重要作用。膀胱黏膜表面覆盖的 GAG 对膀胱上皮起到机械性和静电性保护作用,维持膀胱上皮对尿液中各种溶质的不渗透性,避免了尿液的渗透压,尿液中电解质、酸性物质、微生物以及其他有毒物质对膀胱壁的侵害。各种因素破坏了膀胱黏膜表面的 GAG 层,都可能导致膀胱壁的损害,进而出现疼痛、尿频、尿急等膀胱储尿期功能的障碍。通过膀胱灌注肝素、透明质酸等 GAG 可以用来治疗 IC。

2. 上皮通透性学说 上皮通透性学说是基于尿路上皮通透性的改变。正常的尿路上皮通透性对维持正常的膀胱功能至关重要,尿路上皮通透性的改变可以引起黏膜、逼尿肌和传入神经系统之间神经介导的信号交流的改变,影响膀胱的功能,导致尿频、尿急、膀胱疼痛,从而引起 IC。上皮通透性学说和 GAG 学说都是通过口服或膀胱内灌注 GAG 替代疗法治疗 IC 的理论基础。

3. 感染学说 在很长的时间里,感染被认为是 IC 的病因,主要原因之一是 IC 的症状与感染引起的细菌性膀胱炎非常相似。一些研究表明,膀胱腔内感染可以导致 GAG 保护层结构和组成的改变,引起膀胱壁炎症反应、免疫反应和上皮通透性改变。虽然感染引起 IC 看起来是合理的,然而患者尿液分析和尿培养都没有明确的感染证据。迄今为止,没有报道在 IC 患者的尿液或膀胱活检标本中分离出一致的病原微生物。目前,各种 IC 诊断标准都要求在诊断 IC 之前排除感染。

4. 肥大细胞学说 肥大细胞是一种多功能的免疫细胞,在组织内稳态和细胞环境的异常变化下可以释放多种血管活性物质和炎症介质,从而参与各种免疫、过敏和炎症反应。肥大细胞学说的确切途径和合理解释有待进一步研究。

5. 神经调节学说

(1)感觉神经上调:不伴有 Hunner 病变的 IC 特点是尿路上皮功能障碍和感觉神经的上调,这种上调可以发生于外周和中枢。神经生长因子(nerve growth factor, NGF)是一种神经营养因子,可诱导 IC 患者膀胱中的神经生长、分化并维持神经的高敏感性。肥大细胞和巨噬细胞等炎症细胞可刺激 NGF 的产生,而NGF 可以诱导炎症细胞的释放和肥大细胞的激活,从而形成正反馈并促进 IC 的慢性炎症反应。

(2)传入神经纤维密度或者兴奋性增加:在膀胱的传入神经中,致密的无髓鞘 C 纤维涉及 IC 的疼痛和尿频等症状,C 纤维可以被 TRPV1 所激活。慢性炎症可引起膀胱组织的神经可塑性改变,而 TRPV1 在其中呈过度表达,这有可能是 IC 的病理生理机制之一。

(3)交感神经系统:在猫 IC 模型中,膀胱组织和血液中去甲肾上腺素含量增加,这种交感神经活动增加与其膀胱功能有关,而且猫 IC 模型蓝斑脑桥核中儿茶酚胺合成的限速酶酪氨酸羟化酶活性增加。同样,IC 患者静息状态下血液和 24h 尿样中去甲肾上腺素水平也明显升高,提示交感神经活动增强。

（4）下丘脑-垂体-肾上腺轴:一些研究显示,IC 患者应激功能活动明显改变。下丘脑分泌的促肾上腺皮质激素释放激素和垂体产生的促肾上腺皮质激素可以调节痛觉的神经传递,提高弓状核阿片-促黑素细胞皮质素原神经元的痛阈。下丘脑-垂体-肾上腺轴功能及其节律与 IC 发病密切相关。

6. 遗传和基因 单卵双胞胎同时罹患 IC 的一致性高于双卵双胞胎。IC 患者的成年女性一级亲属罹患 IC 的概率是普通人群的 17 倍,提示 IC 具有遗传易感性。

（二）临床表现

IC 最常见的症状有慢性耻骨上区疼痛,一般表现为轻中度的钝痛,大多为间歇性,也有患者表现为剧烈的疼痛,在整个病史中疼痛的性质是可以发生改变的,很多人可以出现缓慢的进行性加重,症状轻微时也可以描述为"压迫感"或者"不适感"。虽然疼痛是常见的症状,但并不是所有的患者都会出现疼痛。

IC 患者常常出现明显的尿急、尿频、夜尿增多等下尿路症状,但这些储尿期症状并没有特异性,不能作为诊断 IC 的直接证据,也可能是由其他疾病引起。IC 患者早期表现多样,通常只有单一的症状,可以是疼痛、尿频、尿急或者夜尿增多,常常起始于轻度排尿困难或尿急,随着时间的推移,多种症状逐渐显现,可发展为严重的尿频、夜尿增多和耻骨上疼痛,从出现最初的症状到出现所有症状的中位时间为两年。

IC 可以导致抑郁、睡眠不足、性交困难,从而降低生活质量。IC 症状易受饮食、精神压力、身体状态和环境因素的影响。引起 IC 发病或症状加重的常见诱因有精神压力、季节和天气的变化、节食、月经、妇科检查、性生活、突然的剧烈活动、颠簸、穿着紧身的裤子、推动或提升重物、长时间站立、憋尿、尿路感染等,甚至使用某些特定的厕纸或者洗涤剂也可以诱发。

体格检查主要是腹部触诊,以评估有无膀胱压痛。对于那些主要症状为阴道或外阴疼痛的妇女,应检查外阴的疼痛区域,并检查尿道、膀胱、肛提肌和内收肌的压痛情况。

（三）影像学检查

膀胱壁由黏膜、逼尿肌和外膜组成,充盈时平均厚度约为 3mm,现有 CT 难以精确成像。泌尿系超声虽然不能诊断 IC,但可以评估膀胱壁厚度。膀胱壁厚度对于诊断膀胱过度活动有一定意义,对于 IC 的诊断价值不明。MRI 对于软组织有很高的分辨度,对于膀胱壁的检查优于超声和 CT,可以检查膀胱顶部和底部的病变。IC 并无特异性的影像学检查,但可以排除泌尿系统其他疾病,比如泌尿系结石、膀胱肿瘤等。

（四）诊断

各个指南建议在完整的病史、详尽的体格检查和实验室检查基础上,排除其他可引起盆腔疼痛的疾病后,方能进一步考虑 IC/BPS。

诊断标准可参照 2009 年 SUFU 对 IC 的定义:没有感染或其他明确的原因的,与膀胱相关的不愉快感觉(疼痛、压迫感、不适)持续 6 周以上,伴随下尿路症状。患者的症状必须持续超过 6 周,这样病程就符合慢性疾病。下尿路症状指的是尿频、尿急、尿痛和夜尿增多。

1. 病史采集需详尽 应包括评估疼痛的性质、部位、加重减轻因素与特征,及其可能诱因(例如饮食因素);是否有盆腔手术史、盆腔放射治疗史和自身免疫性疾病史等。询问病史结合相关量表确定患者是否同时合并纤维肌痛、肠易激综合征等合并症,有助于确定个体化治疗方案。体检时需要关注压痛点部位、是否有触发点等。

2. 问卷和量表 量表是非常重要的一个工具,包括疼痛量表、心理评估量表和排尿日记等。与视觉模拟疼痛评估相比,简明疼痛评估表能更好地评估基础疼痛和对治疗的反应。最常用排尿日记的是 O'Leary-Saint ICSI/ICPI93 或 10-pt Likert scale 量表,有助于发现特征性的排尿期症状。

3. 尿液检查 患者均应做尿常规和尿培养以排除感染。如果存在无菌性脓尿,则应行结核培养等检查。在尿路上皮恶性肿瘤高风险患者中进行尿液细胞学检查,对女性进行脲原体和衣原体检测,特别是尿培养阴性和有脓尿的患者。

4. 膀胱镜 膀胱内"溃疡"性改变曾经被认为是 IC 特征性的形态变化,在很长的时间里 IC 被分型为溃疡型 IC 和非溃疡型 IC。IC 的诊断不需要异常的形态学和病理学,主要依赖的是病史。膀胱镜以及膀胱镜下水扩张虽然对 IC 没有诊断性价值,但还是可以用于 IC 的分型。IC 膀胱镜表现包括黏膜出血点和 Hunner 病变,黏膜出血点是指水扩张下出现的点状出血,Hunner 病变曾被误认为溃疡,其实是一种特殊的炎症性病变,特点是膀胱扩张引起的黏膜和黏膜下组织深层断裂。

5. 尿动力学检查　主要为了排除排尿障碍、膀胱过度活动症、压力性尿失禁等,不建议作为常规项目。

6. 寻找新的诊断生物标志物　研究 IC 的生物标志物,有助于疾病的诊断、预测治疗效果等,是目前的研究热点,有待于进一步研究和开发用于诊断和检测。

（五）鉴别诊断

IC 需要与膀胱疾病(如膀胱过度活动、慢性膀胱炎、膀胱肿瘤等)、前列腺疾病(如慢性前列腺炎等)、妇科疾病(如慢性盆腔疼痛、子宫内膜异位症等)等相鉴别,而且 IC 容易与肠易激综合征、纤维肌痛综合征、慢性疲劳综合征相混淆。

所有的患者都应该做尿常规和尿培养,以排除感染,不少 IC 的诊断标准需要排除尿路感染。有吸烟史、个人癌症病史或家族癌症病史,特别是出现了近期消瘦的患者需要排除肿瘤,尿路上皮来源的恶性肿瘤可以通过尿脱落细胞学检查来鉴别。另外,还可以通过膀胱超声或者盆腔 CT 来排除肿瘤。

（六）治疗

IC 理想的治疗方案是祛除病因,阻断 IC 病理生理发展,从而达到控制症状、提高生活质量的目的。然而目前 IC 的病因和病理生理过程尚未完全明了,所以这一理想的治疗方案目前无法实现,现有的治疗主要是控制症状,改善生活质量。

1. 治疗原则

（1）阶梯化治疗:AUA 利用循证学依据、收益与风险/负担之间的平衡,将所有的治疗方法分为六线治疗,是目前最为行之有效的治疗体系。首先采用一线治疗方案,即患者教育、行为治疗、疼痛管理、压力管理和心理障碍治疗等;仍有明显症状者则采用二线治疗,即物理治疗、膀胱镜下药物灌注和药物治疗等;若药物治疗反应仍欠佳则加用腔内治疗;腔内治疗疗效欠佳者则采用四线治疗即肉毒素注射或者神经刺激仪植入术。对于以上保守治疗效果欠佳则采用五线治疗口服环孢素 A;所有治疗均告无效者可采用六线治疗:外科手术,包括膀胱切除手术等。

（2）分层和个体化治疗(图 43-2-2):IC/BPS 患者症状复杂多样,有不同的亚型。根据是否有 Hunner 溃疡分为 Hunner 型和非 Hunner 型,膀胱镜下治疗对前者更有效。患者疼痛部位越多,治疗效果越差。同时需要关注患者的合并症,如睡眠障碍、躯体障碍等。

（3）多模式综合治疗:通过不同机制和不同途径的药物联合使用,以提高治疗效果,减少药物治疗的不良反应。同时联合应用康复治疗、物理治疗、自我管理、社会心理干预、锻炼和手法治疗等综合措施。可应用微创介入技术,包括上腹下神经丛阻滞、神经电刺激治疗等,均能不同程度地缓解 IC/BPS,达到事半功倍的疗效。同时建议患者采用多学科诊治。

（4）目前尚无彻底治愈 IC/BPS 方法:治疗是一个长期、持续的过程,治疗的目的是通过控制症状达到患者可耐受的合理水平,恢复功能,重回工作岗位和社会角色,提高生活质量。

2. 治疗方法

（1）一般治疗:包括患者教育、生活方式改变、饮食调理、行为治疗、压力管理和心理疏导等,是一线治疗,也是最重要的治疗方案。

（2）针灸:针灸是一种通过神经调节达到有益效果的替代疗法。针刺刺激内啡肽的产生,通过刺激 α-δ 纤维而减轻疼痛,同时抑制无髓感觉 C 纤维。

（3）认知行为疗法:认知行为疗法是包括由认知(思想)成分和介入行为成分组成的类别广泛的不同治疗方案。旨在帮助患者制定更好的应对策略,改变他们的慢性疼痛信念,减少他们的灾难性思维,并最终增强他们的能力。治疗的总体目标是增强患者对疾病的信心。

（4）物理治疗:属于二线治疗方案。为患者提供适宜的物理治疗技术,包括盆腔、腹部或髋部肌肉激发点的按摩、拉伸不当收缩的肌肉、松解疼痛性瘢痕、体外冲击波等,但不推荐为有盆底疼痛的患者提供盆

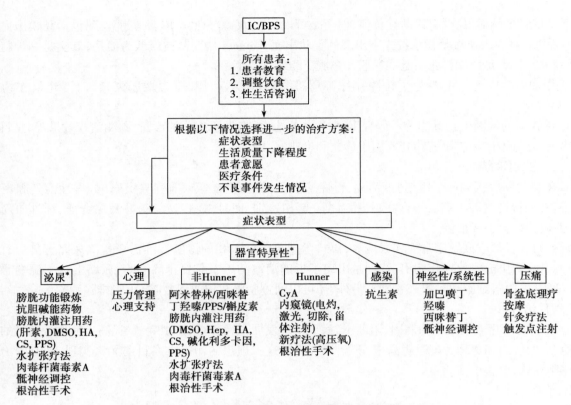

图 43-2-2　加拿大泌尿外科协会推荐的分层治疗方案
DMSO：二甲基亚砜；HA：透明质酸；CS：硫酸软骨素；PPS：戊聚糖多硫酸钠；Hep：肝素；CyA：环孢素 A。

底强化训练，如 Kegel 训练（A 级证据）。

（5）药物治疗：镇痛药、抗抑郁药、抗组胺药和戊聚糖多硫酸钠等口服药物为二线治疗，而口服环孢素 A（Cyclosporine A，CyA）为五线治疗。

（6）膀胱内治疗

1）膀胱内药物灌注：可在膀胱内灌注单药或者联合几个药物（即"鸡尾酒"疗法）。药物包括：①补充/修复尿道上皮受损的糖胺聚糖层的成分，如透明质酸、硫酸肝素、硫酸软骨素等，各种药物均有一定的疗效。②局部麻醉药，如利多卡因，在膀胱内连续释放达 2 周。③有抗炎特性的药物，如二甲基亚砜是一种有机硫化合物，具有抗炎特性，可放松肌肉，溶解胶原蛋白，通过神经阻滞减轻疼痛并提供肌肉放松。二甲基亚砜是 FDA 批准的唯一一种用于 IC/BPS 膀胱内灌注的药物。一般建议 50% 二甲基亚砜 50ml 灌注入膀胱中，可同时注入 2% 利多卡因 20ml，灌注时间为 10~20min，每周一次，重复 6~8 周。若疗效可，建议以后每月一次灌注，加以疗效维护。

2）膀胱镜下水扩张和内镜下治疗 Hunner 病变：为三线治疗。患者麻醉后进行膀胱镜检查，同时可以进行低压（60~80cmH$_2$O）的短时间的（少于 10min）水扩张。如果一线和二线治疗不能控制症状，可以选择更具侵入性的三线治疗。

3）膀胱内 A 型肉毒素注射：为四线治疗手段，采用此方法可能需要进行间歇性的自我导尿。A 型肉毒素可以与胆碱能神经末梢突触前膜上的一个特定受体结合，阻断神经递质释放进入突触，导致肌肉松弛性瘫痪；同时具有外周脱敏作用，减少膀胱慢性炎症，减少尿路上皮细胞凋亡信号。与单独使用 A 型肉毒素（C 级推荐）相比，EAU 指南中，A 型肉毒素合并膀胱镜下水扩张术为 A 级推荐。

（7）神经调控治疗：也属于四线治疗手段，大多指南提倡在外科手术前进行。对于难治性患者，骶神经调节（Sacral Neuromodulation，SNM）有效安全。神经阻滞、毁损等一些微创神经调控手段也被报道用于控制难治性患者症状。

（8）外科手术治疗：各指南一致认为手术治疗是最后的一步。针对溃疡或明确病变部位进行毁灭及重建性外科手术,包括溃疡等离子电灼术、经尿道溃疡电切除术、经尿道溃疡激光切除术、膀胱部分切除术、膀胱扩大成形术及尿流改道术等。这些手术无一例外都是创伤比较大的破坏性手术,并不适合用于治疗作为良性疾病的 IC,所以应该作为最后的选择。必须充分告知患者,即便做了手术,也未必可以使疼痛的症状缓解。手术方式的选择也需要进行充分的考虑。

(9) 其他治疗:治疗 IC/BPS 新方法和新技术层出不穷。很多患者在骨盆部位出现疼痛也可能是肌肉等软组织问题,可以应用体外冲击波、触发点、银质针等肌肉松解技术治疗。

综上所述,IC/BPS 病因和病理生理尚未完全明了。越来越多的指南推荐阶梯化、个体化分层治疗和多模式多学科治疗。同时,随着对其机制和病因研究的不断深入,新方法和新技术不断涌现,有望取得更好的疗效,提高患者生活质量。

八、溃疡性结肠炎疼痛

(一) 概述

溃疡性结肠炎疼痛主要是指由溃疡性结肠炎导致的急性或/和慢性腹痛。溃疡性结肠炎(ulcerative colitis,UC)是一种病因不明确地发生于结肠的弥漫性、连续性和浅表性非特异性炎症。溃疡性结肠炎均起始于直肠,向上延伸至不同水平,病变主要局限于大肠黏膜与黏膜下层。临床表现为腹泻、黏液脓血便、腹痛。病情轻重不等,多呈反复发作的慢性病程。可发生于任何年龄,多见于 20~40 岁。本病在欧美国家多见,且有增多的趋势。我国发病率不高,但发病率有增高趋势。

(二) 临床表现

大多数溃疡性结肠炎起病缓慢,少数急性起病。病程呈慢性经过,表现为发作期与缓解期交替出现。临床表现与病变范围、病型及病期相关。腹泻和黏液脓血便可见于绝大多数患者,偶有便秘症状。轻型患者可无腹痛,或仅有腹部不适。中重型患者可出现全身表现和肠外表现,如外周关节炎、结节性红斑、前葡萄膜炎等。严重患者可出现中毒性巨结肠、直肠结肠癌变、大出血等并发症。超过一半的 UC 患者可能遭受疼痛的困扰。

(三) 体格检查

腹痛多位于左下腹,为轻中度疼痛,或有压痛存在,排便后疼痛可缓解,伴有里急后重。病情严重者,可出现持续剧烈的腹痛。有时可触及痉挛的降结肠或乙状结肠。如果合并有腹肌紧张、反跳痛、肠鸣音减弱,应注意中毒性巨结肠和肠穿孔发生。

(四) 辅助检查

1. 血液检查　血沉加快和 CRP 升高是活动期的标志。

2. 粪便检查　目的在于排除感染性结肠炎,需反复多次进行。

3. 自身抗体检测　血中外周型抗中性粒细胞胞浆抗体(p-ANCA)和抗酿酒酵母抗体(ASCA)分别为溃疡性结肠炎和克罗恩病的相对特异性抗体。

4. 结肠镜检查　结肠镜是诊断本病的重要手段之一。应行全结肠及回肠末端检查,观察黏膜变化,明确病变范围。

5. X 线钡剂灌肠检查　可辅助选择,重型患者慎用。

(五) 诊断与鉴别诊断

1. 诊断　溃疡性结肠炎疼痛的诊断首先要明确溃疡性结肠炎的诊断。一个完整的诊断应包括临床类型、临床严重程度、病变范围、病情分期及并发症。

2. 鉴别诊断

(1) 急性自限性结肠炎:各种细菌感染导致的炎症性疾病,抗生素治疗效果好。

(2) 阿米巴肠炎:粪便可检出阿米巴滋养体或包囊,抗阿米巴治疗有效。

(3) 血吸虫病:有疫水接触史,粪便检查可见血吸虫卵。

(4) 克罗恩病:一般无肉眼血便,病变多位于回肠末端及邻近结肠。

(5) 大肠癌:多见于中年以后,结直肠指检可触及肿块,结肠镜或 X 线钡剂灌肠帮助鉴别。溃疡性结肠炎也可发生结肠癌变。

（6）肠易激综合征：为功能性疾病，结肠镜检查无器质性病变证据。

（7）其他：感染性肠炎、缺血性肠炎、放射性肠炎、结肠憩室炎等。

（六）治疗原则

治疗目的是控制急性发作，减少复发，防治并发症。

因溃疡性结肠炎同克罗恩病同属于炎症性肠病，治疗原则、治疗方案与克罗恩病相同。

（七）康复和预后

大多数溃疡性结肠炎患者疼痛都能够得到有效缓解。溃疡性结肠炎呈慢性过程，大部分患者反复发作，轻度及长期缓解者预后较好。部分患者通过手术治疗可获得根治。病程漫长者，需要注意癌变，危险性增加，应做好随访和监测。

九、克罗恩病痛

（一）概述

克罗恩病痛主要是指由克罗恩病导致急性或/和慢性腹痛。克罗恩病（Crohn 病），是一种病因不明确的胃肠道慢性肉芽肿性疾病。病变可累及从口腔至肛门的各段消化道，但以末端回肠和邻近右侧结肠最为多见。本病活动期与缓解期交替，有终生复发倾向。部分患者迁延不愈，预后不良。本病在欧美国家多见，且有增多的趋势。我国发病率不高，但发病率亦有增高趋势。

（二）临床表现

腹痛、腹泻和体重下降三大症状是克罗恩病的主要临床表现。大多数患者起病隐匿且缓慢，早期通常表现为腹部隐痛或/和间歇性腹泻，从发病到确诊往往需要数月至数年。少数患者可急性起病，表现为急腹症，酷似急性阑尾炎发作或急性肠梗阻。

克罗恩病主要表现为腹痛，多位于右下腹或脐周，间歇性发作，常为痉挛性阵痛伴肠鸣。进餐后加重，排便或肛门排气后缓解。可能与进餐引起胃肠反射或肠内容物通过炎症狭窄肠段引起局部肠痉挛有关。

（三）体格检查

常有腹部压痛，部位多在右下腹。如果出现持续性腹痛和明显压痛，提示炎症波及腹膜或腹腔内脓肿形成。全腹剧痛和腹肌紧张，提示病变肠段急性穿孔。

10%～20% 的患者可形成局部脓肿，右下腹或脐周可触及腹部包块。如果包块固定，提示有粘连，可能形成内瘘。少数患者体检时可发现肛周或腹壁瘘管。

（四）辅助检查

1. 实验室检查　贫血，且与疾病的严重程度一致。活动期可有白细胞水平增高，明显增高提示合并感染。粪便隐血试验常呈阳性。

2. 影像学检查　胃肠钡剂造影和钡剂灌肠检查，X 线表现为肠道炎性病变，可见黏膜皱襞粗乱，纵行性溃疡等，病变呈节段性分布。腹部超声、CT、MRI 等均可显示肠壁增厚，腹腔或盆腔脓肿，包块等。

3. 结肠镜检查　全结肠及回肠末端检查，可直视观察病变，有助于该病的早期识别，病变特征的判断，病变范围及严重程度的估计，并且能够取活检。对小肠病变常与 X 线检查互为补充。胶囊内镜提高了小肠病变诊断的准确性。

4. 活组织检查　对诊断和鉴别诊断有重要价值。

（五）诊断与鉴别诊断

1. 诊断　克罗恩病痛的诊断首先在于明确克罗恩病的诊断。临床上，对于慢性起病，反复发作性右下腹或脐周痛、腹泻、体重下降，特别是伴有肠梗阻、腹部压痛、腹块、肠瘘、肛周病变、发热等表现的患者，应考虑本病。表现典型的患者，在充分排除各种肠道感染性或非感染性炎症疾病及肠道肿瘤后，可作出临床诊断。

2. 鉴别诊断

（1）肠结核：干酪样肉芽肿是肠结核的特征性病理组织学改变。对鉴别有困难不能除外肠结核的患者,可行诊断性抗结核治疗,如 2~6 周后症状明显改善,可诊断为肠结核。

（2）小肠恶性淋巴瘤:小肠恶性淋巴瘤可长时间局限在小肠,部分患者肿瘤呈多灶性分布,X 线胃肠钡剂造影、B 超或 CT 检查有助于二者的鉴别。

（3）溃疡性结肠炎:常有肉眼血便,病变连续,大多数都可累及直肠,较少形成包块。

（4）急性阑尾炎:腹泻少见,常有转移性右下腹疼痛。压痛局限于麦氏点。

（5）其他:如血吸虫病、阿米巴肠炎、缺血性肠炎、放射性肠炎、肠易激综合征、恶性肿瘤或其他原因引起的肠梗阻等。

（六）治疗

克罗恩病的治疗需要制定针对疾病本身的治疗方案以及针对疼痛的治疗方案。大多数情况下,通过积极地治疗原发病便可减轻疼痛。常用的治疗克罗恩病的药物包括氨基水杨酸类药物（如柳氮磺吡啶）、糖皮质激素、免疫调节剂（如英夫利西单抗）、抗菌药物、生物反应调节剂等。

鉴于克罗恩病的疼痛发生机制较为复杂,包含了内脏痛、躯体痛和神经病理性疼痛,止痛治疗方案主要包括药物治疗、微创治疗、心理行为干预治疗、手术治疗等。

1. 药物治疗　包括 NSAIDs、解痉药及阿片类药物,目前都没有明确的证据支持,应常规使用这些药物,临床上需根据患者的病情,慎重选择。TCAs、加巴喷丁和普瑞巴林,必要时均可选用。

2. 微创治疗　包括针灸、神经阻滞和 TENS 治疗。

3. 心理行为干预治疗　包括认知行为治疗、催眠治疗、社会心理支持治疗。

4. 手术治疗　如患者存在穿孔或瘘管形成、梗阻、出血等合并症,需急诊手术治疗。

（七）康复和预后

克罗恩病经治疗后可好转,也可自行缓解。多数患者反复发作,迁延不愈。大多数患者在病情得到控制后,疼痛都可明显缓解,少部分患者病情控制后仍存在慢性腹痛症状,需要长期辅助药物治疗。

十、盆腔疼痛综合征

盆腔疼痛综合征是局限在下腹部、盆腔、腹股沟和会阴部的疼痛,病因复杂。患者生活被疼痛所支配,又难以进行病因治疗,而且没有有效的对症疗法。盆腔器官受交感和副交感神经的双重支配,这些疼痛可表现为神经性疼痛并导致强烈的情绪反应,常常伴有焦虑、抑郁和沮丧。

发生在任何盆腔脏器的疼痛都可在被相同脊髓节段的躯体传入神经所支配的皮肤区感觉到,此类疼痛被称为"牵扯痛"。原发于卵巢的疼痛可以牵扯到大腿前侧皮肤。子宫及子宫颈部痛可以牵扯到下腹部 T_{12} 神经所支配的腹壁。源于膀胱和阴道的疼痛可以牵扯到耻骨部和腹股沟部皮肤。

（一）病因

盆腔疼痛的病因来自病理、生理和心理的多种因素的共同作用而变得复杂。疼痛部位可能无明显的病理学改变,疼痛难以描述,很难从一种症状推断出某种疾病。盆腔疼痛提示肿瘤、炎症改变、外生殖器损伤、传染病及泌尿生殖器结构畸形等可能。

1. 急性盆腔痛　病因有感染性炎症,如盆腔炎性疾病;女性附件炎症;男性生殖系统炎症;感染性膀胱炎;急性带状疱疹;辐射性及化学性膀胱炎;转移癌;泌尿系结石;外生殖器损伤;产后损伤等。

2. 慢性盆腔疼痛　慢性盆腔炎症疾病是继发于急性盆腔感染而引起长久的组织损伤,即泌尿系统及宫旁组织、输卵管、卵巢等。

（二）诊断

只有对盆腔疼痛综合征病因学有充分的理解,详细询问病史,才能够对诊断有所帮助。初期评估包括疾病的急性或慢性发作。疼痛时间和某些与疼痛起始相一致的因素,如腹部手术或妊娠。疼痛的性质、部位,是否局限在相同位置。疼痛的触发点和扳机点。运动通常会加重疼痛程度。疼痛产生的部位有助于区分躯体痛或内脏痛。

1. 临床表现

（1）急性盆腔痛表现:泌尿系结石可以出现在肾盂、肾盏、输尿管和膀胱及尿道内,可以造成损伤性疼痛,疼痛可呈爆发性出现,或持续性存在,也可间断性发作。出现尿频、尿急、尿痛、血尿等泌尿系刺激症状。

（2）慢性盆腔痛表现:一般为疼痛持续6个月以上,局限在下腹部,盆腔、腹股沟、会阴部和睾丸的疼痛。呈持续性间断发作的刀割样、烧灼样、针刺样疼痛并有电击样痛和跳痛。直肠、阴道、睾丸、阴茎可有异感,痛觉超敏或痛觉过敏,病情迁延,疼痛逐渐加重。

2. **体格检查**　主要检查部位是肌肉与骨骼、骶髂关节、尾骨或骶骨,臀部和盆底扳机点,盆腔部位的皮肤、黏膜、筋膜、肌肉的触摸检查,以判断疼痛性质。直肠指诊检查或阴道检查可发现特殊区域触痛,肌痉挛或触痛点。肌肉骨骼和神经系统检查应该特别注意疼痛来源于骶髂关节和尾骨的可能性。外生殖器检查时可发现红肿、水疱和痛觉异常。

3. **辅助检查**　可判断有无器质性病变,采用超声、MRI、CAT扫描,盆腔镜、膀胱镜,阴部神经CT三维重建,诊断性局部麻醉药局部注射治疗,心理咨询干预等检查手段协助诊断。

（三）鉴别诊断

鉴别诊断包括肿瘤、传染病、梗阻性病变、组织解剖学结构异常等。局部触痛可提示特定器官病变;用窥器检查可直接显露出子宫颈与阴道病变;肠鸣音听诊可提示肠道运动存在或消失,考虑梗阻的可能;神经学检查可以提示神经病变或局部神经根病变的存在。

诊断性局部神经阻滞对于确定神经传导通路性疼痛和交感神经性疼痛可能有用。经阴道或会阴的阴部神经阻滞对于诊断阴部神经卡压综合征很有帮助。骶髂关节注射、奇神经节阻滞、尾骨神经阻滞和上腹下神经丛阻滞可能具有诊断意义。

盆腔疼痛综合征必须排除癌性疼痛,当没有肿瘤病变的表现（如体重下降）和阳性影像学检查结果时,应做疼痛区域的特殊检查。膀胱镜检查可以明确间质性膀胱炎的诊断,同时还可排除尿道憩室炎、尿道结石、尿道良性肿瘤等疾病。

感染性炎性疾病的诊断包括性传播疾病、其他细菌性和真菌性传染病及特殊病毒感染性疾病,如生殖器疱疹等。既往有盆腔区域的放射治疗史及膀胱区域的化疗史,对诊断有一定指导意义。

虽然任何一种疾病都可能导致盆腔疼痛综合征,但疼痛也可能是几种疾病共同作用的最终结果,其中每种疾病均可促成疼痛的发生且均需进行治疗。如一名女性可能有子宫内膜异位症、间质性膀胱炎、情绪应激以及肛痉挛等盆腔疾病。

（四）常见疼痛疾病

1. **子宫内膜异位症**　子宫内膜异位症是病因不清而临床表现各异的疾病,在宫腔外发现内膜腺体和基质可确定诊断。盆腔疼痛可表现为痛经（45%）、性交困难（16%）、直肠痛（8%）、尿频、膀胱痛、后背痛、大腿放射痛等,也可出现会阴或阴道疼痛,有时表现为持续性盆腔钝痛。盆腔检查可有局部触痛,子宫直肠隐窝及宫骶韧带触及疼痛,可行腹腔镜检查和组织学检查,以确定诊断。

根据患者年龄,疼痛严重程度以及是否影响患者的生活质量进行个体化治疗,如手术治疗、镇痛药物、神经阻滞、SCS等。

2. **盆腔炎疾病**　高达30%盆腔类疾病女性可发生盆腔疼痛综合征。慢性盆腔炎性疾病的诊断是指一种活动性的但处于亚临床的感染过程,是继发于急性盆腔感染而引起的长久的组织损伤,如盆腔各器官炎症、粘连、积水、肿物、囊肿扭转等。限制器官活动性的致密粘连可导致内脏痛,粘连可能是导致某些患者盆腔痛的原因。检查可采取腹腔镜、盆腔超声及盆腔静脉造影等。经过适当的抗炎及对症治疗可缓解疼痛症状。

3. **卵巢痛**　正常功能的卵巢及附件器官也会出现盆腔疼痛,排卵期间卵泡破裂引起的经间痛。多囊卵泡综合征、卵巢扭转可产生疼痛。

卵巢残片综合征常见于卵巢切除术中操作困难时残留的卵巢组织。患者既往有盆腔器官手术史,典型症状为持续性或周期性一侧盆腔痛,腹壁局限性触痛为固有特征,超声下有时显示圆形囊状包块。治疗主要为手术方法,可选用交感神经阻滞方法。

卵巢癌患者多数存在一种或多种非特异性症状,如下腹痛、不适、压迫感、腹胀感、腹围增加、便秘、食欲不振、恶心、消化不良、月经周期不规则、阴道异常出血、腰痛、乏力、尿频或性交痛。治疗可见癌性盆腔痛章节。

4. 外阴痛 原发性外阴痛和触觉异常性外阴痛是症状性描述的诊断。局部检查除会阴及提肛肌偶有疼痛外无特殊表现。症状为烧灼痛、刺痛伴性交困难,可存在痛觉过敏,但疼痛并不与触摸密切相关且无体征。

外阴前庭综合征是外阴痛最常见的类型。外阴前庭多对刺激非常敏感,并伴有相关组织不同程度的红斑。

这两种类型在治疗上非常困难,应用糖皮质激素、利多卡因软膏、辣椒素软膏等药物,会阴部神经阻滞及口服 TCAs 和普瑞巴林及加巴喷丁有效,但对部分患者,效果不尽如人意。

5. 盆腔充血综合征 盆腔充血多发生于育龄妇女,盆腔静脉慢性扩张瘀滞而引起血管充血。当充血严重到一定程度就可能引起疼痛。此特征为疼痛部位可变,深部性、产痛,性生活、产后疼痛及久站后疼痛加剧。在影像学检查中发现盆腔静脉曲张(子宫静脉和卵巢静脉扩张)、血流减慢。然而,在无症状的女性中,盆腔静脉关闭不全和扩张很常见。进行盆腔镜检查确定诊断。

6. 间质性膀胱炎 间质性膀胱炎是盆腔疼痛综合征的一个常见原因,此慢性炎症导致盆腔痛和刺激膀胱功能失调,伴尿频、尿急、夜尿和疼痛。疼痛部位在下腹部、盆腔、腹股沟和会阴。

7. 肠易激综合征 该病在妇女中较为常见。患者倾向于多发症状,尿频、尿急、背痛及性交困难为常见症状,主要症状为腹壁绞痛,腹泻与便秘频繁交替出现。有时又称内脏痛觉过敏,是一种胃肠道疼痛综合征,以与肠功能有关的慢性或间质性腹痛为特征,无任何可导致症状的器质性病变。

8. 肌筋膜和触发点痛 肌肉或韧带受到损伤形成敏感点,活动可妨碍愈合,从而使疼痛持续存在。肌筋膜疼痛综合征是起源于骨骼肌触发点的疼痛。压迫应激性过度的点可导致局部疼痛和牵涉痛。

9. 睾丸疼痛和前列腺疼痛 睾丸疼痛可以由多种病因引起,如肿瘤、感染、精索静脉曲张、睾丸囊肿及睾丸鞘膜积液;手术创伤及非医源性创伤可致慢性炎症改变,出现感觉异常伴有慢性疼痛。糖尿病性神经病变和脊椎间盘病变引起神经卡压均可表现睾丸痛。根据病因不同,治疗上可选择使用手术、抗炎及神经切断术。

10. 耻骨炎 耻骨炎指由耻骨联合的非感染性炎症导致下腹部和盆腔疼痛,可能是手术的并发症,或与妊娠分娩、体育运动、创伤或风湿性疾病有关,活动时均可使疼痛加重。

11. 癌性盆腔痛 癌性盆腔痛的原因很多,如肿瘤自身进行性发展(如压迫、浸润和转移)、肿瘤治疗后的手术组织损伤和神经损伤、放射性组织损伤引起的炎症等引起的盆腔疼痛。其表现为钝痛、隐痛、坠胀等,可有爆发性疼痛,表现为锐痛、烧灼样剧痛、刀割样剧痛、强烈绞痛等,可持续或间歇性发作。

12. 精神健康问题 躯体障碍是一种具有非特异性躯体症状的综合征。因疼痛而产生焦虑、抑郁或其他精神病表现,并可放大疼痛症状。睡眠障碍与疼痛或抑郁互为因果关系。

（五）治疗

对慢性盆腔疼痛综合征患者最好的治疗是多学科综合治疗,既有连续性又循序渐进,以防止身体和心理后遗症的发生。

1. 保守治疗

（1）物理治疗:盆底锻炼、按摩、TENS、体外冲击波等。

（2）药物治疗:NSAIDs、抗神经病理性疼痛药物等。

（3）心理干预治疗:心理咨询、催眠、抗抑郁和焦虑治疗、抗惊厥药治疗等。

2. 非保守治疗

（1）非恶性疼痛治疗:神经阻滞、射频治疗等。神经根刺激试验成功后可给予植入给药系统(鞘内吗啡泵植入)或神经电刺激 PNS 镇痛(永久性植入刺激电流)及 SCS。SCS 被广泛用于慢性顽固性疼痛疾病的临床治疗。

（2）恶性疼痛治疗:阿片药物、辅助镇痛药物及姑息疗法,一部分患者可缓解,而一部分患者对药物治疗无反应,可采取神经破坏性毁损、射频热凝等。

（六）康复和预后

对有明确病因的患者,急性期进行规范治疗,病情可有效控制,部分患者因疾病的复杂性可转成慢性盆腔痛。需要指导患者了解疾病形成,有针对性消除不良习惯,缓解患者紧张情绪及社会因素误导,解除心理压力,积极参与有利于身心的活动,提高机体抵抗力。

十一、腰痛/血尿综合征

（一）概述

腰痛/血尿综合征(loin pain-hematuria syndrome,LPHS)是一种罕见疾病,患病率低于0.07%。青壮年患病居多,女性多于男性。无基础获得性肾小球疾病时发生的LPHS为原发性,而存在获得性肾小球疾病时发生的LPHS为继发性。LPHS引起血尿和疼痛的可能病因包括肾血管疾病、凝血病、肾血管痉挛、自身免疫性因素和精神病理学。

（二）发病机制

LPHS发病原因尚无定论,多数认为与肾内血管痉挛、肾小管微结晶及出血、免疫炎性反应导致补体激活、肾血管交感神经功能异常、精神心理因素等有关。病理改变主要为肾小球血管炎、肾小管内红细胞管型、间质纤维化等。原发性LPHS可无显著病理改变。

（三）临床表现

1. 症状

（1）腰痛:性质为绞痛、烧灼痛或跳痛,多持续发作,常局限于脊肋角,也可放射至腹部、腹股沟区或大腿内侧。运动可诱发或加重疼痛。疼痛发作时常伴自主神经功能症状,如恶心和呕吐等。偶有上腹痛症状。

（2）血尿:多和腰痛同时出现,常伴有疼痛加重。多数患者会经历至少一次肉眼血尿发作,肉眼血尿和疼痛可持续数周至数月,多数患者为镜下血尿。一些患者在血尿消失后疼痛仍然持续。极少数情况下,疼痛发作伴有低热和排尿困难,但无泌尿道感染。

2. 体征　腹软,无压痛及反跳痛,肾区轻叩痛较常见,胸背部肌肉痉挛多见,可有压痛。

（四）辅助检查

尿常规检查可见异形红细胞,主要为棘红细胞,伴有或不伴红细胞管型,这两种情况都提示血尿为肾小球来源。

肾功能检查、影像学检查和膀胱镜检查多正常。

肾脏活检肾小管出现红细胞管型,肾小球基底膜结构异常等,可鉴别原发性LPHS与继发性LPHS。

（五）诊断与鉴别诊断

1. 诊断标准

（1）呈典型LPHS疼痛,即疼痛严重、单侧或双侧、持续或反复发作、局限于肋脊角、轻叩时加重且长时间存在(6个月或更长)。

（2）既往肾结石病史,当前无结石阻塞泌尿道。

（3）尿液分析都存在肉眼血尿或镜下血尿。

（4）排除其他疾病。

2. 鉴别诊断　LPHS诊断存在一定困难,需要进行多种疾病的鉴别诊断。常见鉴别诊断包括肾脏及输尿管本身疾病,如肾或肾周脓肿、急慢性肾盂肾炎、肾乳头坏死、肾结石、输尿管囊肿、多囊肾病、肾细胞癌、移行细胞癌、肾错构瘤、反复性肾血栓栓塞等。其他如子宫内膜异位症、左肾静脉压迫(胡桃夹综合征)等也要注意鉴别诊断。

（六）治疗

1. 保守治疗　疼痛管理药物可以有效控制症状,是目前主要治疗措施之一,非阿片类药物(外用、口服NSAIDs)和阿片类药物,包括治疗神经病理性疼痛药物(离子通道调节剂、SNRIs等)可视疼痛评分及疼痛性质进行选用。血管紧张素转化酶抑制剂或血管紧张素受体拮抗剂抑制血管紧张素,可能降低血尿和疼痛发作的频率和严重程度。肾盂内辣椒素灌注、布比卡因灌注等治疗,尚缺乏循证医学证据。同时加强心理评估,如存在焦虑、抑郁及躯体症状障碍等共病,可同时治疗。

2. 微创治疗 药物治疗无效,无禁忌证时,神经阻滞镇痛、腹腔神经丛阻滞、下胸段 DRG 脉冲射频等治疗方法可酌情使用。保守治疗疼痛控制不满意,可行鞘内药物输注系统治疗。

3. 手术治疗 经保守治疗和微创治疗,疼痛控制仍不满意,可行外科肾脏去神经术。自体肾移植的长期结局可能优于外科肾脏去神经术。

4. 其他治疗 如输注硫代硫酸钠、输注生理盐水、输注多巴胺和口服西地那非来增加肾血流量的疗法。这些干预措施均可酌情使用。

(七) 康复和预后

大多数 LPHS 患者症状最终会消退。生活方式有所帮助,避免诱发 LPHS 疼痛的活动,高钙尿症患者应避免饮酒,摄入低盐、低嘌醇饮食或减少肉类摄入。

第三节 机械性内脏痛与血管源性疼痛

一、肾/输尿管绞痛

肾/输尿管绞痛是由于输尿管梗阻引起的腰背部剧烈疼痛,可伴有同侧沿输尿管径路向下腹部、腹股沟、阴囊等处的放射,一般称为肾绞痛。一个人在一生中发生肾绞痛的风险估计为 1% ~ 10%,所以肾绞痛是非常常见的,约占美国全部急诊的 1%。绝大多数肾绞痛病例是由泌尿系结石导致的急性部分或完全性输尿管梗阻引起的,大约 5% 肾绞痛是由于其他泌尿系统疾病,如输尿管凝血块堵塞、肾盂肾炎、肾盂输尿管连接部梗阻等原因引起,另外还有 10% 肾绞痛可能是由肠道疾病、妇科疾病、腹膜后和血管疾病等泌尿系统之外的原因导致的输尿管梗阻所引起。随着医学技术的发展,肾绞痛的病理生理、影像学检查、诊断和治疗也随之不断进展。

(一) 发病机制

急性肾脏外伤、结石、瘤栓、血块或输尿管支架等异物导致下游梗阻,引发输尿管扩张、肾盂积水、肾盂内压增加,牵拉肾包膜,引起肾绞痛。

1. 神经炎症刺激 肾输尿管绞痛的机制,一直以来都普遍认为是末梢神经的物理性拉扯,而这一刺激来自于梗阻导致集合系统内壁的压力急剧升高。体表的疼痛分布是疼痛信号传出后植物内脏神经对脊髓信息的综合反馈,疼痛可能出现在任何与泌尿系统共享神经网络的器官或组织上。腹部和肠管神经丛与肾输尿管神经丛汇集到脊髓的同一节段,可以解释肾及输尿管绞痛时伴随其他内脏症状。

2. 嘌呤能受体理论 引起肾绞痛的最重要痛觉感受器位于肾盂、肾盏、肾包膜和输尿管上段的黏膜下。虽然局部刺激或输尿管蠕动亢进可以产生一定的疼痛刺激,然而肾盂、肾包膜和输尿管的急性膨胀似乎更容易产生疼痛的感觉。上皮细胞对机械扩张做出反应,释放出 ATP,ATP 作用于"嘌呤能受体",产生伤害性信息,通过感觉神经纤维传递到中枢。ATP 还是一种重要的神经递质,所谓"嘌呤能受体"是一种配体门控的阳离子通道,即 P_2X 受体,被 ATP 激活后,可以通过 Na^+、K^+、Ca^{2+} 等阳离子,从而达到传递信息的目的。P_2X 受体广泛分布于外周和中枢神经系统,参与感受和传递伤害性信息。嘌呤能受体参与输尿管的神经病理性疼痛、炎症,嘌呤能受体拮抗剂可以作为治疗肾输尿管相关疼痛的新型镇痛药的靶点。

(二) 临床表现

1. 症状 典型的临床表现为肋脊角处、腰背部或上腹部疼痛,或可起始于肋骨下缘,疼痛剧烈难忍,阵发性或持续性发作。输尿管绞痛可沿输尿管走行方向放射至同侧腹股沟、大腿内侧、男性阴囊或女性大阴唇区。急性发作时,疼痛剧烈程度甚至超过手术、分娩或骨折,结石移动可同时伴血尿。疼痛刺激和反射可引起胃肠道平滑肌痉挛,部分患者伴随心动过速、恶心呕吐、肠蠕动增加等症状,少数患者仅以恶心呕吐等消化道症状起病。体位变动或跳跃等可能加重或缓解疼痛,与输尿管蠕动、结石移动、间断性梗阻有关,因此患者可能会频繁改变体位,以缓解疼痛。疼痛最明显处往往是梗阻发生的部位,但不能用于准确定位。随着结石或梗阻物排出,严重的疼痛可瞬间消失。

2. 体征　患者取平卧位时,患侧输尿管走行区可有压痛。患者取坐位或侧卧位,患侧肋脊角处可有叩击痛,肋脊点、肋腰点和季肋点可能有深压痛。当结石嵌顿时间较长,出现肾盂积水或积脓时,肾脏触诊质地柔软和富有弹性,可有波动感。结石完全嵌顿的患者,反而疼痛感不强或完全无疼痛症状,但肾脏损伤较重。

(三) 辅助检查

1. 影像学检查　包括 B 超、腹部平片(kidney ureter bladder,KUB)、CT(图 43-3-1)、MRI 等,以明确病因(梗阻部位、结石大小及位置、肾脏损伤程度、大血管损伤等)。

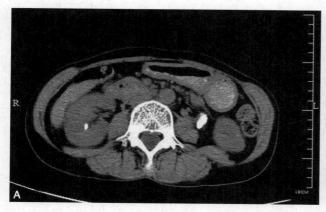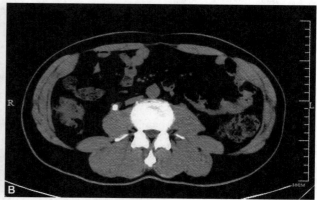

图 43-3-1　A 左侧输尿管结石伴右肾结石;B 右侧输尿管结石嵌顿

(1) KUB:鉴于绝大多数为输尿管结石所引起,KUB 价格便宜,检查速度快,因此是诊断肾绞痛常规性检查方法。单用 KUB 平片诊断价值比较小,检查结果阴性容易误以为结石已经排出。KUB 可用于输尿管结石患者体外冲击波碎石术和输尿管镜术前定位,也可用于术后管理和随访。

(2) 超声检查:B 超检查是肾输尿管绞痛首选的筛查和随访方法,具有便携、无创、快速、可重复、无电离辐射和相对便宜等特点和不受结石性质影响的优点,同时可鉴别其他一些急腹症。特别适合于妊娠和对电离辐射有抗拒心理的患者。同时,泌尿系超声也不需要造影剂,适合于肾功能不全的患者。泌尿系超声主要缺点是主观性比较强,输尿管中、下段的结石容易受肠道气体的干扰。

(3) 静脉尿路造影(intravenuous urogram,IVU):或称为静脉肾盂造影(intravenous pyelogram,IVP),曾是诊断肾绞痛的金标准。肾绞痛的 IVU 表现为患者显影延迟,梗阻以上尿路扩张。现在 IVU 已不再是首选,主要是因为其敏感性比较低,特别在肾绞痛发作时,患侧尿路显影差,甚至可以完全不显影,导致产生肾脏失去功能的错误判断。

(4) CT:可进行无漏层连续扫描,非常精确,显著提高了小结石的检出率,同时可明确肾损伤程度,是诊断上尿路结石最可靠的影像学方法,也是急诊非妊娠患者首选方法之一。

(5) MRI:一般不作为肾绞痛的常规检查。因其不存在辐射,在肾绞痛患者的评估中还是有一定的价值,故特别适用于诊断孕妇、儿童的急性肾绞痛和初步检查后怀疑梗阻、感染和肿瘤者。磁共振尿路成像(MR urography,MRU)不需要造影剂就可以显示尿路,适用于某些特殊患者,比如肾功能不全者、孕妇和幼儿。

(6) 同位素肾图:同位素肾图可以评估肾功能,动态评估肾脏的排泄,以及评估梗阻造成的影响。然而同位素肾图需要使用放射性核素,这在急诊是无法做到的。同时同位素肾图受到的干扰因素比较多,比如肾盂的形状和膨胀性、妊娠、膀胱是否充盈等。

2. 血清学检查　血常规、血生化、血淀粉酶测定、血人绒毛膜促性腺激素测定、血培养,明确感染情况,排除其他急腹症相关疾病。

3. 尿液检查　尿常规、尿培养检查。结石和肾脏损伤时可有血尿表现。肾组织损伤时可释放大量乳酸脱氢酶,尿中含量可升高。尿培养可发现感染源。如怀疑肿瘤性疾病,可行尿脱落细胞学检查等。

（四）诊断

对疑似肾绞痛患者的诊断评估的目的是有效地确诊,评估要快速且全面,包括病史、体格检查、实验室检查和影像学检查,确诊是进一步治疗的基础。

1. 病史　应当仔细询问疼痛的位置、性质、发作情况和持续时间。根据肾绞痛特有的症状和体征,临床诊断并不难。部分患者有肉眼血尿。

绝大多数肾绞痛是由泌尿系结石引起,应询问个人或家族结石病史以及易感因素,比如痛风、尿路感染、脱水和胃肠道疾病(慢性腹泻、炎症性肠病、短肠综合征、胃旁路手术史等)。生活和工作环境、药物使用、饮食习惯、液体摄入等信息也需要仔细询问。

2. 体格检查　体格检查最具有特征性的是肾区的叩击痛,一般轻叩就可以产生明显的疼痛,当结石位于输尿管中段时,结石嵌顿部位可以有深压痛,患者一般不会出现腹膜刺激征。中重度疼痛患者常常出现心率加快和高血压。急性肾绞痛常可出现低热,若高于 38℃ 或者出现低血压,应考虑是否有尿源性脓毒血症或者梗阻性肾盂肾炎的可能,应该立即从这方面着手检查。

3. 实验室检查　包括完整的血常规、尿常规、血清肌酐、血尿素氮、血清电解质等。在急性肾绞痛中,由于应激反应常出现轻度血白细胞增多,如果白细胞增多过高,应警惕急性肾盂肾炎和尿源性脓毒血症。尿检在肾绞痛诊断中有重要的作用。

4. 影像学检查　泌尿系超声和非增强 CT 都是肾绞痛常用的评估方法。KUB 平片因为诊断率较低,常需要结合其他检查。

（五）鉴别诊断

1. 脊椎及肌肉疾病　骨折患者通常有明确外伤史或骨质疏松依据;椎间盘突出症一般以 L_4-S_1 好发,有突然扭伤或搬动重物史,表现为腰痛和坐骨神经痛,咳嗽时加重;各种类型脊柱炎及脊椎肿瘤,一般表现为慢性疼痛,脊柱体检有明显压痛或叩痛。脊柱旁组织病变和脊神经根病变也会有腰骶部酸痛等表现,但一般为弥漫性疼痛、钝痛,脊柱影像学检查可反映病变性质和位置。

2. 盆腔疾病　男性前列腺炎和前列腺癌会导致下腰骶部疼痛,女性附件炎、宫颈炎、子宫脱垂、盆腔炎会引起腰骶部疼痛,伴有下腹坠胀感和盆腔压痛。急性卵巢囊肿破裂和宫外孕也会导致剧烈的腰腹部疼痛。通过 B 超、血清学检查及妇科检查等可鉴别。

3. 消化系统疾病　胃及十二指肠溃疡后壁慢性穿孔时直接累及脊柱周围组织,引起腰背肌肉痉挛性疼痛,可伴有下胸上腰椎区域疼痛。急性胰腺炎常有左侧腰背部放射痛;部分胰腺癌可出现腰背痛,前倾坐姿时疼痛缓解,仰卧位加重;溃疡性结肠炎和克罗恩病于消化功能紊乱时可出现下腰部疼痛。

4. 肾盂肾炎　以发热、腰痛、膀胱刺激症状起病,多见于女性,尿液检查可见白细胞、红细胞、蛋白、白细胞管型,血液中 WBC 升高。病情严重时可有脓毒血症,造成感染性休克,甚至发展为全身多器官功能障碍综合征。

5. 脓肾　患者常以畏寒、高热、腰痛、腰部肿块等症状起病,伴长期慢性感染病史,发病时除疼痛症状外有严重的感染性休克征象,如行膀胱镜检查可见患侧输尿管口喷脓液(急性感染期不推荐侵入性检查)。

6. 肾皮质多发脓肿　因葡萄球菌血行感染所致,原发灶常为皮肤、肺部、骨髓、扁桃体等,以突发畏寒、发热、腰痛、肾区压痛等症状起病,伴随脓尿和菌尿。CT 提示肾脏多发低密度影。

7. 肾周围炎　来自肾脏的感染穿破包膜侵入肾脂肪囊,表现为腰痛、肾区压痛、叩击痛和肌紧张,形成脓肿后可出现全身中毒症状。B 超与 CT 可定位脓肿。

（六）治疗

治疗肾及输尿管绞痛原则是镇痛、解除肾盂输尿管平滑肌痉挛,对结石等原发病进行治疗,最终达到保护肾脏功能的目的。目前治疗方法分为一般治疗、药物治疗、微创介入治疗、手术治疗(泌尿外科专科)等。

1. 一般治疗　轻症疼痛患者可采用毛巾热敷、变换体位等方式缓解疼痛,如检查明确绞痛由细小结石引起,可鼓励患者进行跳跃或练习结石操、多饮水,以促进小结石排出。通常直径小于 0.6cm 的结石可自行排出。

2. 药物治疗　如一般治疗仍未缓解疼痛,可采用药物进行疼痛控制。

（1）NSAIDs：NSAIDs 为一线推荐用药，常用治疗肾输尿管绞痛的 NSAIDs 主要有以下三种：

1）双氯芬酸钠：2005 年欧洲泌尿外科学会尿石症指南中首推的镇痛药，常用量是栓剂或片剂 50mg，每天 2 次。不仅可预防绞痛发生，而且还可减轻输尿管水肿，有利于排石。

2）酮咯酸：国际上循证医学证明酮咯酸为治疗肾输尿管绞痛的有效药物。常用量为 30~60mg/次，最大量 120mg/d，建议连续使用不超过 5 天。

3）吲哚美辛：国内常用的一种治疗肾绞痛的 NSAIDs，用药方法是吲哚美辛肛栓 100mg，每天 1 次。

肾脏有基础病变的患者使用 NSAIDs，可能会诱发急性肾衰竭。

（2）麻醉性镇痛药：如曲马多、吗啡、哌替啶等。若 NSAIDs 疗效欠佳或者患者为中重度疼痛，建议单独或者同时应用麻醉性镇痛药物。鉴于麻醉性镇痛药物多次反复使用有成瘾可能，尤其是哌替啶，因此不建议反复应用针剂注射。

（3）其他药物：包括钙离子通道拮抗剂（硝苯地平等）、糖皮质激素、α1 阻滞剂（坦索罗辛等）、抗胆碱药、黄体酮和中草药（金钱草等排石方剂）等。

3. 介入治疗

（1）硬膜外阻滞：选取 $T_{9/10}$ 或 $T_{10/11}$ 间隙行常规硬膜外腔穿刺置管，准确无误后注入 2% 利多卡因 4ml，观察 10min 左右无腰麻征，再注入 3~5ml，5~10min 后患者疼痛可缓解。如需要长期用药，可连接压力镇痛泵 2ml/d（0.8~1ml 芬太尼、氟哌利多 2.5mg，2% 利多卡因 200~300mg 加生理盐水至 100ml）。

（2）腰大肌肌间沟阻滞：腰丛神经由腰大肌肌间沟穿行，生殖股神经走行于腰大肌肌间沟，并支配输尿管运动。针对输尿管下段结石引起的输尿管绞痛，可取患侧向上侧卧位，从 L_3、L_4 向患侧旁开 5cm 为穿刺点，以硬膜外穿刺针沿横突方向垂直刺入至腰大肌肌间沟。从皮肤至肌间沟距离约为 6cm，回抽无血后注入 1% 甲哌卡因 15~20ml，通常注射 5min 左右，同侧下肢出现麻木感，疼痛缓解。应用超声引导或同时联合神经刺激仪，可缩短操作时间，提高成功率。

如果操作得当，介入镇痛治疗比反复使用中枢性镇痛药物疗效好且更安全，对患者呼吸循环的影响较小。介入治疗在消除疼痛的同时解除输尿管痉挛，帮助松弛输尿管平滑肌，促进结石排出。需要注意的是，介入镇痛为有创操作，开始之前要对患者进行全面评估，排除禁忌证。

小于 5mm 的结石绝大多数在肾绞痛发生后 1~2 个月内自发排出。所以，大多数患者如果没有急诊外科干预的指征就可以保守治疗，主要包括止痛、止吐、饮食调整和增加液体摄入。急性疼痛得到控制后，可以在 4 周后重新评估，检查结石有没有自行排出。如果结石仍未排出，或者有疼痛控制不佳、合并全身感染、影响肾功能等情况，可以选择进一步泌尿外科手段处理结石。

4. 泌尿外科处理

（1）对外伤导致肾绞痛的患者，视肾脏损伤情况进行数字减影血管造影栓塞、输尿管支架置入，如肾脏毁损严重，可行急诊肾脏切除手术。

（2）处于梗阻急性感染期的患者，需在有效抗感染治疗的前提下，患侧输尿管支架置入术或经皮肾穿刺造瘘术，通畅引流。

（3）对明确由结石导致输尿管绞痛的患者，在感染控制的前提下，可进行体外冲击波碎石、输尿管镜碎石、经皮肾镜碎石等手术治疗。

（4）对存在先天性泌尿系统畸形、输尿管狭窄、结核及肿瘤的患者，应在镇痛解痉治疗的同时，针对病因制定相应手术策略（如输尿管整形、肾部分切除等）。

5. 特殊绞痛处理

（1）对于输尿管支架置入术后因支架摩擦或移位导致的输尿管绞痛：在药物治疗无明显效果的前提下，可视疾病情况，尽早移除支架管。对疼痛敏感的患者，应严格把握支架置入的适应证，选取合适规格的支架。

（2）妊娠期肾绞痛：妊娠期肾绞痛最常见于妊娠中期（39%）和晚期（46%）。患者较少出现结石的并发症。选用检查方法仍有争议，超声是最安全的检查方法。

妊娠期肾绞痛以保守治疗为主，除非出现发热、感染和持续性疼痛等特殊病情。止痛药一般选用阿片类药物，应避免使用 NSAIDs。体外冲击波碎石是禁忌，最常用的方法是放置输尿管内支架管，目前输尿管内支架管可以在体内放置 3~6 个月，多数患者可在分娩后再处理结石。输尿管镜碎石术安全有效，也是一种可供选择的方法,但不建议经皮肾镜手术。

肾及输尿管绞痛直接与病因相关,解除原发病因之后疼痛自然解除。因此,最重要的诊疗过程为明确病因并针对性地进行治疗。

二、慢性肠系膜缺血疼痛

(一) 概述

慢性肠系膜缺血疼痛是指反复发作的餐后上腹部或脐周围疼痛,可伴有恶心、呕吐等,常为老年人,有心脏病或周围血管病的病史。男性多于女性。慢性肠系膜缺血疼痛是腹痛的少见病因,但误诊漏诊及延误诊治将导致灾难性并发症的发生,这类患者死亡率高达 60% ~ 80%。

(二) 临床表现

慢性肠系膜缺血疼痛患者会呈现多种症状,包括腹痛、餐后痛、恶心或呕吐,腹泻或便秘;进食后 30 ~ 60min 开始腹痛,有些会出现"食物恐惧"。随着病情的进展,症状可逐渐加重,呈持续性钝痛和痉挛性绞痛。改变体位,如蹲位或俯卧位,疼痛可减轻;体力活动可触发腹部疼痛、间歇性跛行等;病程长者出现慢性病容、营养不良、消瘦等。

(三) 体格检查

体检多无特殊体征,约80%患者上腹部听诊可闻及收缩期杂音。病程长者出现慢性病容、营养不良、消瘦等。腹部柔软,无压痛。

(四) 辅助检查

1. 血液学检查 常规的血液学检查可正常或有营养不良的相关记录。

2. 超声检查 排除肝胆胰系统及泌尿系统疾患。

3. 腹部平片 可排除胆囊结石、泌尿系统结石。

4. 内镜检查 排除消化性溃疡及消化道肿瘤。

5. 血管造影 诊断本病的最可靠方法,对疑有本病者行选择性腹腔动脉、肠系膜上动脉及肠系膜下动脉造影术。

6. 张力测定法 餐前和餐后张力测定法测定小肠壁内 pH 值为诊断肠道缺血提供了有效手段。

(五) 诊断

典型的临床表现,餐后发作性上腹痛,常不敢多食而致体重下降,肠系膜动脉造影可以确诊。老年人,有动脉粥样硬化病史者提示潜在的可能。

由于临床表现不典型,多数检查项目正常,容易忽视血管造影检查,故早期诊断十分困难。

(六) 鉴别诊断

1. 胃溃疡 发作有周期性,易发生在初春及秋末,上腹痛多在餐后 0.5~1h,持续 1~2h 后逐渐自行缓解,服用抗酸药及黏膜保护剂,疼痛可缓解,胃镜检查可确定。

2. 慢性胰腺炎 与本病相似,腹部超声、CT、MR、ERCP 及腹部平片检查可鉴别。

3. 膈下弓状韧带压迫综合征 多见于青年女性,男女之比 1:3,腹部可闻及较响亮的收缩期吹风样杂音,血管造影可见受压或狭窄、远端扩张,无动脉粥样硬化。

4. 其他 还应与胰腺癌、胆道疾患、肾绞痛、局限性肠炎、假膜性肠炎、胃肠道肿瘤等相鉴别。

(七) 治疗

治疗原发病,消除病因。

1. 药物治疗 以扩张血管,减低血液粘滞度及抑制血小板粘附、聚集为原则,改善肠管血液循环,缓解临床症状。

2. 疼痛科专科治疗 包括交感神经阻滞,如腹腔神经丛阻滞等。

3. 手术治疗 经内科保守治疗无效,采用的手术方式有动脉内膜剥脱、自体大隐静脉或人工血管旁路移植、血管再植术等。

4. 介入治疗 气囊血管成形术或放置钛合金支架,适用于体弱、难以承受手术者。

(八) 康复和预后

轻症者以扩张血管、降血脂、降低血液粘滞度、抑制血小板粘附等治疗,可缓解症状。重症者内科保守治疗无效,需行介入或手术治疗,大多可改善症状,预后较好。

（程志祥　冯智英　谢广伦　马柯　林学武　杨晓秋　庄志刚　王国年

李亦梅　欧阳碧山　吴玉莲　邹慧超　孔德波）

参考文献

［1］ AKIYAMA Y,MAEDA D,MORIKAWA T,et al. Digital quantitative analysis of mast cell infiltration in interstitial cystitis ［J］. Neurourol Urodyn. 2018,37(2):650-657.

［2］ ALABOUSI A,PATLAS MN,MELLNICK VM,et al. Renal colic imaging:myths,recent trends,and controversies ［J］. Can Assoc Radiol J,2019,70(2):164-171.

［3］ BJAZEVIC J,RAZVI H. Stones in pregnancy and pediatrics ［J］. Asian J Urol,2018,5(4):223-234.

［4］ BSCHLEIPFER T,DOGGWEILER R,SCHULTZ-LAMPEL D,et al. Diagnosis and treatment of interstitial cystitis(IC/PBS):S2k guideline of the German society of urology［J］. Urologe A,2019,58(11):1313-1323.

［5］ COX A,GOLDA N,NADEAU G,et al. CUA guideline:Diagnosis and treatment of interstitial cystitis/bladder pain syndrome ［J］. Canadian Urological Association Journal,2016,10(5-6):E136.

［6］ DANIELS AM,SCHULTE AR,HERNDON CM. Interstitial cystitis:an update on the disease process and treatment［J］. J Pain Palliat Care Pharmacother,2018,32(1):49-58.

［7］ DOGGWEILER R,WHITMORE KE,MEIJLINK JM,et al. A standard for terminology in chronic pelvic pain syndromes:a report from the chronic pelvic pain working group of the international continence society［J］. Neurourology and urodynamics,2017,36(4):984-1008.

［8］ GANDHI A,HASHEMZEHI T,BATURA D. The management of acute renal colic［J］. Br J Hosp Med(Lond),2019,80(1):C2-C6.

［9］ GARCÍA-PERDOMO H,ECHEVERRÍA-GARCÍA F,LÓPEZ H,et al. Pharmacologic interventions to treat renal colic pain in acute stone episodes:Systematic review and meta-analysis［J］. Prog Urol,2017,27(12):654-665.

［10］ HOKE TP,GOLDSTEIN H,SAKS EK,et al. Hydrodistention of the bladder for the treatment of bladder pain syndrome/interstitial cystitis(BPS/IC)［J］. Neurourol Urodyn,2017,36(3):784-786.

［11］ KARAMALI M,SHAFABAKHSH R,GHANBARI Z,et al. Molecular pathogenesis of interstitial cystitis/bladder pain syndrome based on gene expression［J］. J Cell Physiol,2019,234(8):12301-12308.

［12］ LAI HH,THU JHL,MOH FV,et al. Clustering of patients with interstitial cystitis/bladder pain syndrome and chronic prostatitis/chronic pelvic pain syndrome［J］. J Urol,2019,202(3):546-551.

［13］ MALDE S,PALMISANI S,AL-KAISY A,et al. Guideline of guidelines:bladder pain syndrome［J］. BJU international,2018,122(5):729-743.

［14］ MALIK ST,BIRCH BR,VOEGELI D,et al. Distribution of mast cell subtypes in interstitial cystitis:implications for novel diagnostic and therapeutic strategies? ［J］J Clin Pathol,2018,71(9):840-844.

［15］ MENG E,HSU YC,CHUANG YC. Advances in intravesical therapy for bladder pain syndrome(BPS)/interstitial cystitis(IC) ［J］. Low Urin Tract Symptoms,2018,10(1):3-11.

［16］ PAPE J,FALCONI G,LOURENCO TRDM,et al. Variations in bladder pain syndrome/interstitial cystitis(IC) definitions,pathogenesis,diagnostics and treatment:a systematic review and evaluation of national and international guidelines ［J］. International urogynecology journal,2019,30(11):1795-1805.

［17］ PATHAN SA,MITRA B,CAMERON PA. A systematic review and meta-analysis comparing the efficacy of nonsteroidal anti-inflammatory drugs,opioids,and paracetamol in the treatment of acute renal colic ［J］. Eur Urol,2018,73(4):583-595.

［18］ PATNAIK SS,LAGANÀAS,VITALE SG,et al. Etiology,pathophysiology and biomarkers of interstitial cystitis/painful bladder syndrome ［J］. Arch Gynecol Obstet,2017,295(6):1341-1359.

［19］ PETTIT K,WELCH JL. Are Nonsteroidal Anti-inflammatory Drugs safe and effective for treatment of acute renal colic? ［J］ Ann Emerg Med,2018,72(2):145-146.

［20］ WANG F,WANG Z,MO Z. The determination and clinical significance of prostaglandin e2 in blood and urine of patients with renal colic ［J］. Clin Lab,2018,64(7):1213-1216.

［21］ 程志祥,林建. 疼痛病学诊疗手册·内脏与血管性疼痛病分册［M］. 北京:人民卫生出版社,2017.

［22］ 中华医学会消化病学分会胃肠功能性疾病协作组. 中国肠易激综合征专家共识意见(2015年,上海)［J］. 中华消化杂志,2016,36(5):299-312.

第四十四章　头痛和口面部疼痛病

第一节　颈源性头痛

颈源性头痛(cervicogenic headache,CEH)是颈椎(包括组成它的骨、椎间盘和/或软组织)疾患导致的头痛,通常但不总是伴有颈痛,属于一种牵涉痛。典型症状是单侧,非跳动性、非撕裂样头痛;持续时间不定;颈部在非常规体位时疼痛加重,由枕部放射至额部。CEH 的诊断和治疗标准在国内外、不同学科间颇有争议,是常见的临床难题之一。患病率 1% ~4.1%,在严重的头痛患者中 17.5% 为 CEH。

一、发 病 机 制

CEH 发病机制被认为是多种因素相互作用的结果,有以下几种理论:

(一) 解剖会聚理论

上颈椎关节病变引起的牵涉痛导致颈源性头痛是主要学说之一。三叉颈神经核团不仅接受 C_{1-3} 脊神经的感觉传入纤维投射,同时也接受三叉神经第一分支的感觉传入纤维投射。也就是说,三叉神经和 C_{1-3} 脊神经的感觉纤维在三叉神经核团会聚。这使得来自头部和颈部的感觉传入纤维可以激活该核团内相同的二级神经元。因此,颈部关节病变不仅可以通过颈段脊神经之间的会聚,引起头部颈段脊神经支配区域(如枕区及耳)的疼痛,还可以通过颈段脊神经与三叉神经痛觉传导通路的会聚引起头部三叉神经分布区域(如额区和眶周区域)的疼痛。

(二) 炎性机制

研究显示无菌性炎症是 CEH 的直接原因。Martelletti 研究发现 CEH 患者血清 IL-1β 和 TNF-α 水平明显高于无先兆偏头痛患者和健康人,推测它们激活了致痛因子,如 P 物质和降钙素基因相关肽。Zicari 等发现 CEH 患者一氧化氮活性高于偏头痛和丛集性头痛患者。上颈椎的炎性疾病,如风湿、椎间盘炎或肌腱、筋膜、韧带、软骨等炎性水肿、紧张挛缩及粘连组织,均可刺激枕神经及 C_{1-3} 后支,引起头痛。这也可以解释椎管周围注射糖皮质激素类药物能够获得较好疗效的原因。

(三) 机械刺激学说

分布到头颈部的枕神经和耳大神经、高位颈神经及走行于头颈部的血管(颈动脉、椎动脉)以及头颈部的肌腱、筋膜、韧带、软骨等组织,构成了颅外对痛觉敏感的组织结构。外力作用或长期姿势不良破坏颈椎自身结构的生物力学平衡,造成颈椎曲度异常、颈椎关节早期失稳,或长期慢性劳损、陈旧性外伤等引起椎间盘变性、椎体退行性病变、椎体脱位或钩椎关节紊乱、骨赘形成,甚至椎间孔狭窄等颈椎病变,可造成机械刺激或压迫颈神经或交感神经,导致头痛。颈部肌肉、韧带及关节囊等软组织的机械损伤也可通过刺激、压迫、牵引头部敏感软组织、椎动脉、交感神经丛或其他交感神经而引发头痛。

(四) 肌肉痉挛

1995 年,Bogduk 指出颈椎退行性变和肌肉痉挛是 CEH 的直接原因,CEH 也可称为颈神经后支源性头痛。CEH 可产生于颈部肌肉组织,颈髓神经根,特别是前根,受到压迫或炎症侵袭时,可引起反射性颈部肌肉痉挛;持续性的慢性肌肉痉挛引起组织缺血,代谢产物聚集于肌肉组织,代谢的终末产物引起肌筋膜炎,产生疼痛,并可直接刺激在软组织内穿行的神经干及神经末梢而产生疼痛。不良姿势导致肌肉持续收缩,使肌肉供血减少,继发肌痉挛,并使韧带、肌筋膜易发生损伤,是青少年 CEH 的常见原因。

二、临床表现

（一）症状

1. 头痛的性质　早期 CEH 患者多有枕部、耳后部及耳下部不适感,而后转为闷胀或酸痛感,逐渐出现钝痛或酸痛。疼痛的部位可起于颈枕部,扩散到前额、顶颞部和颈部,有的同时出现同侧肩、背、上肢疼痛。初期头痛多呈阵发性,以后则变为慢性持续性头痛。疼痛性质可为隐痛、跳痛、刺痛、胀痛、烧灼样痛,也可为刀割样、放射性或牵扯性疼痛。疼痛多有缓解期。随着病程进展,疼痛程度逐渐加重,持续性存在,缓解期缩短,发作性加重。寒冷、劳累、饮酒、情绪激动可诱发疼痛加重。

2. 疼痛的部位　CEH 多偏于一侧,或双侧交替发作的单侧头痛。若颈部两侧结构同时受累,头痛偶可为双侧,极少为全头痛。CEH 常常不表现在它的病理改变部位,疼痛的部位常常模糊不清,分布弥散并向远方牵涉,可出现牵涉性疼痛,类似鼻窦或眼部疾病的表现。部分患者头痛时伴有耳鸣、眩晕、听力障碍及恶心、呕吐、畏光、怕声及颈部僵硬感。多数患者在疼痛发作时用手按压痛处以求缓解。CEH 在伏案工作者中发病率较高。病程较长者工作效率下降、注意力和记忆力降低,情绪低落、烦躁、易怒、易疲劳、生活和工作质量明显降低。

3. 颈部症状　患者常同时有颈部慢性疼痛、颈部压痛、颈部僵硬、颈部活动受限,多为持续性钝痛,颈部运动、咳嗽、劳损可诱发或加剧头痛。多有头、颈部损伤史,症状发作或加重时间从数小时到数周。

颈部疼痛以 C_{2-3} 创伤和劳损发病率高。不同节段的小关节病变可引起不同区域的疼痛,分布具有一定的特征:①$C_{2/3}$ 小关节:疼痛位于上颈区,并可延伸至枕区。严重者范围可扩大至耳、头顶、前额或眼等。②$C_{3/4}$ 小关节:颈侧后方区域,同样可延伸至枕下,但不超过枕区,向下不超过肩胛带,分布形状类似于肩胛提肌。③$C_{5/6}$ 小关节:可引起肩痛,易与肩周炎混淆。此外,尚有胸痛和上肢疼痛的表现。

（二）体征

体格检查可能有以下阳性发现:颈椎活动受限,压顶试验诱发或加重头痛;单侧或双侧的 C_2 横突压痛,甚至放射至患者头部;头夹肌、斜方肌、胸锁乳突肌及枕下肌群压痛;枕颈部、颈椎旁、乳突下后部压痛,头面部无压痛;可有 C_3 横突的压痛;单侧或双侧的枕神经压痛;可伴有单侧或双侧相应神经支配区痛觉过敏,有的 CEH 患者无明显的临床体征。

（三）特殊检查

对支配小关节的相应脊神经后内侧支进行诊断性神经阻滞(推荐在超声、X 线、CT 等影像学技术引导下进行操作),可明确诊断。

1. 外侧寰枢关节:采用关节内阻滞。

2. $C_{2/3}$ 关节突关节:在第 3 枕神经经过关节处进行阻滞。

3. $C_{3/4}$ 关节突关节:阻滞 C_3 和 C_4 神经后支的内侧支。

三、影像学检查

X 线、MRI、CT、椎管造影等有助于寻找继发性疼痛的病因,但不能确诊 CEH。

（一）X 线平片

可出现椎体和关节位置的改变,特别是寰枢关节、小关节的双边影,钩椎关节的不对称。

（二）颈椎 MRI、CT

可表现为颈椎退行性变,颈椎间盘突出症或膨出,其中以 C_{2-5} 为主。

四、诊　　断

（一）诊断标准

参考国际头痛分类第 3 版(The International Classification of Headache Disorders, ICHD 3rd edition),CEH 诊断标准为:

1. 源于颈部疾患的一处或多处的头面部疼痛,满足 3 和 4 项。

2. 有临床、实验室和/或影像学证据发现能导致头痛的颈椎或颈部软组织疾患或损害。

3. 至少符合下列4项中的2项，以证明存在因果关系：①头痛的出现与颈部疾患或病变的发生在时间上密切相关；②头痛随着颈部疾患或病变的缓解或消失而明显缓解或消失；③刺激性动作可导致颈部活动受限和头痛明显加重；④诊断性神经阻滞后头痛消失；

4. 头痛在病因性疾病或病变成功治疗后3个月内消失。

（二）诊断步骤（表44-1-1）

CEH诊断主要基于详细的病史询问、体格检查和完整的神经系统评估，诊断性神经阻滞（推荐在超声、X线、CT等影像学技术引导下进行操作）可用于确诊CEH。

表44-1-1　CEH诊断步骤

步骤	诊断要点
1. 病史询问	单侧，非跳动性、非撕裂样疼痛；持续时间不定；颈部非常规体位时疼痛加重，由枕部放射至额部；负重后疼痛加重；疼痛发生在同一侧肩臂部；疼痛表现为牵涉痛；有职业史
2. 体格检查	上颈椎关节、椎旁、耳后乳突压痛； 颈部伸展范围受限；颈部旋转屈曲试验阳性
3. 辅助检查	X线、颈椎MRI和CT、超声脑血流图、肌电图等可帮助明确继发性疼痛的病因
4. 诊断性神经阻滞	（推荐在超声、X线、CT等影像学技术引导下进行操作） 外侧寰枢关节，采用关节内阻滞 $C_{2/3}$关节突关节，在第3枕神经经过关节处进行阻滞 $C_{3/4}$关节突关节，阻滞C_3和C_4神经后支的内侧支

五、鉴 别 诊 断

（一）与常见的原发性头痛鉴别

1. 紧张性头痛　又称肌收缩性头痛，临床表现为日常活动中出现的双颞、枕颞、枕后或头部周围的较长时间紧缩和/或胀痛，疼痛部位肌肉有触痛或压痛，可考虑紧张性头痛。

2. 偏头痛　多为单侧搏动性头痛，活动（爬楼梯）后加重。典型偏头痛发作可伴有恶心/呕吐或畏光/畏声，并有先兆症状，如同侧视觉闪光、暗点、线条或感觉麻木等，麦角胺和曲坦类药物有效。

3. 丛集性头痛　多为单侧重至极重度疼痛，眶周、颞部疼痛多见，可伴有结膜充血、流泪、鼻塞、流涕、眼睑浮肿。丛集性头痛发作呈密集性，剧烈且无先兆，头痛发作迅速并可突然停止，具有时间规律性，详细询问病史和发作特点，容易与CEH鉴别。

（二）与继发性头痛鉴别

1. 外伤后头痛　根据病史，结合头颅MRI和CT可以鉴别。

2. 血管源性头痛　如卒中后头痛、血管瘤头痛、高血压头痛等，根据相关临床表现，结合头颅MRI/MRA和CT/CTA、血管造影等可以鉴别。

3. 颅内感染引起的头痛　往往有畏寒、发热等感染性征象，血常规、血沉等炎症反应指标，以及脑脊液细菌培养等检查可加以鉴别。

4. 肿瘤等原因均可引起颅内压增高，引起剧烈头痛　呈持续性非搏动性，咳嗽加重，可伴有视乳头水肿和呕吐。低颅压头痛往往继发于腰椎穿刺操作之后，平卧后缓解，直立后加重。

5. 眼、耳、鼻窦、牙齿等颅部结构病变引起的头痛　例如青光眼、鼻窦炎、牙周炎等，须借助相关专科检查，予以鉴别。

6. 免疫性疾病引起的头痛　如巨细胞颞动脉炎等免疫性疾病，多有血沉、CRP等增高。

7. 躯体化障碍　体格检查和辅助检查均正常，以反复出现、经常变化的躯体症状为主，疼痛部位不固定,可伴有焦虑、抑郁。

8. 其他类型头痛 如药物源性头痛等。

六、治 疗

治疗应采取综合方法,强调健康教育。

（一）治疗原则

1. 物理治疗为 CEH 患者的初始疗法;

2. 药物治疗为基本治疗方法;

3. 保守治疗无效时考虑选择性神经阻滞、微创介入、外科手术治疗等,推荐在影像学可视技术引导下进行操作;

4. 治疗过程中可联合应用中医药、心理及其他康复治疗。

（二）治疗方法

1. 物理治疗 对 CEH 具有中等质量证据的物理治疗方法包括手法治疗（扳法、颈部肌肉松解法、整脊法）、特定训练疗法（颈椎关节、肩胛关节或上肢静态与动态的伸展与训练）以及低负荷耐力运动治疗等。此外,体外冲击波疗法在 CEH 治疗中有很广泛的应用。

2. 药物治疗

（1）NSAIDs:包括非选择性 COX 抑制剂及选择性 COX-2 抑制剂。

（2）中枢性肌肉松弛药:替扎尼定、巴氯芬、乙哌立松等可提供一定的镇痛效果。

（3）合并神经病理性疼痛:可选择抗癫痫药物及三环类等抗抑郁药物,常用药物有加巴喷丁、普瑞巴林、阿米替林、文拉法辛、度洛西汀等。

3. 关节注射和神经阻滞 可根据患者疼痛的部位及特点具体选择。枕下或枕部疼痛,颈部旋转加重的患者可行寰枢关节注射治疗;上颈部疼痛并向枕部放射,颈部旋转或后仰时加重的患者可考虑行 $C_{2/3}$ 关节突关节注射;合并神经根型颈椎病症状的 CEH 患者可行选择性神经根注射治疗;试验性第三枕神经阻滞往往用于 CEH 的诊断,也可在射频治疗前作为筛选标准;枕神经阻滞可用于诊断和治疗枕区疼痛,临床上可多次、间断行枕神经注射,以达到治疗目的。

由于颈部重要结构较多,操作风险大,应警惕局部麻醉药误入椎动脉、高位硬膜外麻醉和全脊髓麻醉、脊髓和神经根损伤等严重并发症。

4. 微创介入治疗 若诊断性神经阻滞有效,可考虑应用射频、臭氧、等离子等微创治疗技术。推荐对于下列患者应用射频介入治疗:由 $C_{2/3}$ 关节突关节引起的 CEH;经诊断性神经阻滞后疼痛完全缓解但维持时间较短,且保守治疗无效的患者。经皮激光椎间盘减压术（percutaneous laser disc decompression,PLDD）是一种有效的微创手术方法,对颈椎间盘膨出、突出或椎间盘退变并伴有颈肩痛及根性症状的患者疗效较好。通常不推荐使用手术治疗 CEH。但对于所有非手术疗法均无效的顽固性头痛患者,手术治疗可能对血管/韧带结构压迫 C_2 脊神经、外侧寰枢关节、上或下位颈椎椎间盘退变性病变的患者有益。

5. 中医中药 中医药技术治疗原则为分清证型,辨证施治;风寒湿热,对症施术;配合微创,综合治疗。

6. 心理治疗 心理治疗方面包括聆听、头痛教育、认知-行为疗法、生物反馈疗法、放松训练等。

7. 健康教育 对患者进行良好的健康教育能改善预后。保持良好的姿势,避免久坐、过度负重,避免长时间低头工作,维持良好姿势,保持颈部平直;CEH 症状在寒冷和潮湿时易加重,平时应注意颈肩部保暖,避免空调或电风扇直接吹颈部;适当的颈部锻炼可有效减轻颈部肌肉损伤引起的疼痛,如屈颈运动、旋颈运动、亚历山大健身方法等;CEH 属"身心疾病"范畴,过度的精神压力可增加颈部压力,延长病程。适当的心理护理,如深呼吸、冥想、自我催眠或生物反馈等有助于防治 CEH。

第二节　偏　头　痛

偏头痛是临床上最常见的致残性原发性头痛。临床表现为反复发作的中重度头痛,多位于偏侧头部,常为搏动性,并可伴有自主神经功能紊乱症状(恶心、呕吐、畏光等)。偏头痛常起病于儿童期、青春期和成年早期,青春期前的儿童患病率为4%,男女差别不大,青春期后女性患病率明显高于男性,40~44岁时疾病负担达到高峰。我国偏头痛患病率为9.3%,女性与男性之比为2∶1。2016年WHO全球疾病负担调查研究结果显示,偏头痛是人类第二位的致残性神经系统疾病。2017年全球疾病负担研究显示,按伤残损失健康生命年(years lived with disability,YLDs)计算,中国致残性疾病中头痛排名第8位,其中,偏头痛所致YLDs占头痛疾患所致YLDs的82.5%。

一、发　病　机　制

目前,偏头痛的发病机制并不十分清楚,关于偏头痛发病机制的学说众多,主要包括血管学说、三叉神经血管学说、炎症介质学说、中枢神经系统学说、基因遗传学说等。

(一) 血管学说

1963年Wolff最早提出了血管学说。20世纪80年代之前,血管学说一直被认为是主流学说。该学说认为血管的异常舒缩是导致偏头痛发生的主要原因。随着MRI、三维动脉自旋标记等影像学技术的发展,有关偏头痛血管因素的研究更加深入,血管舒缩引起偏头痛发作的传统观念受到挑战。研究发现,偏头痛在发作期和间歇期之间,脑血管直径并无差异,头痛和非头痛两侧大脑血管之间也无差异。加之一系列非血管药物的有效运用,偏头痛已不再认为是简单的"血管性头痛"。

(二) 三叉神经血管学说

三叉神经血管系统会释放P物质导致动脉扩张、血管通透性增加,并参与炎症反应激活。三叉神经血管系统被激活后会释放降钙素基因相关肽(calcitonin gene related peptide,CGRP),CGRP作用于相关受体,可引起肥大细胞脱颗粒、血管扩张以及血管外渗等,而且CGRP还参与痛觉的中枢敏化、外周敏化和偏头痛畏光现象的相关机制。三叉神经血管学说是目前较为全面的学说,目前在偏头痛的发病机制中占主导地位。

(三) 炎性介质学说

无菌性炎症参与偏头痛的发作目前被越来越多研究所证实。偏头痛发作时产生的炎性因子,包括白细胞介素(interleukin,IL)、肿瘤坏死因子-α(tumor necrosis factor-α,TNF-α)等。IL和TNF-α通过核因子κB(nuclear factor kappa-B,NF-κB)信号通路引起CGRP释放增加。

(四) 中枢神经系统学说

偏头痛以往被认为是"良性脑功能性疾病",直到2004年Kruit等发现8%偏头痛患者颅内存在梗死灶,加上神经功能影像学技术的发展,相继发现偏头痛患者存在不同程度的脑结构及功能异常。研究显示,偏头痛患者中脑导水管周围灰质与前额叶皮质、前扣带回、杏仁核等疼痛调节相关脑区连接明显减弱。随着fMRI技术的应用与发展,有关偏头痛患者不同脑区功能变化会得到更深入的认识。

(五) 基因遗传学说

偏头痛具有家族聚集现象,据统计,偏头痛患者直系亲属偏头痛发生率约为50%。偏头痛的遗传方式包括单基因遗传和多基因遗传。单基因遗传主要在家族性偏瘫型偏头痛(familial hemiplegic migraine,FHM)研究得比较深入,该型偏头痛符合孟德尔遗传定律常染色体显性遗传,致病基因主要是FHM1(CAC-NA1A)、FHM2(ATP1A2)和FHM3(SCN1A)。多基因遗传研究包括全基因组关联分析和候选基因两个方面。Gormley等通过全基因组关联分析确定了38个与偏头痛相关的易感基因位点,其中包括7个与血管疾病相关位点(RNF213、PRDM16、PHACTR1、LRP1、TGFBR2、GJA1HEY2和JAG1),4个与平滑肌调节相关基因(MRVI1、GJA1、SLC24A3和NRP1),6个参与一氧化氮信号和氧化应激有关的基因(PRDM16、GJA1、YAP1、LRP1、REST和MRVI1)。另外,5-HT系统相关基因、多巴胺能系统相关基因、亚甲基四氢叶酸还原酶基因、雌激素受体相关基因、离子通道基因、谷氨酸基因、血管因子相关基因也被用来研究与偏头痛之间的相关性。但是,不同研究之间存在种族和地区间差异性,今后尚需多种族、多区域的大样本研究,最终得出较为一致的结果。

（六）肠道菌群-肠-脑轴调节机制

肠道菌群可以通过多种途径参与肠道和中枢神经系统的双向调节,进而影响宿主的脑功能。肠道菌群及其代谢物参与大脑功能和行为的调节,包括应激反应、情绪行为、疼痛调节、摄食行为和脑的生物化学过程。相关研究显示,在伴有胃肠道疾病(肠易激综合征)的患者中,其偏头痛的发病率高于正常人。偏头痛也常与肠易激综合征、胃潴留、胃食管反流、乳糜泻等胃肠道疾病出现共病现象。不同食物可诱发/缓解偏头痛的发作,因此,饮食控制和益生菌可以用来控制偏头痛的发作。

二、临 床 表 现

偏头痛通常是局部、反复发作和自限性的严重头痛,并伴有自主神经系统相关症状。典型的偏头痛发作可分为前驱期、先兆期、头痛期和恢复期,但并非所有患者均具有上述四期,同一患者可有不同类型的头痛发作。

（一）前驱期

头痛发作前,患者可有激惹、疲乏、活动少、食欲改变、反复哈欠、颈部僵硬等不适症状。

（二）先兆期

先兆是指头痛发作之前出现的可逆局灶性脑功能异常症状,可分为视觉性、感觉性及语言性。视觉先兆最常见,典型的表现为闪光性暗点,如注视点附近出现"之"字形闪光,并逐渐向周边扩展,随后出现"锯齿形"暗点。有些患者可能仅有暗点,而无闪光。其次是感觉先兆,表现为以面部和上肢为主的针刺感、麻木感或蚁行感。先兆也可表现为言语障碍,但不常发生。先兆通常持续 5~30min,不超过 60min。

（三）头痛期

约 60% 的头痛发作以单侧为主,可左右交替发生,约 40% 为双侧头痛。头痛多位于颞部,也可位于前额、枕部或枕下部。偏头痛的头痛有一定的特征,程度多为中至重度,性质多样,但以搏动性最具特点。头痛常影响患者的生活和工作,行走、爬楼梯、咳嗽或打喷嚏等简单活动均可加重头痛,故患者多喜卧床休息。偏头痛发作时,常伴有食欲下降,约 2/3 的患者伴有恶心,重者呕吐。

（四）恢复期

头痛在持续 4~72h 发作后可自行缓解,但患者还可伴有疲劳、倦怠、易怒、不安、食欲差、注意力不集中、头皮触痛、欣快、抑郁或其他不适。

三、辅 助 检 查

偏头痛缺乏特异性检查,常规辅助检查有助于偏头痛的鉴别诊断和发现共病情况,但是通常不具有特异性,不能作为诊断标准。fMRI 和代谢组学的发展,有望发现偏头痛特异性检查指标。

（一）血液学检查

血液学检查主要用来排除感染、风湿免疫、遗传代谢等系统疾病,对于 50 岁后新发头痛,需检查血细胞沉降率和 CRP,排除巨细胞动脉炎。

（二）脑电图

偏头痛患者在发作期间,脑电图有轻度异常。15% 患者可伴有局灶性慢波,0.2%~9% 患者可伴有棘波活动。因此,专家共识不推荐脑电图用于头痛的日常评估,但可用于头痛伴意识障碍或不典型可疑癫痫性发作头痛。

（三）经颅多普勒超声

在偏头痛发作时可以观察到颅内血流增快或减慢、血流速度不稳定、两侧血流不对称等现象。但是不同研究结果之间存在较大不一致性,因此专家共识不推荐经颅多普勒超声用于偏头痛的诊断。

（四）腰椎穿刺

腰椎穿刺主要用于排除蛛网膜下腔出血、颅内感染、脑膜瘤、颅压异常引起的头痛,不作为偏头痛常规检测方式。

（五）fMRI

fMRI 可以在非侵入情况下获得高分辨率的大脑成像,打破了传统影像学仅能用于鉴别继发性头痛的局限性。fMRI 成像原理主要依据局部血流含量不同,故又被称为血氧水平依赖的磁共振成像(blood oxygen level-dependent magnetic resonance imaging,BOLD-MRI)。神经元活动增强时,相应的脑功能区血流量增加,脱氧血红蛋白的含量减低,导致 T2 加权像信号增强。对偏头痛患者功能连接性研究发现,大脑异常结构区域主要集中在参与疼痛处理的脑区。在偏头痛患者中非典型功能连接程度增加的脑区包括涉及疼痛感觉处理的区域(如躯体感觉皮质、后脑岛)、情感处理区域(如前脑岛、前扣带回皮质和杏仁核)、认知处理区域(如海马体、海马旁回、额叶皮质)和痛觉调节区域(如中脑灰质、楔状核)。fMRI 研究结果表明,偏头痛患者某些神经网络连接程度增加,皮质、基底核、丘脑、脑干某些区域血流量明显增加,且偏头痛疼痛刺激对大脑功能损害有累积效应。

（六）代谢组学检查

代谢组学是指对一个生物系统内所有的小分子代谢物进行定性和定量分析,常见的研究手段包括质谱(mass spectrometry,MS)和磁共振(nuclear magnetic resonance,NMR)。NMR 可在不破坏样本的情况下快速分析,但是不够灵敏。质谱方法具有较高的分辨率和灵敏度,质谱方法包括液相色谱-质谱法和气相色谱-质谱法。气相色谱-质谱法适用于分析小分子、热稳定性较好、易挥发、能气化的代谢物,液相色谱-质谱法适用于热稳定性差、不易挥发、不易衍生和分子量较大的代谢物,主要用于尿液、血液、血浆的分析。偏头痛代谢组学非靶向分子包括糖基-1-脯氨酸、N-甲基-DL-丙氨酸、蛋氨酸、5-HT、溶血磷脂酰胆碱等。靶向代谢组学针对特定的代谢物进行研究分析,相对于非靶向代谢组学具有筛选范围较小、针对性强,重复性和敏感性高的优点。

四、诊　　断

2013 年国际头痛协会推出国际头痛分类 ICHD-3beta 版,2018 年 ICHD-3 正式版发表。

（一）ICHD-3 编码诊断（偏头痛部分）目录

偏头痛

1. 无先兆偏头痛

2. 有先兆偏头痛

（1）有典型先兆偏头痛

1）典型先兆伴头痛

2）典型先兆不伴头痛

（2）有脑干先兆偏头痛

（3）偏瘫型偏头痛

1）家族性偏瘫型偏头痛

A. 家族性偏瘫型偏头痛 1 型

B. 家族性偏瘫型偏头痛 2 型

C. 家族性偏瘫型偏头痛 3 型

D. 家族性偏瘫型偏头痛,其他基因位点

2）散发性偏瘫型偏头痛

（4）视网膜型偏头痛

3. 慢性偏头痛

4. 偏头痛并发症

（1）偏头痛持续状态

（2）不伴脑梗死的持续先兆

（3）偏头痛性脑梗死

（4）偏头痛先兆诱发的痫样发作

5. 很可能的偏头痛

（1）很可能的无先兆偏头痛

（2）很可能的有先兆偏头痛

6. 可能与偏头痛相关的周期综合征

（1）反复胃肠功能障碍

1）周期性呕吐综合征

2）腹型偏头痛

（2）良性阵发性眩晕

（3）良性阵发性斜颈

（二）ICHD-3编码诊断（偏头痛部分）内容

1. 无先兆偏头痛（表44-2-1）

曾用名：普通偏头痛、单纯偏侧头痛

描述：反复头痛，持续4~72h。典型头痛表现为单纯、搏动性、中重度头痛，日常体力活动可加重，伴呕吐和/或畏光、畏声。

表44-2-1 无先兆偏头痛诊断标准

A. 符合B~D项特征的至少5次发作[1] B. 头痛发作持续4~72h（未经治疗或治疗无效）[2,3] C. 至少有下列4项中的2项 　a. 单侧性 　b. 搏动性 　c. 中或重度疼痛	d. 日常活动（如走路或爬楼梯）会加重头痛或头痛时避免此类活动 D. 发作过程中至少伴随下列1项 　a. 恶心和/或呕吐 　b. 畏光和畏声 E. 不能用ICHD-3中其他诊断更好地解释

注：[1] 一些偏头痛与症状性偏头痛难以鉴别，而且一次与数次的发作有时难以鉴别，所以要至少5次发作。
[2] 如果发作过程中入睡，醒来后头痛消失，则头痛持续时间按醒来时间估算。
[3] 对于儿童和青少年（<18岁）发作时间为2~72h。

2. 有先兆偏头痛（表44-2-2）

曾用名：典型或经典的偏头痛；眼性、偏身感觉障碍性、偏瘫性或失语性偏头痛；复杂性偏头痛

描述：反复发作，持续数分钟，逐渐出现的可完全恢复的单纯视觉、感觉或其他中枢神经系统症状，通常随之出现头痛和偏头痛相关症状。

表44-2-2 有先兆的偏头痛诊断标准

A. 符合B、D项特征的至少2次发作 B. 至少有1个可完全恢复的先兆症状： 　a. 视觉 　b. 感觉 　c. 言语和/或语言 　d. 运动 　e. 脑干 　f. 视网膜	C. 至少符合下列6项中的3项： 　a. 至少有1个先兆持续超过5min 　b. 2个或更多的症状连续发生 　c. 每个独立先兆症状持续5~60min[1] 　d. 至少有一个先兆是单侧的[2] 　e. 至少有一个先兆是阳性的[3] 　f. 有先兆伴发或在先兆出现60min内出现头痛 D. 不能用ICHD-3中其他诊断更好地解释

注：[1] 例如，当3个症状一起出现在一次先兆中，可接受的最长先兆持续时间是3×60min。运动症状可以持续长达72h。
[2] 失语被认为是单纯症状，构音障碍可以是单侧或双侧。
[3] 闪光和发麻属于阳性先兆症状。

（1）有典型先兆偏头痛（表44-2-3）

描述：有先兆偏头痛，先兆包括视觉和/或感觉和/或语言/言语症状，无肢体无力，逐渐发展，每种症状持续时间不超过1h，阳性或阴性均可存在并完全可逆。

表 44-2-3　有典型先兆偏头痛诊断标准

A. 头痛发作同时符合有先兆偏头痛诊断标准和标准 B B. 先兆发生同时符合以下两项：	a. 完全可逆的视觉、感觉和/或语言症状； b. 无运动、脑干或视网膜症状

1）典型先兆伴头痛（表 44-2-4）

描述：典型先兆伴头痛为先兆发生时伴头痛或在先兆发生 60min 内出现头痛，头痛可以具有或不具有偏头痛的特征。

表 44-2-4　典型先兆伴头痛诊断标准

A. 符合有典型先兆偏头痛诊断标准和标准 B
B. 头痛符合或不符合偏头痛特征，伴随先兆出现或在先兆出现 60min 内出现

2）典型先兆不伴头痛（表 44-2-5）

描述：有典型先兆偏头痛，在先兆发生过程中及随后都不出现任何形式的头痛。

表 44-2-5　典型先兆不伴头痛诊断标准

A. 符合有典型先兆偏头痛诊断标准和标准 B
B. 在先兆发生 60min 内无头痛出现

（2）有脑干先兆偏头痛（表 44-2-6）

曾用名：基底动脉偏头痛、基底偏头痛、基底型偏头痛

描述：先兆明确地起源于脑干，但不伴肢体力弱。

表 44-2-6　有脑干先兆偏头痛诊断标准

A. 头痛发作同时符合有先兆偏头痛诊断标准和标准 B B. 先兆符合以下两点 　　a. 至少存在完全可逆的下列脑干症状中的 2 项： 　　　①构音障碍[1] 　　　②眩晕[2] 　　　③耳鸣	④听力减退[3] ⑤复视[4] ⑥非感觉损害引起的共济失调 ⑦意识水平下降（GCS≤13）[5] 　　b. 无运动[6] 和视网膜症状

注释：[1] 构音障碍应区别于失语；[2] 眩晕不包括且应区别于头晕；[3] 该标准不包括耳胀感；[4] 复视不包括（或应排除）视物模糊；[5] 住院期间完成格拉斯哥昏迷量表（GCS）评分，或根据患者描述进行 GCS 评估；[6] 当出现运动症状时则诊断为偏瘫型头痛。

（3）偏瘫型偏头痛（表 44-2-7）

描述：有先兆偏头痛，先兆症状包括肢体力弱。

表 44-2-7　偏瘫型[1] 偏头痛诊断标准

A. 头痛发作符合有先兆偏头痛诊断标准和标准 B B. 先兆包括以下 2 项	a. 完全可逆的肢体力弱[2] b. 完全可逆的视觉、感觉和/或言语/语言症状

注：[1] 偏瘫这里指的是肢体力弱。
[2] 运动症状持续时间通常<72h，但部分患者肢体力弱可持续数周。

1）家族性偏瘫型偏头痛（表 44-2-8）

描述：偏头痛先兆包括肢体力弱，在一级或二级亲属中至少有一人偏头痛先兆包括肢体力弱。

表 44-2-8　家族性偏瘫型偏头痛诊断标准

A. 符合偏瘫型偏头痛诊断标准
B. 在一级或二级亲属中至少有 1 人符合偏瘫型偏头痛的诊断

注：基因数据库的丰富使得家族性偏瘫型偏头痛的诊断更加精准。特异性基因有：①家族性偏瘫型偏头痛 1 型为 19 号常染色体 CACNA1A（编码钙通道）基因突变；②家族性偏瘫型偏头痛 2 型为 1 号常染色体的 ATP1A2（编码 K/Na-ATP 酶）基因突变；③家族性偏瘫型偏头痛 3 型为 2 号染色体的 SCN1A（编码钠通道）基因突变。家族性偏瘫型偏头痛也可能与其他未证实的突变位点有关。如果行基因检测，基因亚型的诊断应精确到疾病编码的第 5 层。家族性偏瘫型偏头痛会被误诊为癫痫，应注意鉴别诊断。

2) 散发性偏瘫型偏头痛 (表 44-2-9)

描述:有先兆偏头痛,先兆包括肢体力弱,且一级亲属或二级亲属中无人发生肢体力弱先兆。

表 44-2-9 散发性偏瘫型偏头痛诊断标准

A. 符合偏瘫型偏头痛诊断标准

B. 无一级或二级亲属符合偏瘫型偏头痛的诊断。

注:流行病学显示,家族性和散发性偏瘫型偏头痛患病率相差无几。

视网膜型偏头痛 (表 44-2-10):

描述:反复发作的单眼视觉障碍,包括闪光、暗点或失明,伴偏头痛样头痛。

表 44-2-10 视网膜型偏头痛诊断标准

A. 头痛发作同时符合有先兆偏头痛诊断标准和标准 B B. 先兆同时具备以下 2 项: 　a. 发作期出现完全可逆的单眼阳性或阴性视觉症状, 　　包括阳性表现(如闪光、亮点、亮线)和/或阴性表现 　　(如视野缺损),且至少以下 1 项检查结果证实: 　　①临床视野检查 　　②自画单眼视野存在缺损(得到充分指导)	b. 至少符合下列 3 项中的 2 项 　　①先兆逐渐发生至少 5min 　　②先兆逐渐持续 5~60min 　　③伴随先兆或先兆发生 60min 内出现头痛 C. 不能用 ICDH-3 中地其他诊断更好的解释。排除了其他 　引起一过性黑蒙的病因

3. 慢性偏头痛 (表 44-2-11)

描述:每月至少 15 天出现头痛,持续至少 3 个月,且每月符合偏头痛特点的头痛天数至少 8 天。

表 44-2-11 慢性偏头痛诊断标准

A. 符合 B 和 C 的头痛(偏头痛样头痛或紧张性头痛[1])每月发作至少 15 天,至少持续 3 个月

B. 符合无先兆偏头痛诊断 B、D 标准和/或有先兆偏头痛 B 标准和 C 标准的头痛至少发生 5 次

C. 头痛符合以下任何 1 项,且每月发作大于 8 天,持续时间大于 3 个月[2]:

　a. 无先兆偏头痛的 C 和 D

　b. 有先兆偏头痛的 B 和 C

　c. 患者所认为的偏头痛发作可通过服用曲坦类或麦角胺类药物缓解

D. 不能用 ICDH-3 中的其他诊断更好的解释[3~5]

注:[1]之所以将慢性偏头痛与发作性偏头痛区分开来是因为在频繁发作或持续存在的偏头痛中,单次发作是难以分辨的。
[2]反复头痛发作的患者需每天记录头痛日记并坚持至少 1 个月,记录内容包括疼痛信息及伴随症状。
[3]因慢性偏头痛的诊断标准涵盖了紧张性头痛,所以慢性偏头痛的诊断需排除紧张性头痛或其类型的诊断。
[4]新发每天持续头痛可具有慢性偏头痛的特点。后者由、无先兆偏头痛和/或有先兆偏头痛发展而来;因此,当头痛第 1 次发作后每天均有发作,24h 内不缓解且同时符合 A、C 标准时则诊断为新发每天持续头痛。如发病形式无法回忆或不确切则诊断为慢性偏头痛。
[5]慢性偏头痛最常见的原因是药物过量。

4. 偏头痛并发症

(1) 偏头痛持续状态 (表 44-2-12)

描述:偏头痛发作期疼痛持续时间超过 72h。

表 44-2-12 偏头痛持续状态诊断标准

A. 符合 B 和 C 的头痛 B. 符合 1. 无先兆偏头痛和 2. 有先兆偏头痛的诊断,除了 　持续时间和疼痛程度外,既往发作典型 C. 同时符合下列 2 个特点:	a. 疼痛持续超过 72h 　b. 疼痛或相关症状使其体力减弱 D. 不能用 ICDH-3 中的其他诊断更好地解释

注:服用药物或睡眠后缓解时间超过 12h 也归此类。较轻的病例,不符合 C2 标准的,诊断为很可能的无先兆偏头痛。

(2) 不伴脑梗死的持续先兆 (表 42-2-13)

描述:先兆症状持续至少 1 周但无脑梗死的影像学症状。

表 44-2-13 不伴脑梗死的持续先兆诊断标准

A. 先兆符合 B	C. 神经影像学无脑梗死的证据
B. 发生在有先兆偏头痛患者,除了 1 个或多个先兆持续时间≥1 周,先兆呈典型表现	D. 不能用 ICDH-3 中的其他诊断更好地解释

注:不伴脑梗死的持续先兆需与偏头痛性脑梗死相鉴别,并除外那些脑梗死或其他原因导致的症状性先兆。

（3）偏头痛性脑梗死(表 44-2-14)

描述:典型的有先兆偏头痛发作,且至少 1 个先兆症状与影像学上的缺血灶相符。

表 44-2-14 偏头痛性脑梗死诊断标准

A. 偏头痛发作符合标准 B 和 C	C. 神经影像学证实相关脑区梗死灶
B. 符合有先兆偏头痛诊断标准,先兆症状典型,除了 1 个或多个先兆时程大于 60min	D. 不能用 ICDH-3 中的其他诊断更好地解释

注:梗死可引起附加症状。

（4）偏头痛先兆诱发的痫样发作(表 44-2-15)

描述:有先兆偏头痛触发的痫样发作。

表 44-2-15 偏头痛性脑梗死诊断标准

A. 痫性发作符合癫痫发作诊断标准中的 1 种类型,并符合标准 B
B. 有先兆偏头痛患者在有先兆偏头痛发生过程中或发作后 1h 内出现痫样发作
C. 不能用 ICDH-3 中的其他诊断更好地解释

注:偏头痛和癫痫都是典型的发作性脑疾病。尽管偏头痛样头痛常发生于癫痫发作后,但部分患者却在偏头痛发作过程中或偏头痛发作后出现痫样发作。这种现象很少见,有时被称为"偏头痛性癫痫",最初被归为有先兆偏头痛。目前没有证据表明这种痫样发作与无先兆偏头痛相关。

5. 很可能的偏头痛(表 44-2-16)

曾用名:偏头痛样障碍

描述:仅有 1 项不符合以上偏头痛各亚型诊断标准的偏头痛样发作,且不满足其他类型头痛诊断的标准。

表 44-2-16 很可能的偏头痛诊断标准

A. 符合无先兆偏头痛诊断标准 A~D 中除 1 项外的全部或有先兆偏头痛诊断标准 A~C 中除 1 项外的全部
B. 不符合 ICHD-3 中其他类型头痛诊断标准
C. 不能用 ICDH-3 中的其他诊断更好地解释

（1）很可能的无先兆偏头痛(表 44-2-17)

表 44-2-17 很可能的无先兆偏头痛诊断标准

A. 符合无先兆偏头痛诊断标准 A~D 中除 1 项外的全部
B. 不符合 ICHD-3 中其他类型头痛诊断标准
C. 不能用 ICDH-3 中的其他诊断更好地解释

（2）很可能的有先兆偏头痛(表 44-2-18)

表 44-2-18 很可能的有先兆偏头痛诊断标准

A. 符合有先兆偏头痛诊断标准 A~C 中除 1 项外的全部
B. 不符合 ICHD-3 中其他类型头痛诊断标准
C. 不能用 ICDH-3 中的其他诊断更好地解释

6. 可能与偏头痛相关的周期综合征

曾用名:儿童周期综合征、儿童的周期性综合征。

描述:这组疾病见于无先兆偏头痛或有先兆偏头痛患者,或很可能发展为两者之一的患者。虽然儿童多见,但成人亦可出现。这类患者还可出现其他症状包括发作性晕动症、周期性睡眠障碍包括梦游、梦呓、夜惊和夜间磨牙。

(1) 反复胃肠功能障碍(表44-2-19)

曾用名:慢性腹痛;功能性腹痛;功能性消化不良;肠易激综合征;功能性腹痛综合征。

描述:反复发作的腹痛和/或腹部不适、恶心和/或呕吐,偶尔、长期或周期性发作,可能和偏头痛发作相关。

表 44-2-19 反复胃肠功能障碍诊断标准

A. 明确的腹痛,和/或腹部不适,和/或恶心,和/或呕吐发作,至少发作 5 次	B. 胃肠检查和评估正常
	C. 不能归因于其他疾病

1) 周期性呕吐综合征(表44-2-20)

描述:反复发作严重恶心、呕吐,发作具有刻板性、周期性。发作时可伴面色苍白、精神萎靡。发作间期完全缓解。

表 44-2-20 周期性呕吐综合征诊断标准

A. 至少发作 5 次符合标准 B 和 C 的严重恶心和呕吐 B. 发作形式刻板,周期性反复发作 C. 符合下列 3 项: a. 每小时至少恶心、呕吐 4 次	b. 每次发作大于 1h,发作期不超过 10 天 c. 发作间隔大于 1 周 D. 发作间期症状完全缓解 E. 不能归因于其他疾病[1]

注:[1] 需要特别注意的是病史和体格检查均无发现胃肠疾病的征象。

2) 腹型偏头痛(表44-2-21)

描述:一种主要见于儿童的反复发作的中重度中线处的特发性腹痛,伴血管舒缩症状、恶心和呕吐,持续 2~72h,发作间期完全正常。发作期无头痛。

表 44-2-21 腹型偏头痛诊断标准

A. 符合 B~D 的腹痛至少发作 5 次
B. 疼痛至少符合下列 3 项中的 2 项:
    a. 位于中线、脐周或难以定位
    b. 性质为钝痛或"只有酸痛"
    c. 中重度疼痛
C. 发作时至少符合下列 4 项中的 2 项:
    a. 食欲减退
	b. 恶心
	c. 呕吐
	d. (面色)苍白
	D. 未治疗或治疗无效的情况下持续 2~72h
	E. 发作间期完全缓解
	F. 不能归因于其他疾病[1]

注:[1] 需要特别注意的是:病史和体格检查没有发现胃肠或肾脏疾病征象或胃肠、肾脏疾病已通过相应检查排除。

(2) 良性阵发性眩晕(表44-2-22)

描述:儿童期出现反复发作的眩晕,发作前无预兆,可自发缓解,无其他异常表现。

表 44-2-22 良性阵发性眩晕诊断标准

A. 符合 B 和 C 发作至少 5 次
B. 没有预兆的眩晕,发作即达峰,数分钟至数小时后可自行缓解,无意识丧失
C. 至少存在下列症状或体征中的 1 项:
    a. 眼球震颤
    b. 共济失调
	c. 呕吐
	d. 苍白
	e. 恐惧
	D. 发作间期神经系统检查与听力、前庭功能检查正常
	E. 不能归因于其他疾病

注:孩子可能不能描述眩晕症状。家长叙述的阵发性步态不稳可能就是眩晕的表现。尤其需要除外后颅窝肿瘤,癫痫和前庭障碍。

（3）良性阵发性斜颈（表 44-2-23）

描述：反复发作的头向一侧倾斜，可伴轻微旋转，可自行缓解。这种情况一般发生在 1 岁以内的婴幼儿。

表 44-2-23　良性阵发性斜颈诊断标准

A. 符合 B 和 C，儿童期反复发作 B. 头转向一侧，可伴或不伴轻微旋转，数分钟或数天后自行缓解 C. 至少存在下列 5 项中的 1 项： 　　a.（面色）苍白 　　b. 易激惹	c. 精神萎靡 d. 呕吐 e. 共济失调 D. 发作间期无神经系统阳性体征 E. 不能归因于其他疾病

注：有每月发作的倾向。稍微大一些的孩子容易出现共济失调。鉴别诊断包括胃食管反流、特发性扭转肌张力障碍和复杂部分性癫痫，需要特别注意的是先天或获得的后颅窝和颅颈结合部疾病引起的斜颈。

（三）偏头痛中医诊断标准

1. 头痛位于头部一侧额颞、前额、巅顶，或左或右辗转发作，或呈全头痛；疼痛性质多为搏动性；每次发作可持续数分钟、数小时、数天，也有持续数周者；

2. 隐匿起病，逐渐加重，反复发作，突然停止；

3. 应检查血常规、血生化，有条件做经颅多普勒、CT、MRI 检查，以明确头痛病因，排除器质性疾病（高血压病头痛、脑出血、颅内占位病变等）。

五、鉴 别 诊 断

（一）紧张性头痛

偶发性紧张性头痛、频发性紧张性头痛、慢性紧张性头痛、很可能的紧张性头痛等。

（二）三叉神经自主神经性头痛

丛集性头痛、阵发性偏侧头痛、短暂单侧神经痛样头痛发作、持续偏侧头痛、很可能的三叉神经自主神经性头痛等。

（三）其他原发性头痛

原发性咳嗽性头痛、原发性劳力性头痛、原发性活动性头痛、原发性霹雳样头痛、冷刺激性头痛、外部压力性头痛、原发性针刺样头痛、睡眠性头痛、新发每天持续头痛等。

（四）继发性头痛

缘于头颈部创伤引起的头痛、缘于头颈部血管性疾病的头痛、缘于颅内非血管性疾病的头痛、缘于某种物质或物质戒断性头痛、感染性头痛、内环境紊乱性头痛、缘于精神障碍性头痛等。常见原发性头痛的鉴别见表 44-2-24。

表 44-2-24　常见原发性头痛的鉴别

	偏头痛	紧张性头痛	丛集性头痛
家族史	多有	可有	多无
性别	女性多于男性	女性略多于男性	男性远多于女性
持续时间	4~72h	30min~7d	15~180min
头痛部位	多单侧	多双侧	固定单侧眶部、眶上、颞部
头痛性质	搏动性	压迫、紧缩、钝痛	锐痛、钻痛
头痛程度	中重度	轻中度	重度或极重度
活动加重头痛	多有	多无	多无
伴随症状	多有恶心、呕吐、畏光、畏声	多无。可伴有食欲不振、对光线或声音可有轻度不适	同侧结膜充血和/或流泪、鼻塞和/或流涕、眼睑水肿、额面部出汗、瞳孔缩小及/或眼睑下垂

六、治　疗

（一）药物治疗

1. 急性期药物治疗　治疗目的为快速、持续镇痛，减少头痛发作，恢复患者正常生活状态。

（1）对乙酰氨基酚：本药可用于对阿司匹林或其他 NSAIDs 过敏、不耐受或不适用者，3 个月以上婴儿及儿童也可应用。成人推荐剂量 1 000mg，每天最大剂量 4 000mg。证据级别/推荐等级（Ⅰ/A）。

（2）布洛芬：可用于 6 个月以上儿童。成人推荐剂量 200~800mg，每天最大剂量 1 200mg，常见不良反应主要为胃肠道不适。证据级别/推荐等级（Ⅰ/A）。

（3）双氯芬酸：治疗偏头痛急性发作，可有效改善疼痛及其相关症状，但应注意肝损伤和粒细胞减少等不良反应。成人推荐剂量为 50~100mg，每天最大剂量 150mg。证据级别/推荐等级（Ⅱ/A）。

（4）萘普生：可用于 6 岁以上或体重 25kg 以上的儿童。成人推荐剂量 250~1 000mg，每天最大剂量 1 000mg。证据级别/推荐等级（Ⅱ/A）。

（5）阿司匹林：禁用于本药或同类药物过敏者、活动性溃疡、血友病、血小板减少、哮喘、孕妇、哺乳期妇女。10 岁以上儿童可单用阿司匹林或与甲氧氯普胺合用。成人推荐剂量 300~1 000mg，每天最大剂量 4 000mg。证据级别/推荐等级（Ⅰ/A）。

（6）曲坦类药物：为 5-HT1B/1D 受体激动剂，能特异性治疗偏头痛。常见曲坦类药物有舒马曲普坦、佐米曲普坦和利扎曲坦、那拉曲坦、阿莫曲坦、依来曲坦和夫罗曲坦。曲坦类药物在头痛期的任何分期都有效，推荐尽早使用，但不推荐在先兆期使用。如果首次使用有效，复发后再应用仍有效，如首次无效，改变剂型、剂量或另一种曲坦类药物，仍可能有效。曲坦类药物不良反应包括疲劳、恶心、头痛、头晕、眩晕、嗜睡、口干、呕吐、感觉异常、胃肠道反应、精神异常、神经系统疾病等。严重不良事件包括心肌梗死、心律失常、卒中。禁用于未控制的高血压、冠心病、Raynaud 病、缺血性卒中史、妊娠、哺乳、严重肝肾功能不全、18 岁以下和 65 岁以上者。证据级别/推荐等级（Ⅰ/A）。

（7）麦角胺类药物：麦角胺类药物常与咖啡因作为合剂使用。麦角胺具有药物半衰期长、头痛复发率低的优势，适用于发作持续时间长的患者。由于极小量的麦角胺类药物即可引起药物过量性头痛，因此应限制该药物应用频率。证据级别/推荐等级（Ⅱ/B）。

（8）降钙素基因相关肽 CGRP 受体拮抗剂：CGRP 受体拮抗剂（Gepane 类药物）通过将扩张的脑膜动脉恢复至正常而减轻偏头痛症状，且该过程不导致血管收缩。部分对于曲坦类药物无效或不耐受患者可能对 Gepane 类药物有良好的反应。第一个开发并在人体应用的 Gepane 类药物是 olcegepant，但由于口服吸收不良使该药物未得到进一步研发。第二种 Gepane 类药 Telcagepant 疗效与曲坦类药物类似，不良反应较曲坦类药物少，但由于具有潜在的肝损伤，该药物被停用。目前尚有 6 种新的小分子 CGRP 受体拮抗剂药物仍在研究中，其中 Rimegepant 和 Ubrogepant 已被美国 FDA 批准作为口服 Gepane 类药物上市。证据级别/推荐等级（Ⅰ/B）。

（9）其他药物：甲氧氯普胺、多潘立酮等药物不仅有利于止吐，还有利于其他药物吸收和药物治疗。苯二氮䓬类、巴比妥类镇静剂可促使镇静、入睡，促进头痛消失。阿片类药物具有成瘾性，可导致药物过量性头痛并诱发其他药物的耐受性，一般不常规考虑。对其他药物无效的严重疼痛者，权衡利弊后使用。

应根据患者头痛严重程度、伴随症状、既往用药等进行个体化用药，药物选择方法包括分层法和阶梯疗法。分层法是基于头痛程度、功能受损程度及之前用药反应选择用药。阶梯疗法是指每次头痛发作时均首选非特异性药物，如治疗失败再给予特异性药物治疗。药物应在头痛早期足量使用，延迟使用可使疗效下降。有严重恶心、呕吐患者，应选择胃肠外给药。为预防药物过量性头痛，单纯 NSAIDs 在 1 个月内使用不超过 15d，麦角碱类、曲坦类药物、NSAIDs 复合制剂不超过 10d。

2. 预防性治疗

目的：降低发作频率、减轻发作程度、减少失能、增加急性发作期治疗疗效。

预防性药物应用指标：通常偏头痛存在以下情况时应考虑预防性药物治疗。①患者日常生活、工作和学业严重受损；②每月发作频率 2 次以上；③急性期药物治疗无效或患者不耐受；④存在频繁、长时间或不可忍受的先兆症状;⑤连续2个月,每月使用急性期治疗6~8次以上;⑥偏头痛发作持续72h以上。

（1）NSAIDs:阿司匹林对偏头痛预防治疗研究结果不一。阿司匹林成人每天推荐剂量300mg,萘普生每天推荐剂量500~1000mg。推荐级别B级。

（2）核黄素及辅酶Q10:大剂量核黄素(每天400mg)及辅酶Q10的临床对照试验结果显示有效。核黄素成人每天推荐剂量400mg,不良反应为过敏反应。辅酶Q10每天推荐剂量300mg,不良反应为胃部不适、食欲减退、恶心、腹泻、心悸,偶见皮疹。两者推荐级别均为B级。

（3）镁盐:镁盐治疗偏头痛结果之间存在矛盾。应用镁盐不良反应较多,包括潮红、出汗、口干,镁盐过量可导致镁蓄积,表现为感觉反应减退、膝腱反射消失、呼吸抑制、心律失常、心脏停搏等。镁盐禁用于重度肾功能不全、心肌损害、心脏传导阻滞等患者。推荐级别B级。

（4）钙离子拮抗剂:非特异性钙离子拮抗剂氟桂利嗪预防偏头痛发作证据充足,而尼莫地平预防偏头痛疗效不优于安慰剂,不推荐使用。氟桂利嗪每天推荐剂量为5~10mg,推荐级别A级。常见不良反应包括嗜睡、体重增加;少见不良反应包括抑郁、锥体外系症状。

（5）抗癫痫药物:有证据支持托吡酯对于发作性及慢性偏头痛有效,每天推荐剂量25~100mg,推荐级别A级,不良反应包括共济失调、嗜睡、认知和语言障碍、感觉异常、体重减轻等。丙戊酸钠对偏头痛也具有预防作用,推荐级别A级,但由于具有肝毒性,长期使用,需定时检测血常规、肝功能和淀粉酶,女性患者使用需注意卵巢功能异常(如多囊卵巢综合征)。加巴喷丁推荐级别B级,每天剂量1200~2400mg,推荐级别B级。

（6）β受体阻断剂:β受体阻断剂在偏头痛预防性治疗方面效果显著,常见的药物有美托洛尔(推荐级别A级,每天剂量50~200mg)、普萘洛尔(推荐级别A级,每天剂量40~240mg)、比索洛尔(推荐级别B级,每天剂量5~10mg)。β受体阻断剂常见不良反应包括心动过缓、低血压、嗜睡、无力、运动耐量降低等;少见不良反应包括失眠、多梦、阳痿、抑郁、低血糖等。哮喘、心衰、房室传导阻滞、心动过缓等患者禁用。

（7）抗抑郁药:阿米替林和文拉法辛预防偏头痛的疗效已被证实。阿米替林具有阻断感觉神经元离子通道作用,尤其适用于合并紧张性头痛或伴有抑郁状态的患者,推荐级别B级,每天剂量25~75mg。不良反应包括口干、嗜睡、体重增加等。禁用于青光眼、前列腺增生等患者。

预防性药物在使用前需与患者进行充分评估和沟通,根据患者个体化情况进行选择,并注意不同药物的不良反应。通常首选证据确切的一线药物,在一线药物无效或者患者不耐受情况下,才考虑使用二/三线药物。药物治疗时从小剂量开始,缓慢增加至合适剂量。每种药物的观察期一般为4~8周,鼓励患者使用疼痛日记记录治疗效果。有效的预防性治疗需要持续半年,之后缓慢减量或停药。

（二）非药物治疗

1. 神经阻滞/射频治疗 急性偏头痛疼痛部位分布于三叉神经传入纤维会聚的三叉神经尾核部,通过枕大神经阻滞/射频,可以调节枕神经和三叉神经传入纤维会聚效应,改善神经周围血液循环,减轻神经根水肿,从而起到止痛目的。星状神经节阻滞对头面部自主神经功能具有调节作用,可以双向调节血管(使收缩的血管扩张、舒张的血管收缩),缓解肌肉痉挛、改善脑血流量,从而达到消除头痛的作用。有报道采用蝶腭神经节阻滞联合射频治疗偏头痛,研究发现患者偏头痛症状明显好转,生活质量改善。

2. 臭氧局部治疗 选择枕大神经、耳颞神经、颧颞神经、滑车神经相关部位作为臭氧局部注射位点。在每个注射位点注射30μg/ml臭氧5~10ml。臭氧具有免疫调节、抗炎止痛、抗氧化应激、改善血液循环的作用,还可以起到减轻神经刺激作用。研究发现,颅外多点臭氧局部注射对于中、重度偏头痛有效,且治疗效果持久。

3. A型肉毒素治疗 1998年,有学者首次报道A型肉毒素(BoNT-A)可以缓解慢性偏头痛症状,2010年FDA批准BoNT-A注射治疗偏头痛,其作用机制可能与抑制突触前膜神经递质(乙酰胆碱、CGRP、谷氨酸)释放、减弱外周敏化(抑制PKC活化、减少神经元中炎性介质)、降低中枢敏化(抑制AMPA和NMDA受体)、跨突触机制(改变SNAP-25蛋白靶区)、减少神经源性炎症(TRPV1通道激活)等有关。

4. 物理治疗

（1）经颅磁刺激(transcranial magnetic stimulation,TMS):主要通过检测和对比大脑皮质运动诱发电位的阈值、振幅及视觉诱发电位的阈值等指标的变化,为其皮质运动功能区的兴奋性水平改变提供客观量化的评价依据,以及通过不同模式的磁刺激治疗,来减少偏头痛发作频率及疼痛强度。根据刺激模式不同,TMS 可分为单脉冲经颅磁刺激(single pulse transcranial magnetic stimulation,sTMS)和重复经颅磁刺激(repetitive transcranial magnetic stimulation,rTMS)两种。

(2)TENS:此装置以其安全、耐受性好,在偏头痛的临床试验中显示出较好的效果。治疗偏头痛的 TENS 包括经皮眶上神经刺激、经皮迷走神经刺激及经皮枕神经电刺激三种。2014 年 3 月,经皮眶上神经电刺激仪被 FDA 批准成为第一个用于预防性治疗成人阵发性偏头痛的经皮电刺激仪。2018 年 FDA 批准将无创迷走神经刺激(noninvasive vagus nerve stimulation,nVNS)用于治疗急性偏头痛。国内关于经皮枕神经刺激(transcutaneous occipital nerve stimulation,tONS)随机对照研究发现,2Hz、100 Hz 和 2/100Hz 三种频率的 tONS 对无先兆偏头痛患者均有显著预防功效。TENS 治疗偏头痛机制具有四种假说:闸门控制理论、内源性阿片肽释放理论、外周传入神经逆向激活理论及血管控制理论。由于药物治疗存在不良反应、药物相互作用、耐药性、药物过度使用等问题,而且许多药物治疗方案在儿童、孕妇和患有医学共病(如心脏病)的老年人使用受限,物理治疗为偏头痛的预防和治疗提供了更多的机会和可能性。

5. 手术治疗　近年来研究发现卵圆孔未闭与偏头痛之间存在密切联系。随着心导管介入技术的发展,卵圆孔未闭封堵术被用于治疗偏头痛,多项临床研究结果表明,卵圆孔未闭封堵术能够改善偏头痛患者症状,尤其是先兆偏头痛的发作。

6. 心理治疗　偏头痛的心理治疗主要基于行为治疗,包括放松、生物反馈及认知治疗。放松疗法的主要目的是为降低身体各系统的激活并促进身体放松。生物反馈是通过使用各种仪器,使患者能明确清醒地感受衡量肌张力(肌电图生物反馈疗法)、皮肤电阻(电子生物反馈疗法)或周围体温(温度生物反馈疗法),从而将测量的躯体信息放大并反馈给患者,从而达成由生物反馈促进的放松。认知疗法通过指导患者更好地处理与头痛相关的应激反应及其他伴随心理疾患来治疗反复发作的头痛。通常认为以下情况可考虑行为治疗:①患者不希望使用药物治疗;②患者不能耐受药物治疗或存在禁忌证;③药物治疗无效或效果差;④妊娠、哺乳期;⑤频繁或较大剂量使用急性期治疗药物;⑥具有明显的生活应激或缺乏处理应激事件的能力。

7. 运动疗法　体育锻炼和偏头痛之间关系目前尚存在争议,近年来学者认为,适当的运动不会引起偏头痛,而高强度、缺乏水分摄入、未进行热身可能会提高偏头痛发生概率。相关研究显示,规律的运动可以使患者放松心情,预防偏头痛的发作。有氧运动后,患者偏头痛天数及头痛每次发作持续时间均减少,疼痛发作时强度降低,但运动频率、强度、时间仍需进一步研究。

8. 饮食疗法　偏头痛与胃肠道之间存在密切关系,某些食物可能诱发和加重偏头痛发作,有些食物可以缓解偏头痛发作,益生菌在偏头痛的治疗中发挥一定的作用。常见可诱发偏头痛的食物包括奶酪(19.2%)、巧克力(18.2%)、柑橘类水果(11.1%)、酒精(34%)、味精、阿斯巴甜、软饮料、西红柿、发酵品等。高脂饮食与偏头痛发作频率有较高的相关性,低脂饮食干预可以降低偏头痛发作频率、头痛强度和持续时间。生酮饮食对偏头痛治疗也有一定作用。维生素、矿物质、微量元素也可能有益于控制偏头痛。

(三)中医药治疗

1. 中医经方治疗　依据伴随症状和头痛部位不同,偏头痛辨证分型为以下几类:肝郁气滞型、风阳上扰型、肝肾阴虚型及瘀阻脑络型,可分别给予柴胡疏肝散、天麻钩藤汤、六味地黄丸及血府逐瘀汤加减治疗。其他常见经方还包括通窍活血汤、散偏汤、川芎茶调散、补阳还五汤等。

2. 中医非药物治疗

(1)针刺治疗:常见针刺治疗包括常规针法、电针疗法、平衡针、揿针等。针刺疗法适用人群广泛,对于无法耐受药物治疗的患者是很好的选择。合谷穴属阳明经,阳明经循行前额,太冲穴属厥阴经,在巅顶走行,四关穴正是通过经络的联系对头面及五官疾患(如头痛)发挥直接的调节作用。推荐主穴:阿是穴、百会、丝竹空、率谷、太阳、风池。根据辨证配穴,肝阳上亢型加太冲、侠溪穴;痰浊上扰型加丰隆、阴陵泉穴;肝气郁结型加太冲、血海穴;气血亏虚型加足三里、三阴交穴。

(2)艾灸治疗:艾灸具有调畅气机、疏通经脉、调节气血阴阳平衡的作用,可以与针刺、推拿等方法联合治疗偏头痛。艾灸适用于寒湿型偏头痛,推荐穴位:阿是穴、太阳、率谷、风池、外关、百会、大椎,双侧足三里、三阴交。

（3）推拿疗法:推拿是在"辨证施治、以痛为腧"的原则指导下,运用手法消瘀散结、活血止痛、疏经通络。研究发现,推拿少阳经治疗偏头痛具有特异性。

（4）穴位埋线治疗:将羊肠线埋于腧穴内,产生的刺激信息经脉络传入体内,调整整体机能而达到止痛作用。治疗偏头痛常见埋线穴位有风池、百会、太阳、合谷、太冲、阿是穴、足三里等。

（5）中医放血治疗:放血疗法时采用三棱针刺破浅表血管,放出适量血液,通过活血理气,达到治疗作用。主要用于痰浊型或痰瘀型偏头痛。推荐穴位:阿是穴、百会、太阳、风池、耳尖。

（四）特殊类型偏头痛治疗

1. 儿童偏头痛　大多数儿童头痛预防不需要额外药物,对儿童青少年偏头痛患者及其家人提供咨询和教育的实践建议,改善饮食习惯和生活习惯,有助于预防偏头痛发作（推荐级别 B 级）。大多数接受预防性药物治疗的儿童和青少年疗效不优于安慰剂（推荐级别 B 级）。我国儿童偏头痛预防性药物主要包括以下几种:①钙离子通道拮抗剂（氟桂利嗪）;②肾上腺素能受体阻滞剂（普萘洛尔）;③抗癫痫药（丙戊酸钠）;④三环类抗抑郁药（阿米替林）。氟桂利嗪在国内相关指南中推荐用于儿童偏头痛预防治疗。普萘洛尔可作为儿童偏头痛预防性用药,但仅作为二线用药。儿童在使用丙戊酸钠应注意监测血常规和肝功能,女性应注意体重增加和卵巢功能异常。对伴有焦虑和抑郁的患儿可选用阿米替林,但应注意阿米替林潜在的自杀风险（推荐级别 B 级）。布洛芬（10mg/kg）和对乙酰氨基酚（15mg/kg）是儿童青少年偏头痛急性期治疗的首选药物。对乙酰氨基酚可用于 3 个月以上的婴儿及儿童,布洛芬用于 6 个月以上儿童,萘普生用于 6 岁以上或体重 25kg 以上的儿童,阿司匹林用于 10 岁以上儿童。麦角胺类药物不能用于儿童。仅利扎曲坦被批准可用于 6~17 岁儿童青少年,其他类曲坦类药物均不应用于儿童,但考虑到曲坦类药物不良反应和禁忌证,曲坦类药物一般不用于儿童。对于需要使用止吐剂的儿童,可选用甲氧氯普胺和多潘立酮,但<10 岁儿童禁用。

2. 前庭性偏头痛　目前前庭性偏头痛诊断已被废弃不用,在 ICHD-3 中已被脑干先兆偏头痛所代替,为叙述方便,此处仍表述为前庭性偏头痛。前庭性偏头痛是指由偏头痛引起的、反复发作的自发性或位置性眩晕,每次发作持续数秒到数天,并伴有偏头痛的症状。急性期治疗药物主要为曲坦类药物,其他效果略差的急性期药物有阿片类、NSAIDs、麦角胺类等。预防性药物包括氟桂利嗪、普萘洛尔、托吡酯、文拉法辛、丙戊酸钠、利扎曲坦等。当伴有耳鸣和明显听觉症状时首选托吡酯,乙酰唑胺和拉莫三嗪用于难治性前庭性偏头痛。

3. 癫痫共患偏头痛　偏头痛是癫痫患者最常见的共患病之一,两者共患病增加了诊断和治疗难度,降低了药物治疗反应性,增加了难治性癫痫比例和致残率,同时偏头痛症状也会加重,严重影响患者生活质量。我国成人癫痫共患偏头痛的比例为 9.3%~12.53%。癫痫共患偏头痛的患者,急性期治疗推荐以NSAIDs 为主,并注意与抗癫痫药物之间的相互作用;曲坦类药物可能会加重癫痫发作,应谨慎使用;应禁止静脉或肌内注射甲氧氯普胺。丙戊酸钠和托吡酯是预防偏头痛的一线用药,因此建议优先选择这两种药治疗癫痫共患偏头痛者。三环类抗抑郁药如阿米替林可能诱发癫痫发作,应谨慎使用。

4. 偏头痛持续状态　偏头痛持续状态是指偏头痛发作持续 72h 以上,持续的发作对患者造成严重的失能。在治疗偏头痛持续状态时,应注意以下事项:①偏头痛持续状态属于急重症,应安排在相对安静的急救室或重症监护室治疗;②偏头痛持续状态常伴有严重的恶心、呕吐、食欲减退,应采取胃肠道外营养给予方式;③需对神经系统和生命体征进行持续性检查,注意与继发性头痛预警症状的鉴别;④注意患者自伤、自残事件防护。曲坦类药物是治疗偏头痛急性发作的ⅠA 类药物,是治疗偏头痛持续状态的首选。镁剂和硫酸镁对于中低强度的偏头痛持续状态患者是优选方案。糖皮质激素治疗偏头痛持续状态存在较大争议。静脉注射酮咯酸和口服对乙酰氨基酚被推荐为治疗急性偏头痛的一线用药。多巴胺受体拮抗剂（甲氧氯普胺等）对于控制偏头痛持续状态伴发的恶心、呕吐有较好的辅助作用。神经阻滞治疗也可以用于偏头痛持续状态的辅助治疗。

5. 偏头痛抑郁障碍共病　偏头痛与抑郁障碍相互增加发病风险,两者之间存在双向相关性。药物治疗应遵循如下原则:①用药种类尽量少,优先选用多重作用的药物;②如多药联合,应充分考虑药物相互作用及不良反应叠加;③避免使用可加重疾病病情的药物;④在安全性和耐受性之外,应充分考虑患者对治疗的满意度和依从性;⑤应充分考虑两种疾病的特点和治疗周期。文拉法辛和阿米替林在偏头痛和抑郁障碍指南中均被推荐使用,优先用于偏头痛抑郁共病患者。抑郁障碍患者禁用氟桂利嗪。曲坦类药物和SSRI/SNRI类可作用于5-HT,需谨慎5-羟色胺综合征风险。托吡酯会增加抑郁发生和再发生风险,需谨慎使用。

第三节　丛集性头痛

丛集性头痛(cluster headache)是以反复发作性短暂的单侧剧烈头痛为特征,头痛常伴有局部自主神经功能紊乱症状和体征。发作常呈丛集性出现,丛集发作期一般持续1周至数月不等。在丛集期内,头痛发作常有规律地发生。在两次丛集期之间有至少2周以上的间隙期。尚不清楚这种头痛周期性出现的原因及机制。

一、发病机制

丛集性头痛大多数发生于男性,男性患病常为女性的3倍以上,原因未明。发病年龄通常20~40岁。丛集性头痛急性发作与丘脑后部灰质区域激活有关,也有认为与神经内分泌紊乱有关,尤其是5-HT的代谢异常与丛集性头痛的发生有着密切关系。目前普遍认为丛集性头痛系三叉神经到自主神经的反射所致,眶部的剧烈疼痛认为系三叉神经第一支传入脑干,形成反射弧,活化副交感神经所致。由于副交感神经系统亢进,引起结膜充血、流涕、瞳孔缩小、前额出汗过多等症状。此外,还可能与外伤、手术麻醉、感染及蝶腭神经或岩大浅神经病变等因素有关。由于本病多发于青年男性,有人提出睾酮学说,部分患者应用外源性睾酮疗效较好。丛集性头痛具有一定的遗传倾向,大约5%的患者可能常染色体显性遗传。

二、临床表现

(一) 症状

多见于男性,发病年龄常为20~40岁。疼痛大部分位于眼眶和/或眶上、和/或颞部,可向上放射至前额、颞部或头顶部;向下放射至牙齿、颌部,甚至到同侧颈部。一次头痛发作持续时间较短,不超过3h。发作一般从一侧眼部、前额或颞部不适开始,迅速加重,几分钟内变为难以忍受的剧烈的刀割样、压榨样或烧灼样疼痛,特别剧烈的头痛一般持续10~15min,其间几乎所有患者均表现坐立不安,甚至撞墙。

较多患者头痛在固定时间内出现,会自行缓解。发作持续2~3个月(丛集期),丛集期的持续时间因人而异。丛集期内酒精、组胺或硝酸甘油可诱发发作。许多患者的丛集期在每年的同一季节甚至同一个月份发生,间歇期为数月到数年,其间症状完全缓解,对诱发因素也不像在丛集期内那么敏感。间歇期在2周以上,一般半年至一年。大约10%~15%患者没有间歇期。

(二) 体征

大部分患者发作时常伴有同侧眼结膜充血、流泪、鼻塞、流涕、颜面潮红,前额及面部少汗、瞳孔缩小、眼睑下垂,缓脉及水肿等自主神经功能紊乱,也有1%~2%的患者没有自主神经症状。

三、辅助检查

实验室及各种影像学检查无异常。对于初次头痛发作者须行影像学、脑电图等检查,明确有无肿瘤及血管异常,排除眼眶后部至额叶眼眶面、颅底病变等。

四、诊　断

丛集性头痛的诊断主要根据临床表现。《国际头痛分类第3版(beta版)》(ICHD-3)将丛集性头痛分为发作性丛集性头痛和慢性丛集性头痛两类。

（一）诊断标准

ICHD-3 丛集性头痛诊断标准如下：

A. 符合 B~D 发作 5 次以上。

B. 发生于单侧眼眶、眶上和/或颞部的重度或极重度的疼痛，若不治疗，疼痛持续 15~180min。

C. 头痛发作时至少符合下列 2 项中的 1 项：

a. 至少伴随以下症状或体征（和头痛同侧）中的 1 项：①结膜充血和/或流泪；②鼻充血和/或流涕；③眼睑水肿；④前额和面部出汗；⑤前额和面部发红；⑥耳部胀满感；⑦瞳孔缩小和/或上睑下垂。

b. 烦躁不安或躁动。

D. 丛集期内超过半数的时间，发作频率 1 次/隔日~8 次/d。

E. 不能用 ICHD-3 中的其他诊断更好地解释。

（二）发作性丛集性头痛

丛集性头痛发作持续 7 天~1 年，头痛缓解期至少持续 1 个月。诊断标准如下：

A. 发作符合丛集性头痛诊断标准，且在丛集期内发作。

B. 至少 2 次丛集期持续 7 天~1 年（未治疗），且头痛缓解期≥1 个月。丛集期通常持续 2~3 个月。

（三）慢性丛集性头痛

丛集性头痛至少 1 年内无缓解期或缓解期小于 1 个月。诊断标准如下：

A. 发作符合丛集性头痛诊断标准和下面的标准 B。

B. 至少 1 年内无缓解期或缓解期小于 1 个月。

慢性丛集性头痛可发生于最初发作或从发作性丛集性头痛演变而来。某些患者从慢性丛集性头痛转换为发作性丛集性头痛。

五、鉴 别 诊 断

（一）偏头痛

发作时间性多散在，部分可有季节性多发。头痛发生时间不固定，少数在夜间。间隙期不定，女性多与月经周期相关；发作频率不定，多数每月 1~2 次，每次头痛持续时间（未治疗）4~72h，有些患者发作前有先兆表现。头痛部位多数为偏侧，可扩展为双侧，头痛多呈搏动性，程度为中-重度。发作时，日常活动会加重症状，可伴有恶心、呕吐、畏光或畏声。

（二）三叉神经痛

三叉神经分布区发生的电击样、刀割样、撕裂样剧痛，分为原发性三叉神经痛和继发性三叉神经痛。原发性三叉神经痛疼痛突发突止，查体有"扳机点"。部分患者 MRI 三叉神经节薄层扫描，可见微血管压迫三叉神经节或与三叉神经节关系密切。继发性三叉神经痛是因各种病变侵及三叉神经根、半月神经节和/或神经干所致三叉神经分布区域的疼痛。疼痛发作持续时间较长，可有神经损害的症状和体征。头颅 MRI 或 CT 检查可发现颅内病变。

（三）颞动脉炎

又称为巨细胞性动脉炎。发病年龄多≥50 岁，是一种系统性肉芽肿性血管炎，主要侵犯大、中动脉，造成肉芽肿样炎症和全层动脉炎，多累及颞动脉。临床表现与受累血管有关。颞动脉炎症状有头痛、颞动脉搏动异常、视力障碍，可有发热、全身乏力、食欲不振等。头痛表现较为强烈，可在一侧或双侧，疼痛区域与炎性动脉分布一致。其他表现还有：①咀嚼暂停、张口困难、失音、吞咽困难等。②发作性脑缺血、痴呆、偏瘫或蛛网膜下腔出血等。③心肌梗死、心力衰竭、心肌炎等。所累动脉处体表可有触痛，动脉搏动减弱或消失，血沉增快，动脉活检或超声检查可明确诊断。

（四）嗜铬细胞瘤

阵发性高血压或持续性高血压阵发性加剧。高血压发作时伴头痛、心悸、多汗三联征，对嗜铬细胞瘤的诊断具有重要意义。患者可因儿茶酚胺升高引起代谢紊乱，出现体重减轻、头痛、视力模糊、心悸和心动过速等。腹部 CT/MRI 或 B 超检查可发现肾上腺肿瘤。

（五）三叉神经交感-眼交感神经综合征

持续单侧疼痛,位于三叉神经眼支分布区,有时扩展至上颌支区,伴霍纳综合征。由位于颅中窝或颈动脉的病变引起。

六、治 疗

（一）药物治疗

1. 急性发作期治疗 终止急性发作可吸入纯氧及肠外应用曲坦类药物。吸入纯氧可使 60% 患者在 20~30min 内疼痛缓解,一般采用 7~10L/min 的流速,面罩吸氧 15~20min;肠外应用曲坦类药物:舒马曲普坦 6mg 皮下注射,佐米曲普坦 5~10mg 滴鼻;利多卡因鼻腔滴注:4%~10% 利多卡因 1ml。

2. 预防性治疗

（1）维拉帕米:维拉帕米是预防丛集性头痛的首选药物,起始剂量为 80mg,3 次/d,用药前及用药期间要注意监测心电图,根据心电图(尤其 PR 间期)调整剂量。不良反应包括心脏传导阻滞、便秘、头晕以及血管神经性水肿。发作周期一旦结束,维拉帕米可缓慢减量至停止。

（2）锂盐:碳酸锂常用于预防,尤其对慢性发作。长期应用可能引起震颤、甲状腺功能减退和肾性糖尿病尿崩症,因此长期使用者需监测血药浓度、甲状腺及肾功能。

（3）美西麦角:美西麦角是 5-HT 抑制剂,一些指南推荐用于预防,但由于其可引起肺和后腹膜纤维化,因而应用必须限于 6 个月内。此外,不能与曲普坦类合用,所以临床上并不主张常规使用该药。

（4）睾丸酮:国内有研究观察应用睾丸酮治疗丛集性头痛患者,取得了满意疗效。

（5）其他药物:包括口服糖皮质激素、双氢麦角胺皮下注射或肌内注射、酒石酸麦角胺口服、人工合成的辣椒素异构体 civamide 滴鼻等。其他一些药物,如托吡酯、丙戊酸钠、苯噻啶和加巴喷丁,用于预防,但临床研究资料有限。

（二）蝶腭神经节介入治疗

对于反复发作,药物治疗效果欠佳或难以耐受药物副作用的患者,可以考虑行蝶腭神经节阻滞治疗,包括射频治疗等。蝶腭神经包含三叉神经分支的感觉纤维以及交感神经纤维,阻断蝶腭神经节可通过皮下或者口内注射,更简单的方法是通过鼻腔外侧壁黏膜表面麻醉。有研究人员采用蝶腭神经节射频热凝术治疗丛集性头痛取得较好的疗效。

（三）神经电刺激治疗

大部分丛集性头痛患者可通过急性期治疗和预防性治疗,有效缓解症状,但仍有约 10% 的丛集性头痛患者对所有的药物治疗抵抗或者不适合手术,成为难治性丛集性头痛。神经电刺激治疗难治性丛集性头痛主要包括蝶腭神经节刺激、枕神经刺激、下丘脑深部电刺激等,疗效已被证实。目前神经电刺激治疗应用于 RCH 的国外研究较多,国内相关研究较少,仍处于起步阶段。

七、康复和预后

丛集期内尽量避免服用扩血管药物、饮酒、摄入巧克力及牛奶等食物,保持室内温度凉爽,避免使体温升高的各种因素。急性发作时,吸纯氧和使用舒马曲普坦较好,预防用药给予维拉帕米和锂盐。对于难治性丛集性头痛考虑神经电刺激疗法。

第四节 紧张性头痛

紧张性头痛主要表现头部紧束样或压迫性疼痛,通常为双侧头痛,起病时可能与心理应激有关,多由长期焦虑、忧郁、紧张或疲劳等因素,使头面部和颈部肌肉持续痉挛和/或血管收缩缺血,转为慢性头痛。

一、临 床 表 现

（一）症状

头痛部位不定，可为双侧、单侧、全头部、颈项部、双侧枕部、双侧项部等。通常呈持续性钝痛，有头周紧箍感、压迫感或沉重感。许多患者可伴有头昏、失眠、焦虑或抑郁等，也可出现恶心、畏光或畏声等。

（二）体征

常无明显阳性体征，有时候可有斜方肌或后颈部肌肉触痛或压痛，颈肩部肌肉有僵硬感，捏压时肌肉感觉舒适。

二、辅 助 检 查

（一）MRI

颅脑 MRI 可与颅内、颌面部恶性肿瘤等颅内占位性病变相鉴别。

（二）脑脊液检查

以排除脑膜炎。

三、诊断与鉴别诊断

（一）诊断

根据患者临床表现，排除头颈部疾病，如颈椎病、占位性病变和炎症性疾病后，通常可以确诊。诊断标准如下：

1. 偶发性发作性紧张性头痛

（1）符合（2）～（4）的特征，至少有 10 次头痛发作，平均每月发作小于 1d；每年发作小于 12d。

（2）头痛发作持续 30min 至 7d。

（3）至少有下列中的 2 项头痛特征：

1）双侧头痛；

2）性质为压迫感或紧箍样（非搏动样）；

3）轻或中度头痛；

4）日常活动（如步行或上楼梯）不会加重头痛。

（4）符合下列 2 项：

1）无恶心和呕吐；

2）畏光、畏声中不超过 1 项。

（5）不能归因于其他疾病。

2. 频发性发作性紧张性头痛

（1）符合（2）～（4）的特征，至少有 10 次头痛发作，平均每月发作大于等于 1d 而小于 15d，至少 3 个月以上；每年发作大于等于 12d 而小于 180d。

（2）头痛持续 30min 至 7d。

（3）至少有下列中的 2 项头痛特征：

1）双侧头痛；

2）性质为压迫感或紧箍样（非搏动样）；

3）轻或中度头痛；

4）日常活动（如步行或上楼梯）不会加重头痛。

（4）符合下列 2 项：

1）无恶心和呕吐；

2）畏光、畏声中不超过 1 项。

（5）不能归因于其他疾病。

根据触诊颅周肌肉是否有压痛可分为与颅周肌肉紧张有关的频发性发作性紧张性头痛及与颅周肌肉紧张无关的频发性发作性紧张性头痛两类。

3. 慢性紧张性头痛

（1）符合（2）～（4）的特征,至少有 10 次头痛发作,平均每月发作大于等于 15d,3 个月以上;每年发作大于等于 180d。

（2）头痛持续 30min 至 7d。

（3）至少有下列中的 2 项头痛特征:

1）双侧头痛;

2）性质为压迫感或紧箍样（非搏动样）;

3）轻或中度头痛;

4）日常活动（如步行或上楼梯）不会加重头痛。

（4）符合下列 2 项:

1）畏光、畏声、轻度恶心中不超过 1 项;

2）无中-重度恶心和呕吐。

（5）不能归因于其他疾病。

根据触诊颅周肌肉是否有压痛可分为与颅周肌肉紧张有关的慢性紧张性头痛及与颅周肌肉紧张无关的慢性紧张性头痛两类。

（二）鉴别诊断

1. 偏头痛　二者在发病年龄、典型症状、每天发作的频率、持续时间、病变部位、发作时是否伴发呕吐、头痛家族史等方面均有不同,但各种表现都有一定的重叠性。

2. 鼻源性头痛　如鼻炎、鼻窦炎等,因抗生素的广泛应用,鼻部本身症状可不明显,易与紧张性头痛混淆。应做鼻腔及鼻窦检查,尤其要拍鼻窦 X 线平片,以明确诊断。

3. 齿源性头痛　尤其是第一恒磨牙龋病已形成洞,食物残渣填塞到一定程度时,刺激牙髓神经,引起头面部疼痛,酷似紧张性头痛,详细询问病史,仔细检查口腔,不难确诊。

4. 颈源性头痛　本病疼痛的部位和性质与紧张性头痛相似,但颈椎病常伴有眩晕、肩痛、手麻木或臂痛、眼花或眼胀,X 线平片显示有颈椎退行性病变等,以此来鉴别。

5. 头面部的部分恶性肿瘤　如鼻咽癌、上颌窦癌等,在发病初期多以头痛为主要表现,而没有鼻部本身的症状,应提高警惕,做必要的 X 线检查、颈部淋巴结触诊及鼻腔的检查。

6. 颈动脉炎　颈动脉炎与紧张性头痛的发病年龄及病程等有相似之处,但两者临床上有明显区别:颈动脉炎者单侧头痛居多,若为双侧也常有一侧偏重,左侧较多。痛区有大有小,小者仅限于前额及颞部,大者可遍及半侧及全头痛,多以前额明显,枕颞部次之,也有游走性疼痛者。头痛轻重不一,性质各异,如持续性胀痛、针刺、刀劈、烧灼或触电样剧烈阵发锐痛,少数患者剧烈难忍,彻夜不眠,高效止痛药不见效。表现明显不同于紧张性头痛。

四、治　疗

（一）一般治疗

尽量保持稳定的心理状态,生活要有规律,禁烟酒,积极参加有兴趣的文体活动,同时还应该注意预防生活中的各种应激或诱因。

（二）药物治疗

1. NSAIDs　常用药物有布洛芬、塞来昔布、双氯芬酸钠等,但应避免长期应用。

2. TCAs　阿米替林,开始 25mg/d,睡前服,每 3～4d 增加 25mg,一般的治疗剂量范围为 50～250mg/d。该药起效较慢,只有在足量用药 4 周后,才可认为该药有效或无效。不良反应有口干、便秘、心动过速、视力模糊、尿潴留、心律失常及充血性心力衰竭。多塞平 25～50mg/次,3 次/d。

3. 镇静药　地西泮、利眠宁、巴比妥类药物。

4. 中枢性肌肉松弛药　如盐酸替扎尼定等。

（三）局部阻滞或神经阻滞

对局部压痛点可用局部麻醉药和糖皮质激素注射,也可行枕大、枕小神经及星状神经节阻滞。如果同时穴位注射和神经阻滞,疗效更佳。

（四）痛点或环形阻滞

对于有颅骨肌膜压痛者,根据压痛的面积大小,可选用颅骨膜下痛点阻滞、环形阻滞及十字形阻滞。所谓环形阻滞,就是围绕压痛部位的边缘,每隔 2~3cm 选一个注射点,对于面积较大者,在环形阻滞的基础上,再在压痛范围内行十字阻滞。

五、康复和预后

日常生活做到有规律,适当减轻工作压力,可以进行头部的适当按摩。紧张性头痛阻滞治疗预后常取决于颅骨膜肌压痛的减轻和消失。局部阻滞疗效确切,但常易复发,复发后重复治疗可获得同样效果。

第五节　三叉神经痛

三叉神经痛(trigeminal neuralgia)是累及面部,限于三叉神经的一支或几支分布区,反复发作的短暂而剧烈的疼痛,是最典型的神经痛之一。三叉神经痛人群患病率为 182 人/10 万,年发病率为 3~5 人/10 万,多发生于成年及老年人,发病年龄在 28~89 岁,70%~80% 病例发生在 40 岁以上,高峰年龄在 48~59 岁。WHO 最新调查数据显示,三叉神经痛正趋向年轻化,人群患病率不断上升。

一、分　　类

三叉神经痛分为原发性三叉神经痛和继发性三叉神经痛。

（一）原发性三叉神经痛

又叫特发性三叉神经痛,是临床上最常见的类型。

（二）继发性三叉神经痛

又称症状性三叉神经痛,是指由颅内外各种器质性病变引起的三叉神经继发性损害而致的三叉神经痛,多见于 40 岁以下的患者。继发性三叉神经痛疼痛部位仍分布在三叉神经的分布区,但也可位置不典型,如局限于眼球附近或局限于颞部的疼痛。疼痛特点可与原发性三叉神经痛有不同。继发性三叉神经痛发作时间一般较长,可呈持续性或持续性疼痛伴阵发性加重,多无明显的"扳机点",部分患者可伴有三叉神经分布区的麻木、烧灼样、发凉等感觉。体检可见三叉神经支配区内的感觉减退、消失或过敏,部分患者出现角膜反射迟钝、眼睑下垂、咀嚼肌无力、萎缩等症状。经 CT、MRI 检查可明确诊断。

二、解　剖　基　础

三叉神经为混合神经,既含有运动神经又含有感觉神经,感觉部分收集来自面部和头部的信息,运动部分则控制咀嚼肌。三叉神经是面部最粗大的神经,它的胞体组成位于颞骨岩部尖端的半月神经节。此神经分为两部分,较大的一部分负责面部的痛、温、触等感觉;较小的一部分主管吃东西时的咀嚼动作。大的感觉神经又分为三支:第一支为眼支,主要负责眼裂以上之皮肤、黏膜的感觉,如额部皮肤、睑结膜、角膜等处的感觉。第二支为上颌支,主管眼、口之间的皮肤、黏膜之感觉,如颊部、上颌部皮肤、鼻腔黏膜、口腔黏膜上部及上牙的感觉。第三支为下颌支,主管口以下的皮肤、黏膜之感觉,如下颌部皮肤、口腔黏膜下部及下牙的感觉。

三、病因和发病机制

（一）微血管压迫学说

微血管压迫学说是微血管减压术的理论基础。三叉神经痛患者尸检和 MRI 表明,85% 的患者三叉神经在脑桥附近被血管压迫,其中最常见的血管为小脑上动脉,其次是小脑前下动脉、小脑后下动脉及椎动脉,小部分三叉神经痛是由于静脉压迫所致,常见的责任静脉多位于颅骨中段和三叉孔静脉。脑池段血管受压致三叉神经痛的少见原因有囊状动脉瘤、动静脉畸形、椎基底动脉延长扩张、硬脑膜动静脉瘘等。第二三支疼痛时,可见小脑上动脉压迫三叉神经的头侧上部。第一支疼痛时,通常是小脑前的前下动脉压迫三叉神经尾侧下部。尽管如此,也有学者提出,正常人群中也存在血管压迫现象,不能简单地认为血管压迫就是三叉神经痛的病因。

(二) 骨性压迫学说

临床上右侧三叉神经痛相对多见,因此有学者提出,从解剖的角度来说,三叉神经是人体中最粗大的混合性脑神经之一,三叉神经半月节周围突分为眼神经、上颌神经和下颌神经三个分支,三叉神经第二支与第三支分别是从卵圆孔和圆孔出颅,人体右侧卵圆孔和圆孔相对狭窄,这一特点可能是部分三叉神经痛患者的病因基础。但这难以解释左侧三叉神经痛的情况,还需要进一步证实。

(三) 癫痫学说

TROUSSEAU 等发现三叉神经痛患者疼痛发作时在中脑可记录到局灶性癫痫样放电,因此称三叉神经痛为"癫痫性神经痛"。研究发现,将致癫痫药物,如铝凝胶注射到三叉神经核内,可导致异常的电活动和疼痛,且抗癫痫药物有效,因此有学者提出三叉神经痛可能是由于三叉神经脊束核或脑干内癫痫样放电所致。然而,该学说并不能完全解释所有的临床现象。

(四) 病灶感染和牙源性病灶感染学说

临床发现,额窦炎、筛窦炎、上颌窦炎、骨膜炎、中耳炎、牙齿脱落及慢性炎症等可以造成三叉神经痛,因而推测上述感染灶是引发三叉神经痛的原因之一。但是,有上述感染灶的患者多数无任何面部疼痛,说明口腔内病变可以是触发点,但不一定是病因。

(五) 遗传学说

最近的一项研究发现,没有神经血管压迫的三叉神经痛在年轻人中更为普遍。罕见的家族性特发性三叉神经痛伴常染色体显性遗传模式支持三叉神经痛的遗传成分,且这种遗传因素逐渐受到关注。近年来研究发现本病是由多种因素导致的,且各因素并非孤立存在,而是相互影响、相互作用,共同致病。

四、临床表现

在三叉神经分布区突然发生的、阵发性、严重的、短暂的闪电样、刀割样、烧灼样、针刺样疼痛,历时数秒至数分钟,疼痛呈周期性,间歇期无症状。每次发作数秒至数分钟,间歇期完全正常。疼痛发作常由说话、咀嚼、刷牙、洗脸、刮胡子等触及面部的某一区域,或面部的随意运动而诱发。此敏感区域称为"扳机点"。大多数患者有"扳机点",即触发点,刺激这些点可引起疼痛发作,但发作刚过去,再刺激"扳机点"则不引起发作。三叉神经痛多发生于单侧。疼痛发作时不伴恶心、呕吐。抗癫痫药卡马西平镇痛治疗有效。多发生于中老年人,女性多见,以上颌支和下颌支的发作为主。发作严重时可伴有同侧面肌抽搐、面部潮红、流泪和流涎。

五、辅助检查

(一) 实验室检查
无特殊。

(二) 影像学检查

头颅 CT 或 MRI 检查可用于区分原发性或继发性三叉神经痛,排除颅内其他疾患。原发性三叉神经痛实施微血管减压术的患者,术前应行头颅 MRI 检查,明确三叉神经和血管的关系。

六、诊断与鉴别诊断

(一) 诊断标准(国际头痛分类第三版)
A. 符合 B 和 C 标准的单侧面痛至少发作 3 次。

B. 出现在三叉神经 1 个或多个分支分布范围内,无三叉神经分布区域外的放射痛。

C. 疼痛至少符合下列 4 项中的 3 项:

    a. 阵发性、反复发作,持续时间从瞬间到 2min 不等。

    b. 重度。

    c. 电击样、撕裂样、针刺样剧烈疼痛。

    d. 受累侧面部可由良性刺激诱发(一些发作可能是自发性的,但必须至少有 3 次这样的发作符合该诊断标准。)

D. 无神经损伤的临床证据(受累的三叉神经分布区域的触觉或痛觉减退常提示轴突损伤。无论触、痛觉哪种症状出现问题时,均可能是三叉神经痛,并需要尽可能排除继发性病因。一些患者在疼痛区域会出现痛觉敏感,但未必因此而诊断为三叉神经的神经病,这有可能是患者对患侧的注意力增加所致。)

E. 不能用其他诊断更好地解释。

(二)鉴别诊断

原发性三叉神经痛根据典型的疼痛特点,头颅 CT 或 MRI 排除其他病变引起的继发性三叉神经痛,一般不难诊断,但 Koopman 等发现三叉神经痛的误诊率高达 48%,临床中仍应重视三叉神经痛的鉴别诊断。

1. 舌咽神经痛　原发性舌咽神经痛的发作情况和疼痛性质与三叉神经痛相同,疼痛常骤然发作、突然停止,每次发作持续时间多为数秒或数十秒,一般不超过 2min。亦可呈刀割、针刺、撕裂、烧灼、电击样剧烈疼痛。舌咽神经痛一般疼痛部位位于舌根(舌后 1/3)、咽喉、扁桃体、耳深部及下颌后部,有时以耳深部疼痛为主要表现。三叉神经痛一般位于舌前 2/3、下颌部皮肤、口腔黏膜下部及下牙。舌咽神经痛的"扳机点"常位于舌咽起始部,吞咽是引起疼痛发作的最常见的直接原因。三叉神经痛"扳机点"往往在面部,触碰诱发。丁卡因试验可用于鉴别。

2. 牙痛　主要表现为牙齿、牙龈以及颜面部的持续性疼痛,检查可发现牙龈肿胀、局部叩痛,牙齿相关的治疗可缓解疼痛。临床上许多三叉神经痛患者,都有早期被诊断为牙痛而被拔牙的痛苦经历。

3. 非典型性面痛　单侧或双侧均可发生,疼痛范围与神经分布不一致,缓慢开始,逐渐加重,不分发作期和间歇期,疼痛弥散,不易定位,30~50 岁女性多见,情绪可加重症状,一般止痛药或用卡马西平、氯苯氨丁酸、苯妥英钠等无效,抗焦虑抗抑郁药物常有效。

4. 蝶腭神经痛　主要表现为颜面深部的持续性疼痛,疼痛可放射至颞部、鼻根部、眼眶、耳部、枕部等,规律不明显,蝶腭神经节阻滞有效。

5. 三叉神经区带状疱疹后神经痛　有带状疱疹病毒感染的病史,无明显的扳机点,面部常合并感觉障碍。

6. 颞颌关节功能紊乱综合征　常见的原因有臼齿缺如、不正咬合或复咬合导致咬肌过度收缩或下颌关节变性,下颌骨移位、下颌神经之耳颞支及鼓索支承受机械性刺激、耳咽管受压等。少数由精神紧张引起。颞颌关节疼痛,咀嚼时产生自颞颌关节向头侧部放射性疼痛,张口时伴下颌关节运动障碍与弹响,下颌偏向患侧,有咀嚼肌痉挛和压痛。尚有耳塞、耳鸣、耳痛、听力下降、眩晕、眼球震颤、咽喉及舌的烧灼感等。颞颌关节功能紊乱综合征的患者颞颌关节局部注射常有效,卡马西平一般无效。

7. 痛性眼肌麻痹综合征　常亚急性起病,位于一侧眶后或眶上缘持续性疼痛。以第 3、4、6 对脑神经损害为主,可合并有第 5 对脑神经 1~2 支及第 II 对脑神经损害,有或无瞳孔改变。症状反复发作,可自然缓解和再发。能除外其他能引起痛性眼肌麻痹的疾患。糖皮质激素治疗有效。

8. 冠心病　心绞痛特点是阵发性前胸压榨性疼痛,主要位于胸骨后部,可放射至心前区和上肢,有时可至颈、咽或下颌部。有些患者可表现为发作性三叉神经分布区刀割样或撕裂样疼痛,持续 1~2min,突然发作,突然终止,间歇期完全正常。无明显触发点,有时伴有胸闷、心悸。活动后可加重,卡马西平无效。舌下含化硝酸甘油后,面部疼痛及胸闷同时减轻或消失。

七、治　疗

对于继发性三叉神经痛,首先应当积极治疗原发病,但当原发病不能确诊、无法治疗,或经治疗仍不能解除疼痛时,疼痛的控制与原发性三叉神经痛相同。

原发性三叉神经痛的治疗有多种方法,应根据患者情况进行选择。首发病例、病史短、症状轻的病例或其他方法治疗后仍遗留轻度疼痛者,首先考虑药物治疗,如卡马西平、奥卡西平、加巴喷丁等药物。目前三叉神经痛药物治疗多数是缓解症状,停用药物会导致症状复发。因此,三叉神经痛患者多需常年持续药物治疗,不能停药,且药物的疗效随时间的延长而衰减。药物治疗效果欠佳的患者,可以考虑行神经阻滞。神经阻滞应从外周支开始。神经阻滞效果不佳或病史长、症状重的患者可用神经毁损,目前神经毁损的方法有射频热凝毁损或药物毁损,常用的毁损药物有无水乙醇、苯酚甘油、亚甲蓝等。对于多支病变,尤其是以第Ⅰ支和第Ⅱ支疼痛为主的患者,可选择经皮穿刺半月神经节微球囊压迫术。年轻患者及不能接受术后面部麻木的患者可行微血管减压术。

（一）药物治疗

1. 卡马西平　卡马西平治疗原发性三叉神经痛或经典的三叉神经痛,纯发作性疗效确切(A级证据,强烈推荐),200~1 200mg/d,应用时应低剂量起始,缓慢加量。卡马西平是一种抗癫痫药,主要是依赖性的阻滞多种可兴奋细胞膜的 Na^+ 通道,也可部分抑制 T 型钙通道,增强中枢神经系统的去甲肾上腺素能神经的活性等。对三叉神经痛疗效确切,但副作用明显,如果用药期间出现明显骨髓抑制、心血管系统不良反应、皮肤反应、过敏反应、低钠血症、肝功能进行性损伤等,应停药。

2. 奥卡西平　奥卡西平是卡马西平的衍生物,可以通过阻碍电压依赖性的钠通道,降低突触对兴奋的传递,从而使神经细胞的膜兴奋性降低。奥卡西平还可以通过抑制钙通道的活性发挥镇痛作用。卡马西平效果显著优于奥卡西平,但卡马西平的副作用较奥卡西平多。25%~30%对卡马西平过敏的患者,对奥卡西平也可能过敏。

3. 抗惊厥类药物　加巴喷丁、普瑞巴林等可用于三叉神经痛的辅助治疗。加巴喷丁和普瑞巴林是钙离子通道阻滞剂,均应遵循低剂量起始、夜间起始、缓慢加量的原则。

4. 其他药物　苯妥英钠是治疗三叉神经痛的二线药物,约25%的患者获得满意效果。有效的血药浓度是 15~25μg/ml。最初应用200mg/次,2 次/d,3 周内逐渐增加到 300~400mg/次,即可达到有效血药浓度。如果疼痛无缓解,应停药。剂量再增加,只是增加不良反应。不良反应包括眼球震颤、共济失调、白细胞减少、肝功能异常、骨质疏松等。巴氯芬即氯苯氨丁酸,开始剂量 5mg/次,口服,3 次/d,常用剂量 30~40mg/d,疼痛缓解后应逐渐减量,不能突然停药,特别是老年人。不良反应有恶心、呕吐、嗜睡等。

（二）神经阻滞治疗

迄今为止,神经阻滞仍是治疗三叉神经痛最有效的方法之一,具备经济、简单、创伤相对较小等诸多优点,特别是近年来 CT、MRI、超声等引导下操作,使这项技术变得更为安全和有效。根据疼痛分布的区域,采用相应的神经阻滞。

1. 三叉神经外周支阻滞　外周支阻滞和毁损采用的方法一样,只是注入的药物不同,可能产生的并发症不同。

第 1 支:眶上神经阻滞、滑车上神经阻滞。眶上神经阻滞取眶上缘内 1/3 或眉中间,触及眶上切迹和眶上孔,穿刺针刺入眶上孔或眶上切迹即可阻滞眶上神经。滑车上神经选择鼻根部与眉弓部交汇点穿刺。

第 2 支:眶下神经阻滞、上颌神经阻滞。眶下神经阻滞,选取眶外缘与上唇中点连线,与经过瞳孔的垂直线的交点为进针点。上颌神经阻滞,取颧弓中点和下颌切迹或称为"乙"状切迹中点,在两中点之间作一连线,取连线下 1/3 确定为穿刺点,垂直进针 2.5~5cm,可触及蝶骨翼突外板,调整进针方向,将穿刺针对准瞳孔方向进针。

第 3 支:颏神经阻滞、下牙槽神经阻滞、下颌神经阻滞。颏神经阻滞,选取下颌骨降支的上下缘之间,同侧瞳孔的垂线上为穿刺点,朝向颏孔穿刺。下牙槽神经阻滞,取口腔内下颌骨升支前缘外侧面,白齿咬面之上 1cm 处为穿刺点。下颌神经阻滞,取颧弓中点与下颌切迹中点连线上 1/3 处为穿刺点,触及蝶骨翼突外板,调整进针方向,向外后进针,出现下颌区放电样异常感觉,提示针尖已触及下颌神经。

2. 半月神经节阻滞或毁损　对顽固性或多支三叉神经痛可行此法,但穿刺时如果有脑脊液流出,可能产生严重的后果。

（1）前入路方法：患者仰卧位，取眶外缘垂直线与同侧口角水平线交点为穿刺点。穿刺方向由经2条直线所做的垂直皮肤的2个平面的交线所决定。一条是经穿刺点向同侧直视的瞳孔所做的直线，另一条是经穿刺点向同侧颧骨的关节结节前缘所做的直线。常规消毒，铺巾，由穿刺点沿穿刺方向做逐层局部浸润麻醉，用穿刺针刺入皮肤，沿上述穿刺方向缓慢进针。可在影像监视器或神经定位刺激器引导下，边进针，边调整进针方向。进针深度一般达到6～7cm时，针尖触及骨性感觉，提示针尖已抵达颅底卵圆孔周围骨面，此时退针2～3mm，调整针尖方向继续进针，直至患者诉有向下唇部放电样感觉，说明针尖刺中卵圆孔附近的下颌神经。此时如果还可以继续进针3～5mm，提示针尖已经进入卵圆孔。当穿刺针进孔时有落空感，并有针头被吸住的感觉，同时患者会出现典型的三叉神经痛发作表现。回抽无血、无脑脊液后，缓慢注射1%利多卡因1ml，观察5min后，若疼痛消失提示阻滞成功。待局部麻醉药作用消失后方可缓慢注射神经破坏药0.3～0.5ml。

（2）侧入路方法：患者取平卧位，头偏向健侧。取经颧弓中点的垂线与下颌切迹的交点为穿刺点。穿刺方向为进针点与同侧关节结节前缘的连线。常规消毒，铺巾，由穿刺点沿穿刺方向做逐层局部浸润麻醉，用穿刺针刺入皮肤，沿上述穿刺方向缓慢进针，直达骨面，即蝶骨翼突外板，测量进针深度，然后退针至皮下，以下颌切迹为依托，调整进针方向，朝向同侧关节结节的方向继续进针，若被翼突外板阻挡，难以通过时，嘱患者张口，多可绕过翼突外板后缘。继续进针，常先出现下颌神经阻滞的异感，再进针0.3cm左右，即可进入卵圆孔。进孔的特征表现及局部麻醉药和神经破坏药的注射同前入路。

（3）常见并发症

1）颅内出血：棘孔有脑膜中动脉通过，破裂孔有颈动脉穿过，这些血管临近卵圆孔，进针过深或反复穿刺，可损伤这些血管，引起出血。如损伤颅内动脉或海绵窦，则可形成硬膜下血肿。

2）角膜溃疡、失明等：这是本疗法最严重的并发症。患者可出现视物模糊、角膜充血、角膜混浊，甚至角膜溃疡、角膜脱落等而导致失明。主要原因是进针过深或药量过大等损伤眼神经，阻断了角膜的营养通路所致。

3）穿刺部位出血、肿胀：反复穿刺使局部肌肉软组织损伤，注射神经毁损药物后，部分患者出现穿刺部位肿胀。穿刺部位肿胀，可用冰袋间断冷敷，减轻肿胀。禁用热敷，以免加重肿胀。

4）眩晕综合征：药物刺激脑膜或侵及前庭神经所致。

5）疱疹：少数患者神经阻滞区域可出现疱疹，一般无明显痛苦，注意保持清洁、预防感染，可自行结痂痊愈。

6）阻滞区域感觉异常：部分患者痛觉丧失的同时可出现感觉异常，如针刺、瘙痒、麻木、虫爬等感觉，部分患者重复半月神经节阻滞可缓解。

7）同侧眼肌运动或调节障碍：上睑下垂、复视、瞳孔散大或不能外展，主要是药物阻滞了第3、4、5对脑神经所致。

8）面神经麻痹：药物侵及第7对脑神经所致。

9）同侧耳聋：药物侵及第8对脑神经所致。

10）呛咳、吞咽困难：药物侵及第9、10对脑神经所致。

3. 半月神经节射频消融术　此方法创伤较小。射频热凝疗法是一种微创伤性神经毁损疗法，该方法治疗效果好，并发症少，特别是年老体弱及多病的患者都可以耐受。射频热凝的原理是在射频电流通过有一定阻抗的神经组织时，离子发生振动，与周围质点发生摩擦，在组织内产生热，而不是在电极里产生热。通过电极尖端的热敏电阻，即可测量到针尖处的组织温度。在组织内形成一定范围蛋白质凝固的破坏灶，这样就能利用不同神经纤维对温度耐受的差异性，有选择地破坏半月神经节内传导痛觉的纤维，而保留对热抵抗较大的传导触觉的纤维。操作一般在X线或CT引导下进行，由于射频毁损灶较小，所以对穿刺的准确性要求高，射频针位置精准是疗效和安全性的保证。一般单纯第3支的疼痛，穿刺较易到位，第2支及第1支的穿刺技术要求较高，尤其是对三叉神经第1支疼痛的患者，行该方法治疗，合并神经营养性角膜炎的风险大大增加，穿刺到位后应谨慎升温，既要出现麻木平面疼痛消失，又要尽可能保留角膜反射。

操作过程：①确定患者疼痛的部位，不同部位的疼痛穿刺靶点不同，所以术前除了明确患者的疼痛侧别,还需明确患者疼痛的具体部位,分属于三叉神经的第几支。②患者取仰卧位,头向后仰,一般采用 Hartel 前入路穿刺法,穿刺点的选择同前述半月神经节阻滞术。③影像下清楚地显示卵圆孔,这是顺利进行手术的前提。④常规消毒,铺巾,由穿刺点沿穿刺方向做逐层局部浸润麻醉,用一次性射频穿刺针刺入皮肤,沿上述穿刺方向在影像引导下缓慢进针。进针深度一般达到 6~7cm 时,针尖可触及卵圆孔周围骨质,确定穿刺深度,在此深度范围调整穿刺针在卵圆孔的具体位置。对于三叉神经第Ⅲ支疼痛的患者,穿刺针一般位于卵圆孔的中间,三叉神经第 2 支、第 1 支疼痛的患者,穿刺针多位于卵圆孔的内侧。⑤X 线下调整至侧位图像,在侧位图像上调整穿刺针的深度。三叉神经第Ⅲ支的患者,穿刺针位置较浅,三叉神经第 2 支、第 1 支的患者,位置较深。⑥分别用高频、低频进行测试,射频针位于半月神经节时,较低的刺激即可诱发出患者显著的疼痛,同时可判断疼痛的部位是否与患者病变部位一致,射频针位于第 3 支分布区时,可看到下颌节律性的跳动。⑦测试位置满意后,就可以进行射频热凝治疗。三叉神经半月神经节射频要注意避免三叉神经第 1 支受到不必要的毁损,所以整个过程需严密监测。为减轻患者的痛苦,提高治疗时的舒适度,穿刺前可给予芬太尼、氢吗啡酮等麻醉性镇痛药物,穿刺针位置满意后可给予静脉全身麻醉。

CT 引导下进行治疗时,可用三维成像进行引导,以快速明确穿刺针在卵圆孔的位置,以及越过卵圆孔的深度。

4. 经皮穿刺半月神经节微球囊压迫术 Mullan 等在 20 世纪 80 年代初期首先报道经皮穿刺微球囊压迫半月节手术(percutaneous micro-balloon compression,PBC)治疗三叉神经痛。1983 年,Mullan 和 Lichtor 在改良 Shelden 和 Taarnhoj 开脑神经压迫技术的基础上发明了"经皮穿刺球囊压迫三叉神经节术"。有选择地损伤与痛觉传导相关的特定神经纤维,从而最大程度减少了神经根切断术及射频热凝可能带来的感觉方面的并发症及眼部并发症。一般都在 C 臂 X 线机或 DSA 引导下穿刺,并以出现满意的"梨形"球囊作为治疗成功的标志(图 44-5-1)。该方法一般在全身麻醉下进行,穿刺方法与上述方法相同,患者全程无痛苦,对三叉神经多支病变,尤其是累及三叉神经 1、2 支病变,操作难度、风险方面优于三叉神经半月神经节射频热凝,眼部严重并发症的风险较射频热凝低,但麻木范围可控性差,且较射频大,口周疱疹及咀嚼无力较射频发生率高。术中穿刺针到达卵圆孔外口时,部分患者会有心血管反应,表现为心率减慢或血压升高,穿刺前可应用阿托品以提高心率,穿刺时应密切关注心率变化,最好行动脉穿刺,连续监测直接动脉压。微球囊压迫术作为一种介入技术,避免了开颅手术的复杂性与危险性,同时大大缩短了患者的住院时间及减少了治疗费用。

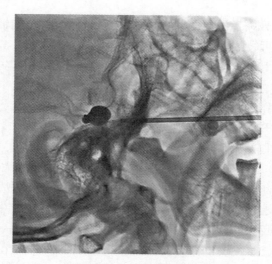

图 44-5-1 满意的梨形是微球囊压迫术成功的关键

5. 伽玛刀 头部伽玛刀采用立体定向原理,通过聚焦的方法,将许多束细小的伽玛射线全方位汇聚于三叉神经根,形成照射焦点,一次性大剂量(70~90Gy)照射,像手术一样达到治疗三叉神经痛的目的。具有不开颅、无(微)创性、无颅内侵袭、副作用小、痛苦小、定位精确、并发症少,且不受患者血压、年龄、体质等因素限制等优点,还可对疼痛复发患者进行重复治疗,不失为原发性三叉神经痛的良好治疗方法。最大的不足是辐射具有延迟效应,患者从接受治疗到有效,需要2周到几个月。

6. 微血管减压术 1929年,Dandy在手术中观察到三叉神经在脑桥处被小脑上动脉压迫或扭曲,首次提出三叉神经微血管压迫理论。1967年,Jennetta提出原发性三叉神经痛患者的三叉神经感觉根入脑桥区(trigeminal root entry zone,REZ)90%以上存在血管跨越或压迫,采用显微外科技术治疗三叉神经痛取得明显效果,从而首先提出微血管减压术的概念。微血管减压术的最大优点是术后大多数患者疼痛缓解且颜面部的感觉保持正常,是功能神经外科成熟的技术之一,被认为是三叉神经痛的"对因"治疗,但仍有7%的患者可出现面部感觉减退,有约10%患者出现同侧听觉下降,有11%的患者出现无菌性脑膜炎,4%的患者出现脑脊液漏、小脑缺血或小脑血肿,0.2%的患者死亡。对于有严重合并症或老年患者,手术的风险大大增加。

7. 三叉神经药物毁损 乙醇、苯酚甘油、阿霉素等可用于毁损三叉神经及降低神经的敏感性,操作方法在前面神经阻滞已有叙述,但因疗效及安全性与半月神经节射频、微球囊压迫及微血管减压相比,并无优势,临床应用较少。

8. 肉毒素注射 肉毒素是目前已知在天然毒素和合成毒剂中毒性最强烈的生物毒素,主要抑制神经末梢释放乙酰胆碱。肉毒素治疗成人三叉神经痛尚有争议,通过疼痛区域皮下或黏膜下局部注射,在1~2周内起效,70%~100%患者有效,但是在注射后4周疼痛缓解率下降至60%~100%,作用于4~8周后逐渐下降,可持续6~24周。

八、康复和预后

三叉神经痛患者,不管选择什么样的治疗方法,都需要根据患者具体情况权衡利弊,选择最佳的治疗手段。目前治疗效果最为确切的方法有三叉神经半月神经节射频热凝、经皮穿刺三叉神经微球囊压迫术、三叉神经微血管减压术等。随着医学的发展、科技的进步、治疗方式的革新,手术方式也在朝着提高疗效与满意度、提高治疗过程的舒适度、降低并发症的方向在发展,未来可能会有更多更好的方法为患者解除病痛。

第六节 舌咽神经痛

舌咽神经痛是发生在第9和第10对脑神经支配区的阵发性疼痛,主要表现为患侧咽喉部、扁桃体窝、咽壁软腭、舌后1/3处强烈且短暂的尖锐痛、烧灼感或者针刺感,常可放射至口内或耳道。1910年,Weisenburg首先报道了本病的临床表现。1921年,Harris提出舌咽神经痛是一种独立的脑神经痛。舌咽神经痛与三叉神经痛有众多相似之处,并偶尔共存,但舌咽神经痛更为少见,发病率约为三叉神经痛的2%左右。本病通常发生在40岁以后,男女发病率无明显差别。以左侧多见,偶有双侧疼痛的患者。

一、病 因

（一）原发性致病因素
如神经脱髓鞘性改变使传入的冲动在迷走神经和舌咽神经间传导时发生短路,或脑神经进出脑干区,因无施万细胞包裹而对搏动性刺激变得敏感,出现因搏动性血管压迫产生的相应症状。

（二）继发性致病因素
如小脑桥脑角及其周边的肿瘤、鼻咽部及其周边的肿瘤、茎突过长等。
舌咽神经痛发病原因可能不只是血管压迫,有可能是多种因素影响所致。因此,原发性舌咽神经痛的致病因素及发病机制尚不明确,需要进一步研究。

二、临床表现

舌咽神经痛的典型表现是累及耳、扁桃体窝、舌根或下颌角下方的阵发性严重刺痛,疼痛主要发生在迷走神经的耳支、咽支及舌咽神经的分布区。常见的触发因素包括咀嚼、吞咽、咳嗽、说话、打呵欠、某些味道或触摸颈部或外耳道。

疼痛通常从口咽部朝上向耳部放射,严重发作持续数秒至数分钟,也可能有程度较轻的、持续的背景疼痛。每天可能有数十次疼痛发作,有些发作可能与剧烈咳嗽和/或声音嘶哑相关。

舌咽神经痛常以持续数周至数月的形式发作,发作期与更长时间的缓解期交替出现。罕见的严重发作可能会伴有导致晕厥的心动过缓或心搏停止,这可能是由于从第IX对脑神经到孤束核的输入信号对第10对脑神经的运动背核有影响所致。

三、辅 助 检 查

MRI 或 MRA 检查,以排除占位病变或血管性病理改变。头颅 X 线平片可显示是否存在茎突舌骨韧带的骨化。

四、诊断与鉴别诊断

（一）诊断

舌咽神经痛诊断主要根据临床特点和神经系统查体,MRI/MRA 检查有助于判断舌咽神经痛是否继发于桥小脑角区占位,有无血管祥压迫,为后续治疗提供依据。

（二）鉴别诊断

1. 继发性舌咽神经痛 某些桥小脑角区肿瘤、蛛网膜炎、血管性疾病、鼻咽部肿瘤等均可激惹舌咽神经而引起舌咽神经分布区的疼痛。临床表现为舌咽神经分布区域疼痛发作持续时间长,多呈持续性,诱发因素及扳机点不明显,夜间为重。

2. 三叉神经痛 三叉神经痛是以一侧面部三叉神经分布区内反复发作的阵发性剧烈痛为主要表现,注意三叉神经和舌咽神经脑神经核相近,也可同时发病,且疼痛性质相似,位置毗邻。

3. 蝶腭神经痛 表现为双侧下面部疼痛,位于鼻部、眼球及上颌部,可扩散至同侧耳周、乳突。发作前无诱因,突然发作,持续时间长。发作期间常伴鼻塞、流涕、流泪等副交感症状。蝶腭神经节阻滞有效是诊断的重要依据。

4. 非典型性面痛 非典型性面痛多为深在的、位置及范围无法准确表述的疼痛,常为两侧面部疼痛。这一疾病范围较为笼统,性质不清,可能与感染、血管神经功能障碍及心理因素相关。疼痛可能发生在三叉神经、舌咽神经和颈 2、3 神经分布区域。疼痛范围往往包括两个或者更多的神经支配部位,并可越过中线。卡马西平等药物多无效,抗抑郁药及精神类药物有效。

5. 颞下颌关节紊乱综合征 颞下颌关节紊乱综合征是一种局限于颞下颌关节区的疼痛,可发生于单侧,也可两侧同时出现,可出现关节炎、肌痛、肌筋膜痛、肌腱炎牙关等。

6. 茎突过长综合征 又称为 Eagle 综合征,是由于茎突过长或生长方向异常所致的疼痛,疼痛往往发生于单侧咽部及耳前,是继发性舌咽神经痛的最常见原因,行茎突 X 线检查可鉴别。

7. 中间神经痛 又称膝状神经节神经痛或 Hunt 神经痛,是一种罕见的疾病,特点是耳道深处感觉到短暂的疼痛突发。

五、治 疗

（一）药物治疗

早期可以选择药物治疗,常用的药物包括卡马西平、奥卡西平、加巴喷丁、普瑞巴林等。

（二）舌咽神经注射治疗

对于药物治疗不良反应明显、不愿意接受射频及外科治疗的患者,可以选择神经注射治疗缓解疼痛症状。操作方法:患者取仰卧位,头偏健侧。在相当于下颌角与乳突尖端连线的中点处,针头自该点垂直方向刺入,深大约 1.5cm 左右时可触及茎突,然后将针尖沿茎突前滑过 0.5cm,回抽无血即可注入不含醋酸根曲安奈德注射液 20mg+维生素 B_{12} 注射液 0.5mg+2% 利多卡因 1ml 混合液。

（三）射频治疗

自从 1979 年首次报道使用射频热凝术治疗舌咽神经痛以来，大量研究证实射频治疗具有安全有效、不良反应少的优点，但尚缺乏大样本、长期疗效的随访报道。国内随访研究射频术后 1 年疼痛缓解率为73.2%，术后 3 年疼痛缓解率为 63.0%，术后 5 年疼痛缓解率为 53.2%，术后 10 年疼痛缓解率则降为43.0%。尽管疼痛缓解率与舌咽神经根显微血管减压术或切断术相比较低，但其创伤很小，更容易被患者接受，而且对于效果不佳者可以反复进行。

射频毁损多采用口外入路，患者取仰卧位，头转向健侧，持续心电监护。在乳突和下颌角处粘贴定位条，CT 扫描确定茎突尖、穿刺路径和深度，标记穿刺点。用 1% 利多卡因进行局部麻醉，采用 10cm，22G 射频针按照扫描确定的路径和深度进行穿刺，针尖有 5mm 裸露端，到位后再次 CT 扫描，确定针尖位于茎突后方后，开始进行测试，感觉测试参数为电压 0.5V、频率 50Hz，运动测试参数为电压 1.0V、频率 2Hz。测试出现舌根、咽部感觉异常或疼痛，以及咽部向患侧扯动，提示针尖接近舌咽神经。回抽无血，无心率、血压异常，无患侧肩部、面部肌肉颤动，即可实施射频热凝术。

（四）手术治疗

1922 年，Adson 率先采用经颅舌咽神经根切断术治疗舌咽神经痛。1927 年，Dandy 推广该技术，并提出切断舌咽神经根的同时应切断部分迷走神经根丝。1977 年，Laha 与 Jannetta 提出可以应用显微血管减压术治疗舌咽神经痛，并取得满意疗效。此后，舌咽神经根显微血管减压术和舌咽神经根切断术得到广泛应用，并不断得到改良。大多数学者认为乙状窦后入路操作方便、损伤小、并发症少，是较理想的手术入路。经该入路可以行舌咽神经根显微血管减压及舌咽神经根、迷走神经上部根丝选择性切断术，这是目前临床上远期疗效最为确切的手术治疗方法。

第七节　喉上神经痛

喉上神经痛是一种临床上较为罕见的疾病，主要是指喉上神经分布区域反复发作的神经痛，目前文献报道较少。喉上神经属于迷走神经分支，故喉上神经痛属于迷走神经痛范围。

一、发 病 机 制

喉上神经痛可分为原发性和继发性两种。目前原发性喉上神经痛罕见文献报道，发病机制不明，可能与三叉神经痛或舌咽神经痛发病机制相似，与颅内血管对迷走神经出脑干处的压迫有关。而继发性喉上神经痛最常见的致病因素为喉上神经炎，可由上呼吸道感染或喉部手术激惹引起，其他常见诱发因素包括颈动脉内膜剥脱术后瘢痕形成、舌骨偏移挤压、甲状腺炎、扁桃体切除术、显微神经外科手术、咽侧壁憩室以及创伤等。

二、临 床 表 现

（一）症状

局限于咽喉部一侧的阵发性疼痛，左侧多于右侧，有时同时累及双侧，剧烈的疼痛可放射至耳后部区域，持续时间可数分钟至数小时不等，发作间隔及强度均不规律。近期声音嘶哑也被认为是喉上神经痛的显著症状。吞咽动作可诱发剧烈疼痛，导致患者不敢进食，短期内体重显著下降。转头、唱歌或者尖声说话是可能的诱发因素。

（二）体征

有"扳机点"或"触发点"。扳机点多位于甲状舌骨膜区域（喉上神经内支穿过甲状舌骨膜的入口点）以及梨状隐窝。由于甲状舌骨膜周围没有其他重要神经分布，往往发源于这个部位的疼痛就能够诊断为喉上神经痛。

三、辅 助 检 查

常无阳性发现，主要是通过颅颈部 MR、CT、甲状腺彩超、喉镜等检查，排除咽喉部肿瘤、炎症、畸形等其他病变可能。

四、诊　　断

喉上神经痛不是引起颈前区疼痛的常见原因，常常是在已经进行大量相关检查，排除其他可能病变后，才考虑到该病可能性。按压喉上神经穿过甲状舌骨膜处诱发出剧烈疼痛可作为诊断喉上神经痛的重要证据之一，也可通过喉上神经局部阻滞，以明确诊断。

五、鉴 别 诊 断

（一）喉部肿物、炎症、结核和喉梅毒

疼痛部位及性质可与喉上神经痛相似，但一般通过喉镜检查以及局部组织活检鉴别，原发性喉上神经痛患者喉镜检查及活检均基本正常。

（二）其他阵发性脑神经痛

如三叉神经痛、舌咽神经痛等，可通过受累神经分布部位及触发点不同而予以鉴别。例如三叉神经痛疼痛范围一般不超过下颌骨。

（三）甲状腺疾病

最常见的为亚急性甲状腺炎，常伴有 CRP 或红细胞沉降率的上升，近一半病例还会发生甲状腺毒症。

（四）颈动脉痛

又称为颈动脉炎，主要以颈前三角区颈总动脉压痛、肿胀及特异的搏动为特征，呈周期性发作，多数为一侧性，常伴随有血管源性头痛及偏头痛。可通过颈动脉分叉处按压诱发疼痛，可与喉上神经痛鉴别。

（五）其他引起喉部疼痛原因

如 Ernest 综合征、Eagle 综合征、舌骨综合征、咽上缩肌综合征等，可通过局部触诊及选择性神经阻滞等方式加以鉴别。

六、治　　疗

首先应该通过详细地询问病史、查体以及影像学检查，以明确是原发性还是继发性喉上神经痛。对于继发性喉上神经痛，如病因明确且能去除者，应先去除病因。其余治疗的目的在于缓解疼痛、减少不良反应。治疗上可参考三叉神经痛临床治疗路线图：确诊为喉上神经痛的患者→口服药物（无效或不可耐受者）→神经阻滞（无效或效果不佳者）→手术。

（一）药物治疗

最常用的药物为卡马西平，也可尝试其他钙离子通道调节剂，如加巴喷丁、普瑞巴林等。

（二）外周神经阻滞治疗

对于药物治疗无效的患者，可通过喉上神经阻滞达到有效治疗的目的。高浓度利多卡因行喉上神经阻滞的有效维持时间要显著低于治疗三叉神经痛时采用的眶周神经阻滞，可能与眶下神经阻滞时局部麻醉药短时间内集中于眶下导管内，而喉上神经阻滞时局部麻醉药由于组织阻断导致局部麻醉药物迅速扩散开有关，因而建议行重复多次注射。随着超声引导技术的不断普及推广，可在超声引导下完成喉上神经阻滞，安全有效，并发症少。也可尝试外周神经射频治疗。

（三）手术治疗

主要包括迷走神经显微血管减压术与迷走神经上部根丝切断术。通过甲状舌骨膜切除以完成对喉上神经间接减压可作为手术治疗的替代方案，但其有效性仍有待于进一步研究。

七、康复和预后

喉上神经痛由于发病率非常低，关于其是否复发或何时复发仍难下定论，因此正确、有效、及时诊断是关键，也应尽可能避免重复可能诱发疼痛的机械动作，避免相关物理刺激。

第八节　鼻睫神经痛

鼻睫神经是三叉神经第 1 支的分支,经筛前孔和筛后孔分别发出筛前神经和筛后神经,分布于鼻中隔、鼻腔外侧壁。鼻睫神经痛是鼻源性头痛中常见的一种,又称筛前神经痛,由于最早是由 Charlin 在 1931 年首次对鼻睫神经痛的临床症状做了详细地描述和总结,所以也称为 Charlin 综合征。鼻睫神经痛可因为鼻腔结构性改变,如鼻中隔偏曲、鼻甲肥厚、筛泡肥大等原因压迫鼻睫神经引起,也可由于鼻黏膜肿胀、局部外伤、眶内感染、筛窦炎、牙病等导致。

一、临 床 表 现

(一) 症状

女性多于男性,临床上发作急骤,主要表现为一侧鼻翼开始的刀割样或烧灼样痛,迅速闪电样传导至同侧鼻根、眼内角、眼球、眼眶,甚至可达前额内侧或颞部。每次发作持续数秒钟至数分钟,多于触摸鼻翼、擤鼻涕或鼻孔用力呼吸时诱发,伴有同侧鼻塞、流涕、眼睑及结膜充血肿胀、流泪等。

(二) 体征

发作间期多无阳性体征。发作期间可见患侧眼睑及结膜充血肿胀,鼻翼皮肤感觉过敏,鼻翼及鼻根部、眼内角可有触痛或压痛。

二、辅 助 检 查

(一) 鼻内镜或鼻 CT 检查

多可发现鼻中隔高位偏曲、中鼻甲肥大、筛泡肥大、钩突肥大等病变,引起嗅裂狭窄。

(二) 局部麻醉试验阳性

用丁卡因或利多卡因在嗅裂、上鼻甲后部的筛前神经分布区域行表面麻醉,疼痛可立即消失或明显缓解。

三、诊断与鉴别诊断

(一) 诊断

1. 典型的临床表现,单侧鼻翼及鼻根部发作性闪电样剧痛,累及眼眶、眼球或前额内侧;
2. 伴有同侧鼻塞、流涕、结膜充血、流泪;
3. 丁卡因或利多卡因局部麻醉可以消除或缓解疼痛。

(二) 鉴别诊断

1. 蝶腭神经痛　疼痛的性质和部位与鼻睫神经痛容易混淆,二者鉴别比较困难。蝶腭神经痛起源于蝶腭神经,发作时伴有下面部疼痛,丁卡因涂于中鼻甲后部黏膜,疼痛即能缓解,或者采用蝶腭神经节阻滞也能消除疼痛。

2. 丛集性头痛　丛集性头痛是所有头痛中非常严重的一种,发作时无先兆,头痛发生于单侧眼眶、眼周、球后、眶上,为进展迅猛的剧烈撕扯样痛、胀痛或钻痛,向同侧额颞部和顶枕部扩散,同时伴有同侧球结膜充血、流泪、流涕、前额和面部出汗、瞳孔缩小、上睑下垂、烦躁不安、出汗、眼睑水肿。头痛时患者非常痛苦,疼痛剧烈程度甚至可以超过三叉神经痛,一般持续 15～180min,症状可以迅速消失,仍可继续原有活动。头痛丛集性发作,每天发作 1 次至数次,多数患者在相对固定的时间发作,症状表现和持续时间也大致相同。

四、治　　疗

(一) 药物治疗

药物治疗总体效果不佳,以抗癫痫药物较为常用,如卡马西平、奥卡西平、丙戊酸钠等。

（二）局部阻滞

采用利多卡因进行鼻睫神经的注射阻滞治疗,可以同时注射糖皮质激素和甲钴胺注射液。大多数患者需要多次重复阻滞治疗,才能取得一定疗效,但长期疗效往往难以满意。

（三）射频治疗

采用射频毁损鼻睫神经能消除或缓解鼻睫神经痛,而且疗效持续时间多数会比局部神经阻滞的疗效更持久(图 44-8-1)。

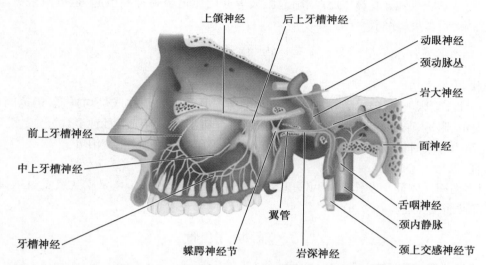

图 44-8-1 蝶腭(翼腭)神经节向半月神经节、三叉神经、颈动脉丛、面神经和颈上神经节发出主要分支

（四）手术治疗

手术治疗是目前临床上治疗鼻睫神经痛的重要治疗手段,一般由耳鼻咽喉专业的医师在鼻内镜下施行。常用术式有筛前神经切断术、中鼻甲切除术、鼻中隔及中鼻甲矫正术、筛窦开放术、中鼻甲部分切除加外折术等,总体治疗效果较好。

第九节 蝶腭神经痛

蝶腭神经痛也称为 Sluder 神经痛。1908 年,Sluder 观察到,偶尔有患后筛窦和蝶窦严重炎症的患者在治愈后会留下特征性的神经痛表现,这是一种与蝶腭神经节相关的由神经痛、运动、感觉和味觉表现组成的复杂症状,通过针对蝶腭神经节的治疗可消除上述症状。近年来,有学者认为 Sluder 描述的是一种神经血管性头痛,在病因学和临床表现上与丛集性头痛最为相似,并认为 Sluder 神经痛这个术语应该被抛弃,认为它在最初的描述中有严重的缺陷。但最新研究表明,蝶腭神经痛临床表现与丛集性头痛相比存在差异,应作为一个独立临床诊断术语。

一、解剖与生理

蝶腭神经节是人体最大的副交感神经节,形态呈一个三角形、圆锥形或心形。通常位于蝶腭窝内侧壁上,靠近蝶腭孔的上颌神经下方,表面有 1~2mm 黏膜薄层覆盖。通常靠近中鼻甲尾端附着处,接受来自上颌神经、岩大神经和岩深神经的纤维。蝶腭神经节的节后神经分支包括鼻腭神经、大腭神经、小腭神经、后、上、下侧鼻支和上颌神经咽支。

（一）蝶腭神经节

包含感觉神经纤维、副交感神经纤维和交感神经纤维。

1. 蝶腭神经节内感觉神经纤维　来自上颌神经穿圆孔进入蝶腭窝后所发出的 2 个分支(含蝶腭神经),这些感觉分支无突触通过蝶腭神经节到达腭大和腭小神经。腭大神经的感觉神经纤维分布于硬腭、牙龈和口腔黏膜。腭小神经的感觉神经纤维分布于悬雍垂、扁桃体和软腭。

2. 蝶腭神经节的副交感神经纤维 起自脑干上泌涎核,经面神经分支中间神经通过膝状神经节后参与岩大神经形成,并与岩深神经一起形成翼管神经后进入蝶腭神经节。大部分节前副交感神经纤维与蝶腭神经节细胞形成突触联系。一部分节后副交感神经纤维自蝶腭神经节发出后,加入上颌神经颧神经支,进入颧颞神经,最终加入眼神经的分支泪腺神经,为泪腺提供分泌纤维。另一部分节后副交感神经纤维经蝶腭神经节腭支和鼻支分布于鼻、软腭、扁桃体、悬雍垂、上颚、上唇和牙龈、咽部上部及泪腺的黏膜。

3. 蝶腭神经节的交感神经纤维 起自颈上交感神经节,走行于颈内动脉交感丛和岩深神经中,并与岩大神经形成翼管神经。交感神经轴突无突触通过蝶腭神经节,主要分布于鼻、咽黏膜。一部分交感神经纤维经蝶腭神经节眶支到达泪腺。

（二）蝶腭神经节节后发出四大分支

分别为眶支、腭支、鼻支和咽支。

1. 眶支 分2~3条细支,分布到眶骨膜和眶肌,部分纤维穿过筛后孔分布至蝶窦与筛窦。

2. 腭支 分为大小两支。腭大神经分布至硬腭的牙龈、黏膜和腺体,与鼻睫神经的终末支有交通。另一支腭小神经经腭骨结节的腭小孔穿出,发出分支至腭垂、腭扁桃体及软腭。

3. 鼻支 由蝶腭孔入鼻腔,形成内侧组和外侧组。大约6条鼻外后上神经分布至上中鼻甲后部以及后筛窦内的黏膜。约2~3条鼻内后上神经在蝶窦开口下方跨越鼻腔顶,分布于鼻腔顶及鼻中隔后部的黏膜。其中最大的鼻腭神经,分布在鼻中隔,在此与腭大神经相交通。

4. 咽支 起自蝶腭神经节后部,与上颌动脉咽支一起穿过腭鞘管,分布至鼻咽腔咽鼓管以后的黏膜。

二、病　因

原发性蝶腭神经痛的病因尚不清楚。引起继发性蝶腭神经痛的主要因素有感染、占位效应（如肿瘤）、鼻畸形、血管异常等。大多数患者的神经痛是原发的,无继发性原因。在原发性蝶腭神经痛中,疼痛被认为是由于三叉神经被刺激后的反应。自主神经症状,包括同侧流泪和鼻塞,是由副交感神经系统受刺激后的反应。

1. 最直接的病因为鼻黏膜肥厚、鼻中隔上部弯曲,压迫中鼻甲鼻腔内结构变形,刺激蝶腭神经节的分支而引起疼痛。

2. 与慢性鼻窦炎,尤其是蝶窦炎和筛窦炎有关,以及慢性扁桃体炎、龋齿等邻近器官的感染灶,引起疼痛。

3. 颅底损伤,累及翼腭窝,颈内动脉血栓形成刺激岩浅神经可产生疼痛。

三、发病机制

（一）神经机制

1. "邻近神经短路" 蝶腭神经痛的一个可能来源是三叉神经。刺激翼腭神经可引起沿上颌神经分布的"下半头痛"。三叉神经脊束核尾端存在上颈段颈脊神经根与三叉神经根传入纤维重叠区。因此,刺激三叉神经的神经冲动可能导致颈神经 $C_{2\sim4}$ 支配的颈部、肩部和乳突区域的皮肤疼痛,鼻子和鼻窦的疾病几乎可以引起头颈部任何地方的疼痛。

泪核是面神经的副交感核,位于脑桥的下部,接受三叉神经感觉核传入纤维,所以刺激角膜或结膜会引起反射性流泪。神经冲动经三叉神经感觉核传送至位于桥脑下部的上泌涎核,导致起源于上泌涎核的副交感神经纤维神经冲动。因此,从理论上讲,这可以解释蝶腭神经痛的相关血管运动反应,刺激三叉神经有可能引起鼻腔黏膜的副交感神经表现,即流泪、高分泌和充血。

2. 脱髓鞘假说 有研究提出,小直径的伤害性三叉神经传入纤维（如感受伤害刺激的传入性C纤维）投射到三叉神经核,并在那里激发更多的伤害性神经元。周围组织损伤和炎症可以导致伤害性神经元发生改变,进而导致位于脑干的三叉神经神经元发生变化（神经连接的改变或新连接的形成）。神经可塑性改变可能是慢性疼痛发生和维持的基础,可能影响与损伤和炎症相关的急性疼痛。有人认为,发生的神经可塑性变化可能与疼痛的传播和介导有关,也可能导致浅表组织的触痛和痛觉过敏。因此神经可塑性变化或脱髓鞘变化可以导致异常神经冲动,使蝶腭神经节内的副交感神经元去极化,导致鼻塞和流泪症状。

(二)血管机制

大多数蝶腭神经节神经元具有促血管活性肠肽、辅酶Ⅱ(尼克酰胺腺嘌呤二核苷酸磷酸)黄化酶、一氧化氮合成酶等分泌合成功能。血管活性肠肽具有脑动脉舒张血管和促进脑血流的作用。激活促辅酶Ⅱ黄化酶和一氧化氮合成分泌功能神经纤维可引起脑动脉非肾上腺素能、非胆碱能性血管舒张。在颧神经(上颌神经的一个分支)中发现了相对丰富的蝶腭神经节来源的辅酶Ⅱ黄化酶阳性神经纤维,它通过颧颞神经将感觉纤维和节后副交感纤维从蝶腭神经节传递到泪腺。动物实验研究中发现,来源于蝶腭神经节的血管活性肠肽阳性、辅酶Ⅱ黄化酶阳性神经纤维分布于动物鼻黏膜血管、黏膜下腺和上皮下层,参与鼻黏膜的血管扩张和腺体分泌控制。一氧化氮可能与胆碱能神经支配协同作用,参与慢性发作性偏头痛鼻腔黏膜的血管运动和分泌控制。因此,在源自蝶腭神经节的副交感神经中,血管舒张阳性神经纤维的存在,可能是鼻腔分泌和血管舒张性改变以及偏头痛样血管性疼痛的原因。

另一种支持血管机制的观点认为疼痛起源于颈外动脉的分支。这些血管接受含有可以致痛的P物质的副交感、交感和C神经纤维的支配。同时颈外动脉分支中尚含有P物质的拮抗物——脑磷脂。蝶腭神经节的交感和副交感神经纤维失衡可导致P物质释放增多或局部脑磷脂的阻断,导致疼痛。

四、临 床 表 现

(一)症状

蝶腭神经痛是一种非常少见的临床疾病,20~50岁中青年男性好发,表现为单侧颜面疼痛,主要累及眼眶区、眼内眦、鼻根,疼痛可向放射到上颌窦。蝶腭神经痛的特征为疼痛持续地发作,发作前无任何前驱症状或有时有轻微的疼痛,爆发性搏动性疼痛在1~10min内达到最大强度。疼痛发作可能持续数小时,呈刀割样,这不同于三叉神经痛。蝶腭神经痛的表现类似于三叉神经自主神经性头痛,如丛集性头痛等。疼痛通常是单侧的,并伴随同侧的自主神经症状,如流泪、流涕、瞳孔缩小等。这些副交感神经特征可能是由三叉神经系统的激活介导的,累及蝶腭神经节导致。蝶腭神经痛患者通常会出现单侧面部疼痛(极少为双侧的),定位于鼻子的根部或侧面以及眶内或眶周,辐射至上颌骨,乳突或枕骨区甚至颈部、肩膀和手臂。颜面疼痛主要位于三叉神经第二支支配区中。疼痛经常被描述为持续钝痛、阵发性针刺或刀割样中度锐痛。蝶腭神经痛通常是连续的或周期性,伴或不伴疼痛加剧,通常疼痛持续时间可达数小时或数天,而丛集性头痛持续时间一般为15~180min。

蝶腭神经痛与丛集性头痛的发作持续时间相比,在疼痛发作持续时间的上限,有明显区别(数天VS180min),但蝶腭神经痛的疼痛发作持续时间下限(一般为数小时)与丛集性头痛的疼痛发作持续时间上限(180min)有重叠。

(二)体征

常无明显阳性体征。发作期可见患侧结膜充血、流泪、流涕、鼻塞及眼裂变小等体征,部分患者可有患侧软腭上举,悬雍垂向患侧偏斜。

五、辅 助 检 查

初始诊断时应完善头面部影像学检查,包括头颅X线平片、CT、MRI等,必要时完善三叉神经和面神经MRI及MRA检查。

六、诊 断

(一)原发性蝶腭神经痛

1. 疼痛 中重度疼痛(部分患者可能有极重度疼痛);性质为烧灼样、钻顶样或持续性钝性疼痛;疼痛部位为单侧(少见于双侧)鼻根或鼻旁、眶周或眶内;疼痛可放射到上颌区、上牙槽和前额,乳突和/或枕部,以及颈、肩部。

2. 发作频率　通常疼痛发作期为数小时到数天,或疼痛发作持续数周不伴有间歇期(丛集期)。

3. 伴随症状和体征　至少伴有下列一项:

(1) 患侧流泪和/或结膜充血。

(2) 患侧鼻塞和/或流涕。

(3) 患侧上颌神经支配区域感觉迟钝或感觉过敏。

(4) 患侧咽部疼痛。

(5) 患侧味觉迟钝或味觉异常。

(6) 患侧腭弓抬高或悬雍垂患侧偏。

(7) 吸氧或吲哚美辛治疗疗效不佳。

（二）继发性蝶腭神经痛

1. 疼痛程度、性质、部位、发作频率、症状及体征与上述原发性蝶腭神经痛一致。

2. 临床观察、实验室检查和/或影像学依据证实蝶腭神经节周围组织结构异常或破坏。

3. 针对导致继发性蝶腭神经疼痛病因治疗后疼痛缓解。

七、鉴 别 诊 断

（一）丛集性头痛

丛集性头痛通常出现在丛集期,发作时间通常较短,男性好发,而蝶腭神经痛则相反。丛集性头痛通常为重度疼痛,单侧,位于眼眶、颞部,持续15~180min,发作频率可从隔日1次到每天8次不等。与下列一项或多项有关,均为同侧:结膜充血、流泪、鼻塞、鼻漏、额部及面部出汗、瞳孔缩小、上睑下垂、眼睑水肿等。大多数患者在发作时感到不安。

（二）三叉神经痛

为颜面部三叉神经支配区的间断性疼痛,绝大多数病例为单侧疼痛,极少数病例累及双侧相同神经分支。疼痛可由面部机械刺激,如洗脸、风吹、刷牙诱发,特点为阵发性电击样或针刺样重度疼痛,通常疼痛持续数秒或数分钟,常有疼痛触诱发区域("扳机点")。

（三）偏头痛

女性多见,患病比例女性与男性比大约为3∶1。为周期性发作性头痛,60%患者为单侧头痛,头痛可双侧交替发作,较少部分患者有双侧头痛但一侧为主。呈中、重度疼痛,为搏动性、钻顶样疼痛或胀痛。部分患者存在视觉异常、躯体麻木及肢体、眼肌运动障碍等前驱症状。疼痛发作一般持续4~72h,可伴有恶心、呕吐、畏光、出汗、眩晕、记忆力下降等症状。部分患者有焦虑、忧郁等共患疾病。

（四）非典型面痛

女性多见,单侧颜面疼痛,疼痛部位在三叉神经支配区,但疼痛感有明显神经支配区重叠,呈持续性钝痛、抽痛或酸痛,无激痛点,无明显疼痛间歇期,常伴潜在心理疾病。

（五）舌咽神经痛

疼痛位于舌根部、咽部及耳道深部,通常骤发骤停,每次发作持续时间多为数秒或数十秒,一般不超过两分钟。呈刀割、针刺、撕裂、烧灼、电击样剧烈疼痛。吞咽、说话、打哈欠等诱发疼痛,可能伴有心动过缓、眩晕、低血压等迷走神经兴奋症状。

（六）鼻睫神经痛

多由鼻部疾病(如鼻甲肥厚、鼻中隔偏曲、鼻黏膜水肿等)、眼眶内感染或外伤及全身感染、中毒等引起。疼痛发作急骤,呈刀割样、烧灼样剧痛。常由一侧鼻翼开始,闪电式放射至眼内角、眼球、前额内侧部,可累及同侧颞部及枕部。每次发作持续数秒至数分钟,多于夜间发作,亦可在白天发作。擤鼻涕、用力鼻呼吸或触摸鼻前外侧皮肤可诱发。发作期间常伴有患侧鼻塞、大量流涕、球结膜和眼睑皮肤充血肿胀、流泪等。间歇期可无任何不适。副鼻窦及眼眶CT或MRI可发现感染灶。

（七）膝状神经节痛

女性发病率相对较高。典型特征是阵发性耳深部疼痛，可向眼、面颊、鼻、唇等处放射，多合并周围性面瘫。发病之前常有轻度感冒症状。部分病例考虑为睫状神经炎（又称亨特氏综合征），表现为一侧耳部剧痛伴疱疹，同侧周围性面瘫，并可伴有听力和平衡障碍，味觉、听力改变，干眼症、结膜炎及动眼神经受累症状。

八、治 疗

（一）药物治疗

目前没有基于循证医学的文献推荐针对蝶腭神经痛的治疗药物。临床用药与治疗三叉神经痛药物相同。

1. 卡马西平 开始0.1g/次，2次/d；第二日后每隔一日增加0.1~0.2g，直到疼痛缓解，维持量0.4~0.8g/d，分次服用；最高量不超过1.2g/d。常见不良反应为视物模糊、复视、眼球震颤等中枢神经系统反应，以及头晕、乏力、恶心、呕吐、皮疹等。罕见粒细胞减少和骨髓抑制、心律失常等。某些患者可能发生严重皮肤病变，如S-J综合征和中毒性表皮坏死松解症。

2. 奥卡西平 奥卡西平在临床上主要用于对卡马西平有过敏反应的患者，可作为卡马西平的替代药物。开始剂量为每天300mg，逐渐增量至每天600~1 800mg，分次服用。常见不良反应为头晕、头痛、复视等。过量后可出现共济失调。少见视物模糊、恶心、嗜睡、鼻炎、消化不良、皮疹等。

3. 加巴喷丁 第1天300mg，随后每天增加300mg，分次服用，直至发作被控制。推荐剂量为每天900~1 200mg，3次分服；必要时每天可达2.4g。常见不良反应有嗜睡、眩晕、运动失调、疲劳、眼球震颤、头痛、震颤、复视、鼻炎及恶心与呕吐。

4. 普瑞巴林 初始剂量75mg，2次/d；根据疗效和耐受性，可在一周内增至一次150mg，2次/d。可出现头晕、嗜睡、共济失调、头痛、周围性水肿、PR间期延长等不适。

（二）神经阻滞治疗

可作为诊断性治疗，阻滞方式包括经鼻腔局部阻滞，经腭大孔或蝶腭窝注射0.5%~1%利多卡因，可加入糖皮质激素。应用超声、X线引导可提高经蝶腭窝注射的准确性。蝶腭神经节阻滞可用于治疗急性偏头痛、急性丛集性头痛和各种面神经瘤，包括Sluder综合征、Vail综合征和Gardner综合征。该技术也可用于治疗偏头痛和慢性丛集性头痛。局部麻醉或注射可阻断蝶腭神经节。如鼻腔继发于创伤、恶性肿瘤或解剖变异，经鼻途径不能采用，可考虑经腭大孔或侧入路阻滞。

（三）蝶腭神经节射频治疗

包括脉冲射频及射频热凝。除长期顽固性疼痛或恶性疾病导致的疼痛，临床上多建议选用脉冲射频进行神经功能调节。射频治疗时运用神经刺激器定位准确，比较安全。

（四）蝶腭神经节毁损

在影像引导下进行，穿刺到位后可选用无水乙醇、石炭酸等0.5~1.0ml进行化学毁损，或80℃射频热凝进行物理毁损。由于蝶腭神经节靠近上颌神经，因此在对蝶腭神经节进行神经破坏手术时，必须注意避免上颌神经损伤

（五）其他治疗

如蝶腭神经节电刺激、激光照射疗法、立体定向放射治疗、手术切除等。

（六）并发症

1. 鼻出血 经鼻局部麻醉阻滞后常见并发症，但经颧弓下入路时，如穿刺针进针过深，存在刺破鼻腔外侧壁风险。

2. 血肿和/或血管内注射 操作损伤蝶腭窝内上颌动脉分支导致颜面血肿形成及药物注射入血管内风险。

3. 感染 任何有创操作均存在感染风险，如穿刺针损伤口腔或鼻腔黏膜。

4. 反射性心动过缓 多在射频治疗中出现，考虑副交感神经纤维刺激导致。

5. 感觉迟钝　毁损治疗可导致腭、上颌或咽后部感觉障碍。

6. 干眼症　治疗导致副交感神经纤维支配受影响,一般多为暂时性。

7. 颞叶复视　常见于局部阻滞后,考虑是局部麻醉药注射后从蝶腭窝扩散到眶下窝致外展神经暂时性麻痹。所以局部麻醉药注射液量限制在 $1\sim2ml$。

第十节　枕 神 经 痛

枕神经痛是头部枕大神经、枕小神经和/或第 3 枕神经分布区的阵发性枪击样疼痛或刺痛,疼痛部位虽在头部,但支配该区域的枕神经不属于脑神经,而是源于 $C_{2/3}$ 的感觉支,治疗方式明显不同于其他头痛,因此正确认识和诊断枕神经痛尤为重要。

一、解 剖 特 点

枕神经痛可累及枕大神经、枕小神经或第三枕神经。

(一) 枕大神经

由 C_2 神经后支的内侧支构成,还接受了部分 C_3 神经后支中间部分纤维。C_2 神经后支粗大,于寰椎后弓与枢椎椎板之间,经头下斜肌下方穿出,分为较小的外侧支和较大的内侧支。内侧支即枕大神经,先斜向后内上,穿过头半棘肌,斜向外上,神经干与后正中线的夹角为 $40°$,在斜方肌腱膜深面潜行 $2.4cm$ 后,自乳突和 C_1 后面中点连线的正中处,穿出该肌腱膜及项部深筋膜至皮下,支配前额至头顶部中间部分头皮的感觉。枕大神经在深层行于肌间或穿过肌肉组织,环境比较宽松,不易形成卡压。当穿出斜方肌腱膜和深筋膜时,可见有大量的腱纤维和筋膜束从不同方向缠绕神经和血管,此处就是枕大神经易被固定卡压的部位。

(二) 枕小神经

由 C_2 神经腹侧及 C_3 神经纤维组成。C_2 神经前支通过颈浅丛分出枕小神经,沿胸锁乳突肌后缘上升,至头部附近,穿出深筋膜,越过胸锁乳突肌止点的后部,继续上升,到头的侧面,分布于耳郭后面,支配头部两侧和耳郭周围头皮的感觉。上项线、胸锁乳突肌乳突肌后缘上段为枕小神经易卡压部位。

(三) 第 3 枕神经

起源自 C_3 神经后支的中间支,从 $C_{2/3}$ 椎间孔处发出,向后绕 $C_{2/3}$ 关节下方的骨纤维管至横突间肌后内侧,然后向后上方走行至头半棘肌,在枢椎棘突水平面穿过头半棘肌或斜方肌,在头半棘肌或斜方肌浅面竖直向上走行,在枕大神经的内侧向上延伸,可与枕大神经相交通,分布于同侧枕骨下区域。$C_{2/3}$ 关节突关节的关节囊由第三枕神经发出细支支配,其外侧面存在枕大神经与/第三枕神经的交通支,其下方骨纤维管固定 C_3 神经后支,所以在关节突关节炎症时会刺激第三枕神经,引起第三枕神经痛。

二、病因及发病机制

枕神经痛多为继发性疼痛,一般存在局部或全身疾病引起枕神经水肿、变性或脱髓鞘病变而导致枕神经痛。

(一) 神经炎症

炎症可能是导致枕神经痛的直接原因。患者血清炎性因子如 IL-1β 和 TNF-α 水平升高,激活致痛因子,如 P 物质、降钙素基因相关肽,炎性刺激枕神经造成头痛。某些疾病如上呼吸道感染或鼻咽部存在感染病灶,或受凉受潮后,可引起枕神经发生炎症病变而引起疼痛。

(二) 肌肉骨骼疾病

颈椎退行性变和肌肉痉挛是较常见的原因。由于外力的作用或长期姿势不良破坏颈椎自身结构的生物力学平衡,造成颈椎曲度异常,颈椎关节早期失稳,或由于长期慢性劳损、陈旧性外伤等引起椎间盘变性、椎体退行性变、椎体脱位和钩椎关节紊乱、骨赘形成或椎间孔狭窄等颈椎病变,可导致机械刺激或压迫枕神经。神经受到刺激会放射性引起颈部肌肉痉挛,而持续性慢性肌肉痉挛会引起组织缺血,代谢产物聚集,可直接刺激在软组织内穿行的枕神经而产生疼痛,从而导致恶性循环。骨关节炎、增生性脊柱炎、上颈椎结核、类风湿脊柱炎偶尔也可引起枕神经卡压而产生疼痛。

（三）椎管疾病

粘连性蛛网膜炎、脊髓空洞症、肥厚性硬膜炎、硬膜动静脉瘘、脊髓炎等也可引起颈枕部疼痛。

（四）寰枕部畸形

颅底陷入症、寰枕关节融合、上颈椎椎体分隔不全、枕骨大孔狭窄等对上颈段脊神经等的压迫牵扯所致。

（五）颅后窝病变

如颅后窝蛛网膜炎等亦可引起枕部及颈部疼痛。

（六）创伤

枕下关节韧带损伤、寰椎前后弓骨折、寰枢椎半脱位、颈椎及颈部肌肉软组织损伤等。

（七）肿瘤

颈椎骨软骨瘤、咽喉癌、上颈段脊髓肿瘤、骨转移癌、颅后窝肿瘤、神经纤维瘤、脑膜瘤、颈段海绵状血管瘤等都可引起枕神经痛。

（八）术后

小脑扁桃体下疝手术或其他颅颈交界区手术后可出现枕神经痛,射频消融术和冷冻消融后也可能出现枕神经痛。

（九）全身性疾病

痛风、糖尿病、血管炎、风湿病、疟疾、神经梅毒、尿毒症、动脉硬化、有机磷中毒、长期饮酒等可引起枕神经退行病变,从而继发疼痛。

三、临 床 表 现

（一）症状

1. 疼痛　疼痛可能是单侧的,也可能是双侧的。据统计,疼痛多从单侧开始的,随着时间的推移,疼痛可能扩展为双侧分布。疼痛常始于枕骨下和后头部区,分布于枕大神经、枕小神经或第三枕神经支配区的皮肤表面。疼痛向上可放射至同侧额部、颞部、眼眶及耳前区,向下放射至颈部。疼痛性质为阵发性枪击样痛,电击样痛或尖锐的刺痛。无扳机点,多为自发性,也可因头颈部的动作如喷嚏、咳嗽、梳头、戴帽子、躺在枕头上等诱发。患者常在生活中避免以上活动,并在发作时保持头部不动,呈轻度前倾和侧倾。每次发作可持续数分钟至数小时,发作间期可存在局部钝痛。

2. 感觉异常　严重的枕神经痛可伴有局部头皮感觉过敏或感觉迟钝。

3. 自主神经症状　可伴有同侧球结膜充血、流泪、鼻塞等自主神经症状。

（二）体征

1. 按压同侧 C_2、C_3 横突可有压痛及放射痛;

2. 患者低头并转向患侧时可诱发疼痛;

3. 按压乳突与 C_1 后面中点连线的中点(枕大神经压痛点)或胸锁乳突肌附着点的后上缘(枕小神经压痛点)时可诱发剧烈疼痛,疼痛可沿神经分布扩散。

（三）特殊检查

1. Tinel 征　通过敲击枕髁引起的神经支配区域的放电样麻痛感或蚁走感。

2. 枕头征　当患者躺在枕头上过度伸展或旋转颈部时,可能会引发疼痛。

3. 神经阻滞试验　疼痛在注射局部麻醉药后大约 10min 缓解,药效持续在 2h 以上者为阳性反应。

四、辅 助 检 查

（一）MRI

MRI 是诊断这种疾病最重要的工具,可以清晰显示颈部和枕部的软组织结构。

（二）X 线平片

可以排除潜在的病理改变,如关节炎和颈椎不稳。

（三）CT

可以显示肿瘤或退行性骨组织病变。

（四）超声

可显示枕神经卡压征象,常表现为枕神经扩大、异常肿胀。一般而言,$C_{1/2}$ 水平上,枕神经根的横截面积为 $2.0mm^2 \pm 0.1mm^2$。在有症状的患者中,平均横截面积可增至 $4.1mm^2 \pm 2.6mm^2$。

五、诊　　断

枕神经痛诊断主要依据为临床症状和体征。第三版国际头痛疾病分类（ICHD-3）关于枕神经痛诊断标准如下：

1. 单侧或双侧疼痛并满足以下标准中的 2. ~5. 。

2. 疼痛分布于枕大神经、枕小神经和/或第三枕神经支配区

3. 疼痛具有以下三个特征中的两个：①反复发作,疼痛持续数秒至数分钟；②疼痛剧烈；③枪击样疼痛、刺痛或锐痛。

4. 疼痛与以下两个方面有关：①对于头皮和头发的无痛刺激可见明显的感觉异常和/或异常性疼痛；②出现下列任何一种或两种情况：

1）受损神经分支压痛；

2）触发点在枕大神经或 C_2 分布区域。

5. 受累神经的局部阻滞可缓解疼痛

6. 其他 ICHD-3 诊断不能更好解释这一点。

六、鉴 别 诊 断

由于枕神经与脑神经Ⅷ、Ⅸ和Ⅹ之间可能存在连接,患者有时会出现混淆的症状,如视力障碍、头晕或鼻窦充血。枕神经痛鉴别诊断包括任何表现为头痛或面部疼痛的疾病,可通过病史、查体及枕神经阻滞,以鉴别诊断。

（一）原发性头痛

1. 丛集性头痛　可能与血管因素和下丘脑功能障碍有关,男性多于女性,常常因饮酒、服用硝酸甘油等血管扩张剂所诱发。头痛位于一侧眶颞额眶部,重者波及全头部,头痛发作呈密集性,剧烈且无先兆,缓解期可长达数月至数年之久。

2. 偏头痛　为血管性头痛,常见于中青年和儿童,女性多于男性,诱发因素包括月经、精神紧张、空腹等。疼痛部位可为偏侧头部或者全头部,疼痛性质为持续性搏动性头痛,可有视觉先兆（视觉障碍如视物模糊等,视物有盲点或偏盲等）,常伴恶心呕吐,症状持续时间相对长。

3. 紧张性头痛　多由于长期精神紧张,压力过大所引起。疼痛部位常位于顶、颞、额及枕部,疼痛性质为持续性钝痛,钳夹样痛,疼痛时轻时重,伴紧缩感、压迫感,无搏动性,常伴有睡眠障碍、精力衰退、焦虑、疲倦等症状。使用抗抑郁药、轻型安定药能减轻头痛。

（二）颈源性头痛

来自颈椎间盘、小关节或肌源性的机械性颈痛,可能涉及枕部,但这种疼痛是由于颈部结构异常导致的疼痛,而非累及枕神经的典型刺痛或神经性疼痛,不应与枕神经痛混淆。

（三）三叉神经痛

三叉神经痛好发于中老年人,是面部三叉神经分布区的发作性短暂剧痛。每次疼痛仅数秒钟,每天发作数次至数十次。疼痛如刀割、烧灼或针刺样。常因洗脸、刷牙、说话、咀嚼而诱发,有"扳机点",应与枕神经痛的面部症状相鉴别。

七、治 疗

（一）治疗原则

枕大神经痛治疗原则主要是解除病因、松解肌肉、抗炎镇痛，同时通过锻炼和预防，防止病情加重和反复，必要时行手术治疗。

（二）病因治疗

对于有结构损害基础的患者，应尽可能治疗原发病因，如切除肿瘤和解除压迫，抗感染治疗等。

1. 一般治疗

（1）休息：症状急性发作期宜局部休息，不宜增加运动刺激。慢性期可以逐渐适当做颈肩肌肉训练。

（2）推拿按摩：禁用于严重颈椎脊髓受压的脊髓型颈椎病。

（3）牵引：因颈部轻度外伤或增生性颈椎病引起者可加颈椎牵引治疗颈椎牵引，但脊髓型颈椎病脊髓受压较明显者和有明显颈椎节段性不稳者不宜采用。

（4）头颈部针灸：针灸穴位可选择颈部穴位，如颈部的关节突，以及枕下三角附近穴位，如风池穴。此外，还可选择枕大神经巡行通路。

（5）理疗：理疗能改善局部血液循环，放松痉挛肌肉，缓解症状。方法可选用高频（微波、超短波）、低中频电疗（如 TENS、间动电疗、电脑中频）、超声波、磁疗等，可以做体外冲击波治疗。急性期可采用间动电流、超短波、紫外线或普鲁卡因离子透入；慢性期宜采用超短波、短波透热或碘离子透入等。

2. 药物治疗

（1）NSAIDs：根据患者的胃肠道和心血管情况，选择不同种类 NSAIDs。

（2）抗癫痫药：如卡马西平、苯妥英钠等。卡马西平主要是由于阻滞突触传递而起作用，用量为100mg/次，每天 3 次，宜从小量开始。苯妥英钠 0.1g/次，每天 3 次，此药在未应用卡马西平之前，曾被认为是枕神经痛的首选药，药理作用与卡马西平相似。加巴喷丁、普加巴林也可用于枕神经痛。

（3）抗抑郁药：加用三环类抗抑郁药有助于症状缓解。SNRIs，如度洛西汀也可以使用。

（4）神经营养剂：大量 B 族维生素，特别是维生素 B_{12} 具有镇痛作用，可促进神经的修复。

（5）糖皮质激素：减轻神经水肿及止痛，指南无确切推荐。

3. 注射治疗 一般治疗无效者，局部神经阻滞疗法可用于诊断性治疗。对于有炎症因素的可在局部麻醉药中加入糖皮质激素，也可加入 B 族维生素。对反复阻滞无效者，可考虑用无水乙醇或 10%~15% 苯酚甘油阻滞。

4. 枕大神经阻滞

（1）常规方法：穿刺点在患侧乳突与 C_2 棘突之间连线中点或枕骨后隆起的外下方 2.5cm 处，该处常有压痛。穿刺针针尖避开枕动脉，在穿刺点刺入皮下，然后使穿刺针针尖向上大约 45° 角缓慢推进，患者出现放射痛时，可注入 1% 利多卡因 2~3ml。

（2）超声引导下枕神经阻滞的经典技术：患者取坐位，屈颈并使前额置于患者前方操作台的垫子上。沿着颈脊水平可触及枕动脉搏动。在消毒皮肤后，将线性高频超声探头横向置于枕动脉搏动点。当触诊枕动脉困难时，彩色多普勒超声可便于发现枕动脉。枕大神经紧紧靠近枕动脉，超声影像上可以看到圆形或者卵圆形低回声类似血管组织影，但其不易被探头压扁。神经定位完成后，用 3.5 英寸长穿刺针采用平面外手法垂直进针，直至针尖接近枕骨骨膜，此时可能引出异感，应提前告知患者可能出现这种感觉。嘱咐患者平静呼吸，扇形注射局部麻醉药和/或糖皮质激素，必须非常小心地避开枕骨大孔。注射完毕，拔出针尖，小心按压，防止血肿形成。

（3）超声引导下枕神经阻滞的头下斜肌入路法：在皮肤消毒后，将线性高频超声探头置于头下斜肌长轴方向。头下斜肌可在超声影像中显影，头半棘肌就在其上方，枕大神经就在两者之间。神经定位完成后，用 3.5 英寸长穿刺针采用平面内手法穿刺，当针尖接近神经时可能会出现异感，仔细回抽后，注射局部麻醉药和/或糖皮质激素。注射完毕，拔出针尖，小心按压，防止血肿形成。

5. 枕小神经阻滞 穿刺点在枕大神经阻滞穿刺点外 2.5cm 处。对于有炎症因素的可在局部麻醉药中加入糖皮质激素,也可加入 B 族维生素。对于反复阻滞无效者,可考虑应用神经破坏药,如无水乙醇或10% ~ 15% 苯酚甘油阻滞。

6. C_{2-4} 椎间孔阻滞 可逆性阻滞,每个部位不超过 4ml,多部位阻滞时药量酌减,避免双侧同时阻滞。治疗最好在影像学设备的引导下进行,更加准确和安全。

7. 第 3 枕神经阻滞 操作时,患者取侧卧位,用 10ml 无菌注射器抽取 2ml 局部麻醉药。扪及患侧乳突,消毒探头后应用高频超声探头纵向放置,头端紧贴乳突,在超声下辨别乳突下缘,然后将探头后移 3/4 英寸左右,直至 C_1(寰椎)椎弓和 C_2(枢椎)齿突清晰可见。探头向尾端移动,直到清晰辨别出 $C_{2/3}$ 小关节。最后朝着外耳道方向缓慢旋转探头,在 $C_{2/3}$ 小关节"山丘"上可见第 3 枕神经跨越过,其影像表现为低回声环的回声点。同时,在 $C_{2/3}$ 小关节和 $C_{3/4}$ 小关节间的"峡谷"中可见 C_3 较大的内侧支。确认第 3 枕神经后,采用平面外技术,用 3.5 英寸长的 22G 穿刺针在超声探头中点由前向后进针,至第 3 枕神经停止进针。操作手法宜轻柔,注意避开小关节前的椎动脉。确定位置轻轻回抽后,注入 2ml 药液。退针,按压穿刺点以防止血肿形成。

8. 脉冲射频治疗 对药物治疗和枕神经阻滞治疗效果不佳的患者可选择脉冲射频治疗。脉冲射频是将神经暴露于一列短时间高压射频脉冲中,通过诱导感觉神经周围的低强度电场,抑制伤害性传入神经的长期电位化,从而减轻疼痛。脉冲射频治疗枕神经痛建议参数:电压 40 ~ 60V;频率 2Hz;脉宽 20ms,120s/周期;最高温度 42℃。

9. 手术治疗 当药物治疗、注射治疗或微创手术,如脉冲射频的治疗效果不佳时,可以考虑手术治疗。枕神经松解术、C_2 神经节切断术、C_{2-3} 神经根切断术、C_{2-3} 神经根减压术等已被用于部分难治性疼痛患者。其中枕神经松解术和枕神经刺激术是近年来临床常用的方法,但存在神经瘤和术后出现烧灼痛的风险,应严格掌握手术适应证。

（三）运动医疗体操

运动医疗体操,可增强颈部肌肉,改善颈椎的稳定性,是治疗和防止反复发作的根本措施。通过颈部放松性运动,可促进颈椎区域血液循环、消除淤血水肿、放松痉挛肌肉,从而减轻症状。同时可增强颈部肌肉对疲劳的耐受能力,抵抗天气变化、湿冷等对人体的刺激,从而巩固治疗效果,防止反复发作。做椅子操是易行、有效的方法。

1. 坐在一个牢固的椅子上,臀部紧贴椅背,张开上臂向后伸展脊柱,头颈后伸。

2. 当肩背部贴靠椅背时,头颈部的肌肉继续收缩后伸。同时用力扩胸两次。上述动作主要锻炼治疗肩背疼。头颈后伸要很轻柔、缓慢伸展(每分钟做 8 ~ 10 下),再慢慢向前弯腰放松,这样来回做。每天做 2 ~ 3 次,每次 20 ~ 30min。

注意:有较明显或进行性脊髓受压症状时禁忌运动,特别是颈椎后仰运动应禁忌。椎动脉型颈椎病时颈部旋转运动宜轻柔缓慢,幅度要适当控制。

（四）健康教育

教育患者应注意休息,急性期可卧床休息,间歇期坚持锻炼,预防感冒,保持心情愉快,避免过度劳累和紧张,同时给予患者安慰和支持。

第十一节　灼口综合征

灼口综合征(burning mouth syndrome,BMS)是以舌部为主要发病部位,以烧灼样疼痛为主要表现,多伴有口干、味觉改变、头痛、情绪变化,常不伴有黏膜病损及其他临床体征的一组综合征,无特征性的组织病理学变化。BMS 发病率为 0.6% ~ 15%,女性发病多于男性,绝经期女性患病率高。男女发病率比例为 2.5∶7,平均确诊年龄为 59.4 岁,随着年龄的增长,发病率显著增长,70 ~ 79 岁妇女发病率更高。

灼口综合征分为原发性灼口综合征和继发性灼口综合征。原发性灼口综合征没有明显的局部和系统因素,继发性灼口综合征是由局部或全身系统因素造成的。由局部病变(如念珠菌病感染、扁平苔藓、唾液减少等)或系统性疾病(如贫血、维生素 B_{12} 或叶酸缺乏、Sjögren 综合征、糖尿病、甲状腺功能异常等)以及某些药物诱发导致(如抗高血压药中的血管紧张素Ⅱ受体阻滞剂、利尿药等)。继发性灼口综合征是否应该作为一个独立的疾病仍然存在争议。本节主要叙述原发性灼口综合征。

一、发 病 机 制

目前,原发性灼口综合征确切发病机制不清。一些研究提示与社会心理和精神异常共病。最近实验室和颅脑影像学检查提示,在患者中枢和周围神经系统存在异常。灼口综合征被认为是一种涉及神经机制的疼痛状态。灼口综合征是由三叉神经小纤维感觉神经病变引起和涉及微血管变化,还与三叉神经和面神经及其更下级的神经末端大神经纤维病变以及中枢神经系统中黑质纹状体壳核神经元多巴胺功能减退的变化有关。

二、临 床 表 现

(一) 症状

表现为口内烧灼样疼痛,每天发作至少2h,反复发作超过3个月,疼痛部位好发舌前2/3,硬腭前部、下唇黏膜,最常累及舌尖或双侧舌缘。有些患者表现为早晨症状轻,午后逐渐加重,傍晚症状消失,即一般来说,患者白天疼痛会持续加重,到夜间入睡后却无明显疼痛不适;有些患者自觉可能是由某些食物引起的,特别是辛辣的、酸性食物。压力和疲劳也可能加重疼痛的程度,有些患者通过喝冷饮、咀嚼口香糖或吃干果可以缓解疼痛。患者可出现主观口干、感觉迟钝和味觉改变。部分患者有精神紧张、抑郁、焦虑、烦躁、失眠、嗜睡、疑病等精神表现。

(二) 体征

患者舌及口腔黏膜的色、质、形态及功能无任何异常,临床检查无明显异常体征。

(三) 特殊检查

新近研究发现,灼口综合征患者多巴胺能D1/D2受体比率下降;患者口腔黏膜血管存在微循环障碍。原发性灼口综合征患者唾液中反应应激的标记物皮质醇、唾液淀粉酶、雌二醇浓度上升,sIgA浓度明显下降。另外,至少有2/3的灼口综合征患者存在可能与菌状和叶状乳头的味蕾损伤有关的味觉障碍。

三、辅 助 检 查

1. 影像学检查对原发灼口综合征诊断一般无多大帮助,但可以帮助识别可能潜在的病因而作出鉴别诊断。

2. fMRI检查灼口综合征患者有大脑功能减退现象。大脑右前扣带皮层及两侧楔前叶两个区域大脑片段信号改变。

3. 定量感官试验(quantitative sensory testing,QST)可辅助检测口腔黏膜小神经纤维病变。

4. 黏膜活检可评估上皮神经纤维密度。

5. 使用味觉和刺痛检测阈值的电味觉测量法常可作为用于诊断和鉴别诊断原发性和继发性灼口综合征的一种常用工具。

四、诊 　 断

根据《国际头痛分类第3版(beta)》(ICHD-3)灼口综合征的诊断标准:

1. 口腔疼痛符合标准2和3。

2. 每天超过2h,持续超过3个月的反复发作。

3. 疼痛符合下列全部2项:①性质为烧灼样。②感觉出现在口腔黏膜表面。

4. 口腔黏膜外观正常,包括感觉测试在内的临床检查正常。

5. 不能用ICHD-3中的其他诊断更好地解释。

定量感官试验、黏膜活检、味觉和刺痛检测阈值的电味觉测量常可作为用于诊断和鉴别诊断原发性和继发性灼口综合征的一种常用的工具。

五、鉴 别 诊 断

（一）三叉神经痛

三叉神经分布区发生的电击样、刀割样、撕裂样剧痛。三叉神经痛分为原发性和继发性三叉神经痛。原发性三叉神经痛查体可有"扳机点"，无神经系统异常体征。部分患者 MRI 三叉神经节薄层扫描，可见微血管压迫三叉神经节或与三叉神经节关系密切。继发性三叉神经痛是因各种病变侵及三叉神经根、半月神经节和/或神经干所致三叉神经分布区域的疼痛。多伴有三叉神经受损的体征，如患侧三叉神经分布区域感觉障碍、角膜反射减弱或消失、咬肌无力、萎缩等。有时可有邻近神经结构损害的症状和体征，如面瘫、听力减退、眩晕、眼球震颤、共济失调、肌张力增高等。头颅 MRI 或 CT 检查可发现颅内病变。三叉神经痛口服卡马西平治疗，大多患者有效。

（二）舌咽神经痛

舌咽神经痛是舌咽神经分布区发生的阵发性剧痛，主要是舌咽部及耳深部的短暂性和突发性剧烈疼痛，疼痛"扳机点"常在一侧舌根部或扁桃体、咽喉、耳屏、耳郭处，患者吞咽、张口、冷饮、呵欠、咳嗽会诱发疼痛。发作时可有心动过缓、心搏骤停、低血压、脑缺血、暂时晕厥或抽搐。疼痛发作时，局部麻醉药咽喉壁喷雾可缓解疼痛。部分患者卡马西平治疗有效。舌咽神经痛也分为原发性舌咽神经痛和继发性舌咽神经痛。继发性舌咽神经痛行颅内、颅底或内耳道影像学检查可发现病变。

（三）其他疾病

如内分泌代谢紊乱、肝脏疾病、口腔白念珠菌感染、扁平苔藓、酒精中毒、免疫性疾病等疾病可能导致的舌痛相鉴别。

六、治 　 疗

目前对灼口综合征治疗尚无特殊方法。治疗原则包括去除可疑病因，积极治疗口腔疾病；避免不良刺激，避免咬牙、磨牙、舔舌等不良习惯，保持口腔卫生，停用可疑药物（如血管紧张素Ⅱ受体阻滞剂、利尿药等），消除抑郁、焦虑、恐惧心理。平时患者要保持乐观的心态，适当补充多种维生素。

（一）精神药物治疗及心理认知行为疗法

消除患者抑郁、焦虑、恐惧等不良心理，对有明显抑郁、焦虑、恐惧心理者要结合药物治疗。SSRIs 和 SNRIs 可能对灼口综合征有重要益处，可应用安定、阿普唑仑、盐酸氟西汀、文拉法辛等药物治疗。局部使用氯硝西泮治疗原发性灼口综合征患者，与对照组相比，疼痛症状明显缓解，可持续 6 个月。全身应用氯硝西泮治疗原发性灼口综合征，可缓解患者疼痛的强度，但与安慰剂组相比，差异不显著。局部和全身联合应用氯硝西泮之后，有 80% 灼口综合征患者疼痛症状明显改善。

（二）雌激素替代疗法

绝经期女性患者主要用激素替代疗法，持续补充雌激素。替代疗法使用的雌激素有单纯雌激素（雌二醇、尼尔雌醇、雌酮等）、结合雌激素（己烯雌酚、替勃龙等）、中成药（佳蓉片）等。

（三）局部应用辣椒素

辣椒素是结合辣椒素受体，作用在传入神经元，从而抑制神经元的传导。局部使用辣椒素可以作为脱敏剂或镇痛药。局部应用辣椒素可以与外周感觉神经纤维的小直径的 TRPV1 离子通道结合，使传入感受器脱敏，引起外周神经末梢可逆性变性，随之减少烧灼样感觉。辣椒素也能抑制初级伤害性感受器的神经递质及其轴突转运的生物合成，从而抑制外周伤害性感受器对中枢感觉的刺激。局部使用利多卡因凝胶也可以有镇痛作用。

（四）舌神经阻滞治疗

可用维生素 B_1、维生素 B_{12} 加局部麻醉药做舌底双侧舌神经阻滞。

（五）物理治疗

可用毫米波信息疗法对灼口综合征患者第二掌骨全息穴位的胃肠穴位照射。重复经颅磁刺激（repetitive transcranial magnetic stimulation，rTMS）治疗灼口综合征取得疗效。治疗方法为每天左前额高频经颅磁刺激(10Hz),持续10d。rTMS可刺激机体释放内源性多巴胺。

（六）其他疗法

积极治疗有关系统性疾病(如贫血、糖尿病等),补充营养,对有白念珠菌感染可用碱性溶液漱口,对某些细菌感染者可对症使用敏感抗菌素治疗;保持牙齿卫生,纠正咬颊、吐舌等不良习惯。

第十二节　非典型面痛

非典型面痛(atypical facial pain),也称为持续性特发性面痛,是指疼痛位置比较深在、范围可能比较局限的一种持续性面部疼痛,常为单侧面部或口腔内部疼痛,范围虽然一般不超过耳郭的高度,但患者又往往无法准确描述。这一疾病的定义较为笼统,病因并不十分清楚,可能与感染、自主神经功能障碍及心理因素相关。

一、临床表现

（一）症状

非典型面痛多见于女性,发病年龄与三叉神经痛患者发病年龄相比一般较早。疼痛可能发生在三叉神经、舌咽神经和颈2、3脊神经分布的区域,范围往往包括两个或者多个神经支配区域,有时甚至可能越过中线,疼痛范围弥散,位置深在,难以准确定位。疼痛常常缓慢起病,多为钝痛、酸痛、牵拉样痛、烧灼样痛、麻木样痛或钻凿样痛,无扳机点,通常持续数小时或数周,一般不会因为洗脸、进食、吞咽、说话、寒冷等因素诱发,但精神和情绪因素对疼痛发作有明显影响。采用各种镇痛药或三叉神经、舌咽神经阻滞,甚至神经切断治疗基本无效。

（二）体征

查体多无阳性体征,部分患者可能存在面部疼痛区域浅感觉减退,特别是对于曾经接受过各种神经阻滞治疗的患者,浅感觉减退较为明显。

二、辅助检查

辅助检查多无阳性发现,X线、CT或MRI等影像学检查有助于排除肿瘤、感染、囊肿、血管压迫等因素,口腔科、眼科或耳鼻咽喉科专科设备检查也可以排除相关专科情况。

三、诊断与鉴别诊断

（一）诊断

根据2013年国际头痛学会(international headache society,IHS)推出的最新版"头痛疾患国际分类"(the international classification of headache disorders 3rd edition-beta version,ICHD-3-Beta),非典型面痛的诊断标准为:

1. 面部和/或口腔疼痛符合标准2和3。

2. 反复发作,每天超过2h,持续超过3个月。

3. 疼痛符合下列全部2项:(1)难以定位,不符合周围神经分布;(2)性质为钝痛、酸痛或不适。

4. 临床神经系统检查正常。

5. 相应的检查已经除外牙源性病因。

6. 不能用ICHD-3中的其他诊断更好地解释。

（二）鉴别诊断

1. **三叉神经痛**　可视为比较典型的面部疼痛,表现为三叉神经痛分布区的发作性、阵发性疼痛,常见于中老年,多为一侧发病,疼痛呈电击样、刀割样、针刺样剧痛,口角、嘴唇、鼻翼、牙齿等处可存在"扳机点",洗脸、刷牙、说话、进食等动作常可诱发疼痛。大多数患者对卡马西平、奥卡西平、苯妥英钠等药物有效,三叉神经阻滞、半月节射频、三叉神经根显微血管减压术等方法亦可有效缓解疼痛。

2. 舌咽神经痛 为舌根、咽喉部位阵发性、发作性疼痛,有时可以累及外耳道深部。疼痛多为刀割样、电击样、针刺样剧痛,进食或吞咽动作可诱发。卡马西平、神经阻滞、血管减压等治疗有效。

3. 偏头痛 多见于青年女性,多为单侧头部,主要表现是发作性搏动样中重度头痛。偏头痛可有发作先兆,疼痛发作一般持续4~72h,可伴有恶心、呕吐等症状,各种光亮、声音刺激或日常活动均可加重头痛,大多数经休息或安静环境可缓解。

4. 丛集性头痛 为单侧眼眶、眼周、球后、眶上等部位进展迅猛的剧烈撕扯样痛、胀痛或钻痛,向同侧额颞部和顶枕部扩散,同时伴有同侧球结膜充血、流泪、流涕、前额和面部出汗、瞳孔缩小、上睑下垂、烦躁不安、出汗、眼睑水肿。疼痛剧烈程度甚至可以超过三叉神经痛,一般持续15~180min,症状可以迅速消失。丛集性发作,每天发作1次至数次。

5. 蝶腭神经痛 起源于蝶腭神经,发作时伴有下面部疼痛,丁卡因涂布中鼻甲后部黏膜疼痛即能缓解,或者采用蝶腭神经节阻滞也能消除疼痛。

四、治 疗

非典型面痛的治疗比较困难,常规的镇痛药物、神经阻滞或射频毁损,治疗效果不佳。

(一) 抗抑郁、抗焦虑药物

常用的药物包括阿米替林、氟西汀、帕罗西汀、舒乐西泮、氯硝西泮等。

(二) 星状神经节阻滞

作用机制主要有中枢神经作用和周围神经作用两方面,中枢神经作用是通过调节丘脑而使机体的自主神经功能、内分泌功能和免疫功能保持正常,周围神经作用是抑制阻滞部位的节前纤维和节后纤维的功能,使交感神经纤维支配的心血管运动、腺体分泌、肌肉紧张、支气管收缩及痛觉传导也受到抑制。星状神经节阻滞对非典型面痛有一定的疗效,连续多次注射疗效更好一些。

(三) 神经电刺激手术

三叉神经周围支或半月节电刺激、蝶腭神经节电刺激、高颈段SCS以及运动皮层电刺激对非典型面痛都有确切的治疗效果,可作为部分患者的治疗手段。

第十三节 耳源性耳痛

耳源性耳痛,又称原发性耳痛,是由于耳郭、外耳道、中耳、内耳等部位本身的病变,刺激和压迫局部的神经末梢导致的疼痛。耳源性耳痛是耳痛的一大类,除此之外,耳痛还包括继发性耳痛和神经性耳痛。继发性耳痛又称反射性耳痛,是指由于耳的邻近器官解剖上的关联,邻近器官或全身性疾病引起的神经反射所致的耳痛。神经性耳痛则是指耳部的感觉神经本身的病变引起的耳痛,如舌咽神经痛发作时引起的耳痛等。

一、临 床 表 现

(一) 症状

耳源性耳痛可有多种原因,不同原因引起的耳痛的临床表现也有所区别。

1. 损伤 耳郭的外伤、冻伤、灼伤以及外耳道、鼓膜、内耳等部位的外伤引起的原发性耳痛,均有明确的外伤史,外伤后急性起病,表现为剧烈锐痛,疼痛部位与外伤的具体部位有关,伴有局部外伤损害的症状体征,外伤修复后疼痛大多随之消除。

2. 感染 各种细菌、病毒等引起的耳郭丹毒、外耳道疖、外耳道湿疹、中耳炎等原因导致的耳源性耳痛,多表现为缓慢起病的胀痛、钝痛,可伴有发热、白细胞增高等感染征象,局部检查能够明确感染病灶存在。

3. 肿瘤 常见的有胆脂瘤、黑色素瘤、鳞状细胞癌等,这些原因造成的耳源性耳痛多为慢性疼痛,检查可发现肿瘤组织。

4. 外耳道异物　尖锐的异物刺入外耳道或嵌入耳道软组织会出现局部刺痛。昆虫飞入耳道内,则会引起难以忍受的耳内撕裂样疼痛。豆类、花生等植物性异物嵌顿在耳道,遇水肿胀后体积逐渐增大,则会导致耳内胀痛。

5. 外耳道耵聍堵塞　外耳道内耵聍积存堵塞,可以刺激耳道、压迫鼓膜,引起耳部胀痛。

（二）体征

查体时要注意耳郭及周围皮肤的颜色、温度、有无赘生物及损伤等情况,必要时最好借助耳鼻喉科专业工具进行外耳道、鼓膜等部位的详细检查,来确认或排除损伤、感染、肿瘤等情况。

二、辅 助 检 查

（一）耳科专业检查

主要包括耳镜检查、咽鼓管功能检查、听力测验、前庭功能检查、瘘管试验等,能够发现耳道深部的病变和评估耳蜗神经的功能,有助于明确耳源性耳痛的病因。

（二）影像学检查

耳部 X 线平片、CT、MRI 等影像学检查能够明确有无结构异常、骨折、肿瘤、感染等情况。

三、诊断与鉴别诊断

（一）诊断

根据病史、查体和辅助检查,结合不同病因所致的耳痛临床表现特点,大多数可以明确诊断。

（二）鉴别诊断

1. 膝状神经节综合征　膝状神经节综合征是由水痘-带状疱疹病毒感染面神经膝状神经节所致的疾病,也称为 Ramsey Hunt 综合征或 Hunt 综合征。临床上表现为一侧耳部剧痛,疼痛主要位于外耳道、耳郭及乳突部,疼痛剧烈,呈烧灼样疼痛。多数会有耳部疱疹,可出现同侧周围性面瘫,伴有听力减退和平衡障碍,也可出现其他脑神经受损的表现。

2. 偏头痛　多见于青年女性,为反复发作的头痛,伴有各种神经系统症状、胃肠道、自主神经功能障碍等。偏头痛主要表现是发作性搏动样中重度头痛,累及范围较耳源性耳痛要大,多为单侧头部。偏头痛可有发作先兆,一般持续 4~72h,可伴有恶心、呕吐等症状,各种光亮、声音刺激或日常活动均可加重头痛,大多数经休息或安静环境可缓解。

3. 三叉神经痛　常见于中老年人,表现为一侧面部反复发作的电击样、刀割样剧痛,可由面部传导至患侧耳部和颞部,但疼痛起始点在口角或颜面部,多数患者口角周围或鼻旁存在"扳机点",洗脸、刷牙、吃饭、说话等常可诱发疼痛。

四、治　　疗

耳源性耳痛治疗主要是对因治疗,明确病因后,根据不同的病因采取有效的治疗方法才能消除疼痛。

第十四节　颞下颌关节紊乱病

颞下颌关节紊乱病(temporomandibular disorders,TMD)有 30 多种命名,命名变化过程体现了不断的认识过程。TMD 是一种常见病和多发病,在口腔颌面部疾病中,仅次于龋齿、牙周病和牙颌畸形,我国 TMD 的既往功能紊乱和临床检查功能紊乱的患病率分别为 18.3% 和 54.2%,多见于 45 岁左右的成年人,女性患病率是男性的 3~4 倍。TMD 不是指单一疾病,为累及咀嚼肌和/或颞下颌关节,具有一些共同症状(如疼痛、弹响、张口受限等)的诸多临床问题的总称。

一、病因及发病机制

颞下颌关节紊乱病发病因素不确定,在多种致病因素中,咬合因素和精神心理因素可能是主要的致病原因。

（一）咬合因素

TMD 患者多有咬合关系的明显紊乱，口颌系统检查常常能发现牙合干扰、牙尖早接触、严重的锁牙合、深覆、多数后牙缺失及面过度磨耗等异常。

（二）精神心理因素

TMD 患者常伴有情绪焦急、易怒、精神紧张、易激动、失眠等症状；TMD 可以是一种心身疾病，心理因素可影响疾病的发展和治疗。

（三）关节负荷过重

经常咬坚硬食物、夜间磨牙、紧张时咬牙等加重关节负荷。

（四）关节解剖因素

髁突小、关节活动度过大易发生颞下颌关节脱位等。

（五）免疫因素

局部自身免疫可引起关节软骨和下颌骨的进行性破坏。

（六）外伤、微小创伤

牙科治疗可以是 TMD 的病因，治疗时间过长导致长时间张口，下颌着力过大、过久均可能在牙科治疗后导致 TMD。

（七）退行性变

老年人 TMD 的患病率高达 56.3%，多数伴有疼痛。老年人患病的主要原因有肌肉、软骨、韧带等颞下颌关节退行性改变、颌骨骨质疏松和牙齿缺失等。

二、临 床 表 现

颞下颌关节紊乱病初始好发的年龄段在 20~30 岁，女性多见。TMD 病程长，一般几年或十几年，可反复发作，病程进展分为三个阶段：早期的功能变化阶段、中期的结构变化阶段和晚期的关节器质性破坏阶段。TMD 症状比较复杂，主要有疼痛、关节杂音和下颌运动异常等。

（一）症状

1. 疼痛　疼痛是 TMD 最主要的症状，也是患者就诊的首要原因之一。患者常自述一侧或双侧面部、太阳穴、耳内或耳前区域疼痛，下颌运动时（如张口、说话、咀嚼、咬牙等）疼痛加重并可向颞部、耳前、颧部、枕项部放射。疼痛的性质多为钝痛，与下颌运动直接相关，有时可为自发痛，影响正常的生活和工作。引起疼痛的原因很多，但主要是咀嚼肌和颞下颌关节本身的原因。

（1）肌源性疼痛：由咀嚼肌引起的疼痛称为肌源性疼痛，常具有突发的特点，与下颌运动（咀嚼）有关。初期咀嚼肌的僵直是保护性反应，咀嚼肌僵直如未及时正确处理，可延续成肌肉痉挛，长期的肌痉挛可发展为肌炎，此时患者不仅在下颌运动时感到疼痛，休息时亦有持续性疼痛。

（2）关节源性疼痛：由颞下颌关节病变引起的疼痛称为关节源性疼痛，常为潜在性发作，变化较缓慢、持续，对治疗反应不敏感。根据病变发生的关节部位不同，症状也不一样。

1）关节盘附着处的疼痛：由于关节盘移位产生牵拉而发展引起的，以耳前区为主，疼痛常较短暂，如发展为炎性病变则疼痛转为持续性。此类疼痛可伴关节弹响、下颌运动异常、下颌偏斜和感觉异常等。

2）关节后区的疼痛：位于髁突后方，并有明显压痛，下颌后退时疼痛加剧。常见原因为各种因素使髁突侵占盘后区引起损伤、炎症所致。盘后区组织血供丰富，容易水肿，在下颌处于休息状态时，迫使髁突移位，可造成急性错位。

3）关节囊的疼痛：多为外伤、关节韧带和关节炎引起的滑膜炎或关节囊炎所致，以关节区域压痛为特征，下颌运动时疼痛加剧且运动范围受限，如囊内炎性渗出液过多，可压迫使髁突移位造成急性错位；

4）病理性关节痛：多为长期慢性的关节内炎症，可造成关节盘粘连、穿孔、关节窝和髁状突骨皮质疏松、吸收等。

（3）TMD 头痛：主诉有头部太阳穴部位的头痛，下颌运动时疼痛加重。临床检查确认颞肌区头痛，颞肌触诊或下颌运动(大张口、前伸、侧方运动)可引发颞部熟悉的头痛。

2. 关节杂音　正常关节在颞下颌运动时平滑无声。当关节结构发生紊乱、关节内出现增生、退变或炎症时,可出现颞下颌关节运动时的杂音。根据音量和音质的不同,杂音可分为弹响、爆破音和摩擦音。

(1) 弹响:弹响是最多见的杂音,在颞下颌关节运动时发出"嗒、嗒"的声响,多为单音、清脆,有时为双音。这表明关节有早期的盘突失调或翼外肌功能亢进。轻度弹响常不被患者注意,可用听诊器闻及;中度弹响,除患者感觉到外,触诊时可感到震动;重度弹响可明显听到。

(2) 爆破音:爆破音是张闭口过程中关节发出"咔嚓、咔嚓"的破碎声响,以双音或多音常见。声音低沉,触诊不显著,需听诊器才能听清,这类杂音表示关节盘移位较重,有关节盘穿孔或破裂。

(3) 摩擦音:为张闭口运动中有连续的类似揉玻璃纸样的声响,或类似搓揉头发的声音(又称捻发音),反映关节囊内骨质已发生改变,骨及软骨表面粗糙,或滑液分泌异常。

3. 下颌运动异常　临床上常见的有张口受限、张口型异常和交锁。

(1) 张口受限:即最大张口运动范围缩小,张口度低于正常值(35mm 以上)。造成张口受限的原因很多,与本病有关的主要来源于关节外和关节内因素。①关节外因素:最常见的是提颌肌群的痉挛、发炎、挛缩使肌肉缩短,导致张口受限。单纯关节外因素所致张口受限比较容易恢复。②关节内因素:引起的张口受限多属无痛性,受限程度不一,被动牵张不能使张口度明显改善。

(2) 张口型异常:正常张口时下颌呈一条直线下降,反之则为异常。常见的张口型异常有下颌偏斜、偏摆和震颤。①偏斜是指下颌下降时偏向一侧。②偏摆是指张口时下颌先偏向一侧继而又偏向另一侧。③震颤为双侧提颌肌群快速而重复性地无意识收缩使下颌在非功能状态下不能自主地产生上下、左右抽动,可伴肌肉疼痛。

(3) 交锁:交锁是指下颌在张闭口过程中,髁突遇到阻碍不能继续运动,需做一个特殊的动作(如左右摆动下颌)或停顿片刻后,方能继续运动。在克服交锁的瞬间伴有明显的弹响。

4. 其他症状　如各种耳症(耳鸣、耳心痛、闭塞感、耳内痒、耳屏痛等)、眼症(眼胀痛、眼昏花、睑肿痛、畏光、泪溢等)、神经衰弱(失眠、多梦、记忆力下降等)、鼻窦痛、颈、肩、臂、腰背痛等。

(二) 体征

1. 触诊　包括肌肉和关节的触诊,记录有无疼痛、痛性结节和肌张力的情况。肌肉触诊包括嚼肌浅层起止端、嚼肌深层、颞肌前中后份纤维、翼内肌止端、二腹肌后腹、翼外肌下头、颞肌腱、胸锁乳突肌起端和肌腹、头顶部和颈后肌群等;关节触诊包括双侧外耳道前壁触诊查关节后区有无炎症、患者小张口触压髁突后份查关节后区有无炎症、触诊双侧髁突外侧缘检查有无关节囊、颞下颌韧带病变。

2. 下颌运动

(1) 最大张口度:嘱患者用力张口,测量上下切牙间距。

(2) 被动张口度:如患者有张口受限,检查的拇指、示指分别置于患者上下切牙,用力将上下颌撑开。如能增大张口度,表明有被动张口度,提示张口受限为肌源性所致,反之为无被动张口度。提示张口受限为关节结构紊乱或粘连所致,多属无痛性。

(3) 张口型:嘱患者反复张闭口,记录下颌运动轨迹,检查有无偏斜、偏摆、震颤、绞锁。

(4) 最大前伸及侧方运动:嘱患者在上下牙不脱离接触的前提下做下颌最大和侧方运动,观察有无运动受限。

3. 关节杂音　将两手中指放在患者双侧髁突外侧或两指放于外耳道前壁,嘱患者反复张闭口,感觉有无杂音产生的震颤。

4. 运动测试法　检查患者下颌在大张口、紧咬、前伸、后退、左右运动等状态下双侧关节痛的情况。大张口痛提示有翼外肌下头痉挛和盘后区炎症,紧咬痛提示翼外肌上头痉挛和囊内炎症,前伸痛提示翼外肌下头痉挛,后退及左右运动痛提示有盘后区炎症。

5. 牙合检查　包括静止状况下形态和下颌运动时功能检查。形态的检查包括牙的数目、排列、错位、缺失情况,上下牙弓是否协调,磨牙关系及曲线大小。功能反映的生理状况,主要包括稳定性、正中时上下牙接触的数目和轻重、正中与正中的关系、前伸和侧方运动等。

6. **特殊检查** 包括 X 线、内镜、肌电图、下颌运动轨迹描记、音和关节检查,其中 X 线平片为普遍。TMD 常见的 X 线特点有:①关节间隙改变,反映髁突移位;②髁突动度异常;③双侧关节形态不对称,包括关节结节高度、斜度、关节窝深度、宽度及髁突形态大小等;④骨质改变,常有髁突硬化。

三、诊 断

2014 年,国际牙科研究学会发布了基于症状问卷和临床检查的常见颞下颌关节紊乱病分类及诊断标准,将颞下颌关节紊乱病临床诊断分为疼痛性疾病和关节疾病两大类。

(一) 疼痛性疾病

1. **肌肉痛** 局限性肌痛、肌筋膜痛、牵涉型肌筋膜痛。

2. **关节痛** 一侧或双侧面部、太阳穴、耳内或耳前区域疼痛,下颌运动时疼痛加重。临床检查确认颞下颌关节区疼痛,关节区触诊或下颌运动时有熟悉的疼痛。

3. **颞下颌关节紊乱病头痛** 太阳穴部位的头痛、下颌运动时疼痛加重,临床检查确认颞肌区头痛,颞肌触诊或下颌运动可引发颞部熟悉的头痛。

(二) 关节疾病

1. **可复性关节盘移位** 病史或主诉有关节声响,或检查时患者报告有关节声响。临床检查显示开闭口运动时均有弹响,开口或闭口情况下侧方或前伸运动时有弹响。

2. **可复性关节盘移位伴交锁** 病史或主诉有关节声响,目前存在开口时一过性关节锁住。临床检查开闭口运动时均有弹响,开口或闭口情况下侧方或前伸运动时有弹响;若检查时出现关节交锁,则在手法辅助下可以开口。

3. **不可复性关节盘移位伴开口受限** 病史或主诉曾有过下颌锁住或卡住(包括短暂的锁住或卡住),目前有关节锁住伴开口受限,影响进食。临床检查被动开口度<40mm,切牙覆𬌗。

4. **不可复性关节盘移位无开口受限** 病史或主诉曾有过下颌锁住或卡住(包括短暂的锁住或卡住),之前有关节锁住开口受限及影响进食史。临床检查被动开口度≥40mm,包括切牙覆𬌗。

5. **退行性关节病和关节半脱位** 病史或主诉曾有大张口后下颌锁住或卡住(包括短暂地锁住或卡住),没有手法帮助无法闭口。若检查时出现关节半脱位,则需手法辅助复位。

四、鉴 别 诊 断

(一) 肿瘤

颌面深部肿瘤可引起开口困难或牙关紧闭,如颞下颌关节良性或恶性肿瘤、颞下窝肿瘤、上颌窦后壁痛、鼻咽癌等。

(二) 颞下颌关节急性化脓性关节炎

发病急,关节区疼痛并伴有肿胀,关节区压痛明显,由于关节腔内积液可致后牙开错𬌗等关系改变。许勒位片上显示关节间隙明显增宽有助于诊断,关节腔内穿刺可抽吸出脓性积液。

(三) 创伤性关节炎

急性创伤性关节炎表现为关节区肿胀、疼痛及开口受限等;慢性创伤性关节炎可表现为咀嚼肌酸痛、关节内杂音、开口受限、关节区及面部疼痛等。

五、治 疗

(一) 治疗目的

1. 缓解颞下颌关节区疼痛。

2. 缓解开口受限,改善关节功能。

3. 减轻不良负荷,预防颞下颌关节的进一步损伤。

4. 提高生命质量,减少颞下颌相关疾病的发病率。

（二）治疗原则

尽量采用保守治疗,尽量减少对患者的侵犯性治疗,早期采用可逆性、非创伤性的综合性手段,保存和恢复患者的正常口颌系统功能。应遵循以下原则:

1. 去除各种致病因素,进行个性化治疗、保守治疗、早期治疗和微创治疗。

2. 改善全身状况和患者的精神状态,进行心理治疗。

3. 程序治疗原则　应遵循程序治疗原则,"逐步升级",制定合理、合乎逻辑的治疗程序。

4. 治疗程序应先用保守治疗,只有所有可逆性非手术治疗失败后,才考虑进行不可逆性手术治疗。

5. 健康教育　使患者了解疾病的性质、发病因素,使患者增强信心,配合医师治疗。

（三）对因治疗

针对咬合关系导致的 TMD 由口腔科医师采用咬合治疗,包括咬合板等可逆性咬合治疗和调𬌗、修复、正畸、拔牙等不可逆性咬合治疗。应用于临床的牙合板治疗有稳定牙合板、再定位牙合板(咬合板)、软牙合板等,是治疗 TMD 疼痛的首选方法之一,广泛用于治疗 TMD 引起的疼痛。牙合板作用原理是通过松解髁突与关节窝和关节盘,来保护关节、预防关节盘退行性变及缓解关节压力。

1. 无创治疗　无创治疗使用药物的主要目的是缓解关节疼痛、肿胀等症状,但并不能治愈 TMD。常用治疗颞下颌关节紊乱病的无创治疗方法有物理治疗、药物治疗、开口训练、肌肉治疗、心理治疗等。

（1）日常饮食:鼓励患者进软食,小口咬食物,缓慢咀嚼。

（2）物理治疗:关节区疼痛显著时可以采用热敷、超短波、离子导入、电刺激、针灸、低强度氦氖激光照射、磁疗、超低频经皮电神经刺激、低强度脉冲超声波、机能反馈疗法、体外冲击波等物理治疗缓解疼痛,对肌肉痉挛、肌炎、肌筋膜痛等肌源性所致 TMD 效果较好。

（3）药物治疗:药物治疗是 TMD 综合治疗的重要组成部分。目前用于 TMD 的药物主要有 NSAIDs、阿片类、糖皮质激素、肌肉松弛剂、抗抑郁药、抗焦虑药六大类。尽早应用对乙酰氨基酚和 NSAIDs(如塞来昔布、双氯芬酸钠、艾瑞昔布等)可减轻疼痛;抗焦虑药(邻甲苯海拉明枸橼酸盐)或抗抑郁药物(阿米替林)治疗颞下颌关节紊乱病亦可取得较好疗效。

（4）开口训练:下颌运动训练包括主动训练(修正下颌的运动轨迹)及被动训练(改善最大开口度)。

（5）肌肉治疗:如肌肉按摩、下颌姿势位练习等。

（6）心理与认知行为学治疗:颞下颌关节紊乱病治疗主体已经由医师为主转变为以患者为主体,强调心理学和行为学治疗在颞下颌关节紊乱病治疗中的作用,有针对性地对患者的心理进行认知教育和行为学治疗。

2. 局部注射治疗　颞下颌关节腔注射药物治疗可缓解关节疼痛,润滑关节,促进关节结构的改建。一般注射药物是透明质酸或几丁糖等大分子黏多糖、局部麻醉药和糖皮质激素。连续三次注射治疗为 1 个疗程。一次注射间隔 2 周,一年不超过 3 次。关节腔冲洗可通过冲洗去除关节液中出现一些炎症介质、免疫物质、软骨碎片、絮状物等,减轻疼痛。关节腔注射透明质酸钠治疗颞下颌关节紊乱病的疗效优于单纯进行关节腔冲洗。关节腔内冲洗和关节腔注射药物,两者有协同或累加作用。使用 1%~2% 利多卡因行翼外肌封闭治疗,可减轻疼痛弹响,增大开口度,药物剂量及间隔时间需根据开口度、弹响消失情况和程度来调整。

3. 关节腔灌洗治疗　使用生理盐水反复冲洗颞下颌关节关节腔,依靠盐水的冲力来松解细小粘连,同时洗出关节内的炎症因子、免疫复合物等。冲洗后可再结合使用关节内药物注射或牙合板等,有利于消炎止痛,增加关节活动度,增大开口度。

4. 外科治疗　利用关节镜对颞下颌关节进行检查及治疗,关节镜可视下进行关节腔的冲洗、粘连松解、关节手术等,可广泛应用于关节盘移位、关节盘穿孔、囊内粘连、关节炎症、骨关节病、半脱位及复发性脱位、滑膜软骨瘤病等治疗,反复疼痛、张口异常、难以恢复的患者(可复或不可复性盘前移位、纤维性强直等)关节镜治疗效果确切。

对重度结构紊乱、骨关节病经保守治疗效果不佳,或严重影响关节功能,生活质量受到明显影响的颞下颌关节紊乱病,才能采用关节盘摘除术、关节成形术、关节置换术等开放外科手术治疗。

第十五节　颅压相关性头痛

一、特发性颅内压增高——假性脑瘤

颅内压增高不是独立的疾病种类,而是因各种原因引起的,以颅腔内压力增高超过正常压力,患者以头痛、呕吐和视神经乳头水肿为主要表现的一种综合征。引起颅内压增高的病因很多,有原发性和继发性病因。本节重点讨论一种特发性颅内压增高-假性脑瘤,继发性颅内压增高列入鉴别诊断中讨论。

假性脑瘤(pseudotumor cerebri)是常见的颅压相关性疼痛疾病,也是头痛的常见病因。发病率约为2.2/100 000,与丛集性头痛大致相同,尤其多见于20~45岁的超重女性。对肥胖妇女进行流行病学研究,假性脑瘤发病率将增加至每20/100 000。假性脑瘤发病率增加也与怀孕有关。假性脑瘤的确切原因并不明确,但共同点可能与脑脊液吸收障碍有关。诱发因素包括摄入各种药物,如四环素、维生素A、糖皮质激素、萘啶酸等等(表44-15-1)。其他的影响因素包括血液异常、贫血、内分泌病变和慢性呼吸功能不全。然而,在许多患者中假性脑瘤的确切原因仍然未知。

表 44-15-1　引起颅内压增高的药物

维生素	西咪替丁	吲哚美辛
维生素 A	糖皮质激素	罗非考昔
类维生素 A	糖皮质激素撤药反应	抗心律失常药
抗生素	左炔诺孕酮	胺碘酮
四环素及其衍生物	达那唑	抗惊厥药
萘啶酸	醋酸亮丙瑞林	苯妥英钠
呋喃妥因	三苯氧胺	多巴胺前体
青霉素	生长激素	左旋多巴
蛋白激酶 C 抑制剂	缩宫素	卡比多巴
碳酸锂	合成糖皮质激素	
组胺受体拮抗剂	NSAIDs	

（一）颅内压增高发病机制

1. 颅内压定义　正常成年人的颅腔为一密闭的骨性结构,其内容物有脑组织、血液和脑脊液三种成分,由这些内容物对颅腔壁产生的生理学压力,称为颅内压(intracranial pressure,ICP)。成年人正常颅内压为 80~180mmH$_2$O(0.8~1.8kPa),儿童正常颅内压为 50~100mmH$_2$O(0.5~1.0kPa)。在病理状态下,颅内压持续超过上述颅内压的上限值,即成人超过 180mmH$_2$O(1.8kPa),儿童超过 100mmH$_2$O(1.0kPa),从而引起相应的临床综合征,称为颅内压增高。

2. 颅内压增高原因　颅腔容量的缩小或内容物体积的增加不超过其容积的 8%~10%,就不会导致颅内压增高;但一旦超过这一代偿容积,就可以产生颅内压增高。

（1）颅腔内容物体积或量的增加

1）脑体积的增加:最常见的原因就是脑水肿、脑挫裂伤、颅内血肿、颅内肿瘤、脑脓肿等。主要是由于颅内容积不能适应颅内容物体积的增加,失代偿致颅内压增高。

2）颅内血容量增加:多种因素可使脑血管扩张,脑血容量急剧增加,如呼吸道梗阻或呼吸中枢衰竭引起的二氧化碳蓄积、碳酸血症等引起的颅内压增高。

3）脑脊液量增加:鉴于脑脊液吸收障碍,脑脊液循环受阻,脑脊液分泌过多等。

（2）颅腔容积缩小:颅腔容积缩小常见于大片凹陷性骨折、狭颅症等。

（二）假性脑瘤临床表现

超过 90% 的伴有头痛症状的假性脑瘤患者都是女性,做 Valsalva 试验时头痛会加重。假性脑瘤伴发的非特异性中枢神经系统的症状和体征包括眩晕、复视、耳鸣、恶心、呕吐和眼痛。几乎所有的假性脑瘤患者都会有:①眼底镜检查发现有视神经乳头水肿;②女性;③肥胖。视神经乳头水肿的程度因人而异,可能会伴有轻微的视野缺损,表现为盲点扩大和鼻下象限视野缺损。如果不加以治疗,可能会导致失明。

（三）辅助检查

1. 脑脊液检查　腰穿脑脊液压力成人>180mmH$_2$O(1.8kPa),儿童>100mmH$_2$O(1.0kPa),脑脊液生化、常规细胞学检查和培养正常。

2. 影像学检查　颅脑 MRI 和 CT 检查提示结果正常,可排除继发性颅内压增高病因。

（四）诊断

诊断假性脑瘤通常需要具备以下条件:

1. 症状和体征提示颅内压增高,如视神经乳头水肿;

2. 头颅 MRI 和 CT 结果正常;

3. 腰椎穿刺提示脑脊液压力增高;

4. 脑脊液生化、常规细胞学检查和培养正常。

（五）鉴别诊断

最主要的和引起颅内压增高的继发性病因相鉴别(表 44-15-2)。

表 44-15-2　继发性颅内高压的常见病因

颅脑创伤	脑内血肿	颅内感染
外伤性颅内血肿	动脉瘤	脑膜炎
脑挫裂伤	动静脉畸形	脑炎
蛛网膜下腔出血	颅内静脉窦血栓形成	颅内脓肿
颅内肿瘤	颅内或颈椎畸形	颅内寄生虫感染
胶质瘤	Chiari 畸形	硬膜外脓肿
脑膜瘤	颅缝早闭	颅内肉芽肿
松果体区肿瘤	颅面骨发育异常	嗜酸细胞肉芽肿
后颅窝肿瘤	颅底凹陷症	韦格纳肉芽肿病
转移瘤	脑室系统畸形	肉状瘤病
脑血管病	中脑导水管硬化	铅中毒
脑室内出血	Dandy-Warker 综合征	脑缺氧

（六）治疗

确诊为假性脑瘤的患者首先给予口服乙酰唑胺治疗,如果对该药治疗效果不好,可口服呋喃苯胺或氯噻酮。如果患者对利尿剂效果不好,也可短期服用糖皮质激素,如地塞米松等。药物治疗效果不好,可考虑神经外科手术治疗,如脑室-腹腔分流手术。如果视神经乳头水肿持续存在,可考虑行视神经鞘减压手术。

（七）并发症和注意事项

未经治疗的假性脑瘤可能会造成永久性视力丧失和严重的并发症。如果将继发性颅内压增高误诊为假性脑瘤,可能引起灾难性后果。

二、低颅压性头痛

低颅压性头痛(intracranial hypotension headache,IHH)是指各种原因造成的脑脊液压力降低(<60mmH$_2$O)导致的头痛,多为体位性,患者通常在直立 15min 内出现头痛或头痛明显加剧,卧位后头痛缓解或消失。

（一）病因及发病机制

IHH 包括自发性 IHH 和继发性 IHH 两种。自发性 IHH 病因不明,既往多认为可能与血管舒张障碍引起脑脊液分泌减少或脑脊液吸收增加有关,目前已证实多数自发性 IHH 与自发性脑脊液漏相关。继发性 IHH 原因以硬膜或腰椎穿刺后多见,头颈部外伤及手术、脑室-腹腔分流术、脊柱创伤或手术等导致脑脊液漏出也会导致 IHH。另外,脱水、糖尿病性酮症酸中毒、尿毒症、全身严重感染、脑膜脑炎、过度换气和低血压等,也可引起脑脊液生成减少致 IHH。由于脑脊液的减少、脑组织移位等使颅内痛敏结构,如脑膜、血管和三叉、舌咽、迷走等神经受到牵张引起头痛。

(二) 临床表现

本病见于各种年龄,自发性 IHH 多见于体弱女性,继发性 IHH 无明显性别差异。头痛以双侧枕部或颞部多见,也可为颞部或全头痛,但很少为单侧头痛,呈轻至中度钝痛或搏动性疼痛。头痛的特点是与体位有明显的关系,立位时出现或加重,卧位时减轻或消失,头痛多在变换体位后 15 ~ 30min 内出现。可伴有后颈部疼痛或僵硬、恶心、呕吐、畏光或畏声、耳鸣、眩晕等。部分病例可出现硬膜下出血,极少数病例可出现意识障碍。

(三) 辅助检查

1. 脑脊液检查 腰穿脑脊液压力<60mmH$_2$O;部分病例脑脊液压力测不出,甚至放不出脑脊液,称为"干性穿刺"。少数病例脑脊液细胞数轻度增加,蛋白质、糖、氯化物正常。对于颅脑 MRI 检查提示弥漫性硬脑膜强化者,应慎行腰穿检查。

2. 影像学检查 颅脑 MRI 检查可表现为弥漫性硬脑膜强化,硬膜下积液、脑静脉窦扩大等。脊髓造影和放射性核素脑池造影能准确定位脑脊液漏出的部位。大部分自发性脑脊液漏发生在颈、胸椎连接处水平或在胸椎处。

(四) 诊断

诊断 IHH 通常需要具备以下条件:①体位性头痛;②腰穿脑脊液压力<60mmH$_2$O。根据病因可分为硬脊膜穿刺后头痛、脑脊液漏性头痛和自发性(特发性)IHH。

(五) 鉴别诊断

本病应注意与产生体位性头痛的疾病相鉴别,如体位性心动过速综合征、脑和脊髓肿瘤、脑室梗阻综合征、寄生虫感染、颅内静脉窦血栓形成等。

(六) 治疗

1. 病因治疗 针对病因进行治疗,如纠正脱水、糖尿病性酮症酸中毒等。对于手术或外伤后存在的脑脊液漏行瘘口修补术。

2. 药物治疗 咖啡因可阻断腺苷受体,使颅内血管收缩,增加脑脊液压力缓解头痛。可用苯甲酸咖啡因 500mg,皮下或肌内注射,或加入 500 ~ 1 000ml 乳酸钠林格液缓慢静滴。

3. 硬膜外血贴疗法 神经影像学定位脑脊液漏的脊髓节段,用 10 ~ 20ml 自体血缓慢注入相应的硬膜外间隙,血液可扩展上下数个椎间隙,可压迫硬膜囊和阻塞脑脊液漏口,迅速缓解头痛,适用于腰穿后头痛。

4. 对症治疗 包括卧床休息(平卧位或头低脚高位),大量饮水(5 000ml/d)、静脉补液(生理盐水 3 500 ~ 4 000ml/d;5% 葡萄糖液 2 800 ~ 3 000ml/d)、穿紧身裤和束腹带等。

(七) 预后

部分自发性 IHH 患者能在 2 周内自发缓解,部分患者持续数月甚至数年。

（胡永生 刘慧 陈金生 刘庆 夏令杰 李勇杰 李水清 程志祥 程智刚 蒋劲 肖红 白念岳 高竑 叶菱 王静 郑碧鑫 阚厚铭 陈富勇 ）

参考文献

[1] BIER J D, WGM S, STAAL J B, et al. Clinical practice guideline for physical therapy assessment and treatment in patients with nonspecific neck pain[J]. Phys Ther, 2018, 98(3): 162-171.

[2] GRANDHI R K, KAYE A D, ABD-ELSAYED A. Systematic review of radiofrequency ablation and pulsed radiofrequency for management of cervicogenic headaches[J]. Curr Pain Headache Rep, 2018, 22(3): 18.

[3] Wei He, Yixin Zhang, Ting Long, et al., Sphenopalatine neuralgia: an independent neuralgia entity pooled analysis of a case se-

ries and literature review[J]. Headache,2019,59(3):358-370.

[4] HONG XIAO,BAOGAN PENG,KE M A,et al. The Chinese association for the study of pain(CASP):expert consensus on the cervicogenic headache[J]. Pain Res Manag,2019,2019:9617280.

[5] LEVI V,DI LAURENZIO NE,FRANZINI A,et al. Lumbar epidural blood patch:effectiveness on orthostatic headache and MRI predictive factors in 101 consecutive patients affected by spontaneous intracranial hypotension[J]. J Neurosurg,2019:1-9.

[6] LU VM,GOYAL A,GRAFFEO CS,et al. Glossopharyngeal neuralgia treatment outcomes after nerve section,microvascular decompression,or stereotactic radiosurgery:a systematic review and meta-analysis[J]. World Neurosurg,2018,120:572-582. e7.

[7] WEISS AL,EHRHARDT KP,TOLBA R. Atypical facial pain:a comprehensive,evidence-based review[J]. Curr Pain Headache Rep,2017,21(2):8.

[8] 李琼,石慧清,郭立娜. 颞下颌关节紊乱病的治疗进展[J]. 内蒙古医科大学学报,2019,41(2):207-210.

[9] 李宗豪,张洁,陈永汉,等. 显微血管减压术治疗舌咽神经痛有效性和安全性的 Meta 分析[J]. 中华神经外科杂志,2019,35(2):197-203.

[10] 刘延青,崔健君. 实用疼痛学[M]. 北京:人民卫生出版社. 2013.

[11] 卢光,倪兵,舒伟. 常见疼痛综合征[M]. 北京:清华大学出版社,2019.

[12] 肖红,刘慧. 颈源性头痛临床诊疗:中国疼痛科专家共识解读[J]. 实用疼痛学杂志,2019,15(2):83-87.

[13] 占茂林,陆剑挺. 颈椎调整手法配合颈部核心肌群功能锻炼治疗颈源性头痛疗效评价[J]. 中医药临床杂志,2018,30(06):1127-1130.

[14] 中华医学会疼痛学分会头面痛学组. 中国偏头痛诊断治疗指南[J]. 中国疼痛医学杂志,2011,17(2):65-86.

[15] 中国医师协会神经内科医师分会疼痛与感觉障碍学组. 偏头痛与抑郁障碍共病诊治中国专家共识[J]. 中国疼痛医学杂志,2020,26(12):881-890.

[16] 国际头痛协会头痛分类委员会. 国际头痛分类第三版[EB/OL]. https://ichd-3. org/ichd-3-translations/.

[17] 于生元,万琪,王伟,等. 偏头痛非药物防治中国专家共识[J]. 神经损伤与功能重建,2021,16(1):1-5.

[18] 徐榛敏,贾敏,梁晓,等. 偏头痛中医临床实践指南(征求意见稿)[J]. 中国中药杂志,2020,45(21):5057-5067.

[19] 吴婧,薛菲,王春燕. 美国预防儿童偏头痛药物治疗与紧急治疗指南解读[J]. 实用药物与临床,2020,23(6):571-576.

[20] 中国抗癫痫协会共患病专业委员会. 癫痫共患偏头痛诊断治疗的中国专家共识[J]. 癫痫杂志,2019,5(5):327-337.

[21] 中国医师协会神经内科医师分会疼痛与感觉障碍学组. 偏头痛与抑郁障碍共病诊治中国专家共识[J]. 中国疼痛医学杂志,2020,26(12):881-890.

第四十五章　慢性创伤后和手术后疼痛

第一节　外伤性头痛

外伤性头痛是由直接暴力或间接暴力导致颅脑不同程度的损伤所引起的头痛。外伤后头痛是指各类头颅外伤后出现的头痛，可以是一个独立的症状，也可以和其他症状同时存在，例如短时记忆力丧失等。头痛是头部和颈部外伤后的常见症状，头痛的程度与外伤的严重程度不成正比。患者有明确的外伤史，如交通事故、高处坠下、失足跌倒、工伤事故、意外灾害等。典型临床症状为局部胀痛或刺痛，痛处固定不移，头痛呈阵发性，多因兴奋、用力、弯腰等诱发。常伴有头晕、头昏、恶心、烦躁易怒等情绪波动及神经、精神症状，多数患者经治疗或休息后得到缓解，少数患者的症状可迁延数月或更长。有头痛病史的人群中，外伤后头痛的发生率更高。女性外伤后头痛较男性常见。外伤后头痛可有包括头痛、脑神经症状和体征、心理和躯体不适及认知受损等综合表现，其中心理因素在外伤后头痛的发生发展中起重要作用。

一、发病机制

（一）颅内因素

1. 脑血流变化-脑内血管痉挛　从颅脑损伤发生早期至恢复期，患者表现出的很多临床症状都与颅内血流的复杂变化相关。颅脑损伤发生的初期，以脑挫裂伤和外伤性蛛网膜下腔出血为代表的损伤中，血管痉挛是主要变化，通过经颅多普勒超声探测双侧大脑中动脉及椎-基底动脉不同部位显示，脑血管管径变细，血流速度增加，但脑部有效供血减少，脑灌注不足，均可加重病情，提示均有不同程度的血管痉挛发生，这种变化和病情轻重及预后呈正相关。

2. 脑震荡所致头痛　脑震荡是暴力作用于头面部即刻发生的大脑短暂性功能障碍，之后都有程度不等的原发昏迷或短暂性神志模糊及逆行性遗忘。

3. 脑挫裂伤所致头痛　暴力作用于头部造成大脑功能障碍，脑组织水肿、出血、撕裂，并多数伴有外伤性蛛网膜下腔出血。

4. 慢性硬膜下积液引起头痛　由于外伤使皮层血管破裂，血液流入硬膜下腔后，由于该处血液循环的关系，不能很快吸收，血块表面机化，形成囊壁；其中间血块机化后，脑脊液吸入囊腔内，使血肿体积逐渐增大，以至最后产生临床症状。慢性硬膜下积液产生头痛原因为颅内压增加直接或间接地牵扯、刺激、压迫颅内痛觉敏感组织所致。

（二）颅外因素

颅外因素常见于头颈部软组织损伤、头部瘢痕或异物、头部血管舒缩功能紊乱、大脑机能失调以及精神因素等。受伤局部头皮组织损伤所引起的疼痛；颈椎损伤者，颈神经受损而造成一侧耳后或枕部疼痛，颈部肌肉持续性收缩而造成的非搏动性头痛；意外事故（外伤）后精神刺激所引起的官能性头痛。

二、临床表现

外伤后头痛分为急性和慢性两种，急性外伤后头痛在意识恢复或头部外伤后 8 周内消失，而慢性外伤后头痛则持续 8 周以上。虽然一些学者认为外伤后 3 个月内发生的头痛均可诊断为外伤后头痛，但国际头痛学会认为外伤后 14 天内出现的头痛是外伤后头痛。

（一）症状

外伤后头痛的临床表现可以与任何一类头痛类似，但最常见的是偏头痛、紧张性头痛或两者兼而有之的形式。先兆性和无先兆头痛均可见到。大多数患者头痛均局限于整个的头、颈部,可累及面部。绝大多数头痛为持续性,但疼痛强度可以随时发生变化。头部震动、俯身、举重、下坠和受到声光刺激时,头痛有加重的趋势。另外,有时集中精力都会使头痛加重。有时头部受伤的同时颈部也受到损伤,导致颈部和枕部疼痛,可随着颈部活动而导致头痛范围扩大或程度加重。

1. 急性颅脑外伤所致头痛 患者伤后有意识障碍,面色苍白,四肢松软,呼吸表浅,血压和脉搏紊乱。意识清醒后有不同程度的头痛。疼痛局限于受伤一侧,也可为全头痛。疼痛性质为胀痛、钝痛或胀闷感。头位、体位变动可使头痛加重。常伴随头晕、耳鸣、畏光、恶心、呕吐。有时伴有失眠、疲乏、神经紧张、容易激惹、注意力不集中、记忆力减退。头痛于伤后几日内明显,持续3~4周后逐渐减轻和消失。有的患者症状持续数月或数年。

2. 脑挫裂伤所致头痛 伤后昏迷时间较长,伴生命体征紊乱。醒后头痛剧烈,持续时间较长,呈持续性头痛,阵发性加剧。伴有恶心、呕吐,转动头部可加重头痛及呕吐。记忆力和定向力障碍,严重时智力减退。神经系统局灶体征依脑损伤部位而不同,可有偏瘫、失语、偏侧感觉障碍、同向偏盲。蛛网膜下腔出血者可见脑膜刺激征。

3. 慢性硬膜下积液引起头痛 有轻微外伤史,但部分患者不能确定外伤史。常于2~3个月后逐渐出现恶心呕吐、复视、视物模糊等症状。头痛程度轻重不等,疼痛可有一定的波动性,逐渐加重。头痛位于额颞部或全头部,与积液部位无固定关系。常伴有恶心、呕吐、头晕、失眠、健忘、注意力不集中、情绪不稳定等。积液量大者压迫脑实质产生相应定位症状,如偏瘫、感觉障碍、失语等症状。严重者抽搐、意识障碍、脑疝。

4. 慢性外伤性头痛 头痛是颅脑外伤后综合征最常见的症状之一。可有各种表现,多为胀痛、钝痛、紧缩感或搏动性疼痛。可因脑力或体力劳动、嗅到异味或听到噪声、生气激动等而加重。同时伴有头晕、眩晕、耳鸣、心悸、多汗、乏力、肢体麻木、情绪不稳、记忆力减退、注意力涣散、睡眠障碍、性功能减退等症状。少数患者可表现有癔病样症状。神经系统检查一般无阳性体征。

5. 其他 头皮裂伤或脑挫裂伤后瘢痕形成,刺激颅内外痛觉敏感结构而引起头痛。疼痛部位较局限,常伴局部皮肤痛觉过敏。外伤后自主神经功能异常性头痛,可因外伤累及颈交感神经链,导致交感神经失去抑制而引起头痛。患者诉一侧额颞区的发作性头痛,伴同侧瞳孔改变(先扩大后缩小),眼睑下垂及面部多汗。外伤后因颈肌持续收缩而出现头痛,和紧张性头痛相似,常有精神因素参与。

（二）体征

1. 压痛点 在伤处或者伤侧的颈部肌肉、枕后侧肌肉有深压痛。疼痛可沿枕后部向前侧、外侧放散。
2. 颈部活动受限 伴随颈部、后枕部疼痛患者,颈部活动受限,前屈或后仰受限。伴随活动疼痛。
3. 腰穿 可发现脑脊液呈血性或镜下有红细胞。
4. 神经系统检查 一般无阳性体征。
5. 脑电图检查 脑电图检查大部分正常,部分表现有轻度弥漫性异常。
6. 其他 可发现伴有人格改变、记忆障碍、焦虑、抑郁、情绪不稳、记忆力减退、注意力涣散、睡眠障碍、性功能减退等症状。

三、影像学检查

（一）CT检查

可有外伤后相应的颅脑表现,如脑出血、颅骨骨折、蛛网膜下腔出血、脑挫裂伤、脑脊液漏等。部分患者可示脑室轻度扩大、脑萎缩。头颅影像学也可无阳性发现。

（二）MRI检查

该项检查可更好地对颅内病变和脑组织水肿等情况进行显影。

（三）神经电生理检查

可见广泛非特异性改变。

四、诊　　断

诊断标准

国际头痛学会确定的外伤后头痛的分型和诊断标准如下：

1. 急性外伤后头痛

（1）具有明显头部外伤和/或肯定体征

1）至少符合以下一项提示头部严重外伤：①意识丧失；②外伤后记忆缺失达 10min 以上；③至少有下列两项表明有相关异常：临床神经系统检查、头颅 X 线平片、神经影像学检查、诱发电位、脑脊液检查、前庭功能检查、神经心理学检查等。

2）意识恢复后（如无意识障碍，则在外伤后）14 天内出现头痛。

3）头痛在意识恢复后（如无意识障碍，则在外伤后）8 周内消失。

（2）具有轻微外伤但无肯定体征

1）不能满足上述头部严重外伤条件的头部外伤。

2）外伤后 14 天内出现头痛。

3）头痛在外伤后 8 周内消失。

2. 慢性外伤后头痛

（1）具有明显的头部外伤和/或肯定体征。

1）至少符合以下一项提示头部严重外伤：①意识丧失；②外伤后记忆缺失达 10min 以上；③至少有下列两项表明有相关异常：临床神经系统检查、头颅 X 线平片、神经影像学检查、诱发电位、脑脊液检查、前庭功能检查、神经心理学检查等。

2）意识恢复后（如无意识障碍，则在外伤后）14 天内出现头痛。

3）头痛在意识恢复后（如无意识障碍，则在外伤后）持续 8 周以上。

（2）具有轻微外伤但无肯定体征

1）不能满足上述头部严重外伤条件的头部外伤。

2）外伤后 14 天内出现头痛。

3）头痛在外伤后持续 8 周以上。

五、治　　疗

（一）急性期外伤性头痛

伤后短时间内可在急诊室内观察，密切注意生命体征。头昏较重时嘱患者卧床休息，症状减轻时可以离床活动。给予适当的心理安慰，同时给予镇痛药物，可服用对乙酰氨基酚、地西泮、尼莫地平等止痛药及镇静剂。针对患者可能出现的记忆障碍、情绪和人格障碍及其他伴随症状，需进行相应的治疗。

（二）慢性外伤后头痛

根据患者不同头痛类型进行相应的治疗。如对紧张性头痛和偏头痛，应采取对症治疗和预防复发治疗。长期应用 NSAIDs 或含有咖啡因的食品或药物者，应注意药物反跳性头痛的发生。对出现枕神经痛的患者，可服用卡马西平、巴氯芬或加巴喷丁，适当应用肌肉松弛剂也有一定帮助。也可采用神经阻滞的方法缓解疼痛。对伴有焦虑、抑郁症状的患者，除心理治疗外，可应用 TCAs 如阿米替林、多塞平，或单胺氧化酶抑制剂等进行治疗。中西药结合，如谷维素、大麻素、安神补心胶囊、脑复活、镇脑宁、地西泮等。此外，按摩、针灸、理疗等辅助治疗对外伤后头痛可能有一定帮助。

第二节　开颅手术后慢性头痛

颅脑术后头痛常与术中脑组织牵拉、术后脑水肿、脑血管痉挛、蛛网膜下腔出血等引起颅内压增高或肌肉切口疼痛有关。也与术后血肿、继发性脑水肿导致的颅内高压和颅内感染密切相关。开颅手术后头痛分为颅脑手术后的急性或慢性头痛。颅脑手术后早期伤口疼痛主要为伤害源性疼痛;慢性疼痛多为神经源性疼痛与神经损伤或自发性功能障碍有关。

一、发 病 机 制

头痛与手术入路直接相关:发生的原因是对局部肌肉和软组织的牵拉和手术区域内的组织损伤,颞肌和枕颈肌切开的患者,术后头痛发病率高,程度重。有引流物引流的患者,保持引流液的通畅,防止皮下积液的形成。因为液体张力较高,可分离颅和硬脑膜间隙,刺激硬脑膜产生头痛。

(一) 手术时间

颅脑手术时间较长,为了显露病灶,往往会将颈部过度旋转,颈部固定姿势造成颈部肌肉痉挛,可引起组织缺血,代谢产物积聚于肌肉组织,引起肌筋膜炎产生疼痛,并可直接刺激在软组织内穿行的神经干及神经末梢产生神经源性疼痛。

(二) 颅表神经痛

由于颅外组织结构,特别是颈部病变引发头痛。分布到头颈部的枕大神经、枕小神经、耳大神经、高位颈神经(C_1、C_2、C_3),走行于头颈部的血管(颈动脉、椎动脉)以及头颈部的肌腱、筋膜、韧带、软骨等组织,是颅外对痛觉敏感的结构。头皮及枕部或颈项肌群的肌肉持续收缩会导致颅表神经痛。由于颈椎本身结构的特异性,受到外力影响后常改变自身的平衡。头部姿势不当、颈椎关节失稳等改变均可刺激或压迫颈神经或交感神经而出现头痛。颈部过伸、过曲或旋转对寰枕和寰枢关节之间的 C_1、C_2 神经根都可产生压迫或牵拉,造成头痛。

(三) 手术体位

颅脑手术患者绝大部分在全身麻醉下摆体位,为了手术中充分显露,往往需要颈部过伸、过曲或旋转等。由于患者应用了肌松剂且全身麻醉后丧失自我保护能力,如果神经外科医师摆体位时不注意颈部的保护,一味追求更好地显露,可能会造成颈部结构的损伤,产生术后头痛。长时间颅脑手术、颈部固定姿势造成颈部肌肉痉挛,引起组织缺血,代谢产物积聚于肌肉组织,引起肌筋膜炎,产生疼痛,并可直接刺激在软组织内穿行的神经干及神经末梢产生神经源性疼痛。新陈代谢产物,如乳酸、缓激肽、P 物质、5-HT 等游离堆积,刺激神经末梢产生头痛。

(四) 手术部位

大约 40% 的开颅手术患者术后出现与神经外科情况无关的中重度疼痛,最常见于后颅凹及颞下开颅术后。大部分后颅凹手术时间较长,为了显露病灶往往过度旋转颈部。颈部固定姿势造成颈部肌肉痉挛,可引起组织缺血,代谢产物积聚于肌肉组织,引起肌筋膜炎,产生疼痛,并可直接刺激在软组织内穿行的神经干及神经末梢产生神经源性疼痛。值得临床医师注意的是,因为颈源性头痛是一种牵涉痛,部分颈源性头痛患者的症状非颈枕部疼痛而是头面部疼痛,主要集中在额、颞及眶部。

二、临 床 表 现

(一) 症状与体征

颅脑手术后无法解释的头痛,即患者手术后顺利度过伤口疼痛期,术后 3～5d 逐渐出现头痛,神经系统查体和影像学检查均显示恢复期特点,头痛反而逐渐出现或加重,发病率较切口痛低,但疼痛程度严重,常规镇痛药物无效,患者非常痛苦。这种疼痛呈间歇性或持续性(初起多呈单侧),同时伴有同侧颈枕部或/和肩部疼痛、酸困、僵硬等病状,头痛严重者非常痛苦,影响睡眠及颈部正常活动。查体可见颈部肌肉紧张,枕大神经、枕小神经、耳大神经或 C_2 横突压痛明显,并向同侧头部放射,引颈试验阳性。复查头部CT呈颅脑手术后状态,未发现异常改变或仅轻度异常。

(二) 主要特点

1. 神经痛　手术后恢复顺利,但逐渐出现与切口位置不符的剧烈头痛,持续性伴阵发性加重,查体患侧枕大神经、枕小神经、耳大神经体表投影点处压痛明显,向同侧额颞顶部及眶周放散,经患侧枕大神经、枕小神经、耳大神经阻滞治疗后,疼痛多能明显缓解。

2. 颈源性头痛　颈源性头痛患者的临床特点是手术后恢复顺利,头痛出现于颅脑手术后第 2~3d,第 3~5d 逐渐加重,疼痛程度远较术后早期伤口疼痛程度严重,疼痛性质也不同。疼痛呈间歇性或持续性(初起多呈单侧),同时伴有同侧颈枕部或/和肩部疼痛酸困、僵硬等症状,头痛严重者非常痛苦,影响睡眠及颈部正常活动。查体发现颈部肌肉紧张,C_2 横突压痛明显,并向同侧头部放射,引颈试验阳性。研究表明,颈部病损却表现为头面痛,是由于三叉神经脊束核尾侧亚核内神经元的有序分布使三叉神经眼支与高位颈神经可发生最大程度的会聚所致。

3. 切口局部疼痛　多发生于对疼痛耐受程度较低的年轻患者和对组织损伤严重的旁正中开颅术后患者。其病理学基础是对局部肌肉和软组织的牵拉和手术区域内的组织损伤,临床特点是颅脑手术后第 1~2d,第 3d 达高峰,第 5~6d 开始减轻。排除神经痛及颈源性头痛,疼痛部位为手术切口局部,无明显放散。

4. 其他　常伴有恶心、呕吐、头晕、失眠、健忘、注意力不集中、情绪不稳定、记忆力减退、注意力涣散、睡眠障碍、性功能减退等症状。

三、辅 助 检 查

(一) 影像学检查
CT 或 MRI 呈颅脑手术后状态,未发现异常改变或仅轻度异常。

(二) 脑电图
一般无明显异常或无特异性异常。

(三) 腰穿
无明显异常。

四、诊　　断

经历过颅脑手术,手术后恢复顺利,却逐渐出现中度或严重头痛,反复发作,根据头痛的部位、性质,结合神经系统查体,反复头部 CT 和腰穿检查均正常,可协助诊断。

五、治　　疗

轻中度头痛患者可口服 NSAIDs、离子通道调节剂、神经病理痛药物等,联合理疗、针灸、按摩等。中重度头痛患者应行目前最常用的、疗效确切的方法,即糖皮质激素行神经阻滞为主的综合治疗,必要时辅以脱水剂和糖皮质激素冲击治疗。

第三节　颌面部手术后慢性疼痛

颌面部手术后慢性疼痛是指各种颌面部手术创伤导致的颌面部区域内持续性疼痛为特征的一种疾病,病程大于 3 个月,可能与肿瘤、创伤、手术等导致的颌面部神经损伤继发慢性疼痛有关。

一、发 病 机 制

颌面部慢性疼痛的病因和发病机制较复杂,患者经历的疼痛往往是多种因素作用的结果,颌面部术后持续性疼痛是由一系列的症状组成,原因包括外伤性机械损伤、缺血性损伤、神经营养性障碍、神经递质功能障碍等。颌面部慢性疼痛的病理机制可能与周围和中枢神经系统信号传导敏感性共同改变有关。

(一) 外周神经损伤
1. 手术机械损伤　手术造成神经受到牵拉、撕裂损伤。外周神经具有产生胶原的神经内膜,但当牵拉的力量超过神经所能承受的范围时便会损伤。如果外界的力量足够大,神经的连续性便会消失,产生神经撕脱伤,导致慢性疼痛的发生。手术造成的割伤等撕裂伤是常见的外周损伤类型,可造成神经的完全切断,也可保持一定的连续性。

2. 压迫损伤　压迫损伤是造成外周神经损伤的常见病因。可能会出现运动和感觉的全部丧失,但机制尚不清楚,因为神经的连续性往往存在。可能包括机械压迫和缺血两种病理机制。手术过程中或肿瘤的压迫可造成神经损伤,局部缺血是重要原因,因为有髓鞘纤维对缺血更为敏感,长时间缺血可造成神经结构性变化。

3. 放射性损伤　放射性损伤早期主要影响中枢神经系统,辐射引起组织炎性反应,导致血-脑屏障改变,导致脑水肿和颅内压增高。神经组织对于放射性损害的抵抗相对较强。早期延缓性放射可引起脱髓鞘变性和胶质细胞增生,晚期延缓性以及继发性损伤可累及周围神经,表现为脑神经与周围神经放射性病变,以神经纤维变性与神经丛缺血为主。

（二）中枢神经损伤

中枢神经损伤引起的颌面部慢性疼痛较少见,常见于损伤上行神经通路,表现为中枢系统的伤害交感神经维持痛和自主神经系统失调,如交感神经反射障碍症、灼性神经痛相关的疼痛。

（三）组织损伤与炎症

手术创伤等伤害性疼痛刺激非常强烈或持续时间较长,就会导致组织损伤和炎症,从而导致伤害感受系统的应答性质发生改变。由于伤害性感受器的活性和应答性增加,受伤部分向中枢神经系统的传入信号大大增加。脊髓中伤害感受性神经元调整了自己的应答性,这些改变将使组织损伤和炎症导致中枢神经系统更加兴奋。这是由外周传入信号所触发并且维持的一种中枢敏化过程。这种感觉上的变化就是神经感觉过敏,比如轻微的摩擦或接触,便会感觉到疼痛(触诱发痛)。如果急性伤害性疼痛没有得到及时处理,可能转变为持续性慢性疼痛,并且常伴随有自主神经系统和患者的情绪变化。

二、临 床 表 现

颌面部慢疼痛主要表现为颌面部手术区域和/或相关神经支配区域持续性烧灼样、刀割样、撕裂样疼痛,可阵发性加重,疼痛爆发期持续数秒至数分钟不等,间歇期疼痛稍减轻。疼痛性质临床表现各不相同,但均与外伤或手术创伤有关。

（一）症状

1. 疼痛部位　位于颌面部手术区域或相关神经支配区域,临床以颞下颌、三叉神经第二支和第三支分布区域常见。大多位于手术一侧,也可向颈肩部放射。

2. 疼痛性质　疼痛分为间歇性和持续性两种类型。间歇性颌面部手术后疼痛与三叉神经疼痛性质相似,但间歇期仍有轻度疼痛或痛觉过敏、触诱发痛等神经病理性疼痛的特征;持续性颌面部手术后疼痛多为持续烧灼样,常伴有触诱发痛。

3. 诱发因素　与三叉神经痛类似,进食、说话、洗脸、刷牙、受凉等均可以诱发疼痛发作或加剧,但大多无"扳机点"。

4. 表情和动作　患者常常有痛苦表情,用手按压颜面部,不敢说话、进食等。影响面神经时可表现为面肌痉挛或面瘫。

5. 情绪　患者情绪常低落、少言寡语、睡眠较差、精神萎靡。

（二）体征

可见局部手术瘢痕,或伴有皮肤局部瘢痕挛缩和组织肿胀。疼痛区域可位于手术区域,也可分布于受损神经支配区域。可有痛点,创伤后颌面部疼痛一般不存在"扳机点"。患者因疼痛拒绝说话、进食等,疼痛侧面部可呈现痉挛,即"痛性痉挛",皱眉咬牙、张口掩目、结膜充血、流泪及流涎,表情呈精神紧张、焦虑状态。常伴有三叉神经麻痹的表现,如面部感觉减退、角膜反射迟钝等,疼痛多为持续性,常合并其他相邻脑神经麻痹,继发性受损时有感觉症状和运动症状,支配区的感觉障碍、角膜反射消失、患侧咀嚼肌瘫痪咬合无力、张口时下颌向患侧偏斜等。

三、辅 助 检 查

（一）影像学检查

1. X线检查　颞下颌关节有病变时,X线平片(关节薛氏位和髁状突经咽侧位)可发现有关节间隙改变和骨质改变,如硬化、骨破坏和增生、囊样变等。

2. CT 检查　对于上颌骨、颧骨、蝶骨翼突、眼眶等骨折有确诊意义。如颌面部炎症性病变,CT 表现为间隙带消失,病变区密度弥漫性增高,无明显的完整边缘,且凹凸不平,中心可见坏死的低密度区,骨质破坏少见,而邻近肌肉多有侵犯而明显增大。CT 检查可根据对邻近组织浸润、侵袭和破坏来判断肿瘤的良恶性。头颅 CT 可排除颅内病变,有助于病因鉴别诊断。

3. MRI 检查　颌面部 MRI 检查对于肿瘤具有较大的诊断价值,能提示肿瘤内部结构,并能显示周围的血管、神经和淋巴结等组织。除了对于肿瘤具有较大诊断价值以外,对于是否有组织肿胀、神经损伤等也具有较强的诊断价值。对于骨病变诊断价值,MRI 不如 X 线和 CT。

（二）活检

病变部位软组织活检,排除炎症、肿瘤复发转移等病变。

（三）神经电生理检查

有助于鉴别诊断是否合并神经受损。如神经传导速度或诱发电位有异常改变,常提示神经受损。

四、诊　断

依据以下临床病史、体征和影像学检查要点做出颌面部手术后慢性疼痛的诊断。

1. 颌面部手术区域和/或相关神经支配区域持续性烧灼样、刀割样、撕裂样疼痛,可阵发性加重,疼痛爆发期持续数秒至数分钟不等,间歇期疼痛稍减轻。疼痛性质临床表现各不相同,但均与外伤或手术创伤有关。

2. 可见局部手术瘢痕,或伴有皮肤局部瘢痕挛缩和组织肿胀。疼痛区域可位于手术区域,也可分布于受损神经支配区域。

3. X 线、CT、MRI 等排除颌面部和颅脑其他疾病,异常征象与临床表现一致。

五、鉴　别　诊　断

（一）原发性三叉神经痛

常无明显诱因下出现颌面部疼痛,局限于三叉神经分布区,发作时剧痛,间歇期如同正常人,呈发作性、局限性和间歇性的特点,性质如刀割、针刺、烧灼或电击样撕裂性疼痛,无神经系统阳性体征,可有"触发点"或"扳机点",面部刺激,如谈话、进食、洗脸、刷牙等,可引起疼痛发作,并放射到其他部位。

（二）蝶腭神经痛

蝶腭神经节分支分布于鼻腔、蝶窦、筛窦、硬腭、齿龈及眼眶等颜面部较深部位。疼痛性质为烧灼或电钻样疼痛,呈持续性或阵发性加重或周期性反复性发作,发作时一般持续数分钟到几小时。可伴有鼻黏膜肿胀、分泌物增多、耳鸣、耳聋、流泪、畏光及下颌皮肤灼热感和刺痛。

（三）小脑脑桥角肿瘤

疼痛发作可与三叉神经痛相同或不典型,但多见于 30 岁以下青年人,多有三叉神经分布区感觉减退,并可逐渐产生小脑脑桥角其他症状和体征。以胆脂瘤多见,脑膜瘤、听神经鞘瘤次之,后两者有其他脑神经受累,共济失调及颅内压增高表现较明显。X 线、CT 及 MRI 等可协助确诊。

（四）舌咽神经痛

舌咽神经痛是舌咽神经支配区反复发作性剧痛,属于特发性神经痛的一种。疼痛部位位于耳深部、耳下后部、咽喉部、舌根部等,以中耳深部最多见,疼痛呈发作性,针刺样,电击样,扳机点位于软腭、扁桃体、咽舌壁、舌根及外耳道等处。疼痛由吞咽动作诱发。发作时有唾液和泪腺分泌,发汗,少数患者可出现晕厥等。用 1% 可卡因等喷咽区后,疼痛可消失。

（五）面部神经痛

多见于青年人,疼痛超出三叉神经范围,可延及耳后、头顶、枕颈,甚至肩部等。疼痛呈持续性,可达数小时,与动作无关,不怕触摸,可为双侧性疼痛,夜间可较重。

（六）丛集性头痛

疼痛部位位于鼻部周围，伴有流泪、鼻塞、流涕、脸红等症状，无扳机点。

六、治 疗

由于颌面部神经损伤后的病理变化较为复杂，颌面部慢性疼痛的治疗方法和手段多种多样，单模式治疗往往很难缓解疼痛，通常需要选用多种模式和作用机制的药物和方式进行联合治疗。

（一）药物治疗

常用药物包括 NSAIDs、抗癫痫类药物、抗抑郁药以及阿片类镇痛药。根据疼痛性质和不良反应往往需联合治疗。

1. NSAIDs NSAIDs 具有中等程度镇痛作用，对于严重的创伤性剧痛效果不佳，但对于慢性钝痛，如头痛、牙痛、神经痛、关节疼痛等具有良好的镇痛效果，不产生欣快感与成瘾性。组织损伤和炎性反应在颌面部慢性疼痛中起着重要作用，因此 NSAIDs 使用广泛。常用的药物有布洛芬、美洛昔康、塞来昔布、依托考昔等，但长期使用，需注意不良反应的预防。

2. 抗癫痫类药物 颌面部慢性疼痛往往合并有神经病理性疼痛，抗癫痫类药物是治疗神经病理性疼痛的一线药物，主要有卡马西平、奥卡西平、加巴喷丁、普瑞巴林等。

3. 抗抑郁药 颌面部慢性疼痛不但给患者躯体上带来痛苦，同时也产生心理上的反应，其中抑郁情绪尤其突出。由于抑郁情绪和疼痛相互影响，可形成恶性循环，重视和积极治疗抑郁情绪后，镇痛疗效也会明显提高。常用的抗抑郁药包括 TCAs、SSRIs、SNRIs、DA 摄取抑制剂（DNRIs）、单胺氧化酶抑制剂（MAOIs）和非典型抗抑郁药。

4. 阿片类镇痛药物 曲马多和阿片类镇痛药物对于伤害性疼痛和神经病理性疼痛具有良好的效果。对于非癌性疼痛，考虑其易耐受，可能成瘾，且可能出现认知障碍等副作用，常作为二线使用，或联合其他药物使用。在某些情况下，可作为一线药物使用，如难治性疼痛、疼痛短暂急性加重、神经病理性癌痛等。起初使用往往使用短效阿片类药物，当适宜的药物剂量确定后，常改为长效阿片类药物，常用的药物有羟考酮、芬太尼、吗啡、氢吗啡酮等。

（二）星状神经节阻滞

星状神经节阻滞广泛用于头颈、上肢等神经血管疾病的治疗，可能是星状神经节阻滞可使交感神经张力降低，改善交感神经兴奋引起的循环障碍、痛觉过敏症状，使头面部血管扩张，血管痉挛减轻，改善脑循环，消除神经水肿压迫，有助于改善和缓解神经功能，缓解神经病理性疼痛。

（三）外周神经阻滞

根据疼痛部位、神经分布区域选择对眶上神经、眶下神经、颏神经和下牙槽神经行局部神经阻滞。

（四）射频热凝术

可选择上颌神经、下颌神经，甚至对周围神经，如眶上神经、眶下神经或颏神经，进行射频热凝治疗，具有创伤小、风险小、费用低等优点，缺点是术后难免会出现不同程度的颜面部麻木和/或伴随咀嚼肌功能障碍。位于三叉神经支配区域可以行三叉神经半月神经节射频治疗，具体方法与三叉神经射频治疗相同。

（五）手术治疗

外科手术治疗主要用于组织松解或解除组织压迫。

第四节　牙科手术后持续性疼痛

牙科手术后持续性疼痛是指牙周手术、根管治疗术、拔牙术、异体牙种植术等门诊牙科手术过程中，由于热刺激、机械刺激、化学刺激或者渗透性刺激造成牙本质、牙髓、牙周组织和牙神经损伤而导致的一类疼痛性疾病。

牙科手术最大的问题是可能损伤三叉神经。创伤性损伤舌及下牙槽神经可引起神经痛，并引发疼痛综合征，最常累及的是三叉神经分支，且以第三磨牙的手术发生率为高。女性牙科术后疼痛的发生率较男性约高一倍。老年人和年轻人之间的发病率未有明显差异。

本节牙科手术不涉及口腔-颌面外科的手术室手术。

一、病　　因

1. 治疗过程中热刺激、机械刺激、化学刺激或者渗透性刺激造成了牙本质-牙髓损伤而导致疼痛,如术前局部麻醉造成牙周组织或神经损伤,手术时牙周器械损伤牙周组织或神经等。

2. 对根管充填材料过敏、牙周组织在术后发生炎症也是可能的原因。

3. 伤口闭合差、感染、异物、伤口处形成血肿、颌骨骨折、糖尿病周围神经病变等都是牙科术后疼痛发生的易发因素。

二、发 病 机 制

神经末梢或在牙髓中终止(多为无髓 C 纤维)或穿越成牙本质细胞层一段距离(150~200μm)后在牙本质小管中终止(多为 Aδ 或者 Aβ 纤维)。牙髓坏死既有炎症性疼痛又有神经病理性疼痛。牙髓感觉神经终末端止于三叉神经尾侧亚核、极间亚核和嘴侧亚核(广泛性)。

牙髓受到机械或炎症等伤害刺激时,来自神经末梢的 CGRP 等表达增加,导致三叉神经节细胞致敏,不断合成 CGRP 并以较快速度向末梢运转。三叉神经脊束核是重要的口颌面部感觉信息中继站,Fos 表达增强,可能是口腔颌面部术后疼痛延长的原因之一。

三、临 床 表 现

(一) 症状

牙科手术后出现的治疗牙、拔牙或种植牙部位不同程度的持续性疼痛,时间超过 3 个月,疼痛性质初期以酸痛和钝痛多见,位置较局限。随着时间的推移可表现出神经病理性疼痛的特征,深部锐痛、针刺样或放电样痛以及痛觉敏感。疼痛可波及患侧牙龈、牙槽骨和颌骨,并逐渐蔓延到同侧口腔甚至颌面部,疼痛扩散或波及区域往往与三叉神经支配的手术区域相一致,但无扳机点。部分患者可伴有颞下颌关节紊乱的临床表现。

(二) 体征

1. 早期可有牙齿叩诊或者咬合疼痛。

2. 慢性期疼痛区域痛觉敏感。

3. 少数患者伴颞下颌关节运动障碍。

4. 关节弹响和压痛不明显。

5. 少数口腔检查可有咬合关系紊乱存在。

(三) 特殊检查

1. 牙髓活力测试,包括冷测试、热测试等。

2. 诊断性神经阻滞用于定位引起疼痛的部位和神经支配。

四、影像学检查

(一) X 线检查

口内标准片对牙齿硬组织病变、牙髓病变、尖周病变及牙周病变;口外片对发现颌骨、颞下颌关节病变均具有诊断意义。

(二) CT、MRI 检查

对关节病变、肿瘤、感染、结核等器质性病变有较高的分辨率。

五、诊　　断

牙科手术后持续性疼痛,可根据牙科手术史、疼痛部位、疼痛性质、疼痛特征、持续时间大于 3 个月,以及相关检查结果,可作出诊断,但需排除结核、感染、肿瘤等器质性病变,包括严重心理、精神障碍等因素。

(一) 牙科手术史

牙周手术、根管治疗术、拔牙术、异体牙种植术等门诊牙科手术史。

(二) 疼痛部位

与三叉神经支配的手术区域相一致,主要为患侧牙龈、牙槽骨、颌骨、同侧口腔甚至颌面部,无扳机点。

(三) 疼痛性质及特征

初期以局限性酸痛和钝痛多见,而后可逐渐出现以深部锐痛、针刺样或放电样痛,以及痛觉敏感为主要表现的神经病理性疼痛特征。

(四) 辅助检查

X 线、CT、MRI 等影像学检查排除器质性病变。

六、鉴 别 诊 断

(一) 非典型牙痛

非典型牙痛,又称幻牙痛,经牙科治疗或手术,牙齿的传入神经破坏,感觉输入丧失,导致神经系统的系列反应,从而产生持续性疼痛和感觉过敏。常发生在正常牙齿及牙周支持组织,呈中度持续性钝痛和酸痛,疼痛可局限于某个牙,亦可呈弥漫性,波及牙龈、牙槽骨、颌骨以及口腔颌面部其他软组织。X 线常无阳性发现。诊断需排除 X 线短时间内辨别不出尖周损害,因此确诊疼痛需持续 4 个月以上。由于其病因不明,常需通过详细病史和完善的检查以排除其他器质性病变,同时关注抑郁、焦虑或疑病性精神障碍等精神因素,进行排除诊断。非典型牙痛患者常有牙科手术史,但与牙科手术的关系并不明确,术前、术中或术后均可发生,手术可加重症状。其神经阻滞定位不明确,可与牙科手术后持续性疼痛相鉴别。

(二) 慢性症状不可逆性牙髓炎

慢性症状不可逆性牙髓炎无根管治疗病史,牙髓往往为全部的或不可逆病变,主要表现为慢性局部酸胀痛,夜间痛;冷热刺激会加剧疼痛。急性发作时大多无明显诱因而突发剧烈疼痛,具有阵发性发作或阵发性加重的特点;常向患牙同侧的上、下颌牙齿放射,也可放射至头、面部。口内 X 线检查可加以鉴别。

(三) 原发性三叉神经痛

部分原发性三叉神经痛初期可表现为牙痛,发作时具有原发性三叉神经痛的典型特征,突发突止,在间隙期可完全无痛。较少在夜间发作,热温度刺激对疼痛发作无影响。

(四) 慢性上颌窦炎

慢性上颌窦炎表现为同侧尖牙窝处疼痛,头痛晨起轻,午后或久坐时加重。常有鼻腔黏液脓性或脓性分泌物。前鼻镜检查、影像学检查及细菌学检查可确诊。

(五) 颞下颌关节紊乱

颞下颌关节紊乱是一种常见的慢性口面痛,牙科手术后出现的颞下颌关节紊乱是否与手术有关,应谨慎判断,有可能是疾病本身的自然病程。关节薛氏位和髁状突经咽侧位 X 线平片、锥形束 CT、MRI 可鉴别出关节结构紊乱和器质性紊乱。牙科手术有可能引起或加重功能紊乱,而部分患者甚至出现一些无法解释的"咬合幻觉综合征",反复就医治疗无果,目前认为与某些心理特质有关。

(六) 非典型面痛

疼痛位于面部,每天持续性发作;疼痛位置局限,为发病区域一侧面部,位置深且不确定;疼痛不伴有感觉丧失或其他体征;面部或颌骨 X 线检查无相关阳性结果。多数无牙科手术史,部分患者发病前实施了牙科或口面部手术,如疼痛部位位于手术同侧,与牙科手术后持续性疼痛往往不易分辨,应引起足够警惕。

(七) 茎突过长症

吞咽时咽部疼痛和感觉异常,常常在开口、咀嚼时引起髁状突后区疼痛以及关节后区、耳后区和颈部牵涉痛。X 线检查容易确诊。

(八) 癔病性牙关紧闭

多发于女青年,既往有癔病史,有独特的性格特征,一般在发病时有精神因素,突然发生开口困难或牙关紧闭。此病用语言暗示或间接暗示常能奏效。

七、治　疗

牙科手术后持续性疼痛的治疗原则在于及时有效地抗炎、镇痛治疗,使伤害性刺激向中枢的传入减少,有效预防和抑制外周和中枢神经系统的敏化,降低中枢可塑性变化的风险。

(一)保守治疗

保守治疗方法有多种,且不同专业医师的经验不同,在治疗上可能会使用不同的方法。

1. 药物治疗

(1)消除炎症:抗炎治疗,选用 NSAIDs,如双氯芬酸、塞来昔布、依托考昔等。

(2)持续镇痛:轻度疼痛选用 NSAIDs,中度以上疼痛联合使用对乙酰氨基酚与曲马多或其他阿片类药物的合剂,如氨酚曲马多、氨酚羟考酮、曲马多等。

(3)呈现神经病理性疼痛的特征,可选择抗惊厥药,如普瑞巴林或加巴喷丁。

(4)伴有精神症状者,可选用 TCAs 和 SNRIs,如阿米替林、度洛西汀等。

(5)神经营养药,如甲钴胺、腺苷钴胺等。

2. 中医治疗　如中药、针灸等。

3. 物理治疗　如低频、中频或高频脉冲治疗,红外偏振光照治疗,经皮神经电刺激治疗、磁疗等。

4. 神经阻滞治疗　如翼外肌、咀嚼点、颞下颌关节腔等痛点局部阻滞,三叉神经分支阻滞。

(二)微创介入治疗

1. 脉冲射频治疗。

2. 面部外周神经电刺激治疗。

3. 神经射频毁损治疗。

4. 药物(如无水乙醇等)局部注射神经毁损治疗。

具体内容详见本书相关章节。

第五节　开胸手术后慢性疼痛综合征

开胸手术后慢性疼痛(chronic pain after thoractomy)是指开胸手术后出现并持续 3 个月及以上的疼痛,且除外其他病因(如慢性感染、恶性肿瘤复发等)所致疼痛。近 30 年来,尽管围手术期疼痛管理手段不断提升,各种预防措施相继应用,开胸手术后慢性疼痛的发生率一直稳定在 50% 左右。从 20 世纪末以来,胸腔镜外科手术逐渐得到推广普及。虽然与传统开胸手术相比,胸腔镜手术具有组织创伤小、恢复快等优势,但其手术后慢性疼痛的发生率并无明显降低。

开胸手术后慢性疼痛的发生与多种因素相关,包括术前因素、术中因素和术后因素(表 45-5-1)。通过辨别危险因素,积极采取应对措施,对于减少术后慢性疼痛的发生至关重要。

表 45-5-1　开胸手术后慢性疼痛的危险因素

术前因素	术前慢性疼痛
	心理因素(抑郁、焦虑、疼痛灾难化情绪、手术恐惧)
	吸烟
	年轻
	女性
	遗传易感性
术中因素	手术入路(后外侧切口>前外侧切口)
	手术范围(肺全切除术、双肺叶切除术>单肺叶切除术、楔形切除术)
	肋间神经损伤
术后因素	严重的术后急性疼痛
	引流管留置时间(超过 4 天)

一、发　病　机　制

开胸手术后慢性疼痛主要与手术过程中的神经肌肉损伤、术后放置胸腔引流管等有关。

(一)肋间神经的压迫与损伤

大部分开胸手术慢性疼痛具有神经病理性疼痛的性质,考虑与术中胸壁组织切割、胸壁穿刺器套管挤压、肋骨撑开器及胸腔引流管使用等导致的肋间神经压迫与损伤有关。周围神经损伤后出现神经炎症,离子通道活性增加,神经元自发性放电活动增强,引起周围敏化。此外,长期持续的兴奋信号会通过一系列复杂机制,使中枢神经系统发生可塑性变化进而导致中枢敏化。

（二）伤口周围软组织的炎症反应

胸壁切口、术中手术器械压迫和放置胸腔引流管可以导致胸壁肌肉、胸膜及其周围软组织出现炎症反应。这些炎性介体包括钾离子、5-磷酸三磷酸腺苷、TNF-α、前列腺素、缓激肽、组胺、IL-1、IL-2、P 物质等,可兴奋伤害感受器并通过初级传入 Aδ 和 C 感觉纤维传入脊髓,Aδ 纤维是轻度有髓、快速传导的神经,负责传导有害的机械和热刺激,感应局部锐痛。C 纤维是非髓鞘、传导缓慢的神经,在其非敏化状态下具有比 Aδ 纤维更高的激活阈值,对更强烈的有害刺激做出反应,感应钝痛,弥漫性疼痛。初级传入 Aδ 和 C 纤维释放的谷氨酸和 P 物质可通过 NMDA 受体和神经激肽 1 受体兴奋脊髓背角突触后二级神经元,同时还可影响中枢神经系统中小胶质细胞的活化,进而产生中枢敏化。外周和中枢的敏化是术后急性疼痛发展成慢性炎症性疼痛的重要病理生理学基础。

二、临床表现

（一）症状

1. 疼痛　疼痛在开胸手术后出现,大部分为术后急性疼痛的延续,亦有部分患者在术后一段时间后出现。疼痛主要位于手术切口周围或相应的神经分布节段,部分患者还报告了胸腔内部的疼痛。疼痛可呈持续性或间断出现,性质多为跳痛、刺痛、灼痛、刀割痛、电击痛、胀痛、牵拉痛和麻木等。除自发痛外,还可因疲劳、衣物触碰、咳嗽、肩部活动、体位改变、天气变化、情绪波动和术侧受压等因素导致疼痛阵发性出现或加重。尽管多为轻度疼痛,但大部分患者认为疼痛对日常生活造成了不同程度的影响。

2. 感觉障碍　部分患者切口周围或相应的神经分布节段皮肤出现感觉障碍,包括感觉敏化(对触碰或轻压的敏感性增加)、蚁行感、瘙痒感、灼热感、发凉感、感觉减退等。

3. 精神心理障碍　术后慢性疼痛常常无法得到充分关注及有效治疗。长期的疼痛折磨导致部分患者出现焦虑、抑郁和疼痛灾难化情绪等精神心理障碍。睡眠障碍的出现亦非常普遍,包括入睡困难、早醒、睡眠质量差和做噩梦。严重患者还会出现工作能力及社会能力降低。

（二）体征

疼痛通常位于手术伤口周围,部分患者可见伤口瘢痕组织及色素沉着。相应的胸椎椎旁、胸骨旁、切口线周围、引流口周围和肋骨边缘可能存在压痛点。部分患者存在肌筋膜触发点。若病程较长,部分患者出现胸部肌肉萎缩,如背阔肌、前锯肌等。若疼痛较严重,患者长时间采取保护性姿势后可能出现肩部活动障碍,脊柱生理曲度改变等体征。伴有神经病理性疼痛的患者,在相应的受累区域皮肤可出现痛觉过敏和痛觉超敏。

三、诊　　断

开胸手术后慢性疼痛的诊断主要依据患者的临床表现,尚缺乏特异性的检查手段。诊断要点如下:

1. 患者有开胸手术史。

2. 术后急性疼痛的延续,部分患者在术后一段时间后出现。

3. 疼痛主要位于切口周围或相应的神经分布节段。

4. 疼痛持续至少 3 个月及以上。

5. 除外其他病因,如慢性感染、恶性肿瘤复发等。

6. 神经电电生理检查能够早期和较为准确地判断肋间神经损伤,红外热成像检查有助于客观化评估疼痛病情。

四、鉴别诊断

1. 肋骨骨折或胸椎压缩性骨折。

2. 胸椎间盘突出症或胸椎小关节紊乱。

3. 带状疱疹急性神经痛或后遗神经痛。

4. 肺部肿瘤复发。

5. 胸腔感染。

6. 放疗或化疗后神经病变。

7. 椎体、椎管内原发占位或转移瘤。

8. 肌筋膜炎。

9. 躯体形式障碍、焦虑或者抑郁相关性疼痛。

五、治 疗

（一）药物治疗

开胸手术后慢性疼痛常表现为神经病理性疼痛的性质，常用治疗药物包含抗惊厥药、抗焦虑抑郁药和镇痛药等（表45-5-2）。

（二）微创介入治疗

1. 神经阻滞　根据不同疼痛部位，可行相应神经支配区域的神经阻滞，如胸段硬膜外腔阻滞、胸椎椎旁神经阻滞、竖脊肌平面阻滞、前锯肌平面阻滞、肋间神经阻滞和局部浸润等。一般采用局部麻醉药和糖皮质激素的混合液。神经阻滞可迅速阻断疼痛信号传入，减轻患者的疼痛，同时还可以抑制神经炎症，促进功能修复。

2. PRF　PRF将脉冲电流输送至神经周围，通过变化的电磁场来调节病变神经元的兴奋性。胸部DRG的PRF是目前治疗开胸手术后慢性疼痛常用的神经调控手段之一。在实际操作中应对脉冲频率、脉冲时长、电压、组织温度和持续时间等参数进行调整，以达最佳治疗效果。

表 45-5-2　治疗开胸手术后慢性疼痛的药物推荐

	药物名称
一线用药	加巴喷丁 普瑞巴林 度洛西汀 文拉法辛 三环类抗抑郁药
二线用药	辣椒碱乳膏/贴剂 利多卡因乳膏/贴剂 曲马多 NSAIDs
三线用药	强阿片类药物

3. SCS　SCS不仅能调控与疼痛相关的信号通路及神经递质平衡，还可调节炎症以及疼痛相关神经肽的水平。对于传统药物、物理、心理及神经阻滞疗法均无效的患者，可考虑行SCS。SCS可用于治疗开胸手术后慢性疼痛时，需充分掌握适应证及禁忌证，权衡利弊后方可实施。

4. 神经调节　通过直接或间接刺激周围和中枢神经，促进神经功能恢复，如经皮神经电刺激、重复经颅磁刺激、经颅直流电刺激等。

5. 神经毁损　经药物治疗及常规介入治疗后疼痛缓解不明显，且神经定位明确的顽固性疼痛患者，可考虑行肋间神经毁损术。常用方法有物理手段（射频热凝）和化学手段（无水乙醇、苯酚）。多项研究表明肋间神经冷冻术有增加术后慢性疼痛的风险，不建议临床使用。肋间神经毁损可导致相应神经支配区域感觉异常或缺失，同时存在疼痛复发的风险，应充分权衡利弊后慎重选择。

（三）物理治疗

体外冲击波治疗、肌筋膜触发点治疗等可以减轻肌肉痉挛、改善血液循环、调节周围神经活性和促进机体恢复力学平衡。

（四）认知行为治疗

通过认知和行为技术来改变患者的不良认知，打破心理因素的恶性循环，可显著减轻疼痛，改善疼痛相关的失能和情绪障碍。

六、预 防

开胸手术后慢性疼痛的发生率高，病程长，极大影响患者术后生活质量。若能采取有效措施来预防术后慢性疼痛的发生，将会产生积极的社会和经济效益。

（一）麻醉方式

患者接受全凭静脉麻醉（丙泊酚复合瑞芬太尼）的开胸手术后慢性疼痛发生率比吸入全身麻醉（七氟醚）低。可能与吸入麻醉通过烟碱抑制导致痛觉过敏，而丙泊酚具有清除自由基、防止氧化损伤的细胞保护作用有关。

（二）多模式镇痛（multimode analgesia,MMA）

主要是指利用针对外周和中枢机制的药物和手段来减轻术后急性疼痛，减少阿片类药物的使用，改善阿片类药物的相关副作用。

1. 胸段硬膜外镇痛可显著降低开胸手术后慢性疼痛的发生率。胸段椎旁神经阻滞、肋间神经阻滞和伤口持续浸润对于开胸手术后慢性疼痛的影响尚缺乏足够的证据。

2. 预防性镇痛　旨在尽可能减少外周伤害性刺激向中枢传递，减少中枢敏化。

（1）抗惊厥药：围手术期服用普瑞巴林可减少开胸手术后慢性疼痛的发生，但加巴喷丁未见该作用。

（2）局部麻醉药：静脉输注利多卡因可以降低术后急性疼痛和阿片类药物使用量，减少术后慢性疼痛的发生。

（3）抗抑郁药：文拉法辛可以减少术后慢性疼痛的发生。

（4）NMDA 受体拮抗剂：氯胺酮可有效减轻开胸术后急性疼痛。但是，无论静脉还是硬膜外输注氯胺酮均无法降低开胸手术后慢性疼痛的发生率。

（三）心理干预

在术前就手术方案及预期结果与患者进行充分沟通。及时发现心理脆弱的患者，手术前的认知行为疗法和放松疗法有利于减少术后慢性疼痛的发生。

（四）精细手术操作

手术医师应权衡患者的受益与风险，优化手术方案，尽量减少肌肉组织和肋间神经损伤。

第六节　乳腺手术后慢性疼痛

乳腺手术后慢性疼痛（chronic pain after breast surgery）是乳腺癌患者手术后常见的不良反应，指在乳腺手术后出现的手术侧胸壁、腋窝和上臂内侧且持续时间超过 3 个月的疼痛，其特征是烧灼痛、电击痛、刺痛，常伴随相应区域的麻木、感觉异常和痛觉过敏，还可出现与幻肢痛类似的乳房幻觉痛。乳腺手术后慢性疼痛的发生率在 25%～60%，以轻中度疼痛为主。随着医疗技术的不断进步，乳腺癌患者治疗后总体生存时间已明显延长，对生活质量要求也相应提高，故乳腺手术后慢性疼痛这一问题日益凸显并引起重视。

乳腺手术后慢性疼痛的发生与多种因素相关，包括术前因素、术中因素和术后因素（表45-6-1）。通过辨别危险因素，积极采取应对措施，对于减少术后慢性疼痛的发生至关重要。

表 45-6-1　乳腺手术后慢性疼痛的危险因素

术前因素	年轻（年龄每增加 1 岁，术后慢性疼痛发生的可能性降低 5%） 术前慢性疼痛 社会心理因素（焦虑、抑郁、疼痛灾难化情绪、睡眠障碍、手术恐惧） 遗传易感性
术中因素	腋窝淋巴结清扫（肋间臂神经、胸背神经、胸长神经损伤）
术后因素	中重度的术后急性疼痛 放疗 化疗

一、发病机制

乳腺手术后慢性疼痛的发病机制复杂，一般认为是免疫系统和神经系统共同导致的，含外周敏化和中枢敏化在内的系列过程。

乳房、胸壁及同侧肢体的神经支配源于臂丛神经、肋间臂神经、第二肋间神经外侧皮支、胸长神经、胸内侧神经和胸外侧神经和胸背神经等。乳腺切除术和乳房重建术的操作造成的切割、离断、牵拉、压迫及缺血可能导致上述神经损伤，尤其是乳房外上方和腋窝区域的手术更易发生神经损伤。术后形成的创伤性神经瘤或瘢痕组织，可导致感觉障碍（如麻刺感、烧灼痛和麻木）。此外，局部放疗和全身化疗会加重神经损伤。

周围神经的持续信号传入引起中枢神经系统兴奋性神经递质（如 P 物质、谷氨酸）释放增加，导致脊髓背角二级神经元兴奋性增高。GABA 能中间神经元对内源性痛觉下行抑制系统的抑制减弱。下行 5-HT 通路对于脊髓处理伤害性信号的抑制作用明显减弱。大脑皮层和中脑导水管周围灰质区-延髓头端腹内侧核群轴的兴奋性增高。在上述机制的共同作用下出现中枢敏化，导致术后疼痛慢性化。

二、临 床 表 现

（一）症状

乳腺手术后，在手术区域以及手术侧的腋窝和上臂前内侧出现持续性疼痛，以烧灼痛、电击痛、针刺痛和撕裂样痛为特征，或伴有麻木、感觉减退等感觉异常，持续或反复发作 3 个月以上。其他症状，包括胸壁肌肉疼痛、同侧肩关节活动度减小、上肢握力减弱，影响穿衣、抓物、行走等日常活动。部分患者还可出现与幻肢痛类似的乳房幻觉痛。疼痛程度因人而异，多为轻、中度疼痛。患侧卧位、劳累、天气变化或情绪波动时疼痛加重，对患者的生活质量造成长期严重影响。

慢性疼痛致使患者怀疑是否由手术失败或肿瘤复发引起，部分患者出现恐惧、焦虑、抑郁、疼痛灾难化情绪等精神心理障碍。睡眠障碍的出现亦非常普遍，包括入睡困难、早醒、睡眠质量差和做噩梦。严重患者还会出现工作能力及社会能力降低。

（二）体征

体格检查可见手术侧胸壁和腋窝处手术瘢痕或放疗痕迹，局部或有轻触痛、压痛；手术区域、同侧上肢沿受累神经支配区出现感觉过敏、感觉迟钝等。瘢痕处若有神经瘤则叩诊可激发出疼痛（Tinel 征）。受累侧肩关节和上肢活动度受限、肌力减弱。

三、诊 断

乳腺手术后慢性疼痛的诊断主要依据患者的临床表现，尚缺乏特异性的检查手段。诊断要点如下：

1. 患者有乳腺手术史，和/或术后放疗、化疗史。
2. 术后急性疼痛的延续，部分患者在术后一段时间后出现。
3. 手术侧胸壁、腋窝和上臂出现烧灼痛、电击痛、锐痛或感觉异常。
4. 疼痛持续至少 3 个月及以上。
5. 体格检查发现受损神经（如肋间臂神经、胸长神经和胸背神经）支配区域的运动障碍、感觉缺陷。
6. 除外其他病因，如慢性感染、恶性肿瘤复发等。
7. 神经电生理检查能够早期和较为准确地判断神经损伤，红外热成像检查有助于客观化评估疼痛病情。

四、鉴 别 诊 断

1. 乳腺炎症、感染。
2. 乳腺癌局部复发。
3. 乳腺癌骨转移。
4. 周围神经病变。
5. 淋巴水肿。
6. 肩关节疾病。

7. 颈椎疾病。

五、治　疗

（一）药物治疗

乳腺手术后慢性疼痛常表现为神经病理性疼痛的性质,常用治疗药物包含抗惊厥药、抗焦虑抑郁药和镇痛药等(表45-6-2)。

（二）介入治疗方法

1. 神经阻滞　根据疼痛区域的神经节段分布,采用间断或连续胸椎旁神经阻滞或胸段硬膜外阻滞可有效缓解疼痛。一般采用局部麻醉药和糖皮质激素的混合液。神经阻滞可迅速阻断疼痛信号传入,减轻患者的疼痛,同时还可以抑制神经炎症,促进功能修复。部分患者对星状神经节阻滞的反应较好,可促进淋巴回流,减轻局部肿胀和疼痛。

2. PRF　PRF将脉冲电流输送至神经周围,通过变化的电磁场来调节病变神经元的兴奋性。有学者将星状神经节的PRF用于治疗乳腺手术后慢性疼痛取得一定效果。若形成神经瘤、肌筋膜触发点或瘢痕挛缩,可尝试行局部组织的PRF。在实际操作中应对脉冲频率、脉冲时长、电压、组织温度和持续时间等参数进行调整,以达最佳治疗效果。

表45-6-2　治疗乳腺手术后慢性疼痛的药物推荐

	药物名称
一线用药	加巴喷丁 普瑞巴林 度洛西汀 文拉法辛 三环类抗抑郁药
二线用药	辣椒碱乳膏/贴剂 利多卡因乳膏/贴剂 曲马多 NSAIDs
三线用药	强阿片类药物

3. 神经调节　通过直接或间接刺激周围和中枢神经,促进神经功能恢复,如经皮神经电刺激、重复经颅磁刺激,经颅直流电刺激等,这些手段可作为药物治疗的有益补充。

4. 自体脂肪移植　脂肪组织中含有间充质干细胞,将自身提取的脂肪组织注射至手术伤口或放疗所致的瘢痕组织周围,其中间充质干细胞可释放多种抑炎物质及神经营养因子促进瘢痕组织软化和神经功能恢复,进而缓解疼痛。

5. 神经毁损　经药物治疗及常规介入治疗后疼痛缓解不明显,且神经定位明确的顽固性疼痛患者,可考虑行肋间神经毁损术。常用方法有物理手段(射频热凝)和化学手段(无水乙醇、苯酚)。

（三）外科干预

适用于在横断神经的末端发生了痛性神经瘤的患者。如局部麻醉药浸润后疼痛缓解,则可行神经瘤切除术。若腋窝瘢痕是疼痛的病因,在充分权衡利弊后行腋窝瘢痕松解术。

（四）物理治疗

体外冲击波疗法等物理治疗和肌筋膜触发点治疗可以减轻肌肉痉挛、改善血液循环、调节周围神经活性和促进机体恢复力学平衡。

（五）认知行为治疗

通过认知和行为技术来改变患者的不良认知,打破心理因素的恶性循环,可显著减轻疼痛,改善疼痛相关的失能和情绪障碍。

六、预　防

乳腺手术后慢性疼痛属于计划性损伤,可以通过多种手段来尽可能降低其发生率。在实际临床工作中,可以采取的预防措施有:

1. 对年轻患者进行积极的干预,宣传普及乳腺癌相关知识,做到早发现、早诊断、早治疗。

2. 术前与患者及家属进行积极的沟通,充分解释病情和治疗方案,缓解患者的紧张焦虑情绪,必要时可使用药物进行干预。

3. 围手术期采取及时合理有效的多模式镇痛,积极预防并减少术后慢性疼痛的发生。

4. 减少外科手术范围和创伤。行腋窝淋巴结清扫时,完整保留肋间臂神经,既能保证手术的彻底性也不会增加局部肿瘤复发的风险。因此,在手术中尽量减少对肋间臂神经以及其他组织的损伤,可能会减少术后慢性疼痛的发生。还应尽可能采取腋窝前哨淋巴结活检来替代传统的腋窝淋巴结清扫术式。

第七节　腹部手术后疼痛

腹部手术后疼痛属于手术后慢性疼痛,是指由于腹部手术后出现的一种持续 2~3 个月以上,排除了其他病因,尤其是术前的某种疾病产生的疼痛。

一、发病机制

腹部手术后慢性疼痛的发病机制不明,可能与外周及中枢敏化,以及炎症反应引起的免疫应答等因素有关。不同部位及不同类型手术的术后慢性疼痛发生率不同,不同研究的统计结果也略有差异,大约在 5%~80%。常见腹部手术后慢性疼痛的发生率:剖宫产 6%,疝修补术 5%~35%,胆囊切除术 5%~50%,胃肠手术 18%。腹部手术后慢性疼痛的发生与众多因素相关,主要与围手术期镇痛治疗、手术因素、个体心理素质等有一定的关系,重视这些因素,可以降低术后慢性疼痛的发生率。

二、临床表现

(一) 症状

腹部手术后慢性疼痛被认为是神经病理性疼痛或混合性疼痛,通常表现为手术区域(特别是切口)或手术邻近区域的针刺样、刀割样、烧灼样疼痛,伴或不伴有胀痛。由于心理因素是手术后慢性疼痛的重要因素,因此患者可能会伴有全身性的痛性不适感。

(二) 体征

外观可见手术瘢痕。肠鸣音、血管杂音等听诊无明显异常。一般无明显包块,部分瘢痕区域可有痛觉过敏或痛觉超敏,可有局部的压痛。

三、诊断与鉴别诊断

(一) 诊断

腹部手术后疼痛的诊断并不困难,患者有手术史,且手术相关部位疼痛即可诊断。

(二) 鉴别诊断

1. 急性腹痛　起病急,疼痛评分较高,通常有明确的病因,常见疾病有急性阑尾炎、急性胆囊炎、急性胃肠炎、急性肠梗阻、消化道穿孔、腹主动脉瘤、异位妊娠等。

2. 慢性腹痛

(1) 胃炎、胃溃疡:疼痛反复发作,与不规则饮食有关。

(2) 胃癌:持续性,渐进性,胃部可及包块。

(3) 结肠、直肠癌:持续腹部不定位疼痛,伴大便习惯改变。

(4) 结肠易激综合征:全腹憋痛,下腹绞痛,便秘与腹痛交替出现。

(5) 切口疝:原手术切口部位的腹壁包块,腹压增加时突出、增大,平卧后可回纳;有时疝内容物与疝环或疝囊粘连而不易回纳。急性嵌顿可引起持续性剧烈疼痛。

四、治疗

慢性术后疼痛的预防重于治疗,重视危险因素的患者,针对这些患者实施个性化镇痛方案,做好围手术期镇痛,有效控制急性疼痛,可以降低慢性疼痛的发生。一旦发生了慢性疼痛则以综合治疗为主,同时不可忽视对患者的评估,包括神经病理性疼痛的评估、心理因素的评估等。

（一）药物治疗

1. 抗癫痫药　GABA衍生物加巴喷丁和普瑞巴林可以通过阻滞钙通道,稳定细胞膜,降低术后慢性疼痛的发生率。

2. 抗抑郁药　临床上常用TCAs(阿米替林)、SNRI类药物(度洛西汀和文拉法辛)。这些药物可以通过抑制5-HT、去甲肾上腺素在突触部位的再摄取作用来镇痛,同时改善抑郁情绪。

3. 阿片类药物　包括口服、静脉输注及硬膜外使用,可获得良好的镇痛效果,但应注意相关不良反应,如瘙痒、便秘、尿潴留、痛觉过敏等。

4. NMDA受体拮抗剂　NMDA受体拮抗剂被认为可以降低阿片类药物引起的中枢敏化的发生。

（二）肉毒素注射

A型肉毒素瘢痕局部注射,可缓解瘢痕区域的慢性疼痛。

（三）神经阻滞治疗

对于早期药物治疗不佳的患者,仍可选择局部麻醉药物进行神经阻滞或硬膜外镇痛治疗,同时合用糖皮质激素,可缓解神经的炎性水肿,防止神经发生可塑性变化。

（四）微创介入治疗

病程较长的患者可选择CT引导下DRG射频治疗,常用来治疗胸腹部的顽固性疼痛。SCS或TENS也可作为疼痛剧烈、药物控制不佳患者的治疗手段。

（五）手术治疗

对于疝修补术后腹部慢性疼痛的患者,神经切除术是治疗此类慢性疼痛的有效手段。

（六）其他治疗

包括针灸治疗、物理治疗、认知教育和康复等。

五、康复及预后

若患者早期疼痛控制不佳,容易形成中枢敏化。一旦出现神经病理性疼痛,往往迁延不愈,需要长期服用药物控制疼痛,预后较差。

第八节　脊柱手术后疼痛综合征

脊柱手术后疼痛综合征(failed back surgery syndrome,FBSS),最早叫脊柱手术失败综合征,引起手术医师的强烈反对,便命名为脊柱手术后疼痛综合征,但FBSS的临床表现远超"疼痛"范畴。

FBSS发生率为10%~40%,随着脊柱融合手术比例的飞升,FBSS发生率有上升趋势。FBSS发生的高危因素包括病例选择不当、误诊、手术方式选择不当、手术技术不足、医源性因素(神经损伤、内固定失效、不融合、复发或疾病进展等)等。

FBSS最常见的病因学诊断是椎间孔狭窄占比25%~29%,其次是椎间盘源性疼痛占20%~22%,假关节形成占14%,椎间盘突出症复发占7%~12%,神经病理性疼痛占10%,小关节源性疼痛占3%,骶髂关节痛占2%。近年随着内固定的广泛使用,脊柱的矢状失平衡导致的FBSS逐渐引起广泛关注。此外,还要关注患者的精神心理状态,如焦虑、抑郁、药物滥用等。

一、椎间孔及侧隐窝狭窄

虽然FBSS原因错综复杂,但减压不彻底或继发退变导致的椎管狭窄是FBSS的主要病因。MRI检查为首选诊断影像学检查,尤其要重视侧隐窝区和椎间孔区的狭窄,这是最容易出现减压不彻底或继发狭窄的区域,如椎间隙塌陷、关节突关节增生、椎间孔区黄韧带关节突尖增生、孔区或极外侧型间盘突出等。肌电图也是有效检查手段之一,尤其针对多节段退变患者定位责任节段很有帮助。治疗上主要是分阶梯治疗。

（一）第一阶梯是保守治疗

包括物理治疗和口服药物治疗,药物主要有 NSAIDs、解除肌肉痉挛药物、阿片类止痛药物等。

（二）第二阶梯主要是神经阻滞治疗

包括硬膜外阻滞和单节段经椎间孔的神经根阻滞,对于翻修手术前的诊断性治疗有较大价值。中国和西方国家在第二阶梯治疗上区别比较大的一项是 SCS 电极植入的介入时机,大多数欧美指南一般建议是在神经阻滞后、翻修手术前应用,而国内因为费用、医保支付、理念问题,SCS 电极往往用在多次翻修手术之后作为"最后一道防线",效果往往不理想。

（三）第三阶梯为手术翻修

决定手术前,应认真评估患者精神心理状态,重视慢性疼痛导致的精神心理状态变化。近年来,各种微创内镜技术的快速发展为脊柱翻修手术带来了新的选择,尤其针对椎间孔狭窄和侧隐窝狭窄。

二、椎间盘源性疼痛

椎间盘源性腰痛是脊柱手术腰背痛的重要原因之一。MRI 检查是最主要的影像学检查手段,但大量研究发现 MRI 上的椎间盘退变信号与腰背痛无绝对相关性,但终板炎性信号改变与下腰痛有明确相关性。多节段的椎间隙塌陷也与下腰痛有显著相关性。椎间盘造影的价值始终存在争议,近期有许多研究表明椎间盘造影可以加速椎间盘退变。

持续存在的以腰背痛为主的 FBSS 在决定进行手术治疗前应该仔细排查非脊柱源性腰背痛,如腹主动脉瘤、泌尿系结石、泌尿系感染、肿瘤或血管疾病等。

如果考虑诊断为椎间盘源性疼痛导致的 FBSS,治疗措施包括药物治疗(同前)、阻滞治疗(同前)及手术治疗。手术治疗主要为腰椎融合手术。国内外已经极少开展腰椎人工间盘置换手术。近些年迅速发展的微创腰椎椎体间融合技术,如微创侧方融合技术(OLIF/LLIF/内镜下腰椎椎体间融合)和 MIS-TLIF 等,可以尽可能地减少软组织进一步损伤,产生新的疼痛。

三、复发性椎间盘突出症

各种入路和技术的腰椎间盘突出切除术占脊柱手术的比重很大,应该说整体满意率还是非常高,一般在 70%～95% 之间。但始终无法避免的一个问题就是再突出问题。严格来说,不能把突出腰椎间盘切除术后复发列为 FBSS,应该算是椎间盘突出症的自然病程。

如果明确是椎间盘突出症复发导致的腰腿痛,反而最容易处理,因为致病因素相对明确。治疗措施基本同前两种情况,药物治疗、选择性神经阻滞及翻修手术。

四、神经病理性疼痛

FBSS 中神经病理性疼痛(neuropathic pain,NP)因素非常复杂。除去医源性损伤,很多研究将腰椎术后 NP 归结为神经周围及椎管内纤维化,但其实很难区分压迫导致的疼痛和 NP,许多 NP 量表可以部分甄别疼痛中 NP 因素。影像学检查在诊断 NP 中作用有限,肌电图检查和选择性神经阻滞有助于明确诊断。

针对 NP 表现为主的 FBSS 以综合治疗为主,如抗惊厥类药物(普瑞巴林、加巴喷丁)、抗抑郁类药物(SNRIs 及 TCAs)、NSAIDs、肌肉松弛类药物、神经营养调节药物、阿片类止痛药、SCS、鞘内泵等。治疗目的以疼痛缓解为目标,不寻求病因性治疗。再次手术治疗要慎之又慎。大量文献表明,针对 NP 为主的 FBSS,手术治疗效果并不理想。

五、其 他 因 素

包括小关节源性疼痛、骶髂关节痛、脊柱矢状失平衡、内固定失效、感染、合并系统性疾病等。背痛和神经根病 FBSS 的诊治流程图(图 45-8-1,图 45-8-2)。

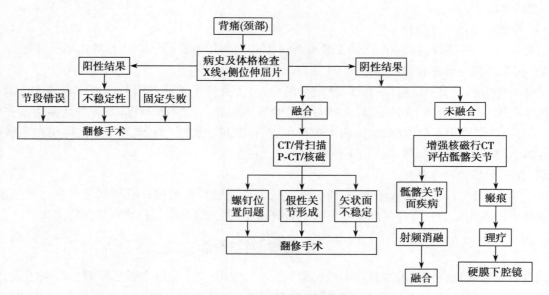

图 45-8-1 背痛 FBSS 的诊治流程图

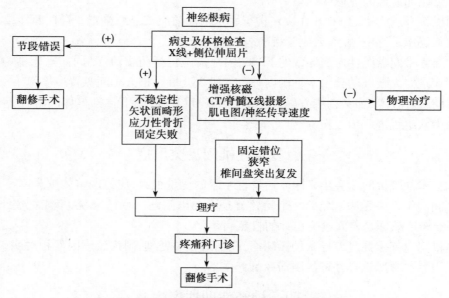

图 45-8-2 神经根病 FBSS 的诊治流程图

第九节 大关节手术后慢性疼痛

大关节手术后慢性疼痛(chronic postsurgical pain,CPSP)指肩、髋、膝关节手术后出现的,超出正常组织修复时间(3 个月)的疼痛状态,且排除了明确的原发性或继发性疾病以及手术失败、感染等因素导致的疼痛。疼痛位于手术部位,并可能放射到邻近区域。其中关节成形术,如全膝关节成形术(total knee arthroplasty,TKA)、全髋关节成形术(total hip arthroplasty,THA)及肩关节置换术(shoulder replacement)的术后慢性疼痛多见。研究显示,术后 3 个月 TKA、THA 患者 CPSP 的发病率分别为 10%~34% 和 7%~23%。另一项研究表明,在术后 3~4 年,仍有 44% TKA 患者和 27% THA 患者罹患 CPSP,其中 15% TKA 患者和 6% THA 患者经历重度疼痛。关节成形术后的慢性疼痛可呈现为神经病理性疼痛,膝关节置换术后的神经病理性疼痛更为常见,发病率约为 8%~12%,而髋关节置换术后神经病理性疼痛发病率约为 1%~2%。

一、发病机制

大关节手术后慢性疼痛的发生与术前、术中和术后等多种因素有关（表 45-9-1）。临床医师应该高度关注和重视 CPSP，在围手术期根据患者不同的危险分级，采取相应措施，改善大关节手术患者远期预后。

大关节手术后慢性疼痛的发病机制仍不十分清楚。目前认为，神经损伤、慢性炎症、外周敏化和中枢敏化等在其中起重要作用。

（一）神经损伤

大关节手术区域大多有神经分布。若在手术过程中神经被损伤，局部聚集的炎症细胞释放化学介质，刺激痛觉感受器，产生疼痛。此外，受损神经远端会发生非特异性改变，甚至导致神经纤维瘤的生长，引起痛觉神经感受器异常兴奋，导致外周敏化。并非所有术中神经损伤都引起术后慢性疼痛，术中未发生神经损伤也可能出现术后慢性疼痛。因此，神经损伤之外还有其他机制参与大关节术后慢性疼痛的形成。

（二）慢性炎症

大关节手术后组织损伤部位的修复过程主要

表 45-9-1　大关节手术后慢性疼痛的危险因素

术前因素	合并症（慢性疼痛、骨性关节炎、骨质疏松症等）
	心理因素（疼痛灾难化情绪、抑郁、焦虑等）
	年龄
	性别
	遗传易感性
术中因素	手术入路
	人工假体（形状尺寸不当、假体松动等）
	骨水泥（断裂、磨损等）
	术中镇痛不全
术后因素	术后急性疼痛控制不佳
	感染

包括 3 个阶段：炎性反应、炎性细胞浸润及组织重塑。手术与创伤后产生的各种炎症介质，如白介素、前列腺素、P 物质、组胺、缓激肽、5-HT 等，是神经系统重塑过程中的重要启动因子。创面修复不佳时，手术损伤部位的炎性反应可以持续存在而慢性化。此外，关节假体的植入也可触发炎症反应，导致巨噬细胞、破骨细胞、血管生成细胞等活化，以及组织水肿和纤维化。慢性炎症一方面使伤口周围组织的疼痛程度增加，使疼痛持续时间变长，导致外周敏化；另一方面，慢性炎症还可通过脊髓背角神经元将疼痛信号放大，导致中枢敏化。慢性炎症导致的炎症介质改变与外周敏化和中枢敏化互相影响，共同促进慢性疼痛的发生。

二、临床表现

大关节手术后慢性疼痛可表现为炎性疼痛、神经病理性疼痛或混合性疼痛，临床表现为术侧关节在术后出现有别于术前的疼痛。疼痛性质以隐痛、酸痛和胀痛为主，或伴有牵拉痛，少数患者具有痛觉过敏、自发性疼痛、异常疼痛、感觉异常等神经病理性疼痛的特征。疼痛多为间歇痛，由运动或负重诱发，少数为持续痛、静息痛和夜间痛。此类患者常伴有不同程度的关节功能障碍，表现为关节活动度下降，关节僵硬等。如长期疼痛，患者常常伴有焦虑和抑郁。

三、诊　断

大关节手术后慢性疼痛的诊断是一种排他性诊断，诊断前需结合病史、临床表现、体格检查、实验室检查和影像学检查，排除其他可能的疾病和病理生理状态。此外，神经电生理检查有助于准确判断神经损伤的部位、程度以及对预后的预测。诊断标准包括以下三个方面：

1. 大关节手术后出现的疼痛。
2. 疼痛持续 3 个月以上。
3. 排除假体松动、感染、恶性肿瘤等其他因素引起的疼痛。

四、鉴别诊断

（一）关节感染

大关节手术后感染常以疼痛为临床表现，可发生在关节内、外，诊断需综合临床症状、体征、实验室检查、影像学检查等。确定感染的金标准是细菌培养阳性。抗生素滥用影响了细菌培养的阳性检出率,因此可结合关节液涂片检查、组织培养和病理学检查等辅助诊断。需警惕的是,大关节置换术后的一些深部感染,可仅表现为疼痛,而实验室或影像学检查无明显异常。

（二）植入物引起的疼痛

关节假体植入后出现生物力学结构改变,其导致的关节不稳、假体松动、假体断裂以及假体周围骨折等都可以引起疼痛。影像学检查在诊断植入关节假体相关的问题中起重要作用。

（三）器质性病变引起的关节疼痛

包括肺部肿瘤引起的肩关节疼痛;椎管狭窄等腰椎疾病、髋关节和骶髂关节病变引起的臀部及大腿的疼痛。上述疼痛通过体格检查都有特征性的阳性发现,结合辅助检查不难鉴别。

五、治　疗

大关节手术后慢性疼痛需要多学科协作诊疗。如果病因明确,需对因治疗,包括针对关节内、关节外病因的治疗,必要时可行再次手术,但要避免疼痛原因不明时贸然手术。如果无明确的病因,控制和缓解疼痛即为主要的治疗目标,并以此改善关节功能,提高生活质量。根据不同的疼痛类型和强度,综合采用药物治疗、物理治疗、介入治疗（神经阻滞、神经调节及神经损毁）等。

（一）药物治疗

根据疼痛发生的机制、强度以及疼痛对生活质量的影响,选择相应的药物。一线用药包括加巴喷丁、普瑞巴林、度洛西汀、文拉法辛及 TCAs;二线用药包括辣椒碱乳膏/贴剂、利多卡因乳膏/贴剂、NSAIDs、曲马多及弱阿片类药物（包括复合制剂）;三线用药包括强阿片类药物、肉毒杆菌素 A 等。轻度的炎性疼痛可单选 NSAIDs 或对乙酰氨基酚,单独用药效果不佳时可联合用药。神经病理性疼痛选用抗惊厥药物（加巴喷丁或普瑞巴林）和抗抑郁药（度洛西汀或文拉法辛）。

（二）物理治疗

如热疗、低频、TENS、激光、体外冲击波治疗等,可通过减少关节软组织粘连、促进微循环和缓解肌肉痉挛来减轻疼痛。治疗部位选择关节相关区域肌肉和筋膜的扳机点,参数选择要根据患者慢性疼痛的具体情况定。

（三）局部注射或神经阻滞治疗

如关节腔内注射、痛点注射、外周神经阻滞等,通过阻断疼痛传导通路,改善微循环,消除疼痛部位的缺血、缺氧和代谢异常,从而阻断疼痛的恶性循环。对有潜在感染或有出血倾向的患者,采用深部神经阻滞,如腰骶丛阻滞治疗,需谨慎。

（四）射频治疗

常规药物治疗和物理治疗效果不佳时可选用射频治疗。其中,脉冲射频技术成熟,有神经调控作用,推荐应用该方法。对髋关节神经分支（通常来自股神经和/或闭孔神经）进行去神经支配后,患者疼痛强度降低 30%~80%,髋关节功能得到显著改善。对于膝关节手术后慢性疼痛患者,射频治疗的目标包括股神经、腓总神经、胫神经、隐神经、闭孔神经等膝关节周围神经。射频毁损模式和脉冲射频模式都能用于改善膝关节置换后慢性疼痛,但安全性和有效性有待进一步研究证实。

（五）神经电刺激治疗

包括外周神经刺激、脊髓电刺激等,通过调节中枢神经、周围神经或自主神经系统来促进神经功能恢复。研究表明,刺激膝关节周围穴位在治疗膝关节手术后慢性疼痛方面疗效显著。与其他传统方法相比,外周神经刺激的侵入性更小、成本更低且相关感染风险更低。

六、预　防

大关节手术后慢性疼痛与术前、术中和术后的多种因素有关,采取相应措施进行围手术期的积极干预可降低发生率。总体而言,良好的围手术期疼痛控制是预防术后慢性疼痛发生的关键。

（一）术前

术前疼痛是大关节手术后慢性疼痛的独立危险因素，术前应积极干预。为减少外周伤害性刺激向中枢传递和中枢敏化，可采取预防性镇痛。研究表明，术前使用对乙酰氨基酚或 NSAIDs 不仅可以减轻术后疼痛，减少阿片类药物的使用量，还可以降低术后慢性疼痛的发生率。此外，大关节手术患者的并存病，如风湿病、糖尿病、骨质疏松等，术前也应积极治疗。

（二）术中

减少肌肉软组织损伤和神经损伤至关重要，有赖于手术医师制定优化合理的手术方案、选择合适的假体和精细化操作。麻醉医师应根据手术提供良好的术中镇痛。一项囊括 170 项随机对照研究的荟萃分析显示，股神经和坐骨神经联合阻滞用于膝关节置换手术，可降低疼痛强度、减少阿片类药物的使用量。

（三）术后

采用多模式镇痛策略，积极控制手术后急性疼痛。NSAIDs 是基石，区域神经阻滞或关节腔内镇痛、硬膜外镇痛等局部镇痛技术是大关节手术后镇痛的核心。充分镇痛和全程镇痛有助于患者术后早期离床活动和康复训练，可有效预防术后慢性疼痛。

第十节 烧伤疼痛

烧伤疼痛是指因烧伤造成皮肤、黏膜甚至深部组织结构破坏与完整性受损，导致皮肤神经末梢受损、暴露或受刺激等，以及在烧伤病程中多种诊疗操作给患者带来的各种不愉快感觉与体验。烧伤疼痛开始于烧伤即刻并可能持续存在于整个治疗过程中，烧伤是造成长期剧烈疼痛的原因之一。最常见的伤害来源是火焰和烫伤，也有来自接触烧伤、辐射、化学物质和电击。在欧洲，每 10 万人中有 2~29 人受到烧伤的影响，其中男性占 60%。烧伤可通过伤口和炎症、瘢痕、感染、截肢或手术切除、心理状况、持续性瘙痒和急慢性疼痛导致发病症状。烧伤疼痛与伤后治疗会给患者造成严重的身心负担，甚至疼痛在烧伤治愈后还可能持续 1 年以上，使患者长期处于焦虑、抑郁状态，严重降低了患者的生活质量。

一、发病机制

烧伤后疼痛的病理学复杂，包括外周和中枢过程，并结合了急性伤害性、炎症性和神经病理性疼痛的特征，疼痛性质随时间发生显著变化。

（一）急性烧伤疼痛

皮肤因热而形成水肿的临界温度是 43℃，这也是激活瞬时受体电位离子通道 TRPV1 的阈值温度。因此，TRPV1 的激活在功能上与部分厚度烧伤的热痛觉异常发展有关。热损伤产生的氧化亚油酸也在 TRPV1 处起到激动剂的作用，并激活烧伤后的受体。刺激超过 52℃激活 TRPV2，而 TRPV3 和 TRPV4 是温度敏感通道。对较低温度下 TRPM3 也被证明在热伤害中起作用，TRPM3 缺陷小鼠对有害热刺激的回避减弱。这些热敏性通道的激活已被证明能引起初级感觉神经末梢释放神经肽 CGRP，因此烧伤后不久发现循环中 CGRP 水平升高。此外，在烧伤后 12h 内，发现患者血液中的神经肽物质 P 显著升高。CGRP 直接作用于 DRG 神经元的一个部分，导致感觉神经元细胞内 Ca^{2+} 升高，增强河豚毒素抵抗性钠电流密度。在烧伤患者伤口愈合和瘢痕形成过程中，皮肤不同层次的 P 物质和 CGRP 水平都与疼痛感有关，这表明它们在最初热损伤后的疼痛维持中起作用。

（二）炎性烧伤疼痛

烧伤导致急性炎症反应，可局限于损伤部位或涉及全身炎症过程，引发与严重发病率和死亡率相关的综合征。严重烧伤造成的创伤，由于细胞膜完整性的丧失，导致蛋白质变性和细胞浆渗漏。这样的坏死性创伤会导致损伤相关分子模式分子从细胞浆中释放，随后与多种炎症受体结合，包括 Toll 样受体、P2X 受体、AIM2 样受体等。损伤相关分子模式分子受体的激活和局部缺血/再灌注事件导致替代补体途径的激活，组胺、儿茶酚胺、TNF-α、IL-1β、IL-6、氧自由基、一氧化氮、缓激肽和花生四烯酸级联产物的释放，以及白细胞的活化和募集。组胺释放导致早期局部血管渗漏和周围水肿，而再灌注事件导致局部细胞凋亡。

（三）神经性烧伤性疼痛

烧伤引起的皮肤伤害感受器及其表面传导纤维的损伤可能引起异位放电和其他病理过程,导致急性和慢性神经病理性疼痛。中枢敏化是烧伤引起疼痛的一个关键因素。米诺环素可减少烧伤诱导的痛觉超敏,进一步支持中枢机制的重要性。早期脊髓致敏被认为是通过激活 NMDA 谷氨酸受体和随后的钙内流来发展的,因为鞘内注射 MK-801 已经被证明可以阻断脊髓致敏的行为和电生理措施。此外,鞘内注射 AMPA 受体拮抗剂可防止烧伤后继发性痛觉过敏的发生,这表明增强的谷氨酸能信号在烧伤后中枢敏化中起着关键作用。

二、临床分类

（一）烧伤急性疼痛

伤后即刻出现,程度剧烈。此类疼痛剧烈程度与烧伤深度等有关,如浅Ⅱ度烧伤急性疼痛较为剧烈,较深Ⅱ度及Ⅲ度烧伤重。

（二）烧伤背景性疼痛

又称静息痛,是患者在休息时能持续感受到的疼痛,程度较其他类型的烧伤疼痛轻。

（三）烧伤操作性疼痛

创面清创、换药、包扎、皮肤移植及护理等操作过程中出现,一般为中重度疼痛,持续时间短。

（四）烧伤术后疼痛

术后手术区域的疼痛,该类疼痛较为剧烈。

（五）烧伤暴发性疼痛

指突然发生的剧烈、短暂的疼痛,对创面进行处理过程中和休息时均可发生,可能与机体处于疼痛敏感状态有关。

（六）烧伤愈合后的慢性疼痛

烧伤后慢性疼痛发生率 25%~36%,与最初烧伤的严重程度相关,对患者的功能和生活质量产生严重影响。迄今为止,没有证据表明任何一种干预措施能降低烧伤患者的慢性疼痛发生率。

（七）其他

瘢痕增生期的瘙痒、刺痛等不适感受常被归为其他类。

三、治 疗

烧伤后不同时期,疼痛发生机制不同,其临床表现及治疗方法也不同。患者有镇痛需求或疼痛评分在3 分以上时,均需要积极实施有效的镇痛方案,以减轻、控制患者的疼痛。

（一）烧伤急性疼痛治疗

急性疼痛在烧伤后立即发生,疼痛剧烈,可选择多模式镇痛方式,根据疼痛程度使用阿片类镇痛药(吗啡、羟考酮、芬太尼等)、氯胺酮或 NSAIDs(布洛芬、双氯芬酸钠、美洛昔康、塞来昔布、依托考昔等)等药物控制疼痛。

（二）背景疼痛治疗

这是一种持续的伤害性炎症疼痛,以药物治疗为主,通常包括常规对乙酰氨基酚、常规 NSAIDs(如适用)和使用长效阿片类制剂(如吗啡缓释剂、羟考酮缓释剂、芬太尼透皮贴剂等),此外还可以使用持续的氯胺酮输注来辅助背景疼痛管理。

（三）过程性疼痛治疗

烧伤患者特别令人痛苦的方面是物理治疗、洗澡、换药等干预措施引起的过程性疼痛,这些干预期间的疼痛在短时间内会达到相当剧烈的程度,而且往往难以控制。治疗过程性疼痛的选择包括短效阿片类药物、苯二氮䓬类药物和亚麻醉剂量的一氧化二氮/氧或氯胺酮的组合。吗啡、羟考酮、芬太尼等短效非肠道或即刻释放的阿片类药物可用于治疗过程性疼痛。苯二氮䓬类药物虽然不是镇痛药,但与其他镇痛药联合使用,可以有效缓解疼痛症状,如咪唑安定和劳拉西泮;一氧化二氮是一种吸入麻醉剂,以亚麻醉剂量给药时具有适度的镇痛作用,用于短期手术,如换药,因为它起效快(几秒钟内),作用时间短。但它会引起恶心和呕吐,一些患者无法使用。一氧化二氮的反复或长期服用会干扰维生素 B_{12} 的代谢,造成严重的血液和神经系统副作用,需要根据需要进行监测和补充维生素 B_{12}。氯胺酮能为成人和儿童烧伤患者的过程性疼痛提供有效的镇痛。患者可以静脉输注含有氯胺酮和咪唑安定的溶液镇静。局部麻醉可用于创面位于肢体的患者。

(四)神经病理性疼痛

烧伤患者的许多症状和体征类似于神经性疼痛患者的特征,可使用抗惊厥药(加巴喷丁、普瑞巴林等)及抗抑郁药(阿米替林、文拉法辛、度洛西汀等)药物治疗,有一定的临床效果。

(五)烧伤后慢性疼痛治疗

遵循慢性疼痛管理的一般原则,可采用药物、神经阻滞/毁损、神经电刺激及鞘内吗啡泵等多模式镇痛治疗。

同时作为辅助治疗的一些方法在治疗烧伤患者疼痛、焦虑方面疗效显著,包括心理治疗、物理治疗及其他。心理治疗包括催眠镇痛法、转移注意力法、认知行为疗法、虚拟现实疗法等;物理方法包括冷疗、电疗(经皮的神经电刺激疗法、低中频电疗法、电针疗法等)、光疗(紫外线局部疗法、红外偏振光疗法、激光疗法等)、超声波疗法、热疗、按摩疗法等;其他包括疼痛知识的宣讲,对患者及患者家属进行烧伤及疼痛知识的宣讲,有利于舒缓患者的焦虑及疼痛程度。

第十一节　骨骼肌损伤后慢性疼痛

骨骼肌损伤后疼痛是指由外伤、高强度运动、超过习惯性的活动或体力劳动等导致骨骼肌损伤后引起的阵发性或持续性疼痛。骨骼肌损伤机制可分为直接外力和间接外力损伤,前者包括撕裂伤和钝挫伤;后者包括疲劳性损伤、牵拉伤及延迟性肌肉疼痛等。

一、病　　因

1. 长时间、反复或过度活动导致的肌肉劳损,如肩关节周围炎、梨状肌综合征等。
2. 抗重力或前冲运动,如下坡跑、俯卧撑运动的下落阶段等。
3. 剧烈抗阻力运动,如摔跤、足球运动中的阻挡等。
4. 其他,如药物、注射、切割伤、骨折等原因导致的骨骼肌损伤等。

二、临　床　表　现

(一)症状

患者主诉的与肌肉损伤后症状的常用词有僵硬感、酸痛、隐痛、痉挛或痛性痉挛。肌肉压痛是常见的体征。肌肉僵硬多数是指运动中不适。肌肉多为钝痛或隐痛。锐痛和撕裂样痛少见。肌肉自主收缩可使肌肉疼痛加重。肌痛患者常主诉乏力、疲劳或不能坚持运动。

骨骼肌疼痛的定位困难,患者不能分辨疼痛来自于肌腱、韧带还是骨关节及其滑囊。这是因为关节和关节囊的疼痛较局限,关节被动活动使疼痛加重。肌肉疼痛与之不同,定位较差,常常是位置较深的酸痛,夜间加重。多数患者主诉肌肉疼痛与运动有关,部分患者在适度运动后疼痛减轻。典型的与运动相关的疼痛是间歇性跛行,运动时疼痛,休息一段时间后疼痛消失。这是缺血性肌肉疼痛的特点,由于供血动脉狭窄所致,疼痛发生在狭窄的远端。与肌肉疼痛明显有关的情况还有能量供应障碍,如肌磷酸化酶缺乏、肌肉糖降解障碍、磷酸果糖激酶缺乏等。

骨骼肌损伤后疼痛的临床表现与骨骼肌的损伤部位和机制相关,主要与高强度运动导致肌纤维受损及局部炎症有关,不同部位骨骼肌损伤后的表现也并不完全相同,如胸大肌可发生自发性断裂、下肢肌肉的严重损伤可导致骨筋膜室综合征、腹肌损伤可导致腹股沟区疼痛等。

（二）体征

患者伤后局部可见红肿或瘀斑,患处压痛(+),肌肉紧张、发硬或痉挛,可触及挛缩的肌肉团块,血肿明显者局部皮温升高。主动收缩或被动活动时疼痛可加重,部分患者抗阻力试验(+),肌肉断裂处凹陷。四肢骨骼肌严重损伤、肿胀者可出现缺血性改变,甚至发生骨筋膜室综合征,即疼痛、感觉异常、麻痹、无脉、苍白等。

三、辅 助 检 查

（一）MRI

MRI 可使组织可视化,患有肌肉痛的患者中,肌肉肿物、脓肿和异常肌肉均可鉴别。对肌肉组织有良好的成像作用,对软组织病变的显示能力较强,可早期诊断肌肉软组织的损伤,但对损伤严重程度的诊断意义有限。

（二）X 线、CT

主要鉴别是否同时合并骨骼或其他组织损伤。对于骨折诊断不明、怀疑脊柱退行性病变压迫神经等情况均可行 CT 检查。

（三）肌骨超声

对软组织细微结构的显示具有一定临床价值,与 MRI、CT 相比,更有利于对运动下肌肉的情况进行评估和观察。缺点包括视野的局限性以及对操作技术的依赖,经验丰富的超声科医师诊断率通常较高。

（四）同位素扫描

可显示核素吸收异常,受累肌肉的异常程度和分布。多种肌肉疾病显示肌肉吸收放射性核素增多。其中多数是无痛性,能够区分不同肌群,通过异常同位素聚集和分布明确受损的肌肉。

（五）EMG

通过监测肌肉组织的电生理活动,测定肌肉收缩的波型和波幅、频率,发现异常肌肉的活动,有助于鉴别神经源性和肌源性疾病。EMG 也可用于检查其他情况的肌肉疼痛。当临床上未发现肌强直,EMG 可用来检测肌肉强直。与神经传导结合,EMG 可用来评价去神经受累肌肉的分布,并可帮助提供哪个神经或哪个神经根受累的信息。

（六）肌组织活检

肌组织活检是肌肉痛患者治疗的决定性检查。经皮肌肉活检适用于组织学、代谢特性疾病的检查。在炎性肌病的诊断中,肌肉活检能显示肌肉细胞坏死和炎性细胞浸润。在代谢性疾病,组织化学染色可显示某些酶,如肌磷酸化酶缺乏或减少。

（七）生化检查

肌红蛋白尿可见于许多运动引起肌痛的疾病中,肌红蛋白血症可见于多数肌炎患者。肌酸激酶的作用是催化磷酸肌酸的分解和合成,在肌肉收缩代谢中起重要作用,其释放入血通常是肌肉损伤的证据。肌原纤维蛋白含有甲基组氨酸,当蛋白破坏时,这种蛋白不能被再利用,以原形排入尿中,可将甲基组氨酸作为肌肉破坏的指标。

四、鉴 别 诊 断

（一）关节或骨骼疼痛

关节疼痛的部位较为局限,主动及被动活动时症状加重。骨骼的疼痛通常难以定位,但一般位置较深,症状与肌肉、关节活动无关,夜间可加重。

（二）牵涉痛

某些关节病变后疼痛可向周围放散,如髋关节病变后疼痛可向大腿或膝关节放散;颈椎病所致的疼痛可向颈肩部、后背及上肢放散。这类患者通常病史较长,休息后缓解不明显,可通过影像学、运动系统和神经系统查体进行鉴别。

（三）风湿性多肌痛

急性或亚急性发病，主要表现为近端肌群剧烈疼痛与僵硬，以及非特异性的全身症状，但通常不发生肌无力或萎缩。好发于颈、肩、骨盆周围肌肉等部位。与骨骼肌损伤不同，患者血沉、CRP 通常显著增高，颞动脉活检有一定诊断价值。

（四）纤维肌痛综合征

女性多见，是一种非关节性风湿病，以全身广泛性肌肉疼痛和广泛存在的压痛点为临床表现，可伴有晨僵、睡眠困难、认知功能障碍等症状。压痛点存在于肌腱、肌肉或其他组织，多呈对称性分布。

（五）药物源性肌痛

部分药物可影响肌纤维、肌膜等部位导致肌肉损害。如倍他米松、可的松可导致糖皮质激素肌病，临床表现为对称性肌无力，多自下肢近端开始，可累及局部或全身肌肉。他汀类药物也可以引起肌肉疼痛，临床亦不少见，在排查其他原因的前提下，仍然发生肌肉痛的问题，而停服他汀类药物后，肌肉痛的症状就会消失，继续服用他汀类药物，症状又重复出现，则基本可以确定是由于服用他汀药物引起的肌肉痛。

五、治　疗

（一）RICE 原则

骨骼肌运动损伤初期会发生疼痛、肿胀、炎性反应等症状，为减轻症状，早期紧急处置包括：制动（rest）、冷敷（ice）、加压（compression）和抬高（elevation）四个方面，也称"RICE 原则"。

（二）固定和活动

轻微的肌肉损伤可不固定，但对于严重损伤早期固定则有助于肌纤维的修复，伤后短期制动时间应限制在 1 周以内，以减少瘢痕组织的过量形成以及损伤部位的再断裂。短期固定后患者应在疼痛允许的范围内逐渐活动，以促进骨骼肌的再生。

（三）物理治疗

目的是活血化瘀、缓解痉挛和增强保护性抑制，增加受损肌肉的强度，主要包括运动疗法、体外冲击波疗法、超声波治疗、磁疗、中医疗法（按摩、针刀、内热针、银质针等）等。

（四）药物治疗

轻微的肌肉损伤短期应用 NSAIDs 有助于肌纤维的恢复、减少炎症反应，但长期应用可能会产生不良作用。此外，小牛血去蛋白提取物注射液等能够促进肌肉组织的修复和再生，缩短肌肉损伤的治疗时间。

（五）中医治疗

部分中成药具有保护血管、改善微循环、抑制炎症等作用。高强度运动后辅以中医药治疗，能够增加肌肉强度、缓解肌肉疲劳。

（六）其他

包括高压氧治疗、外科手术等，应用较少。

六、康复和预后

骨骼肌损伤后疼痛是临床常见症状，目前仍然缺乏特异性治疗方法，部分患者由于瘢痕形成导致预后较差，伤后容易发生重复损伤，严重者会影响骨骼肌功能。除常规治疗外，患者伤后应积极寻求适宜的康复方法，针对不同部位和不同程度的损伤制定个体化的康复方案，有利于患者早期恢复。

第十二节　瘢痕痛与切口痛

外科手术会使皮肤产生切口，切口的疼痛是术后医患最关心的问题之一。切口痛属于急性疼痛，良好的术后镇痛能有效地控制切口疼痛；而术后镇痛若不完善，容易转变成慢性疼痛，发生率按不同手术类型大约在 2%~56% 不等。

一、发病机制

受损的皮肤愈合后会形成瘢痕组织,普通的瘢痕发生瘢痕痛的概率并不高,但病理性瘢痕组织(增生性瘢痕和瘢痕疙瘩)或烧伤后的瘢痕则较容易产生疼痛。瘢痕痛的病因不明,目前认为其是多因素的,其中包括遗传易感性,如瘢痕体质的患者容易产生瘢痕疙瘩。神经瘤是引起瘢痕疼痛的一个重要因素,异常的神经纤维密度被认为与瘢痕疼痛相关。容易造成神经损伤的手术,如截肢手术、开胸手术等,发生瘢痕痛的概率为30%~50%。大约有25%~68%的烧伤后患者会经历瘢痕痛,烧伤后瘢痕痛的平均NRS评分在1.3~5.6,其程度与烧伤的面积与深度有关。剖宫产的瘢痕痛发生率在7%~18%,而其他手术后瘢痕痛的平均发生率低于2%。外科手术的过程、手术方式、手法等与手术后瘢痕疼痛相关,例如增生性瘢痕与损伤密度相关。年轻患者较年老患者易发生术后瘢痕疼痛。另外,心理因素亦与瘢痕痛相关。

二、临床表现

(一)症状

切口和瘢痕区域慢性疼痛。疼痛的性质可表现为针刺样、刀割样或烧灼样疼痛;疼痛程度轻重不一,多为持续性存在,可呈阵发性加重,常伴有瘙痒。重者可出现自发性疼痛和痛觉过敏。由于瘢痕痛与神经瘤相关,因此一些患者会有典型的神经瘤症状,如疼痛、神经支配区域麻木和Tinel征阳性。

(二)体征

增生性瘢痕与瘢痕疙瘩可明显隆起于皮肤表面,红润光滑发亮,质硬。触之痛觉过敏或痛觉超敏。

三、诊断与鉴别诊断

(一)诊断

瘢痕痛的诊断并不困难,有手术、外伤或烧伤史,可直视或触及瘢痕组织,并在瘢痕组织周围出现疼痛。

(二)鉴别诊断

1. 切口疝　原手术切口部位的腹壁包块,腹压增加时突出、增大,平卧后可回纳。有时疝内容物与疝环或疝囊粘连而不易回纳,急性嵌顿可引起持续性剧烈疼痛。

2. 肌筋膜疼痛综合征　整体肌肉柔软正常而局部紧张,有"激痛点"的存在,按压激痛点时可出现放射痛,并出现竖毛、多汗、血管收缩舒张等自主神经现象,按压高张力肌肉时可出现"跳跃征"。

3. 前皮神经卡压　胸腹壁或腰背部的局部炎症、水肿、纤维化、粘连等导致 T_7 至 T_{12} 感觉神经的前皮分支卡压而引起疼痛,体位变化诱发和加重疼痛。

4. 瘢痕周围的神经病理性疼痛　如切口区域的带状疱疹、糖尿病等引起的周围神经病变等。

5. 瘢痕癌　往往由瘢痕疙瘩恶变而来,常有溃疡、角化珠生成。

四、治　疗

完善的术后镇痛能有效防止急性的切口痛转变成慢性疼痛,实施个体化、多模式镇痛是目前公认最佳的术后镇痛方法。

(一)药物治疗

初期或疼痛评分不高者可用NSAIDs治疗。出现神经病理性疼痛时可使用加巴喷丁、普瑞巴林等抗癫痫药物,并可合用TCAs、SSRIs、SNRIs等抗抑郁药物治疗。疼痛评分较高、控制不佳的患者可加用阿片类药物。

(二)注射治疗

1. 糖皮质激素　局部注射糖皮质激素可使瘢痕变薄,限制瘢痕扩张。可用1ml注射器抽取糖皮质激素与1%的利多卡因混合液,注入瘢痕实体中,直至瘢痕表面呈橘皮样,色泽呈苍白。

2. A型肉毒素　A型肉毒素可以缓解瘢痕增生,也能缓解疼痛。将肉毒素予以生理盐水稀释至50U/ml,

注射至瘢痕组织,每个部位不超过 5U,总量不超过 100U。

(三) 自体脂肪移植

从患者下腹部获取脂肪组织,3 000rpm 离心 3min,取中层离心组织,用 1ml 注射器,19G 针头将脂肪组织注入疼痛的瘢痕组织。

(四) 手术治疗

切除瘢痕并采用无张力缝合,无法缝合者予以皮瓣移植。对于瘢痕体质的患者,手术治疗切除复发率高。

(五) 其他治疗

激光、冷冻、磨削术等。对于常规治疗效果不佳的瘢痕,可采用 TENS 治疗。位于胸腹部的瘢痕,可予以 DRG 射频治疗。通常单一治疗往往不能取得满意效果,且容易使患处更加恶化。

五、康复及预后

1. 保持皮肤清洁卫生,避免细菌快速繁殖,可使用中性清洁剂进行清洗,清洗后使用抗瘢痕药物等治疗。

2. 避免过度磨擦。瘢痕表皮结构和功能不完善,过度摩擦会造成表皮与纤维板层分离形成水疱或血疱。

3. 目前没有一种特效方法能完全阻止烧伤后瘢痕增生,瘢痕防治仍然以综合治疗为主。瘢痕早期的预防非常重要。

第十三节　四肢骨折及肌肉软组织创伤后慢性疼痛

四肢骨折是骨科疾病中最为常见的一类疾病,骨折导致的慢性疼痛也是一个常见而重要的问题。软组织是指人体的皮肤、皮下组织、肌肉、肌腱、韧带、关节囊、滑膜囊等,一旦遭受外力损伤,往往可导致持续性疼痛,且由于解剖和功能上的相似性,损伤一般会同时涉及多处肌肉、肌腱、韧带。

骨骼与软组织损伤的结局包括:①完全恢复;②形成瘢痕:部分恢复组织结构完整及功能;③过度修复或瘢痕形成,影响功能;④修复失败。如果骨折和软组织损伤严重或愈合不佳,可以导致慢性疼痛,并对患者的生活质量和功能状态产生显著的负面影响。

一、病　　因

四肢骨折和肌肉软组织创伤由于暴力创伤较大,往往伴随着剧烈的急性疼痛。疼痛程度往往是与创伤的严重程度及愈合情况直接相关。随着创伤的愈合,大多数患者的疼痛会逐渐减轻。然而,在某些情况下会引起创伤后慢性疼痛。

(一) 骨折不愈合

影响骨折愈合的因素主要包括全身因素和局部因素。全身因素包括年龄和患者的健康状况。局部因素包括骨折的类型、骨折部位的血液供应、软组织损伤程度、软组织的嵌入和感染。当存在不利于骨折恢复的因素时,骨折在经过治疗后,超过一般愈合所需的时间(9 个月),骨折端仍未出现骨折连接,称为骨折不愈合。根据 X 线表现,可分为肥大型和萎缩型两种。肥大型 X 线表现为骨折端膨大、硬化,说明有骨再生,但骨折端缺乏稳定性。萎缩型 X 线表现为骨折端无骨痂,断端分离、萎缩,说明骨折端血运差,骨髓腔被致密硬化的骨质所封闭,骨折处可出现假关节活动。骨折的不愈合,意味着骨折断端持续的不稳定,骨折端的移位和负重将会导致慢性疼痛。

(二) 创伤性关节炎

四肢骨折按骨折部位可分为骨干骨折和关节内骨折。关节受到外伤后,关节表面受损,或关节内骨折未获得解剖复位,导致畸形愈合。由于关节面不平整,关节活动时导致关节摩擦,损伤关节软骨,进一步导致骨质增生,可引发创伤性关节炎,从而导致关节处慢性疼痛。

（三）感染

开放性骨折时，细菌自损伤的外环境进入骨内，可诱发骨骼感染，导致外源性骨髓炎。根据感染的持续时间和严重程度，可分为急性脊髓炎和慢性骨髓炎。当污染较重或伴有严重软组织损伤的患者，如果清创不彻底，组织坏死残留或软组织覆盖不佳时，会增加感染的概率。骨髓炎的发生，细菌毒力是外在因素，全身状况或局部骨骼的抵抗力是内在因素。长骨干骺端存在丰富的终末小动脉，细菌容易繁殖，为骨髓炎的高发区域。局部脓肿控制不佳时，可严重影响骨的血液循环，造成骨坏死。脓液可从坏死骨小孔与皮肤形成的通道排出，形成窦道，大块的坏死骨不能排出或吸收，死腔不能闭合，伤口长期不愈合，则成为慢性骨髓炎。少部分手术切开复位内固定的患者，可发生迟发性的慢性感染，其原因可为内固定物的反应，或低毒力细菌的感染。当出现感染时，通常伴有全身发热，可出现局部剧烈疼痛，肌肉保护性痉挛，患处皮温高，有深压痛和波动感。

（四）关节僵硬

患肢由于骨折长时间固定，关节周围组织中浆液纤维性渗出和纤维蛋白沉积，发生纤维粘连，并伴有关节囊和周围肌肉挛缩。一般来说，关节固定超过 1 个月即可导致关节僵硬。患者在试图活动僵硬的关节时，会诱发关节的疼痛。若关节僵硬得不到有效治疗，该疼痛将长期存在。

（五）CRPS

对于少部分患者，即使骨折愈合得很好，仍会残留严重的疼痛。好发于手、足骨折后，典型的症状为疼痛和血管舒张功能紊乱。疼痛程度往往和损伤程度不一致，随临近关节活动而加剧，通常局部伴有灼烧感。血管舒缩功能紊乱可使早期皮温升高、水肿，随之皮温减低、多汗、皮肤光滑、汗毛脱落、色泽改变。此种情况治疗非常困难，以积极的功能锻炼、物理治疗为主，必要时可行局部注射治疗。

（六）周围神经损伤

较多见的有上肢骨折可能损伤桡神经、正中神经和尺神经。腓骨头骨折时，可伤及腓总神经。髋关节骨折后脱位时，可损伤坐骨神经。这些周围神经损失可导致神经支配区域的慢性疼痛。

（七）缺血性骨坏死

骨折后，由于骨折段的血液供应被切断导致缺血性骨坏死。常见的有股骨颈骨折后的股骨头坏死，腕舟状骨骨折后骨折近端骨质缺血性坏死。坏死骨可塌陷、碎裂、变形，引起创伤性关节炎，导致骨坏死处慢性疼痛，严重影响功能。缺血性骨坏死可发生于骨折后较长的时间。

（八）静脉血栓形成和栓塞

Virchow 提出静脉血栓形成的三要素：血流滞缓、血管壁损伤及血液高凝状态。由于骨折患者往往受到严重创伤，应激状态易引起高凝状态，且患者需要长期的制动治疗，患肢血流滞缓，因此骨折患者易发生静脉血栓形成和栓塞，从而导致患肢疼痛、肿胀。临床上，静脉血栓可分为两类：血栓性浅静脉炎和深静脉血栓形成。对于血栓栓塞性疾病的预防应重于治疗。当怀疑存在血栓形成时，应尽快进行多普勒彩色血管超声检查、静脉造影或放射性核素检查。

二、发 病 机 制

骨骼的机械性感觉神经纤维广泛分布于骨膜中。骨膜是紧密贴附于骨骼表面的薄层组织，骨折后，骨骼周围的骨膜撕裂损伤，从而支配骨骼的神经纤维也会发生物理性损伤。这些部位的伤害感受器（主要为 C 机械敏感伤害感受器和 A-δ 伤害感受器）受到刺激，神经纤维会迅速放电，并向脊髓和大脑发出剧烈的疼痛信号。在数分钟到数小时内，骨折部位周围的细胞会释放一些介质，包括前列腺素、缓激肽、内皮素和神经生长因子等物质。这些因素将诱发感觉神经纤维和交感神经纤维的大量异位生长。当骨折处发生移位或负重时，骨折处的机械敏感性感觉神经纤维会受到机械刺激，导致骨折处的剧烈疼痛。骨折处疼痛是机体的一种自我保护机制，有利于让患者避免引起骨折处移动，从而有利于骨折的愈合，当骨折快速有效地愈合后，这些导致疼痛的因素将会回到基线，疼痛会逐渐减轻。然而，如果骨折未愈合或者创伤严重，将会带导致持续的骨折处机械刺激，持续性的感觉神经和交感神经异位生长，从而导致慢性疼痛。

三、体格检查

对于骨折和肌肉软组织创伤的患者进行体格检查,首先要充分暴露受伤的部位,暴露范围要跨越受伤部位上下关节。损伤部位一般有明确的压痛,主动活动和被动活动时多可诱发损伤部位疼痛加重,可伴或不伴有肿胀及局部淤血;若伴有明显肿胀,局部皮温可轻度增高。可同时合并有外观畸形(如缩短、成角或延长)、反常活动等。损伤部位的关节活动范围可出现降低。当伴有感染时,可出现局部红、肿、热、痛;当存在骨筋膜室综合征时,被动牵拉患肢会引起剧烈疼痛,且患肢可因为缺血出现紫绀、感觉异常等情况。当伴有周围神经损伤时,可出现皮肤针刺觉减弱或消失,肌腱弛缓无力,固定肢体和自动伸缩的能力减弱。神经营养失调与患肢运动不足造成有关肌肉在病后一段时间出现萎缩,可表现为肌肉凹陷、体积缩小。当出现 CRPS 时,可出现局部痛觉过敏、皮温减低、多汗、皮肤光滑、汗毛脱落、色泽改变等情况。

四、辅助检查

(一) 实验室检查

骨型碱性磷酸酶在血中的浓度可以反映骨形成的速率。在肌肉等软组织损伤后,血清中的肌酸激酶、尿液中的肌红蛋白和 3-甲基-L-组氨酸可明显增高,同时红细胞沉降率也会明显加快。对于考虑感染的情况,血常规、红细胞沉降率、CRP 等指标出现明显异常。进一步可行标本采集及细菌培养等检查。

(二) 彩色多普勒超声

对软组织分辨力高,检查方法无创、便捷。可发现受损软组织结构混乱,回声异常,肌纤维或骨皮质的连续性中断或完全撕裂,有时断端可发现低回声血肿。同时可检查周围血管及神经的损伤情况。

(三) X 线

简单易行,价格低廉,是骨折术后的一项常规检查。一般投照部位都是正侧位,必要时可进行特殊体位投照。可清楚地显示骨折的部位及类型,骨痂的生成情况,及骨折愈合的情况。但对隐匿性骨折或无明显移位的骨折可能需要 CT 或 MRI 进一步检查。需要注意 X 线不仅可以反映骨骼的信息,还可以部分反映骨骼周围软组织的肿胀程度及软组织的钙化情况。当单侧 X 线诊断困难时,可与健侧 X 线进行对比。

(四) CT

对骨折显示更加清楚,对于复杂骨折、不能排除的隐匿骨折和关节内骨折均建议常规行 CT 检查。

(五) MRI

在骨折的显示上不如 CT,但对软组织损伤及血肿的显示有独到的优势,是检查软组织的最佳方法,可很好地显示肌肉、肌腱、韧带、半月板等。

(六) 放射性同位素扫描

受损的骨或软组织的同位素摄取可出现明显异常,从而帮助判断受损的具体部位和损伤范围,也可协助判断骨折的愈合情况。

(七) 神经电生理检查

怀疑外周神经损伤时,可进一步行神经电生理检查。

五、治 疗

(一) 病因治疗

由于骨折和肌肉软组织创伤后慢性疼痛的病因多样而复杂,不同致病原因的治疗方案各不相同,因此准确地发现骨折和肌肉软组织创伤后疼痛的病因,并进行针对性的治疗是治疗的首要环节。

(二) 一般治疗及药物治疗

骨折和肌肉软组织创伤后疼痛的治疗方式主要包括患肢的固定、制动休息,以及使用 NSAIDs 和阿片类药物控制疼痛。NSAIDs 可以有效地缓解骨骼肌肉疼痛,但是研究表明 NSAIDs 会抑制小鼠、大鼠及人的骨折愈合。这是由于环氧化酶-2 是骨骼愈合的必要条件,NSAIDs 会抑制环氧化酶-2 的作用,从而影响骨折处成骨过程,阻碍骨痂的生成,延缓骨折愈合,影响新生骨的强度,并增加骨折不愈合的概率。由于

NSAIDs 对骨骼愈合的影响程度仍然不明确,很多医师认为对于骨折未愈合的患者使用 NSAIDs 是有争议的。阿片类药物被广泛应用于控制骨折的疼痛。需要注意的是,虽然阿片类药物可以一定程度上控制疼痛水平,但对于慢性骨骼疼痛长期使用阿片类药物,并不能有效地改善患者的功能状态。需要的阿片类药物剂量越高,往往预示着患者的功能状态将越差。对于年轻的骨折疼痛患者,长期使用阿片类药物会导致药物依赖,降低患者的功能状态,从而影响患者回归日常工作生活。因此,建议仅在必要时短期使用阿片类药物。

(三) 物理治疗

物理治疗通常可增加局部的血液循环,有利于消除局部炎症,利于局部骨骼及软组织的修复,亦具有一定的镇痛作用。常用的物理治疗方式主要包括热疗、光疗、电疗、冲击波治疗等。

(四) 康复治疗

四肢骨折及肌肉软组织创伤的康复是一个重要的过程,在控制疼痛的同时,应注重患者的康复治疗,目标在于保持关节的功能,恢复和维持肌肉的力量及耐力,尽可能早地恢复患者的日常工作及生活。

第十四节 手术创伤后精神功能障碍

手术创伤后精神功能障碍属于手术创伤后脑功能障碍,是指手术创伤后新发的智力功能恶化、意识错乱、躁动、定向力障碍、记忆力下降、没有局部脑损害证据的惊厥等,临床上按其表现分为术后谵妄(postoperative delirium)和术后认知功能障碍(postoperative cognitive dysfunction)。

一、发病机制

手术后谵妄的发生率约为 5.1%~52.2%,病因较为复杂,高龄、术前认知功能障碍、围手术期药物、遗传和手术均可能相关。术后认知功能障碍是除外谵妄、遗忘症和痴呆的大脑皮层功能轻度损害。其住院发生率大约在 30.4%~41.4%,术后 1 月为 25.8%,术后 3 个月为 9.9%,而心脏手术 1 年后仍有 20%~40% 的发生率。年龄、文化程度、手术种类(体外循环)、麻醉方式、围手术期药物等是其危险因素。

二、临床表现

(一) 症状

1. 术后谵妄的临床表现　急性起病和病程变化反复是其两个特征。往往患者在复苏室就出现症状,发病高峰为术后 24h 至 72h。患者具体可有以下表现:

(1) 意识水平紊乱:可以表现为淡漠、嗜睡,之后出现烦躁不安、焦虑或易激怒,再恢复正常。上述症状交替出现,夜间加重。

(2) 注意力障碍:表现为注意力无法集中,无法长时间继续同一话题或无法将注意力转移到某一能引起其注意的事件上,对指令反应迟钝。

(3) 认知功能损害:表现为定向力障碍、记忆力下降、语言能力障碍等。

(4) 感知障碍:可出现幻觉或错觉,导致行为异常。

(5) 睡眠-觉醒周期紊乱:不同程度的睡眠障碍,从嗜睡到睡眠缺失均可出现。

(6) 情绪失控:可间断出现恐惧、妄想、焦虑、抑郁、躁动、淡漠和愤怒等。

2. 术后认知功能障碍的临床表现　手术后记忆力、抽象思维以及定向力障碍,同时伴有社会活动能力的减退,包括人格、社交能力及认知能力和技巧的改变。轻度表现仅为认知的异常,中度为较严重的记忆缺损或健忘,重度患者则出现严重记忆损害的痴呆、丧失判断和语言概括能力及人格改变等。

(二) 体征

患者表现为精神功能障碍,神经系统查体阴性,但患者的依从性及配合程度会下降。

三、诊断及鉴别诊断

精神功能障碍的诊断需经适当的心理学测试和意识障碍及行为异常的判断标准,选择的测试和诊断方法能够准确反映脑功能的影响。

（一）术后谵妄的诊断

术后谵妄的诊断方法较多，目前 DSM-5 和 ICD-10 制定的诊断标准较为权威，被认为是金标准，但对非精神科专业的医师并不容易掌握，以下几种方法更为简便，便于临床推广：

1. 护理谵妄筛选评分（Nu-DESC）：最高 10 分，大于 2 分可诊断谵妄。

2. ICU 患者意识错乱评估法（CAM-ICU）：特征 1 加上特征 2，加上特征 3 或者特征 4 阳性表明患者有谵妄。

（二）术后认知功能障碍的诊断

对于术后认知障碍患者的诊断，获得精神病史和进行简单的精神病学检查是非常重要的。认知状态检查法非常多，各有优缺点，其中简易智能状态检查法使用最为广泛，其他如韦氏成人智力量表、韦氏记忆量表和老年认知功能量表也被普遍使用。

（三）鉴别诊断

手术创伤后的精神功能障碍诊断并不困难，但仍需与以下疾病鉴别：

1. 器质性精神障碍　虽然一些手术和创伤后的精神障碍可能与头部手术或脑部外伤有关，且脑器质性疾病也是引起手术创伤后精神障碍的原因之一，但在诊断时仍要排除典型的器质性精神障碍疾病。

2. 精神分裂症　患者创伤或手术前有病史。

3. 神经官能症　无精神性的疾病，痛苦感明显，有求治的要求。

四、治　疗

（一）术后谵妄的防治

1. 术后谵妄的预防　术后谵妄的预防非常重要，有效的预防措施能降低谵妄的发生率。一般包括非药物预防，主要为对危险因素进行干预；药物预防，包括抗精神病药、胆碱酯酶抑制剂、右美托咪定等；麻醉及围手术期的处理，包括麻醉方法的选择、麻醉药物的选择、围手术期镇痛治疗等。

2. 术后谵妄的治疗　非药物治疗是首选的治疗方法，发生谵妄时应尽快了解病史、手术麻醉情况，积极消除危险因素，对症支持治疗。有时消除危险因素后不能立即缓解谵妄症状，因此仍应密切观察，以防止患者躁动而伤害自己与他人。

对于有躁动症状的患者，有暴力倾向会伤害到他人和自身，建议药物治疗。目前的指南推荐使用最低有效剂量的短效抗精神药物，并且要不断地对服药的患者进行评估和体格检查。常用的药物治疗方法见表 45-14-1。

表 45-14-1　谵妄治疗的常规用药

分类和药物名称	剂量	不良反应	科学依据
抗精神病药			
氟哌啶醇	口服，肌内注射或静脉给药（心电监护下）0.25~1mg，4h 可重复给药，每天最大剂量 4.5mg	锥体外综合征，QT 间期延长	用于高活动型谵妄。缺少科学依据
非典型抗精神病药			
利培酮	口服 0.25~0.5mg，每天 2 次，每天最大剂量 4mg	锥体外综合征，眩晕，过度镇静，QT 间期延长，低血压	用于激动和行为症状。缺少临床研究
奥氮平	每 4 小时口服 1.25~2.5mg 或肌内注射 2.5mg，每天最大剂量 10mg	—	—
奎硫平	每 2 天 6.25~12.5mg，每天最大剂量 150mg	—	—

续表

分类和药物名称	剂量	不良反应	科学依据
苯二氮䓬类			
劳拉西泮 咪达唑仑	口服 0.5~1mg,每 4 小时可重复 用药 1~5mg	困惑,过度镇静,呼吸抑制	用于酒精或药物戒断引起 的谵妄。证据充分
胆碱酯酶抑制剂 多奈哌齐	每 6 小时 5mg	恶心,呕吐,腹泻	用于抗胆碱酯酶药引起的 谵妄。证据较少

（二）术后认知功能障碍的防治

1. 危险因素干预　术后认知功能障碍的发生并非单个因素决定,是多种因素互相作用的结果。有效干预危险因素是最佳的防治手段。

2. 手术类型的选择　心脏手术术后认知功能障碍的发生率要远高于非心脏手术。由于手术大小与其发生率相关,因此高危患者尽可能选择小手术或微创手术。

3. 麻醉方式选择　全身麻醉较区域阻滞麻醉更容易发生术后认知功能障碍。

4. 围手术期患者的管理

（1）积极治疗术前基础疾病,控制术前血压、血糖。

（2）术中长时间维持较深的麻醉深度会损害大脑,增加认知功能障碍的发生率。

（3）围手术期使用胆碱酯能药物会损害认知功能。

（4）维持脑血流灌注,高危患者可术中监测脑氧饱和度,避免大脑缺氧。

（5）维持术中血糖的稳定。

5. 目前并无有效证据能证明特殊药物能预防术后认知功能障碍的发生。

五、康复及预后

术后谵妄的病情起伏较大而病程较短。谵妄的发生严重影响术后的恢复,可引起 ICU 停留时间延长,住院时间延长,术后并发症增加等。老年患者会出现术后认知功能的持续减退,合并术后认知功能障碍的患者死亡率更高,同时也与提前退休并需要社会经济支持相关。

（刘晓光　严敏　张小梅　冯艺　张咸伟　申文　金毅　刘红军

朱红梅　刘益鸣　郑华　刘昊楠　王凯）

参考文献

[1] ABBAS D N,REYAD R M. Thermal versus super voltage pulsed radiofrequency of stellate ganglion in post-mastectomy neuropathic pain syndrome:a prospective randomized trial [J]. Pain Physician,2018,21(4):351-362.

[2] BUVANENDRAN A,DELLA VALLE C J,KROIN J S,et al. Acute postoperative pain is an independent predictor of chronic postsurgical pain following total knee arthroplasty at 6 months:a prospective cohort study[J]. Reg Anesth Pain Med,2019,44(3):e100036.

[3] CHENEY CW,AHMADIAN A,BRENNICK C,et al. Radiofrequency ablation for chronic hip pain:a comprehensive,narrative review[J]. Pain Med,2021,22(Suppl 1):S14-S9.

[4] CHIDAMBARAN V,GANG Y,PILIPENKO V,et al. Systematic review and meta-analysis of genetic risk of developing chronic postsurgical pain[J]. J Pain,2020,21(1-2):2-24.

[5] DAIELLO LA,RACINE AM,YUN GOU R,et al. Postoperative delirium and postoperative cognitive dysfunction:overlap and divergence[J]. Anesthesiology,2019,131(3):477-491.

[6] DUBOVY P,KLUSAKOVA I,HRADILOVA-SVIZENSKA I,et al. Activation of astrocytes and microglial cells and ccl2/ccr2 upregulation in the dorsolateral and ventrolateral nuclei of periaqueductal gray and rostral ventromedial medulla following different types of sciatic nerve injury[J]. Front Cell Neurosci,2018,12:40.

[7] FREGOSO G,WANG A,TSENG K,et al. Transition from acute to chronic pain:evaluating risk for chronic postsurgical pain

　　　　[J]. Pain Physician,2019,22(5):479-488.

[8]　HE D P,ZHANG J,BAI Z F. Percutaneous electrical nerve stimulation for chronic knee pain:a randomized,sham-controlled Trial[J]. Altern Ther Health Med,2019,25(2):30-34.

[9]　HOFMEISTER M,MEMEDOVICH A,BROWN S,et al. Effectiveness of neurostimulation technologies for the management of chronic pain:a systematic review[J]. Neuromodulation,2020,23(2):150-157.

[10]　KHORONENKO V,BASKAKOV D,LEONE M,et al. Influence of regional anesthesia on the rate of chronic postthoracotomy pain syndrome in lung cancer patients[J]. Ann Thorac Cardiovasc Surg,2018,24(4):180-186.

[11]　NATHAN N. Beyond emergence:understanding postoperative cognitive dysfunction(POCD)[J]. Anesthesia and analgesia, 2018,127(2):323.

[12]　QIAN B,FU S,YAO Y,et al. Preoperative ultrasound-guided multilevel paravertebral blocks reduce the incidence of postmastectomy chronic pain:a double-blind,placebo-controlled randomized trial[J]. J Pain Res,2019,12:597-603.

[13]　REYAD R M,OMRAN A F,ABBAS D N,et al. The Possible Preventive Role of Pregabalin in Postmastectomy Pain Syndrome:A Double-Blinded Randomized Controlled Trial[J]. J Pain Symptom Manage,2019,57(1):1-9.

[14]　RICE D A,KLUGER M T,MCNAIR P J,et al. Persistent postoperative pain after total knee arthroplasty:a prospective cohort study of potential risk factors[J]. Br J Anaesth,2018,121(4):804-812.

[15]　SCHUG S A,LAVAND'HOMME P,BARKE A,et al. The IASP classification of chronic pain for ICD-11:chronic postsurgical or posttraumatic pain[J]. Pain,2019,160(1):45-52.

[16]　SCHULER A,VEENSTRA J,OZOG D. Battling neuropathic scar pain with botulinum toxin[J]. J Drugs Dermatol,2019,18 (9):937-938.

[17]　SOFFIN E M,WILSON L A,LIU J,et al. Association between sex and perioperative opioid prescribing for total joint arthroplasty:a retrospective population-based study[J]. Br J Anaesth,2021,126(6):1217-1225.

[18]　SUMMERS S,MOHILE N,MCNAMARA C,et al. Analgesia in total knee arthroplasty:current pain control modalities and outcomes[J]. J Bone Joint Surg Am,2020,102(8):719-727.

[19]　WEINSTEIN E J,LEVENE J L,COHEN M S,et al. Local anaesthetics and regional anaesthesia versus conventional analgesia for preventing persistent postoperative pain in adults and children[J]. Cochrane Database Syst Rev,2018,6:CD007105.

[20]　史蒂芬・加芬等.罗斯曼-西蒙尼脊柱外科学[M].7版(英文影印版).北京:北京大学医学出版社,2019.

第四十六章　血管性疼痛病

第一节　红斑性肢痛症

红斑性肢痛症多见于 20~40 岁青壮年,男性多于女性,是一种少见的、以肢体远端皮肤阵发性血管异常扩张为主要表现的疾病。本病以灼热、疼痛、红斑和皮温增高为特征,反复发作,目前尚无理想的治疗方法。

一、命名和分类

1878 年 Mitchell 首先报道以肢端皮肤红、肿、热、痛为特征的一种疾病,并命名为红斑性肢痛症。后来此名称亦用在对阿司匹林不敏感的疼痛性疾病,主要是骨髓异常增生性疾病和某些特发性疾病。1964 年 Babb 等将此病分为原发性红斑性肢痛症和继发性红斑性肢痛症两类。

二、流行病学

红斑性肢痛症是一种罕见的神经病变,多个研究报道的某些国家和地区的患病率存在差异。欧洲的研究显示,总体患病率在 0.36~2/10 万,北美某些地区的患病率约在 1.3/10 万,国内尚未有相关数据。上述患病率未区分原发性和继发性病例,因此关于此病的具体情况尚需继续研究。

三、发病机制

(一) 原发性红斑肢痛症
原发性不伴有其他疾病,约占 60%。

1. 遗传学研究　现在普遍认为原发性红斑肢痛症是一种常染色体显性基因遗传病,易感基因在染色体 2q31-32 上,突变基因是 SCN9A,这为进一步研究其致病机制及治疗提供了基础。

2. 钠离子通道的异常　电压门控钠通道 Nav1.7 高选择性表达于外周神经系统,SCN9A 突变导致其编码的 Nav1.7 出现异常,导致外周感觉神经以及交感神经系统兴奋性增高并出现异常放电。除 Nav1.7 异常表达以外,Nav1.8 也参与此病理过程。

(二) 继发性红斑肢痛症
继发性红斑肢痛症常与骨髓增生性疾病有关,也发生在副肿瘤性疾病和自身免疫性疾病中,非常罕见,但继发性红斑肢痛症也可出现在糖尿病、风湿性疾病和某些传染性疾病中,如真性红细胞增多症、血小板增多症、恶性贫血等血液系统疾病;风湿性关节炎、系统性红斑狼疮、血栓闭塞性脉管炎等自身免疫性疾病以及多发性硬化、糖尿病、AIDS、一氧化碳中毒、心力衰竭、高血压、痛风、轻型蜂窝织炎等疾病。本病可能是由于上述疾病导致肢体末端血管舒缩协调功能障碍或 5-HT 代谢异常而导致的。

四、临床表现

(一) 症状
反复发作的肢体远端血管扩张,肢体红肿、灼痛,肢体发热。此症状在高温、运动和下垂重力作用下出现,能够在冷水中或抬高肢体时缓解。本病起病可急可缓,进展缓慢,多从双侧肢端起病,以双足多见,少数患者可仅见于单侧。温暖的环境、行走、体育锻炼、久坐、穿保暖的袜子或鞋子等均可诱发本病发作,但发病时可通过冷水浸泡、暴露受影响区域、通风、抬高患肢等来缓解症状。因此患者喜欢在温度较低的环境里,不愿穿袜或戴手套,不愿将四肢放于被褥内,惧怕医师检查。某些情况下,此症状的出现可能追溯到青春期,意味着激素可能在本病的发病过程中发挥一定程度的作用。

疼痛是本病较为重要的临床表现,通常表现为双侧下肢严重的间歇性灼烧痛,上肢发病率较低。除了四肢以外,身体的其他部分,比如手和耳郭也可受累。疼痛发作时通常首先出现痒感,之后发展到严重的灼烧痛,大部分患者的持续时间从几分钟到几天不等,夏季或者晚上容易加重疼痛。本病后期患肢可发展为溃疡和/或坏疽,是本病最为严重的并发症。

(二) 体征

体检可见患处皮肤潮红,压之红色可暂时消失。患者血管扩张,皮温升高,略有肿胀,肢体动脉大多搏动正常。在发作间歇期,患处皮温多低于对侧皮肤。反复发作者可出现肢体营养障碍症状,比如皮肤与指甲变厚、肌肉萎缩、感觉减退等。极少数严重患者症状不仅限于肢端,可扩及整个下肢及累及上肢。本病后期患肢可出现溃疡和/或坏疽。

(三) 特殊检查

皮肤临界温度试验:将手或足浸泡在 $32\sim36℃$ 水中,若有症状出现或加重,即为阳性。

五、辅 助 检 查

(一) 血 5-HT 检测

绝大部分患者 5-HT 含量增高。

(二) 病理检查

皮肤组织活检报告的组织学改变包括血管周围淋巴细胞炎症、血管周围水肿(小动脉内皮细胞肿胀和核增大)和小动脉平滑肌增生。某些情况下会发现皮肤小纤维明显减少。

六、诊 断

依据病史、临床表现和体征,可做出红斑性肢痛症的诊断。

1. 详细回顾患者的病史,以提供可能导致继发性红斑肢痛症的病因。

2. 反复发作的肢体发红、灼痛和四肢发热三联征为本病确诊最为关键的临床表现;受热后疼痛加剧,冷敷后疼痛减轻;皮肤无局部感染炎症。

3. 根据上述条目,进一步询问家族史有助于进一步确认本病是家族性还是散发性特点。

七、鉴 别 诊 断

(一) 雷诺综合征

由于寒冷或情绪激动引起发作性的手指(足趾)苍白、发紫,然后变为潮红的一组综合征,为血管神经功能紊乱引起的肢端小动脉发作性痉挛。雷诺综合征有以下特点:大多为青年女性;发病部位多为手指,且常为对称性发病;患肢动脉搏动正常,即便病程较长,指(趾)端也很少发生坏疽;与红斑性肢痛症在受冷时症状缓解相反,雷诺综合征一般受冷或情绪激动后发作,且无灼烧痛的表现。治疗原则是保暖,使用血管扩张剂或交感神经阻滞。

(二) 血栓闭塞性脉管炎

血栓闭塞性脉管炎是一种少见的由于小动脉痉挛和血栓形成造成闭塞,致使局部组织缺血的慢性复发性疾病。绝大多数为青壮年男性,50 岁以前发病,且有吸烟史。表现为患肢缺血、疼痛、间歇性跛行、足背动脉搏动减弱或消失和游走性表浅静脉炎,本病严重者也可有肢端溃疡和坏死。本病主要为血流不足引起的,与红斑性肢痛症在受冷时症状缓解相反,血栓闭塞性脉管炎在受冷时症状明显加重。治疗原则是保暖,使用血管扩张剂或交感神经阻滞。

(三) CRPS

这是一种较为复杂的神经病理性疼痛,大多发生在意外损伤、医源性损伤或全身疾病导致的神经功能障碍之后,引起神经支配区域出现严重顽固性神经痛并伴随肢体营养不良和功能障碍为特征的临床综合征。本病与红斑性肢痛症均有灼烧痛表现,且均会被行走、运动等所加重,但本病一般有较久的或近期的损伤史、疾病史且对寒冷等刺激过度敏感,一般很少出现肢体的溃疡和/或坏疽。

(四) 法布里病

法布里病是一种罕见的遗传病,会导致脂代谢紊乱以及四肢灼痛和肢端感觉异常。因其为系统性疾病,除自主神经系统功能失常以外,尚有其他脏器(肾脏、皮肤、眼部、心血管系统等)受累表现。血浆 α-半乳糖苷酶 A 水平降低对法布里病的诊断至关重要。

(五) 其他

如肢体冻伤、蜂窝织炎、骨髓炎、系统性红斑狼疮、肿瘤、痛风等相鉴别。

八、治 疗

治疗原则是控制疼痛,减少发作频率。继发性红斑肢痛症尚需处理原发病。本病对各类镇痛药物以及疼痛微创治疗的反应差异大,在治疗过程中应体现个体化原则。治疗目前分为一般治疗、药物治疗和微创介入治疗三大类。

(一) 一般治疗

急性期应卧床休息,避免久站,抬高患肢,局部冷敷或将肢体置于冷水中,以减轻疼痛。

(二) 药物治疗

1. 抗炎镇痛药 常用有氨酚羟考酮片、氨酚曲马多片、草乌甲素片等,NSAIDs 临床上应注意副反应。对继发于血小板增多症等血液系统的红斑性肢痛症患者可口服小剂量阿司匹林。

2. 5-羟色胺再摄取抑制剂 如文拉法辛或舍曲林。

3. 前列腺素 可以通过松弛毛细血管前括约肌、改善营养通路内的血液循环来缓解症状。

4. 钠离子通道阻断药 如抗心律失常药利多卡因、美西律等。近年来新型钠离子通道阻断药,如 PF-05089771 和 TV-45070 正受到广泛关注,被认为有可能是治疗本病的特效药物。

5. 其他 TCAs(阿米替林、丙咪嗪)、钙通道拮抗剂(尼莫地平、地尔硫草)、β 受体阻滞剂(普萘洛尔、氧烯洛尔)、加巴喷丁、氯硝西泮等也对红斑性肢痛症患者有治疗作用。

(三) 微创介入治疗

1. 腰交感神经节阻滞/毁损术 部分患者可获得持久疗效,但尚需更多数据支持。

2. 神经调控技术 SCS 应用于本病可能会有治疗效果。

第二节 肢端发绀症

肢端发绀症(acrocyanosis),又称手足发绀症,是一种原因不明,以持续性手足远端紫绀、皮肤温度降低而四肢脉搏正常为特征的末梢血管舒缩功能障碍性疾病。根据发病原因可分为原发性肢端发绀症与继发性肢端发绀症。本节主要指原发性肢端发绀症。

一、发 病 机 制

发病机制为末梢血管舒缩功能障碍。原发性肢端发绀症可能与血管神经中枢失调有关。继发性肢端发绀症多见于慢性阻塞性肺气肿、真性红细胞增多症、糖尿病、多种免疫系统疾病及某些恶性肿瘤和病毒感染性疾病。

二、临 床 表 现

(一) 症状

本病多见于青春期女性,表现为四肢末端受凉后颜色变紫、发凉或湿冷、多汗,手指较足趾更易出现。

症状多呈持续性,无麻木及疼痛,在温暖环境或手、足按摩后发绀程度可减轻,但不完全消失,情绪激动或遇冷后加重。

易发生冻疮,可伴发网状青斑,但无肢端溃疡、坏死等营养障碍性改变。

（二）体征

受累的手和足呈红、蓝色花纹状,伴有多汗及轻度感觉过敏或肿胀,患肢动脉搏动良好。

（三）特殊检查

本病无特异性辅助检查,阻抗血流图检查、动静脉超声检查可帮助排除其他疾病。

三、诊　断

典型的肢端发绀症诊断一般不困难,双手和/或双足肢端发绀,局部皮温降低发凉,不伴疼痛、麻木不适,寒冷环境下加重,温热环境下减轻,但发绀不会完全消失,排除可能引起继发性肢端发绀的疾病因素,即可诊断为原发性肢端发绀症。

四、鉴别诊断

（一）雷诺病与雷诺现象

本病是血管神经功能紊乱所致的肢端小动脉痉挛性疾病,一般呈间歇性发作。发病过程有典型的肢端皮肤颜色规律性变化,即苍白-发绀-潮红-正常颜色,此过程中同时伴有局部发凉、麻木、针刺样疼痛等不适,长时间患病可致肢端皮肤营养不良。微循环检查、阻抗血流图检查、激发试验结果为阳性。雷诺现象是继发于原发疾病的雷诺病。

（二）血栓闭塞性脉管炎

血栓闭塞性脉管炎是一种血管闭塞性病变,主要侵犯末梢动脉、静脉,多见于青壮年男性,多有重度吸烟或受寒史,下肢最常受累,往往有间歇性跛行,疼痛异常剧烈。

（三）网状青斑症

主要表现为四肢,特别是双下肢皮肤对称的、持续性斑片状或网状青紫,常伴有麻木、疼痛,患肢动脉搏动良好。

五、治　疗

（一）一般治疗

保持乐观情绪,避免不良精神刺激,积极体育锻炼,注意肢端保暖,防止受冷;戒烟少酒、平时忌食生冷食品;适当局部按摩等可以改善病情。

（二）物理治疗

采用红外线、激光、微波、超声波、超短波、体外冲击波等物理治疗改善微循环。

（三）药物治疗

1. 全身药物治疗　可选用血管扩张药物盐酸酚苄明片、妥拉唑啉等药物治疗,维生素 B_1 和维生素 B_2 亦可以用于治疗。中医辨证论治,给予养血通脉方剂或针灸治疗。

2. 局部药物治疗　局部皮损可外用 10% 樟脑霜、2% 硝酸甘油软膏等,温经散寒中药局部涂搽。

（四）微创治疗

1. 神经阻滞治疗　通过在神经周围注射局部麻醉药物,改善自主神经功能。

2. 交感神经节阻滞　星状神经节阻滞治疗上肢肢端发绀症;腰交感神经节阻滞治疗下肢肢端发绀症,可以单次反复给药或置管持续给药。

3. 硬膜外阻滞（包括骶管阻滞）　根据发病部位选择阻滞节段,可以单次给药也可留置导管持续给药治疗。

4. 神经调控治疗　通过物理电场刺激调节改善自主神经功能。

5. 交感神经节脉冲射频调控治疗　星状神经节调控治疗上肢肢端发绀症;腰交感神经节调控治疗下肢肢端发绀症。可以根据病情多次治疗。

6. 硬膜外 SCS 治疗　必要时可以选择短时程 SCS 调节自主神经功能。根据发病部位选择电极放置节段。

第三节 动脉硬化性闭塞症

动脉硬化性闭塞症是一种发生在全身动脉系统的慢性疾病，本病引起动脉内膜及其中膜发生退行性、增生性改变，使血管壁变硬缩小、失去弹性，从而继发血栓形成，致使远端血流量进行性减少或中断。下肢动脉硬化闭塞症（lower extremity atherosclerotic occlusive disease）引起下肢动脉狭窄、闭塞，进而导致肢体慢性缺血，并最终导致间歇性跛行、静息痛、肢端溃疡和肢体坏疽，常为全身性动脉硬化血管病变在下肢动脉的表现。周围血管疾病中，绝大多数动脉的狭窄、闭塞或者动脉瘤是由动脉硬化造成的。因该病多合并心脑血管疾病，治疗风险大，致残率及致死率高。

一、流行病学及病因

周围血管动脉粥样硬化所致的动脉硬化闭塞（arteriosclerosis obliterans, ASO）是一种高发病。欧美发达地区综合发病率为 1%～10%，本病随年龄的增长，发病率直线上升，北美地区平均每年约有 10 万人次因为此病接受外科治疗。随着饮食结构的改变、人口老龄化以及诊断技术的发展，ASO 也逐渐成为我国中老年人常见的周围血管病之一。国内的调查数据显示，50 岁以上人口，ASO 综合患病率约为 0.74%。

ASO 确切病因尚未明确，可能是多种因素相互作用的结果，包括吸烟、寒冷与潮湿的生活环境、慢性损伤、感染以及自身免疫功能紊乱，三高症、性激素失调、前列腺素失调等因素。ASO 发病部位常见于腹主动脉下端和下肢，尤以下肢的大中动脉为主，特点是狭窄或闭塞呈节段性，局限于动脉分叉处，累及一侧或双侧下肢动脉，病变远端动脉多通畅。

二、发 病 机 制

（一）损伤及平滑肌细胞增殖学说

各种原因造成的动脉内膜损伤是发生动脉硬化的初始条件，损伤的原因很多，包括高血压、血流动力学改变、血栓形成、激素及化学物质刺激、免疫复合物、细菌病毒、糖尿病及低氧血症等。动脉内膜损伤后，刺激平滑肌细胞向内膜移行，随后发生增殖。

在平滑肌细胞增殖过程中，多种生长因子、趋化因子等刺激平滑肌细胞向内膜迁移、增殖、分泌细胞外基质并吞噬脂质，形成平滑肌细胞源性泡沫细胞。这些增殖的细胞形成了大量细胞外基质以及脂质聚积，最终形成动脉硬化斑块。在斑块内的细胞代谢呈现低氧状态，最终导致病变部位发生坏死及炎症。

（二）脂质浸润学说

该学说认为血浆中的脂质在动脉内膜沉积，刺激结缔组织增生，并引起动脉粥样硬化。存在于血浆中的脂质蛋白是脂质和蛋白质结合的复合体，在动脉硬化过程中主要是低密度脂蛋白积聚在动脉内膜中。在该过程中，内皮细胞损伤、通透性增加、脂质转运障碍以及动脉壁内脂质代谢紊乱，均参与了动脉硬化的病变过程。

（三）血流动力学说

在动脉硬化的发病过程中，血流动力学改变及特殊的血管解剖也起到一定的作用，并与动脉粥样硬化斑块的部位存在相互关联。研究显示，动脉硬化斑块主要是位于血管壁的低切力区而不是高切力区，不过湍流对动脉硬化斑块的破裂或血栓形成起到一定作用。动脉硬化的好发部位是分叉处，肾下腹主动脉及髂股动脉，这与其解剖学特点有一定的关系。

（四）遗传学说

遗传学调查显示，本病有家族史者，比一般人群高 2～6 倍，可能是由于遗传缺陷导致细胞合成胆固醇的反馈控制失常，引起胆固醇过多积聚。

三、临 床 表 现

下肢动脉硬化闭塞症临床表现主要是下肢缺血症状，多数为肢体慢性缺血，偶尔可见急性缺血。症状出现的早晚、轻重与血管闭塞的部位、长度以及侧支循环的形成有关。值得注意的是,这种临床表现是一个渐进的过程,症状由轻到重,极少停止在病变的某一阶段。

（一）症状

本病一般多发生于50岁以上的男性人群,一般合并高血脂、高血压和糖尿病以及有吸烟史。

1. 初发症状　最早出现的症状多为肢体畏寒伴肢体发凉,寒冷刺激可使小动脉痉挛引起疼痛,即所谓温差性疼痛。有时可以出现下肢酸痛或沉重感,抬高患肢可诱发体位性疼痛。同时出现下肢,特别是足趾麻木,多主诉下肢有蚁行感。限于特定足趾的冷感、麻木感而非双侧性不适,更提示为肢体缺血。这些症状常不被重视,直至拖延到出现间歇性跛行方来就诊。

2. 间歇性跛行　间歇性跛行是本病典型的临床症状之一,表现为活动之后出现下肢供血不足,从而产生肌肉疼痛、痉挛或疲乏无力,必须停止活动或行走,休息1~5min后才能缓解,再继续行走相同的距离又出现疼痛。从开始行走到出现疼痛的时间称为跛行时间,其行程称为跛行距离。根据病变部位不同,出现跛行的早晚各异。这种跛行的症状可以不是疼痛,而是乏力、酸痛、沉重等表现。随着时间的延长和病情的加重,出现症状的距离会越来越短。有时把间歇性跛行分为三组:第一组为血液供应和需要大致相同,有时轻微活动,其症状得以缓解,但加速运动和登高时疼痛再度出现;第二组为疼痛一旦出现,停止步行便得以缓解,这种疼痛是可以忍受的,也是治疗的最佳时机;第三组为疼痛逐渐增强,常为剧痛,需立即停止步行,治疗需要考虑治疗方案的个体化。

3. 静息痛　病变进一步发展,则出现静息痛,即在患者休息时就存在肢端疼痛,平卧及夜间休息时容易发生。最初在足趾发生难以忍受的疼痛,其后可发展至足底及踝部。疼痛分布的范围各异。一般在患肢末端,不是特殊的神经分布区,特别是夜间容易出现,这种静息痛较为剧烈,严重影响患者睡眠和日常生活。静息痛表明四肢皮肤最低的营养血流也受到限制,除引起组织营养改变外,皮下亦有非细菌性炎症。

4. 足趾溃疡或坏疽　晚期可出现足趾紫绀,皮肤发亮,趾甲变厚、变形等。最终肢体可出现破溃、溃疡,并伴随剧烈疼痛。如果缺血情况仍旧不能得到改善,溃疡会逐渐加重,最终发展为坏疽。溃疡、坏死一般发生于两趾之间、足趾尖及足趾受压部位,向上可累及足部和小腿,一般不超过膝关节。多发生干性坏疽,合并感染者可产生湿性坏疽及中毒症状。

5. 其他症状　病变部位较高者可产生腰痛、阳痿等症状。部分患者可有缺血性神经炎的表现,即感觉神经分布区域出现麻木、烧灼感,由上向下放射到整个肢体的闪电样疼痛,该症状的轻重主要取决于缺血程度和患者痛阈的高低。尚可发生废用性肌萎缩、关节僵直、屈曲挛缩等。

6. 临床分期　临床表现的严重程度可用Fontine分期或Rutherford分期进行划分,以增加临床评价的客观程度,并使各类临床治疗结果之间具有更强的可比性。

（1）Rutherford分期:目前常用的是Rutherford分期,由轻至重分为0~6共七个等级。

1）Rutherford 0级:无临床症状,踏车试验或反应性充血试验正常,无动脉阻塞的血液动力表现。

2）Rutherford 1级:轻度间歇性跛行,完成踏车试验,运动后踝动脉压>50mmHg,但休息时踝动脉压低于约20mmHg。

3）Rutherford 2级:中度间歇性跛行,介于1~3之间。

4）Rutherford 3级:重度间歇性跛行,不能完成踏车试验,运动后踝动脉压<50mmHg。

5）Rutherford 4级:缺血性静息痛,休息时踝动脉压<40mmHg,足背和胫后动脉几乎不能触及,足趾动脉压<30mmHg。

6）Rutherford 5级:小块组织缺损、非愈合性溃疡,局灶性坏疽伴足底弥漫性缺血改变,休息时踝动脉压<60mmHg,足背和胫后动脉几乎不能触及,足趾动脉压<40mmHg。

7）Rutherford 6级:大块组织缺损,超过跖骨平面,足部功能无法保留,其余标准同Rutherford5级。（标准踏车试验在15°斜面上,速度为2英里/h,时间5min）。

（2）Fontaine分期:根据患者症状的严重程度,一般将临床表现分为4期:

1）第1期(轻微主诉期):患者仅感觉患肢皮温降低、怕冷,或轻度麻木,活动后易疲劳,肢端易发生足癣、感染而不易控制。

2）第 2 期（间歇性跛行期）：当患者在行走时，由于缺血和缺氧，较常见的部位是小腿的肌肉产生痉挛、疼痛及疲乏无力，必须停止行走，休息片刻后，症状有所缓解，才能继续活动。如再行走一段距离后，症状又重复出现。小腿间歇性跛行是下肢缺血性病变最常见的症状。

3）第 3 期（静息痛期）：当病变进一步发展而侧支循环建立严重不足，使患肢处于相当严重的缺血状态，即使在休息时也感到疼痛、麻木和感觉异常。疼痛一般以肢端为主。

4）第 4 期（组织坏死期）：主要指病变继续发展至闭塞期，侧支循环十分有限，出现营养障碍症状。在发生溃疡或坏疽以前，皮肤温度降低，色泽为暗紫色。早期坏疽和溃疡往往发生在足趾部。随着病变的进展，感染坏疽可逐渐向上发展至足部踝部，或者小腿，严重者可出现全身中毒症状。

（二）体征

1. 视诊　皮肤色泽苍白或发绀，皮肤萎缩、脱毛等。患肢在发病前或发病过程中可反复发生游走性浅静脉炎。此外，可见长期慢性缺血导致组织营养障碍的改变，比如趾甲变形、肌肉萎缩、关节挛缩。患肢末端严重缺血导致产生干性坏疽，脱落后形成经久不愈的溃疡。有时肢体远端有血栓形成，可出现蓝趾综合征。

2. 触诊　患侧皮肤温度降低，患肢怕冷。患肢的远侧动脉搏动减弱或消失。可有患肢感觉异常的表现。

3. 听诊　动脉狭窄段可以闻及血管杂音。腹主动脉闭塞可在胸部至脐闻及血管杂音，髂总动脉及股总动脉闭塞可在腹股沟区闻及血管杂音。随着狭窄的进展，血管杂音逐渐增强，血管完全闭塞时则血管杂音消失。

（三）特殊检查

1. 伯格征　取仰卧位，患者双下肢抬高，髋关节屈曲 45°~90°，3min 后如果见足部皮肤苍白，则提示供血不全。皮肤颜色变化不明显者，踝关节屈伸负荷运动约 30s，如果患肢，特别是足底苍白即为阳性。

2. 下垂试验　在上述试验基础上再嘱患者坐起，双足自然下垂，健侧皮肤色调 10s 左右恢复正常，>10s 者提示供血不全，>20s 者提示严重供血不全，若转潮红后又出现斑片状紫绀亦属阳性。

3. 足背静脉充盈试验　取仰卧位，双下肢抬高，髋关节屈曲 45°~90°，使下肢静脉排空，再嘱患者坐起，双足自然下垂，正常人足背静脉于 5~10s 内充盈，>10s 提示动脉供血不全，1~3min 提示严重供血不全，3min 以上提示侧支循环不佳，是坏疽的先兆。

4. 指压试验　手指压迫指甲或皮肤后的一过性苍白应于 1~2s 内消失，动脉供血不全者肤色恢复较慢，指压后局部无变化者，提示即将发生坏死。

四、辅　助　检　查

（一）红外热图检查

可显示患肢缺血部位灰度较暗，出现异常的"冷区"，不能用来评估双侧肢体的缺血情况。

（二）节段性动脉收缩压测定

最常用的检测指标为踝部血压（踝部胫前或胫后动脉的收缩压）和踝肱指数（ankle brachial index，ABI），ABI 是指踝部血压与同侧肱动脉血压之比，正常值≥1.0。这两项指标的降低程度与下肢缺血的严重程度一致。缺血性静息痛常发生于踝部血压<40mmHg 或趾部血压<30mmHg 时。踝部血压测定对于判定肢体是否发生缺血性坏疽具有重要意义。总之，ABI 消除了年龄、全身动脉硬化对下肢血压绝对值的影响，能更精确地反映下肢缺血的严重程度。

（三）动脉波形检查

采用多普勒超声血流仪及各种容积描记仪均可对动脉波形加以描记。动脉硬化闭塞症患者，动脉波形发生明显变化。重波消失可以作为早期下肢 ASO 的客观诊断指标之一。

（四）经皮氧分压测定

通过测定局部组织的氧分压，可了解局部组织的血流灌注情况，评价缺血程度，并对患肢截肢平面的选择以及来判断肢端溃疡、伤口的愈合趋势。经皮氧分压过低，提示伤口不易愈合。

（五）彩色多普勒超声

为常用筛查手段,该方法无创、方便且花费较低,为基本的筛查性检查,对治疗的指导意义不大。

（六）CTA

可清晰显示血管走行、形态及管腔粗细,对狭窄部位做出准确判断,是本病的首选检查方法。

（七）MRA

为下肢动脉硬化性闭塞症提供明确的影像学诊断,但对动脉硬化斑块的分辨能力差,容易高估狭窄程度导致假阳性。

（八）动脉血管造影

为本病诊断的金标准,能确切显示病变部位、范围、程度、侧支循环情况,对决定下肢血管重建手术很有意义。

（九）核素灌注扫描

应用铊核素扫描,以 γ 相机计数缺血病变区域背景区的反射活性,若比率>1.75∶1患者,几乎 90% 可获治愈。若比率<1.5∶1患者,极少可治愈。

（十）血管镜检查

血管镜可清晰探知 ASO 早期斑块、附壁血栓、溃疡形成、内膜分层、内膜瓣浮动,20% ~ 30% 血管造影不能发现的重要征象可被血管镜检出。

五、诊 断

依据病史、临床表现、体征,可做出下肢 ASO 的诊断,诊断标准如下:

1. 年龄>40 岁。
2. 有吸烟、糖尿病、高血压、高脂血症等高危因素。
3. 有下肢动脉硬化闭塞症的临床表现。
4. 缺血肢体远端动脉搏动减弱或消失。
5. ABI≤0.9。
6. 彩色多普勒超声、CTA、MRA 和 DSA 等影像学检查显示相应动脉的狭窄或闭塞等病变。

符合上述诊断标准前 4 条可以做出下肢 ASO 的临床诊断。ABI 和彩色超声可以判断下肢的缺血程度。确诊和拟定外科手术或腔内治疗方案时,可根据需要进一步行 MRA、CTA、DSA 等检查。

六、鉴 别 诊 断

（一）腰椎管狭窄症

本病亦可表现为间歇性跛行,容易与下肢动脉硬化闭塞症相混淆,但本病肢体动脉搏动正常,下肢动脉血管检查无狭窄出现,且腰椎 MRI 有明显腰椎管狭窄表现。

（二）血栓闭塞性脉管炎

多见于青年男性,有吸烟史,但一般无高血压、冠心病病史,血脂不升高。在发病过程中,30% ~ 40% 的患者小腿及足部反复发生游走性血栓性浅静脉炎,累及四肢中小动脉,造影的典型表现为中小动脉节段性闭塞,而在病变的动脉之间,可见管壁光滑的正常动脉。ASO 多按 Fontaine 分期逐渐演进,血栓闭塞性脉管炎则迅速出现三、四期表现。

（三）糖尿病所致末梢神经炎和坏疽

单纯 ASO 和糖尿病性动脉硬化闭塞症早期鉴别较困难。糖尿病性动脉硬化闭塞症中期时,两者可以鉴别,例如血糖、尿糖升高,病史多在 5 ~ 10 年,常合并肾病、肝病、视网膜出血、冠心病、脑梗死等。既有 ASO 又有糖尿病性动脉硬化闭塞者,则鉴别十分困难。

（四）急性动脉栓塞

一般是来自心脏、近端动脉壁,或者其他来源的栓子随动脉血流冲入并栓塞远端的分支动脉,常继发于心律失常、心房纤颤。起病突然,出现疼痛、麻木、运动障碍、无脉和苍白的"5P"症状。

（五）关节炎

膝、髋关节炎也可出现小腿或大腿疼痛，在活动时加剧，患者同时伴有关节积液或关节活动受限征象，肢体动脉搏动多正常，X线平片显示关节间隙增宽、狭窄、关节面粗糙等征象，必要时可行关节造影。

（六）腘动脉挤压综合征

由腘动脉和膝部肌肉结构关系先天性发育异常所致，腘动脉受异常肌肉结构压迫，引起狭窄或闭塞。患者多为男性，与吸烟无关。多在青春期至30岁期间发病，表现为突然发生的间歇性跛行，通常由某些紧张活动所引起，有时仅在行走第一步时出现，而在奔跑时并不出现上述症状，病变严重者可能危及下肢存活。动脉造影可以提供诊断依据，表现为狭窄后扩张或腘动脉瘤。

七、治 疗

动脉硬化是一种全身性疾病，应整体看待和治疗，总体原则为改善肢体供血，减轻或消除疼痛，保护下肢和足部免受损伤，提高保肢率及降低截肢率，提高患者生活质量。

（一）一般治疗

主要为病因治疗，针对心血管危险因素的治疗，包括抗高血压治疗、降糖治疗、抗血小板和抗凝治疗。同时戒烟，并进行规律的有氧运动和康复治疗。有规律的有氧运动可增加无痛步行距离和最大步行距离，同时降低血浆胆固醇浓度，降低收缩压。但Fontaine Ⅳ级患者不推荐进行常规运动治疗。

（二）药物治疗

1. 降脂药物 常用有他汀类（如阿托伐他汀）、贝特类（如吉非罗齐）等。

2. 抗高血压药物 治疗原则为小剂量开始，优先选择长效制剂，联合应用及个体化。常用降压药物包括钙通道阻滞剂、血管紧张素转换酶抑制剂、血管紧张素受体阻滞剂、利尿剂和受体阻滞剂五类，以及由上述药物组成的固定配比复方制剂。

3. 降糖药物治疗 糖尿病是动脉硬化发生发展的重要危险因素，对于合并糖尿病的下肢ASO患者，必须控制血糖，血糖目标值为空腹 $80 \sim 120 \text{mg/dl}$（$4.44 \sim 6.70 \text{mmol/L}$），餐后 $120 \sim 160 \text{mg/dl}$（$6.7 \sim 8.9 \text{mmol/L}$），糖化血红蛋白（HbAlc）$<7.0\%$。

4. 前列腺素类药物 可以通过松弛毛细血管前括约肌、改善营养通路内的血液循环从而可提高患肢ABI，改善由下肢缺血引发的间歇性跛行、静息痛以及溃疡等症状。

5. 抗血小板和抗凝药物 主要目的为抑制血小板凝集及血管收缩，改善内皮细胞功能，预防血栓性疾病的发生，从而改善慢性动脉闭塞症引起的溃疡、疼痛及冷感等缺血症状。目前主要的药物有西洛他唑、沙格雷酯等。

6. 其他 主要为镇痛药物的应用，如氨酚羟考酮片、氨酚曲马多片、草乌甲素片等。也可选用钙离子通道调节剂，如加巴喷丁等控制疼痛。NSAIDs应注意相关副反应。

（三）微创介入治疗

1. 腰交感神经节阻滞/毁损术 交感神经兴奋引起血管痉挛，腰交感神经毁损可使下肢血管扩张及开放更多的侧支循环，进而改善下肢血液供应。此种方法对于早期病变有较好疗效，但如果ABI小于0.3，则改善缺血效果不佳，但短期镇痛效果尚可。部分患者也可获得持久疗效，但尚需更多数据支持。

2. 神经调控技术 SCS疗法为本病的有效治疗方法，膝下动脉管腔较细且接近动脉树末梢，远端流出道不良使得保守治疗和交感神经毁损无效，甚至外科重建方法也不能奏效的，而SCS治疗往往能取得较好效果。本治疗方法除能够起到确切的镇痛效果外，尚有避免或延迟截肢的作用。

（四）手术治疗

手术治疗分为动脉旁路移植术和/或腔内治疗，目的均是重建下肢血运，应根据患者的自身情况，个体化选择合理的血运重建方式。无症状或症状轻微的下肢ASO无须预防性血运重建。

1. 腔内治疗 腔内治疗多作为首选的血运重建方法，因为相对手术而言，腔内治疗并发症发生率和死亡率均较低，而且如果治疗失败还可以改用开放手术治疗。治疗下肢ASO的血管腔内技术较多，例如经皮球囊扩张成形术、支架植入、激光成形术、斑块切除术以及用药物溶栓治疗或血栓切除等。

2. 外科开放手术治疗　即血管旁路移植术。手术适应证应严格把握,一般适用于有严重间歇性跛行影响患者生活质量,经保守治疗和/或腔内治疗效果不佳的患者。此外,患者的血管条件也要经影像学系统评估,其流入道和流出道应该适合手术且全身条件能够耐受。成功地施行动脉重建手术对挽救肢体和改善患肢血液循环的作用,非其他疗法所能比。

第四节　血栓闭塞性脉管炎

血栓闭塞性脉管炎(thromboangiitis obliterans,TAO)是发生在中小动静脉的周期性、节段性、非化脓性炎症性血管闭塞性疾病,常伴血栓形成。病变主要累及四肢远端血管,尤以下肢常见。本病的正式名字最早于1908年由Buerger正式提出,因此本病也称作Buerger病。本病多见于男性青壮年,主要表现为患肢缺血、疼痛、间歇性跛行、足背动脉搏动减弱或消失和游走性表浅静脉炎,晚期出现溃疡、坏疽,如果治疗效果不佳,则截肢难以避免。

一、流行病学及病因

TAO在全世界都有分布,精确发病率尚无定论,主要是由于各地发病率相差较大以及与早期的下肢动脉硬化闭塞症较难以鉴别有关。资料显示,本病在中东和远东的发病率明显高于北美西欧。在西欧,患有外周血管疾病的人群中,约0.5%~5.6%诊断为TAO,而在韩国和日本,比例则上升至16%~66%,在印度则上升至45%~63%,在中东则能飙升至80%。近年来女性患病率明显上升,可能与女性吸烟率上升有关。

目前本病病因以及发病机制不明,吸烟被认为是主要诱因,几乎100%的患者都有吸烟嗜好,不吸烟者很少出现典型的TAO。烟草直接损害动脉,可引发针对血管内皮细胞的免疫应答和炎性损伤,导致动脉血流减慢或导致血栓形成。因本病男性患者占据绝大多数比例,因此性激素在TAO发病机制中的作用很早便受到重视。研究显示女性TAO发病率低的原因主要是女性激素对血管的保护作用以及女性激素的防治作用。除烟草及性激素因素以外,近年来关于遗传及免疫系统在本病发病中的作用也受到广泛关注。除此以外,尚有寒冷刺激、营养不良以及血管损伤的因素参与。

二、发病机制及病理生理

TAO主要发病机制不明,但内皮细胞的炎症损伤和功能障碍导致的血管舒张功能受损在本病发生和发展过程中起到关键作用。急性期主要特征是动脉内膜的炎性反应,表现为炎性细胞的浸润以及炎性血栓的形成。炎性细胞以淋巴细胞、浆细胞为主,其次为单核细胞、中性粒细胞、巨噬细胞出现,有肉芽反应,且与新鲜血栓融为一体。亚急性期血栓开始机化,血栓内由巨噬细胞、可溶性纤维蛋白和活化的间质细胞形成的微小脓肿被纤维肉芽肿所代替。在病变初期,内弹力板层完整,结构正常,但中层和外膜均有炎症细胞生成,最后形成全动脉炎和动脉周围炎。随着病变进展,内弹力板肿胀、分离、断裂,甚至消失。在慢性期,动脉急性炎症逐渐消退,机化的血栓导致动脉呈纤维性闭塞。动脉周围广泛的纤维化导致交感神经和感觉神经受到挤压、变性,不仅构成了肢体末梢组织缺血性疼痛的原因,同时又是TAO病变动脉容易发生痉挛的主要机制。

三、临　床　表　现

(一)症状

1. 疼痛　疼痛为本病突出的症状。由于血管痉挛,患肢(趾、指)出现疼痛,呈针刺、烧灼、麻木感。随着肢体动脉狭窄程度加重,会出现间歇性跛行,甚至静息痛。此时疼痛呈持续性,疼痛程度严重,夜间往往更加强烈。患肢抬高后疼痛加重,下垂后则略有缓解。一旦患肢发生溃疡、坏疽、继发感染,则疼痛更为剧烈。

2. 皮肤发凉、皮温降低　患者肢体对冷敏感,会出现肢体皮肤温度降低。

3. 皮肤色泽改变　动脉缺血可致皮色苍白,肢体抬高后更为明显。伴有浅层血管张力减弱而皮肤变薄者,会出现潮红或青紫。

4. 游走性血栓性浅静脉炎 约有半数患者发病前或发病过程中可反复出现游走性血栓性浅静脉炎,可作为血栓闭塞性脉管炎的特征表现。

5. 肢体营养障碍 常表现为皮肤干燥、脱屑、皱裂;汗毛脱落、出汗减少;趾(指)甲增厚、变形、生长缓慢;肌肉萎缩、肢体变细。严重时可出现溃疡、坏疽。

6. 肢体动脉搏动减弱或消失 常见于足背动脉,也可出现在胫后动脉、腘动脉或尺动脉、桡动脉、肱动脉等。

7. 溃疡或坏疽 见于疾病晚期,是肢体缺血的严重后果,常发生于趾(指)端。

8. 临床分期 临床表现的严重程度,国外多采用 Fontaine 四期分期法,国内多采用三期分期法:

第1期(局部缺血期):患者肢体末端皮温降低、怕冷,或有轻度麻木感,可有间歇性跛行的出现。这是下肢缺血性病变最常见的症状。

第2期(营养障碍期):当病变进一步发展而侧支循环建立严重不足使患肢趾跖皮色明显苍白,患者跛行症状加重,跛行距离明显缩短,此期可出现轻-中度的静息痛,表明肢体处于相当严重的缺血状态。长期缺血出现肢体营养障碍的表现。

第3期(组织坏死期):病变继续发展,肢体因长期缺血出现组织坏疽,严重者可出现全身中毒症状。剧烈静息痛是第3期患者最突出的症状。常抱足而坐、日夜难眠、食欲不振、机体耗损、精神恍惚。严重时,患者语无伦次,出现下意识动作。少数坏疽感染严重的患者会出现 Buerger 征:即患足喜凉怕热。即使在寒冷季节,也会伸足于被外或者垂足于床边。

(二)体征

发病时可见患肢皮肤苍白伴有疼痛,抬高患肢后疼痛加重,下垂后略有缓解。也可出现患肢潮红或青紫。足背动脉与胫后动脉搏动减弱或消失。可反复出现游走性血栓性浅静脉炎。大多数患者皮肤干燥,趾(指)甲增厚,疾病晚期可出现肢体溃疡、坏疽。

(三)特殊检查

1. 伯格征 取仰卧位,患者双下肢抬高,髋关节屈曲 45°~90°,3min 后如果见足部皮肤苍白,则提示供血不全。皮肤颜色变化不明显者,踝关节屈伸负荷运动约 30s,如果患肢,特别是足底苍白即为阳性。

2. 下垂试验 在上述试验基础上再嘱患者坐起,双足自然下垂,健侧皮肤色调 10s 左右恢复正常,>10s 提示供血不全,>20s 提示严重供血不全,若转潮红后又出现斑片状紫绀亦属阳性。

3. 指压试验 手指压迫指甲或皮肤后的一过性苍白应于 1~2s 内消失,动脉供血不全者肤色恢复较慢,指压后局部无变化者,提示即将发生坏死。

四、辅 助 检 查

(一)红外热图检查

可显示患肢缺血部位灰度较暗,出现异常的"冷区",不能用来评估双侧肢体的缺血情况。

(二)节段性动脉收缩压测定、动脉波形检查、经皮氧分压测定以及彩色多普勒超声

详见"动脉硬化性闭塞症"章节。

(三)CTA

可清晰显示血管走行、形态及管腔粗细,对狭窄部位做出准确判断,是本病的首选检查方法。

(四)动脉血管造影

能确切显示病变部位、范围、程度、侧支循环情况。本病表现为多呈节段性闭塞,两段之间基本正常,侧支血管呈树根样。

五、诊 断

依据病史、临床表现、体征做出 TAO 的诊断,其中除外其他动脉闭塞性疾病是诊断的关键。诊断标准如下:

1. 绝大多数为青壮年男性,50 岁以前发病。

2. 有吸烟史。

3. 肢体足背或(和)胫后动脉搏动减弱或消失且影像学检查符合 TAO 的表现。

4. 肢体有游走性浅静脉炎的病史和体征。

5. 侵犯肢体中、小动脉,一般为腘下动脉闭塞。

6. 除吸烟外,一般没有其他动脉粥样硬化的危险因素。

7. 除外其他动脉闭塞性疾病,比如 ASO。

六、鉴 别 诊 断

(一) 下肢动脉硬化闭塞症

为 TAO 主要的鉴别疾病。本病患者年龄多大于 50 岁,常伴有高血压、糖尿病、冠心病等,病变部位大多为大、中型动脉,很少侵犯上肢动脉,CTA 显示动脉有不规则的钙化影,无游走性血栓性浅静脉炎的表现。

(二) 糖尿病所致末梢神经炎和坏疽

有糖尿病的特有表现,病史多在 5~10 年,常合并肾病、肝病、视网膜出血、冠心病、脑梗死等,且多并发末梢神经病变,微动脉引起者末梢动脉搏动存在,动脉高位阻塞者有 ASO 的临床特点。

(三) 雷诺病

为血管神经功能紊乱引起的肢端小动脉发作性痉挛,导致肢端局部缺血现象。本病多见于青年女性,遇冷是主要诱因。临床表现主要为苍白、发绀、潮红,局部温度低。治疗原则是保暖,使用血管扩张剂或交感神经阻滞。

(四) 多发性大动脉炎

多见于青年女性,病变常累及多处大动脉,活动期常有低热、红细胞沉降率增快等风湿样全身症状。血管造影显示主动脉主要分支开口狭窄或阻塞。上肢血压低、无脉是最常见体征,腹主动脉和肢体近端常有血管杂音,肢体坏疽者罕见。

(五) 结节性动脉周围炎

本病主要侵犯中、小动脉,肢体可出现类似血栓闭塞性脉管炎的缺血症状,其特点是病变广泛,常累及脏器动脉;皮下有沿动脉走行排列的结节、紫斑、缺血或坏死;常有发热、乏力、红细胞沉降率增快及高球蛋白血症等;确诊常需行活组织检查。

七、治 疗

本病的动脉闭塞多从肢体远端开始,血液流出道条件差且侧支血管建立困难,因此 TAO 的治疗比较困难。本病常有周期性恶化的特点,应用药物治疗效果也较差。治疗原则为控制病变发展和活动,改善肢体供血,减轻或消除疼痛,延迟或者避免截肢,提高患者生活质量。

(一) 一般治疗

主要为坚持 Buerger 肢体位置锻炼和适当的步行活动,促进侧支循环的建立。严格禁烟、防止受凉受潮、避免外伤,加强对足癣、甲癣的防治并坚持用药。有条件者可接受高压氧治疗以及肢体负压疗法,以改善肢体血供。

(二) 药物治疗

主要包括控制急性期症状以及慢性期长期用药两个方面。

1. 糖皮质激素　用激素来控制血管炎症反应,延缓血管病变的进展,但疗效尚未得到广泛的确认。

2. 低分子肝素和尿激酶　用来降低急性期血液高凝状态并降低血液黏滞度,对抗血小板,以防止血栓形成,疏通微循环。

3. 前列腺素类药物　可以通过松弛毛细血管前括约肌、改善肢体供血。

4. 抗血小板和抗凝药物　主要目的为抑制血小板凝集及血管收缩,改善内皮细胞功能,预防血栓性疾病的发生,从而改善慢性动脉闭塞症引起的溃疡、疼痛及冷感等缺血症状。目前主要的药物为西洛他唑、氯吡格雷等。

5. 其他 主要是镇痛药物,常用有氨酚羟考酮片、氨酚曲马多片、草乌甲素片等。也可选用钙离子通道调节剂如加巴喷丁等控制疼痛。NSAIDs 因有心血管、肾脏不良反应的发生,临床上慎用。

(三) 微创介入治疗

1. 交感神经阻滞/毁损术。

2. 神经调控术 主要指 SCS 疗法。

(四) 手术治疗

手术治疗主要为外科开放手术,以进行血管重建,恢复或改善患肢的血供。

1. 动脉转流移植术 动脉转流移植术是治疗 TAO 的积极治疗方式,适用于有满意流出道的患者。由于 TAO 是全动脉炎病变,层次不清,剥脱困难,所以血栓内膜剥脱术很少采用。成功的动脉转流术是应该争取的治疗方法,在多个动脉转流术中以股腘段动脉转流术的成功率最高。但因本病多从末梢动脉的病变开始,有满意流出道者不多,且手术难度较大,手术效果远不尽如人意。

2. 动静脉转流术 此种方式主要适用于远端没有满意流出道不能施行动脉转流移植术的患者。一般采用股腘段或腘动脉-胫腓干静脉或胫后静脉转流术,但此类手术不符合解剖生理,亦有伦理问题待解决。

3. 游离大网膜移植 利用大网膜丰富的血管改善肢体血液循环,大网膜内有丰富的血管,将大网膜游离后移植至下肢缺血区域,与上段正常血管相吻合能够为缺血肢体提供血供,对于没有动脉重建手术指征或者手术失败的患者可考虑施行此手术。

第五节 雷 诺 病

雷诺病(Raynaud's disease,RD),又称"肢端动脉痉挛症",是一种血管神经功能紊乱引起的肢端小动脉痉挛性疾病,主要表现为在寒冷或情绪激动等诱因下发作性手指(足趾)皮肤苍白、发绀,然后变为潮红为特征的一组综合征。以手指指端多见,呈对称性,好发于 20~30 岁之间的女性。

一、病 因

RD 病因目前仍不完全明确,与遗传及环境因素相关。寒冷刺激、情绪激动或精神紧张是主要的激发因素。其他诱因有感染、疲劳等。

二、发 病 机 制

(一) 自主神经功能紊乱

自主神经功能紊乱被认为是常见的 RD 发病的病理过程。应用交感神经阻滞可缓解症状,进一步明确了自主神经与 RD 的相关性。自主神经可能通过释放一系列介质来调节血管张力,包括血管舒张剂、降钙素基因相关肽、神经激肽 A、P 物质、血管活性肠肽和血管收缩剂(肾上腺素能激动剂、神经生长因子)等。

(二) 血管异常

肢端小血管受外界刺激时,血管舒张与收缩功能平衡被打破,血管过度收缩,导致 RD。内皮细胞是连续被覆在全身血管内膜的一层细胞群,能合成和分泌多种生物活性物质,以保证血管正常的收缩和舒张,起到维持血管张力的作用。损伤/活化的内皮细胞都会导致分泌缩血管因子增多或扩血管子减少,造成组织缺血、缺氧。

(三) 血流动力学改变

RD 患者循环血中不仅全血黏滞度和纤维蛋白原水平显著升高,红细胞聚合指数、血流切率、血浆黏度、同型半胱氨酸、纤维蛋白原溶解、血管假性血友病因子均较正常人升高,而红细胞可塑性减低。因此血流动力学的改变在 RD 发生发展过程中可能扮演着一个重要的角色。除此之外,血小板激活、氧化应激、白细胞过度激活也是 RD 发病的血流动力学因素。

(四) 其他机制

自身抗体(如抗核抗体、抗 hn RNP-K 抗体、抗 Sm 抗体等)、基因、激素水平等因素在 RD 发病中均发挥着一定的作用。自身抗体是结缔组织病常见的标志,提示抗体在继发于结缔组织病的 RD 发病过程中扮演一定角色。

总之,RD 发病机制是一个极其复杂的过程,神经、血管和血流因素三者紧密相关,共同参与 RD 发病过程。

三、临　床　表　现

(一) 症状

该病多见于女性,男、女发病比例约为 1∶10。发病年龄多在 20~30 岁,很少超过 40 岁。大多数见于寒冷的地区。好发于寒冷季节,寒冷刺激、情绪激动或精神紧张是主要的激发因素。RD 经典发作的表现有三期:①指(趾)动脉痉挛致血流停止,出现指(趾)苍白,有时变黄和麻木;②血流缓慢恢复,因血氧饱和度低,指(趾)出现发绀;③指(趾)动脉舒张,管腔完全再开放,因反应性充血指(趾)变为潮红,此期可伴有烧灼、跳痛感,然后变为正常颜色。发作结束后,指(趾)可有搏动感和麻木感。一般情况下发作自行终止,或因为回到温暖环境,或将患处浸入温水中而终止,亦可通过揉擦、挥动患肢使发作终止。

(二) 体征

1. 观察患者手指(足趾)颜色的变化。

2. 检查外周动脉或 Allen 试验,排除阻塞性血管疾病。

3. 寻找组织营养不良的迹象,如指甲的变化、有无冻疮、手指(足趾)溃疡等。

4. 寻找其他相关疾病的迹象,明确有无继发性雷诺综合征。

5. 检查双臂血压,有不对称。

四、辅　助　检　查

(一) 实验室检查

提示全身结缔组织疾病的抗核抗体、类风湿因子、免疫球蛋白电泳、补体值、抗天然 DNA 抗体、冷凝球蛋白,以及库姆斯氏(Combs)试验等,应作为常规检查。

(二) 特殊检查

1. 激发试验

(1) 冷水试验。

(2) 握拳试验。

(3) 缚臂试验。

2. 手指湿度恢复时间测定　手指受冷降温后,应用热敏电阻探头测定其恢复至正常温度所需的时间,用来估计手指血流情况,为雷诺征诊断提供客观论据。

3. 手指动脉造影　必要时,做上肢动脉造影,了解手指动脉情况,有助于确定雷诺综合征的诊断。还能显示动脉是否有器质性病变。

4. 血管无创性检查　如激光多普勒血流测定等。

五、诊断及鉴别诊断

(一) 诊断

1. 多发于青年女性。

2. 两侧对称的指或趾出现间歇性苍白、发绀和潮红,温暖后症状缓解。

3. 发作由寒冷或情感刺激诱发。

4. 肢端疼痛表现为灼痛、麻木、恢复过程可感胀痛。疼痛范围一般与神经支配无关。

5. 激发试验阳性。

6. 冻疮可与原发性 RD 并存,手指(足趾)溃疡往往是继发性 RD 表现。患者一般无坏疽,即使有,也仅限于指(趾)尖皮肤。

7. 发作间歇期,疼痛可完全消失,但仍存在于手指或足趾麻木等循环障碍症状。

8. 无其他引起血管痉挛发作疾病的证据。

9. 病史 2 年以上。

10. 有明确的家族史。

对于继发性 RD 患者来说,早期诊断很重要,可以预防病情进一步加剧。

(二)鉴别诊断

1. **手足发绀症**　自主神经功能紊乱所致的血管痉挛性疾病。多见于青年女性,手足皮肤呈对称性均匀发绀。寒冷可使症状加重。常伴有皮肤划痕症或手足多汗等自主神经功能紊乱现象。其病理改变是肢端小动脉持续性痉挛及毛细血管和静脉曲张,需与 RD 鉴别。

2. **网状青斑**　多为女性,因小动脉痉挛,毛细血管和静脉无张力性扩张。皮肤呈持续性网状或斑点状发绀。病变多发生于下肢,偶可累及上肢、躯干和面部。患肢常伴发冷、麻木和感觉异常。寒冷或肢体下垂时青斑明显。在温暖环境中或抬高患肢后,斑纹减轻或消失。

3. **红斑性肢痛症**　病因尚不清楚。病理变化为肢端对称性、阵发性血管扩张。多见于青年女性。起病急骤,两足同时发病,偶可累及双手。呈对称性阵发性严重灼痛。当足部温度超过临界温度(约 33 ～ 34℃)时,如足部在温暖的被褥内,疼痛即可发作,多为烧灼样,也可为刺痛或胀痛。肢体下垂、站立,运动时均可诱发疼痛发作,抬高患肢、休息或将足部露在被褥外,疼痛可缓解。症状发作时,足部皮色呈潮红充血,皮温升高伴出汗,足背和胫后动脉搏动增强。

4. **其他**　如冻疮、Achenbach 综合征、非冻结性冷伤以及正常人在寒冷环境下体表血管暂时痉挛的情况进行鉴别。

六、治　　疗

RD 目前尚无根治性的治疗方法,但是各种治疗措施可以减少发作和减轻发作症状。治疗方法包括一般治疗、药物治疗和手术治疗。继发性 RD,还应当包括原发病治疗和去除损伤因素。

(一)一般治疗

减少寒冷、情绪、工作等刺激,注意保温和避免寒冷接触,严格戒烟。常用热水泡手脚(避免烫伤),经常锻炼,尤其双手双脚,以改善血液循环,减少血管的痉挛。

(二)药物治疗

目前药物治疗仍是主要的治疗手段。

1. **血管扩张药物**　主要为作用于阻力血管的药物,而作用于容量血管的药物无效。钙通道阻滞剂是治疗 RD 最常用的药物。

2. **选择性 5-羟色胺吸入抑制剂**　氟西汀(fluoxetine)是一种选择性的 5-羟色胺再摄取抑制剂,能有效地抑制神经元从突触间隙中摄取 5-羟色胺。在原发性 RD 的女性患者中,冷刺激后皮肤的温度在氟西汀治疗后有明显的改善,但在硝苯地平治疗后变化不大。

3. **抗氧化剂**　RD 发生牵涉到神经、血管、炎症介质和免疫系统,有缺血再灌注损伤,抗氧化剂可以保护血管内膜。有学者比较了普罗布考与硝苯地平在原发性 RD 和继发性 RD 患者中的治疗作用,发现每天给予 500mg 普罗布考能有效地控制 RD 的发作。

4. **其他**　改善血凝状态的药物,如抗血小板药物和改善红细胞变形能力及血浆凝血功能的药物(丹参、己酮可可碱等),有一定的改善症状,对减轻肢体缺血危害有一定的作用。

(三)物理疗法

可用光疗、热疗、按摩、熏洗、体外冲击波等,改善血液循环,调整神经功能。

（四）交感神经调制术

1. CT引导下胸交感神经神经化学毁损术　交感神经阻滞具有一定疗效,下肢病变阻滞腰交感神经节,上肢病变行$T_{2\sim4}$交感神经节连续阻滞或神经调制术。姚明等报道胸交感链调制术可治疗本病:通过CT精准引导,穿刺针到达T_4肋骨小头上缘;所注局部麻醉药液中加入造影剂,CT影像可显示所注药液与相应节段胸交感神经链的位置关系。确认药液流布范围,同时患者肢体出现温度增高3~5℃,脉搏血氧饱和度波形增高等表现,双侧注入无水乙醇2.5~3ml。治疗后多汗症状消失,手掌干燥温暖。经后期随访发现,疗效不够持久,有部分患者1~3年后复发,且若无水乙醇入血会带来严重的并发症。

2. CT引导下胸交感神经射频术　为了进一步提高疗效,降低并发症发生率,有学者设计了新型穿刺路径,以第4肋骨小头前上缘、T_3椎体后外侧的壁胸膜外为穿刺靶点,经第4肋横突关节上缘向背部皮肤拉直线,该线与皮肤的交点为穿刺进针点,测量穿刺深度和穿刺角度,在CT引导下按设计的穿刺路径穿刺至预定靶点,可见穿刺针由椎旁经肋横突关节上缘穿刺至肋骨小头前上缘、椎体后外侧缘,用1.5mA高频(50Hz)、低频(2Hz)电流进行生理测试无脊神经支配区肌肉麻木及抽动后开始射频热凝。该方法疗效显著持久,无严重并发症,创伤小。

（五）手术治疗

对于继发性RD患者来说,神经阻滞或调制无效者,可采用经胸腔镜胸交感链切断术,对上肢病变有确切疗效。

总之,RD可能是原发的疾病,也可能是其他疾病的临床表现,治疗策略应当首先要找出潜在的疾病,针对原发病进行治疗,同时也要减少RD的发生和降低损害严重程度,随着医学检查和治疗手段的不断进步,治疗将更加完善和有效。

第六节　血栓性静脉炎

血栓性静脉炎(thrombophlebitis)是血液在静脉内不正常凝结或伴有非化脓性炎症引起的静脉回流障碍性疾病。病变主要累及四肢浅静脉和深静脉,分为血栓性浅静脉炎和血栓性深静脉炎。

一、发病机制

静脉损伤、静脉壁无菌性炎症或伴有血液高凝状态促使静脉内血液凝集,血栓形成,导致受累静脉回流障碍;深静脉血栓脱落-肺栓塞等。

（一）创伤与刺激导致静脉损伤

1. 手术、创伤、静脉置管或介入诊疗等导致静脉损伤。

2. 静脉滴注高渗溶液和刺激性强的药物等导致静脉损伤。

（二）缺血、缺氧导致静脉壁受损

长期卧床、心衰、腹腔压力增高、下肢静脉曲张引起静脉内血流减慢造成缺血、缺氧致静脉壁受损。

（三）血液高凝状态

烧伤、脱水、休克、妊娠、恶性肿瘤、凝血因子增多等血液高凝状态促使静脉内血液凝集等。

上述发病机制可以单独存在,也可以同时存在,协同作用。

二、临床表现

（一）症状

1. 血栓性浅静脉炎　多发生于上、下肢浅静脉,累及皮下浅表静脉,受累静脉壁有炎症改变,管壁变硬变厚,腔内有血栓但不易脱落。由于静脉回流受阻,静脉远端肢体水肿,受累静脉周围组织及皮肤有炎症改变。

临床所见主要是单独侵犯一条浅静脉。沿病变的浅静脉局部出现疼痛、红肿、灼热,一般病例2~3周后疼痛缓解。但当浅静脉周围出现大片状炎症反应时,则为静脉炎及其静脉周围炎,可伴有发热等全身症状。

胸腹壁血栓性浅静脉炎多见于肥胖妇女,平时缺乏锻炼,上肢骤然用力而引起。于一侧胸腹壁皮下出现硬性索条状物伴有针刺样疼痛,皮肤发红隆起。

2. 血栓性深静脉炎 血栓性深静脉炎的血栓多为血液瘀滞和高凝状态所致,血栓与管壁粘连不牢固,易脱落造成肺梗死,又称为"深部静脉血栓形成"(deep venous thrombosis,DVT)。临床上有些患者以肺栓塞为首发症状。根据发病时间,临床上把 DVT 分为急性期、亚急性期和慢性期。急性期是指发病 14d 以内;亚急性期是指发病 15~30d;慢性期是指发病 30d 以后。

(1)急性下肢 DVT:患肢出现突然肿胀、疼痛,软组织张力增高、皮肤温度增高。严重的下肢 DVT 可出现股青肿,这是下肢 DVT 中最严重的情况,临床表现为下肢极度肿胀、剧痛、皮肤发亮呈青紫色、皮温低伴有水疱,足背动脉搏动消失,全身反应强烈,体温升高。如不及时处理,可发生休克和静脉性坏疽。

(2)慢性期可发展为血栓后综合征:出现患肢的沉重、胀痛、静脉曲张、皮肤瘙痒、色素沉着、湿疹等,严重者出现下肢的高度肿胀、脂性硬皮病、经久不愈的溃疡。

3. 游走性血栓性静脉炎 多发生于青壮年男性,一般认为是血栓闭塞性脉管炎的早期表现或者恶性肿瘤的表现。主要发生在下肢浅静脉,以小腿浅静脉和足部浅静脉为多见。

浅静脉疼痛、红肿等呈游走性、间歇性反复发作。游走性血栓性静脉炎可累及内脏静脉和肢体深静脉。

(二)体征

1. 血栓性浅静脉炎 急性期沿病变的浅静脉局部疼痛、红肿、灼热,常可摸到痛性索状硬条或串珠样结节;静脉远端肢体水肿,受累静脉周围组织及皮肤有炎症改变,患处炎症吸收消退后,局部皮肤遗留色素沉着和无痛性硬性索状物。

2. 血栓性深静脉炎急性期 患肢呈凹陷性水肿、软组织张力增高、皮肤温度增高,在小腿后侧和/或大腿内侧、股三角区及患侧髂窝有压痛。

发病 1~2 周后,患肢可出现浅静脉显露或扩张。

静脉血栓一旦脱落,可随血流漂移、堵塞肺动脉主干或分支,根据肺循环障碍的不同程度引起相应肺栓塞的临床表现。

3. 血栓性深静脉炎慢性期 患肢的沉重、胀痛、静脉曲张、皮肤瘙痒、色素沉着、湿疹等。

(三)特殊检查

1. 血浆 D-二聚体测定 血液中 D-二聚体浓度升高,敏感性较高、特异性差。可用于急性静脉血栓栓塞疾病的筛查、特殊情况下 DVT 的诊断、疗效评估和静脉血栓栓塞疾病复发的危险程度评估。

2. 彩色多普勒超声检查 敏感性、准确性均较高,是 DVT 诊断的首选方法,适用于筛查和监测。连续两次超声检查均为阴性,对于低度可能的患者可以排除诊断,而对于高、中度可能的患者,建议作血管造影等影像学检查。

3. CT 静脉造影 主要用于下肢主干静脉或下腔静脉血栓的诊断,准确性高。

4. MRI 静脉成像 能准确显示髂、股、腘静脉血栓,但不能很好地显示小腿静脉血栓。

三、诊 断

(一)血栓性浅静脉炎诊断

根据患者病史、症状、体征和危险因素,所有血栓性浅静脉炎患者需考虑是否同时合并 DVT。多普勒超声是确诊血栓性浅静脉炎的首选检查,有助于隐匿性 DVT 的诊断。血液检查可确定获得性或先天性高凝状态或转移肿瘤,尤其在非静脉曲张血栓性浅静脉炎。

(二)血栓性深静脉炎诊断

对近期有手术、严重外伤、骨折或肢体制动、长期卧床、肿瘤等病史的患者,出现下肢肿胀、疼痛、小腿后方和/或大腿内侧有压痛时,提示下肢 DVT 的可能性大。实验室检查和影像学检查可明确诊断,以免漏诊和误诊。

四、鉴 别 诊 断

（一）血栓性浅静脉炎鉴别

淋巴管炎肢体有红、肿、疼痛,但红斑性条纹向区域淋巴结扩散;常伴有发热、淋巴结痛或浅表性真菌感染(足癣)。

（二）血栓性深静脉炎鉴别

1. 下肢淋巴水肿　淋巴水肿早期表现为凹陷性水肿,组织张力比静脉血栓引起的下肢肿胀严重,但皮温正常。中晚期淋巴水肿由于皮下组织纤维化,皮肤粗糙变厚,组织变硬呈团块状,一般不出现色素沉着、溃疡。

2. 下肢局部血肿　下肢外伤后,局部形成血肿,也表现为下肢肿胀,由于血肿治疗和静脉血栓治疗相反,需要注意鉴别,血肿有外伤史,肿胀局限,极少累及整个下肢,伴有疼痛,后期皮肤可见瘀斑或皮肤泛黄,彩色多普勒超声检查有助于鉴别。

3. 急性动脉栓塞　动脉栓塞发生在肢体时表现为疼痛、麻木、苍白、厥冷,活动时疼痛加剧,动脉搏动减弱或消失,彩色多普勒超声检查有助于鉴别。

五、治　　疗

治疗原则是抗凝消栓,改善血液循环,消除局部炎症,缓解疼痛,预防血栓脱落导致肺栓塞。

（一）浅静脉血栓性静脉炎的治疗

1. 一般治疗　浅静脉血栓性静脉炎,病情轻者可适当活动,病情重者应卧床休息、抬高患肢、热敷、理疗、局部涂抹中药等,以利于静脉血液回流。

2. 抗炎镇痛治疗　阿司匹林既有消炎镇痛作用又有抗血小板聚集的作用。选用阿司匹林肠溶片、布洛芬等消炎镇痛药物口服。

（二）深静脉血栓性静脉炎的治疗

1. 一般治疗　预防血栓脱落导致肺栓塞。要绝对卧床,抬高患肢,保持大便通畅,避免用力、活动而导致血栓脱落。

2. 抗炎镇痛治疗　阿司匹林既有消炎镇痛作用又有抗血小板聚集的作用。选用阿司匹林肠溶片、布洛芬等消炎镇痛药物口服。必要时可选用醋酸泼尼松片,消除局部炎症。

3. 抗凝治疗　为DVT的早期治疗和基本治疗方法。抗凝药物有普通肝素、低分子肝素、维生素K拮抗剂和新型口服抗凝剂。高度怀疑DVT的患者,如无禁忌,可先抗凝治疗。其他静脉活性药物有黄酮类、七叶皂苷类、类肝素抗栓药物、降纤药物巴曲酶等。

4. 溶栓治疗　急性近端DVT,全身状况好、预期生命>1年和低出血并发症的危险,可立即进行溶栓治疗。常用溶栓药物有尿激酶等。溶栓方法包括导管接触性溶栓和系统溶栓。

5. 手术取栓　出现股青肿时,应立即行手术取栓或机械血栓清除术等治疗。

6. 下腔静脉滤器　对于抗凝治疗有禁忌证或有并发症,或在充分抗凝治疗的情况下仍发生肺栓塞的患者,建议置入下腔静脉滤器。

7. 物理治疗　压力治疗,血栓清除后,患肢可使用间歇加压充气治疗或弹力袜,可促进静脉回流,减轻淤血和水肿,是预防深血栓形成和复发的重要措施。

8. 长期管理　DVT的主要不良后果是肺栓塞和血栓后综合征,甚至导致死亡。DVT患者需长期抗凝等治疗,以防止血栓蔓延和/或血栓复发。血栓后综合征是一种慢性进展性疾病,一般在DVT发病6个月后出现。

第七节　网 状 青 斑

网状青斑症(livedo reticularis,LR)是一种由多种原因引起的皮肤局部血液循环失调性血管疾病。按其发病原因主要分为原发性网状青斑症和继发性网状青斑症两类。原发性网状青斑症多见于正常儿童和青年女性。继发性网状青斑症多继发于自身免疫性风湿病,如结节性动脉周围炎、系统性红斑狼疮、风湿热、类风湿血管炎、皮肌炎等,也可继发于血液黏滞性增高性疾病,如寒冷诱发蛋白血症、真性红细胞增多症、血小板增多症等,偶见于过敏性皮炎、过敏性血管炎、烧伤和辐射热损伤等。其典型症状为皮肤出现持续性青紫色网状变化为临床特征。

一、发病机制

正常皮肤的微循环结构主要由两部分构成:一是与皮肤表面平行的浅丛(乳头下毛细血管祥)和深丛(网状层下的细动静脉);二是垂直于其间的交通支。发病时垂直的细动脉交通支发生痉挛,使平行于皮肤的浅层毛细血管及深层动静脉淤血扩张,血流减缓,在皮肤上出现青紫色网状或树枝状斑纹。若病情反复发生或病程较长,可转为器质性病变,皮肤细动脉因长期痉挛使内膜增生,动脉管腔闭塞,出现局部烧灼样疼痛,最终导致皮肤溃疡形成即网状青斑样血管病(livedoid vasculopathy,LV)。

二、临床表现

(一)原发性网状青斑

多发生在正常儿童和青年女性,网状青斑可发生在躯干及肢体的任何部位,以肢体外露部位,如手、前臂、踝部和小腿多见。患者畏寒,发作时肢体冷感、发胀、疼痛和感觉异常,在寒冷季节发作频繁,温热季节发作少见,肢体下垂时斑纹明显,上举或用手抚摸时,斑纹减轻或消失,发作部位的主干动脉搏动良好,不伴有全身症状。

(二)继发性网状青斑

不如原发性网状青斑那样典型和容易消失,青斑皮肤常有轻度疼痛,水肿和浸润,甚而高出皮肤表面呈条索状,同时伴有某一种原发性疾病的临床表现。

三、辅助检查

目前尚未发现特异性相关辅助检查。原发性网状青斑症,除了体格检查外,实验室检查一般无异常。继发性网状青斑症因其经常伴有另一原发疾病,还应进行相应的辅助检查,如血常规、凝血功能、血沉、CRP、纤维蛋白原、抗核因子、抗DNA抗体、类风湿因子、抗磷脂抗体、免疫球蛋白等。另外,浅表血管的多普勒超声检查也可为检查项目之一。

四、诊　　断

(一)原发性网状青斑

多发生于20~40岁,在躯体或肢体,特别在下肢出现异常感觉,如发凉、麻木等,以皮肤出现持续性青紫色网状变化为主要临床特征,遇寒冷明显,遇热减轻或消失的变化,即可诊断。发生在双下肢的患者,下肢下垂姿势时症状亦明显。温暖环境或抬高患肢时,虽可使青紫减轻,但不能完全消失。不论发生在任何部位,发生部位相应的主干动脉,如上肢的肱动脉、桡动脉,下肢的股动脉、腘动脉、足背动脉、胫后动脉搏动良好,无全身系统性疾病表现。

(二)继发性网状青斑

需要对患者做多方面的病因调查了解,包括全身状态及各系统,如肝肾功能、肺功能、免疫功能、血液相关检查等,询问是否服用过某些药物,如米诺环素、金刚烷胺、去甲肾上腺素或进行过股动脉介入诊断治疗病史,以确定其发病原因,并与原发性网状青斑相鉴别。

五、鉴别诊断

(一)雷诺病

此病多见于女性。多始发于手部,始发于足部罕见。发病时手足冰冷,肤色具有苍白、青紫和潮红三相变化,常伴有麻木针刺感。发作间隙期,指(趾)可有疼痛和酸麻烧灼感。由于长期反复发作,营养障碍,指(趾)端出现浅表性坏死或溃疡,疼痛比较剧烈。皮肤颜色的改变与网状青斑并不同。

(二)　手足发绀

手足皮肤持续呈对称性发绀色,触之湿冷,冬季加重,多发生于青年女性,患肢脉搏正常等为本病特点。

(三)　红斑性肢痛症

红斑性肢痛症是一种以末梢动脉扩张和对温热敏感的疾病,病因不明。临床表现的特点是手足有阵发性红、肿、痛、热四大症状。手足均可发生,但在两足为多见且明显。多呈对称性。足部温度升高时,常感灼痛难忍。因此患者怕热喜凉,常将双足浸在冷水内,以缓解症状。此病与网状青斑症的症状截然不同,故易鉴别。

六、治　　疗

1. 注意防寒保暖,适当锻炼,清淡饮食。
2. 轻症病例,除以上改变生活状态外,适量使用血管扩张剂、α-阻滞剂等治疗。
3. 重症患者,药物等保守治疗无效时,可采用微创 CT 引导下腰交感神经调制术,解除皮肤细动脉痉挛,改善皮肤血供。

第八节　胸、腹主动脉瘤疼痛

胸、腹主动脉瘤疼痛不是单独的一类疾病,而是由胸、腹主动脉瘤突然增大甚至破裂而牵拉周围脏器引起的疼痛综合征。动脉瘤发生的原因很多。各种原因,比如动脉粥样硬化、炎症性疾病(大动脉炎等)、某些先天性疾病、外伤等导致主动脉管壁的质地变差,强度降低,主动脉中层结构被破坏,动脉壁不能承受血流冲击的压力而形成的局限或者广泛性的永久性扩张、膨出。除外伤或者医源性原因导致的以外,发生动脉瘤的患者几乎均有长期高血压病史,提示长期的高强度的血流冲击是动脉瘤发生的关键因素。此外,遗传易感性、免疫因素在动脉瘤发病过程中也起到重要作用。动脉瘤的早期多半引起轻微不严重的胀痛或跳痛,突然出现的撕裂样剧痛多见于急诊,是瘤体突然扩张,濒临破裂的先兆,此类疼痛,发病凶险且容易漏诊,若不及时行外科手术治疗,死亡率极高。

一、发　病　机　制

胸、腹主动脉瘤产生的原因复杂,遗传因素、动脉壁细胞外基质合成及降解失衡、炎症细胞浸润、基质金属蛋白酶表达增加、平滑肌细胞凋亡等一系列因素均参与其中,多个因素导致主动脉壁的变性和炎症引起弹性丧失后呈瘤样扩张,本章节不再赘述。疼痛产生的机制相对简单明了,一般认为是瘤壁张力增加,对动脉外膜和/或后腹膜产生牵引作用,刺激感觉神经系统产生疼痛。也可由瘤体直接压迫邻近脏器或者邻近的躯体神经直接导致疼痛。疼痛在疾病早期可不明显,在动脉壁强度减弱,瘤体突然扩张时,对血管周围感觉神经系统刺激加剧,从而产生剧烈的撕裂样疼痛。

二、临　床　表　现

主动脉瘤分为胸主动脉瘤、腹主动脉瘤或胸腹主动脉瘤,临床表现随动脉瘤的位置不同而有所差异。

(一)　症状

1. 早期症状　大部分主动脉瘤早期无症状,只是在常规医学或影像学检查时偶然发现。通常大动脉瘤或动脉瘤迅速进展时出现症状。

2. 疼痛　胸主动脉瘤最常见的为胸痛,一般不严重,多为胀痛或跳痛,系动脉瘤膨出增大、牵拉或压迫周围组织所引起。腹主动脉瘤患者会出现腹痛,多位于腹部脐周、两肋部或腰部,疼痛性质可为钝痛、胀痛、刺痛或刀割样疼痛。巨大主动脉瘤的瘤体可压迫/侵蚀脊柱、胸骨、肋骨及神经,此时可能出现根性疼痛。突然的剧烈撕裂样疼痛且不随体位变动而缓解,常常是主动脉瘤破裂或急性扩张的特征性表现。胸主动脉瘤急性疼痛为突发的剧烈胸痛或背痛,而腹主动脉瘤疼痛主要为腹部和腰背部疼痛,可能会放射到腿部或臀部两侧,并发休克、面色苍白、腹胀和终末器官损伤的表现。

3. 并发症 主要是邻近脏器压迫症状和器官功能的损害。巨大胸主动脉瘤通常破入左胸腔,但也会破入心包造成心包堵塞,或破入食管引起吐血。巨大动脉瘤也可压迫胸廓内其他器官,如压迫气管或主支气管造成呼吸困难和咳嗽、压迫肺部组织导致胸闷、压迫食管造成吞咽困难、压迫喉返神经造成嘶哑、巨大主动脉根部动脉瘤导致严重主动脉瓣闭合不全而心衰、压迫冠状动脉导致心肌梗死,也可引起上腔静脉压迫综合征和主动脉夹层。腹主动脉瘤并发症包括腹主动脉瘤与下腔静脉之间形成动静脉瘘、腹主动脉瘤与小肠之间形成瘘道而导致胃肠道出血、压迫肠道出现腹泻/腹胀/肠梗阻等,这些均是外科手术的指征。

4. 伴发症状 动脉瘤可合并高血压、冠心病、肾功能衰竭、阻塞性肺病、脑部疾病、截瘫等。动脉瘤突然破裂或急性扩张导致休克。

(二) 体征

体检通常不能发现胸主动脉瘤,偶尔能感觉到胸骨上搏动性包块,偶尔可在背部脊柱区出现叩痛。较大的胸主动脉瘤压迫脊神经可导致相应神经支配区域感觉减退。详细的心血管系统检查可评估胸主动脉瘤的并发症,如主动脉反流、心脏压塞或血栓栓塞现象。必须进行全身体检,发现由胸主动脉瘤引起的终末器官损害的体征。

腹主动脉瘤患者可触到腹部搏动性肿块。大动脉瘤患者要避免深部触诊,以防动脉瘤破裂。听诊可发现腹部血管杂音,以及阻塞性动脉疾患导致的血管杂音,偶尔动脉瘤膨胀阻塞下腔静脉或一支髂静脉,导致单侧或双侧下肢静脉回流受阻和水肿。同时也可出现下肢无脉或肢端冰冷的症状,可能是动脉瘤附壁血栓引起远端栓塞的征兆。

三、辅 助 检 查

(一) 血管超声

为常用筛查手段,该方法无创、方便且花费较低。超声检查是基本的筛查性检查,对胸主动脉瘤没有较大意义,不过是筛选腹主动脉瘤最常用的工具。在血管横向及纵向上均能探测成像,描记瘤体大小,还可以提供瘤壁结构的详细情况,有无动脉硬化斑块及附壁血栓。对直径 4.5cm 以上动脉瘤来说,超声检查是最经济和准确的,但不能评估主动脉分支,因此手术前应用影像学检查明确主动脉解剖结构是必要的。

(二) X 线检查

胸主动脉瘤患者行胸部 X 线检查时能够显示纵隔增宽、气管或支气管位移或异常的主动脉迹象。

(三) CTA

对评估主动脉瘤有很高的敏感性和特异性,可清晰显示血管走行、形态,能够提供动脉瘤的大小、形状及分支,并且可评估血管外出血量和破裂程度,是确诊主动脉瘤的关键检查。

(四) MRA

可准确评估动脉瘤大小,非常适合评估是否影响肾上腺和髂股动脉。可更好地评估主动脉根部、主动脉瓣膜和心包受累情况。

(五) 动脉造影

为侵入性检查,如果有附壁血栓,可能低估动脉瘤大小。此检查大多应用在腔内治疗时的引导中。

(六) 食管内超声检查

非常规检查,一般应用于术中,可显示胸主动脉瘤的情况以及夹层动脉瘤真假腔。

四、诊断与鉴别诊断

动脉瘤早期诊断较为困难,美国预防医学会建议对有吸烟史、65~75 岁男性应进行腹主动脉瘤常规筛查,血管外科学会推荐对有腹主动脉瘤家族史的男性和女性进行筛查。动脉瘤患者一旦出现剧烈疼痛,一般意味着动脉瘤的破裂或急性扩张,只要医师意识到有此类疼痛,那么诊断本病应属不难。主要强调诊断的及时性。突然出现的胸部/腹部剧痛,扪及膨胀性搏动性肿块,听诊时闻及胸/腹部杂音,或/且合并压迫症状,可帮助医师迅速诊断。B超可用于初步筛查,而血管成像/造影可以直接确诊。

一旦血管成像/造影确诊之后,本病通常无需进行鉴别诊断。

五、治　　疗

严格控制血压、血脂和吸烟等危险因素。在小规模的临床试验中,β受体阻滞剂可减缓动脉瘤的增大和破裂风险;其他降压药物,如血管紧张素受体拮抗剂,能减缓动脉瘤的扩张。出现急性疼痛的患者,强调及时控制疼痛,一般选用强阿片类药物并切实降压治疗,一般选择静脉泵入降压药物,如硝普钠。请血管外科会诊,根据患者的症状、动脉瘤大小、并发症或终末器官受累情况,决定治疗策略。

出现疼痛症状的动脉瘤,不论动脉瘤大小均应进行手术治疗。非手术治疗仅适用于以下情况:高龄,有手术禁忌;有伴随疾病,限制短期内进行手术;患其他疾病而致生存期较短者。保守治疗原则为避免剧烈活动,安抚患者情绪,充分镇静/镇痛,切实降低血压。手术治疗包括传统开放手术、腔内治疗/支架技术及杂交手术。一定要根据患者病变的具体情况以及经济情况制定合理的治疗方案,这也是降低胸腹主动脉瘤术后并发症发生率和死亡率的关键,具体手术治疗方式不赘述。胸腹主动脉瘤术后5年综合生存率约为60%。本病预后以及手术死亡率与患者术前状态有密切相关性,破裂性动脉瘤急诊手术的围手术期死亡率明显增加。冠状动脉疾病、明显的COPD和术前肾功能不全会增加手术危险。这些器官存在明显的功能不全,增加了术后器官特有并发症的发生率,而这些并发症的发生增加了手术死亡率。除急诊手术和动脉瘤破裂具有决定性影响之外,与手术死亡率特别相关的是术后并发症。比如术后并发肾功能衰竭者,死亡危险增加6倍,并发截瘫者增加16倍。

第九节　巨细胞动脉炎

一、概　　述

巨细胞动脉炎(giant cell arteritis,GCA),又称为颞动脉炎(temporal arteritis,TA)、颅动脉炎(cranial arteritis),是一种病因不明的自身免疫相关性血管炎,主要累及为主动脉及其主要分支,最长累及椎动脉、锁骨下动脉及颈动脉的颅外分支,包括颞动脉。主要特征是以血管内层弹性蛋白为中心的坏死性全层动脉炎,伴肉芽肿形成,可有巨细胞聚集,纤维素样坏死少见。由于内膜增生血管壁增厚、管腔变窄和阻塞,造成组织缺血。血管病变常呈节段性、多灶性或广泛性损害。典型表现呈颞侧头痛、间歇性下颌运动障碍和视力障碍三联征,最严重的并发症是不可逆的视觉丧失。该病几乎都发生于50岁以上人群,发病年龄在50~90岁之间,平均发病年龄70岁左右。女性发病高于男性,有显著的地域分布,北欧及北美国家发病率最高(17/10万人以上),南欧及地中海国家发病率较低(小于10/10万人),我国缺乏明确的统计数据,但相对发病率较低。

二、临　床　表　现

(一) 全身症状

GCA发病可急可缓,多数在症状出现后数周或数月才被诊断。早期可表现为全身不适、疲劳、乏力、厌食、体重减轻及低热等全身症状。GCA患者往往伴有风湿性多肌痛,会出现颈、肩胛带及骨盆带肌肉疼痛,并伴有晨僵。患者还可能出现外周关节滑膜炎及远端肢体肿胀,伴有凹陷性水肿。发热无一定规律,多数为中等(38℃左右)发热,偶可高达40℃左右。

(二) 头痛

头痛是GCA常见症状。多因颞浅动脉或其他颅动脉受累而出现,约半数以上患者为首发症状。典型的头痛表现为新近发生的、单侧或双侧颞区剧烈疼痛,可为发作性撕裂样疼痛,也可为持续性胀痛,可出现头皮触压痛或可触及的痛性结节,头皮结节如沿颞动脉走向分布,具有诊断价值。颞动脉可出现动脉屈曲、怒张及搏动增强。或者因血管闭塞而导致搏动消失。

（三）眼部症状

双眼大部分血液供应是由经内动脉的分支眼动脉提供，当眼动脉及其分支受累，可出现眼部症状。比如一过性视力丧失（黑蒙）、视物模糊、眼睑下垂、复视等，而这些症状往往是永久性视力丧失的先兆症状，因此及时诊断和正确治疗非常关键。睫状后动脉炎引起的动脉炎性前部缺血性视神经病变是永久性视力丧失的主要原因。另外，视网膜中央动脉及分支动脉闭塞、后部缺血性视神经病变，甚至脑缺血等也可导致永久性视力丧失。失明可以是初发症状，但一般出现在其他症状之后数周或数月。视觉障碍初始可为波动性，以后变为持续性，可呈单侧或双侧。眼肌运动障碍也较常见，可表现为眼睑下垂，向上凝视困难。复视对该病具有很高的特异性，可以由包括脑干、动眼神经及眼外肌的动眼系统中任何部位的缺血性损伤引起。有时可出现瞳孔不等大，或霍纳征。

（四）神经系统症状

神经系统症状并不常见。由于基底动脉系统病变而导致的脑缺血、中风、偏瘫或脑血栓等是 GCA 主要死亡原因之一。前庭听觉症状相对多见，表现为眩晕、耳鸣，或者听力降低甚至丧失，可为单侧或者双侧。由于神经血管病变导致的继发性神经病变，可表现为单神经炎、多神经炎、肢体末梢神经炎等。

（五）心血管系统表现

主要指主动脉及其近端分支受累，尤其在上肢。可累及锁骨下动脉、腋动脉、肱动脉、冠状动脉、胸主动脉、腹主动脉、股动脉等。可出现上、下肢间歇性运动障碍、雷诺现象、血管杂音、动脉搏动减弱或无脉症等。甚至也出现胸主动脉、腹主动脉和主动脉夹层等严重并发症。冠状动脉病变可导致心肌梗死、心力衰竭、心肌炎和心包炎等。

（六）其他头颈部受累

患者可出现下颌跛行，表现为间歇性咀嚼不适、咀嚼疼痛、咀嚼停顿，是由于营养咀嚼肌（咬肌、颞肌、翼内肌和翼外肌）的上颌动脉受累导致的。舌动脉受累会出现舌痛、舌肌运动障碍等症状。舌坏疽和头皮坏死少见。

三、辅 助 检 查

（一）实验室检查

常见贫血及血小板增多，一般为轻到中度正细胞正色素性贫血，血红蛋白降低。白细胞计数通常正常或者略有增高，血小板计数可增多。活动期出现血沉增快及 CRP 升高，两者水平往往平行。少数患者两者会表现为正常。

（二）颞动脉活检

颞动脉活检是诊断 GCA 的金标准，敏感性为 70%～90%，特异性 100%。对于已接受单侧活检的患者，如果首次活检结果为阴性，则应该进行对侧活检。如果双侧颞动脉活检均为阴性而临床上又高度怀疑 GCA，则可以考虑选择其他的活检部位。选择有触痛或有结节感的动脉部位，在局部麻醉下切取颞动脉长度 2～3cm，作连续病理切片。但 GCA 病变呈跳跃分布，颞动脉活检受到所取动脉长度、病变部位的影响，并且活检结果也受到是否接受糖皮质激素治疗的干扰，因此活检阴性并不能排除 GCA 诊断。

（三）影像学检查

为探查不同部位血管病变，可分别采用磁共振血管成像、血管造影、多普勒超声检查以及 PET 等方法。磁共振血管成像和超声为最常用的检查方式。磁共振血管成像用于诊断大血管 GCA，能够帮助确定颞动脉受累的范围，并指导颞动脉活检。

1. 彩色多普勒超声　颞动脉管腔周围暗度低回声晕征（晕轮征）是血管炎症水肿时较特异的指征。颞动脉超声检测出现单侧晕征，诊断 GCA 的敏感度和特异度分别为 68% 和 91%，双侧晕征时则为 34% 和 100%，其他阳性发现还包括血管狭窄和闭塞。近年来，对比增强超声/超声造影在血管炎的检查和诊断上崭露头角，与传统超声相比，其图像质量和清晰度都有明显提高。但是超声检测受到医师个体水平影响较大，一定程度上影响结果的可靠性和重复度。超声检查不能取代颞动脉活检作为评估疑诊 GCA 患者的关键检查。

2. CT 和 CTA　空间分辨度高,可重复性好,方便快捷,在难以进行血管活检的深部大血管等检查中有较明显优势,但伴有辐射损害。

3. MRI 和磁共振血管成像　具有多重组织对比、任意平面成像等特点,对软组织分辨率高。可以较清晰观察到水肿和增厚的血管壁,便于发现血管狭窄、闭塞和动脉瘤。尤其适用于临床症状不典型或者颞动脉活检阴性的患者。但其敏感度受糖皮质激素影响很大,最好在激素应用之前进行检查。

4. PET/CT　PET 主要用于诊断累及胸、腹部大动脉及外周动脉的大血管炎的 GCA 患者。但颞动脉因为位置表浅且管腔直径太小而难以显像。仅有大动脉受累的患者常无特异性症状,并且由于高昂价格和同位素的放射性,PET 临床应用价值受到了一定的限制。

四、诊　　断

颞动脉活检是确诊 GCA 的金标准,镜下可见单核细胞浸润的血管炎,常可见到巨细胞。触诊时颞动脉可能无明显压痛或肿胀,但活检可异常。由于该血管炎常呈节段性病变,因此颞动脉活检长度在 5cm 以上有助于提高诊断阳性率。如果颞动脉活检阴性,目前并没有独立的验证标准判断是否存在 GCA。

目前采用 1990 年 ACR 的巨细胞动脉炎分类标准作为诊断标准:

1. 发病年龄≥50 岁:发病时年龄在 50 岁以上;

2. 新近出现的头痛:新近出现的或出现新类型的局限性头痛;

3. 颞动脉病变:颞动脉压痛或触痛、搏动减弱,除外颈动脉硬化所致;

4. 血沉增快:魏氏法测定红细胞沉降率≥50mm/h;

5. 动脉活检异常:动脉活检标本示血管炎,特点以单核细胞为主的炎性浸润或伴有多核细胞的肉芽肿性炎症。

符合上述五条标准中的至少三条可诊断为巨细胞动脉炎。

五、鉴　别　诊　断

(一) 风湿性多肌痛

GCA 早期可能出现风湿性多肌痛表现,肩部、骨盆带、颈部和躯干疼痛和晨僵。风湿性多肌痛与 GCA 密切相关,约 40%～50% GCA 患者中可发生风湿性多肌痛。反过来,约 15% 风湿性多肌痛患者中可发生 GCA。

(二) 痛性眼肌麻痹

以单侧(少数为双侧)的眼部及眼球后部疼痛,伴有同侧眼外肌麻痹为特征的综合征。一般认为主要是海绵静脉窦、眶上裂或眶尖部的非特异性炎症或者肉芽肿所致。脑部 CT 或 MR 可显示海绵窦双侧不对称或者窦内密度不正常。颈动脉造影可以显示颈内动脉末端不规则狭窄。

(三) 过敏性血管炎

此病主要累及皮肤小血管、小静脉或毛细血管,有明显的皮损,如斑丘疹、丘疹、紫癜、淤斑、结节、溃疡等。

(四) 大动脉炎

侵犯大血管,不直接影响颞动脉或者其他中小型动脉。以女性为主,20～50 岁多见,通常在 40 岁以前出现。GCA 几乎从不累计 50 岁以下人群。大动脉炎中,前部缺血性视神经病变导致的视力丧失也不常见。多数患者动脉炎症状之前先有"缺脉前期"症状,如关节痛和疲劳等。大动脉炎患者血沉可以升高,但没有固定特征,对激素治疗也有反应,但缺乏可预测性。

(五) 肉芽肿性多血管炎(Wegener 肉芽肿)

以上、下呼吸道坏死性肉芽肿、泛发性中小动脉炎及局灶坏死性肾小球肾炎为主要特征。

(六) 结节性多动脉炎

此病主要侵犯中小动脉,如肾动脉、腹腔动脉或肠系膜动脉,很少累及颞动脉。

六、治 疗

为防止失明,一旦疑有巨细胞动脉炎,应立即给予足量糖皮质激素并联合免疫抑制剂(如环磷酰胺)治疗,并尽可能弄清受累血管的部位、范围及程度等,依据病情轻重和治疗反应的个体差异,个体化调整药物种类、剂型、剂量和疗程。

(一)起始治疗

首选泼尼松 1mg/(kg·d),顿服或分次口服。糖皮质激素每天给药 1 次疗效强于隔日给药一次,但每天内分次给药的疗效并不优于每天 1 次的给药。如出现视力丧失等眼部病变,建议静脉甲泼尼龙冲击治疗。标准剂量为静脉给药 1 000mg/d,治疗 3 日后口服治疗 1mg/(kg·d)(最大剂量 60mg/d)。眼部病变反应较慢,可请眼科会诊,必要时进行眼部局部治疗。免疫抑制剂可选用环磷酰胺(CTX)。根据病情可采用 CTX 800~1 000mg,静脉滴注,3~4 周 1 次;或 CTX 200mg,静脉注射,隔天 1 次;或 CTX 100~150mg,口服,每天 1 次。疗程和剂量依据病情反应而定。甲氨蝶呤也是较广应用的药物,一般剂量为 7.5~25mg,每周一次,口服或深部肌内注射或静脉用药。也可使用硫唑嘌呤 100~150mg/d 口服。使用免疫抑制剂期间应注意定期查血常规、尿常规和肝肾功能,避免不良反应。

通常使用糖皮质激素的 24~48h 内,患者头痛等症状会有显著改善。疾病活动度的实验室指标,如红细胞沉降率,通常也会在开始治疗后数日内明显改善。如果充分的糖皮质激素治疗而无明显效果,应再次评价 GCA 诊断的正确性。

(二)维持治疗

经上述治疗 4~6 周,病情得到基本控制,血沉接近正常时,可考虑激素减量维持治疗。通常每周减 5~10mg,至 20mg/d 改为每周减 1mg,减到 10mg/d 之后减量更慢,一般维持量为 5~10mg/d。每天剂量小于 10mg 时,应以每月减少 1mg 的速度逐渐减量。减量维持是一个重要的治疗步骤,减量过快可使病情复发,减量过慢有糖皮质激素不良反应。随着泼尼松日剂量的减少,疾病发作的风险会增加。一般在剂量大于 15mg/d 时,症状很少复发,但低于此剂量时,症状则往往容易复现。因此需要增加糖皮质激素剂量,避免复发,这会导致糖皮质激素治疗时间延长。在每次糖皮质激素减量前,最好行实验室检查(ESR 或 CRP),根据实验室检查结果结合临床症状,综合判断减量的时机。关于免疫抑制剂的减撤亦应依据病情,病情稳定后 1~2 年(或更长时间)可停药观察。血沉虽可作为病情活动的指标,但有时并不可靠,仍须结合临床综合判断。另外,小剂量阿司匹林、血管紧张素受体拮抗剂、他汀类药物等药物可以用于辅助治疗。托珠单抗可能有助于减少糖皮质激素的使用。

七、预 后

GCA 病程为数月至数年,有自限性倾向。其预后随受累血管不同而异。影响大血管者、有脑症状者,预后不良,失明者难以恢复。大多数患者糖皮质激素的应用最终可以减量和停用,但仍然会有一部分患者疾病复发或病程时间较长,需要小剂量泼尼松长期维持治疗。GCA 对患者总体生存率一般没有影响。

第十节 手部血管球瘤

一、发 病 机 制

发病机制还不清楚,可呈常染色体显性遗传。血管球是位于皮肤中一种正常结构,是小动、静脉之间的短路,有丰富的神经末梢,是交感神经及感觉神经末梢。血管球在肢体末梢较多,尤其是在手掌侧、足跖侧及手指足趾甲下分布较多,正常血管球大小约 1mm,有调节体温作用,与出汗有关。血管球内有血管球细胞,是一种内皮细胞,外被很薄的胶原网包绕,为何转变成瘤,机制不清楚。血管球瘤为直径 2~3mm 圆形肿物,包膜完整,色深红或暗紫。剖开瘤体有血液流出,则肿瘤呈暗灰色。镜下无特殊改变,只是血管球细胞及无髓鞘神经纤维显著增多。多为单发。多见于 20~50 岁女性,病因不清楚,可能与外伤有关。

二、临 床 表 现

手部血管球瘤多发生于指甲下,具有典型的"三联征",即间歇性剧痛、难以忍受的触痛及疼痛有冷敏感性。甲床部位血管球瘤可通过指甲看到肿瘤处呈蓝色或紫色,局部的指甲可因肿瘤压迫而发生弧度改变。疼痛多集中于患处,少有肢体近端放射。疼痛与温度联系紧密,过冷或过热均会加重疼痛。

三、体 格 检 查

(一) Love 试验

用火柴棒或大头针的尾部触压可疑部位,自肿瘤的周围触压,逐渐向中心移动,触到肿瘤表面的皮肤时,立即出现疼痛和患手自主的回缩。

(二) 冷敏感试验

将可疑部位用酒精喷雾喷洒或浸入冷水中,出现疼痛者为阳性。

(三) 透光试验

患者在暗室内,光源置于指腹下,因肿瘤阻碍光线的透射会产生红色的小团块,故可确定肿瘤部位和估计其大小。

四、辅 助 检 查

(一) X 线检查

可见血管球瘤压迫末节指骨造成指骨压迹,或显示界限清楚、无硬化的囊肿样改变,但骨缺损的发现率不到 30%。

(二) 超声检查

可见轮廓清晰、包膜完整的低回声肿物,瘤体内及周边血流丰富。

(三) MRI

对软组织有良好的分辨率,在识别率方面优于其他影像学检查方法,对血管球瘤敏感性、特异性和阳性预测率分别为 90%、50% 和 97%。

五、诊断与鉴别诊断

(一) 诊断

根据血管球瘤典型临床特点(三联征、Love 试验等试验结果阳性和辅助检查),诊断并不困难。由于临床对手部血管球瘤缺乏正确的认识,仍导致对部分患者的误诊误治。所以最可靠的血管球瘤诊断方法是详细的病史采集与临床表现相结合。

(二) 鉴别诊断

1. 手外伤后形成的神经瘤　也具有典型的触摸痛、放射痛、冷刺激痛等症状,但创伤性神经瘤有明确的外伤史,发病部位位于伤指残端指神经所在的瘢痕组织内。

2. 雷诺病　阵发性四肢肢端对称的间歇发白与紫绀为其临床特征。

六、治　　疗

血管球瘤一经确诊应早期手术治疗,完整切除瘤体是本病有效的治疗方法。指骨上有压迹者应彻底搔刮干净,以免复发。切除肿物后,甲床无缺损者可用 7/0 号线直接缝合,缺损大于 1cm² 者可行断层甲床片移植术。所有操作均应在 5~10 倍显微镜下进行,以免复发,并使甲床得到良好的外观修复。在防止复发方面,术中复合射频热凝治疗可能有意义。

七、康复和预后

因肿瘤体积小,手术比较困难,可因切除不彻底,或未找到肿瘤组织,导致术后易复发。因此手术中一定要注意勿用锐刀剥离,以免切破肿物,使肿瘤组织残留,必要时可在放大镜、显微镜下操作,用细镊提起肿瘤,用眼科剪刀边分离边剪,使包膜及瘤体完全游离取出,避免术后复发。

（宋涛 王云霞 姚明 刘金锋 孙涛 董道松）

参考文献

［1］ ALNAMI A,ALKHAYAL N,ALKHODAIR R. A rare manifestation of systemic sarcoidosis with livedo reticularis-like eruption in a pediatric patient:A case report［J］. JAAD Case Rep,2019,5(4):392-394.

［2］ ALPERSTEIN A,FERTIG R M,FELDMAN M. Septic thrombophlebitis of the internal jugular vein,a case of Lemierre's syndrome［J］. Intractable Rare Dis Res,2017,6(2):137-140.

［3］ AMROCK S M,ABRAHAM C Z,JUNG E,et al. Risk factors for mortality among individuals with peripheral arterial disease ［J］. Am J Cardiol,2017,120(5):862-867.

［4］ BARNES P,CHAPMAN C,FETT N. Painful subcutaneous nodules in a patch of livedo reticularis［J］. International journal of dermatology,2017,56(3):e44-e6.

［5］ BELCH J,CARLIZZA A,CARDENTIER PH,et al. ESVM guidelines - the diagnosis and management of Raynaud's phenomenon［J］. Vasa,2017,46(6):413-423.

［6］ HERRICK A L,MURRAY A. The role of capillaroscopy and thermography in the assessment and management of Raynaud's phenomenon［J］. Autoimmun Rev,2018,17(5):465-472.

［7］ HERRICK A L. Therapeutic implications from the pathogenesis of Raynaud's phenomenon［J］. Expert Rev Clin Immunol, 2017,13(7):723-735.

［8］ LOW S A,ROBBINS W,TAWFIK V L. Complex management of a patient with refractory primary erythromelalgia lacking aSCN9A mutation［J］. J Pain Res,2017,10:973-977.

［9］ MANN N,KING T,MURPHY R. Review of primary and secondary erythromelalgia［J］. Clin Exp Dermatol,2019,44(5): 477-482.

［10］ THAM S W,LI L,EFFRAIM P,et al. Between fire and ice:refractory hypothermia and warmth-induced pain in inherited erythromelalgia［J］. BMJ Case Rep,2017,2017:bcr-2017-219486.

［11］ VILLIGER P M,ADLER S,KUCHEN S,et al. Tocilizumab for induction and maintenance of remission in giant cell arteritis:a phase 2,randomised,double-blind,placebo-controlled trial［J］. Lancet,2016,387:1921.

［12］ WOLLINA U,KOCH A,LANGNER D,et al. Acrocyanosis-A Symptom with Many Facettes. Open Access Maced J Med Sci, 2018,6(1):208-212.

［13］ 刘延青,程志祥,林建. 疼痛病学诊疗手册-内脏与血管性疼痛病分册［M］. 北京:人民卫生出版社,2017.

［14］ 刘延青,崔健君. 实用疼痛学［M］. 北京:人民卫生出版社,2013.

第四十七章　代谢性疼痛病

第一节　骨质疏松症

骨质疏松症是一种以骨量低下、骨微结构损坏,导致骨脆性增加,易发生骨折为特征的全身性、代谢性骨骼系统疾病,多见于绝经后妇女和老年男性。骨质疏松症可分为原发性骨质疏松症和继发性骨质疏松症。原发性骨质疏松症又分为绝经后骨质疏松症(Ⅰ型)、老年性骨质疏松症(Ⅱ型)和特发性骨质疏松(包括青少年型)三大类。继发性骨质疏松症是由任何影响骨代谢的疾病和/或药物导致的骨质疏松,如营养缺乏性疾病、肿瘤、长期糖皮质激素的应用等导致的骨质疏松症。

一、临　床　表　现

(一) 疼痛

最常见的症状,患者可有腰背酸痛或周身酸痛,疼痛沿脊柱向两侧扩散,负荷增加时疼痛加重或活动受限。

(二) 脊柱变形

身长缩短、驼背多在疼痛后出现。脊柱椎体前部几乎多为松质骨组成,而此部位是身体的支柱,负重量大,严重的骨质疏松症易导致椎体前缘压缩变形,脊柱前倾,形成驼背。

(三) 骨折

最严重的并发症是一种低能量或者非暴力的脆性骨折(图 47-1-1)。

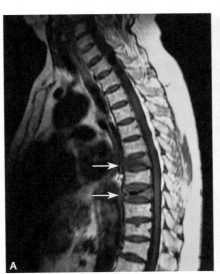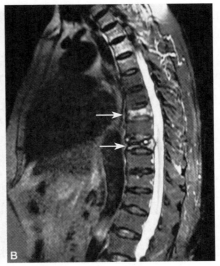

图 47-1-1　MRI 示胸椎 T_7 和 T_9 压缩性骨折(A、B 分别为 T1 和 T2 像)

二、体　格　检　查

重点检查骨与关节,观察外形有无变化、步态有无异常、四肢活动如何、功能有无障碍、脊柱屈伸旋转是否正常、有无压痛点、痛点是否固定、疼痛有无放射、压痛与活动有无关系等。若有骨折或陈旧性骨折,应检查骨折部位、骨折愈合情况、是否遗留下后遗症及骨折上下端的关节活动度有无影响等。

三、辅 助 检 查

（一）双能 X 线吸收法（dual-energy X-ray absorptionmetry, DXA）

DXA 测定值是目前全世界较公认的诊断骨质疏松症的金标准。临床上推荐的测量部位是 $L_{1~4}$ 椎体和股骨颈。T 值≥-1.0 为正常，-2.5<T 值<-1.0 为骨量减少（低骨密度），T 值≤-2.5 为骨质疏松（图 47-1-2）。

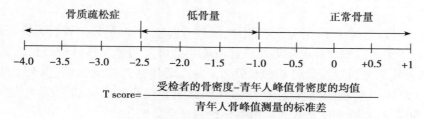

$$T \text{ score} = \frac{受检者的骨密度-青年人峰值骨密度的均值}{青年人骨峰值测量的标准差}$$

图 47-1-2　骨质疏松症的诊断

T 值用于表示绝经后妇女和大于 50 岁男性的骨密度水平。儿童、绝经前妇女以及小于 50 岁男性的骨密度水平建议用 Z 值表示：Z 值 =（测定值-同龄人骨密度均值）/同龄人骨密度标准差。

（二）定量超声测定法

对骨质疏松的诊断也有参考价值。

（三）X 线摄片法

对骨质疏松症所致各种骨折进行定性诊断和定位诊断的一种较好的方法。

四、诊断与鉴别诊断

（一）诊断

临床上用于诊断骨质疏松症的通用指标是发生脆性骨折和/或骨密度低下。在无骨折时，对绝经后妇女、60 岁以上男性行 DXA 检查骨密度，采用 T 标准值。

（二）鉴别诊断

骨质疏松症可由多种病因所致，在诊断原发性骨质疏松症前，要排除其他影响骨代谢的疾病。

1. 内分泌代谢疾病　常见引起继发性骨质疏松症的内分泌代谢疾病有甲状旁腺功能亢进症、长期未控制的甲状腺功能亢进症、性腺功能减退症、1 型糖尿病等。

2. 结缔组织病　多种结缔组织病均可引起骨质疏松。系统性红斑狼疮、类风湿性关节炎等结缔组织病本身可因某些炎症因子异常，增加破骨细胞活性，引起骨质疏松。

3. 消化系统疾病　胃肠道手术后及肝脏和胰腺的疾病均能影响骨健康相关营养物质的吸收，常导致继发性骨质疏松；炎性肠病常常伴有免疫异常，炎症因子可增加骨吸收活性、降低骨密度。

4. 肿瘤性疾病　如多发性骨髓瘤、白血病、肿瘤骨转移等，都可以出现不同程度的骨质破坏，骨骼疼痛。

5. 神经系统疾病　多种原因所致的偏瘫、截瘫、运动功能障碍及肌营养不良症等，由于肌肉收缩能力下降，患者活动明显减少，可能导致严重的骨质疏松。

6. 药物或毒物　引起骨质疏松的药物包括糖皮质激素、免疫抑制剂、肝素、抗癫痫药、抗癌药等，其中糖皮质激素诱发的骨质疏松症最常见。

五、治　　疗

骨质疏松症的治疗核心是早诊断、规范治疗，降低危害。

（一）基础措施

1. 调整生活方式　富含钙、低盐和适量蛋白质的均衡膳食；充足日照，规律运动；戒烟、限酒；慎用影响骨代谢的药物及采取防止跌倒的各种措施。

2. 骨健康基本补充剂　骨健康基本补充剂主要为钙剂和维生素 D，其中碳酸钙含钙量高，吸收率高，易溶于胃酸。

（二）药物治疗

包括抗骨吸收药物、促进骨形成药物以及一些多重机制的药物。

1. 抗骨吸收药物　如双膦酸盐类、降钙素类、选择性雌激素受体调节剂及雌激素类。双膦酸盐类药物为焦磷酸盐的稳定类似物，能抑制破骨细胞功能，降低骨转换，从而促进骨量的增加。降钙素能作用于破骨细胞上的特异性降钙素受体，通过抑制破骨细胞的活性阻止骨量丢失，增加骨量。选择性雌激素受体调节剂及雌激素类同样作用于破骨细胞，抑制其活性。

2. 促进骨形成药物　甲状旁腺激素是当前促进骨形成的代表性药物，对骨代谢的调节表现出双重性。间断小剂量可促进骨形成，而持续给药可引起破骨加快，导致骨丢失。

3. 其他药物　如地舒单抗、云克、锶盐、活性维生素 D、维生素 K_2（四烯甲萘醌）、中成药等均可用于治疗骨质疏松症。

（三）外科治疗

复位、固定、功能锻炼和抗骨质疏松治疗是治疗骨质疏松性骨折的基本原则，对于确需手术者，要充分考虑骨质疏松性骨折骨质量差、愈合缓慢等不同于一般创伤性骨折的特点。经皮椎体成形术和后凸成形术适用于新鲜不伴脊髓或神经根症状、疼痛严重的椎体压缩性骨折。根据患者病情可酌情采取特殊内固定或外固定材料、自体或异体骨移植等治疗。

六、预　防

人的各个年龄阶段都应当注重骨质疏松的预防。婴幼儿和年轻人的生活方式都与骨质疏松的发生有密切联系，应注意合理膳食，尽量摆脱导致骨质疏松的各种"危险因子"。中老年人除积极改善饮食和生活方式外，坚持钙和维生素 D 的补充，可预防或减轻骨质疏松。而对退行性骨质疏松症患者应积极进行抑制骨吸收，促进骨形成等药物治疗，还应加强防摔和防绊等措施。

第二节　卟　啉　症

卟啉症（porphyria），也称紫质症，是多种原因引起的血红素生成过程中不同酶的缺陷造成的卟啉及其前体（如 δ-氨基乙酰丙酸和胆色素原）过度增加的一组代谢性疾病。临床上按有无急性发作将卟啉症分为：①急性卟啉症：包括 ALA 脱水酶缺陷型卟啉症、急性间歇性卟啉症、遗传性粪卟啉症及变异型卟啉症；②非急性卟啉症：包括迟发性卟啉症、先天性红细胞生成性卟啉症及红细胞生成性原卟啉症。迟发性卟啉症是卟啉症中最常见的一型，发病率 1.4~3.5：100 000。发病年龄多在 40 岁以上，60% 为男性。

一、发　病　机　制

遗传因素或后天因素可引起血红素合成过程中某些酶的缺陷（图 47-2-1），导致体内卟啉或卟啉前体含量过多，后者对波长为 400nm 左右的光线极为敏感，可因光毒反应引起细胞损伤并出现光感性皮损。红细胞生成性原卟啉症为常染色体显性遗传，系亚铁螯合酶缺陷所致；迟发性卟啉症系尿卟啉原脱羧酶缺陷所致，可为遗传性或获得性。

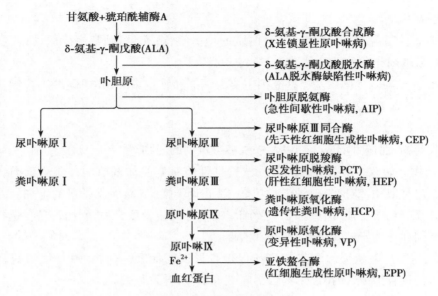

图 47-2-1　血红素合成途径

二、临 床 表 现

红细胞生成性原卟啉症多于 3～5 岁内发病,男性多见。表现为曝光 5～30min 后,曝光部位出现烧灼感、针刺感或痒感,数小时后出现红斑、水肿,偶尔发生水疱、血疱和紫癜,长期反复发作可出现皮肤增厚呈蜡样、瘢痕形成以及色素沉着或减退斑(图 47-2-2),口周出现放射状萎缩性纹理(假性皲裂)。一般无全身症状,少数患者可有畏寒、发热以及恶心等症状。原卟啉可在肝细胞和胆囊中积聚,造成胆石症和不同程度的肝损伤。

(一)迟发性卟啉症

可分为获得性(PCT Ⅰ 型)和遗传性(PCT Ⅱ 型),好发于成人曝光部位。特征性皮损为皮肤脆性增加、表皮下水疱、多毛以及色素沉着(图 47-2-3)。手和腕部等处因脆性增加,轻微外伤即可导致多发性无痛性红色糜烂,用手指刮划可刮去患部皮肤(Dean 征)。此外,可有硬皮病样皮损、瘢痕性秃发、甲剥离、耳郭营养不良性钙化等。肝脏可发生不同程度损害。

(二)先天性红细胞生成性卟啉症

先天性红细胞生成性卟啉症(Gunther 病)多于出生后短时间内发病,临床表现类似于重症 HEP。卟啉水平愈高,症状也愈为严重。反复发作后形成的瘢痕使手指、手及面部发生严重的残毁畸形(图 47-2-4)。少数患者发生眼部损害甚至失明。成人患者还可出现伴发畸形的严重溶骨性改变,如指骨缩短、多发性骨折等。本病患儿可出现多毛等特征性改变。另外,眼部可出现畏光、角膜炎、角膜溃疡、巩膜病变等损害,严重者可导致失明。该病其他系统受累包括脾大、溶血性贫血、生长发育迟缓以及神经、骨骼系统症状。

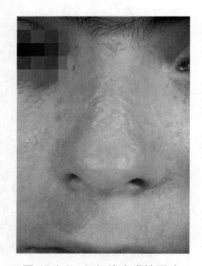

图 47-2-2　红细胞生成性原卟啉症患者鼻子上的蜡状增厚和细微的线状瘢痕;上唇有一个浅的圆形瘢痕

(三)急性皮肤卟啉症

急性卟啉症包括 ALA 脱水酶缺陷型卟啉症、急性间歇性卟啉症、变异型卟啉症及遗传性粪卟啉症。除 ALA 脱水酶缺陷型卟啉症外均为常染色体显性遗传。青春期后发病。发病率约为 0.1～1∶100 000,其中急性间歇性卟啉症发生率最高。低于 10% 的急性卟啉症患者会出现急性发作,余 90% 被称为"无症状"携带者,急性发作包括各种神经和/或精神症状以及胃肠表现:感觉异常、肌肉疼痛、高位截瘫、焦虑、精神失常、腹痛、呕吐、腹泻、高血压、心动过速、意识丧失、呼吸肌瘫痪、昏迷等,致死率可高达 10%。

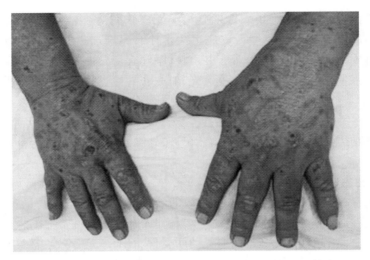

图 47-2-3 迟发性卟啉多囊性水疱和破裂的大疱在红斑基底上，在双侧前臂和双手背侧有散在的粟粒

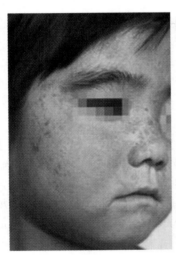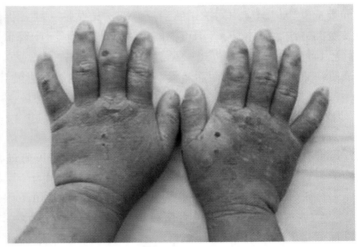

图 47-2-4 先天性红细胞生成性卟啉症：面部多毛、凹陷性瘢痕、肢端残毁畸形、关节屈曲受限

三、实验室检查

红细胞生成性原卟啉症患者红细胞、血浆和粪中原卟啉增加；迟发性卟啉症患者尿卟啉明显升高，24h 排出量大于 1 000μg，高于正常 15～20 倍，血浆卟啉增加，红细胞内卟啉正常，胆色素原(卟胆原)正常。先天性红细胞生成性卟啉症可见红细胞、尿液、粪便中尿卟啉 I 和粪卟啉 I 明显升高。

四、组织病理学

各型皮肤卟啉病具有类似的组织病理改变，即真皮乳头血管周围、真皮深层及附属器周围均匀嗜酸性玻璃样物质沉积，后者 PAS 染色阳性。

五、诊断与鉴别诊断

卟啉症临床少见，光敏性皮肤损害(分布部位、皮损特点)、凹陷性皮肤瘢痕是重要临床诊断线索。进一步行血、尿、粪便的卟啉或者卟啉前体物质检查有助于诊断。目前各型卟啉症致病基因基本明确，生化检查、基因检测有助于卟啉症不同类型之间的鉴别。

卟啉症需与牛痘样水疱病、着色性干皮病、获得性大疱性表皮松解症、类脂蛋白沉积症等具有相同临床表现的疾病鉴别。牛痘样水疱病为 EB 病毒感染相关性皮肤病,无多毛,无尿布红染、红牙等卟啉沉积和排泄表现,血、尿标本卟啉正常。着色性干皮病患儿常伴有逐渐加重的雀斑样皮损,常伴有畏光表现。类脂蛋白沉积症可表现面部凹陷性瘢痕,但常合并声嘶,眼睑有特异性串珠样皮损。获得性大疱表皮松解症皮损需与迟发性卟啉症鉴别,病史、病理、免疫荧光、血尿卟啉检查等可协助两者鉴别。

六、预防及治疗

皮肤型卟啉症患者均需注意避光保护,穿长衣、长裤,外涂遮光剂、防晒霜等。防晒是卟啉病有效的预防手段。

(一)先天性红细胞生成性卟啉症

骨髓或者造血干细胞移植目前被认为是本病有效的治疗方法,但临床需衡量利弊,一般建议应用于合并严重贫血需依赖反复输血缓解症状的患者。对于本病脾大合并溶血性贫血的患者,可考虑脾切除,改善症状。通过口服 β 胡萝卜素、羟氯喹提高本病对光的耐受性,具有一定疗效。活性炭被报道可能通过减少卟啉的吸收,促进排泄而发挥治疗作用。

(二)红细胞生成性原卟啉症

口服 β 胡萝卜素,通过清除自由基,提高患者对日光耐受性,但也有文献报道作用有限。2014 年欧洲药品管理局批准欧盟组织应用阿法诺肽治疗。阿法诺肽是一种 α 促黑素类似物,通过皮下植入方式,总计给药 3 或 5 次的方法治疗本病,显示可提高患者对光的耐受性,降低光毒性反应,改善光暴露后皮肤刺痛等不适,提高患者生活质量。α 促黑素类似物为一种结合在黑素受体-1 的一种十三肽,可以在非紫外线照射下提高表皮内真黑素的含量,而后者具有光保护作用。该方法最常见的副作用为头痛、恶心、鼻咽炎、背痛等。其他治疗,如光疗,旨在通过紫外线照射增加表皮黑素含量,提高患者对光的耐受性而发挥作用。

(三)迟发性卟啉症

改善生活习惯,避免可能的诱发因素,如药物、饮酒等,同时注意避光防护。放血疗法和/或口服氯喹/羟氯喹治疗可能有效。其中放血疗法更适用于血色病或者铁负荷过多的患者,而合并严重贫血、严重心肺等基础疾病的患者为放血疗法禁忌证。该方法主要作用机制为清除肝脏内铁负荷和酶抑制剂,恢复酶的活性。具体为每 1~2 周放血 450ml/次,直到血清铁临近正常值下限水平或者血红蛋白下降至 120g/L 以下。一般 2~3 次放血,皮肤症状即可有所改善,实验室检查排泄物中卟啉含量下降常晚于临床症状的改善。小剂量羟氯喹 100mg 有一定疗效,症状缓解中位时间一般为 6 个月左右。该方法尤其适用于不能耐受放血疗法或者放血疗法使病情缓解后的序贯治疗。

血浆置换可用于本病,合并肝炎者可联合干扰素 α 治疗。一些络合剂或者去铁胺等可降低血清铁水平,对本病起到一定帮助。有研究使用地拉罗司(一种口服铁螯合剂,被批准用于治疗慢性铁超负荷病)治疗迟发性皮肤卟啉症得到了不错的疗效。

卟啉症目前无特效治疗方法,需与患者强调光防护,并注意长期随访。

第三节 烟酸缺乏症

烟酸缺乏症,又名尼克酸缺乏病、癞皮病、粗皮病、陪拉格病,是由于烟酸(又称维生素 B_3)或其前体色氨酸缺乏所致的,以皮肤、胃肠道及神经系统症状为特征的综合征,临床上表现为皮炎、腹泻、痴呆,常称为"3D"征。

一、流 行 病 学

本病发生于各年龄组,男多于女,国内以中青年女性为多,好发于春夏季,有复发倾向。烟酸缺乏症曾在欧洲以玉米为主食的贫困地区流行达两百多年,在发达国家仅见个例报道,而在某些贫穷或者遭受战乱的发展中国家仍有小范围流行。在我国,中华人民共和国成立前本病多出现在以玉米为主食的北方地区,目前随着人民生活水平的提高,烟酸缺乏症患病率大大降低。

二、病因及发病机制

烟酸,又名维生素 P、维生素 B_3,可直接从食物中摄取或由色氨酸转化而来。烟酸在动物肝脏、瘦肉、家禽类及豆类中含量丰富,食物中约 60mg 色氨酸在维生素 B_2 和 B_6 存在下转变为 1mg 烟酸。人体内色氨酸主要有两个来源,其中由组织蛋白质分解产生的占 2/3,另外 1/3 则从食物中获得,色氨酸在乳蛋类中含量丰富。各类谷物中烟酸和色氨酸的含量都较低。烟酸与色氨酸两者中有一者缺乏便可导致烟酸缺乏症的发生。

(一) 病因

1. 原发性烟酸缺乏症　饮食中烟酸或色氨酸摄入不足。在以玉米为主食的贫困地区,烟酸缺乏症可呈流行趋势,因为玉米中虽然含有烟酰胺,但多以结合形式存在,不为消化道所吸收,同时亮氨酸含量多,抑制色氨酸合成烟酸。

2. 继发性烟酸缺乏症　继发性烟酸缺乏症是由于食物中烟酸充足但某些疾病或其他情况限制了其摄入、吸收及加工处理,包括酗酒、神经性厌食、精神异常引起食欲不振、类癌综合征、胃肠疾病、某些遗传代谢缺陷、长期服用药物等。长期大量饮酒致慢性酒精中毒时,肝脏对烟酸利用不充分;酗酒者胃肠道损害,摄食减少;酒精本身的氧化需要消耗 NAD 和 NADP,从而增加烟酸的消耗,导致烟酸缺乏。

(二) 发病机制

1. 皮肤中尿刊酸缺乏　尿刊酸存在于表皮角质层内,在保护皮肤免受 UVB(紫外线的一种)的损伤方面起重要作用。皮肤中尿刊酸的缺乏导致表皮缺少光保护因素,致使 UVB 介导的光敏感发生;尿刊酸浓度降低,皮肤吸收 UVB 的能力也下降,DNA 损害加重。

2. 犬尿氨酸堆积　犬尿氨酸是色氨酸-烟酸代谢的中间产物之一,含有共轭双键,在受到适量光照后可引发光敏反应。当犬尿氨酸生成过多时,体外培养的细胞可发生光溶血,犬尿氨酸可能是潜在的 UVA(紫外线的一种)介导的光敏剂,可致光毒性反应。烟酸的缺乏可使犬尿氨酸堆积,从而诱发光毒性反应。

3. NAD/NADP 缺乏　烟酰胺是生成 NAD 和 NADP 的前体。NAD 和 NADP 在紫外线引起的表皮损伤修复中起重要作用。因此,NAD 和 NADP 的缺乏,将削弱机体光修复能力,导致光敏感。烟酸缺乏症的光敏感是 NAD/NADP 缺乏所致的表皮修复过程减慢。

三、临 床 表 现

本病早期可有乏力、消瘦、食欲减退、情感淡漠等,但均缺少特异性。进一步发展,临床上可出现皮炎、舌炎、肠炎、精神异常和周围神经炎。典型表现为皮肤损害、胃肠症状、精神症状,即皮炎、腹泻及痴呆,常称为"3D"征,但三者同时出现少见。

(一) 皮肤损害

烟酸缺乏症患者可出现以下 4 种类型的皮损:

1. 光敏性皮损　光敏性皮损最具特征性,好发于光暴露部位,如双手背、面部、颈部、双上肢及双足背部,皮损境界清楚,对称分布,春夏季加重,冬季减轻,初起为水肿性红斑、水疱,急性期似晒斑,经较长时间后可变成棕黑色。手背最易受累(77%~97%),呈红斑性、光敏性皮疹,伴有灼痛,可出现皮肤水肿,部分患者可发展为水疱、大疱,水疱大疱破裂后遗留结痂,皮损发展为棕红色或棕黑色,粗糙增厚,出现鳞屑和色素沉着,部分可出现手套、袜套样损害。掌跖部可出现疼痛性裂隙。发生面部的红斑可在三叉神经分布区域分布,类似于红斑狼疮的蝶形红斑,但眼睑和耳部很少受累。面部皮损往往与其他部位皮损同时出现。部分患者颈部可出现分界清楚的领圈样条带状皮损,即所谓"Casal 项链征"。足部经常受累,并常常侵及小腿的伸侧和屈侧而形成靴子样损害。

2. 会阴部皮损　表现为阴囊和会阴部红斑。口腔和阴道可出现疼痛性裂隙、溃疡及萎缩,但生殖器部位及口腔黏膜处 Hartnup 病和药物所致的烟酸缺乏症均未见此处的皮损。

3. 骨突出部位皮肤增厚及色素沉着　烟酸缺乏症患者骨突出部位皮肤增厚及色素沉着,皮损发展缓慢,且在 Hartnup 病或药物所致的烟酸缺乏症患者无类似表现。

4. 面部脂溢性皮炎样改变 烟酸缺乏症患者面部脂溢性皮炎样改变主要发生在鼻翼、前额、头皮、面部和颈部。通常在毛囊口有轻微的黄色带鳞屑的皮损,酷似脂溢性皮炎。

以上4种皮损,推测可能与烟酸缺乏症患者相伴随的其他维生素(包括维生素 B_1、B_2、B_6、维生素 C)、锌等缺乏有关。

(二)消化系统症状

最初可表现为舌和口腔的酸痛,食欲不振、消化不良及腹痛。当出现恶心、呕吐和腹泻时提示舌炎和肠炎加重。大便呈水样,或带有黏液或混有血迹,也有混有消化不良食物。50%患者可见到腹泻、胃炎、十二指肠酶和胃酸缺乏。

(三)神经和精神系统症状

患者早期可出现疲劳、抑郁、易激惹、焦虑、注意力不集中,甚至出现幻觉、妄想、情感淡漠、定向障碍、痴呆、意识模糊、震颤、谵妄或肢端感觉异常和多发性周围神经炎。烟酸缺乏症可由精神失常引起,精神病患者往往有厌食症,但也可导致精神失常。因此一些以精神症状为表现的烟酸缺乏症患者往往易被误诊。特别要注意的是,烟酸缺乏症可没有皮疹和胃肠道症状而单纯出现神经系统症状。当患者出现记忆力丧失、精神失常时,表明患者已经进入脑病阶段。在极少数情况下,患者也可因脑桥中央髓鞘溶解而致死。

(四)皮肤组织病理

烟酸缺乏症患者皮损部位及无症状的皮肤,活检组织病理均示角化过度,因而提示烟酸缺乏症的皮肤病变为角质代谢的紊乱。本病的最初皮损包括炎症反应,可伴随或不伴随大疱或水疱的形成,类似于湿疹,在疾病早期,角质层上方出现空泡样变,这一点似乎对烟酸缺乏症、肠病性肢端皮炎、表皮松解坏死性游走性红斑有诊断意义。在湿性陪拉格病中,表皮上部可见裂隙并有水疱形成,随后可出现表皮过度增生、过度角化及全层色素增加。角质层可见色素颗粒,真皮内胶原纤维水肿及血管扩张。后期可出现表皮萎缩、表皮突变扁、皮肤纤维变性、皮脂腺萎缩等。

四、辅 助 检 查

(一)实验室检查

目前尚无技术可直接检测血中烟酸的浓度,主要是测定烟酸代谢产物 N-甲基烟酰胺量,健康人摄入适宜膳食,24h 尿液 N-甲基烟酰胺排量平均约 7.5mg。判定烟酰胺的营养状况最好进行饱和试验,方法为口服烟酰胺 50mg,如每 4h 尿液中 N-甲基烟酰胺排泄量在 0.5mg 以下,即表示烟酰胺缺乏。其他检查还有贫血血清白蛋白降低、蛋白尿和管型、肠道黏膜形态和功能异常、电解质紊乱等。

(二)心电图检查

烟酸缺乏症患者心电图 Ⅰ、Ⅲ、aVF 和 V1~V5 导联上呈现 ST 段水平压低,T 波倒置变化,心电图的这一改变在口服烟酸片后可消失。

五、诊断与鉴别诊断

(一)诊断

烟酸缺乏症诊断主要根据病史、典型的皮肤表现和 24h 尿 N-甲基烟酰胺量测定,相对容易确诊。

(二)鉴别诊断

1. 蔬菜日光皮炎 有食用蔬菜、泥螺等光感性食物史,损害以弥漫性、实质性水肿最多见,可有紫癜、瘀斑、水疱、糜烂和溃疡,无皮肤粗糙、色素沉着、也无消化、神经系统症状。

2. 接触性皮炎 有接触史,皮损发生于接触部位,无皮肤粗糙、色素沉着及消化、神经系统症状,停止接触致敏物并给予抗过敏治疗,病情迅速好转。

3. 光感性药疹 有用药史,无皮肤粗糙和色素沉着,一般无消化、神经系统症状,停致敏药物并给予抗过敏治疗有效。

六、治　疗

1. 积极寻找病因,并及时纠正,避免日晒和饮酒,如酗酒者教育其戒酒,神经性厌食者予以心理疏导。

2. 烟酸是常见的治疗药物,但可能引起刺痛感、瘙痒、潮红等症状,已开发出可以通过在柜台购买的缓释制剂,烟酸缓释剂可每天给药一次,引起潮红概率较小。但常用烟酰胺治疗,因其不会引起潮红等症状,推荐每天300mg烟酰胺,分次服用,共3~4周。

3. 同时应补充B族维生素(B_1、B_2、B_6、B_{12})、铁剂及动物蛋白、鸡蛋、牛奶、蔬菜等纠正营养不良。

4. 皮炎可根据皮损类型,选择不同剂型的外用药物,如皮肤保护剂、角质松解剂,也可加用遮光剂。腹泻者注意纠正电解质和注意维持体液平衡。

第四节　焦磷酸钙沉积症

焦磷酸钙沉积症是一种由焦磷酸钙(calcium pyrophosphate,CPP)沉积于软骨及其周围组织,如肌腱、韧带、关节囊、滑膜等部位而引起的关节病,常见于60岁以上的老年人,女性发病比率高,男:女为1:2~3,可表现为无症状型、急性和慢性炎症性关节炎等症状。急性焦磷酸钙沉积症常累及单关节,临床表现类似痛风;慢性焦磷酸盐沉积症可累及多关节,临床表现可类似骨关节炎或类风湿性关节炎。

一、发病机制

焦磷酸钙沉积症的发病机制目前尚不完全清楚,但软骨细胞外基质CPP晶体形成是疾病的基础。CPP晶体产生后通过多种机制介导组织损伤,可以激活NLRP3炎性小体和激活细胞外中性粒细胞引发炎症;CPP晶体对软骨细胞和滑膜细胞也有直接分解代谢的作用,引起破坏性的基质金属蛋白酶和前列腺素的产生;CPP晶体沉积在关节软骨可改变软骨的机械性能,诱发或加速关节损伤。

遗传因素也是造成家族性焦磷酸钙沉积症的主要原因。5号染色体和7号染色体上的基因突变,可导致焦磷酸盐通道基因(ANK基因)表达的蛋白活性增高,使细胞外焦磷酸盐水平升高,促进焦磷酸盐结晶的形成。一些代谢性疾病,如低磷酸酯酶症、甲状旁腺功能亢进、血色沉着病和低镁血症,也是焦磷酸钙沉积症的危险因素。

二、临床表现

(一) 无症状型

此种类型临床上无任何症状,但在影像学中可见软骨钙化,关节抽液中可见CPP晶体。

(二) 急性型

CPP晶体在关节软骨及滑膜中累积引起严重反应,临床表现为关节及其周围组织出现红、肿、热、痛,与急性痛风性关节炎和化脓性关节炎类似。最常受累的是膝关节,其次是腕关节、踝关节等。约半数患者可伴有全身症状,包括发热、寒战等。手术或严重疾病,如中风、心肌梗死可引发急性关节炎发作。急性期通常为自限性,可持续几天或几周,间歇期可无症状。

(三) 慢性型

此型最常见,表现为慢性进行性关节炎,并可伴偶发急性感染表现。依据临床特点可分为"假类风湿性关节炎"型和"假骨关节炎"型。"假类风湿性关节炎"型临床表现为多关节疼痛和轻度肿胀,常见于近端指间关节和掌指关节,呈现对称分布,伴有晨僵和红细胞沉降率升高。少部分患者(约10%)可伴有低滴度的类风湿因子阳性。"假骨关节炎"型临床表现与骨关节炎类似,患者关节进行性退变,主要累及膝关节、掌指关节、肩关节、腕关节等多个关节。慢性焦磷酸盐沉积症病程一般可持续数月,严重者会造成关节变形。

(四) 其他类型

有的疾病类型症状类似神经性关节病,尽管没有潜在的神经系统疾病,如糖尿病周围神经病变、脊髓空洞症等,却在相对较短的时间内引起明显的关节损伤,患者会出现严重的疼痛性单关节炎,通常涉及膝关节。此外,晶体沉积于脊柱韧带和间盘,如沉积于 C_2 椎体周围组织而引起的急性严重颈部疼痛、发热和高水平的炎症标志物;焦磷酸钙晶体沉积症亦能够产生风湿热和精神病样症状,临床表现还可类似于强直性脊柱炎。

三、辅 助 检 查

（一）实验室检查

1. 血液中血钙、磷正常、碱性磷酸酶等指标正常。急性期血沉和 CRP 常升高。

2. 焦磷酸钙沉积症常与某些代谢障碍疾病有关,应常规检查血清镁、血清铁、铁蛋白和铁结合力;血尿酸和甲状腺功能（TSH、T_3、T_4）测定。

3. 关节液检验　关节液是渗出液,外观通常浑浊或血性,黏滞度较正常值下降,白细胞数升高,有80%以上为中性粒细胞。关节液内含 CPP 晶体,晶体呈杆状或菱形。急性炎症期 CPP 晶体在白细胞内,急性炎症后期细胞内外均有,而慢性炎症期 CPP 晶体则在白细胞外。需对关节液做细菌染色和培养,以除外排除感染性积液。

（二）影像学检查

1. X线

（1）钙化:软骨钙质沉积最常累及纤维软骨（如膝关节半月板、腕部的三角骨和耻骨联合）,其次是透明软骨（如膝关节、盂肱关节和髋关节骨）。X线表现为与软骨下骨平行的、但又与后者并不相连的粗线状的高密度影。通常只累及单侧 1 个关节,以膝关节最常见。

（2）关节病:基本表现类似于骨关节炎,包括软骨缺失、软骨硬化、囊肿和骨赘形成等（图 47-4-1）。

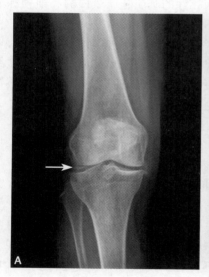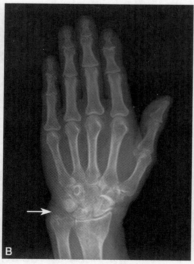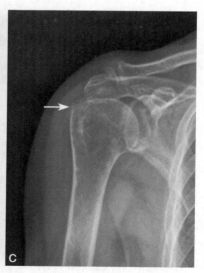

图 47-4-1　X线下可见软骨钙质沉积,箭头所示

2. 超声　超声对软骨钙化的诊断具有高特异性和良好的敏感性。焦磷酸钙晶体在超声下表现为透明软骨内的薄的高回声带和纤维软骨中的高回声亮斑（图 47-4-2）。

3. CT　CPP 晶体可以沉积于寰横韧带造成齿状突关节周围组织钙化,导致"齿状突加冠综合征",CT是对此综合征诊断的金标准。CT 表现为齿状突上方或周围出现大小不一、高密度、不规则的钙沉积影,犹如齿突戴上了一顶皇冠（图 47-4-3）。

4. MRI　MRI 是评估疼痛关节的首选影像学检查方法,但对组织钙化成像并不敏感。疾病累及椎管和脊髓时,可行 MRI 检测。

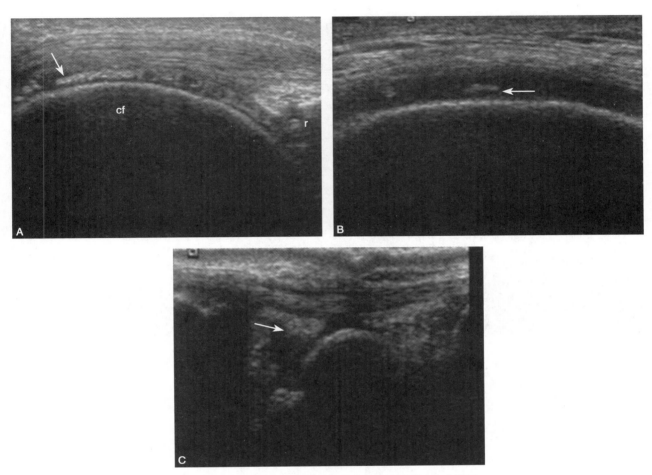

图 47-4-2　超声下可见透明软骨中的高回声带,箭头所示

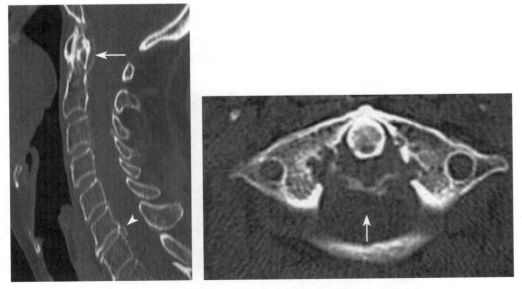

图 47-4-3　CT 下可见 CPP 晶体沉积导致的齿状突加冠综合征

四、诊　断

　　焦磷酸钙沉积症的临床表现多样,易与其他疾病混淆。主要依据临床症状进行诊断。放射线下软骨钙化可进一步证实焦磷酸钙沉积症的诊断。诊断的金标准是关节滑液中发现焦磷酸钙晶体,光学显微镜下可表现为针状、长菱形或平行六边形晶体(图 47-4-4)。在偏振光显微镜下焦磷酸钙晶体表现为弱双折射,甚至无双折射(图 47-4-5),而尿酸盐结晶则呈强双折射图像。

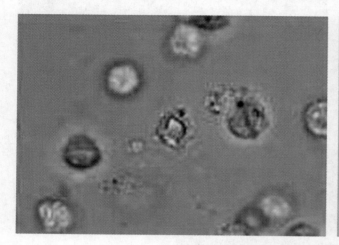
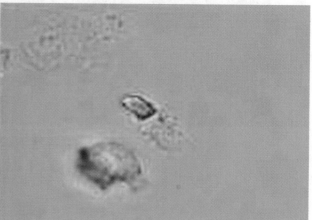
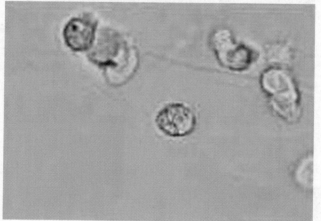

图 47-4-4　显微镜下 CPP 晶体的不同形状(1 000×)

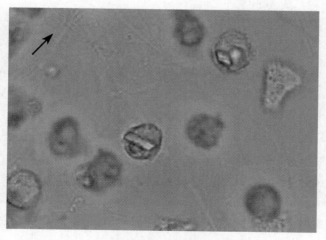

图 47-4-5　补偿偏振光显微镜下的 CPP 晶体(1 000×)

五、鉴 别 诊 断

（一）痛风关节炎

痛风关节炎主要累及手足小关节，并伴关节软骨下穿凿样骨质侵蚀、破坏，放射线下无软骨钙化，可用于鉴别。此外，痛风关节炎关节内滑液可见尿酸盐晶体，该晶体与 CPP 晶体在偏振光显微镜下的表现不同，尿酸盐结晶呈强双折射（图 47-4-6）。

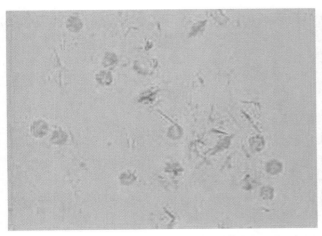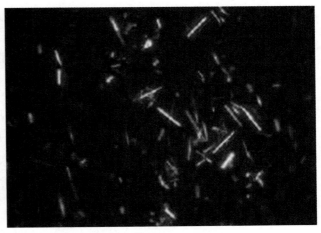

图 47-4-6　尿酸盐晶体在普通光显微镜（左侧）和偏振光显微镜（右侧）下的表现（400×）

（二）骨关节炎

当疾病累及膝关节、肩关节等部位时，需与骨关节炎鉴别诊断。症状上类似，放射线平片和关节滑液检测可用于鉴别诊断。

（三）类风湿性关节炎

慢性焦磷酸钙沉积症常累及腕关节和掌指关节。从症状上来说，慢性焦磷酸钙沉积症除了可累及腕关节和掌指关节，也可累及髋关节、肩关节、膝关节等近端关节，而类风湿性关节炎以远端关节受累为主。X 线下软骨钙化表现可以用来鉴别两者。类风湿性关节炎血液检查，如类风湿因子通常为高滴度，抗环瓜氨酸抗体阳性，可用于鉴别。

六、治 疗

（一）无症状型焦磷酸钙沉积症

无须治疗。

（二）急性焦磷酸钙沉积症的治疗

1. 一般治疗　休息和冰敷可减轻疼痛。

2. 药物治疗

（1）NSAIDs：包括非选择性 COX 抑制剂，如洛索洛芬片、吲哚美辛等，也可以使用选择性 COX-2 抑制剂，如依托考昔、塞来昔布等。NSAIDs 对急性爆发性疼痛有效，也可预防急性关节炎的发作。

（2）秋水仙碱：可与 NSAIDs 类药物联合应用治疗急性关节炎，对于没有严重肝肾功能损害的患者可每天口服低剂量（0.6~1.2mg）秋水仙碱，减少急性发作的频率。

（3）糖皮质激素：糖皮质激素是 NSAIDs 和秋水仙碱使用禁忌患者的首选药物，用于减轻急性关节炎的疼痛和关节腔炎症。口服糖皮质激素是泼尼松或甲基强的松龙，最适用于严重多关节发作的患者，通常推荐使用短程、逐渐减量的口服糖皮质激素，亦可选择非胃肠道途径，如肌内注射或静注治疗。

（4）甲氨蝶呤：甲氨蝶呤有抗炎作用，同时有免疫抑制作用。当使用上述治疗方法无效或有禁忌时，可口服低剂量（5~20mg/周）甲氨蝶呤治疗。该药物也可以用于预防急性发作。

（5）IL-1 受体拮抗剂：当使用传统治疗方法（NSAIDs、秋水仙碱和糖皮质激素）无效或有禁忌时，可 IL-1 治疗，同时可以用于预防急性发作。

3. 关节腔注射治疗 急性单关节焦磷酸钙沉积症患者，首选关节腔内糖皮质激素注射。如有关节积液，可行关节液抽吸，减轻关节内压力，同时有诊断价值。

（三）慢性焦磷酸钙沉积症的治疗

1. 治疗目的 缓解症状，保持并改善关节的功能。

2. 治疗方法

（1）一般治疗：学会使用关节的正确方法、适度地提高肌力和张力，从力学上减轻关节的压力和磨损，稳定并改善关节的状况。

（2）药物治疗：所用药物与急性焦磷酸钙沉积症类似。

1）NSAIDs：口服低剂量的 NSAIDs 可降低急性关节炎发作的频率。但长期应用可有消化道和肾脏损害。

2）秋水仙碱：一般从小剂量开始应用，可降低急性关节炎发作的频率。

3）糖皮质激素：对于口服秋水仙碱或 NSAIDs 无明显效果的患者，可口服低剂量（5~10mg/d）的强的松。

4）羟氯喹：具有免疫调节和抗炎的作用，对慢性焦磷酸钙沉积症的治疗有一定益处。

5）甲氨蝶呤：低剂量（5~10mg）甲氨蝶呤对慢性关节炎有良好的临床效果。甲氨蝶呤不仅是免疫抑制剂，还有抗炎作用。

6）IL-1 受体拮抗剂：IL-1 受体拮抗剂通过竞争性抑制 IL-1 而阻断 IL-1 的生物活性，从而减轻炎症反应，可用于焦磷酸钙沉积症的治疗和预防。

7）镁剂：镁剂可以溶解焦磷酸盐晶体并抑制晶体产生。

（3）关节腔注射：包括关节腔注射甾体类激素和玻璃酸钠注射液。可减轻炎症、润滑关节和营养软骨。

（4）手术治疗：关节严重病变的患者，可能需要关节置换。

此外，对于伴有其他潜在疾病的患者，比如甲状旁腺功能亢进、低磷酸盐血症、低镁血症或甲状腺功能减退症，需进一步针对原发病治疗。

第五节 痛 风

痛风（Gout）是由尿酸单钠晶体沉积在关节或非关节组织中引起的一组代谢性疾病，其临床特征为血清尿酸增高、反复发作的急性关节炎、痛风石、关节畸形和相关关节损伤、肾功能受损等。本病出现于世界各地，由于地域、民族、饮食习惯的影响，痛风患病率差异较大，并随年龄及血清尿酸浓度升高和持续时间而增加。我国痛风发病集中于发达和沿海地区，患病率为 1%~3%。

一、发 病 机 制

目前该病的病因尚不明确。

（一）高尿酸血症

目前将血尿酸>420μmol/L（7ml/dl）定义为高尿酸血症。尿酸（uric acid）为嘌呤代谢的终产物，主要由细胞代谢分解的核酸和其他嘌呤类化合物以及食物中的嘌呤经酶的作用分解而产生。体内 37℃ 时尿酸的饱和浓度约为 420μmol/L（7ml/dl），超过此浓度，尿酸盐形成结晶沉积在多种组织，包括肾脏、关节滑膜，引起组织损伤。根据尿酸形成的病理生理机制，高尿酸血症可以分为尿酸生成增多和尿酸排泄减少两大类。

（二）尿酸生成增多

1. 摄入过多富含嘌呤的食物（动物内脏、肾脏、海鲜、红肉、酒精等），导致内源性的嘌呤产生过多，引起尿酸的增高。

2. 伴性遗传的嘌呤代谢缺陷,如磷酸核糖焦磷酸合成酶活性增强和次黄嘌呤核糖核酸转移酶活性降低,将影响人体重新合成嘌呤的速率,引起嘌呤产生过多、高尿酸血症和高尿酸尿症。

3. 嘌呤代谢的增强也可以引起高尿酸血症,包括白血病、恶性肿瘤细胞毒性药物化疗后、溶血、横纹肌溶解等导致细胞转换减速、增殖性疾病、细胞死亡增多等。

4. ATP 分解加速也可产生大量的嘌呤。

(三) 尿酸排泄减少

血清尿酸由肾脏和肠道中的尿酸转运蛋白调节,特别是 GLUT9(SLC2A9)、URAT1(SLC22A12)和 ABCG2。某些药物和物质可以作用于这些转运蛋白从而抑制尿酸的排泄,如水杨酸(阿司匹林)、富含果糖和葡萄糖的饮料和酒精等。

(四) 痛风

原发性痛风多为先天性,由遗传因素和环境因素共同致病,环境因素主要包括富含嘌呤的饮食,绝大多数为尿酸排泄障碍,有一定的家族易感性,但其相对影响还有争议。继发性痛风主要由肾脏疾病、药物、肿瘤化疗和放疗等所致。

二、病　　理

高尿酸血症和痛风的进展可分为四个病理生理学阶段:高尿酸血症期(无症状期)、尿酸单钠晶体沉积期、急性炎症反应期(痛风发作期)及以痛风石为特征的晚期。

1. 高尿酸血症期　高尿酸血症是痛风发展过程中必不可少的一步。尿酸盐是嘌呤核苷酸降解的最终产物,高嘌呤零食或其他导致嘌呤核苷酸降解的饮食因素、高细胞周转率的疾病会增加血清尿酸的浓度。尿酸盐排泄由肾脏和肠道调节,在肾脏中,尿酸盐由肾小球自由滤过,位于近端小管的尿酸盐转运蛋白调控尿酸盐的排泄。肠道中尿酸盐的处理方式尚没有肾脏中明确,但可能存在类似的机制。

2. 尿酸单钠晶体析出　虽然几乎所有痛风患者都存在高尿酸血症,但大多是高尿酸血症患者并不会发展成为痛风。高尿酸血症患者的尿酸盐晶体沉积被认为是进展成为临床痛风的重要转折点,有大约25%的高尿酸血症会有尿酸盐晶体析出并沉积在关节及周围软组织、肾小管和血管等部位。

3. 尿酸单钠晶体所致的急性炎症　尿酸盐结晶是一种损伤相关分子,可激活先天免疫途径,其中对巨噬细胞和单核细胞中的 NLRP3 炎性体的激活与痛风发作的启动密切相关,相互作用后释放出炎症因子IL-1β,启动下游促炎因子和趋化因子的级联反应,导致中性粒细胞聚集到晶体沉积部位,从而诱导急性炎症反应。

4. 晚期痛风　晚期痛风以痛风石、慢性痛风性滑膜炎和结构性关节损伤为特征。痛风石是针对尿酸盐结晶的慢性异物肉芽肿性炎症,由紧密排列的尿酸盐晶体核心、单核细胞、上皮细胞和巨噬细胞,包括多核巨细胞组成的异物结节。痛风石通常出现在结构损伤区域,其中在关节部位的骨侵蚀和局部软骨损伤是晚期痛风的常见特征。

三、临 床 表 现

(一) 高尿酸血症期

此期又称无症状期,仅有波动性或持续性高尿酸血症,而高尿酸血症是痛风发展过程中必不可少的一步,从血尿酸增高至症状出现的时间长短不一,长者可达数年,甚至有些可终身不出现症状。

(二) 急性关节炎期及间歇期

1. 首次发作的典型表现为下肢关节(足、踝和膝关节)的剧烈疼痛,疼痛可描述为刺痛、灼痛或啃咬痛,伴随不同程度的红、肿、热、痛和功能障碍;在长期疾病控制不良的情况下也可累及上肢(肘部和手腕关节部);

2. 痛风发作通常为单关节,在疾病控制不良的情况下也会累及少数关节或多个关节;

3. 第一跖趾关节受累是特征性表现;

4. 痛风发作通常在 7~14d 内好转,具有自限性,缓解后会有一个无症状期,也称为间歇期;

5. 累及多关节时可伴有明显的全身症状,包括发热、寒战甚至谵妄。

（三）痛风石及慢性关节炎期

痛风石是痛风的特征性临床表现,典型位置包括耳郭、关节、鹰嘴囊、指垫、肌腱等。外观上痛风石表现为大小不一的黄白色皮下结节,表面皮肤菲薄,破溃后排出白色粉状或糊状物。触诊时痛风石坚硬,在经降尿酸盐治疗后会出现软化。痛风患者的关节畸形和相关关节损伤很常见,慢性关节炎多见于未规范治疗的患者,受累关节会出现不规则肿胀、疼痛和功能障碍,若痛风石沉积在关节内,还会造成关节骨质破坏。

（四）肾脏病变

1. 痛风性肾病　起病隐匿,临床表现为尿浓缩功能下降,出现夜尿增多、低比重尿、低分子蛋白尿、白细胞尿、轻度血尿及管型尿等。晚期可出现肾功能不全及高血压、水肿、贫血等。

2. 尿酸性肾结石　可从无明显症状至肾绞痛、血尿、排尿困难、肾积水、肾盂肾炎或肾周围炎等表现。纯尿酸结石能被 X 线透过而不显影。

3. 急性肾衰竭　大量尿酸盐结晶堵塞肾小管、肾盂甚至输尿管等,患者突然出现少尿甚至无尿,可发展为急性肾衰竭。

四、辅 助 检 查

（一）血尿酸测定

成年男性血尿酸值为 208~416μmol/L(3.5~7.0mg/dl),女性为 149~358μmol/L(2.5~6.0mg/dl),绝经后接近男性。血尿酸波动较大,应反复检测。

（二）尿尿酸测定

限制嘌呤饮食 5 天后,每天尿酸排出量超过 3.57mmol(600mg),可认为尿酸生成增多。

（三）关节液或痛风石内容物检查

偏振光显微镜下可见双折光的针形尿酸盐结晶被认为是痛风诊断的金标准。

（四）超声检查

关节超声出现双轨征或不均匀低回声与高回声混杂团块影是痛风比较特异的表现。

（五）X 线检查

可见软组织肿胀、软骨缘破坏、关节面不规则,特征性改变为穿凿样、虫蚀样骨质缺损。

（六）CT 与 MRI 检查

CT 在受累部位可见不均匀斑点状高密度痛风石影像;双能 CT 能特异性识别尿酸盐结晶,可作为影像学筛查手段之一,可辅助诊断痛风,但应注意假阳性。MRI 的 T1 和 T2 加权图像呈斑点状低信号。

五、诊 断

（一）高尿酸血症

1. 诊断标准　非同日 2 次空腹血尿酸>420μmol/L(成年人,不分男性、女性)。

2. 分型　根据尿尿酸排泄和尿酸排泄分数,分为肾脏排泄不良型、肾脏负荷过多型、混合型和其他型。

（二）痛风

1. 诊断标准　采用 2015 年 ACR/EULAR 痛风分类标准(表 47-5-1)

2. 亚临床痛风　无症状高尿酸血症患者,关节超声、双能 CT 或 X 线发现尿酸钠晶体沉积和/或痛风性骨侵蚀。

3. 难治性痛风　难治性痛风是指具备以下三条中至少一条:①单用或联用常规降尿酸药物足量、足疗程,血尿酸仍≥360μmol/L;②接受规范化治疗,痛风仍发作≥2 次/年;③存在多发性和/或进展性痛风石。

表 47-5-1　2015 年 ACR/EULAR 痛风分类标准

	类别	评分
第一步:适用标准(符合准入方可应用本标准)	存在至少一个外周关节或滑囊肿胀、疼痛或压痛	
第二步:确定标准(金标准,直接确诊,不必进入分类诊断)	偏振光显微镜镜检证实在(曾)有症状关节或滑囊或痛风石中存在尿酸钠结晶	
第三步:分类标准(符合准入标准但不符合确定标准时)	≥8 分即可诊断为痛风	
临床表现:		
受累的有症状关节、滑囊分布		
	累及踝关节或足中段(非第一跖趾关节)单或寡关节炎	1
	累及第一跖趾关节的单或寡关节炎	2
发作时关节症状特点:		
(1) 受累关节皮肤发红(主诉或查体);		
(2) 受累关节触痛或压痛;		
(3) 活动障碍		
	符合 1 个特点	1
	符合 2 个特点	2
	符合 3 个特点	3
发作时间特点(符合以下 3 条中的 2 条,无论是否进行抗炎治疗):		
(1) 疼痛达峰<24h;		
(2) 症状缓解≤14d;		
(3) 2 次发作期间疼痛完全缓解		
	有 1 次典型发作	1
	反复典型发作	2
有痛风石临床证据:皮下灰白色结节,表面皮肤薄,血供丰富,皮肤破溃后可向外排除粉笔样尿酸盐结晶;典型部位:关节、耳郭、鹰嘴滑囊、手指、肌腱(如跟腱)		4
实验室检查		
血尿酸水平(尿酸氧化酶法):应在距离发作 4 周后,还未行降尿酸治疗的情况下进行检测,有条件者可重复检测;取检测的最高值进行评分		
	<4mg/dl(<240μmol/L)	-4
	6~8mg/dl(360~480μmol/L)	2
	8~10mg/dl(480~600μmol/L)	3
	≥10mg/dl(≥600μmol/L)	
对发作关节或者滑囊的滑液进行分析(应由受过培训者进行评估)		
	未做	0
	尿酸盐阴性	-2
影像学特征		
存在(曾经)有症状关节滑囊尿酸盐沉积的影像学表现:关节超声有"双轨征";双能 CT 有尿酸盐沉积(任一方式)		4
存在痛风关节损害的影像学证据:X 线显示手和/或足至少 1 处骨侵蚀		4

六、鉴 别 诊 断

(一) 软组织或肌肉骨骼感染

　　如蜂窝织炎、化脓性滑囊炎、化脓性关节炎或骨髓炎,严重痛风发作和感染均可报告发热和白细胞增多,应对滑液或其他受累组织进行细胞计数和革兰氏阳性菌染色和培养取样,以完全排除感染。成像技术也有助于区分痛风和关节感染。

（二）其他形式的晶体关节炎

如焦磷酸钙晶体关节炎或碱性磷酸钙晶体关节炎。影像学和显微镜检查可以帮助鉴别诊断。

（三）银屑病关节炎

关节受累模式与痛风相似，应注意区分。

（四）类风湿关节炎

晚期痛风的多关节受累与类风湿的小关节多关节炎相似，风湿结节和皮下结节也应当注意区分。

七、治 疗

（一）注意事项

所有高尿酸血症与痛风患者保持健康的生活方式，包括控制体重，规律运动；限制酒精、高嘌呤、高果糖饮食的摄入；鼓励奶制品和新鲜蔬菜的摄入及适量饮水；不推荐也不限制豆制品的摄入。建议所有高尿酸血症与痛风患者知晓并终身关注血尿酸水平的影响因素，始终将血尿酸水平控制在理想范围内，定期筛查与检测靶器官损害和控制相关合并症。

（二）药物治疗

1. 痛风急性发作期治疗 秋水仙碱、NSAIDs 和糖皮质激素是急性痛风性关节炎治疗的一线药物，应尽早使用。急性发作期不进行降尿酸治疗，但已经服用降尿酸药物者不需停用，以免引起血尿酸波动，导致发作时间延长或再次发作。

（1）秋水仙碱：在痛风急性发作期推荐尽早使用小剂量秋水仙碱，不良反应小，首剂 1mg，1h 后追加 0.5mg，12h 后改为 0.5mg qd 或 bid。

（2）NSAIDs：建议早期足量服用，首选起效快、胃肠道不良反应少的药物。老龄、肾功能不全、既往有消化道溃疡、出血、穿孔的患者慎用。常用药物有吲哚美辛、双氯芬酸、依托考昔等。选择性 COX-2 抑制剂依托考昔在急性发作期缓解疼痛程度与非选择性 NSAIDs 药物相当，但胃肠道不良反应和头晕的发生率明显降低。对于需长期服用小剂量阿司匹林的痛风患者，应优先考虑选择性 COX-2 抑制剂与阿司匹林联用。

（3）糖皮质激素：糖皮质激素在痛风急性发作期镇痛效果与 NSAIDs 相似，但能更好地缓解关节活动痛。在上述药物不能耐受、疗效不佳或存在禁忌的患者，可全身应用糖皮质激素。累及多关节、大关节或合并全身症状的患者，可首选全身糖皮质激素治疗。发作累及 1~2 大关节时，有条件者可抽吸关节液后，关节腔糖皮质激素治疗。疼痛 VAS≥7 分，或≥2 个大关节受累，或多关节炎，或一种药物疗效差的患者，可联合两种抗炎镇痛药物，如小剂量秋水仙碱与 NSAIDs 或小剂量秋水仙碱与全身糖皮质激素联用。

（4）IL-1 或 TNF-α 拮抗剂：疼痛反复发作、常规药物无法控制的难治性痛风患者，可考虑使用 IL-1 或 TNF-α 拮抗剂。

2. 发作间歇期治疗 国内外学者均建议在痛风发作控制 2~4 周后开始降尿酸药物治疗；已服用降尿酸药物治疗的患者，急性发作期不建议停药。

对于以下患者，应行降尿酸治疗：血尿酸水平≥540μmol/L 或血尿酸水平≥480μmol/L 且有下列合并症之一：高血压、脂代谢异常、糖尿病、肥胖、脑卒中、冠心病、心功能不全、尿酸性肾石病、肾功能损害（≥CKD2 期）的无症状高尿酸血症患者。痛风患者，建议血尿酸≥480μmol/L 时，开始降血尿酸药物治疗；血尿酸≥420μmol/L 且合并下列任何情况之一时起始降尿酸药物治疗：痛风发作次数≥2 次/年、痛风石、慢性痛风性关节炎、肾结石、慢性肾脏疾病、高血压、糖尿病、血脂异常、脑卒中、缺血性心脏病、心力衰竭和发病年龄<40 岁。针对特殊人群，包括频发性痛风（急性发作≥2 次/年）、痛风石、肾石症、发病年龄<40 岁，血尿酸水平>480μmol/L、存在合并症（肾损害、高血压、缺血性心脏病、心力衰竭）等，一经确诊即应考虑降尿酸治疗。

目前别嘌醇、非布司他或苯溴马隆为痛风患者降尿酸治疗的一线用药，单药足量、足疗程治疗，血尿酸仍未达标的患者，应考虑联合应用两种不同作用机制的降尿酸药物。

（1）别嘌醇：建议从小剂量 50~100mg/d 开始，并根据肾功能调整起始剂量、增量及最大剂量，最大剂量一般为 600mg/d。应特别注意别嘌醇的超敏反应,一旦发生,致死率达 30%,超敏反应的发生与 HLA-B * 5801 具有明显相关性,因此对于 HLA-B * 5801 阳性的患者不推荐使用别嘌醇。

(2) 非布司他:为特异性黄嘌呤氧化酶抑制剂,适用于慢性肾功能不全患者。起始剂量为 20mg/d,若 2~4 周后血尿酸水平仍未达标,可增加 20mg/d,最大剂量为 80mg/d。在合并心血管疾病的老年人中应谨慎使用。

(3) 苯溴马隆:通过抑制肾近端小管尿酸盐转运蛋白 1,抑制肾小管尿酸重吸收,以促进尿酸排泄,特别适用于肾尿酸排泄减少的高尿酸血症和痛风患者。尿酸合成增多或有肾结石高危风险的患者不推荐使用,服用苯溴马隆时应注意大量饮水及碱化尿液。建议起始剂量为 25mg/d,若 2~4 周后血尿酸水平仍未达标,可增加 25mg/d,最大剂量为 100mg/d。

3. 痛风患者伴有合并症时治疗　痛风患者常合并高血压、脂代谢紊乱和糖尿病等,应积极综合治疗。痛风患者合并高血压时,建议降压药物首选氯沙坦和/或钙通道阻滞剂,不推荐噻嗪类和袢利尿剂等单独用于降压治疗;合并高甘油三酯血症时,首选非诺贝特;合并高胆固醇血症时,首选阿托伐他汀钙;合并糖尿病时,优先选择兼有降尿酸作用的降糖药物,次选不升高血尿酸的药物。

(三) 手术治疗

必要时可选择剔除痛风石,对残毁关节进行矫正等手术治疗。

八、预 后

痛风是一种慢性和严重的疾病,在全世界范围内对于该病的治疗仍不理想,可导致生活质量下降,预期寿命降低,但可以有效治疗,高质量的痛风管理策略可以显著改善患者的预后。

第六节　Paget 骨病

Paget 骨病,又称为畸形性骨炎或变形性骨炎,以骨重建异常、骨肥大、骨结构异常为特征,并导致骨痛、骨畸形、骨折和局部发热的一种代谢性骨病。该病于 1877 年由英国的 James Paget 医师率先报道并命名。Paget 骨病可发生于单根骨,也可累及多处骨。本病具备明显的地域差异,在西欧及西欧移民区域高发,该病好发于中老年人,且随年龄增加,发病率逐步攀升。我国人群 Paget 骨病发病率很低,目前已见报道多为多处骨损害,罕见单骨性破坏。

一、发 病 机 制

Paget 骨病目前发病机制仍不十分明确,可能的原因包括慢性炎症、病毒感染、遗传因素等。病理学角度来讲主要是由于骨的再吸收和形成的正常调控功能消失,导致破骨吸收以及成骨不相协调,在疾病早、中、晚等不同的进展阶段,表现为不同倾向。显微镜下主要表现为破骨细胞及成骨细胞增生活跃,骨小梁不规则增厚,病灶内可见大量纤维组织,具有特征性改变的是在增宽的骨小梁内有大量界限清楚的蓝染骨黏合线。

二、临 床 表 现

高达 95% 的 Paget 骨病患者并无明显症状,只有少部分因为骨畸形以及有症状前来就诊,多数患者是因其他原因行影像学检查或碱性磷酸酶检测而意外发现。临床表现多样,主要取决于病变程度、范围及部位。

(一) 骨痛或骨关节痛

最常见为固定部位钝痛,常发生在夜间,就诊时常已发生至少两处骨损害,其中以股骨、胫骨、颅骨、脊椎的腰骶部及骨盆等处最易受累。

(二) 骨畸形及压迫症状

后期常因骨畸形导致各种压迫症状,颅骨畸形可压迫脑干、脑神经等,椎体受累可导致椎管狭窄、脊髓受压等。

（三）骨折

后期可出现病理性骨折。

（四）其他

病变广泛者可出现充血性心衰等。

三、辅 助 检 查

（一）实验室检查

90%患者碱性磷酸酶升高,反映新骨形成,但应同时化验血清转氨酶和 γ-谷氨酰转肽酶,以排除肝功能异常的影响。钙磷代谢一般均正常,单骨性 Paget 骨病碱性磷酸酶也基本正常。更多骨转化标记物,如尿 I 型胶原氨基末端交联肽、血清 I 型胶原 C 端肽等对诊断 Paget 骨病有一定价值,但非必须。另外,应常规进行肾功能以及维生素 D_3 和钙水平监测。

（二）影像学检查

X 线是最常用到的检查,但 Paget 骨病在 X 线上表现多样复杂,可表现为局限性骨疏松、V 字征、骨变形、应力线改变、绒毛状改变与磨砂玻璃样改变以及变形性骨炎恶变等特征性表现。但 X 线检查的敏感性要低于同位素骨显像检查,骨显像检查可用于早期诊断,而且骨显像的"鼠脸征"具有临床诊断价值,并反映病变的活动性,但骨显像正常不能排除此病。CT 和 MRI 对于诊断代谢性骨病并非必须,但如果出现神经压迫症状或怀疑骨肉瘤时,此类检查十分有用。

四、诊 断

多数 Paget 骨病常无临床表现,故在早、中期诊断较为困难,必须结合临床表现、影像学表现和血液生化检查,三者结合可达到早期、准确诊断的目的。必要时还需行病理学检查加以鉴别。

五、鉴 别 诊 断

（一）骨密度增加疾病

Paget 骨病常导致广泛性骨密度增加,应与骨转移癌（前列腺癌骨转移等）、骨纤维异常增生症、骨髓纤维化、肾性骨病、氟骨病等相鉴别。

（二）颅骨肥大疾病

Paget 骨病累及颅骨时可导致颅骨肥大,应与骨纤维异常增生症、额骨内板增生症、骨转移癌等相鉴别。

六、治 疗

本病从根本上来说是骨吸收/破坏增加,骨形成畸形。对有症状的患者,治疗原则为抑制骨吸收/破坏,而已经形成骨畸形的患者可进行手术治疗。

（一）药物治疗

1. 双膦酸盐类 目前公认的对 Paget 骨病最有效的药物,通过多种复杂途径,共同达到抑制骨吸收的作用,目前临床上证明有效的主要包括阿仑膦酸钠、利塞膦酸钠、帕米膦酸二钠、唑来膦酸等。药物治疗的不良反应主要为一过性发热,常伴肌痛,可通过使用 NSAIDs 来预防及治疗。治疗前应常规监测肾功能以及维生素 D_3 和钙水平。

2. RANKL 抑制剂 RANKL 抑制剂是一种有潜质的、可替代的、抑制骨吸收的新型药物,特别是针对于肾功能受损而无法使用双膦酸盐的患者,遗憾的是目前仍缺乏相关大型临床研究数据,关于其最佳剂量、使用频率等仍有待进一步研究。

3. 降钙素 具备抑制破骨细胞增殖、降低骨转化及骨吸收的作用,常用的是鲑鱼降钙素,约 70%患者治疗后疼痛症状减轻。但目前鲑鱼降钙素在 Paget 骨病中的应用已经越来越少,主要因为降钙素需要每天皮下注射,且停药后易反复,恶心、发热等副作用也较为常见。

(二) 手术治疗

仅少部分患者需要接受手术治疗,一般来说,以下情况下可考虑手术:矫正畸形、关节置换、预防性内固定置入以防止即将发生的骨折以及脊髓神经减压等。另外,恶变患者有骨痛、肿胀及病理性骨折,预后极差。化疗及手术,除控制症状外,对病变本身无明显疗效。

(三) 心理治疗

此类患者常伴有心理障碍,需心理干预,以达到改善生活质量的目的。

(四) 基因筛查

此病有一定的家族遗传倾向,可对家族进行基因筛查,有助于早期诊断及治疗。

(五) 干预治疗

对于无症状的 Paget 骨病,没有证据表明提前干预治疗可带来益处。

七、康复和预后

有效地治疗局灶性骨病、神经系统疾病可得到控制、代谢活性可回归正常。碱性磷酸酶可降至正常水平,核素骨显像显示,与基础值比较,放射性核素摄取明显下降。本病是一种缓慢进展性疾病,但极少发生恶性变。

(张英　周华成　王立奎　李水清　刘晓光　唐利佳　刘婷　康继宇　刘洺含)

参考文献

[1] BALWANI M, NAIK H, ANDERSON KE, et al. Clinical, biochemical, and genetic characterization of north american patients with erythro-poietic protoporphyria and X-linked protoporphyria[J]. JAMA Dermatol, 2017, 153(8): 789-796.

[2] BALWANI M. Erythropoietic protoporphyria and X-linked protoporphyria: pathophysiology, genetics, clinical manifestations, and management[J]. Mol Genet Metab, 2019, 128(3): 298-303.

[3] LANGENDONK JG, BALWANI M, ANDERSON KE, et al. Afamelanotide for erythropoietic protoporphyria[J]. N Engl J Med, 2015, 373(1): 48-59.

[4] SIVERA F, ANDRÉS M, PASCUAL E. Current advances in therapies for calcium pyrophosphate crystal arthritis[J]. Curr Opin Rheumatol, 2016, 28(2): 140-144.

[5] 刘元香, 徐子刚. 卟啉症[J]. 皮肤科学通报, 2020, 37(1): 66-67.

[6] 余元勋, 尚希福, 何光远, 等. 中国分子骨质疏松症学[M]. 合肥: 安徽科学技术出版社, 2016.

[7] 中华医学会骨质疏松和骨矿盐疾病分会. 原发性骨质疏松症诊疗指南(2017)[J]. 中华骨质疏松和骨矿盐疾病杂志, 2017, 20(5): 413-443.

第四十八章　风湿免疫性疼痛病

第一节　风湿性多肌痛

　　风湿性多肌痛(polymyalgia rheumatica,PMR)是一种病因不明,好发于 50 岁以上中老年人,以颈部、肩胛带肌和骨盆带肌疼痛、晨僵、红细胞沉降率升高、伴或不伴发热的风湿类疾病,是一种具有多种临床表现的综合征。一般发生率与年龄呈正相关,病程一般大于 1 个月。

一、病　　因

　　目前风湿性多肌痛的病因尚不清楚,可能与以下几方面相关:

　　（一）遗传学因素

　　肿瘤坏死因子 b3 可能与西班牙 PMR 患者发病有关;HLA-DRB14 与北欧 PMR 患者联系密切;黏附分子 ICAM1 在意大利患者中多见。但风湿性多肌痛目前家族聚集性并不明显,目前报道的基因与风湿性多肌痛之间的相关性,还有待于进一步研究证实。

　　（二）固有炎症反应的作用

　　在患者肩关节、关节外肌肉组织均可见到 $CD4^+T$ 细胞和巨噬细胞浸润;PMR 患者的外周血单核细胞中 Toll 样受体-7 和 Toll 样受体-9 表达升高;在受累的斜方肌和股外侧肌中 IL-β 和 IL-6 表达增加;患者外周血中 IL-6 升高,提示 IL-6 在发病机制中可能起到重要作用。

　　（三）感染因素

　　PMR 发病率与肺炎支原体、细小病毒 B19、肺炎衣原体感染的流行病学一致,尽管如此,国内外尚未明确某种病原体与其发病直接相关。

二、发　病　机　制

　　风湿性多肌痛的发病机制目前尚不清楚,有人认为风湿性多肌痛是顿挫型的巨细胞动脉炎,全身炎症反应明显,血管症状被掩盖。研究显示,Treg/Th17 细胞失衡与 PMR 发生呈显著的相关性,在 PMR 中,患者循环调节性 T(T-regulatory,Treg)细胞数量减少,Th17 细胞增加。在巨细胞动脉炎外周血的颞动脉活检中,检测到 Th17 细胞表达增加,这种增加可被糖皮质激素抑制,因两种疾病关系密切,Th_{17} 在 PMR 中也发挥重要作用。2010 年以来的研究显示,斜方肌和股外侧肌肌肉间质内促炎细胞因子(IL-6)的增加,经糖皮质激素治疗 2 周后可回归正常,并且相关症状逐渐消退,提示局部细胞因子 IL-6 的产生在 PMR 发病机制中发挥重要作用。PMR 患者下丘脑-垂体-生殖腺轴的紊乱,导致肾上腺功能减退,促肾上腺皮质激素或皮质醇、雄烯二酮、脱氢表雄酮、17-羟孕酮在 PMR 患者中明显下降,且与 IL-6 的升高呈正相关。皮下给予 IL-6 可增加促肾上腺皮质激素和皮质醇分泌,提示 PMR 疾病活动期,皮质醇分泌不足,从而引起各种临床症状的发生。

三、临　床　表　现

　　风湿性多肌痛是以对称性的近端关节和肌肉的酸痛为主要表现,多表现为肩胛带肌和骨盆带肌的疼痛,有晨僵(大于 45min),可以突然起病,也可隐匿起病,持续数周到数月。多呈对称分布,也可局限单侧发作。急性发病者,常诉夜间上床时尚可,早上醒来全身酸痛,僵硬难忍,严重时日常活动(如梳头、穿衣、下蹲、上下楼等)均有困难。这些活动障碍是因肌肉关节僵痛所致,活动后可渐缓解或减轻,但剧烈活动,又可加重症状。严重的患者可出现日常活动受限,上肢不能抬举或负重,下蹲起立困难,甚至可伴有呼吸疼痛,失用性肌萎缩,但肌力/肌张力通常正常。一般状况良好,可合并疲倦、低热、体重减轻等症状。阳性体征较少,可有轻度贫血,常见颈肩部、髋关节周围轻中度压痛、肿胀或少许滑膜积液征。肩关节、髋关节活动度可有轻中度受限。神经系统查体、肌力多正常。一般无内脏或全身各系统受累的临床表现。

四、辅 助 检 查

(一) ESR 和 CRP

PMR 最显著的实验室改变是急性期反应物——ESR 和 CRP 水平显著升高。血沉通常 > 50mm/h。CRP 在 PMR 发病初期升高,ESR 正常的患者 CRP 也会升高,有效治疗后 CRP 短期内下降明显,而 ESR 下降较缓慢,ESR 和 CRP 升高常预示病情反复。约 50% 的 PMR 患者可以出现正细胞、正色素的贫血以及血小板减低。血清 IL-6 升高,除约 10% 的老年患者可有低滴度的 RF 阳性外,多数患者类风湿因子、抗核抗体以及其他的自身抗体多正常。肌酶(肌酸激酶、醛缩酶)正常。肌电图检查多无异常发现,肌肉活检标本组织学无特征性改变,关节积液无特征性表现。其他如标记物、甲状腺功能检测、抗中性粒细胞浆抗体、皮质醇、性激素等检测,有助于鉴别诊断。

(二) 超声检查

肌肉骨骼超声技术的发展和应用提高了风湿性多肌痛诊断的特异性,提供了更多的客观评价指标,其中肩部三角肌下滑囊炎、肱二头肌腱鞘炎、盂肱关节滑膜炎(后侧或腋窝处)、髋关节滑膜炎、转子滑囊炎等对风湿性多肌痛的诊断具有显著的指导作用。2012 年,EULAR/ACR 将超声列入新的分类标准中,诊断特异性从 78% 提高到 81%,但敏感性由 68% 降至 66%。对于 ESR 正常的患者,超声的作用尤为重要,在鉴别类风湿性关节炎,以及与其他风湿类疾病上,特异性可分别达到 70% 和 89%。

(三) MRI 检查

MRI 检查目前尚未被列入诊断的必要条件,但 MRI 对临床的诊疗发挥了很大的作用。MRI 可明确显示出三角肌下滑囊炎、肱二头肌腱鞘炎、盂肱关节滑膜炎、髋关节滑膜炎、转子滑囊炎等,可以评估治疗的效果。

(四) 正电子发射断层摄影术

18F-FDG-PET 可以显示出肩部、髋部、颈腰椎等部位的葡聚糖摄取增加,并且上述部位在治疗后有所消散。

五、诊断与鉴别诊断

(一) 诊断

2012 欧洲抗风湿病联盟/美国风湿病学会(EULAR/ACR)提出了风湿性多肌痛诊断的新标准,内容如下:

1. 必要条件 年龄 ≥50 岁;双侧肩胛部疼痛;CRP 和/或 ESR 升高。满足上述条件可进入评分。

2. 评分标准(表 48-1-1) 不包括超声检查时,评分 ≥4 分可以诊断风湿性多肌痛,敏感性和特异性分别为 68% 和 78%;纳入超声检查结果后,评分 ≥5 分可以诊断风湿性多肌痛,敏感性和特异性分别为 66% 和 81%。

(二) 鉴别诊断

1. 巨细胞动脉炎 风湿性多肌痛可单独发生,也可与巨细胞动脉炎同时发生,或先于巨细胞动脉炎发生。巨细胞动脉炎的患者除了风湿性多肌痛的症状,还有头部疼痛、颞动脉压痛或搏动减弱甚至出现视觉障碍。需做颞动脉超声、血管造影或颞动脉活检进行鉴别。

2. 强直性脊柱炎 以中轴关节,如骶髂及脊柱关节受累为主,外周关节受累多为非对称性的肿胀和疼痛。影像学检查可见骶髂关节侵袭、破坏或融合,患者类风湿因子阴性,并且多为 HLA-B27 抗原阳性。本病有更为明显的家族发病倾向。

表 48-1-1　风湿性多肌痛分类评分标准

评分项目	不包括超声检查结果 (0~6)	包括超声检查结果 (0~8)
晨僵持续时间大于 45min	2	2
髋部疼痛或活动受限	1	1
类风湿因子或抗环瓜氨酸抗体阴性	2	2
无其他关节受累	1	1
超声检查至少一侧肩部具有三角肌下滑囊炎和/或肱二头肌腱鞘炎和/或盂肱关节滑膜炎(后侧或腋窝处),并且至少一侧髋关节具有滑膜炎和/或转子滑囊炎	—	1
超声检查双侧肩部具有三角肌下滑囊炎、肱二头肌腱鞘炎或转子滑囊炎	—	1

3. 类风湿性关节炎　有晨僵,多关节对称性关节炎,多发于近端指间关节、掌指关节、腕关节等,以及关节畸形等症状。

4. 多发性肌炎　发病特点与风湿性多肌痛有相似之处,也多见于老年女性,有近端肢带肌疼痛无力,血沉增快,但本病以肌炎为主要特征,肌酶升高,肌电图提示肌源性损害,肌肉活检有肌炎的特征性表现。

5. 纤维肌痛综合征　全身广泛性肌肉疼痛和广泛存在的压痛点,尤以中轴骨骼(颈、胸椎、腰椎)及肩胛带、骨盆带等处为常见,这些压痛点存在于肌腱、肌肉及其他组织中,往往呈对称性分布。多数患者有睡眠障碍。实验室检查多正常。

六、治　　疗

2015 年,美国风湿病协会/欧洲抗风湿联盟经过系统性文献检索及专家讨论,提出了"2015 年风湿性多肌痛管理推荐",其中包括 8 条首要原则和 10 条推荐要点。

（一）首要原则

1. 采用可靠、特异的方法来肯定 PMR 的诊断。进行临床评价,除外其他类似疾病,如非炎症疾病、炎症性疾病、药物诱导性疾病、内分泌性疾病、感染性和肿瘤性疾病等。

2. 每例 PMR 患者开始治疗之前都应该有以下评估:

（1）基本实验室检测:包括血常规、血糖、肌酐、肝功能试验、尿液分析、类风湿因子和/或抗环瓜氨酸肽抗体,CRP 和/或 ESR 等。

（2）根据临床症状、体征,进行更多其他的血清学检测,如抗核抗体、抗中性粒细胞胞浆抗体或结核相关试验来除外其他类似疾病。根据医师的判断进行其他检查,如胸片等,以排除其他诊断。

（3）确定合并症和危险因素:尤其是高血压、糖尿病、糖耐量异常、心血管疾病、血脂异常、消化性溃疡、骨质疏松症等。

（4）疾病复发或长期治疗的危险因素尚不清楚:可能的相关因素包括女性、ESR 升高（>40mm/h）和外周关节炎。

3. 应考虑专科医师的建议,特别是症状不典型的病例（如外周关节炎、全身性症状、低炎症标志物、年龄<60 岁）、激素难治性 PMR、复发的和需要延长治疗的 PMR 等。

4. 为获得最佳的治疗疗效,PMR 患者的治疗应由患者和治疗医师共同决定。

5. 对患者遵循个体化的治疗方案,应考虑患者的观点或意愿,个体化选择激素的初始剂量和后续的激素减量。

6. 患者应接受关于 PMR 危害、治疗(包括合并症和疾病预后)以及根据个人情况量身定制的锻炼计划的建议和教育。

7. 每例全科或内科医师治疗的 PMR 患者应进行以下评估监测:激素相关不良反应的证据和危险因

素、合并症、其他相关药物的应用、疾病复发/延长治疗的证据和危险因素。激素治疗时,应监测临床和实验室数据。建议定期随访:第 1 年每 4~8 周 1 次,第 2 年每 8~12 周 1 次。

8. 当患者复发和出现不良事件的情况下,能快速直接地获得来自医师、护士或经过培训的专职医疗人员的建议非常重要。

（二）推荐要点

1. 强烈推荐使用糖皮质激素替代 NSAIDs 治疗 PMR。在镇痛药物的使用上没有具体推荐。如果 PMR 患者并发其他情况相关的疼痛(如骨关节炎),可短期应用 NSAIDs 和/或镇痛药。PMR 引起的疼痛,NSAIDs 不能显著缓解,且长期使用副作用明显,故不作推荐。

2. 强烈推荐使用最小有效的糖皮质激素个体化地治疗 PMR 患者。目前没有关于使用糖皮质激素疗程的具体推荐,认为要综合考虑患者的个体化因素,实时评估不良反应和危险因素等。合作组专家建议,糖皮质激素需逐渐减量,疗程不短于 12 个月。

3. 小剂量糖皮质激素(泼尼松 12.5~25mg/d 范围内等效剂量)有良好效果,疾病复发风险高及不良反应风险小的患者,可以考虑给予这个范围内偏高的激素剂量。而存在以下并发症(如糖尿病、骨质疏松、青光眼等)以及糖皮质激素相关不良反应危险因素的患者,偏向于选择偏低的剂量。不建议初始剂量≤7.5mg/d,强烈不建议初始剂量>30mg/d,能使骨骼肌肉系统疼痛和僵硬症状获得快速和显著地改善,ESR 和 CRP 水平逐渐恢复正常。

4. 强烈推荐对 PMR 患者进行规律的随访,监测患者疾病的活动情况、实验室检查和不良反应,并据此制定个体化的激素减量方案。激素减量需慢,坚持个体化原则,定期监测疾病活动,实验室指标和不良反应。起始减量方案:4~8 周内减量至口服泼尼松 10mg/d 或等效剂量的其他激素。复发治疗方案:将口服泼尼松加量至复发前的剂量,在 4~8 周内逐渐减量至复发时的剂量。达到缓解后的减量方案(继起始和复发治疗后):每 4 周口服泼尼松减量 1mg/d(或减量 1.25mg/d,如隔天口服泼尼松 10mg/7.5mg 交替)。

5. 维持时间要长,减量过快可导致病情复发,要求增加剂量达到症状缓解。选择性推荐肌内注射甲泼尼龙作为口服糖皮质激素的替代疗法。治疗医师可据需要选择肌内注射甲泼尼龙琥珀酸钠或是口服激素。

6. 治疗 PMR,除了特殊情况,建议顿服。此推荐基于一些临床经验,如分次服用激素会导致下丘脑-垂体-性腺轴的紊乱,并且晚上服用激素会产生昼夜节律和睡眠紊乱。

7. 多数患者 2 年内可逐步停用激素,部分患者需小剂量长期维持至数年。建议酌情考虑早期加用甲氨蝶呤,7.5~10mg/周,特别是复发风险高和/或需延长治疗的患者,以及存在高危因素的患者。

8. 强烈不建议使用 TNF-α 拮抗剂治疗 PMR。没有证据证明 TNF-α 拮抗剂治疗 PMR 有效,且该药潜在风险大、花费高昂,因此强烈推荐不使用。

9. 选择性推荐个体化的体育锻炼,尤其是在长期服用激素的老年骨质疏松患者,旨在维持肌肉容积和功能,降低跌倒风险。

10. 强烈不建议推荐应用中药阳河制剂和痹祺胶囊治疗 PMR。PMR 患者使用中草药制剂阳河和痹祺胶囊的证据级别不高。

疼痛科治疗除口服药物治疗以外,还可以考虑使用糖皮质激素或臭氧局部注射的方法,将药物注射至病变部位,三角肌下滑囊、转子滑囊、肱二头肌腱鞘、盂肱关节、髋关节等部位是常用的注射治疗部位。注射治疗的方法靶向性更强,不仅可加速症状的缓解,同时可能短期内减少口服激素的疗程和剂量,降低长期使用激素可能引发的副作用。

七、康复和预后

PMR 多数预后较好,一般为 2 年期的自限性疾病,少数患者可发展为巨细胞动脉炎。应适当进行肢体运动及锻炼,防止肌肉萎缩。

第二节　类风湿关节炎

类风湿关节炎(rheumatoid arthritis,RA)是一种病因不明、以关节滑膜炎症为特征的慢性全身性自身免疫病,多见于中年女性,男女患病比率约为1∶4。主要表现为对称性、慢性进行性多关节炎以及关节滑膜的慢性炎症、增生,形成血管翳,侵犯关节软骨、软骨下骨、韧带和肌腱等,造成关节软骨、骨和关节囊破坏,最终导致关节畸形和功能丧失。本病还可累及多器官多系统,引起系统性病变,常见的有心包炎、心肌炎、胸膜炎、间质性肺炎等。系统性病变的病理学基础是血管炎。

一、病　因

RA病因尚未完全阐明。目前认为本病为多种因素诱发机体的自身免疫反应而致病。

(一) 遗传因素

RA发病有轻微的家族聚集倾向,提示遗传因素在该病发病中起一定作用。HLA-DR4抗原与类风湿相关。Belcher观察98例RA患者,HLA-DR4检出率为62%,对照组为24%;HLA-DRw4抗原检出率为56%,对照组仅15%。RA虽然并非遗传性疾病,但HLA-DRw4具有RA位点上的易感基因,在促发因子作用下易患RA。国内也有类似报道。

(二) 感染因素

1. 细菌　奇异变形杆菌和结核分枝杆菌是迄今发现的与RA最为相关的两类细菌。

2. 病毒　对EB病毒在RA发病中的意义进行研究,结果表明EB病毒的感染率在正常人与RA患者无明显区别,但与正常人相比,RA患者血清中的EB病毒抗体阳性率及平均血清滴度都明显升高。

(三) 内分泌因素

RA患病率有性别差异,绝经前妇女发病率显著高于同龄的男性,妊娠、口服避孕药可缓解病情,这些现象提示性激素在RA发病中的作用,即雌激素促进RA的发生,而孕激素则可能减轻病情或防止发生。

(四) 其他因素

寒冷、潮湿、外伤、营养不良、精神刺激等常为本病的诱发因素。

二、病 理 机 制

RA病变主要发生在关节,由炎症细胞浸润及其释放的炎症介质所致,病理性改变为伴有血管翳形成的慢性滑膜炎。急性期常有关节积液,积液中含有大量炎症细胞,主要为中性粒细胞和T细胞,早期即可见关节软骨的侵蚀性糜烂,在滑膜和软骨或骨的交接处,滑膜细胞及血管数量增加,长入软骨或骨组织,形成血管翳-软骨结合或血管翳-骨结合。晚期则由于机化,可形成纤维性关节强直或骨性强直,肉芽组织侵入邻近骨质,可造成骨质破坏。类风湿结节是最具特征的关节外病理损害,表现为中心区坏死的肉芽肿组织,见于大约25%的典型患者。RA这类自身免疫性疾病是如何被触发的至今仍不清楚。分子模拟假说认为,外来抗原侵入体内,引发机体对外来抗原的免疫反应。由于外来抗原在分子结构或(和)抗原性上和机体某种抗原相似,而造成对自身抗原的交叉反应。当免疫反应一旦建立,即使外来抗原被去除,自身免疫反应因自身抗原的存在而继续进行并导致自身免疫病。

三、临 床 表 现

(一) 全身症状

患者常先有几周至几个月的疲倦乏力、体重减轻、胃纳不佳、低热、手足麻木等症状。

(二) 关节局部表现

典型表现为对称性的多关节炎。周围小关节和大关节均可受到侵犯,但以指间关节、掌指关节、腕关节及足关节最为常见,其次为肘、肩、踝、膝、颈、颞颌及髋关节。远端指间关节、脊柱、腰骶关节极少受累。RA另一个特点是一对关节的炎症尚未完全消退,而另一对关节又出现炎症,这明显有别于风湿热的游走性关节炎。受累关节因炎症所致充血水肿和渗液,局部可表现为肿胀、疼痛、活动障碍、晨僵等。

1. 晨僵　关节僵硬以晨起或关节休息后明显,活动后减轻,称为晨僵。晨僵并非 RA 的特有症状,却是其突出的临床表现,往往持续时间较长,一般超过 1h 以上,活动后可减轻。僵硬最早发生在手指关节,晨起不能握拳,若病情发展,可出现全身强直感。关节僵硬程度可作为评价病情变化及活动性的指标,晨僵时间越长,病情越严重。

2. 疼痛　指、腕、趾、踝关节首先疼痛,单发或多发,此起彼落,逐渐波及肘、肩、膝、颞颌等关节,呈对称性发病。疼痛常因病情反复或因天气变化、寒冷刺激而加重。

3. 肿胀　发病关节腔内有炎性积液,表现为关节处弥漫性肿胀或红肿,以四肢小关节为主,手指关节多呈梭形肿大,当病情缓解时,关节肿胀可以消失。

4. 活动障碍　RA 早期,由于炎症疼痛和软组织肿胀常引起活动障碍。随着病情发展,肌肉萎缩,骨关节内纤维组织增生,关节周围组织也变得僵硬,关节不能恢复正常的功能活动。病情发展到晚期,关节破坏或呈半脱位,出现掌指侧偏,指关节呈鹅颈样、望远镜样、花束样或钩状畸形。

可伴受累关节附近,致腱鞘炎、肌腱断裂、腕管综合征、滑囊炎、腘窝囊肿等。

(三) 关节外表现

RA 关节病变仅造成功能障碍致残,而关节外表现是患者死亡的主要原因。

1. 类风湿结节　15%～20% RA 患者有类风湿结节,大多见于疾病病程的晚期。类风湿因子持续阳性,有严重的全身症状者,有时也可出现在 RA 的任何时期。结节易发生在关节隆突部以及经常受压部位,如肘关节鹰嘴突附近、足跟、腱鞘、手掌屈肌腱鞘、膝关节周围等均为好发部位。结节大小不等,直径数毫米至数厘米,一般为数个,触之有坚韧感,无压痛。

2. 肺部表现　RA 损害可致结节性肺病、弥漫性肺间质纤维化、胸膜炎等。

3. 心脏表现　RA 可伴发心包炎、心肌炎、心内膜炎、心瓣膜炎等。

4. 其他　RA 患者可出现神经系统病变、眼部病变、肾损害等。

四、辅 助 检 查

(一) 实验室检查

1. 血常规检查　病情较重或病程长者,红细胞和血红蛋白有轻度或中度降低,贫血大多属正常细胞、正常色素型。约 25% 为缺铁性贫血,血清铁、总铁结合力和转铁蛋白饱和度均降低。

2. ESR 和 CRP 检查　ESR 和 CRP 检查均为 RA 的非特异性指标,但可作为判断 RA 活动程度和病情缓解的指标,活动期间 ESR 增快,CRP 升高,经治疗缓解后下降。

3. 类风湿因子(rheumatoid factor,RF)检查　类风湿因子是 1940 年 Rose 在 RA 患者血清中发现的,以变性 IgGFc 片段为靶抗原的自身抗体,可分为 IgG、IgA、IgM、IgD 及 IgE 五种亚型,目前常用的乳胶凝集法检测的主要是 IgM,RF>1∶16 为阳性,正常人群阳性率为 5%,且随着年龄增大而阳性率增加,但滴度不高。70%～80% RA 患者可检测到 RF 阳性,且滴度在 1∶80 以上。滴度的高低与疾病的严重程度并不成比例,但高滴度则说明病变活动。除 RA 以外,许多结缔组织病,如系统性红斑狼疮、干燥综合征、系统性硬化症、皮肌炎、多发性肌炎等 RF 也可阳性;慢性肝炎、结核病、麻风、亚急性细菌性心内膜炎,甚至疟疾 RF 也可阳性,但这些疾病 RF 滴度不高。因此,对 RF 应报滴度而不应只报阴性或阳性。RF 是 RA 的诊断标准之一,但阳性不能诊断 RA,阴性也不能排除 RA,必须结合临床综合考虑。

4. 免疫学检查　由于 RA 存在免疫调节紊乱,因此在急性活动期,常可见体液免疫亢进,IgG、IgM 及 IgA 大多增高,尤以 IgG 增高最为明显,IgM、IgA 变化较小,补体 C3 升高,总补体大多正常,但有明显的血管炎者 C3 可降低,冷球蛋白可增加。抗 RA 协同核抗原抗体(抗 RANA 抗体)阳性是诊断类风湿一项有力证据,阳性率 15% 左右。抗角质蛋白抗体、抗核周因子、抗环瓜酸多肽等自身抗体,对 RA 的诊断有较高的诊断特异性,但敏感性仅在 30% 左右。

5. 滑膜液检查　关节穿刺液为半透明草黄色渗出液,白细胞升高,一般为 $(5～50)×10^9/L$,中性粒细胞>0.50,白蛋白>40g/L。细菌培养阴性,活动期可见白细胞浆中含有 E 和 C 补体复合物包涵体吞噬细胞

（类风湿细胞），关节液中 RF 可呈阳性。

（二）影像学检查

1. **X 射线检查** 为明确 RA 的诊断病期和发展情况，在疾病初期应包括双腕关节和手及（或）双足 X 线平片，以及其他受累关节的 X 线平片。RA 的 X 线平片早期表现为关节周围软组织肿胀，关节附近轻度骨质疏松，继之出现关节间隙狭窄，关节破坏，关节脱位或融合。根据关节破坏程度将 X 线改变分为四期（表 48-2-1）。

表 48-2-1 RA X 线改变进度的分期

Ⅰ期（早期）	Ⅲ期（严重期）
1. X 线检查无破坏性改变。 2. 可见骨质疏松。	1. 骨质疏松加软骨或骨质破坏。 2. 关节畸形，如半脱位、尺侧偏斜、无纤维性或骨性强直。
Ⅱ期（中期）	3. 广泛的肌萎缩。
1. 骨质疏松，可有轻度的软骨破坏，有或没有轻度的软骨下骨质破坏。 2. 可见关节活动受限，但无关节畸形。 3. 邻近肌肉萎缩。 4. 有关节外软组织病损，如结节和腱鞘炎。	4. 有关节外软组织病损，如结节或腱鞘炎。 Ⅳ期（末期） 1. 纤维性或骨性强直。 2. Ⅲ期标准内各条。

注：＊为病期分类的必备条件

2. **超声检查** 关节超声是简易的无创性检查，对于滑膜炎、关节积液以及关节破坏有鉴别意义。

3. **MRI 检查** 可提示早期的滑膜炎病变，对发现 RA 患者的早期关节破坏很有帮助。

4. **CT 检查** 胸部 CT 可进一步提示肺部病变，尤其高分辨 CT 对肺间质病变更敏感。

五、诊断与鉴别诊断

（一）RA 诊断标准

1. 美国风湿病学会 1987 年修订的 RA 分类标准

（1）晨僵至少 1h（≥6 周）。

（2）3 个或 3 个以上的关节受累（≥6 周）。

（3）手关节（腕、掌指关节或近端指间关节）受累（≥6 周）。

（4）对称性关节炎（≥6 周）。

（5）有类风湿皮下结节。

（6）X 线平片改变。

（7）血清类风湿因子阳性。

以上 7 条，≥4 条并排除其他关节炎，可以确诊 RA。

2. 美国风湿病协会/欧洲抗风湿病联盟（ACR/EULAR）2010 年关于早期 RA 新的分类标准（表 48-2-2）。

表 48-2-2 2010 年美国风湿病协会/欧洲抗风湿病联盟关于早期 RA 的分类诊断标准

分类项目	评分	分类项目	评分
关节受累情况（0~5 分）		RF 或抗 CCP 低滴度（+）	2
1 个大关节	0	RF 或抗 CCP 高滴度（+）	3
2~10 个大关节	1	急性时相反应物（0~1 分）	
1~3 个小关节（伴或不伴大关节受累）	2	CRP 和 ESR 均正常	0
4~10 个小关节（伴或不伴大关节受累）	3	CRP 或 ESR 增高	1
>10 个关节（至少一个小关节受累）	5	症状持续时间（0~1 分）	
血清学（0~3 分）		<6 周	0
RF 和抗 CCP（-）	0	≥6 周	1

总得分 6 分以上可确诊早期 RA

3. 中国 2012 年早期 RA(ERA)分类诊断标准

(1) 晨僵≥30min;

(2) 大于 3 个关节区的关节炎;

(3) 手关节炎;

(4) 类风湿因子(RF)阳性;

(5) 抗 CCP 抗体阳性。

14 个关节区包括双侧肘、腕、掌指、近端指间、膝、踝和跖趾关节;≥3 条可诊断 RA。敏感性 84.4%,特异性 90.6%。

结合我国类风湿性关节炎的流行病学和我国的国情,中华医学会风湿病学分会制定"2018 年中国类风湿关节炎诊疗指南"中指出,RA 早期诊断对治疗和预后影响重大,临床医师需结合患者的临床表现、实验室和影像学检查做出诊断(1A)。建议临床医师使用 1987 年 ACR 发布的 RA 分类标准与 2010 年 ACR/EULAR 发布的 RA 分类标准做出诊断(2B)。建议临床医师根据 RA 患者的症状和体征,在条件允许的情况下,恰当选用 X 线、超声、CT 和 MRI 等影像学检查(2B)。

(二) 鉴别诊断

1. 骨关节炎　多见于中、老年人,起病过程大多缓慢。手、膝、髋及脊柱关节易受累,而掌指、腕及其他关节较少受累。不伴有皮下结节及血管炎等关节外表现,RF、ESR、CRP 多为阴性。

2. 银屑病关节炎　银屑病关节炎的多关节炎型与 RA 很相似。但本病患者有特征性银屑疹或指甲病变,或伴有银屑病家族史,血清 RF 等阴性。

3. 强直性脊柱炎　以中轴关节,如骶髂及脊柱关节受累为主,多表现为下肢大关节,为非对称性的肿胀和疼痛。关节外表现多为虹膜睫状体炎、心脏传导阻滞障碍及主动脉瓣闭锁不全等。影像学检查可见骶髂关节侵袭、破坏或融合,患者 RF 阴性,并且多为 HLA-B27 抗原阳性。本病有更为明显的家族发病倾向。

4. 系统性红斑狼疮　早期可出现双手或腕关节的关节炎表现,常伴有发热、疲乏、口腔溃疡、皮疹、血细胞减少、蛋白尿等多系统表现,不出现关节畸形。实验室检查可发现抗核抗体阳性等多种自身抗体。

六、治　疗

治疗目的在于减轻关节炎症反应,抑制病变发展及不可逆骨质破坏,尽可能保护关节和肌肉的功能为目标。

2015 年美国风湿病协会以及 2018 年中国 RA 诊疗指南都强调 RA 的达标治疗和个体化治疗。

达标治疗是指控制 RA 至临床缓解或低疾病活动度为理想治疗目标,最终的目的是控制病情、减少致残率,改善患者的生活质量。临床缓解,即 28 个关节疾病活动度(DAS28)≤2.6,或临床疾病活动指数(CDAI)≤2.8,或简化疾病活动指数(SDAI)≤3.3。在无法达到以上标准时,可以以低疾病活动度作为治疗目标,即 DAS28≤3.2 或 CDAI≤10 或 SDAI≤11。2011 年,ACR 和 EULAR 推出了缓解标准:压痛关节数、肿胀关节数、CRP 水平及患者对疾病的整体评价均≤1,由于其特异度较高,便于评价和记忆,因此已逐渐在临床实践中采用,但达标率较低,故临床医师可根据实际情况选择恰当的评估标准。

RA 一经诊断,应立即开始治疗,治疗方案由医师和患者共同决定,治疗方案的选择基于疾病活动度、有无不良预后因素及并发症。对初始治疗的 RA 患者,考虑到改善病情抗风湿药物(disease-modifying anti-rheumatic drugs,DMARDs)起效时间长及不良反应的发生情况,建议每个月监测 1 次;对确有困难的患者,每 3 个月监测 1 次。对 RA 治疗未达标者,建议每 1~3 个月对疾病活动度监测 1 次;对中、高疾病活动者,监测频率为每月 1 次;对治疗已达标者,建议监测频率为每 3~6 个月 1 次。

预后不良因素的评估在 RA 治疗中具有重要意义,能为临床医师调整治疗方案和选择相应药物提供参考。RA 治疗方案的选择应综合考虑关节疼痛、肿胀数量以及 ESR、CRP、RF、抗环瓜氨酸蛋白抗体(AC-PA)等实验室指标。同时要考虑关节外受累情况;此外,还应注意监测 RA 的常见合并症,如心血管疾病、骨质疏松、恶性肿瘤等。

（一）NSAIDs

NSAIDs 是 RA 治疗中最为常用的药物，适用于活动期等各个时期的患者。常用的药物包括双氯芬酸、洛索洛芬钠、萘丁美酮、美洛昔康、塞来昔布、依托考昔等。如果患者持续缓解达 6 个月，NSAIDs 可以减量，并尽可能逐渐停药。应将 NSAIDs 缩减到最小剂量及最低疗程。

（二）DMARDs

常用的有甲氨蝶呤、柳氮磺吡啶、羟氯喹、来氟米特、环孢素、金诺芬等。RA 患者一经确诊，应尽早开始传统合成 DMARDs（csDMARDs）治疗。推荐首选甲氨蝶呤单用。存在甲氨蝶呤禁忌时，考虑单用来氟米特或柳氮磺吡啶。队列研究显示，RA 患者诊断第 1 年内传统合成 DMARDs 药物的累积使用量越大，关节置换时间越迟；早使用 1 个月，外科手术的风险相应降低 2%~3%。一般情况下，2/3 的 RA 患者单用甲氨蝶呤，或与其他 csDMARDs 联用，即可到治疗目标。基于我国人群的安全性研究，小剂量甲氨蝶呤（≤10mg/w）的不良反应轻、长期耐受性较好。此外，甲氨蝶呤治疗期间应当补充叶酸（剂量可考虑每周 5mg）可减少胃肠道副作用、肝功能损害等不良反应。单一 csDMARDs 治疗未达标时，建议联合另一种或两种 csDMARDs 进行治疗；或一种 csDMARDs 联合一种生物制剂 DMARDs（bDMARDs）进行治疗；或一种 csD-MARDs 联合一种靶向合成 DMARDs（tsDMARDs）进行治疗。艾拉莫德（iguratimod）是 2011 年获中国食品药品监督管理总局批准的抗风湿药，作用机制目前尚不明确。2015 年 APLAR 指南提出可使用艾拉莫德治疗活动期 RA 患者。

（三）生物制剂

目前在 RA 治疗上，已经有几种生物制剂被批准上市，并且取得了一定的疗效，尤其在难治性 RA 治疗中发挥了重要作用。目前应用较多的有 TNF 抑制剂 Etanercept（依那西普）、Adalimumab（阿达木单抗）、In-fliximab（英夫利西单抗）、JAK 抑制剂 Tofacitinib（托法替布）、IL-6 受体拮抗剂 Tocilizumab（妥珠单抗）、抗 CD20 单抗 Rituximab（利妥昔单抗）等。肿瘤坏死因子 α（TNF-α）抑制剂是目前证据较为充分、应用较为广泛的治疗 RA 的生物制剂。妥珠单抗是抗 IL-6 受体的重组人源化 IgG，亚组单克隆抗体，对 csDMARDs 反应不足的 RA 患者，建议 csDMARDs 联合托珠单抗进行治疗。

（四）靶向合成 DMARDs

这是一类具有新作用机制的抗风湿药，目前仅指 JAK（Janus kinase）抑制剂。对 csDMARDs 反应不足的 RA 患者，可以使用 csDMARDs 联合 JAK 抑制剂（托法替布）进行治疗。

（五）糖皮质激素

糖皮质激素具有高效抗炎和免疫抑制作用，但因副作用较大，临床应用受到一定的限制。中/高疾病活动度的 RA 患者建议 csDMARDs 联合糖皮质激素治疗，以快速控制症状。治疗过程中应密切监测不良反应。不推荐单用或长期大剂量使用糖皮质激素。糖皮质激素推荐短疗程（<3 个月），小剂量（<10mg/d）使用。

（六）植物药

雷公藤、白芍总苷、青藤碱等是目前用于 RA 的植物药，对治疗 RA 具有一定的疗效，但作用机制、有效性和安全性需进一步研究。

RA 患者在使用 bDMARDs 或 tsDMARDs 治疗达标后，可考虑逐渐减量。减量过程中需严密监测，谨防复发。在减量过程中，如 RA 患者处于持续临床缓解状态 1 年以上。临床医师和患者可根据实际情况讨论是否停用。患者教育对疾病的管理至关重要，一方面，临床医师应帮助患者充分了解和认识 RA 的疾病特点与转归，增强其接受规范诊疗的信心，并提醒患者定期监测与随访；另一方面，建议 RA 患者注意生活方式的调整。合理饮食、坚持有氧运动、减肥、戒烟对类风湿性关节疾病的控制都是非常重要的，不仅有助于改善患者的关节功能和提高生活质量，还有助于缓解疲劳感。

疼痛科目前在治疗 RA 上，除了指南提出的药物治疗外，还可以使用注射治疗的方法，选择性对病变关节的关节腔、滑囊等部位给予小剂量糖皮质激素、臭氧治疗，可加速病变部位症状的缓解，对于药物治疗不能有效缓解的顽固性病变关节，使用该方法仍然有效，同时可减少全身用药的疗程和剂量，使患者在更短的时间内达到疾病的目标治疗。

七、康复和预后

我国类风湿性关节炎患者在病程 1~5 年、5~10 年、10~15 年及 ≥15 年的致残率分别为 18.6%、43.5%、48.1%、61.3%,随着病程的延长,残疾及功能受限发生率升高。近十年来,随着 DMARDs 的早期联合应用,对关节外病变的治疗以及新疗法的不断出现,使 RA 的预后已有明显改善。大多数 RA 患者的病情可得到很好的控制,甚至完全缓解。研究发现,根据 RA 发病第一年的临床特点可大致判断其预后,某些临床及实验室指标对病情估计及指导用药很有意义。RA 预后不良因素,包括抗环瓜氨酸多肽抗体、RF 阳性、ESR、CRP 升高,影像学有关节侵蚀的表现或关节破坏情况进展。RA 在晚期、重症或长期卧床患者,因合并感染、消化道出血、心肺或肾病变等可危及患者生命。国际上一些组织的相关治疗建议及指南如下(表 48-2-3~表 48-2-6)。

表 48-2-3　2019 年 EULAR 推荐的 RA 治疗建议

	推荐	证据等级	一致性
1	一旦确诊为 RA,就应立即开始用 DMARDs 治疗	1a	9.8
2	治疗目标是每位患者达到持续缓解或低疾病活动度	1a	9.7
3	活动期患者应频繁监测(每 1~3 个月 1 次);如果治疗开始后 3 个月内没有改善或 6 个月内没有达到目标,应调整治疗	2b	9.3
4	甲氨蝶呤应该是第一治疗策略的一部分	1a	9.4
5	对于有 MTX 禁忌证(或早期不耐受)的患者,来氟米特或柳氮磺吡啶可作为(第一)治疗策略的一部分	1a	9.0
6	在开始或调整 csDMARDs 的剂量和给药方案时,可考虑短期使用糖皮质激素,但应在临床可行的情况下尽快减少用量	1a	8.9
7	如果第一 csDMARDs 策略不能达到治疗目标,在没有不良预后因素的情况下,应考虑其他 csDMARDs	5	8.4
8	如果第一 csDMARDs 策略未能达到治疗目标,当存在不良预后因素时,应添加 bDMARD 或 tsDMARDs	1a	9.3
9	bDMARDs 和 tsDMARDs 应与 csDMARDs 联合应用;在不能以 csDMARDs 作为联合治疗时,IL-6Ri 和 tsDMARDs 与其他 bDMARDs 相比可能存在一些优势	1a	8.9
10	如果 bDMARDs 或 tsDMARDs 治疗失败,应考虑使用另一 bDMARDs 或 tsDMARDs 治疗;如果一种 TNF-i 治疗失败,则患者可换用另一种作用方式的药物或第二种 TNF-i	1b 5	8.9
11	如果患者减量糖皮质激素后能够持续缓解,可以考虑逐渐减少 bDMARDs 或 tsDMARDs,特别是联合 csDMARDs 治疗时	1b	9.2
12	如果患者能够处于持续缓解状态,可考虑 csDMARDs 减量	2b	9.0

表 48-2-4　2018 年亚太风湿病学学会联盟(APLAR)治疗 RA 的建议

	建议	等级
1	一旦诊断出 RA,建议开始用 csDMARDs 单药治疗,优选甲氨蝶呤治疗	中等
2	不能耐受甲氨蝶呤的患者可以授受其他 csDMARDs,如来氟米特和柳氮磺吡啶,作为一线治疗。中度的患者可用羟氯喹、艾拉莫德、布西拉明、环孢菌素,肌内注射金诺芬或他克莫司,视情况而定	也可考虑
3	对于高疾病活动的患者,应考虑联合 csDMARDs 治疗,并密切监测与治疗相关的毒性	低
4	在开始靶向治疗之前,应评估所有患者是否存在活动性或间歇期感染,合并症,包括淋巴增殖性疾病和皮肤癌,接种疫苗,怀孕,和可能的禁忌证	没有分级

建议		等级
5	A 在开始靶向治疗之前,应对所有患者进行包括 TB、HBV、HCV 和 HIV(高危人群)感染在内的感染筛查。有活动性或潜伏性感染的患者应接受适当的治疗。 B 对于潜伏性结核病的 RA 患者,建议根据国家特定指南进行预防性治疗,以防止结核病再激活。 C 对于 HBV 感染(活动性或隐匿性)的 RA 患者,应开具抗病毒治疗,以预防 HBV 再激活。	低
6	应在开始靶向治疗之前进行疫苗接种。靶向治疗期间,禁用减毒活病毒疫苗。肺炎球菌和流感建议使用疫苗。HBV、HPV 和脑膜炎球菌感染的疫苗是有条件的推荐。	中度
7	靶向治疗前,包括 TNFi、非 TNFi 和 JAK 抑制剂,可用于患者有中度或高度疾病活动度的患者,尽管有足够的 csDMARDs 治疗,或对 csDMARDs 不耐受的患者	中等
8	基于目前可获得的证据,所有靶向疗法在与甲氨蝶呤或 csDMARDs 联合使用时,在 RA 的治疗中同样有效	中等
9	应密切监测接受靶向治疗的所有患者的治疗相关毒性	没有评分
10	对于有结核病或潜伏性结核病史的 RA 患者(或尽管阴性筛查仍然存在高风险)优选 TNFi 单克隆抗体以外的靶向治疗	低
11	在 HBV 再激活风险增加的 RA 患者中,优选利妥昔单抗以外的靶向治疗	低
12	应对 6 个月后未能达到缓解或低疾病活动的目标治疗进行修改(转换治疗的最佳时间问题建议如果对靶向治疗没有或没有足够的反应,那么治疗会产生不良反应或不耐受,应尽快停药,并在安全的情况下立即采取新的治疗措施)	证据未评分
13	对于确定 RA 的患者,只有在疾病缓解超过 12 个月时,才应考虑逐渐减少或停止靶向治疗,特别是如果患者同时接受 csDMARDs。	中等
14	对于既往有治疗过的实体瘤病史的患者,可谨慎使用靶向治疗	低
15	对于接受大手术的患者,建议暂时停止靶向治疗,并在伤口愈合满意后恢复	低
16	对于已确定无法控制疾病的 RA 患者,TNFi(最好是依那西普或赛妥珠单抗)可在整个妊娠期间继续使用。	低

表 48-2-5 2015 年美国风湿病协会 RA 治疗指南-1

针对长病程 RA 患者的推荐意见		证据水平	推荐强度
1	无论疾病活动如何,均采取目标治疗策略而不是非目标治疗策略	中度	强烈推荐
2	既往未用 DMARDs 的低疾病活动度患者,DMARDs 单药治疗(首选甲氨蝶呤)优先于 TNF 抑制剂	低度	强烈推荐
3	既往未用 DMARDs 的中高度活动度患者 DMARDs 单药治疗(首选甲氨蝶呤)优于托法替尼 DMARDs 单药治疗(首选甲氨蝶呤)优于 DMARDs 联合用药	高度 中度	酌情推荐
4	若 DMARDs 单药治疗后仍处于中高度活动度,则应联合 csDMARDs 或加用 TNF 或非 TNF 抑制剂或托法替尼(无先后之分,可联合或不联合甲氨蝶呤),而非继续 DMARDs 单药治疗	中至极低度	强烈推荐
5	TNF 抑制剂治疗后仍处于中高度活动度,且未同时服用 DMARDs 的患者,应联合 1 种或 2 种 DMARDs 而非继续 TNF 抑制剂单药治疗	高度	强烈推荐
6	单一 TNF 抑制剂治疗仍处于中高度活动度 非 TNF 抑制剂优于另一种 TNF 抑制剂,可联合或不联合甲氨蝶呤 非 TNF 抑制剂优于托法替尼,可联合或不联合甲氨蝶呤	低至极低度 极低度	

续表

针对长病程 RA 患者的推荐意见		证据水平	推荐强度
7	单一非 TNF 抑制剂治疗仍处于中高度活动度的患者,推荐使用非 TNF 抑制剂优于托法替尼,可联合或不联合甲氨蝶呤	极低度	酌情推荐
8	先后使用 2 种及以上 TNF 抑制剂治疗仍处于中高度疾病活动度的患者应首选非 TNF 抑制剂,而非另一种 TNF 抑制剂或托法替尼,可联合或不联合甲氨蝶呤	极低度	酌情推荐
9	应用多种 TNF 抑制剂治疗仍处于中高度疾病活动度的患者,如果不选择非 TNF 抑制剂,托法替尼优于另一种 TNF 抑制剂,可联合或不联合甲氨蝶呤	低度	酌情推荐
10	至少使用过 1 种 TNF 抑制剂和一种非 TNF 抑制剂后仍处于中高度活动度首选另一种非 TNF 抑制剂优于托法替尼,可联合或不联合甲氨蝶呤	极低度	酌情推荐
	若仍处于中高度疾病活动度,托法替尼优先于另一种 TNF 抑制剂,可联合或不联合甲氨蝶呤	低度	
11	使用 DMARDs、TNF 抑制剂、非 TNF 抑制剂治疗后仍处于中高度活动度的患者,应加用短疗程、小剂量糖皮质激素	高至中度	酌情推荐
12	DMARDs、TNF 或非 TNF 抑制剂治疗时疾病复发的患者,应加用最短疗程、最小剂量糖皮质激素	极低度	酌情推荐
13	若患者病情缓解:DMARDs 治疗逐渐减量	低度	酌情推荐
	TNF 抑制剂、非 TNF 抑制剂、托法替尼逐渐减量(请同时参考第 15 条推荐意见)	中至极低度	
14	疾病活动度若低:继续 DMARDs 治疗	中度	强烈推荐
	继续 TNF 抑制剂、非 TNF 抑制剂、托法替尼治疗而非停用药物	高至极低度	
15	即使患者病情缓解,RA 的治疗也不能停止	低度	强烈推荐

注:指南采用 GRADE 证据质量分级:证据水平分为高度、中度、低度、极低度;推荐强度分为:强烈推荐、酌情推荐

表 48-2-6 2015 年美国风湿病协会 RA 治疗指南-2

针对症状性早期 RA 患者的推荐意见		证据水平	推荐强度
1	无论疾病活动如何,均采取目标治疗策略而不是非目标治疗策略	低度	强烈推荐
2	对于既往未用 DMARDs 的低疾病活动度患者:DMARDs 单药治疗(首选甲氨蝶呤)优先于二联用药或三联用药	低度	强烈推荐
3	对于既往未用 DMARDs 的中高度活动度患者:DMARDs 单药治疗优先于二联用药	中度	酌情推荐
	DMARDs 单药治疗优先于三联用药	高度	
4	若 DMARDs 单药治疗后(联合或未联合激素)仍处于中高度活动度,联合 DMARDs 或 TNF 抑制剂或非 TNF 抑制剂(无先后之分,可联合或不联合甲氨蝶呤),而非继续 DMARDs 单药治疗	低度	强烈推荐
5	若 DMARDs 治疗仍处于中高度活动度:TNF 抑制剂单药治疗优于托法替尼单药治疗	低度	酌情推荐
	TNF 抑制剂+甲氨蝶呤优于托法替尼+甲氨蝶呤	低度	
6	若 DMARDs 治疗仍处于中高度活动度,则加用小剂量糖皮质激素	中度	酌情推荐
	若生物制剂治疗仍处于中高活动度,则加用小剂量糖皮质激素	低度	
7	若疾病病情复发,应加用最短疗程和最小剂量的糖皮质激素	极低度	酌情推荐

注:指南采用 GRADE 证据质量分级:证据水平分为高度、中度、低度、极低度;推荐强度分为:强烈推荐、酌情推荐

第三节　纤维肌痛综合征

纤维肌痛综合征(fibromyalgia syndrome,FMS)是一种弥漫性全身疼痛性疾病,表现为慢性广泛的肌肉和关节疼痛、疲劳、睡眠障碍和多发性压痛点,多见于女性,发病隐匿,常伴有睡眠障碍、焦虑、抑郁等多种非特异性症状,在普通人群中发病率仅次于骨关节炎。

一、病　　因

(一) 心理障碍和睡眠障碍

FMS经常伴随心理障碍,特别是抑郁。多个研究提示抑郁先于纤维肌痛和慢性广泛性疼痛的发展而发生。睡眠障碍累及60%~90%的FMS患者,表现为早晨醒来后,头脑不清晰、疲劳、困倦,称为非恢复性睡眠方式,夜间脑电图记录发现有α波介入Ⅳ期δ睡眠波中。

(二) 神经递质分泌异常

患者血清5-HT升高,脑脊液P物质水平升高,血清色氨酸水平降低,中枢神经系统神经肽改变可能是病因。

(三) 免疫功能失调

患者常伴自身免疫性疾病,如类风湿性关节炎、干燥综合征、雷诺现象和甲状腺功能减退。另一方面,免疫障碍综合征患者又往往出现肌肉疼痛和睡眠障碍等类似FMS的表现,因而推测本病可能因免疫功能失调引起。

(四) 感染

很多感染性疾病与FMS有关,包括柯萨奇病毒、细小病毒B19、人体免疫缺陷病毒、丙型肝炎病毒等感染。莱姆病也与FMS的发展有联系。

二、临床表现

(一) 广泛疼痛和压痛

所有患者都具有的症状为广泛存在的压痛点,这些压痛点存在于肌腱肌肉及其他组织中。特征性临床表现是全身广泛性疼痛,疼痛为钝痛,一般不伴关节肿胀。劳累、应激、压力、天气变化等都可加重病情。用一定的力量按压这些压痛点时,患者可感受到疼痛,而正常人则不会出现疼痛,压痛点局部无红肿等异常改变。19个固定疼痛区域包括左右肩部、左右臀部(包括臀大肌及粗隆部)、左右上臂、左右前臂、左右颌部、左右大腿、左右小腿、胸背部、腰背部、胸、颈及腹部。部分患者可有不同程度认知障碍。

(二) 睡眠障碍、疲劳及晨僵

大约90%的患者可有睡眠障碍,表现为失眠、易醒、多梦、精神不振等。夜间脑电图显示有α波介入到非快动眼节律中,提示缺乏熟睡。50%~90%的患者有疲劳感,大约1/2的患者疲劳症状较重,以至于感到"太累、无法工作"。患者劳动能力下降,大约1/3的患者需改换工作,少部分患者不能坚持日常工作。晨僵见于76%~91%的患者,严重程度与睡眠及疾病活动性有关。

(三) 麻木、肿胀、头痛及心理异常

最常见的是麻木和肿胀,患者常诉关节及关节周围肿胀,但无客观体征。其次为头痛、肠激惹综合征。头痛可分为偏头痛或非偏头痛性头痛,后者是一种在枕区或整个头部的压迫性钝痛。心理异常包括抑郁和焦虑。上述症状常因天气潮冷、精神紧张、过度劳累而加重。局部保暖、精神放松、良好睡眠及适度活动可使症状减轻。

(四) 其他疾病的症状

大部分FMS均同时患有某种风湿病,这种临床症状即为两者症状的交织与重叠。FMS常使与之共存的风湿病症状显得更严重,如不认识这种情况,会对后者过度治疗和检查。

三、辅　助　检　查

除非合并其他疾病,FMS一般无实验室检查异常。有文献报道FMS患者IL-1水平增高,自然杀伤T淋巴细胞及血清素活性减低,脑脊液中P物质浓度升高。大约1/3患者有雷诺现象,在这一组患者中可有抗核抗体阳性和C3水平减低。

四、诊断与鉴别诊断

（一）诊断

1. 2010年美国风湿病学会FMS诊断标准　根据2010年美国风湿病学会提出的诊断标准,满足以下3个条件可以诊断FMS：

（1）弥漫疼痛指数(widespread pain index,WPI)>7和症状严重程度(symptom severity score,SSS)积分>5;或WPI=3~6和SSS积分>9;

（2）症状持续在相同水平3个月以上;

（3）没有其他可以解释疼痛的疾病。

WPI是指过去1周内19个固定区域发生疼痛的数量,共计0~19分。SSS共计0~12分,包括疲劳、无恢复性睡眠、认知症状以及所有躯体症状的严重程度。视疲劳、无恢复性睡眠和认知症状的严重程度评为1~3分,总分0~9。0分=无;1分=轻微问题;2分=中度问题;3分=严重问题。躯体症状的严重程度为0~3分,0分=无;1分=很少症状;2分=中等量症状;3分=大量症状。供参考的躯体症状:肌肉疼痛、肠易激综合征、思维障碍记忆力下降、精神紧张、头痛、头晕、视物模糊、眼干、失眠抑郁、肌无力、气短、腹痛、便秘、腹泻、恶心、呕吐、胃部不适、食欲不振、口干、口腔溃疡、味觉改变、胸痛、发热、瘙痒、雷诺现象、荨麻疹、皮疹、瘀斑、耳鸣、听力障碍、癫痫、脱发、尿频、尿痛等。

2. 2016年ACR纤维肌痛综合征诊断标准　满足以下4个条件可以诊断FMS：

（1）WPI≥7和SSS积分≥5;或WPI=4~6和SSS积分≥9;

（2）全身疼痛,5个区域内至少有4个出现疼痛,其中颌、胸、腹部的疼痛不包括在全身疼痛范围内;

（3）症状持续在相同水平3个月以上;

（4）FMS诊断不影响其他疾病的诊断,不排除其他重要临床疾病的存在。

5个区域是指左上肢(左肩、左上臂、左前臂)、右上肢(右肩、右上臂、右前臂)、轴向区域(颈部、胸背部、腰背部)、左下肢(左髋、左大腿、左小腿)和右下肢(右髋、右大腿、右小腿)。

SSS总分为疲劳感、睡醒后仍觉得困乏、认知症状(注意力、记忆力、思维)三种症状严重程度的积分(0~9),加上患者过去6个月内出现的以下症状积分(0~3)的总和,总计0~12分。①头痛(0~1);②下腹部疼痛或绞痛(0~1);③心情压抑、抑郁(0~1)。

3. 2019年AAPT纤维肌痛综合征诊断标准

（1）多部位疼痛定义为9个可能的部位中有6个或更多的部位出现疼痛。

（2）中重度睡眠问题或疲乏。

（3）多部位疼痛加上睡眠问题或疲乏发生已经至少3个月。

注:存在另外一种疼痛性疾患或相关症状不能排除FMS的诊断。但推荐对任何一种能够完全解释患者的症状或症状严重度的情况进行临床评估。

（二）鉴别诊断

1. 慢性疲劳综合征　与FMS表现相似,以疲劳为主要症状,表现为疲劳、乏力,但缺少基础病因。常突发起病,伴有上呼吸道感染或流感症状。疼痛部位没有FMS典型。慢性疲劳综合征包括慢性活动性EB病毒感染和特发性慢性疲劳综合征。检查患者有无低热、咽炎、颈或腋下淋巴结肿大,测定抗EB病毒包膜抗原抗体Ig,有助于鉴别两者。

2. 风湿性多肌痛　风湿性多肌痛是以对称性的近端关节和肌肉的疼痛酸痛为主要表现,多表现为肩胛带肌和骨盆带肌的疼痛,ESR和CRP水平显著升高,多见于老年人,小剂量糖皮质激素有效。

3. 类风湿性关节炎 类风湿性关节炎和 FMS 患者均有全身广泛性疼痛、发僵及关节肿胀的感觉。但 FMS 关节无肿胀的客观证据，晨僵时间比 RA 短，辅助检查（如 RF、ESR、关节 X 线平片等）均正常。FMS 疼痛分布范围较广，较少局限于关节，多位于下背、大腿、腹部、头部和髋部，而 RA 疼痛多分布于手腕、手指和足趾等部位。

4. 肌筋膜疼痛综合征 由肌筋膜疼痛引起。肌筋膜疼痛综合征与 FMS 同样具有增多的软组织压痛点及缺乏实验室检查的异常，与 FMS 不同之处在于，其疼痛是区域的而不是部位广泛的。肌筋膜疼痛综合征的压痛点通常为"扳机点"，按压这一点，疼痛会放射到其他部位。肌筋膜疼痛综合征具有 FMS 患者的常见症状，包括疲劳、睡眠障碍和抑郁。肌筋膜疼痛综合征常逐渐发展为 FMS，这种观察结果使这两种病之间相同之处更为突出。因此，肌筋膜疼痛综合征易与 FMS 相混淆，两者的比较见表 48-3-1。

表 48-3-1 纤维肌痛综合征与肌筋膜疼痛综合征的比较

项目	纤维肌痛综合征	肌筋膜疼痛综合征
性别	女性多见	无性别差异
疼痛分布	全身	局部
僵硬感	全身	局部
疲乏	常见	不常见
压痛区域	广泛	局部
醒后困乏感	有	有时继发于疼痛
治疗	多种治疗	肌筋膜治疗
预后	易复发	可治愈

五、治 疗

EULAR 在 2017 年修订的 FMS 治疗流程：在确诊为 FMS 后，对患者进行教育，使患者对疾病有进一步的认识和了解。如果效果不理想，进行个体化的躯体锻炼是治疗的首选方案。必要时可使用水疗或针灸相结合，如果仍不理想，对患者再次进行评估，调整个体化治疗方案。个体化治疗主要包括对于疼痛相关的焦虑抑郁、过度消极或积极应对的患者进行心理治疗，主要是认知行为治疗。严重的焦虑抑郁患者可考虑行精神科药物治疗；对于严重疼痛或睡眠障碍的患者给予药物治疗；对于严重失能需请病假的患者给予多元化的康复计划。

新的治疗流程要求了解 FMS 需全面评估患者的疼痛、功能、社会心理状态，循序渐进地进行，初始治疗应以非药物治疗为重点。

（一）非药物治疗方法

如有氧和力量锻炼、认知行为治疗、多元治疗、针灸或水疗、物理治疗、冥想运动治疗（气功、瑜伽、太极）和基于注意力的减压治疗。

（二）药物治疗

1. TCAs 通过阻断突触前膜去甲肾上腺素和 5-羟色胺的再摄取，阻断电压门控钠离子通道和 α 肾上腺素受体，调节疼痛传导下行通路，发挥镇痛作用。如阿米替林是最有效的药物，可改善全身疼痛、患者情绪及睡眠质量。初始剂量为睡前 12.5mg，可逐步增加至每晚 25mg，1~2 周起效。

2. SNRIs 如度洛西汀、文拉法辛等，除了缓解疼痛外，对于焦虑、抑郁也有较好的疗效，其中度洛西汀被美国 FDA 批准用于治疗 FMS，用药剂量为 60~120mg/d，分 2 次口服，不良反应包括失眠、口干、便秘、性功能障碍、恶心及烦躁不安、心率增快、血脂升高等；米拉普伦可改善 FMS 的疼痛及全身不适症状，用药剂量为 25~100mg/d，分 2 次口服；文拉法辛，起始剂量为 37.5mg/d，分 3 次口服，剂量可根据疗效酌情增加至 75mg/d。

3. SSRIs SSRIs 单用疗效不优于 TCAs，联合 TCAs 可显著提高疗效，作用优于任何一类药物。常用的药物有氟西汀、舍曲林、帕罗西汀等。氟西汀起始剂量 20mg，2 周后疗效不明显，可增至 40mg，晨起 1 次顿服；舍曲林每天 50mg，晨起顿服；帕罗西汀，每天 20mg，晨起顿服。

4. 抗惊厥药 普瑞巴林具有镇痛、抗惊厥作用，对于减轻疼痛、改善睡眠有一定的作用。普瑞巴林是首个被美国 FDA 批准用于 FMS 治疗的药物。起始剂量 150mg/d，分 2 次口服，1 周内如无不良反应，剂量增加至 450mg/d,可与 TCAs、SSRIs 或 SNRIs 等联合应用。

5. 曲马多 具有双重镇痛作用,可同时作用于阿片受体、5-羟色胺和去甲肾上腺素受体,不与 TCAs 以及 SNRIs 联用。常见的不良反应有恶心呕吐、尿潴留、便秘等,与剂量相关。使用时应详细评估患者的疼痛强度,小剂量起始,缓慢加量。起始剂量 25~50mg/d,最大剂量 400mg/d。

6. 阿片类药物 可不同程度地缓解疼痛,可能对 FMS 有效,但因其明显不良反应,如药物耐受、成瘾、便秘、恶心等,不推荐使用。

7. 骨骼肌松弛药 环苯扎林,结构与 TCAs 相似,对 FMS 有一定作用。治疗剂量为 10mg 睡前口服,或每次 10mg,每天 2~3 次。不良反应常见,发生率超过 85%,如嗜睡、口干、头晕、心动过速、恶心、消化不良、乏力等。

8. 其他药物 NSAIDs 可能有效,常作为辅助用药。镇静药,如唑吡坦片等对 FMS 也有改善睡眠的作用。不推荐使用糖皮质激素。

(三) 疼痛科治疗

星状神经节阻滞对于改善 FMS 患者睡眠有着显著的作用,主要通过调节交感神经功能以及下丘脑和垂体功能,从而维持内环境的稳定,对 FMS 患者有一定帮助,尤其对于睡眠障碍明显的患者可联合使用。

银质针不仅有肌肉松解的作用,还通过导热,将热能传到深层部位,改善局部血液循环,加速局部肌肉、筋膜、韧带的组织供氧,加快局部致痛因子的代谢,改善局部的痉挛和疼痛。

六、康复和预后

该疾病无任何器质性器官受损,可以得到有效治疗,不会严重恶化或致命。应鼓励患者树立战胜病痛的信心,保持心理平衡 ,克服焦虑紧张情绪,积极参与锻炼,多数预后较好。

第四节 强直性脊柱炎

强直性脊柱炎(ankylosing spondylitis,AS)是以骶髂关节和脊柱附着点炎症为主要症状的疾病,该疾病主要侵犯骶髂关节、脊柱等中轴关节,也可累及外周关节或关节外组织。AS 虽属风湿病范畴,但引起的炎性腰背痛在疼痛科非常常见,骶髂关节病变是其最重要的病理改变,可引起脊柱强直和纤维化。

AS 在不同国家不同地区的发病率不同。本病发病年龄通常在 8~30 岁之间,30 岁以后及 8 岁以前发病者少见。男女比例约 2:1,约 80% 患者发病年龄<30 岁,发病年龄>45 岁者少见。AS 病因尚不清楚,可能与基因、环境等多重因素有关。已证实,AS 发病与 HLA-B27 密切相关,并有明显家族聚集倾向。90%~95% AS 患者 HLA-B27 阳性,且 HLA-B27 阳性者 AS 发病率为 5%~20%,显著高于 HLA-B27 阴性者(<0.1%)。AS 患病率在普通人群为 0.1%,在 AS 患者家系中为 4%,在 HLA-B27 阳性的 AS 患者一级亲属中高达 11%~25%,这提示 HLA-B27 阳性者或有 AS 家族史者患 AS 危险性增加。HLA-B27 肽链错误折叠、HLA-B27 异常表达,特定结构关节肽的作用,引起炎症反应,导致 AS 发生。另外,内质网氨基肽酶、IL-23/IL-17 轴的细胞因子以及肠道微生物的免疫作用,可能都在 AS 的发生发展中起着重要作用。

一、临床表现

AS 起病隐匿,早期可无任何临床症状。初始表现为腰背部或腰骶部不适或疼痛,有时可放射至髂嵴或大腿后侧,疼痛可因咳嗽、打喷嚏或其他牵扯腰背部的动作而加重。清晨或久坐、久站后腰背部疼痛加重并伴僵硬感,活动后疼痛和僵硬可缓解。疾病早期疼痛多在一侧呈间断性,数月后疼痛多在双侧呈持续性,以后随病情进展可出现胸或颈椎疼痛,进行性脊柱活动受限甚至畸形。

也可侵犯周围关节,早期病变处关节有炎性疼痛,伴有关节周围肌肉痉挛,有僵硬感,晨起明显。也可表现为夜间痛,经活动或服镇痛药缓解。据报道,我国患者中大约 45% 的患者是从外周关节开始发病,24%~75% 的患者在病程中出现外周关节病变,以髋、膝、踝和肩关节居多,肘、手和足小关节偶有受累。髋关节受累高达 60%,表现为髋部疼痛、活动障碍,有时患者主诉腹股沟处疼痛,其中 1/3 患者发展为关节强直,发病年龄小,以外周关节起病者易发生髋关节病变,而且94%髋部症状起于发病后头5年内。非对称性、少数关节或单关节及下肢大关节的关节炎为本病外周关节炎的特征。我国患者除髋关节外,膝和其他关节的关节炎或关节痛多为暂时性,极少或几乎不引起关节破坏和残疾。肌腱和韧带附着点炎症为AS特征性改变。胸肋关节、柄胸联合等部位附着点炎症可导致胸痛,呼吸受限;跟腱、足弓附着点炎症可导致站立、行走时疼痛。

随着病情发展,关节疼痛减轻,而各脊柱段及关节活动受限和畸形。最常见的关节外表现是葡萄膜炎、炎症性肠病、尿道炎、银屑病等。

AS患者全身症状一般较轻,少数有发热、疲倦、消瘦、贫血等。虹膜炎或虹膜睫状体炎见于1/4的患者,部分可先于AS关节症状出现,单侧或双侧交替发生,一般可自行缓解,反复发作可致视力障碍。主动脉瓣关闭不全、二尖瓣关闭不全、心房扩大及传导阻滞见于3.5%~10%的患者。1/4患者有慢性中耳炎改变;骨折导致脊髓压迫可出现相应的神经症状;慢性进行性马尾综合征是AS后期罕见而重要的并发症,表现为尿道、肛门括约肌功能不全,小腿或臀部痛觉消失,逐渐发展为尿、大便失禁、阳痿,发生原因未明。极少数患者出现肺上叶纤维化,有时伴空洞形成而被认为结核。AS可并发IgA肾病和淀粉样变性。

早期AS体征不多,可有骶髂关节、髂嵴、耻骨联合等部位以及肌腱、韧带附着点压痛。有周围或关节外表现者可有相应体征。随着疾病的发展,可见脊柱活动度下降,胸廓扩张度下降,严重者可有脊柱后凸畸形。可出现骶髂关节叩痛/压痛阳性,棘突椎旁压痛阳性,骨盆挤压及分离试验阳性,"4"字试验阳性,直腿抬高试验阴性。外周关节累及时,急性期可表现为髋关节、膝关节、肘关节等的压痛肿胀。

二、辅 助 检 查

(一) X线检查

对AS诊断有极为重要的意义,多数病例早期即有骶髂关节的X线改变,这是本病诊断的重要依据。AS最早的变化发生在骶髂关节,早期X射线表现为骶髂关节炎。病变一般在骶髂关节的中下部开始,为两侧性。开始多侵犯髂骨侧,随后侵犯骶骨侧,继而可侵犯整个关节,边缘呈锯齿状,软骨下可有骨硬化、骨质增生,关节间隙变窄,最后关节间隙消失,发生骨性强直。

骶髂关节炎X线诊断标准分为5级:

0级:正常骶髂关节。

Ⅰ级:可疑骶髂关节炎。

Ⅱ级:骶髂关节边缘模糊,略有硬化和微小侵袭病变,关节间隙无改变。

Ⅲ级:中度或进展性骶髂关节炎,出现关节间隙变窄/增宽、骨质破坏或部分强直。

Ⅳ级:关节完全融合或强直。

脊柱X线平片有椎体骨质疏松和方形变,椎间小关节模糊,椎旁韧带钙化及骨桥形成,晚期广泛而严重的骨化性骨桥,表现为"竹节样脊柱"。耻骨联合、坐骨结节和肌腱附着点(如跟骨)的骨质糜烂。伴邻近骨质的反应性硬化及线毛状改变,可出现新骨形成。

(二) CT

对于临床怀疑而X线不能确诊者,可以行CT检查。CT是诊断AS有效的手段之一,特别是多排螺旋CT的出现和不断发展,密度及空间分辨率较高,提高了早期AS诊断的敏感性,目前CT在空间分辨率及成像速度上优于MRI。骶髂关节改变可参照纽约标准。CT对AS的诊断率和确诊率比X线高,对于骨质侵蚀和骨质硬化的检出效果优于MRI,对骶髂关节炎的诊断可提前1~2级,但CT阴性时,也不排除AS。值得注意的是,对骶髂关节的正常变异,以及其他可能引起CT异常表现的临床情况应有足够认识。通常40岁以下患者典型的骶髂关节炎的CT表现包括骶骨端软骨下骨硬化、单或双侧关节间隙<2mm,软骨下骨侵蚀以及关节部分或完全强直等。一些学者认为,30岁以上的正常人,髂骨端不均一的硬化、关节间隙局限性狭窄,以及关节附近边界清楚、有清晰硬化边的小囊变都不应视为病变的表现。由于骶髂关节解剖学的上部是韧带,因韧带附着引起的影像学上的关节间隙不规则和增宽,可给判断带来困难。另外,年长者髂骨面边缘模糊、韧带部骨皮质,尤其是髂骨面边缘常不规则,酷似侵蚀,应予注意。老年人骶髂关节骨关

节炎的表现也易与骶髂关节炎相混淆。

（三）MRI 和 SPECT

AS 的 MRI 可以表现早期或活动期的滑膜充血水肿、软骨损伤、骨髓水肿及韧带附点炎信号改变,也可以观察晚期或稳定期的脂肪浸润等信号改变。MRI 和 SPECT 非常有助于极早期诊断和治疗,从这个角度看,明显优于普通 X 线,尤其是对于年龄小的患者,为了早期诊断,避免漏诊,MRI 很有必要。为提高脊柱关节炎的早期诊断,国际脊柱关节炎协会已明确提出将骶髂关节 MRI 作为诊断中轴型脊柱关节炎的重要依据。

在 0 级~Ⅳ级病变分级检测中,MRI 对 0 级的检测效果较好。Ⅰ级和Ⅱ级检查中,MRI 和 CT 效果优于 X 线,MRI 在早期强直性脊柱炎/骶髂关节病变治疗中的应用价值更大,应积极推广这一种诊断方式,为患者提供更好的医疗服务。

（四）实验室检查

90%~95% 以上 AS 患者 HLA-B27 阳性,但无诊断特异性,因为正常人也有 HLA-B27 阳性。白细胞计数正常或升高,淋巴细胞比例稍增加,少数患者有轻度贫血,血沉 CRP 可增快。血清白蛋白减少,$\alpha1$ 和 γ 球蛋白增加,血清免疫球蛋白 IgG、IgA 和 IgM 可增加,血清补体 C3 和 C4 常增加。大约 50% 患者碱性磷酸酶升高,血清肌酸磷酸激酶也常升高。血清类风湿因子阴性。

（五）其他

磁共振全身成像技术可行全脊柱扫描,有利于对 AS 患者进行全脊柱的评估。

MRI 弥散加权成像是梯度磁场存在时,利用水分子扩散运动来成像的检查方法。这是一种有效检测 AS 活动性的方法,而且成像速度快,可以节省检查时间。AS 早期或急性期骨髓及软组织水肿,较多的水进入细胞外间隙,水的弥散不受限,ADC 值升高。

动态对比增强 MRI 能够量化评估 AS 活动期与静止期,反映组织血流灌注情况、血管通透性和细胞外间隙体积,采集组织 T1 弛豫时间的动态变化参数,进行定量和半定量参数的分析。

能谱 CT 是影像医学领域的一项新技术,利用物质在不同 X 射线能量下产生的不同的吸收,来提供比常规 CT 更多的影像学信息。能谱 CT 能够很好地显示骨髓的炎性水肿,同时为中轴型脊柱关节炎的诊断提供更多的定量参数,提高诊断效能。

三、诊断与鉴别诊断

（一）诊断

AS 诊断多采用 1984 年修订的 AS 纽约标准。但是依据 1984 年的诊断标准,确诊的 AS 患者往往有 5 年以上的病史。为提高早期患者诊断的敏感性,中华医学会风湿病学分会在 2010 年的《强直性脊柱炎诊断及治疗指南》中指出,对一些暂时不符合上述标准的患者,可参考有关脊柱关节炎（spondyloarthritis,SpA）的诊断标准,主要包括 Amor、欧洲脊柱关节病研究组（ESSG）和 2009 年 ASAS 推荐的中轴型 SpA 的分类标准。

1. AS 的诊断标准（1984 纽约标准）　AS 的诊断标准仍然沿用 1984 年修订的纽约标准:①腰背痛病程 3 月以上,活动改善,休息无减轻;②腰椎额状面和矢状面活动受限;③胸廓活动度低于相应年龄、性别的正常人;④双侧骶髂关节炎大于等于 2 级或单侧骶髂关节炎大于等于 3 级。

符合④以及①~④任意一条,即可确诊 AS。

2. 中轴型脊柱关节炎诊断标准（2009 国际脊柱关节炎评估组）　为提高早期患者诊断的敏感性,2009 年国际脊柱关节炎评估组提出中轴型 SpA 诊断标准:背痛持续 3 月以上且年龄小于 45 岁的患者,满足影像学骶髂关节炎加上 SpA 特征中的一项,或 HLA-B27 阳性加上 SpA 特征中其他两项,即可诊断为 SpA。其中 SpA 临床特征包括:①炎性背痛;②关节炎;③肌腱端炎（足跟）;④葡萄膜炎;⑤指（趾）炎;⑥银屑病;⑦克罗恩病/溃疡性结肠炎;⑧对 NSAIDs 治疗反应好;⑨家族史;⑩HLA-B27 阳性;⑪CRP 升高。

影像学所示骶髂关节炎是指 MRI 所示活动性（急性）炎症,高度提示有与 SpA 相关的骶髂关节炎,或依照修订的纽约标准,有明确的放射影像学骶髂关节炎。

炎性背痛是 AS 的特征性表现,正确识别炎性背痛对诊断 AS 至关重要。2009 年国际 AS 评估工作组炎性背痛专家推荐诊断炎性背痛标准为:①发病年龄<40 岁;②隐匿起病;③症状活动后好转;④休息时加重;⑤夜间痛(起床后好转)。符合上述 5 项指标中 4 项,诊断为 AS 炎性背痛,敏感性为 79.6%,特异性为 72.4%。

(二)鉴别诊断

1. 腰骶关节劳损 慢性腰骶关节劳损为持续性、弥漫性腰痛,以腰骶部最重,脊椎活动不受限,X 线无特殊改变。急性腰骶关节劳损,疼痛因活动而加重,休息后可缓解。

2. 类风湿关节炎 有晨僵,多关节对称性关节炎,多发于近端指间关节、掌指关节以及腕关节等,骶髂关节一般不受累,有类风湿皮下结节,血清 RF 常阳性,HLA-B27 抗原常阴性(表 48-4-1)。

表 48-4-1 强直性脊柱炎和类风湿性关节炎的比较

项目	强直性脊柱炎	类风湿关节炎
种族差异	白种人发病率高	无明显种族差异
阳性家族史	明显	不明显
性别分析	男>女	女>男
年龄高峰	20~30 岁	30~50 岁
外周关节分布	少关节	多关节
	大关节>小关节	小关节>大关节
	下肢>上肢	上肢>下肢
	非对称	对称性
骶髂关节	大多受累	很少受累
脊柱受累	整个脊柱多为上行性	C_{1-2}
类风湿结节	无	有
肺部表现	肺上叶纤维化	肺间质纤维化、胸膜炎
类风湿因子	阴性	多为阳性
HLA-B27(+)	90%	6%(正常分布)
HLA-DR4	(−)	(+)
病理特征	附着点炎	滑膜炎
X 射线特征	骶髂关节炎	手足小关节的侵蚀

3. 致密性骨炎 本病多见于青年女性,主要表现为慢性腰骶部疼痛和发僵。临床检查除腰部肌肉紧张外无其他异常。诊断主要依靠 X 线前后位平片或骶髂关节 CT 等影像学检查,典型表现为在髂骨沿骶髂关节之中下 2/3 部位有明显的骨硬化区,呈三角形者尖端向上,密度均匀,不侵犯骶髂关节面,无关节狭窄或糜烂,故不同于 AS。

4. Reiter 综合征 Reiter 综合征是一种包括关节炎、结膜炎、尿道炎/宫颈炎的三联征。脊柱炎一般发生较晚,较轻,椎旁组织钙化少,韧带骨赘以非边缘型为主。骶髂关节炎一般为单侧性或双侧非对称损害。

5. 银屑病关节炎 亦可出现骶髂关节炎,本病患者有特征性银屑疹或指甲病变,或伴有银屑病家族史。

6. 反应性关节炎 常继发于身体其他部位感染后出现,一般可以发现感染灶,抗生素有效。

其他几种常见疾病与强直性脊柱炎的比较见表 48-4-2。

表 48-4-2 其他几种常见疾病与强直性脊柱炎的比较

项目	强直性脊柱炎	赖特综合征	银屑病关节炎	肠病性关节炎	反应性关节炎
性别	男>女	男>女	男＝女	男＝女	男＝女
年龄	16~30 岁为多	青中年	任何年龄	任何年龄	任何年龄
起病方式	缓慢	急	不定	缓慢	急
HLA-B27	>90%	60%~80%	20%（有骶髂关节炎者50%）	<50%	80%
骶髂关节炎	>95%	多见	多见	多见	多见
对称性	对称	不对称	对称	皆可	
周围关节炎	(++)	(++)	(+)	(+)	(+)
结膜炎	(−)	(+)	(−)	(−)	(+)
皮肤指甲受累	(−)	多见	几乎全有	(−)	(−)
黏膜受累	(−)	(+)	(−)	(+)	(−)
尿道炎	(−)	(+)	(−)	(−)	(±)
脊柱受累	(+++)	(+)	(+)	(+)	(+)
自限性	(−)	(±)	(±)	(±)	(±)
缓解、复发	(−)	(±)	(±)	(−)	(±)

四、治 疗

治疗目标是缓解症状和体征、恢复功能、防止关节损伤、提高患者生活质量、防止脊柱疾病的并发症。维持疾病缓解或低疾病活动度是治疗的目标。

（一）治疗总则

1. AS 是一种潜存严重性的、临床表现多样的疾病，通常需要进行多学科治疗。

2. AS 治疗的主要目标是通过控制症状和炎症，防止进展性结构性破坏，保护或改善患者功能和参与社会活动的能力，最大限度提高患者的生活质量。

3. AS 最理想的治疗是非药物治疗和药物治疗相结合。

4. AS 治疗应以最佳护理为目标，必须基于患者和医师之间的共同决定。

5. AS 引起较高的个人、医疗和社会成本，医师在其管理中应考虑所有这些。

（二）治疗方法

药物治疗

（1）NSAIDs：自 2015 年 ACR 关于 AS 和 nr-axSpA 的治疗推荐意见颁布以来，NSAIDs 一直作为 SpA 的一线用药，广泛应用于临床。活动期患者推荐连续给药，稳定期患者更推荐按需用药，这主要是考虑长期给药可能带来的不良反应。使用 NSAIDs，不仅为了达到改善症状的目的，同时为了延缓或控制病情进展，通常建议较长时间持续在相应的药物治疗剂量下使用。但对于无更多合并症的患者以及更有可能出现脊柱强直的早期 AS 患者（如男性、吸烟、持续 CRP 增高、已有脊柱骨赘形成）仍建议持续给药。一般选用一种 NSAIDs，如一种连续治疗 2~4 周疗效不明显，换用另一种 NSAIDs。同时使用 ≥2 种的 NSAIDs，不仅不会增加疗效，反而会增加药物不良反应，甚至可能带来严重后果。伴有胃肠道高风险的患者可用非选择性 NSAIDs 加上胃黏膜保护剂或选择性环氧化酶-2 抑制剂。如连续使用 2 种 NSAIDs 疗效不明显的中轴型 SpA 患者可使用生物制剂治疗。对于中轴型脊柱关节炎，2016 版 ASAS-EULAR 治疗建议，患有疼痛和僵硬的患者在考虑到风险和益处比时，应使用 NSAIDs 作为一线药物治疗直至最大剂量。对于那些对 NSAIDs 反应良好的患者，如果有症状的话，最好继续使用 NSAIDs，而不是按需使用 NSAIDs 治疗。

（2） DMARDs：指南推荐的 DMARDs，包括柳氮磺吡啶（SSZ）及甲氨蝶呤（MTX），亦有来氟米特（LEF）用于 AS 的治疗。EULAR/ASAS 指南及国内指南均认为目前无证据证明 SSZ 对于 AS 的中轴病变有效，SSZ 对 SPA 患者的外周关节炎以及 PSA 患者的皮疹有明显的治疗作用，对 SPA 的眼炎有一定的预防与治疗作用，并可降低血清 IgA 水平及其他实验室活动性指标。MTX 目前治疗推荐度较低，使用较少。有研究显示，LEF 对 AS 的外周关节炎治疗有效，但其不能改善中轴关节症状。2019 年 ACR/SAA/SPARTAN 对 AS 和 nr-axSpA 治疗建议，对于使用 NSAIDs 治疗的成人，有条件地推荐使用柳氮磺吡啶、甲氨蝶呤或托法替布治疗，而不是不使用这些药物治疗。柳氮磺吡啶或甲氨蝶呤的使用只应考虑在患者具有突出的周围型关节炎或当 TNF 抑制剂不可用时。

（3） 糖皮质激素：因其不良反应大，循证医学证据不足，且不能阻止 AS 的病程，指南均不主张口服或静脉全身应用糖皮质激素治疗 AS。外周关节炎患者可选择关节内注射糖皮质激素，关节腔重复注射激素应间隔 3~4 周，一般不超过 2~3 次/年。中轴型脊柱关节炎可考虑将糖皮质激素注射到肌肉骨骼炎症的局部部位。眼色素膜炎可以通过扩瞳和激素滴眼得到控制，对难治性葡萄膜炎需要眼科专科诊疗并局部注射糖皮质激素治疗，必要时使用免疫抑制剂或生物制剂治疗。

（4） 生物制剂：目前用于治疗 AS 的生物制剂主要为抗肿瘤坏死因子（TNF-α）拮抗剂。目前常用的生物制剂有依那西普、英夫利西单抗、阿达木单抗等。TNF-α 拮抗剂可明显改善 AS 患者中轴关节的疼痛与功能，对外周关节及肌腱端炎亦有明显疗效。ASAS 推荐 TNF-α 拮抗剂用于治疗持续高疾病活动度的 AS 患者，没有证据显示在使用 TNF-α 拮抗剂前必须使用 DMARDs。不良反应包括注射部位反应、结核感染、肝炎病毒感染、其他感染、恶性肿瘤发生率增加等。

肿瘤坏死因子拮抗剂（anti-tumour necrosis factor inhibitor，TNFi）的使用：①疾病处于活动期≥4 周：强直性脊柱炎疾病活动分数（ankylosing spondylitis disease activity score，ASDAS）≥2.1 分或 Bath 强直性脊柱炎疾病活动指数（Bath ankylosing spondylitis disease activity index，BASDAI）评分≥4 分。②已使用至少 2 种 NSAIDs 治疗，超过 4 周，症状仍未缓解或药物有毒副作用，ASDAS≥2.1 分或 BASDAI≥4 分。③已确诊 ax-SpA 患者，单用 NSAIDs 效果差。以上 3 条适应证符合其一，即可考虑使用 TNFi。

使用 TNFi 12 周后，应对患者进行病情评估。只有明确 TNFi 对患者病情治疗有效，才考虑继续使用。有效标准为：ASDAS 下降值≥1.1 分或 BASDAI 降幅>50% 或低至 2 分。如果患者使 TNFi 治疗 12 周后，ASDAS≥2.1 分或 BASDAI≥4 分，则考虑更换其他 TNFi 或使用 IL-17 拮抗剂。

（5） 沙利度胺：部分难治性 AS 患者应用沙利度胺后，临床症状、ESR 及 CRP 均明显改善。本药的不良反应有口渴、嗜睡、镜下血尿、外周神经受损、血细胞下降、肝酶增高等。因此，在用药初期应定期检查血常规、尿常规和肝功能、肾功能。对长期用药者应定期做神经系统检查，以便及时发现可能出现的外周神经炎。

（三） 疼痛科治疗措施

注射治疗可用于外周型患者的关节内、腱鞘内等部位的治疗，常用药物有糖皮质激素或臭氧，也可考虑生物制剂关节腔内注射治疗。中轴型患者可进行脊柱小关节内或椎旁的糖皮质激素或臭氧注射治疗。

（四） 手术治疗

严重脊柱驼背、畸形，待病情稳定后可作矫正手术，腰椎畸形者可行脊椎截骨术矫正驼背，髋关节融合或坏死的患者可行髋关节置换术。

五、康复和预后

该疾病为慢性疾病，目前尚无根治的办法，但患者如果及时诊断及治疗，可以有效地控制症状并改善预后。对于晚期的患者，必要时可行外科手术来改善患者的生活质量。

第五节　反应性关节炎

反应性关节炎（reactive arthritis，ReA）是指在某些特定部位感染之后而出现的关节炎。常发生于泌尿生殖道和肠道感染后 1~6 周,曾命名为 Reiter 综合征(即关节炎、尿道炎及结膜炎三联征),Ahvonen 于 1969 年命名为反应性关节炎,目前已被广泛采用。

该病国外发病率为 0.06%~1%,分为两种类型:①性传播型,多见于青年男性,因泌尿生殖系统衣原体或支原体感染后发生;②肠道型,男女发病无差异,系肠道感染细菌后发生,常见病菌为革兰阴性杆菌,如沙门菌属、志贺菌属、耶尔森菌属及弯曲杆菌属等。

一、发病机制

ReA 发生的主要病因是细菌感染,但微生物抗原与宿主间的相互作用机制尚不清楚。与化脓性关节炎相反,ReA 的滑膜液细菌培养呈阴性,表明 ReA 是由过度刺激的自身免疫反应或细菌抗原沉积在关节上引起的。

30%~70% ReA 患者 HLA-B27 阳性,而 HLA-B27 阳性的个体,发生 ReA 的风险可增加 50 倍。此外,HLA-B27 阳性的 ReA 患者病程更重,症状持续时间更长,关节外症状及慢性症状更明显。HLA-B27 在 ReA 发病中的确切作用尚未完全阐明。此外,干扰素-γ、IL-17、IL-12 等也与 ReA 的发生有关。

二、临床表现

(一)症状及体征

1. 全身症状　常于感染后数周出现发热,持续 10~14d,自行缓解,多不受退热药物影响。伴体重下降、倦怠无力和大汗。

2. 关节炎　典型症状为尿道或肠道感染后 1~6 周出现的急性关节炎,以下肢大关节,如膝踝关节等为主的非对称分布单(少)关节炎,局部肿、痛、热及触痛,常持续 1~3 个月。也可累及其他关节、小关节(腊肠样指/趾)、韧带及跟腱附着点炎。初次发病关节常在 3~4 个月恢复正常,某些患者反复发作,可出现关节畸型、强直、骶髂关节炎或脊柱炎。

3. 泌尿生殖道炎　典型病患在性接触或痢疾后 7~14d 发生无菌性尿道炎。男性表现为尿频、尿道烧灼感、尿道口红肿及分泌物、出血性膀胱炎、前列腺炎、旋涡状龟头炎等。女性表现为症状轻微甚至无症状的膀胱炎和宫颈炎。

4. 眼部症状　部分患者可出现结膜炎、虹膜炎、角膜炎、角膜溃疡、视神经和球后神经炎,严重者可致失明。

5. 皮肤黏膜症状　50% 以上的患者可出现皮肤黏膜症状,如溢脓性皮肤角化症、一过性口腔溃疡等。

6. 其他　除上述症状外,还可累及心脏(主动脉病变及传导异常);蛋白尿、镜下血尿或无菌性脓尿;肾小球肾炎、严重的系统性坏死性血管炎、肾淀粉样变性、脑神经和周围神经病变等。

(二)特殊检查

1. 血液学检查　急性期可出现 WBC 增高、CRP 升高、ESR 增快。慢性阶段可有轻度贫血,补体水平增高。RF 及 ANA 阴性。HLA-B27 阳性有辅助诊断价值。

2. 滑液与滑膜检查　滑液呈炎性改变,黏度降低、WBC 增高。滑膜病理改变为非特异性炎症。

3. 病原学检查　根据相应症状可行尿道或肠道微生物培养,为诊断提供依据。

三、影像学检查

病变早期影像学表现正常或仅有软组织的肿胀,约 10% 的患者可在早期即出现骶髂关节炎。若关节炎反复发作,受累关节非对称的骨化是具有诊断价值的放射学特征。跟腱、足底肌腱和筋膜处可见骨膜反应和骨侵蚀、足畸形、周围骨炎;晚期约有 70% 出现骶髂关节异常。

四、诊　断

对症状典型患者诊断不难,若不具备典型急性关节炎、非淋球菌性尿道炎及结膜炎三联征时,目前多沿用 1996 年 Kingsley 与 Sieper 提出的 ReA 分类标准：

1. 外周关节炎：下肢为主的非对称性寡关节炎；

2. 前驱感染的证据：①如果 4 周前有临床典型的腹泻或尿道炎，则实验室证据可有可无；②如果缺乏感染的临床证据，必须有感染的实验室证据；

3. 排除引起单或寡关节炎的其他原因，如其他脊柱关节病、感染性关节炎、莱姆病及链球菌感染后 ReA；

4. HLA-B27 阳性，ReA 关节外表现（如结膜炎、虹膜炎、皮肤、心脏与神经系统病变等），或典型脊柱关节病的临床表现（如炎性下腰痛、交替性臀区疼痛、肌腱端炎或虹膜炎）不是 ReA 确诊必须具备的条件。

五、鉴 别 诊 断

（一）细菌性关节炎

急性发病的单关节炎，常伴高热等感染中毒症状。关节局部明显红肿热痛，滑液检查 WBC 计数常 >50 000 个/ml，中性粒细胞>75%，滑液培养可发现致病菌。

（二）急性风湿热

以四肢大关节为主的急性、游走性关节炎，多见于青少年。常有发热、咽痛及 2~3 周前的链球菌感染史，可伴皮肤环形红斑、心脏炎。血液 WBC 及抗"O"增高。

（三）痛风性关节炎

常发生在第一跖趾关节和跗骨关节的红肿热痛，血尿酸升高，滑液中可见尿酸盐结晶，多有高嘌呤饮食史。

（四）银屑病关节炎

起病隐袭，好发中年人。常见于四肢小关节，也可累及骶髂关节，呈不对称关节僵硬肿痛及功能障碍，伴银屑病皮损及指甲改变，X 线可见骨质破坏及增生改变。

（五）强直性脊柱炎

发病隐匿，青年男性多见，主要表现为持续 3 个月以上的腰骶部疼痛、僵硬，休息无缓解，活动后减轻。也可累及外周关节。X 线证实骶髂关节炎。

（六）肠病性关节炎

除急性非对称性单关节炎表现外，还伴有明显的胃肠道症状，如腹痛、里急后重、脓血便等，有肠镜下明确的溃疡性结肠炎或克罗恩病。

（七）白塞病

白塞病是一种全身性、慢性血管炎性疾病，临床特点为复发性口腔溃疡、生殖器溃疡、眼炎及特异性皮损（结节红斑、针刺反应）。关节症状轻，主要累及膝等大关节，可有动脉栓塞和小血栓形成。

六、治 疗

目前尚无公认的根治性疗法，治疗目的在于缓解疼痛、保护关节功能、防止关节破坏，提高生活质量。

（一）一般治疗

急性期卧床休息，尽早进行关节功能锻炼。

（二）物理治疗

各种物理疗法有助于改善血液循环、消除局部炎症、减轻疼痛。促进关节功能恢复。

（三）中医药

传统医学对关节疼痛有独到的认知及疗法，如针灸、银质针、针刀等可配合应用。

（四）NSAIDs

可减轻关节疼痛及肿胀、改善关节活动，是早期及晚期常选的药物，但应注意其不良反应。

（五）糖皮质激素

对 NSAIDs 不能缓解症状的患者可短期使用。以外用、局部注射、关节腔内注射为主。

（六）DMARDs

NSAIDs 效果不好、病程长（>3 个月）、关节存在破坏时，可选用柳氮磺吡啶、甲氨蝶呤和硫唑嘌呤。

（七）注射治疗

可选择关节周围局部注射以及关节腔内注射。糖皮质激素关节腔内注射较全身用药更具优势。低浓度臭氧（20~30μg/ml）关节腔内注射可消除炎症、减轻关节疼痛。

（八）微创介入治疗

根据病变关节选择相应神经阻滞治疗，可有效缓解疼痛。必要时可行神经射频治疗。

（九）抗生素

目前仍有争议，有可能减少关节炎复发，对已有的关节炎是否有效尚缺乏依据。

（十）生物制剂

肿瘤坏死因子抑制剂可能有效，但有效性及安全性缺乏随机对照研究验证。

七、康复和预后

由于感染病原微生物的不同及宿主之间的差异，自然病程亦不同。通常第一次发作的单关节炎多在 3~6 个月缓解，10%~15%病程可超过 2 年，极少数伴有溢脓性皮肤角化症者预后差。部分患者在 3~4 年复发，对于持续性 ESR 升高、NSAIDs 效果不好、髋关节受累者提示预后不好。

第六节　银屑病关节炎

银屑病关节炎（psoriatic arthritis，PsA），又称关节病型银屑病，是一种与银屑病相关的慢性自身免疫性炎症性关节炎。PsA 在普通人群中的发病率为 0.1%~1%；在银屑病患者中，7%~34%的银屑病患者可发生 PsA。PsA 表现为银屑病皮疹，关节及周围软组织疼痛、肿胀、僵硬和关节活动障碍，病程迁延难愈易反复发作，可能导致关节强直甚至残疾，严重影响了患者的工作能力和生活质量。应早期识别，及时治疗，改善预后。

一、发病机制

目前 PsA 的发病机制尚不清楚。PsA 发病可能与病毒、链球菌属、葡萄球菌属的感染有关，且与 HLA-A2、B17、B38、B39、Cw6 和 DR7a 等抗原相关，提示 PsA 发病中可能有免疫遗传因素的参与。研究发现 T 细胞、角质形成细胞、抗原提呈细胞、巨噬细胞、Th1 细胞因子、血管内皮生长因子等在银屑病发病中发挥重要作用，而 Th1 细胞曾被认为是 PsA 主要的致病性 T 细胞。近年研究认为 IL-23/IL-17 通路可能在 PsA 中发挥重要作用。

二、临床表现

（一）症状及体征

PsA 是一种以皮肤、指甲、周围关节和轴向关节受累为特征的疾病，患者表现为银屑病皮疹并伴有关节和周围软组织疼痛、肿胀、压痛、僵硬和运动障碍，部分患者可有骶髂关节炎和/或脊柱炎，病程迁延易复发。PsA 患者中约 75%的患者皮疹出现在关节炎之前，约 15%的患者同时出现皮疹及关节炎，约 10%的患者皮疹出现在关节炎之后。

1. 关节病变　PsA 合并的关节病变可表现为多种类型的关节炎，根据临床特点主要可以分为五种类型：

（1）单关节或少关节型：此种类型约占 70%，主要表现为手指和脚趾远端指（趾）间关节的炎症，膝、踝、髋、腕关节亦可受累，分布不对称，受损的指（趾）可出现弥漫性肿胀，呈腊肠状指（趾），常伴有指（趾）甲的损害。

（2）对称性多关节型：此种类型约占 15%，主要表现为近端指（趾）间关节病变，可累及远端指（趾）

间关节及大关节,如腕、肘、膝及踝关节等。临床表现类似类风湿性关节炎,但血清类风湿因子阴性。

（3）远端指间关节型:此种类型占 5%~10%,为典型的银屑病关节炎,主要表现为远端指间关节病变,常与银屑病指甲病变相关。指甲损害主要表现为特征性的顶针样凹陷,其他还有甲板增厚、混浊和失去光泽,油滴样变色,甲面发白,表面常高低不平,有横沟及纵嵴,常有甲下角质增生,严重时可有甲剥离,有时形成匙形甲。

（4）脊柱型:此类型约占 5%,多见于年龄较大的男性患者,主要以脊柱和骶髂关节病变为主(常为单侧或节段性),脊柱炎表现为韧带骨赘形成,严重时可引起脊柱融合,骶髂关节模糊,关节间隙狭窄甚至融合,与 HLA-B27 抗原密切相关。

（5）残毁性关节炎型:此类型约占 5%,好发于 20~30 岁,是银屑病关节炎的严重类型。关节炎表现为受累指、掌、跖骨持续进展并导致骨溶解,指节常有望远镜式的"套叠"现象,关节可出现强直、畸形,常伴发热和骶髂关节炎。此型常伴有广泛而严重皮疹,多为脓疱型或红皮病型。

2. 皮肤病变　PsA 患者存在皮肤银屑病是其与其他炎性关节病的重要区别。PsA 皮肤银屑病变好发于头皮及四肢伸侧,尤其肘、膝部位,呈散在或泛发分布。皮疹呈深红色、边缘清楚的皮肤斑块,外围覆以"银色"鳞片(鳞屑),表面鳞片的量与病变位置有关,在肢体伸面常表现为厚而干燥的黄白色鳞片,而肢体屈面常为湿润而不明显的鳞片。去除鳞片后可见发亮的薄膜,除去薄膜后可见点状出血,这一特征对银屑病具有诊断意义。

3. 系统性病变　7%~33%患者可出现眼部病变,包括前葡萄膜炎、结膜炎、慢性睑缘炎、睫毛脱失、巩膜炎、虹膜炎和角膜炎等。约 35%的患者可能出现肌腱、韧带或关节囊处的炎症。约 48%的患者可能出现胃肠道病变,如炎性肠病、罕见淀粉样变等。在 PsA 晚期约 4%患者可能出现主动脉瓣关闭不全、心脏肥大和传导阻滞等。

（二）特殊检查

目前 PsA 尚无特异性的实验室检查以及辅助检查,需要结合临床特点综合判断来进行确诊。

1. 实验室检查

（1）ESR:40%~60%的 PsA 患者 ESR 加快,ESR 与 PsA 炎症反应的程度一致,可作为 PsA 病情活动的指标。但贫血、药物等许多因素均可影响 ESR 的结果,故 ESR 不是 PsA 的特异性指标。

（2）CRP:CRP 是评估 PsA 病情活动程度最敏感和最有效的指标,通常比血沉更能反映 PsA 炎性反应的活动程度,但 CRP 是整个机体炎症水平的反映,并不能作为 PsA 的特异指标。

（3）血细胞:PsA 活动期常可出现血小板增多,血小板增加在一定程度上反映了关节滑膜侵蚀性炎症的活动程度。此外白细胞可轻度增加,以中性粒细胞为主。

（4）免疫球蛋白:PsA 病程的严重程度与患者血清免疫球蛋白水平的升高幅度有关,免疫球蛋白可作为 PsA 病情活动的观察指标之一。部分 PsA 患者可以出现 IgA、IgG、IgM 和 IgE 水平的升高,并且 IgA 血清浓度与 CRP 相关。此外,PsA 患者血清中补体可被激活,补体的活化程度与 PsA 的病程以及严重程度相关。

（5）HLA-B27:HLA-B27 与 PsA 有一定的相关性。PsA 患者如出现 HLA-B27 阳性则提示患者可能会更早发病,并出现中轴关节受累。

（6）RF:既往认为 PsA 患者的 RF 多为阴性,RF 阴性有助于将 PsA 与类风湿关节炎进行鉴别诊断。但近年的研究提示 5%~16%的 PsA 患者可出现低滴度血清 RF 阳性。

2. 病理学检查　PsA 周围关节的病理学检查常可见滑膜增生、淋巴样浸润和血管翳形成,软骨下肉芽组织增生常引起软骨破坏,但无类风湿关节炎常见的滑膜绒毛增殖、纤维蛋白原沉积和溃疡形成。PsA 典型的病理特征为指(趾)炎、腱鞘滑膜炎和肌腱端炎,肌腱末端炎症可能是滑囊炎和骨质受侵的起始点,这是 PsA 与类风湿关节炎的最大区别。

三、影像学检查

（一）X 线检查

提示 PsA 患者外周关节病变的主要改变为骨质侵蚀,表现为末端指节基底部增宽和近端指节远端的溶解（笔帽征）等情况，此外还可发现骨质疏松、骨膜反应、关节间隙变窄、关节畸形及关节周围软组织肿胀等改变。

（二）MRI 检查

MRI 提示 PsA 患者早期的表现为骨髓水肿、肌腱肿胀及腱鞘周围软组织水肿等，而后期可见骨质破坏、关节半脱位或骨质增生等；MRI 可显示滑膜的强化程度，从而显示血管翳的增生情况，并以此分析炎症程度，这是评估关节炎性病变较为敏感的方法。

（三）超声检查

超声检查能发现 PsA 患者早期如滑囊炎、肌腱或韧带末端病等具有特征性的改变，但超声检查仅能显示骨皮质表面的异常结构却无法穿透骨组织，对于骨髓腔内病变难以发现，故具有一定的局限性。

四、诊　　断

既往 PsA 诊断一直沿用 1973 年 Moll 和 Wright 的分类标准，但该标准的敏感度和特异度不高，不能反映疾病的进展情况，不利于 PsA 的早期诊断，按照这一分类标准确诊 PsA 可能会导致患者关节已出现不可逆的损害和功能受限，且在区别 PsA 与血清阴性类风湿关节炎时存在明显局限。为进一步满足临床诊断和治疗的需要，2006 年银屑病和银屑病关节炎研究组（Classification criteria for the Study of Psoriatic Arthritis，CASPAR）提出新的诊断标准，现已广泛应用于临床（CASPAR 诊断标准见表 48-6-1）。

表 48-6-1　CASPAR（2006）关于 PsA 诊断标准

参数	诊断标准	分值
1. 银屑病的证据		
（1）现病史	就诊时经风湿病医师或皮肤病医师判断，有银屑病皮损或头皮病变表现	2
（2）个人史	由患者本人、家庭医师、皮肤病医师、风湿病医师或其他有资质的医护人员证实，曾患有银屑病	1
（3）家族史	患者报告其一级或二级亲属中有银屑病病史	1
2. 银屑病甲萎缩	体检发现典型的银屑病甲萎缩，包括甲剥离、顶针样改变、过度角化等	1
3. 类风湿因子检查阴性	类风湿因子检测可用凝胶法之外的其他任何方法，但最好采用酶联免疫吸附试验或比浊法。结果判读应依据当地实验室检查的参考值范围	1
4. 指（趾）炎		
（1）现病史	整根手指（足趾）肿胀	1
（2）既往史	由风湿病医师记录的指（趾）炎病史	1
5. 放射学示近关节端新骨形成	手足 X 线平片关节边缘可见边界不清的骨化（需排除骨赘）	1

注：患者存在炎症性关节病（关节炎、脊柱炎或肌腱端炎），且 5 项中总计得分≥3 分者，可诊断为 PsA。

采用 CASPAR 分类标准，对于早期的 PsA 患者也能较准确地进行诊断，即使患者 RF 阳性或表现为对称性多关节炎也有可能作出 PsA 诊断。自 CASPAR 诊断标准建立以来已有多个研究组对其诊断灵敏度和特异度分别进行了验证，发现灵敏度可达 98.7%，而特异度达 91.4%，结果令人满意。

五、鉴 别 诊 断

（一）类风湿关节炎

PsA 与类风湿性关节炎均可出现小关节炎，但 PsA 有银屑病皮损和特殊表现，如指甲病变、指（趾）炎、腱鞘滑膜炎和肌腱端炎等，部分患者有脊柱和骶髂关节病变，而类风湿关节炎多为对称性小关节炎，以近端指间关节和掌指关节、腕关节受累常见。PsA 患者 RF 常为阴性，而类风湿性关节炎可有皮下结节且 RF 为阳性。在 X 线检查上，PsA 表现为末端指节基底部增宽和近端指节远端的溶解（笔帽征）等改变，而类风湿性关节炎表现为以关节侵袭性改变为主。

（二）强直性脊柱炎

侵犯脊柱且 HLA-B27 阳性的 PsA 需与强直性脊柱炎进行鉴别。PsA 常见于年龄大的男性患者，症状较轻，有银屑病皮损和指甲改变等，脊柱和骶髂关节病变不对称，可为"跳跃"式病变。强直性脊柱炎发病年龄较轻，发病缓慢，脊柱活动受限，有晨僵，脊柱、骶髂关节病变常为对称性，无皮肤及指甲病变，X 线检查骶髂关节间隙狭窄模糊，脊柱韧带钙化，呈竹节状改变。

（三）骨性关节炎

仅有远端指间关节受累的 PsA 需与骨性关节炎进行鉴别。骨性关节炎发病年龄多为 50 岁以上老年人，临床表现为缓慢发展的关节疼痛、压痛、僵硬、关节肿胀、活动受限和关节畸形等，无银屑病皮损和指甲病变，无 PsA 的典型 X 线改变，RF 与 HLA-B27 多为阴性。

六、治　疗

早期诊断和早期治疗对于 PsA 患者十分重要。在 PsA 起病后的 2 年内对患者及时进行规范治疗可减轻其关节损害。PsA 临床表现复杂，涉及多个系统，且不同患者可出现不一样的临床表现，故 PsA 的治疗方案应该个体化。根据近年欧洲风湿病联盟（European League Against Rheumatism，EULAR）与 GRAPPA 的治疗建议，PsA 治疗包括以下几个方面：

（一）一般治疗

适当休息，注意皮肤清洁卫生，防止银屑病复发感染，避免精神紧张，保持心情舒畅，避免过度劳累和关节损伤，注意关节功能锻炼，饮食方面忌辛辣、烟酒等刺激性食物（强烈建议 PsA 患者戒烟）。患者可进行低强度的锻炼，如太极、瑜伽、游泳等。

（二）药物治疗

1. NSAIDs　适用于轻度 PsA 患者，可缓解骨骼肌肉症状，但对皮损和关节破坏无效。GRAPPA 主张采用最小有效剂量及尽量缩短疗程，以预防 NSAIDs 潜在的消化道及心血管不良反应。至于具体 NSAIDs 种类的选择，可根据患者具有的高危因素行个体化治疗。老年人宜选用半衰期短的 NSAIDs 药物，对有溃疡病史的患者，宜服用选择性 COX-2 抑制剂，以减少胃肠道的不良反应。

2. DMARDs　中重度 PsA 尤其是具有关节结构破坏高危因素的患者，需要积极予以 DMARDs 药物治疗，如单用一种 DMARDs 无效时也可联合用药。传统非生物类 DMARDs 药物在 PsA 中如何应用仍存在争议，但目前认为活动性关节炎、附着点炎、可能发生关节结构破坏等预后不良的 PsA 患者应使用 DMARDs。

（1）甲氨蝶呤：甲氨蝶呤是美国 FDA 批准用于治疗 PsA 的唯一非生物制剂类 DMARDs，对皮损和关节炎均有效，可作为首选药。相关指南建议甲氨蝶呤 5mg/w，比低剂量更合适，且小剂量可能无效。服药期间应定期查血常规和肝功能。

（2）柳氮磺吡啶（sulfasalazine，SSZ）：对于轻度或中度未使用过 DMARDs 的外周关节炎患者，GRAPPA 推荐使用 SSZ，对于指/趾炎的患者有条件地推荐使用。从小剂量逐渐加量，有助于减少不良反应。

（3）环孢素 A（cyclosporine A，CsA）：对皮肤和关节型银屑病有效，FDA 已批准将其用于重症银屑病治疗，认为可在一年内维持治疗，但禁止更长时间使用于银屑病治疗。服药期间应查血常规、血肌酐和血压等。

（4）来氟米特（leflunomide，LEF）：用于中、重度 PsA 患者。GRAPPA 推荐对于外周关节炎、指/趾炎、寻常型银屑病以及甲病的 PsA 患者，均可使用 LEF。

3. 糖皮质激素　用于病情严重和一般药物治疗不能控制者，局部注射使用糖皮质激素可有效缓解寡关节炎、附着点炎或指/趾炎等。但由于糖皮质激素不良反应多，突然停用可诱发严重的银屑病类型和疾病复发，因此不宜长期使用。

4. TNF 抑制剂　TNF 抑制剂除了能够有效地控制皮损及关节炎症状，还能够抑制关节破坏的进展，并可能降低 PsA 患者的心血管病风险和死亡率，是治疗 PsA 的曙光。目前经 FDA 及欧洲药品局批准用于

PsA 治疗的生物制剂有 4 种,均为 TNF 抑制剂,包括依那西普、阿达木单抗、英夫利西单抗和戈利木单抗。美国风湿病学会(American College of Rheumatology,ACR)联合国家银屑病基金会(National Psoriasis Foundation,NPF)制定的《2018 年 ACR/NPF 银屑病关节炎治疗指南》中,推荐对于未经治疗的 PsA 患者,起始治疗选用 TNF 抑制剂,并建议经 NSAIDs 治疗的脊柱中轴关节病型 PsA 患者,应换成 TNF 抑制剂。

5. 其他新药 有多种治疗 PsA 的新型药物在国外处于临床试验阶段或已新近上市,包括 IL-12/IL-23 抑制剂乌司奴单抗、IL-17 抑制剂苏金单抗、靶向小分子药物磷酸二酯酶 4 抑制剂阿普斯特、Janus 激酶抑制剂托法替布、细胞毒性 T 淋巴细胞相关蛋白-4 抑制剂阿巴西普等,但其疗效及安全性尚未完全确定,仍需大量随机对照试验证实。

(三) 非药物治疗

PsA 为慢性反复进行性、关节性疾病,病因不完全清楚,迄今仍无满意疗法,因此应采取综合疗法。针对 PsA 的非药物治疗方法很多,包括锻炼、理疗、按摩、作业治疗、针灸、银质针、针刀、臭氧自体血疗法等。

锻炼可提高患者抵抗力,增强免疫系统活性,但提倡 PsA 患者以低强度锻炼为主。理疗、按摩等可缓解关节疼痛及肿胀,并调节患者全身状态。针灸、银质针和针刀等中医疗法对于关节炎有一定的帮助,可缓解关节疼痛,改善关节曲度,恢复部分关节功能。臭氧自体血疗法对银屑病关节炎有一定治疗效果,可改善供氧,促进血液循环,增强细胞活力,修复组织细胞。与传统治疗方法相比,臭氧自体血疗法具有以下优点:①臭氧自体血治疗明显缩短治疗时间,减免了长期口服药物的痛苦。②安全性高:臭氧极不稳定,代谢后分解成氧气,不会造成二次污染和持久的器官组织伤害,无耐药性及成瘾性,无严重的毒副作用。③疗效确切:臭氧自体血疗法能明显降低血液中的胆固醇和甘油三酯,活化血管、改善微循环。④治疗方式操作简单,器械要求低,治疗 30min/次左右即可完成。⑤臭氧价格低廉,治疗费用低。

(四) 手术治疗

对于已出现关节畸形伴功能障碍的患者,可使用关节成形术等进行治疗。

第七节 炎性肠病关节炎

由炎性肠病(inflammatory bowel disease,IBD)引起的关节炎称为炎性肠病关节炎,是脊柱关节病中的一种。溃疡性结肠炎(ulcerative colitis,UC)和克隆病(Crohn's disease,CD)是炎性肠病的两种主要类型,特异性的表现为不明原因的肠道非感染性炎症,同时可伴有脊柱和/或外周关节炎、肌腱起止点炎、前葡萄膜炎、皮肤黏膜炎症等。其血清类风湿因子阴性,并与 HLA-B27 等位基因相关。本病可发生在任何年龄,以青、壮年为主,男女发病率相似。

一、发病机制

IBD 和脊柱关节病都是免疫介导的,但对其发病的特殊机制、两者之间的联系尚不清楚。

(一) 感染诱发

细菌在此病理过程中被认为具有重要作用,既有肠道正常菌群增加(因为在 IBD 中肠道通透性会增加),也有关节炎特定致病菌造成的肠源性感染(见于反应性关节炎中)。肠道炎症可能是肠道黏膜防御细菌功能障碍而造成的。滑液细菌培养典型表现通常为阴性。

(二) 遗传因素

虽然 IBD 患者基因 HLA-B27 阳性率与正常人相近,但是 IBD 相关 Ⅰ 型周围关节炎(peripheral arthritis,PeA)和 IBD 相关性 AS(IBD-associated AS,IBD-AS)患者,此等位基因阳性率会增加。除了 HLA-B27 之外,主要关联的基因是 16 号染色体上的 NOD2(原名 CARD15)基因及 1 号染色体上的 IL23R 基因。NOD2 失效变异与 CD 发病风险增加有关。在 CD 患者中,伴发骶髂关节炎的患者 NOD2 变异率增高。IL-23 可以激活肠道的 Th17 细胞,CD 患者中 IL-23 是上调的。

二、临 床 表 现

（一）消化道表现

1. UC 表现　腹痛、血便、大量黏液脓血便、里急后重等。

2. CD 突出表现　腹痛、腹泻、腹部包块、肠梗阻及肠道瘘管等。

（二）关节表现

1. 外周关节病变多于炎性肠病后出现，表现为非对称性、一过性、游走性周围关节炎，以膝、踝、足等下肢大关节受累为主，其次是肘、腕关节或指关节等，外周关节炎中侵蚀和畸形不常见。IBD 患者的外周关节炎分为两种类型：

Ⅰ型：累及少于 5 个关节，主要累及膝和踝，多在肠道症状发作时伴发。

Ⅱ型：累及 5 个或更多关节，也累及膝和踝，但更多累及手和上肢关节。有对称性倾向，呈慢性病程。

2. 中轴关节炎，临床表现为腰背部、胸、颈或臀部疼痛，腰和颈部运动范围缩小。

（三）其他肠外表现

包括发热、贫血、营养不良、血管炎、葡萄膜炎、坏疽性脓皮病、结节红斑、口疮性口腔溃疡和尿道炎/宫颈炎、增生性骨关节炎伴杵状指等，所有这些表现在 CD 中均较 UC 中常见。其他表现有发热、贫血、营养不良及血管炎（可表现为网状青斑、血栓性静脉炎和小腿溃疡）等。

三、体 格 检 查

（一）肌肉骨骼系统

Ⅰ型外周关节病变受累的大关节（主要是膝关节和踝关节）多可发现关节积液。在 Ⅱ 型外周关节病变，常见有对称性掌指关节、近端指间关节和腕关节的滑膜炎。与原发 AS 相似，脊柱运动受限（如 Schober 氏征）是 IBD-AS 患者的典型体征。CD 关节炎可出现杵状指和骨膜炎。可出现肌腱末端病、跟腱和跖底筋膜炎。

（二）皮肤黏膜

CD 最常见的皮肤病变是结节性红斑，UC 则表现为不常见的比较严重的坏疽性脓皮病。黏膜表现以深在的口腔溃疡多见。

（三）眼部

多为单侧及一过性的葡萄膜炎。

四、辅 助 检 查

（一）实验室检查

1. 血常规　贫血、急性期白细胞升高。

2. 大便常规　可见红细胞、白细胞，潜血阳性。

3. 免疫性检查　ESR 增快、CRP 升高、血浆球蛋白升高、RF 阴性、抗核抗体阴性。

UC 患者有半数以上出现抗中性粒细胞胞浆抗体可呈阳性。伴发强直性脊柱炎的患者有 50%～70% 可出现 HLA-B27 阳性。滑液分析结果与炎性关节炎一致：白细胞 4 000～400 000/mm³（70%～90% 为多形核白细胞），细菌培养结果阴性。

（二）影像学检查

1. 胃肠钡餐 CD，病变可累及整个消化道，以回肠末段和邻近结肠多见，呈节段性分布，表现为病变黏膜皱襞增宽、或消失和卵石征、线样征。

UC，病变多位于直肠、结肠，表现为早期结肠黏膜紊乱、结肠袋形加深、肠壁痉挛、溃疡等引起的肠壁边缘呈毛刺或锯齿形阴影，晚期结肠袋消失、肠壁变硬、管腔狭窄呈铅管状等。

2. 纤维性结肠镜检查　行肠道影像学和内镜学检查可帮助确诊 IBD。

3. CT、MRI 和超声检查

（1）关节：外周关节的影像表现并不具有特异性，表现有软组织水肿、关节旁骨质疏松。极少数情况下，可以见到骨侵蚀和反应性新骨形成。足跟等部位可见肌腱起止点炎相关的骨侵蚀和骨赘形成。骶髂关节炎表现同强直性脊柱炎，对有临床症状患者，在骶髂关节炎和脊柱炎病变部位均可发现对称性韧带骨赘形成，CT、MRI 扫描可发现早期病变。

（2）肌腱：超声检查和 MRI 也可用来评估关节炎和肌腱起止点炎，而且可发现更早期的病变。

五、诊　　断

在大多数情况下，IBD 诊断是确诊炎性肠病关节炎的主要诊断依据。肠道表现出现在关节炎后的患者诊断困难，应细致地询问病史，长期追踪病情变化。早行肠道影像学和内镜学检查可帮助确诊 IBD。

六、鉴　别　诊　断

（一）类风湿关节炎

在炎性肠病性关节炎 Ⅱ 型外周关节炎时，双手对称性小关节慢性受累的表现与类风湿性关节炎相似，二者均有小关节炎，但炎性肠病关节炎有肠道临床表现，类风湿因子常为阴性。X 线检查无特异性。而类风湿关节炎多为对称性小关节炎，以近端指间关节和掌指关节、腕关节受累常见。可有皮下结节、类风湿因子阳性，X 线以关节侵袭性改变为主。

（二）强直性脊柱炎

炎性肠病性伴发的脊柱炎在症状、体征及 X 线表现上难以与强直性脊柱炎鉴别。但在 25% 的病例中，骶髂关节炎呈不对称性受累，40 岁之后也可发病，并不以男性为主，而且仅 50%～70% 的患者表现为 HLA-B27 阳性，同时有肠道病变表现。而强直性脊柱炎发病年龄较轻，无肠道病变表现，脊柱、骶髂关节病变常为对称性，>90% 的患者表现为 HLA-B27 阳性。

七、治　　疗

（一）NSAIDs

可改善关节症状，但这类药物可能会加重 IBD 患者的肠道炎症，因此要慎重使用。

（二）柳氮磺吡啶

对 UC 和外周关节炎有治疗作用，对脊柱关节炎无效，从 0.75g/d，分 3 次口服，递增至 2.0g/d，分 2 次口服，并长期以此剂量维持。

（三）糖皮质激素

关节和肠道炎症的急性发作时，短期应用糖皮质激素治疗效果显著。可以口服，也可以在有炎症的关节和肌腱起止点内注射。

（四）硫唑嘌呤和 6-巯基嘌呤

对于控制肠道和周围关节的炎症均有效。

（五）甲氨蝶呤

每周用量 7.5～25mg，同时合用叶酸，可以用于治疗周围关节炎，但对治疗脊柱关节疾病效果不佳。

（六）TNF 抑制剂

英夫利昔单抗和依那西普治疗对于缓解 IBD 的所有肌肉骨骼系统症状均有效，但只有英夫利昔单抗可同时治疗 CD，英夫利昔单抗和依那西普对 UC 都无效。

（七）其他药物

氨羟二磷酸二钠、沙利度胺、他汀类药物等可能有效。

（八）其他治疗

理疗、加强关节运动度练习、肌肉强化以及保持良好的姿势，对于预后有帮助。

八、预　　后

Ⅰ 型外周关节炎是肠道症状发作时伴发的自限性关节炎，仅 17% 患者出现持续性症状，侵蚀性病例少见。88%的Ⅱ型外周关节炎患者表现为持续性症状,持续时间平均 3 年,即使有持续性症状,侵蚀性病例也少见。脊柱受累后预后同 AS。

第八节 大 动 脉 炎

大动脉炎(takayasu arteritis,TA),又称"无脉病",是指累及主动脉及其一级分支的慢性、肉芽肿性全层动脉炎,可导致受累动脉狭窄或闭塞,少数也可引起动脉扩张或动脉瘤,造成所供血器官缺血。TA 发病率为(0.4~2.6)/10 万人,好发于亚洲、中东地区;男女发病率之比为 1∶(8~9),发病年龄多为 5~45 岁女性,约 90% 患者在 30 岁以内发病,因此又被称为"东方美女病"。本病病因未明,与遗传因素(如 HLA-B＊52·01 单倍体型)、感染(结核分枝杆菌、肺炎衣原体、疱疹病毒等)、性激素等有关。

一、发 病 机 制

TA 是一种自身免疫性疾病,病因尚不明确,可能以细胞免疫为主。通过 3 种途径触发自身免疫应答:①抗原诱导 NK 细胞和 $CD8^+T$ 细胞活化,产生大量穿孔素和细胞因子,如 TNF-α、IL-6、IL-1 等致炎性细胞因子;②树突状细胞将外来抗原提呈给 $CD4^+T$ 细胞,产生 IFN-γ,吸引巨噬细胞至炎症部位,释放 TNF-α、IL-6、IL-1 等致炎性细胞因子;③在外来抗原的作用下,T、B 细胞相互作用,导致 TNF-α、IL-6、IL-1 等致炎性细胞因子释放。此外,发病还可能与细菌、分枝杆菌、螺旋体等感染及遗传和环境因素有关。

二、病 理 分 期

(一) 第一期(急性期)

炎症始于动脉中、外膜交界的滋养血管,逐渐累及外膜、中膜与内膜。受累动脉管壁出现炎症细胞浸润、片状坏死、形成巨细胞肉芽肿,中膜弹力纤维断裂、平滑肌消失;内膜出现反应性纤维化和基质成分增加。

(二) 第二期(慢性期)

表现为管壁膜纤维化,可见瘢痕形成、血管增生,伴有散在的炎症反应。

(三) 第三期(瘢痕期)

出现动脉壁全层纤维化、管壁增厚,造成血管狭窄、闭塞;偶合并血栓形成;也可因弹力纤维断裂、平滑肌损伤严重,导致管壁变薄、血管扩张,最终形成动脉瘤。

三、临 床 表 现

(一) 临床分期

第一期:又称为"无脉前期"或"全身期",以炎症表现为主,典型的表现为发热、全身不适、盗汗、关节痛、厌食、体重下降,偶有口腔溃疡和结节红斑等。

第二期:可出现血管受累的表现,如颈部血管疼痛或压痛、背痛。

第三期:代表晚期,以组织器官缺血表现为主,如脉搏减少或消失和/或上肢动脉血压差、动脉杂音、间歇性肢体跛行等。

(二) 临床分型

根据受累血管不同,分为五型。

Ⅰ型:累及主动脉弓发出的三支病变,颈动脉和椎动脉狭窄引起头部不同程度缺血,表现为头痛、头晕、视物模糊、视力下降、咀嚼无力、颈痛等,少数患者可以出现脑卒中;锁骨下动脉或腋动脉受累可造成上肢缺血,引起上肢无力、间歇性跛行、发凉、酸痛、麻木等。体格检查时,这些受累血管可出现压痛;颈动脉、桡动脉、肱动脉搏动减弱或消失,在颈部和锁骨下窝可闻及血管杂音。

Ⅱ型:累及升、降主动脉及主动脉弓的三个分支,临床表现与Ⅰ型相似;部分患者会出现背痛,背部听诊可闻及血管杂音。

Ⅲ型:累及降主动脉与双侧肾动脉,临床上主要表现为顽固的高血压,少数患者腹主动脉的分支及下肢动脉也可能受累,出现腹痛、下肢间歇性跛行;体格检查可于背部、腹部闻及血管杂音,下肢血压低于上肢血压。

Ⅳ型:仅累及腹主动脉及双肾动脉,临床表现与Ⅲ型相似,但背部不能闻及杂音。

Ⅴ型:累及主动脉全程及其一级分支,可以出现所有前述表现。大动脉炎累及冠状动脉开口处者少见,但可受累,出现心绞痛,甚至心肌梗死。

四、辅 助 检 查

(一) 实验室检查

急性期或疾病活动期可出现血白细胞、血小板计数升高,ESR 快,CRP 增高等非特异性改变。部分患者 AECA 及抗主动脉抗体阳性。

(二) 血管影像学检查

1. 彩色多普勒超声　可发现颈部、锁骨下、头臂干动脉、上下肢动脉病变,出现血管壁三层结构界限不清、增厚、管腔狭窄,可呈"通心粉"征;病情重、病程长者可出现管腔闭塞及继发性血栓形成;部分患者会出现动脉的瘤样扩张。

2. 动脉造影或 CT 血管造影　这是确诊大动脉炎的依据,表现为主动脉及其一级分支动脉管壁增厚,管腔狭窄、闭塞,部分患者出现血管扩张和动脉瘤形成。

3. 磁共振血管造影　不仅能够观察到动脉造影或 CT 血管成像所见的动脉异常,还能看到管壁是否存在炎性水肿信号,既可用于诊断,亦可用于判断疾病的活动状态;但对于发现较小分支病变的敏感性较差。

4. PET、PET/MRA　PET 可以看到管壁对同位素的摄取情况,可用于判断疾病的活动性和活动程度。

(三) 超声心动图

最常见的是主动脉瓣关闭不全,其次为二尖瓣关闭不全、三尖瓣关闭不全;继发于高血压的心脏改变亦较常见,极少数患者会出现心肌受累的改变。

五、诊 断

(一) 诊断

1990 年美国风湿病学会(ACR)关于大动脉炎分类标准如下:

1. 发病年龄≤40 岁;

2. 肢体间歇性跛行;

3. 一侧或双侧肱动脉搏动减弱;

4. 双上肢收缩压差大于 10mmHg;

5. 一侧或双侧锁骨下动脉或腹主动脉区闻及血管杂音;

6. 动脉造影异常。

符合上述 6 条中任意 3 条者,可诊断本病,同时需除外先天性主动脉狭(缩)窄、肾动脉肌纤维发育不良、动脉粥样硬化、血栓闭塞性脉管炎、贝赫切特病及胸廓出口综合征。

(二) 鉴别诊断

先天性主动脉狭(缩)窄的管壁狭窄呈"楔"状,管壁通常不增厚且没有炎症的表现;肾动脉肌纤维发育不良者的肾动脉呈多发的狭窄与扩张形成的"串珠"样改变,缺乏炎症的证据;动脉粥样硬化多见于老年人,亦缺乏动脉壁炎症的证据。

六、治 疗

(一) 治疗原则

控制活动性病变、缓解脏器缺血、控制血管和全身炎症。

（二）药物治疗

1. 糖皮质激素 活动期患者可用一线泼尼松（龙）1mg/（kg·d），4~6 周后逐渐减量至停用。快速进展性疾病者可予大剂量糖皮质激素（500~1 000mg 甲泼尼龙）冲击治疗。

2. 免疫抑制剂 对单用糖皮质激素疗效不佳者可合用免疫抑制剂，如环磷酰胺、硫唑嘌呤、甲氨蝶呤、吗替麦考酚酯等。其中，环磷酰胺通常用于严重威胁生命和/或重要器官的情况，包括视网膜血管炎、肺动脉受累伴或不伴动脉瘤、严重主动脉瓣反流或心肌炎。

3. 生物制剂 TNF-α 拮抗剂和 IL-6 受体单抗治疗有效，TNF-α 拮抗剂可使 70%~90% 的难治性大动脉炎患者达到缓解，而 IL-6 单抗，如托珠单抗对于复发、难治性或未使用过激素治疗的大动脉炎患者均有效，不良反应较少，但尚需进一步的临床研究来证实。

（三）手术治疗

在慢性阶段，如果存在不能通过药物治疗抑制炎症而逆转的持续性病变，可以尝试血管内干预或手术。对因血管狭窄造成的重要脏器缺血，严重影响生活质量的患者，可以采取手术治疗，如血管重建术、支架植入术等，病变广泛者可进行开放性血管搭桥术等；对因严重肾动脉狭窄造成的顽固性高血压，可考虑肾切除术。手术一般在抑制全身和血管炎症后进行。

七、预 后

本病为进展性疾病，极少为自限性，多数患者预后良好。若诊断晚、病程进展快、药物治疗不耐受，也可能导致患者预后不良。5 年生存率为 93.8%，10 年生存率为 90.9%，死亡原因有心力衰竭、心脑血管意外、肾衰竭、动脉瘤破裂及手术并发症。

第九节 结节性多发性动脉炎

结节性多发性动脉炎（poly arteritis nodosa，PAN）是一种全身性血管坏死和炎症的疾病，多累及中、小动脉，很少累及细动脉。好发年龄在 50~60 岁，小儿期很少见。

一、病因和发病机制

目前，PAN 病因尚不明确，可能与遗传、HBV、HIV 病毒、细菌感染等有关。PAN 发病机制尚不清楚，目前认为，病毒对于血管壁的直接损伤和病毒与病毒抗体免疫复合物对于血管壁的损伤可能参与了 PAN 的发病。

二、病 理

中小动脉的局灶性全层坏死性血管炎，病变好发于血管分叉处。机体任何部位动脉均可受累，但却很少累及肺动脉。急性期的血管炎症损伤主要表现为纤维素样坏死和多种炎症细胞浸润，正常血管壁结构被完全破坏，形成动脉瘤，可见血栓形成。

三、临 床 表 现

分为系统性和单器官性，单器官性以仅局限于皮肤的皮肤型最常见，系统性包括特发性和 HBV 感染相关性。PAN 临床表现多种多样，单器官性的病变仅限于受累器官，但系统性可表现为严重的全身多器官病变，部分患者病情进展较快。

（一）系统性 PAN

1. 全身症状 发热、全身不适、体重减轻、关节痛、肌肉痛是最常见的全身症状，见于 90% 的患者。

2. 系统症状 随受累器官不同可出现相应的临床表现。

（1）神经系统：神经系统是 PAN 最常受累的器官，见于 36%~72% 的患者，以外周神经受累为主，偶有脑、组织血管炎。外周神经炎表现为多发性单神经炎和周围神经炎，如垂腕、垂足、手足麻木、肢体感觉异常等。

（2）肾脏受累：临床上有 30%～60% 的患者出现不同程度的肾损害，但肾小球本身几乎不受累。肾脏入球血管受累可引起血肌酐水平升高、高血压、血尿、蛋白尿等；肾血管的病变可导致肾多发梗死。

（3）消化系统：近 40% 的患者会出现胃肠道表现，常见有腹泻、恶心、呕吐、腹痛、胃肠道出血、肠梗死和穿孔、肝功能异常等。

（4）生殖系统：约 20% 的患者会出现睾丸疼痛、硬结、肿胀，尸检发现 80% 的男性患者有附睾和睾丸受累。

（5）其他表现：眼部受累患者可出现结膜炎、角膜炎、葡萄膜炎，一些患者可出现视网膜血管炎，表现为视物模糊、复视、视力下降，甚至失明；外周血管受累者可出现下肢间歇性跛行、肢体坏疽等；心脏受累可有心脏扩大、心律失常、心绞痛，甚至可发生心肌梗死，心力衰竭。肺部很少受累。

（二）皮肤型 PAN

罕见。常见于 40 岁以上的女性，主要表现为皮肤改变复发、缓解；最常见的为皮肤溃疡、网状青斑、皮下结节、白色萎缩及紫斑。多见于下肢，但上肢和躯干亦可受累。

四、辅 助 检 查

（一）实验室检查

一般无特异性，可见轻度贫血，白细胞、血小板计数轻度升高，尿液检查可见蛋白尿、血尿，还可有 ESR 增快、CRP 增高，白蛋白下降，球蛋白升高，抗中性粒细胞胞浆抗体阴性，与乙型肝炎相关者 HBsAg 阳性。

（二）血管造影

肾、肝、肠系膜及其他内脏器官以及下肢中、小动脉有微小动脉瘤形成和节段性狭窄，典型的血管造影表现为节段性扩张和狭窄形成的"念珠样"改变，具有诊断特异性。

（三）病理检查

在受累脏器进行活检，见到肌性血管壁炎症细胞浸润、血管壁纤维素样坏死、弹力纤维破坏、血管狭窄或血管瘤形成，就可以确诊。

五、诊 断

PAN 初始临床表现各不相同，又缺少特征性表现，早期不易确诊。因此发现可疑病例应尽早做病理活检和血管造影，进行综合分析和诊断。1990 年美国风湿病学年会分类标准为：

1. 体重下降：病初即有，无节食或其他因素。

2. 网状青斑：四肢或躯干呈斑点及网状斑。

3. 睾丸痛或触痛：并非由于感染、外伤或其他因素所致。

4. 肌痛、无力或下肢触痛：弥漫性肌痛（不包括肩部、骨盆带肌）或肌无力，或小腿肌肉压痛。

5. 单神经炎或多发性神经炎：单神经炎、多发性单神经炎或多神经炎的出现。

6. 舒张压升高：出现舒张压大于 90mmHg 的高血压。

7. 尿素氮或血肌酐升高：尿素氮 BUN 大于 14.3mmol/L 或血肌酐 SCr 大于 133μmol/L，并非脱水或阻塞所致。

8. 乙型肝炎病毒：HBsAg 阳性或 HBsAb 阳性。

9. 动脉造影异常：显示内脏动脉闭塞或动脉瘤，排除其他原因引起。

10. 中小动脉活检：血管壁有中性粒细胞或单核细胞浸润。

在 10 项中有 3 项阳性者即可诊断为 PAN，但应排除其他结缔组织病并发的血管炎以及 ANCN 相关血管炎。

六、鉴 别 诊 断

PAN 虽然表现各种各样，但不像系统性红斑狼疮和风湿性关节炎那样有特异的症状。但高血压、发热、体重减轻等全身症状很常见。主要需要与显微镜下多血管炎(microscopic polyangitis,MPA)进行鉴别(表48-9-1)

表 48-9-1　PAN 和 MPA 各种临床症状的发病概率

	PAN	MPA
发热,体重减轻	22.8	46.8
高血压	42.9	32.6
急进性肾功能衰竭、肾梗死	16.9	34.8
脑血管损害	11.8	20.0
心血管损害、心包炎	10.4	13.3
胸膜炎、肺出血	10.4	20.2
消化道出血、肠栓塞	20.8	17.8
多发单神经炎	52.6	54.5
皮下出血、皮肤溃疡、坏疽	60.3	31.9
多关节炎、多发肌炎	67.9	76.6

七、治　　疗

基本治疗为单用糖皮质激素或糖皮质激素联合免疫抑制剂,包括糖皮质激素、CTX 和 AZP 等免疫抑制剂。对于闭塞性血管病变,使用溶栓疗法、抗凝疗法和血管扩张剂。有脏器损害的给予对症处置。

(一)糖皮质激素

在治疗开始,多选用甲基强的松龙冲击疗法,因为起效快且体内蓄积少,可大剂量使用。糖皮质激素的副作用有感染、糖耐量异常、精神病,口服时发生率类似或略低。给药中应注意该药可能引起高凝状态,须合用尿激酶或肝素。须进行血压、血糖和心率的监测。如临床症状和检查所见,特别是 CRP 和 ESR 正常后可减量,与其他免疫抑制剂合用时,可以比单独使用时更早减量。

(二)免疫抑制剂

1. CTX　属于抗肿瘤的烷化剂,在肝脏中代谢。活性化后与 DNA、RNA 中鸟嘌呤和含酶蛋白的不稳定氢置换烷基,通过 DNA、RNA 的合成转录、翻译抑制蛋白合成,从而抑制细胞增殖显著的淋巴细胞等,发挥免疫抑制效果,主要抑制 B 细胞。副作用有骨髓抑制、性腺功能损害、脱发、胃肠损害、出血性膀胱炎、低 γ-球蛋白血症、间质性肺炎、恶性肿瘤(膀胱癌和血液系统恶性疾病)等。

2. AZP　为嘌呤碱基的合成阻断剂,通过抑制 S 期细胞的核酸合成,抑制淋巴细胞增殖。并通过抑制单核细胞的前躯细胞增殖,抑制单核细胞向炎症部位的游走,达到抗炎目的。副作用有骨髓抑制、肝损害。口服量为 1~2mg/kg/d。本药目前仅用于不能使用 CTX 的患者,多为维持缓解和糖皮质激素减量等目的而使用。

3. 血浆置换　适用于重症患者。

综上所述,年龄在 65 岁以下,没有神经系统、肾脏和心脏损害的特发性系统性 PAN,单用糖皮质激素治疗即可;出现脏器损害者,则需要泼尼松每天 1mg/kg 或相当剂量的糖皮质激素联合免疫抑制剂治疗,首选环磷酰胺;4~6 周后糖皮质激素减量至逐渐停用;待疾病缓解后,可以采用其他免疫抑制剂,如硫唑嘌呤、甲氨蝶呤等维持治疗。TNF-α 抑制剂治疗难治性 PAN 可能有效。由于乙型肝炎相关的系统性 PAN 通常临床病变较特发性 PAN 重、神经系统病变更突出,因此治疗需在抗病毒治疗的同时联合糖皮质激素治疗,2 周后糖皮质激素减量至停用;抗病毒治疗则需 6~12 个月。对于相关脏器受累控制不佳者,可以联合免疫抑制剂治疗。对于重症者,可以联合使用血浆置换。

八、预 后

系统性 PAN 预后取决于是否有内脏和中枢神经系统受累及病变严重程度。未经治疗者预后,5 年生存率<15%,多数患者死亡发生于疾病的第一年,若能积极合理治疗,5 年生存率可达 83%。特发性系统性 PAN 易复发;乙型肝炎相关 PAN,如果经过抗肝炎病毒治疗后病毒得到清除者或出现原 HBeAg 转变为 HBeAb 者,预后良好,几乎不再复发。

(夏令杰 王林 刘庆 王静 任飞 刘泺含 崔春燕)

参考文献

[1] ALICE G,JOSEPH FM. Psoriatic arthritis for dermatologists[J]. J Dermatolog Treat,2019,4(24):1-63.

[2] ARAYSSI T,HARFOUCHE M,DARZI A,et al. Recommendations for the management of rheumatoid arthritis in the Eastern Mediterranean region:an adolopment of the 2015 American College of Rheumatology guidelines[J]. Clin Rheumatol,2018,37(11):2947-2959.

[3] DE BOYSSON,H,L. GUILLEVIN. Polyarteritis nodosa neurologic manifestations[J]. Neurol Clin,2019,37(2):345-357.

[4] EICH W,BAR KJ,BERNATECK M,et al. Definition,classification,clinical diagnosis and prognosis of fibromyalgia syndrome:Updated guidelines 2017 and overview of systematic review articles[J]. Schmez,2017,31(3):231-238.

[5] GROVES C,CHANDRAMOHAN M,CHEW NS,et al. Clinical examination,ultrasound and MRI imaging of the painful elbow in psoriatic arthritis and rheumatoid arthritis:which is better,ultrasound or MR,for imaging enthesitis? [J] Rheumatol Ther,2017,4(1):71-84.

[6] MACFARLANE GJ,KRONISCH C,DEAN LE,et al. EULAR revised recommendations for the management of fibromyalgia[J]. Ann Rheum Dis,2017,76(2):318-328.

[7] PROFT F,PODDUBNYY D. Ankylosing spondylitis and axial spondyloarthritis:recent insights and impact of new classification criteria[J]. Ther Adv Musculoskelet Dis,2018,10(5/6):129-139.

[8] RANGANATHAN V,GRACEY E,BROWN MA,et al. Pathogenesis of ankylosing spondylitis-recent advances and future directions[J]. Nat Rev Rheumatol,2017,13(6):359-367.

[9] SINGH JA,GUYATT G,OGDIE A,et al. Special article:2018 american college of rheumatology/ national psoriasis foundation guideline for the treatment of psoriatic arthritis[J]. Arthritis Care Res,2019,71:2-29.

[10] SMOLEN JS,LANDEWE RBM,BIJLSMA JWJ,et al. EULAR recommendations for the management of rheumatoid arthritis with synthetic and biological disease-modifying antirheumatic drugs:2019 update[J]. Ann Rheum Dis,2020,79(6):685.

[11] SMOLEN JS,SCHÖLS M,BRAUN J,et al. Treating axial spondyloarthritis and peripheral spondyloarthritis,especially psoriatic arthritis,totarget:2017 update of recommendations by an international task force[J]. Ann Rheum Dis,2018,77(1):3-17.

[12] VAN DER HEIJDE D,RAMIRO S,LANDEWÉR,et al. 2016 update of the ASAS-EULAR management recommendations for axial spondyloarthritis[J]. Ann Rheum Dis,2017,76(6):978-991.

[13] 樊勇,张卓莉,唐福林. 正确认识纤维肌痛综合征与慢性疲劳综合征[J]. 中华风湿病学杂志,2017,21(3):203-205.

[14] 吴庆军,张奉春,陈予暄. 纤维肌痛综合征的诊断和治疗进展[J]. 2018,22(2):134-137.

[15] 中国研究型医院学会关节外科学专业委员会. 中轴型脊柱关节炎诊断和治疗的专家共识[J]. 中华关节外科杂志,2019,13(3):261-266.

[16] 中华医学会风湿病学分会. 2018 中国类风湿关节炎诊疗指南[J]. 中华内科杂,2018(4):242-251.

第四十九章　精神、神经功能异常相关的非疼痛性疾病

第一节　特发性面神经麻痹

特发性面神经麻痹，又称 Bell 麻痹或面神经炎，是茎乳孔内面神经的非特异性炎症所致的周围性面肌功能障碍。任何年龄均可发病，中老年居多；多数突然发病，渐进性加重，绝大多数为单侧发病；部分患者发病前有着凉、发烧、感冒史，自觉全身或颜面及耳后乳突部不适感甚至伴有疼痛症状。

面神经为混合性神经，含有 4 种纤维成分：①特殊内脏运动纤维，起于脑桥被盖部的面神经核，是支配面部表情肌运动的最主要神经纤维；②一般内脏运动纤维，起于脑桥的上泌涎核，属于副交感神经节前纤维，在翼腭神经节和下颌下神经节内换元后，其节后纤维分布于泪腺、下颌下腺、舌下腺及鼻腔和腭部的黏膜腺；③特殊内脏感觉纤维，即传导味觉的纤维，其感觉神经元胞体位于面神经管转折处的膝神经节内，发出的周围突分布于舌前 2/3 黏膜和腭部黏膜的味蕾，中枢突则终止于脑干内的孤束核；④一般躯体感觉纤维及感觉神经元胞体也在膝神经节内，将耳部小片皮肤区的浅感觉和表情肌的本体感觉传至脑干的三叉神经脊束核。

病因尚不完全清楚，多认为骨性面神经管狭窄是潜在的主要致病因素，处于狭窄骨性面神经管中的面神经水肿、血管痉挛、局部组织缺血、微循环障碍等使神经鞘膜进一步水肿，加重病情。诱因多为疲劳、情绪紧张、颜面部风吹着凉，如开窗睡觉、洗澡等，也可继发于糖尿病、感冒及其他病毒感染，如带状疱疹、单纯疱疹、流行性腮腺炎等疾病。

一、临床表现

以突然或渐进性出现单侧颜面部表情肌功能障碍为突出表现。患侧额纹消失，不能皱眉；眼裂增宽伴有流泪，眼睑闭合困难，用力闭合时，眼球向上外方转动而露出白色巩膜，出现"Bell"现象；鼻唇沟变浅；口唇闭合困难，示齿不能，鼓腮漏气，颊齿之间食物残留，可有流涎，味觉减退，口角下垂并向健侧歪斜等表现。

二、诊断与鉴别诊断

（一）诊断

根据病史和临床表现及一般状况，结合查体和辅助检查，而未发现神经系统阳性定位体征，诊断并不困难。

（二）鉴别诊断

1. 中枢性面瘫　特点是患侧眼裂以上颜面肌运动功能正常，额纹存在，皱眉正常，更明显的是伴有对侧肢体偏瘫及病理性反射阳性体征，同时行头颅 CT 或 MRI 检查可明确诊断。

2. Hunt 综合征　又称膝状神经节炎，因水痘-带状疱疹病毒感染面神经膝状神经节，甚至可累及听神经而引起的一组以一侧耳部剧痛、耳部疱疹，同侧周围性面瘫，同时伴有听力和平衡障碍等特殊综合征。

3. 格林巴利综合征　早期可有单侧周围性面瘫，但随病程逐渐发展，多为双侧性面瘫，同时伴有典型对称性四肢弛缓性瘫痪及脑脊液蛋白-细胞分离等现象可予鉴别。

4. 其他原因累及面神经疾病　中耳炎、乳突炎、腮腺炎、腮腺肿瘤、胆脂瘤、鼻咽癌或后颅凹肿瘤等可侵犯面神经而出现周围性面瘫现象，但这些疾病应有相应原发病病史。

三、治　疗

（一）一般治疗

发病后应注意休息,放松心情,切勿精神紧张,同时避免感冒受凉。眼睑闭合不全角膜暴露的患者,可使用眼罩和眼药水保护角膜。

（二）药物疗法

急性期治疗以减轻神经水肿、营养神经、改善局部血液循环为主。两周内多主张给予糖皮质激素以抗炎和减轻水肿,同时应用扩张血管药物。恢复期治疗以促使神经功能尽快恢复为主要原则。

（三）物理治疗

可进行超短波、低中频电治疗,辅以红外线和低能量He-Ne激光穴位照射;配合被动或主动表情肌运动功能训练,同时也可采用针灸、按摩等传统治疗方法。

（四）茎乳孔面神经阻滞或脉冲射频治疗

急性期可行茎乳孔面神经阻滞治疗,以注射糖皮质激素和局部麻醉药为主;慢性期可行脉冲射频调节治疗,以改善循环,促进神经功能恢复。患者仰卧位,头转向对侧,耳后横行放置高频探头,可见乳突及前缘茎突,乳突与茎突之间即茎乳孔,此处与舌咽神经、颈动静脉之间关系密切,超声多普勒有助于识别血管,同时结合神经刺激仪有助于判断(图49-1-1)。

（五）星状神经节阻滞治疗

星状神经节阻滞可以阻滞支配头面部的交感神经,改善或解除血管痉挛,从而改善面神经的血液循环和缺血缺氧状态,减轻神经水肿,改善神经功能。

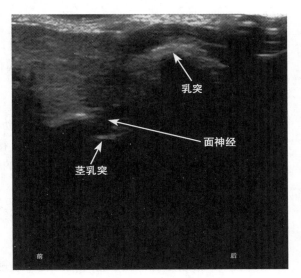

图 49-1-1　面神经超声图

第二节　面肌痉挛

面肌痉挛(hemifacial spasm,HFS),又称面肌抽搐,以半侧或双侧面部肌肉阵发性不自主抽搐为特点,程度不等,在情绪激动或紧张时加重,严重时可出现睁眼困难、口角歪斜以及耳内抽动样杂音。面肌痉挛包括典型性面肌痉挛和非典型性面肌痉挛,目前病因尚不明确。本病多于中年后起病,女性略多于男性,绝大多数为单侧受累,极少数为双侧发作。面肌痉挛病程较长,难以自愈。

一、病　因　学

（一）血管压迫

多数学者认为面神经通路受到压迫与本病相关。面神经出桥脑区(root exit zone,REZ)受血管压迫被认为是HFS最常见的原因。目前已知有80%~90%的HFS是由于REZ区存在血管压迫所致。

（二）占位性因素

占位性病变也是HFS形成的一个原因,也称"继发性面肌痉挛",此理论是立足于神经受压的基础之上。包括脑膜瘤、胆脂瘤、神经鞘瘤等,引起症状的原因可能是肿瘤直接压迫面神经,也可能是肿瘤及其周围血管同时压迫。此外,也有部分在面神经周围发现动静脉畸形、动脉瘤等报道。

（三）蛛网膜因素

通过术中观察面神经处解剖结构,考虑蛛网膜的粘连增厚可能是导致HFS的原因。

（四）其他因素

部分贝尔面瘫患者后发生HFS。关于贝尔面瘫病因仍不明确,多数学者认为是病毒感染继发炎症反应引起,可能由于炎症导致面神经受压、产生脱髓鞘改变,从而导致 HFS 发生。

二、发 病 机 制

（一）异常肌反应

异常肌反应是指刺激面神经一个分支,在另一个分支支配肌肉上记录的延迟反应。

（二）周围学说

REZ 段的面神经由于较少有 Schwann 细胞包裹,长期受血管压迫而受损,导致脱髓鞘化等病理改变,轴突裸露的神经纤维之间产生跨突触传递的异位冲动,从而导致临床症状的产生。周围学说虽得到动物实验的验证及病理结果的支持,但存在一些难以解释的问题,有待进一步研究明确。

（三）中枢学说

REZ 受血管压迫,面神经纤维因此产生逆行冲动传导,使面神经运动核兴奋性增高,并发生功能和结构变化。该学说认为 HFS 主要的发病机制是面神经核团的兴奋性改变,而脑血管压迫是导致面肌痉挛的始动因素。

（四）交感学说

面神经根被周围的责任血管长期压迫,搏动造成彼此摩擦,导致血管壁破损及面神经的脱髓鞘改变,裸露的面神经与血管壁暴露的交感神经纤维直接接触,而后者成为联系不同面神经纤维之间的桥梁。交感神经兴奋时释放神经递质,即可作用于受损的面神经并使之产生动作电位,进而通过交感神经桥梁扩散至其他面神经分支,导致临床症状的产生。

三、诊断与鉴别诊断

（一）诊断

面肌痉挛诊断主要依赖于特征性的临床表现。对于缺乏特征性临床表现的患者需要借助辅助检查予以明确,包括神经电生理检查、影像学检查、卡马西平治疗试验等。神经电生理检查包括肌电图和异常肌反应或侧方扩散反应检测。影像学检查包括 CT 和 MRI,用以明确可能导致面肌痉挛的颅内病变,三维时间飞越法磁共振血管成像有助于了解面神经周围的血管分布。面肌痉挛患者在疾病的开始阶段一般都对卡马西平治疗有效,故卡马西平治疗试验有助于诊断。

（二）鉴别诊断

1. 双侧眼睑痉挛   表现为双侧眼睑反复发作的不自主闭眼,往往双侧眼睑同时起病,患者常表现睁眼困难和眼泪减少,随着病程延长,症状始终局限于双侧眼睑。

2. 梅杰综合征   患者常常以双侧眼睑反复发作的不自主闭眼起病,但随着病程延长,会逐渐出现眼裂以下面肌的不自主抽动,表现为双侧面部不自主的异常动作,而且随着病情加重,肌肉痉挛的范围会逐渐向下扩大,甚至累及颈部、四肢和躯干的肌肉。

3. 咬肌痉挛   为单侧或双侧咀嚼肌的痉挛,患者可出现不同程度的上下颌咬合障碍、磨牙和张口困难,三叉神经运动支病变是可能的原因之一。

4. 面瘫后遗症   表现为同侧面部表情肌的活动受限,同侧口角不自主抽动以及口角与眼睑的连带运动,依据确切的面瘫病史可以鉴别。

四、治   疗

（一）药物治疗

1. 面肌痉挛治疗的常用药物包括卡马西平、奥卡西平、安定等。其中卡马西平成人最高剂量不应超过 1 200mg/d。备选药物为苯妥英钠、氯硝安定、巴氯芬、托吡酯、加巴喷丁、氟哌啶醇等。

2. 药物治疗可减轻部分患者面肌抽搐症状。

3. 面肌痉挛药物治疗常用于发病初期、无法耐受手术或者拒绝手术者以及作为术后症状不能缓解者的辅助治疗。对于临床症状轻、药物疗效显著,并且无药物不良反应的患者可长期应用。

4. 药物治疗会有肝肾功能损害、头晕、嗜睡、白细胞减少、共济失调、震颤等不良反应,如发生药物不良反应即刻停药。特别指出的是,应用卡马西平治疗有发生剥脱性皮炎的风险,严重的剥脱性皮炎可危及生命。

(二) 肉毒素注射

1. **常用药物**　注射用 A 型肉毒毒素主要应用于不能耐受手术、拒绝手术、手术失败或术后复发、药物治疗无效或药物过敏的成年患者。当出现疗效下降或严重不良反应时应慎用。过敏性体质者及对本品过敏者禁止使用。

2. **用法及用量**　采用上睑及下睑肌肉多点注射法,即上、下睑的内外侧或外眦部颞侧皮下眼轮匝肌共 4 或 5 点。如伴面部、口角抽动还需于面部中、下及颊部肌内注射 3 点。依病情需要,也可对眉部内、外或上唇或下颌部肌肉进行注射。每点起始量为 2.5U/0.1ml。注射 1 周后有残存痉挛者可追加注射;病情复发者可作原量或加倍量(5.0U/0.1ml)注射。但是,1 次注射总剂量应不高于 55U,1 个月内使用总剂量不高于 200U。

3. **疗效**　90% 以上的患者对初次注射肉毒素有效,1 次注射后痉挛症状完全缓解及明显改善的时间为 1~8 个月,大多集中在 3~4 个月,而且随着病程延长及注射次数的增多,疗效逐渐减退。两次治疗间隔不应少于 3 个月,如治疗失败或重复注射后疗效逐步降低,应该考虑其他治疗方法。因此,肉毒素注射不可能作为长期治疗面肌痉挛的措施。需要指出的是,每次注射后的效果与注射部位选择、注射剂量大小以及注射技术是否熟练等因素密切相关。

4. **不良反应**　少数患者可出现短暂的症状性干眼、暴露性角膜炎、流泪、畏光、复视、眼睑下垂、瞬目减少、睑裂闭合不全、不同程度面瘫等,多在 3~8 周内自然恢复。反复注射肉毒素患者将会出现永久性的眼睑无力、鼻唇沟变浅、口角歪斜、面部僵硬等体征。

5. **注意事项**　发热、急性传染病者、孕妇和 12 岁以下儿童慎用;在使用本品期间禁用氨基糖苷类抗生素;应备有 1:1 000 肾上腺素,以备过敏反应时急救,注射后应留院内短期观察。

(三) 面神经穿刺压迫法

该方法颇为有效。

1. 穿刺针长度 5cm,7 号穿刺针。

2. 确认乳突下端,其前方 0.5cm 处为穿刺点,用局部麻醉药进行深部的局部麻醉。

3. 经穿刺点进针后,对正中约成 30° 内上方、从侧面对面部平面、印堂和人中连线相平行地刺入。

4. 当进针深度达 2.5~4cm 时,可达茎乳孔,若未准确到达时,反复几次寻找。

5. 当穿刺针进入茎乳孔后直接压迫面神经而获麻痹,如果得不到麻痹时可轻轻移动针身即可达目的。获得麻痹后嘴歪向对侧,留置针 40min~1h。

6. 疼痛强时或麻痹立即恢复,则可注入 0.1ml 局部麻醉药(如 1% 利多卡因)。

(四) 改良式面神经穿刺压迫法

1. 按上述方法穿刺后,针尖虽然接近于神经,但麻痹不充分或麻痹立即恢复时,用本法。

2. 注入局部麻醉药 0.1~0.5ml,观其效果。

3. 获得充分的麻痹现象后注入同量的无水乙醇。

4. 用上述方法及本法产生的麻痹,在 2~3 个月后恢复。

(五) 星状神经节阻滞方法

星状神经节阻滞是向颈部含星状神经节的疏松结缔组织内注入局部麻醉药,从而阻滞支配头、面、颈、上肢及上胸部交感神经的方法。作为疼痛疾病的治疗手段,星状神经节阻滞在临床的应用日益增多,普遍应用于雷诺综合征、上肢和头面部的血栓、栓塞、血管痉挛性疾病等。星状神经节阻滞在治疗面肌痉挛取得了较好的疗效。

操作方法是在胸锁关节处上 2.5cm,颈正中旁开 2cm,示、中指拨开颈动脉,触及 C_6 横突后垂直进针到骨质,回抽无血、脑脊液等异常后注药:1% 利多卡因 2.5ml + 生理盐水 2.5ml。阻滞时间:患侧阻滞,1 次/d,共 7~14 次。

（六）发散式冲击波治疗

1999 年,发散式体外冲击波正式运用于治疗脑瘫后痉挛的治疗,体外冲击波可以改善患者的痉挛状态,是治疗痉挛的有效手段。发散式冲击波压力强度 1.3 ~ 1.8bar、频率 8 ~ 10Hz、冲击次数 3 000 次,1 次/d,共 10 次。体外冲击波治疗后,面部痉挛肌肉松弛感为有效。

（七）微血管减压术（MVD）

对所有与面神经接触的血管进行分离、移位,并选择合适的方法进行减压。

1. 手术适应证

（1）原发性面肌痉挛诊断明确,经头颅 CT 或 MRI 排除继发性病变。

（2）面肌痉挛症状严重,影响日常生活和工作,患者手术意愿强烈。

（3）应用药物或肉毒素治疗的患者,如果出现疗效差、无效、药物过敏或毒副作用时应积极手术。

（4）MVD 术后复发的患者可以再次手术。

（5）MVD 术后无效的患者,如认为首次手术减压不够充分,而且术后 AMR 检测阳性者,可考虑早期再次手术。随访的患者如症状无缓解趋势甚至逐渐加重时,也可考虑再次手术。

2. 手术禁忌证

（1）同一般全身麻醉开颅手术禁忌证。

（2）严重血液系统疾病或重要器官功能障碍(心、肺、肾脏或肝脏)患者。

（3）高龄患者选择 MVD 手术应慎重。

第三节　膈　肌　痉　挛

膈肌痉挛,又称呃逆,是由于各种原因引起的一侧或双侧膈肌不自主的短阵性收缩,并伴有吸气期声门关闭而发出一种特有声音的一种病症。膈肌痉挛发作时间长短不一,轻者多可自行缓解,重者可持续一周,甚至成为慢性或顽固性呃逆。

膈神经由 C_3、C_4、C_5 神经前支组成,但以 C_4 神经前支为主,是混合神经,其中枢位于 2 ~ 5 脊髓节段,并受呼吸中枢支配。膈神经在前斜角肌前面自上外向下内斜行,经锁骨下动、静脉之间进入胸腔,向下过肺根前方,在心包与纵隔胸膜之间降入膈肌,以其运动纤维支配膈肌,感觉纤维分布于胸膜、心包、部分腹膜(膈下腹膜)和胆囊(右侧膈神经分布),传入通路经内脏传入神经与迷走神经相伴。

一、病　　因

中枢神经系统、膈神经、迷走神经、膈肌局部任何一个部位受到刺激,均可引起膈肌痉挛。

（一）中枢神经因素

3 ~ 5 颈髓以上的中枢神经系统出血、外伤、肿瘤、结核性脑膜炎或因醉酒、全身麻醉、尿毒症、酮症、低钙、低镁所致的内环境紊乱等因素直接或间接刺激膈神经反射中枢,均可诱发膈肌痉挛。

（二）膈神经因素

颈、胸部疾病、腹部疾病或手术刺激,例如胸膜炎、肺炎、心肌梗死、甲状腺、纵隔、肺门手术等。

（三）精神因素

癔病、过度悲伤、神经性厌食症、人格障碍等。

二、临　床　表　现

多突然发病,表现为不自主地发出特有的"咯咯"声,同时伴有吸气时腹壁下陷,耸肩、呼气时腹部凸起等动作。

三、诊断及鉴别诊断

本病有典型的临床特征,不难诊断。但确定其病因较为困难,而这对于治疗来说至关重要。尽管现在

不能掌握所有病因,但通过以下几点可对病因进行排查:

(一) 病史及体格检查

询问患者病史和了解发病的诱因、频率、患者既往史、伴随症状以及有重点的体格检查等,均对帮助确定膈肌痉挛是否由器质性病变引发有所帮助。

(二) 相关辅助检查

常见的有 X 线、CT、MRI、超声、血液生化、肌电图、内镜等,均能为诊断提供线索。

四、治 疗

首先必须去除诱发因素,针对病因进行基础治疗。对于偶发性或阵发性膈肌痉挛可不予治疗或采用一般治疗就可痊愈,但慢性、顽固性膈肌痉挛则需要药物或者神经阻滞治疗,如患者症状十分顽固,必要时可进行手术治疗。

(一) 一般治疗

1. 阻断或刺激呼吸

(1) 分散注意力的交谈;

(2) 深吸气后屏气;

(3) 用纸袋罩于口鼻外作重复呼吸;

(4) 提高吸入气体中的 CO_2 浓度;

(5) 吞食烟雾法等。

2. 刺激悬雍垂或鼻咽部

(1) 快速饮冰开水;

(2) 颈部置冰袋;

(3) 用鼻管刺激咽部;

(4) 舌牵引法。

3. 刺激迷走神经

(1) 压眶上神经法;

(2) 揉压眼球法;

(3) 压迫颈动脉窦法。

4. 刺激膈神经

(1) 指压膈神经法;

(2) 拉膝压胸法。

5. 解除胃扩张

(1) 诱发呕吐;

(2) 洗胃;

(3) 胃鼻管吸引。

6. 针刺治疗。

(二) 药物治疗

应用中枢神经系统抑制药物(巴氯芬、丙戊酸等)、精神药物(氯丙嗪、多虑平等)、钙离子拮抗剂(硝苯地平、尼莫地平等)等治疗膈肌痉挛能取得一定疗效。

(三) 神经阻滞治疗

对长期、顽固性、重症的膈肌痉挛患者可使用神经阻滞的方法。

1. 膈神经阻滞　应用1%利多卡因 10~15ml 阻滞膈神经,在进针过程中尤其要注意回吸,以免误伤血管。超声引导下膈神经阻滞效果更佳。患者仰卧位,头转向对侧,于胸锁乳突肌后缘中下 1/3 处,放置高频线性探头可见膈神经位于胸锁乳突肌后方,前斜角肌表面(图 49-3-1)。

2. 颈部硬膜外阻滞　硬膜外置管,应用 PCA,注入低浓度局部麻醉药。此法对周围神经原因引起的

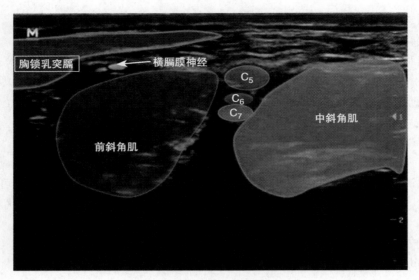

图 49-3-1 膈神经超声图

膈肌痉挛疗效较好。一般在症状消失后停药 3 日,疗效肯定后,拔出导管。

(四)手术治疗

对以上疗法不能奏效的患者,可考虑施行单侧膈神经切断手术。

第四节 突发性耳聋、耳鸣

一、概 念

突发性耳聋又称突发性感音神经性耳聋,是指患者在无既往类似病史的情况下,于数小时或数日内突然发生并渐进性加重的一侧听力下降甚或丧失。突发性耳聋多为感音或感觉神经性耳聋,可同时伴有耳鸣,是各种原因所致的耳蜗及神经器质性损害,导致声音的感受与神经冲动传递障碍,也可伴有前庭神经损害,出现眩晕等。

耳鸣是指耳蜗及听神经病变所致的耳源性声响,如嗡鸣声、汽笛声、嘶嘶声、唧唧声或脉搏样声音等。多为单侧发病,男多于女,中老年多发,发病率国内外报道不一,约为 10~20/10 万人。目前治疗方法颇多,预后也因病情不同各异。

二、解 剖

听神经,又称前庭耳蜗神经,是由前庭神经和耳蜗神经两个部分组成,前者主要负责躯体空间感觉和平衡功能,后者负责听觉功能。听神经第一级神经元是位于耳蜗管内螺旋神经节的双极细胞,周围支终止于螺旋器(Corti 器),中枢支组成耳蜗神经,在内耳道与面神经伴行,经脑桥小脑角入脑干,终于耳蜗神经核;中枢支入脑干后,耳蜗纤维与前庭纤维分离,耳蜗纤维立刻分叉并终止于腹侧和背侧耳蜗神经核。听神经也接收来自颈交感链的节后神经纤维,分布于耳蜗和迷路。病变时,在出现听力障碍的同时也可伴随前庭功能紊乱,如头晕、耳鸣、站立不稳等。

三、病 因

(一)感染

有实验证实,用单纯疱疹病毒建立了病毒性内耳炎特发性突聋实验模型,发现内耳血管变性、螺旋器破坏改变。另外,细菌、螺旋体、巨细胞病毒等微生物,可能都与突发性耳聋有直接或间接的关系。

(二)血管功能紊乱

内耳的血液供应来自内听动脉及其分支。高血压、糖尿病、高脂血症、血黏度增高、贫血等因素,可以造成内耳血管痉挛或阻塞,致使耳蜗及其神经血供障碍而损伤听觉。

（三）免疫功能紊乱

轻度耳聋对糖皮质激素具有高敏感性,证实了免疫系统在突发性耳聋发病中可能起作用。

（四）其他

1. 内耳气压突变　如跳水、快速起飞降落、气压伤等原因引起内耳的压力改变可以造成膜迷路破裂;

2. 外伤　导致外淋巴瘘或者内外淋巴混合,也可表现为突发性耳聋;

3. 前庭神经鞘瘤疾病、脱髓鞘疾病、中风、美尼尔氏病等,也可出现突发性耳聋。

四、临 床 表 现

（一）主要症状

患者在无既往类似病史的情况下,于数小时或数日内突然发生并渐进性加重的一侧听力下降甚或丧失。患者的听力一般在数分钟或数小时甚或在 3 天以内下降至最低点,由部分耳聋发展到完全耳聋。

（二）伴随症状

可同时伴有耳鸣、耳胀感及眩晕,重者可有恶心、呕吐等症状。

（三）一般情况

中老年发病,发病率约为 10.7/10 万;男性患者较多;几乎完全是单侧发病,双侧突发性耳聋比较少见,短暂的双侧突发性耳聋多为精神因素造成;除第Ⅷ脑神经外,无其他脑神经症状;发病前常有疲乏、发烧、周身疼痛、饮酒、情绪激动和环境气压改变等诱因。

五、诊断及鉴别诊断

诊断突发性耳聋不仅要依据特征性的临床表现,还要全面系统地收集病史和科学严谨的听功能、前庭功能、咽鼓管功能、影像学和全身检查等以明确诊断。

突发性耳聋应与听神经瘤和梅尼埃病相鉴别。做内听道 X 线摄片、脑 MRI 或 CT 桥小脑角扫描可排除听神经瘤;梅尼埃病也有听力下降和眩晕症状,但早期听力丧失很少,听力损失不超过 60dB,而突发性耳聋患者的听力损失多在 60dB 以上。

六、治 疗

突发性耳鸣、耳聋的治疗原则是恢复或部分恢复已丧失的听力,尽量保存并利用残余的听力。

（一）一般性治疗

注意休息,保持安静,适当镇静,积极治疗相关疾病,避免潜水,防止噪声。

（二）药物治疗

在针对病因治疗的同时,分析病理变化可能性。以血供障碍为主的患者,应以扩张血管、降低血黏度、提高血氧分压的药物为主;以听神经炎类为主的患者,应以糖皮质激素和营养神经类药物为主;以微血栓可能性为主的患者,应首选溶栓药物;对于感染可能性大的患者,以抗细菌、抗病毒药物为主。同时配以其他治疗方法,效果会更好。

1. 血管扩张剂　改善内耳微循环的药物,主要包括丹参制剂、前列腺素类、组胺、莨菪碱类药物、低分子右旋糖酐等。丹参 16～18g,溶于低分子右旋糖酐 500ml,或 654-2 30～40mg,溶于 5% 葡萄糖液 500ml,或组胺 2.75mg,溶于生理盐水 500ml,静脉滴注或前列腺素 E 160μg,ATP 80mg,溶于低分子右旋糖酐 250ml,静脉滴注,90min 滴完。每天一次,连用 7～10d。

伴有严重眩晕者,应采用甲磺酸倍他司汀 2 片,2～3 次/d,口服;镇静药物,如安定、氯丙嗪等。

2. 降低血黏度和抗凝药物　东菱克栓酶和蝮蛇抗栓酶具有降低血黏度、抑制血小板及红细胞聚集、防治血栓形成、改善微循环作用。对有出血性疾病、严重肝肾功能不全或高血压患者禁用。肝素 200mg 肌内注射,每天 2 次;蝮蛇抗栓酶 0.5U,加 5% 葡萄糖盐水 250ml,静滴,每天 1 次;同时口服双嘧达莫 75mg,每天 3 次。

3. 神经营养药物　目前常用的神经营养类药物有三磷酸腺苷、三磷酸胞苷、维生素类、脑蛋白水解物、依达拉奉等。ATP 是一种辅酶，具有改善机体代谢的作用，是机体能量的主要来源。可使用神经营养药，如维生素 B_1、维生素 B_{12}、胞二磷胆碱、能量合剂和中药等。

4. 糖皮质激素　糖皮质激素是临床治疗突发性耳聋的常用药，具有抗炎、抗病毒和免疫抑制的作用，可缓解血管内皮水肿，增加内耳血液供应。常用强的松口服，第 1 天 60mg；第 2 天 50mg；第 3 天 40mg；继而每天 30mg，再用 3 天；此后逐渐减量，3 周内完成治疗；也可使用地塞米松 10mg 静脉滴注，每天 1 次，3d 后减量。使用中应掌握以下原则：①患者有无激素的禁忌证；②全日剂量宜每天晨起顿服；③剂量根据患者的病情而定，逐渐减量至停药；④使用途径为口服或者静脉等全身应用，但对某些全身激素治疗无反应或不能耐受全身激素疗法的患者，鼓室内应用激素是较好的替代方法；⑤用药期间都要严密观察其副作用。

5. 中医药治疗　突发性耳聋在祖国医学中属于"暴聋""厥聋"的范畴，主要与气血失常有关，耳部脉络不通，气滞血瘀，治疗当以活血化瘀、通络开窍为主。

（三）颈部交感神经节阻滞

1. 颈上部交感神经节阻滞　颈上部交感神经节阻滞是指于 C_{2-3} 横突的高度进行神经阻滞的方法。颈上神经节是调节颅脑血管供血的重要组成成分。该方法对扩张颅内血管、增加颅内供血、促进迷路动脉血流、改善内耳血供起到一定的治疗作用。

2. 星状神经节阻滞　星状神经节是由交感神经干的颈下神经节和胸上神经节组成。星状神经节阻滞可使同侧的椎动脉和颈总动脉血流的速度、血流量和血管横截面积增加，使内耳血管扩张，耳蜗血流状况得到改善。1% 利多卡因 5~8ml，患侧阻滞，每天 1 次，连续 10d 为 1 个疗程。有研究表明，持续的硬膜外阻滞治疗也可获得良好的效果。

（四）鼓室内糖皮质激素注射

为替代全身使用糖皮质激素，降低副作用疗法。甲基强的松或地塞米松通过圆窗膜注射入中耳内侧壁，使药物集中到靶组织。对于那些病情恢复超过 6 周或病情延误的患者，鼓室内注射可以作为挽救方法。鼓室内注射的技术和费用要比口服激素药物来说高很多，应视条件而行。

（五）高压氧治疗

高压氧治疗可以减轻内耳水肿和缺血缺氧损害，改善内耳循环。高压氧治疗亦能加快内耳毛细胞和前庭神经纤维的修复，还能减少血小板聚集、降低血液的黏稠度，因而高压氧治疗，对各种原因引起的突聋均有作用。

（六）手术治疗

若明确诊断突发性耳聋是因圆窗膜破裂所致，经保守治疗，听力迟迟不见恢复者，特别是对侧耳听力也丧失者，可考虑手术治疗。

七、预　后

听力恢复的可能性随当时的听力损失的程度和是否伴有其他症状（如眩晕）以及治疗是否及时得当而不同：听力轻度损失的，通常可以完全恢复；中度损失的，往往表现出一定的自然恢复；严重到深度听力损失的，如果未予治疗则很难有一个全面恢复。另外，耳聋程度常与眩晕轻重呈正相关：1 周内眩晕消失的，约有 1/3 的患者听力在 1~2 周内亦可逐渐恢复；如果 1 个月后听力仍不恢复，多成为永久性耳聋。

第五节　焦　虑　症

焦虑症，又称焦虑障碍，是指在没有中枢器质性疾病或其他精神疾病的情况下，以精神和躯体的焦虑症状或以防止焦虑的行为形式为主要特点的一组精神障碍。焦虑是一种正常情绪，但是当这种焦虑情绪在其自主性、反应强度、持续时间和行为表现上出现与客观事件或处境不相称时，则为病理性焦虑，临床上称为焦虑障碍。焦虑障碍是人群中最常见的精神障碍之一，WHO 对 28 个国家进行世界精神卫生调查，发现人群中焦虑障碍的发病率为 13.6%~28.8%。

根据美国精神障碍诊断与统计手册第五版(DSM-5),焦虑障碍可分为:

1. 分离焦虑障碍。

2. 选择性缄默症。

3. 特定恐怖症。

4. 社交恐惧症。

5. 惊恐障碍。

6. 广场恐怖症。

7. 广泛性焦虑障碍。

8. 其他躯体疾病所致的焦虑障碍。

9. 物质/药物所致的焦虑障碍。

10. 其他特定或未特定焦虑障碍等。

惊恐障碍和广泛性焦虑对人群的危害最为广泛。美国 Kessler 调查显示,惊恐障碍的终身患病率为5.1%,广泛性焦虑的年患病率为 2.8%,终身患病风险为9%。

我国的调查显示焦虑症的终身患病率为5.3%,女性明显多于男性。美国共病调查表明3/4 的焦虑障碍患者在一生中至少会共病一种其他精神障碍。其中,广泛性焦虑障碍的共病率为 91.3%。其中伴发抑郁障碍者为 43.5%。疼痛科临床中广泛性焦虑多见,本文重点论述广泛性焦虑障碍。

一、发病机制

焦虑症的具体病因不明确,大量医学及心理学研究发现其发病与遗传、神经内分泌变化、社会心理等方面有关。

(一) 遗传方面

调查发现焦虑症患者近亲的患病率(15%)高于普通人群(5%)。双生子研究发现单卵双生子的同病率(50%)明显高于异卵双生子(2.5%)。研究认为焦虑症的发病是环境因素和易感性共同作用的结果,而易感性与遗传有关。

(二) 神经内分泌方面

中枢系统参与了焦虑症的发生。去甲肾上腺受体、5-HT 受体、GABA、苯二氮䓬受体、阿片受体、肽类等多种神经递质同时参与了边缘警报和中心警报系统。大量研究表明促皮质释放因子和下丘脑-垂体轴的异常,对病理性情绪的产生和维持起了重要的作用。

(三) 社会心理方面

精神病学领域对于焦虑障碍主要的解释模型包括:强调人本身脆弱性的生物模型;强调对自身认知和感知形式的认知行为模型;以及强调经历的意义、记忆和内表型的精神动力性模型。

二、临床表现

(一) 焦虑体验

对未来不确定事件的过度担心,并难以控制这种情绪。

(二) 运动不安

坐立不安、肌肉紧张、无法放松、疲劳等。

(三) 自主神经功能亢进

睡眠障碍、易被惊吓、易怒、注意力难以集中等,以及其他躯体表现,如心慌、头昏、口干、疼痛、性功能障碍、尿频、恶心、呕吐、腹泻等。

三、体格检查

由于广泛性焦虑障碍常与躯体疾病共病或伴有大量的躯体症状,所以全面的体格检查非常必要,尤其是神经系统、内分泌系统、消化系统、心血管系统等体格检查。

四、辅 助 检 查

根据体格检查,合理地安排各种辅助检查,以排除躯体疾病非常必要。

五、诊断与鉴别诊断

(一) 诊断

根据美国精神障碍诊断与统计手册第五版(DSM-5)广泛性焦虑障碍诊断标准为:

1. 在至少 6 个月的多数日子里,对于诸多事件或活动(例如工作或学校表现)表现出过分的焦虑和担心(焦虑性期待)。

2. 个体难以控制这种担心。

3. 这种焦虑和担心与下列 6 种症状中至少 3 种有关(在过去 6 个月中,至少一些症状在多数日子里存在)。

注:儿童只需 1 项

(1) 坐立不安或感到激动或紧张。

(2) 容易疲倦。

(3) 注意力难以集中或头脑一片空白。

(4) 易怒。

(5) 肌肉紧张。

(6) 睡眠障碍(难以入睡或保持睡眠状态,或休息不充分、质量不满意的睡眠)。

4. 这种焦虑、担心或躯体症状引起有临床意义的痛苦,或导致社交、职业或其他重要功能方面的损害。

5. 这种障碍不能归因于某种物质(例如滥用的毒品、药物等)的生理效应,或其他躯体疾病(例如甲状腺功能亢进等)。

6. 这种障碍不能用其他精神障碍来更好地解释。例如,像惊恐障碍中的焦虑或担心发生惊恐发作,像社交焦虑障碍(社交恐惧症)中的负性评价,像强迫症中的被污染或其他强迫思维,像分离焦虑障碍中的依恋对象的离别,像创伤后应激障碍中的创伤性事件的提示物,像神经性厌食症中的体重增加,像躯体症状障碍中的躯体不适,像躯体变形障碍中的感到外貌存在瑕疵,像疾病焦虑障碍中的感到有严重的疾病或像精神分裂症或妄想障碍中的妄想信念的内容。

(二) 鉴别诊断

与广泛性焦虑有关的担心是过度的,且通常干扰心理社交功能。然而非病理性焦虑日常生活性的担心不过度且可控,当更为紧急的事情出现时,可以暂时放下。

与广泛性焦虑有关的担心更广泛、明显、令人痛苦,病程更长,在没有促发因素的前提下频繁发作。一个人对生活状况的焦虑越广泛,他的症状就可能更符合广泛性焦虑的诊断。

非病理性焦虑日常的担心伴随躯体症状的可能性较小。

对此类患者使用量表进行筛查。通过量表筛查出焦虑障碍患者后与精神科合作进行规范的诊断治疗。建议使用广泛性焦虑量表(GAD-7)进行焦虑障碍患者的筛查。

六、治 疗

(一) 治疗目标

1. 缓解或消除焦虑症状。

2. 恢复社会功能,提高生活质量。

3. 预防复发。

（二）治疗方法

1. 药物治疗　药物治疗是主要治疗方式,疗效确切。选择药物为 SSRIs、SNRIs 等。因苯二氮䓬类起效迅速,也被经常使用。但应该重视其成瘾性和不良反应,使用不超过 4 周。

2. 认知行为治疗　有较好的疗效。

3. 镇痛治疗　对于合并焦虑障碍的疼痛病患者,建议在有效控制焦虑症状的前提下进行疼痛治疗。有效的沟通和告知是治疗成功的关键。

七、康复和预后

广泛性焦虑障碍的自发缓解较少,药物治疗和认知行为治疗的疗效确切。广泛性焦虑障碍复发率高且严重影响患者的社会功能,一般需长期治疗。如果药物治疗有效,最佳治疗时间为 1 年。

第六节　抑　郁　症

抑郁症,又称抑郁障碍,是以情绪或心境低落为主要表现的一组疾病的总称。在美国综合医院诊治的慢性病中,抑郁症是仅次于高血压的第二大常见病,发病率 3.01% ~ 5%,与大量慢性疾病是共病,如心血管疾病、消化系统疾病、疼痛病等,极大地影响了这些疾病的治疗与康复。更为严重的是,抑郁症是自杀最重要的因素。普通人群自杀约占所有死因的 0.9%,而抑郁症患者自杀率高达 15%。高死亡率是抑郁症的一个重要特征。

慢性疼痛患者中有大量合并抑郁障碍的患者,国外报道疼痛病患者中抑郁症发病率为 27.9% ~ 92.4%,国内报道疼痛病患者中抑郁症发病率为 21.9% ~ 55.13%,而抑郁症患者中大约 60% 有疼痛症状。WHO 统计来自五大洲十四个国家的数据显示:69% 的抑郁症患者表现为躯体症状,其中疼痛为最常见的主诉。因此,熟悉并掌握抑郁症的常规诊疗技术是每一位疼痛科医师的必要技能。

一、发　病　机　制

抑郁障碍的发病机制尚未明确。大量医学及心理学研究发现其发病与遗传、神经内分泌变化、性格特征以及生存环境与应激事件密切相关。

（一）生物学基础

1. 遗传倾向　抑郁症患者有家族聚集现象,患者双亲、同胞、子女中的患者数量明显高于普通人(10% ~ 20% 比 1% ~ 2%)。同卵双生子中抑郁症的发病率是异卵双生子 4 倍多。遗传学研究发现抑郁症发病与多个基因位点相关,但具体是哪些位点还无法明确。

2. 神经递质　多数学者认为,去甲肾上腺素、5-HT 等神经递质在心境障碍的发病机制起着重要的作用。抑郁症的发病与体内去甲肾上腺素和 5-HT 的缺乏有关。但更多的研究指出,其发病还与多种神经递质及受体有关,如多巴胺受体系统、GABA 受体系统、多肽等。

3. 肾上腺皮质激素异常　临床上约 30% ~ 70% 的抑郁症患者地塞米松抑制试验阳性,因而抑郁症患者可能存在下丘脑-垂体-肾上腺轴功能异常。25% 抑郁症患者甲状腺功能异常。抑郁症发病可能与下丘脑-垂体-甲状腺轴的功能异常有关。此外,抑郁症还可能和下丘脑-垂体-性腺轴的功能异常也有关。

（二）心理社会因素

几乎所有的抑郁症患者发病都可以发现明确的心理社会因素。

1. 认知模式改变　当个体遭遇难以预测、难以逃避的打击时,引发习得性无助,从而产生消极的认知模式而诱发抑郁症。这一学说可以解释认知行为疗法的有效性。

2. 社会关系改变　当个体习惯的生活方式发生巨变,或者遭遇虐待、陌生环境等挑战时,就可能导致社会关系扭曲诱发抑郁症。这一学说引出了人际关系疗法。

3. 疼痛与抑郁的关系　大量研究一致认为疼痛程度与焦虑、抑郁呈正相关,二者之间具有很高的相关性。疼痛对抑郁症的辨别和治疗具有负面影响,对机体功能有妨碍或反复发作的疼痛能够导致更严重的抑郁同时,疼痛患者的抑郁会导致更多的疼痛抱怨和更严重的功能损伤。癌症患者的慢性疼痛与焦虑、抑郁研究也证实这一观点。慢性软组织疼痛患者的调查分析同样支持该观点。对于慢性疼痛与抑郁之间的关系,研究人员提出一些病因学假说。

（1）疼痛→抑郁:大多数文献认为抑郁是慢性疼痛体验的直接后果或固有的一部分。慢性疼痛患者的抑郁是长期遭受疼痛及其对生活方式造成限制而产生的一个结果。疼痛构成了一个重要的躯体和心理上的应激源,可能诱发或加重精神痛苦。

（2）疼痛→中介因素→抑郁:这一关系模式认为慢性疼痛本身并不是发生抑郁的充分条件,而是由与其相关的一些认知行为变化来介导,引起了抑郁水平的增高。疼痛引起患者功能障碍,功能障碍可能引发抑郁和焦虑;纵向分析表明,随着疼痛加剧,活动限制增加,一些疼痛患者有明显的绝望感和自卑感、能力减退感,以及自我控制和自我实现能力的下降,会使继发性抑郁加重。

慢性疼痛与抑郁之间存在一些中介因素,主要包括:①认知、行为和应对方式变化,如活动能力及精神状态下降。②家庭及社会关系的改变,如对婚姻的不满意。③愤怒或其他的负性情感控制能力下降。④可能的易患素质,如遗传的或发育心理的因素。⑤医源性因素,如某些药物、负性态度等。

（3）疼痛→共同的致病基础→抑郁:慢性疼痛和抑郁障碍间可能存在某些常见的共同病理机制:①二者之间发病机制在生物学上有相似性。两者的血清及尿中的褪黑素水平降低、脑脊液中的 5-HT 及血小板单胺氧化酶降低、丙咪嗪受体结合能力下降、皮质醇分泌亢进、地塞米松抑制试验异常、睡眠脑电中的快速眼动睡眠期缩短、脑脊液中内啡肽因子水平正常或增高等。②抗抑郁药在慢性疼痛中有明显的治疗效果。③大量的慢性心因性疼痛患者中似乎有抑郁症及"抑郁谱疾患"的家族史,如偏头痛及肠道易激综合征。Von Knorring 等认为抑郁障碍与慢性心因性疼痛之间共同的病理机制似乎是 5-HT 系统的紊乱。

（4）抑郁→疼痛:可以用隐性抑郁解释慢性疼痛。慢性疼痛可能是抑郁症的躯体症状。部分抑郁患者,尤其是老年人,常将疼痛及其他躯体症状作为主述,而不是情绪问题。疼痛作为抑郁的一个症状可由许多心理和/或生理机制介导而发生。焦虑、紧张,和对躯体的过分关注以及生化改变都可以诱发疼痛。抑郁症患者容易把情绪问题隐藏在疼痛问题背后,这可能有很多原因,比如希望避免精神病的诊断、社会及文化的特异性影响等。重度抑郁是慢性背部疼痛的一个预先致病因素,重度抑郁可以增加慢性疼痛发生的危险性。

（5）疼痛→抑郁→更多的疼痛:一旦疼痛出现后,合并存在的抑郁会明显地影响慢性疼痛的发展、转归。慢性疼痛和抑郁通过反复的恶性循环相互影响,疼痛增加不愉快情感,促进记忆起不愉快的事情,而这些不愉快的事情加重不愉快情感,可能诱发疼痛。这是一个恶性循环,抑郁情绪会引起疼痛加重。

二、临 床 表 现

（一）心境低落
表现为显著而持久的情绪低落和悲观。

（二）思维障碍
表现为思维联想障碍和思维内容障碍,常表现"脑子不够用"和"生活没兴趣,没有希望"等。

（三）意志活动减退
表现为生活被动、行动迟缓、不想工作或外出等。

（四）认知功能损害
表现为注意力和记忆力的变化。

（五）躯体症状
可有多种表现,最常表现为睡眠障碍、性欲变化、疼痛及消化系统症状等。

三、体 格 检 查

由于抑郁症常合并其他慢性躯体疾病,某些躯体性疾病也可以导致抑郁症,所以全面的体格检查,尤其是神经、内分泌系统的体格检查尤为重要。

四、辅 助 检 查

（一）头颅影像学检查

MRI、CT、fMRI、PET-CT 等。

（二）实验室检查

皮质醇功能、性激素、甲状腺功能等检查都很有必要。

（三）神经电生理检查

睡眠脑电图、脑电图、脑诱发电位等。

五、诊断与鉴别诊断

抑郁障碍诊断首先要确定精神症状，再根据症状的动态发展趋势，结合发病过程、性格特征以及其社会功能等综合分析，并在排除其他躯体或精神疾病的基础上最终做出诊断。

目前抑郁障碍的 ICD-10 和 DSM-5 诊断标准，主要以临床症状和病程为诊断要点。临床症状主要分为典型症状和常见症状两方面。

（一）典型症状

心境抑郁、兴趣和愉快感缺失、精力不济或疲劳感等。

（二）其他症状

体重明显变化、睡眠障碍、痛苦或动力不足。自我评价过低、思考功能和注意力减退、自杀或自伤的观念或行为等。

满足 2 条典型症状加 2 条其他症状。病程持续两周以上，排除其他躯体和/或精神疾病或药物因素可以诊断。

以上内容可见抑郁障碍诊断客观指标较少，对于非精神专业医师来说，诊断有很大难度，且无法律依据。此类患者可通过抑郁量表进行筛查。通过量表筛查出抑郁症患者后与精神科合作进行规范的诊断治疗。推荐使用患者健康人群问卷抑郁量表 PHQ-9 进行抑郁障碍的筛查。

六、治　　疗

（一）治疗目标

1. 消除临床症状，减少或避免自杀或自伤行为的发生。
2. 恢复患者社会功能和生活质量。
3. 预防复发。

（二）药物治疗

一般推荐 SSRIs、SNRIs 和特异性 5-羟色胺受体拮抗剂类作为一线药物使用。抑郁症与慢性疼痛共病时，建议使用 SNRIs，疗效较好。

（三）其他治疗

如心理治疗、电抽搐治疗、重复经颅磁刺激治疗、深部脑刺激治疗等也是重要的治疗手段。

（四）注意事项

1. 躯体疾病与抑郁症共病的治疗要注意：①需考虑躯体疾病与抑郁症的相关性；②躯体疾病与抑郁症的发病先后顺序；③注意抗抑郁药物是否会影响躯体疾病的治疗；④躯体疾病治疗药物与抗抑郁药物的相互作用。

2. 对于合并抑郁障碍的疼痛病患者，建议在取得患者完全信任和抑郁症状改善的基础上进行疼痛治疗。

七、康复和预后

抑郁障碍的复发率较高，与多种因素相关。提高药物治疗的依从性，合理的个性化药物治疗及社会功能的重建能够降低抑郁障碍的复发率。

第七节　不宁腿综合征

不宁腿综合征(restless legs syndrome,RLS)是指与使人不适的感觉异常相关的自发的持续性腿部运动症状为主的一类疾病。患者迫切想活动下肢,夜间及静息状态下症状加重,活动可使症状缓解。睡眠障碍和常常与之相关的睡眠中下肢不自主抽动较为常见。

一、流　行　病　学

约5%~15%的人有RLS的轻度症状,发作频率不同,患病率随着年龄增大而升高,亦可见于儿童。RLS在女性中的患病率大约是男性的2倍,生育次数增加可能使RLS风险增加。

二、发　病　机　制

大多RLS病例为原发性疾病,但也可能与很多基础疾病有关。

(一) 原发性不宁腿综合征

原发性(或特发性)RLS的病因尚不清楚。超过40%的特发性RLS患者具有与常染色体显性遗传相符的家族史。在RLS患者中已发现了一些神经生理学改变,但意义目前尚无定论。帕金森病患者的RLS发生率很可能会升高。脑组织的铁代谢异常可能也在RLS发病中发挥了作用。

(二) 继发性不宁腿综合征

继发性不宁腿综合征可继发于许多疾病,包括铁缺乏、尿毒症、糖尿病、风湿性疾病、静脉功能不全等。

1. 终末期肾病　RLS在透析患者中很常见,报道的发病率为6%~60%。在这种情况下,贫血可能是很重要的原因。对于伴有功能性铁缺乏而非绝对铁缺乏的透析患者,补铁治疗是有益的。

2. 糖尿病　RLS可以是糖尿病性神经病变的一个显著表现,而且2型糖尿病可能是发生RLS的独立危险因素。RLS以及神经疾病的其他感觉症状往往可在成功的胰-肾脏移植术后得以改善。

3. 多发性硬化　越来越多的证据表明RLS与多发性硬化有关。

4. 帕金森病　RLS和帕金森病都与多巴胺能神经递质系统功能紊乱有关,这提示两者可能有共同的致病机制。

5. 静坐不能　静坐不能是一种运动不宁的主观感觉,伴有不能静坐或静止站立,在帕金森病中也很常见,发生率为26%~45%,且可能与RLS重叠。由于症状相似,一些静坐不能的患者可能被误诊为RLS。

6. 妊娠　妊娠似乎是RLS发生或加重的危险因素。RLS患病率在妊娠晚期最高,在分娩后则迅速下降。

7. 静脉功能不全　静脉曲张与RLS有关,治疗静脉曲张和慢性静脉功能不全可能会对部分RLS患者有所帮助。

8. 其他各种疾病　已被报道与RLS有关的其他疾病包括周围神经病变、肌萎缩侧索硬化症、维生素缺乏、腰骶神经根病、椎管狭窄、摄入过量咖啡因、服用米安色林、低血糖、甲状腺功能减退症和肥胖。

三、临　床　表　现

RLS的主观症状常难以描述,但其临床特征却高度固化。RLS的标志性特征是腿部明显不适,且仅发生在静止时,活动后可立即缓解。异常感觉的部位通常位于深部且局限于膝盖以下。通常为双侧分布,但也有可能呈不对称性分布,更严重的病例可有手臂受累。

患者用于描述症状的词汇包括蠕动感、蚁行感、牵拉感、瘙痒、拖拽感或拉伸感,这些感觉都位于深部结构而不是皮肤。患者通常不出现痛性周围神经病变中的疼痛、刺痛的感觉异常,也无皮肤触觉的感觉过敏。

典型病例的症状常在一天中逐渐加重,并在夜间患者卧床后15~30min内达到最严重。在严重病例中,症状可能在白天患者静坐时提早出现。在症状较轻的病例中,患者会坐立不安、辗转反侧、踢腿或按摩腿部以缓解症状。症状较严重的患者将被迫起床踱步以缓解不适。

睡眠期周期性肢动是突发的腿部抽动,通常伴有 RLS。这些抽动是重复的高度刻板化的运动,通常表现为大脚趾的伸展伴踝、膝以及有时伴髋部的部分屈曲。每个动作持续 0.5~5s,每 20~40s 重复 1 次。这种动作往往呈丛集性发作,持续数分钟至 1h。患者通常对这些动作意识不到。PLMS 的患病率随着年龄增加而增加,大多数 RLS 患者有睡眠期周期性肢动。

四、诊　断

RLS 常被漏诊或诊断不及时,尤其是症状相对较轻或没有特异性时。原发性 RLS 的诊断依据是神经系统检查结果正常并具有典型的症状。周围神经病变导致的继发性 RLS 可能有相关的感觉和反射异常。

(一) 基本标准

国际不宁腿研究组提出了以下 4 条特征作为诊断 RLS 的基本标准:

1. 迫切想活动腿部,通常伴有腿部不适和不舒服的感觉,或由此种感觉导致患者迫切想活动腿部。有时,仅有迫切想活动腿部而不伴有不适感;有时除了腿部外,手臂或身体其他部位也会受累。

2. 在休息或静止(如躺着或坐着)时迫切想活动的感觉或不适感产生或加剧。

3. 活动(如走动或伸展)可部分或完全缓解迫切想活动的感觉或不适感,缓解至少可维持至活动结束。

4. 迫切想活动的感觉或不适感在傍晚或夜间比白天严重,或只出现于傍晚或夜间。当症状很严重时,夜间的症状加重可能不明显,但这一特点在症状严重之前必然存在。

(二) 支持性标准

诊断 RLS 的支持性标准包括以下几条:

1. 有 RLS 家族史。

2. 多巴胺能药物治疗有效。

3. 采用多导睡眠图或腿部活动记录仪评估觉醒期或睡眠期的周期性肢体运动。

4. 在睡眠实验室采用多导睡眠图进行睡眠监测并非诊断必需的操作,但可能有助于诊断,尤其是对治疗抵抗的 RLS。

五、鉴 别 诊 断

首先需要区分原发性和继发性 RLS。排除铁缺乏和肾功能衰竭尤为重要;如果血清铁蛋白水平低,即使血红蛋白水平正常也不能排除铁缺乏。周围神经病变、腰骶神经根病和普通的腿部痉挛这些通常更为疼痛的疾病也应考虑。

RLS 应与静坐不能相鉴别,后者是吩噻嗪类抗精神病药和 SSRIs 类抗抑郁药的常见副作用。静坐不能是更加持续且广泛的运动不宁感,不伴局限于腿部的主观不适。与静坐不能不同,RLS 具有昼夜节律(当患者夜间坐着或卧床时加重),并且在觉醒状态常常伴有感觉异常和肌阵挛性抽动。"腿痛趾动"综合征是一种原因不明的罕见疾病,其特征是更为明显的脚趾无意识运动和腿部疼痛。

其他可能与 RLS 症状相似的疾病包括局灶性肌阵挛性抽动、广泛性肌阵挛性抽动(入睡抽动)和睡眠期周期性运动等。局灶性肌阵挛性抽动常是多灶性的,发生于远端肌肉。广泛性肌阵挛性抽动为广泛性且可累及躯干和近端肌肉。

六、治　疗

建议对所有 RLS 患者进行铁剂补充疗法以及非药物性的治疗方法,如精神觉醒训练、避免加重症状的因素、腿后部肌肉的伸展训练、保暖(温水澡或电热垫)以及按摩等可能对一些 RLS 患者有效。

对于许多特发性 RLS 患者,应用苯二氮䓬类、多巴胺能药物,或顽固型病例应用阿片类药物治疗都非常有效。通常多巴胺能药物,如左旋多巴和多巴胺受体激动剂治疗 RLS 患者比用苯二氮䓬类药物治疗更有效。

（一）非药物治疗

1. 精神觉醒训练。

2. 避免加重因素。

3. 肾功能衰竭患者行每天短时血液透析。

4. 锻炼。

5. 腿部按摩。

6. 采用电热垫或热水澡保暖。

（二）药物治疗

1. 补铁疗法　对于所有 RLS 患者，特别是绝经前女性，均建议试验性口服铁剂治疗。有铁过载综合征的患者例外，这些患者不应给予铁剂治疗。如果患者血清铁蛋白水平低于 45～50ng/ml（45～50μg/L），则推荐进行补铁治疗。建议的补铁治疗方案是应用硫酸亚铁（一次 325mg，每天 2～3 次）联合维生素 C（每次服用硫酸亚铁时服用 100～200mg），后者可促进铁吸收。治疗开始后 3～4 个月应复查铁蛋白水平，此后每 3～6 个月复查一次，直至血清铁蛋白水平达到 50ng/mL（>50μg/L）以上，且铁饱和度达到 20% 以上。

2. 多巴胺受体激动剂　多巴胺受体激动剂属于一类直接激活多巴胺受体的药物，且半衰期较长。这类药物治疗每天发作型 RLS 通常优于左旋多巴。卡麦角林和普拉克索在改善疾病严重程度方面优于左旋多巴。这些药物对于间歇发作型 RLS 患者也可能有所帮助。普拉克索的耐受性好，最常见的副作用为恶心、嗜睡。多巴胺受体激动剂通常在服用后 90～120min 后起效。因此，此类药物应在 RLS 症状出现前 2h 服用。

其他多巴胺受体激动剂也可有效治疗 RLS，但应用较少，如卡麦角林、左旋多巴、卡比多巴等。

3. 苯二氮䓬类　苯二氮䓬类有助于治疗轻度 RLS，特别是较年轻的患者。RLS 专家小组推荐使用苯二氮䓬类或苯二氮䓬类受体激动剂治疗间歇发作型 RLS，尤其是患者除了 RLS 以外还有其他导致睡眠质量降低的原因时。短效药物对于 RLS 所致的入睡困难有效，包括三唑仑、唑吡坦、扎来普隆等。

4. 加巴喷丁　加巴喷丁和加巴喷丁恩那卡比缓释剂型是治疗每天发作型 RLS 可供选择的药物。通常治疗所需的加巴喷丁平均剂量达到 1 800mg/d，但是许多患者应用较低剂量的加巴喷丁即可获益。由于该药有导致嗜睡和步态不稳的可能，建议以每剂 100～300mg 的剂量开始治疗。

5. 阿片类药物　多种阿片类药物包括可待因和美沙酮有助于治疗 RLS。阿片类药物治疗可使患者持久受益，但少数患者出现睡眠呼吸暂停。阿片类药物滥用的可能性在 RLS 患者中较低，但通常将其限用于症状更严重且经苯二氮䓬类或多巴胺能药物治疗无效的患者。

（三）专家小组推荐意见

对于 3 种不同类型 RLS（间歇发作型、每天发作型和难治型）的治疗推荐意见如下：

1. 间歇发作型不宁腿综合征　间歇发作型 RLS 的定义为症状出现时会给患者带来很大痛苦以至于需要治疗，但发作频率尚不足以需要规律地每天服药。治疗选择包括：

（1）非药物治疗。

（2）左旋多巴。

（3）多巴胺受体激动剂。

（4）弱效阿片类药物或阿片类受体激动剂。

（5）苯二氮䓬类或苯二氮䓬类受体激动剂。

2. 每天发作型不宁腿综合征　每天发作型 RLS 的定义为频率和严重程度都足以使患者需要每天治疗的 RLS。治疗选择包括：

（1）非药物治疗。

（2）多巴胺受体激动剂。

（3）加巴喷丁。

（4）弱效阿片类药物或阿片类受体激动剂。

3. 难治型不宁腿综合征　难治型的 RLS 定义为采用多巴胺受体激动剂治疗效果不佳的每天发作型 RLS。治疗效果不佳是指给予足量的药物治疗但初始疗效不佳,或是尽管已增加剂量疗效仍随着时间推移变得不充分。额外、提前给药仍不能控制症状加重(白天症状早现,或者症状波及手臂或躯干)的 RLS 也是难治型 RLS;出现不能耐受的不良反应的 RLS 也属于难治型 RLS。对于这类患者推荐以下 4 种不同的药物治疗方法:

(1) 换用加巴喷丁。

(2) 换用另一种多巴胺受体激动剂。

(3) 加用另一种药物,如加巴喷丁、苯二氮䓬类或者阿片类药物等。

(4) 换用一种强效阿片类药物或曲马多。

(四) 孕期哺乳期治疗

妊娠女性 RLS 治疗较为复杂,因为几乎所有用于治疗 RLS 的药物在对妊娠有危害的药物分类中都被认为是 C 级或 D 级。一个重要的例外就是培高利特,该药可引起其他严重副作用。因此建议对患有 RLS 的妊娠女性选择以下药物治疗:

1. 如果必须治疗 RLS 的症状,则阿片类药物可在妊娠中期或晚期使用。阿片类药物应采用最低有效剂量且用药时间应尽可能短,以降低发生新生儿戒断综合征的风险。对于大多数患者,RLS 在妊娠晚期开始出现,并在临近分娩时消失。

2. 应坚持口服铁剂治疗,因为在孕期出现 RLS 的女性较健康者血红蛋白更低且平均红细胞容积更小。特殊情况下可考虑应用胃肠外补铁治疗。

3. 如果 RLS 症状在妊娠早期或中期出现,则应该尝试非药物治疗。睡前伸展腿和穿着弹力袜可能也有一定作用。如果静脉曲张明显,应考虑穿着弹力袜或行硬化疗法。

4. 应告知患者 RLS 是一种良性疾病。

5. 不推荐大多数 RLS 治疗药物用于哺乳期患者的治疗,或未对此类药物在该人群中的使用进行过评估。可待因可用于哺乳期患者,但应慎重使用。

第八节　多　汗　症

多汗症(hyperhidrosis)即汗腺分泌过多,可分生理性多汗和病理性多汗。生理性多汗可见于天气炎热、室温过高,穿衣、盖被过多,或体内供热和产热过多(如快速进热食、剧烈运动后),紧张、恐惧等。此时多汗为机体调节体温所需,故称之为生理性多汗。病理性多汗往往是由于交感神经过度兴奋引起汗腺过多分泌超过了正常所需的体温调节,表现为阵发性局限性或全身性出汗增多,多为两侧对称性,但也可见偏身多汗。最常受到影响的区域主要包括手掌、足底、腋窝和头面部。本章主要讨论病理性多汗症。

一、病　　因

(一) 器质性疾病

主要见于内分泌失调和系统性疾病,如甲状腺功能亢进、高血压、糖尿病、充血性心衰、垂体功能亢进等;神经系统疾患,如脑震荡、偏瘫、脊柱外伤等;肿瘤,如转移性肿瘤、类癌等;以及感染性疾病,如疟疾、结核、波浪热等。

(二) 功能性失调

功能性多汗症一般以精神性出汗较多,如高度情绪刺激,如精神紧张、激动、恐怖、焦虑、痛苦、愤怒等所引起。由于精神损伤或由于情绪冲动使神经冲动增加,乙酰胆碱分泌量增多而产生多汗,还可由于汗腺神经紧张性增加,交感神经失调而致多汗。

二、发　病　机　制

原发性多汗症是自主神经功能紊乱的一种临床表现,其发病机制尚未明确。

1. 边缘系统和额叶皮质区的兴奋阈值降低。

2. 体内交感神经处于过度活跃状态,打破平衡,出现多汗症状。

3. 水通道蛋白 5 可能在多汗症患者水分子的转运方面发挥一定作用,参与多汗症的发生和发展。

三、临床表现

(一)症状

1. 局限性多汗症 多为原发性多汗,常初发于儿童或青少年,往往有家族史,有成年后自然减轻的倾向。多汗部位主要在掌跖、腋窝、会阴部,其次为鼻尖、前额和胸部,其中以掌跖、腋窝部最为常见,皮肤可浸渍发白。多汗呈短暂或持续性,情绪波动时更明显,无明显季节性。掌跖多汗往往伴有手足潮冷或发绀现象,跖部因汗液分解可产生特殊臭味。腋窝多汗通常无异味,不同于腋臭。鼻尖、前额和胸部的多汗往往与刺激性食物有关,常在进食辛辣食品、热咖啡、热茶、饮烈性酒时发生,又称为味觉性多汗症。此类多汗常常睡眠时消失。

2. 泛化性多汗症 多为继发性多汗,主要是由其他疾病引起的广泛性多汗,如感染性高热;内分泌失调和激素紊乱,如甲状腺功能亢进、垂体功能亢进、肢端肥大症、糖尿病、低血糖、妊娠和绝经期等;中枢神经系统病变(包括大脑皮质、基底神经节、脊髓和周围神经的损害),帕金森病、嗜铬细胞瘤、水杨酸中毒、虚脱等亦可导致全身性多汗。此类多汗常常清醒和睡眠都存在。

(二)并发症

继发性和先天性多汗症,同时可存在原发病或遗传性疾病的临床表现。全身性多汗者皮肤表面常是湿润的,而且有阵发性出汗。局部多汗常见于手掌、足跖、腋下,其次为鼻尖、前额、阴部等,多在青少年时发病,患者常伴有末梢血液循环功能障碍,如手足皮肤湿冷、青紫或苍白、易生冻疮等。足部多汗由于汗液蒸发不畅,致足底表皮浸渍发白,常伴足臭。腋窝部及阴部多汗时,由于该部皮肤薄嫩,经常潮湿摩擦,易发生擦烂红斑,伴发毛囊炎、疖等。

(三)体征

对原发局部性多汗的患者,一般能发现异常出汗的表现,严重时会有汗液滴下,以及继发性皮肤病变的阳性体征,如手掌脱皮、汗疱疹、冻疮等。

四、辅助检查

自主神经功能检查、心率变异性检查、红外热成像等,对多汗症有辅助诊断及鉴别意义。头颅、肢体影像学检查,绝大多数是正常结果,继发性多汗症常常有原发病相关的表现。多汗症确诊前的检查还应包括血、尿常规检查,以及血糖、甲状腺功能、甲状腺彩超的测定。此外 X 线胸片或胸部 CT 检查可以排除胸内结核等病变的存在。如果准备手术治疗者应行胸部 CT 检查,以排除胸膜肥厚等病变。对于疑有全身性疾病的病例应进行相关项目的检查,如对疑似嗜铬细胞瘤者应进行尿儿茶酚胺衍生物和肾上腺 CT 的检查。

五、诊断及鉴别诊断

(一)原发性多汗症的诊断

1. 在腋窝、手掌、头面部和足底区域出汗过多 6 个月以上。

2. 没有明显的继发性因素(如药物、内分泌疾病、神经系统疾病等)。

3. 包括以下两项或更多项

(1) 双边和对称。

(2) 夜间没有症状。

(3) 至少每周 1 次。

(4) 在 25 岁或以下时开始。

(5) 有家族史。

(6) 影响日常生活。

（二）鉴别诊断

主要是继发性多汗症的病因鉴别,应依据不同的临床表现,做出判断。如糖尿病有血糖和尿糖化验的异常,脑部器质性病变应存在定位症状和体征。

六、治　疗

（一）药物治疗

1. 局部药物治疗　对大多数的原发性局部多汗症患者,局部治疗仍是一线的治疗方法,具有显著的安全性和一定的有效性。轻度多汗症患者早期经常使用含铝和锆盐的止汗剂。最常见的局部治疗处方药物是12.5%~30%氯化铝溶液。

2. 全身药物治疗　全身用药常用于局部治疗失败的原发性局部多汗症患者,也可作为全身多汗症或不适合其他方法治疗的局部多汗症,如头面部多汗症的一线治疗方案。最常用的口服药物是抗胆碱能药物,如格隆铵和奥昔布宁。最近也有应用溴本辛、可乐定治疗多汗症。这类药物通过抑制毒蕈碱受体来抑制出汗。

（二）离子电渗疗法

离子电渗疗法最常用于治疗手足多汗症和腋窝多汗症,这种方法也可用于儿童。离子电渗疗法将手或脚浸润在小的装有水溶液的含电极的塑料容器里。轻微的电流将离子引入小汗腺,可能形成堵塞物,限制汗液的分泌。可与其他治疗方法联合应用,如与局部止汗剂或肉毒杆菌毒素注射联合应用。但离子电渗疗法因所需要的时程长,次数多,有不适感和皮肤刺激(如烧灼、刺痛和红斑)等副作用,限制了其应用。

（三）A型肉毒素治疗

A型肉毒素治疗局部多汗症具有良好的耐受性和有效性。A型肉毒素是美国FDA批准用于治疗成人腋窝多汗症的药物,在治疗手汗症和足汗症上同样有效。

（四）微波治疗

应用微波治疗原发性多汗症始于2012年。这种非手术疗法有着长时程的有效率。微波能量靶向作用汗腺,理论上可引起汗腺不可逆转的热解,不影响上层皮肤和皮下脂肪结构。副作用是在治疗区域或周围会出现一过性的肿胀、不舒服感和麻木感、感觉异常、红、擦伤、结节、局部毛发脱落等。

（五）外科技术

外科治疗多汗症,最常用于手、腋窝或头面部多汗症的患者。手术治疗主要适用于经上述方法失败或不适合上述方法的患者。手术治疗方式主要为经胸腔镜下交感神经切除术,虽被认为是治疗多汗症的金标准,有较高的成功率,但因较为复杂的操作要求,相对昂贵的手术费用,术中、术后较高的并发症,使得医者寻求其他的方式来治疗多汗症。对于儿童患者是否行手术治疗仍需要进一步的临床循证研究。

（六）交感神经调制术

1. CT引导下胸交感神经神经化学调制术　近年来应用交感神经调制具有一定疗效。足跖多汗症阻滞腰交感神经节,头面部、手掌及腋窝多汗可行$T_{3\sim5}$交感神经节连续阻滞或神经调制术。姚明、黄兵等报告胸交感链调制术可治疗本病:通过CT精准引导,穿刺针到达T_4肋骨小头上缘(图49-8-1);所注局部麻醉药液中加入造影剂,CT影像可显示所注药液与相应节段胸交感神经链的位置关系(图49-8-2)。确认药液流布范围(图49-8-3),双侧注入无水乙醇2.5~3ml。治疗后多汗症状消失,手掌干燥温暖。经后期随访发现,疗效不够持久,有部分患者1~3年后复发,且若酒精入血会带来严重的并发症。

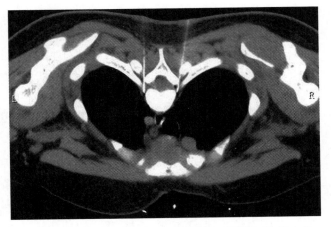

图49-8-1　越过椎间孔,止于胸膜外,到达T_4肋骨上头上缘

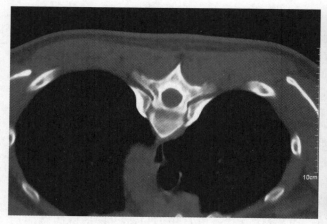

图 49-8-2　药物均匀包绕 T_4 肋骨小头

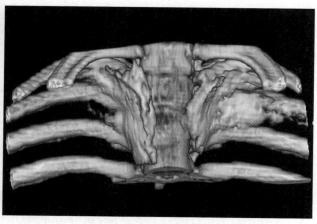

图 49-8-3　三维重建确认药液分布

2. CT 引导下胸交感神经射频术　为了进一步提高疗效,降低并发症发生率,学者设计了新型穿刺路径,以第 4 肋骨小头前上缘,T_3 椎体后外侧的壁胸膜外为穿刺靶点,在 CT 引导下按设计的穿刺路径穿刺至预定靶点(图 49-8-4),可见穿刺针由椎旁经肋横突关节上缘穿刺至肋骨小头前上缘、椎体后外侧缘(图 49-8-5),完成神经电生理测试,无脊神经支配区肌肉麻木及抽动后开始射频热凝。该方法疗效显著持久,无严重并发症,代偿性多汗发生率低,创伤小。

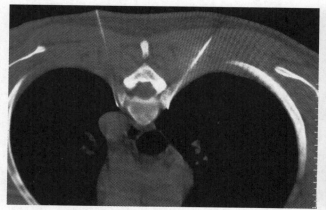

图 49-8-4　针尖抵第 4 肋骨小头上缘:T_3 椎体外下缘的壁胸膜外

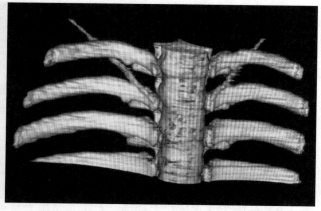

图 49-8-5　穿刺针由椎旁经肋横突关节上缘穿刺至肋骨小头前上缘、椎体后外侧缘

原发性多汗症发病率高,增加患者的社会和心理负担。在儿童及青少年期时应该尽早诊断和治疗,因为这个年龄阶段心理承受能力较差,容易对生存质量产生较大的负面影响。原发性多汗症有多种药物和手术治疗方法,应选择损伤小,效果好的个体化治疗方案。

第九节　慢性疲劳综合征

慢性疲劳综合征是以持续或反复发作的严重精神倦怠、过度疲劳为主要表现的全身性综合征,常见的伴随症状有记忆力减退、头痛、咽喉痛、关节痛、睡眠紊乱及抑郁等多种躯体及精神神经症状。本病平均发病年龄多在 29~35 岁,女性多发。发病机制比较复杂,其确切的病因仍不清楚,多认为其发生可能是病毒感染、免疫系统受损、下丘脑-垂体-肾上腺轴功能异常、神经精神障碍及遗传等多种因素引起神经内分泌免疫网络功能紊乱的结果。

一、临 床 表 现

主要表现为慢性疲劳,此种疲劳具有如下所有特征:疲劳是新发生或有明确的开始;持续或反复发作的;经临床评价后无法解释;疲劳导致活动量大幅减少;以劳累后不适或疲劳为特点;劳累后体力恢复所需要的时间超过 24h。

同时可合并有以下某些症状:睡眠障碍,如失眠、嗜睡、不能恢复体力的睡眠、睡眠-觉醒周期紊乱等;多部位的肌肉和/或关节疼痛,且无炎症证据;头痛;无病理性肿大的淋巴结疼痛;咽喉痛;认知功能障碍,如思维困难、注意力不集中、短时记忆受损、计划/组织性思维和信息处理能力下降;身体上或精神上的劳累可使症状恶化;存在全身不适或流感样症状;头晕和/或恶心;无病理改变的心悸。

二、体 格 检 查

无神经系统阳性体征。

三、辅 助 检 查

实验室检查方面尚无特异性检查,如果临床上疑为慢性疲劳综合征的患者,需要选择某些常规或特殊检查,包括血/尿/粪便常规、肝肾功能、甲状腺功能、心肌酶谱等以排除其他疾病引起的类似症状,如消耗性疾病、贫血、自身免疫疾病、感染和内分泌疾病等。

本病患者常伴有某些精神症状,故还应对其进行精神状况检查以及神经心理学评估,以明确其所伴随的精神症状以及是否合并有精神性疾病。

四、诊断与鉴别诊断

(一)诊断

1. 经临床评价后无法解释的持续或反复发作的严重慢性疲劳,病史至少 6 个月,疲劳是新发生或有明确的开始,这种疲劳不是由正在从事的劳动或器质性疾病引起的,经过休息不能得到缓解,导致职业能力、接受教育能力、社会活动能力及个人生活等各方面较患病前有实质性下降。

2. 并同时至少具备下列 8 项中的 4 项,病史至少 6 个月:

（1）记忆力或注意力下降;

（2）咽痛;

（3）颈部或腋窝淋巴结触痛;

（4）肌肉疼痛;

（5）不伴有红肿的多关节疼痛;

（6）新发的头痛;

（7）睡眠后不能恢复精力;

（8）劳累后不适感超过 24h。

(二)鉴别诊断

1. 慢性疲劳具有可解释的病因,如甲状腺功能低下、睡眠呼吸暂停综合征、恶性肿瘤、乙型或丙型肝炎;

2. 既往或目前患有严重精神疾病,如精神分裂症、妄想症、痴呆、神经性食欲下降;

3. 有酗酒或其他药物依赖史;

4. 严重肥胖。

五、治　　疗

慢性疲劳综合征发病机制尚不明确,尚无特效治疗方法。目前治疗以对症处理为主,以减轻症状及改善功能为治疗原则。

（一）行为心理治疗

认知行为疗法和分级运动疗法是目前最有效的干预措施,疗效可维持 6 个月~5 年。认知行为疗法有助于转变患者不良认知,促使其以积极的思维取代消极思维,减轻患者精神压力,增强其对生活的信心,在缓解症状方面取得了较好的疗效,但对一些患者无效。分级运动疗法通过促使患者逐渐增加运动量,帮助患者对抗疾病与不适。另外增加对患者的关心和社会支持也有益于其恢复健康。各种放松疗法,包括气功、瑜伽、太极拳及生物反馈训练等,在一定程度上有利于病情的缓解。心理咨询对改善患者症状也有帮助。

（二）药物治疗

尚无特效药物。研究已经证明免疫调节剂、抗病毒药物、激素类药物等对于本病无效。

（三）疼痛科专科治疗

疼痛是患者的常见症状,对乙酰氨基酚或 NSAIDs 均可用于减轻疼痛。对于疼痛较重和/或精神症状明显的患者,可给予低剂量的抗焦虑药物,如阿米替林、氟西汀等,有利于减轻疼痛并改善睡眠。患者通常对药物尤其是影响中枢神经系统的药物较敏感,故用药宜从小剂量开始,逐步加量,慎用可引起疲劳等不良反应的药物。

（四）其他治疗

1. 饮食调节　饮食规律和营养均衡有助于症状的改善;适当补充维生素、矿物质(硫酸镁等)及必需脂肪酸等可能有助于机体的康复。

2. 中医药治疗　针灸、按摩、中草药等疗法在改善患者临床症状方面具有一定疗效。

六、康复和预后

17%~64% 的患者经积极治疗后病情会得到改善,低于 10% 的患者会最终完全康复,另有 10%~20% 的患者病情恶化。对于症状加重或病情复发的患者,应尽可能继续进行运动锻炼,逐步恢复到以往的锻炼水平。总体上儿童和青少年发病者预后较乐观,而年老、病程长、疲劳程度严重、合并精神疾病的患者预后不佳。

第十节　肢端感觉异常症

肢端感觉异常症是一组神经系统的非器质性病变,以肢体末端(如手足或颜面突出部位)皮肤麻木、蚁走感、针刺样疼痛、发凉、发硬以及皮肤苍白或紫绀等为临床特征的一组疾病。患者自觉症状明显,异常痛苦,但多无明显病理变化。

一、发 病 机 制

1. 自主神经系统张力异常使支配的肢体末端小动脉异常收缩或舒张,导致肢端血流障碍所致。

2. 脊髓或脊椎疾病。

3. 外周神经纤维自身的血液循环不正常所致。

4. 内分泌因素影响自主神经系统,从而影响血流导致发病。

二、临 床 表 现

（一）症状

1. 症状多为双手麻木,也可为单上肢及下肢,可伴有脊髓或脊椎的某些病变,如脊髓空洞症、脊髓肿瘤、颈椎病等。

2. 好发于中老年女性,多累及双手、双足,严重者可累及口唇、耳部及上肢,遇寒冷情况下发病。

3. 多于夜间睡眠中突然发作肢端麻木,可同时有刺痛、发凉、蚁走感等感觉异常。因麻木、疼痛等而影响睡眠,患者常痛苦不堪。

（二）体征

本病体检时多无阳性体征,但个别病例可见指尖掌侧皮肤轻度苍白、温度减低及感觉迟钝现象。

1. 皮肤指甲检查　肢端皮肤感觉、弹性、色泽均正常,指甲无变脆、灰暗、脱落等现象。

2. 指压甲床试验　指压甲床后苍白,恢复红润的时间正常,无延长。

3. 皮肤划纹反射　皮肤划纹反射正常,无交感神经活性增强反应。

4. 皮肤划毛试验　皮肤划毛试验肢端感觉正常,对称,无感觉减退,有助于排除器质性神经系统病变。

（三）特殊检查

肢端感觉异常症患者,甲皱循环检查、阻抗血流图检查和激发试验,结果均为阴性。免疫荧光检查神经肽 P 物质、血管活性肠肽和降钙素基因相关肽,显示病变皮肤神经肽纤维增加。

1. 甲皱微循环检查　毛细血管外形无扭曲、缠绕,血流速度无减慢,肢端小动脉痉挛。

2. 阻抗血流图检查　指(趾)端可记录到明显的搏动性血流,无发作性减弱、消失现象。

3. 激发试验　将指(趾)浸于 4℃ 左右的冷水中 1min,可诱发苍白-青紫-潮红出现,或握拳 1min 后,在弯曲状态下松开手指,可诱发上述现象,称激发试验阳性。

三、诊断与鉴别诊断

（一）诊断依据

1. 临床表现　夜间睡眠中突然发作的肢端麻木、刺痛、发凉、蚁走感等感觉异常。

2. 体征　查体无阳性体征。

3. 各种辅助检查　如甲皱循环检查、阻抗血流图检查和激发试验,结果均为阴性。

（二）鉴别诊断

1. 雷诺病　雷诺病是血管神经功能紊乱所致的肢端小动脉痉挛性疾病。起病缓慢,发作与受寒有关,情绪激动可引起发作。典型的发病过程是当肢端受到冷刺激后,肤色出现苍白-发绀-潮红,然后再恢复到正常颜色。此过程中同时伴有局部发凉、麻木、针刺样疼痛等不适。受累肢端主要见于手指,且呈双侧对称,甚至手掌,局部加温、揉搓及挥动上肢可使发作停止。长时间患病可致指端皮肤营养不良,甲皱微循环检查、阻抗血流图检查、激发试验结果为阳性。

2. 颈椎病　颈椎病是指由颈椎间盘及其周围组织退变所致,可有手足麻木及疼痛等现象,与肢端感觉异常症相像。但颈椎病的主要表现常有颈肩痛,疼痛呈放射性,可伴头晕头痛等伴随症状,神经系统检查,X 线、CT 和 MRI 等辅助检查可明确诊断。

3. 胸廓出口综合征　胸廓出口综合征是指臂丛神经和锁骨下静脉在胸廓出口、胸小肌喙突附着部受压引起的综合征。症状为单侧上肢痛,常在尺神经分布区,做 Addison 试验和挺胸试验呈阳性。

4. 腕管综合征　腕管综合征是行走于腕管中的正中神经受到卡压引起的其分布区感觉异常综合征,压迫正中神经 1~2min 疼痛加重,有助于诊断。

5. 糖尿病末梢神经炎　首先有明确的糖尿病病史,糖尿病末梢神经炎主要表现为手足自发性感觉异常,包括痛温觉和压力感觉的异常,如发凉、麻木蚁行感、灼痛、钝痛、压榨样痛、刺痛、痉挛痛或撕裂样疼痛等。下肢多是从足趾开始,经数月或数年逐渐向上发展,上肢是从手指向腕部发展。感觉异常呈"手套"样和"袜子"样分布。

四、治　疗

（一）一般治疗

1. 注意休息,避免劳累、寒冷和精神过度紧张。

2. 冷热交替物理康复疗法,将患处肢体末端分别交替地浸在冷水和热水中,冷热温度均以患者能够耐受为准。每种温度间隔 2~3min,每次治疗 20~30min,1~2 次/d,10~15d 为 1 个疗程。

（二）药物治疗

1. 口服扩张血管药及 B 族维生素等药物,如口服烟酸 $50\sim200mg/$ 次和维生素 B_1 $100mg/$ 次,3 次/d。

2. 对于睡眠功能紊乱的患者,睡前可应用镇静药。

（三）微创治疗

1. 神经阻滞治疗 通过在神经周围注射局部麻醉药物,以改善自主神经功能。

（1）交感神经节阻滞:星状神经节阻滞治疗上肢肢端感觉异常症;腰交感神经节阻滞治疗下肢肢端感觉异常症,半月神经节阻滞可以治疗颜面部肢端感觉异常症,单次反复给药或置管持续给药。

（2）硬膜外阻滞（包括骶管阻滞）:根据发病部位选择阻滞节段,可以单次给药也可留置导管持续给药治疗。

2. 神经调控治疗 通过物理电场刺激调节改善自主神经功能。

（1）交感神经节脉冲射频调控治疗:星状神经节调控治疗上肢肢端感觉异常症;腰交感神经节调控治疗下肢肢端感觉异常症。半月神经节调控治疗颜面部肢端感觉异常症,可以根据病情多次治疗。

（2）硬膜外 SCS 治疗:必要时可以选择短时程 SCS 调节自主神经功能。根据发病部位选择电极放置节段。

第十一节 慢性疼痛与睡眠障碍

一、概 述

睡眠是人体消除疲劳所需要的一种完全的休息状态,是由中枢神经系统主动产生的神经调节过程。随着社会环境变化,越来越多的人群开始出现各种各样的睡眠障碍。睡眠障碍为睡眠-觉醒过程中表现出来的各种功能障碍,主要表现为四类:失眠、嗜睡、睡眠-觉醒节律障碍及睡眠中的异常活动和行为（如睡行症、夜惊、梦魇）。慢性疼痛与睡眠障碍有高度共病性,两者关系是双向的:疼痛会扰乱睡眠,而睡眠障碍则会反过来会降低疼痛阈值,增加自发性疼痛。

流行病学研究表明,睡眠质量差和睡眠时间不足是发展为慢性疼痛的危险因素。67%~88% 的慢性疼痛患者存在睡眠障碍,而至少 50% 的失眠患者患有慢性疼痛。此外,有强有力证据表明,睡眠时间短或睡眠紊乱会导致痛觉过敏和自发性疼痛症状（如肌肉疼痛、头痛）的发展或加剧,且这种关联已经在许多睡眠剥夺的实验模型中得到证实。睡眠不足和疼痛之间的这种双向关系通过慢性疼痛人群的恶性循环使睡眠不足和疼痛持续并扩大;例如,晚上睡眠不好会加重疼痛,进而影响睡眠,随着时间的推移,这种循环会持续下去并加剧。智利一项研究也表明,在骨骼肌肉疼痛患者中,睡眠障碍的发生率较高,且在女性中更为普遍。此外,更差的睡眠障碍预示着更大的疼痛。尽管睡眠障碍和疼痛之间已经建立了双向关系,但关于这种相互关系背后的神经化学机制却知之甚少。进一步了解相关机制有利于新药的开发,干预和管理疼痛,并靶向调节睡眠和疼痛的共同通路。

二、慢性疼痛与睡眠障碍相互关系的机制

关于疼痛与睡眠障碍相互关系的神经生物学机制涉及神经元、非神经元、阿片类受体、单胺能、免疫、褪黑激素和内源性大麻素系统以及下丘脑-垂体-肾上腺轴等。它们之间互相交织,相互影响。

阿片类药物通过三种阿片类受体（μ、δ 和 κ）发挥药理作用,内源性阿片类肽包括脑啡肽、强啡肽和内源性内啡肽,可以激活这些受体。阿片受体和相关肽广泛表达于周围神经系统和中枢神经系统。阿片受体也可以被外源性阿片激活,如吗啡等。阿片类系统除了在疼痛调节中发挥核心作用外,还参与多个其他系统的调节,包括应激反应、免疫功能和情绪调节等。在 20 世纪 70 年代末,阿片类受体在睡眠剥夺引起的疼痛过敏中的潜在作用首次被提出假设。近期研究也证实,在睡眠剥夺的小鼠模型中,μ 受体激动剂的镇痛效应和内啡肽酶抑制作用均会明显降低。虽然阿片类药物在睡眠-觉醒调节和调节睡眠不足引起的痛觉过敏效应方面的作用尚未在临床上进行直接测试,但一些研究已经证实了睡眠剥夺或睡眠中断对下

行疼痛抑制系统的影响。有研究表明,健康个体的睡眠中断会损害内源性疼痛抑制系统。在患有失眠症的患者中也观察到疼痛抑制能力减弱。这些发现表明,睡眠不足会恶化阿片类抗伤害性感受系统的功能。

单胺能(5-HT、去甲肾上腺素、多巴胺)和阿片类系统密切相关,并相互作用调节神经生物学功能,如痛觉等。单胺 5-HT 广泛分布于外周和中枢神经系统。与去甲肾上腺素能神经元一起,5-HT 能系统和 μ 受体一起参与内源性疼痛的抑制。此外,5-HT 能系统对睡眠-觉醒行为的控制也很重要。在 20 世纪 70 年代,人们认为 5-HT 引发并维持深度非快速眼动睡眠。通过全身给药 5-HT 2A/2C 拮抗剂(如利坦色林)抑制 5-HT,可增加实验室动物、健康睡眠者以及失眠患者的深度非快速眼动睡眠。考虑到 5-HT 能系统参与疼痛和睡眠-觉醒控制,该系统的紊乱可能介导睡眠不足引起的痛觉过敏效应;然而,这一假设值得进一步研究。

食欲能系统是在 1990 年后期发现的,它由两个神经肽(食欲素 1 和食欲素 2)和相关受体组成。产生食欲素的神经元位于下丘脑外侧区,并投射到多个大脑区域,其中许多涉及睡眠和觉醒的调节。在动物和临床研究中发现,食欲素参与在睡眠-觉醒调节行为。此外,食欲素还参与了广泛的其他生理和行为功能,包括疼痛控制。现有研究发现,食欲素神经元支配大脑中与痛觉有关的区域,例如导水管周围灰质。此外,食欲素 1 免疫反应纤维在脊髓背角层中被发现,这证明食欲能系统很可能参与了疼痛的传递和调节。多项研究表明在炎性疼痛和术后疼痛动物模型上,鞘内注射食欲素 1 可产生抗痛觉过敏和抗异源性作用。鉴于食欲能系统参与疼痛和睡眠-觉醒控制,食欲能系统可能介导睡眠障碍引起的痛觉过敏效应,因此,食欲素及其受体为镇痛药物的研发提供了新的视角和机会。

三、慢性疼痛导致睡眠障碍的临床表现

临床上,神经病理性疼痛往往伴有睡眠障碍,而睡眠障碍会进一步增加疼痛敏感性,两者相互影响,形成恶性循环,给临床治疗带来极大的困难。其可能机制包括:抑制性神经递质水平下降,兴奋性神经递质水平增加且主要对睡眠的非快速眼动睡眠和觉醒这两个阶段产生影响。针对这些机制也研发出了相关药物,如普瑞巴林和加巴喷丁均是 GABA 衍生物,可以通过抑制中枢神经系统电压依赖性钙离子通道的亚基 $\alpha_2\delta$ 蛋白,减少钙离子内流,从而减少兴奋性递质的释放,使过度兴奋的神经元恢复正常状态。此外,纤维肌痛综合征患者也常常伴有睡眠障碍和睡眠紊乱。临床表现为入睡困难、睡眠中易醒、晨起精神不振、疲乏、全身疼痛和晨僵感等。目前尚无有效的治愈方法,治疗旨在减轻症状,包括慢性广泛性疼痛、乏力、失眠和认知功能障碍。类似治疗神经病理性疼痛的药物,如普瑞巴林、加巴喷丁和阿米替林也在纤维肌痛综合征患者身上取得了一定疗效。

四、慢性疼痛与睡眠障碍的治疗

针对慢性疼痛与睡眠障碍之间的相互关系及其发生机制,研发减少睡眠干扰和促进睡眠的药物,以及制定相应的慢性疼痛伴随睡眠障碍的治疗方案,具有很大的临床意义。一项大规模研究表明,失眠症状的短期改善可预测睡眠和疼痛的长期改善。

(一)非药物睡眠干预

睡眠卫生(即良好的睡眠习惯)、正念和放松训练,是改善报告睡眠健康不良人群睡眠质量的有效策略。在符合失眠诊断标准的临床人群中,失眠认知行为治疗(cognitive behavioral therapy for insomnia, CBT-I)被认为是一线治疗。CBT-I 包括睡眠卫生教育、卧床时间限制、刺激控制、针对睡眠负面认知、放松工具等多成分干预;对患有慢性疼痛和失眠的人群存在有效的干预作用。

(二)药物干预

治疗失眠的药物干预包括 GABAA 受体激动剂非苯二氮䓬类催眠剂(如唑吡坦、佐匹克隆等)、褪黑激素受体激动剂(如拉米松等)、抗抑郁剂(如曲唑酮、多虑平等)、食欲素受体拮抗剂(如苏沃雷生等)、GABAA 受体激动剂苯二氮䓬类(如劳拉西泮等)、钙通道 α2δ 亚基拮抗剂(如加巴喷丁和普瑞巴林)等。最近,大麻素越来越多地用于治疗慢性疼痛。大麻素系统被认为对镇痛和睡眠有良好的调节作用。最近一项包括 6 000 多名慢性疼痛患者的系统评价显示,服用大麻素的患者报告疼痛减轻至少 30% 的平均人

数要比服用安慰剂的患者多。大麻素对疼痛条件下睡眠影响的研究是相对较新的和可控的,不过仍然需要进行纵向研究,来推动科学界和公众对大麻素的理解和思考。

(三)微创介入治疗

现有研究发现微创介入治疗,如臭氧大自血疗法、星状神经节阻滞及多模式睡眠疗法是治疗慢性疼痛合并睡眠障碍的有效手段。国内学者对接受医用臭氧大自血疗法的702名康复科患者进行问卷调查。结果发现:702例康复科患者中,失访478例,纳入分析224例,其中合并睡眠障碍者为118例,占52.68%。医用臭氧大自血疗法治疗睡眠障碍患者118例中,有效62例,有效率为52.54%。性别和治疗次数对疗效无显著性影响。治疗有效的62例患者中,21例完成PSQI量表,治疗前后总分有显著性差异,其中主观睡眠质量、睡眠持续性、习惯性睡眠效率、白天功能紊乱、睡眠潜伏期、睡眠紊乱等在治疗前后比较均有明显改善。对于原发性睡眠障碍患者,研究显示星状神经节阻滞可以让患者在治疗期PSQI各单项评分及总分均降低,睡眠潜伏期、觉醒时间和快波睡眠潜伏期缩短,觉醒次数增加,总睡眠时间延长,睡眠效率和快波睡眠比例升高。治疗后持续性注意力测验和执行缺陷综合征的行为学测验均有明显改善。

(傅志俭　张少勇　段宝霖　王云霞　姚明　庄志刚　李兴志

王珺楠　王娟　叶济世　周俊)

参考文献

[1] 西奥多·斯坦恩. 麻省总医院神经病学手册[M]. 北京:人民卫生出版社,2016.

[2] GARCÍA-BARQUÍN P, AQUERRETA BEOLA JD, BONDÍAGRACÍA JM, et al. Percutaneous CT-guided sympathicolysis with radiofrequency for the treatment of palmar hyperhidrosis[J]. J VascIntervRadiol,2017,28(6):877-885.

[3] MCCONAGHY JR, FOSSELMAN D. Hyperhidrosis:management options[J]. Am Fam Physician,2018,97(11):729-734.

[4] MEHROTRA S, SCHMITH V D, DUMITRESCU T P, et al. Pharmacometrics-guided drug development of antihyperhidrosis agents[J]. J Clin Pharmacol,2015,55(11):1256-1267.

[5] 李凌江,陆林. 精神病学[M]. 北京:人民卫生出版社,2015.

第五十章 其他疼痛相关疾病

第一节 布鲁氏菌病

布鲁氏菌病，又称布氏杆菌病，简称布病，为人畜共患感染或人畜共患病，属动物源性感染或动物源性感染病，是一类在脊椎动物与人类之间自然传播的感染或疾病。由于这类疾病可以在动物与动物、动物与人类之间传播，因此也称为人畜共患感染病。布鲁氏菌感染在农牧区多发，患病的羊、牛等疫畜是主要传染源，可以通过破损的皮肤黏膜、消化道、呼吸道等途径传播，危害人类健康，也影响人类饲养的家畜家禽及其他家养动物的健康。20世纪70年代以来，全球人畜共患疫情出现上升趋势，传统感染病死灰复燃，再度爆发流行，如结核病、布鲁氏菌病、狂犬病、乙型脑炎等。由于布病感染早期症状会有肌肉、关节疼痛，慢性期可表现骨关节器质性损害和神经系统的症状，这类患者寻求得到疼痛专科医师的帮助。

一、病理改变

1. 病原微生物入侵人体并在其中繁殖、释放毒素、迁徙至人体的不同部位、定居于某一器官或组织，发生机体与病原微生物相互斗争的过程。首先侵入机体的局部引起炎症反应，表现出红、肿、热、痛及相应功能障碍等症状。严重时可引起全身感染。

2. 所产生的炎性毒素侵袭周围组织器官引起肿胀、坏死，肌肉和关节疼痛等症状。运动器官，如骨、关节、韧带，均可发生器质性损害，如滑囊炎、腱鞘炎、骨破坏等。

3. 神经系统出现中枢受累，如脑膜炎、脑炎、脊髓炎等，以及周围神经受累，如腰骶后根、坐骨神经、肋间神经等。

二、组织损伤发病机制

（一）直接损伤
病原体进入细胞内，直接引起细胞死亡。病原体通过机械运动及所分泌的酶可直接破坏组织。

（二）毒素作用
病原体释放内毒素或外毒素杀伤细胞，或释放酶降解组织成分，或损伤血管引起缺血性坏死。有些病原体能分泌毒力很强的外毒素，可选择性损害靶器官或引起功能紊乱。

（三）免疫机制
本病发病机制与免疫应答有关。病原体引起机体免疫反应，由于免疫介导机制引起组织损伤。有些病原体能抑制细胞免疫或直接破坏T细胞，更多的病原体则通过变态反应而导致组织损伤。

细菌引起细胞病变系依赖其黏附于宿主细胞和产生毒素。细菌毒素可引起全身性反应，如发热、白细胞增多等，同时肝、脾、淋巴结肿大，以及心、肝、肾和神经系统的变性、坏死等。

（四）感染机体的炎症反应
炎症反应是机体对病原微生物感染、创伤、变态反应等发生的组织细胞反应，主要指从细胞损害开始直至细胞修复全过程的病理生理变化。炎症反应的临床表现通常归纳为八个字："红肿热痛、功能障碍"，这是由于组织部位的微循环变化而产生的。细胞因子和黏附分子，特别是选择素和某些整合素，可引起循环中的中性粒细胞黏附于血管内皮细胞，并越过内皮细胞间隙向炎症部位游走，进一步集聚到炎症部位，由此产生疼痛；同时 PGE_2、PGI_2 具有提高末梢神经疼痛感受器的感受性，增强局部产生的炎症性疼痛感。

三、临床表现

潜伏期一般为 1~3 周,可分急性期和慢性期。

（一）急性期

1. 发热 热型不一,典型病例表现为波浪热,常伴寒战、头痛等症状。部分病例可表现为低热和不规则热型,且多发生在午后或夜间。

2. 多汗 患者有多汗,急性期病例出汗尤重,晚上出汗明显增多,常可湿透衣裤、被褥。

3. 肌肉和关节疼痛 全身肌肉和多发性游走性大关节红肿疼痛,如膝、腰椎、颈椎、肩、髋关节等。

4. 肝脾及淋巴肿大。

（二）慢性期

1. 低热或不发热,还可有脊柱(腰椎为主)受损,表现为疼痛、畸形和功能障碍。

疼痛性质初为游走性,针刺样疼痛,以后疼痛固定在某些大关节,常因劳累或气候变化而加重。

2. 乏力 几乎全部病例都有乏力。

3. 神经系统症状 头痛-脑膜刺激症状、眼眶内痛和眼球胀痛。神经痛,可出现腰骶神经、肋间神经、坐骨神经、颈神经疼痛。

4. 其他 男性病例可伴有睾丸炎、附睾炎、前列腺炎,女性病例可见卵巢炎、输卵管炎、子宫内膜炎,少数患者可发生肾炎、膀胱炎等。

四、体格检查

发热或不发热、出汗严重、淋巴结肿大(颈部、颌下、腋下、腹股沟等)。多关节红肿痛,腰椎和颈椎压痛,并伴有放射性神经痛、功能障碍。患者疲乏无力,精神差。

五、辅助检查

（一）实验室检查

1. 血常规 白细胞计数正常或减少,淋巴或单核细胞增多,部分患者有血小板减少。

2. 血沉 增快,以急性期发热患者更为显著。

3. 肝功能 可出现各种异常改变,但无特异性。

（二）免疫学检查

1. 平板凝集试验 虎红平板或平板凝集试验结果为阳性,用于初筛。

2. 试管凝集试验 滴度为 1:100++ 及以上或病程一年以上滴度 1:50++ 及以上。

3. 补体结合试验 滴度 1:10++ 以上。

4. 布病抗-人免疫球蛋白试验 滴度 1:400++ 以上。

5. PCR 技术 检测布氏杆菌 DNA,能快速准确做出诊断。

（三）病原学检查

主要取血或骨髓作培养,后者阳性率高于前者。

（四）影像学检查

MRI 可见各受累关节,颈、胸、腰段椎体不规则异常信号影,脊髓水肿改变,关节腔积液,滑膜增厚,肌腱、韧带等软组织混杂稍高信号影。

六、诊 断

结合流行病学史、临床表现、实验室检查及影像学检查进行诊断。有流行病学史,发病前与家畜或畜产品(未消毒的羊奶、牛奶)或生活在布病流行区的居民,对诊断有重要参考意义。根据临床表现、实验室检查、免疫学检查及病原学检查阳性,可以进行确诊。

七、鉴 别 诊 断

布鲁氏菌病急性期需与风湿热、伤寒、副伤寒、风湿性关节炎、结核病等鉴别,慢性期主要与骨、关节损害疾病及神经官能症等相鉴别。

(一) 风湿热

布病与风湿热均可出现发热及游走性关节痛,风湿热可见风湿性结节及红斑,多合并心脏损害,而肝脾肿大、睾丸炎及神经系统损害极为少见。实验室检查,风湿热链球菌溶血素"O"为阳性,布病特异性检查阴性。

(二) 伤寒、副伤寒

伤寒、副伤寒患者持续高热,表情淡漠,谵语,相对缓脉,皮肤玫瑰疹,肝脾肿大为主要表现。而无肌肉痛、多汗等布病表现。实验室检查血清肥达氏反应阳性,伤寒杆菌培养阳性,布病特异性检查阴性。

(三) 风湿性关节炎

慢性布病和风湿性关节炎均是关节疼痛严重,反复发作,阴天加剧。风湿性关节炎多有风湿热病史,病变多见于大关节,关节腔积液少见,一般不发生关节畸形,常合并心脏损害,血清抗链球菌溶血素"O"滴度增高,布病特异性试验阴性有助鉴别。

(四) 结核病

结核病与布病都可以有淋巴肿大的表现。淋巴结核多粘连成块,破溃流脓形成瘘管,有瘢痕,布病性淋巴腺炎很少有破溃发生。结核病很少有肝脾肿大。骨结核侵犯骨、关节,在周围形成脓肿,并可在周围组织形成窦道,骨质破坏严重。布鲁氏菌病的骨、关节损伤形成周围炎性病变,有骨破坏,但很少形成脓肿。结核病血沉一定增快,结核菌素试验阳性。

(五) 骨性关节炎

慢性骨性关节炎急性发作疼痛与布病骨关节痛相鉴别,慢性骨关节炎无发热、多汗,无肝脾肿大等全身症状,无游走性疼痛。

(六) 骨质疏松压缩性骨折

与布病椎体损害相鉴别,骨质疏松压缩性骨折可表现相应脊椎部疼痛,放射性神经痛,但无全身症状,主要疼痛与活动受限为主,多表现在腰、胸段椎体,椎体成楔形变。

(七) 髋关节与股骨头无菌性坏死

髋关节与股骨头坏死均可出现关节痛、功能障碍表现,但无布鲁氏菌病的发热、多汗、淋巴肿大等表现。

(八) 布病出现颈、胸、腰痛及下肢疼痛要与椎间盘突出症、坐骨神经痛、肋间神经痛、颈臂疼痛相鉴别

主要以流行病学史、特异性检查、影像学检查等进行鉴别。

(九) 其他

布病急性期还应与败血症、疟疾相鉴别。慢性期还应与其他关节损害疾病及神经官能症等相鉴别。

八、治 疗

治疗布鲁氏杆菌病主要是选择抗菌治疗以及对症、营养、镇痛治疗。治疗原则为早期、联合、足量、足疗程用药,必要时延长疗程,以防止复发及慢性化。诊断明确可及时转感染科进行专科治疗。

(一) 急性期治疗

一线用药:多西环素合用利福平或链霉素。

二线用药:多西环素合用磺胺,甲噁唑或多西环素合并妥布霉素、利福平合并左氧氟沙星或利福平合用氟喹诺酮类。

难治性病例:一线用药合并氟喹诺酮类或三代头孢菌素类。

(二) 慢性期治疗

慢性期急性发作病例治疗采用四环素类、利福霉素类药物,部分病例需要 2~3 个疗程的治疗。

（三）并发症治疗

合并睾丸炎、脑膜炎病例在抗菌治疗基础上加用短期小剂量糖皮质激素,后者加用三代头孢菌素类药物,并给予脱水治疗。合并骨关节、椎体、脊柱炎病例,在上述抗菌药物应用同时加用三代头孢菌素类药物。必要时外科治疗。

（四）关节肌肉疼痛治疗

合并关节、骨损害及滑膜炎和腱鞘炎病例所产生的疼痛给予镇痛治疗,给予塞来昔布、依托考昔、曲马多等镇痛药物,局部神经阻滞治疗。出现周围神经疼痛病例给予镇痛药的同时,可进行微创介入神经调控治疗。慢性期可给予体外冲击波治疗。

九、康复与预后

急性期病例经上述规范治疗多可治愈,部分患者治疗不及时或不规范可转成慢性。布病血清学检测结果不作为疗效判定标准。对骨和关节侵犯病例,急性期病情控制后需进行疼痛康复治疗。

第二节　莱　姆　病

莱姆病是由伯氏疏螺旋体引起的,由蜱为主要传播媒介,叮咬人、兽传播的疾病,最初在美国康涅狄格州莱姆市发现,由此得名。临床表现包括关节炎、心脏病、皮肤病变和神经病变。莱姆病发病通常始于游走性红斑(erythema migrans,EM)。约有 4%～8% 的患者会发展成心脏病,11% 的患者会发展成神经系统病变,45%～60% 的患者会表现出关节炎。

一、发病机制

莱姆病的发病机制尚不明确。伯氏疏螺旋体可通过菌体表面的脂蛋白致炎。在感染初期,机体的免疫反应被抑制,出现抑制性 T 细胞活性低下和炎性细胞活化。随着病程的进展,B 细胞活动增强,出现血清免疫球蛋白 IgM 循环免疫复合物。

二、临床表现

莱姆病临床表现分为三个阶段,尽管临床表现可能会重叠,导致诊断困难,但每个阶段都有独特的症状。莱姆病主要分为早期局限性阶段、早期传播阶段和晚期传播阶段三个阶段。最常见的是早期局部阶段。

（一）早期局部期

在早期的局部期中,被感染的虱子叮咬后,症状发作持续时间从 3～30 天不等,平均时间 1～2 周。EM 是早期感染的经典症状,表明存在局灶性皮肤感染。约 70%～80% 的患者在叮咬部位出现红疹。游走性红斑的表现形式较多,因此诊断较为困难。大约 30%～40% 的患者会出现经典的"牛眼"或类似的症状。EM 的确诊要求病变的大小至少为 5cm。EM 最常见于腹部、腋窝、腹股沟区和腘窝。

（二）早期播散期

莱姆病早期传播期是由于未经有效控制的病原体在血液中播散所致,通常发生在被叮咬数周到数个月后。症状包括多发 EM 病变、神经系统病变或心脏病。15% 的患者出现肝脏、脾脏的感染。

莱姆性心脏病是早期播散期的特征性表现,可发展为轻度心肌炎和房室结功能障碍。约 50% 的患者发展成完全性房室传导阻滞。已有报道称,莱姆性心脏病可引发慢性心肌病。

神经系统症状患者约占 12.5%,包括面瘫、神经根神经病变,少数会出现淋巴细胞性脑膜炎,面神经麻痹是最常见的神经系统表现。

（三）晚期播散期

叮咬后数月至数年会进展为晚期播散期。晚期播散期中最常见的症状是莱姆病关节炎,未经治疗的莱姆病患者中 60% 可进展为莱姆病关节炎。莱姆关节炎的典型特征为一个或数个大关节受累,尤其是膝关节,可有游走性关节痛、关节肿胀和疼痛、关节积液。患者关节炎症状发作可持续数天至数周,可有发作间歇期。约有 10% 的莱姆病关节炎进展为慢性关节炎(持续时间大于 1 年)。

三、辅 助 检 查

在感染的组织或体液中可发现少量伯氏疏螺旋体,因此实验室检查主要针对螺旋体的抗体进行检测。莱姆病诊断的金标准是分离伯氏疏螺旋体。ELISA 可用于测定伯氏疏螺旋体的 IgM 和 IgG 抗体,发生免疫反应 IgM 需要几周时间,IgG 需要 4~8 周。蛋白免疫印迹法也可用于辅助诊断,但由于检测费用昂贵,对实验室要求较高,因此不能作为常规检测途径。检测周期在 2~6 周之间,短时间内无法获得结果,因此对临床诊断部分诊断不明确患者,可行 DNA 监测,监测体液细菌 DNA 水平。

四、诊 断

具体诊断见表 50-2-1。

表 50-2-1 莱姆病诊断

表现	定义
(1) 在莱姆病疫区 出现慢性游走性红斑或者大于等于一种晚期器官系统受累表现	孤立性皮肤红斑直径必须≥5cm,并且由医师检查发现 (1) 骨骼肌肉系统:反复发作的单或寡关节炎,甚至慢性关节炎,不能用其他原因解释 (2) 神经系统:包括下列一种或多种表现,如脑神经炎(尤以面神经麻痹为典型)、神经根炎、淋巴细胞性脑膜炎或者少见的脑脊髓膜炎(须经 CSF 检测莱姆病特异性抗体阳性确证)。以上疾病不能用其他原因解释 (3) 循环系统:急性发作,持续数日或数周的Ⅱ度或Ⅲ度房室传导阻滞,有时可伴有心肌损害 以上病症不能用其他原因解释
实验室检查确诊感染	从患者皮肤损害或者受累脏器组织等临床标本中检测到伯氏疏螺旋体,或血清学检测或脑脊液检查特异性伯氏疏螺旋体 IgM 型或 IgG 型抗体(滴度大于 1:256)
(2) 在莱姆病非疫区 大于等于以下 3 条中 2 条即可确诊莱姆病	(1) 慢性游走性红斑 (2) 伯氏疏螺旋体特异性抗体滴度≥1:256 (3) 大于等于一种上述晚期脏器受累

五、鉴 别 诊 断

(一) 类风湿性关节炎

类风湿性关节炎的双侧关节均受累,且病变严重。晚期可出现特征性的关节畸形。莱姆病关节炎多为间断发作的单关节炎,或者一侧关节病变严重。

(二) 风湿热

风湿热是由 A 组乙型溶血性链球菌感染后引起的,可累及全身多脏器组织的系统性结缔组织炎症,好发于儿童和青少年,表现为游走性大关节炎和心脏炎为主,可伴有发热、环形红斑、皮下结节等。

(三) 多形性红斑

前驱症状有头痛、发热、肌肉酸痛、扁桃体炎等。皮疹呈典型的靶形损伤,好发于四肢末端,对称分布,可有黏膜损伤。

六、治 疗

(一) 早期局部期的治疗

多西环素是莱姆病早期局部期和早期播散期的标准治疗药物。米诺环素可作为替代药物。抗生素治疗初期应注意约有 7%~30% 的患者可能会发生 Jarisch-Herxheimer(JH)型反应。JH 型反应的特征是在抗生素治疗开始后的 24~48h 内症状突然恶化。患者有发热、畏寒，皮疹进一步加重，通常会在数小时内消失。也有病例报告严重不良反应，包括低血压、急性呼吸窘迫综合征、妊娠期的子宫收缩、肝肾损害、心肌损伤、脑膜炎、意识水平改变、脑血管事件等。

（二）早期播散期的治疗

莱姆病心脏病的治疗通常需要口服 14~21d 多西环素。莱姆病神经根病变、脑神经病莱姆病脑膜炎可口服多西环素 14 天。

（三）晚期播散期的治疗

莱姆病关节炎可口服多西环素、阿莫西林或头孢呋辛酯 28 天。如疼痛缓解不明显，可再服用 28 天，使用抗炎药和改变疾病的抗风湿药。如在 MRI 上发现的持续性滑膜炎，可进行滑膜切除术。

不建议长期使用抗生素。应进行全面的支持治疗方法，结合抗抑郁药、抗炎药、饮食结构调整，可有效提高晚期播散期患者的生存质量。

第三节 蛛网膜炎

蛛网膜炎是继发于脑、脊髓、神经根表面的蛛网膜炎症性改变的一种慢性疾病，其炎症的产生主要有药物的不良反应、病毒性或真菌性/结核性中枢神经系统感染、脊柱脊髓外伤、脊柱源性脊髓及神经根慢性压迫、脊椎管侵入性操作并发症、糖皮质激素注射误入鞘内等。炎症引起蛛网膜瘢痕增生甚至骨化，以及蛛网膜下腔粘连，导致脑脊液循环中断，脊髓与神经根绞窄性压迫，病变可呈节段性或多节段弥漫性。

一、临床表现

（一）症状

蛛网膜炎的临床表现因个体而异，剧烈疼痛是最常见的症状，且常为多种性质疼痛混合，尤其在下背部及下肢表现更明显。

1. 刺痛和麻木，可伴有下肢无力；
2. 皮肤虫噬样或水喷击样感觉；
3. 电击样或枪击样疼痛；
4. 肌痉挛并绞痛，且伴有不自主抽搐；
5. 膀胱、肠道及性功能障碍。

随着病情的进展，症状进一步加重并呈持久性，患者因此而无法工作甚至残疾。

（二）体征

根据发病的原因及脊髓的受累节段，不同患者的临床体征有所不同，多有双侧相应脊髓节段的浅感觉障碍，特别是痛觉过敏、自发性疼痛等，以及双下肢肌张力增高、腱反射亢进、病理征阳性等，严重者伴有鞍区感觉障碍、球海绵体反射及肛门反射减退等表现。如脊髓前根受累，则肌张力及腱反射减低、肌肉萎缩等。

二、辅助检查

（一）腰穿动力学检查

可有颅内压降低，奎肯试验提示蛛网膜下腔不全性梗阻表现。脑脊液检查提示细胞数及蛋白含量不同程度增高。

（二）影像学检查

MRI 检查可见脊髓蛛网膜下腔粘连表现，严重者局部可呈串珠样改变，亦可伴有脊髓中央管扩张或脊髓空洞表现。对于伴有炎症性钙化灶患者，CT 可作为 MRI 的补充性检查。

（三）神经电生理检查

肌电图检查可以辅助提示脊髓神经根的受累严重程度。

三、诊断与鉴别诊断

（一）诊断

蛛网膜炎诊断是相对困难的，发病原因对于诊断是重要的，节段性的病理性疼痛合并肌痉挛性疼痛是该病的特点之一，结合 MR 及 CT 的影像学特点，可以明确诊断。

（二）鉴别诊断

1. 脊髓肿瘤　脊髓蛛网膜炎的局部囊肿或钙化灶形成，应与脊髓肿瘤鉴别。脊髓肿瘤起病较缓慢，脊髓受压出现神经痛多呈放射性，且感觉障碍呈束带感，可有椎管不完全梗阻现象，脑脊液蛋白含量高，但细胞数不高。脊髓 MRI 对于脊髓肿瘤有较高的确诊率。

2. 颈椎间盘突出症　中老年人多见，早期多有双上肢麻木和明显的根性痛，随着病程的延长可有手或前臂的肌萎缩及病理征阳性。颈椎 X 线平片可见颈椎生理曲度变直，责任椎间隙狭窄，颈椎 CT 或 MRI 可辅助确诊。

3. 多发性硬化　可有弥散性脊髓损害的表现，但多有病情加重与缓解交替发作史，激素治疗可有不同程度疗效。MRI 上可有脊髓中央管扩张表现，增强扫描病变呈断续状明显强化。

四、治　　疗

脊髓蛛网膜炎尚无特效疗法，主要是对症治疗，缓解疼痛。治疗方法包括麻醉性镇痛药、糖皮质激素等药物，SCS 等对于控制疼痛可能有帮助。对于局部粘连、囊肿或钙化灶压迫脊髓，显微神经外科手术进行蛛网膜粘连松解及囊肿、钙化灶剥离，对于疼痛改善的帮助尚无统一观点，且存在加重脊髓损伤的风险。

五、康复和预后

本病预后极差，目前尚无特殊治疗措施。许多患者因不能忍受痛苦而发生抑郁、自杀、酗酒和麻醉药物成瘾，最后因病致残，存活期 12 年左右，该病重在病因预防与早期治疗。

第四节　更年期综合征

更年期综合征（menopausal symptoms，MPS），又称围绝经期综合征，是指女性在绝经前后、手术摘除卵巢或其他原因造成卵巢功能衰退、雌激素水平下降，引起下丘脑-垂体-卵巢轴的功能失调，出现以自主神经功能紊乱为主，伴有精神心理症状的一组临床综合征。主要表现为生育能力和性活动能力下降，月经稀少以至停止，性器官进行性萎缩和逐渐衰老。多数女性通过神经和内分泌系统调节可顺利过渡，但也有不少女性，可出现自主神经功能紊乱综合征，包括潮热多汗、心悸、水肿、头晕及失眠等。多发生在 45~55 岁，有些人可持续至绝经后 2~3 年，少数人可持续至绝经后 5~10 年，症状才有所减轻或消失。

一、病　　因

更年期综合征的原因是由于生理性、病理性、手术等引起的卵巢功能衰竭，卵巢功能的丧失可导致卵巢分泌的雌激素减少。女性体内有 400 多种雌激素受体，几乎分布在女性全身所有的组织与器官，接受雌激素的控制与支配。雌激素的减少会引发相应组织的变化，出现一系列临床症状。

（一）内分泌学说

更年期是女性性成熟期向老化期转化的过渡点，目前认为更年期的本质是卵巢-下丘脑-垂体系统发生老化，卵巢激素分泌功能下降，下丘脑、垂体功能亢进引起了雌二醇下降后的促卵泡成熟激素、促黄体生成素上升，引起体内内分泌系统平衡的改变。处于这个时期的女性一时无法适应体内内分泌系统失去的平衡，从而引起与自主神经功能紊乱有关的不适应症状。

（二）细胞的凋亡

机体对雌激素浓度的内环境有着一定依赖性，处于这一生理阶段的卵巢粒细胞凋亡是受 Bcl-2、Bax 基因调控,卵巢粒细胞凋亡会导致卵泡发育停止。更年期综合征便是由这种粒细胞凋亡所致雌激素减少,进而导致促性腺激素受体的减少引起的。

(三) 自由基

自由基产生和清除是随机体的生理代谢而呈现动态平衡,这个平衡一旦被破坏,则可诱发一系列导致细胞损伤的反应。自由基含量与衰老有着密切的关系。相关器官功能的衰退使自由基清除酶类活性降低,更年期女性卵巢功能的衰老,激素水平紊乱,增大了脂质的过氧化作用,自由基清除酶活性受到影响,体内自由基水平出现紊乱,引起更年期综合征的发生。

(四) 血管舒缩因子

主要的血管舒缩因子有内皮素、NO 和 CGRP。内皮素是一个具有很强大而持久的缩血管平滑肌的多肽,对下丘脑-垂体-卵巢轴能够起到一定的调节作用;NO 在体内的作用是使血管舒张、平滑肌松弛、增加腺体的分泌,产生的效应与性别有关,在雌激素水平高的环境下,NO 的合成与释放有所增加,所以在更年期综合征女性体内雌激素水平降低的同时伴随着 NO 的降低。

(五) 神经递质

下丘脑神经递质阿片肽、肾上腺素、去甲肾上腺素、5-HT、多巴胺等与潮热的发生有明显的相关性;5-HT 对心血管、内分泌、情感和性状态均有调节作用。

(六) 遗传因素

个人特征、神经类型、文化水平、职业、社会人际、家庭背景等与更年期综合征的发病及症状严重程度均有关。

二、临 床 表 现

(一) 近期症状

1. 月经紊乱 月经紊乱是绝经过渡期的常见症状,表现为月经周期不规则,经期持续时间长和经量增多或减少。

2. 血管舒缩症状 主要表现为潮热和盗汗,也可出现体冷、冷汗、突然出汗,为血管舒缩功能不稳所致,是雌激素降低的特征性症状。特点是反复出现短暂的面部和颈部及胸部皮肤阵阵发红,伴有红热,继之出汗,持续 1~3min。一般症状可持续 1~2 年,有时长达 5 年或更长。

3. 身体和躯体症状 身体和躯体症状表现为肌肉和关节疼痛或不适、腰痛和背痛、头痛、失眠和睡眠问题、心脏不适、记忆力差、体力、力量或耐力下降、胃部不适、喉咙痛、手脚麻木,皮肤的外观、质地或颜色的变化等。

4. 自主神经失调症状 表现为心悸、眩晕、头痛、失眠、耳鸣等。

5. 精神神经症状 常表现为注意力不易集中、情绪波动大,如易怒、焦虑不安或情绪低落、抑郁、不能自我控制等情绪症状。

(二) 远期症状

1. 泌尿生殖道症状 表现为阴道干燥、性交困难及反复阴道感染,排尿困难、尿痛、尿急等反复出现的尿路感染。

2. 骨质疏松 因雌激素缺乏而使骨质吸收增加,导致骨量快速丢失而出现骨质疏松。一般发生在绝经后 5~10 年内,最常发生在椎体。

3. 阿尔茨海默病 绝经后女性比老年男性患病率高,可能与雌激素水平降低有关。

4. 心血管病变 绝经后女性糖脂代谢异常增加,冠心病、动脉硬化等发病率增加。

三、辅 助 检 查

(一) 卵巢功能评价

1. 血清 FSH 值和 E_2 值测定 了解卵巢功能。FSH>10U/L,提示卵巢储备功能降低;闭经、FSH>40U/L、E_2<10~20pg/ml,提示卵巢功能衰竭。

2. 雌二醇与孕酮　水平下降。

3. 促黄体生成或激素水平　绝经期可无变化,绝经后可升高。

4. 氯米芬兴奋试验　月经第 5 日起服用氯米芬 50mg/d,共 5 日,停药第 4 日测血清 FSH>12U/L,提示卵巢功能减退。

(二) 分段诊刮及子宫内膜病理检查

可除外子宫内膜癌。

(三) 影像学检查

盆腔超声、CT、MRI 检查可显示子宫和卵巢结构,排除妇科器质性疾病。B 超还可以了解子宫内膜厚度。

(四) 骨密度检查

测定骨密度等,了解骨质情况,排除骨质疏松。

四、诊断与鉴别诊断

(一) 诊断

1. 病史　询问症状、治疗用激素、药物;月经史、绝经年龄;婚育史、妇科手术史;有无心血管疾病、肿瘤等家族史。

2. 体格检查　包括全身检查和妇科检查。3 个月未进行妇科检查者要复查。

3. 激素水平测定。

(二) 鉴别诊断

与高血压、冠心病、肿瘤、泌尿生殖器官的病变及神经衰弱、甲亢等疾病相鉴别。

五、治　　疗

缓解近期症状,早期发现并预防骨质疏松症、动脉硬化等疾病。

(一) 一般治疗

心理疏导、体育锻炼、健康饮食。必要时辅以谷维素 20mg,3 次/d,调节自主神经。镇静药艾司唑仑 2mg,睡前口服帮助睡眠。

(二) 激素补充治疗

缓解症状,改善生活质量。

1. 适应证

(1) 绝经相关症状:潮热、盗汗、睡眠障碍、焦虑、紧张、情绪低落等。

(2) 泌尿生殖道萎缩相关问题:反复发作的阴道炎与尿道炎症状,性交痛等。

(3) 低骨量及骨质疏松症。

2. 禁忌证　妊娠、不明原因的阴道流血、乳腺癌、性激素相关肿瘤,近 6 个月动静脉血栓性疾病、严重肝肾功能障碍、血卟啉症、脑膜瘤等。

(三) 激素制剂

1. 雌激素　包括戊酸雌二醇、尼尔雌醇等。

2. 雌激素活性调节剂　如替勃龙等。

3. 孕激素　如醋酸甲羟孕酮等。

(四) 非激素类药物

1. 抗抑郁药　盐酸帕罗西丁 20mg,1 次/d,氟哌噻吨美利曲辛 1 片,2 次/d。潮热症状显著减少的药物包括帕罗西汀、艾司匹林、西酞普兰、文拉法辛和地文拉法辛,可缓解血管舒缩及精神症状。帕罗西汀建议剂量 10~25mg/d,艾司西酞普兰 10~20mg/d,西酞普兰 10~20mg/d,地文拉法辛 100~150mg/d,文拉法辛 37.5~150mg/d。

2. 抗惊厥药　加巴喷丁建议剂量为每天 900~2 400mg,普瑞巴林为每天 150~300mg。

3. 可乐定　可乐定是一种中枢活性的 α-2 肾上腺素能激动剂,已被证明缓解潮热症状略高于安慰剂,但不如 SSRIs、SNRIs 和加巴喷丁有效。由于低血压、头晕、头痛、口干、头晕、镇静、便秘等不良反应,目前很少使用。突然停药会导致血压显著升高。

4. 其他　钙剂、维生素 D 等。

（五）其他治疗方法

1. 针灸　针灸是常用的补充和替代医学干预措施之一,通过刺激体外穴位起作用。针刺的机制尚不完全清楚,但治疗更年期血管舒缩症状可能涉及通过 β-内啡肽减少降钙素基因相关肽的分泌来调节中枢体温。除此之外,夜间潮热的减少和褪黑激素的增加被描述为针灸治疗这一人群失眠的一种看似合理的机制。

2. 星状神经节阻滞　星状神经节阻滞是治疗中重度血管舒缩症状的一种有效的非激素治疗方法,可每天一次或隔天一次。

六、康复和预后

通过有效的药物及综合治疗,大多数更年期综合征患者可得到有效缓解及控制,只要坚持健康的生活习惯及适当对症治疗,预后良好。

第五节　类癌综合征

类癌是一种起源于胃肠道和其他器官内分泌细胞的低度恶性肿瘤,又称神经内分泌肿瘤。类癌综合征是一种少见的副肿瘤综合征,主要发生在类癌,与这些肿瘤产生的 5-HT 和其他血管活性物质进入体循环有关,发病率尚不明确。有研究数据表明,类癌综合征主要发生在小肠类癌,也可发生在呼吸道、胰腺、胃和结肠类癌。非类癌中伴发类癌综合征的有小细胞肺癌、胰腺癌等。

一、临床表现

（一）症状

类癌综合征的临床症状常与多个系统相关,最常累及的器官有皮肤、胃肠道、呼吸道和心脏。

1. 皮肤表现　潮红是最常见的表现,常为阵发性,通常始于面部,然后播散至颈、胸、四肢,持续时间从数分钟到数小时不等。发作期间可感皮肤温热,麻刺,伴有心悸、视物模糊、头晕、头痛等。可自发发作,也可因情绪激动或疲劳触发,饮水、进食或排便亦可激发。部分患者有糙皮病和皮肤色素沉着。

2. 胃肠道表现　最常见的是小肠运动功能亢进,表现为腹痛、腹泻、大便不成形,一天排便甚至可达 20~30 次。

3. 呼吸道表现　主要为呼气困难,类似于哮喘发作,可闻及哮鸣音。

4. 心脏受累表现　主要累及三尖瓣和肺动脉瓣,严重者可导致右心衰竭。

（二）体征

可见皮肤潮红,体格检查触及肝脏或麻醉、手术、钡剂灌肠等操作可激发。部分患者可见色素沉着。腹部听诊可闻及肠鸣音亢进。发作时肺部可闻及哮鸣音。

二、辅助检查

（一）24h 尿液 5-羟吲哚醋酸

检测值可上升到 100mg 以上（正常值为 2~8mg）。

（二）心脏超声检查

可用于判断心脏受累程度。

（三）影像学检查

X 线及 CT 检查可帮助识别胃肠道的类癌。

三、诊断与鉴别诊断

对于存在潮红、腹痛、腹泻的患者应警惕类癌综合征的可能,需要完善影像学检查,明确是否存在可能的神经内分泌肿瘤。24h 尿液 5-羟吲哚醋酸检测和血浆 5-羟吲哚醋酸检测可帮助确立诊断。

临床上需与更年期皮肤潮红、神经性水肿、全身性肥大细胞增多症、不伴有皮肤潮红的腹泻、支气管哮喘等相鉴别。

四、治　疗

治疗类癌综合征的关键是治疗肿瘤。手术切除肿瘤为首选方法。对症治疗可用 5-HT 拮抗剂,赛庚啶对控制腹泻有效;生长抑素类似物(奥曲肽)能改善皮肤潮红和腹泻;肾上腺皮质激素可缓解气管类癌的相关症状。部分患者可能出现类癌相关的心脏疾病和类癌危象,需积极治疗相关症状。

五、康复和预后

类癌综合征相关的症状可随肿瘤的控制而缓解。预后情况取决于确诊时疾病的分期、分化程度,原发肿瘤的位置等。部分患者可因肿瘤的根治性切除获得完全缓解。

(马柯　林章雅　申文　谢广伦　吴玉莲　靳天)

参考文献

[1] 汤钊猷.现代肿瘤学[M].3 版.上海:复旦大学出版社,2011.
[2] ITO T,LEE L,JENSEN R T. Carcinoid-syndrome:recent advances,current status and controversies[J]. Curr Opin Endocrinol Diabetes Obes,2018,25(1):22-35.
[3] 王宇明.感染病学[M].2 版.北京:人民卫生出版社,2010.

第五十一章 儿 童 疼 痛

IASP 最新疼痛定义为:疼痛是一种与实际或潜在组织损伤相关的不愉快的感觉和情绪情感体验,或与此相似的经历。疼痛属主观感觉。儿童,尤其婴儿和新生儿,虽无交流能力,却不能否定有疼痛体验和适当缓解疼痛的需要。

人在胎儿期的大脑皮质功能就已发育完备,外周痛觉感受器官在孕 7 周时就已产生,其后不断发育、完善直至成熟。中枢性痛觉传递物质多肽类、单胺类、胆碱类,痛觉旁路包括 P 物质、生长抑素、降钙素基因相关肽、血管活性肽、谷氨酸以及与脊髓后角神经元相关的 5-HT、多巴胺、去甲肾上腺素等,在成人能查到的致痛物质,在胎儿、新生儿及小儿体内也均能查找到,提示人从胎儿期开始,感知疼痛的中枢、末梢和传导系统就已形成并具备功能。与年长儿相比,新生儿对疼痛的敏感性增加,这种敏感性在早产儿中得到进一步强化,临床表现可以不明显。新生儿反复的疼痛刺激可导致痛觉过敏,在儿童期出现注意力不集中、学习功能障碍等。反复疼痛刺激可损害新生儿神经细胞的发育,并引起一系列行为改变,这些结果均会对新生儿今后的社会交流、行为和自我调节能力造成影响。

提高医护人员对儿童疼痛的认识,改变传统的漠视儿童疼痛的观念。将疼痛作为人类的第 5 大生命体征来对待,做到"及早预见,准确评估,制订方案,及时干预"。

第一节　儿童疼痛的特点

1. 小儿疼痛的诊断和治疗比较复杂,这是由于小儿表达能力有限,合作困难,病史陈述不十分清楚,查体结果不很准确,治疗措施难以实施。

2. 疼痛敏感性高,年龄越小越易感受疼痛。小儿的大脑控制能力差,皮层下常处于释放状态,会提高对疼痛的敏感性。

3. 小儿有时因怕治疗而隐瞒病情,不向医师及家长述说疼痛,延误治疗。

4. 小儿疼痛的持续时间明显短于成人,常表现为阵发性疼痛。疼痛发生后,强度迅速减弱,表现为高起点短过程。

5. 小儿疼痛是一种强烈的不愉快的伤害性感受,可引起小儿类成人或超成人的反应,包括呼吸、循环、激素代谢、免疫等影响小儿的健康生长发育。此外,疼痛对小儿心理和精神也有很大影响。

（1）疼痛对小儿呼吸、循环影响的表现:疼痛使小儿的呼吸、心跳加快,血压升高,代谢加速,耗氧量增加,经皮脉搏血氧饱和度下降,颅内压升高等。有时可导致小儿发生喉痉挛、哮喘及肺不张。

（2）疼痛对小儿激素和代谢影响的表现:小儿创伤、手术等疼痛可致应激激素,如儿茶酚胺、皮质醇、胰高血糖素、生长激素等释放增加,胰岛素分泌减少,从而引起代谢改变,包括分解储存蛋白、脂肪及糖。许多研究表明,新生儿、早产儿术后并发症和死亡率较年长儿和成人更高的原因是应激情况下的高血糖可致血浆渗透压明显增加,造成新生儿及早产儿肾皮质、脑实质损害,甚至造成心室内出血。

（3）疼痛对小儿行为影响的表现:伴随哭闹和扭曲的痛苦面容,四肢屈曲、内收。无麻醉镇痛的包皮环切术的新生儿,术后出现睡眠少、易激惹、睡眠时出现非快速眼动。

（4）疼痛对小儿神经、心理发育影响的表现:新生儿具有记忆能力,新生儿时期的疼痛经历,对损伤性神经反射通路可产生永久结构和功能的影响,可增加将来对疼痛刺激的敏感性。短期内可影响新生儿对后环境的适应能力、母婴关系、饮食节律等。从长远看,新生儿的疼痛经历,日后可能产生心理方面的后遗症。有些类型的小儿疼痛,可造成神经系统结构和功能的持久改变。另外,小儿疼痛影响进食、睡眠,不足的睡眠和睡眠质量不好可造成严重的神经行为改变的后遗症,并可产生清醒和睡眠周期的紊乱。

6. 小儿的新陈代谢快,但器官代谢能力较差,各项生理指标易发生急剧的变化。

新生儿和婴儿的肝脏功能尚未发育成熟,血浆蛋白水平及蛋白结合力较低,血浆游离药物浓度较高,此时应用麻醉性镇痛药易引起呼吸抑制。三个月以内的小儿,吗啡、哌替啶和芬太尼的半衰期明显延长。切记小儿不是缩小的成人,应根据年龄、体重及其解剖生理特点实施镇痛。

第二节 婴儿和儿童的疼痛评估

良好的疼痛评估是发现和处理疼痛的第一步。疼痛是主观感知,依赖于患者的自我表述,这对小儿是一大难题,因为部分小儿,尤其是婴幼儿不会主动告知疼痛,因而小儿疼痛评估相对于成人更困难。目前还没有任何一种量表能作为理想的评估手段,适用于所有种类的疼痛或各年龄的儿童。在小儿疼痛评估时,应当注意:①不同年龄阶段使用不同的评估方法是准确进行疼痛评估的保证;②多种评估方法的联合使用有助于提高疼痛评估的准确性。

一、新生儿、婴儿疼痛的评估

由于新生儿、婴儿无法用语言表达感知的疼痛强度,所以仅能依据观察患儿行为表现(面部表情、运动反应、哭声)或生理性检测法(动脉血压、心率、皮肤颜色、经皮脉搏血氧饱和度、通气频率、大汗和无睡眠)来判断疼痛水平。研究表明,面部表情与疼痛的关系最密切,主要表现为皱眉、挤眼、鼻根膨大、口垂直张大、水平张大、噘嘴、缩舌、口角歪斜和下颌颤动。疼痛刺激时,婴儿哭声的频率、声调等与受惊和发怒时的哭声不同,可通过哭声来评定疼痛程度。但是,目前对新生儿及婴儿的疼痛评估尚缺乏客观定量的"金标准"。

(一)行为表现

目前广泛认同的新生儿疼痛行为评估指标是哭声和疼痛面容。但早产儿很少哭,危重儿因其衰竭无力也很少哭。典型的面部疼痛表情包括皱眉、挤眼、鼻唇沟加深是新生儿"疼痛面容"中最可靠的疼痛指标。

(二)生理反射

1. 心率、呼吸频率及颅内压的增加。

2. 血氧饱和度下降。

3. 血压改变。

4. 自主神经系统改变,如肤色苍白、恶心、呕吐、呃逆、掌心出汗等。根据患儿疼痛生理学表现或对患儿照顾者提供疼痛相关行为的叙述进行评估,包括 CRIES(crying,requires,saturation,increased vitalsigns,expression,sleeplessness)评分(表51-2-1)。这是通过哭泣、呼吸、循环、表情和睡眠等进行评估和 FLACC(face,legs,activity,crying,consolability)评分(表51-2-2)。后者常用于 2 个月~7 岁患儿术后疼痛的评估。上述两个评分分值均为0~10 分,各项相加后总分最低 0 分,最高 10 分。分数越高,疼痛越严重,由于新生儿自主神经系统并不完善,可能导致测量结果的不确定性,所以不能仅用生理性指标单独评估新生儿疼痛,必须同上述的行为评估方法联合使用。

表 51-2-1 CRIES 评分表

	0	1	2
哭泣	无	哭泣声音响亮,音调高	不易被安慰
维持 SpO_2>95% 是否需要吸氧	否	氧浓度<30%	氧浓度>30%
循环体征	HR 和 BP≤术前水平	HR 和 BP 较术前水平提高<20%	HR 和 BP 较术前水平提高>20%
表情	无特殊	表情痛苦	表情非常痛苦/呻吟
睡眠困难	无	经常清醒	始终清醒

表 51-2-2　FLACC 评分表

	0	1	2
脸	微笑或无特殊表情	偶尔出现痛苦表情,皱眉,不愿交流	经常或持续出现下颌颤抖或紧咬下颌
腿	放松或保持平常的姿势	不安,紧张,维持于不舒服的姿势	踢腿或腿部拖动
活动度	安静躺着,正常体位,或轻松活动	扭动,翻来覆去	紧张,身体痉挛,呈弓形
哭闹	不哭(清醒或睡眠中)	呻吟,啜泣,偶尔诉痛	一直哭泣,尖叫,经常诉痛
可安慰性	满足,放松	偶尔抚摸拥抱和言语可以被安慰	难以被安慰

(三) 综合评估新生儿疼痛

1. 新生儿疼痛量表(neonatal infant pain scale,NIPS)　适用于评估早产儿和足月儿操作性疼痛,包括面部表情、哭闹、呼吸类型、上肢、腿部和觉醒状态 6 项。

2. 早产儿疼痛评估量表(premature infant pain scale,PIPP)　用于评估早产儿和足月儿的急性疼痛,有 3 个行为指标:皱眉、挤眼及鼻唇沟加深;2 个生理指标:心率和血氧饱和度;2 个相关指标:行为状态(如安静或睡眠)和孕周,共 7 个指标组成。

3. 新生儿面部编码系统(neonatal facial coding system,NFCS)　用于评估早产儿和足月儿的疼痛,为最可靠有效的新生儿疼痛评估方法。NFCS 由 10 个指标:皱眉、挤眼、鼻唇沟加深、张口、嘴垂直伸展、嘴水平伸展、舌呈杯状、下颌颤动、嘴呈"O"形、伸舌(只用于评估早产儿)等组成。

二、幼儿、学龄前儿童疼痛的评估

方法较多,不少于 10 多种,但较为实用的是面部表情法和 OPS(objective pain scale)法。

(一) 面部表情法

面部表情 9 种差别量表法:A~D 代表各量级的积极影响,F~I 代表各量级的不良影响,E 代表中性(图 51-2-1)。

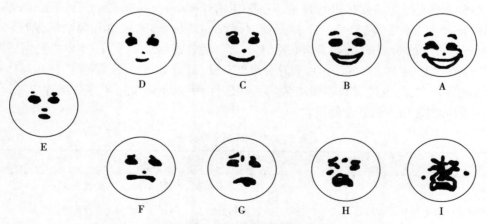

图 51-2-1　面部表情法评估疼痛

(二) OPS 评分法

该法不需小儿参与,根据血压、哭闹程度、运动、烦躁情况及语言或形体语言进行疼痛的评估,每个指标分为三级,分别为 0、1、2 分。倘各项积分之和≥6 分就需要镇痛(表 51-2-3)。

表 51-2-3 OPS 评分表

观察指标	标准	分数	观察指标	标准	分数
血压	上升<10%	0	烦躁	睡眠或安静	0
	较术前上升 10%~20%	1		轻度烦躁	1
	较术前上升 20%~30%	2		歇斯底里	2
哭闹	无	0	语言或形体语言	睡眠或诉无痛	0
	哭—对安抚有反应	1		轻度痛—不能定位	1
	哭—对安抚无反应	2		重度痛—能定位(指或说)	2
运动	安静	0			
	不停地动	1			
	折腾(乱蹦乱跳)	2			

三、学龄期儿童疼痛的评估

方法也较多,但常用的还是小儿视觉模拟评分法(VAS 法),具体评估法是在纸上画条直线,通常为 10cm(也可按 100mm 标记)。线的一端为剧痛。让患儿在线上标出疼痛的相应位置,这在临床治疗中最常用。面部表情法也适用于学龄期儿童。

总之,小儿疼痛的测量很重要,是进行恰当疼痛治疗的基础。由于疼痛同时受客观感觉和主观感受的影响,对于不能进行主观测量的小儿,宜将行为测量法和测定生理指标结合起来评定小儿疼痛的强度,且在疼痛测量时要排除其他因素,如便意、恶心呕吐、姿势不适、恐惧和焦虑对评分的影响。不管采用何种评分法评估疼痛的存在和镇痛的效果,都需要有连续性、客观性、科学性,严防主观暗示或粗暴地对待患儿。为了有效地评估疼痛,必须与患儿、患儿照顾者进行交流;按时进行疼痛评估和记录才能保证疼痛治疗的有效性和安全性。

由于儿童期生理功能尚不完善,对疼痛的认知和表达能力不完全,儿童的情绪及心理因素在儿童的疼痛中扮演很重要的角色,父母的心理特点可以影响儿童对疼痛的感受。母亲疼痛时的疼痛体验信息可以影响儿童的疼痛感受,女孩对疼痛感受更明显。随着时间的推移儿童对疼痛的夸大反应,会使这些儿童对疼痛的反应更灵敏,可能会遭受更严重的疼痛问题。12~36 个月的小儿可以快速扩展描述疼痛的词汇,与损伤性疼痛相关的单词出现更早。并且这些单词在父母与儿童之间有中度的相关性,这些发现可以用于帮助父母和保健医师为儿童提供更有效的疼痛评估和治疗方法。7~12 岁儿童进行的画人测试,他们分别在画中表现了危难(90%),痛苦(40%),焦虑(65%),抑郁(30%),躯体化(38%),自信心低(32%),对批评的敏感性(28%),疼痛关注(65%)等,测试结果与疼痛强度呈正相关。画面部表情试验结果提供了一个痛苦的主观体验,帮助我们理解儿童疼痛的性质。

特殊患儿,如脑瘫患儿慢性疼痛的发生率与健康儿近似,但比健康儿有更强的疼痛强度和更多的疼痛区域。脑瘫患儿和健康儿的疼痛感知和疼痛处理的不同,进一步支持脑瘫患者需要发展特殊的方法和疼痛干预措施。

第三节 儿童疼痛常见的因素

儿童因疼痛而产生的心理和生理的反应,不仅会直接影响病情的发展,而且关系到他们进入成年以后是否会发生慢性疼痛。各个年龄阶段的婴幼儿对疼痛的感受不同,任何一种能够引起成年人疼痛的现象,都可能出现在儿童身上。

一、日 常 疼 痛

儿童在每天的玩耍和运动过程中都会出现微小的磕碰外伤,表现为夸大的疼痛反应或不以为然。

二、短 期 痛

通常持续数分钟、数小时或数日,多由疾病、外伤或治疗引起,例如注射、抽血或手术。

三、复 发 痛

复发痛在儿童及青少年中普遍会发生,女孩比男孩更多抱怨头痛、腹痛和软组织痛的反复出现。复发痛可以引起儿童对疼痛的夸大反应。虽然有时候并不严重,但可能会影响儿童正常的学校和家庭生活,继而影响儿童的情绪和造成经济负担。

四、疾病相关疼痛和慢性痛

许多疾病,如疟疾、艾滋病、镰状细胞贫血病以及一些地方性流行病造成疼痛。许多儿童患有慢性疼痛,如关节炎、偏头痛、胃肠炎等几乎每天发作。如果开始疼痛没有获得有效的控制,很有可能会发展为慢性痛。疼痛的记忆信息可以引起慢性疼痛的加重和持续,儿童期慢性疼痛延续至成年期的概率非常高。

第四节 儿童疼痛治疗

一、儿童常见镇痛药物及方法

临床上镇痛药、局部麻醉药等均可适用于儿童镇痛。要在理论与实践相结合的高度去认知,并掌握所用药物的药理、毒副作用及其防治。充分了解各年龄组儿童的生理特点和疼痛的发生、发展和转归。须知儿童并非是成人的简单缩小。儿童是独具特点的人,一定要依具体情况,有选择、有目的地去选择疼痛治疗方法。

(一) NSAIDs

NSAIDs 是治疗轻到中度疼痛的有效药物,可分为水杨酸类(如阿司匹林等)、乙酸类(如吲哚美辛等)、丙酸类(如萘普生、芬必得等)、喜康类(如炎痛喜康等)、吡唑酮类(如扑热息痛等)、灭酸类(如氯灭酸等)、昔布类(塞来昔布)等,具有"封顶"效应。目前临床上已有选择性 COX-2 抑制剂,但在儿童使用中的有效性,尤其是安全性,还没有得到系统验证,因此没有被批准供儿童使用。阿司匹林可能引起雷尔综合征而不用于儿童。在所有目前使用的 NSAIDs 中,布洛芬是引起副反应最少,使用安全证据最多的药物(表 51-4-1)。

表 51-4-1 NSAIDs 儿童应用的推荐剂量

NSAIDs	口服/(mg·kg^{-1})	间隔时间/h	日最大剂量/(mg·kg^{-1}·d^{-1})	应用年龄
布洛芬(ibuprofen)	4~10	6~8	40	>6 个月
双氯芬酸(diclofenac)	1	8	3	>1 岁
酮洛芬(ketorolac)	1 或 0.5(im 或 iv)	6	4	>6 个月
塞来昔布(celexoxib)	1.5~3	12	6	>1 岁

儿童在使用 NSAIDs 药时,可能出现较成人更多的不良反应,应慎重。在儿童使用该类药物时必须注意如下事项:

1. NSAIDs 影响血小板凝集,延长出血时间。禁用于有出血性疾病和接受抗凝治疗的儿童。手术范围广泛的大型外科手术后最好不用此类药物。

2. NSAIDs 抑制前列腺素介导的肾功能,特别是在有肾脏疾病和脱水的患儿。NSAIDs 不能与有肾脏毒性的药物合用。

3. NSAIDs 可以使胃激惹,引起胃出血,食管和胃肠道手术患儿不宜应用。高风险的患儿,联合使用质子泵抑制剂(如奥美拉唑)和 H$_2$ 受体拮抗剂可以降低胃肠道风险。

4. NSAIDs 可使白三烯增加,加重哮喘,对有哮喘史的儿童,必须确定以前安全使用过 NSAIDs,方可使用;重症哮喘患儿,禁用 NSAIDs。

5. 大剂量 NSAIDs 可能影响骨发育,不建议儿童长时间大剂量使用此类药物。

6. 对于新生儿,NSAIDs 可能影响脑和肺的血流调节,不推荐使用。

（二）对乙酰氨基酚

儿科最常使用的非阿片类镇痛药是对乙酰氨基酚,与其他 NSAIDs 药物不同的是,对乙酰氨基酚的作用部位主要是中枢,抗炎作用很小。对乙酰氨基酚抑制中枢的 COX-2,尤其对 COX-3 选择性抑制,还有调节抑制下行 5-HT 能通路和抑制中枢 NO 合成的作用。由于其毒副作用小,可定时用药,几乎可用作各类术后疼痛治疗的基础用药,轻度疼痛可单独使用,中度疼痛可与 NSAIDs 或可待因等联合应用。其镇痛剂量高于解热剂量,但达到一定剂量后产生封顶效应。本药在肝脏代谢,新生儿可以安全使用。口服 30~60min 后药物浓度达到峰值,直肠给药后需经过 1~2.5h 才能达到最大血药浓度,静脉给药起效快,但需在 15min 内缓慢输入。无论是何种给药途径,早产儿、足月儿和更大的儿童的每天极量分别为 30mg/kg、60mg/kg 和 90mg/kg;对乙酰氨基酚超过最大日用剂量(≥150mg/kg)可能产生肝脏毒性。营养不良和脱水患儿,如果使用剂量过大,可能造成药物蓄积(表 51-4-2,表 51-4-3)。

表 51-4-2　对乙酰氨基酚口服和直肠给药剂量推荐表

年龄	给药途径	负荷剂量/(mg·kg⁻¹)	维持剂量/(mg·kg⁻¹)	间隔时间/h	最大日用剂量/(mg·kg⁻¹)	最大剂量维持时间/h
28~32 周	口服	20	10~15	8~12	30	48
	直肠	20	15	12		
32~52 周	口服	20	10~15	6~8	60	48
	直肠	30	20	8		
大于 3 个月	口服	20	15	4	90	48
	直肠	40	20	6		

表 51-4-3　对乙酰氨基酚静脉给药剂量推荐表

体重(kg)	单次剂量/(mg·kg⁻¹)	间隔时间/h	最大日用剂量/(mg·kg⁻¹)
<5	7.5	4~6	30
5~10	7.5	4~6	30
>50	15	4~6	60

（三）阿片类药物

阿片类药物只要使用适当的剂量,可有效地治疗疼痛。等效剂量的大部分阿片类药物的作用和副作用也相似。

可待因、吗啡或美沙酮在口服时应尽可能选用缓释制剂或控释制剂。肌内注射阿片类药物起效较慢,血药浓度不稳定,会间断出现镇痛不全。肌内注射的疼痛会让儿童拒绝。所以目前常采用静脉内持续滴注阿片类药物的方法,血药浓度稳定,可提供恒定的镇痛效应,不良反应也较少。

阿片类药物常见的中枢神经系统作用包括镇静、呼吸抑制和脑干化学感受器触发区的刺激作用。可待因的副作用更明显,致吐作用更强。阿片类药物刺激脑髓质的化学感受器产生恶心呕吐,常发生在较大儿童、上腹部和肾外科手术后。但中、重度的疼痛,特别是内脏病本身也可引起恶心呕吐。

阿片类引起的恶心呕吐属于剂量依赖性,首先应减少阿片类药物的用量。为防止阿片类药物的恶心、呕吐等不良反应,使用镇痛药前给予抗呕吐药。也可选用异丙嗪或小量氟哌利多。引起锥体外系症状的抗呕吐药物宜少用。

此外,阿片可使肠梗阻恶化,应慎用。便秘亦属常见,可采用缓泻剂防治。还有皮肤瘙痒、尿潴留、认知功能障碍等。使用极低剂量的纳洛酮静滴 0.25~1μg/(kg·h)静滴,在既不影响镇痛效果也不增加阿片类药物剂量的情况下,可治疗或预防阿片类药物的副作用。术后使用该类药物镇痛的患儿,适当的监护是必要的(表 51-4-4)。

表 51-4-4 阿片类药物

	等效静脉剂量/(mg·kg⁻¹)	说明
吗啡	0.1	"金标准";新生儿癫痫;组织胺释放(哮喘,低血压)口服生物利用度 20%~30%
芬太尼	0.001	对短时间疼痛性操作较理想;血流动力学影响小;心跳慢;胸壁僵硬
可待因	1.2	液体剂型生物利用度〉70%;必须转化成 10%吗啡起镇痛作用;大部分新生儿和 10%的人缺少转变通路,容易恶心
羟考酮	0.1	口服生物利用度 60%;比可待因恶心轻;羟考酮直接释片不能咀嚼或碾碎经胃管给药,以免快速释放中毒

1. 吗啡 可采取皮下、口服、硬膜外、鞘内、静脉内或经肛门等途径给药,但因肝脏和胃肠道的首过代谢效应,口服生物利用度较低。儿童的药代动力学与成人相似,但新生儿和 2 岁以内的婴儿,蛋白结合率和代谢率降低,半衰期延长,差别取决于孕龄和出生体重。给予正确剂量,对所有年龄的儿童均安全有效。在儿童大手术后,持续静脉内滴注吗啡即可获得较好镇痛效果。推荐剂量如下:

(1) 口服:新生儿 80μg/(kg·4~6h);儿童 200~500μg/(kg·4h)。

(2) 静脉和皮下:起始剂量新生儿 25μg/kg 开始;儿童 50μg/kg 开始,根据患儿反应确定静脉和皮下持续输注速率:10~25μg/(kg·h)。

(3) PCA:PCA 给药途径以静脉为主,适用于 7 岁以上儿童,有些 5~6 岁儿童也可应用。

负荷量:5~50μg/kg,冲击剂量 10~20μg/kg,锁定时间:5~15min,背景剂量 0~20μg/(kg·h),依效果调整,适用于中重度疼痛。每小时最大量为 0.1mg/kg,对于矫形手术后疼痛,连续输入量可增加到 30μg/(kg·h),每小时最大量为 0.15mg/kg。

(4) 家长或护士控制镇痛(nurse controlled analgesia,NCA):对于年龄小于 5 岁及不能合作的患儿,可由护士或父母亲控制镇痛,现已在 1 岁以下儿童使用 NCA。此种方法可能需要较高的背景输注剂量[0~20μg/(kg·h)]。小于 5kg,无背景剂量和冲击剂量(10~20μg/kg)则需要较长的锁定时间(20~30min)。NCA 时须更严密观察患儿,防止出现过度镇静和呼吸抑制。

无论是 PCA 还是 NCA,停止其镇痛的过程应遵循个体化的原则。停泵时一定要有满意的疼痛评分,患儿使用 PCA 的次数已明显减少。停止使用镇痛泵后,如有必要,可使用 NSAIDs 维持镇痛。

(5) 硬膜外腔持续滴注吗啡:负荷量 30μg/(kg·h),维持 3μg(kg·h)滴注。儿童硬膜外腔注射吗啡后,镇痛作用时间 24~36h,短于成人,可能与吗啡容易透过儿童血脑屏障有关。

如果患儿应用了其他镇静药物或椎管内神经阻滞麻醉,或患有呼吸道梗阻或患神经肌肉疾患的话,吗啡引起呼吸抑制的发生率较高,应予注意。在应用阿片类药物时,备好氧气、呼吸器、面罩和阿片受体拮抗剂纳洛酮。如呼吸抑制严重,患儿表现发绀或/和心动过缓,应去除诱因(包括镇静药物),实施呼吸循环支持等措施。从轻到重的处理步骤:保持气道通畅、高流量吸氧、辅助通气、停止阿片用药。静脉内注射纳洛酮 2~4μg/kg(纳洛酮的作用时间短于阿片),总量 10μg/kg[如无静脉通路可肌内注射 10~100μg/kg 或纳洛酮静滴 1~10μg/(kg·h)]。

应用吗啡可产生便秘,应予以防治。不管采用何种措施,确保 48~72h 内有一次大便即可。

吗啡引起的皮肤红斑、瘙痒,发生率约为 10%~15%,常用抗组胺药物来拮抗。小剂量纳洛酮是安全有效的,0.5μg/kg 静注,每隔 15 分钟 1 次,连续 3 次或以 1~2μg/(kg·h)速度滴注,此量对椎管内阿片引起的瘙痒非常有效,而且不影响吗啡的镇痛效果。

术后尿潴留发生率约为 4%~9%,常发生在椎管内应用阿片药物时,可酌情留置尿管,也可以用小剂量纳洛酮拮抗之,0.5~2μg/kg 静注。

注射吗啡后 5h 是恶心和呕吐的高峰期,发生率为 15%~35%。

围手术期使用吗啡有发生儿童低血压或/和心动过缓,可能与吗啡作用于脑干孤束核内啡肽受体、兴奋延髓神经核、降低中枢交感神经兴奋性有关,应注意补充血容量,防止低血压。

2. 芬太尼　芬太尼是强效镇痛药,较吗啡脂溶性强,起效较快,作用时间较短,可经皮肤和黏膜使用。术后可小剂量冲击给药镇痛。因为新生儿药物清除率降低,半衰期延长而与吗啡一样易产生副作用,应在严密监测下使用才能保证安全。随持续输注时间延长,半衰期也相应延长。推荐剂量如下:

(1) 单次静脉注射 $0.5 \sim 1.0\mu g/kg$ 新生儿减量。

(2) 持续静脉输注 $0.3 \sim 0.8\mu g/(kg \cdot h)$。

(3) PCIA 负荷剂量: $0.5 \sim 1.0\mu g/kg$;背景剂量 $0.1 \sim 0.5\mu g/(kg \cdot h)$;冲击剂量: $0.1 \sim 0.2\mu g/kg$;锁定时间 $5 \sim 10min$;最大剂量 $1 \sim 2\mu g/(kg \cdot h)$。

(4) 硬膜外镇痛芬太尼很少单独用于术后硬膜外镇痛,多与丁哌卡因联合用药。可先给负荷量 $2\mu g/(kg \cdot h)$ 后,再以 $0.2\mu g/(kg \cdot h)$ 持续点滴维持。

(5) 其他途径:因为芬太尼的高度脂溶性,可以被包括皮肤在内的任何生物膜吸收,经鼻黏膜给药 $(2\mu g/kg)$ 等同于静脉途径,可以迅速缓解疼痛,将芬太尼制成糖果可以用于手术及有痛操作的术前给药,剂量为 $10 \sim 15\mu g/kg$,在 $20min$ 内起效,持续约 $2h$,主要副作用是恶心和呕吐,发生率 $20\% \sim 33\%$。

3. 舒芬太尼　舒芬太尼为强效镇痛药,镇痛强度是芬太尼的 $7 \sim 10$ 倍,脂溶性较芬太尼高,易透过血脑屏障,起效迅速。新生儿肝酶系统不成熟,清除率低,清除受肝血流的影响很大。

(1) 单次静脉注射: $0.05 \sim 0.1\mu g/kg$。

(2) 持续静脉输注: $0.02 \sim 0.05\mu g/(kg \cdot h)$。

(3) PCIA 负荷剂量: $0.05 \sim 0.1\mu g/kg$;背景剂量 $0.02 \sim 0.05\mu g/(kg \cdot h)$;单次冲击剂量 $0.01 \sim 0.02\mu g/kg$;锁定时间 $5 \sim 15min$;最大剂量: $0.1 \sim 0.2\mu g/(kg \cdot h)$。

配制时,$1.5 \sim 2\mu g/kg$ 溶于 $100ml$ 液体中,使用 $48h$,背景输注为 $2ml/h$,单次冲击剂量为 $0.5ml$。

4. 曲马多　曲马多是非阿片类镇痛药,可通过口服、静脉给药,也可以作为 PCA 的一部分,已被越来越广泛地用于所有年龄的儿童缓解轻度或中度疼痛。常见的副作用为恶心呕吐、呼吸抑制(较阿片类药物少见)、过度镇静、大小便潴留,使用过量可出现癫痫样抽搐。

推荐剂量为 $1 \sim 2mg/(kg \cdot 4 \sim 6h)$,静脉持续输注为 $100 \sim 400\mu g/(kg \cdot h)$。该药可用于中重度的疼痛,治疗上可肌内注射、静滴,以口服为多。对呼吸抑制也较轻,即释片使用剂量为每次 $1mg/kg$,即有 $6h$ 的镇痛效果。

PCIA 曲马多:负荷剂量 $500\mu g/kg$;背景剂量 $100 \sim 400\mu g/(kg \cdot h)$;单次冲击剂量 $100 \sim 200\mu g/kg$,锁定时间 $5 \sim 10min$。

(四) 神经阻滞疗法

1. 常用局部麻醉药

(1) 罗哌卡因和丁哌卡因:患儿常用浓度均为 $0.0625\% \sim 0.25\%$;罗哌卡因运动神经阻滞较轻且持续时间较短,心脏毒性较丁哌卡因小(表51-4-5)。

表 51-4-5　丁哌卡因和罗哌卡因推荐最大用量

	单次注射最大剂量/ $(mg \cdot kg^{-1})$	作用时间/ h	持续输注(区域阻滞)最大剂量/ $(mg \cdot kg^{-1} \cdot h^{-1})$
新生儿	$1 \sim 1.5$	$3 \sim 6$	
婴儿	2	$3 \sim 6$	0.2
儿童	2.5	$3 \sim 6$	0.4

(2) 利多卡因:局部浸润或神经阻滞,儿童常用剂量是 $5 \sim 7mg/kg$,浓度 $\leq 0.5\%$,作用时间 $1 \sim 1.5h$。

局部麻醉药的毒性主要取决于吸收或蓄积入血浆的速度和数量,特别是新生儿和小婴儿的应用,建议逐步应用。局部麻醉药的稀释可以有效地维持药物的扩散,并保证不超过最大剂量。局部麻醉药中加入肾上腺素,虽然可以减慢局部血管吸收局部麻醉药并延长作用时间,但肾上腺素不能用于终末动脉部位,如阴茎和肢体远端,以免对这些区域造成缺血损伤。另外,20% 脂肪乳剂 $1 \sim 2ml$

iv 可以有效治疗丁哌卡因的毒性反应。

2. 局部麻醉药镇痛方法 局部麻醉药可以通过局部浸润、神经丛、神经干单次或持续阻滞、椎管内单次或持续阻滞方法治疗术后镇痛。局部麻醉可以改善神经内分泌的应激反应,保证患者快速恢复,在提供足够术后镇痛的同时,也缩短了住院时间。

（1）局部浸润:局部浸润简单易行,皮下注射长效局部麻醉药,适用于各类手术,还可以局部皮下埋管后持续泵注局部麻醉药。

（2）外周神经阻滞:适用于相应神经丛或神经干支配区域的镇痛,如肋间神经、臂丛神经、椎旁神经、腰丛、股神经、坐骨神经等阻滞,对意识水平、呼吸、循环影响小,特别适于危重患儿。使用留置导管持续给药,可以获得长时间的镇痛效果;神经电刺激器和超声引导下的神经阻滞术可提高神经阻滞的成功率。

（3）硬膜外腔给药:通过经骶裂孔或棘间留置的硬膜外腔导管持续给药,骶管穿刺应在镇静情况下进行。

副反应:局部麻醉药入血的毒性反应。

处理:吸氧,可给一些安定类药物,严重者需肌松后人工呼吸。循环系统的并发症可对症处理。

预防措施:给药时回抽无血,注药时压力不要过大,缓慢注药。0.2% 罗哌卡因,0.75ml/kg,加用 0.25ml/kg 氯胺酮,可维持镇痛 24h 左右(表 51-4-6)。

表 51-4-6 患儿硬膜外自控镇痛的局部麻醉药和阿片药物配方

局部麻醉药/阿片药	罗哌卡因 0.065%~0.12%	舒芬太尼 0.5μg/ml
	布比卡因 0.065%~0.1%	芬太尼 2μg/ml
	左旋布比卡因 0.065%~0.2%	吗啡 10μg/ml
	氯普鲁卡因 0.8%~1.4%	
PCEA 方案		首次剂量 0.1~0.3ml/kg
		维持剂量 0.1~0.3ml/(kg·h)
		冲击剂量 0.1~0.3ml/kg
		锁定时间 20~30min

局部麻醉药中加入阿片类药物不仅可提高镇痛效果,还可降低这两类药物的副作用,减轻运动阻滞,是目前最常用的镇痛药,多以患儿自控、家长控制或护士控制方式给药。适用于中重度疼痛。

（五）非药物疗法

儿童镇痛方法包括药物疗法镇痛和非药物疗法镇痛。儿童肝酶系统发育不成熟,药物半衰期延长,有些药物容易引起呼吸系统和消化系统的各种问题。儿童疼痛治疗常采用多模式或平衡治疗的方法,这样可以最大程度控制疼痛并降低药物副作用。药物性镇痛尤其适用于手术等侵入性明显的治疗。相比之下,非药物疗法也有很好的治疗作用,这些方法通过调节情绪、行为和感受来达到减轻疼痛及其相关应激,其中分散注意力和催眠最有效。新生儿还可以采用如下方法镇痛:

1. 运用非营养性吮吸 非营养性吮吸是指新生儿口中放置安慰奶嘴。可通过刺激口腔触觉感受器提高疼痛阈值,促进能直接或间接调节伤害性感觉传导的 5-HT 释放而产生镇痛效果。同时吮吸动作也能起到一定的安抚作用,使患儿保持较好的安静状态,还可以提高氧饱和度。

2. 提供袋鼠式护理 由皮肤接触皮肤的方式,将儿童 60°~90° 角直立式地贴在父(母)亲的胸口。通过母亲袋鼠样温和的皮肤接触性刺激,刺激触觉,前庭和运动感觉系统调节行为状态,减少应激行为,使疼痛缓解。

3. 体位支持 疼痛的体位治疗主要为保持屈曲体位和包裹褴褓,可显著降低各种致痛性操作所产生的疼痛,提高新生儿自我调节能力,减轻疼痛。

4. 母乳喂养 被认为是一种缓解疼痛的措施。

5. 抚触 抚触带来的温和刺激可通过 β-内啡肽的释放、迷走神经张力的改变以及 5-HT 的作用,满足新生儿情感上的需求,使其身心受到抚慰,消除孤独焦虑恐惧等不良情绪,减少应激行为,从而使疼痛缓解,并促进其生长发育,增强免疫力。

6. 口服蔗糖或葡萄糖水　镇痛机制可能在于味觉感知甜味后,改变了内源阿片受体调节通路,产生镇痛疗效。喂糖水时增加吸吮动作,使新生儿更好地处于安静状态,从而减轻新生儿痛苦。乳糖无镇痛效果,葡萄糖水也具有镇痛作用,但效果不如蔗糖水。口服蔗糖或葡萄糖水,目前仍被认为是新生儿最主要的辅助镇痛手段,通常12%~24% 2min 内给予有效,使用容量的上限由孕周来决定:27~31 周为 0.5ml,32~36 周为 1ml,大于 37 周为 2ml。

重视儿童疼痛的管理是现代医疗保健的发展趋势。如果对疼痛不进行干预,无论是间断还是持续性疼痛,都会造成包括生理、心理、生长、发育、行为等一系列不良影响。疼痛缓解是基本人权,加强儿童疼痛管理是医学伦理的必然要求。

二、儿童手术后疼痛的治疗

20 年前对术后痛开始有了共识,但尚缺乏满意的治疗手段,一般仅在术后以间断注射吗啡的方法予以镇痛,效果虽有,但多不满意,约有≥50% 的患儿仍受中重度疼痛的折磨。近年来,随着对儿童镇痛认识的提高和镇痛技术不断完善,情况有所好转,但前景仍不容乐观。

1. 术后镇痛是外科治疗的一部分,在麻醉期间,应给予充分的镇痛药物,包括阿片类药物、局部麻醉药和其他药物,患儿的麻醉医师有责任制定具体的术后镇痛方案。术后疼痛治疗应该在麻醉复苏室就开始,证实镇痛方案安全有效后才能让患儿离开麻醉复苏室。

2. 术前告知家长,术中给予的镇痛药,术后药效会较快消失,所以患儿需要进一步地镇痛治疗。疼痛在术后 24~72h 内最为严重,个别患儿可能持续数日或者更长。

3. NSAIDs 用于术后镇痛的主要指征:

(1) 中小手术后镇痛。

(2) 大手术后与阿片类药物联合镇痛,有显著的阿片类药物的节俭作用。

(3) 治疗 PCA 停用后残留痛。

(4) 术前给药,发挥其抗炎和抑制神经系统痛觉敏化。

4. 对于单侧胸壁手术和上腹部手术,可以经置入的导管向胸腔内注入长效局部麻醉药,能够产生单侧镇痛而很少有感觉麻痹或运动障碍;阴茎手术后采用髂腹股沟和髂腹下神经阻滞,唇裂术后采用眶下神经阻滞,也是简便有效的镇痛办法。

5. 通过经骶裂孔或棘间放置的硬膜外腔导管持续给药适用于胸、腹部及下肢手术后镇痛。此外,对于硬膜外麻醉下行手术的患儿,术后保留硬膜外导管继续注射局部麻醉药或镇痛药,也是很好的术后镇痛办法。

6. 预先镇痛术的应用是以中枢敏感化是术后疼痛的重要机制之一为基础,作为防止中枢敏感化的方法应用于临床。实验结果表明,预先以神经阻滞或/和镇痛药物,与中枢伤害性刺激相关的 c-fos 表达明显地减少。因此可以减少术后的吗啡应用量。在手术前经硬膜外注射吗啡可减轻手术后疼痛、恶心、呕吐,使术后儿童合作和减少术后对镇痛的需求量,有利于儿童的康复。在术前,硬膜外注射吗啡后,可明显减少术中局部麻醉药的用量,这表明术前应用吗啡、局部麻醉药具有协助作用。硬膜外注射小剂量吗啡,对循环影响轻微,常用的方法是在术前行 L_2、L_3 的硬膜外置管。在注射局部麻醉药前 30min,经该导管注入吗啡 0.04μg/kg。

7. 必须评估镇痛效果和可能的不良反应,不同患儿对镇痛药物的敏感性不同,镇痛药物使用应个体化。不是成人使用的所有镇痛药物都能够用于儿童,须注意药物使用说明和相关文献,决定用药。使用阿片类药物的患儿,应定时监测呼吸频率,最好监测 SpO_2。

8. 术后宜多模式镇痛(神经阻滞和静脉内用药、几种镇痛药联合应用)。

9. 术后镇痛方法的选择与手术部位和范围有很大关系。表 51-4-7 显示不同部位和不同手术类型的推荐术后镇痛方法。

表 51-4-7　儿童不同类型手术后镇痛方法推荐表

手术类别	手术类型	术后镇痛方法
耳鼻喉科手术	鼓膜切开术	术前使用 NSAIDs 或对乙酰氨基酚
	扁桃体切除术	术前口服对乙酰氨基酚,术中使用阿片类镇痛药,术后监护下使用吗啡或者芬太尼,之后规律使用 NSAIDs 或对乙酰氨基酚
	乳突和中耳手术	耳大神经阻滞,对乙酰氨基酚或 NSAIDs
眼科手术	斜视手术	术中局部麻醉药阻滞(对边阻滞或球周阻滞)可以减少术后恶心呕吐的发生并提供有效镇痛
	玻璃体视网膜手术	NSAIDs 和球周阻滞与阿片类药物相比可提供相同的镇痛效果并减少恶心呕吐的发生
口腔手术	拔牙术	NSAIDs 可提供良好的术后镇痛
普外科小手术	开腹疝修补术	局部麻醉药伤口浸润、髂腹股沟神经阻滞或骶管阻滞
泌尿外科小手术	包皮环切术	骶管阻滞或阴茎背神经阻滞
	尿道下裂手术	在骶管阻滞基础上结合对乙酰氨基酚规律给药等多模式镇痛
	睾丸固定术	骶管阻滞镇痛效果理想并可以减少术后阿片类药物的使用
普外科手术	腹部外科手术	多模式镇痛:术毕伤口周围浸润局部麻醉药、静脉给予阿片类药物和使用硬膜外镇痛,NSAIDs 也经常使用
	开腹阑尾炎手术	多模式镇痛:术毕伤口周围浸润局部麻醉药是术后早期镇痛的良好方法,PCA 技术联合使用 NSAIDs 类药物
	腹腔镜手术	多模式镇痛:腔镜穿刺通道的局部麻醉药浸润,阿片类,NSAIDs 或对乙酰氨基酚均可减轻术后疼痛
四肢手术	下肢手术	多模式镇痛:术前口服对乙酰氨基酚或 NSAIDs,术中术后区域阻滞,可以通过留置导管进行持续外周神经或硬膜外腔阻滞
	上肢手术	臂丛神经阻滞为术中和术后提供良好的镇痛
脊柱手术	脊柱外科矫形术	术后 3~5d 内 PCIA,硬膜外镇痛技术需要确定神经系统功能正常后才可使用
胸心外科手术	心脏外科手术	术中和术后静脉使用阿片类药物镇痛,最常规使用的是吗啡和芬太尼,可以联合定时使用对乙酰氨基酚
	胸廓切开术	多模式镇痛:区域阻滞,使用对乙酰氨基酚、NSAIDs 和阿片类药物
神经外科手术	神经外科手术	多模式镇痛:伤口局部麻醉药浸润、对乙酰氨基酚、NSAIDs(一般 24h 后才能使用)、必要时可以口服阿片类药物(监护下使用)

三、儿童慢性疼痛治疗

儿童慢性疼痛的发生率较成年人低,易被忽视,且儿童常以某种姿势回避疼痛,以肢体畸形或放弃部分的功能为代价来减轻疼痛,如斜颈、跛行等,故应尽早发现、尽早治疗。

(一)颈源性疼痛

C_{1-4} 神经与头痛关系密切,颈源性头痛是儿童最常见的头痛。本病持续存在,反复发作,严重影响儿童的学习和身心健康。

多为 7~15 岁,最小的仅 5 岁。早期多为前额部、枕部、耳后部、耳下部不适感,以后转为闷胀或酸痛感,逐渐出现疼痛。疼痛部位可扩展到前额、颞部、顶部、颈部等。疼痛可有缓解期。随病程进展,疼痛逐渐加重,持续性存在,缓解期缩短,发作性加重。寒冷、劳累可诱发疼痛加重。

1. 病因与病理　本病的发生是由于儿童颈部肌肉、韧带及关节囊较薄弱,支架结构不稳定,减弱了对颈部的保护作用。儿童的颈部活动过强,或长时间低头学习,易引起颈部组织的疲劳和损伤,继发软组织炎症,刺激神经引起头痛。另外,咽后壁上部的血液注入齿状突周围的血管丛,此部位无淋巴过滤,咽部炎症可直接扩展引起咽后部肌腱炎、齿状突周围韧带炎及滑膜炎,炎症可直接刺激神经和血管引发头痛。慢性炎症的病灶位于枕部和上部颈椎,侵犯颈神经后支引起头痛。颈源性头痛也可产生于颈部神经根、肌肉组织,特别是其腹侧的运动神经根(前根)受到压迫或炎症侵袭时可引起反射性颈部肌肉痉挛。持续性肌肉慢性痉挛引起组织缺血,代谢产物聚集于肌肉组织引起无菌性炎症,产生疼痛,并可直接刺激在软组织内穿行的神经干及神经末梢产生疼痛。长时间低头学习,肌肉持续收缩以维持姿势,使肌肉供血减少,继发肌痉挛,并使韧带、肌筋膜易发生损伤;冗长而乏味的精神活动或体力劳动,在全身各部位中最容易引起颈部神经刺激肌肉痉挛,这些是儿童颈源性头痛的常见原因。

2. 临床表现　疼痛部位常模糊不清,分布弥散并向远方牵涉,可出现牵涉性疼痛,类似鼻窦或眼部疾病的表现。部分患儿疼痛时伴有耳鸣、耳胀、眼部闷胀及颈部僵硬感。多数患者在疼痛发作时喜欢用手按压疼痛处以求缓解。病程较长者注意力和记忆力降低,情绪低落、烦躁、易怒,易疲劳,学习成绩降低。检查可发现在耳下方颈椎旁及乳突下后方有明显压痛,病程较长者可有颈后部、颞部、顶部、枕部压痛点。

有的患者局部触觉、针刺觉减弱,部分患者患侧嗅觉、味觉和舌颊部感觉减退。部分患者压顶试验和托头试验呈阳性。

有的患者无明显体征,X 线检查多无特殊变化。

3. 治疗

(1) 一般性治疗:对于病程较短,疼痛较轻的患儿,可采取休息、头颈部针灸、牵引、理疗同时配合口服 NSAIDs,一部分患者的病情可好转。但对按摩要慎重,许多患儿经按摩后病情加重,有的还发生严重损伤。

(2) 颈椎旁病灶注射:在 C_2 横突穿刺,注入消炎镇痛药物(2% 利多卡因 1ml+得宝松 0.5ml+生理盐水至 5ml),每 7~14 天治疗一次,经过 2~3 次治疗对多数颈源性头痛患儿具有良好治疗效果。药液在横突间沟扩散可流到第 1、3 颈神经及周围软组织内,发挥消炎、镇痛,促进神经功能恢复,由于药液直接进入病灶区域,疗效较好。

注意事项:椎动脉在 C_2 向外侧转折后上行,进针时易刺入。在进针时要分段多次回吸,严防药物误入椎动脉。注药时应先注试验量,观察无不良反应后,再分次缓慢注射。注射过程中要反复询问患儿的感受,以便及时发现不良反应。有时药物向前流至颈上交感神经节,出现一过性 Horner 综合征,可增加疗效。操作中应严防药物误注入蛛网膜下腔。

(二) 膝关节痛

儿童膝关节疼痛常见原因有髌骨半脱位、胫骨结节骨骺炎、髌腱炎、牵涉痛、股骨头骨骺滑脱、剥脱性骨软骨炎等。

1. 髌骨半脱位

(1) 最多见于十几岁的女孩和年轻妇女;

(2) 发作性的膝关节打软;

(3) Q 角增大(>15°);

(4) 髌骨恐惧试验阳性;

(5) 轻度积液;

(6) 中、重度积液说明有关节内血肿,提示髌骨脱位伴骨软骨骨折和出血。

2. 胫骨结节骨骺炎

(1) 多见于十几岁的男孩(特别是正处于快速生长期的 13 岁、14 岁男孩或 10 岁、11 岁女孩);

(2) 疼痛局限于胫骨结节;

(3) 蹲、跪、上下楼梯或股四头肌强力收缩时疼痛加重,跳跃、跨栏等运动加重病情;

（4）胫骨结节局部肿胀、发热、压痛；

（5）抗主动伸膝运动或被动过屈膝关节时可引发疼痛；

（6）没有关节积液；

（7）X线平片可呈阴性，或可见胫骨结节处钙化阴影，髌韧带增厚，胫骨结节前软组织肿胀。偶尔可见胫骨结节撕脱样改变（需与撕脱骨折鉴别）。

3. 髌腱炎

（1）多见于骨骼成熟后，髌骨下肌腱-骨交界部；

（2）比较模糊的膝前痛；

（3）下楼或跑步等活动后疼痛加重；

（4）髌骨下极髌韧带压痛，但直腿抬高试验时压痛常常消失，说明病变部位位于髌韧带的深层，直腿抬高时髌韧带的浅层纤维紧张，保护了深层纤维；

（5）抗阻力伸膝活动时疼痛；

（6）没有关节积液；

（7）X线平片阴性。

4. 分裂（二分）髌骨　常见于儿童，多双侧性；一般认为是正常骨化的变异，可在十几岁时融合。

（1）症状

1）运动时疼痛或运动后疼痛；

2）膝关节屈曲时疼痛、下跪时疼痛；

3）上下楼梯时疼痛；

4）行走时疼痛；

5）受冷时疼痛；

6）无症状。

（2）体征

1）分裂部叩击痛，可诱发有症状的分裂髌骨的疼痛，无症状者阴性；

2）分裂骨片局部骨性隆起；

3）股四头肌萎缩；

4）髌骨摩擦音；

5）大多无关节积液、跛行和关节活动度受限。

5. 股骨头骨骺滑脱

（1）膝关节的牵涉痛；

（2）儿童和十几岁的少年；

（3）膝关节疼痛的定位不清；

（4）没有膝关节外伤史；

（5）体重超重；

（6）受累髋关节轻度屈曲外旋；

（7）被动内旋和伸直受累髋关节可引发疼痛；

（8）膝关节检查正常；

（9）典型X线表现为股骨头骨骺移位，临床表现典型但X线平片阴性不能排除诊断，此时CT扫描有助于诊断。

（三）腰背痛

儿童腰背、下肢疼痛在儿童各种疼痛疾病中列为首位。多为各种原因引起的软组织炎症，因发生部位不同，分为不同疾病。

1. 腰背部肌筋膜炎　多因运动、外伤、劳动、感染或受凉引起，有的与胸、腰部先天性畸形有关，系腰肌、筋膜、韧带、滑膜处的无菌性炎症。

2. 棘突上滑囊炎　因劳损、外伤或风湿等因素影响,产生无菌性炎症、水肿、充血,病程长者棘上韧带增厚、粘连,局部压痛明显。儿童 L_3、L_4 腰椎棘突上附着的韧带较薄弱,腰部剧烈活动时易损伤继发。

3. 腰肋综合征　第 11 或 12 肋发育异常,肋骨小头与横突尖形成不稳定关节,或肋骨体与下椎体的横突尖形成假关节,引起慢性炎症和疼痛。

4. 注射后臀部肌纤维组织炎　长期反复臀部肌肉内注射药物,因穿刺损伤和慢性药物刺激,局部形成慢性肌纤维组织炎,甚至纤维瘢痕化。注射部位可有压痛并能触及硬结节。

5. 腰椎间盘突出症　常见于外伤,特别是从高处跳下,因椎间盘软骨板破裂、椎间盘髓核突出,引起严重的无菌性炎症,疼痛急剧出现,压迫神经时伴有下肢麻木乏力。CT 扫描可确定椎间盘突出症的部位。

6. 腰骶椎裂　腰骶椎裂是一种先天性骨骼发育畸形,分为脊膜膨出和腰骶椎隐性裂两种类型。有的儿童无任何症状,直至成年后发生疼痛。也有的在婴幼儿时期就出现症状。可引起慢性神经根炎、病变附近软组织受累后引起韧带增厚、粘连、肌筋膜炎。随着年龄增长,活动增多,组织损害越来越重,脊膜膨出手术修复后遗留的疼痛等并发症比较常见。可因术中神经根或脊髓损伤,术后瘢痕形成引起。

上述几种腰痛或腰腿痛,儿童较少主动诉说,多因家长发现其姿势不正、跛行、有回避表现时才求治。要求患儿做正常动作或姿势时可因疼痛而难以完成,局部多有肌紧张或压痛点。腰骶椎 X 线检查,可发现先天性骨骼畸形。

治疗可采取理疗、口服 NSAIDs 等。局部压痛点注射或神经阻滞效果较好,儿童的骶裂孔标志清楚,比成人容易定位,穿刺较易成功,可经骶管注药治疗。病情好转后可进行动作和姿势的恢复,经非手术治疗效果不明显的患者,应及时手术治疗。

(四) 儿童生长性疼痛

1. 定义　生长痛是指儿童的膝关节周围或小腿前侧疼痛,这些部位没有任何外伤史,活动也正常,局部组织无红肿、压痛。检查之后,孩子患有其他疾病的可能性被排除后,即可以被认为是"生长痛"。

2. 原因

(1) 骨骼生长迅速:尤其是 3~6 岁的儿童,骨骼生长迅速,而四肢长骨周围的神经、肌腱、肌肉的生长相对慢一些,因而产生牵拉痛。

(2) 代谢产物堆积:儿童过度活动,或发育过程中组织代谢产物过多,不能迅速排泄清除,会引起酸性代谢产物的堆积,从而造成肌肉的酸痛。

(3) 胫骨内弯:幼儿开始学步时,小腿胫骨较弯曲,为了适应这种现象,人体会代偿性的出现一定程度的膝关节外翻。随着身体的生长,大部分幼儿依靠腿部肌肉力量,会逐渐使胫骨内弯和膝关节外翻,这两种暂时性的畸形得以矫正,而少数幼儿没有及时矫正,为了保持关节的稳定,腿部肌肉必须经常保持紧张状态,故出现疼痛。

3. 症状

(1) 不定期性和发病持续时间多样性:一般无规律,可一个月发作数次,也可半年或一年发作一次;每次持续时间最短数十分钟,最长可为数天甚至长达十几天之多,多数无预兆,为突然发病,多自行缓解。

(2) 多部位性和相对关节固定性:可发生于肢体的任何部位和关节。但下肢多于上肢,膝关节多于其他关节,其右侧多于左侧,单侧肢体多于双侧肢体;除此以外,肩、肘、腕、髋、踝等关节均可见到。

(3) 疼痛的性质和差异性:

部分儿童不诉说肢体疼痛,仅表现为跛行而就诊;疼痛的差异性极大,或疼痛难忍,或为不适感;有的可伴随短时精神倦怠、不思活动、饮食差等;一般无发热。

(4) 症状与体征不符:反复检查无体征或轻微,疼痛部位大多无明显阳性体征,多数无活动障碍,局部无红肿。

4. 诊断　没有证据表明小孩的成长是疼痛的。然而,跑、爬、跳等动作可能对儿童的肌肉骨骼系统造成压力。因此,白天过度活动是夜间疼痛最可能的原因。医师一般根据孩子的症状和体格检查的结果来诊断生长痛。在明确诊断之前,医师需要排除其他一些有类似症状的疾病,如不宁腿综合征。在非常偶然的情况下,医师还可能会做血液检查、X线或其他诊断性检查,来明确孩子腿痛的原因。

5. 鉴别诊断

（1）创伤:如骨折、肌肉拉伤、关节扭伤或脱臼。

（2）感染:如骨髓炎、化脓性关节炎、蜂窝性组织炎等。

（3）骨缺血性坏死。

（4）血管性疾患:如血管瘤、淋巴管瘤、血友病等。

（5）先天性疾患:先天性关节脱臼或移位。

（6）发育上的疾患:如精神方面问题、装病、不想上学等。

（7）良恶性肿瘤:如巨细胞肿瘤、骨软骨瘤、骨原性肉瘤、白血病、神经细胞瘤等。

（8）结缔组织病:如风湿性关节炎、风湿热、皮肌炎等。

6. 治疗 对于生长痛的治疗,最重要的就是及时休息。孩子放学后,如果膝部或小腿不适,不要勉强孩子做更多的运动。可在晚上睡觉前,用热水给孩子浸泡脚和小腿。疼痛较重时,可给予局部按摩、热敷、涂风油精或服止痛药,也可适量服用维生素C。在孩子平时不疲劳时,应鼓励其多参加活动,锻炼肌肉力量,以促进胫骨内弯的自然矫正。孩子一旦出现生长痛,家长不必惊慌。随着年龄的增长,大多数患儿的生长痛会在接近青春期时消失,对孩子正常的生长和发育不会产生影响,即使疼痛反复发作也不会遗留关节畸形。生长痛属于肌肉性疼痛,一般不需要特殊治疗,疼痛发作时最有效的处理方法是为孩子做局部按摩、热敷,帮助减轻疼痛程度,使孩子的心理得到关怀和安全感。

（1）转移注意力:转移注意力是让宝宝忽略疼痛的有效方法。爸爸妈妈可以用讲故事、做游戏、玩玩具、看卡通片等方法来吸引宝宝。对待病宝宝要比平时更加地温柔体贴,因为家长的鼓励和精神支持,对孩子来说才是最重要的镇痛良方,有时甚至比药物还有效。

（2）局部热敷、按摩:爸爸妈妈可用热毛巾对宝宝疼痛部位进行按摩或热敷,这样能缓和孩子的紧张情绪,从而缓解疼痛带来的不适感觉。按摩时,一定要注意揉捏的力度,让宝宝在温柔地抚摸下入睡。

（3）减少剧烈运动:生长痛不是病,不需要限制宝宝的活动,但如果疼痛比较厉害时,应该注意让宝宝多多休息,让肌肉放松,不要进行剧烈活动。

（4）补充营养素:应该让宝宝多摄取可以促进软骨组织生长的营养素,如牛奶、骨头、核桃、鸡蛋,都含有弹性蛋白和胶原蛋白。而维生素C对胶原合成有利,可以让宝宝多吃一些富含维生素C的蔬菜和水果,如青菜、韭菜、菠菜、柑橘、柚子等。

7. 注意事项 对生长痛的诊断要非常谨慎,不要把其他器质性或感染性疾病误诊为生长性疼痛。对长期肢体关节疼痛者,应该排除风湿性关节炎或类风湿性关节炎。对有发热者,要排除化脓性或感染性疾病。对近期有外伤者,一定要拍X线平片,是否有骨、关节病变。

（五）PHN

带状疱疹是同时累及神经和皮肤的病毒性皮肤病,由水痘-带状疱疹病毒感染,引起皮肤损害及骨髓DRG炎症,此病的首次感染常发生在儿童,临床上称为水痘,表现为全身水痘或无症状。病毒常潜伏在一个或多个脊髓DRG内。遇有身体免疫功能降低,体质虚弱可发病,此次发作常称为带状疱疹。其特点为粟粒至绿豆大群聚丘疱疹及水泡,泡壁紧张,排列呈条索状,也可见大包、血疱、糜烂、溃疡或坏死。皮损沿着被侵犯的神经走行,呈束带状,主要为单侧发病,发疹前后有不同程度的神经痛,疼痛为烧灼样、割裂样剧痛。严重者衣服摩擦也可加重疼痛。局部淋巴结肿大、压痛。疱疹多发生于胸部,也有的发生于肩上肢、头面部,偶见病毒侵犯三叉神经眼支,一般儿童期带状疱疹较为少见。常有少数患儿属于微皮损型疱疹,皮肤几乎看不到疱疹,但疼痛存在。一般在发病后7~10天皮损达到高峰,2~3周疱疹消退,3~6周痊愈,疼痛消失。愈后一般不复发,儿童极少发展成为PHN。发病后应给予营养神经、支持疗法和对症处理。服用NSAIDs及B族维生素肌内注射。为避免感染,可在病变区外敷龙胆紫(甲紫)药水。一经诊断立即在皮损区皮内、皮下或神经节附近注射局部麻醉药及糖皮质激素溶液,病情较重者可口服糖皮质激素(对急性期应用糖皮质激素,国内外学者尚有争议),可加速痊愈并预防形成PHN。疼痛剧烈者可给予神经阻滞治疗。

（六）创伤后胸腹痛

部分儿童在手术后或创伤后出现胸腹部疼痛。这类疼痛的治疗包括瘢痕内或周围注射、压痛点注射、肋间神经阻滞、椎旁神经根阻滞以及交感神经阻滞。当疗效不持久时,应考虑化学性胸腰部交感神经阻断术。

(七) 镰状细胞所致的血管栓塞危象

镰状细胞所致的血管栓塞危象是儿童常见的疼痛性疾病,常表现为突发疼痛,经常反复,相隔时间较短。目前治疗主要在于对疼痛的及时控制。一般常选用 NSAIDs,如不能很好控制,可考虑阿片类药物口服或静脉给药。静脉给药首选吗啡,哌替啶不推荐使用,因哌替啶的代谢产物可产生中枢兴奋与惊厥,碱性尿时排泄缓慢,加剧镰状细胞本身所致的肾小管性酸中毒。吗啡常用剂量:口服 0.3mg/kg,每 3~4 小时 1 次;静脉滴注吗啡开始用 0.1~0.15mg/kg,q4h,30min 无效,可追加首次剂量的 50%,如仍不能很好控制,30min 后可再给首次剂量的 25%。

(八) CRPS

CRPS 是一种特定区域的失调,以疼痛、触摸痛、肿胀、活动受限、运动、血管舒缩不稳定、皮肤纹理或颜色改变以及骨质脱钙为特征。该症状经常发生在受伤或术后,尽管其临床过程在儿童中可能不明确或不严重,但还是会伴有一系列典型阶段。除疼痛之外,CRPS 还有自主神经功能障碍、睡眠障碍、饮食失调甚至自残的行为。有效地鉴别和管理这些症状能使个体恢复到一个良好的功能水平,但也可能需要精神科或睡眠治疗相关专家的会诊。

相较于成人,儿童对保守治疗的应答效果更佳。青少年的起始治疗一般从物理疗法、职业疗法和认知行为疗法入手。特别是需要患肢脱敏,逐渐增加力量型功能锻炼,拉伸受影响肌肉群,承重以及受影响区域神经肌肉恢复正常功能的青少年患者,药物和其他辅助治疗较为简单且应用不多,但足够对 CRPS 进行缓解。这种疗法因患者而异,一般需要几次到几周的恢复,但起始强化治疗对 CRPS 儿童有效。

(九) 头痛

目前头痛发作于儿童的各个年龄段:学前儿童发生率 4%,学龄儿童发生率 10%。每个月头痛天数大于 15 天,超过 3 个月,被定义为慢性头痛,在学龄前早期儿童的发生率为 1%,中学男生发生率为 0.8% 而中学女生发生率为 2.4%,其中又以偏头痛去医院就诊的情况最为普遍。

在诊断上,儿童患有视神经乳头水肿、局灶性神经缺陷或近期有痉挛病史,需要到相应专家或急诊就诊,且需要考虑脑部 CT、MRI 等检查。在单纯的头痛症状中,血检和尿检的应用较为局限。

治疗方法主要有:

1. 评估生活习惯　因为缺乏睡眠、不规律饮食(尤其是不吃早餐)以及繁忙的日程都会引发头痛。焦虑也是一个经常会伴发的症状。

2. 对于十分严重的头痛需要对急性疼痛进行缓解　布洛芬、对乙酰氨基酚或门诊输液能够缓解大多数偏头痛患者的症状。避免使用含有阿片类和巴比妥酸盐的药物,因为这些药物能够引起慢性偏头痛。

3. 日常用药能够进行有效的预防　目前为止缺乏权威的证据证明哪种药物治疗是最佳的,但大多数头痛专家会首选阿米替林、托吡酯或普萘洛尔。用药目标是减少每天严重头痛,尽管很难完全解除头痛。当使用一线药物产生副作用、无效或过敏等症状,可以采取其他药物治疗手段。

4. 有充分的证据显示认知行为治疗有效　治疗焦虑、提升睡眠质量以及增加学校出勤率都是有效的治疗手段。

5. 物理疗法对于疼痛管理也有效　干预的焦点应该更倾向于积极地活动而非消极的,活动需要按照儿童或青少年对活动的耐受程度逐渐增加难度。患者通常喜欢令人愉悦的有氧运动,因而能接受每天几分钟的有氧运动开始,并以 30~60min 的后续运动为目标。有氧运动过程中,让患者使用自感劳累分级量表,能够很好地进行自我控速。

通常在改善睡眠及焦虑症状之前需要控制头痛症状,挑战在于恶化的头痛会加剧睡眠问题以及焦虑症状。预防药物治疗能够有效地减少严重头痛的天数。生活方式和行为方式的改变以及运动能够缓解头痛症状。尽管开学季(无论 9 个月或是 1 个月)可能会增加头痛的风险,但大多数患者在夏天头痛情况会有所减轻。

(十) 儿童癌症疼痛治疗

儿童恶性肿瘤病谱与成人有所不同,大多数少年期肿瘤对化疗、放疗和手术治疗有较好适应性,因为常需要安排激进性治疗方案,对大多数儿童,如有注射、骨穿、感染、口腔黏膜炎症等引起的疼痛需要镇痛治疗,还有晚期肿瘤恶化扩散引起的疼痛,不管是癌症本身导致的、还是癌周组织放疗后产生的疼痛均应参照 WHO 推荐的癌症疼痛治疗方案予以实施:镇痛按阶梯、口服为主、按时用药、用药个体化和注重细节等原则,并以患儿主诉疼痛得以满意控制为用药后对效果评估的唯一标准。

在用药过程中应随时调整服药的剂量,一般情况下只要患儿仍然疼痛,就是所用药物不适应或用药剂量不足,此时不应对药效或/和患儿反应产生怀疑。须知吗啡所独具的镇痛效果是任何其他药物无法替代的,口服吗啡时可用其糖浆,常用起始剂量为 0.05mg/kg,但应注意每 4~6h 给一次为基础。缓释吗啡片每天 2 次给药。吗啡亦可采取其他给药方式,如经肛门给药,研究表明吗啡输注,由于急性耐受性的发生,剂量必须非一般性的增加方能达到满意的镇痛效果。超大剂量不应只在剂量的增加上,在这种情况下,可换用高浓度的吗啡制品(如吗啡酒石酸盐 150mg 溶于 1.5ml)。

皮下点滴给药在口服无效或不易耐受时采用。可用电池驱动的注射器,这种给药方法通常用 25G 碟式针,在胸部和腹部任何部位皮下注射,几日后将针转动至其他部位。吗啡起始剂量与以前阿片类药物相当,由于急性耐受性和病情的发展,剂量常随之增大,此为生理依赖性或称耐药性,并非是成瘾表现。所谓成瘾是指精神依赖。癌症镇痛时,即使应用大剂量吗啡也鲜见成瘾的报告,只是医界要改变传统的观念的束缚,由于"恐惧症"的作祟,不给患儿以足(治疗)量的吗啡致使患儿的疼痛得不到合理的控制,若真如此,则是不人道的表现。

1. 羟考酮控释片　应用于晚期癌痛的镇痛,羟考酮是一种阿片受体激动剂,与口服吗啡相比,口服该药的生物利用度更高,每毫克药物的药效是吗啡的两倍,因为还没有适合用于学龄前儿童的剂型,所以该药仅能在医师监督下用于大龄儿。

2. 芬太尼贴剂　对那些不能进食的大龄患儿也可以应用芬太尼贴剂,因其对呼吸抑制轻而少和使用方便的特点正逐渐为众多医师所认同。只是其最小剂量的剂型是 $25\mu g/h$ 约相当于 50mg 吗啡/d 的药效剂量,故只适用于用量已大于 50mg/d 剂量吗啡的患儿。

疼痛治疗是个综合的措施,除用 NSAIDs、阿片类药物外,还需与其他辅助镇痛药物,如抗抑郁药、抗癫痫药、镇静药等联合使用。

总之,治疗儿童疼痛,并没有简单的方法,但将一些简单的事情做好,则可提高治疗效果,特别对那些需要镇痛但又是在儿童专科病房以外,如边远地区的儿童,准确地评估疼痛,加强对家长的培训和采用多种镇痛药物安全有效的联合使用,都能够提高患儿疼痛的治疗质量。儿童镇痛领域已开始向完善治疗的方向发展,增进对现有镇痛药的认识和改进给药方法,已在很大程度上改善了儿童镇痛的治疗条件,给患儿及其家庭带来更多的福祉。

（裴卫东）

参考文献

[1] 韩济生,倪家骧. 临床诊疗指南——疼痛学分册[M]. 北京:人民卫生出版社,2007.

[2] 崔健君,张丽红. 小儿疼痛与镇痛[J]. 中国临床康复,2002,6:1720-1723.

[3] S MERKEL,S MALVIYA. Pediatric pain,tools,and assessment[J]. J Perianesth Nurs. 2000,15(6):408-414.

[4] 倪家骧. 小儿疼痛治疗[J]. 中国疼痛医学杂志,2001,(7):173-178.

[5] POWERS S W,KASHIKAR-ZUCK S M,ALLEN J R,et al. Cognitive behavioral therapy plus amitriptyline for chronic migraine in children and adolescents:a randomized clinical trial[J]. JAMA,2013,310:2622-2630.

[6] VARKEY E,CIDER A,CARLSSON J,et al. Exercise as migraine prophylaxis:a randomized study using relaxation and topiramate as controls[J]. Cephalalgia 2011,31:1428-1438.

[7] KIZILBASH S J,AHRENS S P,BRUCE B K,et al. Adolescent fatigue,POTS,and recovery:a guide for clinicians[J]. Curr Probl Pediatr Adolesc Health Care,2014,44:108-133.

第五十二章　老年疼痛

第一节　老年疼痛的特点

一、流行病学

国内有关老年人疼痛的流行病学研究资料甚少,而国外学者的研究报道与我国国情有差异,仅供参考。有一份疼痛门诊首诊病因分析调研报告显示,7亿例患者中,首次主诉因疼痛就诊年龄多在15~45岁,老年人所占比例最低。持续性疼痛的发生率,老年人比例最高,其中18~30岁的发生率为7.6%,81岁以上的发生率为40%。65岁以上有80%~85%的人有一种以上的易发疼痛疾患。85岁以上患有关节痛的患者中,男性约占30%,女性为53%。在老年人中与退行性改变相关的慢性疼痛逐年增加,骨折的发生率与年龄呈正相关。一份对骨骼肌疼痛的调研表明,在颈、背、髋、膝、其他关节痛及关节僵直,醒后疼痛6项症状的发生率中,青年人(平均年龄39.6岁)和老年人(平均年龄74.7岁)有明显差异。老年人颈部疼痛的发病率较低,而其他5种症状的发病率较高,且老年人的疼痛强度、功能受限程度、日常活动受限程度均明显突出。上述结果说明,在各年龄群中,随年龄增长,老年疼痛流行发生趋势有:①骨骼肌肉疼痛的发生率增高;②疼痛程度加重;③功能障碍与生活行为受限等症状明显增加。

近年来,有关学者对疼痛给临终前老年人生活质量的影响日益关注。临终前1年的老人,经常或24h均感疼痛或不适主诉者占调查人数的37%,而临终前1个月,有上述主诉者增加到66%。61~70岁组有持续疼痛者占25%,71~80岁为29%,80岁以上者为40%,说明随年龄增长,主诉疼痛的发生率明显增加。临终前疼痛发生率的影响因素有:①生活质量:教育程度低、经济收入差的老年人,临终前主诉疼痛较突出。②对生活现状的满意度:对经济收入、家庭亲友关系的满意度,对临终前1年的疼痛发生率及其程度亦明显相关。③疼痛可降低临终前老人的生活质量与幸福感,使抑郁症的发病率明显增多,严重疼痛或持续疼痛的比例明显增加。有37%的老人在临终前1年或更早即感觉有疼痛,但临终前1个月该现象可增加到66%,仅有9%的老人在临终前无疼痛主诉。

二、老年疼痛的特点

疼痛是老年人最常见的疾病之一。骨质疏松症压缩性骨折、关节炎、退化性关节疾病等可能引起老年人剧烈的疼痛。长期损伤、关节变化后对附近肌肉、神经产生影响。腰肌劳损、肩周炎等也会导致疼痛。

对大多数老年人来说,慢性疼痛是常见的病症。老年慢性疼痛多为急性疾患和急性损伤愈合超过1个月后仍持续存在,或与慢性疾患病理过程有关的疼痛,持续性或反复发作性疼痛,可延续数月至数年。据文献报道,随年龄增长,持续性疼痛的发生率相应增加,且以退休、丧偶的老人发生率较高,女性多高于男性。疼痛好发部位以背部、下肢、头面部居多。疼痛对老年人,特别是对临终前老人的心理健康影响极大。慢性疼痛除影响中枢神经系统功能外,对自主神经系统的影响比急性疼痛更明显,常表现为抑郁、失眠、食欲下降、生活活动兴趣低落等。有的老年人渴望家人的关爱,期望获得儿女的照顾,或者患有抑郁等心理疾病,都会产生疼痛。老年人痛阈在小且短时间刺激时痛阈提高,相反地,在大且长时间的刺激时痛阈降低。

(一) 老年人疼痛感觉的特点

大量临床观察及研究结果表明,随着机体的老化,主观视觉、听觉传导过程和受体反应系统的功能已发生变化。听觉、视觉能力出现偏差,表现为老年性远视(老花眼)和老年性耳聋。传导和受体器官越复杂,与机体老化过程相关的感觉功能变化就越大。疼痛感觉是否也具有随机体老化而减弱的变化,目前尚无确切的结论。用心理物理学测量手段,比较中青年与老年人(年龄在65岁以上)对疼痛感觉的痛阈和耐痛阈,并未发现明显差异。老年人与青年人对疼痛感觉的反应性无明显差异,人生之中,老年的发病率和死亡率显著增高。老年疼痛患者中确有对伤害性刺激感受性下降和传导功能降低的现象。这种变化除可能与疾病本身特点有关外,与衰老使生理机能和心理改变,以及交流能力和主诉症状的反应能力发生改变亦有关。

(二) 老年人疼痛评估的特点

目前所用的疼痛评估方法尚无一种能被普遍接受,因每一个年龄群体都需要有某些特殊的考虑,如儿童随着年龄段的不同,对疼痛的评估方法应有相应改变。视觉模拟评分法(VAS)对老年人是可行有效的方法,但对意识障碍者则无效。为了使有意识障碍、活动能力严重受限、识别能力减弱的老年人得到及时、准确的检查和治疗,对老年人疼痛的检测评估,必须注意以下特点:

1. 对伤害刺激的感受性 老年人对伤害刺激的感受性和对疼痛感觉迟钝的看法是缺乏客观理论依据的。对疼痛性质和疼痛程度亦无充分证据说明老年与青年之间有差异。老年人疼痛不应视为"正常现象"而被忽略,应得到及时有效的治疗。

2. 老年人的精神状态 老年人多伴有记忆力减退。在患有遗忘症的初期,记忆力的减退并不影响日常生活能力、自我维护能力和社会活动能力。同青年人一样准确地主诉疼痛症状、性质,疼痛治疗的效果较佳。但对识别能力严重减退的老人,已失去单独就诊的能力,故对其检查、诊治应有特殊方法。

3. 日常生活能力 有日常生活能力减弱的老人,多伴有明显的忧郁情绪。采用目前疼痛的评估方法难以得到准确的结论。对老年人疼痛的评估,除通常方法外,应对其生活能力进行评分,主要适用于非卧床患者。

4. 老年人的复合疾患 老年人慢性退行性改变包括痴呆和中风的发生率较高。尤其是高龄患者,慢性疼痛可能是多种病因所致。因此,对疼痛进行检查评估时,应注意多种疾病相互影响的因素。

(三) 老年人疼痛治疗的特点

老年人的药效学和药代学特点为"起效慢、药效增强、清除慢"。随着增龄,药物的清除率下降,体内分布量增加,排泄半衰期延长。所以老年人反复用药时,药物可在体内蓄积,使血药浓度增加。同时,因体内药物之间的相互作用,使药物毒性反应增强。随着增龄,老年人脂肪相对增加,水分及非脂肪固体相对减少,而药物在体内分布受全身脂肪量、水分、血浆蛋白的影响。由于老年人肝脏酶生成与活性较低,血浆蛋白含量相对减少,加之体内主要脏器功能降低,药物的代谢与清除能力下降,临床上老年人的用药量常显著少于中青年,且药效明显延长。因此,全面的临床检查和辅助检查,全面掌握老人全身状态与重要器官功能,准确应用镇痛药及其辅助药,是减少药物并发症的关键。机体老化、脂肪沉积、肌肉含水量减少,可能会影响药物的药效学。药物治疗与功能康复治疗的联合应用,比单一药物治疗更加有效。

老年疼痛药物治疗的原则是:①严格掌握适应证,正确掌握药物选择。②注意老人对药物起效慢、清除慢的特点。③药物剂量宜从偏小量(与中青年相比)开始,逐步调整到有效剂量,预防药物的副作用。④对治疗效果与反应进行反复评价,随时修正治疗方案。

第二节 老年疼痛的评估

疼痛的测量是一种敏锐的个人体验,在老年人身上难以量化。几乎所有用于评估普通成人慢性疼痛的基本方法均可应用于老年人。最初的疼痛评估需要全面的病史和体格检查。疼痛评估的黄金标准依然是自我汇报。所有明确老年人疼痛病因的尝试都应该予以鼓励。从老年人甚至有轻微到中度的认知损害的老年人身上得到的大部分疼痛评分是可靠的。但是,老年患者或许将疼痛对其生活的影响减到最小,用其他词汇而不是"疼痛"来描述他们的情况,这部分或许是由于老年患者通常认为疼痛是他们衰老的正常现象。

老年患者的疼痛并不是单独出现,这对治疗的影响很大。因而对老年人慢性疼痛充分地评估和治疗要求多重评估,经常进行心理、经济、文化、社会、精神因素评估,为了对这个人群的疼痛程度和影响因素提供全面的评估和评定,许多工具已被修改或被特别改进。

一、老年疼痛评估概述

1. 把老年人交给医疗保健服务组织时,医疗保健专业人员应首先对患者做出慢性疼痛方面的评估。

2. 任何对功能或生活质量有显著影响的持续性或周期性疼痛都应视为重点问题。

3. 各种和疼痛同义的词都应该用于老年患者的筛选检查(如烧灼痛、不适、酸痛、痛苦、发沉、发紧等)。

4. 对那些有认知或语言障碍、不能用语言表达疼痛感受的患者来说,近来有功能和发音改变暗示疼痛是由一种潜在原因引起的(如步态改变、性格孤僻或暴躁、呜咽、呻吟、哭叫等)。

5. 对那些有认知和语言障碍的患者,应该由治疗人员汇报病情。

6. 如可能的话,应该对特殊情况进行鉴别并实施权威性的治疗。

(1) 潜在的疾病应得到最佳的处理。

(2) 患者需要特殊服务或熟练操作时,应该介绍到实施这些服务及操作的医疗保健专家处进行咨询。

1) 被鉴定为有神经衰弱并发症的患者应当请神经病学专家会诊。

2) 被鉴定为药物滥用或对正当或不正当药物有成瘾性的患者应该请对疼痛及成瘾性治疗方面有经验的专家进行会诊。

3) 有生活改变的顽固性疼痛患者应该交给多学科疼痛治疗中心处理。

7. 所有慢性疼痛患者应该接受全面的疼痛评估

(1) 全面的疼痛评估应包括病史、体格检查、相关的实验室结果报告和诊断检查、导致现在疼痛性疾病事件的具体情况,并建立一个明确的诊断、治疗计划及可能的预后。

(2) 对当前疼痛的最初评估应该包括的特征,如强度、特点、频率、位置、持续时间及突然加重或缓解的因素。

(3) 最初的疼痛评估应包括全面的镇痛药应用史、现在和以前所用的处方药、非处方药、"天然"药物等。曾用药物的效果及任何不良反应。

(4) 最初的评估应该包括全面的体格检查,要特别注意神经肌肉系统(如寻找神经损伤、虚弱、痛觉过敏、痛觉异常、麻木、感觉异常等)及肌肉骨骼系统(如触痛、炎症、畸形、扳机点等)。

(5) 最初的评估应包括对躯体功能的评估。

1) 体能评估应包括与疼痛相关的残疾以及日常生活活动。

2) 体能评估包括对功能进行测量(如活动范围、定向测试、Tinetti 步态和平衡测验)。

(6) 最初的评估应包括心理社会功能的评估。

1) 心理社会功能评估应包括患者情绪的评估,特别是抑郁(如老年人抑郁评分、简明症状量表、贝克抑郁量表、CESD 量表等)的评估。

2) 心理社会功能评估应包括对患者社交网的评估,包括任何关系不好的亲属关系。

(7) 使用标准疼痛评分记录对疼痛进行的量化评估(如视觉模拟量表、语言类比量表、数字量表)

1) 对有认知或言语障碍的患者,应该用为他们的需要和残疾而特制的等级量表(如适于说外语者的量表,较大的印刷字体,或用于有视力损害的量表,不要求视觉空间技能)。

2) 除非患者不能可靠地表达他/她的需要,否则不应使用大量基于临床印象和代理记录的疼痛评估。

8. 应该指导慢性疼痛患者及其治疗人员使用疼痛日志或疼痛日记,疼痛日志或疼痛日记有规则地记录疼痛强度、药物使用、治疗反应及相关活动。

9. 当出现由治疗所致病情改善、恶化或并发症时,应对慢性疼痛患者进行有规律的再评估,接着应该对疼痛综合征的严重程度及治疗引起的潜在不良反应进行再评估。

(1) 再评估应包括初次评估中被鉴定的主要问题的评估。

(2) 量化评分应用于进一步的评估。

(3) 再评估应包括镇痛药的应用、不良反应及相关问题的评估。

（4）再评估应包括任何非药物治疗的正面和负面影响的评估。

二、常用的疼痛强度评估量表

目前已经发展出各类疼痛评估的方法来试图记录和随访疼痛症状。临床应用较多的度量疼痛强度的量表有疼痛强度简易描述量表(verbal rating scale，VRS)、视觉模拟量表(visual analog scale，VAS)、0~10 数字疼痛强度量表(numeric rating scale，NRS)、McGill 疼痛问卷(McGill Pain Questionnaire，MPQ)、词语描述量表(verbal descriptor scale，VDS)和修订版面部表情疼痛量表(faces pain scale revised，FPS-R)。尽管很多量表对年轻人的使用比较可靠和实用，但对视觉损害和认知障碍的老年人，疼痛级别测定就变得有些困难。医师必须了解各种自我报告疼痛评估工具的可靠性和有效性。Herr 和 Mobity 调查一组平均年龄 65 岁以上的老年人对不同疼痛强度评估量表的使用情况，结果表明，FPS-R 有较好的效度和信度、VDS 能最好地描述疼痛、VAS 受认知和文化程度的影响最大。刘雪琴等调查也显示，老年人能够用至少一种量表来主诉疼痛强度，其中 FPS-R 是错误率最低而首选率最高的量表，将 FPS-R、VDS 和 NRS 这 3 种量表合并，制成简易疼痛评估尺，更适合老年人认知能力，且更加实用。

（一）VAS

VAS 是一种比较常用的测量工具，100mm 水平线或垂直线，两端分别标有"无痛"和"剧痛"，患者可指出代表自己疼痛强度的一点。VAS 应用于年轻人有较好的信度和效度，但随着年龄增加，应用此表的错误率比较高。对于认知功能障碍的患者不适合使用。

（二）NRS

NRS 是一个典型的 11 分评分制，患者选择量表上能正确代表他疼痛程度的数字(0~10)，是一种比较简单的评估方法，但实际应用过程中，患者有时找不到与自己对应的分值，比较抽象。

（三）MPQ 和 Short Form-MPQ(SF-MPQ)

MPQ 提供了一种多维度的评价方法，可以全面评估疼痛的强度、感觉、情感、时间等。疼痛强度测量使用 100mm VAS 和一系列 0~5 数字描述目前疼痛强度(present pain intensity，PPI)。其中，0=无痛苦，5=极痛苦，测量疼痛性质有 20 个描述语句，每一句有 4 个疼痛强度分级(0=无，3=剧烈)。1~15 组描述语句又被分为两类：感觉类（跳痛、针刺样痛、刀割样痛、刺骨样痛、痉挛痛、咬痛、烧灼痛、剧烈痛、触痛、痛苦的痛、撕裂样痛）和情感类别（如疲劳、厌倦、恐惧、痛苦的折磨），16 组为评价类，17~20 为其他类，MPQ 还包括身体空间位置图，患者可以指出疼痛部位、疼痛时间、疼痛性质，包括一过性、短暂性、持续性等。Herr 和 Mobily 认为 MPQ 对于老年人太复杂且浪费时间，要求必须具有基本的阅读和理解能力，适用于 12 岁以上的成年人，对于有认知障碍的老年人不适用。于是又有简化的 MPQ(SF-MPQ)，由 11 个感觉类、4 个情感类对疼痛描述的词语及 VAS 和 PPI 组成，每个疼痛性质分为无痛、轻微疼痛、中等疼痛及剧烈疼痛 4 个等级，比较简单，适用于老年人。研究表明，一维的疼痛强度测量在年龄上差别没有意义，多维的 MPQ 和 SF-MPQ 在强度测量上没有意义，对于疼痛性质测量（如感觉和情感）年龄差别有意义。随着年龄的增长，对疼痛的描述程度越低，在老年人的疼痛描述中没有"最强烈"这一词。

（四）VDS

使用无痛、轻度痛、中度痛、强烈痛、非常痛等一系列词语来描述疼痛。VDS 不仅可以测量疼痛强度，还可以看出患者的疼痛感觉变化。但老年患者感觉不敏感，相应的形容词可能比实际疼痛要轻，给治疗和护理也带来一定的困难。

三、认知障碍老年人疼痛评估工具

（一）Abbey 疼痛评估量表

该量表是由澳大利亚 Abbey 等于 2004 年开发的一种应用于痴呆患者急慢性疼痛评估的量表(The Abbey Pain Scale)。该量表包括六个条目，即声音语言、面部表情、身体姿势的改变、行为改变、生理改变及身体改变。每一条目根据严重程度分为四个等级：出现为 0，轻度为 1，中度为 2，重度为 3；总分值 18 分。并对疼痛程度进行了定义，无疼痛：0~2 分；轻度疼痛：3~7 分；中度疼痛：8~13 分；重度疼痛大于 14 分。

该量表由于没有涉及疼痛的类型,因而不能区分急慢性疼痛的差别。

(二) 痴呆患者不适评估(assessment of discomfort in dementia,ADD)——长期照护方案

该量表是 1997 年由 Kovach 等开发使用的一种护理人员评估和处理痴呆患者身体疼痛和情感不适,并制定护理计划的系统方法。因此,ADD 不是典型的疼痛评估工具,而是一种护理策略。作者指出这个工具是一种措施,但包含了发现疼痛的方法,也属于疼痛评估的工具。ADD 主要关注的是不舒适的行为,疼痛的生理、情感和社会各方面也包含在这个方案中。在 2002 版 ADD 中包括面部表情(8 个条目)、情绪(5 个条目)、身体语言(9 个条目)、声音(9 个条目)以及行为(11 个条目)五个维度。临床证明效度较好,但信度还需进一步研究。ADD 包含疼痛的评估以及处理计划,所需时间较长,使用前需要进行较长时间的培训。

(三) 阿尔茨海默痴呆不适评估量表(discomfort scale for dementia of the alzheimer type,DS-DAT)

DS-DAT 是 1992 年由 Hurley 等开发研究,用于评估认知能力丧失和言语交流障碍的严重痴呆患者的不适。护理人员通过仔细观察患者的行为进行评估。这个评估工具包括九个条目:嘈杂呼吸、负面声音、满足面部表情、伤心面部表情、惊恐的面部表情、皱眉、轻松身体姿势、紧张身体姿势及坐立不安。每一条目表述为出现和不出现,如果出现则通过出现频率、持续时间、程度来评分。每一条目 0~3 分,总分 27 分。这个工具在设计时适用于评估患者的不舒适,后来被广泛用于评估痴呆老年人的疼痛。该量表评分计算较烦琐,培训所需时间较长。

(四) Doloplus2 疼痛评估量表

Doloplus2 是 1992 年 Wary 等研发的法语版疼痛评估工具,用于评估语言交流障碍的老年人的疼痛。这个量表包括三个子表共 10 个条目,包括躯体反应 5 个条目、精神运动反应 2 个条目、心理社会反应 3 个条目。每一条目将行为分为四个等级描述,代表疼痛程度的增加,分值从 0~3 分,满分 30 分。得分超过 5 分认为有疼痛征象,但是开发者同时指出低于 5 分并不能排除有疼痛的可能性。这个工具是综合性的,包括 ACS 提出的六种疼痛行为中的五种。分值评定清晰,开发者认为只花几分钟即可完成评估过程,使用简单。现在此工具已被翻译成英语,在欧洲广泛使用,并应用于多种人群和机构,包括长期照顾机构、老年病房及临终关怀所。

(五) 非言语性疼痛指标量表

该量表是 2000 年由美国 Feldt 开发,用于评估认知障碍老年人急慢性疼痛的工具。这个量表由六个维度组成,包括非语言的声音(表达疼痛、呻吟、叫喊、咕哝等)、痛苦表情(皱眉、紧闭眼睛、咬唇、咬牙、扭曲的表情等)、保护性支撑、按摩痛处、坐立不安及主诉疼痛。该量表使用二分制,出现为 1,不出现为 0。量表包括休息和运动两种情况的评分(0~6 分),总评分 12 分。1~2 分为轻度疼痛,3~4 分为中度疼痛,5~6 分为重度疼痛。该量表评分清晰,使用简单。

(六) FLACC 疼痛评估量表

FLACC 是用来评估儿童术后疼痛程度的工具,但已被应用于评估认知障碍老年人的疼痛。该工具包括 5 个条目:面部、腿、活动、哭叫和可安慰性。每一条目 0~2 分,总分 0~10 分。虽然这个工具被推荐使用于老年痴呆患者,但是有些条目需要修改。特别是有些条目,比如踢腿、身体呈弓形、抖下颌等不认为是痴呆患者疼痛行为的表现。此外,可安慰性不是一种疼痛行为,而是一种护理措施的结果,可安慰性与痴呆老年人疼痛的关系仍不明确。提示 FLACC 用于认知障碍的老年人疼痛评估还需进一步修改和验证。

(七) 交流障碍患者疼痛评估工具

此量表是 Snow 等于 2004 年开发,用于护理人员评估痴呆患者疼痛的工具。这个工具是护理人员在普通护理工作中观察特殊的疼痛行为,来评估痴呆患者休息和活动时的疼痛。此工具包括四个部分:第一部分是日常活动,如洗澡、穿衣、移动等;第二部分是六种疼痛行为:疼痛言语、疼痛声音、疼痛面容、支持性、摩擦、坐立不安是否出现;第三部分是疼痛行为程度,并分为六级;第四部分是总疼痛程度。使用方法明确,但计分方法的描述不清。

（八）语言交流障碍老年人疼痛评估表

语言交流障碍老年人疼痛评估表（pain assessment checklist for seniors with limited ability to communcate，PACSLAC）是 2001 年由加拿大 Hadjlstavropoulos 等开发。该量表包括四个分量表，总共 60 个条目：面部表情（13 条）、活动/身体运动（20 条）、社会/个性/情绪（12 条）、生理情况/饮食、睡眠的改变/语言行为（15 条）。每一条目的评分均为两分制（出现为 1，不出现为 0），总分 60 分，但没有对分值的高低进行解释。虽然此量表包含 60 条，但是应用起来较简单，花费时间并不多。该工具是综合性的，包含了 ACS 提出的全部六种疼痛行为。总之，PACSLAC 是一种临床应用简单有效地评估和监测痴呆患者疼痛变化的工具。但该量表仍须改进，比如评估的疼痛应该是现在正在经历的疼痛而不是回忆性疼痛，还需进行因子分析和大样本的效度和信度检验。

（九）重度痴呆疼痛评估表

重度痴呆疼痛评估表（pain assessment in advanced dementia scale，PAINAD）是 2003 年由美国学者 Victoria Warden 等研究开发，由 DS-DAT 和 FLACC 改编而成，用于重度痴呆患者疼痛的评估。量表共分 5 个维度，包括呼吸状况、负面语言、面部表情、肢体语言及可安慰性，并对每种行为都有明确的定义，每个维度评分 0~2 分，总分值从 0~10。该量表包括 AGS 提出的六种疼痛行为的三种：面部表情、声音和身体语言。由于该量表总分 0~10 分，与常用疼痛评估工具（如 VAS、VRS 等）便于比较。评分简单详细、所用时间大约 5min。但该量表在测试时使用的样本量较小（19 例）并且全为男性，因此在广泛使用前仍需进一步修改和验证。总之，PAINAD 是一种应用于不能言语的老年人简单的观察性疼痛评估工具。

（十）老年痴呆患者疼痛评估表

老年痴呆患者疼痛评估表（pain assessment for the dementing elderly，PADE）是 2003 年由美国 Michael 等开发使用的用于痴呆患者疼痛评估的工具，由健康照顾者进行疼痛评估。量表分为三个维度，由 24 个问题组成，每个问题值 0~4 分。第一维度是生理评估（包括面部表情、呼吸模式、身体姿势）；第二维度是总体评估（代理评估疼痛程度）；第三维度是功能评价（包括衣着、饮食、活动等）。虽然这个工具包含了 AGS 提出的五种疼痛行为，但是如何操作的描述不是很清楚。此外，此工具的描述有部分与附录的解释不一致。

（十一）痴呆患者疼痛评分

痴呆患者疼痛评分（rating pain in dementia，RaPID）是 2003 年由 Sign 和 Or 发展使用的评估痴呆患者疼痛的工具。包括 18 个条目，四个维度（行为、情绪、自理能力和姿势）。四分制评分（0~3 分），总分 0~54 分。量表与 McGill 和 VAS 高度相关。

（十二）最小数据疼痛评估工具（minimum data set，MDS）

MDS 是 Jiska Cohen-Mansfield 研发的。该量表用于评估护理之家认知障碍患者的疼痛，可以评估疼痛频率、疼痛程度和疼痛部位。量表包括社会人口学信息、功能、认知、临床诊断、治疗措施、睡眠、饮食、焦虑、行为、功能改变、体重等 350 条目，将疼痛分为无、轻、中、重四度。这是一种较好的评估工具，已被广泛使用。

（十三）成人非言语疼痛评估量表

成人非言语疼痛评估量表（adult nonverbal pain scale，NVPS）是 2004 年由 Odhner M 等开发，用于评估镇静的重症成年人的疼痛。量表由五个维度组成：表情、活动、保护性姿势、生理状况Ⅰ（血压、心率）及生理状况Ⅱ（呼吸）。每一维度根据程度分为三个等级，分别评分 0~2 分，总分 0~10 分。同时定义 0~2 分为无疼痛，3~6 分为中度疼痛，7~10 分为重度疼痛。

第三节　老年患者的疼痛治疗

一、老年疼痛治疗的原则

1. 采取创伤最小的医疗镇痛手段。
2. 药物治疗从低剂量开始，缓慢增加药物剂量。
3. 给予老年疼痛患者药物干预治疗之前，应考虑到与年龄相关的药代动力学的改变可能使药物敏感性和副作用都增加。

4. 充分注意到对药物反应的差异,制定个体化镇痛治疗方案。

5. 鉴于 NSAIDs 副作用,要谨慎或尽量避免使用;对乙酰氨基酚可用于轻度疼痛患者。

6. 阿片类麻醉药用于治疗中重度疼痛,使用长效缓释阿片制剂治疗慢性疼痛,同时用快速短效药物控制暴发痛,并根据暴发痛来准确滴定阿片药物剂量。

7. 预见和及时处理阿片药物所致副作用,包括恶心、便秘、嗜睡、谵语、耐受等。

8. 老年人避免使用丙氧芬、哌替啶(度冷丁)、美沙酮等。

9. 密切监控长期接受治疗的老年患者可能出现的副作用以及药物与药物、药物与疾病之间的相互作用。

10. 对一些疼痛症状给予适当辅助药物治疗,如抗惊厥药物等。

11. 药物治疗与非药物治疗相结合,镇痛效果更为显著。

二、药 物 治 疗

老年人经常同时使用几种药物,年龄的增加使老人在药物反应和相互作用方面有着更高的风险。据报道,老年人药物不良反应发生情况是年轻人的 2~3 倍。即使一种无益的药物都会导致老年人不良药物反应的发生。由于组织受体数量的减少和/或神经递质受体亲和力的减低,老年人对苯二氮䓬类和阿片类药物更敏感。内环境调节机制能力的降低使老年人在服用镇静药或区域阻滞后易跌倒、谵妄或直立性综合征。当服用多种镇静药或抗胆碱能药物时,药物会发生协同作用,引起谵妄、深昏迷、尿潴留或便秘。大部分口服药物通过被动扩散吸收,受衰老影响很小。衰老使非脂肪体重和总体水减少,脂肪组织增加,这会改变药物的分布和再分布,以及清除。脂溶性精神活性药物(如地西泮或芬太尼)分布容积增加,而水溶性的药物(如吗啡)分布容积减少。血清蛋白浓度的减少会导致血浆蛋白结合药物的能力下降,增加血浆解离或非结合药物,如萘普生等。心输出量、肝血流和肾清除率的年龄相关改变使肝脏和肾脏清除率减少,代谢减慢。肾脏清除率的改变与年龄相关,同时老年人也更易患相关疾病。

(一) 老年药物代谢

1. 吸收与运转　增龄使胃肠供血减少,高龄老人可下降原 1/3 左右,黏膜上皮功能减退,有效吸收表面积缩小,胃酸下降,胃液 pH 值发生改变,若服用吲哚美辛、阿司匹林等药物时,易致胃肠出血、炎症和溃疡,胃肠道动力功能的下降,可使不溶药物更难于吸收,如铁、钙剂与四环素结合成难溶的金属复合物。阿托品能引起胃肠蠕动减缓,氨茶碱、地高辛吸收增加,易于中毒。胃肠分泌功能下降,老年人便秘时用泻剂较易使药物吸收不充分。药物吸收后与血浆蛋白和细胞膜作为载体转运,以结合型方式延长或维持药物的有效浓度,大量结合型则对靶细胞器官发挥其药物药理活性。老年人常有肝肾功能不全,易发生贫血,使结合型减少而游离型增加,即常规剂量用药也会增加不良反应,如应用胰岛素时的低血糖反应或危象。

2. 分布容积和代谢　随着年龄增长机体总体分布容积减少,个别情况可减少年轻时的 10% ~ 25%,其药物分布量也相应降低。由于年龄增长导致脂肪增加而肌肉减少,药物分布容积与全身的浓度量较年轻人增加,此时按体表面积给药以常规量,易出现中毒。对脂溶性药物利用减少,如维生素 A、维生素 D、维生素 E 等,可出现皮肤干燥、疲劳、乳腺增生等。同时由于游离型药物到达肝肾部位剂量的增加,使其易受损。随年龄增长,肝实质细胞减少而肝缩小,血供减少,病理情况下肝功能会进一步受损,因此肝内药物的氧化还原、分解代谢均受影响。特别是某些药物对肝内线粒体酶抑制,减少其活性,影响肝分解代谢速度。巴比妥类则有加快药物代谢作用,有些药物则相反。

3. 肾排泄　药物大多经肾排泄,年龄增加时肾实质、肾单位、肾小管的数目减少,肾小球滤过率(GPR)和肾小管的分泌作用递减 1%。65 岁时肾血流较年轻人减少近半,心衰或低血容量时可使肾血流进一步减少。80 岁时肌酐清除率为 20~40ml/min。治疗指数小的药物,如地高辛、氨茶碱类主要由肾排泄。老年人用抗生素时,其清除时间均相应延长,与肌酐清除率成反比,易发生药物蓄积并出现不良反应或中毒等。

4. 体内激素与受体的改变　年龄增加,生长激素和肾上腺皮质激素可能有所变化,甲状腺激素可相当程度地减少,促性腺激素在 80 岁后明显下降(达 25%),甲状腺素和降钙素随年龄上升有下降趋势,

1,25 二羟维生素 D_3 随增龄而下降。血中增压素(如去甲肾上腺素)随年龄而增加,醛固酮则下降。激肽类,如前列腺素 E_2,60 岁后随增龄,肾排出下降。胰岛素分泌下降,糖耐量异常,血脂有升高趋势,血中免疫蛋白、酶类等均有不等程度的变化。机体老化时,许多器官组织上的受体数目减少,敏感性降低,心血管系统 α2 和 β2 受体减弱,有时服较小剂量的抗凝剂也可致出血或呈现不良反应,可能由于老年人部分组织受体敏感性增加所致。

（二）服药原则

1. 严格掌握适应证,正确掌握药物选择,从低剂量开始,缓慢给药,谨慎选定合适的剂量,预防药物的副作用。

2. 随着疼痛强度的改变,应经常进行评估和调整。

3. 尽可能使用复方药物,以便将单一药物的副作用减少到最低限度。药物治疗与功能康复治疗的联合应用,比单一药物治疗更加有效。

4. 注意个体差异,同样是老年患者,对同一种镇痛药的耐受程度也可能不一样。

5. 对慢性复发性和间断性疼痛,专家小组推荐采用短、速效镇痛药。

6. NSAIDs 应慎用,避免长期大剂量使用,不能作为常规使用。NSAIDs 对老年患者会产生明显的副作用,如消化道副作用等。

7. 老年人最为常见的轻度和中度肌肉骨骼疼痛,专家小组认为可选用对乙酰氨基酚(最大剂量每天不超过 2g)。如必须长期使用,也应限于需要时,不能每天或按时服用。

8. 对重度的疼痛,可使用镇痛药。镇痛药对缓解中重度疼痛的作用是肯定的。不过,因为患者体质及个体对药物反应的差异,选用此类药物,必须由医师处方并判定药物的疗效。

9. 不能单独依靠药物镇痛。非药物治疗是指对患者的健康教育、康复训练及其他相关的项目,可配合药物治疗或单独运用。

10. 对于非恶性疼痛患者,最好严格控制获得阿片类药物的途径。纯镇痛药物对患者会形成药物的依赖性及其他的一些负面的作用,应该控制该种药物的获得途径。

（三）常用镇痛药物

药物治疗是控制疼痛的基本方法。治疗疼痛药物按药理学特点,主要分为对乙酰氨基酚、NSAIDs、曲马多、阿片类药物、复方镇痛药,抗抑郁药及其他药物。

1. 对乙酰氨基酚　对乙酰氨基酚是运用最广泛的药物之一,被欧美多个协会推荐用于老年慢性非癌痛的治疗。通过抑制前列腺素的合成以及阻断痛觉神经末梢的冲动而发挥镇痛作用,用于缓解轻度至中度疼痛。但用药过量诱导的肝毒性是对乙酰氨基酚临床应用面临的首要问题,即使在推荐剂量范围,某些具有肝脏基础疾病的患者,对乙酰氨基酚也可直接造成其肝脏损伤。长期大量用药,尤其是肾功能低下者,可出现肾衰竭。镇痛日剂量不宜超过 2g,疗程不宜超过 10 日。

2. NSAIDs　作为临床上常用的解热镇痛药,NSAIDs 对于持续性疼痛的镇痛效果优于对乙酰氨基酚。老年患者是使用 NSAIDs 药物的高危人群,要考虑个体特点、服用疗程、药物剂量等因素,采用最低的有效剂量和尽量短的疗程,以减少 NSAIDs 的风险。相关国际组织制定的老年慢性疼痛患者用药相关指南或共识中建议,临床上应用 NSAIDs 的同时应配合使用质子泵抑制剂或 H_2 受体拮抗剂,以保护胃肠道。年龄超过 75 岁、既往有胃肠疾病史、慢性肾脏病史、心脑血管病史者等应禁止或避免使用 NSAIDs。禁止老年患者同时服用 1 种以上的 NSAIDs 类药物。

3. 曲马多　曲马多与阿片受体的亲和性弱,可能还有非阿片类机制,表现为:①没有纳洛酮可逆性;②没有明显的纳洛酮诱导的戒断反应;③产生散瞳作用(而不是缩瞳);④镇痛作用被非阿片类(如 5-HT 或肾上腺素类)抑制剂减弱。

曲马多仅具有中度的 μ 受体亲和性,且缺乏与 κ 受体的亲和力。曲马多与 μ 受体的亲和力仅为可待因的 1/10,吗啡的 1/6 000,似乎不足以产生镇痛效果。代谢产物 M1 的亲和力较母体强 300 倍,但仍远低于吗啡,且血浆浓度不到曲马多的 1/4。与其他阿片类药物不同,曲马多引起的主客观痛阈升高的效应仅能被阿片类拮抗剂纳洛酮部分阻断。因此,激活阿片受体可能只是曲马多的作用机制之一。

除阿片效应外,曲马多还能抑制神经元再摄取去甲肾上腺素和 5-HT。这些单胺类神经递质能影响中枢神经系统中下行抑制通路的镇痛效应。α2-肾上腺受体拮抗剂育享宾和 5-HT 拮抗剂利坦色林可以阻滞曲马多而不是吗啡的镇痛效应。非阿片类系统抑制再摄取的浓度与阿片类系统的范围相同,表明这两种机制都在体内存在。曲马多的镇痛强度为吗啡的 1/8～1/10,镇痛效应具有剂量依赖性,可以减轻慢性疼痛带来的抑郁和焦虑症状。常用于中重度急慢性疼痛。常见不良反应有恶心、呕吐、头晕等,与剂量相关,应遵循从低剂量开始,逐渐加量的原则。初始日剂量为 50～100mg,每天 1～2 次,最大日剂量 400mg。考虑老年人代谢率减低、肝肾功能下降等特点,建议老年人适当减量使用或延长给药间隔时间。慎用或避免使用作用于 5-羟色胺能神经元或单胺氧化酶抑制剂等药物(如三环类药、SSRIs、单胺氧化酶抑制剂等),防止出现 5-羟色胺综合征。该药滥用率低,但也会发生身体依赖,需逐步停药。

4. 阿片类药物

(1) 阿片类药物是治疗老年中、重度癌痛的有效药物:由于老年人药物代谢和清除率的改变,使老年患者体内药物浓度高、作用时间延长,因此老年人使用阿片类药物应从小剂量起始,缓慢加量,阿片药物初始剂量应为年轻成人的 25%～50%。需要强调的是,用长效制剂控制稳定疼痛是有利的。如果万一出现过量的情况,需要的解救剂量也较年轻人小,全天总解救剂量应为每天总剂量的 5%,每 4 小时一次。根据老年人缓慢加量的原则,按 25% 的幅度增加剂量,直至达到"33"标准(3 天内控制疼痛,疼痛 VAS 评分 3 以下,每天暴发痛次数在 3 次以下)。对于中等程度的疼痛,低剂量的二氢可待因酮(氢可酮)和羟氢可待因酮可以奏效,有良好的耐受性。可待因由于副作用强,可导致更多的恶心、便秘,剂量大时老年人不能耐受。对于重度疼痛,可以使用强阿片药物,如氢吗啡酮、芬太尼、羟考酮等。首次使用阿片类药物的患者,由于羟考酮和氢吗啡酮半衰期短,不产生活性代谢产物,推荐这两种药物。美沙酮虽然镇痛效果好、耐受性好,但是由于半衰期过长,不建议用于老年癌痛治疗。芬太尼透皮贴剂也不推荐作为老年患者一线镇痛药物,因为当患者有水肿或皮下组织缺乏时,低剂量贴剂无法奏效,而当老年患者初次使用或使用大剂量芬太尼贴剂时,会增加谵妄、跌倒、误吸的风险,尤其还须警惕呼吸抑制的发生。芬太尼药物半衰期长,通常在贴剂移除后,皮肤内仍有 50% 药物残留。最初使用吗啡,应从速效口服制剂开始,逐渐过渡到使用长效缓释剂,如控缓释羟考酮或控缓释吗啡。由于在老年人存在药物累积,根据经验,当改为长效制剂时,需要 24h 计算量的 75%。许多癌痛患者,即使疼痛症状能够稳定控制,也有 50%～89% 发生暴发痛。这种暴发痛不可预知,如果暴发痛每天发作超过 3 次,就应该考虑增加长效吗啡制剂的用量。如果经过治疗,患者仍有持续中等程度以上的疼痛,则往往需要增加总剂量的 50%～100%。

(2) 药物副作用的处理:所有的阿片类药物均可引起相似的不良反应,老年人阿片类药物的副作用出现频率更高,包括便秘、恶心、瘙痒、镇静、谵妄及尿潴留等。应用阿片类药物产生的便秘在老年人中普遍存在,而且不会出现耐受。针对便秘,通常预防性地给予适当的缓泻剂来软化大便和促进胃肠蠕动。在与服用阿片类制剂的同时服用缓泻剂,基本要伴随使用阿片类药物的全过程。初次使用阿片类药物,老年患者有可能出现恶心呕吐,通常 2～3 天后症状逐渐减弱至消失,医师可在镇痛开始时给予小剂量的止吐药预防。虚弱的老年患者易出现过度镇静和认知障碍,与恶心相同,在几天后出现耐受。有些药物可能加重阿片类药物的镇静作用,增加其他意外的风险,因此应用阿片类药物的同时,应停用其他中枢神经系统药物。

(3) 辅助治疗:辅助治疗可用于癌痛三阶梯治疗的任一阶段,能够治疗特殊类型疼痛,改善其他症状,增加主要药物镇痛效果,减轻副作用,但不推荐常规使用。轴助治疗药物包括三环抗抑郁药、抗惊厥药、苯二氮䓬类药物等。三环抗抑郁药(如多虑平和丙咪嗪)是中等强度的镇静剂,用于治疗神经痛和睡眠障碍,对老年患者,初始剂量从 10mg 睡前口服开始,逐渐增加到治疗剂量 50～150mg。由于这类药物容易引起直立性低血压和增加心血管疾患风险,应谨慎使用。抗惊厥药物也同样用于神经痛,加巴喷丁和普瑞巴林对糖尿病导致的和治疗后的外周神经痛有效,因毒性低,适于老年人服用。同时可以与低剂量的三环抗抑郁药物联合使用,以增大药效。建议初始剂量为 100mg 每次,缓慢加量。苯二氮䓬类药物可以通过有效的镇静作用帮助患者减轻疼痛。

截至目前,还没有一种彻底治愈慢性疼痛的方法。慢性非癌痛的治疗目的不是达到完全无痛状态,而是通过控制疼痛达到患者可耐受的合理水平,关注患者身体的功能恢复,帮助患者重新工作,恢复正常生活状态。慢性非癌痛的治疗是一个长期、持续的过程,临床对于老年慢性非癌痛治疗主要采用综合治疗,包括药物、康复、理疗、锻炼、心理治疗以及微创特色技术等多种方法。

5. 复方镇痛药 对乙酰氨基酚、NSAIDs 及阿片类药物在镇痛方面有相加或协同作用,制成复方制剂后,单药剂量减少、镇痛作用增强、不良反应减少,适用于中度至重度疼痛,如氨酚羟考酮片、氨酚曲马多片、洛芬待因缓释片、氨酚双氢可待因片等。除上述复方镇痛药外,多种治疗上呼吸道感染的药物中都可能含有对乙酰氨基酚、NSAIDs 的成分,因而其剂量问题尤其应当引起临床医师注意。复方镇痛药的主要不良反应包括对乙酰氨基酚超量使用、误用或重复用药引起肝毒性;NSAIDs 过量、叠加所致消化道、心脑血管事件等。对乙酰氨基酚和 NSAIDs 有剂量"封顶"效应,当复方镇痛药中的对乙酰氨基酚和 NSAIDs 的剂量达到"封顶"剂量时,则应由复方制剂转化为单纯阿片类药物。因此,在老年慢性非癌痛治疗中,使用含有对乙酰氨基酚、NSAIDs 的复方制剂应谨慎。

6. 抗抑郁药物 抗抑郁药一般应用于有神经病理性疼痛因素的患者,可在一定程度上提高患者的抗痛能力。抗抑郁药物按化学结构和作用机制,分为 TCAs、SSRIs、SNRIs、Nasas 及其他抗抑郁药。在使用抗抑郁药治疗疼痛的过程中,尽可能采用最小的有效剂量。少数患者疗效差,需合并用药,应选择化学结构不同、药理作用不同的两种药物联用,但其他抗抑郁药禁忌与 MAOs 联用,临床上常用的代表性药物像阿米替林为 TCAs,度洛西汀为 SNRIs,是治疗神经病理性疼痛的常用药物。阿米替林的镇痛效果确切,但应注意便秘、尿潴留等不良反应。此外,老年人对阿米替林敏感性高,使用阿米替林时应减小剂量,格外注意其心脏毒性、窦性心动过速、直立性低血压、心室异位搏动增加、心肌缺血甚至心源性猝死。度洛西汀可用于治疗糖尿病周围神经痛。SNRIs 常见不良反应有恶心、口干、出汗、乏力、焦虑、震颤等。

7. 神经病理性疼痛药物治疗 神经病理性疼痛一般首选药物镇痛治疗,适时进行微创治疗或神经调控治疗。早期进行药物干预,保证患者睡眠休息,促进机体自我修复,以阻止疾病进展是目前的主要治疗手段。药物治疗应建立在保证睡眠、稳定情绪的基础上,并认真评估疼痛性质、治疗前后的症状体征和治疗反应。停药过程应建立在有效、稳定治疗效果的基础上,并采取逐步减量的方法。

神经病理性疼痛治疗的常用药物包括钙通道调节剂(加巴喷丁和普瑞巴林)、TCAs 类抗抑郁药(阿米替林)、钠通道阻断剂(卡马西平、奥卡西平)等。曲马多和阿片类镇痛药可单独使用,或与抗惊厥药、抗抑郁药联合使用。

除上述药物外,还有一些药物在临床已广泛应用,包括辣椒碱、利多卡因贴剂等。利多卡因贴剂起效快(≤4h),可以有效缓解 PHN,最常见不良反应包括使用部位皮肤反应,如短暂瘙痒、红斑等。

三、非药物治疗

(一) 非微创治疗

1. 物理疗法 如体外冲击波疗法、光疗法、电疗法、磁疗法、超声波疗法、水疗法、按摩等。
2. 心理治疗 如认知行为治疗、接受和承诺疗法、松弛治疗、生物反馈治疗等。

(二) 微创介入治疗

一般用于药物及物理治疗效果不佳的慢性顽固性疼痛。可根据老年人慢性疼痛的原因和影像学检查,选择相应的治疗方式,如选择性神经根阻滞术、神经根或神经节脉冲射频镇痛术、椎体后凸成形术、鞘内镇痛装置植入术、SCS 电极植入术、各种神经毁损术等。

老年慢性非癌痛的治疗要在熟悉上述镇痛药物的药理学特点基础上,根据疼痛性质、程度,结合老年人生理和用药习惯等因素,平衡用药风险与获益,以达到合理选择、使用镇痛药物的目的。对于药物治疗效果不佳的患者,可考虑介入治疗、手术治疗、康复治疗、中医治疗等手段。

(陈付强)

参考文献

[1] PAUL J C. SCAN L,STEPHEN J G,et al. Effective treatments for pain in the older patient[J]. Curr Pain Headache Rep,2011, 15:22-34.

[2] BUSSE J W,SCHANDELMAIER S,KAMALELDIN M,et al. Opioids for chronic non-cancer pain:a protocol for a ystematic review of randomized controlled trials[J]. Syst Rev,2013,21(2):66.

[3] JENSEN T S,BARON R,HAANPAA M,et al. A new definition of neuropathic pain[J]. PAIN,2011,152:2204-2202.

[4] 神经病理性疼痛诊疗专家组. 神经病理性疼痛诊疗专家共识[J]. 中国疼痛医学杂志,2013,19(12):705-710.

[5] KEELA HERR,KAREN BJORO,SHEILA DECKER. Tools for assessment of pain in nonverbal older adults with dementia:a state-of-the-science review[J]. Journal of Pain and Symptom Management,2006,31(2):170-192.

第五十三章　躯体症状障碍

第一节　概　　述

慢性疼痛患者经常并发精神心理疾病。20世纪50年代,西方心理学家乔治·恩格尔提出了"心因性疼痛"的概念:缺乏器质性病变而由心理因素造成的疼痛。这一概念曾主导对慢性疼痛共病的临床认识数十年。但随着现代疼痛医学的研究进展,单纯应用心因性疼痛的概念不能解释临床上很多慢性疼痛性共病。当代流行病学证据支持躯体疾病和精神障碍共存/共病模型的观点。患有躯体疼痛性疾病并不能排除同时患有精神、心理疾病的可能性。疼痛性疾病患者比没有疼痛性疾病的患者更容易患精神、心理疾病。患有精神、心理疾病也不能排除患有躯体疾病的可能性。精神、心理疾病患者的行为和心理变化会促进躯体疾病的发展。反之,长期慢性疼痛折磨也会促进精神、心理疾病的发生和发展。

现代医院体系科室划分越来越细,非常不利于精神和躯体共病的综合治疗,这在慢性疼痛患者的治疗中尤为突出。此类患者辗转于数个临床科室,但每个科室只关注本科室相关的症状和体征的原因追溯。如果只关注慢性疼痛患者的疼痛治疗或只关注心理治疗,往往治疗效果欠佳,因为伴发的精神疾病会影响躯体治疗的效果。疼痛科医师必须关注慢性疼痛患者的痛苦、无助、心理精神障碍、因病致残等各方面的问题。假如只关注疼痛问题而忽视其他问题,可能会导致治疗失败。研究表明,共存的精神、心理疾病对疼痛科的大多数治疗手段(如阿片类药物等药物治疗、微创介入治疗、神经调控治疗、康复治疗等)均有不利影响。不解决患者的精神、心理问题,这些针对慢性疼痛的治疗方法大多疗效欠佳,有时甚至加重疼痛问题,同时也可能成为医患纠纷的"导火索"。

慢性疼痛患者的精神症状表现复杂多样,慢性疼痛的共病也种类繁多,如焦虑、抑郁、人格障碍、转换障碍、躯体症状障碍等。躯体症状障碍是以躯体症状为主要表现的精神心理障碍。患有躯体症状障碍的慢性疼痛患者在疼痛门诊非常常见,但疼痛科医师由于缺乏对此类疾病的认识,常常出现误诊误治的情况,因而本章重点讨论躯体症状障碍的诊断和治疗,为疼痛科医师处理此类患者提供参考。

美国精神医学学会颁布的《精神疾病诊断与统计手册》是精神科学领域的疾病诊疗指南,最新版本是第5版(DSM-5),于2013年颁布。DSM虽然有其局限性,但它提供了一种分类法,是精神病学医师和心理学医师交流和进一步研究精神障碍的基础。慢性疼痛性疾病一直缺乏系统性分类。WHO于2019年5月12日正式通过了国际疾病分类第11版(international classification of diseases,ICD-11),并建议WHO成员国于2022年1月1日起执行。ICD-11首次制定了一套实用的慢性疼痛系统分类方法,将慢性疼痛(分类代码MG30)分为慢性原发性疼痛、慢性癌性疼痛、慢性术后痛和创伤后疼痛、神经病理性疼痛、慢性继发性头痛和颌面部疼痛、慢性继发性内脏疼痛和慢性继发性肌肉骨骼疼痛七大类。其中慢性原发性疼痛(分类代码MG30.0)是指发生在身体的一个或多个部位,伴有严重情感障碍(焦虑、愤怒/沮丧或抑郁情绪)或功能障碍(干扰日常生活和社交)的慢性疼痛。此外,ICD-11的精神与行为类别中将此类疾病命名为躯体痛苦障碍(分类代码6C20)。

随着医学研究的进步,人们对此类疾病的认识也在不断深入,其疾病名称也经历了一个演变过程,即ICD-9:精神性疼痛(心因性疼痛);DSM-Ⅲ(1980年):躯体化障碍(包括躯体化障碍、转换障碍、心因性疼痛障碍、疑病症、非典型躯体形式障碍);DSM-Ⅳ(2010年):躯体形式障碍(包括躯体化障碍、转换障碍、疑病症、躯体变形障碍等);DSM-5(2013年):躯体症状障碍(somatic symptom disorder,SSD);ICD-11(2019年):躯体痛苦障碍(bodily distress disorder,BDD)。

ICD是WHO根据全球各医学相关学科领域专家的建议制定的国际疾病分类系统,具有广泛的国际权威性。虽然 DSM 是美国精神病学协会的指南,但也被世界各国精神医学界广泛认可。很显然,DSM-5 的躯体症状障碍、ICD-11 躯体痛苦障碍和慢性原发性疼痛,分别由不同的专家组撰写,虽然所指同一类疾病,但使用了不同的诊断名称。鉴于本书是疼痛科医师的参考书,为了便于疼痛科医师与心身科同行的交流,本章采用躯体症状障碍的诊断名称。但在临床实践中,疼痛科医师使用 ICD-11 的躯体痛苦障碍,或者慢性原发性疼痛的二级诊断名称(如慢性原发性内脏痛或慢性原发性肌肉骨骼疼痛)都是可以的。表 53-1-1 和表 53-1-2 分别列出了 ICD-11 慢性原发性疼痛诊断标准和 ICD-11 躯体痛苦障碍诊断标准。

表 53-1-1　ICD-11 慢性原发性疼痛诊断标准
1. 发生在身体的一个或多个部位的疼痛
2. 伴有严重情感障碍(焦虑、愤怒/沮丧或抑郁情绪)或功能障碍(干扰日常生活和社交)
3. 慢性原发性疼痛是由生物、心理和社会等多因素共同导致的疼痛综合征
4. 除非有另外一个诊断可以更好地解释所表现出的症状,慢性原发性疼痛的诊断就是成立的,不管是否存在确认的生物或者心理因素

表 53-1-2　ICD-11 躯体痛苦障碍诊断标准
1. 存在令人痛苦、多种多样、不断变化的躯体症状
2. 过度关注、反复揣摩上述症状的严重性,如癌症
3. 反复就诊、反复检查
4. 医师的解释不能说服患者
5. 对已确诊的躯体疾病的关注显著超过通常该有的程度
6. 躯体症状持续存在数月或更久
7. 与个人、家庭、社会、教育、工作等事件相关

第二节　流行病学与发病机制

一、流行病学

据 DSM-5 报告,躯体症状障碍在一般人群中的发病率为 5% ~ 7%。根据 ICD-10 诊断标准,来自中国的小样本调查(孟凡强等)显示,综合医院门诊患者中躯体症状障碍的发病率高达 18.2%。慢性疼痛患者人群的躯体症状障碍发病率目前尚缺乏大规模流行病学调查,但据 Frances 等报告,25% 的慢性广泛性疼痛患者,符合躯体症状障碍的诊断标准。慢性疼痛患者并发精神心理疾病的患病率为 17.5%。Croicu 等研究报告指出急性躯体症状的患者中有 20% ~ 25% 会继续发展为慢性躯体症状。躯体症状障碍可起病于儿童、青春期或成年期。Yates 和 Dunayevich 的流行病学报告显示,女性发病率显著高于男性,男女比例大约为 1∶10。

二、发病机制

躯体症状是指躯体对各种感觉的高度认知,并将不正常的感觉解释为疾病的信号。躯体症状障碍是以躯体症状为主要表现的精神心理障碍,具体病因尚不清楚。现有研究表明,导致慢性和严重躯体症状的危险因素包括儿童时期疏于关照、性虐待、紊乱的生活方式、酗酒和滥用药物的历史。此外,躯体症状障碍与人格障碍关系密切。社会心理压力和文化背景也是重要的影响因素。研究发现,躯体化患者的失业率和劳动能力丧失率明显高于非躯体化患者。在一些文化中,当精神病症状被污名化时,患者也可能出现躯体症状。

(一) 精神分析理论

根据精神分析理论,由于人在婴儿时期主要以躯体反应应答外界的刺激,当遇到恶劣的外部环境时,会以原始的躯体反应应对。这种应答反应称为儿童的躯体行为语言。如果婴幼儿时期由于外部环境诱发的焦虑、紧张等情绪长期没有得到缓解,当成年后遭遇挫折和压力时,儿童时期的潜意识记忆会被唤醒,以躯体的不适来表达心理精神障碍。

(二) 文化背景因素

文化背景也是躯体症状和精神问题交互影响的因素。

（三）创伤因素

创伤与躯体症状障碍的发生也有密切关联。儿童时期遭遇的躯体创伤以及心理创伤（如受虐待）与躯体化症状障碍的形成有显著的因果关系。流行病学调查显示，儿童或青少年时期受到严重虐待的人群比一般人群更易遭受躯体症状障碍的袭扰。长期的环境压力（如战争环境）也是躯体化症状的相关因素。

（四）人格因素

许多精神障碍不是来自大脑疾病或某种形式的异常疾病行为，而是来自患者的个人性格和认知能力。每个人都有一系列的个人特质，如智力、外向性和神经质。这些特征是一个人与生俱来的个性。一个人拥有多少特质将决定他处理不同情况的潜力。当某些特质占主导时，会导致一个人容易感到痛苦。也有观点认为，慢性疼痛患者的躯体症状障碍是人格特征的体现，来源于早期的愧疚、愤怒和自虐等心理矛盾。一些研究回顾了慢性疼痛患者的人格特征和障碍，指出慢性疼痛患者人群中人格障碍的患病率为 31%~81%。

（五）生物学因素

躯体症状障碍的生物学病因一直是研究的热点，由于缺乏疾病动物模型，尚无公认的生物学机制的报道。有研究报道，躯体症状障碍患者的免疫功能与常人可能有差别，如单核细胞的激活增加，而 T 淋巴细胞活性降低。脑内 5-HT 系统功能降低一直被认为是一些精神疾病（如抑郁症）的原因，因为这类患者 5-HT 再摄取抑制剂治疗有效，但缺乏进一步的机制研究。

虽然目前的研究似乎建立了心理社会因素与躯体症状障碍的联系。然而，它们是否是因果关系还很难界定，即躯体症状障碍的心理社会因素的致病性尚未最后确定。

第三节 临床表现与筛查评估

一、临床表现

躯体症状障碍的临床表现以多种多样、不断变化的躯体症状为特征，可涉及多个部位、多个器官和多种机体功能，且可能与许多波及器官的器质性疾病的症状类似。临床各学科常见的症状都可能在躯体症状障碍人群表现出来，虽然不会在同一个患者身上全部表现。

（一）常见症状

1. 头颈部症状　头痛、头晕、头胀、眩晕、晕厥、脑鸣、咽部不适、喉咙阻塞感、鼻塞、耳鸣等。

2. 循环呼吸系统症状　胸痛、背痛、胸闷、心慌、气短、呼吸困难、叹气、窒息感等。

3. 消化泌尿系统症状　腹痛、腹胀、嗳气、食欲差、便秘、口苦、恶心、消瘦、尿频、尿急、尿痛、会阴部疼痛与不适等。

4. 躯体四肢症状　上肢、肩、背、腰和腿部疼痛，酸困，无力，全身易疲劳乏力等。

5. 睡眠问题　入睡困难、早醒、失眠、睡眠过多、多梦、噩梦等。

6. 精神、心理症状　精力减退、兴趣减退、怕烦、情绪不佳、缺乏耐心、易着急紧张、担忧害怕、惊恐、濒死感、习惯操心、多思多虑、消极想法、注意力下降、记忆力减退、易悲伤哭泣、易怒、对声音敏感、易受惊吓、强迫思维、强迫行为等。

（二）临床分型

综合分析以上症状，疼痛是突出的问题之一。患者开始可能多在综合医院非心身专科就诊，以心脏内科、消化内科、呼吸内科和神经内科最为常见。近年来，由于疼痛科的快速发展，到疼痛科就诊的患者也越来越多。到疼痛科就诊的患者主要以不同部位的疼痛为主诉，可能不会主动提及疼痛以外的症状，疼痛科医师应注意询问疼痛以外的症状，当遇到以下"类型"的慢性疼痛患者应使用筛查量表做初步筛查。

1. "一丝不苟"型　这类患者就诊时会携带大量的在多个医院检查的结果，并对结果有序排列，认为需要医师注意的结果做显著标记，便于医师快速了解病情。

2. "反复就医"型　这类患者就诊过多家医院，多个科室和多名不同的医师，对国内疼痛科专家"如数家珍"般熟悉，同时携带同一个部位的反复检查的影像学资料（CT，MRI）。

3. "滔滔不绝"型　这类患者说话语速快,不给医师插话的机会,不强行打断他(她),会一直不停地述说。

4. "委屈易哭"型　这类患者几句话没说完,就会掉下痛苦的眼泪,哀求医师。

5. "沉默寡言"型　这类患者一般由家属带来就诊,不主动说话,面无表情。

6. "担心绝症"型　这类患者一般有近亲刚刚因"癌症"去世,但不主动提及家人的情况。

具有以上特征的患者大都乐意做量表筛查,因为有更多的时间和医师交流。对量表筛查阳性的患者应根据诊断标准进一步诊断。

(三)　常见疼痛障碍综合征

以疼痛为主要表现的躯体症状障碍在 DSM-4 中被单独列为持续的躯体形式的疼痛障碍,是一种不能用生理过程或器质性疾病予以合理解释的持续的中重度疼痛。这类患者主要因难以忍受的疼痛问题反复寻求诊断和治疗,在临床上经常以"疼痛综合征"的形式表现出来,包括非典型面痛、慢性盆腔疼痛和慢性腰背痛等。患者对疼痛症状的描述一般带有戏剧化色彩,常常被比喻为"刻骨铭心"般被刀刺穿的感觉。疼痛障碍患者主要特征:患者的注意力全部集中在身体的疼痛,并试图用疼痛来解释所有身体不适,并且极力否认可能的精神方面和人际关系方面的问题。解除疼痛成为他们的唯一诉求,并且表示愿意接受任何治疗手段。此类患者因镇痛药物的长期大量使用,很可能已经对镇痛药物依赖或成瘾。常见疼痛障碍综合征如下:

1. 非典型面痛　非典型面痛是波及整个面部几乎所有非肌肉部分的钝性或锐性疼痛,最常见的疼痛部位是颧骨周围、眼部和下颌。可以是持续性的,有时也表现为间歇性发作。疲劳或紧张可诱发或加重疼痛。患者疼痛区域与脑神经的分布并不重叠。此类患者多数病史较长,一般先到口腔科就诊。实验室和影像学检查未能发现与疼痛相关的器质性疾病。常用的镇痛药物对此类患者效果不佳,但抗抑郁治疗药物常常有效,认知和行为心理治疗也有效果。

2. 慢性盆腔疼痛　盆腔痛是妇产科门诊的常见症状,随着研究的进展,目前对慢性盆腔疼痛的解释已从单纯的心理学因素为主向多因素主导的观点转变。虽然大多数患者并无器质性疾病的发现,但 80%慢性盆腔疼痛的患者被发现有盆腔充血征象,但是又不能确定充血与盆腔痛有必然的病因上的联系。相关心理学观点认为,此类患者有性心理冲突,大多数患者患有月经失调或者性交困难。

3. 慢性腰背部疼痛　非器质性病变引起的慢性腰背痛是常见病、多发病。老年人、女性及高度焦虑人群的患病率高于一般人群。患者对自己的健康过度担心、关注,反复就医,但相关医学检查极少发现有器质性病因,基本可以排除器质性疾病的诊断。在以往的骨科或疼痛科的疾病分类中,此类疾病常常被归类于"非特异性腰背痛",但 ICD-11 不推荐使用"非特异性"或"功能性"等词汇命名此类疼痛,而是用"原发性"取而代之。

躯体症状障碍患者可能因为"病耻感"多不情愿去心身专科就诊,即使非心身专科医师建议去心身科就诊,多数患者会"阳奉阴违",实际上继续去其他医院,去看其他医师。多数患者不相信心理疾病的诊断,经常会和医师抱怨:"我真的很痛,肯定有病,怎么会是精神病呢"。要求医师做更多的检查,如果医师迫于患者的压力而满足其要求,在某种程度上也促成了过度检查和过多消耗医疗资源。

二、筛　查　评　估

筛查与评估是明确诊断的前提,虽然综合医院非心身专科(包括疼痛科)门诊量大,但也应尽可能对所有疑似患者做筛查评估,以免漏诊。筛查工具主要是使用问卷调查量表。患者健康问卷量表-15(patient health questionnaire-15, PHQ-15)是一般人群中最常用的检测躯体化症状的筛选工具。但最近开发的躯体化症状自评量表-8(somatic self-rating scale-8, SSS-8)越来越多地被用于检测躯体化症状。SSS-8 量表是一种可靠、有效的躯体症状自我报告量表,其临界分值可以区分躯体症状严重程度低、中、高、甚高的人群(表53-3-1)。这个量表通过了随机大样本验证,包括 2 510 名 14 岁以上的人,具有很好的可靠性。由于躯体症状障碍与抑郁和焦虑有相当的重叠症状,建议临床医师在评估躯体症状障碍的同时,最好对这些可能的共病(抑郁和焦虑)也进行评估,因为躯体症状障碍患者并发抑郁或/和焦虑的情况也是常见的。常用的抑郁量表是 PHQ-9,焦虑量表是 GAD-7。然而,必须强调的是,尽管筛查工具作为诊断过程中的第一步是有用的,但是在诊断躯体症状障碍时仍然必须依据诊断标准。

表 53-3-1　SSS-8 表格
8 项躯体症状量表（SSS-8）

指导语:在过去 7 天中,以下哪些症状让您感到困扰?

	无	很少	有时	较多	很多
1. 胃肠不适	□0	□1	□2	□3	□4
2. 背痛	□0	□1	□2	□3	□4
3. 胳膊、腿或关节疼痛	□0	□1	□2	□3	□4
4. 头痛	□0	□1	□2	□3	□4
5. 胸痛或气短	□0	□1	□2	□3	□4
6. 头晕	□0	□1	□2	□3	□4
7. 感到疲劳或无精打采	□0	□1	□2	□3	□4
8. 睡眠问题	□0	□1	□2	□3	□4

结果分析:0~3 分,无;4~7 分,低;8~11 分,中度;12~15 分,高;16~32 分,非常高。

第四节　诊断与治疗

一、诊　断

经过量表筛查评估后,对疑似患者应根据诊断标准判断是否符合躯体症状障碍的诊断。躯体症状障碍是医患双方共同面对的难题,患者常常面临不必要的检查和治疗,这种检查和治疗有时是患者的强烈要求,有时是医师迫不得已的选择。综合医院的非心身专科的医患双方可能更关注躯体因素引起的身体症状,而往往忽视精神心理因素的影响。

躯体症状障碍患者经常存在令人痛苦、多种多样、不断变化的躯体症状,导致患者过度关注、反复揣摩其症状的严重性,使痛苦持续或加重,严重影响患者的日常生活。患者因此反复就诊、反复检查,医师的解释往往不能说服患者。患者有时对已确诊的躯体疾病的关注显著超过通常该有的程度。

必须注意的是,尽管躯体症状障碍患者的症状复杂多变,但体格检查、实验室检查、影像学检查和功能学检查等客观检查多无阳性发现,或有器质性疾病的阳性发现,但不能解释患者的主要临床表现。因此确定躯体症状障碍的诊断之前,首先应排除器质性疾病,或者判断是否伴发器质性疾病。

（一）诊断标准

目前广泛应用的诊断标准是 DSM-5 的诊断标准（见表 53-4-1）。诊断必须具备下列标准之一:

表 53-4-1　DSM-5 躯体症状障碍诊断标准

A. 一种或多种使人痛苦或严重干扰日常生活的躯体症状。

B. 与躯体症状或健康问题相关的过多想法、情感或行为,至少表现为以下一种:
1) 对自己症状严重程度有不相称且持续的想法。
2) 对健康或症状的持续高度焦虑。
3) 在这些症状或健康问题上花费过多的时间和精力。

C. 虽然任何一种躯体症状可能不会持续存在,但症状的状态是持续的(通常超过 6 个月)。

注:主要表现为疼痛(先前的疼痛障碍):针对疼痛为主要躯体症状的患者。
　持续性:持续性病程为严重症状的特征,以损害和持续时间长(超过 6 个月)为特征。

1. 过度担忧躯体症状的严重性。
2. 对躯体症状的高度焦虑。
3. 花费过多精力关注躯体症状。
4. 躯体症状持续或反复发作至少 6 个月。

（二）严重程度

1. 轻度　仅满足标准 B 中规定的症状之一。
2. 中度　满足标准 B 中规定的 2 个或 2 个以上症状。
3. 严重　满足标准 B 中规定的 2 个或 2 个以上的症状，加上有多个躯体不适（或 1 个非常严重的症状）。

二、鉴 别 诊 断

对于疑似躯体症状障碍的患者，应与以下的疾病相鉴别，因为这些症状可能与其他精神疾病有关：抑郁症、惊恐障碍、广泛性焦虑障碍、物质使用障碍、病因不明综合征（如非恶性疼痛综合征、慢性疲劳综合征），以及非精神类疾病。

尽管初诊时未能发现明确的器质性疾病证据，但排除器质性疾病的诊断时还需慎之又慎，因为一些器质性疾病在早期也可能没有阳性体征和阳性检查结果。还要注意躯体疾病和躯体症状障碍并存的情况，或许器质性疾病症状被躯体化症状所掩盖。另外，许多种类的精神心理障碍也具有类似躯体化的症状，如抑郁障碍、焦虑障碍、精神分裂症等。因此，系统周密的体格检查以及周全的鉴别诊断是不可或缺的，以防漏诊其他严重的器质性疾病。

抑郁症和焦虑症是伴随慢性疼痛的最常见的情绪障碍，发病率远高于躯体症状障碍。因此，不要忽视抑郁症和焦虑症的躯体化倾向。及时辨识这两种常见的精神障碍，尽量避免误诊，使其获得恰当的治疗，尤其要避免对有自杀倾向的抑郁症患者误诊的发生。

考虑慢性疼痛患者躯体症状障碍的诊断时，还要区分双相情感障碍、物质性情绪障碍和心境恶劣障碍（尤其是伴有严重的人格障碍，如边缘型人格障碍）。双相情感障碍患者的情绪异常高涨和异常低落时间延长。这些情绪高涨的时期需要持续超过一天，包括自尊膨胀、睡眠需求减少和快速思考。躁狂或轻度躁狂发作预示抗抑郁药物的非典型反应，增加了抗抑郁药物引起躁狂的风险。物质使用障碍（如阿片类药物）也常常发生在慢性疼痛患者身上。慢性疼痛患者可能正在服用阿片类药物、糖皮质激素、多巴胺阻断剂（包括止吐剂）或镇静剂（包括肌松剂）等可能引起抑郁发作的药物。

三、治　　疗

躯体症状障碍的治疗需要多学科的方法，并强调个体化治疗。为了选择合理的治疗方案，疼痛科医师应该时刻牢记影响躯体症状的心理、社会和文化因素。

（一）一般治疗

安排定期复诊；与患者建立良好的合作关系；一旦患者被确诊为其他器质性或精神性疾病，告知患者其所患疾病并积极推荐到其他科室就诊；避免不必要的检查；让患者相信已排除严重的其他疾病；教育患者如何应对身体症状；设定减轻症状、改善功能而非完全治愈的治疗目标，必要时请心身科专家会诊。

（二）治疗方法

包括药物治疗和心理治疗。经过验证的心理疗法包括认知行为疗法和正念疗法等。

1. 药物治疗　临床研究充分肯定对躯体症状障碍有效的五类药物：TCAs、SSRIs、SNRIs、非典型抗精神病药物和中草药，即所有类型的抗抑郁药对躯体症状障碍都有效。SSRIs 对疑病症和躯体变形障碍更有效。当疼痛为主要症状时，SNRIs 比其他抗抑郁药更有效。几乎没有人支持使用单胺氧化酶抑制剂、安非他酮、抗癫痫药或抗精神病药物来治疗躯体症状障碍。这些药物有明显的副作用，最好避免使用。两项随机、双盲、安慰剂对照试验评价了圣约翰草治疗躯体症状障碍的有效性和安全性。这两项研究都表明，圣约翰草的疗效优于安慰剂，而且耐受性好，安全性高。由于抗抑郁药物兼有抗抑郁和镇痛的双重作用，尤其适合以疼痛为主要症状的躯体症状障碍患者。需要注意的是，药物选择仍然是一个"临床困境"，目前仍然是以症状为导向的治疗，而不是神经生物学的病因治疗。

TCAs 主要有阿米替林、丙米嗪和氯丙咪嗪。SSRI 类药物包括氟西汀、帕罗西汀、舍曲林、氟伏沙明、西酞普兰和艾司西酞普兰。氟西汀是最早的 SSRI，常用剂量为 20～40mg/d。SNRI 类药物主要有度洛西汀和文拉法辛,疗程应在 3 个月以上。

慢性疼痛患者常常使用过多种镇痛药物,如阿片类药物等。如果这些患者已经有依赖性,可能需要不断增加大剂量的药物,并对戒除或减少药物表现出相当的抵触情绪。这类患者可能需要一个戒除成瘾药物的计划,而不能突然断药,必要时请相关学科协助治疗。

药物治疗注意事项:

（1）在开始药物治疗之前,医师的解释工作不可或缺。

（2）通过解释药物基本原理、预期结果和常见副作用,让患者在开始用药前做好准备。

（3）强调减轻痛苦、改善功能和提高生活质量是主要的治疗目的,而不是根除病因的治疗。

（4）由于抗抑郁药物大多起效缓慢,在宣布任何药物无效前至少进行 12 周的充分治疗,并告知患者可能的起效时间。

（5）由于患者通常对副作用很敏感,因此药物服用从低剂量开始,应在几周内逐渐滴定到满意疗效,而不是几天内达到最大治疗剂量。如果滴定速度过快,患者可能因为副作用等问题,对医嘱的依从性会变差。

（6）强调不同的治疗方法并不是相互排斥的,而是具有相互协同作用,所以两者都是必需的。

2. 心理治疗　躯体痛苦障碍的心理疗法主要有精神动力学心理疗法、认知行为疗法、正念治疗、生物反馈治疗等,应由经过专科训练的心理科医师负责治疗。

（三）医患互动在治疗中的重要性

据国内外文献报道,超过 80% 明确诊断的患者不相信医师的诊断或者对治疗不满意,60% 以上的患者抱怨治疗无效。由于躯体症状障碍患者多处就医,可能服用过多种药物,对药物的副作用非常介意,往往过度关注药品说明书,造成患者对治疗的依从性差。肯尼等在一项针对慢性疼痛患者和疼痛专科医师的调查研究中指出,医患对疾病的认识出现差异,尤其当患者用一种医学模式解释自己的疼痛而医师认为疼痛来源于患者的精神心理时,会显著地增加医患矛盾的发生。互联网医疗信息相比以前更加容易获得,患者经常带着一些特殊检查和治疗的信息来就诊,对他们自己的诊断和治疗方案越来越固执己见。他们希望与医师建立相互尊重的关系,并在治疗决策中发挥积极的作用。当医师对他们的建议没有反应或者不愿意倾听他们的想法时,患者对治疗满意度会大打折扣。因此,医师的耐心解释是取得患者信任的唯一途径,取得患者的信任是后续治疗成功的关键。慢性疼痛患者常常丧失社会和职业功能,治疗应提供综合的、全面的医疗。治疗之前应对患者进行综合评价,还应鼓励患者配偶、家人甚至同事共同参加治疗。应使患者认识到治疗成败的关键不在于医师,也不在于药物,而在于患者自己,调动患者积极配合治疗的态度是治疗成功的关键。

躯体症状障碍通常是慢性的,症状时好时坏。然而,一些研究表明,患者是可以康复的。大约 50%～75% 患者的躯体症状可以得到改善甚至消失,但也有 10%～30% 的患者症状可能持续存在甚至恶化。预后良好的指标是躯体症状减轻、功能改善和生活质量提高。定期复诊是预防复发的关键。

躯体症状障碍是以躯体症状为主要表现的精神心理障碍,在疼痛科等非心身专科门诊常见。非心身专科对躯体症状障碍的识别率、诊断率和治疗率较低,但漏诊和误诊率较高,可能成为医疗纠纷的原因之一。本章主要叙述了躯体症状障碍患者的评估、诊断与治疗。尽管筛查工具作为诊断过程的第一步是有作用的,但是在诊断躯体症状障碍时仍然必须符合 DSM-5 的诊断标准。治疗方法包括药物治疗和心理治疗。大量临床研究明确肯定了抗抑郁药物治疗躯体症状障碍的疗效。当疼痛为主要症状时,SNRIs 比其他抗抑郁药更有效。非心身专科医师,尤其是疼痛科医师,要时刻谨记"有所为,有所不为",对疑似严重的心理障碍(如重度抑郁发作、复发性或难治性抑郁、双相情感障碍的抑郁发作、存在自杀风险、伴有精神病性症状或妊娠期、产后妇女的严重抑郁等)患者,应请心身专科会诊或转诊。

（吕岩　王化宁）

参考文献

［1］ TREEDE R D,RIEF W,BARKE A,et al. A classification of chronic pain for ICD-11［J］. Pain,2015,156(6):1003-1007.

［2］ NUGRAHA B,GUTENBRUNNER C,BARKE A,et al. IAsp taskforce for the classification of chronic pain. The IASP classification of chronic pain for ICD-11:functioning properties of chronic pain［J］. Pain,2019,160(1):88-94.

［3］ NICHOLAS M,VLAEYEN J W S,RIEF W,et al. IASP taskforce for the classification of chronic pain:the IASP classification of chronic pain for ICD-11:chronic primary pain［J］. Pain,2019,160(1):28-37.

［4］ TREEDE R D,RIEF W,BARKE A,et al. Chronic pain as a symptom or a disease:the IASP Classification of Chronic Pain for the International Classification of Diseases(ICD-11)［J］. Pain,2019,160(1):19-27.

［5］ KURLANSIK S L,MAFFEI M S. Somatic symptom disorder［J］. Am Fam Physician,2016,93(1):49-54.

［6］ JOEL K,BRITTANY N R,SAMANTHA F. Chronic pain,psychopathology,and DSM-5 somatic symptom disorder［J］. Can J Psychiatry,2015,60(4):160-167.

［7］ KOCALEVENT R D,HINZ A,BRÄHLER E. Standardization of a screening instrument(PHQ-15)for somatization syndromes in the general population［J］. BMC Psychiatry,2013,13:91.

第五十四章　眩　晕　症

头晕是最常见的临床主诉之一,尤其在老年人群中,头晕的发生率占总人口的 20%~30%。引起头晕的疾病较多,常使得接诊医师鉴别诊断困难。

第一节　头晕分类

头晕分为四种主要类型:眩晕、失衡、晕厥前表现、头昏或非特异性头晕。尽管通过病史和检查可以进行诊断,但能确定真正头晕原因的患者不到 1/5。

一、眩　晕

眩晕表现为自身和外界环境的旋转感觉。患者感到天旋地转或物体摇晃,不敢睁眼,觉得闭眼比较舒服,常伴恶心、呕吐,也可能有出汗、心慌,甚至引发腹泻。眩晕属于三维空间的视空间障碍,最常见于外周前庭疾病,如良性阵发性位置性眩晕(耳石症)、前庭神经炎、梅尼埃病等。这种眩晕虽然表现得严重,但大多数是良性的,有些是自愈性的。以上这些疾病多见于耳科疾病,可考虑耳鼻喉科就诊。

二、失　衡

失衡是一种动作不协调,无法保持平衡的感觉。患者站立步态不稳、摇晃,感觉有"踩棉花感"或"坐船感",这是平衡障碍,多由神经系统疾病引起,可见于深感觉障碍、周围神经疾病、共济失调、神经变性疾病等。这种情况需要重视,很有可能是严重疾病引起,需尽早到神经内科进行详细的检查。

三、晕厥前表现

晕厥前表现是晕厥或即将晕厥的感觉。患者会感到眼前发黑、站立不稳、要摔倒的感觉,有时候出现短暂的意识丧失而摔倒,也就是老百姓常说的"昏倒"或"虚脱",可伴有出冷汗、心悸。这种最常见于反射性晕厥,也可能见于低血压、心律失常、低血糖、贫血等。推荐优先心血管内科就诊。

四、头晕或非特异性头晕

这是一种比较含糊、难以准确描述的头昏或头晕的感觉,这种现象最多见。患者常常表现为头部昏沉感、不清醒感、易疲乏、犯困等,常见于精神因素,如焦虑抑郁状态等。此外,急性前庭疾病恢复期、内科疾病或药物副作用等也可能引起。这种情况可在神经内科及心理科寻求帮助。

虽然有了简单的分类指导,但很多患者仍不太了解或感觉分类不清,依然奔波于多个科室就诊。引起头晕的疾病可能涵盖神经内科、心血管内科、耳鼻喉科、心理科、骨科、内分泌科等。患者和临床医师常常被头晕所困扰。

由于头晕疾病的特殊性,随着头晕研究的深入和各个专业的整合,国外率先兴起了头晕门诊。目前国内大型的三级医院逐步开始设立头晕门诊。头晕患者到了医院,直接挂头晕门诊即可,因为头晕门诊的医师都是经过头晕专业领域的专门训练,综合了以上多个医学专业的头晕知识,能更准确地诊治头晕疾病。如果就诊的医院没有头晕门诊,建议先到神经内科就诊,因为头晕最严重的疾病往往是神经系统疾病,这样可保证安全第一。

第二节 眩 晕 症

一、概 念

人体在空间中的静态和动态平衡是在视觉、深感觉、前庭觉、小脑等系统的集体参与以及在大脑皮质的协调下完成的,其中又以前庭系统最为重要。前庭系统是内耳中主管头部平衡运动的一组装置,主要由椭圆囊、球囊和三个半规管组成。由于前半规管与后半规管成直角,两者又与水平半规管互成直角,对任一方向的旋转运动都易觉察。椭圆囊和球囊内的感觉区叫囊斑,由感觉细胞的"平板"组成,被一种含有碳酸钙的"耳石"的胶状膜覆盖。

前庭眼反射使运动时视觉稳定,前庭脊髓反射使活动姿势保持稳定。前庭觉、视觉和本体感觉传入在前庭核进行整合。前庭器官包括三个半规管,能感受旋转运动的刺激和两个位置器官(球囊和椭圆囊),能感受直线加速或减速运动的刺激。

眩晕系因前庭半规管系统不同部位受损,向大脑皮质发出与视觉、深感觉和小脑互不协调的病理性神经冲动,超出了机体当时的自身代偿功能时,引发人体在空间中的一种平衡障碍。患者主观感觉(实际上并不存在)自身或外物朝一定方向旋转或上下、左右、前后移动、浮沉或翻转,或地面升降等,临床上称之为运动性幻觉,其中以水平性旋转感最为常见。

眩晕可由内耳迷路或/和前庭神经、前庭神经核等周围性病变(周围性眩晕),以及小脑、脑干、大脑等中枢性病变(中枢性眩晕)所引起,但两者的表现略有不同(表54-2-1)。由中枢性病变所致的眩晕,患者多不能明确地叙述眩晕的性质和方向,多见于静止时,恶心、呕吐等自主神经症状多不明显或缺如,头部运动和睁眼多不导致眩晕以及恶心、呕吐等自主神经系统症状加重,多不伴有听力障碍。相反,由周围性病变所致的眩晕,患者多能明确地叙述眩晕的性质和方向(与眼球震颤的快相一致)。多见于运动之时,倾倒、恶心、呕吐等神经症状明显且严重,头部运动和睁眼可导致眩晕以及恶心、呕吐等自主神经系统症状的明显加重。多伴有病灶侧的听力障碍或(和)耳鸣。

表 54-2-1 中枢性眩晕和周围性眩晕的区别

	中枢性眩晕	周围性眩晕
眩晕	较轻、持续性、病程长	较重、发作性、病程短
眼震	无潜伏期、持续性、无适应性	有潜伏期、短暂、较快适应
耳蜗症状	听力多正常、无耳鸣	多有,听力异常和耳鸣
倾倒	方向不定	多有,常倒向前庭功能低下侧
自主神经系统症状	多无	常有,且较严重
脑部症状和体征	多有	多无

二、临床表现

眩晕为临床上的常见症状之一,系内耳迷路半规管及其传入径路、前庭神经核或大脑颞上回前庭皮质区等部位受到病理性损伤所引起,其中以耳性、前庭神经性、前庭神经核性等周围性眩晕最为多见,耳性眩晕常有既往或现病耳疾史。男女老少均可患病,但以中老年人更为多见。一年四季均可发病,常呈突发性,且易在劳累、激动、紧张、失眠、上呼吸道感染、急性咽炎、饥饿、受凉、室内通风不良、烟酒过度或月经来潮等诱因下发病,或在某一特定头位时发病(位置性眩晕)。可数日、数月、数年一次,或一日数次,甚至连续发作数日或数十日不止(眩晕持续状态),也有终身只发病一次者。一次发病的持续时间可长可短,眩晕的程度可轻可重,常因病变部位、性质和病因的不同而有差异。眩晕多于头位变动、睁眼和声光刺激时加重,闭眼、静卧和头颈固定不动或少动时减轻。依病变部位的不同可伴有听力障碍(耳鸣和/或耳聋)、恶心、呕吐、倾倒、眼球震颤等伴发症状。半规管功能检查常有异常。如脑神经或/和脑部受到损伤,则可出现相应的脑神经或/和脑部的症状和体征。眩晕的病程长短和预后好坏可因人因病而异,病因明确且又能根治者的预后较佳;病因不明或病因虽明但现尚无法或不能根治者的预后较差,此类患者只能通过药物等疗法进行对症处理,以减少发病及减轻病情;小脑出血、小脑桥脑角巨大肿瘤或椎基底动脉供血区严重梗死等重症患者预后较差,甚至可危及患者生命。

三、分　类

以往临床上常将内耳迷路或(和)前庭神经、前庭神经核等周围病变所引起的眩晕,统称周围性眩晕或真性眩晕;由小脑、脑干、大脑等中枢病变所致的眩晕,或由视力障碍、深感觉、耳石或共济失调性病变等引起的头晕,称中枢性眩晕或假性眩晕;甚至有人将头昏也归类于假性眩晕之内。这样的分类显得比较笼统,容易导致眩晕概念上的混淆和标准上的不易掌握,临床应用时比较困难.诊断上也容易出错。

从眩晕临床表现来看,中枢性或假性眩晕患者多不能明确地叙述眩晕的性质和方向,常见于静止或行立起坐之际,恶心、呕吐等自主神经症状多不明显或缺如,头部运动和睁眼少有导致眩晕以及恶心、呕吐等自主神经系统症状的加重,多不伴有听力障碍;相反,周围性或真性眩晕患者多能明确地叙述眩晕的性质和方向(与眼球震颤的快相一致)、倾倒(常倒向眼球震颤的慢相侧)、恶心和呕吐等神经症状常明显而严重,头部运动和睁眼可导致眩晕以及恶心、呕吐等自主神经系统症状的明显加重,多伴有病灶侧的听力障碍或(和)耳鸣。两者的临床表现确有不同,但由于眩晕的病因、病理和病情均较复杂,患者之间临床表现有时差异甚大,因而应用起来仍存在概念欠清、分类较笼统和诊断、治疗较困难等缺点。为此,先将眩晕和头晕、头昏区分开来,再从内耳迷路和前庭神经径路上不同部位病变所引发的眩晕等特征性临床表现进行如下分类。

(一) 耳性眩晕

由内耳迷路半规管病变所致。眩晕和眼颤常呈水平性,患者多能明确地叙述眩晕的性质和方向,恶心和呕吐等自主神经症状明显,头部运动和睁眼常导致眩晕的加重。常有病侧耳鸣、听力下降(重振试验呈阳性,重振现象被认为是由内耳毛细胞病变引起的一种现象)、半规管功能检查异常和耳疾既往史。随着眩晕发作次数的增加或局部病情的不断加重,内耳迷路一旦受到彻底破坏,功能完全丧失而成为死迷路时,眩晕可自行停止,多伴患侧不同程度甚至完全性耳聋。

1. 良性位置性阵发性眩晕　这种眩晕症在门诊十分常见,好发于老年人,常有特殊的诱发体位,发作数分钟后,若停止不动,眩晕症停止。若位置再度改变,则眩晕症又会发作。不予任何治疗,六个月症状也会自行缓解。关于这种疾病的成因,目前流行的说法是内耳掌管平衡的耳石退化脱落,形成游离状的小颗粒,当姿势改变时,就会影响内淋巴的流动,造成眩晕症。另外一种说法是,中耳长出一条小通路达到内耳,影响左右两边的压力差,造成眩晕症。听力常不受影响。

2. 梅尼埃病　梅尼埃病主要病变在于不明原因的内淋巴局部水肿、听神经及半规管细胞被破坏。患者会感到耳鸣、耳朵胀痛、听力丧失等。发作呈现阵发性,每次持续数分钟至数小时,后逐渐缓解。随后的数个月内不定时发作,每发作一次,听力就丧失一些,最后可以完全耳聋。

3. 急性迷路炎　急性迷路炎常与病毒感染有关,通常是先有上呼吸道感染的症状,然后是缓慢出现的晕眩,大约再过三天后出现最严重的晕眩,随后大约3~6周的时间会慢慢复原。

4. 耳毒性物质或药物　某些常见的抗生素药物,因患者体质关系,使用后就会造成暂时性听力丧失,眩晕症也是其中一个症状,通常停药后可以恢复。

5. 听神经瘤　这是第8对脑神经的良性肿瘤,如果压迫前庭,就会造成眩晕症,压迫小脑,引起平衡感失调的症状。如果侵犯小脑与桥脑交界,许多脑干的症状就会出现。

(二) 前庭神经性眩晕

第8对脑神经又称前庭蜗神经,为感觉神经,由耳蜗神经和前庭神经构成,从桥脑下部外侧缘发出。耳蜗神经细胞体位于耳螺旋神经节,外周支与内耳的毛细胞突触连接,中枢支入耳蜗神经核,传递声音引起的听觉冲动入中枢;前庭神经细胞体位于前庭神经节,外周支分布于内耳的半规管、椭圆囊和球囊,中枢支入前庭神经核团,传导与平衡和加速度相关的本体感觉。损伤耳蜗神经可造成听力障碍。损伤前庭神经可诱发眼球震颤和运动功能障碍。

脑底前庭神经病变引起眩晕和伴随症状与耳性眩晕大致相似,但常伴有同侧邻近的第Ⅶ、Ⅸ、Ⅹ对等脑神经受损,如为较大的听神经瘤或炎症性病变时,甚至还可出现脑干和小脑的受损症状和体征。如出现听力障碍(耳蜗神经受损),其听力重振试验却呈阴性。

(三) 脑性眩晕

由脑实质内的前庭系统病变引起。

1. 前庭神经核性眩晕　延脑前庭神经核病变所致的眩晕和伴随症状与耳性眩晕大致相似,但无病侧耳鸣和听力障碍,且常伴有同例邻近的第5、9、10对脑神经和对侧感觉(如痛觉等)传导束等脑实质受损的症状和体征。

2. 脑干性眩晕　由脑干内的前庭眩晕传入通路病变引起,临床上较少见。患者多不能明确地叙述眩晕的性质和方向。头部运动和睁眼多无眩晕加重。如伴发眼震,常呈垂直或旋转性且持续时间长。恶心、呕吐等症状缺如(因其低位的前庭迷走神经反射弧未受损),无病侧听力障碍(因听觉纤维经两侧脑干外侧丘系上升),但常伴有邻近相应的脑神经、运动或(和)感觉传导束等脑实质受损的症状和体征。

3. 大脑性眩晕　由大脑颞上回前庭皮质区病变所引起。眩晕与脑干性眩晕相似,无听力障碍和恶心、呕吐等症状,但可伴有邻近的大脑受损症状和体征。常以癫痫先兆或癫痫发作形式出现,可有癫痫性脑电异常,对抗癫痫药物治疗有效。

4. 小脑性眩晕　由小肠绒球、小结叶病变引起,眩晕和伴随症状与耳性眩晕大致相似,但常伴有同侧小脑实质性受损的症状和体征(如小脑性共济失调,以及肌张力和腱反射低下等),且无病侧耳鸣和听力障碍(因耳蜗神经未受损)。

(四) 颈性眩晕

与前庭性眩晕不同,颈性眩晕症状并非来自病变的前庭组织,因而很少导致真正的眩晕。颈性眩晕通常伴随有一系列的症状,包括颈痛、颈部僵硬、头痛、视物模糊、恶心、耳鸣,以及较为少见的虚弱、焦虑、注意力难以集中和记忆力下降等心理问题。颈椎病是最常见的颈部疾病,临床实践中经常发现颈椎病患者常常伴随头晕症状。约50%颈椎病患者会有头晕症状。颈性头晕的发病很可能源于病变颈椎间盘内的神经组织。

在正常颈椎间盘上,机械感受器可能与本体感觉传导功能有关。来自颈部的本体感觉信息参与眼、头部、躯体姿势,以及空间定位的协调。在维持身体平衡的过程中,平衡器官之间既存在协调,也存在竞争。来自疾病椎间盘上机械感受器的异常颈部本体感觉传递到中枢神经系统,可能与来自前庭或其他感觉系统的信息发生感觉错配。

此外,椎间盘的退行性变总是与炎性反应有关。在人体退变椎间盘上可检出细胞因子和炎性介质表达水平提高,这些物质的表达增高被认为与退变和疼痛有关。椎间盘的退行性改变,如正常结构被破坏和机械承载力缺失,可以导致异常变形,引起机械刺激,在一定的环境下(如炎性反应),会产生放大效应,这种效被命名为"外周敏化"。一些实验已经证实,在关节炎的动物模型中,与正常的关节相比,在炎性关节上的一些机械感受器会变得对机械刺激更为敏感。在炎性反应的环境下,加之机械感受器本身数量增加,很可能会导致机械感受器的放电特性过度活跃并产生错误的感觉信号。颈背根通过颈部本体感觉传导与前庭核之间存在的密切联系,也就将颈椎间盘的退变与头晕或平衡功能障碍联系起来,因而认为颈性头晕是源于疾病椎间盘上异常增生和长入椎间盘内部的鲁菲尼小体在炎性刺激下发生敏化,产生大量的异常本体感觉信息传入前庭核,并与前庭或其他感觉系统传入的正常本体感觉信息发生感觉错配。可以形象地把长入颈椎间盘内的鲁菲尼小体称为"幽灵感受器"。

眩晕是患者自身的一种主观感觉(运动性幻觉),症状程度与病因、病变部位,以及该次发病的严重程度、持续时间和患者的耐受性程度等因素有关,所以对眩晕程度的评估和分级往往比较困难,也很难准确地进行客观的量化评定,但临床上又希望有一个既简便且又能被患者和医师都能接受的分级标准。为此,临床诊疗工作中,根据眩晕发作对患者日常生活的影响程度和恢复情况(按0~5级的6级评分制)做出粗

略的评定,分级标准简述如下:

0 级:无眩晕发作或发作已经停止;

Ⅰ级:发病中和发病后患者的日常生活均不受影响;

Ⅱ级:发病中患者的日常生活被迫停止,发病后却很快完全恢复;

Ⅲ级:发病中患者的日常生活被迫停止,发病后患者的小部分日常生活不能自理;

Ⅳ级:发病中患者的日常生活被迫停止,发病后患者的大部分日常生活不能自理;

Ⅴ级:发病中患者的日常生活被迫停止,发病后患者的全部日常生活不能自理,且需别人照顾和帮助。

四、鉴 别 诊 断

眩晕鉴别诊断流程见图 54-2-1。

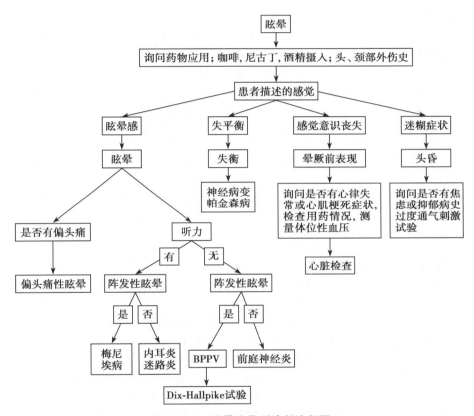

图 54-2-1　眩晕症鉴别诊断流程图
BPPV:良性位置性阵发性眩晕;Dix-Hallpike 试验:位置性眼震试验。

五、治　　疗

眩晕的治疗依病因而定,针对病因的治疗常常能改善眩晕症状。健康教育对减轻前庭症状是有用的。最常用的治疗眩晕药物包括抗组胺药物、苯二氮䓬类和止吐药。最常用的抗组胺药氯苯甲嗪对孕妇是安全的。由于镇静作用,老年患者应谨慎使用抗组胺、苯二氮䓬类等药物。

另外,对有持续单侧或双侧前庭功能异常的患者进行前庭功能康复治疗。前庭功能康复锻炼通过改变视觉和本体感觉训练大脑的平衡能力。几项随机临床试验证实前庭功能康复可以减轻眩晕症状,改善运动引起的头晕,改善日常生活状态。对于诊断为前庭神经炎患者,药物治疗和康复治疗应同时进行。急性期应该使用糖皮质激素。对于美尼尔综合征患者除了药物治疗和康复治疗外,生活方式的调整也很重要,应避免高盐饮食,少喝咖啡和饮酒。眩晕常见原因、临床特点和治疗见表 54-2-2。

表 54-2-2 眩晕常见原因、临床特点和治疗

常见原因	眩晕类型	临床特征	治疗
良性位置性阵发性眩晕 BPPV	眩晕,持续数秒	躺下或仰视时发生阵发性眩晕,无听力丧失 Dix-Hallpike 试验检查阳性	Epley 耳石复位 SRM-IV BPPV 诊疗系统
梅尼埃病	眩晕,数分钟至数小时	阵发性眩晕伴耳鸣,耳满胀感,听力丧失	前庭镇静,低盐饮食,利尿剂,血管扩张剂,鼓室内注射庆大霉素,手术
前庭神经炎	眩晕,数小时到数天	眩晕,不伴听力丧失	急性期前庭镇静,前庭康复
过度通气	头昏	口腔周围或肢体麻木,过度通气诱发	戴纸袋呼吸,治疗潜在的精神疾病
体位性低血压	晕厥	收缩压降低>20mmHg,舒张压降低>10mmHg,或脉搏增加 30 次/min	检查药物应用情况,氟氢可的松,严重病例用甲氧安福林
心血管疾病	晕厥	劳累性胸痛,心悸	心血管系统检查
前庭性偏头痛	眩晕	阵发性眩晕伴偏头痛症状或头痛	偏头痛预防
周围神经病变	失平衡	四肢感觉减退	治疗潜在疾病
迷路炎	眩晕	听力丧失和耳分泌物	治疗感染,前庭镇静
周围淋巴漏	眩晕	阵发性眩晕伴听力丧失,瘘管症阳性	外科修复,卧床
脑血管疾病	眩晕	持续性眩晕伴神经系统体征	需要神经学科评估
老年性失平衡	失平衡	多感觉缺失	辅助行走,前庭康复
颈性眩晕	眩晕,头昏,偏头痛	颈痛诱发	颈椎治疗

（彭宝淦 刘堂华）

参考文献

[1] JUN L I, DONG-JIE JIANG, XIN-WEI WANG, et al. Mid-term outcomes of anterior cervical fusion for cervical spondylosis with sympathetic symptoms[J]. Clin Spine Surg, 2016, 29(6): 255-260.

[2] AIKEREMUJIANG MUHEREMU, YUQING SUN, KAI YAN, et al. Effect of anterior cervical discectomy and fusion on patients with atypical symptoms related to cervical spondylosis[J]. J Neurol Surg A Cent Eur Neurosurg, 2016, 77(5): 395-399.

[3] YUQING SUN, AIKEREMUJIANG MUHEREMU, KAI YAN, et al. Effect of double-door laminoplasty on atypical symptoms associated with cervical spondylotic myelopathy/radiculopathy[J]. BMC Surg, 2016, 16(1): 31.

[4] AIKEREMUJIANG MUHEREMU, YUQING SUN. Atypical symptoms in patients with cervical spondylosis might be the result of stimulation on the dura mater and spinal cord[J]. Med Hypotheses, 2016, 91: 44-46.

[5] LIANG YANG, CHENG YANG, XIAODONG PANG, et al. Mechanoreceptors in diseased cervical intervertebral disc and vertigo[J]. Spine(Phila Pa 1976), 2017, 42(8): 540-546.

[6] PENG YOU, RYAN INSTRUM, LORNE PARNES. Benign paroxysmal positional vertigo[J]. Laryngoscope Investig Otolaryngol, 2018, 4(1): 116-123.

[7] WHITMAN GT. Examination of the patient with dizziness or imbalance[J]. Med Clin North Am, 2019, 103(2): 191-201.

[8] SABER TEHRANI A S, KATTAH J C, KERBER K A, et al. Diagnosing Stroke in Acute Dizziness and Vertigo: Pitfalls and Pearls[J]. Stroke, 2018, 49(3): 788-795.

[9] BARBOSA F, VILLA T R. Vestibular migraine: diagnosis challenges and need for targeted treatment[J]. Arq Neuropsiquiatr, 2016, 74(5): 416-422.

[10] GÜRKOV R, PYYKÖ I, ZOU J, et al. What is Menière's disease? A contemporary re-evaluation of endolymphatic hydrops[J]. J Neurol. 2016, 263 Suppl 1: S71-81.

[11] TJERNSTRÖM F, ZUR O, JAHN K. Current concepts and future approaches to vestibular rehabilitation[J]. J Neurol, 2016, 263 Suppl 1: S65-70.

[12] 彭宝淦, 杨亮. 颈性头晕的发病机制. 武警医学, 2017, (28)5: 433-435.

第五十五章　慢性疼痛与认知/情感障碍

疼痛包含感觉分辨和情感体验两种成分。前者编码疼痛的属性,包括疼痛的性质、强度、部位、持续时间等,后者编码伤害性刺激引起的厌恶、焦虑、恐惧、抑郁等负面情绪。无论是在急性疼痛还是在慢性疼痛条件下,二者都存在着复杂的相互作用。一方面,认知和情感状态对痛觉有很大的影响,如乐观情绪可减轻疼痛,而悲观情绪可加重疼痛;乐观的心理暗示可使安慰剂产生镇痛效应,而悲观的心理暗示则可反转阿片类的镇痛作用。另一方面,慢性疼痛常常与认知/情感障碍共病,2/3 的慢性疼痛患者伴有认知功能下降或/和焦虑和抑郁症状。疼痛与认知/情感之间相互作用的机制非常复杂,尚不十分清楚。

第一节　慢性疼痛与认知/情感障碍共病的机制

一、认知/情感影响疼痛的机制

人脑成像研究表明,伤害性刺激除激活经典的痛觉传导通路之外,还可激活众多与认知和情感相关的脑区,如前扣带皮层(anterior cingulate cortex,ACC)、岛叶、前额叶(prefrontal cortex,PFC)、伏核、杏仁核等。痛觉传导通路最终兴奋大脑皮层的体感 Ⅰ 区和 Ⅱ 区,传递疼痛的属性信息。而与认知和情感相关脑区的激活则传递疼痛的情感信息。岛叶既参与疼痛的感知,也参与疼痛的情感成分。研究表明有时痛觉的产生不需要刺激外周感受器和痛觉传导通路,如看到他人疼痛时会激活观察者的疼痛相关脑区并使痛阈下降,痛感觉增强,这种现象称为疼痛的共情。共情仅发生在亲人或熟人之间,在相互熟悉的动物之间也会发生。共情的机制尚不清楚,研究显示,共情与注意、情感、期待等心理活动密切相关。当看到或想象疼痛的场景或期待疼痛发生时,感觉皮层、ACC、岛叶、PFC 和 PAG 等与痛感觉、痛情绪和痛调制相关脑区激活。认知和情感相关的脑区,包括 ACC、岛叶、PFC、伏核和杏仁核通过直接或间接作用于脑干的下行感觉控制系统对脊髓背角的痛觉传入起调控作用。但某些脑区,如 ACC 可直接易化脊髓背角的突触传递。注意力和情感对疼痛的影响有所不同,专注于疼痛通过顶上小叶-S1 区-岛叶-杏仁核-PAG 通路,主要使痛觉增强,而负性情绪通过 ACC-PFC-PAG-RVM 通路,主要使疼痛引起的不适感增强。因此,分散注意力和保持乐观情绪可分别抑制痛感觉和痛情绪。相信或期待某种疗法或药物能解除疼痛可减轻疼痛,称安慰剂镇痛效应。该效应与采用的治疗手段无关,是一种心理作用,可被 μ 阿片受体拮抗剂阻断。安慰剂镇痛主要涉及 ACC、PAG 和 RVM 等脑区,可能与注意力通路无关。因为心理因素对疼痛的感受和情绪有重要影响,所以研究某种疗法或药物的镇痛效果时,必须设安慰剂对照组。

二、慢性疼痛与认知/情感障碍共病的机制

(一) 慢性疼痛与认知/情感障碍的关系

流行病学调查显示,约 2/3 的慢性疼痛患者伴有短期记忆、工作记忆障碍和情感障碍。记忆分为短期记忆和长期记忆。慢性疼痛患者往往伴有短期记忆障碍,而长期记忆基本正常,如患者常常忘记按时吃药等。工作记忆属于短期记忆,是一种对信息进行暂时加工和贮存的记忆系统,容量有限。工作记忆兼有信息储存和加工处理功能,对个体的推理、判断,进而作出决定非常重要。有研究指出,工作记忆与个体的工作能力密切相关。由于推理判断能力低下,受累者难以做出正确决定,严重影响个体的工作能力。海马损伤会导致工作记忆下降。迄今为止,由于工作记忆受损导致慢性疼痛患者工作能力下降的问题还没有引起医学界的足够重视。

为什么慢性痛患者伴有工作记忆障碍? 有人认为,疼痛吸引了患者的注意力,即患者专注于疼痛,导

致对其他事件的记忆下降,简言之,疼痛引起了记忆障碍。但是也有研究表明,疼痛刺激并不影响健康志愿者的工作记忆;用药物完全解除慢性疼痛患者的疼痛也不能改善他们的工作记忆。因此,疼痛与记忆障碍之间可能没有必然联系。与此相类似,有人认为慢性疼痛引起了情感障碍,但也有人认为慢性疼痛与抑郁之间没有因果关系。2011年任文杰等首次发现,外周神经损伤引起大鼠和小鼠工作记忆和短期记忆障碍,但不影响长期记忆;外周神经损伤抑制海马突触传递的长时程增强,而海马长时程增强被公认为记忆的神经基础。该研究表明,慢性疼痛伴随的工作记忆障碍可能源自于海马功能受损,而与慢性疼痛没有必然联系。2012年,Musto等发现,慢性疼痛患者(慢性背痛、复合性区域疼痛综合征和膝关节炎)的双侧海马体积较同龄健康人明显缩小。该结果进一步证实慢性疼痛患者记忆功能减退是由海马的结构和功能障碍引起的。还有研究表明,外周神经损伤可同时引起大鼠痛阈下降、短期记忆障碍和抑郁症状,痛阈变化与记忆减退和抑郁程度之间没有相关性。上述临床和动物研究结果提示,慢性疼痛与认知/情感障碍之间可能没有因果关系。因而推测它们共病的机制可能是由于慢性疼痛患者体内发生了某种变化,该变化同时导致了慢性疼痛和认知/情感障碍。

(二)　神经炎症是慢性疼痛和认知/情感障碍的共同机制

大量研究表明,神经炎症在慢性疼痛、记忆减退和情感障碍中都起重要作用。神经炎症是指发生在外周和中枢神经系统的局部炎症。神经炎症表现为:①外周免疫细胞(单核细胞、淋巴细胞等)浸润;②持续的胶质细胞激活;③持续的致炎细胞因子过表达。研究表明,外周神经损伤可以引起上述各种表现。外周神经损伤引起脊髓背角和海马等高级中枢小胶质细胞和星形胶质细胞进行性、持续激活;TNF-α、IL-1β等致炎细胞因子在外周和中枢神经系统及脑脊液中显著上调;外周血单核细胞增多,并浸润入脑血管,转变成血管周围巨噬细胞,但未见单核细胞浸润到脑实质。胶质细胞活化通过释放胶质递质,包括多种神经递质、众多的细胞因子、趋化因子等,引起脊髓背角C纤维突触长时程增强和背角兴奋性突触数量增多,导致慢性疼痛。同时,这些胶质递质可抑制海马长时程增强,引起认知/情感障碍。研究发现,外周神经损伤引起TNF-α在海马和脊髓背角上调,而BDNF在海马下调,在脊髓背角上调;兴奋性突触的量在海马减少而在脊髓背角增多。早有研究表明,BDNF含量对兴奋性突触的形成起决定性作用。外周神经损伤引起相反的兴奋性突触数量变化可能是由BDNF变化介导的,敲除TNF受体1可防止上述各种变化。外周神经损伤在脊髓背角和海马引起神经炎症,但神经炎症在这两个区域的作用不同,在海马抑制BDNF的表达,使兴奋性突触数量减少,而在脊髓背角则促进BDNF的表达,使兴奋性突触数量增多。NMDA受体的NR2B亚单位在慢性疼痛和认知功能方面发挥重要作用。用转基因方法上调海马的NR2B可提高小鼠的记忆能力,而NR2B在脊髓背角上调介导多种神经病理性疼痛。有趣的是,TNF-α可下调海马NR2B,而上调脊髓背角的NR2B。除海马外,神经病理性疼痛动物的ACC和杏仁核也发现TNF-α上调,抑制TNF-α的合成或敲除TNF受体1可防止神经损伤引起的痛觉过敏和记忆/情感障碍。而侧脑室注射TNF-α或静脉注射IL-1β可模拟神经损伤,引起痛觉过敏和记忆/情感障碍。研究表明,神经炎症在糖尿病和化疗药物引起的认知功能障碍也发挥重要作用。综上所述,神经炎症可能是慢性疼痛、记忆减退、焦虑和抑郁的共同基础。

研究表明,慢性疼痛患者的大脑灰质明显减少。灰质减少主要发生在PFC、ACC和岛叶。慢性疼痛患者大脑的白质(由神经纤维组成)也发生退变。这些形态学改变导致脑干下行系统对疼痛的抑制功能持续减弱,而易化功能持续增强,使传入到中枢的伤害性信息增多,痛觉增强。同时也引起焦虑和抑郁情绪,加重疼痛引起的情绪反应。有研究显示,某些慢性疼痛状态(骨关节炎、头痛或腰痛)解除后,上述大脑灰质的改变可恢复正常。这些研究提示,灰质变小可能不是因为神经元的丢失,而是因为神经元树突的萎缩和突触数量的减少。在培养的海马脑片,TNF-α可剂量依赖性地降低锥体细胞树突的数量和长度,减少兴奋性突触的数量。因此,推测当海马致炎细胞因子水平恢复正常后,神经元的树突和突触数量减少可能会逆转,认知和情感恢复正常。

总之,各种致病因素,如神经损伤、化疗药物等可抑制神经炎症同时也可防治慢性疼痛及其所伴有的认知和情感障碍。但是,在健康个体,胶质细胞和致炎细胞因子发挥众多的正常生理功能,如神经元的存活、突触传递可塑性、神经免疫等。只有胶质细胞持续激活、致炎细胞因子持续过表达才引起疾病。因此,过度抑制神经炎症会导致众多的副作用。理想的治疗手段应该是,使胶质细胞的活动和致炎细胞因子的表达恢复到正常水平。

第二节　慢性疼痛与抑郁症

疼痛是一种复杂的生理心理反应,常伴随情绪反应,可使疼痛加重,甚至引起抑郁症的发生。有研究表明,患有慢性疼痛的人伴有焦虑和/或抑郁症状者高达58%,且常常检测出多项生活质量指标低下。长期的慢性疼痛,给患者带来巨大的痛苦,导致一系列的社会、家庭、心理和行为问题,对他们的生活产生了重要影响,一些慢性疼痛患者常有明显的认知功能扭曲和无助感。使其社会活动减少,社会报酬降低,给社会和经济造成了巨大的损失。

受社会、文化背景的影响,为了避免被诊断为精神病,国内抑郁症患者常常把情绪问题隐藏在疼痛问题背后。然而抑郁症患者普遍存在以疼痛为主要表现的躯体不适主诉,如头痛、颈痛、背痛、肌肉疼痛、胃部烧灼感、腹痛、排尿疼痛等。

慢性疼痛与抑郁症之间关系目前尚无一致的意见,两者常常同时存在。Mee 回顾了一些疼痛障碍的精神并发症,结果显示,伴发抑郁症最为常见。Mok 等对中国香港的研究显示,慢性腰背痛患者的抑郁程度明显增高,与疼痛强度明显相关,对疼痛强度有显著的预测作用。合并抑郁症的疼痛患者疼痛更强烈、症状更严重,持续时间更久。Meeks 报道老年抑郁症患者中有62%的患者主诉有慢性疼痛,与不伴有疼痛的抑郁症患者相比,伴有慢性疼痛症状者抑郁程度更重,发作时间更长、抑郁症状更多。目前越来越多的研究者更加重视慢性疼痛与抑郁焦虑的同源性,认为它们是共病。治疗上对慢性疼痛的忽视可导致抑郁焦虑症难治不愈,而不重视抑郁焦虑症治疗也不能达到对慢性疼痛的满意治疗效果。

一、慢性疼痛合并抑郁症的关联因素

2019年最新国内精神病流行病学调查结果显示,中国的抑郁症终身患病率为7.4%,而英美等发达国家抑郁终身患病率约为18%。慢性疼痛常伴随抑郁症,慢性疼痛患者出现抑郁症状的占25%~87%。抑郁状态又会引起或加剧慢性疼痛。抑郁症患者常表现慢性疼痛,抑郁症患者主诉慢性疼痛困扰的比例在15%~90%之间。Koen 等对欧美亚洲、非洲以及南太平洋17个国家的慢性疼痛患者进行情感异常评估,发现在慢性疼痛发生的前12个月内,情感异常的发生率10%~42%,主要为抑郁和焦虑。吴庆连对120例慢性腰腿痛患者进行研究,表明慢性疼痛患者既有焦虑又有抑郁,焦虑情绪发生率为3.8%,抑郁情绪发生率9.17%,与国外报道基本一致。抑郁症在慢性疼痛人群中的发生率非常高,比在慢性内科疾病患者中高,是普通人群的4倍以上。

(一) 慢性疼痛类型和抑郁

临床应用病理生理学机制和解剖位置描述慢性疼痛。末梢神经受体区损伤或周围神经突触整合破坏可引起周围神经痛。中枢性疼痛可能与脊髓、脑干或高级皮质结构的整合功能紊乱相关。疼痛包括感受器、自主传入与传出神经。依据疼痛病理生理学的类型,患有慢性疼痛的患者对治疗干预的反应有所差别。全面地综合评估慢性疼痛,应包括评估启动、维持以及导致患者此种疾病的共患因素。横断面研究发现慢性疼痛与心理压力所致的抑郁相关。情绪障碍对新发躯体症状,如背痛、胸痛、腹痛等有显著的预测作用。病例对照研究发现,患有广泛慢性疼痛者精神障碍的发生率比那些不伴疼痛者高3倍。高达65%的因肌肉骨骼疼痛而住院康复治疗的患者与慢性心理障碍有关。30%的患者符合目前的精神障碍诊断(11%为重度抑郁),其中一半有两种或更多种精神障碍。患者对生活状况的消极、不满足特定要求的窘迫,或者对他们自己行动结果的失望,患者将这些不愉快的生活事件经历转变成情绪障碍中的焦虑、抑郁、恐惧、疑病、强迫和躯体化症状。

(二) 慢性疼痛和抑郁症可能的相似性和联系

早在20世纪60年代人们就已经认识到脑内递质调节系统与抑郁症有关。情感与去甲肾上腺素和/或5-HT 的递质系统紧密相关。服用利血平的患者中约有20%有抑郁表现,而其通过干扰突触囊泡对儿茶酚胺和 5-HT 的转运而耗竭这两种递质。异丙基异烟肼是一种抗结核药,能够提高患者情绪,原因是异烟肼能抑制单胺氧化酶,从而增加 5-HT 和去甲肾上腺素的含量。鉴于此,Aronoff 等认为抑郁症患者存在中枢内生物胺平衡失调,特别是去甲肾上腺素、5-HT 和多巴胺等水平的紊乱。Schildkraut 则提出了抑郁症的单胺递质假说:抑郁症是脑内某些部位单胺递质不足所引起的。患者食欲、心境、活动、睡眠、内分泌等症状与 5-HT 功能活动降低密切相关。

Strillmaller 报道 16 例三叉神经痛患者的脑脊液中,多巴胺代谢产物高香草酸及生长激素抑制素水平显著降低,去甲肾上腺素及其代谢产物香草杏仁酸也显著降低。作者认为在三叉神经痛的发病机制中这些神经递质的综合变化起到重要作用。而脑脊液中的 NE 在丛集性头痛活动期患者中显著低;丛集性头痛患者 5-HT 的缺乏可能与其常有自杀观念和行为密切相关。特别是在海马和额叶皮质 5-HT 受体亚型也分布在促进认知功能的皮质系统。给予 5-HT$_{2A}$/5-HT$_{2c}$/5-HT 受体激动剂或 5-HT$_{2A}$、5-HT 受体拮抗剂能够提高认知功能,因为 5-HT 能、NE 能网络(包括额叶的一部分区域)参与了疼痛发生的机制。去甲肾上腺素能的上行系统同 5-HT 系统对抗,能对抗针刺镇痛反应。从递质机制看,针刺镇痛涉及加强 5-HT 系统。而其下行系统则和 5-HT 系统协同,能加强针刺镇痛。

慢性疼痛与抑郁症的发病有很多相似之处,近几十年来进行了大量的研究,证实二者之间确实存在着一定联系。

1. 慢性疼痛与抑郁有强关联 身体的各种疼痛症状,都会增加抑郁的可能性。相关研究表明,有疼痛症状的患者都有抑郁倾向,有学者认为抑郁是慢性疼痛的直接后果或者是慢性疼痛的一个重要症状。Gormsen 等认为疼痛经常与焦虑和抑郁相关,这可能是对于神经传导系统干扰的结果,例如脑和脊髓的单胺系统;其研究结果认为非神经病理性疼痛患者对于所有刺激都高度敏感,疼痛侧和非疼痛侧,同时有高的心理学参数评分,包括抑郁和焦虑。Brown 等对 243 例诊断为类风湿关节炎的患者调查后认为,慢性疼痛和抑郁是相关的,慢性疼痛是抑郁的一个原因。慢性疼痛患者比社区人群抑郁症状水平明显提高。慢性疼痛患者的抑郁为长期遭受疼痛折磨、对生活造成限制以及对有效治疗绝望的结果。

2. 慢性疼痛、抑郁症和遗传的关系 在一项来自苏格兰的 2 195 个家庭中的 7 644 个人的调查中显示,他们当中 30% 的慢性疼痛患者受遗传因素影响。在双生子的调查中,慢性疼痛的遗传可达 34%。虽然到目前为止,遗传在慢性疼痛的发生发展过程中所发挥的作用尚未被证实,但在人类和动物的许多实验中都已表明,遗传在慢性疼痛中占据着重要地位。此外,慢性疼痛与抑郁症在许多风险因素方面也有所重叠,比如遗传因素和环境影响就可能是造成慢性疼痛与抑郁症的重要原因。有调查发现早发型抑郁症(年龄<30 岁)可能与多基因遗传有关,这也侧面证实了抑郁与遗传之间的联系。当然,也有研究认为抑郁症的发病与遗传有着重要的联系。一些慢性疼痛患者常有明显的自我控制和自我实现能力的下降,绝望感和自卑感、能力减退感。Bosco 等对瑞典女性双胞胎的协方差分析也显示,在排除环境因素干扰的前提下,遗传与慢性疼痛和抑郁症有重要联系,某些基因上的缺陷也是导致慢性疼痛的原因。在一项对 3 266 名女性双胞胎的研究中发现,抑郁症和慢性疼痛有 86% 的遗传相关性。这无疑更加印证了遗传和慢性疼痛及抑郁症有高度相关。

3. 慢性疼痛与抑郁症的共同病理机制 慢性疼痛(尤其是心因性疼痛)和抑郁症之间可能存在某些常见的共同病理机制:二者之间生物学上的相似性包括血清及尿中的血小板单胺氧化酶低、褪黑素水平低、皮质醇分泌亢进、丙咪嗪受体结合能力下降、地塞米松抑制试验异常、睡眠脑电中的快动眼睡眠期缩短等。相对较多的慢性心因性疼痛患者似乎有抑郁及"抑郁谱疾患"的家族史,如偏头痛及肠道易激综合征。Von Knorring 等认为抑郁症与慢性心因性疼痛之间共同的病理机制似乎是 5-HT 系统的紊乱,临床上抗抑郁剂治疗慢性疼痛有明显的治疗效果。本章第一节阐述,神经炎症可能是慢性疼痛和焦虑抑郁的共同病理机制。

4. 疼痛-抑郁-疼痛恶性循环 一旦疼痛出现后合并存在抑郁,会明显地影响其随后的发展转归等。Geisser 提出了一个神经生物学模式,认为抑郁通过加重可激活易化疼痛神经元的躯体灶直接影响疼痛的感觉传递,而关于疼痛的负性认知导致了抑郁对认知和情感的负面影响。慢性疼痛和抑郁通过反复的恶性循环相互影响,疼痛增加不愉快感,促进记忆起不愉快的事情,反过来,这些不愉快的事情加重不愉快感,诱发疼痛。Feldman 等前瞻性调查了 109 例 CRPS I 型的患者日常疼痛、负面情绪以及社会支持之间的关系,认为理解和支持对负面情绪起主要的缓解作用,对疼痛也会产生重要影响,疼痛引起焦虑抑郁以及愤怒情绪可增加抑郁情绪,导致疼痛加重。

二、慢性疼痛合并抑郁症的临床表现

（一） 抑郁症以疼痛为主要表现

1. 抑郁症常见症状　自主神经系统症状,如面红、手抖、出汗、周身乏力等。抑郁心境躯体症状、快感缺失,疲劳感说话、思维和行动迟滞,食欲改变,睡眠障碍,性欲低下,日常工作及娱乐活动兴趣降低,无价值感,自责感,罪恶感和羞耻感等。

2. 躯体症状表现　疼痛综合征,如头痛、胸痛、背痛等;胸闷、心悸;厌食、腹部不适、腹胀、便秘;老年人多低估主要的抑郁症状,主诉较多躯体症状而非认知或情感综合征。

因此,在临床实践中对有各种躯体症状主诉,尤其各种疼痛的诉述,查不出相应阳性体征的患者,应考虑隐匿性抑郁症。Cook、Breslau 等研究指出,老年人或年轻人的头痛均与抑郁有明确相关性,导致头痛较严重或较频繁。

（二） 慢性疼痛引发或伴发抑郁

慢性疼痛能显著影响患者情绪、性格及社会关系,常伴随抑郁、睡眠障碍、疲劳及全身功能降低。长期偏头痛发作所伴随出现的焦虑、抑郁可能是偏头痛难以控制的一个重要原因。骨关节炎致慢性疼痛的患者,经常是最初的组织损伤已治愈,慢性疼痛仍持续长时间。有人对 96 例慢性腰腿痛患者心理行为状态进行了调查,发现患者心理和行为受疼痛因素影响明显。心理状态以焦虑、抑郁及情绪波动表现较为突出。非典型性牙痛是发生在外观正常的牙齿及周围牙槽骨的一种难以解释的持续疼痛现象,现认为抑郁作为一种精神性因素,是非典型性牙痛的一个发病机制。三环类抗抑郁剂是临床上治疗非典型性牙痛应用最久、最广且最有效的办法。Harris 报道 66% 非典型性牙痛患者对三环类抗抑郁药有效。

慢性盆腔疼痛在育龄妇女中较常见,有反复发作的特点,对妇女的身心健康很不利。临床上可见慢性盆腔疼痛患者并无任何器质性病变或仅有轻微的器质性病变,其疼痛可能由情绪因素引起或加重。不少慢性盆腔疼痛患者存在精神病理学症状,常见的有抑郁症、焦虑症、疑病症等。患者可因长期疼痛而焦虑、抑郁、疑病,从而影响工作、家庭生活、人际交往等,这又进一步加重了抑郁、焦虑的状态,互为因果。部分患者由于疼痛症状突出而四处求医,长年累月地进行了许多不必要的检查,因为不能得到有效治疗而造成心理上的负担。躯体疾病的缓解能否减轻情感障碍的痛苦,有赖于躯体疾病发作前患者的情况。躯体疾病诊断或治疗不当有时会引起抑郁症状的复发,或使抑郁症的治疗效果不佳。

三、慢性疼痛合并抑郁症的治疗

大多数疼痛选用针对性强的镇痛剂,才能有效控制,而合用抗抑郁药可增强疗效。由于早期抑郁,特别是隐匿性抑郁患者,多以疼痛为主要症状,镇痛类药物作为对症治疗,虽然有可能取得暂时缓解,但被掩盖的抑郁症状仍未得到及时控制,必须联合抗抑郁药才能取得良好效果。

（一） 抗抑郁药治疗

包括三环类抗抑郁药、选择性 5-HT 再摄取抑制剂、SNRI、单胺氧化酶抑制剂、异环类或不典型抗抑郁药。

1. 三环类抗抑郁药　对慢性疼痛有较好效果,特别是对头痛及神经病理性疼痛效果更好。其作用机制可能是通过抑制突触部位的 5-HT 和去甲肾上腺素再摄取而增强下行疼痛抑制系统的作用。一项大规模临床研究结果显示,三环类抗抑郁药能缓解带状疱疹后神经痛、颌面部神经痛及糖尿病痛性周围神经病变,所需药物剂量较治疗抑郁症的小。常用药物为阿米替林,初始剂量 10~25mg/d,逐周增量,最大剂量可达 150mg/d。除了直接止痛和抗抑郁作用外,这类药物还能缓解疼痛的伴随症状,如睡眠障碍等。多塞平能有效控制疼痛-抑郁-失眠的恶性循环,有效率达 60%~80%,但起效慢,约需 1~2 周。Turkington 研究了阿米替林 100mg/d 和丙米嗪 100mg/d 用于 59 例伴有抑郁症状的糖尿病痛性周围神经病变患者,两者均能

100%缓解疼痛与抑郁症状,而安慰剂无显著疗效。Woodforde 等用阿米替林 75mg/d 治疗 PHN 患者,14 例中 11 例疼痛缓解。用阿米替林(150mg/d)或丙米嗪(150mg/d)治疗,并与常规疗法相比较。抗抑郁药治疗组 60% 疼痛缓解,而常规治疗组仅 32% 缓解。疼痛缓解与抑郁症状的改善有相关。Okasha 等用多塞平、阿米替林、安定治疗 80 例头痛患者,历时 8 周。结果显示,多塞平(30~40mg/d)能改善大多数患者的疼痛症状,且疼痛的减轻依赖于焦虑抑郁的改善。但是,所用剂量比治疗抑郁的有效剂量(150~300mg/d)明显低且前者的血药浓度也比后者低。因此疼痛的缓解并不完全依赖于抑郁情绪的缓解。

三环类抗抑郁药主要副作用包括抗胆碱能作用、心血管作用、镇静作用等,表现为口干、心动过速、排尿困难、肠梗阻、恶心呕吐、出汗、眩晕、青光眼、血管神经性水肿等。较大量时可引起锥体外系反应。严重时发生直立性低血压、心肌损害、谵妄等。慎用于怀孕 3 个月以内孕妇等。禁忌证有心功能不全、严重高血压、慢性肝炎、肝硬化、青光眼、心功能不全和年老体弱等。因此,三环类抗抑郁药宜从小剂量开始,并根据副作用和临床疗效,用 2 周时间逐渐增加到最大剂量。具有明显抗组胺作用和 5-HT 作用的药物,如阿米替林具有镇静作用,这一作用对于伴有明显失眠的患者可能具有优越性,但不适宜于伴有精神运动性迟滞的患者。

2. SSRIs 是新一代的抗抑郁药,抗抑郁药理学机制是选择性作用于 5-HT 某些受体亚型,通过阻断 5-HT 再摄取,使神经细胞突触间隙中可供生物利用的 5-HT 增多,增强 5-HT 能神经传递,发挥抗抑郁作用。其疗效虽未超过传统的抗抑郁药,但大多无抗胆碱副作用,心血管副作用轻,使用较安全。这一点对于老年患者相当重要,因为老年人比年轻人更容易发生中枢抗胆碱能反应和心血管反应。SSRIs 最常见的不良反应是胃肠道反应、头痛、失眠、嗜睡,减药可缓解。清晨给药能有效减轻 SSRIs 所致的焦虑症状。由于 SSRIs 影响黑质中 5-HT 输入和多巴胺细胞激动,可引起锥体外系反应,包括肌张力障碍、震颤、腿痉挛、斜颈、牙关紧咬、静坐不能和迟发性运动障碍等不良反应,但较少见。

3. SNRI SNRI 是一类新型的抗抑郁药,像 TCA 一样,通过抑制 5-HT 和去甲肾上腺素再摄取发挥作用。这似乎可同时解释用 TCA 和 SNRI 缓解抑郁及镇痛效果比 SSRI 高的机制之一。文拉法辛、度洛西汀是这类药物的代表,其 α1 胆碱能或组胺抑制效应明显减弱。这类 α1 胆碱能或组胺抑制效应相对较弱,使其与三环类相比,在同等的抗抑郁和镇痛效应下,不良反应较少。安慰剂对照研究证明了文拉法辛和度洛西汀对神经病理性疼痛的中度效应。文拉法辛每天剂量分 2~3 次服用,开始的一周为 37.5mg/d,然后慢慢增至 75mg/d。患者通常一个月增至 75mg/d,然后根据临床反应调整剂量。常用剂量为 150~225mg/d。服用文拉法辛前无需实验室检查,但患有高血压的患者应当谨慎。特别是文拉法辛超过 150mg/d 时,可能会使收缩压增加 10mmHg 或更高。可能的原因是神经病理性疼痛镇痛需要较高剂量的文拉法辛,继而引发了去甲肾上腺素再摄取抑制,不像三环类那样需要的有效剂量比抗抑郁剂量低。其他副作用包括恶心困倦、口干或性功能紊乱。文拉法辛可能影响其他药物肝代谢,但它是 CYP 系统的弱抑制剂。对照研究和案例报道都表明,在多种神经病理性疼痛条件下,文拉法辛有不依赖于抗抑郁作用的镇痛特性,许多患者无法忍受三环类抗抑郁药的不良反应,因此文拉法辛和度洛西汀给重型抑郁症和慢性疼痛患者带来了希望。度洛西汀是一种 SNRI,用于糖尿病痛性周围神经病变、纤维肌痛综合征、重型抑郁症和泛化性焦虑症。度洛西汀是在美国批准的同时用于疼痛和精神类疾病的唯一主要的精神类药物,因此度洛西汀是患有神经病理性疼痛和合并抑郁症患者的首选用药。典型的起始剂量为晚餐时间 30mg 持续一周,之后增至 40mg/d。晚上给药易于减轻恶心和疲倦的不良反应,其他不良反应包括口干、头晕、便秘或性功能障碍。老年患者由于不良反应增加及耐受性较低,开始给药剂量应当更低,如 20mg/d。已有研究最大剂量为 120mg/d。大多数文献显示,高于 60mg/d,没有明显的不良反应,但个别患者反应会有差异,一些患者倾向于在较高剂量出现反应。度洛西汀不应使用于肾或肝功能不全的患者。

某些患者抑郁症与躯体障碍并存时,优先选择的抗抑郁剂药:①慢性疼痛综合征:阿米替林、多塞平等;②偏头痛:三唑酮、多塞平、曲米帕明、阿米替林等;③由于曲米帕明和多塞平有抗胆碱能和组胺 H_2 受体拮抗剂的作用,故优先选用于治疗患消化溃疡的严重抑郁症;④严重心肌损害后 4 个月的抑郁症患者使用丙咪嗪较安全、有效;⑤反复发作的肠激惹综合征,可用抗抑郁药治疗,以三环类抗抑郁药最常用,近年来发现帕罗西汀可能更有效。

（二）慢性疼痛综合治疗

1. 积极治疗慢性疼痛 积极治疗慢性疼痛也是治疗疼痛引发的抑郁焦虑症的主要手段。有资料显示,慢性难治性疼痛患者中有 49.62% 合并有抑郁症状,57.25% 的患者合并焦虑症状。临床实践证明,90% 以上患者疼痛得到缓解后,抑郁和焦虑也得到了有效控制。

2. 综合性心理干预

（1）一般支持性心理治疗:给予疏导、安慰、支持、鼓励等,以减轻或消除其抑郁及焦虑情绪,使患者以积极的态度面对疾病,树立信心,这一点强调了心理干预对疼痛控制,缓解抑郁焦虑具有重要意义。

（2）互助治疗:组织患者交流与疼痛抗争的体会。

（3）心理行为治疗:根据患者的心理卫生状况和性格特征,采取不同的心理治疗措施,应用"代币制"原理,当患者取得进步时,给予小纪念品,并在每周 1 次的交流会上表扬。

（4）建立家庭治疗的环境:家庭成员共同关心患者,帮助患者建立良好的生活模式。

（5）音乐治疗:应对技巧锻炼,改善和纠正患者的不良认知和行为模式,建立正确的应对方式和行为模式,包括运动方式和运动技巧等,提高对疼痛的耐受力。

（刘先国　贾一帆　刘延青　王娟　周俊）

参考文献

［1］CRISTINA BENATTI,JOAN M C BLOM,GIOVANNA RIGILLO,et al. Disease-induced neuroinflammation and depression［J］. CNS Neurol Disord Drug Targets,2016,15(4):414-433.

［2］SHERIFA A HAMED. Brain injury with diabetes mellitus:evidence,mechanisms and treatment implications［J］. Expert Rev Clin Pharmacol,2017,10(4):409-428.

［3］RU-RONG JI,ANDREA NACKLEY,YUL HUH,et al. Neuroinflammation and central sensitization in chronic and widespread pain［J］. Anesthesiology,2018,129(2):343-366.

［4］TONYA S ORCHARD,MONICA M GAUDIER-DIAZ,KELLIE R WEINHOLD,et al. Clearing the fog:a review of the effects of dietary omega-3 fatty acids and added sugars on chemotherapy-induced cognitive deficits［J］. Breast Cancer Res Treat,2017,161(3):391-398.

［5］RICHARD M RANSOHOFF. How neuroinflammation contributes to neurodegeneration［J］. Science,2016,353(6301):777-783.

［6］TED B USDIN,EUGENE L DIMITROV. The effects of extended pain on behavior:recent progress［J］. Neuroscientist,2016,22(5):521-533.

［7］HUANGY,WANGY,WANGH,et al. Prevalence of mental disorders in China:a cross-sectional epidemiological study［J］. Lancet Psychiatry,2019,6(3):211-224.

［8］LIU CS,ADIBFAR A,HERRMANN N,et al. Evidence for inflammation-associated depression［J］. Curr Top Behav Neurosci,2017,31:3-30.

［9］CHEN X,CHENG HG,HUANG Y,et al. Depression symptoms and chronic pain in the community population in Beijing,China［J］. Psychia Res,2012,200(2):313-317.

第五十六章　疼痛动物实验模型建立

　　慢性疼痛发病率高、危害大,以及临床上效果不佳等问题不仅严重影响患者及其家属的生活质量,也给社会带来沉重的负担。因此2007年我国卫生部决定在《医疗机构诊疗科目名录》中增设一级诊疗科目"疼痛科"。自此,全国二级以上的医院陆续开展了"疼痛科"的诊疗服务,为慢性疼痛患者提供专业诊断和治疗。此外,我们不仅要加强疼痛诊疗工作中的科学研究,还需推进疼痛的基础研究。深入揭示急慢性疼痛的发病机制(尤其是急性疼痛转变成慢性疼痛的机制),探寻防治靶点及方法,具有重要的理论指导意义和临床应用价值。

　　随着临床疼痛诊疗水平的进步,疼痛科以及其他相关科室的医务工作者也不断关注、重视并投入疼痛的科学研究。因此,本书编委会决定在《实用疼痛学》第2版增加新的一章"疼痛动物实验模型建立"。本章先概要疼痛研究领域中实验动物痛行为测试的原则、检测方法以及动物麻醉方法,再详细介绍多种常用急慢性疼痛动物实验模型的制作步骤和特点,为了解和应用疼痛动物实验模型提供一定的参考。

第一节　痛行为测试概述

　　鉴于在人体上进行科学实验的执行难及伦理受限等问题,啮齿动物常常被作为首选的模式生物用于痛觉的病理生理机制及防治研究。啮齿动物的疼痛程度不能直接获得,因而科研工作者在实践过程中开发出许多间接的方法来量化和评估非麻醉动物的疼痛样行为。这些痛行为反应依照是否由使用外部刺激诱发而分为刺激诱发的或非刺激诱发的(自发)两种。由此开发的第一批刺激诱发痛行为检测方法包括手动和电子Von Frey纤维丝测试、Randall-Selitto测试和Hargreaves测试,现仍继续广泛使用。近年来对实验动物痛觉临床相关性问题的关注导致了越来越多非刺激诱发评估痛行为方法的发展和实施,如鬼脸量表、穴居、负重和步态分析。

　　疼痛是一种多维度多样性的体验,依照疼痛事件的表型和触发刺激,可分为多种类型和形式。机体对痛觉的反应和随后的镇痛治疗也是多种多样的,因此,这就需要可靠的痛行为测试方法来评估疼痛情况及防治效果。

　　人类疼痛体验包括多种刺激模式及分子机制,如感觉、运动、认知、情感和动机等成分,可通过交流、问卷调查和检测来综合评估。评估非交流对象痛觉感受的方法只能通过行为学观察。目前已观察到啮齿动物行为至少有8种,包括嗅、理毛、踮脚、冻结、退缩、舔、倾斜和跳跃;但还没有一种单一的行为分析能够全面反映非交流受试者的痛觉感受。因此,将实验伤害性测定转化为临床疼痛治疗的研究遇到了一些困难。只有清楚认识并在设计实验时考虑这种复杂性,才有助于创建或选择合适的痛行为学检测方式及观测指标。

　　痛行为学测试是检测动物模型以及处理因素影响疼痛程度的关键环节。选择合适的行为学测试方法及采用合理的测试指标都是获取真实可信实验结果的前提。为尽量减少测试过程的误差,痛行为检测需注意两个基本原则:①提前让测试动物适应恒定的测试环境:保持测试时间、测试者及测试环境恒定,如所有实验均在09:00—15:00进行;测试室内的照明、空气温度和湿度以及测试人员都应保持恒定和一致;行为测试前,所有动物都要提前适应测试环境和测试者,避免临时应激影响测试结果;②双盲原则:在整个行为测试过程中测试者应不清楚动物的分组情况,避免主观因素的干扰。由于人类的痛行为反应依照是否有刺激诱发分两类:刺激诱发伤害性行为和非刺激诱发伤害性行为。据此,科学家也从这两方面去开发了多种测试方式来检测和分析动物这两个方面的痛行为。此外,痛行为测试部位会因动物或模型不同存在大同小异的区别,因此测试前一定要了解清楚不同模型的测试要求,选择合适的测试方法,不仅有利于获得准确可靠的实验结果,同时也尽可能接近临床,利于转化。

第二节　痛行为检测方法

几种常用的小/大鼠痛行为评估测试方法介绍如下,尤其推荐非刺激诱发伤害性行为中自发性疼痛的测试方式,不仅节约时间,结果更真实可信,而且更符合人类的疼痛情况,贴近于临床。

一、刺激诱发痛行为

目前常用的刺激诱发痛行为测试方法有机械刺激测试、热刺激测试、冷刺激测试、温度偏好测试等四个方面。

(一) 机械刺激检测方法

在对机械刺激的反应中,动物痛反应的厌恶行为的产生和程度通常是通过手动或电子 Von Frey 纤维丝测试或 Randall Selitto 测试来确定的。机械刺激测试的指标:撤足阈值(paw withdrawal threshold,PWT)和撤足频率(paw withdrawal frequency,PWF)来反映机械痛觉敏感性的变化情况,如果 PWT 降低或 PWF 增加,表示动物出现机械痛觉过敏或机械痛觉超敏;反之,则表示机械觉迟钝或镇痛有效。

1. 手动 Von Frey 纤维丝测试　手动 Von Frey 纤维丝测试是由生理学家马克西米利安·冯·弗雷(Maximilian Von Frey)开发的一种评估大/小鼠机械疼痛的方法。因其简易操作,重复性高,是目前最常用的痛行为检测方法之一,也是确定大/小鼠机械疼痛阈值的金标准。

方法:动物被单独放置在底部有网眼或其他可穿透的测试台里适应 15min,待安静后,将一根预先确定中等力度的 Von Frey 纤维丝垂直应用于后爪的足底表面(或其他合适测试部位),加压直至微弯,给予一个恒定的力(通常大鼠为 5.9~98mN;小鼠为 0.2~13.7mN)持续 2~5s。在给予机械刺激过程中或移除刺激后即刻,动物表现出任何不适或伤害性行为反应,包括敏捷的爪子撤退,舔或摇晃爪子,被认为是阳性反应。后爪的足底表面是最常用的测试区域,但身体的其他区域,包括后爪的背表面、腹部、胸背部也可以进行测试。利用手动 Von Frey 确定机械灵敏度的具体方法学有多种,包括上下,增量刺激或反应百分比等。

(1) 上下 Von Frey 法:根据测定 LD50s 的统计公式,测定动物产生 50% 撤足反应所需的机械力,即 50%PWT。实验先用一根估计接近 50% PWT 的纤维丝去测试反应,如没有撤足反应记(−),并用下一根较大力纤维丝去测试;如有反应记(+),并用下一根较小力纤维丝去测试。如此直至第一次改变方向后再测试 4 次,并记录结果顺序(−为无反应或+为有反应)。在估计阈值附近至少需要 6 个读数来优化 50% 阈值的计算。然后使用 50% PWT 计算公式:50% 阈值(g)= 10(X+kd)/10^4,其中 X=最后 Von Frey 纤维丝力值(对数值),k=反应模式的列表值,d=Von Frey 纤维丝之间的平均增量(对数值)。上下 Von Frey 法实际上受限于商业纤维丝的间距不相等(因此,d 使用的是平均增量),以及第一个纤维丝需要接近平均阈值(这可能是未知的)。这种方法计算比较麻烦,而且每只动物的测量次数是可变的,且需要重复测量,耗时,这就会导致敏感化或习得反应。

(2) 上升刺激法:提供了机械戒 PWT 的估计。这是一个估计,因为手动 Von Frey 纤维丝测试施加的力只能在离散的步骤中施加,而不能像电子 Von Frey 纤维丝测试那样连续施加。该方法是基于施加越来越大的力,直至引起撤足反应纤维丝的应用,而引起这一阳性反应的 Von Frey 纤维丝的力被定为 PWT。对纤维丝阳性反应的标准因实验室而异,通常指在 5~10 次应用中有 20%~40% 的反应率。这种方法的一个优点是它避免了过度使用 Von Frey 纤维丝导致厌恶行为。

(3) 反应百分比法:将几根不同力(大鼠 4、6、10、15g)的 Von Frey 纤维丝按升序应用,每纤维细丝垂直刺向足底中部或小鱼际肌处皮肤或身体其他合适的部位,缓慢增加刺激压力,测试 5~10 次,每次保持 5s。频率为每次 1~1.5s。小心避免在这个区域内重复刺激同一地点,并避免刺激皮肤非敏感区,如脚垫。计算并记录同侧和对侧或不同组间对每根 Von Frey 纤维的反应情况,并计算每根 Von Frey 纤维丝的阳性反应率转换为反应百分比,即 PWF。在数据处理时,对比不同时间或不同处理组同一根测试纤维丝的

PWF 即可。通常以手术前或干扰前分别在不同天三次测量的平均值为基线。用 4g Von Frey 纤维丝几乎引起不痛的刺痛感觉,正常大鼠很少对刺激产生反应;15g Von Frey 纤维丝刺激,大约 20% 会引起戒断反射,因此对 4g 或 15g Von Frey 纤维丝刺激反应增加的表现可称为机械痛觉过敏。这种方法的优点是,每个动物接收相同数目和类型的刺激,但每只后爪的测试次数可能会超过 50(例如,五根不同的 Von Frey 纤维丝,每个测 10 次),这不仅很耗时,而且测试结果会有一定偏差。

(4) 胸部机械撤退阈值法:在试验前一天,将 T_4 和 T_5 周围的双侧背侧皮肤块剃掉。测试时先将大鼠放在透明的塑料盒子中适应环境大约 15min,直到盒子探索和主要的梳理活动停止。从最小 Von Frey 纤维丝开始测试,各纤维丝垂直于 T_4 的皮肤切口部位和对侧背侧,测试间隔均大于 1min。引起搔抓并舔后爪行为的最弱 Von Frey 纤维丝力被确定为机械撤胸阈值(chest withdrawal mechanical threshold,CWMT)。

(5) 胸部 Von Frey 纤维丝测试的半定量法:观察用 4.17 Von Frey 纤维丝(1.479g,可引起假手术大鼠部分退缩反应)可诱发下列六种痛行为反应情况:用后掌抓受刺激部位、抓后舔后掌、跳跃、尖叫、逃跑和颤抖。每个反应记 1 分,并记录总分数。皮肤刺激点为 T_4 组的背内侧。在慢性开胸术后,小于 4.17 的 Von Frey 纤维丝在所有模型动物中都引发退缩反应。可用于胸部机械痛行为测试。

手动 Von Frey 纤维丝测试能够量化不受约束动物的机械阈值,从而消除了由手动引起压力的风险。但应注意以下事项:①要求动物适应笼子,以确保移动和探索行为(可能被误解为阳性反应)保持在最低限度。虽然大鼠很快就会适应(≤15min),但在开始试验之前,大鼠可能需要 1h 或更长时间才能在笼子里安顿下来,这可能很耗时。②当动物在梳理毛发时,也应该避免检测,因为这可能会产生错误的阴性反应。③纤维丝放置位置的精确和一致对于减少受试者和受试者之间测试的变异性非常重要,具体的放置取决于测试区域的神经支配区域和使用的模型。例如,在保留神经损伤模型中,胫神经和腓总神经被轴突切除,仅保留腓肠神经完整。在这个模型中,与足底皮肤的其他神经支配区域相比,作为腓肠神经支配区域的后脚掌外侧足底皮肤的机械阈值降低幅度最大。④啮齿动物最初接触纤维丝时也会产生“触碰”反应。如果纤维丝不垂直使用、不平滑使用,或者在使用过程中纤维丝水平移动,则更容易发生触碰反应,从而导致划痕。此外,啮齿动物很聪明,它们知道过早的戒除会减少人类的互动和刺激。经验丰富的实验人员能够区分“触碰”或假阳性反应;但对于没有经验的研究人员来说存在困难,通常需要大量的训练来获得高质量的数据。

2. 电子 Von Frey 纤维丝测试　电子 Von Frey 纤维丝测试系统的工作原理与手动 Von Frey 纤维丝测试类似,但测试使用是一根单一的、不弯曲的纤维丝,可不断增加力度直至测试动物出现撤退反应。引起撤退反应的力被仪器自动记录,并定为 PWT。与手动 Von Frey 纤维丝测试相比,电子 Von Frey 纤维丝测试的主要优点:①单根纤维丝施加的力越来越大,因此可连续测试 PWT;②测试简单,节约大量实验时间。尽管有自动化的优势,但测试者仍需有经验去区分“触碰”反应和移动等假阳性反应。此外,测试动物也需要提前适应测试环境。目前比较好用的电子 Von Frey 纤维丝测试商用系统有动态足底触觉测量仪和 MouseMet 或 RatMet。

(1) 动态足底触觉测量仪测试方法:先将啮齿动物安置在一个带有网眼的封闭测试台中,在网眼底部放置一个可移动的触觉刺激装置。测试人员操控让仪器将一根 Von Frey 纤维丝(0.5mm)施于足底表面,逐渐增加力(0~50g),直至达到 PWT,测试动物出现撤退反应。该设备自动记录 PWT 以及施加力度变化的速率等信息。此外,还可在实验装置中加入一个可编程的恒力保持步骤来确定撤退时间。

(2) MouseMet 或 RatMet 电子 Von Frey 纤维丝测试方法:将 RatMet 或 MouseMet Von Frey 纤维丝(尖端直径 0.3 和 0.5mm,传递的力分别为 1~80g 和 0.1~7g),被放置在脚掌的足底表面,通过旋转设备手柄,力呈线性增加。测试软件除了显示 PWT 外,还会显示施加力的加速度,以确保按力量斜坡的持续施加。与其他 Von Frey 装置相比,该设备:①通过手持探针传递机械刺激;②动物被单独放在栅栏底板的测试台中,以最大限度地显露足底,便于测试;③由于测试表面会影响 Von Frey 纤维丝测试的结果,所以使用 MouseMet 或 RatMet 得到的值可能与其他方法不同;④软传感器确保振动最小,以减少“触摸”反应。

这两种仪器都经过手动 Von Frey 纤维丝测试验证,既容易使用,节约时间,又减少实验误差。需要注意的是,手动和电子 Von Frey 纤维丝测试获得的测量值存在很大的差异。例如,在 C57BL/6 小鼠中,使用手动 Von Frey 纤维丝测试的 50% 戒断阈值为 0.6~1g,而电子 Von Frey 纤维丝测试的爪子戒断阈值一般较高,用 MouseMet 测试值为 4g,用动态足底触觉计测试值为 6g。虽然两种测试方法的基本原理和操作不同,但是否与电子 Von Frey 纤维丝测试激活了不同的感觉神经元亚群有关仍有待确定(例如,高阈值和低阈值机械感受器)。不管使用哪种方法,终点是对通常不令人厌恶的刺激产生退缩反应,因此这两种方法都可用于测量机械性痛觉超敏。

3. Randall-Selitto 测试/足或尾压力测试(paw/tail pressure test)　Randall-Selitto 测试,以及足或尾压力测试是作为评估机械压力刺激下的反应阈值而开发的,是机械痛觉过敏测试中一种常用的测量方法。这项测试使用的 Randall-Selitto 设备是将机械压力集中于尖的探针尖端和平坦的平台之间,并以恒定的速度增加施加于后爪或尾巴的背部或足底表面,直到观察到退缩或发声等伤害性行为反应为止。与小鼠相比,大鼠易操控,这个测试较适合评估大鼠伤害性阈值。小鼠可采用尾巴进行测试。但该测试不适合局限于后爪损伤的模型。

方法:可使用台式或手持装置的 Randall-Selitto 痛觉测试仪检测大鼠的压爪阈值。将啮齿动物受约束(抓持或束缚器)后,将其后爪腹背面正中(或尾巴)置于 Randall-Selitto 痛觉测试仪尖的探针尖端与底部平台之间;增加压力,直到测试动物撤退或发声为止。引起大/小鼠拔出爪子或尾巴的加压力度即为撤足/尾阈值(paw/tail withdrawal threshold),测试仪的戒断压力为 250g/500g。每隔 5min 测试 1 次,共测试 3~5 次,取平均值。该测试的要点是动物需习惯于约束方法和实验装置后自由伸展出爪子或尾巴进行测试,这是获取可靠数据的重要前提。

4. 胸廓压力测试　沿 T_4 背侧皮肤用尖钳钳夹 T_4 术侧或对侧背侧皮肤,夹钳时尖端运动范围为 5mm,同时需在侧边施加 2kg 的力,钳夹 1s。依照反应计分:0 = 无回答;1 = 逃避行为;2 = 发声叫;3 = 夸张反应。在慢性开胸术后,模型动物中会出现胸廓压力测试后痛行为计分增加。

动物的退缩戒断反应由研究者以视觉的方式来检测,这会导致阈值的主观测量。应该指出的是,退缩阈值可以被认为是脊椎反射的一个测量方法,一些研究人员倾向于将发声作为终点。这些测试可对测试化合物的明显抗伤害性功效产生深远的影响,因此在实验设计时应该仔细考虑。然而,啮齿动物不会在可听到的范围内发声,除非疼痛很严重,利用发声作为一个终端会受到道德上的限制。超声(听不清)发声作为终点也得到了研究,但并没有一致显示对有害刺激的反应增加。虽然 Randall-Selitto 测试的结果常常与 Von Frey 纤维丝测试的结果相似,测试的行为反应也因解剖位置的不同而不同,但机械刺激与 Von Frey 纤维丝测试有根本的不同,后者除痛觉感受器外也可激活低阈值机械受体。

（二）热痛阈检测方法

最经典的热痛测量有甩尾测试和热板测试,而新的哈格里夫斯测试与热探针测试具有更精准的测试效果和优势。热痛阈有三个方面的指标:甩尾潜伏期(tail flick latency,TFL)、热缩足潜伏期(heat paw withdrawal latency,HPWL/PWL)和撤足温度(paw withdrawal temperature,PWT)来反映热痛觉敏感性的变化情况。如这些指标降低均表示动物出现热痛敏或热超敏;反之,则表示热觉迟钝或镇痛有效。不同热痛阈检测方法都需要对应的检测装置。由于持续热刺激会引起组织热过敏甚至烧灼损伤,因此实验前选择合适的测试方式外,还需提前调试好测试仪器,必须注意选择合适的测试温度和仪器切断时间。如选择恒定的测试温度,可选择两个温度如 42℃(偏低)和 52℃(较高)会获得更准确的结果。

1. 甩尾测试(tail flick test)　甩尾测试首次描述于 1941 年(D'Amour 和 Smith,1941),包括对小鼠和大鼠的尾巴施加热刺激,并记录尾巴甩动或抽动的时间。热刺激可用辐射热,将光束聚焦于尾部;或热水,将尾巴的末端浸入一套水浴,恒温 46℃~52℃ 之间,后者不需要专门的设备。这两种测试都要求对动物进行宽松的约束。

（1）水浴法测试方法:将测试动物的鼠尾浸入法在较高(42~50℃)温度下的水浴中进行,大鼠距尾远端 4cm 的尾巴或一半小鼠的尾巴被浸泡在水中,直到尾巴被甩出来,记录尾部开始浸泡至甩尾的时间,即甩尾潜伏期(tail flick latency,TFL)。每隔 5min 进行 3~5 次测量,记录平均值,切断时间为 10s。

（2）热辐射法测试方法:先调整好辐射热测痛仪的辐射参数,以获得正常动物的 TFL 为 6~8s 较为合适。将大/小鼠置于平台上，再将辐射热聚光集中施加在大鼠在离尾远端3~4cm处或在小鼠尾巴2/3长度处的尾腹表面。辐射热测痛仪辐射到动物体表的直径不超过4mm；并自动记录从热刺激开始到尾巴退出光束之间的时间间隔，即TFL。反复测3次，间隔5~10min，取平均值。为避免组织损伤，设定仪器切断时间为大鼠20s、小鼠10s。

尽管该测试相对快速且容易执行，但需要考虑到尾巴戒断反应是脊髓反射，而不是涉及更高的大脑中枢的痛行为，因为脊髓横断的大鼠也可以观察到甩尾反应。甩尾反应可被运动通路的变化所影响。然而，脊髓以上中枢对甩尾反应的贡献部分依赖于加热坡度和温度，而撤退反应的延迟通常被认为涉及到处理疼痛所必需的较高中枢神经系统。此外，皮肤和环境温度、刺激作用在尾巴上的位置以及习得的回避行为都会影响甩尾反应。至此，甩尾测试的临床意义尚不清楚。该方法的缺点是必须对啮齿动物进行限制，而甩尾反应时间很短，因此可以很容易记录不准确。

2. 热板测试 热板测试是1944年Wolfe和Macdonald创建用于确定大/小鼠热阈值的测试方法。与甩尾测试不同，热板测试和其他对后爪施加热刺激的测试被认为整合了脊髓上通路，因为行脊髓切断术的大鼠在热板测试中并没有收缩后肢的反应。

（1）传统热板测试方法：将一只不受约束的大/小鼠放置于保持恒定温度的金属表面上，温度通常在42~55℃；研究者记录从动物放入至出现痛行为反应的时间，即PWL。伤害性痛行为反应包括前爪退缩或舔、后爪退缩或舔、跺脚、倾斜姿势和跳跃。虽然前爪往往先缩回，但后爪缩回或舔舐被认为是更可靠的痛觉指标，因为前爪经常用于修饰和探索，并不总是与金属表面接触。也可以在特定的温度下记录一段时间内的退缩反应次数。为避免组织损伤，必须注意选择合适的温度和仪器切断时间。

（2）动态热板测试：在1984年首次描述的动态热板测试是采用一个逐渐升高的温度斜坡，而不是一个恒定的温度。测试时，将不受约束的大/小鼠被放在一个金属表面上，先从一个非伤害性温度（≤42℃）开始，温度再以恒定的速度（1~6℃/min）增加，直至观察到一个伤害行为。这时的温度称为PWT。响应温度取决于启动温度、环境温度和升温速率，更快的热坡道导致更高的响应温度。

热板测试的一个重要缺点是，所有四个爪子和尾巴都暴露在热刺激下，这不仅影响对刺激反应的判断，而且会混淆单侧疼痛模型或足底注射给药的结果。

3. Hargreaves测试 1988年首次描述的Hargreaves测试是一种用于量化热辐射或红外热刺激作用下大/小鼠后爪热撤足阈值的方法。Hargreaves测试通常使用玻璃底板加热，以减少由散热器效应引起的误差。辐射源或红外线热源位于动物下方，瞄准后爪的足底表面。从热刺激开始至撤足的时间被记录为PWL。Hargreaves热辐射仪装置可由测试者手动记录，也可自动记录。测试前需先对光源强度应进行调整，以正常动物产生10~12s PWL为宜，方便检测；也需预先设计切断时间（30s）以防止组织烧伤；还需要让动物适宜测试装置，尽量减少移动，以便准确测量PWL。

（1）方法：将动物放置3cm厚玻璃底板的有机玻璃箱测试台里，适应环境15min；待动物基本安定不走动时，用热辐射仪从玻璃地板下照射大鼠后肢足底正中部皮肤并计时，直至动物出现抬足、舔足等逃避反应的时间，即为热刺激PWL。大/小鼠双足分别交替测量3次，同一侧间隔3~5min，取平均值。通常以手术前或干扰前分别在不同天三次测量的平均值为基线。

（2）优点

1）Hargreaves测试可分别测量同侧和对侧的PWL，允许每个动物在单侧疼痛模型中作自身对照。

2）可量化无约束动物的PWL，降低应激反应的影响。

（3）缺点

1）测试前需让动物适应装置，以尽量减少移动，以便准确测量PWL。

2）需注意小鼠在热辐射等剧烈刺激后产生习惯化反应，因而Hargreaves测试不适合短效测试。

3）Hargreaves测试的一个缺点是记录动物的PWL，而不是直接测量撤足温度。虽然撤足温度可以从PWL得出，但实际应用于皮肤的温度需要通过附加在皮肤上的一个热电偶探头来确定。

上述的热刺激测试都会产生习得行为反应，这会导致在随后对热刺激反应时间缩短。因而这使得结果可变性大，重复性不好。

4. 热探针测试(thermal probe test)　热探针测试是一种量化小鼠热阈值的新方法。该测试需使用一种新型的自动热探头装置,由一个直径2.5mm、微圆角、无铅焊料/黄铜探头组成,探头安装在 MouseMet 电子 Von Frey 纤维丝测试传感器的测量臂上,可与电子 Von Frey 纤维丝测试共用相同的操作系统。

方法:将动物单独放在测试台适宜5min后,旋转设备手柄,将探针轻轻放置在鼠足底表面,触发探针的加热;合力(~1g)压下测量臂,并在与小鼠爪子接触时启动探头加热,确保热传递的一致性。热探针的温度从室温以2.5℃/s的速率升温至60℃。当动物撤足、操作人员从爪子中取出探头、或达到预设的切断温度(通常为60℃)时,自动停止加温。仪器自动记录爪子退出时的温度,即撤足温度(paw withdrawal temperature,PWT)。该结果可由一次测试确定。

与哈格里夫斯测试相似,热探针测试适用于同侧和对侧热阈值的量化,但习惯化时间短的5~10min。正常 C57BL/6 小鼠 PWT 大约50℃,在单侧炎症模型爪子撤军温度降低到43~44℃,能清晰分辨热痛觉超敏和痛觉减退。热探针测试的主要优点是,小鼠被放置在单独的栏杆上(而不是玻璃上),使探针能接触足底表面;同时可做 Von Frey 机械阈值测试,减少了在两种不同测试环境适应的需要。

(三) 冷痛阈检测方法

冷觉检测是行为研究的一个重要方面。目前科学家们已探索出了多种不同的冷觉检测方式及其对应的检测装置,但也主要围绕三个方面进行检测来反映冷痛觉敏感性的变化情况:①记录测试动物自接触特定温度(通常为-5~15℃)至出现伤害性行为(如摇晃、跳跃或舔舐)所需要的时间,即冷缩足潜伏期(cold withdrawal latency,CWL);②记录测试动物在特定温度以及设定时间内的退缩或抬爪次数;③对动态冷板测试的厌恶反应(伤害性行为)次数来确定冷反应阈值。应该注意的是,一些动物品种痛反应不是退缩或舔,而是简单地避免受影响爪子的重量,或重新调整姿势,以减少与凉爽表面的接触,所以所有的观察都应适应于特定的模型动物。如 CWL 降低、退缩抬爪等伤害性行为次数增加表示动物出现冷痛觉超敏或冷痛敏;反之,则表示冷觉迟钝或镇痛有效。

研究表明,冷痛觉过敏在一定程度上是外周感觉处理改变的结果,它可以被阿片和肾上腺素能系统独立调节。虽然慢性压迫性神经损伤和完全弗氏佐剂这两个模型损在损伤60d后对热刺激的反应已经恢复正常,但在对冷刺激的反应一次存在明显的偏侧现象。全身利多卡因、可乐定和吗啡以剂量相关的方式抑制对冷的反应。

1. 冷板测试　冷板测试是一种用冷板装置来检测动物在自由活动情况下对足底低温冷刺激的行为反应的最简单的方法之一。其优点可以对温度变化速度以及精确的温度进行控制。此外,由于动物冷刺激下倾向于保护患肢,因此冷板试验特别适用于单侧模型及单侧干扰的冷觉检测。

(1) CWL:将热/冷板仪温度调至2~5℃,待温度恒定后,将大鼠置于冷板仪上,盖上有机玻璃罩,记录从接触冷板至大鼠首次出现快速缩足、舔足、踩足或跳跃时间(以秒为单位)为 CWL。身体活动引起的缩足反应不记做阳性反应。为防止组织损伤,规定30~90s为截止时间。两侧分别交替测量3次,取均值。每次间隔10~15min,将动物放回笼中,避免爪子冷刺激损伤。测量间期清除冷板上积冰粪便,保持清洁。通常以手术前或干扰前分别在不同天三次测量的平均值为基线。但该方法获得的第一次抬爪潜伏期较难,而变异性很大。

(2) 抬爪次数:相比而言,规定时间内(1~3min)的抬爪次数,可获得更大的重现性,即更可信。

(3) 小鼠测试方法:参照之前的研究,将冷板仪温度设置在-4.2℃±0.2℃或2.5℃±0.2℃。每次测试前,先让小鼠在测试室适应10min。待冷板痛觉测试仪设定温度恒定后,将小鼠单独置于冷板仪表面,盖上透明有机玻璃罩。用摄像机记录5min内小鼠后肢轻快抬爪或跳跃的总次数,即抬爪次数。需排除爬行等身体活动的干扰缩足反应。为了避免反复暴露在寒冷的表面可能产生的任何麻醉或组织损伤效应,每个测试日只测试一次,每次最多观察5min;基线分3d进行3个独立测试;后续尽量最多1周进行2个独立测试,取平均值。为确保抬爪计数的准确性,可使用摄像机对每个冷板测试过程进行录像,并以慢动作回放。

(4) 大鼠测试方法:参考 Jasmin L 等方法,将冷板仪温度设置在5℃,待温度恒定后,将大鼠置于冷板仪上,盖上有机玻璃罩,让其先适应1min;计数后4min内在冷板上平均抬起同侧后爪的次数,即抬爪次数。

(5) 4℃冰制冷板的冷觉测试法:这是2018年 Ruan Y 等设计一种易于制作和操作的冷板装置用来评

估小鼠的冷痛的方法。该装置由两部分组成:一个为一端带有孔盖的有机玻璃圆筒(长 40.5cm,直径 12.2cm),下段底部设有漏水孔,中间可放置一个 2mm 厚直径 12.0cm 的有机玻璃板圆盘,圆盘上;另一个为放置冰块以保持温度稳定的无盖有机玻璃立方体(25cm×28cm×15cm)。测试前,用新鲜的冰块压紧立方体和圆筒下部;再将圆盘放在圆筒冰上压实冰并放平,待装置静置 5min 就可恒温 4℃;然后将测试动物放置在上段带盖圆柱形测试室的冷圆盘上,观察 5min 内动物的抬腿甩腿舔脚的次数及持续时间,用以评价冷痛觉敏感性变化情况。这个测试方法和装置能成功地检测出福尔马林试验、骨癌疼痛和慢性缩窄性损伤这三种常用的小鼠疼痛模型的冷痛觉超敏行为。与已有的冷板仪(UGO、Panlab、Columbus 等)装置相比,该装置具有成本低、操作简单、易于推广等优点,可很好地检测小鼠的冷痛觉行为。此方法是否适合于大鼠疼痛模型还有待进一步的探索。

(6)冷板仪的温度:本方法测试有效的关键是冷板仪温度的设定。虽然低于 10℃ 的温度通常被认为是人类的伤害性感受,但对正常的还是未受伤的大鼠爪子都没有影响。4℃ 和 5℃ 对正常大鼠无害。当温度范围从 0~4℃ 时,正常小鼠几乎不抬爪。然而,当温度从 -5~-2℃ 时,正常小鼠的抬爪次数增加。奥沙利铂处理组小鼠在 -5~-3℃ 之间出现明显的冷痛觉过敏。与 -3℃ 相比,有研究显示 -4.2℃ 的冷板预设温度下,小鼠无明显组织损伤,抬爪反应差异最小。

2. 丙酮蒸发测试　1994 年首次描述的丙酮蒸发测试是一种用于测量蒸发冷却引发的厌恶行为的技术,通常被认为是一种冷痛的测量方法。已在大/小鼠炎症性和神经性疼痛等多种模型中得到验证。测试是在网状地板上进行,将丙酮涂抹或喷在后爪的足底表面,使皮肤降温至 15~21℃。实际温度随着环境温度、皮肤温度和丙酮用量的变化而有差异。由于丙酮的表面张力(25.2mN/m)比水(72.8mN/m)低,因此实验时需用统一的丙酮滴用吸管或注射器,尽量保证每次丙酮的使用量,一些实验室选择使用喷雾。对轻度麻醉的动物进行丙酮蒸发测试并不会像甩尾测试一样出现撤足行为,也就是丙酮测试涉及到脊髓上机制的参与。

(1)足背悬滴方法:先将大鼠置于金属网测试台上,盖上透明有机玻璃罩,先适应环境;待梳理探究活动消失后,用 Gilson 微管将 50/20μl 冷丙酮悬滴于大/小鼠右背侧皮区正中央(使皮肤冷却至非伤害痛觉温度 15~21℃),启动 40 或 60s 的秒表倒计时。根据反应给予 4 分制评分:0 分=无反应;1 分=快速撤足、轻弹或踩脚的后掌;2 分=长时间的撤足或反复甩动后掌(≥2 次);3 分=用舔后脚反复拍打脚掌。每只后爪交替使用丙酮三次,每次间隔 2~3min,得到累积分数,最低得分为 0,最高得分为 9 分(在三次测试中均反复甩和舔后爪)。通常以手术前或干扰前分别在不同天三次测量的平均值为基线。

(2)胸廓悬滴方法:为了量化胸部的冷敏感性,统计丙酮接触皮肤后 1min 的划痕行为。用 20G 针头将 0.5ml 80% 丙酮在室温下从动物上方 2cm 处滴入手术切口处和对侧区域,即 T_4 组背内侧皮肤节。每 2 分钟 1 次,分别在胸廓处注射三次丙酮;数据以平均数表示。手术一侧刺激与对侧刺激的间隔为 1min。该方法适用于胸部的冷觉测试。

3. 冷水甩尾测试　采用改良的冷水甩尾试验用来测量大/小鼠对冷刺激的疼痛反应变化情况。用颜色标记每只大/小鼠一半的尾巴长度,然后浸在冰水混合的水(1℃±0.5℃)计时,直至出现甩尾的总时间,为甩尾潜伏期。甩尾反应的截止时间为 60s,这有助于防止小鼠对冷刺激敏感性的改变。每隔 5min 进行 3~5 次测量,记录平均值。通常以手术前或干扰前分别在不同天三次测量的平均值为基线。

4. 冷足底测试　将测试动物被在干净玻璃地板的测试台里;将盛满干冰(温度范围为 5~12℃)或湿冰(温度范围为 17℃)的注射器接触爪子下方的玻璃,玻璃的冷却导致后爪的单侧暴露在冷却的表面以传递冷刺激;记录 PWL,用于量化冷痛和痛觉过敏。冷足底测试有两个问题需要注意:①玻璃冷却需要过程,会产生冷却坡道;②被测试的爪子需与玻璃保持接触。

(四)温度偏好测试

温度偏好测试被用作测量热厌恶的替代方法,目的是评估啮齿动物的温度偏好。最简单的形式是,动物可在两个相邻但温度不同的区域之间进行选择。该测试也被称为双温选择测试或热位置偏好测试,可用于评估冷或热回避或偏好。实验装置包括一个固定温度的测试板(通常在 5~55℃ 之间)以及一个临近的中性温度参考板(通常在 25~30℃ 之间)。为了量化温度敏感性,将在设定的时间内测量动物在测试板上与参考板上的时间,然后与对照组动物进行比较。

也可使用线性或圆形的连续变温梯度来确定自由移动动物的首选温度。虽然温度梯度试验的基本原理与两种温度选择试验相似,但动物可以自由地沿着梯度探索(通常在 120cm 长的范围内,在 4~65℃ 之间),直到它们在自己喜欢的温度或舒适区内安顿下来。为了评估热敏感度,可将在一个温度区停留的时间,以及所选择区域的温度,与对照组动物进行比较。

温度偏好测定通常比较快,几乎不需要处理或限制啮齿动物。然而,由于动物需要探索、习惯化、一天的时间和光照水平可能会显著影响结果和减少可重复性。温度偏好测试的最大挑战是选择最佳的温度对,因此,与对照组相比,实验动物对某一边的偏好要么被夸大,要么被克服。例如,在卡拉胶诱导炎症的大鼠模型中,仅在 15℃ 和 45℃ 的温度下,相对于保持在 25℃ 的测试板,才观察到显著改变的板偏好性。虽然这种行为变化可能与热过敏或痛觉过敏有关,但不能排除额外的感觉或复杂的行为对首选环境温度的贡献。然而,温度偏好测试已被广泛用于研究热敏感瞬态受体电位通道在热伤害感受中的作用,包括TRPA1、TRPM8、TRPM3、TRPV3 和 TRPV4。

二、非刺激诱发痛行为

人类的自发或背景性疼痛是指在没有可识别刺激的情况下发生的疼痛。通过使用 NRS、VAS 或 VRS。显然,这在啮齿类动物身上是做不到的。但科研工作者陆续开发了评价动物自发性疼痛的新方法来量化动物的自发性疼痛难以,如鬼脸量表、穴居试验、步态分析、负重和自主行为分析。由于许多使用激诱发痛行为学测试的动物疼痛模型在过去都未能应用于临床,因此,将自发疼痛作为疗效终点可能更符合人类的情况,并在未来提高动物疼痛模型的临床有效性。

(一) 简单的自发性疼痛行为观察评分法

1990 年,Attal 等首先描述动物的自发性疼痛,并根据福尔马林实验改进建立简单的自发痛评分方法。实验分成自发性行为观察与行为学评分:将大鼠放入装置中适应 5min 后,分别记录大鼠 5min 内足部颤抖,自发性抬起时间。进行如下行为学评分为:0 分为大鼠足部自然贴放于地面;1 分为大鼠足部自然着地,并且指头拱起;2 分为足部抬起;3 分为大鼠舔痛侧足。通过比较大鼠行为学评分的得分与抬足时间,获知不同处理组间大鼠自发痛的差异。本测定方法较经典、简便。尽管有学者认为无法区分这些活动是由自发性疼痛引起还是非疼痛原因引起,但越来越多研究陆续开发出新的专业的动物自发性疼痛评价方法。

1. 鬼脸量表 达尔文认为非人类动物在产生情绪时,能够展现与人类相似的面部表情,基于此观点Langford 等于 2010 年首次提出大/小鼠面部表情测定方法,可对测试动物面部表情的变化来对疼痛的主观强度进行评分。大小鼠面部表情测定方法是一种准确、有效的、客观测定自发性疼痛的方法,该方法主要分成图像收集、图片处理及数据处理三个部分。

在小鼠鬼脸量表中,对 5 个面部特征进行评分:眼窝紧缩、鼻子隆起、脸颊隆起、耳朵位置和胡须位置。眼窝紧缩是指眼窝面积的缩小和眼睛的紧闭或挤压。鼻隆指的是在鼻梁上明显的隆起,而颊隆指的是脸颊肌肉相对于其典型外观的圆形突出。耳朵位置表示耳朵被向后拉,并与标准位置分开(可能有垂直的脊线)。最后,胡须改变是指须的位置改变(可以是向后、向前或聚集在一起)。这些表情的严重程度随着感知的疼痛严重程度而变化,并以 0 为正常,1 为中度,2 为严重改变的特征进行分级。小鼠鬼脸量表高度准确,但需要剧痛才能诱发可见的反应,这限制了其使用。此外,虽然"疼痛脸"在一些中等持续的模型中很明显(包括醋酸诱导打滚、福尔马林的第二阶段测试、术后疼痛和足底注射芥子油或酵母聚糖),但短暂的痛刺激(包括夹尾和辐射热甩尾测试)和长期神经病理性疼痛的模型(包括慢性收缩损伤和避免神经损伤模型)并不发生面部特征变化。

在大鼠身上也有类似的量表。根据观察到的面部特征变化,大鼠面部表情评分也为 0~2,并评估眼眶收紧、鼻子/脸颊变平、耳朵变化和胡须变化的程度,通过比较不同处理后大鼠得分差别即可获知实验处理对大鼠自发性疼痛的影响。大鼠鬼脸量表可检测由关节内高骨角叉菜胶、足底内完全弗氏佐剂和手术后疼痛引起的自发性疼痛。由于需要对观察者进行大量的训练和一定程度的主观性,这会产生差异性,从而限制大/小鼠鬼脸量表的使用。

随着啮齿类动物面部表情自动化评分系统（捕捉啮齿动物面部的静态照片，然后由研究人员根据相关量表进行评分）的开发使得大/小鼠鬼脸量表得到更加广泛地应用。目前科学界对鬼脸量表用于研究疼痛的了解很少，自从 Langford 等引入该方法以来，发表了大约 30 项在啮齿动物上使用该方法的研究。然而，实验发现正常小鼠表情容易受带有自发痛小鼠表情影响，而雌性小鼠容易表现出疼痛状态，小鼠之间的社交活动会影响实验结果的测定，这些动物表情与自发性疼痛的人类患者并不完全吻合，这些问题需要更多的研究来解决。

2. 穴居分析 穴居行为是一种自发的、自我激励的行为，可作为一种对大/小鼠自发或非刺激诱发的痛觉感受的测量方法。用一端密封的长管子填充合适的底料（如食物球、沙子或大理石），另一端用螺丝固定并提起，以防止非挖洞行为取代衬底。这些洞穴被放置在啮齿类动物的笼子里，在预定的时间内，被移动的材料量被称重并记录下来。啮齿动物可在正式实验之前进行几次训练，可以增加穴居行为并减少可变性。当啮齿动物不舒服时，从洞穴中清除的物质量就会减少。本试验的一个优点是观察指标客观，不需要研究者太多的经验。穴居行为已被证实用于小鼠手术后疼痛模型和大鼠周围神经损伤、骨关节炎和CFA 诱发的炎症模型。该方法还可以检测镇痛药的副作用，如嗜睡，尽管很难分辨出穴位减少是由于缺乏疗效还是不良反应，除非进行额外的行为测试或进行全剂量反应曲线。除了挖掘洞穴外，还可以评估其他自发性行为，包括筑巢和囤积食物。

3. 负重和步态分析 啮齿动物的步态和负重可以作为痛觉感受的替代指标进行分析，通常被认为是对非诱发性或与刺激无关的疼痛的衡量指标。尽管如此，但其实这种步态移动本身会对受影响的肢体施加伤害性的机械刺激，因此它可能是一个衡量刺激诱发疼痛的行为，特别是在动态负重测试或步态分析测试。目前主要有两种方式来进行负重和步态分析。

（1）静态负重或容差测定法：静态负重或电容测定法是测量后爪的重量分布，这通常需要将动物放置在倾斜的支架上，迫使后爪放置在两个独立的压力传感器上。同侧和对侧爪子的重量分布不均被解释为一种对痛觉程度的自然调整。具体操作方法：将大鼠放置于双足平衡测痛仪的有机玻璃箱中，各足均放置于独立的传感器平板上，当足部放置于传感器上 3s 后即可分别对每只足部的承重进行独立测定，读出承重值。对大鼠每只足进行 2~3 次测定，取两次的平均值作为足部承重值，通过比较实验处理前后大鼠足部承重，获知该种处理对于大鼠自发性疼痛的影响。

已有多种疼痛模型中通过评价承重减轻来测定自发痛，如味精碘乙酸诱导骨关节炎、癌症骨疼痛、角叉菜胶诱导的炎症以及坐骨神经挤压伤。承重减轻评价方法优点也是较为客观，能够排除机械痛觉超敏对自发性疼痛测定的影响，但缺点有：①不能排除药物镇静作用对自发性疼痛测定的影响；②只有具有单侧后爪痛觉的模型才能用这种方法进行评估；③由于这项测试是在相对不受约束的啮齿动物身上进行的，动物很难自由地采取正确的姿势配合测试。

（2）动态负重测试或步态分析测试：这是在静态负重或电容测试的基础上改进而来，通过动态负重仪计算自由移动动物每个前爪和后爪的负重、重量比和爪表面积。动态负重试验操作简便，不需要动物提前适应也不需要测试者很有经验；也已在多种疼痛模型中检测受影响后肢的减重行为，包括 CFA 诱发的炎症、慢性收缩性损伤、骨癌疼痛和抗原诱发的关节炎。尽管不能获得步态的信息，但克服了静态负重测试的一些缺陷。

最初这项测试是通过在动物的爪子上涂上墨水；再让这只动物在一张纸上自由行走，然后可以扫描这张纸进行分析。本实验基于一个假设，即自发疼痛的啮齿动物会保护疼痛的爪子，导致其步态的变化（如跛行或步幅的变化）以及负重的变化。

随着自动化数字化平台的发展，啮齿类动物自由行走的步态分析被用来研究感觉运动障碍模型中肢体运动和定位的变化，包括帕金森病、脊髓损伤和中风。大量的参数分析，包括爪强度（衡量爪压力或负重）、爪子印参数（如脚趾展开、打印长度、打印宽度、打印区域）、动态参数（例如姿态阶段、摆动阶段、占空比、步幅、摆动速度）和规律性指数（测量肢体间协调的方法）。其中一些参数在啮齿动物疼痛模型中也有改变，因此步态分析方法越来越多地用于量化非刺激诱发或自发性痛觉。目前已开发的商业自动化步态分析系统包括 CatWalk XT 和 GaitLab，当动物走过升高的玻璃地板时，利用内部反射光来照亮爪印，以及

Digait 和 GaitScan/TreadScan,他们使用录像和自动化软件来分析动物在透明带式跑步机或干净地板上行走的爪印。只使用视频记录的系统有个缺陷,不能测量爪印强度或压力(负重参数),而这与疼痛模型相关。

在单侧疼痛模型,可观察到步态参数的许多变化,包括与对侧相比,同侧后爪强度(爪压)降低、打印面积减少、站立阶段持续时间(花费在爪子上的时间)缩短、摆动阶段持续时间(花费在离开爪子上的时间)增加;这减轻负重与保护行为一致。由于体重改变可能是人类疼痛的主要诱因之一,因此开展这些试验有利于改进啮齿动物痛觉模型的临床转化。然而,目前尚不清楚啮齿类动物模型中步态的变化在多大程度上反映了疼痛或痛觉的改变,或者相反,反映了反痛觉或镇痛的改变。例如,在烧伤疼痛、化疗引起的神经病变和关节内角叉菜胶的模型中,Von Frey 纤维丝测试的机械疼痛的变化和步态参数的变化并不总是相关的。使用步态和负重分析获得的疼痛行为结果是否比刺激诱发法更容易(或更少)应用于临床仍有待确定。

4. 自主行为分析 利用自动化技术对不受约束的动物行为进行分析,正越来越多地用于研究啮齿类动物的非刺激诱发的疼痛。分析的行为包括自主活动(静止、行走、小跑、奔跑)、运动距离、速度、修饰、姿势、饮食和觅食。通过比较疼痛动物模型与对照状态的行为频率,可以推断出不同的疼痛状态(尤其是自发性痛觉)。然而,需要注意的是,并没有捕捉到痛觉特异性的行为,这可能会对药物或表型效应产生潜在的干扰,从而掩盖痛觉感受或抗痛觉感受。由于动物受研究人员干扰,也不需要约束或训练,这就消除了操作者的主观性,减少了动物的压力。自动化行为分析可在专用行为光谱仪设备或家庭笼使用自动视频分析、振动传感器、光束等组合。

Behavioral Spectrometer 行为光谱仪是一种由一个封闭的盒子(30cm×30cm×30cm)、一个安装在天花板上的鱼眼镜头、加速度计和一排安装在墙上的光束组成的特制仪器。该光谱仪能够实时记录23种不同类型的行为,包括行走(静止、行走、小跑、奔跑)、梳理行为、养育行为,以及行走距离和平均速度。该行为光谱仪已在角叉菜胶诱导的小鼠后爪炎症模型中得到验证,在该模型中,梳理毛发的频率增加,行走的次数减少。

HomeCageScan 利用自动化视频分析,对饲养笼中小鼠 38 种预先定义的行为进行分类,包括行走、饲养、嗅探、伸展、跳跃、挖掘、觅食、睡觉、进食、饮水、悬挂和梳理,以及行走的距离。HomeCageScan 已在输精管切除术和开腹手术后疼痛的小鼠模型中得到验证。

第三节 急慢性疼痛动物模型

本书着眼于为我国临床疼痛科医师服务的特点,各论部分主要按疼痛发生部位进行分类介绍,但不同部位疼痛存在着病因、病理特征和发生机制的交叉。因此,本节疼痛动物实验模型将基于 2018 年 WHO ICD-11 版慢性疼痛分类原则,从七个分类来分别介绍慢性疼痛动物模型制作方法及其特点。

进行疼痛基础研究的前提之一通常是在适当的麻醉条件下创建合适的模拟临床急/慢性疼痛特征的动物模型。因此本节先概述介绍大/小鼠麻醉方法,然后再详细介绍并重点讨论最常用的急慢性疼痛动物模型的优点和缺点。

一、麻 醉 方 法

麻醉是感觉(或敏感性)消失。在进行动物实验,特别是手术等操作时,为减少动物的挣扎和保持其安静就需要提前进行麻醉。成功的麻醉是模型顺利进行的保证,不仅可减少因麻醉过深致动物术中死亡或因麻醉太浅致动物术中躁动而影响模型的成功率,还可以减少动物的痛苦,有助于其术后快速恢复。因此,选择合适的麻醉药以及麻醉方式非常重要。

疼痛模型的制作时间一般较短(≤1h),因此,通常使用短效全身麻醉的形式。麻醉深外科期的确认标准:呼吸频率下降、呼吸规律并以腹式呼吸为主、肌肉完全松弛、眼睑反射消失、角膜反射微弱,对皮肤捏夹、脚趾刺激等严重刺激都不引起有害反射;若反应灵敏则说明麻醉过浅,须追加少量麻醉。

实验动物常规使用的麻醉方法主要包括吸入麻醉、腹腔或肌内注射,操作简单,起效也很快。麻醉药物种类繁多,仅介绍几种国际公认的、常用且简便易行、安全可靠的麻醉剂及其对应的麻醉方法。

（一）吸入麻醉

常规采用的吸入麻醉剂有乙醚、异氟烷等。优点是麻醉剂量和深度容易控制,作用能迅速逆转,麻醉和肌肉松弛质量高,药物消除主要靠肺呼吸而不是肝肾的功能,给药需要相应的装置。

1. 吸入麻醉剂种类

（1）乙醚麻醉:可将动物置于大小合适的玻璃罩中,再将浸有乙醚的棉球放入罩内,观察动物的生理变化,尤其是呼吸和运动变化。乙醚不需要配合呼吸麻醉机使用,但这种方法对初学者可控性差,副作用多,极易导致动物死亡,而且乙醚外漏刺激大,现此法已较少用。

（2）异氟烷麻醉:异氟烷安全性优于乙醚,是目前最为广泛的动物气体麻醉剂,不易燃,无爆炸性;但价格贵,一般要求异氟烷需要配合呼吸麻醉机进行使用。

2. 吸入麻醉方法

（1）简易的吸入麻醉装置(图56-3-1):包括一个50ml离心管,底部放置1~2个棉球,用作麻醉小憩;离心管底部用电烙铁烧一个孔,可插入一个1ml注射器头;注射器内抽取一定量的异氟烷。麻醉动物时将注射器内麻醉剂推出0.2ml入离心管底部棉球上,然后依赖气麻药蒸发来维持小憩的麻醉药浓度达到麻醉维持效果,再将小鼠口鼻罩入离心管开口一端后约2~3min进入麻醉状态;此时需密切注意动物的麻醉效果,并依照麻醉深浅,减少或增加动物口鼻罩入离心管的程度。此麻醉可快速(10min)进行各种小手术操作。

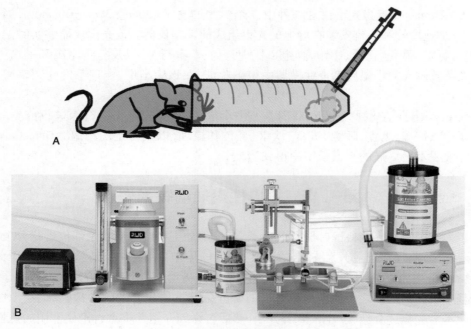

图56-3-1　温度偏好吸入麻醉装置
A. 简易吸入麻醉装置;B. 小动物呼吸麻醉机

（2）异氟烷结合呼吸麻醉器机为实验室常规动物麻醉方式:此方法在氧气中导入的异氟烷可维持合适的外科麻醉,安全可靠易控制,适合大小手术;并根据麻醉深浅调整异氟烷浓度,诱导麻醉浓度一般保持在3%~5%,维持保持在1%~2.5%即可。

（二）注射麻醉

注射麻醉包括静脉注射、腹腔注射、肌内注射、皮下注射等,较大的动物,如兔、狗等多用静脉给药麻醉,静脉注射时可将总量1/3药液迅速注入,后2/3需要缓慢注射,而且需要留意动物状态,正确判断麻醉深度。大小鼠一般采用腹腔注射麻醉,有些麻醉也可选择动物肌肉丰富的位置注射。

1. 腹腔注射麻醉　以2.5%碘酒及75%酒精消毒下腹部皮肤;注意让动物头部朝下,让腹部脏器向胸部移动,避免伤及肠胃;将注射针头与皮肤成40°刺入,当觉有脱空感即停止进针;回抽阴性后,将先配制好的麻醉剂注入腹腔。腹腔麻醉操作简单,起效快,一般注射后约5min内动物进入麻醉状态,为常用的麻醉方式。

(1) 戊巴比妥钠腹腔麻醉:为中效麻醉。麻醉时间一般40~60min,中途加1/5量可维持1h以上。戊巴比妥钠麻醉力强,但会抑制呼吸、循环,安全范围窄,一旦过量,动物容易发生死亡。戊巴比妥钠没有镇痛作用。麻醉用量:大鼠用2%戊巴比妥钠溶液,按照40~50mg/kg体重计算腹腔注射用量;小鼠用1%溶液戊巴比妥钠溶液,按照50mg/kg体重计算腹腔注射用量。

(2) 氯胺酮+塞拉嗪复合麻醉剂腹腔麻醉:这是麻醉剂和止痛剂的合剂,也是目前国外常用的麻醉剂。麻醉时间30min左右,安全范围大,大/小鼠麻醉非常平稳,而且有一定的镇痛作用。研究证实,与戊巴比妥麻醉结果相比,该剂量的NMDA受体拮抗剂氯胺酮对实验没有影响。大鼠1.4mg/kg的复合麻醉剂(0.05mg/ml盐酸氯胺酮和0.02g/ml盐酸塞拉嗪注射液按照5∶1体积混合)。麻醉用量:大鼠按照80~90mg/kg氯胺酮和10mg/kg塞拉嗪的复合剂量腹腔麻醉。小鼠10ml氯胺酮+塞拉嗪复合麻醉剂配制方法:1.3ml的100mg/ml氯胺酮+0.5ml的20mg/ml塞拉嗪+8.2ml生理盐水。小鼠按照10μl/g体重腹腔注射合剂即可。

(3) 乌拉坦腹腔麻醉:乌拉坦,即氨基甲酸乙酯,又称尿烷或乌来糖。由于乌拉坦麻醉效果稳定,维持时间长(2~5h),作用比较温和、安全度大,对正常血压和呼吸没有影响,故此药为科研教学常用麻醉剂。因乌拉坦麻醉时间长,导致动物苏醒慢;因此,也仅适合急性手术麻醉。

有研究显示乌拉坦有致癌性,早在20世纪80年代初期,我国卫生部就明文规定将乌拉坦从医用药品中淘汰,禁用于患者。目前只允许在实验动物麻醉中使用。因此,在配制乌拉坦溶液时一定要做好防护,尽量戴橡胶手套,防止乌拉坦接触暴露的皮肤。如不慎接触,须尽快用清水、洗洁液等清洗。麻醉用量:大鼠使用20%乌拉坦(1.5g/kg)腹腔麻醉,即20%乌拉坦注射0.75ml/100g大鼠;小鼠用10%乌拉坦(1.5g/kg)腹腔麻醉,即7.5%乌拉坦注射0.2ml/10g小鼠,效果较好。

(4) 水合氯醛腹腔麻醉:水合氯醛也曾作为麻醉剂,具有催眠药、抗惊厥作用。研究显示腹腔注射水合氯醛麻醉大鼠的死亡率在10%~20%之间,安全范围窄,而且2017年WHO国际癌症研究机构已将水合氯醛列为2A类致癌物。至此,国外期刊普遍建议不再将水合氯醛作为实验动物的麻醉剂。麻醉用量:大/小鼠腹腔注射用量为5%水合氯醛剂量为50mg/kg时效果较好,麻醉时间30~40min。

2. 肌内注射麻醉　有研究显示大鼠可采用肌内注射氯胺酮(80mg/kg)和赛拉嗪(8mg/kg)麻醉,但实际应用不多。

(三) 麻醉注意事项

动物实验的麻醉是动物实验成败的重要保障,因而麻醉过程前后需特别注意。

1. 熟悉各种麻醉药性质,麻醉时正确选用麻醉药、给药途径与剂量。

2. 麻醉前,新鲜配制好麻醉剂,并一定要给动物称重,按照参考剂量给予麻醉剂。

3. 一般而言,术前镇痛对动物术后的恢复以及减少疼痛感非常有益,但疼痛研究实验的麻醉过程不太建议用镇痛剂。

4. 麻醉时需注意保温护理,同时注意监护,关注心率、呼吸、毛细血管回血时间,准备好相应急救药物,常备急救药物有阿托品、肾上腺素、尼可刹米、多巴胺等,掌握其用法。

5. 麻醉结束后做好动物的护理,关注动物福利。

二、急性疼痛模型

目前已建立多种急性疼痛动物模型,试图模拟临床各种原因导致的急性疼痛,特别是急性炎性痛。这里我们介绍最常用的急性疼痛动物模型的优点和缺点。

(一) 酵母多糖足底炎性疼痛大鼠模型

1997年,Meller和Gebhart首次报道大鼠足底注射0.313~62.5mg酵母多糖(一种酵母提取物)能够引起剂量和时间依赖性的热和机械性痛觉过敏,并伴有明显水肿,而且大剂量还能诱发自发性痛。机械痛觉过敏在剂量≥1.25mg 时才出现，注射后 4h 达到高峰，持续 1d 后逐渐下降，3d 恢复正常；热痛觉过敏呈现两相的性质：早期在注射 30min 达到高峰，无明显剂量依赖性，1h 后恢复正常；晚期为注射后 4h 达到高峰，呈剂量依赖性；而水肿在酵母多糖注射 30min 后最明显。所有症状在持续 1d 后逐渐下降，3d 恢复正常。高剂量酵母多糖注射 4h 内会引起是自发性痛反应，如偶尔自发性甩后肢和常见的长时间保持抬高后掌姿势。此外，大剂量注射后 30~45min，所有大鼠出现舔、咬和摇动注射后爪的行为。研究显示这种广泛应用的病原体酵母多糖通过激活 TLR2 引起足底局部以及脊髓背角炎症，因此足底注射酵母多糖是一种可靠的、可量化且能同时研究痛觉过敏中枢和外周机制的高强度炎性疼痛模型。

1. 大鼠建模步骤　在吸入麻醉后，在每只成年大鼠（160~200g）左侧后足足底皮下注射 25μl 3mg/ml 酵母多糖 PBS 溶液。注射后留针 1~2min 后缓慢退出，避免药物被针带出影响模型制作。对照组大鼠在左侧后足足底皮下注射同等容积的 PBS 即可。在模型制作前和制作后不同时间点进行痛行为学测定及后足最大厚度测量。

2. 小鼠建模步骤　在吸入麻醉后，在每只成年小鼠（16~25g）左侧后足足底皮下注射 15~20μl 3mg/ml 酵母多糖 PBS 溶液；对照组小鼠在左侧后足足底皮下注射同等容积的 PBS 即可。

（二）足底弗氏完全佐剂（Freund's complete adjuvant，FCA）炎性痛模型

2004 年，Raghavendra 等首次报道大鼠足底注射 0.313~62.5mg FCA，会在注射部位产生典型的炎性痛模型。其外周炎症表现包括注射部位局部出现红、肿、疼痛等，持续时间超过一周。出现炎症和痛觉超敏，同侧脊髓背角浅层的神经胶质细胞 PKC 膜结合蛋白活性明显增强。

1. 大鼠建模步骤　麻醉成年大鼠后，后足足底皮下注射 50~100μl FCA 溶液；对照组大鼠在左侧后足足底皮下注射同等容积的 PBS 即可。在模型制作前和制作后不同时间点进行痛行为学测定及后足最大厚度测量。

2. 小鼠建模步骤　用 1% 异氟烷麻醉小鼠后，用微量注射器抽取 10~30μl FCA 溶液，于小鼠左侧后肢足底或足背皮下注射，注射结束可见皮肤有一局限性皮肤凸起，再缓慢退出注射针头。注射成功后诱发炎性痛模型。对照组操作及注意事项同前，注射等量生理盐水。

三、慢性疼痛模型

为研究慢性疼痛发病机制（尤其是急性疼痛转变为慢性疼痛的机制）并探索新的治疗方法，目前已制作出许多动物模型。此外，神经病理性疼痛和癌性疼痛是临床上最为常见、最难治疗的两种慢性疼痛。本文将介绍中枢性损伤、周围神经损伤以及疾病所致周围神经病变和癌性疼痛等常见动物模型及其特征。

慢性疼痛模型建立需要满足几个原则：①具有客观可量化的观察指标；②可重复性；③具有慢性疼痛的生物学特征；④可用来进行分子机制研究。目前已建立多种慢性疼痛动物模型，试图模拟临床各种原因导致的慢性疼痛，包括慢性炎症痛、神经病理性疼痛模型、疾病所致周围神经病变模型、癌性疼痛模型、肌肉骨骼疼痛模型和手术后慢性疼痛模型等。

（一）慢性原发性疼痛（chronic primary pain）

在临床上，常有不明诱因引起的病理性疼痛，患者通常并未有过外伤或其他病史，却具有长达数月甚至数年的疼痛体验。在 2015 年版本的《国际疾病分类》ICD-11 中，定义了这种不明原因引起的慢性疼痛，并将其列在慢性疼痛分类的首位：慢性原发性疼痛（MG30.00），是指在一个或多个解剖区域、持续或反复出现超过 3 个月，能够引起重要的情绪困扰或功能残疾（干扰日常生活和参与社会角色），却又不能更好的定义为其他几种类型的慢性疼痛。此大类囊括了慢性原发性内脏痛、慢性广泛性疼痛、慢性原发性肌肉骨骼疼痛、慢性原发性头痛或颌面痛及 CRPS 等一些普遍存在的疾病。选择"原发性疼痛"这个术语是在与 ICD-11 修订委员会密切讨论后决定的，委员会认为该术语是最为广泛接受的，特别是从非专家的角度看。

慢性原发性疼痛因其发病原因不明，治疗效果不佳而受到广大的关注。然而，由于这种疼痛的概念尚未被熟知，人们对慢性原发性疼痛的发病原因和病理机制也知之甚少，急需进一步探索。由于不同程度的神经刺激或损伤引起疼痛都会引起神经放电增加，那么在不损伤神经元的情况下，用电刺激来模拟神经冲动就可能建立慢性原发性疼痛模型。在此基础上，Zhou L J 等 2019 年结合临床慢性原发性疼痛患者的特点用电刺激坐骨神经的方法制作无明显损伤的慢性原发性疼痛动物实验模型。2023 年对模型进行了改善,仅采用低频经皮电刺激(LF-PENS)一侧小鼠腘窝诱导了长达 90d 一样的慢性原发性疼痛模型,并获得了国家知识产权局的专利授权。

中强度(10V)低频电刺激诱导慢性原发性疼痛模型:用 2% 异氟烷麻醉 C57BL/6 小鼠,将用双极氯化银电极接触左侧腘窝中部皮肤,给予局部强度 8~10V 低频电刺激(2Hz,0.5ms)。在假手术组中在相同部位放置电极而没有电刺激。术后保持小鼠体温,待麻醉苏醒后正常饲养。选择同窝仔进行手术并一起饲养,保持其他操作一致。

已验证中强度高频电刺激刺激坐骨神经并没有引起明显的神经损伤,但能导致双下肢长达 50d 左右的机械痛觉超敏的慢性疼痛。因此该模型可用作慢性原发性疼痛的实验动物模型。但这种疼痛的特性及其机制还有待进一步的研究。

(二) 慢性癌症相关性疼痛模型

慢性癌症相关性疼痛是指由原发癌症本身或转移病灶(慢性癌痛)或癌症治疗(慢性癌症治疗后疼痛)所引起的疼痛。疼痛是癌症诊断时最常见的症状,而且在癌症治疗过程中和治疗后发病率都有所上升,是晚期癌症患者的一个重要问题,严重降低了癌症患者的生活质量。33%~40% 癌症幸存者(即治愈治疗完成的癌症患者)遭受慢性疼痛。相比之下,对于那些晚期疾病接近死亡的患者,至少 66% 会经历疼痛,55% 的患者会经历中度至重度疼痛。这表明在这一时期癌症疼痛治疗方面进展甚微。研究显示最难治疗的癌症疼痛与周围神经的侵犯和骨骼的破坏有关,针对这类疼痛建立了几个对应的动物模型。

骨转移是癌症疼痛最常见的原因,约 70% 的晚期乳腺癌或前列腺癌患者均有骨转移。因此,骨癌疼痛动物模型是常用模型,目前至少已建立 38 种被用于开发新的药物研究。

1. 骨癌疼痛模型(bone cancer pain,BCP)　超过一半的慢性癌症疼痛是由骨转移引起的,而骨癌疼痛是所有持续性疼痛中最难完全控制的一种。几种肿瘤类型包括肉瘤和乳腺癌、前列腺癌和肺癌,它们生长或优先转移到骨骼,在那里增殖,并引起显著的骨重建、骨破坏和癌症疼痛。一般来说,骨癌患者有两种类型的疼痛。第一类被称为持续疼痛,通常被描述为随着时间的推移而加重的钝痛或搏动痛。第二类为运动诱发疼痛、突发性疼痛或发作性疼痛,随着时间的推移而频繁出现,其性质更为剧烈,通常以自发的和间歇性的疼痛加剧或由癌性骨的运动引起。暴发痛是癌症最严重的并发症之一,通常很难有效控制。因此,骨癌痛动物模型的开发和利用,有助于阐明肿瘤引起的骨癌疼痛的机制,并为有效防治提供理论指导和治疗策略及靶点。

(1) 小鼠股骨骨癌痛模型:1999 年首个小鼠骨癌痛模型是在组织相容的 C3H/HeJ 小鼠股骨骨髓腔内注入鼠溶骨性破坏纤维肉瘤细胞 NCTC 2472 引起。肉瘤细胞注 5d 内,出现癌症导致的股骨头破坏和破骨细胞产生,14d 内出现自发痛(防伤害的行为、自发性缩足)和神经化学标记改变,21d 后,发现广泛的骨破坏和肿瘤侵犯骨膜,与溶骨性癌患者相似。阿片类和 COX-2 环氧化酶抑制剂可缓解此模型疼痛,抗惊厥药加巴喷丁无效;进一步提示癌痛与典型的炎性或神经病理性疼痛不完全相同,会影响特殊的神经化学标记位点。该模型与人癌性骨痛有许多共同点。实验不仅需要通过痛行为学测试来评估,还需要结合放射影像学分析、定量测量矿物质含量和组织学来监测骨肿瘤的发展和骨的结构损伤变化情况。

方法:麻醉组织相容的 C3H/HeJ 小鼠,行左侧膝关节切开,注射 20μl 含 105 鼠溶骨性破坏纤维肉瘤细胞 NCTC 2472 的 1% BSA 的 α 最小必需培养基(αMEM)或 20μl 只含 1% BSA 的 αMEM(对照组)直接注入股骨远端髓腔,并密封注射点。也可以设计额外的对照将 20μl 含 105 NCTC 2472 细胞和 1% BSA 的 αMEM 植入股四头肌肌肉。

(2) 小鼠跟骨骨癌痛模型:该模型与小鼠股骨骨癌痛模型相似,注射位点为小鼠的跟骨。骨质溶解、自发痛(舔足)和诱发痛(机械和冷的痛觉异常)在第 6 天左右出现,并持续 16d 以上。

方法:麻醉组织相容的 C3H/He 小鼠,用一根连接 0.3ml 胰岛素注射器 29G 无菌单针手工钻穿跟骨,再将 10μl 含有 2×10^5 纤维肉瘤细胞(C3H/He 来源)或 1.5×10^5 黑色素瘤细胞(C57BL/6 来源)的 PBS 单次注射到脚后跟;假手术组小鼠采用相同的操作,但只注射 10μl PBS。也可将纤维肉瘤细胞移植到小鼠的骨外皮下进行比较。肿瘤细胞植入后任何时间出现运动功能障碍的小鼠均被安乐死,不纳入研究。对照组小鼠麻醉,将 60~100μl 石蜡或同等温度的生理盐水用加热的 27G 针头和注射器皮下注射到脚后跟,产生一个相当于植入后第 10d 纤维肉瘤肿瘤大小的非恶性肿块。

(3) 大鼠胫骨骨癌痛模型:首个大鼠骨癌痛模型是 2002 年 Medhurst 等采用同种 MRMT-1 大鼠乳腺癌细胞接种到胫骨中所制;这不仅可用来测量各种治疗药物的止痛效果,还可以用该模型对进一步评估对神经性疼痛有效药物和最近开发对特定骨癌疼痛使用的药物做完整的药理特性。

方法:大鼠麻醉,左后肢消毒后,在左胫骨近端皮肤做 1cm 的纵向切口,暴露骨头,对周围的肌肉或血管的损伤最小。用 23G 针头将骨穿入距膝关节远端骨骺板 5mm 处,将针头推入骨的髓内管形成空洞。使用 5ml 汉密尔顿(hamilton)注射器,将含有约 $3×10^3$ 或 $3×10^4$ 个同源乳腺癌 MRMT-1 细胞的 3ml 培养基注射到骨髓腔内。对照组动物只接受相同体积的热致死细胞或培养基。注射部位用骨蜡封闭,伤口用金属夹封闭,并撒上金霉素抗菌散;待动物恢复意识后放回笼内饲养。胫骨内注射的癌细胞会在胫骨头内产生一个迅速扩大的肿瘤,导致严重的骨重塑。X 线平片显示,接种 $3×10^3$ 个 MRMT-1 细胞后第 10~14 天皮质骨和小梁受到广泛损伤,第 20 天损伤已威胁到胫骨的完整性。接种大鼠第 10~12 天开始出现痛行为体征,包括机械性痛觉异常、后爪承重差和机械性痛觉过敏,并与肿瘤细胞数呈剂量依赖性。癌性骨中矿物质含量和密度均明显下降,瘤周致密骨中破骨细胞数量保持不变。这项研究描述了第一个已知的大鼠骨癌疼痛模型。然而,抗酒石酸酸性磷酸酶染色显示了大量的多核细胞,类似于肿瘤内的破骨细胞。注射热灭活的 MRMT-1 细胞后未见肿瘤生长。在该模型中,COX-2 抑制剂效果不同于小鼠股骨癌痛模型,提示动物种类、肿瘤类型和注射位置制作的不同骨癌模型可能存在不同的潜在机制。

2. 癌浸润疼痛模型　肿瘤通过血管、淋巴管和/或神经通路扩散。后者是头颈部、胰腺、结肠、直肠、前列腺、胆道和胃癌的特征性病例,其中 30%~50% 的患者遭受中度至重度疼痛。不同类型的神经元入侵是不同的。例如,在胰腺癌中,频率为 90% 或 100%。周围神经损伤和神经炎模型可用来模拟因肿瘤侵入导致的周围神经损害。Shimoyama 等模拟由肿瘤导致的周围神经压迫和浸润更直接的方法,是将 Meth A 肉瘤细胞灌输在 BALB/c 小鼠的坐骨神经周围,当肿瘤增大开始压迫神经时,小鼠出现痛觉异常、热痛觉过敏以及自发痛的症状。

方法:麻醉下抽取腹腔携带 Meth A 肉瘤细胞的载体小鼠腹水,用血球计计数肿瘤细胞数量;接着再麻醉接种肿瘤细胞的小鼠(模型组),暴露右侧坐骨神经于臀位;再将含有大约 $5×10^4$ 个肿瘤细胞的腹水注射到紧挨着大转子附近的神经附近即远端,即肱二头肌后半腱肌与坐骨神经的分支处;伤口层层缝合。假手术组同样暴露坐骨神经,注入等量的生理盐水,而不是腹水。该模型的优点是恶性肿瘤对坐骨神经的逐渐压迫导致热痛觉过敏、机械痛和自发痛症状的逐渐发展,特别是机械痛觉异常可在最初被观察到(约 10d 内),但第 14d 机械敏感度开始减弱,提示癌症患者的疼痛可能伴有受损区域的感觉减退,而热痛觉过敏和自发痛仍然存在。组织学上,该神经损伤表现为有髓和无髓纤维的进行性损伤,与坐骨神经的慢性缩窄性损伤有明显不同。该肿瘤模型可作为研究肿瘤患者神经压迫性疼痛的有效工具。

3. 慢性癌症治疗后疼痛　慢性癌症治疗后疼痛是指任何治疗原发性肿瘤或转移性肿瘤所引起的疼痛。化疗或放疗过程引起较为常见,也可由手术和激素治疗引起。化疗致周围神经病变(chemotherapy-induced polyneuropathy,CIPN)在临床上最常见。

周围神经毒性是长春新碱、铂类、紫杉醇等几种一线化疗药物常见的不良反应之一;也是导致癌症患者和癌症幸存者疼痛和生活质量低下的常见原因,进而影响有效治疗。CIPN 主要有两种感觉异常:一种表现为刺痛感和灼烧感,而另一种表现为麻木感和触觉减弱。CIPN 会改变手和脚的感觉,呈手套和袜子样的分布;也可表现为运动无力或脑神经损伤,影响嗅觉、味觉、视觉、面部感觉和表情、听觉、平衡、语言、吞咽和颈部肌肉。通常,疼痛症状出现在治疗周期的早期,麻木和刺痛感发展较晚,在停止治疗后可持续数年。在动物实验中应用这些化学物质亦可观察到神经病变及痛行为学改变,包括机械痛及热痛敏感。目前临床针对 CIPN 还没有有效的预防或治疗策略。因此,建立合适的神经性疼痛动物模型有助于研究其发病机制以及设计保护性治疗策略的开发。以下介绍四种较常用的 CIPN 动物模型。

(1) 长春新碱(vincristine,VCR)诱导周围神经病变模型:长春新碱虽然对急性白血病、神经母细胞瘤、Kaposi 肉瘤、Hodgkin 疾病和其他淋巴瘤有良好的抗肿瘤作用,但毒副作用大,主要是神经毒性。1996

年,Aley KO 等建立首个大鼠 VCR 诱导周围神经病变模型,发现模型鼠同时存在机械痛觉过敏、痛觉异常和敏感性丧失(热痛觉减退),与临床 CIPN 患者症状相吻合。现有多种长春新碱模型的建立方法。

建模方法:Aley 建模方式为大鼠每天尾静脉注射 VCR 100μg/kg,连续给药 5d,停药 2d,再连续 5d 给药,共 10 次。第 1 次给药 2d 后就开始出现机械痛敏和痛觉异常,停药两周内,痛反应逐渐恢复到基线水平。VCR 也可引起热过敏。也有研究采用每天静脉注射 75μg/kg VCR,持续 10d 即可。

小鼠模型每天腹腔注射 VCR 400μg/kg,连续给药 2w。也可以每天腹腔注射 VCR 500μg/kg,连续给药 5d,停药 2d,再连续给药 5d,共 10 次。

(2)紫杉醇(paclitaxel,PTX)导致的周围神经病变模型:紫杉醇是一种细胞毒类抗癌药物,其致神经病变的发生率为 50%~90%,特征是手、足的感觉异常,如麻木、刺痛、烧灼样疼痛。1995 年 Cavaletti G 等建立首个大鼠 PTX 诱导周围神经病变模型,但较为复杂;现已有多种大鼠和小鼠模型的报道,可检测到机械痛觉异常和热痛敏。

溶液配制:以相同容积聚氧乙烯蓖麻油和 95% 脱水乙醇 1:1 比例为溶剂配制 6mg/ml 紫杉醇母液,再用无菌生理盐水中稀释至使用浓度。或者采用 4% DMSO+4% Tween 80+无菌水制备紫杉醇容积。

建模方法:大鼠每 4 天腹腔注射 2mg/kg PTX,连续给药 4 次;也有研究采用腹腔注射 1mg/kg PTX,每天 1 次,连续 5d,间隔 2d,再给 5d。

小鼠腹腔注射 2mg/kg PTX,每天 1 次,连续 5d。

(3)顺铂或奥沙利铂诱导周围神经病变模型:常见铂类药物包括顺铂、卡铂和奥沙利铂广泛用于治疗实体肿瘤和血液恶性肿瘤,其中顺铂主要用于治疗卵巢癌和睾丸癌;奥沙利铂是转移性结直肠癌唯一有效的治疗手段。但顺铂和奥沙利铂神经毒性较严重,30%~40% 患者会引起疼痛、麻木,手部、足部和口腔周围的感觉障碍,多达 80% 遇冷引发或加重,10%~15% 患者经过多次化疗后出现了累积和慢性 CIPN,如感觉丧失和运动障碍,严重影响患者生活质量。主要病理机制是与 DNA 结合,引起交叉联结破坏 DNA 功能,并抑制细胞有丝分裂,为一种细胞非特异性药物。顺铂诱导 DRG 神经元凋亡可能是导致周围神经毒性病变产生慢性疼痛的原因,而且与剂量和治疗持续时间呈依赖性,维持时间可超过 10 年。该模型后可进行冷板、Von Frey 纤维丝测试、辐射热、尾巴浸泡、握力和探索行为等痛行为评估包括基线和每周间隔 8 周的。与对照组小鼠相比,顺铂或奥沙利铂模型组表现出明显的机械性诱发痛。顺铂组后爪及尾部热痛觉过敏明显,奥沙利铂组后爪冷痛觉过敏明显。

大鼠模型:2000 年 Authier 等建立首个大鼠顺铂诱导周围神经病变模型,成年大鼠 2mg/kg 与 1mg/kg 顺铂交替腹腔注射,每 3 天 1 次,共 10 次,累积剂量为 15mg/kg。同时每次注射前,皮下注射 2ml 生理盐水以避免顺铂肾毒性。大鼠顺铂模型 2002 年 Cavaletti 等建立首个奥沙利铂诱导周围神经病变模型,成年大鼠用 2mg/kg 与 3mg/kg 奥沙利铂交替腹腔注射,每周两次持续 4 周半。

小鼠模型:Ta 等 2009 年首次报道,具体的造模方式为:顺铂(2.3mg/kg)腹腔注射两轮,每轮 5d,每天 1 次,中间休息 5d;奥沙利铂(3.0mg/kg)腹腔注射两轮,每轮 5d,每天一次,中间休息 5d。溶剂对照组为同体积的生理盐水按照同样的方式注射。

(4)硼替佐米(bortezomib,BTZ)诱导的周围神经病变模型:BTZ 是临床广泛用于治疗多发性骨髓瘤和其他非实体肿瘤的一线抗肿瘤药物。BTZ 抗肿瘤活性主要基于对 26S 蛋白酶体和核转录因子 NF-κB 通路信号的可逆抑制,使肿瘤细胞对凋亡敏感。但治疗患者会出现自发性疼痛和痛觉异常及过敏,治疗后还会持续。因此,自 2007 年 Cavaletti 等报道首个大鼠 BTZ 诱导周围神经病变模型以来,已有多种动物给药方式用来模拟 BTZ 引起的周围神经病变。

溶剂配制:硼替佐米在 5% 吐温 80,5% 乙醇和 90% 无菌盐水中溶解。

大鼠模型:尾静脉注射 0.20mg/(kg·d),每周 2~3 次,共 4~8 周;也有简短的给药方式,腹腔注射 0.20mg/(kg·d),每天 1 次,连续 5d。

小鼠模型:Carozzi 等首次报道小鼠 BTZ 慢性给药方式,尾静脉注射 0.8mg/kg,每周 2 次,共 4 周;另有简短时间给药方式,即腹腔注射 0.40mg/(kg·d),每天 1 次,连续 5d。

（三）慢性手术后和创伤后疼痛模型

1. **慢性创伤后疼痛**　慢性创伤后疼痛是指组织损伤（涉及任何创伤，包括灼伤）后产生或逐渐增强的疼痛，且持续时间超出正常愈合过程，即组织创伤后至少 3 个月。慢性创伤后神经病理性疼痛通常被称为 CRPS。CRPS 分两种类型：Ⅰ型和Ⅱ型。Ⅰ型，被称为反射性交感神经营养不良综合征（reflex sympathetic dystrophy syndrome，RSD），包括创伤引起的慢性肢体疼痛和自主神经功能障碍。创伤有时看起来微不足道，不能作为病因。几项病理研究已经证实 CRPS-Ⅰ患者存在轻微的远端神经损伤（distal nerve injuries，DNIs），但回顾性研究无法确定因果关系。虽不是患肢大神经的直接损伤所致，但更容易扩散到受伤以外部位。Ⅱ型是指明显的神经损伤所致的创伤后疼痛，被称为灼性神经痛。该型都有一个明显的病因——可确定的神经损伤，并存在愈合困难。这类疼痛通常只存在于受损伤神经的支配范围。患者通常在手臂或腿部遭受严重创伤后出现这些疼痛症状，如挤压伤、骨折或截肢。然而，这种损伤可能没有那么剧烈，可能是由简单的踝关节扭伤或常规手术引起的。也就说，这类疼痛有可能损伤了神经，有可能没有，因为压迫或压缩神经，足以引起轻微到严重的不适。

（1）**肩手综合征（shoulder-hand syndrome，SHS）**：为颈、肩、外伤、心肌梗死、脑血管障碍、胸部肿瘤等所致的 RSD。2004 年，Coderre TJ 等发现大鼠后爪长时间缺血再灌注后产生神经病样疼痛综合征，建立首个 CRPS-Ⅰ型动物模型，又称为慢性缺血后疼痛（chronic post-ischemia pain，CPIP）。

方法：大鼠麻醉 3h，给药剂量（40mg/kg，ip），慢性滴注戊巴比妥钠 2h（第 1 小时 13mg/h，第 2 小时 6.5mg/h）。再将一个紧密贴合的 70 硬度丁腈橡胶 O 形环（内径 5.6mm；线径 1.8mm，类似于血压袖带膨胀至 350mmHg）放置在麻醉大鼠后肢离踝关节最近的位置 3h，然后切断结束麻醉以便进行再灌注。再灌注后 24h，大鼠缺血后足出现充血、水肿/血浆外渗。假手术的 O 形环剪掉，只是松散地围绕着脚踝，不阻断后爪血流，其他操作一致。注意麻醉终止的时间，尽量让大鼠在灌注后 30~60min 内完全恢复。模型组会出现有害的机械刺激（针刺）和冷（丙酮暴露）引起的痛觉过敏，以及无害的机械刺激（Von Frey 纤维丝）引起机械痛觉过敏，在再灌注后 8h 就在受影响的后足中明显存在，并在大约 70% 大鼠中至少延长 4 周。大鼠还表现出自发的疼痛行为（后爪抖动、舔舐和偏爱），并向未受伤的对侧后爪扩散痛觉过敏/痛觉异常。紧挨止血带的胫骨神经光镜检查无神经损伤迹象。减少血管收缩或增强血管舒张、自由基清除剂或抗氧化剂维生素 C 预处理能减轻机械痛觉超敏，表明持续性组织缺血、对交感血管收缩的敏感性以及自由基的产生都是 CRPS-Ⅰ和 CPIP 疼痛产生的重要机制。

（2）**针刺神经损伤模型（needlestick nerve injury，NNI）**：2007 年 Siegel 等在远系杂交 Sprague-Dawley 大鼠胫神经用针刺神经损伤建立的，用来模拟 CRPS-Ⅰ型。约半数模型大鼠会出现痛觉过敏。

方法：手术包括暴露麻醉大鼠左侧腘窝处坐骨神经三个分支，确定胫支，用 18G 针头垂直于胫神经轴的斜面穿刺固定一次。再缝合肌肉和皮肤即可。假手术组仅用棉签接触胫神经外模而不损伤，其他操作一样。NNI 7d 后同侧会出现机械痛阈下降，57% NNI 大鼠对侧后爪出现镜像痛改变。感觉异常的发生率和严重程度与病变的大小无关。冷和针刺痛觉过敏反应较少见，且仅见于同侧，与神经源性后脚掌水肿相同。选择 18G 针头（1.28mm 外径）针刺神经损伤后的病理研究显示后掌表皮神经突（PGP9.5 阳性轴突）损失的平均严重程度达 26%~31%，与报道的临床 CRPS-Ⅰ患者表皮神经纤维平均损失程度 29% 相匹配。NNI 模拟了人类 CRPS 的多个临床和病理特征，并提供了直接的前瞻性证据，证明即使是微小的 DNI 也能导致大鼠 CRPS 样的痛觉异常。

2. **慢性手术后疼痛**　开胸手术、开腹手术等多种常规临床手术常可诱发慢性手术后疼痛综合征（chronic postsurgical pain syndrome，CPPS），主要表现为手术及其邻近部位持续数月乃至数年的痛觉过敏。由于发病机制尚不清楚，且常规的非甾类镇痛药和阿片类药物均疗效不佳，CPPS 严重影响了患者的生活质量和机能恢复。因此，阐明手术诱导痛觉过敏的机制从而寻找到合适的防治手段有重要的临床意义和巨大的社会效益。

（1）**慢性开胸术后疼痛（chroinc postthoracotomy pain，CPTP）模型**：CPTP 被定义为手术后至少两个月沿胸腰段切口复发或持续烧灼疼痛或感觉异常，是开胸术后最常见的并发症之一。开胸术后 1 年持续疼痛的发生率约为 50%，与手术是否保留肌肉无关。但其基础和治疗方法尚未明确；而且许多患者并不寻求 CPTP 治疗的帮助。Nara 等建立了第一个大鼠开胸术后慢性疼痛模型并发现肋间神经结扎所造成的神经损伤是导致慢性手术后疼痛的主要原因；随后 Buvanendran 等通过采用肋骨牵开术替代肋间神经结扎对上述模型进行了改进，从而使模型更加符合临床实践。

建模步骤：依照文献介绍的方法，大鼠在 2-异氟烷吸入麻醉下，经口气管插管并连接小动物呼吸机行机械通气；取左侧卧位并于右侧胸廓行无菌操作，再在 T_4 和 T_5 肋间隙行 3cm 长切口，分离覆盖肋骨的浅层和深层肌肉后暴露肋间肌；再在第 5 肋上方的肋间肌和胸膜上作一长 1.5cm 的切口，注意使用器械尽量浅于表面，以免损伤肺。采用小型自保钝齿的显微牵开器（model SU-3146；Mueller，McGaw Park，IL）涂上润滑剂并小心地放置在第 4 和第 5 肋骨撑开 8mm 维持 60min；这期间伤口浸泡在生理盐水的纱布覆盖。结束后将牵开器复位并取出。留置静脉穿刺针套管于胸腔内并接注射器抽取胸腔内积气以恢复胸内负压；最后分别采用肠线和尼龙线对肌肉和皮肤进行分层缝合。术后 1d 内可出现痛觉过敏，持续 40d 以上。假手术组仅作胸廓切口。50% 模型组动物发生异位性疼痛，可被吗啡、加巴喷丁、可乐定和新斯的明适当缓解。这个模型有助于量化技术的有效性，以减少长期开胸后疼痛的频率和严重程度。

（2）皮肤肌肉切口牵拉术后疼痛模型（skin/muscle incision and retraction，SMIR）：由于 CPTP 模型制作相对复杂，因此 2008 年 Flatters 等采用一种类似临床手术操作，即皮肤/肌肉切口牵拉术，建立了一个简单的术后持续疼痛模型。

大鼠建模步骤：麻醉大鼠后置俯卧位，在大腿内侧皮肤上开一个 1.5cm 的切口，大约在隐静脉内侧 4mm 处，露出大腿的肌肉；然后在大腿浅表（股薄肌）肌层（大隐神经内侧约 4mm 处）开长 7～10mm 切口；置入微型解剖牵开器——有 4 根叉子，每根叉子之间的距离为 8mm，每根叉子的深度为 4mm；牵拉皮肤、肌肉 1h，致隐神经潜在的伸展；牵拉结束后逐层缝合肌肉及皮肤。SMIR 术后 3d 仅术侧后肢出现显著的机械超敏反应，持续至少 20d 左右后逐渐恢复。该模型无明显的热痛敏或冷痛敏。组织学结果显示 SMIR 后隐神经手术部位、近端或远端均无明显变性或水肿，DRG 也没有代表神经损伤的标志 ATF3 阳性染色，这都表明 SMIR 不是通过神经元损伤引起 CPPS，但目前具体机制还不是很清楚。

小鼠模型制作基本同上。

（四）慢性继发性肌肉骨骼疼痛模型

慢性继发性肌肉骨骼疼痛是指骨骼（包括脊柱与关节）、肌肉、肌腱或相关软组织的慢性疼痛。下面主要介绍持续性炎症引起的慢性继发性肌肉骨骼疼痛模型的建立。

经典的是佐剂诱导性关节炎（adjuvant induce arthritis，AIA）模型是细菌学家 Freund 于 20 世纪 50 年代创立的，又称弗氏佐剂关节炎，是免疫性关节炎动物模型的基本方法。AIA 大鼠不仅关节局部病变（红肿、皮温升高，关节肿胀、变形，病理切片显示滑膜增生，炎细胞浸润等）符合人类 RA 改变，而且还出现了 AIA 大鼠体重下降，精神萎靡等全身症状，均与人类 RA 表现相似，证明该动物模型能为进一步研究 RA 的发病机制及药物治疗 RA 的机制奠定了基础。而且不仅出现机械痛敏，而且暴露于寒冷环境后，其痛觉过敏反应明显增强，初级传入神经过敏达 2 周后。

1. 大鼠建模步骤　将 CFA 注入单侧踝关节关节腔引起单侧关节炎。用异氟醚麻醉大鼠后，先用碘酒酒精消毒注射部位周围的皮肤；固定大鼠的左后肢，找到腓骨外踝窝；然后将一根 28G 针垂直皮肤经胫腓骨和跗骨之间的间隙向远端插入关节腔，直到感觉到明显的阻力损失；接着往关节腔注入 50μl CFA（1mg/ml，Sigma），最后缓慢退出针头结束操作。假手术组注射无菌生理盐水。

2. 小鼠建模步骤　往膝关节内注射 10μl 10μg CFA 溶液（1mg/ml，Sigma）诱导小鼠单纯性关节炎。对照组注射 10μl 生理盐水。

（五）慢性神经病理性疼痛模型

1. 慢性中枢性神经病理性疼痛（chronic central pain，CCP）　慢性中枢性神经病理性疼痛是指脊髓或以上中枢神经系统损伤或疾病引起的慢性疼痛。文献报道的中枢疼痛模型，大部分以脊髓损伤（spinal cord injury，SCI）为基础，在外伤性或缺血性 SCI 后，常发生自发和诱发的疼痛。动物模型包括重物坠落或挫伤型、脊髓压榨型、用镊子或动脉瘤压迫脊髓型、光化学所致损伤型、神经毒性损伤型和脊髓半断离型等。

（1）重物坠落或挫伤模型：重物坠落模型是最为古老和应用最广泛的脊髓损伤模型。模型的制作是使重物落在已手术暴露脊髓的低胸-腰段平面，造成 SCI。此模型常导致严重截瘫及肢端坏疽发生。为更好地控制 SCI 的程度，现改为利用有机玻璃管引导一定重量的铜棍，在设定的不同高度坠落至 L_2 节段脊髓造成 SCI，术后出现双下肢软瘫，持续约数天后，用 Von Frey 纤维丝测试可检测到痛觉超敏现象。脊髓病理切片显示不完全损伤，但后果不一。自噬发生比例与损伤程度有关，甚至可以达到 50%。因其严重自发痛发生比例较高，重复性较好，与人类脊髓损伤后中枢痛的自发痛情况相类似，故可供研究疼痛机制。

1）小鼠挫伤型脊髓损伤模型：取小鼠行异氟醚氧气混合物麻醉后将其以俯卧位固定于实验台，剃毛并消毒后背部；沿 $T_{9\sim10}$ 椎体经皮肤和筋膜作纵行中线切口；可在切口附近皮下注射丁丙诺啡（0.05mg/kg，Buprex，Schering-Plough，Kenilworth，NJ）行局部麻醉，再去除椎旁肌；然后行 T_9 椎板切除术暴露脊髓；采用脊髓冲击器于暴露脊髓处施加固定的 90 千达因的力挫伤脊髓。术后分层缝合肌肉和皮肤病消毒。保持动物体温，直到麻醉恢复后正常饲养。

2）大鼠挫伤型脊髓损伤模型：先将大鼠在深度戊巴比妥钠麻醉（50mg/kg，ip），沿 $T_{8\sim10}$ 椎体经皮肤和筋膜作纵行中线切口；可在切口附近皮下行局部麻醉，再去除椎旁肌；然后行 T_8 选择性椎板切除术暴露脊髓；利用脊髓冲击器固定的 100~200 千达因的力挫伤脊髓。

术后提供软化高热量的啮齿动物饲料，注意测量体重并与术前体重进行比较，使其体重维持在术前值的 90%。脊髓损伤后连续 10d 每天肌内注射庆大霉素或青霉素（8mg/kg）防止术后感染，并每天 2 次人工膀胱按压挤尿直至恢复自主膀胱活动为止（防止尿潴留）。所有受撞击伤的动物均表现出部分瘫痪，并伴有自发的后肢运动。相比之下，假手术动物表现出基本正常的地面运动。所有模型动物在术后 1 周后进行 Basso Beattie Bresnahan（BBB）或 Basso Mouse Scale（BMS）评分，评估后肢运动能力；BBB 评分为 0 时，模型构建成功。经 Randall-Selitto 测试显示该模型前爪和后爪，以及背部和足底表面均出现机械性伤害阈值明显降低，表明产生神经性疼痛。

（2）Allen 模型：将大/小鼠麻醉后俯卧位固定于实验台；在 $T_{13}\sim L_2$（大鼠）或 T_9（小鼠）棘突附近沿中线切开皮肤，钝性分离皮下组织和脊柱两侧肌肉，剪除 L_1/T_9 椎板，充分暴露脊髓，将大鼠置于打击器底座，并将脊柱钳夹固定，调整打击器位置使撞针位于暴露的脊髓中央，采用一定重量的金属物体用固定高度自由下落（大鼠：20g 的铜棒从 20cm 高度；小鼠：10g 砝码从 5cm 高度），撞击划伤脊髓造成 SCI。假手术组仅剪除椎板，不撞击脊髓。

（3）单侧脊髓损伤模型：将大鼠置于异氟醚面罩吸入麻醉下（诱导 2%，维持 1.5%），行 $T_{11\sim12}$ 椎节椎板切除术，然后用 11# 手术刀对 T_{13} 脊髓节段进行背侧到腹侧的单侧横切。为了保证损伤的完整性，在脊髓中线的背腹侧插入一个 28G 针头的胰岛素注射器，并在手术显微镜的帮助下向外侧拉动，以避免过度半切和脊髓根部损伤。经尸检证实为单侧损伤，包括背柱、利氏束、侧索、腹索和灰质。对照组仅行 $T_{11\sim12}$ 椎体椎板切除术进行假手术。

（4）兴奋性毒性脊髓损伤模型：脊髓损伤后，重要的神经化学物质会发生改变。实验动物脊柱内注射神经化学物质可以产生异常的、类似人类脊髓损伤所致的疼痛。较好的模型是注射 5 甲基-3-羟基-4 异唑丙酸的代谢型受体激动剂如使君子氨酸（quisqualicacid，QUIS）。脊髓内注射 QUIS 可产生持续时间长的自发痛、机械痛觉异常和热痛觉过敏。通过不同深度和不同剂量的注射，还可进行神经细胞丧失与疼痛行为的分级。这类疼痛模型已被广泛应用，也可用小鼠制模。其他兴奋性氨基酸如谷氨酸、NMDA、红藻氨酸、强啡肽 A（1~17）、血中的复合胺和色胺（β-吲哚基乙胺）等，也可通过鞘内或胸腔内注射产生脊髓损伤相关的疼痛行为。

模型制作：将麻醉大鼠俯卧位固定于实验台，沿胸腰段后正中切口；行 $T_{11}\sim L_1$ 椎板切除术，纵向切开硬脑膜。一个微量吸液管 5~10μm 齿顶圆直径在 10μm 汉密尔顿注射器上，再注射器安装在微注射器和微操作器上。在 T_{12} 脊柱水平的血管中线与侧方之间的脊髓背根的入口表面深度 1 000μm 脊髓内注射 1.2μl 125mM 使君子氨酸（QUIS，Sigma）或 PBS。

2. 慢性周围性神经病理性疼痛　裂齿动物的下肢坐骨神经丛的来源及其支配部位的解剖清晰，因而常常作为实验室研究慢性周围性神经病理性疼痛病理机制的实验模型损伤对象。下面介绍几种常用的实验室周围性神经病理性疼痛模型。

(1) 坐骨神经横断模型(sciatic nerve transection,SNT):这是 20 世纪 70 年代,由 Wall 和 Gutnick 通过横断坐骨神经建立的第一个神经病理性疼痛模型,用来模拟截肢后的幻肢痛和神经全切断以后的一些神经损伤临床表现。此模型的建立开创了神经病理性疼痛模型的先河,因而具有划时代意义。

手术操作:麻醉大鼠后,暴露其一侧坐骨神经干,用丝线结扎神经干,再在结扎的远端完全切断;再将 5~8mm 中枢残端神经干植入一端密闭的医用聚乙烯管内,最后缝合皮肤。切断 9~40d 后坐骨神经断端纤维会再生长出新芽,因不能到达远端就形成一团纠缠在一起的神经瘤,因此该模型又被称为神经瘤模型。该模型的特点是术后动物出现自我攻击并咬断术侧肢体的现象,即自残,被认为是一种自发痛的表现。自残的产生可能跟切断的神经残端产生异常神经冲动密集传入有关,但具体机制不清。由于该模型不能进行痛觉异常和痛觉过敏测试,目前已很少有人使用。

(2) 坐骨神经慢性缩窄性损伤模型(chronic constriction injury to sciatic nerve,CCI):这是 1988 年 Bennett 和谢益宽教授采用结扎来代替切断坐骨神经建立的周围神经损伤模型。该模型主要模拟周围神经表面的神经纤维损伤,如腕管综合征的典型特征。因模型操作简单,能产生剧烈且稳定的长时间慢性痛,因而被广泛采用。

建模步骤:麻醉动物后,在左侧大腿中间开一小切口,游离并暴露坐骨神经干;再用 4 根 4.0 铬肠线(间隔 1mm)宽松地结扎坐骨神经干并做轻度结扎,结扎强度以引起小腿肌肉轻度颤动为宜。术后损伤侧不仅出现机械刺激和热刺激所引发的痛觉过敏及冷和触觉的痛觉异常冷痛觉超敏,术后 10~14d 达到峰值,并持续 2 个月以上;也产生自卫、过度添足、跛行等自发痛行为;还有轻度到中度的自残现象。该模型为单侧模型,对侧痛行为未受影响。这是因为结扎引起的慢性压迫导致受损神经水肿,进而铬肠线嵌压于肿胀的神经而形成慢性束缚性损伤导致部分 Aβ 神经纤维的变性坏死。除神经性疼痛外,铬肠线还参与炎症成分。该模型存在结扎力度不一致的缺陷,因此操作时要尽量注意标准一致。

(3) 坐骨神经部分结扎模型(partial sciatic nerve ligation,pSNL):该模型是 1990 年 Seltzer 等通过部分紧扎一侧坐骨神经而建立的部分神经损伤模型,是一种中度机械痛、冷痛和痛觉过敏症状的模型,主要模拟神经挫伤而不是神经压迫。此外,临床上神经病理性痛患者多数是部分神经损伤所致,如创伤等。

操作步骤:游离一侧坐骨神经干,用微针插入神经内后分离并部分坐骨神经上段即可;注意不要损伤背侧保留的 1/3~1/2 神经。该模型术后 1h 后就会表现出对 Von Frey 纤维丝刺激的痛觉超敏和对热刺激和机械氧刺激的痛觉过敏,并持续约 7 个月余。这种诱发痛可能发展至对侧,形成镜像痛,即手术对侧肢体也出现痛觉超敏及痛觉超敏现象。模型动物同时也有护爪和舔足等自发痛行为,也有自残现象。高再现性和易于手术是该模型的两个重要优点。缺点是神经受损程度较难控制,这不仅使得受损脊髓节段和皮肤区域难以确定,而且受损程度也很难重复,导致该模型不稳定,实验误差大。此外,受损和未受损的初级传入神经相互交织,研究 DRG 变化有困难。

(4) 脊神经结扎模型(spinal nerve ligation model,SNL):上述几种模型均损伤坐骨神经,很难模拟所有的临床神经损伤性病理痛。1992 年美国得州大学 Kim 和 Chung 建立了一种可模拟人类皮肤烧灼样痛的单一神经病变模型。此模型是在麻醉状态下仅仅结扎 L_5 和 L_6 脊神经,结扎后,异常痛敏和机械性痛敏迅速出现,热痛敏也在术后 1d 出现,并持续至少 4 个月。SNL 模型与 CCI 模型和 PSL 模型相比,其结扎部位和结扎强度的变异减小而且可将脊髓损伤节段和未损伤节段完全分开,从而在某些克服了上述两种模型的缺陷。

建模步骤:在大鼠 L_4~S_1 水平切取一侧椎旁肌肉,切除 L_6 横突,分离 L_5、L_6 脊神经,用 3-0 丝线分别结扎 L_5 和 L_6 脊神经,或仅结扎 L_5 脊神经(L_5 SNL)。术后大鼠可出现异常步态,后肢轻度外翻、足趾紧收。术后 12~20h 术侧后肢即可出现机械痛敏并持续至少 4 个月;热痛敏可在手术后 1d 出现,术后 3d 已非常明显,可持续 5 周左右。有自发痛行为(如保护行为、舔足、缩脚),偶会出现自残现象。L_4 富有运动纤维的脊神经,结扎 L_4 会导致严重的运动功能缺陷,并妨碍行为学的测试,不宜采用。这个模型后被改良为。该模型的优点:①改良后的单纯 L_5 神经结扎(L_5 SNL),操作简单,动物同样会出现持续时间很长的痛觉过敏和机械痛觉异常;②结扎部位和结扎强度变异小,模型稳定、重复性高;③脊髓损伤和非损伤节段完全分开,有利于比较损伤和非损伤脊髓节段的初级传入是否及如何参与疼痛发生和持续慢性化的机制。因此,该模型运用很广,尤其适合转基因小鼠。但该模型制作相对复杂,比较容易发生感染。

(5) 保留性神经损伤模型(spared nerve injury,SNI):2000年哈佛医学院Decosterd和Woolf报道的一种紧扎并剪断大鼠坐骨神经的胫神经和腓总神经2个分支,而保留腓肠神经的保留性神经损伤模型。2006年Bourquin等依次方法建立了小鼠SNI模型。该模型较稳定,可用于观察损伤及邻近未受损伤的初级传入神经元以及脊髓对应支配区域的变化及机制探讨。

建模步骤:动物麻醉后俯卧,左侧后肢固定剃毛,并用碘酒进行皮肤消毒;在腘窝正中开一个1.5~2.0cm的上下皮肤切口;再钝性分离肌肉组织,小心暴露坐骨神经三条分支:胫神经、腓总神经和腓肠神经;然后用5-0缝线将胫神经和腓总神经一起结扎,并在结扎远端剪断约2.0mm神经残端;应避免任何拉伸或接触未切除的腓肠神经;最后清理伤口,分层缝合肌肉和皮肤组织并再消毒。假手术组仅暴露腘窝坐骨神经及分支,但不结扎损伤胫神经和腓总神经。该模型重现性好。操作简单,速度快,操作成功率高。痛行为学测试在未损伤的腓肠神经区域(小鱼际肌处,与受损神经区相邻)最明显。模型后术侧2~3d内机械刺激产生长期的超敏反应,而对热刺激不敏感。大鼠超敏反应持续长达15m以上;对于小鼠,持续时间至少7m。也会出现冷刺激过敏。SNI模型与SNL模型的不同之处在于也有对侧出现机械性痛敏的报道。该模型的腓肠神经支配野机械性异常痛敏明显且持续时间长,隐神经支配野出现机械性异常痛敏但其幅度远小于腓肠神经支配野。该模型慢性痛有两大特点:一是机械性异常痛敏显著,二是热刺激可引起鼠屈足时间延长但却无热痛阈的改变。此外,手术侧后肢不愿承重而逐渐出现爪外翻的现象。

(6) 背根节慢性压迫模型(chronic compression of dorsal root ganglion,CCD):1998年,第四军医大学胡三觉等将一根细钢柱置入大鼠一侧腰椎间孔,模拟椎间孔狭窄,建立了背根节慢性压迫模型。因此,该动物模型是用于研究因椎间盘突出症,椎间孔狭窄和脊柱骨折所致神经根性疼痛的理想模型。

方法:在麻醉及无菌条件下,暴露L_5椎间孔,将一长4mm、直径0.5~0.8mm的L型钢柱插入到椎间孔内,引起椎间孔狭窄,从而产生慢性稳定压迫DRG。动物术后2d出现痛行为表现,2周出现明显的自发痛,受伤侧后肢足底出现热痛敏和机械痛敏,持续1个月左右。动物无伤侧肢体自食现象。该模型的优点是DRG细胞直接受到持续稳定的慢性压迫,保留了外周神经传入与传出功能。

(7) 腓总神经结扎模型(common peroneal nerve,CPN):2005年Vadakkan等首次报道小鼠腓总神经结扎建立的慢性神经病理性疼痛模型。

建模步骤:麻醉小鼠后,将左侧后肢膝关节处毛发剃除再碘酒清洗皮肤;沿腓头向下垂直向下的凹陷处作1cm的皮肤切口,后组肌肉下可见几乎横行的腓总神经;使用眼科颞钝性分离腓骨长肌和腓骨短肌,暴露出腓总神经;再将缝线针从神经下面穿过,用缝合线将腓总神经结扎(图56-3-3,C);最后缝合皮肤并消毒。假手术对照组(sham组)的手术过程同上,但不结扎腓总神经。注意事项:①动作轻柔,勿使局部皮肤损伤;②腓总神经常伴有血管,有助于识别,但应避免损伤血管;③注意勿过多刺激腓总神经。

(8) L_5前根切除模型(L_5 ventral root transection,L_5 VRT):2002年Li等首次描述了大鼠行L_5前根切除模型,是只损伤运动传出而不损伤初级感觉传入情况下也可产生快速(切断24h后)、强劲、持久(>56d)的双侧机械痛、冷痛和短期热痛过敏(14d),与L_5 SNL产生的痛觉过敏类似。此模型常用作研究损伤与未损伤的传入神经在病理性疼痛中的作用。

模型制作步骤:大鼠麻醉后,在相对无菌的条件下,于L_4~S_1脊髓节段处备皮,沿左侧脊柱旁肌约L_4~S_1脊髓节段处做一纵行切口,移去覆盖于L_5横突表面的脊柱旁肌肉,在L_4-L_5腰椎间行半椎板切除术,即用咬骨钳在左侧脊柱L_5水平椎板上开一小窗口,暴露L_5根鞘,但并不暴露L_5背根神经节。用细针将L_5根鞘表面的硬脊膜挑开,并在显微镜下鉴别L_5背根和前根,L_5前根多位于脊柱的外侧、背根的下方。用一对小镊子将L_5前根小心拉出并形成环状,在L_5背根神经节近脊髓侧3~4mm处切断并移去2mm左右的前根。以上过程小心处理,避免损伤附近的背根,同时将切断的L_5前根残端分离,避免发生神经纤维的再生。用3-0医用缝合线分层缝合肌肉和皮肤,待动物苏醒后常规饲。假手术组只分离出L_5前根,不做前根切断术。实验结束后,全部L_5-VRT大鼠经解剖确认前根被切除的位置,不符合标准的动物从实验中排除。

(9) 臂丛撕脱模型(brachial plexus avulsion,BPA):臂丛神经损伤(brachial plexus injury,BPI)通常非常复杂,不仅涉及脊神经和脊神经根的断裂,还伴有一个或多个脊神经根的撕脱。成人外伤性BPI可破坏性影响上肢功能,除运动和感觉缺陷外,疼痛也使人衰弱。BPI疼痛的主要特征是快速发作的疼痛(即创伤后立即发生的一种效应)和长期发展的神经病变,可从远离病变部位得到证实。BPI 神经性疼痛可引机械性痛觉超敏和冷痛觉过敏。BPA 是交通事故后人神经根牵拉损伤的常见类型,是 BPI 的主要原因之一。臂丛神经根性撕脱伤是上肢臂丛神经根从脊髓附着处部分或完全撕脱造成的损伤,可导致患肢的感觉和运动功能障碍,并伴随神经病理性疼痛,这种损伤常见于新生儿产伤或成人交通事故。

2003 年 Rodrigues-Filho 等首次介绍了一种新的、可靠的大鼠 BPA 神经性疼痛研究模型。Quintao 等 2006 年采用同样的操作建立了小鼠 BPA 模型。

解剖结构:大小鼠臂丛解剖结构基本与人类相似,由 C_5 的前分支到 T_1 形成的。大鼠臂丛主要负责前爪的运动和感觉,C_5 与 C_6 结合形成上干,C_7 单独形成中干,C_8 和 T_1 结合形成了下干。与人类相比,大鼠臂丛完全位于锁骨下。

建模步骤:大小鼠麻醉后,将其仰卧在解刨手术显微镜下;平行于锁骨切一个从胸骨延伸到腋窝的水平皮肤切口,定位锁骨下血管并解剖分离臂丛下干;用显微外科手术钳将右侧下干 $C_8 \sim T_1$ 脊神经根从脊髓上撕脱,牵拉脊髓取出;手术显微镜下可辨认完整脱落的脊神经前后根为手术成功的标准。然后分别缝合组织和皮肤,待其苏醒后常规饲。假手术组只暴露臂丛,不损伤神经。BPA 不仅可引起离损伤较远的同侧和对侧后爪长期(≥90d)高度重复性机械性痛觉过敏,还可引起显著且持续的双侧冷痛和机械痛觉超敏;但不出现热痛觉过敏。此外,前爪的抓握力明显下降,但旷场试验中无运动活动变化。由于臂丛下干撕脱使前爪足底感觉丧失,故以后爪为痛行为学测试对象。但在临床中,臂丛撕脱伤后出现神经性疼痛时,几乎没有患者出现对侧肢体或下肢疼痛。

小鼠 BPA 模型手术步骤基本同上面大鼠操作。

(10) 臂丛神经上干撕脱伤模型(the upper trunk of brachial plexus avulsion,UTBPA):2017 年 Liu 等建立。由于该模型仅撕脱臂丛上干,而保留了臂丛中下干的功能,前爪运动感觉都存在。因此,当机械性或冷刺激于前爪时,大鼠可做出反应。UTBPA 模型大鼠出现双侧前爪机械性痛觉超敏和冷诱发痛(>84d)。由于临床上 BPA 中上干撕脱伤相对较多,而且臂丛上干容易暴露,模型容易复制;在其他神经性疼痛模型中常见的自残现象并未在本模型中观察到。因此 UTBPA 模型更是一种适用于模拟交通事故后人神经根牵拉损伤的持续性神经痛模型。

建模步骤:UTBPA 与上述 BPA 的手术操作差别就在于撕脱臂丛的上干还是下干,其他基本步骤一致。

(11) 脊神经根性撕脱伤模型(segmental spinal root avulsion,SRA):2013 年 Chew 建立的一个成年大鼠脊髓后肢节段性 L_5 根性撕脱模型。该模型将 L_5 脊髓背侧和腹侧根被单侧撕脱,而相邻的 L_4 脊髓根完好无损。SRA 模型导致同侧对机械和热刺激的痛觉过敏持续 2m 以上。不出现自残现象,而且运动能力的缺陷也很小。明显的来研究撕脱伤性疼痛。

建模步骤:在髂嵴内侧切开,钝性切开左侧长肌,显露 L_5 侧椎体突。为了暴露 L_5 脊神经根,清除周围深腰大肌的肌肉组织,然后在椎间孔背根神经节内侧用一双弯曲钟表匠钳钩起 L_5 脊神经根,温和牵引出来后,撕扯下靠近脊髓的 L_5 脊神经腹根和背根,分层关闭伤口肌肉和皮肤。L_5 SRA 引起的疼痛与撕脱伤引起的疼痛特征相似,如诱发性疼痛的快速发作、在损伤后很长一段时间内持续存在。此外,疼痛可以被临床镇痛药物来改善。因此,SRA 提供了一个平台,进一步评估相关的分子机制,并筛选可能有治疗潜力的药物化合物来治疗撕脱伤相关的疼痛。

(六) 三叉神经痛模型

1. 三叉神经痛(trigeminal neuralgia,TN)定义　三叉神经痛是指在三叉神经分布区域内出现的阵发性、针刺样、电击样剧烈疼痛,持续数秒至数分钟,疼痛呈周期性发作。这是一种最常见的慢性颌面部神经病理性疼痛,会严重影响着患者的生活质量。

2. 常用三叉神经痛模型　目前已开发多种 TN 动物模型,其中慢性压迫性损伤眶下神经(chronic constriction injury of the infraorbital nerve,ION-CCI)、眶下神经完全横切或结扎并摘除眶下神经或相关分支三种模型较为常用。

(1) 建模步骤:麻醉好的大鼠取俯卧位,固定好四肢和头部,备皮,消毒。在手术显微镜下沿大鼠眉弓上做弧形切口,显露颅骨额骨和鼻骨,充分暴露右侧眼眶,沿眶上缘将眶内容物用神经玻璃分针拨开,暴露位于眶底部内侧的眶下神经。在眶内从近端仔细分离眶下神经至远端的眶下孔,用两根铬肠线(5-0)、间距约 2mm 结扎眶下神经,力度适中。压迫标准:在显微镜下可见结扎线使神经的直径略微变细,但不能完全阻断其传导,且神经外膜的血液循环必须通畅,缝合创口。假手术组的大鼠切开皮肤暴露眶下神经而不结扎,再缝合皮肤。

(2)测试方法:三叉神经痛模型可以测试自发伤害性行为反应,评估冷痛敏和热痛敏,但用 Von Frey 纤维丝来评估触诱发痛觉较常见。所有实验大鼠于术前 1 周进行适应性训练,用细丝刺激大鼠,刺激部位为眶下神经在面部感觉支配区域,围绕鼻区中央的触须部位及周围有毛皮肤。于手术前 2d,手术当天和术后不同时间点使用电子式机械测痛仪在大鼠刺激部位行 PWT 测试。手持电子式机械测痛仪,在大鼠术侧(右侧)刺激六次,每次间隔 1min。动物的阳性反应的表现包括:①快速后退,闪躲和转身等动作,大鼠为避免面部进一步被刺激,蜷缩身子向笼壁靠拢,或将头面部藏在身下;②攻击行为,大鼠亦可表现出快速抓咬刺激物,做出攻击动作;③搔抓面部,表现为至少连续三次搔抓刺激部位。出现以上三种反应中任意一项或几项以上即认为是刺激实验阳性,即该刺激阈值为有效阈值,记录并统计分析。也可以用 Von Frey 纤维丝每次间隔 30s 刺激大鼠术侧触须垫,强度从小到大逐渐增加,不同强度分别刺激 8 次。大鼠对刺激的阳性反应分为躲避、攻击以及搔抓面部。

四、结 语

疼痛研究任重道远。成熟的疼痛动物模型以及测试方法都是疼痛研究顺利开展的关键。如同临床上慢性疼痛的症状不完全相同,动物模型亦各有其特点,发生机制也不完全相同。因此,选择动物模型和测试方法时,需同时考虑优缺点,以获得客观和有意义的结果,这有助于提高我们对疼痛研究的理解和实施。此外,由于动物实验模型很多并未准确模拟临床的各类疼痛,因此,研究时需考虑动物实验模型的临床应用和意义,还需进一步开发并完善更多更好的疼痛动物实验模型以及痛行为测试方法。

(周利君　刘堂华　刘延青)

参考文献

[1] JEFFREY S MOGIL. Animal models of pain:progress and challenges[J]. Nat Rev Neurosci,2009,10(4):283-294.

[2] JENNIFER R DEUIS,LUCIE S DVORAKOVA,IRINA VETTER. Methods used to evaluate pain behaviors in rodents[J]. Front Mol Neurosci,2017,10:284.

[3] EVA SANTOS-NOGUEIRA,ELENA REDONDO CASTRO,RENZO MANCUSO,et al. Randall-selitto test:a new approach for the detection of neuropathic pain after spinal cord injury[J]. J Neurotrauma,2012,29(5):898-904.

[4] MICHAEL S MINETT,NIELS EIJKELKAMP,JOHN N WOOD. Significant determinants of mouse pain behaviour[J]. PLoS One,2014,9(8):e104458.

[5] MATTHEW J G BRADMAN,FRANCESCO FERRINI,CHIARA SALIO,et al. Practical mechanical threshold estimation in rodents using Von Frey hairs/Semmes-Weinstein monofilaments:Towards a rational method[J]. J Neurosci Methods,2015,255:92-103.

[6] ROLF-DETLEF TREEDE,WINFRIED RIEF,ANTONIA BARKE,et al. Chronic pain as a symptom or a disease:the IASP Classification of chronic pain for the international classification of diseases(ICD-11)[J]. Pain,2019,160(1):19-27.

[7] LI-JUN ZHOU,JIYUN PENG,YA-NAN X U,et al. Microglia are indispensable for synaptic plasticity in the spinal dorsal horn and chronic pain[J]. Cell Rep,2019,27(13):3844-3859. e6.

[8] MICHAEL J IADAROLA,DOROTHY CIMINO BROWN,ALEXIS NAHAMA,et al. Pain treatment in the companion canine model to validate rodent results and incentivize the transition to human clinical trials[J]. Front Pharmacol,2021,12:705-743.

[9] FRANCESCA GUIDA,DANILO DE GREGORIO,ENZA PALAZZO,et al. Behavioral,biochemical and electrophysiological changes in spared nerve injury model of neuropathic pain[J]. Int J Mol Sci,2020,21(9):3396.

[10] MARGARITA CALVO,ALEXANDER J DAVIES,HARRY L HÉBERT,et al. The genetics of neuropathic pain from model organisms to clinical application[J]. Neuron,2019,104(4):637-653.

索　引